谨以此书缅怀我国眼科界首位工程院院士李绍珍教授

眼科手术学

第3版

主　编　葛　坚　刘奕志

副主编　刘　杏　余敏斌　林晓峰

秘　书　王忠浩　刘炳乾

编　委（以姓氏笔画为序）

王智崇　邓大明　吕　林　杨华胜　汪振芳　张少冲　陈伟蓉
金陈进　钟兴武　凌洪锋　黄丹平　梁小玲　颜建华

编　者（以姓氏笔画为序）

丁小燕　王　铮　王智崇　毛羽翔　邓大明　龙崇德　卢　蓉
吕　林　朱晓波　刘　文　刘　杏　刘　泉　刘金陵　刘奕志
关征实　李　涛　李永浩　李加青　杨　斌　杨华胜　肖惠明
吴中耀　吴德正　何丽文　余克明　余敏斌　邹玉平　汪振芳
张少冲　张秀兰　张振平　陈伟蓉　陈家祺　林小铭　林振德
林晓峰　卓业鸿　罗益文　金陈进　周世有　庞友鉴　钟兴武
袁　进　袁钊辉　顾建军　凌运兰　凌洪锋　唐仕波　黄　挺
黄丹平　黄文勇　黄永盛　龚向明　康　瑛　梁　丹　梁小玲
梁凌毅　彭寿雄　葛　坚　颜建华

（章末作者署名以姓氏笔画为序）

人民卫生出版社

图书在版编目（CIP）数据

眼科手术学 / 葛坚，刘奕志主编．—3 版．—北京：人民卫生出版社，2013

ISBN 978-7-117-20217-6

Ⅰ.①眼…　Ⅱ.①葛…②刘…　Ⅲ.①眼外科手术
Ⅳ.①R779.6

中国版本图书馆 CIP 数据核字（2015）第 013949 号

眼科手术学

第 3 版

主　　编：葛　坚　刘奕志
出版发行：人民卫生出版社（中继线 010-59780011）
地　　址：北京市朝阳区潘家园南里 19 号
邮　　编：100021
E - mail：pmph @ pmph.com
购书热线：010-59787592　010-59787584　010-65264830
印　　刷：北京汇林印务有限公司
经　　销：新华书店
开　　本：889 × 1194　1/16　　印张：49
字　　数：2038 千字
版　　次：1980 年 3 月第 1 版　　2015 年 3 月第 3 版
　　　　　2023 年 2 月第 3 版第 7 次印刷（总第 18 次印刷）
标准书号：ISBN 978-7-117-20217-6
定　　价：288.00 元

主编简介

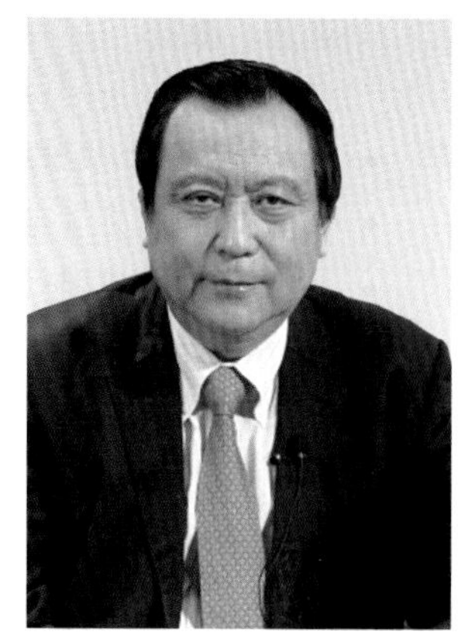

葛 坚 教授

- 医学博士 二级教授 博士研究生导师
- 首届中山大学名医，第二届羊城名医
- 国家 973 项目首席科学家
- 眼科学国家重点实验室终身名誉主任
- 中华医学会眼科学分会名誉主任委员
- 中国医师协会眼科学分会副会长
- 广东省医师协会眼科学分会主任委员
- 亚太青光眼学会常务理事
- 中国医师协会循证医学专业委员会常委暨循证眼科学组长

葛坚教授在青光眼诊治、白内障超声乳化与眼内窥镜激光治疗疑难青光眼、干细胞研究、近视眼防治等方面有很高的造诣。所领导的团队相继获得了 973 计划(首席科学家)、863 重大专项、国家自然科学基金重点项目、卫生部临床重点学科项目、教育部科学技术研究重大项目等多项基金的资助，获得国家科技进步二等奖、教育部及广东省科技进步一等奖等奖项十余次。截至目前，单独或与他人合作发表论文 330 篇，其中 SCI 收录论文 150 余篇。现任《眼科学报》主编，《中华眼科杂志》及《中华实验眼科杂志》副总编。主编人民卫生出版社《眼科手术学》(第 3 版)、《临床青光眼》(第 2 版)、《眼科学》八年制规划教材、普通高等教育《眼科学》国家级规划教材和《现代青光眼研究进展》。已培养博士研究生 71 名，已出站博士后 8 名，其中 17 人次获得国家自然科学基金，1 人获得全国百篇优秀博士论文奖。分别获得“全国医院优秀院长”、“广东省优秀院长”、“中华眼科杰出成就奖”、“中国医师奖”、亚太眼科学会“杰出服务奖”、中美眼科学会“金钥匙奖”、世界青光眼协会“高级研究科学家奖”(“Senior Research Scientist”奖)和“突出贡献奖”(Recognition Award)，澳大利亚政府“杰出创新奖”(“Excellence in Innovation”奖)，亚太眼科学会“最高学术奖”(“De Ocampo”奖)等荣誉。被《中华眼科杂志》评为 2000–2015 年间中国眼科界高学术影响力(H 因子)专家之一。

主编简介

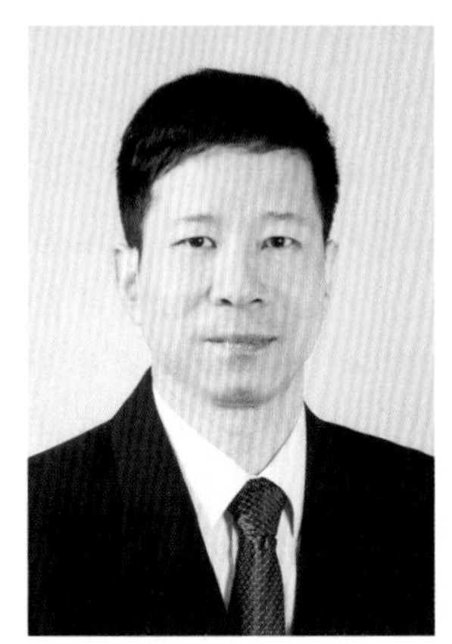

刘奕志　教授

- 医学博士，二级教授，博士研究生导师
- 国家973项目首席科学家
- 中华医学会眼科学分会副主任委员
- 中华医学会眼科学分会白内障和人工晶状体学组副组长
- 广东省医学会副会长
- 广东省医学会眼科学会主任委员
- 亚太眼科学会（APAO）常务理事

刘奕志教授是我国开创并发展白内障微创手术的专家之一，擅长各种白内障手术治疗，尤其对复杂白内障的手术颇有造诣，为国内外白内障盲人施术近20万例。目前承担国家重大科学研究计划（973）、国家自然基金重点项目和国家自然基金重大国际合作项目等课题。担任SCI期刊*Mol Vis*共同主编及*Current Molecular Medicine*副主编。培养博士研究生40名，其中杰青1名。以通讯作者/共同通讯作者/第一作者在*New England Journal Of Medicine (NEJM)*、*Nature*、*Science*、*British Medical Journal (BMJ)*、*Proceedings of the National Academy of Sciences of the United States of America (PNAS)*等SCI杂志发表论文67篇；以第一完成人获得国家科技进步二等奖、中华医学科技一等奖、省科技进步一等奖等成果奖6项；并获得中国青年科技奖，原卫生部突出贡献中青年专家；全国“五一”劳动奖章，中国百名优秀青年志愿者，中央保健工作先进个人，广东省十大杰出青年；亚太眼科年会Arthur Lim奖。

序

据世界卫生组织(WHO)资料,2010年全球范围有2.85亿视力受损人群,其中低视力者约2.46亿,盲人约3900万。其中,50岁以上盲人达到3216万,占盲人中的绝大多数。印度和中国盲人数量约占全球盲人数的20%,约800万人次;其次为非洲,约占15%,近600万人次。白内障致盲率为51%,约1989万人次;青光眼为8%,约312万人次;角膜病为4%,约156万人次;未矫正的屈光不正占3%,约117万人次。WHO 2006年统计白内障手术率(cataract surgery rate,CSR,每年每百万人次)为2500~3500。全球青光眼手术量从1997年的336 160台上升为2006年的414 980台。据文献报道,2013年青光眼手术率(glaucoma sungery rate,GSR,每年每百万人次)为139.2 ± 113.1(范围:2.9~500),地区间的差异巨大,令人扼腕!国民生产总值高、眼科医生数量多的发达国家和地区CSR和GSR就高,而广大发展中国家和眼科医生数量少的国家,CSR和GSR就低得多。另外,全球每年等待接受角膜移植的患者数为1000万,大多数是在发展中国家和地区,而每年接受角膜移植的患者数仅为1%(10万)。综上所述,防盲治盲的形势相当严峻,眼病防治水平相当不平衡,这是人类社会面临的巨大挑战。因此,WHO将视觉障碍与肿瘤、心血管疾病并列为三大类严重影响人们生存质量的疾患,并于2000年提出"2020人人都享有看得见的权利",又于近期提出"面向普遍的眼健康(Towards Universal Eye Health)"的西太平洋地区行动计划,旨在提高防盲治盲的组织和水平,降低致盲率。

世界卫生组织(WHO)资料提出,眼病应包括屈光不正。循此概念,眼科病患已成为继肿瘤、心血管疾病之后的第三位危害及影响人们生存质量之疾患。中国是全世界盲人最多的国家,约有500万盲人,占全世界盲人总数的18%。每年在中国约有45万人失明,这意味着几乎每分钟会出现一例新的盲人。由于全世界都面临着防盲治盲的严重局面,WHO与全世界诸多防盲的非政府组织(NGOs)在1999年共同发起了"视觉2020:享有看见的权利"这一全球性行动——即到2020年在全世界根除可避免盲(可避免盲指通过预防或治疗以不成为盲人或复明的盲症)。2013年5月,世界卫生大会批准通过了《达到普遍眼健康:西太平洋地区行动计划(2014-2019)》[*Towards Universal Eye Health:A Regional Action Plan for the Western Pacific*(*2014-2019*)]。

资料显示:我国目前各种致盲眼疾中,20%是可以避免的,另有60%是可以治愈的。换言之,我国近80%的盲是可治的。据此我国政府与WHO于1999年9月在北京签署"视觉2020,享有看见的权利"协议,承诺在2020年以前在我国根除可避免盲:包括白内障、沙眼、低视力与屈光不正。据美国的资料表明,全美约有3800万视力障碍者,年耗医疗费用达600亿美元之巨。估计到2020年,年龄超过40岁者中视力障碍或盲者数量会增加40%,达5300万人,造成的直接及间接损失不可估量,对社会、家庭、个人均致严重损害。中国虽无准确估计,但中国人口是美国的6倍左右,因眼病造成的损失与伤害亦无法估量。外界信息约80%~90%经由视觉通道而获得,对视觉器官重要性的估计怎么都不过分,对防治致盲性眼病重要性的估计怎么也不为过。

需要特别指出,虽然我国当下GDP已经世界排名第二,但我国的公共卫生指标例如CSR在全球仍然落后。培养合格的、足量的、能够独立完成青光眼及白内障手术的基层眼科医生,是提高我国CSR及GSR的不二途径。

眼睛是人类认识世界、获取外部信息的主要感觉器官,人类约有80%~90%的信息来自视觉系统。随着人们期望寿命的延长,人们也期待有更高的生存质量,而眼睛的健康是提高人们生存质量不可或缺的要素。

常见致盲眼病可分为可逆的光学性眼病,如白内障、角膜病、屈光不正等,以及不可逆的神经性眼病,如青光眼、老年黄斑变性、糖尿病视网膜病变等。白内障、角膜病等可通过手术治疗复明,效果良好;青光眼、老年黄斑变性等神经性致盲眼病虽不能通过手术复明,但至少可减缓患者视功能的损害速度,延长残留视功能的保留时间,因此眼病手术治疗的重要意义无论怎么强调都不为过。人类和眼病的抗争史实际上就是一部眼科手术的发展史。眼科手术的滥觞可以回溯到古罗马的"铁针拔倒睫"、中国的"翼状胬肉割烙术"和印度的"金针拨内障术”。1824年Reisinger首次设计出了角膜移植术式，经过近200年的发展，现已发展到角膜成分移植时代和人工角膜时代，如深板层角膜移植、角膜内皮置换、人工角膜等。公元前600年，印度Susruta首创“金针拨障术”，远播世界各地，至今仍在亚洲及非洲部分地区可见；1910年H Smith施行首例白内障摘除术；1949年英国Harold Ridley施行了首例白内障摘除联合人工晶体植入术，可视为现代白内障手术的开端；1967年美国Kelman率先施行超声乳化白内障吸除术，开启了微创白内障手术时代。白内障超声乳化仪、折叠式人工晶体和飞秒激光辅助手术的进展令白内障手术成为快捷、有效的复明手段。1909年Elliott和Fergus率先应用角巩膜缘环钻术治疗青光眼；1968年Carins提出标准小梁切除术，奠定了现代青光眼手术治疗的基础；青光眼联合手术与微创手术（microinvasive glaucoma surgery，MIGS）是当下青光眼手术发展的热点。1968年，Daviol Kasner应用“开天窗”技术，首次打开了玻璃体手术禁区；1973年，R Machemer首创闭合式经扁平部玻璃体切除手术（pars plana vitrectomy，*PPV*），至此奠定了现代玻璃体视网膜手术的基础。随之而来，各种新技术纷纷涌现，如25G微创PPV手术、视网膜膜手术、黄斑手术及眼内注药联合手术（曲安奈德、贝伐单抗、雷珠单抗）。1983年美国Trokel等人首先报道准分子激光对角膜进行切削（PRK），1990年希腊Pallikaris首先报道准分子激光角膜板层切削术（LASIK），由此触发了现代角膜屈光手术的瀑布式发展。当下推出的全飞秒激光屈光手术设备，使角膜屈光手术更加精确、安全。

眼科手术是毫米级的精细操作，对手术显微镜、手术器械和手术设备都有很高的要求。精密制造业和先进制造技术的发展，催生了很多符合眼科手术精细操作要求的手术设备和器械，满足了现代显微眼科手术的要求，显著地提高和改善了眼病治疗的水平，降低了致盲率。根据手术要求，手术显微镜可调光源、景深、焦距、放大率；双泵超声乳化仪并有微爆破乳化、射流脉冲乳化和摆动模式等功能显著提高了白内障超声乳化手术的安全性，降低了手术的并发症，提高了患者术后的视功能。各种不同性能、波长激光器的研发和临床应用，将会催生眼科激光治疗学的诞生，青光眼可用激光虹膜切开和小梁成形术，白内障术后可行后发障切开术和激光前囊切开，眼底病可行视网膜光凝和光动力治疗，全飞秒辅助的角膜屈光手术令屈光手术更安全、有效，激光内镜可行眼内睫状体光凝和泪道手术。精密制造业和先进制造技术的发展，可令眼科医生根据手术要求设计特殊器械的梦想变为现实，如特殊的镊子、剪刀、手术刀、钩、针、钳、线、假体、填充物等。

简言之，临床眼病手术的需求和精密制造业及先进制造技术的发展成就了中国眼科手术的兴盛时代。假若撇开“原创性”不谈，当下中国眼科手术的水准至少与国际水平同步，甚至在某些领域有超越。

第2版眼科手术学是由我院已故李绍珍院士任主编，杜念祖教授、关征实教授、周文炳教授任名誉主编，陈家祺教授、吴中耀教授、钟国庆教授及陈国策教授任副主编，集全院骨干力量，历时两年编著而成，于1996年出版，至今近20年，这是第3版得以成书的基础。这20年正是中国眼科学快速发展的黄金时期，读者求知欲强。该版本图片简洁而实用，指导性强，深得读者厚爱，亦是笔者成长年代不可多得的“宝典”，至今仍是许多青年眼科医生的重要参考书目之一。当下，我们处于“大数据时代”，大数据（big data）即指规模已超出典型数据库软件所能获取、存储、管理和分析能力之外的数据集；具备“5V”特征，即Volume，Velocity，Variety，Veracity，Value。据估计，2012年人类数据量有2.5ZB（2.5×10^{12}GB），到2015年将会增长至8ZB，需要人们用全新的思路和眼光对待信息数据。据此，大数据时代下的眼科学发展迅速，关于眼科学的信息量也呈海量指数式增长，眼科手术设备、手术器械、手术技术也快速更新，向“微创、智能、多样、精准、简便”（microinvasion，intellegence，diversity，accuracy，simplification，MIDAS）的方向发展。眼科手术领域的重大进展显著改善和提高了各种复杂眼病的诊治水平，也使我们有机会更加深入了解眼病的发生、发展和转归机制，又反馈地促进了眼科手术的进一步发展。再版眼科手术学既是学科发展的需要，又是对临床手术经验的总结和凝练，将为循证眼科学的发展奠定良好基础。本版保留原有的经典插图与章节，融合新知与传统于一体，力求与时俱进。第2版眼科手术学的良好声誉令本书作者们深感不安，虽已尽力仍唯恐愧对读者。诚如上述，大数据时期使得眼科手术学涉及内容广泛、信息海量，参与编写人员众多，各位行文风格又不同，难免存在错漏之处。专著的编写始终是一项与时俱进和“令人遗憾”的工作，盖因眼科手术学发展日新月异，难免会有滞后、陈旧之处，但愿瑕不掩瑜，唯望读者不吝赐教。

第3版《眼科手术学》是中山大学中山眼科中心团队合作的成果，历时两年多，终于得以出版。参与编著者都是长期在临床工作的资深专家学者，他们对自己熟悉的领域有着丰富的经验和独到的见解，但愿本书的出版能给读者带来些许有用的知识和经验。中山大学中山眼科中心全体编著人员兢兢业业、反复润色修改；编写秘书王忠浩硕士、刘炳乾博士在组稿、图文录入和编辑工作中付出了辛勤劳动。没有他们的辛勤付出，就没有本书的出版。值此本书脱稿之际，一并表达诚挚的感谢。

葛　坚

2014 年 7 月

2版序

视器官之重要性，自毋待言。眼球及其附件构造精细而脆弱，易致病损。解救之道往往依赖手术。近数十年，由于科技的进步，显微手术之兴起，可治范围不断扩大，疗效亦不断提高。许多以前必须住院的病例，已可在门诊进行。以眼球之角膜、晶状体及视网膜手术为例，手术之变化及其效果，远非三四十年代仅求“脱盲复明”所可比拟。角膜移植由于切削、移植与固定方法及器械之改善，成功率与视力恢复均大为提高，手术对象，更往治疗性移植发展。由于屈光手术之开展与激光的利用，更将使无法计数的屈光不正患者受益不浅。晶状体手术，由于显微手术器械的改进，超声波及激光的利用，人工晶状体的不断更新，现在手术已可通过较小的切口，充分消除晶状体囊内物，植入适当屈光度的人工晶状体，使手术合并症降低，术后的视力提高，达到前所未有的地步。视网膜手术，由于寻找网膜裂孔方法的改进和封闭裂孔的方法改善，手术成功率也大为提高。加以玻璃体手术的开发，使过去一些玻璃体因素而认为无希望的病例，也有部分得到挽救。因此，可以说近数十年，是眼科手术发展最迅速，成果也最丰硕的时代。

人类的智慧是解决人类存在的原动力。现代眼科手术的进步是科技与医药工作者辛勤劳动和智慧的结晶，也是人类社会的财富。在通讯发达的今天，新的知识更难获得。如何努力吸收这些人类共同创造的知识财富，转而施于因眼疾而受苦的病者，是眼科工作者神圣的责任。不仅如此，眼科工作者在不同条件下工作，在实践中自会有种体会。通过思考，亦往往在某种手术或手术之某一环节有所改善，也是对社会的一种贡献。例如经济发达的国家，可以充分购置先进设备，经济不发达国家自难依此条件开展工作。事实上亦非每一种手术步骤都非以最先进之器械完成方能获得最佳效果。眼科医生依据不同条件，适当利用比较简陋的器械，往往亦能顺利开展工作，并取得优良成绩。这些经验也是宝贵的。集腋成裘、积水成洋，努力为人类知识宝库作一点一滴的贡献，也是眼科工作者光荣的责任。

中山眼科中心同仁有思及此，为了病人利益，不断注意吸收国内外先进经验，用于临床。同时也诚恳地愿尽绵力，总结微薄经验教训，完成此书，供同道参考。至于不当或错误之处在所难免，尚望识者及时指出，加以改进，至为感谢！

杜念祖

1996年12月12日

前言

据 WHO 资料报道，我国是世界上致盲和视力损伤最严重的国家之一。目前，我国有近 500 万盲人，占世界盲人总数的 18%~20%。在我国眼病致盲的原因中，占比最高的是白内障，达 47%，其次是青光眼。另据 WHO 2010 年世界范围统计，2.85 亿视力受损人群中，低视力患者约 2.46 亿，盲患者约 3900 万。50 岁以上盲人达到 3216 万，占盲人的绝大多数。印度及中国盲人比率达 20%，约 800 万人次，其次为非洲，约占 15%，近 600 万人次。白内障致盲率占最大比重为 51%，约 1989 万人次；其次为青光眼占 8%，约 312 万；角膜病致盲率为 4%，约 156 万人次；未矫正的屈光盲占 3%，约 117 万人次……2006 年 WHO 统计白内障手术率（cataract surgery rate，CSR，每年每百万人次）为 2500~3500 人。青光眼手术量从 1997 年的 336 160 台上升为 2006 年的 414 980 台。全球每年等待角膜移植的人数为 1000 万，而每年接受角膜移植的人数为 10 万，远远无法满足需要，且人工角膜在临床上的应用还有很远的路要走。

WHO 已将常见致盲眼病列为与肿瘤和心血管病同等的危害人类身心健康与生存的常见病。为在 2020 年前消除可避免盲，眼科手术承担着举足轻重的作用。眼外科手术是古往今来、贯彻中外最为先进的医学领域之一。从古代的“铁针拔倒睫”和“翼状胬肉割烙术”，二千多年前的“金针拨内障术”到今天的微创手术可见一斑。广义上讲，作为外科范畴的眼科学，应学科发展及社会要求，以手术治疗、激光治疗为主导的临床治疗专业分野业已明显：青光眼以微创青光眼手术（MIGS）发展为方向，提倡微创化治疗；白内障以 Phaco 手术为主导，追求视觉生理性恢复；屈光不正激光治疗以 LASIK 与微小切口透明角膜基质取出术（small incision lenticule extraction，SMILE）为代表，提倡个体化切削；视网膜玻璃体手术以“膜手术”与“黄斑手术”为核心，辅以激光，突破禁忌；眼整形及眼眶手术以内镜导航系统为特色，提高临床治疗安全性和有效性；眼科激光治疗以内镜激光、视网膜黄斑病变的新生血管光动力治疗、多波长选择性视网膜与选择性小梁光凝为代表，沿着“联合、微创、选择、匹配、个体化”方向发展；眼科移植以角膜移植及其免疫排斥调控、干细胞诱导分化为视网膜与羊膜移植为方向，既为眼科器官移植提供了更好的技术平台，又为探索眼科新生血管形成机制及其调控提供极佳的模式。现代精密制造业的快速发展，推动了各种新型复合功能眼科手术设备的研发和临床应用，显著推进了眼科手术技术的快速发展：如新型超声乳化仪的不断面世；新型 25G、27G 玻璃体切割器系统的应用；全飞秒激光透明角膜基质取出术（SMILE）的研发；眼内镜引导的激光治疗仪的推广；新型材料义眼座、脑膜腱、钛网等的使用使眼科显微手术步入了新时代，彰显了现代化高科技的伟力。令人遗憾的是，研发领域中甚少“中国声音”，遑论中国“好声音”了。

当下，中国是全世界最大的医疗器械应用国家，每年在医疗器械上的花费逾万亿。但就眼科而言，微小如缝针缝线，复杂如玻切超乳仪及准分子激光，均鲜见具有我国自主知识产权的先进医疗器械面世。先进医疗器械研发与精密仪器制造业的滞后严重约束了民族医疗器械的发展与创新。当下是改变此现状的关键时刻，希望在体制、政策、投入、管理、研发等方面尽早转向以临床应用为导向、以创新核心技术为驱动的中国医疗器械研发进程，以期尽早治愈中国先进医疗器械的“心脏病”。

本书基于 2000 年出版并受到眼科业界认可和好评的第 2 版《眼科手术学》，增加并融合了近年迅速发展的新知识、新理念、新技术、新设备，既保留原书的经典内容，又涵盖了最新的眼科手术学进展，希望对读者有所裨益。眼科手术发展史即是一部人类与眼科疾病的抗争史，眼科学领域的关键技术突破、现代显微手术技术和精密仪器、设备、器械及新型药物的广泛应用造就了当下眼科学欣欣向荣、蓬勃发展的趋势：

从穿透角膜移植至角膜成分移植手术：1824 年 Reisinger 首次设计出了角膜移植术式，标志着角膜移植发展史的开端；1905 年德国人 Zirm 首次进行同种异体角膜移植术，开创了穿透性角膜移植的先驱；1986 年 van Hippel 施行了第一例异种板层角膜移植术；Gasser 最先报道去除了后弹力层的全厚植片移植，后逐渐形成了深板层角膜移植这一新的术式，改良大泡技术辅助的暴露后弹力层深板层角膜移植、飞秒激光辅助深板层角膜移植等新技术逐渐发展；Busin 等设计并开展了仅置换角膜内皮的新手术；1771 年法国眼科医师 Pellier de Quensey 提出人工角膜的设想，1947 年意大利人 Stene 首创人工角膜，1963 年 Strampelli 最早应用于临床；1974 年 Dohlman 设计的 PMMA 领扣型人工角膜，被命名为波士顿型人工角膜，于 1992 年由美国 FDA 批准生产，至 2013 年 6 月全球施行 7000 余例，是目前应用最广泛的人工角膜。

从针拨白内障到全飞秒激光白内障手术：公元前 600 年，印度外科医师 Susruta 首创“金针拨障术”；1910 年 H Smith 施行了首例白内障摘除术；1949 年英国医师 Harold Ridley 施行首例白内障摘除联合人工晶状体植入术，成为白内障手术发展史上的一个重要里程碑；1967 年 Kelman 率先施行超声乳化白内障吸除术，开启了白内障手术微创时代；1972 年，Girard 最先运用自制的超声乳化设备进行双手法双切口白内障超声乳化术；1998 年，Agarwal 发明了被其命名为 Phaconit（Microphaco）的双手法微切口白内障超声乳化技术，并首次通过不足 0.9mm 的切口完成白内障超声乳化手术，标志着双手法超声乳化技术的诞生；1999 年，Crozafon 报道采用 21G 不带灌注套管的乳化针头通过 1.0mm 切口施行双手超声乳化手术；2001 年，Olson 探索采用白星技术通过 1.0mm 切口完成双手超声乳化手术的可行性；1994 年美国 FDA 批准了 Dodick 等医师研制的 Nd:YAG 激光用于白内障手术；2009 年匈牙利的 Nagy 等首次报道了利用飞秒激光辅助用于白内障手术，具有划时代的意义。

1966 年，Kelman 从牙科 Cavitron 高频超声探头上得到启发，制造出第一个超声乳化探头；1970 年，经过改进的 Kelman 超声乳化仪正式用于临床；新一代的 Millennium 超声乳化仪有采用 Concentrix 涡流泵系统；白星 Signature 系统装备有双重泵，可以简单地转换泵系统；Legacy 20000 型超声乳化仪等将爆破或微爆破乳化方式预置于仪器内；将射流脉冲乳化模式、NeoSoniX 摆动模式和传统超声乳化模式三者集于一体，组成了 Infinity 机型；2007 年研制成功新一代超声乳化仪 Stellaris，可以通过 1.8mm 的微切口完成白内障超声乳化摘除。

1949 年英国医师 Harold Reidly 发明首枚人工晶状体并应用于临床，之后各种以改善视功能为目的的人工晶状体相继投入临床使用，如多焦点人工晶状体、有晶状体眼人工晶状体、非球面人工晶状体、拟调节人工晶状体及复曲面人工晶状体等，使白内障手术由单纯的复明性手术发展成为屈光性手术。1977 年 Shearing 提出后房型人工晶状体的概念，改进了光学部分的边缘；1992 年，Kiniya Shinizu 最先提出了 Toric IOL 的概念；国际上最早的非球面 IOL 于 20 世纪 80 年代中期由姚克等设计；简单双焦点设计的多焦点人工晶状体最早于 1987 年出现；最早设计的可调节 IOL 于 1990 年生产；目前主要使用的虹膜夹持型 IOL 为 Artisan /Verisyse 所设计。

从青光眼角巩膜缘环钻术到青光眼微创手术（MIGS）：1909 年 Elliott 和 Fergus 分别报道了通过环钻切除巩膜的角巩膜缘环钻术；1958 年 Scheie 率先施行巩膜灼漏术；1960 年 Lynn 和 Burian 首次报道小梁切开术，并设计金属小梁切开刀，提高了 Schlemn 管切开的成功率；1961 年 Sugar 最早报道小梁切除术；1968 年 Carins 发展出标准小梁切除术，奠定了青光眼经典手术方式的基础；1984 年 Zimmerman 等提出了非穿透性小梁手术的概念；20 世纪 80 年代早期，C.W.Chen 首先在青光眼保护性滤过手术中联合使用丝裂霉素 C，使青光眼手术步入复合式小梁手术阶段；白内障超声乳化联合引流钉植入术等联合性手术也为青光眼手术的发展开辟了新道路。1999 年 Stegmann 等首次报道了黏小管切开术；1969 年 Molteno 发明了青光眼引流装置，Optonol 发明了 Ex-press 青光眼引流钉减少手术创伤，以 Ahmed 青光眼阀和 Ex-press 青光眼引流钉为主导的前房引流管道应用广泛；以 iStent、Hydrus 、CyPass、AqueSys 等为代表的新型无滤过泡抗青光眼微创手术，有望避免和克服青光眼滤过术后因滤过通道瘢痕化导致青光眼手术失败的后果。Weeker 等于 1961 年首次运用光能进行睫状体光凝；1973 年 Krasnov 在青光眼治疗中引入 Q- 开关的红宝石激光进行小梁网击射，同年 Hager 引入氩激光进行相同的治疗；1979 年发展为激光小梁成形术，并将氩激光及红宝石激光用于激光虹膜周切术；1985 年 Shields 首次报道了眼内睫状体光凝技术；1987 年 Brancato 首次提出通过光导纤维进行接触式治疗；20 世纪 80 年代以后随着 Nd:YAG 激光、532 激光及 810 激光的产生，青光眼激光手术方式更为多样：选择性激光小梁成形术、激光小梁切开术、透巩膜睫状体光凝、准分子小梁切开术、激光巩膜瓣缝线切断术等；眼内镜下睫状体光凝术、眼内镜联合激光用于前房角手术，也如雨后春笋般出现在青光眼领域。

从外路法视网膜脱离复位术到“剥膜”手术：1927 年 J. Gonin 首创外路视网膜脱离复位术；1968 年 Daviol Kasner 应用“开天窗”技术，第一次打开了玻璃体手术禁区；1973 年 Machemer R 首创闭合式 23G PPV，奠定了玻璃体视网膜领域的里程碑；2009 年 Gualtieri 成功应用 25G 玻璃体切割系统进行创伤最小的手术，拉开了玻璃体视网膜微创手术的序幕。双人双目同轴光源照明系统，玻切头、吊顶灯、全视野镜等先进的玻切系统，各种玻璃体剪刀、剥膜钩、笛形针等齐全的手术器械，吲哚菁绿、曲安奈德、血管内皮生长因子拮抗剂、惰性气体、硅油、人工玻璃体等眼内填充物及药物的使用、发展，“膜手术”、“黄斑手术”、全玻璃体切除术，眼内药物联合手术、眼内激光联合手术及视网膜移植等手术技术的积极改进，将玻璃体视网膜手术推上新浪潮。

从PRK到全飞秒角膜屈光手术(SMILE)：1970年矫正散光的激光角膜热成形术临床研究开始；1983年美国Trokel等人首次用准分子激光对角膜进行切削(PRK)以矫正屈光不正，为现代屈光外科手术奠定了基础；1990年希腊Pallikaris首先将板层角膜屈光手术与准分子激光切削术结合，发明了LASIK；1998年Camellin改进手术方式，命名为LASEK；2003年Pallikaris首次报道Epi-LASIK，准分子屈光手术走入微创阶段；瑞士生产的高频飞秒激光保证了更高的视觉质量及手术质量；由德国卡尔蔡司推出的全飞秒激光屈光手术系统“VisuMax”，2008年通过FDA认证，2011年正式上市，引领角膜屈光手术进入全飞秒激光透明角膜基质取出术时代。

眼整形与眼外伤手术：文艺复兴时期意大利Casparo Tagliacozzi开创了整形外科，被誉为“整形外科之父”；二次世界大战期间，Padgett和Hood发明了取皮机，加速了分支专业眼整形外科的发展。1884年Mulcs于眼内容除去术时置入植入物，后植入物材料不断改进，如：玻璃、贵金属、陶瓷、异体骨、硅胶、水凝胶等。1988年Pratt SG将珊瑚状羟基磷灰石小球作为眼眶及眼球植入物并应用于临床。高密度多孔聚乙烯材料人工合成的Medpor是目前应用最广泛的义眼座材料。义眼座生物材料及植入技术、组织工程技术、内镜技术和激光技术等联合应用加速了眼整形外科的全面发展；20世纪90年代，玻璃体视网膜手术的发展为眼外伤的现代外科治疗奠定基础，以玻璃体视网膜切除手术为基础，或联合人工晶状体植入、或联合角膜移植、或联合青光眼引流物植入等二联、三联或四联的手术方式，开创了眼外伤手术的新局面。人工玻璃体的研发和应用及现代眼内镜的使用，拓宽了眼外伤手术治疗领域。

从红宝石激光到多波长激光：1956年Meyer-Schwickerath与Zeiss合作研制了高压氙气光凝固机，最早应用于视网膜光凝；1961年Zeiss公司又生产了红宝石激光机，自此开启了激光在眼科领域应用的新纪元。自此以后，准分子激光、CO_2激光、氪红激光、YAG倍频激光、Nd:YAG激光等符合临床需求的各种激光机不断面世，将激光的应用导入了高性能、智能化、微型化、专科化的发展方向：1980年CO_2激光首次应用于眼部整形；1990年又发展出激光鼻内镜泪道手术；另外，激光晶状体后囊切开术、选择性激光小梁成形术、激光虹膜周切术和内镜下睫状体光凝术等手术的应用，提高了白内障及青光眼的治疗效果。眼科学是激光在临床应用发展最好的学科之一。激光眼科学应运而生，激光成为眼科医师手中的三把利刃之一，显著提高了眼病治疗效果，降低了致盲率。

内镜在眼科领域的应用拓展了眼科手术的范围：20世纪90年代内镜在眼科领域应用的迅速扩大，目前常用的手术方式包括：鼻内镜辅助下泪道手术、眼内镜下经巩膜睫状沟人工晶状体缝合术、眼内镜下睫状体光凝术、眼内镜联合激光用于前房角手术、眼内镜引导下玻璃体视网膜手术，特别值得一提的是与耳鼻咽喉专科联合，发展和兴起了经鼻内镜视神经管减压术。其与传统经眶视神经管减压术相比，手术更方便，副作用更低，疗效更好。

贯彻落实国家防盲治盲政策，在“政府投入、全民动员、知识普及、网络建立及专科培养”的五个理念中最重要的是眼科专科人才培养。合格的眼科专科人才是认真贯彻落实国家防盲治盲政策的最重要载体，而眼科学教材和专著是培养专科人才必不可少的渠道。希望本书的出版能对此作出绵薄贡献，对落实WHO对防盲治盲工作的“可负担、可获得、优质的”要求以及“达到全面眼健康”具有推动作用，迅速提高中国防盲治盲的水平。

蒋旦

2015年1月

2 版前言

1979 年中山医学院眼科医院以杜念祖教授为主笔，集体编写了《眼科手术学》一书。由于该书能较全面介绍当时国内外先进和实用的眼科手术，并结合丰富的临床经验，内容简明扼要，图文并茂，深得读者欢迎。由于近年学科发展迅速，新设备和新技术不断涌现，不少读者迫切要求该书的再版。

为了跟上发展形势，满足读者需要，我们在人民卫生出版社的大力支持下，动员全眼科中心各专业教授和副教授，历期近两年，终于完成了《眼科手术学》的再版工作。

广州是祖国开放改革的南大门，有着对外交流频繁、科学信息发达的优势，使再版内容的先进性有了一定保证；丰富的人才资源和大量的临床和教学实践经验也使再版后内容的科学性和实用性有了可靠的基础。我们力求使再版后的《眼科手术学》既能完整准确地反映当今国内外眼科手术技术水平，又能成为具有我国眼科学科特点的参考书。

全书共分十九章，第一至三章为总论、麻醉和基本操作法；第四至十九章依次为眼睑、泪器、结膜、角膜、巩膜、晶状体、虹膜、青光眼、斜视、视网膜、玻璃体、眼肿瘤、眼球摘除、眼眶、眼外伤和激光手术。篇幅由初版 52 万字增至约 120 万字；插图也由 500 余幅增至 1800 余幅，在保留初版框架基础上作了大幅度增删，使内容更为充实。在内容结构方面，既着重全面介绍新的手术技术，又适时介绍前瞻性手术研究和发展动态及趋向；既保留初版的“简明实用、图文并茂”的特点，在理论上也作了较详尽讨论分析。在内容编排上，对于当前眼科手术技术发展迅速的领域如晶状体、玻璃体、视网膜、角膜和青光眼等章节均作重点编排，内容更为丰富。

本书内容涉及面广，是一本较全面和系统的《眼科手术学》，可供各级眼科医师，特别是有一定临床实践经验的住院医师、主治医师在临床、教学和科学研究时参考使用。

现代科学飞速发展，先进技术不断涌现，层出不穷。由于编写时间紧迫、内容浩繁，特别是编者水平有限，编写人员较多，行文风格各异，错漏之处恐所难免，期望读者指正，使不久将来的第三版更臻完善。

本书是中山眼科中心全体医务人员共同努力和集体创作的结果。在编写过程中，我们得到黄玉珍教授认真审校和文字修饰；陈绮文、黄伟青、梁汉森及林汉中等各位精心绘图；赵遂琦作电脑打印校排。他们为本书付出不少心血，一并致以谢意！

副主编钟国庆教授在编写过程中不幸早逝，未能看到本书出版，深表遗憾，于此谨致悼念！

李绍珍

1997 年 1 月 15 日

1版前言

本书共分十三章，重点放在防盲治盲手术，常见病手术和危及全身的肿瘤手术方面。在取材上，尽量介绍国内外一些比较先进有效的方法，并结合我们的经验，对一些不同的手术方式试作比较分析，着重叙述一些术中和术后可能发生的问题与处理方法。另外，对术前术后中医药的应用、针刺麻醉和针拨白内障等手术也试作介绍，目的是抛砖引玉，希望引起读者在贯彻中西医结合上更多的注意，积累经验，为创造祖国的新医学而奋斗。

本书初稿，虽经兄弟单位提供不少宝贵意见，但由于作者水平与经验的限制，一定还有很多缺点和错误，诚恳地希望各地读者提出批评指正。

中山医学院眼科医院

1979年3月

目录

第一章　总论……1

第一节　手术室……1

一、手术室的建筑及基本配置……1

二、眼科手术室用房的设置和室内配置……1

第二节　眼科手术器械及仪器……2

一、常用手术器械及仪器……2

二、显微手术器械……5

三、眼科手术器械的清洗、保养与灭菌……7

第三节　显微缝合针线……8

一、缝针……8

二、缝线……8

第四节　手术显微镜……11

一、手术显微镜的结构……11

二、手术显微镜的种类和特点……13

三、手术显微镜的操作法及注意事项……14

四、手术显微镜的维护和保养……14

五、手术显微镜的选择……15

第五节　眼科手术常用敷料包和器械包……15

一、眼科手术敷料包……15

二、眼科手术器械包……15

第六节　眼科手术室常用药品……17

第七节　术前准备……17

一、患者准备……17

二、手术者准备……18

三、消毒和铺巾……18

第八节　术后处理……19

第九节　眼科手术敷料和换药……19

第二章　麻醉……22

第一节　局部麻醉……22

一、表面麻醉……22

二、浸润麻醉及神经阻滞麻醉……23

三、局部麻醉的毒副作用……30

第二节　全身麻醉……30

一、麻醉前评估和准备……30

二、眼科手术全身麻醉的常用方法……31

第三节　眼科急症手术的麻醉……32

第四节　眼科手术常见的麻醉特殊临床状况和并发症……32

一、玻璃体内气体注射……32

二、局麻药的毒性反应……33

三、眼心反射……33

四、恶性高热……34

第三章　眼科手术的基本操作……35

第一节　常规手术基本操作……35

一、皮肤的切开与缝合……35

二、结膜的剪开与缝合……37

三、止血技术……37

四、上直肌牵引缝线……38

五、放置角巩膜大切口预置缝线……38

六、前房穿刺、冲洗、形成和注射术……38

七、角膜及巩膜的切开与缝合……39

八、玻璃体腔穿刺和注射术……40

第二节　显微手术操作的基本要求……40

一、显微手术的基本条件……40

二、显微手术操作的基本要点……41

三、显微手术操作的训练……41

第三节　手术显微镜的使用……41

一、手术显微镜位置的调整方法……41

二、目镜的调整方法……41

三、物镜焦距的调整及放大倍数的选择……41

第四节　常用显微眼科手术操作技术……42

一、切开……42

二、剪开……42

三、缝合……42

第四章　眼睑手术……45

第一节　眼睑的局部解剖、生理和病理……45

一、概述……45

二、眼睑的组织结构……45

三、眼睑的血管和神经……47

第二节　眼睑成形手术的基本原则和方法……48

一、基本的操作方法……48

二、创面修复……50

三、局部皮瓣移位……54

四、皮肤移植……56

第三节　睑腺炎手术……57

第四节　睑脓肿切开……58

第五节　睑板腺囊肿手术……58

第六节　睑板切除术……60

第七节　眦角手术……60

一、暂时性外眦切开术……61

二、外眦松解术……61

三、睑裂开大术……61

四、眦部成形及修复……63

五、外眦缝合睑裂缩短……66

六、外眦缺损重建……68
七、内眦缺损重建……68
八、内眦赘皮手术……70
第八节　睫毛手术……73
一、倒睫手术……73
二、双行睫手术……75
三、睫毛后倾矫正术……76
第九节　睑缘缝合术……78
一、单纯性睑缘缝合术……78
二、粘连性睑缘缝合术……78
第十节　睑内翻手术……79
一、瘢痕性睑内翻……79
二、退行性睑内翻……83
三、先天性睑内翻……84
第十一节　睑外翻手术……85
一、瘢痕性睑外翻……85
二、老年性睑外翻……86
三、麻痹性下睑外翻……87
四、下泪点内侧眼睑断裂引起的继发性睑外翻……89
第十二节　上睑下垂手术……89
一、确定上睑下垂的病因……90
二、眼部检查……90
三、下垂量的测定……90
四、测量提上睑肌肌力……90
五、有无"上睑迟滞"……90
六、上直肌及其他眼外肌检查……90
七、额肌肌力的测定……91
八、术前常规检查及术前外观照相……91
九、缩短或增强提上睑肌力量的手术……92
十、利用额肌力量的手术……96
十一、增强 Müller 肌力量的手术……99
第十三节　眼睑松弛矫正术……100
一、上睑成形术……100
二、下睑成形术……101
第十四节　眼睑缺损的手术治疗……101
一、眼睑前层缺损的修复……102
二、眼睑后层缺损的修复……102
三、眼睑全层缺损的修复……103
第十五节　重睑术……104
一、皮肤切开法……105
二、褥式缝线法……105
三、埋藏缝线法……105
第十六节　眼睑退缩矫正术……106
一、上睑退缩……106
二、下睑退缩……108
第十七节　睫毛重建术……108
第十八节　眼眉畸形的整复和重建术……109
一、眼眉畸形的整复……109
二、眼眉重建术……109
三、健侧眉带蒂皮瓣眉毛移植患侧……110

第五章　泪器手术……111

第一节　局部解剖、生理和病理……111
第二节　泪液分泌及泪道功能检查……113
第三节　泪道探通术及扩张术……113
第四节　泪点手术……114
一、下泪点狭窄或闭锁切开术……114
二、下泪点外翻矫正术……115
三、泪点封闭术……115
第五节　泪囊手术……115
一、急性泪囊炎切开排脓术……115
二、泪囊摘出术……116
三、泪囊鼻腔吻合术……118
四、泪囊瘘管切除术……121
第六节　泪小管阻塞手术……121
一、泪小管泪囊吻合术……121
二、泪小管泪囊鼻腔吻合术(Jones 法)……122
三、泪囊结膜囊吻合术……123
第七节　泪腺管截断术……123
第八节　泪器肿瘤手术……123
第九节　高频泪道浚通术……123
第十节　介入性泪道手术……124
一、鼻泪道支架植入术……124
二、泪道球囊成形术……124
第十一节　泪道内镜……125
一、眼用内镜……125
二、泪道内镜……125

第六章　结膜手术……127

第一节　结膜手术的解剖、生理和病理……127
第二节　翼状胬肉切除术……127
一、翼状胬肉单纯切除术……127
二、翼状胬肉切除联合游离结膜瓣移植术……128
三、翼状胬肉切除及带蒂结膜瓣移植术……129
四、翼状胬肉切除联合羊膜移植术……129
五、复发性胬肉切除术……130
六、胬肉手术的辅助治疗……130
七、手术并发症及处理……131
八、假性胬肉切除术……131
第三节　睑球粘连矫正术……131
一、索状睑球粘连分离术……131
二、扇形睑球粘连分离术……131
三、严重的睑球粘连分离与唇黏膜移植术……132
第四节　无眼球的结膜囊成形术……133
一、下结膜囊浅窄或脱垂的整复……134
二、下穹隆黏膜移植加深术……134
三、下结膜囊皮瓣移植整复术……135
四、全结膜囊整复术……135
五、睑裂闭锁分离与全结膜囊成形术……137
第五节　结膜肿物切除术……137
第六节　结膜遮盖术……139
第七节　治疗性结膜移植术……141

第七章　角膜手术……144

第一节　角膜的解剖生理……144
一、角膜的大体解剖和功能……144
二、角膜的显微解剖生理……144
三、角膜神经支配……147
四、泪膜……147
第二节　角膜手术的眼部检查……147
一、术前眼部常规检查……147
二、角膜地形图检查……148
第三节　角膜移植总论……150
一、穿透性角膜移植的历史……150
二、穿透性角膜移植的现状与未来……151
三、板层角膜移植的历史与发展……152
四、我国角膜移植发展历程……153
第四节　穿透性角膜移植术……153
一、穿透性角膜移植的手术适应证……153
二、穿透性角膜移植的手术方法及技巧……155
三、穿透性角膜移植手术技术……156
四、手术后处理……161
五、穿透性角膜移植的并发症及处理……162
第五节　板层角膜移植术……167
一、前板层角膜移植术……168
二、后板层角膜移植术(角膜内皮移植术)……173
第六节　治疗性角膜移植……175
一、化脓性角膜溃疡……175
二、单纯疱疹病毒性角膜炎……177
三、眼前段严重烧伤……177
四、蚕食性角膜溃疡……179
五、角膜边缘变性……181
六、Wegener 肉芽肿病……181
七、复发性翼状胬肉……182
八、角膜皮样瘤……182
九、角结膜鳞状上皮癌……182
十、角膜瘘……182
十一、治疗性角膜移植的术后治疗……183
十二、治疗性角膜移植手术的视力预后……184
第七节　角膜移植联合手术……184
一、穿透性角膜移植联合超声乳化白内障摘出与人工晶状体植入术……184
二、穿透性角膜移植联合白内障摘出术……184
三、穿透性角膜移植联合白内障囊外摘出与人工晶状体植入术……186
四、穿透性角膜移植联合人工晶状体置换术……186
五、穿透性角膜移植联合虹膜成形术……186
六、穿透性角膜移植联合抗青光眼手术(小梁切除)……187
七、角膜移植联合角膜缘上皮移植术……188
第八节　临时人工角膜下穿透性角膜移植联合玻璃体视网膜手术……189
一、临时人工角膜的主要类型和制作……189
二、临时人工角膜下的前后段联合手术……190
第九节　眼球前段重建术和全角膜移植术……192
一、历史回顾和发展现状……192
二、手术原则……193
三、手术适应证……193
四、手术步骤……194
五、手术技巧……195
六、术后处理……196
七、术后并发症……196
第十节　羊膜手术……197
一、羊膜手术的历史与发展……197
二、羊膜应用于眼表重建的作用机制……198
三、羊膜移植重建结膜眼表……198
四、羊膜移植重建角膜表面……201
第十一节　其他角膜手术……203
一、角膜板层切除术……203
二、美容性角膜层间染色术……204
三、自体角膜转位移植术……204

第八章　巩膜手术……207

第一节　巩膜解剖、生理和病理……207
第二节　巩膜缺损修补术……207
第三节　巩膜加固术……208

第九章　晶状体手术……212

第一节　晶状体手术解剖、生理和病理……212
一、角膜缘……212
二、晶状体及其悬韧带……212
三、玻璃体……213
四、其他有关的眼部组织……213
第二节　术前检查……213
一、眼部检查……213
二、全身检查及对全身疾病的评估……214
第三节　术前准备及麻醉……214
一、术前准备……214
二、麻醉……214
第四节　白内障囊外摘除术……214
一、现代白内障囊外摘除术……214
二、小切口白内障囊外摘除术……222
第五节　超声乳化白内障吸除术……226
第六节　白内障囊内摘除术……236
第七节　白内障抽吸术……239
第八节　白内障摘除人工晶状体植入术……239
一、小切口可折叠后房型人工晶状体植入术……239
二、后房型硬性人工晶状体植入术……249
三、前房型人工晶状体植入术……249
四、人工晶状体取出术……252
五、有晶状体眼的人工晶状体植入术……252
第九节　二期人工晶状体植入术……253
一、有晶状体后囊膜支持的二期后房型人工晶状体植入术……253
二、无晶状体后囊膜支持的二期人工晶状体植入术……254

第十节 儿童白内障摘除人工晶状体植入术 256
第十一节 白内障摘除的联合性手术 261
一、白内障囊外摘除及人工晶状体植入联合抗青光眼手术 261
二、白内障摘除及人工晶状体植入联合穿透性角膜移植术 261
三、白内障摘除及人工晶状体植入联合玻璃体切割术 263
四、白内障摘除及人工晶状体植入联合球内异物摘除术 263
第十二节 特殊情况的白内障手术 264
一、硬核白内障超声乳化手术 264
二、过熟期白内障超声乳化手术 264
三、高度近视眼的白内障超声乳化手术 265
四、小瞳孔的白内障手术 266
五、葡萄膜炎并发白内障超声乳化手术 266
六、晶状体脱位及不全脱位的手术处理 268
七、无虹膜或大面积虹膜缺损的白内障手术 269
八、糖尿病患者的白内障手术 269
九、合并晶状体源性青光眼的白内障摘除术 270
十、抗青光眼术后白内障摘除术 271
十一、玻璃体视网膜手术后的白内障手术 271
十二、穿透性角膜移植术后白内障摘除术 272
十三、经睫状体平坦部晶状体咬切术 273

第十章 青光眼手术 274

第一节 青光眼手术的局部解剖、生理和病理 274
一、青光眼手术的局部解剖 274
二、有关青光眼手术的病理生理 276
第二节 手术分类和手术原则 278
一、手术目的和分类 278
二、手术原则 278
第三节 麻醉、术前准备和术后处理 280
一、麻醉 280
二、术前准备 280
第四节 青光眼手术的结膜瓣制作 282
一、以角膜缘为基底的结膜瓣制作 282
二、以穹隆部为基底的结膜瓣 283
三、两种结膜瓣的比较与选择 284
第五节 青光眼虹膜手术 284
一、周边虹膜切除术 284
二、节段虹膜切除术 288
第六节 滤过性手术 288
一、全层巩膜滤过术与巩膜板层下滤过术 288
二、小梁切除术 288
三、复合式小梁切除术 291
四、巩膜灼瘘术 295
五、巩膜切除术 297
六、激光巩膜切除术 298
七、术中和术后并发症 298
第七节 前房角手术 303
一、前房角切开术 303
二、小梁切开术 306
三、房角粘连分离术 308
四、睫状体分离术 309
第八节 前房手术 311
一、前房穿刺术 311
二、前房形成术 311
第九节 睫状体手术 311
一、睫状体冷凝术 311
二、睫状体高强度聚焦超声波术 313
三、透巩膜微波睫状体破坏手术 315
四、睫状体切除术 315
第十节 前房引流装置植入手术 315
第十一节 青光眼微型引流钉(Ex-Press)植入术 320
第十二节 青光眼术后并发症的手术治疗 323
一、滤过术后浅前房的手术治疗 323
二、恶性青光眼的手术治疗 324
三、脉络膜上腔出血的手术治疗 327
四、渗漏或功能过强滤过泡的手术修复 327
五、失败滤过泡的处理 330
六、青光眼引流管暴露的手术治疗 332
七、抗青光眼术后的再手术 332
第十三节 青光眼的联合手术 333
一、设计联合手术的原理 333
二、青光眼联合手术的分类 334
三、青光眼与白内障联合手术 334
四、难治性青光眼的联合手术 337
第十四节 青光眼手术的评价与发展趋势 339
一、青光眼手术的评价 339
二、青光眼手术发展趋势 342

第十一章 斜视手术 347

第一节 概述 347
一、眼外肌局部解剖与特点 347
二、斜视手术前检查与准备 350
三、麻醉及注意事项 351
四、手术肌肉的选择 352
五、手术量的设计 352
第二节 斜视手术方法 354
一、结膜切口的选择 354
二、肌肉的分离与暴露 355
三、直肌减弱术 355
四、直肌加强术 359
五、水平肌的垂直移位 360
六、斜肌手术 361
七、直肌移位术与连结术 364
第三节 共同性斜视的手术 366
一、共同性内斜视 366
二、共同性外斜视 367
第四节 麻痹性斜视的手术 367
一、手术治疗时机 367
二、麻痹性斜视手术原则 368

三、动眼神经麻痹的手术 …… 368
四、展神经麻痹的手术 …… 368
五、滑车神经麻痹的手术 …… 369
六、双上转肌麻痹的手术 …… 369
七、双下转肌麻痹的手术 …… 369
八、先天性下直肌缺如 …… 369
九、外伤性眼肌断裂 …… 370
第五节 A-V 征斜视的手术治疗 …… 370
一、无垂直肌异常的 A-V 征斜视 …… 371
二、垂直肌异常的 A-V 征斜视 …… 371
第六节 特殊类型斜视的手术 …… 371
一、分离性垂直偏斜 …… 371
二、眼球后退综合征 …… 372
三、固定性斜视 …… 372
四、Brown 上斜肌鞘综合征 …… 372
五、Graves 病 …… 373
六、爆裂性眶骨骨折 …… 373
第七节 斜视手术并发症 …… 374
一、术中意外和并发症 …… 374
二、术后并发症 …… 375

第十二章 视网膜脱离手术 …… 377

第一节 视网膜的局部解剖、生理及病理 …… 378
一、眼球大小 …… 378
二、眼球各主要结构至角膜缘的距离 …… 378
三、眼球壁的厚度 …… 379
四、视网膜变性 …… 379
五、玻璃体病理改变 …… 380
六、其他因素 …… 381
第二节 术前检查及准备 …… 381
一、详细询问病史 …… 381
二、眼部常规检查 …… 382
三、特殊检查 …… 383
四、查找视网膜裂孔 …… 383
五、视网膜裂孔的定位 …… 386
六、术前处理 …… 387
七、视网膜脱离手术方法的选择 …… 388
第三节 视网膜裂孔封闭与视网膜复位方法 …… 388
一、封闭视网膜裂孔及产生视网膜脉络膜瘢痕的方法 …… 388
二、促进视网膜复位的方法 …… 390
第四节 视网膜脱离的几种常用手术 …… 393
一、巩膜冷凝、硅胶填压及放视网膜下液术 …… 393
二、巩膜冷凝、硅胶填压联合巩膜环扎及放视网膜下液术 …… 395
三、改良式充气性视网膜固定术 …… 396
四、巩膜缩短及巩膜层间填充术 …… 396
第五节 几种特殊类型视网膜脱离的手术 …… 397
一、黄斑裂孔性视网膜脱离 …… 397
二、巨大裂孔性视网膜脱离 …… 398
三、锯齿缘截离 …… 398
四、无晶状体眼视网膜脱离 …… 398
五、合并白内障的视网膜脱离 …… 398
六、视网膜脱离伴脉络膜脱离 …… 399
七、找不到裂孔的视网膜脱离 …… 399
第六节 视网膜脱离手术的常见并发症 …… 399
一、术中并发症 …… 399
二、术后并发症 …… 400
第七节 术后处理与再次手术 …… 401
一、术后处理 …… 401
二、手术失败及再次手术 …… 401
第八节 裂孔性视网膜脱离外路显微手术 …… 402
一、外路显微手术和间接检眼镜下手术比较 …… 403
二、视网膜脱离手术前检查 …… 403
三、外路显微手术技术 …… 408
四、术后处理 …… 419
五、各种简单裂孔性视网膜脱离的处理 …… 423

第十三章 玻璃体手术 …… 427

第一节 玻璃体手术器械 …… 427
一、玻璃体切割机的结构及原理 …… 427
二、玻璃体切割机的使用方法及注意事项 …… 430
三、玻璃体切割术的辅助器械 …… 431
第二节 玻璃体的解剖、生理和病理 …… 436
一、玻璃体的解剖 …… 436
二、玻璃体的化学成分和理化性质 …… 438
三、玻璃体的病理 …… 439
第三节 玻璃体手术的术前检查 …… 441
一、常规检查 …… 441
二、超声波、OCT 及 UBM 检查 …… 441
三、玻璃体视网膜术前视功能检查 …… 444
第四节 闭合式玻璃体手术适应证 …… 445
第五节 玻璃体手术的操作技术 …… 446
一、玻璃体手术的常规操作 …… 446
二、灌注导管头的放置与选择 …… 446
三、眼内灌注液的选择与应用 …… 447
四、眼内照明与观察 …… 447
五、玻璃体手术器械进入眼内方法 …… 448
六、玻璃体切除的操作 …… 449
七、玻璃体基底部的切除技术 …… 451
八、玻璃体增殖条索的切除方法 …… 452
九、玻璃体后脱离技术 …… 452
十、膜剥离与切除技术 …… 452
十一、视网膜内界膜的剥离技术 …… 455
十二、视网膜下增殖组织的切除方法 …… 455
十三、玻璃体腔灌洗技术 …… 455
十四、内排液技术 …… 457
十五、眼内视网膜凝固术 …… 458
十六、眼内充填技术 …… 459
十七、视网膜切开及切除技术 …… 460
第六节 眼内填充物在玻璃体视网膜手术中的应用 …… 460
一、眼内填充物应具备的性质 …… 460
二、常用的眼内填充物及其特性 …… 461

三、眼内填充手术的适应证 ······ 461
四、硅油在眼内填充中的应用 ······ 461
五、过氟化碳液体在眼内填充中的应用 ······ 466
六、眼内(缓释)药物在玻璃体手术的应用 ······ 467
第七节 玻璃体手术并发症 ······ 468
第八节 几种不同类型病变的玻璃体手术 ······ 471
一、先天性玻璃体视网膜病变 ······ 471
二、增殖性玻璃体视网膜病变 ······ 473
三、外伤性视网膜脱离 ······ 475
四、后瓣翻转的巨大裂孔性视网膜脱离 ······ 476
五、脉络膜脱离型视网膜脱离 ······ 479
六、增殖型糖尿病性视网膜病变 ······ 480
七、黄斑裂孔性视网膜脱离 ······ 481

第十四章 黄斑部疾病的手术治疗 ······ 483

第一节 黄斑部解剖、生理和病理 ······ 483
一、黄斑部的定义 ······ 483
二、与黄斑部手术相关的解剖及组织学 ······ 484
三、黄斑部生理和年龄相关改变 ······ 488
四、黄斑部疾病的病理生理学改变 ······ 489
第二节 黄斑部疾病的形态和功能学检查 ······ 496
一、眼底荧光血管造影 ······ 496
二、吲哚菁绿血管造影术 ······ 497
三、光学相干断层扫描 ······ 500
四、超声检查 ······ 505
五、视力 ······ 508
六、对比敏感度 ······ 508
七、色觉 ······ 510
八、视野 ······ 510
九、微视野检查 ······ 518
十、视觉电生理 ······ 518
第三节 黄斑部疾病手术基本操作技术 ······ 521
一、黄斑前膜剥除 ······ 521
二、内界膜剥除 ······ 521
三、视网膜下病变组织的取出 ······ 521
四、眼内填充技术 ······ 523
第四节 视网膜内界膜剥除术 ······ 524
一、视网膜内界膜剥除手术方法的提出 ······ 524
二、视网膜内界膜剥除手术方法的临床应用 ······ 524
三、手术技巧 ······ 525
第五节 微创玻璃体视网膜手术 ······ 526
第六节 特发性黄斑前膜 ······ 530
一、发病机制 ······ 530
二、临床特征 ······ 530
三、手术治疗 ······ 532
四、预后及功能评价 ······ 534
第七节 特发性黄斑裂孔 ······ 535
一、发病机制 ······ 535
二、IMH 的临床特征及其分期 ······ 537
三、手术治疗 ······ 538
四、预后 ······ 542
第八节 黄斑裂孔性视网膜脱离 ······ 544
一、发病机制和临床特征 ······ 544
二、手术治疗 ······ 545
三、预后及预防 ······ 547
第九节 黄斑部疾病引起的玻璃体积血 ······ 547
一、临床特征 ······ 547
二、手术治疗 ······ 547
三、预后及预防 ······ 547
第十节 外伤引起的黄斑部病变 ······ 547
一、视网膜震荡 ······ 547
二、外伤性视网膜出血 ······ 548
三、外伤性黄斑裂孔 ······ 548
四、外伤性黄斑前膜 ······ 549

第十五章 眼肿瘤手术 ······ 551

第一节 概述 ······ 551
一、眼肿瘤手术治疗的意义 ······ 551
二、肿瘤手术切除的目的 ······ 551
三、眼部肿瘤手术应注意的问题 ······ 551
第二节 眼睑肿瘤 ······ 552
一、组织控制性切除术 ······ 552
二、眼睑肿瘤手术切除的最佳范围 ······ 552
三、眼睑成形重建术的基本要求 ······ 552
四、眼睑成形重建的基本原则 ······ 552
五、眼睑缘良性小肿瘤的切除与修复 ······ 552
六、上下睑分裂痣切除及修复 ······ 553
七、累及睑缘全层肿瘤的切除及修复 ······ 554
八、眦部肿瘤的切除与修复 ······ 560
九、离开睑缘肿瘤的切除与修复 ······ 563
十、各种眼睑肿瘤切除及重建术后的并发症及处理 ······ 563
第三节 结膜肿瘤手术 ······ 563
一、结膜良性肿瘤的手术 ······ 563
二、恶性结膜肿瘤的手术 ······ 563
第四节 角膜肿瘤手术 ······ 564
第五节 眼内肿瘤穿刺活检术 ······ 564
第六节 眼内肿瘤的冷冻手术 ······ 566
第七节 眼内肿瘤的激光手术 ······ 566
第八节 虹膜肿瘤手术 ······ 566
第九节 虹膜睫状体肿瘤手术 ······ 567
第十节 脉络膜恶性黑色素瘤局部切除术 ······ 569

第十六章 眼球摘除与眼内容摘除术 ······ 571

第一节 眼球摘除术 ······ 571
第二节 眼内容摘除术 ······ 574
第三节 眼眶或眼内植入物手术与义眼装配 ······ 575
一、眼眶或眼内植入物手术 ······ 575
二、义眼装配 ······ 576

第十七章 眼眶手术 ······ 578

第一节 眼眶手术解剖、生理与病理 ······ 578
一、眼眶的构成及形态 ······ 578
二、眼眶与相邻部位关系 ······ 578

三、眶尖和眶上、下裂及眶骨膜 …… 579
四、眶内容 …… 579
第二节 眼眶手术前检查、准备和麻醉 …… 580
一、术前检查 …… 581
二、器械和设备 …… 583
三、术前准备和麻醉 …… 583
第三节 眼眶穿刺术和穿刺活检术 …… 583
一、眼眶穿刺术及其适应证 …… 583
二、眼眶肿物穿刺活检 …… 584
第四节 眼眶肿瘤摘除术 …… 585
一、前路开眶术 …… 585
二、外侧开眶术 …… 588
三、冠状皮肤切口外侧开眶术 …… 590
四、外侧壁开眶联合内侧开眶 …… 590
五、经筛窦内侧开眶术 …… 590
六、经颅开眶术 …… 591
七、术中和术后可能发生的问题、预防及处理 …… 592
第五节 眶内容摘除术 …… 592
第六节 眼眶减压术 …… 595
一、甲状腺相关眼病的眼眶减压术 …… 595
二、视神经鞘减压术 …… 599
三、视神经管减压术 …… 599
第七节 眼眶重建术 …… 601
第八节 眼眶异物取出术 …… 601
一、眼眶植物性异物取出术 …… 601
二、眼眶金属性异物取出术 …… 602

第十八章 眼外伤手术 …… 603

第一节 眼外伤的术前检查 …… 603
一、术前检查 …… 603
二、术前准备 …… 604
三、处理原则 …… 604
第二节 眼球前段外伤手术 …… 605
一、眼化学伤及热烧伤的手术 …… 605
二、虹膜外伤手术 …… 608
三、外伤性前房积血的手术 …… 609
四、前房手术 …… 611
五、晶状体外伤的手术处理 …… 613
六、睫状体外伤的手术治疗 …… 617
七、角巩膜裂伤修补术 …… 619
第三节 眼球后段的外伤手术 …… 628
一、后巩膜伤口修补术 …… 628
二、双重眼球穿通伤的手术处理 …… 628
三、眼球穿通伤的预防性巩膜外加压术 …… 629
四、挫伤性玻璃体视网膜病变手术处理 …… 631
第四节 眼部异物手术 …… 631
一、眼睑异物手术 …… 631
二、结膜异物手术 …… 631
三、眼眶内异物手术 …… 631
四、眼球内异物手术 …… 632
第五节 感染性眼内炎的诊断、治疗及预防 …… 654
一、感染性眼内炎的分类 …… 654
二、感染性眼内炎的发病率 …… 654
三、感染性眼内炎的诊断及鉴别诊断 …… 654
四、感染性眼内炎的治疗 …… 656
五、术后感染性眼内炎的预防 …… 658
第六节 眼附属器损伤 …… 658
一、眼睑裂伤修补术 …… 658
二、眼睑烧伤的手术 …… 665
三、泪器外伤的手术 …… 668
四、眼外肌损伤的手术处理 …… 670
五、眼眶软组织钝伤的手术处理 …… 671
六、眼眶骨折修复术 …… 672
第七节 外伤性眼球脱臼的手术处理 …… 676

第十九章 眼科激光手术 …… 678

第一节 激光对眼组织的作用与特性 …… 678
一、激光对眼屈光介质的透射特性 …… 678
二、激光对眼屈光介质的吸收特性 …… 678
三、激光对眼组织作用的形式 …… 679
第二节 眼科常用激光及其特点 …… 679
一、氩离子激光 …… 679
二、氪离子激光 …… 680
三、掺钕钇铝石榴石激光 …… 680
四、固体多波长激光 …… 680
五、多点模式扫描激光 …… 680
六、半导体二极管激光 …… 680
七、二氧化碳激光 …… 680
八、准分子激光 …… 680
九、Er:YAG 激光 …… 680
十、Ho:YAG 激光 …… 680
第三节 术前准备与术后注意事项 …… 680
一、详细的眼部检查 …… 680
二、向患者及家属解释有关事项 …… 681
三、器械准备 …… 681
四、术后注意事项 …… 681
第四节 激光治疗眼底病的机制 …… 681
一、激光治疗眼底病的机制 …… 681
二、激光治疗视网膜血管系统疾患 …… 682
三、激光治疗视网膜周边部结构异常 …… 686
四、激光治疗黄斑病 …… 687
五、激光治疗眼底肿瘤 …… 688
六、光动力学疗法的临床应用 …… 689
七、经瞳孔温热疗法 …… 701
第五节 激光治疗膜性白内障 …… 701
第六节 激光玻璃体条索切割术 …… 702
一、前房玻璃体条索切割术 …… 702
二、瞳孔后玻璃体条索切割术 …… 702
第七节 激光在青光眼的应用 …… 703
一、青光眼激光治疗的基本概念 …… 703
二、激光在虹膜手术中的应用 …… 704
三、其他青光眼的激光治疗方法 …… 708
第八节 激光在眼整形美容手术中的应用 …… 709

一、激光上睑成形术……709
二、经结膜激光下睑成形术……710
三、激光祛皱术……710
四、激光治疗眼睑及结膜疾病……711
第九节　激光在泪道阻塞性疾病中的应用……712
一、激光泪道成形术……712
二、鼻内镜激光泪囊鼻腔吻合术……713

第二十章　屈光手术……714

第一节　准分子激光角膜屈光手术……714
一、准分子激光屈光性角膜表层切削手术……714
二、准分子激光原位角膜磨削术……716
第二节　个体化切削的准分子激光原位角膜磨削术……718
一、适应证……718
二、手术步骤……718
三、存在的问题……719
第三节　飞秒激光角膜性屈光手术……719
一、飞秒激光概述……719
二、飞秒激光角膜性屈光手术……720
第四节　其他角膜屈光手术……723
一、传导性角膜成形术……723
二、放射状角膜切开术……727
三、表层角膜镜片术……732
四、角膜散光的矫治手术……736
第五节　有晶状体眼人工晶状体植入术……739
一、概述……739
二、有晶状体眼人工晶状体的术前检查与患者选择……740
三、前房型有晶状体眼人工晶状体……742
四、后房型有晶状体眼人工晶状体……746
五、有晶状体眼人工晶状体植入术后护理和随访……755

参考文献……757

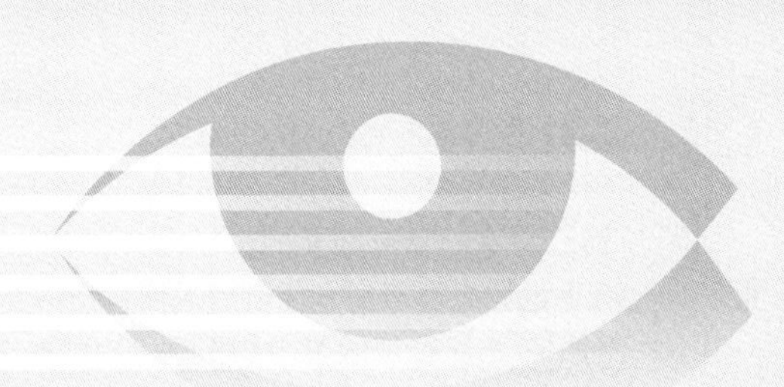

第一章 总 论

第一节 手术室

手术室的建筑布局应当遵循卫生主管部门的要求和医院感染预防与控制的原则，做到布局合理、分区明确、标识清楚，符合功能流程合理和洁污区域分开的基本原则。设有工作人员出入通道、患者出入通道，物流做到洁污分开、流向合理。眼科手术时间短、接台手术多，所用器械精细而易于损坏，因此，对手术室的安排、布局均有较严格的要求。

一、手术室的建筑及基本配置

1. 手术室不宜设在首层和顶层，在建筑设计上应成为一个独立的完整体系。此外，手术室的位置尽可能与手术科室、放射、检验、病理、消毒供应部等相邻，周围环境安静、清洁。手术室的墙壁、地面光滑、无裂缝，排水系统良好。

2. 手术室布局要合理，根据功能区域和消毒隔离要求划分为无菌区（具有空气净化设施的又称为洁净区或洁净手术部）、清洁区、污染区。①无菌区包括手术间、外科手消毒区、手术间内走廊（洁净走廊）、无菌物品储存间等；②清洁区包括药品储存间、包装间、术前洗眼室、复苏室、库房、更衣室、办公室、休息室、值班室等；③污染区包括器械清洗间、污洗间、标本存放处、医疗废物暂存处等。各区之间应有门相隔。无菌物品储存间和内眼手术间设在远离出口处的一端。玻璃体视网膜手术间与眼前段手术间相对分开。内眼手术间与外眼手术间应分开。感染手术间应设在手术室出口较近处。不同区域及不同手术用房的清洁、消毒物品应当分开使用。用于清洁、消毒的拖布、抹布应当是不易掉纤维的织物材料。

3. 手术室应有双路电源供电或设有备用电源，有冷暖空调设备，不得用明火和风扇。手术间温度保持22~25℃，相对湿度40%~60%，手术间应设有对讲系统。

4. 眼科手术的照明十分重要。必须配有手术无影灯，尚需准备聚光照明手电筒、深部照明灯，以备眼肌手术和眼眶深部手术用。

5. 手术床的高度要适合，一般以65~80cm为宜，可升降，并配有手腕约束带。患者头部手术床下端应有足够空间，手术床支撑部分不能妨碍术者的腿和脚的活动，不能妨碍术者使用各种设备和仪器。手术椅应舒适，能够调整高度，适应手术者的需要。手术床四周应有回转余地。接运患者的车床应与手术床等高并列。

二、眼科手术室用房的设置和室内配置

1. 手术间　手术间内的基本配备有手术床、手术椅、无影灯、麻醉机、心电监护仪、器械台、输液架、常用药品、中心供氧、中心吸引、压缩空气、温湿度计、时钟，以及常用必需的急救药物及用品等。手术室要有直接检眼镜和间接检眼镜以备眼底检查用。外眼手术间和眼内异物取出手术间应备有阅片箱，用以手术时参阅。室内应有遮光设备，以便术中能检查眼底。内眼手术间必须配备手术显微镜。

2. 外科手消毒区　①宜采取分散布置的方式，以便使消毒过手的手术人员通过最近的距离进入手术间。通常每2~4间手术间设一外科手消毒区。②洗手池和水龙头的数量应根据手术间的数量设置，水龙头的数量不少于手术间的数量。有冷热水，水龙头开关为非手触式。③配备洗手液和干手物品。④配备清洁指甲用品如手刷，刷毛应柔软，并定期检查，及时剔除不合格手刷。⑤配备外科手消毒剂，出液器采用非手触式。⑥选择冲洗手消毒方法要配备无菌干手巾。⑦配备计时装置、洗手流程及说明书。

3. 无菌物品间　手术室的无菌物品均放置此间。室内物品存放架或柜应距地面高度20~25cm，离墙5~10cm、距天花板50cm。若无空气净化系统，需备消毒装置和吸湿机，定期空气消毒和监测。

4. 药品储存间　室内备有各种注射液、常用药物、急救药物、麻醉药物、外用药物等，根据用法分类储存，药物标志要清楚。配备冰箱，存放需冷藏药品。

5. 包装间　设有玻璃器械柜，器械分类放置，标志清楚。设专人负责器械保管，贵重器械必须加锁、定期清点。锐利器械要有防损害设置。

6. 器械清洗间　一般器械和显微器械可送供应室集中处理，注意保护好。贵重或特殊器械（如眼内镊、眼内剪、phaco手柄等）可在手术室处理，器械清洗间要有多个水池，配有净水系统供应或过滤水，备热力消毒和干燥器械的设备。有条件安装超声清洗机、高压水枪、高压气枪等。

7. 器械灭菌间　设小型蒸汽灭菌炉，以供应术中急用器械灭菌。

8. 麻醉准备室　设有药品柜、冰箱、喉镜、插管用具、呼吸囊、麻醉机、急救车等，作为麻醉前的用物准备。

9. 麻醉恢复室 备有必要的仪器设备和急救物品，观察护理全麻手术后患者至完全清醒后送回病房。

10. 洗眼室 备有洗眼凳、洗眼壶、受水器、垫巾、棉签、20% 软皂水、生理盐水、一次性帽子。

11. 办公用房 包括护士办公室、麻醉医师办公室、值班休息室等。

12. 其他辅助用房 包括库房、污洗间，有条件可设换车间、餐饮室、亲属等候区和手术观摩区等。

第二节 眼科手术器械及仪器

一、常用手术器械及仪器

（一）常用手术器械

1. 眼用测量器

（1）规尺（图 1-2-1）：测量范围为 0~20mm，精确度为 0.5mm。

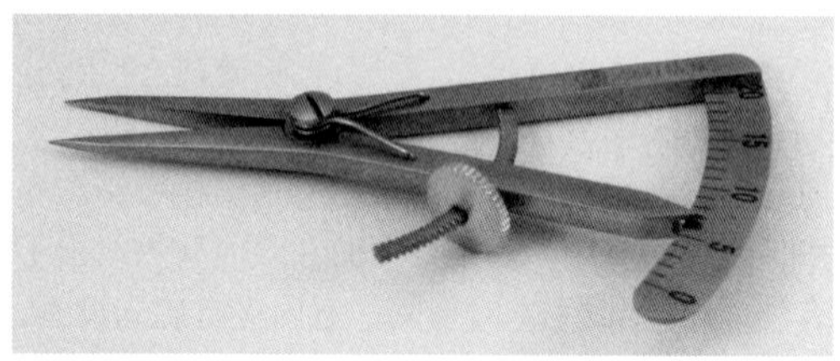

图 1-2-1 规尺

（2）不锈钢尺：测量范围为 0~150mm，精确度为 0.5mm。

（3）角膜标记器（图 1-2-2）：标记齿边缘呈半锐利能容许作最轻的标记压痕，可作角膜植床缝线位置标记和指示。在标记圈上有 8 齿、12 齿的规格。

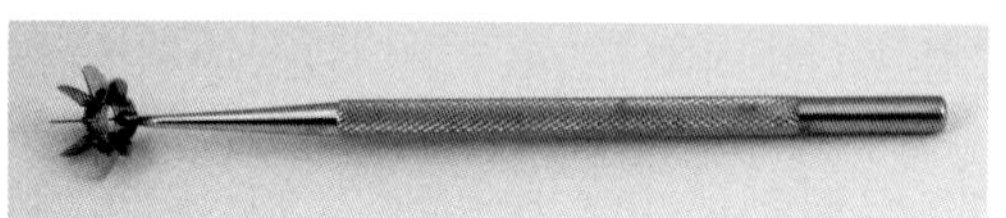

图 1-2-2 角膜标记器

2. 针头、灌注套管

（1）一次性前房冲洗针头（图 1-2-3）：钝针头，前端 4mm 弯曲 45°，针长 21mm。

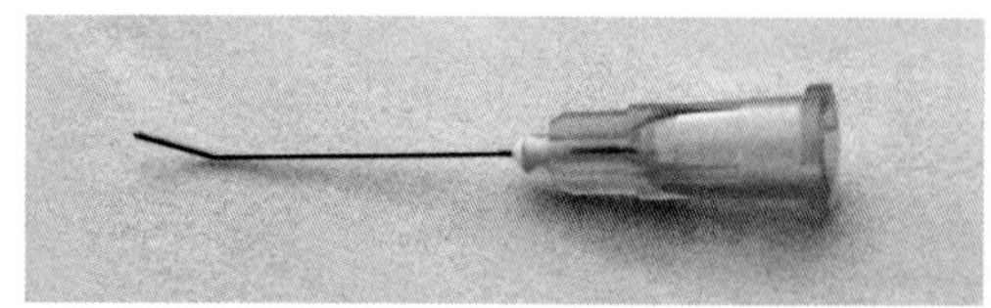

图 1-2-3 一次性前房冲洗针头

（2）破囊针头（图 1-2-4）：用持针器将专用针头弯曲针尖 1mm，弯曲度≥90°。

（3）一次性球后麻醉针头（图 1-2-5）：5 号针头，针长 38mm。

（4）眼内灌注套管（图 1-2-6）：灌注头有直头、弯头两种，针尖为斜尖，直径 0.89mm，长度有 4.0mm、5.0mm、6.0mm 几种，弯头夹角为 135°，连接 270mm 长的硅胶管。

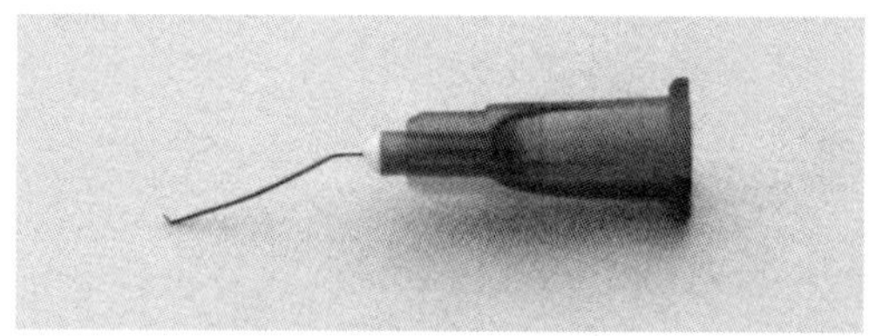

图 1-2-4 破囊针头

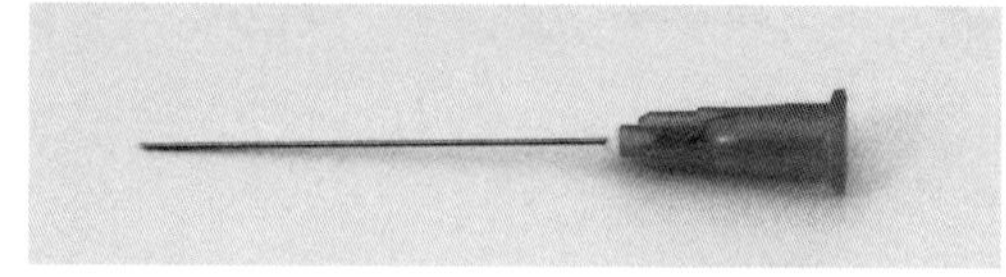

图 1-2-5 一次性球后针头

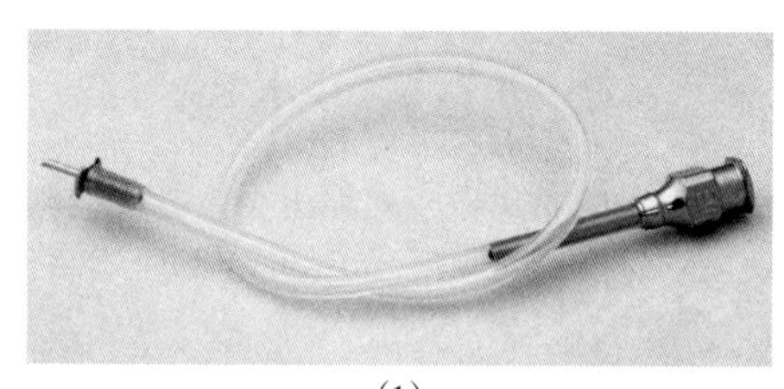

（1）

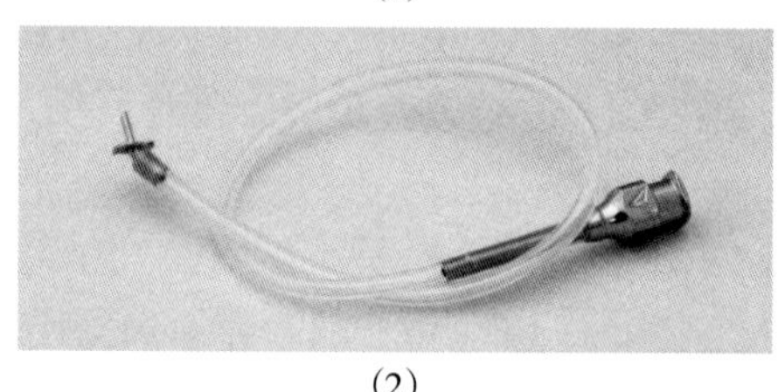

（2）

图 1-2-6 眼内灌注套管

（1）直头；（2）弯头

（5）灌注 / 抽吸套管（图 1-2-7）：弯柄抽吸口为 0.3mm，经主插孔灌注，经旁侧排出孔作抽吸，全长 15mm，连接 320mm 硅胶管使用。

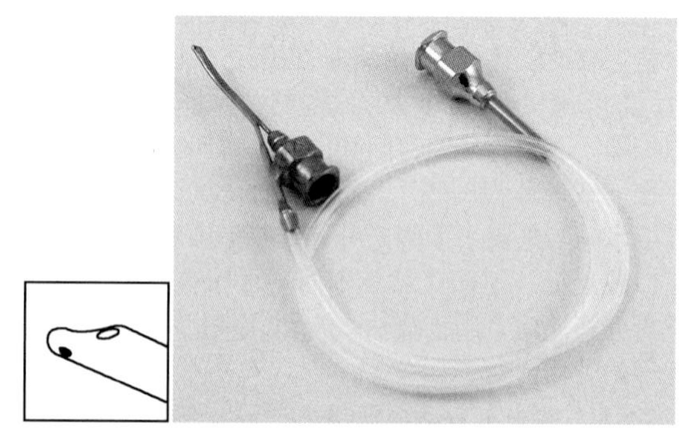

图 1-2-7 灌注 / 抽吸套管

3. 笛形针（图 1-2-8） 由手柄和针头组成，前端针头通过螺帽固定在手柄上，在针头的前端可插入一条细的硅胶刷子头。手柄下端有一长形凹槽，内放置带孔的硅胶管。

4. 睑板腺囊肿刮匙（图 1-2-9） 杯形刮匙的大小为 1.5~3.5mm 不等，手柄呈扁形，全长 130mm。

5. 夹

（1）睑内翻夹（图 1-2-10）：分为左式及右式，主要由坚

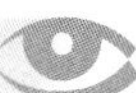

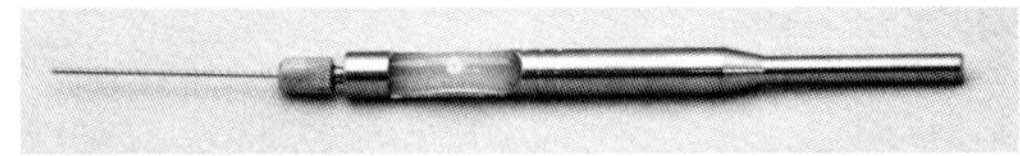

图 1-2-8 笛形针

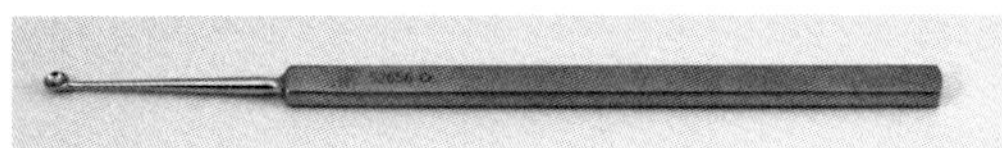

图 1-2-9 睑板线囊肿刮匙

固的底板和上面呈弓形的夹板构成，两板可由锁拇螺丝固定。根据底板的左右宽度分大、小两种型号，大号左右宽35mm，小号为28mm。

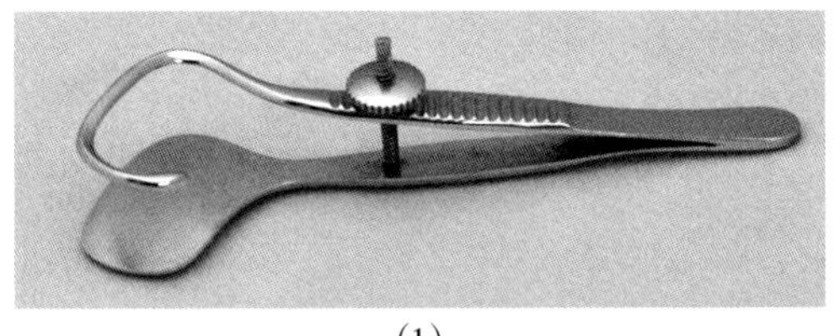

(1)

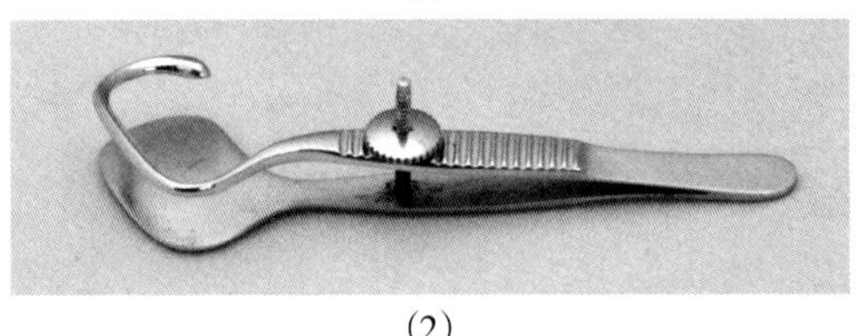

(2)

图 1-2-10 睑内翻夹
(1) 左式；(2) 右式

(2) 睑板腺囊肿夹(图 1-2-11)：由圆形或椭圆形坚固的下板和环形的上板构成，两者的锯齿状手柄由锁拇螺丝固定。下板的直径大小约16mm，上板的直径12~14mm。

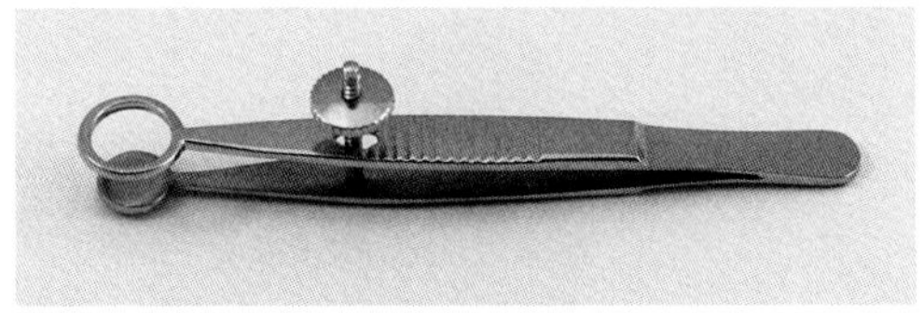

图 1-2-11 睑板腺囊肿夹

(3) 斜视镊(图 1-2-12)：有左右式。钳夹10mm长，有1mm间距的齿。与柄成90°，中间有锁扣。

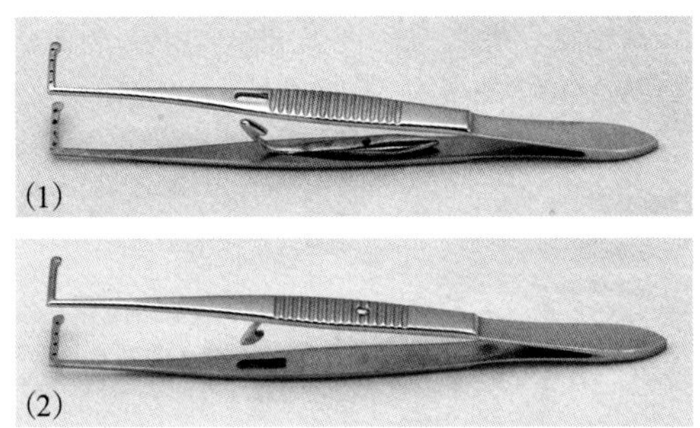

(1)

(2)

图 1-2-12 斜视镊
(1) 左式；(2) 右式

6. 钩

(1) 斜视钩(图 1-2-13)：弯钩的长短、形状不同，钩头圆滑。

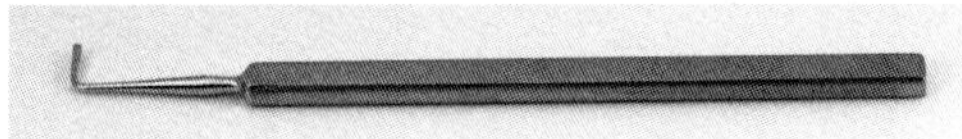

图 1-2-13 斜视钩

(2) 眼睑拉钩(图 1-2-14)：拉钩头宽8~15mm各种规格。

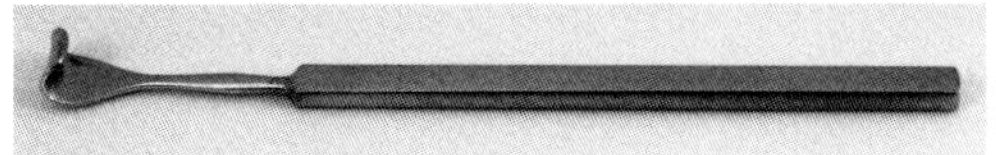

图 1-2-14 眼睑拉钩

7. 冲洗式晶状体套圈(图 1-2-15) 圈宽4mm、长6mm，三个灌注口分别位于12∶00、3∶00及9∶00方位，套圈上表面呈细齿状，经消光处理，器械全长44mm。

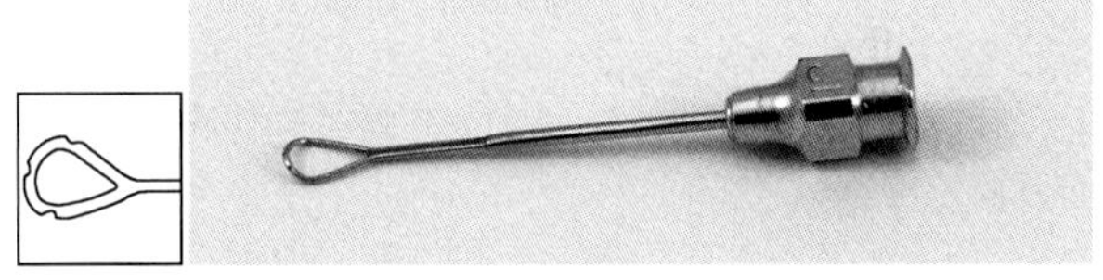

图 1-2-15 冲洗式晶状体套圈

8. 探针及扩张器

(1) 泪道探针(图 1-2-16)：探针有0~8号各种规格，针长140mm左右。

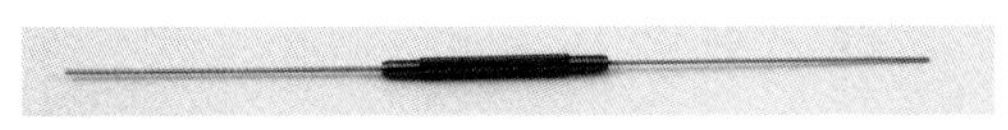

图 1-2-16 泪道探针

(2) 泪点扩张器(图 1-2-17)：其前端19mm呈钝尖的圆锥形，圆形手柄表面有滚花压纹，全长约100mm。

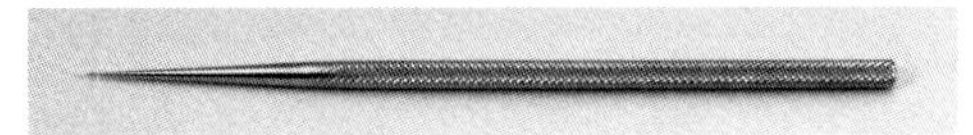

图 1-2-17 泪点扩张器

9. 牵开器

(1) 泪囊牵开器(图 1-2-18)：器械两侧前端有2mm×3mm弯齿，两侧张开范围达20mm，全长85mm。

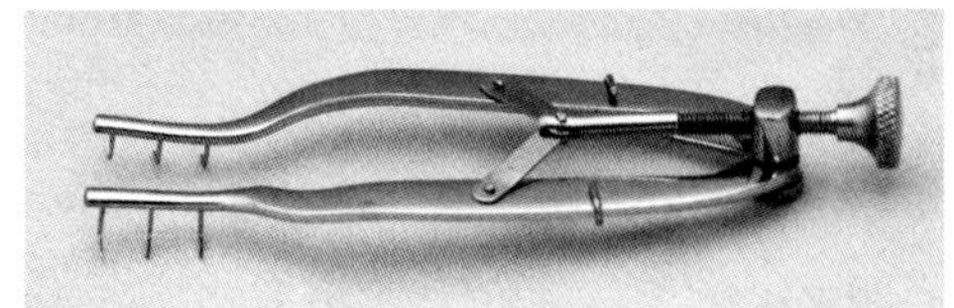

图 1-2-18 泪囊牵开器

(2) 可固定式开睑器(图 1-2-19)：两侧叶片呈窗架状结构，成人用者叶宽10mm，叶片由带锁机制的弹簧控制叶片扩大范围。成人用者扩大范围达45mm，全长75mm。

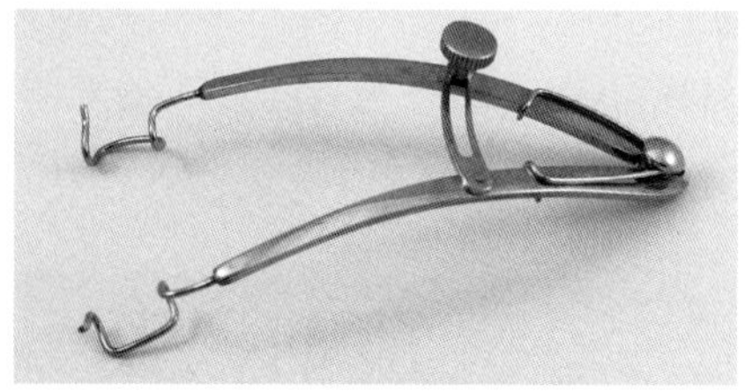

图 1-2-19　可固定式开睑器

(3) 弧形钢丝开睑器(图 1-2-20):由不锈钢丝制成,弧形折弯,头部叶宽 12mm,张开度 18~20mm,全长 50mm。

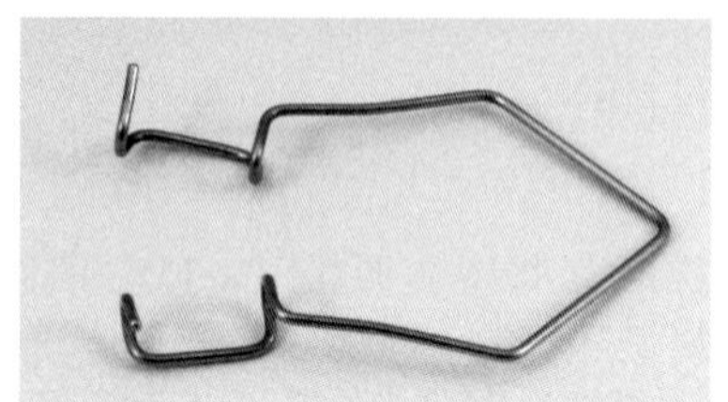

图 1-2-20　弧形钢丝开睑器

(4) 遮睫式开睑器(图 1-2-21):开睑时遮住睫毛,可固定开睑范围。

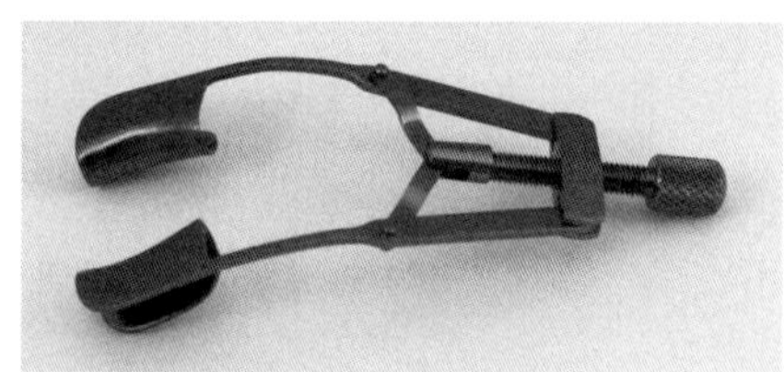

图 1-2-21　遮睫式开睑器

(5) 眼睑垫板(图 1-2-22):前端弯曲,宽度分别为 20mm 及 24mm,总长度 100mm。

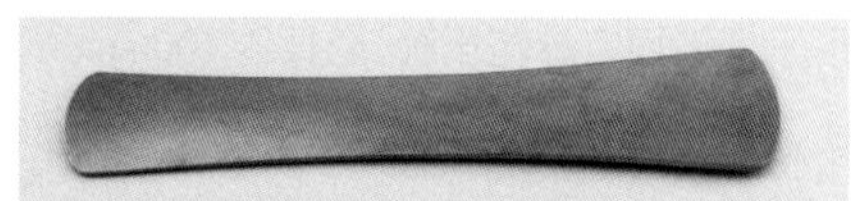

图 1-2-22　眼睑垫板

10. 虹膜复位器(图 1-2-23)　头宽 1.2~1.7mm,长 25mm,微弯,全长 120mm。

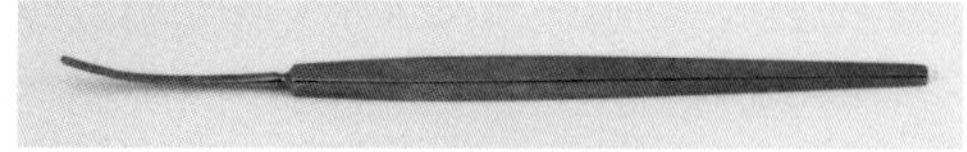

图 1-2-23　虹膜复位器

11. 视神经剪(图 1-2-24)　弯钝头,从刀尖到衔接处长 52mm,全长 125mm。

12. 角膜环圈(图 1-2-25)　由不锈钢丝制成,其大小为 12~22mm。

13. 简易角膜曲率计(图 1-2-26)　在光学性角膜移植手术后,观察角膜移植片中央光学区散光的情况,指导角膜缝线松紧调整。

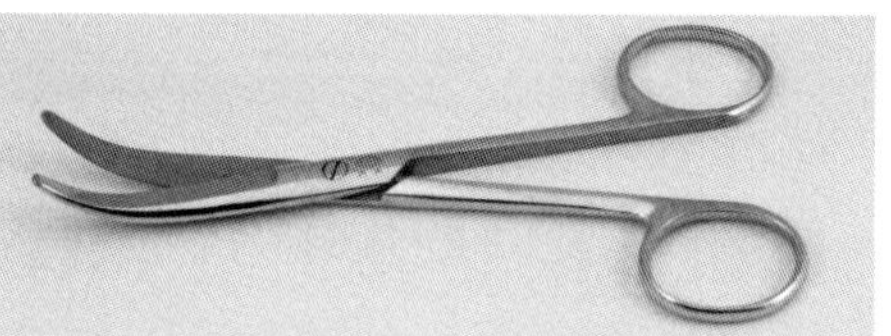

图 1-2-24　视神经剪

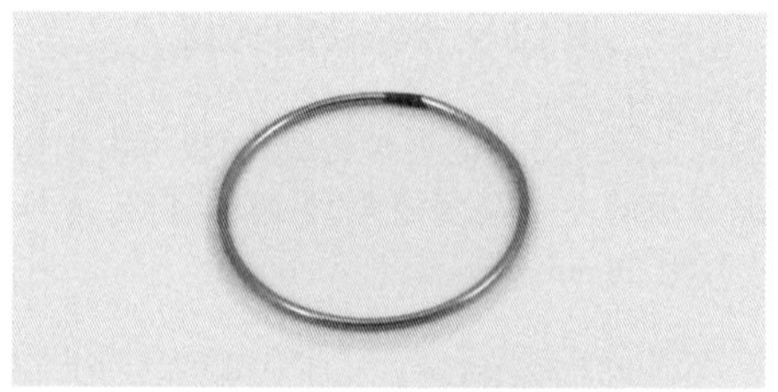

图 1-2-25　角膜环圈

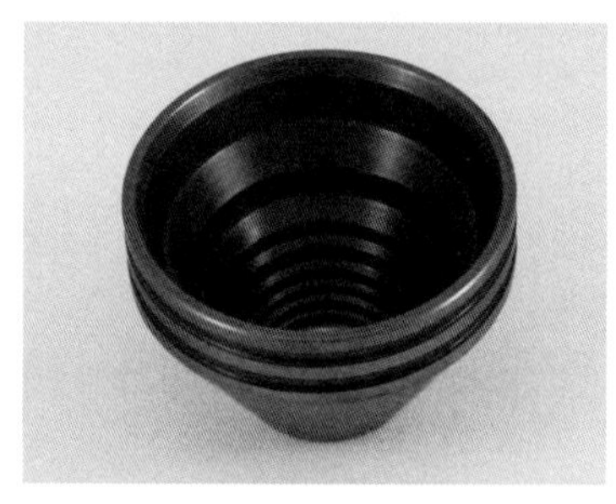

图 1-2-26　简易角膜曲率计

14. 角膜环钻

(1) 一次性角膜环钻(图 1-2-27):各种规格,直径 5.0~9.0mm。

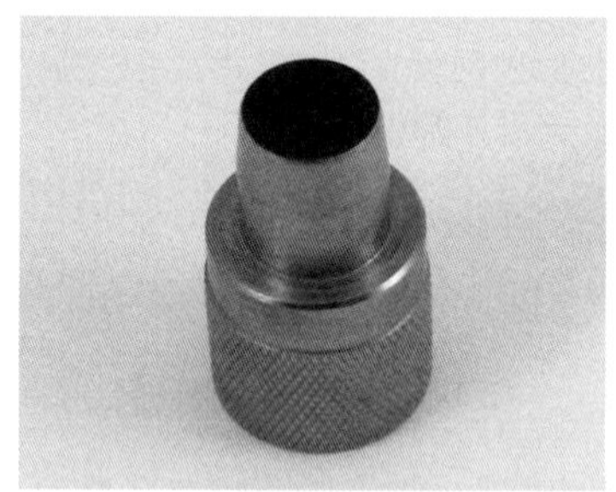

图 1-2-27　一次性角膜环钻

(2) 气动真空角膜环钻(图 1-2-28):它是作为选择性或穿透性角膜移植术使用的一次性环钻。

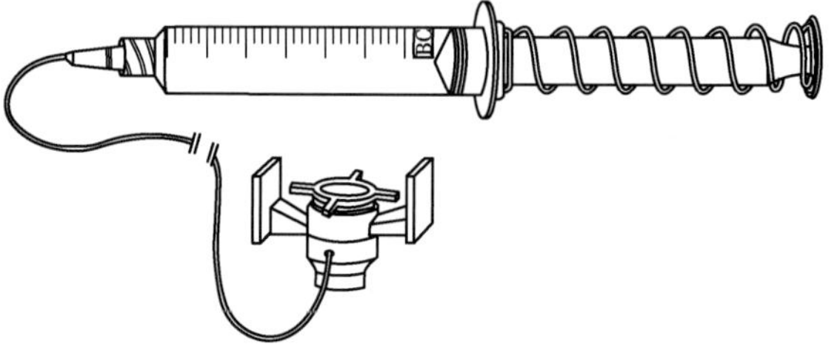

图 1-2-28　气动真空角膜环钻

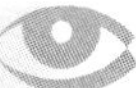

15. 眼科止血器(图 1-2-29) 由电池提供电源,电压不小于 0.6V,治疗头的电阻为 0.6~1.2Ω,温度≥260℃。

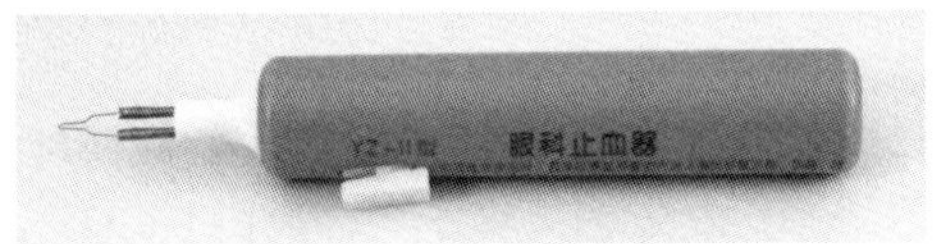

图 1-2-29 眼科止血器

16. 硅油注入架(图 1-2-30) 将盛有硅油的注射器装到硅油架上,通过旋紧螺旋手柄,推注射器的套心将硅油注入眼内。

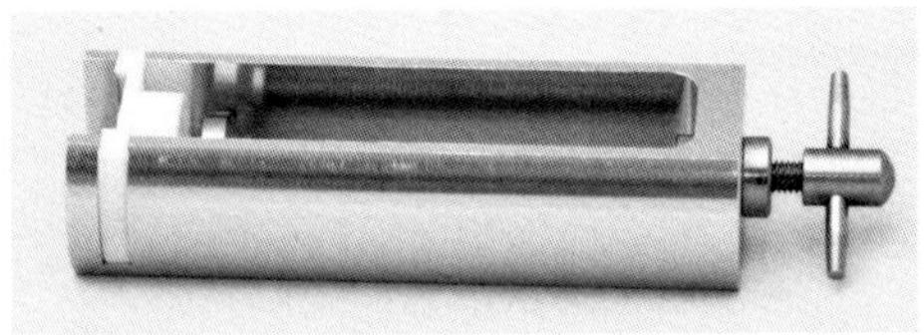
图 1-2-30 硅油注入架

(二) 常用眼科手术仪器

1. 冷凝器 主要用于视网膜脱离复位术,通过短时间产生 -70~-75℃的低温,对视网膜病变进行冷凝。由四部分组成:冷气源、主机、脚踏开关和冷凝头。冷气源是用钢瓶储存的 CO_2 高压气体;主机起着控制和显示冷凝参数的作用,脚踏是控制冷凝的开关,冷凝头通过高压管道与主机相连,有多种规格型号,一般冷凝头头部的直径在 2~2.5mm,小儿冷凝头较小,直径是 1.5mm。

2. 眼科激光机 常用的眼科激光机有氩离子激光机和二极管激光机,眼内激光光凝是玻璃体手术中封闭视网膜裂孔及治疗视网膜病变的重要手段。它是在激光机上通过导光纤维连接一个能进入眼内的光纤头,经过巩膜切口进入眼内直接对视网膜光凝。Ultima 眼内氩离子激光机由主机、控制器、光纤和脚踏组成。

(1) 主机:是激光光源发生器,通过接口与控制器、光纤和脚踏相连。

(2) 控制器:用于调控激光输出的参数。

(3) 光纤:输出激光能量,光纤头释放能量,产生光凝效应。光纤头有直型和弯型两种。

(4) 脚踏:用于控制激光的发射,如果设置发射为单发,踩一次脚踏产生一次发射,持续踩住脚踏也不会再有发射。如果设置为连续发射,单踩脚踏一次也可呈单次发射,如果持续踩住脚踏可连续间断发射激光。

半导体 532nm 激光机,参数按钮直接位于主机前面,可进行参数设定,选择能量、曝光时间、间隔时间(连续发射频率),以及光斑大小和瞄准光的强弱等。

激光辐射对人眼有损伤,进入激光室或进行激光操作时应注意保护,戴上具有防护作用的眼镜。

3. 玻璃体切割机 玻璃体切割机的种类较多,目前常用进口的玻璃体切割机如 Accurus 和 Millennium。通过一个可控制的显示界面及外部控制系统(脚踏)将机器的各种功能有机结合在一起。

主要功能:①能进行前段及后段玻璃体切除;②作眼内及眼外双极电凝;③眼内灌注及吸引的速度均可由机器控制,且切割头上的切割口具有微量反吐功能;④附有眼内光纤照明;⑤可进行眼内气体(液体)交换及维持稳定的眼压;⑥可连接气动眼内剪使用;⑦能进行晶状体超声乳化或粉碎术;⑧新一代机器可配眼内光凝模块;⑨自动硅油注入和取出功能。

4. 超声乳化仪 是利用超声波之高频振动将晶状体核乳化及吸出。

超声乳化仪的种类较多,但基本结构相似,其主要部分包括:①换能器;②手柄;③乳化头;④泵系统;⑤脚控踏板;⑥电源。

手柄内藏换能器,将电能转换为超声振动,并通过细棒传至乳化头。手柄内有注—吸管道,与乳化头中空管相接,被乳化的晶状体物质经此管道被吸出。根据操作需要分别选用 15°、30°、45°等各种不同倾斜度的乳化针头。

通过吸泵产生吸引力将乳化晶状体物质通过管道排出眼外。吸泵根据运行方式不同,有蠕动泵、文丘里泵。高级的超声乳化仪均具有双泵功能。

脚控踏板具有调控超声乳化仪各项功能的作用,脚控踏板不同位置有不同的功能。轻压踏板原始位 1 挡为灌注液流出;再加压为 2 挡,可同时灌注与吸出;将踏板压到底为 3 挡具有灌注、吸出和乳化功能。

5. 眼内镜 主要是眼内镜激光系统,是一个集照明、摄像、图像显示和激光系统于一体的装置。美国 ENDO-OPTIKS 公司的 URAME2 眼科内镜主要用于睫状体光凝。主要技术参数为:眼内探头直径 0.89mm,视野范围 70°,焦点深度 0.5~7.0mm,治疗激光为二极管激光,波长(810±25)nm,最大输出功率 2W。由脚踏开关控制激光的激发,术者通过监视器屏幕观察并进行手术操作。在使用过程中注意对光纤和光纤头的保护,光纤避免折叠、扭结,使用后光纤头要清洗干净,干燥后包装灭菌备用,接口处防尘保护。

6. WZC 高频泪道治疗仪 仪器由高频泪道探针、手术电极连接电缆、肢体电极夹和脚控开关组成。主要是利用高频电碳化膜鼻泪管内的阻塞组织,恢复鼻泪管通畅,主要用于治疗各种类型的泪小管阻塞、泪总管阻塞、鼻泪管阻塞和慢性泪囊炎。治疗仪的主载频率 450kHz,输出功率 10~150W。

7. 电磁吸铁器 它是眼部磁性异物摘出的常用仪器,具有连续磁吸和脉冲(间断)磁吸的功能。

二、显微手术器械

(一) 显微手术器械的一般要求

眼科显微手术操作精细,除要求良好的手术显微镜外,尚需有高质量的显微器械。不同的手术者和不同的手术对器械的要求不尽相同,因此,器械的设计和使用相差很大,但一般应符合如下要求。

1. 眼科器械长度在 10~12cm 之间,重量不超过 80g。由于眼科手术显微镜的物镜焦距一般为 150~200mm,器械太长,操作时容易碰到镜头;器械太重,影响操作的灵活性。

2. 弹簧式把柄应具有良好的弹性。多数眼用显微器械为弹簧式把柄,如果弹性太大,操作时需要较大的力量,手感差容易疲劳,导致手颤抖。弹性太弱,器械恢复原形时间长，尖距过窄，且夹捏组织容易脱落，不利于操作。

3. 器械的手柄应呈圆柱形，操作时手指转动能使器械沿其纵轴旋转完成各种动作。器械表面无反光，且有花纹以防止滑脱，利于稳固握持，通常有细齿状、滚花状、六边形等。

4. 镊子、持针钳的咬合部要平整、光滑，咬合严密，边缘光滑无毛刺，以防夹线不牢或锐利的边缘割断线。有齿镊子无错齿，剪刀刃部平整，对合良好。开合器械时无弹跳或出现震动现象。

应该预先在手术显微镜下检查器械的弹性是否适当，长度是否合适，持针钳持针是否稳固，打结镊和持针钳能否夹住 10-0 或更细的缝线，剪刀刃部的锋利程度，关节部分是否灵活。

（二）显微手术器械简介

1. 镊子（图 1-2-31） 常用的有齿镊、无齿镊、人工晶状体植入镊。

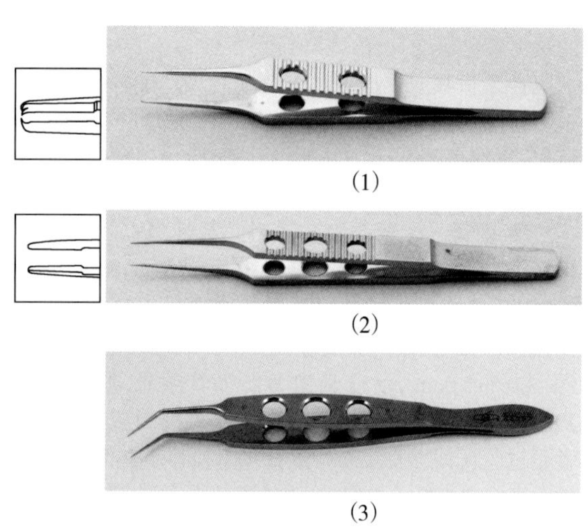

图 1-2-31 常用各种显微手术镊子

(1) 显微有齿镊；(2) 显微无齿镊（系线镊）；(3) 人工晶状体植入镊

镊子是重要的工具，应用镊子夹取、固定和分离组织，显微缝线必须用镊子夹持方能完成打结。镊子全长 10~12cm，尖端精细，尖端的平台接触面长约 5mm 且对合良好。非使用状态下镊尖相距为 6~8mm，手持镊子准备操作的工作状态时镊尖间距为 4mm 左右。柄部粗而结实，有圆柱形和扁片形两种，前者利于握持，手指转动灵活；后者夹持力好，且易于制造。镊子的内侧面有 1~2 个定位销，有防止尖端错位的功能。使用时最好先在显微镜下检查，尖端对合是否良好，有无粗糙、棱角及其两侧的光滑程度。

用于白内障手术的撕囊镊（图 1-2-32）有三角尖头、圆尖头，弧形折弯或直角折弯。

2. 剪刀 外眼手术常用的眼科剪刀在显微手术中同样适用，如分离眼外肌、剪开结膜、分离筋膜囊。但是，眼科剪刀操作往往欠灵活，尖端过于粗大，不能用于细微组织的分离、剪开和切断，如角巩膜切口、切除小梁组织和晶状体囊膜等精细组织的切开。

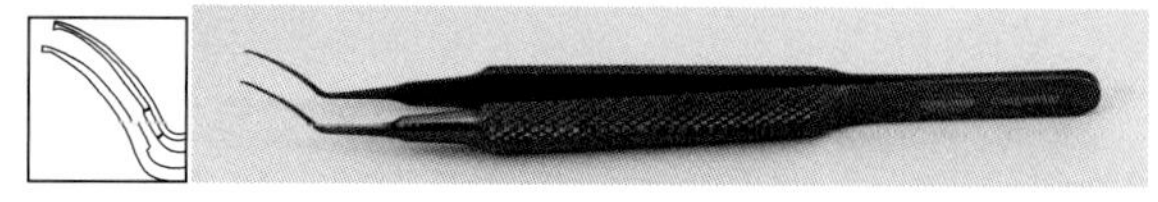

图 1-2-32 撕囊镊

角膜剪刀多为弯剪，刃长 9~10mm，闭合时剪尖较钝，操作时不易损伤内皮，可以双方向剪开（图 1-2-33）。

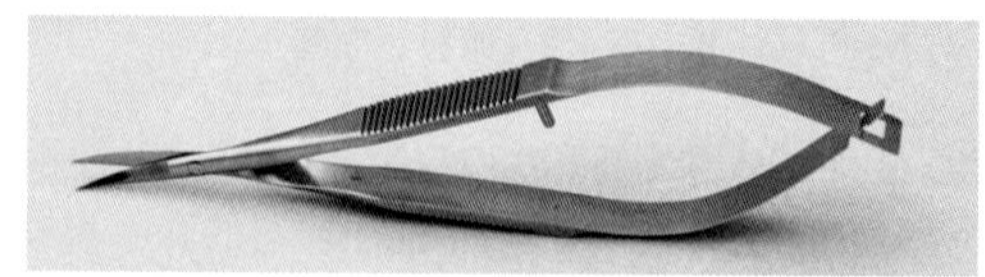

图 1-2-33 角膜剪

小梁剪刀为微弯形，刃长 12~13mm（图 1-2-34）。

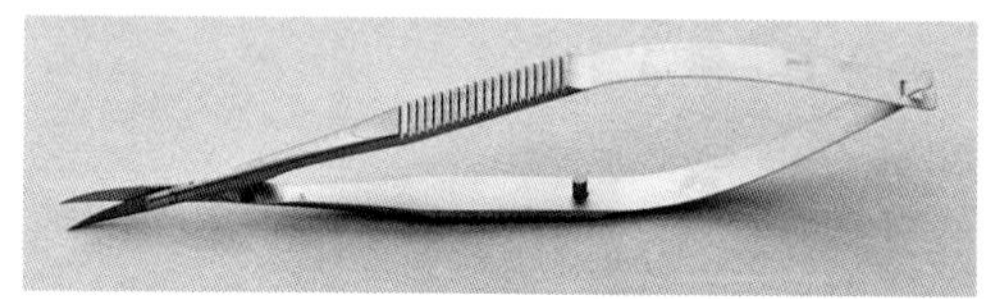

图 1-2-34 小梁剪

囊膜剪为弯形，刀刃细小，刃长 15~16mm（图 1-2-35）。

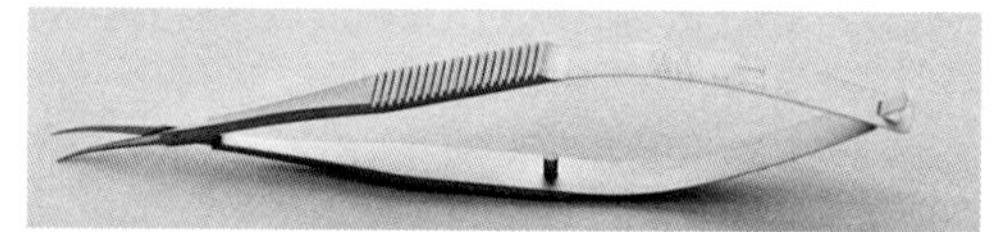

图 1-2-35 囊膜剪

显微剪刀较易损坏，在使用时不可剪坚韧的组织，应经常保持清洁、保持刀刃口锋利，防止跌落、碰撞，损伤剪尖。

3. 持针钳（图 1-2-36） 持针钳为圆柄弹簧式，不带锁。弹簧式的柄呈半圆形，内侧面有阻鞘，防止用力过大损伤前端的持针钳咬合面，非使用时因弹簧的作用，持针钳自动张开约 3mm，前端的持针部长 8~10mm，尖端呈钝圆形，咬合面光滑，闭合良好，边缘无棱角，能够夹持无损伤缝针和 10-0 的缝线进行打结。弯的持针器较直的使用方便，角度在 30°~45°，使用时轻轻旋转手指并向前推动缝针，即可完成缝针的过针动作。另一种持针钳为长、短柄。

4. 刀柄及刀片 刀柄有两种基本类型。一种为解剖刀柄，刀柄结实，不易损坏。第二种为弹簧式刀柄（图 1-2-37），

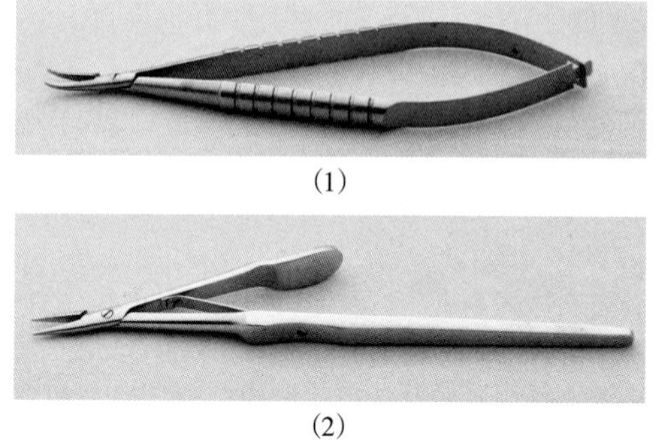

图 1-2-36 持针钳

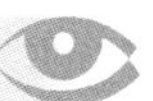

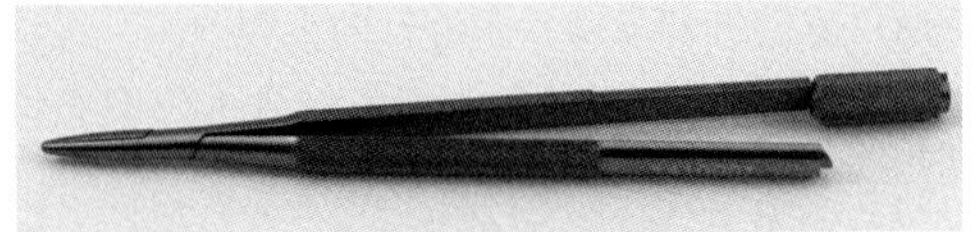

图 1-2-37 弹簧式刀柄

剃须刀改制成的尖刀片作刀具。用时需要把剃须刀片对半折断，以 45°斜角将刃面断成小片，每片具有 4~6mm 的锋刃，夹于刀柄的刀片钳口内，其尖端与刀尖成一条直线。用于作皮肤、角膜、巩膜等组织的切开，操作灵活，更换简单，刀刃锋利。由于刀刃较软，不适宜于作较厚的皮肤切开。

一次性巩膜穿刺刀用于做睫状体平部巩膜穿刺孔，有 19G、20G(图 1-2-38)。

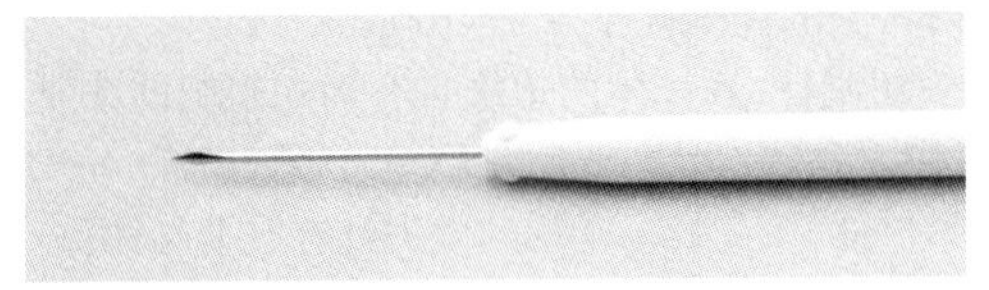

图 1-2-38 一次性巩膜穿刺刀

白内障超声乳化吸除术使用一次性的 15°穿刺刀、2.0~3.2mm 的一次性穿刺刀和一次性隧道分离刀(图 1-2-39)。

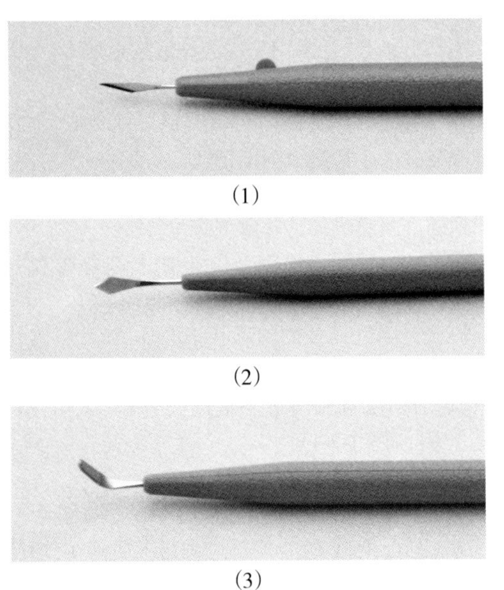

(1)

(2)

(3)

图 1-2-39 一次性穿刺刀

(1)一次性 15°穿刺刀;(2)一次性穿刺刀;(3)一次性隧道分离刀

5. 小梁切开器(图 1-2-40) 每套有左右侧两把，切开器有引导和切开上下两刃。每刃长 10mm，两刃间距离为 3mm，全长 58mm。

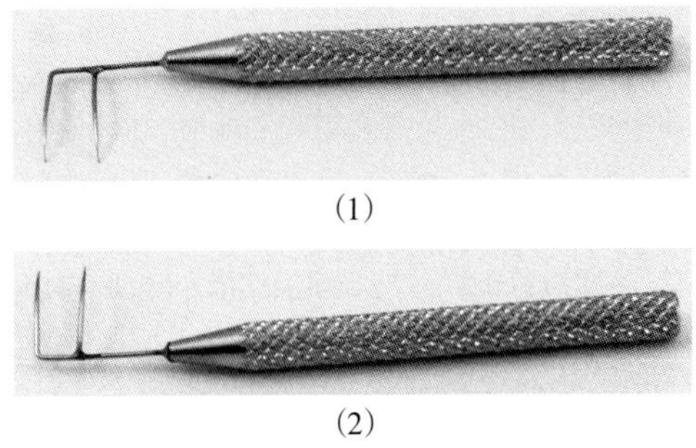

(1)

(2)

图 1-2-40 小梁切开器

(1)左;(2)右

三、眼科手术器械的清洗、保养与灭菌

显微器械是显微手术的重要工具，手术者应熟悉各种器械的性能、特点、使用方法，正确使用。显微器械体积小、重量轻、结构精密、对合要求高，管腔器械管腔窄，碰撞易损坏，价格昂贵。使用器械时应轻取慢放，严禁碰撞，防止跌落。手术者应正确使用每一种器械，切不可用精细的角膜剪进行剪上直肌吊线、分离或剪除筋膜囊等操作，切勿用显微镊子夹肌肉、肌腱、皮肤和粗糙的丝线等。应用镊子的力量要适当，过度用力常常使器械尖端错位或闭合不良，甚至损坏镊尖，不能使用。清洗器械前，将显微器械与其他器械分开，分别处理。正确处理器械才能保证器械灭菌的质量，确保手术的质量，提高工作效率，减少器械的损耗。

器械使用后及时清洗、消毒、灭菌。应对清洗、消毒、灭菌质量进行监测。耐湿、耐热的器械应首选高压蒸汽灭菌方法。

(一) 器械处理的操作流程

1. 回收 使用后器械尽快送器械清洗间处理或直接置于封闭的容器中，尽快送供应中心处理。

2. 分类 根据器械的精密程度、清洗方法等进行分类处理：如管腔类器械、显微器械、特殊器械等。

3. 清洗

(1) 机械清洗：应结合使用固定器械的器具，避免器械碰撞损坏。

(2) 手工清洗：适用于精密复杂器械、管腔器械和有机物污染较重器械。精密复杂器械的清洗还应遵循生产厂家提供的使用说明或指导手册。清洗步骤包括冲洗、洗涤、漂洗、终末漂洗。

1) 冲洗：使用流动水去除器械表面污物。

2) 洗涤：使用含有化学清洗剂(如碱性清洁剂、酶清洁剂等，配制按产品使用说明)的清洗用水去除器械表面污物，结合使用软毛小刷刷洗或使用配套清洗用具，也可在超声清洗器里进行超声清洗；对于管腔类器械，结合使用高压喷枪。

3) 漂洗：用流动水冲洗洗涤后器械，去除残留清洁剂。

4) 终末漂洗：用软水、纯化水或蒸馏水对漂洗后器械进行最终冲洗。

4. 消毒 清洗后器械应进行消毒处理，方法首选机械热力消毒，湿热消毒温度应≥90℃，器械浸泡于软水、纯化水或蒸馏水中，时间≥1 分钟；也可采用 75% 乙醇、酸性氧化电位水或使用取得国务院卫生行政部门卫生许可批件的消毒药械进行消毒。不使用对金属有腐蚀的化学消毒剂。

5. 干燥 首选干燥设备进行干燥处理，干燥温度 70~90℃，无干燥设备的可使用消毒的低纤维絮擦布进行干燥处理，使用高压气枪或 95% 乙醇对管腔类器械进行干燥处理。不应使用自然干燥方法进行干燥。

6. 器械检查与保养　应采用目测或使用带光源放大镜对干燥后的器械进行检查，器械表面及其关节、齿牙处应光洁，无血渍、污渍、水垢等残留物和锈斑，功能完好，管腔无堵塞。清洗质量不合格的，应重新处理；有锈迹的，应除锈。器械应使用水溶性润滑剂润滑，特别对关节部位，可在干燥前浸泡润滑或干燥后马上喷洒润滑。在所有处理步骤里都应轻取轻放，严禁碰撞，防止跌落。

7. 包装

(1) 器械清洗后应尽快包装、灭菌，以免再次污染。

(2) 尖锐器械应加保护套保护尖锐部位，或用带固定装置的器械盒装载。

(3) 按手术需要及手术医师习惯配备器械包，器械可单独包装或分类多个包装。

(4) 手术器械包采用闭合式包装，由 2 层包装材料分 2 次包装；单个小件器械适于采用密封式包装如使用纸塑袋等材料。

8. 灭菌

(1) 所有耐湿、耐热物品宜选择预真空压力蒸汽灭菌。不耐湿、耐热物品可选择环氧乙烷灭菌或过氧化氢等离子低温灭菌。

(2) 对于急用器械，可选择小型蒸汽灭菌器进行快速压力蒸汽灭菌。此时器械应裸露，灭菌后及时使用灭菌容器盛放，密闭运输，避免污染。

(二) 特殊手术器械

1. 超声乳化器械　使用后在流动水下冲洗手柄表面后，按术中使用时水流方向冲洗抽吸手柄、超声乳化手柄，即灌注端正向高压冲洗，抽吸端负压抽吸清洗，必要时刷洗抽吸端。要彻底清洗残留手柄内部的晶状体碎片。清洗后湿热消毒，然后用高压气枪或手术室减压处理后的压缩空气对管腔进行干燥处理，注意超声乳化手柄接机器端盖好保护盖，避免接头接触液体，避免手柄碰撞摔跌、高温骤冷。清洗处理后，手柄套专用保护套，盘绕理顺连线，针头及抽吸手柄加保护套保护。

2. 眼内剪、镊　使用后在流动水下冲洗器械表面后，分离手柄与剪或镊部分，连接配套的接头冲洗管腔，其余步骤按器械清洗流程，注意保护剪、镊部分。

第三节　显微缝合针线

良好的无损伤缝针和缝线是显微手术不可缺少的器材。无损伤缝针线的要求是针尖锋利，针体光滑和硬度高，能容易穿过组织而不弯曲，经得起持针钳夹持而不变形，针线结合部光滑，缝线纤细光滑，线结能够埋入组织。缝针和缝线的直径应一致，且为无损伤形式连接。但是，在加工技术上很难做到缝针和缝线直径一致，即使最精细的无损伤缝合针线其直径相差也在数倍以上。

一、缝针

(一) 种类

眼科手术使用的缝针，按其针体截面的形态可分为圆体针及切割针两大类。后者主要包括三角形针、反三角形针、铲形针。根据其用途和手术方式不同一般可再分为常用的普通手术缝针和显微手术缝针两大类。

1. 常用的普通手术缝针　根据缝合部位的不同有以下数种：

(1) 3/8 弧长 3×6 三角针：用于一般的角膜及巩膜缝合；

(2) 3/8 弧长 4×8 三角针：用于巩膜及睑板缝合；

(3) 3/8 弧长 6×17 三角针：用于皮肤缝合；

(4) 3/8 弧长 9×28 三角针：用于五针一线内翻矫正术；

(5) 3/8 弧长 4×12 圆针：用于结膜或黏膜缝合；

(6) 3/8 弧长 4×8 圆针：用于结膜或黏膜缝合。

2. 显微手术缝针

(1) 圆体针：具有不切割组织的特点，主要用于缝合结膜、虹膜、睫状体、睑缘和眼肌等组织。眼用带 10-0 尼龙线的圆体针，它的针体直径为 75~100μm。

(2) 切割针：因针体的边缘具有切割组织的性能，故主要用于缝合角膜、巩膜、眼眶骨膜及睑板等组织。用于眼科的切割针称为微尖针。常用的微尖针有以下几种：

1) 微尖反切割针：针体的截面呈反角形，其切刃仅位于针体弯曲部分的外侧，从而避免了缝针针尖穿过组织时切割组织的可能性，并提高缝针抗弯强度。

2) 微尖铲形针：针体的截面呈倒置的扁梯形，因针体薄而扁平，极易穿透角膜和巩膜组织。

3) 微尖 X 铲形针：它的设计与微尖铲形针相同，但针体的切刃部分加长，并采用先进的镗磨技术加工，大大增强了它的穿透组织能力并提高了重复使用率。

4) 铲形针：针体的截面与微尖铲形针相似，主要用于需要加固缝合又不切割组织的情况。

5) 微尖复合针：针体弯曲或呈独特的几何形状，以便能准确地缝合角膜缘等特殊解剖部位。

6) 微尖针：针体扁平部直径极细，针尖极锐利有良好穿透性，且针体具有不切割组织的优点。

眼科缝针除针体截面的形状不同外，缝针整体外形也有很大区别，临床上常用的缝针外形有直针、1/4 周长弯针、3/8 周长弯针、1/2 周长弯针、5/8 周长弯针、丁形（鱼钩形）针及复合弯针（图 1-3-1）。

(二) 缝针的选择

在以上针型中，以微尖反切割针和铲形针最常用。缝针外形的选择原则是：缝合的部位越局限或深在，缝针的弯度应越大。如缝针越直，被缝合的组织越浅。因此，为使角膜及巩膜切口或伤口能达到较深的对位，应该选用 1/2 周长及 3/8 周长的弯针。

此外，缝针长度的选择也应予以注意。由于缝线被嵌压在针尾部，为了避免在缝合操作过程中，损坏针尖和针尾的缝线嵌压部，故缝针的长度不应短于 5mm。

显微缝针根据其所带的缝线的粗细不同，针体的截面直径有 75μm、100μm、130μm 及 220μm 等规格。针体截面直径小固然易穿透组织，但抗弯强度差和易变形，同时在组织内形成的缝针通道狭窄，难于将线埋藏入组织内。所以在角膜和青光眼手术选用缝针时，必须考虑这些因素（表 1-3-1）。

二、缝线

眼科手术缝线可分为天然及合成材料两大类，每一类

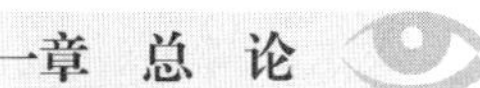

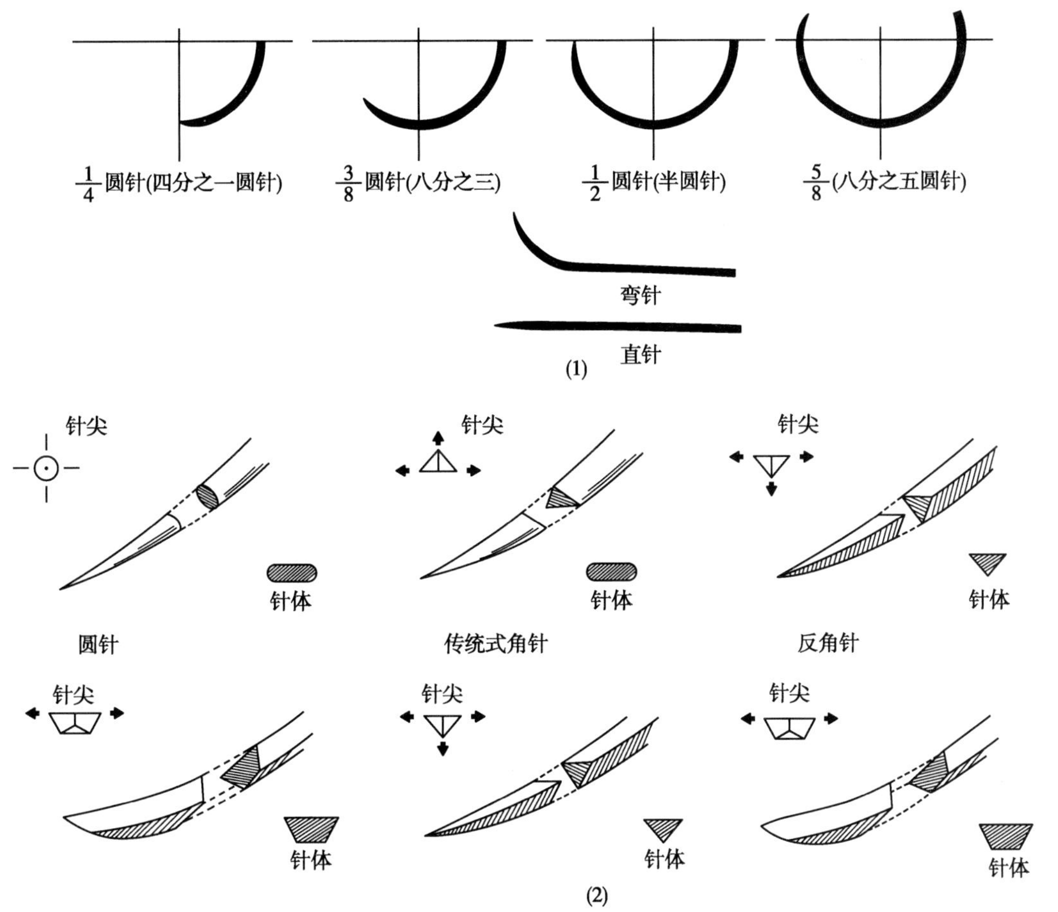

图 1-3-1 缝针规格

(1)不同弧形的缝针;(2)缝针的形态和种类

表 1-3-1 反切割形针及铲形针的各种规格一览表

针号	弯曲度	弦长	半径 (mm)	针粗直径 (mm)	针长 (mm)
			反切割形针		
G-1	135°	8.80	4.76	0.33	11.50
G-2	180°	4.76	2.38	0.432	9.12
G-3	155°	9.30	4.76	0.432	13.09
G-	110°	6.50	3.97	0.203	7.93
G-7	165°	5.52	2.78	0.203	7.93
			铲形针		
S-2	180°	4.76	2.38	0.432	9.12
S-4	112°	7.24	4.36	0.432	9.12
S-12	180°	4.76	2.38	0.330	8.73
S-14	112°	7.24	4.37	0.330	8.73
GS-8	97°	5.95	3.96	0.203	6.55
GS-9	137°	5.17	2.78	0.203	6.55
GS-10	175°	4.80	2.38	0.203	7.14
GS-14	160°	4.00	2.00	0.203	5.50
GS-15	137°	4.70	2.50	0.145	6.00
GS-16	175°	4.00	2.00	0.145	6.00
GS-17	140°	4.75	2.54	0.150	6.19
GS-18	175°	4.75	2.28	0.150	6.98
GS-19	160°	4.00	2.00	0.150	5.50

又可按其在组织内存留的时间及性质分为可吸收和不可吸收缝线。在选择缝线前，必须根据不同手术方式、解剖部位、缝线的特点选择最适宜的缝线。

（一）缝线的制作材料及方法

制作眼科缝线的材料有蚕丝、动物肠纤维、不锈钢丝、鼠尾纤维及人工合成纤维，如尼龙（聚酰胺 polyanide）、聚丙烯（prolene，polypropylene）、聚酯（polyester，即涤纶 Daeron）及人工合成纤维（polyglactin 910，vicryl）等，后者是乙醇酸与乳酸的共聚物。眼科缝线有编织缝线和单丝缝线两类。常见的编织缝线为丝线、聚酯缝线及 polygl-actin 910 缝线；单丝缝线有尼龙缝线、聚丙烯缝线及其他多种新型人工合成缝线。

（二）各种缝线的特性

编织缝线表面的摩擦力较大，通过组织时不如单丝缝线容易，而且编织的纤维可自行松散，使缝合操作困难。此外，在组织内形成通道可能会出现液体渗漏或导致细菌进入，但编织缝线有较大的摩擦力，故其所形成的线结比较牢固。

细丝缝线柔软性好，故其线结的断端无刺激性，但尼龙或聚丙烯缝线的末端较坚硬，常导致患者不适，而且会侵蚀其表面的覆盖组织，故在青光眼滤过手术中，应用此种缝线缝合巩膜瓣，会导致手术失败。

人工合成缝线，特别是尼龙、聚酯缝线和 polyglactin 910 缝线，有强的回弹性，形成的线结可自行松解。然而编织的涤纶及单丝聚丙烯缝线则较易打结且线结不易松散。为此，采用有强回弹性的单丝缝线打结时，需绕 3~4 个线圈打第一个线结，然后在其上另打一个牢固的方结。这类缝线最适宜打滑结，且在术后早期切口组织水肿时，它可减轻缝线对肿胀组织的切割作用。缝线的弹性越大，越难掌握切口处的结扎缝线的张力强度。使用尼龙缝线时，若线结扎得过紧，会导致切口区组织持续变形。

（三）可吸收缝线与不吸收缝线

眼科手术的缝线应具有维持切口或伤口正确对合所需的张力，而且它的持续时间必须足以使切口或伤口得到良好愈合。但由于眼的不同组织部位的切口或伤口愈合时间不同，不同缝线能维持切口或伤口有效对合的时间各异，因此，要使切口或伤口完全愈合，务必要认识各种缝线有效维持切口或伤口闭合所需张力的持续时间，以及缝线在组织内被吸收的速度。根据缝线在眼组织内被吸收的快慢，临床上可分为以下两类：

1. 吸收快的缝线　肠线、胶原线、鼠尾线、polyglactin 910 线、聚乙醇酸线（polyglycolic acid）、聚二氧杂环己酮（polydioxanene，PDS）。

2. 不吸收或吸收慢的缝线　丝线、尼龙线、聚酯线、聚丙烯线及不锈钢丝。

（四）临床应用的缝线种类及其特点

1. 一般眼科手术缝线　常用丝线。这种缝线具有柔软、打结牢固、不易松脱及易染色等特点。

（1）1 号缝线：用于皮肤缝合。

（2）4 号缝线：用于五针一线内翻矫正术。

（3）1-0 缝线：用于巩膜缝合及眼肌缝合。

（4）3-0~5-0 缝线：用于结膜、黏膜、泪囊及睑板缝合手术。

2. 显微手术缝线　目前临床使用的显微缝线根据在组织中存留的特性分为如下两类：

（1）可吸收缝线

1）聚二氧杂环己酮缝线（polydioxanone，PDS）：是人工合成的可吸收单丝缝线。在体内 2 周可保持原有强度的 70%，4 周保持 50%，6 周保持 25%。

主要用于斜视手术肌肉缝线及青光眼手术。

2）Dexon 聚乙醇酸缝线（Dexon polyglycolic acid braided）：为化学合成可吸收多股编织缝合线。在组织内 1 5 天之后开始吸收，30 天后大量吸收，60~90 天完全吸收。

主要用于斜视手术肌肉缝合、青光眼手术和结膜手术。

（2）不可吸收缝线

1）尼龙缝线（nylon）：为人工合成不吸收的单丝缝线，具有很高的抗拉强度和极低的组织反应。

主要用于眼科显微手术和皮肤手术。目前认为，尼龙线最后经体内降解而被溶化吸收。因此，无后囊膜支持的人工晶状体固定不宜使用。

2）聚丙烯缝线（polyproplyene）：为人工合成的单丝缝线，在体内不被吸收、不发生排斥反应，组织反应极轻微。目前认为能保持永久性抗拉强度，维持线结的牢固性较其他人工合成的单丝线强。因此，能长时间固定维持伤口和固定植入组织。

主要用于无后囊支持的人工晶状体固定的标准缝线。

3）聚酯缝线（polyester，Dacron）：即涤纶缝线，是由聚酯纤维编制成的，外表一层 polybutilate 润滑剂，使缝线容易穿过组织，易于打结，在体内能长久维持其抗张力强度。

主要用于人工晶状体固定术以及视网膜脱离手术、眼睑整形手术。

4）聚酰胺单丝（monofilament polyamide）：是人工合成的不可吸收缝线，组织反应轻，线体柔软，易于打结，无毛细管现象，适用于污染及感染伤口的缝合。

主要用于整形外科、表皮及皮下缝合、显微手术和神经血管吻合手术、白内障手术和角膜手术。

5）手术丝线（surgical silk）：由蚕丝编织制成，在体内极为缓慢吸收，1 年后失去抗张强度，2 年后被吸收，因其容易操作而广泛使用。

主要用于角膜缝合、白内障手术、巩膜手术及巩膜牵引。

6）纯丝线（vrgin silk）：是由多股天然蚕丝捻成的细线。主要用于眼科手术。

（五）显微手术缝线的选择

缝合的目的是使切口或伤口正常愈合。所使用的缝线不仅要有良好的抗张力并且在组织内保持足够长的时间以保证切口或伤口愈合，而且应具有炎症反应轻、组织耐受性好、容易操作等优点。缝线的选择与手术种类、组织特点、切口或伤口愈合的时间和患者的全身状况有关。

肌肉组织愈合快，术后拆线困难，应选择可吸收缝线；角膜组织愈合慢，因此手术常常选择尼龙缝线。

年老体弱、营养不良、贫血、肿瘤、糖尿病等慢性疾病患者的切口或伤口愈合较慢，应选择吸收较慢的缝线如尼龙缝线。

术后需要使用激素和术中使用抗代谢药物的患者，如青光眼手术使用丝裂霉素，切口及伤口愈合较正常组织慢，宜选择吸收较慢的缝线。

各种缝线的张力比较相近，影响缝线张力的主要因素是直径的大小。缝线越细，越容易通过组织；缝线越粗越难通过组织且组织反应越明显，缝合时容易引起组织变形。

在缝线外表加涂层材料是为了加强其抗牵拉力，但是涂层缝线会增加表面的阻力，通过组织的阻力较单丝缝线大。其特点是打结不会滑脱，组织缝合牢固。缺点是外界的细菌可以通过涂层物质和缝线之间的缝隙进入组织引起感染。

良好的缝线应柔软，丝线较柔软，而尼龙线较硬。硬的缝线虽然组织反应轻，但线头会引起患者不适，甚至穿破组织暴露于外。因此，缝合完毕应将线头埋藏在组织内。

尼龙缝线、聚酯缝线、涂层 polyglactin 910 和 Dexon 聚乙醇酸等合成缝线有很高的弹性，打结时容易滑脱。涤纶涂层缝线和单丝聚丙烯缝线弹性较低，容易打结，不会滑脱。

缝线因弹性在一定程度上会伴同切口或伤口的组织肿胀而随之伸长避免割断组织。但是，弹性越大，打结时越难于掌握缝线的紧张度。因此，缝合的原则是结扎缝线不可太紧，以避免引起组织扭曲变形和影响局部的血液循环或造成角膜散光过高。

事实上所有的缝线均在不同程度上引起组织的炎症反应，炎症的程度不仅与缝线的材料有关，而且与缝线在组织内的体积有关，缝线的体积随其直径呈几何级数增加。如同样长的缝线 8-0 的体积较 10-0 约多 4 倍。因此，细线的反应较粗线轻。另外，不同组织对缝线的耐受性有差异，如角膜组织对聚甘醇酸缝线的耐受性远较皮肤组织要好。

第四节 手术显微镜

手术显微镜是眼科显微手术的主要设备。它能使手术者达到常规手术技术不能完成的操作。由于使用了手术显微镜和显微手术器械从而能够以最小的组织损伤达到最大程度的组织修复，甚至能够将手术损伤控制在亚临床范围内，大大提高了眼科手术的质量。

理想的眼科手术显微镜，应具备下列条件：

1. 具有适度的操作距离，物镜焦距在 150~200mm；术者的眼与术野的距离在 350~380mm 之间，以便于术者操作及避免引起疲劳。

2. 目镜的放大率在 10 倍左右，并能在 4~40 倍率之间迅速自动变焦，保持视野清晰。

3. 照明系统的亮度要适宜并可按需要随意改变亮度、照明投照角度及位置。同时配置斜照光源与同轴光源照明。照明范围应满足手术需要，亮度要均匀一致。要采用同轴冷光源，并在同轴光源中附设有滤光片，以避免强光照射所致的视网膜损伤及术者出现眩目。

4. 具有可按术者及助手需要而调节的不同屈光度及瞳距的双筒目镜。

5. 术者及助手在目镜下所见的影像均必须是正立体视野，两者目镜的焦距必须相同，并可以变倍（助手镜为 2~10 倍）。

6. 目镜应具有可供术者和助手需要而改变视角的装置。

7. 支架转动操作要灵活、固定可靠，不妨碍手术操作。

8. 具有灵敏而准确的控制升降：x-y 运动及迅速变倍的脚控开关装置。

9. 容易安装其他附件，如摄影及录像等，并同时能进行电视教学。

10. 体积不大，容易清洁消毒、维修。

一、手术显微镜的结构

眼科手术显微镜均为双目显微镜。单人双目手术显微镜是最基本的形式。但临床上常用的为较复杂的双人双目手术显微镜和三人双目手术显微镜。它由以下基本系统组成：

（一）观察系统

显微镜的观察系统由目镜、变倍镜片组合和物镜组成。

1. 目镜　均为双目镜筒，上端放置目镜片，下端装有三棱镜。目镜片的放大率有 10×、12.5× 及 20× 可供选择。镜筒上有一组 ±5D 球面镜片的调节套筒，可按手术人员根据自身固有的屈光不正进行调节。

2. 变倍组合镜片　安装在目镜和物镜之间，系快速变倍的装置，由手动变倍旋钮手动控制。若通过改变镜片组合来调整放大率，称为分级变倍；如通过自动变焦连续改变放大率，称为无级变倍。后者现已广泛应用于新式手术显微镜中，使其功能更趋完善。手术显微镜下某一定距离目标的放大倍率及其可见视野的范围和景深是由目镜与物镜共同决定的，例如增加目镜的屈光力或减少目镜与物镜间的距离，可以增加放大率，同时缩小视野范围及使景深缩短。它的放大倍数及视野直径的计算公式如下：

$$总放大倍数=\frac{镜筒焦距}{物镜焦距}\times 放大系数 \times 目镜放大率$$

$$视野直径=\frac{200}{总放大倍数}(\text{mm})$$

3. 物镜　为单片镜，安装在变倍放大系统下方显微镜身的下端。它的焦距决定手术显微镜的有效工作距离。物镜焦距在 150~200mm 是最适宜的眼科手术显微镜工作距离（图 1-4-1）。

4. 助手镜　新型的手术显微镜的助手镜由安装在主刀镜的分光器引出，它虽可减弱主刀镜的明亮度，但与主刀镜同一光源照明，两者的视野一致，并在同一放大率下操作，可以提高助手在术中的协助作用。一般的助手镜也可以设计成独立的光学系统，可产生真实的立体视效果。然而，这种助手镜与主刀镜有一定夹角，故助手观察的视野容易产生误差，难以精确配合术者完成复杂的玻璃体视网膜显微手术。此外，独立的助手镜必须能围绕主刀镜作不同角度旋转，以便根据不同手术的要求，调整术者和助手间的相互位置。

5. 其他装置

(1) 分光器：安装在双目棱镜与变倍器之间，以便通过不同的接筒连接摄像、电视装置及助手镜或观察镜。这样将增加目镜至手术野的距离 3.5cm，并同时增加术者的操作距离，使术者不适。此时可改用较短的目镜筒和较短焦距的物镜，以代偿分光器所增加的工作距离。如果术者身

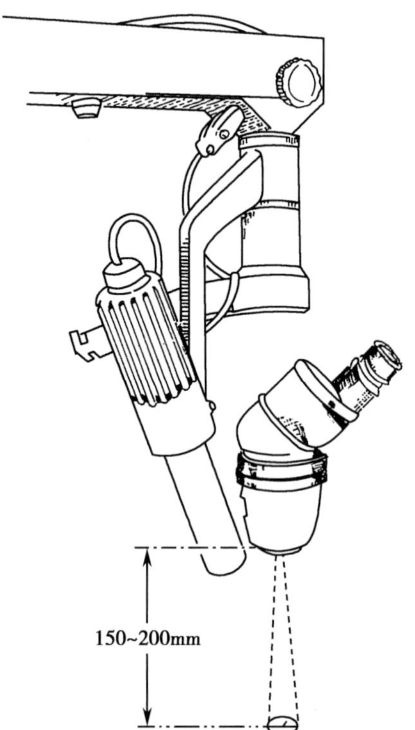

图 1-4-1　手术显微镜的基本结构

高偏矮，可将目镜倾 15°~ 20°作为补救办法。但在倾斜目镜的术野中，于高倍镜下观察时，会出现下方术野的物像不清晰，此时应改用低倍镜才能获得较大的术野范围和清晰的物像。此外，安装分光器后，还会减弱手术野的照明度，因此，显微镜应附有提高照明度的装置。

(2) 镜身倾斜及旋转装置：为适应手术者的需要，手术显微镜上有能使镜身向各方向旋转或倾斜于不同位置的装置。

(二) 照明系统

眼科手术显微镜采用溴钨灯或卤素灯作光源，发光效率及色温高，光照度强。色温高能使视野更加清晰，景深效率增高，加接摄像机时能使图像色彩清晰、逼真。光源灯泡的电压为 6~15V，功率为 30~150W。光源安装在显微镜的立柱顶部或横臂中，通过导光纤维连接到显微镜头，光线经导光纤维和反射镜经物镜射向手术野，与观察系统呈同轴投射。斜照光源和裂隙光源通过一个接圈附装于显微镜上。它可以显微镜身为轴心作 360°旋转，使光线斜照于术野与显微镜的观察系统不同轴，故可避免角膜反光。

眼科手术显微镜有三种照明方式。①倾斜光外照明：光线与被照物体呈 20°；②斜裂隙光照明：裂隙光线与被照物体呈 35°；③同轴照明：光线与被照物体呈垂直方向。

倾斜光外照明常用于眼前段手术照明。它容易形成界面反射，增加观察目标的深度感和层次感。如利用斜照的裂隙光，按固定弧度作前后运动，能形成光学界面的光扫描，可以鉴别角膜内异物、角膜后弹力撕脱和晶状体后囊膜是否完整。高质量的手术显微镜应同时具有斜照明和同轴光照明。同轴光源照明常用于现代白内障囊外摘出术、人工晶状体植入术及玻璃体手术等。因为它可以通过瞳孔区反射出现视网膜红色反光，术中能观察瞳孔膜、玻璃体及晶状体后囊等透明组织，并增加手术操作的准确性。眼科手术显微镜的主刀镜与助手镜应放在相互呈 90°的位置上；主刀镜的双目镜与镜身呈 45°；助手的双目镜与镜身呈 30°，且其物镜要略倾斜，并与主刀者的物镜呈 25.5°（图 1-4-2）。

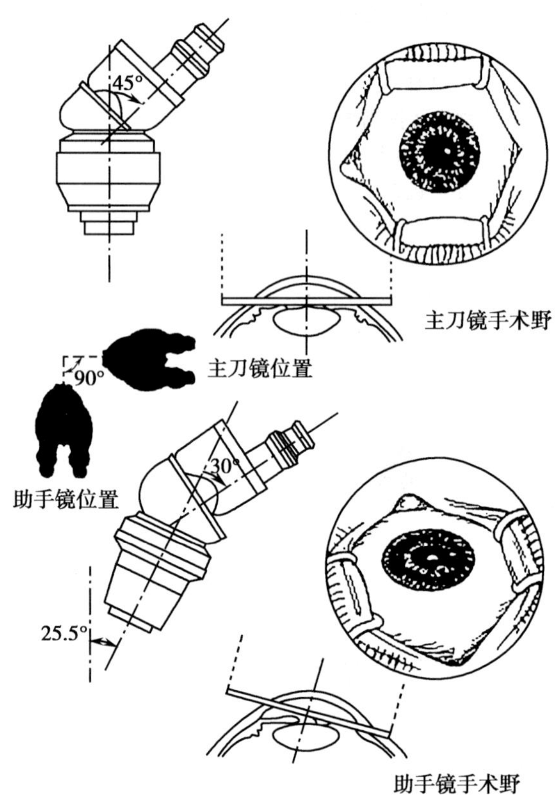

图 1-4-2　手术显微镜主刀镜、助手镜的位置与倾斜角

(三) 控制系统

1. 同轴旋转装置手术显微镜的镜身被悬吊及固定在同轴旋转枢纽上，手术者旋转此枢纽能使固定镜身的支持臂沿枢轴移动，使显微镜的镜身移动到手术野的中心，并令整个镜自行转动，以便双目镜在最适当的位置对准术者的双眼（图 1-4-3）。

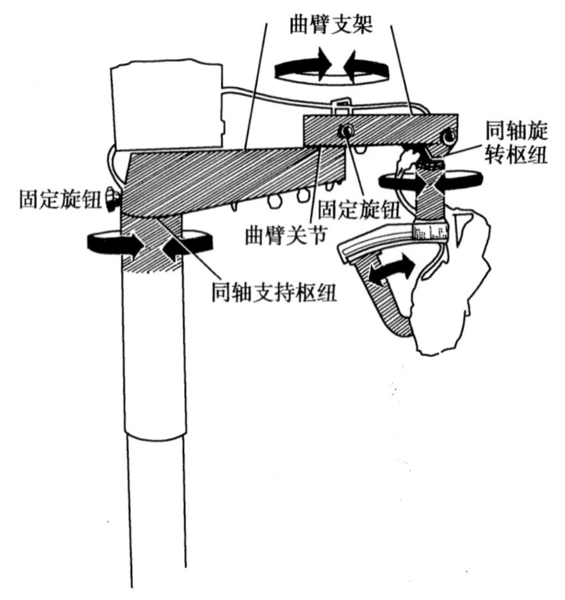

图 1-4-3　手术显微镜的调节控制系统

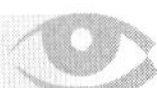

2. X-Y 运动调节装置(纵向及横向运动装置) 这种装置应由脚踏控制开关调节,以便在术中能按手术需要,调节镜身作前后或左右两个方向的水平移动。它是术中能准确保持灯光照明在术野中心,特别是在高倍镜下操作不可缺少的装置。

3. 焦距及放大率控制装置 为了在术中维持看清显微镜下的物像及按需要改变其放大率,除通过手动变倍旋钮控制或手动升降外(图 1-4-4),更常用是由电动脚控开关板上的各个控制器进行操作。在脚控开关板上分别设有控制镜身自动升、降的控制器各一个,一个快速度变倍控制器及一个 X-Y 运动调节控制器。它们按一定次序及位置排列,术者务必预先了解,以便在术中能用脚控准确操作。

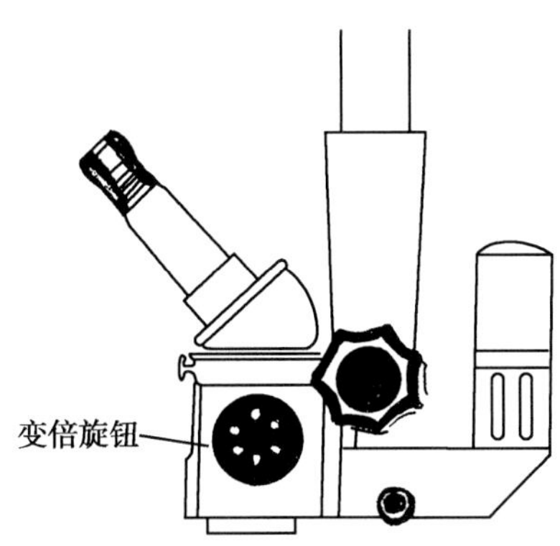

图 1-4-4 放大率控制装置

(四) 支架系统

手术显微镜的支架系统可分为通用式、电动升降式、电动液压式、固定式、携带式和平衡式等。①通用式:通过 2~3 节横短臂固定于立柱上,地座为"T"形或"Y"形。座下装有轮子,并有制动装置,以便移动手术显微镜或固定用。横臂的顶端可以作左右、上下、水平三个平面运动。通过立柱的升降进行焦距的粗调,齿轮和齿条啮合上下移动作为焦距的微调。②电动升降式:通过电动机控制使显微镜在立柱上作升降运动,开关为脚控型。焦距的微调和 X-Y 运动装置的开关也是脚控型。因此,手术者在术中可以对视野和焦距进行任意调节。升降速度有 15mm/s 和 5mm/s 两挡。③电动液压升降式:升降采用液压式,多用于固定在天花板的支架上。调节速度为 0~25mm/s,快速为 15mm/s,慢速为 2mm/s。④固定式:有天花板式、墙式、桌式和立柜式。多用于固定地方进行手术的显微镜。⑤携带式:通过数节有弹簧的金属臂临时固定于手术桌或置于手术床侧旁。具有体积小巧、结构简单、携带方便的特点。适用于流动手术和巡回手术。⑥平衡式:根据平衡原理设计,使显微镜处于无重状态的空间,各关节间装有电磁耦合的调节,可在多个方向运转,能够快速调整显微镜的位置。

通用式手术显微镜应用最普遍,它的特点是可以移动、机动性好,适用于非固定的显微手术室使用。天花板吊式手术显微镜可充分利用空间,便于在不同位置进行操作,并可以减少通用式常需移动所产生的人为损害。

(五) 附属设备

各种放大倍数的目镜和物镜、示教镜、摄影、摄像、电视装置、眼内激光光凝装置等,应根据实际需要配以附加设备。

二、手术显微镜的种类和特点

手术显微镜的种类很多,虽然基本原理相同,但各有特点。

1. YZ 系列手术显微镜 国产,有 YZT 型、YZ20-T Ⅱ型、YZ20T Ⅲ型等等。为双人双目显微镜,有 X-Y 坐标跟踪装置、它由脚控开关操纵。工作距离为 190mm,主镜放大率为 4×、6×、10 ×、16× 和 25× 五挡。副镜可随主镜变倍并围绕主镜作 180°旋转。瞳距调节范围 50~70mm。以 15V、150W 卤素灯泡为冷光源作同轴照明,光源经导光纤维传导至显微镜。同轴光照度 60 000lx,斜照明 25 000lx。脚控电动立柱升降 400mm,速度 6mm/s,微调对焦速度为 2mm/s,调焦范围为 55mm。脚控 X-Y 坐标跟踪装置移动范围为 50mm×50mm,速度为 2mm/s。

2. OPMI 系列手术显微镜 有 OPMI1 型、OPMI2 型、OPMI3 型、OPMI4 型、OPMI5 型、OPMI6S 型、OPMI6C 型、OPMI6C,FC-XY 型、OPMI6SD 型、OPMI6S-H 型、OPMI7D 型、OPMI7DF 型、OPMI8D 型、OPMI VISU200 型、OPMI VISU200P/210 型、OPMI Lumera T 型等。其中 PMI6C-FC-XY、OPMI7 型和 OPMI8 型、OPMI VISU 200 型、OPMI VISU200P/210 型、OPMI Lumera T 型、OPMI Lumera700 型为眼科用手术显微镜。

OPMI1 型是老产品,具有 5 级变倍,手动微调,同轴光源。光源为 12V、30W 的钨丝灯泡直接照明或经光纤进入光路。

OPMI6S 型改进为电动连续变倍系统,变倍比率为 1∶4,聚焦也改为电动控制。6S 型的光源仍为钨丝灯;6S-FC 型改为光纤,亮度为原来亮度的 250%;6S-HC 型改为光纤,亮度为原来亮度的 250%;6S-H 型光源改为卤素灯泡,亮度提高到原来的 325%。

OPMI6C 型电动连续变倍系统的变倍比率为 1∶6,增加了分光系统,能进行示教教学。同时改进了显微镜承载装置,使其可绕光轴旋转。根据光源种类不同尚派生出 6C-FC 型和 6C-H 型。

OPMI7 型电动连续变倍系统比率为 1∶5,照明系统增加了显微镜旁的光纤倾斜照明。聚焦由升降立柱高度来完成。

OPMI8 型主镜同 OPMI7 型,但增加了可绕主镜旋转的助手镜。

OPMI VISU200、200P/210 型,具有智能景深增强系统及眼科专用氙灯照明,内置裂隙光阑,有水平裂隙光阑和垂直裂隙光阑。

OPMI Lumera T 型是新型的显微镜,具有高对比度的、高度均一的红光反射以及更高的分辨率和景深。

OPMI Lumera700 型是一款全新设计理念的眼科手术显微镜,立体同轴照明系统,采用一体化全内置,内置非接触广角镜,电动内置倒像及内置摄像头,将手术所需的一切功能智能设计。

OPMI 系列手术显微镜主要性能指标如下:

双目镜筒:可倾斜 0~180°,目镜分别为 10×、12.5×、

20×。

物镜:f=150~400mm。

聚焦范围:5mm,速度为3mm/s。

回旋范围:垂直360°,水平330°。

变焦系统:1∶4(6S型);1∶6(6C型)。

同轴照明:6V 30W钨丝灯(6S型,6C型)

12V 100W卤素灯(6S-H型,6C-H型)

12V 100W卤素灯加光纤(6S-FC型,6C-FC型)

选配氙灯(OPMI VISU200、200P/210型,OPMI Lumera T型,OPMI Lumera700型)

附加斜照明:卤素灯加光纤。

3. TOPCON OMS系列　由日本东京光学株式会社生产。眼科用手术显微镜有OMS300、OMS320、OMS600等。

TOPCON系列手术显微镜主要性能指标如下:

双目镜筒:倾斜45°,目镜分别为12.5×、20×。

物镜:f=175mm。

聚焦范围:40~7mm,速度3mm/s。

俯仰范围:向前290°,向后30°。

变焦系统:1∶5.75。

同轴照明:15V亮度可调节150W卤素灯泡。

倾斜照明:6V 33W钨丝灯。

其中OMS-320型手术显微镜采用双臂结构,延长臂柄,使操作范围扩大。同时采用电磁锁止开关、平衡调节钮、气体弹簧新技术,使稳定性大大提高。OMS-600型在造型和机械性能方面有进一步改进。

4. LEICA M系列手术显微镜　由瑞士WILD公司生产,有M 690、M691、M841、M844等产品。该系列手术显微镜主要性能指标如下:

双目镜筒:主刀镜俯仰范围120°,助手镜90°,目镜10×。

物镜:f=200mm

变焦系统:1∶5。

聚焦范围:50~10mm,速度可随意控制。

同轴照明:12V 50W卤素灯。

倾斜照明:12V 30W卤素灯。

三、手术显微镜的操作法及注意事项

手术前应先检查及调节好手术显微镜,其操作步骤如下:

1. 插上电源插座,摆放脚控开关,眼科医师习惯用左脚控制显微镜,用右脚控制其他机器的脚踏。

2. 开启显微镜电源开关,光源的调节应从最小的亮度开始调节至合适。

3. 根据术者的屈光状态调节每个术者所用目镜的屈光度。

4. 使双目镜的距离与术者的瞳距一致。

5. 选定合适的放大倍数,并了解脚控踏板上各控制器的功能及试用脚控板上快速度倍的控制器的功能是否正常。一般选用(5~6)×放大率作眼前段手术,仅在角巩膜缝合,小梁手术时可用(10~15)×放大率。显微镜的放大率越高,手术视野范围越小,景深也越缩短,给手术带来的困难更大。它们之间的相互关系见表1-4-1。

表1-4-1　显微镜放大率与视野范围、景深的关系

放大率	视野范围(mm)	景深(mm)
2×	100	8.0
4×	50	2.5
10×	20	0.6
20×	10	0.4

由表1-4-1所见,说明放大率愈高,对术者的操作要求愈高,必须具有更熟练与精巧的手术技巧。所以选定手术显微镜放大率的一般原则是尽可能用最低的放大率,以便获得最佳的手术效果。

6. 用脚控踏板上的升降控制器调节手术显微镜的焦距,以便在双目镜下能清晰地看到虹膜纹理或球结膜的小血管为标准。

7. 使用完毕将亮度调至最小时再关闭电源开关,以延长灯泡的使用寿命。

四、手术显微镜的维护和保养

手术显微镜的光学系统、照明系统和电器线路组成复杂,结构精确,内部结构均十分严密,需要专业人员定期检测保养。平时应注意正确使用、维护和保养,发现问题应及时解决。

1. 经常注意防尘。非使用时应用防尘套罩住整个显微镜。

2. 注意防潮湿、高温、温度剧变和含有酸碱性的空气污染显微镜的室间。

3. 防止振动和撞击。每次使用完毕后收拢各节横臂,拧紧制动旋钮,锁好底座的固定装置。

4. 保持光学系统的清洁。透镜表面定期用软毛掸笔或橡皮球将灰尘掸除或吹去,然后用脱脂棉蘸无水酒精,轻轻抹拭镜头表面,操作时应从中央到周边反复进行,直至干净为止。仅清洁目镜和物镜的表面,切勿抹拭镜头的内面,以免损坏透镜。平时每天用拭镜纸抹拭镜头表面即能达到清洁的目的。

5. 注意保护导光纤维和照明系统。导光纤维系统是手术显微镜的重要部分。如保护不良和使用时间过久光通量下降,会严重影响光照强度。使用时切勿强行性牵拉和折叠,用毕后注意理顺,不要夹压或缠绕于支架。导光纤维的两端需定期清洁,防止污染和灰尘沉积。

6. 保持各部件的密封性。防止仪器曝晒、火烤,严禁随意拆卸目镜、示教镜等可卸部分,拆卸后立即加防护盖。如仪器保管不良,密封性破坏,外界的潮湿气流进入仪器内,造成仪器内部发霉、生锈。

7. 保持仪器的干燥性。保持手术间相对湿度40%~60%,暂不使用的光学部分应放置于干燥箱或干燥瓶内,同时加入硅胶干燥剂。如果镜筒内受潮,将目镜、物镜和示教镜等卸下,置于干燥箱内干燥后再用。

8. 手术显微镜大多数功能均受脚控开关控制,使用时切勿猛踏快踩或用力太大。快慢挡转换和上下反向运动应有一定的时间间隔,以保证电机的正常功能。各部件勿随意拆卸,需要装卸时,按照说明书或请仪器维修人员进行。不可使用暴力或盲目装卸,以免损坏或装错。

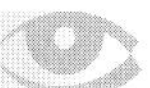

五、手术显微镜的选择

如前所述，显微镜性能应满足眼科显微手术的基本要求，但是功能越多，价格越贵，应根据用途、资金条件来选择。基本功能应具备：①同轴照明，照度在60 000lx以上；②立体感强，景深范围在4~5mm；③主刀和助手镜均为0°轴，立体镜，两者的焦距和放大倍数一致。

第五节 眼科手术常用敷料包和器械包

目前中山眼科中心手术室根据不同手术的需要，设置敷料包和一系列手术包。手术包中是术中需要的基本器械，而不同手术、不同手术者和新开展的手术根据需要再另外提供所需器械。这样既满足了手术的需求，又提高了手术室的工作效率。

一、眼科手术敷料包

（一）布类

1. 直孔巾1条 长130cm，宽100cm，孔大小8cm×6cm，孔的中心点为巾长的1/3处与巾宽的中线交界处，沿巾长方向扇形折叠后，再沿巾宽方向扇形折5次。

2. 横孔巾1条 长100cm，宽130cm，孔大小8cm×6cm，孔的中心点在孔巾中央，沿巾长方向扇形折叠后，再沿巾宽方向扇形折3次。

3. 包头巾2条 1条长65cm，宽95cm，1条长58cm，宽88cm，大的在下，小的在上，2条叠放，沿巾长方向扇形折3次后，再沿巾宽方向扇形折3次。

4. 台套1个 根据手术台大小制作，覆盖手术台面及支撑杆，扇形折叠。

（二）敷料

12cm长大头棉签3支（单眼）或6支（双眼），8cm长小头棉签、方纱（数量根据手术方式而定），8cm×6cm眼垫1个（单眼）或2个（双眼）。

二、眼科手术器械包

（一）白内障手术器械包

可作为基础包，角膜移植手术、胬肉切除术等手术都可用。

持针钳（小）	1把
弯血管钳	2把
直血管钳	2把
虹膜复位器	1把
斜视钩	1把
小镊子	2把（有齿和无齿各1把）
刀柄夹	1把
胡须刀片	2~3块
开睑器	1个
眼科弯尖剪	1把
显微角膜剪	1把
显微有齿镊	1把
显微无齿镊	1把
显微持针钳	1把
球后针头	1个
前房冲洗针头	2个
$4\frac{1}{2}$号针头	1个
双腔灌注抽吸针头	1个
灌注抽吸管	1条
小杯	1个

（二）白内障超声乳化手术器械包

持针钳（小）	1把
弯血管钳	1把
直血管钳	1把
斜视钩	1把
小镊子（有齿）	1把
开睑器	1个
眼科弯尖剪	1把
显微角膜剪	1把
显微持针钳	1把
显微有齿镊	1把
显微无齿镊	1把
前房冲洗针头	2个
$4\frac{1}{2}$号针头	1个
小杯	1个

（三）青光眼手术器械包

持针钳（小）	1把
弯血管钳	2把
直血管钳	2把
虹膜复位器	1把
斜视钩	1把
小镊子	2把（有齿和无齿各1把）
开睑器	1个
刀柄夹	1把
刀片	2~3块
眼科弯尖剪	1把
显微小梁剪	1把
显微持针钳	1把
显微有齿镊	1把
显微无齿镊	1把
前房冲洗针头	2个
球后针头	1个
$4\frac{1}{2}$号针头	1个
小杯	1个

（四）玻璃体及视网膜脱离手术器械包

持针钳（大、小）各	1把
弯血管钳	3把
直血管钳	2把
有齿镊	2把
无齿镊	1把
虹膜有齿镊	1把
深部拉钩	1把
斜视钩	1把

眼睑拉钩	1把
规尺	1把
小钢尺	1把
眼科弯尖剪	1把
眼科直尖剪	1把
显微有齿镊	1把
打结镊子	1把
长短柄针持	1把
开睑器	1把
小杯	1个
球后针头	1个

(五) 矫形手术器械包

持针钳(大、小)	各1把
弯血管钳	4把
直血管钳	2把
有齿镊	1把
无齿镊	1把
小镊子(有、无齿)	1对
固定镊	1把
眼睑拉钩	2把
斜视钩	2把
刀柄	1把
刀柄夹	1把
角板	1把
钢尺	1把
开睑器	1把
眼科弯尖剪	1把
眼科弯钝剪	1把
无损伤镊	1把
小杯	1个
球后针头	1个

(六) 斜视矫正手术器械包

小持针钳	1把
血管钳(2弯1直)	3把
有齿镊(大小各1)	2把
无齿镊(大小各1)	2把
斜视钩(3大1小)	4把
固定镊	1把
开睑器	1个
肌夹	1对
无损伤镊	1把
弯剪刀	2把(钝尖各1把)
规尺	1把
小杯	1个

(七) 泪囊摘出手术器械包

持针钳(大)	1把
弯血管钳	2把
直血管钳	1把
固定镊	1把
有齿镊	1把
无齿镊	1把
泪囊撑	1把
泪道探针	1把
小骨膜剥离器	1把
斜视钩	1把
眼睑拉钩	1把
小刮匙	1把
刀柄	1把
圆头刀片	1片
泪小管切开刀	1把
小杯	1个
眼科弯尖剪	1把
眼科弯钝剪	1把

(八) 泪囊鼻腔吻合手术器械包

同泪囊摘出术,另加以下器械:

线状刀	1把
小骨凿	1把
骨孔扩大器	1把
泪囊保护器	1把
咬骨钳(大、小)	各1把

(九) 泪道浚通义管植入手术器械包

持针钳	1把
弯血管钳	1把
直血管钳	1把
小镊子(有齿和无齿)	各1把
特殊泪道探针(不同型号)	各1把
泪小点扩张器	1把
鼻撑	1把
针灸针(15cm)	1根
腰麻管	2条
医用硅胶管(内径0.7mm)	1~2条
眼科手术弯尖剪	1把
外科直尖剪	1把

(十) 眶内容物剜出手术器械包

持针钳(大、小)	各1把
小血管钳(弯7直4)	11把
大血管钳(弯2直1)	3把
皮肤钳	1把
刀柄	1把
圆头外科刀片	1片
有齿镊子	2把
无齿镊子	2把
固定镊子	1把
眼科手术弯尖剪	1把
眼科手术弯钝剪	1把
大视神经剪刀	1把
外科剪刀(直)	1把
眼睑拉钩	2把
深部固定拉钩(铜钩)	2把
斜视钩	2把
大刮匙	1把
脑压板(大2小2)	4把
小双头接钩	2把
大剥离器	1把

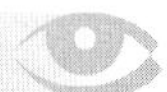

中剥离器 1把
小剥离器 1把
乳突牵开器 1把
圆碗 1个
小杯 1个
角板 1把
球后针头 1个

(十一) 侧眶手术包

乳突咬骨钳 1把
双关节咬骨钳 1把
枪状咬骨钳 1把
外科有齿镊 1把
外科无齿镊 1把
锤 1把
铁凿(中、小) 各1把
乳突牵开器 1个
钢丝剪 1把
钢丝钳 1把

(十二) 缝合手术包

持针钳(小) 1把
眼科弯尖剪 1把
小镊子(有齿和无齿) 各1把
开睑器 1个
弯盘 1个

(十三) 眼球摘出手术包

持针钳(大) 1把
血管钳(弯4直2) 6把
有齿镊子 1把
无齿镊子 1把
固定镊子 1把
眼科弯尖剪 1把
眼科弯钝剪 1把
大视神经剪刀 1把
眼睑拉钩 2把
斜视钩 2把
圆碗 1个
开睑器 1个
球后针头 1个

(十四) 植皮手术包

持针钳(大) 1把
血管钳(弯2直2) 4把
外科有齿镊子 1把
外科无齿镊子 1把
眼科弯尖剪 1把
外科直尖剪 1把
刀柄 1把
圆头外科刀片 1把
植皮刀 1把
皮钳 2把
圈钳 1把
取皮板 2块
布巾钳 4把
圆碗 1个
小杯 1个
球后针头 1个

第六节 眼科手术室常用药品

1. 局部麻醉剂 0.5%丁卡因、0.5%丙美卡因、1%~2%利多卡因、1.0%罗哌卡因。

2. 散瞳剂和睫状体麻痹剂 2.5%~5%去氧肾上腺素滴眼液、0.5%~3%阿托品滴眼液、0.5%~1%阿托品眼膏。

3. 缩瞳剂 1%~2%毛果芸香碱眼膏、1%~2%毛果芸香碱滴眼液、0.2%毛果芸香碱注射液。

4. 抗生素 注射液、滴眼剂和眼膏。如:妥布霉素注射液、妥布霉素眼膏、复方妥布霉素滴眼液、复方妥布霉素眼膏等。

5. 激素 地塞米松注射液。

6. 眼内灌注液 平衡盐溶液(BSS)。冲洗剂 0.9%氯化钠、过氧化氢水溶液。

7. 消毒剂 0.25%聚维酮碘、5%聚维酮碘、含氯消毒液,外科手消毒剂等。

8. 手术室急救药物

(1) 升压药和抗休克药:肾上腺素、去甲肾上腺素、异丙肾上腺素、阿托品。

(2) 中枢神经系统药:尼可刹米、洛贝林、二甲弗林。

(3) 升压药:间羟胺、多巴胺、麻黄碱。

(4) 止血药:维生素K、6-氨基己酸、氨甲苯酸。

(5) 降压药:利血平、呋塞米、硝酸甘油。

(6) 心血管药:毛花苷丙、毒毛花苷K、氨茶碱、酚妥拉明、利多卡因、硫酸镁、硝酸甘油片。

(7) 镇静、镇痛、催眠药:吗啡、地西泮、氯丙嗪、异丙嗪。

(8) 退热药:复方氨基比林、百服宁。

(9) 皮质类固醇:地塞米松、氢化可的松。

(10) 其他:50%葡萄糖注射液、10%葡萄糖酸钙、氯化钙、碳酸氢钠、维生素C。

9. 其他麻醉药品 详见第二章。

第七节 术前准备

手术前准备包括患者准备、手术者准备和术中的消毒和铺巾。这些准备工作的每一步都体现了对患者认真负责的态度,可将手术风险降到最低限度。

一、患者准备

1. 评估患者的全身情况 手术的成功与否和患者全身健康情况有着密切关系。有些术中或术后发生的问题不在于手术本身,而是由于忽视了患者的全身情况。如发现全身疾病,特别是心血管系统疾病、糖尿病、极度衰弱者,除了应作血常规及出凝血时间、尿常规、肝功能、各项生化指标、胸部X线透视、心电图检查等常规检查外,应请专科医师会诊,认为患者能耐受手术,不会影响手术安全时方可手术。

术前患者发热、血压高、血糖高、心功能不全、腹泻、感冒、月经来潮、颜面及全身感染病灶等情况，均应暂时推迟手术。

2. 患者生活上的准备　术前一天，患者应沐浴、洗头。长发者应在术前分两边梳好辫子。需做全麻的患者手术日应按全麻常规准备。手术日患者要更衣。

3. 局部处理　术前用抗生素滴眼液滴眼。独眼患者、对侧眼曾经发生感染、局部有炎症或全身有持续易感情况（如糖尿病），应更加慎重。

眼部有急性结膜炎、泪囊炎或疖疮，应先治疗，痊愈后进行结膜囊细菌培养，证明无菌后，方可手术。术后仍需注意炎症反应。

（1）泪道冲洗：内眼手术术前要冲洗双眼泪道，确认无泪道感染疾病方可手术。泪道手术术前要冲洗术眼泪道，了解泪道情况。

（2）术前眼部准备：术前是否剪除睫毛根据医师的习惯而定，睫毛过长对内眼手术的操作往往有一定妨碍。如剪除睫毛，术后睫毛再生阶段会使患者感到不适，故可根据具体情况灵活处理。在手术时使用外科手术敷贴将睫毛粘贴于眼睑皮肤上，可以避免睫毛影响手术操作。如需剪除睫毛，剪刀表面宜涂上眼膏，使剪下的睫毛粘在刀叶上，不致掉入眼内。

术前眼部冲洗：患者戴帽罩住头发，以发际为界，以防未消毒的头发污染手术区。嘱患者轻闭双眼，用20% 软肥皂水和生理盐水清洗睫毛、眼睑、眉毛及周围皮肤，范围上至眉弓上 3cm，下至鼻翼沟，内至鼻中线，外至太阳穴；接着用眼部冲洗液冲洗结膜囊。用拇、示指轻轻拨开上、下眼睑，并嘱患者向左、右、上、下各方向转动眼球，然后轻轻翻转上、下眼睑，暴露结膜囊彻底冲洗，洗毕用消毒棉签擦干眼睑及周围皮肤。矫形、斜视手术术前要冲洗双眼。

二、手术者准备

（一）术者准备

手术者应对患者具有高度责任感。术前务必充分了解病情，根据具体情况做出手术计划，做到心中有数。较复杂的手术，应充分考虑到术中及术后可能发生的问题，订出应变措施。对于独眼的内眼手术，更要慎重；疑难病例应经过集体讨论研究，订出周密的手术方案。经验较少的术者，如对于某一手术全过程尚无充分把握，应争取在经验丰富的上级医师协助或指导下进行手术。总之，手术者对每一次手术均要认真、细致、准确，尽最大努力做到最为满意为目标。

（二）助手准备

手术助手应熟悉手术的基本操作程序和每个手术步骤的目的和要求，术中要全神贯注配合手术，协助手术者顺利完成手术。每次手术的圆满完成，均是在手术者及手术室全体参与的医护人员相互协作和共同努力下取得。

（三）手术者的手消毒

进入手术室，术者应先更衣，戴上帽子及口罩，再按外科手术常规洗手消毒。

1. 外科手消毒应遵循的原则

（1）先洗手，后消毒。

（2）不同患者手术之间、手套破损或手被污染时，应重新进行外科手消毒。

2. 洗手方法与要求

（1）洗手之前应先摘除手部饰物，并修剪指甲，长度应不超过指尖。

（2）取适量的清洁剂清洗双手、前臂和上臂下 1/3，并认真揉搓。清洁双手时，应注意清洁指甲下的污垢和手部皮肤的皱褶处。

（3）流动水冲洗双手、前臂和上臂下 1/3。

（4）使用干手物品擦干双手、前臂和上臂下 1/3。

3. 外科手消毒方法

（1）冲洗手消毒方法：取适量手消毒剂涂抹至双手的每个部位、前臂和上臂下 1/3，并认真揉搓 2~6 分钟，用流动水冲净双手、前臂和上臂下 1/3，无菌巾彻底擦干。流动水应达到 GB5749《生活饮用水卫生标准》的规定。特殊情况水质达不到要求时，手术医师在戴手套前，应用醇类手消毒剂再消毒双手后戴手套。手消毒剂的取液量、揉搓时间及使用方法遵循产品的使用说明。

（2）免冲洗手消毒方法：取适量的免冲洗手消毒剂涂抹至双手的每个部位、前臂和上臂下 1/3，并认真揉搓直至消毒剂干燥。手消毒剂的取液量、揉搓时间及使用方法遵循产品的使用说明。

三、消毒和铺巾

（一）消毒

患者仰卧手术床上，用 5 % 聚维酮碘溶液消毒睫毛根部和睑缘，然后以睑裂为中心，由内到外向四周扩展。上方达发际，内侧过鼻中线，下方到上唇平面，外侧到耳根部，消毒区域呈四方形（图 1-7-1）。重复一次共 2 次。

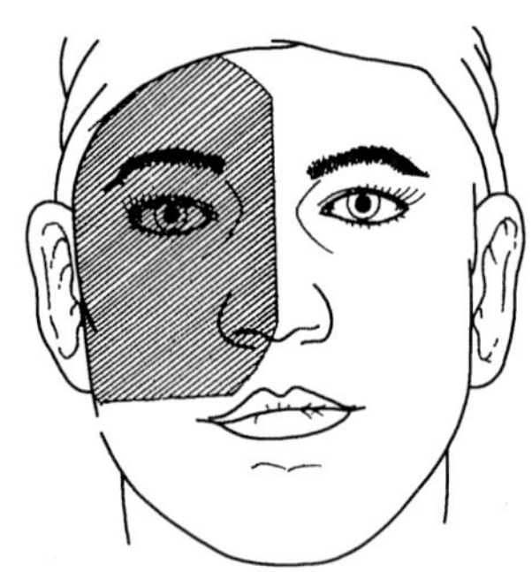

图 1-7-1　皮肤消毒范围（右眼）

结膜囊滴入 0.25% 的聚维酮碘消毒剂，3 分钟后用生理盐水或眼内灌注液冲洗。

（二）铺巾

分三步：

1. 铺包头巾（图 1-7-2）　包头巾两幅重叠，上面小，下面稍大。用示指、拇指及中指分别夹住上下两层巾的两角，助手扶起患者头部或嘱患者抬起头部，持巾者将包头巾置入患者颈后，随即放开底巾作为枕部垫巾；上面的一幅巾则向上裹住术眼侧耳际，另一角盖住非手术眼，再提起包头巾后边的左右巾角在前额处交褶，然后用布巾钳夹好。使用布巾钳时应避免夹伤患者的皮肤和耳朵。

2. 铺直孔巾　手持孔巾的短端的两角，自患者胸前盖

 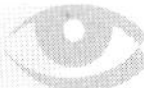

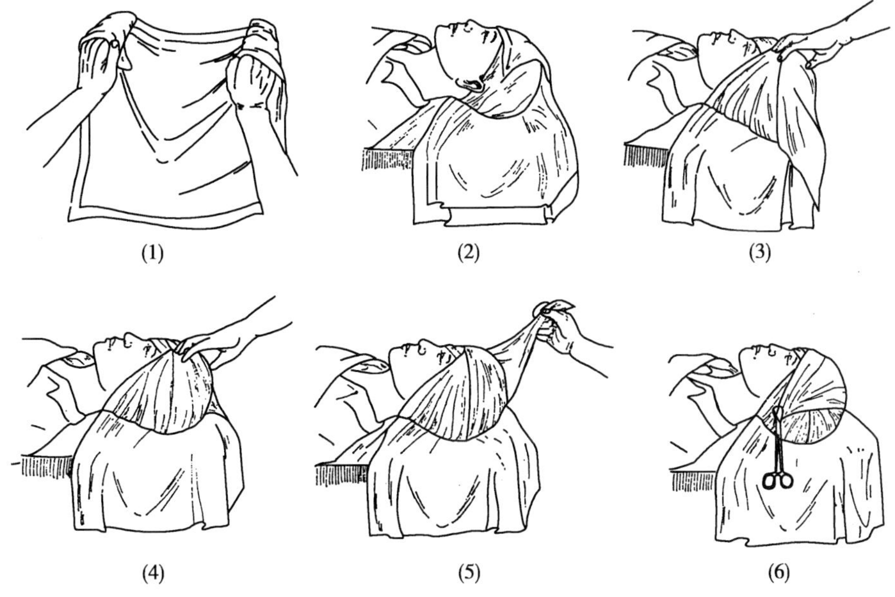

图 1-7-2 头巾包裹法

至头后。布巾的孔正好露出上至眉，下至眶下缘，内侧至鼻梁，外侧至眶缘外约 10mm 的范围。

3. 铺横孔巾 铺巾者穿好手术衣并戴上手套，持孔巾的两角，由近致远铺上孔巾。孔的位置与已铺好的直孔巾的孔重叠。

(三) 贴无菌粘贴手术膜

一次性无菌粘贴手术膜，能够隔开非消毒区，保护手术区不受到污染。眼部消毒后最常见的污染源来自口和鼻孔，粘贴手术膜能够有效地将手术区与口鼻隔离开来。将无菌粘贴手术膜由鼻侧铺向颞侧，注意将鼻背及内眦皮肤粘紧，防止术中呼出的气体从鼻侧的孔洞吹入手术区。最后，用剪刀剪开位于睑裂表面的面膜。

如果用一次性医用无纺布铺巾，应注意一次性孔巾上标志的方向，由鼻侧铺向颞侧，同样注意将内侧粘紧，防止呼出的气体从鼻侧漏入手术区。

第八节 术后处理

术后处理是取得手术成功的重要环节。随着显微手术的广泛开展及临床术后护理技术的提高，患者住院时间大大缩短，术后的病情的观察和护理非常重要，因此，要以积极的、科学的态度不断改进护理工作，使术后的患者得到良好的效果。没有住院的手术患者，要做好健康指导，教会患者或家属对术眼的护理。

饮食：术后饮食，除注意避免坚硬、多骨及带刺激性的食物外，营养要均衡，一般术后半流质一天改普食，术前术后适当给患者增加蛋白质及维生素对切口愈合有帮助，特别是身体较弱及贫血的患者。鼓励患者进食新鲜蔬菜、水果，保持大便通畅，以防术后便秘，患者用力排便腹压增加，可导致眼部切口裂开、眼内出血等并发症的发生。

呕吐：全麻术后、术后疼痛、高眼压以及术中使用黏弹剂等均可因术后一过性眼压升高而导致术后恶心、呕吐等自主神经反应。儿童全麻术后尤其应注意预防呕吐引起窒息，手术完毕后在复苏室观察，等待患儿完全清醒后再送回病房；术后疼痛可给予肌注或口服罗通定等处理；高眼压所致的呕吐给予降眼压药物。

切口检查及处理：内眼手术常规于术后第一天作裂隙灯检查，主要目的是检查切口有无感染、切口是否裂开、缝线有无松脱、眼内有无出血等等。

绝大多数患者在手术过程中精神较为紧张，加之术后疼痛，因此，术后适当的休息是必要的。做好患者的心理护理，安慰患者，减轻患者的焦虑情绪，指导患者闭目卧床休息，保证足够的睡眠，避免头部活动过多、低头、弯腰、用力挤眼睛等动作。

对于合并高血压、糖尿病、心血管疾病等内科系统疾病的患者，术后应密切监测血压、血糖、生命体征，患者的一般情况，如精神、胃纳、睡眠等，严防内科系统疾病的病情变化和并发症的发生。

穿透性角膜移植术后应作单眼包扎，待术后上皮长好后开放滴眼；深板层角膜内皮移植术后头部相对固定，保持面朝上仰卧位 3 天。

视网膜脱离复位手术和玻璃体切除术后要适当卧床休息，术后第二天眼底检查视网膜复位情况，视网膜复位良好者开放滴眼。眼内注入气体或硅油的患者，术后根据裂孔位置取相应的体位，术后要督促患者坚持所需体位，并讲解特殊体位的作用，做好体位护理，尽量减少活动。

大面积的植皮术，术后如取皮及植皮区过度活动，对皮瓣生长及取皮区愈合不利。通常术后 1 周内宜多休息，但不一定卧床。包扎物不应过早更换，否则反会影响伤口及皮瓣生长。

根据不同疾病、手术方式对患者进行健康指导，提高患者的医从性和自我护理能力。

第九节 眼科手术敷料和换药

术后使用敷料包眼，具有预防感染、保护创面、吸收分泌物、固定眼睑、避免创伤的多种作用。为严密观察切口及术后可能出现的合并症，手术后，无特殊要求一般第二天换药。

1. 眼垫包眼　眼垫必须柔软，有吸水性，并经过灭菌。最常采用外层为细纱布的棉垫。眼垫不宜太小，厚度要适当，一般长、宽约为 6.5cm × 5.5cm，包封时用 2 条胶布自前额斜向外下侧固定于颧颊部，胶布长度是眼垫长的两倍（图 1-9-1）。对胶布过敏者，可改用四头带代替（图 1-9-2）。

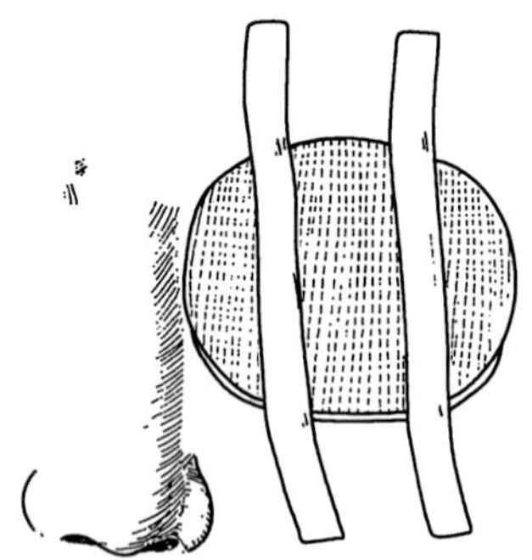

图 1-9-1　眼垫包眼

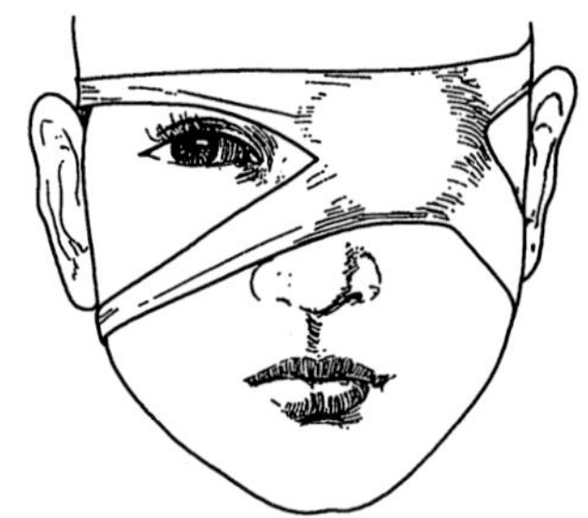

图 1-9-2　四头带包眼

术后通常单用一个眼垫包眼，但如要求达到固定眼睑的目的，则需加厚眼垫。为预防术后术眼遭受碰撞伤，眼垫外应另加塑料眼罩，特别是晚上睡眠时。

2. 绷带包扎　在眼垫外加绷带包扎，对眼部施加一定压力，可以更好固定眼睑，并有防止术后水肿及出血的作用。一般内眼手术绷带包扎只要有轻度的压力便可以达到固定眼睑的作用；植皮手术需要中度压力包扎，使皮瓣紧贴于植床但不应过紧以免妨碍其血液循环；眼眶手术及眼球摘除术后，则要求较大压力包扎以防术后出血及眶内软组织水肿，用弹力绷带包扎较好。

眼科通常使用的绷带为棉纱绷带，亦有使用弹力绷带。一般眼科用的绷带以 5cm 宽度较为合适。

单侧绷带包扎（图 1-9-3），先在前额正中垂直放置一条 20cm 长纱布条，用绷带经前额与枕后绕头 1~2 周以固定起端；然后绷带自前额一侧斜向患眼耳垂下，并反复经眼部及枕后由下到上以复羽式缠绕 3~5 次，使眼部受到均匀的压力。耳廓侧让其露出。结尾时再绕前额与枕后 1~2 周。绷带末端向里复折，用胶布条固定于前额绷带上。最后，将前额预置的纱布条收紧打结，使绷带不致妨碍他眼视线。

双眼同时包扎的方式与单眼相同，只是作左、右侧交替复羽式的眼部缠绕，交叉点在前额正中。如要在术眼加上防护罩，则在包扎过程置上并由缠绕的绷带将其固定。

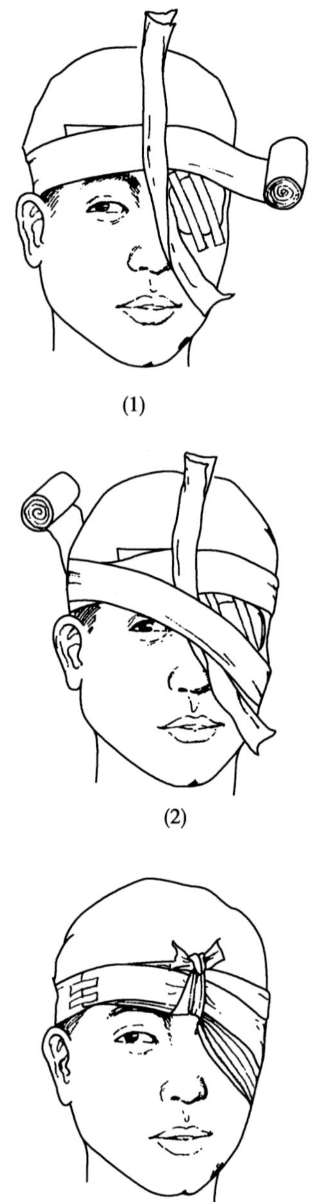

(1)

(2)

(3)

图 1-9-3　单侧绷带包扎

3. 更换敷料　内眼手术，为了观察切口及手术情况，需每日更换敷料。但植皮术及眼眶手术，则宜在术后 5 天换敷料，因过早更换反会妨碍伤口愈合及引起出血。内眼手术术后更换敷料之前，应先嘱咐患者勿用力闭眼，以防切口受压出血。撕开眼垫胶布时动作应轻柔，以免引起患者痛苦和不适，幼儿患者尤其应注意。当有血凝块和分泌物与敷料、睫毛、缝线粘连时，应先用生理盐水将其软化后再慢慢揭开敷料，切勿使用暴力去除敷料，以免引起切口裂开和出血。

揭去眼垫后，嘱患者暂时不要睁眼，用生理盐水的湿棉签顺着睫毛方向，拭去分泌物，再清洁睑皮肤，然后才让患者轻轻睁眼。通常患者在稍适应室内光线后，即可自然张开，切忌过急用手指强行拨开眼睑检查或用强光照射。如发现患者有较强烈的刺激症状时，最好先轻轻拨开下睑，滴入表面麻醉药，待刺激症状减轻后再检查。

检查角膜伤口时，可用灭菌的棉签轻轻接触睑缘，提起上睑缘，直至达到眶上缘处，才轻轻拉开上睑，并嘱患者向下注视，使切口暴露。亦可用灭菌棉签横置于上睑，旋转棉签，使上睑皮肤跟着向上移动以观察切口，但无论用何种方法，都不应压迫眼球。

需用光照检查时，宜先使光源从侧方稍远处照射，再渐次移近，使患者能逐渐适应。

使用眼药时，滴瓶口或眼药膏管口不应接触眼球、眼睑和睫毛。用药后，重新用眼垫包眼。通常在开放滴眼后，即停止常规换药及用眼垫封眼。但夜间睡眠前，为防止误伤术眼，应继续使用眼垫和眼罩包眼。

（肖惠明　张少冲　张振平）

第二章 麻 醉

适当和正确的麻醉方法是手术成功的重要条件。

眼科麻醉的基本要求和特点如下：

1. 不同的眼科手术对麻醉的要求不同。外眼手术麻醉的重点在于完善的止痛、预防眼心反射，内眼手术则为预防眼压升高和保持眼压稳定。手术过程要达到手术眼球固定不动、眼睑不能闭合；眼球和有关的附属器被充分麻醉；术中眼压及血压控制平稳；麻醉过程不出现眼心反射、恶性高热、紧张或恐惧表现；全身麻醉过程平稳，无呕吐、血压波动、咳嗽或呼吸抑制；术后有适当的镇痛时间。

2. 由于眼科患者的头面部为术野铺巾覆盖，加强呼吸管理尤为重要。

3. 随着显微外科技术的发展，眼科手术已较以前更为精细和复杂。对于合作的成年患者虽然相对部分手术可以在局部麻醉下施行，但局部麻醉难以克服患者的紧张焦虑心理，还由于局部麻醉止痛范围有限，对于时间长、刺激较强的手术，患者常感觉不同程度的疼痛和不适，所以近年镇静止痛合用局部麻醉受到重视。

4. 多数眼科浅表手术的全麻不要求术中控制呼吸，但要求麻醉清醒快而完全，无呛咳和躁动，尤其复杂的眼底手术在清醒期更要平顺，因此麻醉后快速清醒很有必要。

第一节 局部麻醉

眼科手术涉及的范围较小，时间相对较短，因此只要患者合作，大部分眼科手术均可在局部麻醉下顺利完成。

眼科的局部麻醉包括表面麻醉、浸润麻醉及神经阻滞麻醉。

一、表面麻醉

结膜及角膜可通过滴表面麻醉药达到麻醉目的，通常用于眼科的特殊检查、结膜及角膜的拆线，以及结膜和角膜的某些手术。在常见的眼科手术中，表面麻醉也常作为其他局部麻醉方法的补充。近年来表面麻醉逐渐为众多眼前节和后节手术所采用，特别是对于白内障手术而言，它已经成为一种重要的麻醉方式。

(一) 常用药物

眼科表面麻醉药物的化学构成多为由一个芳香族疏水环(多为苯环)、一组亲水的酰胺基及一个酯性或酰胺中间链组成的叔胺。目前常用的表面麻醉剂包括：酯合物E(如丁卡因、丙美卡因、奥布卡因)、酰胺复合物(如利多卡因)。

1. 丁卡因(tetracaine) 丁卡因是最早应用于眼科手术的表面麻醉药物，但由于其效应时间短，并且在一些酯酶缺乏的患者可引发毒性反应，目前已较少应用。表面麻醉应用的浓度为1%~2%，点眼之后，1分钟内开始起效，维持10~15分钟。与其他药物相比，丁卡因对角膜上皮的毒性较大。

2. 丙美卡因(proxymetacaine) 又称爱尔卡因、丙对卡因，不分解为氨苯甲酸，因此被认为较其他的酯合表面麻醉药物安全。滴入结膜囊时，产生较小的刺激性和疼痛感，无抑菌特性。用于表面麻醉的浓度为0.5%。可在几秒钟内起效，但效应时间通常小于10分钟。

3. 奥布卡因(oxybuprocaine) 又称丁氧普鲁卡因，0.4%奥布卡因是眼科实验室检查常用的麻醉药物。滴入结膜囊后产生痛觉，具有较高的角膜上皮毒性，有抑菌特性。接触角膜后，其麻醉效应在几秒钟内起效，维持约10分钟。由于可被眼酯酶快速降解，因此对眼内组织的麻醉效应较弱。

4. 利多卡因(lidocaine) 目前利多卡因是眼科手术特别是白内障手术中最常用的表面麻醉药物。使用的浓度为1%~4%，无防腐剂的制剂可产生较高的局部耐受性。由于溶液的pH常低于6，滴入后可产生较强的疼痛感。在角膜表面，其麻醉效应的产生较酯合性麻醉剂慢。点眼之后，利多卡因可快速穿过角膜上皮和基质层，首先发挥其钠通道的阻滞效应，引起角膜上皮和基质的水肿。利多卡因在眼内不被降解，因此在前房组织中可产生其麻醉效应，维持约20分钟。

(二) 用药的注意事项

1. 此类药物均有毒性，虽然其中有些也可用于神经阻滞麻醉，但用量有严格规定。在局部滴眼后，应常规压迫泪囊区，以防止泪液流入咽喉吸收中毒；用于泪囊鼻腔吻合术麻醉鼻腔黏膜时尤应小心，当用大棉签蘸药液作鼻黏膜麻醉时不宜过湿。

2. 有多种表面麻醉药在滴眼后会引起角膜上皮干燥脱落，故滴药后应立即闭合眼睑，以便减少角膜上皮损害。

3. 为达到良好的表面麻醉效果，滴眼前应先拭去泪液，嘱患者向上方注视，然后拉开下眼睑，将药液滴在下方结膜囊内，再轻轻闭合眼睑。接着应稍微上下转动眼球，让药液均匀分布。通常每2~3分钟滴药1次，共3次。角膜缘因有较多血管，特别在结膜充血时，麻醉药较快被吸收，麻醉持续时间较短，所以为加强药物的麻醉效果，可合并用肾上腺素滴眼。必要时可改用接触麻醉法，即用小棉签蘸上麻醉药，然后直接按在需麻醉部位（如泪点），半分钟后可达麻醉效果。

4. 表面麻醉与Tenon囊下麻醉联合使用可以增加麻醉效果，适用于较敏感的患者。表面麻醉后，手术前测试患者的疼痛感，如仍有轻微疼痛，可用OT针头平行巩膜面刺入结膜，注射2%利多卡因至局部球结膜呈球状隆起，然后将麻醉药向周围推压。

5. 表面麻醉联合前房内麻醉可以达到更好的麻醉角膜和虹膜的效果，常用在眼前节手术中，当患者感觉疼痛，不能配合手术时。用1ml注射器将不含防腐剂的1%利多卡因溶液缓慢注射到前房，然后在切口内注射少许黏弹剂，使前房内麻醉药不外漏，与眼内组织充分作用，加强眼内麻醉效力。

二、浸润麻醉及神经阻滞麻醉

浸润麻醉及神经阻滞麻醉的操作简单，如掌握得当，一般眼部手术都可获得满意效果。

由于这些麻醉对患者的生理影响较小，用于老年、心血管疾病或肾病患者，其危险性相对较低；患者在清醒状态下接受手术，可以和术者密切配合；术中没有全麻器械妨碍术野；术后呕吐较少见，尤其是术后无胃肠道反应，故大部分眼科手术均采用这些麻醉方法。

（一）麻醉前用药

较大的眼科手术，为使患者在较安静状态下接受手术及加强麻醉效果，术前可按需要分别给予镇静剂或镇痛剂。

1. 镇静剂 术前0.5~1小时肌注鲁米那钠0.1g或口服地西泮5mg。但有肝病、糖尿病、肺病或贫血患者不宜使用巴比妥类药物。镇静剂宜酌情使用，不应使用过量，以免患者处于昏睡状态，在术中不能与术者配合。

2. 镇痛剂 创面较大的手术，可在术前半小时肌注哌替啶50~75mg。吗啡镇痛作用虽好，但有缩瞳及容易引起呕吐等副作用，较少用。如术中发生剧烈疼痛，可用哌替啶25~50mg加入5ml生理盐水中，由静脉缓慢注射（3~5分钟注完），能于15分钟内得到最好的镇痛效果。

（二）麻醉前用药注意事项

1. 麻醉前应按麻醉方法和病情特点选择用药种类、剂量，用药时间和给药途径。

2. 全身麻醉根据需要选用颠茄类药物；局部麻醉及神经阻滞麻醉用地西泮或巴比妥类药物。

3. 当患者情绪过度紧张、剧痛及甲状腺功能亢进者，可适当加大镇痛、镇静药物剂量。

4. 1岁以内的患儿、颅内压升高、呼吸功能不全、支气管哮喘及肝功能严重损害者慎用麻醉性镇痛药，如吗啡及哌替啶。

5. 老年、小儿及心动过缓的患者或采用硫喷妥钠、氯胺酮、γ-羟基丁酸钠时，阿托品用量宜略大。高热、心动过速、甲状腺功能亢进、青光眼及肾上腺皮质功能亢进者不宜用阿托品。

6. 急性外伤患者，如无充裕时间准备，术前用药可改为静脉注射给药，但剂量酌减。

（三）常用浸润麻醉及神经阻滞药物

这两种麻醉所用药物相同。这些麻醉药物的化学结构中含有芳香族环、中间链及胺基因三个部分。根据它们中间链的不同，可将其分为酯类及酰胺类两大类。

酯类麻醉药包括：可卡因、丁卡因、普鲁卡因等。这类药物毒性低、起效快，在组织及血浆中被乙酰胆碱酯酶水解，故作用时间不长。

酰胺类麻醉药包括：利多卡因、丁哌卡因、罗哌卡因及左旋丁哌卡因等。此类药物毒性较大，但其代谢必须在肝脏中被有关酶类降解，故局部作用时间较长。

这些麻醉药的作用机制，是由于阻止细胞膜的通透性改变，使钠离子不能进入细胞内，除极化过程受阻，无法达到发放点，故不能产生传导动作电位的结果。

1. 常用麻醉药物（表2-1-1） 常用的浸润及神经阻滞麻醉药有以下几种：

（1）普鲁卡因（procaine）：普鲁卡因是最早合成的麻醉药，毒性较小，水溶液很不稳定，曝光、加热或久贮后，可逐渐变黄，局部麻醉效能下降。

普鲁卡因具有明显的血管扩张作用，局部注射时，可迅速吸收入血，为了延长其麻醉效应，可加入少量肾上腺

表2-1-1 常用局部麻醉药的作用时间及剂量

药名	分类	常用浓度（%）	取大剂量（mg）	相对强度	起效时间（min）	作用持续时间
普鲁卡因	酯类	1~4	500	1	7~8	30~45分
卡液卡因	酰胺类	1~2	500	2	3~5	120分
利多卡因	酰胺类	1~2	500	2	4~6	40~60分
布比卡因	酰胺类	0.25~0.75	175	8	5~11	4~12小时
依铁卡因	酰胺类	1~1.5	400	8	3~5	5~10小时
钮泊卡因		0.05~0.1	15	15		90~135分
的卡因	酯类	0.5~1	10		1~3	20~40分
丙胺卡因	酰胺类	1~2	600	2		
丙对卡因	苯甲酸类	0.5			1/3	15分
丁氧普鲁卡因	酯类	0.4			1/6~1/3	15分
美索卡因	酰胺类	0.125~1	100		1	180分

素，可延长麻醉时效 20% 左右。

局部浸润麻醉常用 0.25%~0.5% 溶液，神经阻滞常用溶液为 1%~2%，普鲁卡因起效快（1~5 分钟），但作用时间短（45~60 分钟），加入肾上腺素可延长至 90 分钟。临床一次成人最大用量不超过 1g。

此药效确实，副作用少，少数患者可出现变态反应，故用药前宜做皮肤过敏试验。

（2）利多卡因（lidocaine）：局部麻醉作用强，是普鲁卡因的 2 倍，适用于各种局部麻醉。眼科常用浓度为 2%，一次最大剂量不超过 0.5g。

（3）布比卡因（bupivacaine）：即丁哌卡因。属酰胺类局部麻醉药，是目前已知麻醉药中时效最长者（5~10 小时）。其局部麻醉作用强度是利多卡因的 4~5 倍，无血管扩张作用，故可不加肾上腺素。

浸润麻醉用 0.25% 溶液，神经阻滞的有效浓度为 0.25%~0.5%，起效时间为 10~15 分钟。

利多卡因与丁哌卡因配合使用可延长手术时间或缓解术后疼痛。通常为 2% 利多卡因与 0.75% 丁哌卡因 1∶1 混合液。

（4）左旋丁哌卡因（levobupivacaine）：是近年来应用于临床的一种新型酰胺类局部麻醉药，一次最大剂量为 150mg，24 小时最大用量为 400mg。常用浓度为 0.5%~0.75%，起效时间与麻醉效能跟丁哌卡因相似。

（5）罗哌卡因（ropivacaine）：罗哌卡因是一种长效的麻醉制剂，与丁哌卡因相比，罗哌卡因的心脏和中枢神经系统毒性较低。常用浓度为 0.5%~1.0% 溶液，起效时间 5~15 分钟，其麻醉效应可维持至手术后 12 小时。

2. 局部麻醉注意事项

（1）这些麻醉药均有毒性，且与它们的浓度和用量成正比。普鲁卡因还会引起变态反应，故注射前应先作皮肤试验。

（2）局部麻醉药直接使血管平滑肌松弛，导致局部血管扩张，且麻醉作用越强，血管扩张越明显。此作用促使药物经血管吸收，降低局部的药物浓度，导致麻醉效果差且易产生毒副作用。为此，可在每 10ml 局部麻醉药中加入 0.1% 肾上腺素 1~2 滴。这样可对抗血管的扩张作用，增强局部麻醉作用，还可减少术中出血和对抗局部麻醉药的心血管抑制作用。然而，由于肾上腺素本身的毒副作用，故高血压、糖尿病、心血管疾病、甲状腺毒症及青光眼患者慎用肾上腺素。

（3）为加强麻醉药的渗透性，提高麻醉效果，特别是手术区瘢痕多，创伤严重，可在每毫升麻醉药内加入 7.5~15TRU（浊度降低单位）透明质酸酶。

（4）如向深部组织或有较大血管经过的部位注射麻醉药时，注射前或改变针尖部位之后应查看无回血才能注射药物。如误将药物注入血管内，会导致生命危险。

（5）不宜直接把麻醉药注入感染区内，以免导致感染扩散。

（6）施行神经阻滞麻醉时，必须熟悉有关局部解剖，以免误伤血管或其他组织。

（四）浸润麻醉

浸润麻醉是将局部麻醉药物直接注入手术切口部位的组织内，以阻滞该部位组织中的神经末梢，达到麻醉作用。

1. 结膜下浸润麻醉　选用 24G 注射针头或 25G 一次性注射针头。注射时针尖要避开血管挑起结膜，使结膜紧张，然后以快速刺入动作入针或旋转针头方式入针；亦可用小镊子提起结膜后入针。青光眼及白内障等手术需要作前部球结膜剪开时，入针位置可选直肌止端旁侧入针，刺破球结膜后即注入麻醉药，待结膜隆起后再稍向前推针。为防止刺破表层巩膜血管，入针后的针尖斜面应平行朝向巩膜（图 2-1-1）。注射后可用头部光滑和扁平的手术器械把麻醉药推压至所需麻醉的区域。

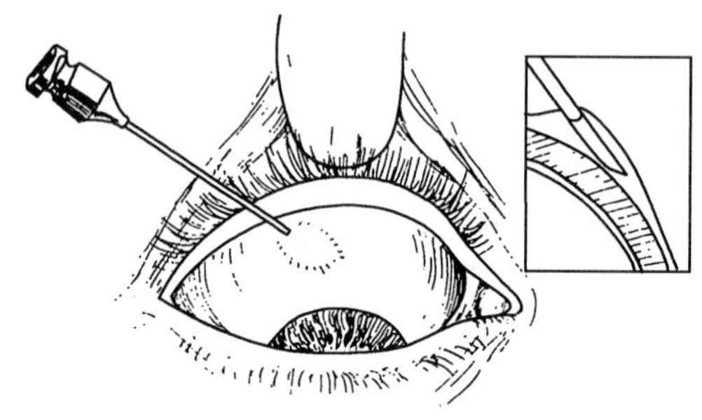

图 2-1-1　结膜下浸润麻醉

上穹隆部结膜下注射时，应先翻转上睑，略挤出穹隆部结膜，然后在离开睑板上缘 1~2mm 处以水平方向入针。下穹隆部注射时，可拉开下睑暴露出穹隆部结膜，同样以水平方向入针，以免误伤眼球（图 2-1-2）。

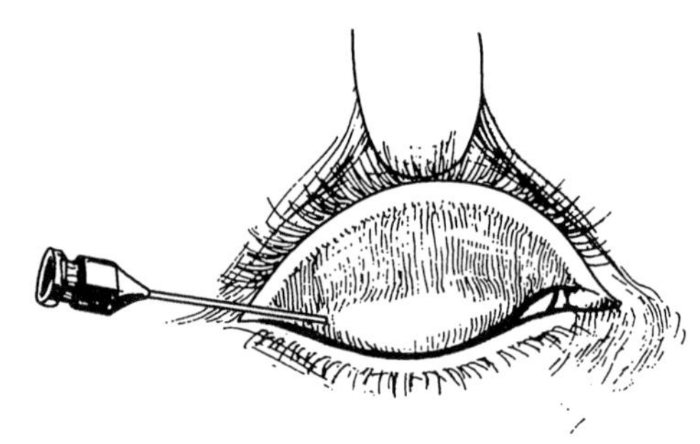

图 2-1-2　穹隆部结膜浸润麻醉

2. 筋膜囊下浸润麻醉　视网膜脱离、眼球摘出等需广泛分离筋膜囊的手术，应将麻醉药注射在筋膜囊与巩膜之间，以麻醉睫状神经的分支。用镊子夹起离角膜缘约 10mm 处的结膜和筋膜囊，针头朝向眼球赤道部巩膜表面进针，麻醉药应渗透到整个手术区。因结膜比较敏感，手术时间如较长，麻醉效果容易消失；故超过 40 分钟的手术，缝结膜时即感到疼痛，必要时可在离结膜切口数毫米处重注麻醉药（图 2-1-3）。

3. 皮下浸润麻醉　眼睑皮肤切开或兼作皮下组织切除，可将麻醉药沿切开线注在皮下。注射时可在入针点注入少量麻醉药，再边注边推针向前。眼睑组织较薄，皮下注射可同时麻醉皮肤组织。

如手术范围较大，涉及眶缘深部组织或作开眶手术时，可用放射形注射方法（图 2-1-4），边注射边推针，使手术区均有药物渗透；并需另外将麻醉药注射到深部组织及需要剖开的骨膜之上。

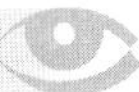

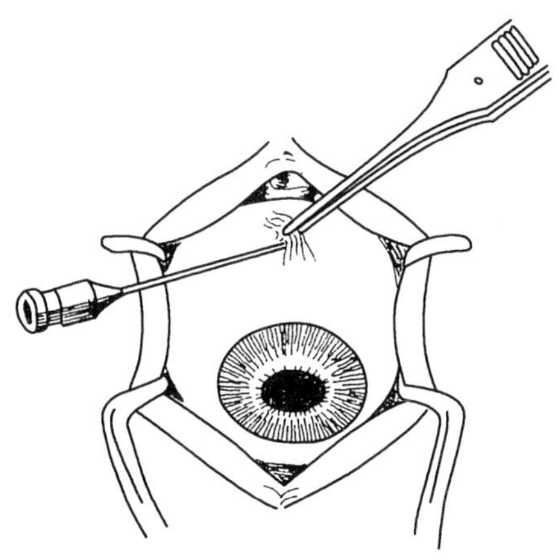

图 2-1-3 筋膜囊下浸润麻醉

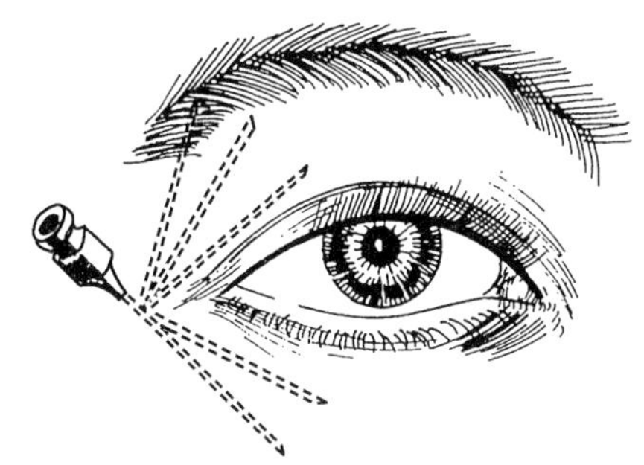

图 2-1-4 放射形皮下浸润麻醉

皮下注射麻醉药后宜用纱布按住针头，然后拔针作局部后按摩，使麻醉药扩散及借此减少出血机会。

（五）神经阻滞麻醉

神经阻滞麻醉是把麻醉药直接注射在神经干或神经分支的旁侧，以麻醉该神经支配的区域。如使用正确，用较少量麻醉药即可达到麻醉目的；可以避免手术区大量注药所致的组织肿胀，对有炎症的组织其麻醉效果也较好。但执行时，必须熟悉解剖上该区的神经走向及其支配范围（图 2-1-5）。

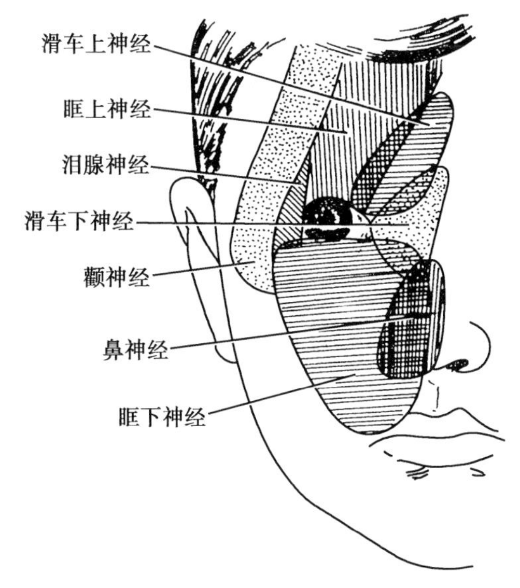

图 2-1-5 眼及其邻近各神经支配范围

眼睑、结膜、眼球及眶周组织的感觉均为三叉神经第一、二支所支配。因此，对不同的手术，特别是眼成形手术的不同需要，可对其相应的神经分支进行阻滞麻醉获得满意的麻醉效果。

1. 眼球手术的神经阻滞麻醉 眼科手术最常用的阻滞麻醉是对面神经支配的眼轮匝肌作制动麻醉，以及对三叉神经第一支眼神经的各分支及第二支上颌神经的分支麻醉。在对这些分支行阻滞麻醉时，必须了解各分支的支配范围会有部分互相重叠，特别是在内眦部，故有时单作一个分支的阻滞麻醉往往不能完全达到充分麻醉的目的，而需同时作有关神经分支的阻滞麻醉（图 2-1-6）。

眼球手术除需要完全无痛外，还要达到眼睑及眼球完全不能运动。为此常需作面神经阻滞麻醉、球后麻醉及球周麻醉。

（1）面神经阻滞麻醉：面神经阻滞麻醉的目的是达到眼睑制动，消除术中眼睑闭合对眼球产生的压力。这种压力是大切口眼内手术，特别是白内障摘出术、穿透性角膜移植术等发生并发症的重要原因。根据面神经阻滞麻醉部位的不同，可分为下列 3 种：

1）近端阻滞法（O'Brien 法）：此法是经过下颌骨髁突颈部骨膜处阻滞面神经的颧支，用少量麻醉药可以获得良好的阻滞效果，且手术眼睑不出现肿胀现象。但注射后往往同时麻醉了面神经的颊支而致颜面及下颌在数日内有运动不适，且局部有痛感。此外，由于存在面神经分支行径的变异，故此法不一定有效，有时需要加用 Van-Lint 法麻醉。

麻醉时先用手指按在耳屏前，嘱患者作张口动作，手指尖即可触及向前移位的下颌骨髁突，接着用 25mm 长的 7 号针头在髁突外缘处垂直刺入达骨膜处，注入麻醉药 2ml（图 2-1-7）。

2）中段阻滞法（Atkinson 法）：此法是阻滞面神经到眼轮匝肌分支的中段。其优点是同样可以避免眼睑区肿胀，又不致于同时麻醉面神经的其他分支，或误将麻醉药注入关节囊内的弊病。

麻醉方法是用 40mm 长的 7 号针头从眶外侧的颧弓下缘入针，取 30°角方向偏向颞上方越过颧弓表面，直至到达眉毛的高度，在此径路上边前进边注药 3~4ml（图 2-1-8），拔针后局部加压按摩使麻醉药扩散。

3）远端阻滞法（Van Lint 法）：本法阻滞面神经进入眼轮匝肌的终末支，其优点是操作方法较易掌握，缺点是易引起眼睑邻近组织肿胀。

操作方法是用 40mm 长的 7 号针头从外眦外 10mm 处入针，先在该处作一皮丘，然后在眼轮匝肌下沿眶上缘直到眼眶的垂直中线处，边退针边注药 2.5ml；当退针至将尽，再转变针头方向，沿下眶缘在眼轮匝肌下进针至中央处，接着边退针边注入麻醉药 2ml（图 2-1-9）。注意不要将药物注入皮下或过于靠近结膜囊处，以免眼睑肿胀或麻醉药进入结膜下，妨碍手术操作且麻醉效果不佳。

由于面神经分支的位置时有变异，且各分支常在其阻滞点的远端互有交通支，面神经的颊支甚至下颌支均可能有小分支到达眼轮匝肌，所以即使颧支被阻滞也不可能令眼轮匝肌完全麻痹，而需另作补充麻醉。

4）Spaeth 法：本法是在面神经分支部位前进行阻滞麻

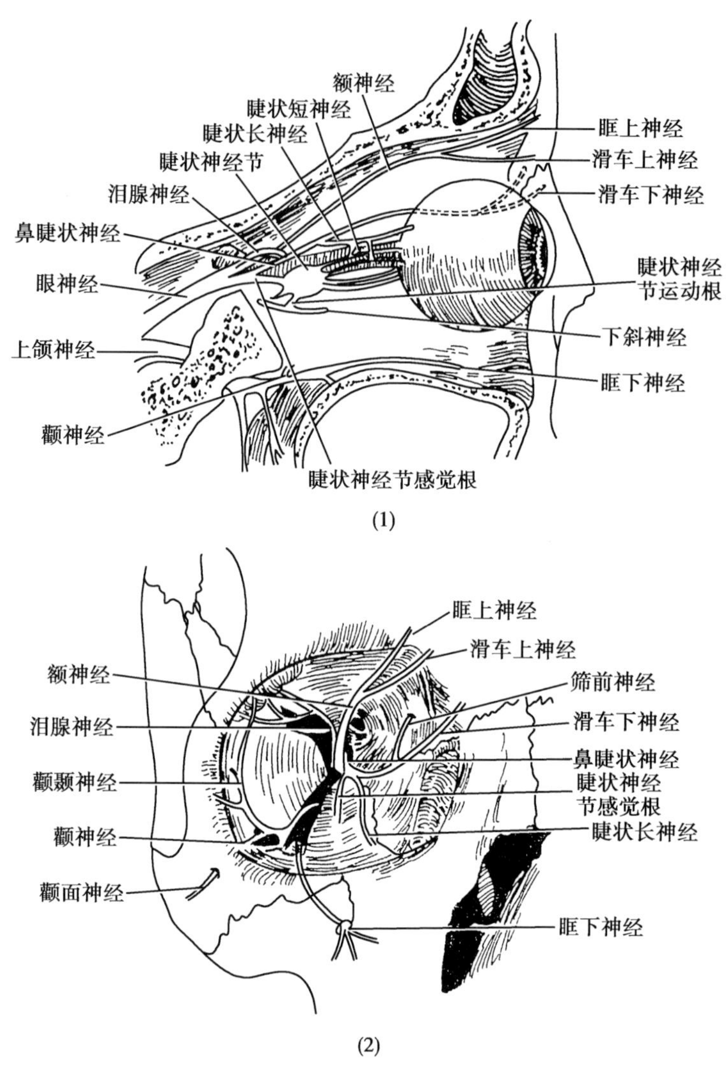

图 2-1-6　眼部神经分布

(1)眼部感觉神经在眶内、眶外的分布;(2)眼部感觉神经在眶内、眶外的分布

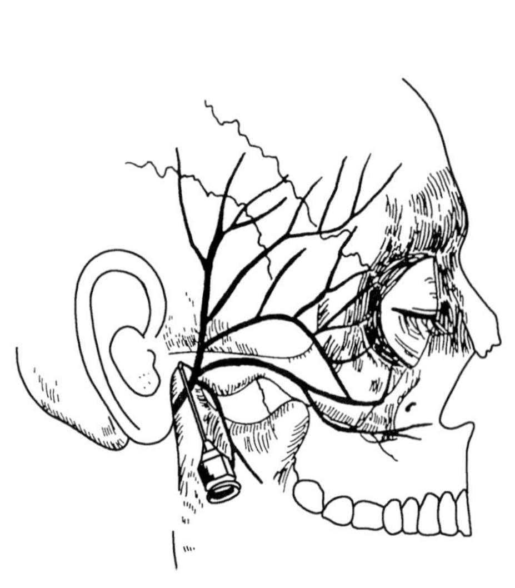

图 2-1-7　眼轮匝肌麻醉近端阻滞法(O'Brien 法)

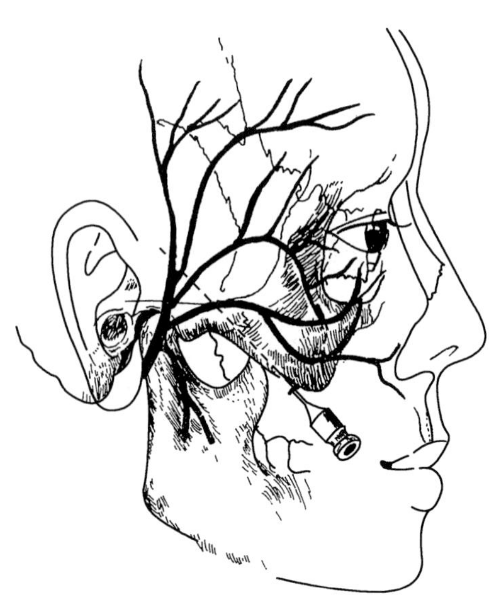

图 2-1-8　眼轮匝肌麻醉中段阻滞法(Atkinson 法)

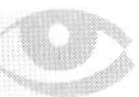

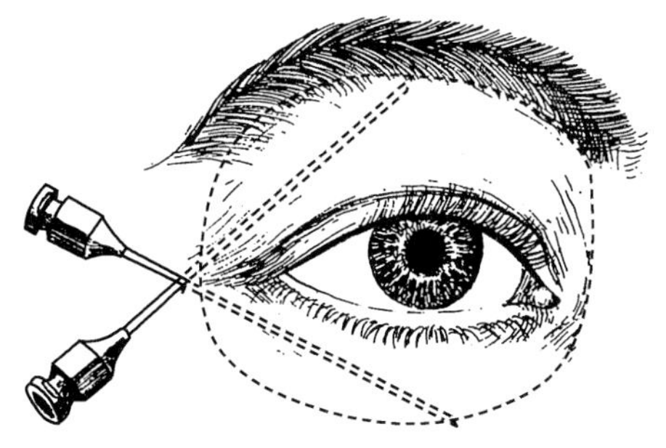

图 2-1-9 眼轮匝肌麻醉远端阻滞法（Van Lint 法）

醉，从而避免 O'Brien 法存在的麻醉不足的缺陷。

操作方法是将手指放在耳垂后，寻找下颌骨髁突的后缘旁入针，经回抽无回血后，注入麻醉药 5ml，大约 30 秒后出现该侧的面神经完全麻痹。

（2）球后阻滞麻醉：在眼球后的肌锥内注入麻醉药物，以便阻滞第Ⅲ、Ⅳ、Ⅵ对脑神经，以及第Ⅴ对脑神经的眼神经分支，使眼球固定不动，并使结膜、角膜及葡萄膜的知觉消失；同时可以降低眼肌张力，令眼眶内血管收缩，有降低眼压的作用。为了加强药物的扩散作用，可在每毫升麻醉药内加入 7.5~15 单位透明质酸酶。

具体的操作是用 35~40mm 长、针尖稍钝的 7 号针头，从眶下缘的外、中 1/3 交界处让针尖斜面朝向眼球，经皮肤刺入眶内；或先拉开下睑，在相应位置经下穹隆结膜刺入眶内数毫米。此时嘱患者将眼球转向鼻上方，针尖先紧靠眶下壁刺入，待针尖穿过眶隔膜进入眶内脂肪组织，进针深度达 20mm 越过眼球赤道或针尖碰到眶底骨壁后，将进针方向改为向鼻上方倾斜 30°角，待入针深度达 25~30mm 针尖抵达视神经和外直肌之间（图 2-1-10），先返抽注射器，如观察无回血，即可向肌锥内注射麻醉药。一般眼内手术注药量为 1.5~2ml；白内障手术可注药 3~3.5ml。进针的总深度不宜超过 35mm，也不要过于偏鼻侧，以免误伤较大的眶内血管或刺伤视神经。

球后注药完毕，即行拔针，并用纱布间歇对眼球加压 5~10 分钟。加压时每压迫 10~20 秒与放松 5~10 秒交替进行。这样可促进麻醉药扩散，降低眼压及减少球后出血。

球后麻醉最常见的合并症是球后出血。如反抽注射器有回血，表示刺伤球后血管，应即拔针，并用纱布及作间歇指压止血，如出血量少，且不出现眼球突出或眶压升高现象可重作球后麻醉继续手术；如出现眼球逐渐突出、眶压升高、眼睑闭合困难及上睑下垂，应取消手术并对术眼作加压绷带包扎，一般在 2~3 天后再考虑手术。

造成球后出血的原因，通常为进针过深、太快、针尖过分锋利或针体细软，以致不能控制进针的方向。所以操作时，术者务必牢记针头的长度，并从眼眶正面观察和控制正确的入针的方向，选用的针头尖端不宜太锋利，进针时不宜过快及过深，即可避免损伤眶内血管。

球后麻醉在少数病例会导致永久性视力损害，这是由于针尖直接损伤视神经、破坏它的血供应或进针过深达视神经管造成视神经压迫性缺血所致。检查时可见视盘和视网膜水肿，出现视网膜内、视网膜前或玻璃体内出血。当发生视神经鞘内出血时，可导致视网膜中央静脉阻塞。这种情况可在数天内逐渐发生，如用 CT 或 B 型超声扫描证实，尽快行视神经鞘减压术可能改善其预后。

球后麻醉的另一严重并发症是刺穿眼球，一旦发现，应即探查穿破口，并作局部冷凝及巩膜外加压术，眼内出血严重者应作玻璃体切除术。

为避免球后麻醉时刺穿眼球应注意以下几点：①选用的球后针体不宜过分细软，以 7 号针为宜；②针尖不要太锐利；③开始进针时针尖方向要向眶下壁前进，且针尖斜面要朝向眼球；④当针尖碰到眶下壁或越过眼赤道才令针尖向鼻上方倾斜进针到眼球后的肌锥内；⑤对高度近视患者，当针尖越过眼球赤道后，不要立即向鼻上倾斜进针，应以稍低位置朝向眶尖进针，以免刺穿后部巩膜。

（3）球周阻滞麻醉：这种麻醉方法由 Kelman 首先采用，后经其他作者予以改进。它是将麻醉药注射到肌锥外的眼球周围软组织内，让药物自行扩散到肌锥内达到麻醉作用。

1）一点注射法：用 30mm 长的 6 号针头，在眶下缘的外、中 1/3 交界处经皮肤刺入 6.5mm 深，先注入少许麻醉药，形成一小丘，再向眶底方向进针 15~20mm 深，回抽无回血后，于该处注入麻醉药 3~8ml（图 2-1-11），用纱布按住刺入部位的皮肤，拔出针头，然后间歇压迫及按摩眼球 10 分钟。

2）两点注射法：第一点注射位置及方法同上，但注药量为 4ml 左右。第二点注射从眶上缘的眶上切迹处刺入，针尖的进针方向与眶内侧壁平行，至 25~30mm 深处，回抽无回血后，注入麻醉药 2~3ml（图 2-1-12）。然后间歇压迫及

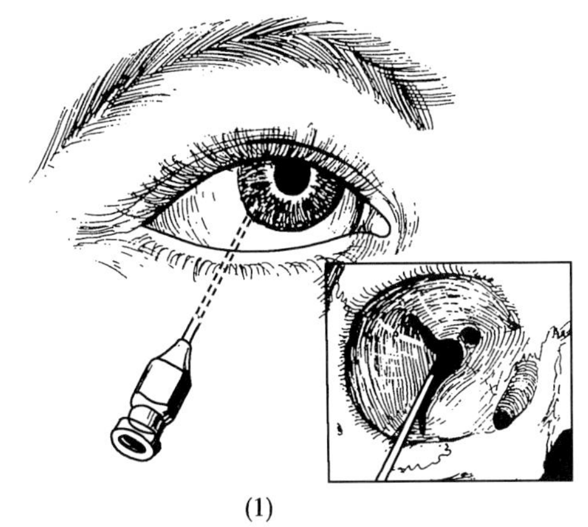

(1)

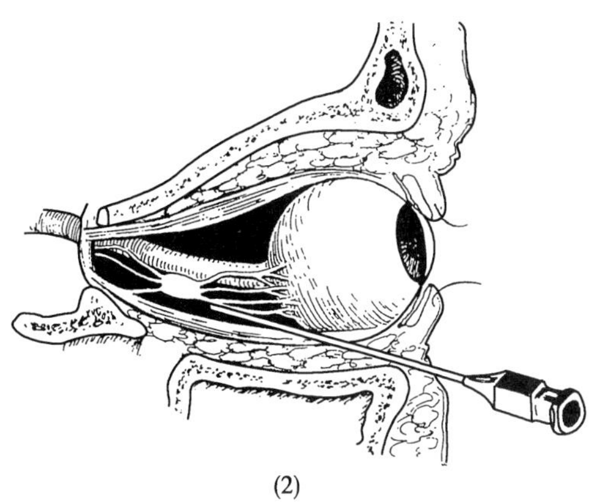

(2)

图 2-1-10 球后阻滞麻醉

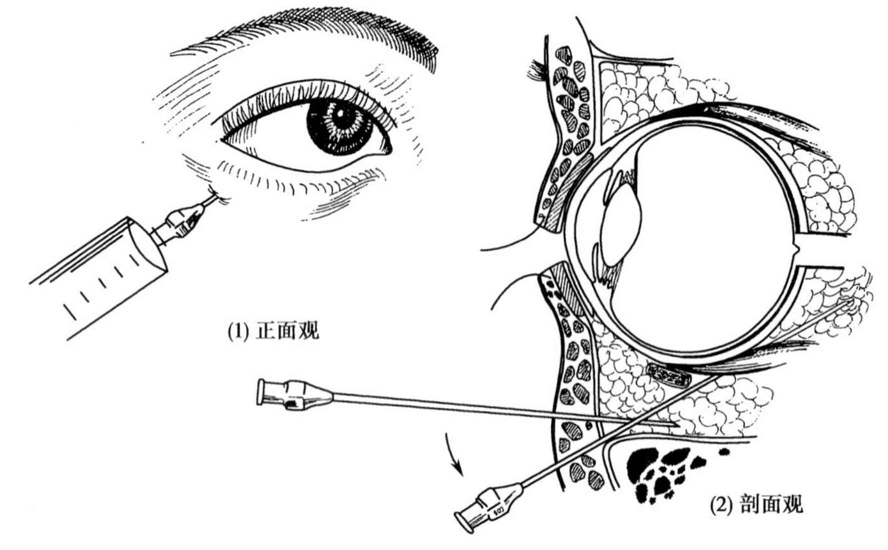

图 2-1-11　一点注射法

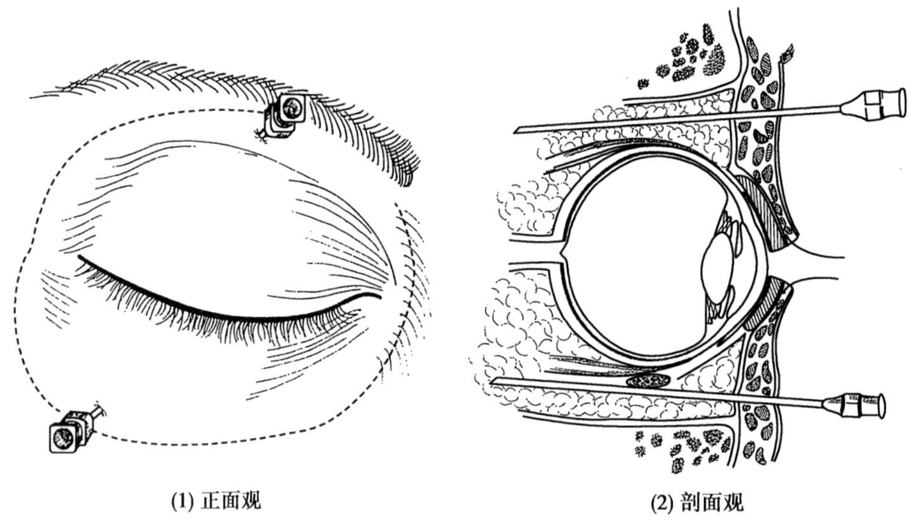

图 2-1-12　两点注射法

按摩眼球 10 分钟，使麻醉药扩散。

为了促进药物扩散，经眶下缘进针注药时，边注药边嘱患者向上下及左右转动眼球，直至眼球固定不动。如注药后眼睑的麻醉效果欠佳，可分别在上、下睑皮下追加少量麻醉药。

球周阻滞麻醉注入药量的多少个体之间差异较大，注药后以眼球呈现微突状态、上睑皮肤皱褶消失、上睑下垂及眼球不能转动，则表示麻醉药注射量已够。

由于球周阻滞麻醉的注射针尖不进入球后肌锥内，它依靠麻醉药扩散渗入肌锥内，产生与球后阻滞相同的镇痛和抑制眼球转动的作用。大多数人认为它比球后阻滞麻醉安全，并具有合并症少，注射时及手术后疼痛较轻，以及操作较易掌握等优点。但麻醉所需时间长达 12~15 分钟，且如操作不慎也有穿破眼球的报道，故进针注药时务必掌握正确的操作。

2. 眼球外手术的神经阻滞麻醉

(1) 泪腺神经阻滞：此法可麻醉上睑外侧皮肤、结膜及泪腺。泪腺神经属眼神经的分支，从眶上裂上部入眼眶，分支至泪腺后，沿眶外壁上部横越眶外缘的上、中 1/3 交界支配眶颞上方的皮肤。

麻醉方法用 30mm 长的 61/2 号针头自外眦上方的眶缘处刺入，沿眶外壁进入约 25mm(图 2-1-13)，在骨膜前注入麻醉药 1.5~2ml。

(2) 额神经阻滞：此法可麻醉上睑中央大部分皮肤及

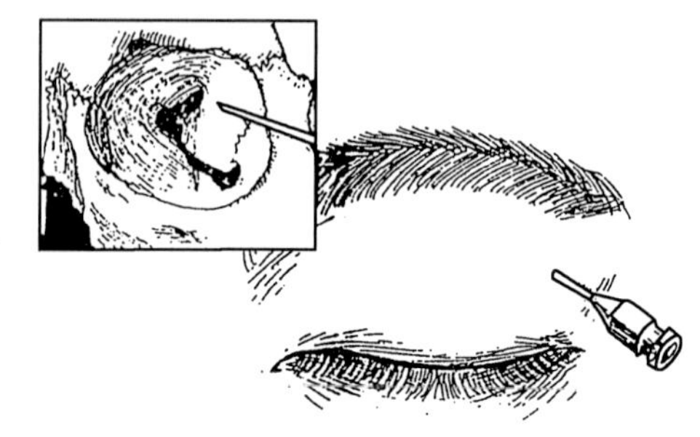

图 2-1-13　泪腺神经阻滞麻醉

结膜、前额皮肤。额神经亦由眶上裂上部进入眼眶,沿眶上壁前行分为眶上神经及滑车上神经,前者从眶上切迹出眼眶,后者则在眶上切迹鼻侧滑车上出眼眶。

用45mm长的61/2号针头自外眦上方眶缘处刺入,取水平方向贴近眶外壁进针约40mm,即可达到眶上裂上方,然后在该处注入麻醉药1~1.5ml。为防止刺伤血管,可在刺入至30mm深度时开始边注药边再进针10mm。由于额神经阻滞刺入较深,故多改用分别阻滞此神经的分支眶上神经及滑车神经以代替额神经阻滞。

(3) 眶上神经阻滞:此法可麻醉前额内侧皮肤、上睑内侧的皮肤及结膜。

麻醉时先摸到眶上切迹后,用短注射针直刺向切迹(图2-1-14),如返抽无回血,即注入麻醉药1.5ml。

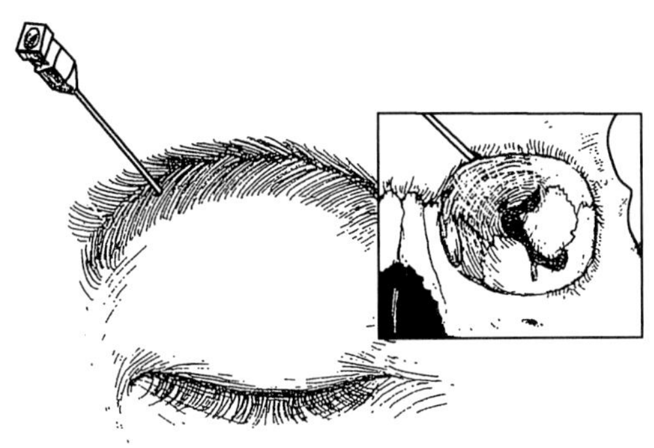

图2-1-14 眶上神经阻滞

(4) 滑车上神经阻滞:此法可麻醉上睑鼻侧的皮肤及结膜。用短针头从滑车与眶内上壁交角处靠近眶壁刺入约12mm深(图2-1-15),然后注入麻醉药1.5ml。

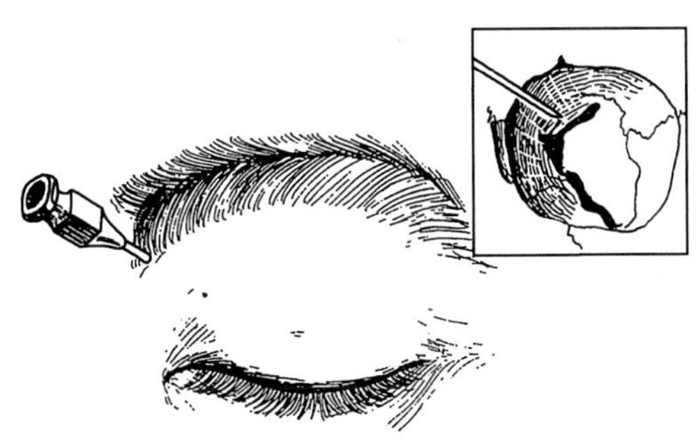

图2-1-15 滑车上神经阻滞麻醉

(5) 滑车下及筛前神经阻滞:此法可麻醉内眦部皮肤、结膜、泪囊、鼻腔外侧前部、筛窦和鼻中甲前部。眼神经的第一分支鼻睫状神经由眶上裂下部进入眼眶,绕过视神经下方,沿眶内壁向前上方进行,分出筛后及筛前神经,最后成为滑车下神经,在滑车下方离开眼眶。麻醉时用35mm长的8号注射针从滑车下的眶内缘沿眶壁直接向后刺入约20mm,即达到滑车下神经处(图2-1-16)。如再刺入10mm,即达筛前神经,可共注入麻醉药1.5ml。注意针头宜稍离开骨膜,以免骨膜受伤及刺破筛前动脉。

(6) 眶下神经阻滞:此法可以麻醉除内、外眦以外的下睑皮肤、上唇、泪囊窝下部及鼻侧。

眶下神经属三叉神经第二支上颌神经的分支,从眶底

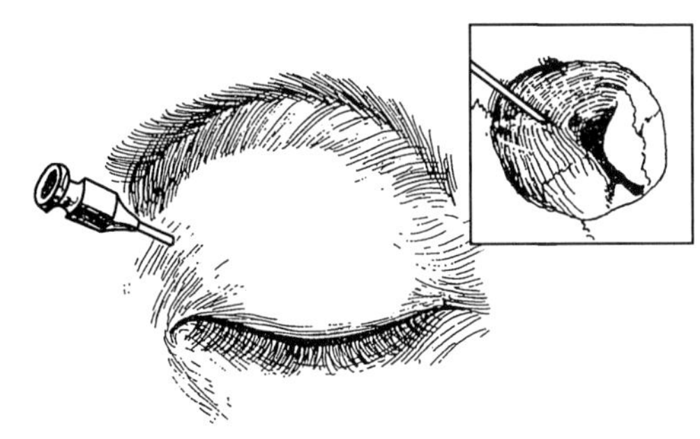

图2-1-16 滑车下及筛前神经阻滞麻醉

的眶下沟经眶下孔出眼眶。眶下孔位于眶上切迹和同侧第二前磨牙连线与眶下缘交界之下约1cm处(图2-1-17),用手指可扪到该孔锐利的上缘有助于该孔定位。

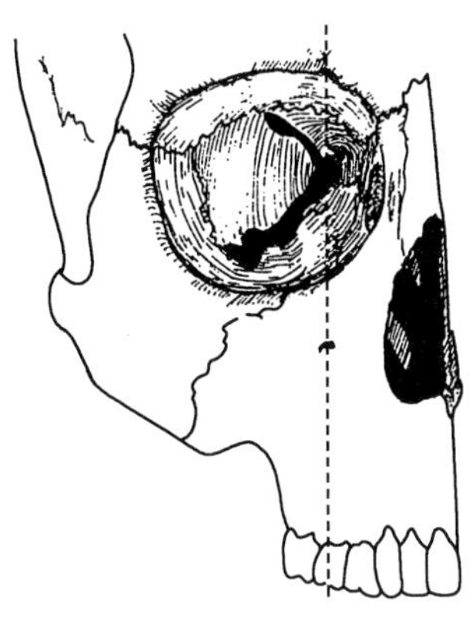

图2-1-17 眶下孔位置

根据手指扪到的眶下孔定位点用25mm长的针头从鼻翼沟外侧旁数毫米斜向上、后外方刺入(图2-1-18),当针尖碰到骨后,经几次碰刺找到眶下孔,让针尖刺入孔内约10mm处,注入麻醉药0.5~1ml。如注后感到同侧上门牙麻木,则表示前上牙槽神经亦已被麻醉,这样鼻底及鼻泪管下段亦可同时得到麻醉。

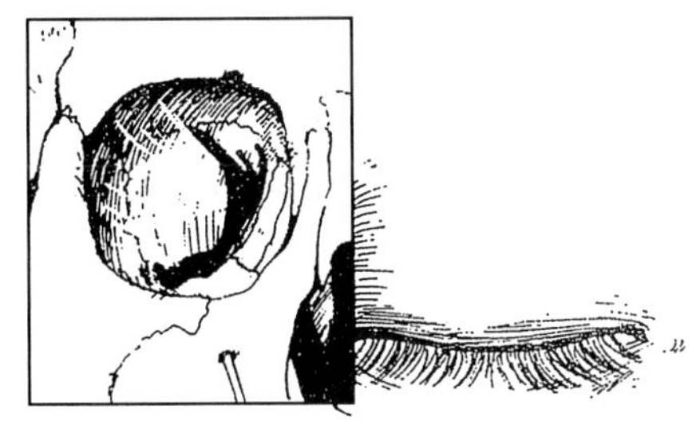

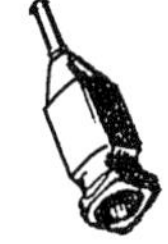

图2-1-18 眶下神经阻滞麻醉(经眶下孔)

另一方法是从眶外、下缘交界处入针,斜向鼻、后方向,紧靠眶底进行,可以碰到眶下沟(图2-1-19),回抽无回血后,注入麻醉药2ml,这样也可以把眶下神经及前上牙槽神经同时麻醉。

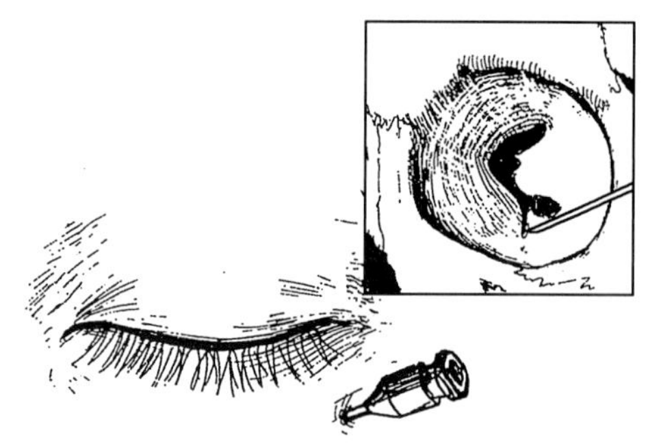

图 2-1-19 眶下神经阻滞麻醉(经眶底)

(7) 颧面神经阻滞:此法可以麻醉眶外侧部分。颧面神经是上颌神经分出的颧神经分支,从眶外侧的前下方穿过眶壁,在眶外、下缘交界下约 10mm 处颧弓出口。麻醉时短针头在眶外、下缘交界下 10mm 处直刺向骨壁(图 2-1-20),注入麻醉药 1ml。

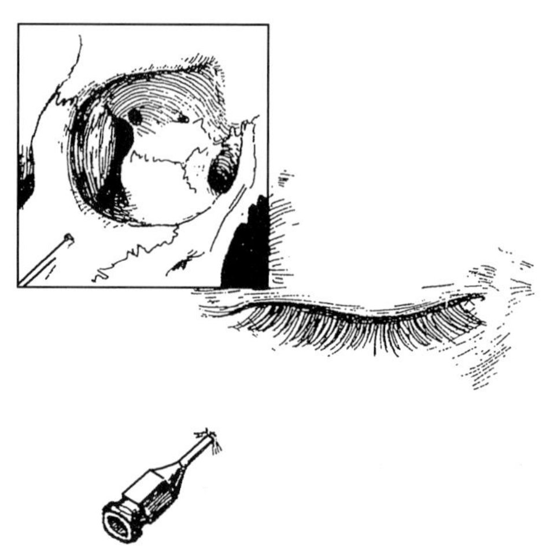

图 2-1-20 颧面神经阻滞麻醉

三、局部麻醉的毒副作用

局部麻醉药物的毒副作用主要是中枢神经系统兴奋及心血管系统的抑制。产生毒副作用与用药的剂量、注射的速度、注射部位血管的多少、药物对局部血管的作用、药物本身的毒性,以及药物代谢的速度等有关。

对神经系统的作用是由于阻止了抑制通道而继发中枢神经系统兴奋。早期症状为多语、口周麻木、刺痛感、复视及耳鸣等。较重者表现眼球和面部震颤、肌肉抽搐甚至惊厥。严重者呈昏迷和呼吸抑制。

对心血管系统的影响是由于它令心肌细胞膜电位稳定,从而使其传导性、收缩力及应激性下降所致。当心肌抑制和周围血管扩张,则可出现周围循环衰竭、心力衰竭甚至全身循环衰竭,患者表现为缺氧及酸中毒。

此外,眶内注射局部麻醉药有术后发生复视的报道。其原因可能是:眶内出血较多、局部肌肉内出血,或者是药物本身对肌肉的毒性作用所致。已有人证实利多卡因和丁哌卡因可引起肌肉纤维中毒而变性,并导致术后短暂性复视。

以上的毒副作用虽属罕见,但在临床实践中应有所认识。其产生的原因是药物用量过大或注射入血管内。因此,使用局部麻醉药应该使用最低的浓度和最小有效剂量,并在每次注药前,先要回抽注射器无回血方可注药。

一旦出现毒副作用症状,应立即停止注射麻醉药,并快速给氧。有痉挛、震颤或抽搐者应静脉注射地西泮 5~10mg 和硫喷妥钠 50~100mg。如不能控制则给琥珀酰胆碱,并插管给氧。对血压下降者可静脉补液及用血管加压药。心跳停止则按常规抢救。

第二节 全身麻醉

眼压和眼心反射分别是内眼和外眼手术所涉及的两个重要问题,与麻醉关系极为密切。眼科的一些疾病是全身疾病在眼部的表现。而围术期用药又常干扰患者的正常生理。均需特别引起重视。

一、麻醉前评估和准备

(一) 注意并发症,正确处理影响全身麻醉的疾病

患者中老年者比例大,并有呼吸、循环或内分泌系统疾病者相应较多。小儿眼科患者常伴有先天性疾病。眼外肌疾病有关的综合征有类重症肌无力综合征,与重症肌无力相似,不同点在于对非去极化肌松药敏感,但用胆碱酯酶抑制剂效果不明显,肌电图表现与重症肌无力不同。糖尿病患者易发生糖尿病白内障和出现眼底病变。如无特殊情况,一般不应中断患者的常规药物治疗。哮喘、高血压、心绞痛、充血性心衰或糖尿病患者手术当日一般不要停止用药。

(二) 注意维持术中眼压平稳

眼科手术的麻醉管理要求在术前、术中和术后都要控制好眼压。术中眼压突然、急剧的升高可影响眼内血供,且有发生眼内容物脱出、压迫视神经的危险,而眼压降低则增加视网膜脱离和玻璃体积血的发生率。因此,维持术中眼压平稳是眼科全身麻醉的重点之一。

影响眼压改变的因素有以下几点:

(1) 全身因素:当血浆溶解质浓度升高时眼压下降,反之眼压升高。全身的动脉压对眼压的影响极小;但静脉压的影响较大。为此,当术中发生球后出血、咳嗽及呕吐等,均可因静脉压升高而引起眼压明显升高。此外,当动脉血二氧化碳分压($PaCO_2$)升高时,眼压也升高;而在换气好,动脉血中二氧化碳分压降低可令眼压下降。还有头低位、导致颅内压增加的因素、呼吸困难等也会令眼压升高。

(2) 术前或术中用药的影响

1) 导致眼压升高的药物有:胆碱能药物、β 受体兴奋剂、散瞳药、氯化琥珀胆碱、十烃季铵等。去极化肌肉松弛剂只引起短暂的眼压升高。其原因是眼外肌中含有一种独特的肌纤维,去极化肌肉松弛剂可令它产生缓慢的张力收缩,故导致眼压升高。闭角型青光眼术前禁止局部应用阿托品是公认的,但作为手术用药全身应用 0.5mg 是允许的,可在给予肌注阿托品前 1 小时先用 1% 毛果芸香碱滴眼 2 次,完全可以防止其瞳孔散大作用。

与大多数麻醉药不同,氯胺酮可使眼压升高 10%~15%。据认为这是由于眼外肌张力增加而产生的眼压升高,如能

与其他麻醉药合用，可消除此不良作用。

2）引起眼压降低的药物有：缩瞳剂、抗胆碱酯酶药物、α受体兴奋剂、β受体阻滞剂，大多数全身麻醉剂、镇静剂、安定剂及催眠药，非去极化肌肉松弛剂（箭毒、维库溴铵和阿曲库铵等），球后阻滞麻醉，以及利尿剂等均可使眼压降低。

为了保持术中眼压正常，眼科手术的全身麻醉应注意以下事项：①在麻醉前用药中，须使用适量镇静剂及镇吐剂；②麻醉诱导和气管插管时，要求平稳，避免出现兴奋、挣扎及血压升高现象；③全身麻醉要维持适当的深度；④使用琥珀胆碱前，静注少量非去极化肌松剂，或术前给予乙酰唑胺及普萘洛尔可以预防琥珀胆碱引起的眼压升高；⑤术中要维持患者原来的血压水平；⑥对原有高眼压的患者，可在术中加用高渗利尿剂。

（三）注意眼科用药的全身作用

麻醉医师和眼科医师都必须了解眼药水能通过切开的充血结膜被迅速吸收，虽然量少，但由于浓度高，也可产生全身效应。婴幼儿和老年患者尤易受累。

眼科围术期用药常干扰患者正常生理，对全身循环、呼吸系统功能产生影响，还可与麻醉药或肌松剂产生相互作用。能够产生全身效应的眼药水包括去氧肾上腺素、肾上腺素、噻吗洛尔、乙酰胆碱、阿托品和可卡因等等。术中需注意观察患者的病情变化。为减少药物的吸收，在表面滴药后压迫鼻泪管入口处1~2分钟。

某些眼科病患者需要长期服药如皮质类固醇、乙酰唑胺等，术前应纠正其生理状态，术后追踪观察。

（四）麻醉前胃肠道准备和用药

成人一般应在麻醉前至少6小时，最好8小时开始禁饮、禁食，以保证胃彻底排空；2岁以上小儿术前禁饮、禁食时间应为6~8小时；婴儿在术前4小时禁食。有关禁饮、禁食的重要意义，必须向患儿家属交代清楚，以争取合作。

麻醉前用药的目的除了使患者镇静，抑制呼吸道黏膜腺体和唾液分泌外，还要考虑减少麻醉中自主神经反射，减少恶心、呕吐，维持稳定的眼压。阿托品不仅可有效地抑制呼吸道分泌物，还可在一定程度上预防术中眼心反射。小儿麻醉前阿托品的剂量要足，一般剂量为0.01~0.02mg/kg皮下注射。地西泮口服或肌注，具有令患者安静、记忆丧失的作用，但急性闭角青光眼患者不宜应用。咪达唑仑起效快，半衰期短，效果显著。哌替啶、吗啡有镇静镇痛作用，但易致恶心呕吐，可与止吐药合用。1岁以内婴儿可只用阿托品或海俄辛。

二、眼科手术全身麻醉的常用方法

（一）氯胺酮麻醉

5%盐酸氯胺酮（ketamine hydrochloride）是Domino等人于1965年推荐的新的苯环哌啶（phencyclidine）的衍生物，系非巴比妥类、非麻醉性镇痛药类的全身麻醉药。氯胺酮由于其良好止痛作用的同时，咽部的保护性反射大部分依然存在，自主呼吸仍保留，特别适用于手术时间较短，要求止痛作用好，但又不需要控制呼吸的病例如角膜异物剔除、皮肤或角膜拆线等，合作小儿开放静脉后予氯胺酮1~1.5mg/kg静脉注射，不合作小儿予氯胺酮2~4mg/kg肌注待患儿入睡后可行手术。术中常规吸氧，为保持其呼吸道通畅，必须加强呼吸管理，密切观察通气氧和效果，及时排除潜在危险。其明显的缺点是升高眼压、颅内压和血压，出现精神症状，目前较少单独使用，可辅以静脉麻醉药如丙泊酚、咪达唑仑。氯胺酮可引起唾液腺和支气管腺分泌增多，故麻醉前常规给予阿托品或东莨菪碱以保持呼吸道通畅。

（二）丙泊酚复合氯胺酮全凭静脉麻醉

丙泊酚起效快、代谢迅速，因此具有十分突出的清醒迅速而完全的优点。丙泊酚降低眼压的作用显著，尤其对于已有眼压增高的患者。其不良反应表现为在该药快速大剂量静脉注射时（大于2.5mg/kg）可引起血压下降和呼吸抑制，对心率影响则不明显。

近年来将丙泊酚与氯胺酮合用，既能克服氯胺酮的缺点，又可以减少丙泊酚的不良反应，用于全身静脉麻醉是一种较理想的组合，因此在临床上得到了较广泛的应用。在眼科手术中适用于小儿短小手术如白内障、睑板腺囊肿刮除、眼部小肿物切除术等。合作小儿开放静脉后予氯胺酮1~1.5mg/kg静脉注射，不合作小儿予氯胺酮2~4mg/kg肌注后入室，于手术开始前2分钟静脉注射丙泊酚1mg/kg，术中予丙泊酚6~10mg/（kg·h）和氯胺酮1.5~2.5mg/（kg·h）持续静脉微泵输注（每200mg丙泊酚+50mg氯胺酮，以丙泊酚输注速率为主），至术毕，术中以低流量鼻氧。

（三）气管内全身麻醉

适用于需全身麻醉并需要绝对制动的复杂内眼手术及创伤性较大的外眼手术或需要肌肉松弛的手术如斜视矫正术、上睑下垂矫正术等。

常用的麻醉诱导用药为起效迅速的静脉麻醉药、强效镇痛药和肌肉松弛剂。巴比妥类镇静催眠药或丙泊酚、麻醉性镇痛药均可使眼压下降10%~15%，丙泊酚的降压效果更为显著。某些小儿可予七氟醚吸入诱导，入睡后予上述药物诱导后行气管插管。

肌肉松弛剂首选非去极化类，如维库溴铵、阿曲库铵等。去极化肌松剂琥珀胆碱升高眼压，注射该药前先用小量非去极化肌松剂防止或减轻肌颤，但不能确切预防眼压升高。

挥发性吸入麻醉药氟烷、恩氟烷、异氟烷及七氟烷均有降低眼压的作用。麻醉维持可单纯七氟烷吸入维持、七氟烷+丙泊酚静吸复合维持或丙泊酚+瑞芬太尼/阿芬太尼全凭静脉维持。

麻醉诱导和维持要力求平稳，无呛咳及躁动，使用面罩位置得当，不压迫眼球。麻醉管理中应注意全麻深度不宜太浅。气管导管妥善固定，防止手术操作中将其推入气管内过深诱发呛咳，也不宜于术毕麻醉过浅时刺激气管引发剧烈呛咳。

（四）喉罩通气在眼科麻醉中的应用

大部分眼科手术不需要术中使用肌松剂控制呼吸，但要求麻醉清醒快而完全，尤其眼底手术恢复期应尽量平顺，手术后需要尽快改为特殊体位（如俯卧位）以提高手术的成功率。气管内插管由于操作刺激较大，拔管呛咳等不利因素使其应用受到一定的限制。喉罩不会对喉头、气管造成损伤，操作简便，无论患者自主呼吸还是辅助或控制呼吸均能经喉罩施行。由于对咽喉部刺激轻，因此对循环功能的影响也较小。浅麻醉下患者能耐受，轻度改变体位时不会诱发咳嗽反射。

由于不需要肌松剂，自主呼吸存在，在较浅麻醉下可通过喉罩维持通气，但仍需注意通气效果，给予相应的监测。使用喉罩时还要注意饱胃、严重肥胖或肺顺应性低的患者和有潜在气道梗阻的患者等不能使用；麻醉维持不宜过浅；术中注意喉罩有无移位或脱出。

（五）监测下麻醉管理（MAC）在眼科麻醉中的应用

目前将麻醉科医师参加的从术前评估、制定麻醉计划到指导给药达到所需程度的镇静镇痛或对局部麻醉患者监护，随时处理紧急情况称为监测下麻醉管理（monitored anesthesia care，MAC）。随着显微外科技术的发展，眼科手术已较以前更为精细和复杂。对于合作的成年患者虽然相对部分手术可以在局部麻醉下施行，但局部麻醉难以克服患者的紧张焦虑心理，还由于局部麻醉止痛范围有限，对于时间长、刺激较强的手术，患者常感觉不同程度的疼痛和不适。所以近年 MAC 合用局部麻醉受到欢迎和重视。

临床上常用药物为咪达唑仑、芬太尼、丙泊酚等，患者入室开放静脉后，予咪唑安定 1.5~2mg 静注让患者入睡，继而给予镇痛药如芬太尼 0.25~1.5μg/kg，术中可予丙泊酚 2~5mg/（kg·h）持续泵注维持，并根据手术需要间断追加芬太尼。给药的技术有间断分次给药、连续注入和患者自控镇静或镇痛。以联合用药为原则。术中可与患者保持语言联系，随时了解镇静镇痛程度以调整注药速度达到最佳的麻醉效果。在某些手术中如斜视矫正术患者还可按指令转动眼球，提高了手术的质量。

第三节　眼科急症手术的麻醉

眼科急症手术最常见的是开放性眼外伤手术，对伤口较大者用表面麻醉加局部麻醉有时是不安全的，如患者不合作及有全身麻醉条件，应采用全身麻醉下手术，以便减少术中眼内容物脱出。

临床上最常遇到的是开放性眼外伤的饱胃患者。即使患者在受伤后已经数小时没有进食，但如果是在最后进食后 8 小时以内受伤的患者均应认为是饱胃患者，因为创伤后胃排空会由于疼痛和焦虑而延迟。对此类患者麻醉处理要点在于既要防止胃内容物的误吸又要防止眼压（IOP）骤增，因为这可导致进一步的眼部损害和失明。

对此类患者，术前准备的目的是通过减少胃内容物和胃液的酸性来减少发生吸入性肺炎的危险。插鼻胃管排空胃内容可能导致咳嗽、干呕等不适，可显著地增加眼压，故不推荐使用。如果患者进食不久，可推迟急症手术数小时，使胃内容物误吸的危险降至最低。但等待数小时并不能保证胃排空，因此如果可能应早期应用甲氧氯普胺（0.15mg/kg，IV），可增加食管下段括约肌张力，加快胃排空，减少胃液量，并有止吐作用，每隔 2~4 小时可重复使用。还有 H_2 受体拮抗剂如雷尼替丁（50mg，IV）、西咪替丁（300mg，IV）和法莫替丁（20mg，IV），可抑制胃酸分泌。但由于对给药前的胃液 pH 无影响，故对马上要进行急诊手术的患者应用价值有限。

快速麻醉诱导前，可以采取一些预防性措施以减轻喉镜和气管插管时的心血管和 IOP 反应。诱导前 3~5 分钟静脉注射瑞芬太尼（0.7μg/kg），芬太尼（3~5μg/kg）、阿芬太尼（20μg/kg）或利多卡因（1.5mg/kg）均可不同程度地减弱这种应激反应。β 受体阻滞药，如艾司洛尔（0.5~1mg/kg）、拉贝洛尔（0.05~0.1mg/kg，IV），对插管时的心血管反应也有抑制作用，尤其是对心绞痛或高血压患者更有应用价值。

饱胃患者的理想诱导用药应该快速起效以使反流的风险降至最小，同时不应增加由于眼压升高而导致眼内容物脱出的危险。实际上，大部分的静脉诱导用药均可降低眼压。尽管关于氯胺酮对眼压影响的研究尚无定论，但由于其致眼睑痉挛和眼球震颤的高发生率，氯胺酮不推荐用于穿透性眼外伤。琥珀酰胆碱可使眼压一过性增高，其预处理对饱胃患者的效果仍有争议。

非去极化肌松药可降低 IOP，因此在眼穿通伤手术中，推荐使用改良的快速插管技术，包括预吸氧，咪唑安定或丙泊酚诱导，应用大剂量非去极化肌松药和环状软骨加压 2 分钟。应用此技术时仍要求麻醉医师采取前述预防措施，以防止喉镜或气管插管后 IOP 的增加。应用足够剂量的短效或中效非去极化肌松药，如维库溴铵、美维库铵或罗库溴铵，能够保证肌松及时起效（90~120 秒内），而持续时间不长，不产生过度心血管反应。不管选择何种肌松药，插管操作都必须在完善肌松下进行，以避免气管内插管引起的呛咳导致 IOP 剧增。

在眼穿透伤手术全麻期间，必须确保足够的麻醉深度以保证患者不会躁动或咳嗽。插管时有误吸风险的患者，在拔管和紧急情况的时候也面临同样的风险。因此，拔管必须延迟直到患者神志清醒和保护性气道反射恢复良好（如自主吞咽和咳嗽）才进行。术中给予止吐药物和放置鼻胃管胃肠减压可能可以减少紧急情况下呕吐的发生率。在患者清醒前约 5 分钟给予利多卡因（1.5mg/kg，IV）、瑞芬太尼（0.5μg/kg，IV）或非麻醉性镇痛药（如氟比洛芬酯 1mg/kg），可以使患者的麻醉苏醒平稳。

第四节　眼科手术常见的麻醉特殊临床状况和并发症

一、玻璃体内气体注射

在视网膜复位术中，眼科医师有时会在玻璃体内注射一小气泡，目的在于利用容积不变的气泡支撑视网膜复位。通常使用六氟化硫（SF_6）和八氟化三碳（C_3F_8），两者均为惰性气体，既不溶于水，也不易弥散。N_2O 扩散的速度是 SF_6 的 117 倍，能快速进入气泡内。如在将气泡注射入玻璃体内后继续应用 N_2O，注射的气泡可快速扩大为原来体积的 3 倍，致使 IOP 从 14mmHg 增至 30mmHg。但在停止使用 N_2O 后 18 分钟内，气泡体积和 IOP 都会下降（从 29mmHg 降至 12mmHg）而导致填充压不足。在全麻期间气泡体积如此快速和剧烈的变化对手术结局可造成不利影响。

将 90% 的 N_2O 从肺内洗出需 10 分钟，因此至少应在玻璃体内注射气体前 20 分钟停止使用 N_2O，才能使气泡体积和 IOP 保持稳定。当手术计划在玻璃体内注射气体时，有些麻醉医师尽量避免使用 N_2O。Wolf 等观察到 SF_6 气泡在玻璃体内至少会存留10天，而其他气体可能存留21~28天之久。因此对于所有在3~4周内有玻璃体内气体注射史的患者，再次实施全麻时均应避免使用N_2O。否则N_2O可使存留的气泡再膨胀和IOP升高，导致视网膜动脉阻塞和失明。如全麻期间发生低血压则更易发生。将实验动物猴玻璃体内注气并放置于模拟商用飞机的压力环境中，最初只有0.25ml的气泡平均使IOP平均升至42mmHg；当环境压力恢复常压后，IOP降至正常值以下。另外，视网膜动脉出现暂时性闭塞。因此，玻璃体内有气泡的患者乘飞机过程中有发生眼损害的危险。

二、局麻药的毒性反应

局麻药毒性反应发生的主要原因是单位时间里误用了超剂量或将过量的局麻药直接注入血管。因此，预防局麻药的毒性反应，关键在于防止或尽量减少局麻药吸收入血和提高机体的耐受力。在现行眼科手术中，因条件所限，局部麻醉占相当的比例。因此，正确地施行局部麻醉操作和防治局麻药的毒性反应显得尤其重要。

局麻药的高敏反应是指患者接受小量(不到一次允许的最大剂量的1/3~2/3)局麻药，可突然发生晕厥、呼吸抑制甚至循环衰竭等毒性反应的先兆。高敏反应一般归因于个体差异。

局麻药毒性反应突出的表现是全身性强直阵挛性惊厥，此时由于通气道和胸、腹部肌肉不协调和强烈收缩，势必影响呼吸和心血管系统，可危及生命。积极防范局麻药毒性反应的发生需注意以下几点：①术前应用非抑制量的地西泮和其他苯二氮䓬类药物，在一定程度上提高局麻药耐受性。②应用局麻药的安全剂量，单位时间内局麻药用量不超过极量，使用剂量个体化。③不同的局麻药混合应用以减少各类局麻药的浓度和用量。④防止局麻药误注入血管内，必须细心抽吸有无血液回流。⑤应用新型的单一立体异构体局麻药(如左旋丁哌卡因、罗哌卡因)，降低CC/CNS比值(即造成不可逆性心血管功能衰竭所需剂量与引发中枢神经系统毒性的剂量之比)，避免出现严重的循环抑制。⑥警惕毒性反应的先驱症状，如惊恐、突然入睡、多语和肌肉抽动。此时应停止注射，采用过度通气，以提高大脑惊厥阈，若惊厥继续进展，则需行控制呼吸，以保持心脏和大脑的充分氧合。

出现毒性反应后，稳定生命体征是首要目的，主要措施有：①立即停止给药，保持患者呼吸道通畅，吸氧，必要时行辅助或控制呼吸；②发生惊厥时注意保护患者，避免发生意外的损伤；③维持血流动力学的稳定和监测患者的体温；④静注地西泮或其他巴比妥类药物，勿应用过量，以免发生呼吸抑制；⑤如果患者在应用巴比妥类或地西泮类药物后仍继续惊厥，则应用肌松药是适应证。

三、眼心反射

眼心反射(oculocardiac reflex，OCR)是在压迫、刺激眼球或眼眶，牵拉眼外肌时引起的由迷走神经介导的心动过缓或心律紊乱。目前认为眼心反射的感受器为眼球或球后组织，传入神经为睫状神经和三叉神经眼支，反射中枢为延髓迷走神经核，传出神经为迷走神经，效应器为心肌组织。也有学者认为，刺激的传入神经除三叉神经外，可能还有其他自主神经的参与，并不排除可能还有体液性因子参与反射。

一般认为心率下降10%~20%以上是典型的眼心反射。眼心反射在眼科手术中发生率在16%~100%。凡刺激眼球或眼部组织的各种因素均可直接诱发OCR，大量临床观察表明，在各种眼科手术中，牵拉眼外肌、压迫眼球和眶内加压3种操作OCR发生率最高，牵引眼外肌(尤其是内直肌)则最易引起OCR。在年龄分布上，儿童比成人更易发生。

术中的OCR持续时间一般不超过1分钟，多数持续20~40秒，主要表现为心动过缓伴血压下降，患者主要症状为心前区憋闷不适，以及面色苍白、口唇青紫、全身湿冷等末梢循环障碍表现，严重者出现意识障碍。呼吸系统变化包括呼吸减慢、呼吸幅度增大和吸气延长等。消化系统腺体分泌增多，胃肠运动亢进，括约肌舒张等导致恶心、呕吐。心电图主要改变是窦性心动过缓，其他异常有房室传导阻滞、二重节律、异位起搏点、各型期前收缩，不同程度的心传导阻滞及心室纤颤等。

眼科手术和检查引起的轻度眼心反射较为常见，一般停止操作可自行恢复。而严重的眼心反射，可导致心律紊乱、心脏停搏甚至死亡。无论进行全麻或局部麻醉，眼心反射均时有发生，因此眼科和麻醉医师在进行眼科手术的麻醉时，应当有眼心反射的概念，尽可能严密观察和及时处理。防治眼心反射的措施主要包括以下几个方面：

1. 术前进行眼球压迫试验　用于检查患者有无迷走神经兴奋性过强。方法是让患者闭眼静卧数分钟后，指压眼球5~20秒，如出现脉搏减慢超过10次者，则表示迷走神经兴奋较强，应采取相应措施防止眼心反射发生。

2. 球后阻滞麻醉　有人认为球后阻滞麻醉可对睫状神经和三叉神经眼支起到良好的封闭阻滞作用，从而阻滞了眼心反射传入途径。因此在眼科手术中，正确适当的球后麻醉可以降低眼心反射的发生率。但如操作不当，球后麻醉本身也可以引起眼心反射。此外，对眼外肌作浸润麻醉也可减少眼心反射的发生。

3. 术前和术中应用阿托品类药物　小儿和全麻患者常规应用阿托品，可竞争性抑制迷走神经的神经肌肉突触胆碱能受体，减轻和缓解眼心反射，使术中眼心反射发生率降低。阿托品既可预防眼心反射的发生，又有治疗眼心反射的作用。因此，认为眼科斜视手术前除非确有禁忌，否则宜常规给予阿托品作为麻醉前用药。

4. 术中心电监护　术中进行心电监护，可通过心电图的变化，及时发现眼心反射的发生与严重程度，以便及时处理。有条件的单位，均应在心电监护下进行眼科手术。

5. 麻醉与手术操作　术中轻柔操作、避免过度牵拉和压迫是预防和减轻眼心反射的最佳方法。对术中必须进行的牵拉和挤压操作，应间歇进行。浅麻醉、缺氧或二氧化碳蓄积以及迷走张力增加时，眼心反射加重。故术中应注意维持一定的麻醉深度，并减少不利因素。

6. 治疗　在眼科手术中，一旦发生OCR，必须立即停止手术操作，严密观察患者的生命体征，一般很快就可恢复。如病情不见好转或进一步发展，应立即用阿托品静脉注射 0.007mg/kg，儿童 0.01mg/kg，并适当加深全麻，确保呼吸道通畅，避免缺氧和二氧化碳蓄积。如伴低血压，应加用血管收缩药，可选用麻黄碱静注。如发生心搏骤停，除静脉注射阿托品外，应立即按心肺复苏进行处理。

四、恶性高热

恶性高热（malignant hyperthermia，MH），临床上多因吸入强效的全身麻醉药并同时应用琥珀酰胆碱而诱发，以肌肉强直、挛缩为特征的骨骼肌高代谢状态，呼出 CO_2 和体温骤然升高、心动过速，并出现肌红蛋白尿等综合征，目前认为 MH 受累肌肉对各种刺激发生异常反应，其主要原因是来自肌浆 Mg^{2+} 对抑制肌浆网释放 Ca^{2+} 能力的下降，细胞内 Ca^{2+} 的增高可消除肌钙蛋白对收缩蛋白的抑制，使肌肉发生持续收缩，产生高代谢体征。麻醉期间多为骤然发病，少数患者也可延缓数小时才趋显著。追询患者家族史，可以有因手术或麻醉死亡的意外发生，提示可能存在常染色体显性遗传。

有人认为斜视与潜在的肌病相关，这类患者发生恶性高热的风险更高。使用氟烷和琥珀酰胆碱之后，斜视儿童单纯咬肌痉挛的发生率高于那些无斜视的儿童（2.8% vs 0.72%）。另有研究发现，大约 50% 发生恶性高热的患者在麻醉诱导后出现单纯咬肌痉挛。因为恶性高热在儿童中其总发生率仅为 1/15 000，所以斜视患者应用琥珀酰胆碱后常发生咬肌痉挛提示其更易发生恶性高热。

避免使用琥珀酰胆碱和所有的挥发性麻醉药可减少发生恶性高热的危险性。为了确保及时发现恶性高热，患者全麻期间应严密监测体温、ECG，特别是呼气末二氧化碳浓度（$EtCO_2$）。

恶性高热的临床表现为：无法解释的心动过速；气促和高碳酸血症；酸中毒；即使应用神经肌肉阻滞药，仍肌肉强直；体温上升，甚至可达 44.4℃；低氧血症；室性心律失常；高钾血症；肌红蛋白尿等。

恶性高热及其易感者可安全使用的药物包括巴比妥类、异丙酚、依托咪酯、麻醉性镇痛药、地西泮、咪达唑仑。酰胺类和酯类局麻药也可安全用于这类患者。

恶性高热的治疗处理方法如下：

1. 疑有 MH 发生时，应立即停止手术与麻醉，立即请上级医师帮助解决。

2. 停用所有麻醉药，用纯氧过度通气，如果可能应更换麻醉机。

3. 立即静脉给以丹曲林（dantrolene），首次剂量 2.5mg/kg，每 5~10 分钟重复一次，直至症状消失或总量达 10mg/kg 为止。丹曲林也可用于可疑恶性高热患者的预防，一般于术前 24 小时给药，总量为 4~7mg/（kg·d），分为 3~4 次口服。或在诱导麻醉前先给 2mg/kg，且麻醉中禁用挥发性强的药物及去极化肌肉松弛剂。

4. 根据 pH 和 PCO_2 的测定结果，用碳酸氢钠纠正代谢性酸中毒，先给 100mmol/L，如需要可用达 600mmol/L。

5. 复合降温措施 冰敷、冷盐水输液及冰水灌肠洗胃。

6. 对高血钾，可用高渗葡萄糖及胰岛素处理。

7. 为防急性肾功能衰竭，可通过保持足够的中心静脉压以及应用甘露醇及呋塞米维持尿量。

8. 用普鲁卡因胺控制心律失常。

9. 复发、弥散性血管内凝血和急性肾小管坏死可在恶性高热急性期后发生。因此，丹曲林治疗（1mg/kg，IV 或 q6h，PO）和观察应维持到恶性高热发生后 48~72 小时。

恶性高热的处理，丹曲林是关键性药物，千万不要因任何原因延误使用。而且必须在体温达 40℃以前开始治疗，否则难以成功。

（张振平 凌洪锋）

第三章 眼科手术的基本操作

第一节 常规手术基本操作

一、皮肤的切开与缝合

1. 刀具 目前多用活动的15号小圆刃刀或11号小尖刀片嵌在刀柄上使用。如作较长的长口选用圆刃刀片；如需作特别精细的弯曲切口，可用尖刀片（图3-1-1）。

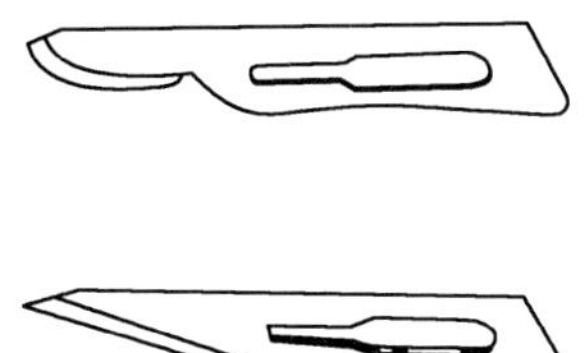

图3-1-1 小圆刀片和小尖刀片

小切口的眼科手术常采用剃须刀片制成刀具。使用时，先把剃须刀片按中央裂缝中向对半折断。然后，以45°的倾斜角将刀刃面折断，使每片刀具有4~6mm长刀锋。手术时，可用蚊式血管钳或持刀片器将刀片夹紧使用（图3-1-2）。用这种刀片作皮肤、角肤、巩膜等组织切开比较方便、经济；且能随时更换，保持刀刃锋利。缺点是刀片较软，不适宜作较厚的皮肤切开。

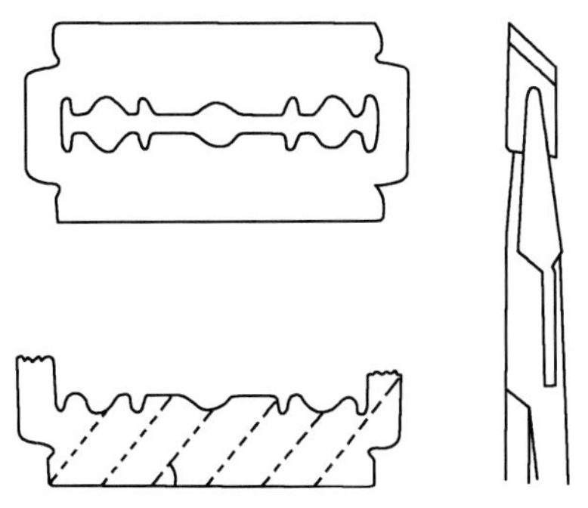

图3-1-2 剃须刀片制成小尖刀片

2. 切开 通常采用执笔式持刀法。切开时要注意：①为保证切开位，置准确，应在注射局麻药前，用甲紫画出眼睑皮肤手术切口的位置，以免因注射麻醉药后组织肿胀而产生切口位置错误；②在可以选择的情况下，切口的走向应与皮纹一致，切口尽量避免和皮纹垂直相交，以减轻愈合后的瘢痕形成；③刀片应垂直于皮肤表面切开，边缘要整齐，以免影响切口愈合及其外观。

3. 缝合 缝合时要求切口边缘对合准确，并有适当的张力，使切口边缘互相接触，迅速愈合及减少术后瘢痕形成。皮肤缝合多用间断缝合法，但对皮下组织较厚的切口部位，缝合时缝针的通道要达到或接近切口的底部，以便切口闭合后不遗留死腔。为此，操作时应用镊子翻转切口的边缘，且入针和出针应近垂直，但入针不宜距切口过远，并使针尖经过深部组织时尽可能距切口边缘远些。这样结扎缝线时，切口的深浅层组织均能紧密接合，同时切口边缘的表面略向上隆起（图3-1-3）。如只作浅层缝合，或进针及出针位置距切口过远，则结扎缝线后浅层组织收紧，切口表面呈现凹陷，而深部组织遗留死腔，或浅层组织直接与深层组织愈合，以致日后形成凹陷的瘢痕（图3-1-4）。

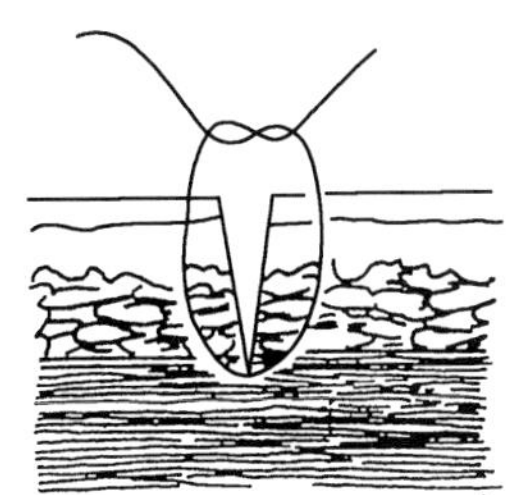

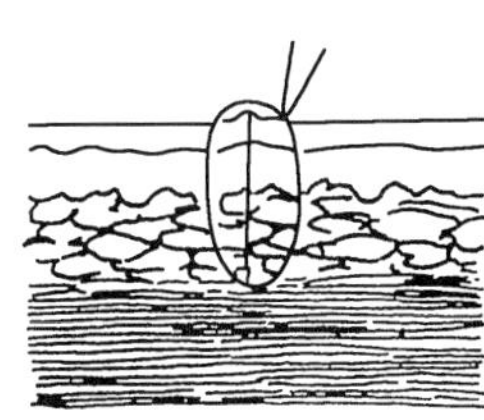

图3-1-3 正确的皮肤缝合

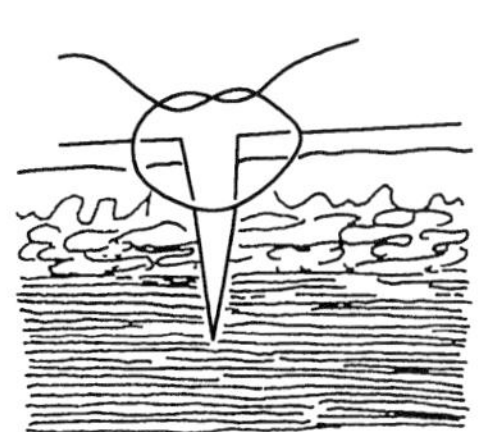

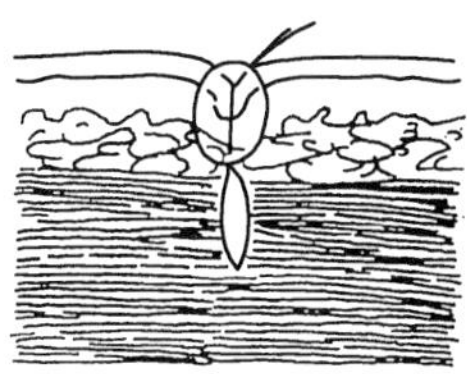

图3-1-4 缝合过浅，出入针过远

深切口的缝合可分别作深、浅层缝合。缝深部组织时，可用可吸收缝线或丝线，缝针先从切口的底部和深部组织通过并结扎，使线结深埋在组织内。然后再作表层组织缝合。如果要完全避免埋藏缝线的线结刺激，也可以使用“8”字缝合（图3-1-5），但缝合时必须注意深、浅层组织的准确对合。

顺皮纹规则无张力的眼睑皮肤切口，为减少术后瘢痕

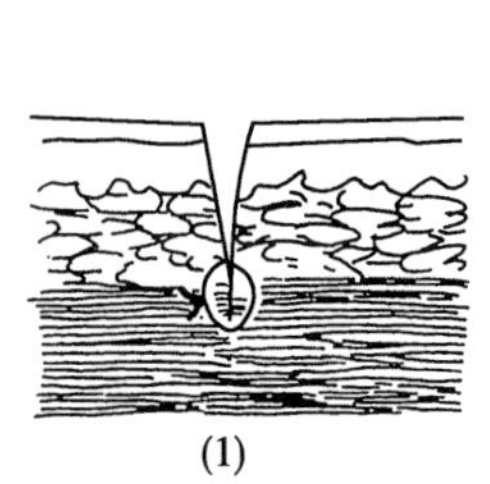
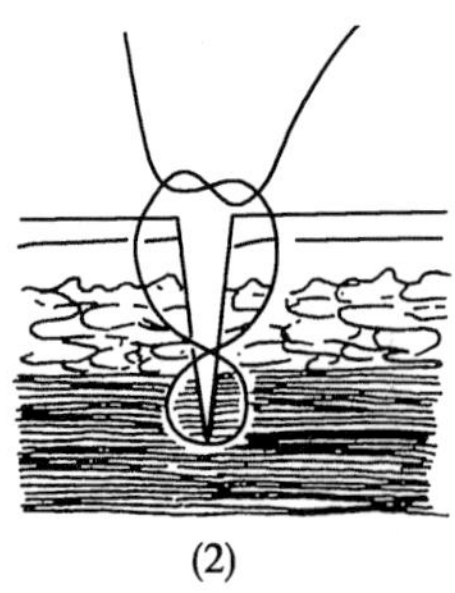

(1)　　(2)

图 3-1-5　深切口的缝合

形成，可采用 7-0 尼龙线作皮内连续缝合(图 3-1-6)。缝合后，拉紧尼龙线的两端，分别用胶布将线端固定于切口两端的皮肤上。拆线时，只要顺缝线的走向从缝线的一端缓慢牵拉便可将缝线取出。然而，对较长的切口，如缝合后发现切口某处有局部裂开，可补充作 1~2 针间断缝线。

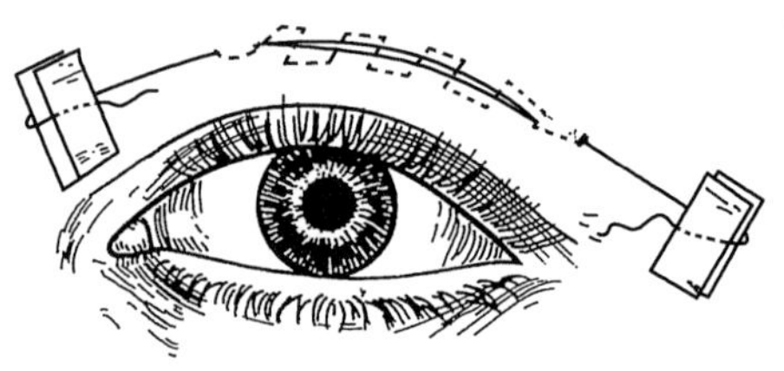

图 3-1-6　连续皮内缝合

对张力较大且较长的皮肤切口，为防止术后切口崩裂，可在间断缝合的基础上，再间隔作近远及远近式缝合(图 3-1-7)，或采用垂直的褥式缝合(图 3-1-8)，以便减轻切口张力，加强边缘对合的力量及消除可能存在的深部死腔。

4. 结扎缝线　眼科手术皮肤切口缝合的缝线结扎，大部分都是用持针钳或蚊式血钳与镊子或手指协助完成。采用丝线打结一般采用方结(图 3-1-9)，打结的松紧度要适中，过松时切口对合不紧贴；过紧则妨碍切口的循环，且易损害

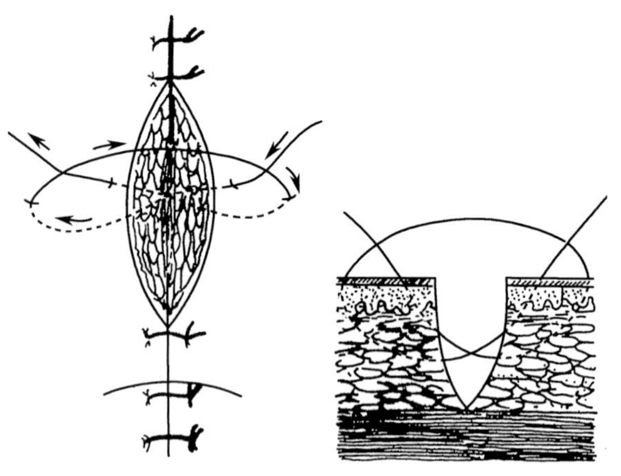

图 3-1-7　近远、远近式缝合

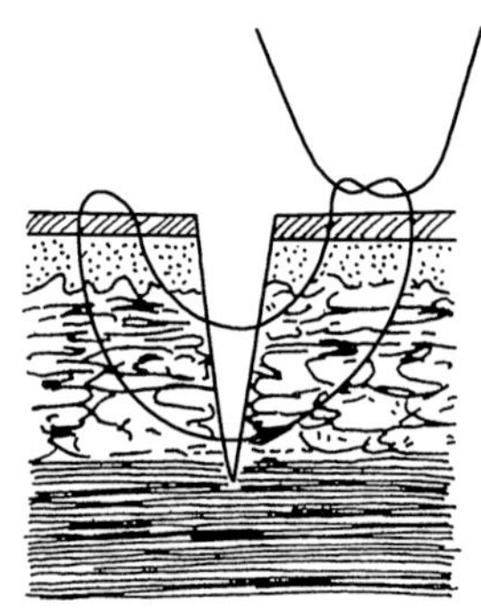

图 3-1-8　垂直褥式缝合

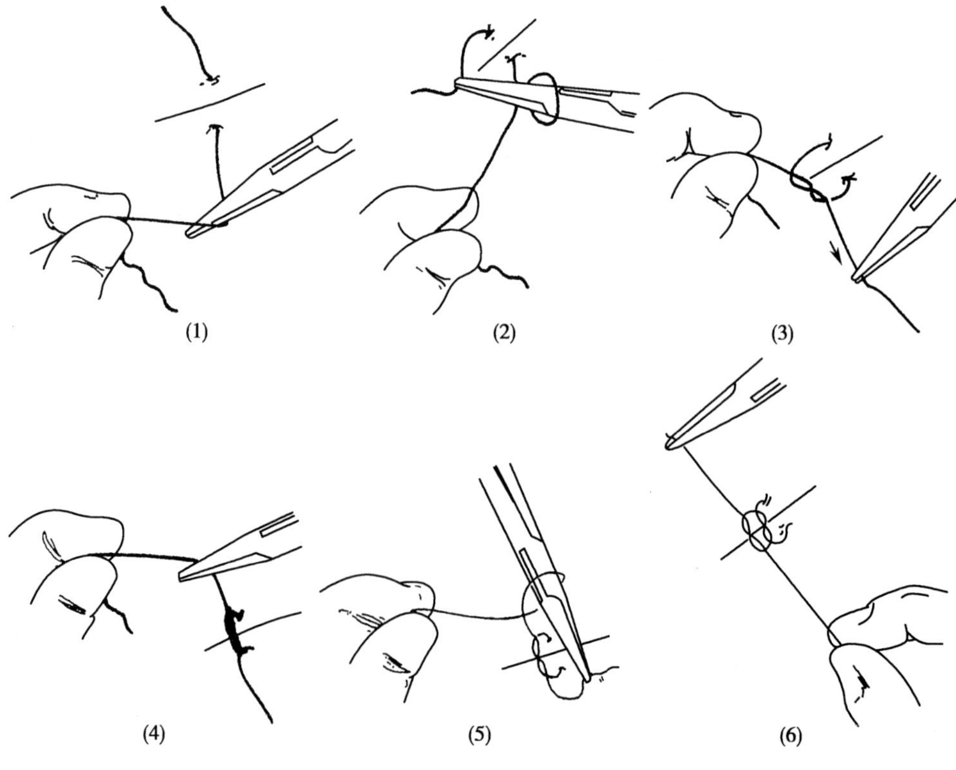

图 3-1-9　缝线的结扎

线圈内的组织。如使用单丝尼龙线应作三线环打结法，且第一个线环应绕线两次(图 3-1-10)。

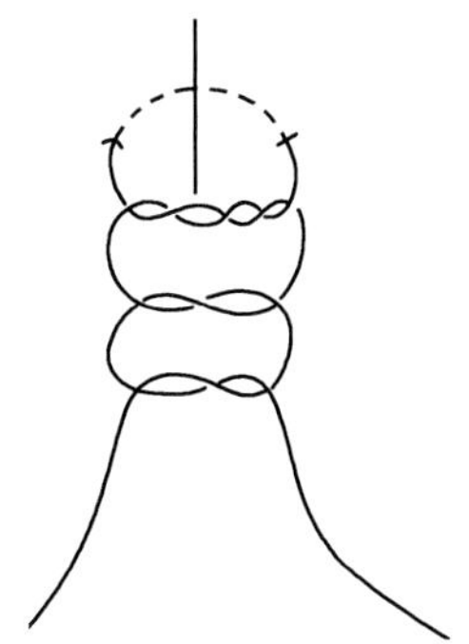

图 3-1-10　三线环打结法

二、结膜的剪开与缝合

1. 剪开　球结膜和穹隆结膜因质薄且移动性大，故不宜用刀切开，而需用剪刀剪开。为此，手术时不应在结膜下注入过多麻醉药，以免结膜高度隆起而导致剪开位置错误。关于这一点在作抗青光眼过滤手术时尤显重要，当剪开位置过低会影响过滤手术效果。所以，在结膜下注射麻醉药后，应用棉签或扁平的器械将麻醉药向外周推散，待结膜平坦确定结膜准确切开位置后，再用无齿镊子在该处将结膜和眼球筋膜同时捏成一小褶，接着用剪刀尖紧贴镊子旁并压向巩膜面，把结膜及眼球筋膜同时剪开(图 3-1-11)。最后，将剪刀一页的尖端入剪开口内，并顺巩膜表面推进分别向两侧扩大剪开口。这样切口的组织不会错乱，缝合时切口整齐且瘢痕少。

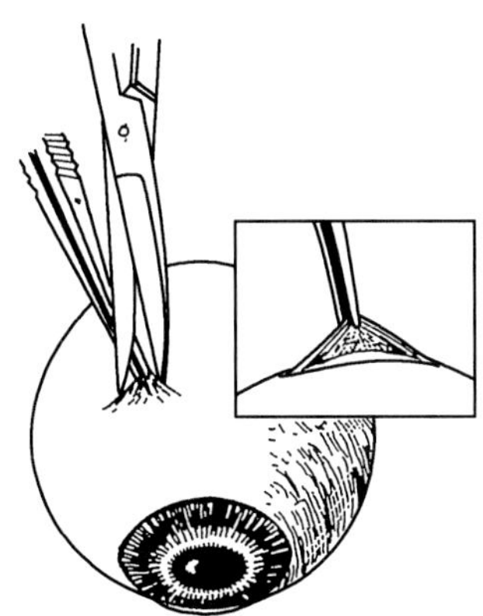

图 3-1-11　结膜及眼筋膜的剪开

如单为采取结膜瓣作移植用，则应将麻醉药注射到结膜与眼球筋膜之间，使结膜隆起，以便用细镊子或穿过的牵引线将结膜提起，再用剪刀剪开。

由于结膜经过剪开和分离后，容易与巩膜发生粘连，故需用结膜瓣遮盖伤口表面等治疗时，必须考虑将来是否要利用该范围的结膜作为抗青光眼过滤手术。

2. 缝合　结膜的再生能力强且移动性大，故较小的切口或缺损面可以自行愈合。较大的切口通常用 5-0 丝线将其连同眼球筋膜作间断或连续缝合，但注意勿使眼球筋膜组织外露或嵌顿于切口内。行抗青光眼过滤手术时，应将结膜和眼球筋膜作分层缝合。球结膜及穹隆部结膜虽然移动性大，但本身较脆弱，故移动结膜覆盖缺损面时，应先充分游离两侧的结膜再行缝合，否则容易发生切口崩裂。在作结膜瓣移植时，应作细致的间断缝合，且缝合时要穿过该处的浅层巩膜组织，使植片能在固定的位置上生长。通常结膜的间断缝线可于术后 5 天拆除，否则将于 1~2 周内自行脱落。

三、止血技术

止血是眼科手术的关键操作之一，只有确切的止血才能将术野充分暴露，并避免术后术野出血导致的相关并发症。

手术时应根据出血的具体情况灵活运用各种止血手段，如术野较局限的创面渗血，可用棉签压迫出血部位，可使微小血管管腔闭塞，从而达到止血的目的。

如需保持术野相对长时间的暴露，一般采用烧灼器止血。因为不同烧灼器的止血强度不同，一般在使用烧灼器前，先用烧灼器轻微接触术野周边位置，以判断烧灼器的止血强度，以保证术野表面不渗血又尽量不损伤表面组织为宜。

如果明显的活动性血管出血，应用止血钳夹持止血，根据血管大小不同，使用不同型号的血管钳尽可能准确地钳夹，一般数分钟后即可止血。钳夹时不要夹住周围过多的组织，血管钳的尖端朝下(图 3-1-12)。

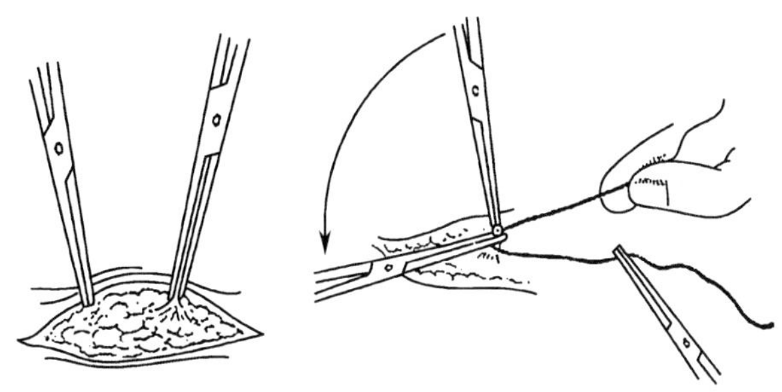

图 3-1-12　结扎止血法

单纯钳夹止血效果不可靠时，可用缝线结扎。先用血管钳尖钳夹出血点，然后将丝线绕过血管钳下的血管和周围少许组织，结扎止血。结扎时，持钳者应先抬起钳柄，当结扎者将缝线绕过血管钳后，下落钳柄，将钳头翘起，并转向结扎者的对侧，显露结扎部位，使结扎者打结方便。当第一道结收紧后，应立即以放开和拔出的动作撤去血管钳，结扎者再打 2 次结。遇有重要血管在打好第 1 道结后，应在原位稍为放开血管钳，以便第 1 道结进一步收紧，然后再夹住血管，打第 2 道结乃至第 3 道结。要看清楚出血的血管后再进行钳夹，不宜钳夹血管以外的过多组织。当看不清血管时，可先用纱布压迫，再用血管钳钳夹，尽可能一次夹住，不应盲目乱夹。对中、大血管，应先分离一小段，用两把血管钳夹住血管两端(近端和远端)，中间切断，再分别结扎或缝扎。结扎血管时必须牢靠，要防止滑脱。对较大血管应予缝扎或双重结扎止血。血管钳的尖端应朝上，以便于结扎。撤出血管钳时钳口不宜张开过大，以免撑开或可能带出部分结在钳头上的线结，或牵动结扎线撕断结扎点而造成出血(图 3-1-13 和图 3-1-14)。

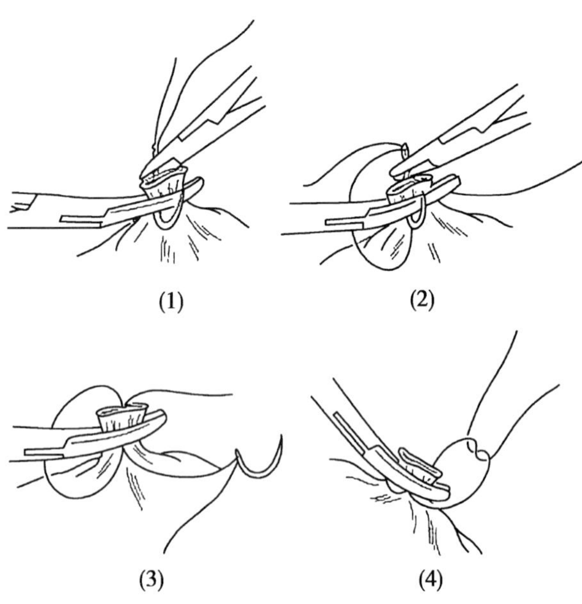

图 3-1-13 缝扎法(1)

(1)以止血点为中心,用弯针将丝线从被结扎的组织中间穿过;(2)绕过一侧,再将缝针再穿过被结扎组织一次;(3)绕过另一侧;(4)结扎

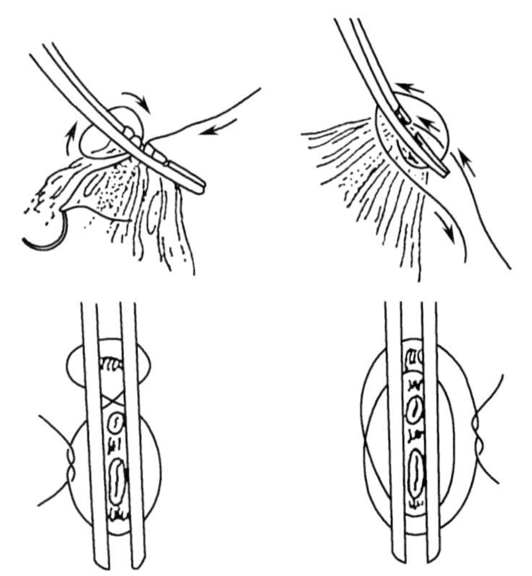

图 3-1-14 缝扎法(2)-两种缝扎法

电凝止血适用于皮下组织的小血管和不易用血管钳钳夹结扎的渗血,不适用于较大血管的止血。利用高频电流凝固小血管止血,实际上是利用电热作用使血管凝结、碳化。用于小血管出血时,可先用血管钳将出血点钳夹,然后通电止血(图 3-1-15)。也可用单极或双极电凝镊直接夹住出血点止血。此法止血迅速,但效果不完全可靠,电凝后的凝固组织有可能脱落而再次出血。

四、上直肌牵引缝线

由于大多数的眼科手术,特别是眼球内手术切口都位于眼球上半周,所以为让眼球处于对手术有利的位置,常需要作上直肌牵引缝线。

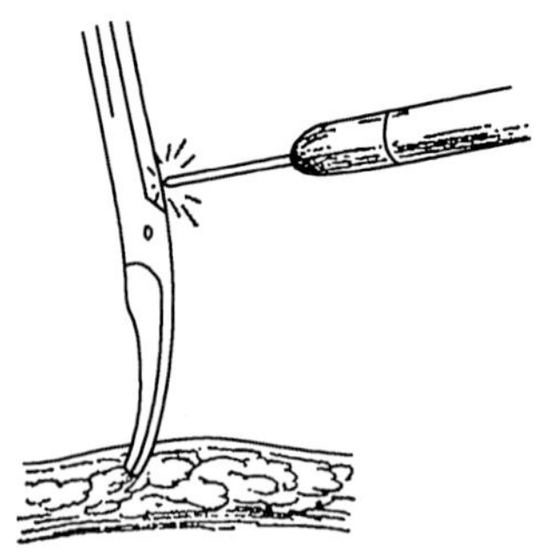

图 3-1-15 电凝止血法

在 12∶00 方位角膜缘后 8mm 处结膜下作浸润麻醉后,用 0.7mm 粗的尖端闭合有齿镊沿 12∶00 方位的球结膜面向角膜缘后滑到上直肌止缘后 2~3mm 处,然后将镊子尖端张开并垂直紧压向眼球表面,同时闭合镊子抓住上直肌止缘稍后处,用镊子将眼球引向下转位,使被夹持的上直肌止缘位置外露于睑裂范围。此时,即可用带 4-0 丝线的 5×14 三角针尖从上直肌旁进针,然后紧贴巩膜表面缓慢滑行,最后经上直肌另一侧缘穿出球结膜外并将针拔出。此时向 12∶00 方位牵拉上直肌牵引缝线,眼球若向下转动表示已达到预期目的,否则应重作上直肌牵引缝线。

在操作中切忌过针太急、针尖过分锐利及进针方向不当,否则极易引起眼球穿孔的严重并发症。

一旦不慎穿破眼球壁,需立即检查穿破的位置。若针尖已达眼球内,需行局部冷凝或电凝及巩膜外加压术,以避免日后继发视网膜脱离。

五、放置角巩膜大切口预置缝线

在完成大的角巩膜板层切口时,宜放置 2 针 6-0 丝线的预置缝线,然后才全层切穿切口。这样可以更精确、安全及容易地完成大的手术切口,又能达到切口最准确复位。

通常作预置缝线的板层切口,要比预置缝线的进针深度略深。缝针以垂直方向从切口旁的组织表面进入,达预期深度即轻轻转动针身,使针尖从切口内穿出少许,待在切口内看见针尖才从同一深度穿过切口对侧,接着将针尖转向上穿出切口旁的组织表面。最后,用前端光滑的打结镊的尖端伸入切口并夹出切口内的缝线,既作为牵引切口用,又可充分暴露切口。待手术行将结束或切口缝合已完成,才将预置缝线拆除。

六、前房穿刺、冲洗、形成和注射术

在行大部分眼球内手术时,若在手术开始初期作一无房水渗漏的前房穿刺口对手术将有很大帮助。它将有利于术中用平衡盐溶液或空气恢复前房、冲洗前房及保持正常眼压。有时,这种切口甚至可使濒临失败的手术转为成功的结果。因此,大部分眼球内手术均应作前房穿刺术。

前房穿刺术的操作方法:行前房穿刺术必须有良好的照明及手术显微镜 8× 放大倍率下进行,以保持操作的安全及准确性。穿刺用的利器其口径应比作为冲洗前房用的针头口径略大。前房穿刺术成功的关键是用作穿刺的器械,术前检查其尖端必须锋利,不能有弯曲、破损或带有

存积物。

穿刺过程中应牢固地固定眼球，固定的部位一般选择在前房穿刺位置对侧巩膜；穿刺口的选择应在角膜缘内2mm刺入角膜。固定眼球的器械可选用手柄结实的0.1mm有齿镊。当眼球已得到牢固地固定时，将15度穿刺刀、矛形巩膜穿刺刀或针头平行虹膜面刺入角膜，待其尖端已进入角膜组织内，持固定眼球镊子的手需向刀的方向缓慢牵拉眼球，使刀尖在角膜组织内逐渐进入2mm后才进入前房，这样所得的穿刺口方可避免房水渗漏。识别刀尖已进入前房的方法是：在手术显微镜下观察，穿刺器械尖端的颜色发生改变。当证实穿刺刀尖端已完全进入前房，则可缓慢退刀(图3-1-16)。

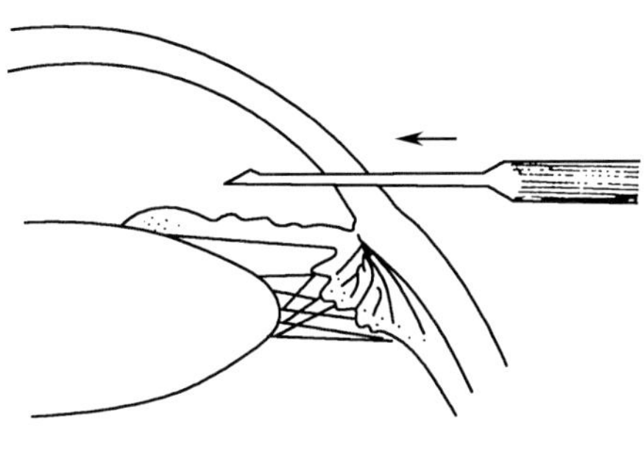

图3-1-16　前房穿刺术

当发生青光眼术后浅前房或角膜穿通伤口缝合完成时，可从上述前房穿刺口伸入前端抛光的极细弯针头，将黏弹剂、注射用水或消毒空气泡注入前房，以恢复前房深度，注意控制眼压。

前房冲洗不但用作采取房水进行诊断性细胞学检查，而且也是一种有效的治疗措施，可应用于前房积血和(或)角膜血染者，白内障术中前房或囊袋内黏弹剂的清除，碱烧伤患者，感染性眼内炎需行病原学检查者。一般多在颞下方角膜缘内作1个3mm长板层切口，再用结核菌素注射器自切口处刺入前房，抽取房水0.15~0.2ml以作检查，继而切开切口的全长，用冲洗针头伸入前房内，以15~20ml平衡盐液反复直接冲洗房角，使液体围绕房角形成环流，以清除前房内和小梁上的血影细胞及碎片，也可在角膜缘颞下或鼻下方做辅助切口，可从上方切口或穿刺口注入生理盐水或BSS液，轻压辅助切口后唇使黏弹剂或积血块排出眼外。注意维持前房深浅稳定，保持眼压在一个动态平衡中。

如术中需联合前房注射时用冲洗钝针头进入上述穿刺口，注入平衡盐溶液或药液。单纯前房注射时，用一次性注射器针头在颞侧角膜缘内透明角膜处，平行于虹膜平面，作前房穿刺，缓慢注入BSS液或药液，使前房加深恢复，要较正常深些，使眼压升高至20mmHg左右。

七、角膜及巩膜的切开与缝合

角膜及巩膜的切开必须慎重，特别是前者，原则上要求切口整齐，避免不必要的损伤，更不要随便牺牲组织；切口的缝合必须对位准确，使术后尽可能不影响其透明度和屈光状态。由于手术比较精细，术时最好能在手术放大镜或手术显微镜下操作。

1. 刀具　角膜及巩膜的韧度较大，用作切开的刀具必须薄而锋利，使用前宜经过仔细检查。垂直的切口可按切口的形态分别选用尖刀片或环钻。水平剖切要求较高，除了使用特制的刀具外，可采用尖刀片作植床剖切。但作角膜全板层移植时，用小刀片很难剖出均匀整齐的植片，且比较费时，最好能用电动角膜刀。角膜穿刺所用的刀具，务必锋利尖细，并以刀进入前房时能保持房水不向外渗漏为佳。

2. 切开方法　常用的切开方法有以下几种：

(1) 划切切开：它是自外切开角膜及巩膜的常用方法，使用刀分次由表面切开至所需深度以至全层切开。但必须注意：每次重复下刀时，须准确按照首次下刀位置，才能得到整齐的切口。如用剪完成角膜切开，很难做成垂直切口，往往造成切面倾斜或切口参差不齐。为此，切开时，应适当固定眼球，以防眼球突然转动而发生切口移位。无论作穿透或非穿透切开，都要准确控制进刀的深度，以防伤及眼内组织或出现意外的眼球穿破。故切开时，须根据刀的锋利程度而用不同的切开力量，第一次下刀用力宜较轻，作为试验性切开，以便能较准确掌握刀的切开能力与用力大小的关系。

(2) 环钻切开：使用有内芯的环钻必须预先调旋内芯以控制进刀的深度。如作穿透环钻，可将内芯调至2mm的环钻深度。使用无内芯的环钻应格外小心，宜先用较轻的力量先旋转数圈，以观察环钻的锋利程度，防止误伤晶状体。检查环钻切口深度时，可用小镊子拨开切口观察，然后将环钻准确放回原来切口，否则将形成双重切口的被动局面。操作时，环钻必须垂直放置于角膜表面，环钻的旋转幅度宜大，但不要左右倾斜。当临近穿破时，应减少向下压力，而多用旋转切割刀，以便穿透时环钻不致突然下陷损伤眼内组织。此外，也有在临近穿破角膜时特意在一侧增加压力，先钻穿一侧，然后用角膜剪将剩余部分剪开。但无论如何，在用环钻操作期间，术者应将注意力集中于环钻与角膜，以及前房与眼压的关系上，一旦感到抵抗力降低或发现房水渗出，即应撤离环钻。

(3) 水平板层剖切：要顺着角膜和巩膜的板层结构，才能获得平整的剖切面。首先在垂直的划界切口上，用细有齿镊抓住划界切口的内缘，露出切口底部，另用尖刀片尖以倾斜的划切动作，从切口底部划出一水平面，然后沿该平面剖切扩大剖切面。注意在剖切时，镊子要不断变换位置牵引已剖切出的角膜瓣，使剖切面保持一定的张力，利于用刀尖以半切半拨的弧形运刀动作将其切断(图3-1-17)。切记：运刀时刀刃不要垂直于角膜剖切面，也不要像垂直切开那样直线操刀，这样才可剖出一个平整的剖切面。

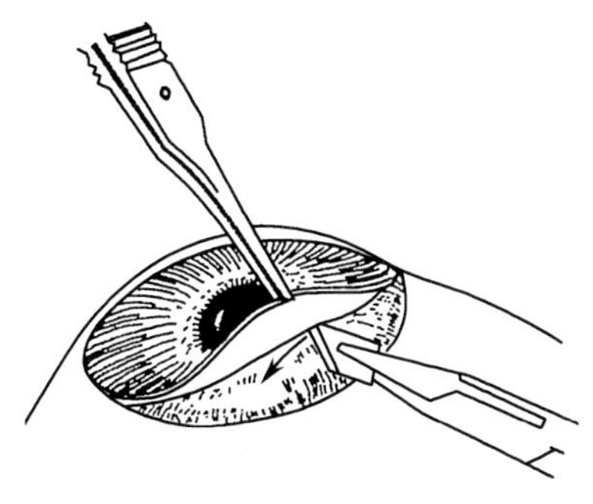

图3-1-17　角膜水平剖开

如需加深剖切平面，可先用线状刀或小刀片尖在预定剖切的角膜深度表面水平刺入挑起一薄的角膜板层；或用划切法轻轻在待加深处边缘垂直划出一浅沟。再用细有齿镊提起切口组织，进行剖切。当顺着该板层平面剖切到稍越过原来划界切口时，再用刀尖顺划界位置垂直切断新剖切的薄板层组织，便可得到整齐而垂直的剖切边界(图3-1-18)。

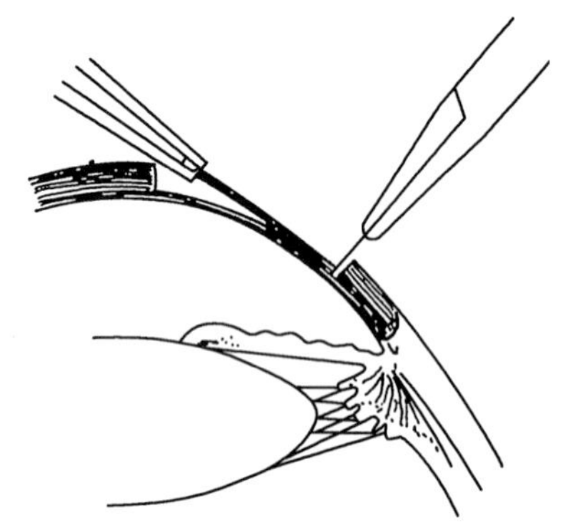

图 3-1-18　角膜板层的剖切

3. 缝合　角膜及巩膜切口的缝合要求高度的准确性，以免缝合后出现组织扭曲或切口两侧边缘高低错位(图3-1-19)。全层穿透切口的缝合，必须要达到气密(不漏气)或水密(不漏水)状态，使前房迅速恢复原有深度。切口缝合时，入针及出针点应距切口约1mm，缝合深度达角膜厚度的3/4~4/5，巩膜厚度的2/3~3/4，且两侧必须一致。如缝合过浅则切口的内口会裂开(图3-1-20)；过深则在缝线引起组织反应时造成房水渗漏。

缝合方法最常用是作垂直于切口的间断缝合，缝线间隔2.5~3mm。结扎缝线时不要过紧，以免角膜出现皱纹及增加切口内口裂开的可能性，但又不能过松，务必达到切口边缘紧密贴合，对较长且无曲折的切口，可作连续缝合，以减少线结引起的刺激及各缝线间结扎时张力分布不规则现象。作连续缝合时，可先作2~3针间断缝合，使切口位置相对稳定后才作连续缝合。连续缝合的入针和出针点可距切口边缘稍远，并且入针与出针的方向应与切口边缘呈约45°角的倾斜度(图3-1-21)。这样可避免收紧缝线时发生角膜组织扭曲。在完成连续缝合后，可将预置的间断缝线拆除。

八、玻璃体腔穿刺和注射术

眼内炎患者如需行病原学检查常需行玻璃体腔穿刺

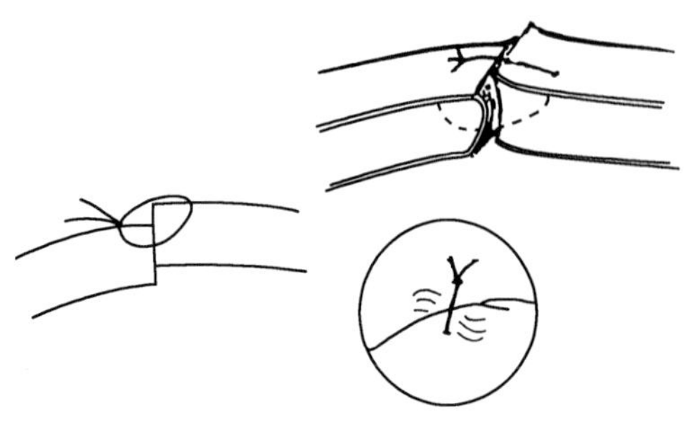

图 3-1-19　错误缝合造成的切口边缘高低错位与扭曲

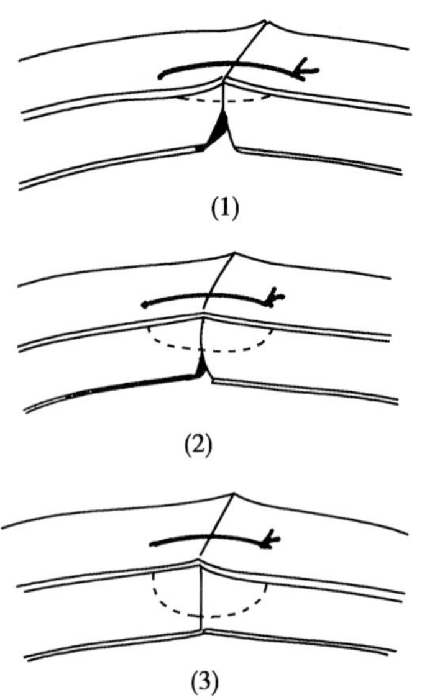

图 3-1-20　角巩膜切口缝合深度与切口对合的关系

(1)1/3厚度缝合内切口裂开；(2)1/2厚度缝合内切口对合欠佳；(3)3/4厚度缝合内切口对合较佳

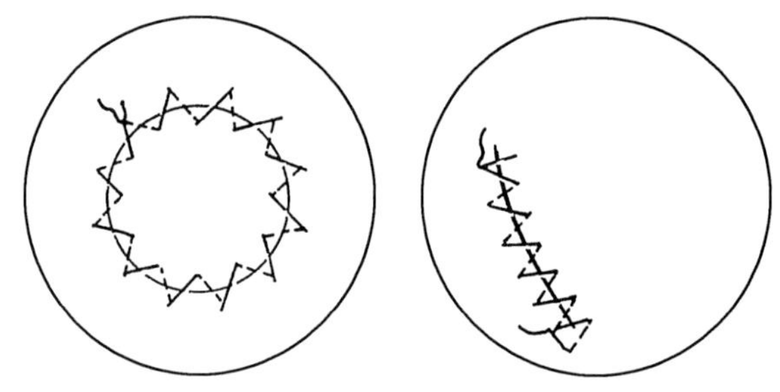

图 3-1-21　角膜切口的连续缝合

取材。玻璃体切除术中，因治疗眼底疾病的需要常需行玻璃体腔内药液注射，或眼压偏低时可注入消毒空气以维持眼压等。玻璃体腔穿刺和注射的方法：如术中联合注射，可从已有切口进针，或可选择颞下象限进针，有晶体眼距角巩膜缘4.0mm，无晶体眼距角巩膜缘3.5mm，选用一次性1ml注射器配25G针头由睫状体平坦部进入玻璃体腔后缓慢注入药液、消毒空气或惰性气体，注意维持眼压在20mmHg左右。

第二节　显微手术操作的基本要求

随着手术显微镜的广泛应用，眼科手术已进入显微操作时代。通过配合精细的显微手术器械和仪器，突破了以往的诸多手术禁区，明显提高了手术质量。显微手术的发展，对传统的手术操作提出了新的挑战，需要掌握熟练的显微手术操作技巧。这些技巧的取得必须通过规范系统的显微手术训练。

一、显微手术的基本条件

1. 良好的手术显微镜。
2. 合乎要求的精细手术器械。

3. 合格的显微手术缝针和缝线。

4. 正确和熟练的显微手术技巧。

二、显微手术操作的基本要点

眼科显微手术操作的基本要点，概括起来就是稳、准、轻、巧。显微手术由于受手术显微镜的视野范围和较小的操作空间限制，大部分的手术操作都是通过手指和手腕的活动来完成。

1. 稳　在手术显微镜下的操作均要稳健。首先，术者自然而舒适地坐于有靠背的手术椅上，双上臂自然下垂，双肘略下沉，前臂和双手稳妥放置于手术部位的两侧或搁手架上，手腕放在患者的额部，操作时全身放松，自然呼吸。

2. 准　每一个手术操作都要做到准确无误。操作必须做到精细、准确，术中即使微小的错误都可能导致意外的并发症，甚至使手术失败。

3. 轻　即操作要敏捷轻快。显微手术操作要避免粗暴、动作不协调、重复同一操作及在不顺手的情况下勉强进行操作。切记不可过度牵拉、夹持、挤压组织，以免造成人为损伤。

4. 巧　操作应做到灵活轻巧。手术器械多以执笔式捏在拇指、示指和中指之间，使作各种操作时变得灵活。小的动作通过手指的屈伸及旋转完成；较大的动作借助手腕带动协助来实现。比如缝合角膜缘切口时，右手执持针钳，夹住缝针的中部，左手用镊子夹住角膜缘切口，当针尖垂直轻刺入切口的组织时，执持针钳的右手指应灵巧地做轻微旋转动作，使缝针顺其弧形自然穿过切口的组织。当针尖已从切口边缘内穿出时，右手将持针钳口松开，并夹住缝针的前部将针拉出切口外。

眼科显微手术应注意双手的操作训练，左右手的协调，以及手与脚的协同配合操作训练。因为一台显微手术就像雕刻家手中的一件工艺品，在显微镜下轻巧自如地进行精雕细刻。因此，要求显微手术者要重视显微手术的基本功训练，使每一个操作都做到稳、准、轻、巧。只要坚持刻苦的练习，细心体会，用心琢磨，经过一段时间训练，即可逐渐达到熟练操作的程度。

三、显微手术操作的训练

(一) 动物眼的显微手术操作训练

眼科显微手术多是复明手术，因此术者除了要制订周密细致的手术计划外，尚需具有娴熟的手术技巧。为此，动物眼的显微手术是眼科显微手术操作训练的必经之路，这是初学者从肉眼手术操作过渡到临床显微手术操作的重要环节；也是开展新的显微手术，如晶状体超声乳化术、视网膜移植等科学研究的基础和重要方法。临床医师应当把动物显微手术训练作为过渡桥梁，只有经过严格的训练，熟练掌握了显微手术的基本操作技术，才能进行实际的临床操作。

(二) 操作训练的基本过程

由于在显微镜下操作时，放大的倍率越高视野范围越窄，景深也越短，所以随着放大倍率的增加，手术的难度也越大。为此，初学者应从最低率的显微镜下开始练习，以 4~6 倍率时的手术野范围较适宜，此时的术野直径为 35~50mm，景深也适宜，并可以得到充足的光线和强的立体感，容易适应手眼的协调动作。经过一段时间训练，随着术者的经验增加可改在 6~8 放大倍率的镜下进行操作训练，通常的眼前段手术很少需要超过 10 倍的放大率。

当在最低倍放大率下练习操作时，术者将镊子的尖端放于物镜的视野内，并使它与预先期望到达的视野位置并与其接触。开始练习时常会出现超越原定位置的现象，即把镊子的尖端伸到物镜所见的视野外，而不能与视野内原定位置的某一点相接触。这种现象的产生是由于手术显微镜的双目镜与镜身呈 45°角，以致目镜、镜身与观察的目标之间，实际上不处于一条直线上，所造成的视觉的错觉。初学者需经过多次练习方可克服这种偏位现象。

在初学者能将每一种显微手术器械准确地放置于视野中的某一点后，可在不同的放大倍率下，练习使用各种显微手术器械，详细观察与掌握每一种器械的功能及特点。

在基本掌握了显微手术操作的基础上，不应急于单独在患者的眼上进行手术，而应进一步在显微手术训练中熟练掌握技能，并熟悉各种手术的基本程序和操作要点，然后在上级医师或有经验医师的指导下逐步进行操作，待完全掌握了显微手术的基本技术，熟悉每种手术的程序和要点，才可以独立进行完整的显微手术。

第三节　手术显微镜的使用

一、手术显微镜位置的调整方法

先将落地的立式显微镜底座的制动装置放松，收拢各节横臂并旋紧它们的制动手轮，以避免在搬动时碰撞镜头等附加装置，待显微镜被移到床边预定位置后，重新放松各节横臂的制动手轮，接通电源，将 X-Y 轴调节装置复位。然后根据手术要求分别将主刀镜和助手镜调整至正确位置。调整时注意避免横臂伸出过长，待主刀和助手目镜的位置调整完毕后，将底座的制动装置固定，并旋紧备节横臂的制动手轮。

二、目镜的调整方法

主刀及助手应根据双眼的屈光状况，分别将相应的目镜视度调节圈调整至所需的屈光刻度。正视者调节到 0 度位置，远视和近视者应根据其程度分别调整到“+”或“-”的相应刻度。

目镜的屈光度调整后，再根据主刀和助手的瞳距调整两目镜的距离，使两眼的视野完全重合。

三、物镜焦距的调整及放大倍数的选择

物镜焦距的调整可以手动控制横臂的升降高度进行粗调，或通过脚控踏板的升降进行微调，直至术者所见的视野清晰为止。

手术显微镜的放大倍数应根据手术种类、部位及目的不同而异。手术者在实际操作中应根据需要进行选择。由于手术显微镜的各光学参数之间是相互制约而又相互联系的，所以使用高倍放大率，实际观察的视野缩小，景深范围减小，光亮度减弱；使用低倍放大率，实际观察的视野增宽，

景深范围增加,光亮度加强。

手术显微镜的放大倍数一经调整后在术中较少变动,但是,在实际操作中有时会根据手术的需要进行变倍操作,变倍操作可由手动变倍旋钮进行控制或由脚控踏板的变倍装置进行控制。每次变倍后由于景深相应发生变化,故必须对物镜的焦距略加调整,直至视野清晰为止。此外,由于显微手术操作往往需在不同的平面和部位上进行,故需要通过显微镜的脚控踏板的升降及X-Y轴控制装置相应变动物镜的焦距及观察部位,待看清视野中目标才进行操作。

第四节　常用显微眼科手术操作技术

眼科显微手术中切开与缝合是最常用的基本操作方法,现分别予以介绍。

一、切开

眼科显微手术应用切开操作的组织主要是角膜、角膜缘和巩膜等口影响切开准确性的因素有三个:手术刀的锋利程度、术者的技术水平及经验、所切开组织的特性。

角膜切开应做到切口整齐及深度准确,切开时最好使用钻石刀或一次性小尖刀片完成。先在5~6倍的显微镜下,将刀片放入手术视野中,使刀片与角膜表面保持垂直,先用较轻的力量作一线状切口,然后再用较高倍的显微镜观察切口的深度。在此基础上,重将显微镜调回5~6倍放大率,再将刀片放入原角膜切口内,应用适当的力量完成角膜切口的切开。

角膜切开的方法在本章第一节已作介绍,在此不再重述。

角膜缘的切开:术者以执笔式握刀柄,刀片的刀刃与角膜缘平行,切开时刀刃不要偏斜,因这种切口走向呈弧形,故切开时,要依靠示指和拇指一边轻轻旋转刀柄,一边切开组织,使所形成的切口呈弧形。切口弧度的大小与刀柄旋转的程度和切开运刀的速度有关。这种切口最常用于白内障手术。

角膜缘切口的操作要领是:切开时左手要用镊子或棉签稳妥固定眼球,但切勿过分加压引起眼球变形。注意掌握正确的用力大小,切口深度尽可能一次完成,否则多次重复切开容易造成切口不整齐。

二、剪开

角膜及角膜缘的剪开:白内障等手术的角膜缘切口的剪开常用双手操作完成。首先从切口中全层切开部位将弯的角膜剪的一叶斜行伸入前房并沿周边前房推进,使刀叶面平行于虹膜面,在切口外的另一刀叶沿预先的角膜缘板层切口位置放置。在切开时先将剪刀叶转为垂直于切口,然后用力将切口剪开。注意每次不要剪开太多的角膜缘组织,以免剪刀张开过大损伤眼内组织,同时要避免剪尖刺伤虹膜组织或角膜内皮。角膜移植剪除植片时,要注意剪刀的刀叶要与切开部位的表面保持垂直,并且不要损害角膜内皮。

三、缝合

使用10-0单丝尼龙缝线缝合与打结,是显微眼科手术操作重要的基本功之一。10-0单丝尼龙线直径仅20μm,必须用专用的带平台的镊子夹持,如使用持针钳、组织镊等夹持,极易使缝线断裂。

显微手术缝合多采用带10-0单丝尼龙缝线的5~6mm长铲形缝针,而且要使用显微手术持针钳夹持缝针针身的中部。缝合组织前,应在高倍显微镜下检查被夹持的针尖及其两侧面的针锋是否有缺损,以减少对组织造成的损伤。

持显微缝针的持针钳有弯头或直头两种,并有手柄带锁扣或不带锁扣的。若缝合较深部或有一定弧度的切口,应选用弯头持针钳。持针钳闭合后,其圆形手柄应握持在拇指与示指之间。

缝合的操作方法:现以弯头持针钳持针缝合角膜切口为例进行介绍。

1. 进针　用弯头持针钳持针时,应使针尖位于弯头的凸出面(图3-4-1)。先将针尖垂直放置于距切口一侧边缘约2mm处(图3-4-2),缝合时只需将位于拇指与示指间的持针钳柄,作轻微的旋转动作,缝针将沿其弧度自动向前推进,并从角膜切口的深处一接近后弹力层处(图3-4-3)穿出。此时,可先将持针钳放松,并检查缝针的位置是否恰当。

2. 出针　当证实进针位置正确后,术者将持针钳重新夹持缝针中央部,然后在高倍显微镜下定准出针位置,将针尖水平刺入切口对侧近后弹力支前方处(图3-4-4),并同样用手指的旋转动作,令针沿其弧度自行推进并从距切口对侧边缘约2mm处的角膜面穿出,待针尖外露2mm长后,用持针钳将缝针及缝线拉出,并留下1.5~2cm长的缝线末端在进针位置的角膜外,以便于打结时易于夹持该缝线末端。若缝线末端留得过长,它会贴附于角膜表面,造成打结时夹

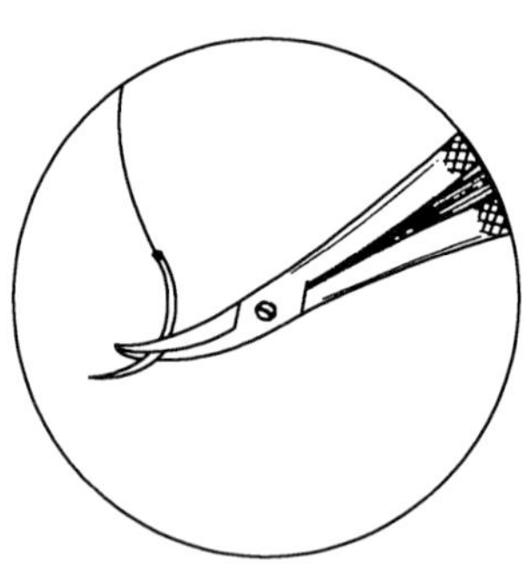

图3-4-1　持针

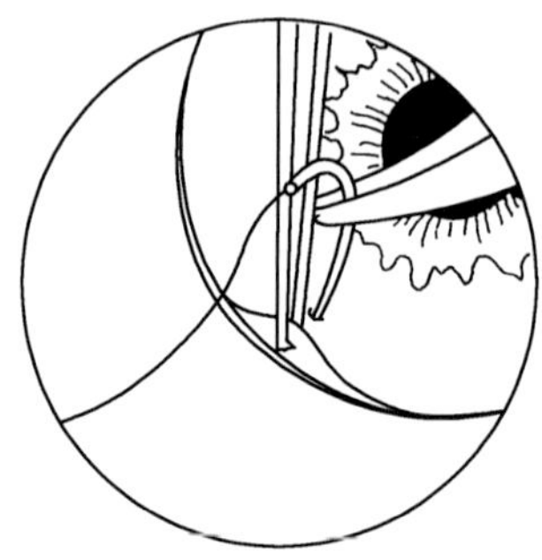

图3-4-2　进针

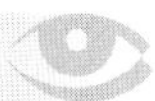

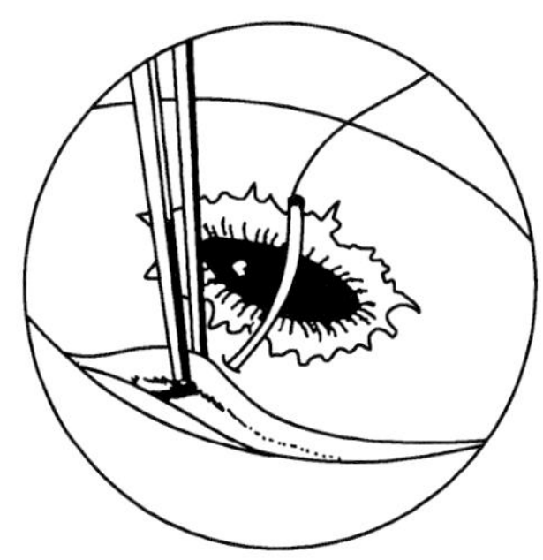

图 3-4-3　穿出创口一侧

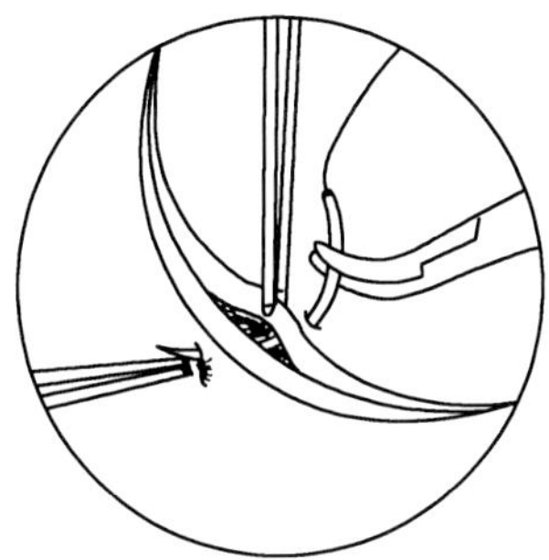

图 3-4-4　出针

持缝线困难。而且缝线末端常位于手术显微镜的视野外，不能夹住缝线末端进行打结。如果缝线末端留下过短，则容易滑入角膜的针道内，无法完成打结。

3. 用 10-0 单丝尼龙线的打结方法　用 10-0 单丝尼龙线打结和弯无齿镊。通常用右手持弯的无齿镊，左手持直无齿镊。结扎缝线前必须将镊的前端弄干净，以保证镊子能夹紧缝线进行打结。打结的方法有改良的外科结和滑结。

(1) 改良的外科结：打结方法分三个步骤进行：①左手持直无齿镊夹住距切口约 4cm 长的一段缝线、右手持弯无齿镊与被直无齿镊夹住的缝线呈 30°夹角关系，并将缝线放在弯无齿镊前端缠绕三圈，作一个三环的接近线圈[图 3-4-5(1)]。然后让弯无齿镊前端略张开并夹住留在角膜外的 1.5~2cm 长的缝线末端，并用两把镊子轻轻牵位两端缝线进行结扎，使切口两侧边缘接合[图 3-4-5(2)、(3)]。结扎接近线圈不宜过紧，以免引起组织变形；如结扎时线圈过松，则切口对合不良，留下裂隙，影响切口愈合。②在接近线圈结扎完毕后，术者无须放松左手的直无齿镊，只需将缝线放在右手弯无齿镊的前端缠绕一圈，然后夹住留下的缝线末端，采用与接近线圈相反的方向结扎固定线圈，使接近线圈的位置得到初步固定[图 3-4-5(4)]。由于单丝尼龙缝线具有一定弹性，故在结扎接近线圈和固定线圈之间不宜太紧，以在高倍镜下见到两者之间存在少许透光的裂隙区为宜[图 3-4-5(5)]。③做第二个方向相反的固定线圈，具体操作方法同前，但结扎线圈时缝线的牵拉方向恰好相反。注意：结扎第二个固定线圈时要逐渐扎紧，且越紧越好，以防止缝线剪断时线结滑脱或散开。

使用某些人工合成材料制成的缝线，如聚酯、聚丙烯、聚乙醇酸纤维，由于所打的第三个线结常易滑脱，故需再加第三个固定线圈，打第四个结。

(2) 滑结：它的打结方法是：左手持直无齿夹住距切口 4cm 长的一段缝线，右手持弯无齿镊并与被直无齿镊夹住

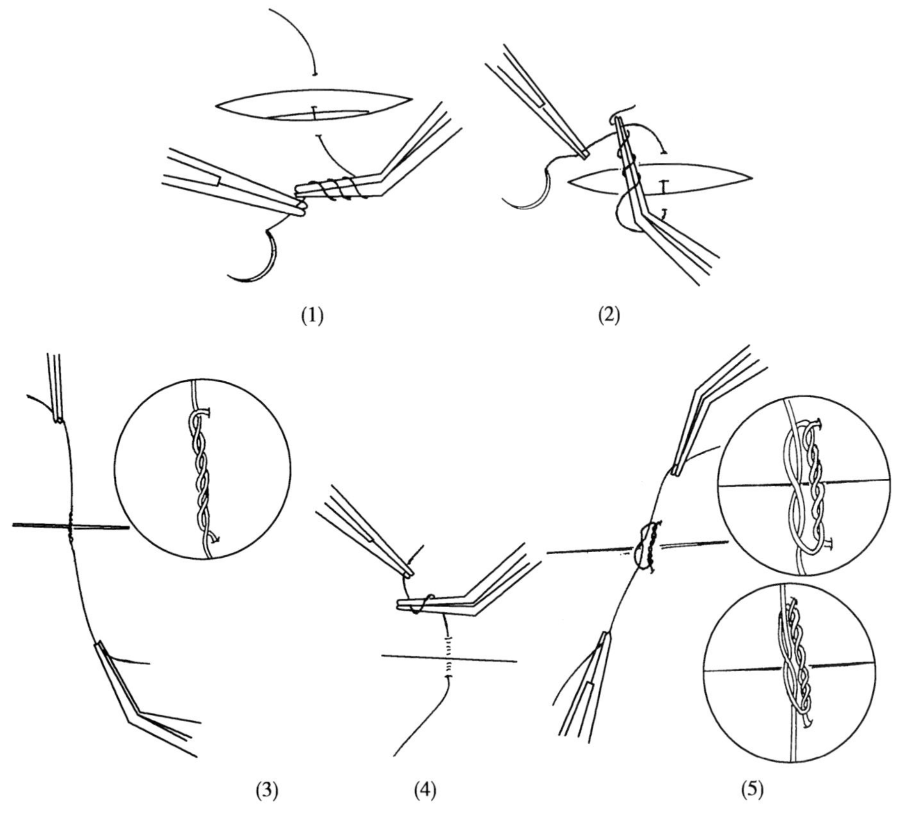

图 3-4-5　改良外科结结扎法

的缝线呈 30°角关系，将缝线放在弯无齿镊前端缠绕一圈，然后将弯无齿镊略张开夹住留在角膜外的 1.5~2cm 长的缝线末端，并轻拉缝线两端使接近线圈缩小但不拉紧[图 3-4-6(1)、(2)]。接着以相同的操作但相反的位线方向完成固定线圈，此时将右手夹住线头的弯镊向上垂直提起，左手用直无齿镊将线圈拉紧并向下滑至角膜表面，通过调整线圈的松紧度，可使切口在最佳状态下对合[图 3-4-6(3)~(5)]。最后另加一方向相反的固定线圈，以防止滑结移位或松脱。

4. 缝线切断及线结的埋藏方法　在完成缝线打结后，应用尖刀片或线剪在尽量接近线结末端处切断缝线。然后使用一光滑的无齿镊小心夹住线圈，向一个方向令线圈本身旋转过程中，使线结进入角膜深层。如果埋藏有困难，可用镊子夹住伤口边缘，另一镊子夹住缝线牵拉即可将线结埋入组织内。一旦线结已完全进入角膜深层，尚需向相反方向轻轻牵拉线圈，以便线结退回到上皮层下，且令线结上残留的缝线末端改变方向，以便日后容易拆线(图 3-4-7)。

如果不宜作线结埋藏时，则缝线的末端应留下 5mm 长，以便它能平置于组织表面，减少刺激。

如果术后发现缝线太紧，特别是精细的暗色缝线，可用氩激光松解缝线，此时使用 Hoskins 接触镜，拆线的参数为 500mW、光斑直径 50~100μm、0.1 秒。

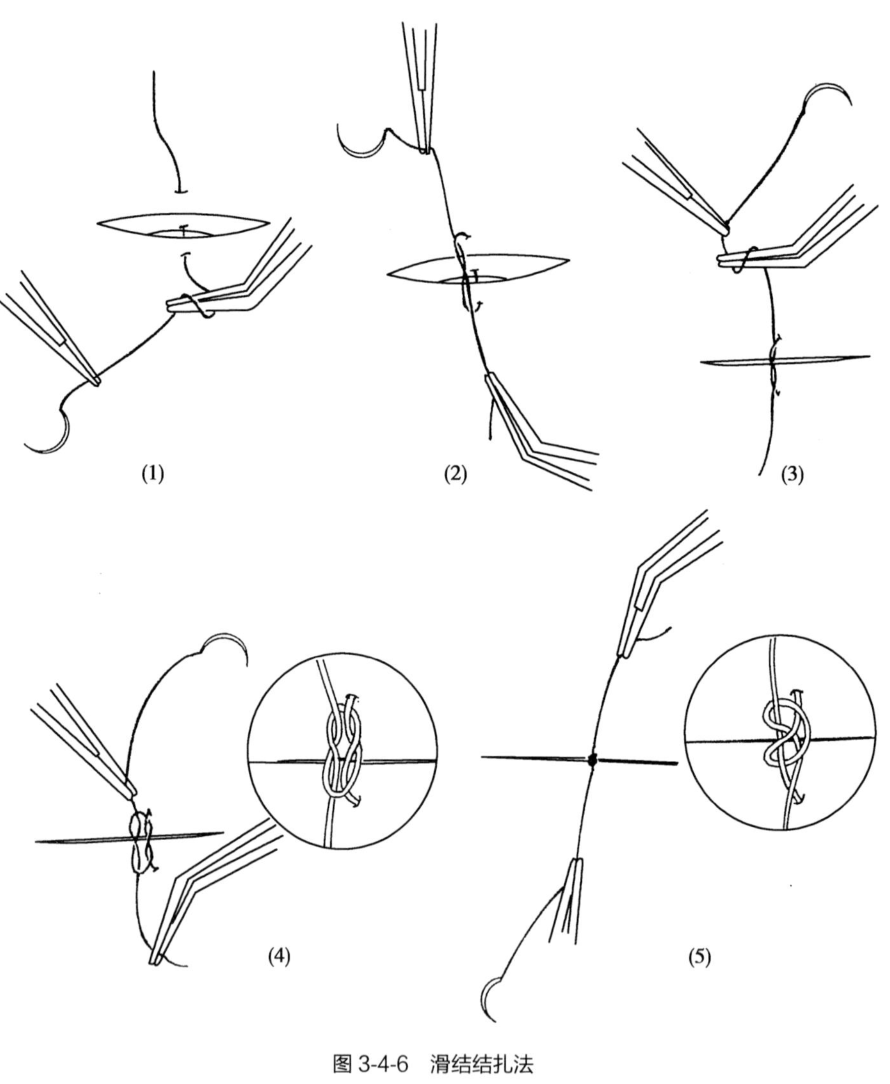

图 3-4-6　滑结结扎法

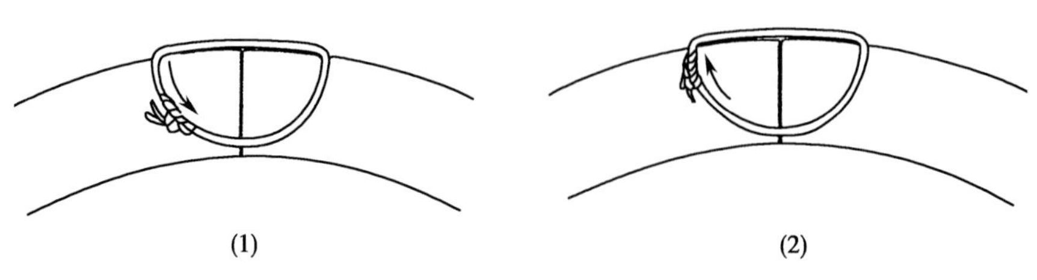

图 3-4-7　将线结埋藏于角膜内

（肖惠明　张少冲　张振平）

第四章 》 眼睑手术

眼睑是保护眼球和协助瞳孔调整进入眼内光线的重要组织，也是构成颜面仪容的一个重要组成部分。无论是先天异常还是后天疾病（炎症、外伤、肿瘤切除后）所引起眼睑的结构与形态改变，均需进行整复，以便让残余的部分组织继续发挥其固有功能，并恢复或改善患者的颜面外观。

第一节 眼睑的局部解剖、生理和病理

一、概述

眼睑由上睑和下睑两部分组成，上睑上界为眉毛下缘，下界为睑缘下睑，下睑上界为下睑缘，以眶下缘为下界向下移行于颊部皮肤。

二、眼睑的组织结构

（一）眼睑皮肤

眼睑皮肤是身体最薄而又纤细的皮肤，表皮角化少，皮纹环绕睑裂行走，它的表皮厚约 0.1mm，真皮厚 0.3~0.5mm，内含丰富的神经、血管、淋巴管、弹性纤维。眼睑的皮下组织含脂肪少且特别疏松，故特别富于弹性。不管它是否存在睑皱褶，都能较其他部分皮肤作较大幅度收缩与放松活动，因而也易于移动。上述这些特点对睑部整形手术较为有利，但儿童和青少年的眼睑皮肤较紧张，故外伤时如无特殊理由，不要随便将不整齐或游离的皮肤切除。当手术要切除眼睑部分皮肤时一定要经过周密的考虑和测算，才能将确实多余的部分切去，否则切除过多会导致睑裂闭合不全。如下睑皮肤被切除过多引起睑外翻和溢泪。老年人因弹性纤维变性，眼睑皮肤弹性减退而变得松弛和延长，故外伤或其他的眼睑手术时可将多余部分的皮肤切除，切除后不但不影响其功能且外观会相对改善。眼睑由于受眼眶骨缘高低，眼睑皮肤纹理的走向和眼睑肌肉走向的影响，上下睑形成了 5 条明显的皮纹沟——额睑沟、上睑沟、下睑沟、鼻翼沟和颧沟（图 4-1-1）。眼睑的皮纹沟与整形手术有重要关系，尤以上睑沟，无论做手术切开还是外伤修补，均应顺着皮纹沟方向进行，因为这样的切口与皮肤弹力纤维的走向平行，缝合时张力小，切口愈合后瘢痕不明显。以皮纹沟作切口的手术，术后双眼的外观要对称。

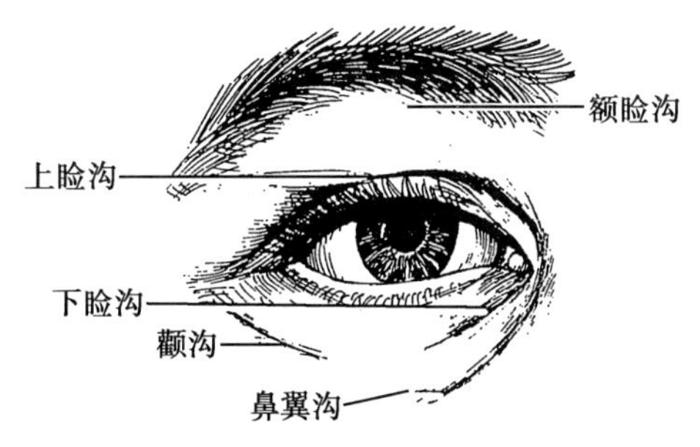

图 4-1-1 眼睑皮纹沟

1. 睑裂 上下睑缘之间的空隙称为睑裂，睑裂高度指睁眼向前方平视时，上下睑缘中点之间的距离，男性平均 7.66mm，女性平均 7.24mm，总平均为 7.54mm。正常人平视时上睑缘遮盖上方角膜 1.5~2.0mm，原位注视时上睑缘最高点约在瞳孔鼻侧缘，下睑缘最低点中央略偏鼻侧，此点在眼睑手术中有较大意义。

睑裂长度即内外眦间的距离，男性平均为 28.30mm，女性平均为 27.14mm，总平均为 27.88mm。内眦间距男性平均为 33.55mm，女性平均为 32.84mm，总平均为 32.29mm。外眦间距男性平均为 90.27mm，女性平均为 86.72mm，总平均为 89.98mm。

2. 睑缘 上下睑游离缘称睑缘，睑缘宽约 2mm，长 25~30mm。其前界及后界分为前后两缘，前缘圆钝以睑皮肤为界，睫毛由此处生长，排列为 2~3 行，后缘较锐，呈直角，以睑结膜为界，与眼球紧贴，睑板腺开口在它的正前方。前后两缘之间为缘间部，是皮肤和结膜移行处，是肿瘤好发的部位。

缘间部有一条色泽浅灰线为缘间线，它是手术的一个重要标志线，沿此线垂直切开，可将眼睑分成前后两层，前层为皮肤、皮下组织和肌肉；后层是睑板和睑结膜，手术或外伤使睑缘断裂后，一定要正确对合后加以修补，否则会导致睑缘出现成角状畸形。

3. 睫毛 生长于睑前缘，排列成 2~3 行，为微弯曲的短粗毛，上睑睫毛较下睑长而密，睫毛倾斜度在上睑平视时为向上弯曲呈 110°~130°角，闭眼时为向上弯曲呈 140°~160°角。下睑在睁眼平视时男性为向下弯曲 100°~120°角，女性较男性小 10°。当睫毛向眼球方向倾斜触及眼球时为倒睫。如果睫毛的毛囊发生病变，常可发生睫毛乱生或秃睫。

4. 眉毛 位于上睑和额部之间，相当于眶上缘略上方横行排列。分为三个部分，内侧称眉头，外侧称眉梢（眉尾），

中央是眉体。眉最高处称眉峰，眉下缘刚好与眶上缘平。眉头起自鼻根外侧，自内先向外上扩展，至眉体部后渐向外下弯曲。眉区的结构上分4层：皮肤、肌肉、脂肪和腱膜。眉毛部皮肤稍厚而隆起，含有丰富皮脂腺与汗腺。肌肉含有三种肌纤维：①呈上、下垂直排列的额肌纤维，使眉毛上扬及睑裂开大；②环形排列的眼轮匝肌，其作用为牵拉眉毛向下及闭睑；③斜行向上达中间线的皱眉肌纤维，使眉毛拉向鼻根，并有助于保护眼免受强光刺激。此外两眉的中间尚有眉毛下制肌，它能增强皱眉肌的功能。脂肪层在肌层下，呈一长块状向下方伸展。腱膜形成眉区最厚的一层，它与额骨的骨膜之间，分隔一层疏松组织，因此两者之间活动自如。腱膜在额部分成深浅两层，浅层与眉部皮肤连结，深层附于眶缘，故可防止额部腱膜下渗出物进入眶内。皱眉肌始于眉脊内端，向外上穿过其前面之额肌和眼轮匝肌，附着于眉中部皮肤。如果眉部纵行伤口不作肌层修补，会因收缩牵引而致伤口裂开或出现畸形愈合。

（二）皮下结缔组织

眼睑的皮下组织非常疏松且含脂肪少，这种疏松的连接导致皮肤层与肌层之间可以自由相对运动。同时，在外伤或某些疾病时为皮下水肿提供储水空间，发生水肿。睑缘睫部、上睑沟及内外眦部缺乏此层结构。

（三）肌层

1. 眼睑肌　眼睑肌层包括眼轮匝肌、提上睑肌和Müller肌。眼轮匝肌是由围绕眼眶和眼睑环形走行的一薄扁平横纹肌，部分向颞、额及颊部作短距离伸展。由于眼轮匝肌所在位置、走向和起止关系而分为睑部眼轮匝肌和眶部眼轮匝肌。睑部眼轮匝肌纤维起自内眦韧带和泪前嵴，呈弧形向外行止于外眦韧带，恰似围绕着睑裂的两个半椭圆形肌肉瓣，是不随意肌，其收缩可使睑裂轻微闭合，在睡眠和瞬目或反射性闭眼时起作用。眶部眼轮匝肌深部起于内侧眶缘浅部，浅部起自内眦韧带，在睑部眼轮匝肌之处呈环形绕睑裂一周后终止于内眦韧带（图4-1-2），是随意肌，司闭眼运动，眼轮匝肌受面神经的颞支和颧支支配，其分支穿越颧骨，上颌骨进入深部组织，再分成无数小支到达肌层下，故在手术或外伤时，即使睑部受到较广泛损伤仍能保持其闭合功能。

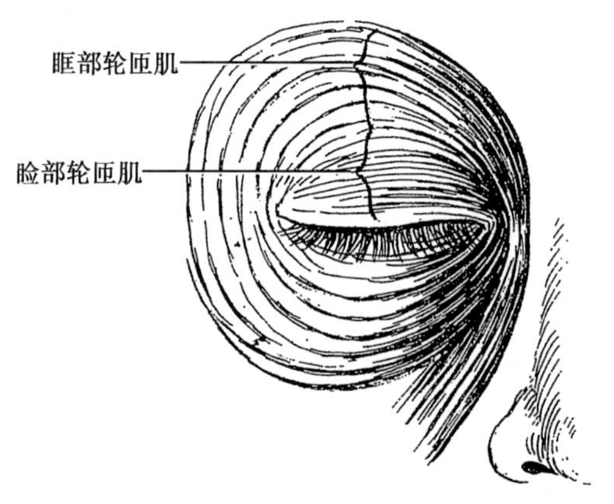

图4-1-2　眼睑轮匝肌

当面神经麻痹时，此肌失去功能，致睑裂闭合不全。眼轮匝肌和睑皮肤皮下组织共同组成眼睑前层，而睑板、提上睑肌和睑结膜则共同组成眼睑后层。由于眼轮匝肌的走向和肌张力的关系，如果睑部出现与其肌纤维走向相一致的皮肤和肌肉伤口，即使不缝合，伤口也会愈合，而且一般不留明显瘢痕。相反，如果伤口与皮肤及肌肉走向不一致，甚至呈垂直角度时，伤口会因肌肉收缩而哆开，难于愈合或错位愈合，以后形成明显瘢痕。故遇这种伤口时一定要正确缝合。眼轮匝肌又是面部主要表情肌，眼睑手术时，不要随便切除，以防导致眼睑闭合不全或影响面部表情。

眼轮匝肌除睑部和眶部两部分，尚有在泪囊周围的泪囊肌（Horner肌），始于泪后嵴骨面，经泪囊后面到达睑板前面，部分纤维环绕泪小管。这些肌纤维在泪液排出有重要作用。在睑缘有眼轮匝肌纤维束，一部分在睑板前面，一部分走行于睑板腺开口后方是眼轮匝肌睫部，又称Riolan肌，收缩时睑缘压向眼球，使睑腺体的分泌物排出。

2. 提上睑肌　它起自眶尖的总腱环前上方数毫米的蝶骨小翼下面，在上直肌的上方沿眶顶向前走行，接近眶缘处在节制韧带以下（相当于上穹隆结膜顶点处），形成白色腱膜，然后垂直向下呈扇形散开于上睑，在睑板后上方腱膜与眶隔融合，中央附于睑板的前面及其下部，两端分别与内外眦韧带及内、外眶壁骨膜融合，构成肌腱筋膜的内外角（图4-1-3），此外提上睑肌尚有少量纤维向前穿越眼轮匝肌附于睑皮下部分肌腱筋膜有深面和上直肌鞘膜融合，向后的与上穹隆结膜相连，如这部分肌腱筋膜受损会引起上睑下垂。肌腱筋膜的内角后上方与上斜肌腱的反折部分相连，外角的后上方则与泪腺紧密联系，手术时应注意不应该伤及上斜肌腱膜。在眶缘内提上睑肌形成腱膜前、肌肉表面的筋膜增厚，形成一束从滑车横行走向颞侧的泪腺腱膜称节制韧带或称Whitnail韧带，也是眶隔与提上睑肌肌鞘相互融合处，向内止于滑车及其后面的眶骨，向外止于泪腺及外侧眶缘。它对提上睑肌的收缩有一定节制作用。为此，作提上睑肌缩短术时，应仔细将此韧带分开，并要将与内、外眶壁相连的腱膜切断，才能有效及准确地缩短提上睑肌。此外，提上睑肌的后下方与上直肌及眼球筋膜囊相联系。作提上睑肌缩短术时，应对其解剖结构有足够认识，以免手术时误损其他组织。

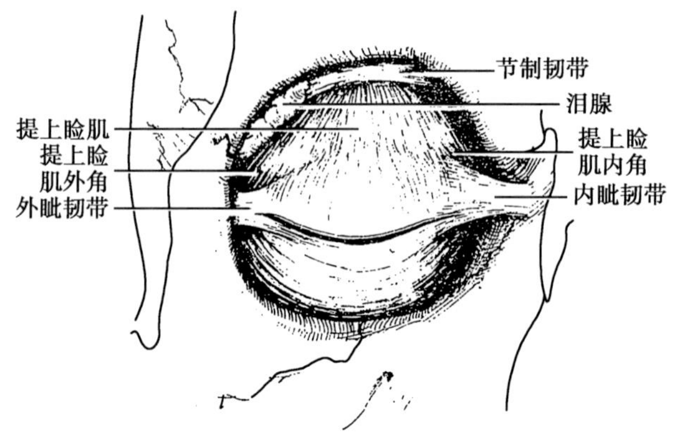

图4-1-3　提上睑肌止端的解剖关系

3. 睑板张肌（Müller肌）　它是上下睑各有一小而薄的平滑肌，上睑稍大，宽10mm，起于提上睑肌深面，向下伴随提上睑肌，止于睑板上缘。下睑者较细，起于下直肌鞘膜

和下斜肌相交处，向前到达结膜的下穹隆部，分成两小叶，一叶止于球结膜，一叶止于下睑板(图 4-1-4)。上睑板张肌和提上睑肌关系紧密，普通的上睑下垂矫正手术的提上睑肌缩短术一般将本肌与提上睑肌一起游离出来加以缩短而无须各自单独游离，但源于睑板张肌引起的睑下垂，则需单独将它分离出来进行缩短。睑板张肌受交感神经支配，当自主神经系统的疾患会导致它的改变而出现睑退缩或下垂。

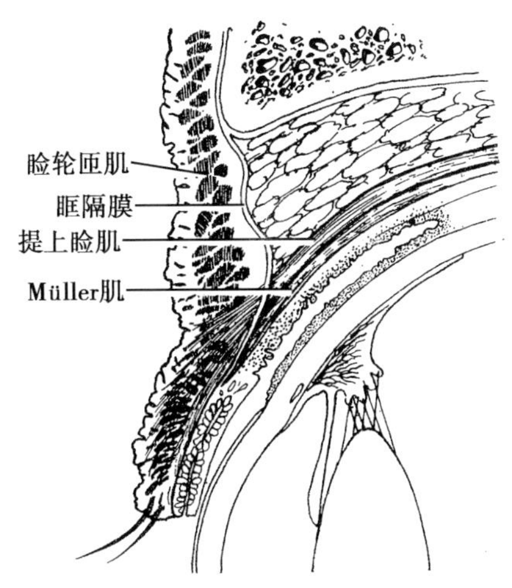

图 4-1-4 眼睑的纵切面

(四) 纤维层

1. 睑板 睑板由致密的结缔组织和丰富的弹力纤维组成，上下各一，它是眼睑支架，前凸后凹使眼睑保持一近似半月形。上睑板较大，长约 29mm，中央宽 6~9mm，厚约 1mm。下睑较小，宽约 5mm，睑板与睑结膜紧密相连，沙眼等结膜慢性炎症可导致睑板肥厚及变形，从而发生睑内翻倒睫。睑板内有垂直排列的睑板腺，其开口于缘间部，使睑板垂直方向较水平方向脆弱，外伤时睑板常呈垂直性断裂。内外眦不同方向的力量牵引，会使眼睑伤口裂开和移位。由于睑板对保持睑外形起决定性作用，因此修补时应特别注意。

2. 内及外眦韧带 内眦韧带是上下睑板在鼻侧连接而成一个略呈三角形的结缔组织带，附着于泪前嵴及上颌骨的额突。韧带下缘游离，上缘连续到骨膜。在泪前嵴处韧带分深浅两部，深部略薄，向泪囊后方走行，止于泪后嵴，浅部在内眦处分成两支，跨过泪囊窝前面，分别与上下睑板内端连接。

外眦韧带为由上下睑板在外眦部会合而成的结缔组织带，附着在眶外缘稍后眶外侧结节处，长 7mm，宽 2.5mm。其前面与眼轮匝肌的 Riolan 肌纤维融合，后面有一小叶泪腺，再后为外直肌节制韧带。外眦韧带位置较深，从外面不易触及。

3. 眶隔膜 它是由上睑板上缘及下睑板下缘向眶缘延伸的一层很薄而富于弹性的结缔组织膜，参与眼睑所有活动，在眶缘与眼眶骨膜增厚的部分相连，上眶隔膜向下附于睑板前面或稍后，于睑板上缘与提上睑肌鞘膜互相融合，比较厚的部分和提上睑肌腱膜融合，外侧和外眦韧带融合，内侧附于泪前嵴及内眦韧带的深部。下睑眶隔较上睑更薄，人到老年，眶隔会萎缩变薄，眶内脂肪多从下睑，特别是下睑内侧处疝出，使下睑下方隆起，形成“眼袋”。

眶隔的薄弱处是眼眶深部脂肪疝出的好发部位，其中上睑眶隔内上方有两个部位，下睑眶隔有三个部位。它们分别是：

上孔：位于眶顶和提上睑肌之间，内界与滑车和上斜肌返折腱相接，外界为泪腺的内缘。

内上孔：位于上斜肌返折腱和内直肌节制韧带之间。

内下孔：位于内直肌节制韧带、下斜肌起端及泪囊之间。

下孔：位于下斜肌及其弓状扩展部与眶底之间。

外下孔：位于外直肌节制韧带和下斜肌弓状扩展部之间。

一般认为，上睑皱襞(重睑)的形成与眶隔和提上睑肌腱膜的融合部位有关。如果融合部位低，眶隔及其后间隙内的脂肪下移，因而妨碍提上睑肌腱膜的纤维穿过，不能向前附着于睑皮肤，故不能形成上睑皱襞。东方人的眶隔和提上睑肌腱膜的融合部位偏低，多位于上睑板上缘的水平线下，故无上睑皱襞者较多见；西方人的眶隔和提上睑肌腱膜的融合部位多在睑板上缘上方，因而多有上睑皱襞且位置较高。

此外，眶隔后间隙内容物的性状特点也与上睑皱襞形成关系密切。当眶隔后间隙的下半部有较多纤维组织，使眶隔与提上睑肌腱膜连接在一起，间隙上半部无眶脂肪突入或稍突出眶缘者，多有较明显上睑皱襞；眶脂肪突入眶隔后间隙，且向下越过睑板上缘至睑板前方，以致上睑丰满者，多无上睑皱襞；间隙上半有眶脂肪突入，下半部有少量纤维组织连接，但均不超过睑板上缘，可以有较低或不明显的上睑皱襞。

(五) 睑结膜

睑结膜是眼睑最内层。它与睑板紧贴不易分离，但结膜的穹隆部则十分松弛。临床上利用这一特点移动睑板和睑结膜去修补较大范围的睑缺损，如下睑缺损用上睑的睑板、睑结膜修补后叶缺损区，反之亦然。

三、眼睑的血管和神经

(一) 眼睑的血管

眼睑部血液供应十分丰富，源于颈内动脉系统的眼动脉分支包括鼻背动脉、额动脉、眶上动脉、泪腺动脉；源于颈外动脉系统分支的有颞浅动脉、面动脉、眶下动脉。这些血管又相互吻合形成一十分丰富的血管供应网(图 4-1-5)。

眼睑的浅层组织由这些动脉形成的血管网来营养，深层组织由鼻背动脉和泪腺动脉组成眼睑动脉弓供应。睑板前动脉弓供应睑板前部组织。睑板后动脉弓供应睑结膜。由于眼睑部血液供应丰富，因而外伤时或手术时容易出血，出血量也较多，但反过来也有利于伤口愈合。睑缘动脉弓位于离睑缘约 3mm 处，行走于睑板和眼轮匝肌之间，睑内翻矫正术、重睑术、上睑下垂矫正术等手术的切口均靠近这一部位，故易损伤此动脉弓而引起出血或术后血肿形成。眼睑静脉也分两个系统，睑板前层的静脉回流到面前静脉和颞浅静脉，睑板后层则汇入眼眶静脉再到海绵窦或经面深部静脉，翼丛再回到海绵窦。

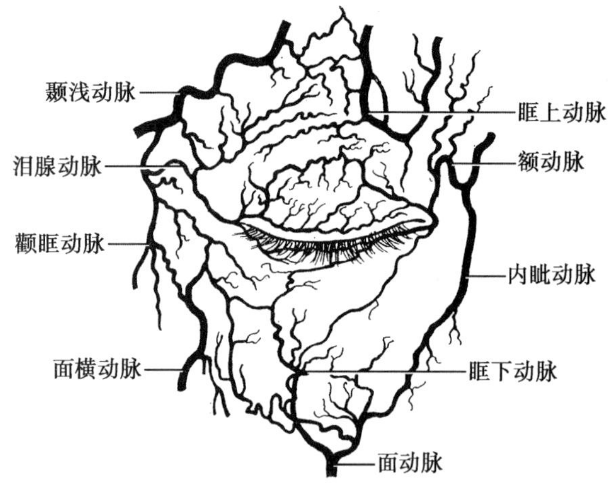

图 4-1-5 眼睑的血液供应

（二）眼睑的神经

支配眼睑的神经有运动神经、感觉神经和自主神经，其中运动神经是动眼神经和面神经分支，动眼神经分支支配提上睑肌，面神经分支支配眼轮匝肌，它们控制眼睑开闭和情感表现。感觉神经是来自三叉神经的第一支（眼支）和第二支(上颌支)。不同部位由不同来源的感觉神经支配。上睑由眶上神经、下睑由眶下神经支配。上下睑的内眦侧由滑车上、下神经，而上下睑外眦侧由泪腺神经支配。眶下神经属上颌支，其余属三叉神经的眼支（图 4-1-6）。眼睑交感神经纤维主要来自海绵窦的交感神经丛，支配眼睑部血管及眼睑张肌。眼睑张肌带可能受来自翼管神经的交感神经支配。

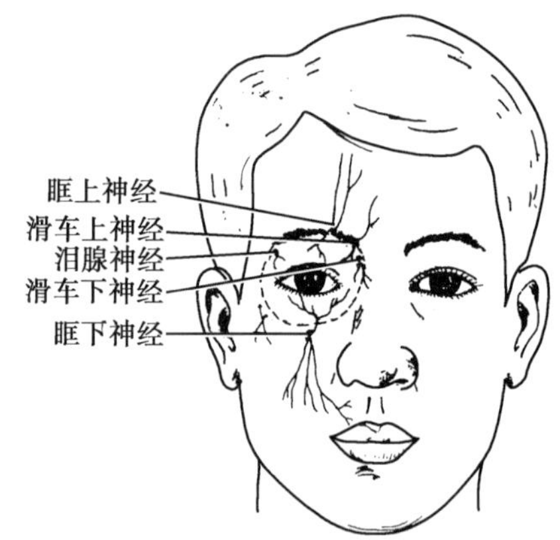

图 4-1-6 眼睑的神经支配

第二节 眼睑成形手术的基本原则和方法

眼睑整形手术包括因外伤、炎症、肿瘤或先天原因所造成的眼睑及眼眶畸形的矫正以及单纯性眼美容手术。眼整形术的目的主要是保护视功能。在保护视功能的前提下力求眼睑、眼眶及其他眼附属器的完整和双侧对称，从而获得外观上的改善。由于情况复杂多变，故现代的眼睑整形手术已发展为一门整形专业。这里只介绍有关眼睑成形术的一些基本原则和方法。

一、基本的操作方法

1. 切口　眼睑位于颜面的主要部位，故不管手术切口长短，都希望术后的瘢痕隐去或不明显。因此，术者必须十分熟悉眼睑及眼睑周围组织的解剖结构。术前选准切口位置，切口应选在比较隐蔽的地方，切口的走向应与皮纹走向一致（老年人可以利用其皮肤松弛所形成皱纹处作切口）。这样的切口因与皮肤弹力纤维平行，又与肌纤维平行，因此切口的张力较小，切口愈合后所形成瘢痕相应亦小且呈线状，不影响外观（图 4-2-1）。由于眼睑皮肤是全身最薄的皮肤，真皮层很薄，所以手术后形成的瘢痕很小。在设计切口时，应尽可能把切口设计在眼睑上。

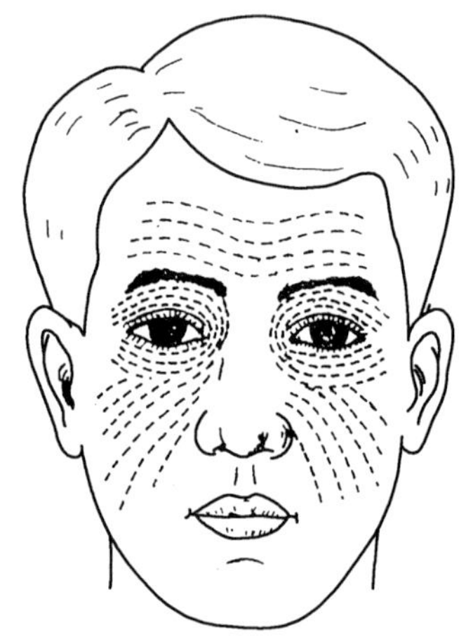

图 4-2-1 眼及其周围皮肤自然皱襞

在局部浸润麻醉前，应该先用亚甲蓝或甲紫画出切口行走的方向，睑皮肤切开时，最好先置眼睑垫板入结膜囊内将眼睑托起，用手指压紧增加皮肤张力，刀刃则与皮肤呈 90°角，垂直切开皮肤，然后用刀腹将切口顺势延长，一般应一次即将皮肤全层切开，切口的深度应该一致。为达到这一目的要求手术选用较锋利的手术刀。

2. 组织剥离　这是眼睑整形手术最常用和最基本的手术操作方法之一。睑皮肤剥离后会使皮肤张力减小，以便按手术的要求可以向各方向挪动。剥离操作分锐性和钝性两种。锐性剥离是用手术刀或剪在直视下进行精确的切割或剪开，多用于瘢痕切除。钝性剥离是借助于手术剪或止血钳张开时的张力将组织分开。由于睑皮下组织十分疏松，钝性剥离即可分开，大范围的皮瓣转移、上睑下垂矫正术的提上睑肌分离或额肌分离均借助这一操作方法。剥离一定要充分，不同手术或同一手术而位置不同其剥离的方法及要求也不同。在靠近睑缘的地方，尽管修补一个较小创面，往往也要剥离较大范围，因为睑板坚硬，只有将皮肤与睑板充分剥离开，才能利用皮肤的伸张性能将创面修复，没有充分剥离，勉强将创面缝合，往往切口尚未愈合，切口边缘即因缝线割裂而崩开。

3. 止血　止血是一切外科手术的关键操作之一，因为只有确切止血才能将组织充分暴露，准确进行手术，尤其是眼睑整形手术。

为了防止手术时出血，女性患者不要在月经期进行手

术，术前适当使用止血药物。手术时局部麻醉药内加上适量1∶1000肾上腺素。基础麻醉和全身麻醉时，术前用药种类和用药时间也应注意。

手术时应根据出血情况，灵活运用各种手段进行彻底止血，如遇喷射状出血，这是动脉破裂出血，应用止血钳夹持后，缝线结扎或电凝止血，肾上腺素棉棒压迫止血。当手术要切除部分眶隔脂肪时，先用止血钳夹紧后再切除，切口断端一定要用电凝止血，这样既可达到彻底止血又可防止发生眶内血肿。术中使用睑板夹、大睑板腺囊肿夹、眼睑垫协助进行手术，均可帮助止血和暴露切口。手术中正确运用止血手段，可以减少很多为止血而浪费的时间。在关闭切口前一定要检查有否活动性出血，关闭切口后要检查有没有血肿形成。如发现血肿一定要将血引流出切口外和压迫止血直到血肿消失为止，有时甚至要重新打开切口，将潜在出血点消除。因为血肿会增加组织张力，延缓组织愈合，增加组织感染的机会甚至引起坏死，血块机化又加重瘢痕形成。眶内血肿还会引起眼球突出，如处理不及时或不恰当则引起暴露性角膜炎，重者眼压急剧增高，视神经受压而失明。如果血肿出现在植皮区，则皮片很难成活。术后适度加压包扎是防止创面渗血、减少切口张力、促进切口愈合的有效方法，加压包扎时间的长短则由手术方法和部位而定。

4. 缝合　缝合良好的切口，愈合后瘢痕才会细小并呈线状。一方面缝合时应按缝合部位不同而分别选用角针或圆针。缝线要根据切口张力大小选用不同规格缝线，而且还要求缝线对组织刺激性小。另一方面是缝合的技巧与方法，缝合时缝针针尖要与皮肤表面垂直，针尖从一侧切口边缘皮肤进入，穿出切口后，再从对侧切口内刺入，穿出皮肤，出针点与切口边缘的距离及包含的组织要两侧对等。如遇切口边缘两侧组织厚薄不均时，则厚切口侧进针较浅，薄的一侧切口进针要深(如眉弓部与眼睑部之间的切口)，以便两侧的进针深度距离皮肤表面相等，使缝合后切口表面平整。如遇一侧切口不稳定，移动度大，应从移动度大的一侧先进针，由稳定一侧穿出如皮瓣或游离皮片移植时采用这一缝合方式。缝合后结扎的力量要适中，结扎后切口缘应对位平整，且略外翻。如缝合切口的张力大或切部口部分皮肤相互折叠、堆积均为异常，应找出原因并重新缝合。临床上常用的缝合方法有以下几种：

(1) 间断缝合：多用于皮肤、睑缘、睑板、结膜的切口缝合。它是眼睑部整形术最基本及常用的缝合方法。缝合时深度要足够，以便结扎缝线后切口深处不遗留死腔(图4-2-2)。如遇较深的切口(如眉弓部)，应先将切口深部的软组织作对位间断缝合，然后再缝合皮肤或采用8字缝合法关闭(图4-2-3)。间断缝合的针距一般为3~4mm，进针及出针处距切口边缘1.5~2mm，结扎缝线后切口边缘应略隆起。这种缝合方法的优点是简单、牢固、切口愈合平整及瘢痕少。在重睑成形手术时，间断缝合皮肤的缝线应通过睑板的浅层组织，以便在结扎缝线时通过控制缝线的松紧度可以帮助调整睫毛的倾斜角度。

(2) 褥式缝合：分为水平(横式)和垂直褥式缝合两种，常用在张力较大的切口缝合，如全层取皮区、垂直于睑缘的睑全层切口及提上睑肌切口的缝合。这种缝合法的优点是

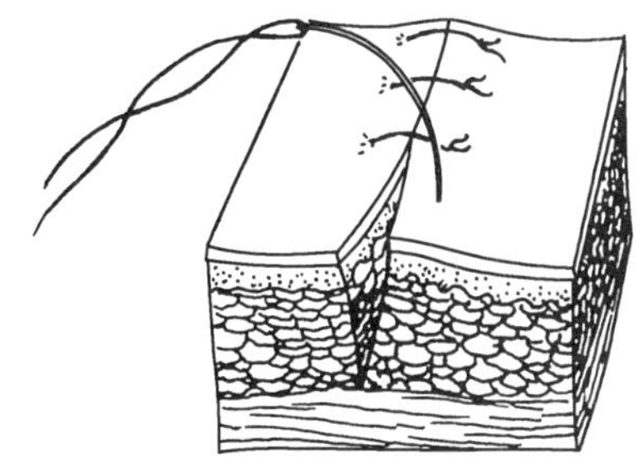

图4-2-2　间断缝合

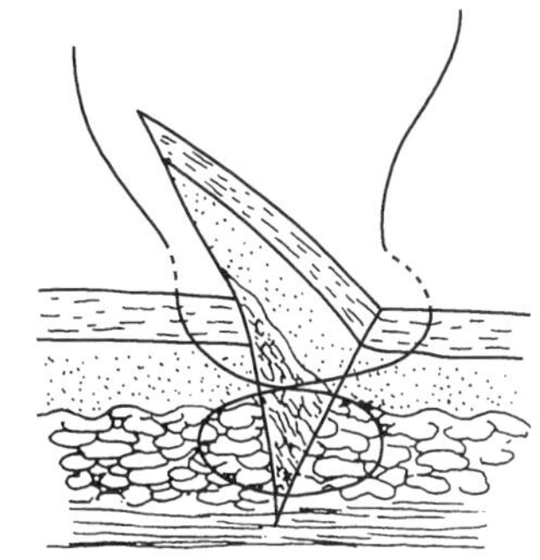

图4-2-3　深部切口的8字缝合

可以防止缝合后肌肉撕裂；有助于切口边缘外翻及创面紧密闭合，以及充分缓解切口的张力。

此外，褥式缝合也可应用于关闭有尖角皮瓣的切口、"T"形切口及"+"形切口。缝合有尖角皮瓣的切口时，为避免出现三角形皮瓣尖端出现血液循环不良和撕裂，最好使用带双针的缝线。先将其中一缝针穿过三角形皮瓣尖端的皮下组织，然后将缝线两端的缝针分别从相应两侧切口的皮肤穿出，以便结扎缝线后皮尖端恰好对合切口内(图4-2-4)。

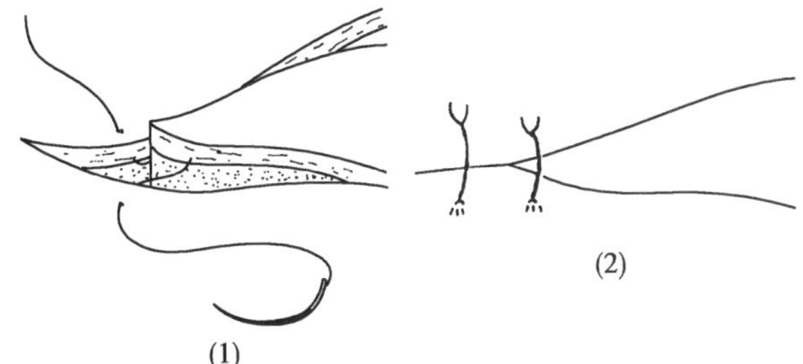

图4-2-4　尖角皮瓣切口的缝合

(3) 连续缝合：包括单纯的连续缝合法、连续褥式缝合法、连续皮内缝合法及锁边缝合法等几种。单纯的连续缝合法仅适用于关闭张力不大及较长的皮肤切口。连续褥式缝合法，由于是采用连续的横褥式缝合，虽然可节省缝合时间，但切口对合的效果不如间断缝合法好，一旦有一针缝线的切口裂开，则整个切口的对合均受到影响。在切口边缘血液供应不良时，不应使用连续横褥式缝合法。连续皮内缝合可以保持切口对位良好，并减少缝线刺激。在无张力和边缘较厚的皮肤切口，一般可单独用连续皮内缝合法关闭切口。如果切口长，切口边缘闭合不良，可先增加真皮层的间断埋藏缝合，然后再作连续皮内缝合关闭切口，这样可以减少切口的瘢痕形成，有利于眼睑美容康复。锁边缝合

的拉力较强，切口对合整齐但易出现切口哆开（详见第十八章“眼外伤手术”）。

(4) 睑缘缝合法：在用中厚皮片移植治疗瘢痕性睑外翻、眼睑再造及结膜囊重建时，术中均需作睑缘缝合，以便对抗术后出现的瘢痕收缩，增加手术的成功率。常用的有永久性睑缘缝合法（Weeks 法）和临时性睑缘缝合法或下睑牵引缝线（Frost 法）。

Weeks 法是在上、下睑缘内中和外中 1/3 交界的缘间部，各切除一块睑缘浅层组织，形成一个长方形睑缘创面，其长度约 5mm。为使上下睑缘的缘间部接触面增宽以利于上下睑缘愈合更牢固，在该创面内沿灰线位置作一深 2~3mm 的切口，使该处的睑缘分为前及后两层，在内及外的上下睑缘创面之间用 1-0 丝线分别作褥式缝合。缝针穿过一小胶片后，先从距创面的上睑缘 2mm 处进针，从上睑缘创面的切口内一端穿出，再由相对的下睑缘创面的切口内穿入，于距下睑缘 2mm 处的皮肤穿出并经一小胶片先穿入后在其旁 3mm 处穿出，再将缝针从下睑缘下 2mm 及距下睑出针位置 4~5mm 的皮肤进针，经下睑缘创面切口的另一端出针，经相应上睑缘切口内入针，最后于距上睑缘 2mm 的相应皮肤面出针并再穿过上睑皮肤面的小胶片，结扎缝线使上下睑缘之创面紧密接触对合（图 4-2-5）。睑缘缝线待创面完全粘连愈合后（2~3 周）才拆除。睑缘粘连处于术后 3~6 个月切开。

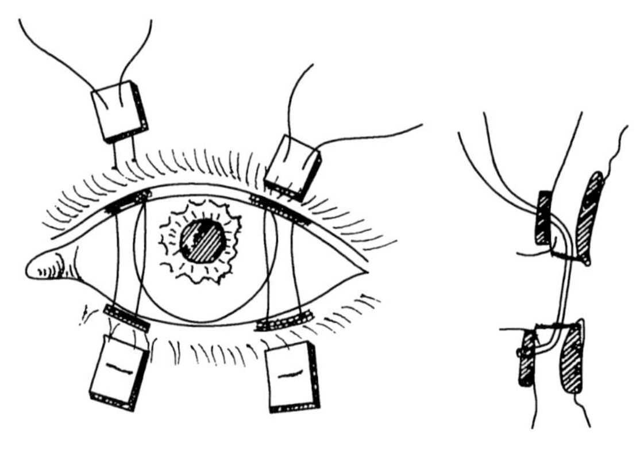

图 4-2-5　Weeks 睑缘缝合法

临时性睑缘缝合是将缝针穿过一小胶片后先从下睑外中 1/3 交界处的睑缘下 2mm 处皮肤进针，于下睑缘的灰线处穿出，接着从相应的上睑缘灰线进针，于距上睑缘 2mm 的皮肤面穿出后再穿过上睑皮肤面上的一小块胶片。然后于距下睑皮肤进针旁 4mm 处以相同的操作完成睑缘的褥式缝合，结扎缝线使上、下睑缘闭合。以相同方法在缘的内中 1/3 交界处作另一睑缘缝合。

下睑牵引缝线（Frost 法）：将缝针穿过胶片后从下睑中央的睑缘下 2mm 处进针并于相应的下睑缘灰线穿出，以相同方法在其旁 4mm 处作第二次进针及出针，上提牵引缝线使下睑缘靠拢上睑缘，并将缝线固定于额部皮肤面。

临时性睑缘缝合及下睑牵引缝线主要是为了避免因术后所致的睑裂闭合不全导致的暴露性角膜炎，一旦完成其治疗作用，即可将缝线拆除。

5. 打结　缝线打结应是采用外科结，不能连续打两个正结或反结，否则缝线会松脱。在张力较大的切口处最好打三个结，即正结—反结—正结。如果使用尼龙缝线，在打第一个线结时要先绕两个线圈，然后再打一反结或打两个外科结。细的尼龙线打结时不宜过紧，以免缝线对软组织产生切割作用。游离植皮的缝线打结后要将部分相对的线尾留长，以备术毕时能用来作打包结扎，对皮片加压，减少植皮区渗液及渗血。

6. 拆线　皮肤及黏膜切口的缝线一般在术后 5~7 天拆除。游离植皮、黏膜移植、临时睑缘缝合、睑板缝合、穹隆部褥式缝线作重睑成形或矫正轻度内翻等，应于术后 10 天拆线。但血液供应不良，切口张力过大、复合组织移植等应适当延长拆线时间。

7. 包扎　游离皮瓣移植、黏膜移植、眼窝内断层皮片及真皮脂肪瓣移植、眼睑再造、结膜囊重建、睑球粘连分离术等，术后要作加压包扎，覆盖的敷料厚度要适中，且宽于手术范围，压力要均匀及适当。目的在于限制眼球运动、消除死腔，有助于止血和创面修复，减少术后瘢痕形成。

二、创面修复

眼睑手术后、外伤及先天畸形造成的睑皮肤缺损，如创面较大，可根据其创面的形态采用下列不同方法修复。

1. 方形创面　修复的方法可采用水平移行皮瓣修复［图 4-2-6(1)］或在缺损区上下缘向两侧作等距延长切口，分离皮下组织后，作 Z 形缝合［图 4-2-6(2)］。

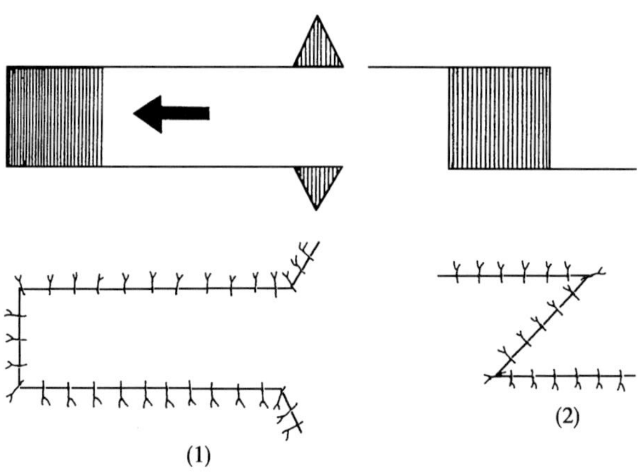

图 4-2-6　方形创面的修复

2. 矩形创面　它的修复方法有以下几种：

(1) 矩形创面两短边先分别与其邻长边作 Y 形缝合，然后剩余的长边对边缝合［图 4-2-7(1)］。

(2) 矩形创面两侧短边作方向相反的延伸切口，潜行分离皮下组织后作 Z 形缝合［图 4-2-7(2)］。

(3) 于创面两侧短边外各作一个方向相反的直角三角形皮肤切除，沿创缘潜行分离创面皮下组织后作斜行的缝合［图 4-2-7(3)］。

(4) 在长方形创面短边的同侧两端做延长切口并分离其皮下组织后，拉向创面覆盖缺损区［图 4-2-7(4)］。

3. 菱形创面　可在菱形创面四周作充分潜行分离后，沿短的对角线拉拢直接缝合；顺短对角线方向的一端向外与短对角线等长的延长切口，然后在该延长口的远端再作一斜行菱形创面边缘的等长切口，充分分离其下的皮下组

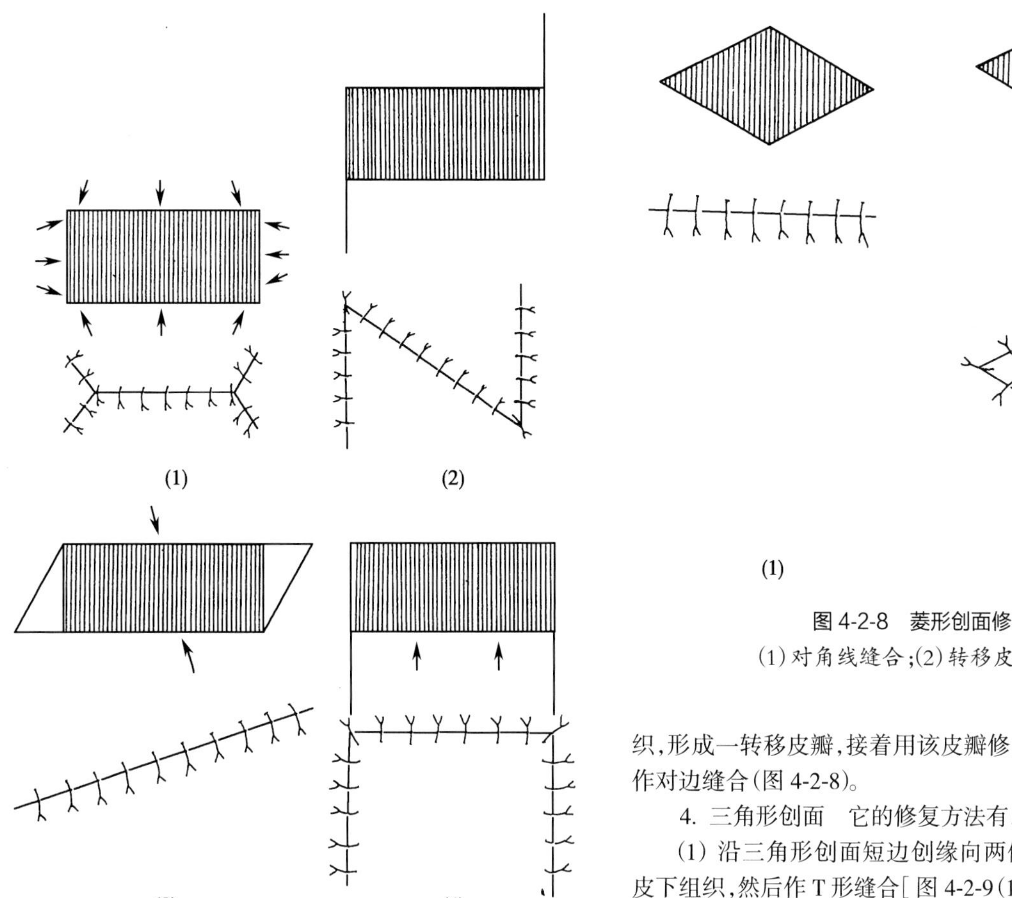

图 4-2-7　矩形创面的 Z 形缝合

图 4-2-8　菱形创面修复
(1) 对角线缝合;(2) 转移皮瓣缝合

织,形成一转移皮瓣,接着用该皮瓣修复创面,两延长切口作对边缝合(图 4-2-8)。

4. 三角形创面　它的修复方法有以下几种:

(1) 沿三角形创面短边创缘向两侧作延长切口,分离皮下组织,然后作 T 形缝合[图 4-2-9(1)]。

(2) 于创面短边外先作一等腰三角形皮肤切除,形成新的菱形创面后,再按短对角线方向缝合创面边缘[图

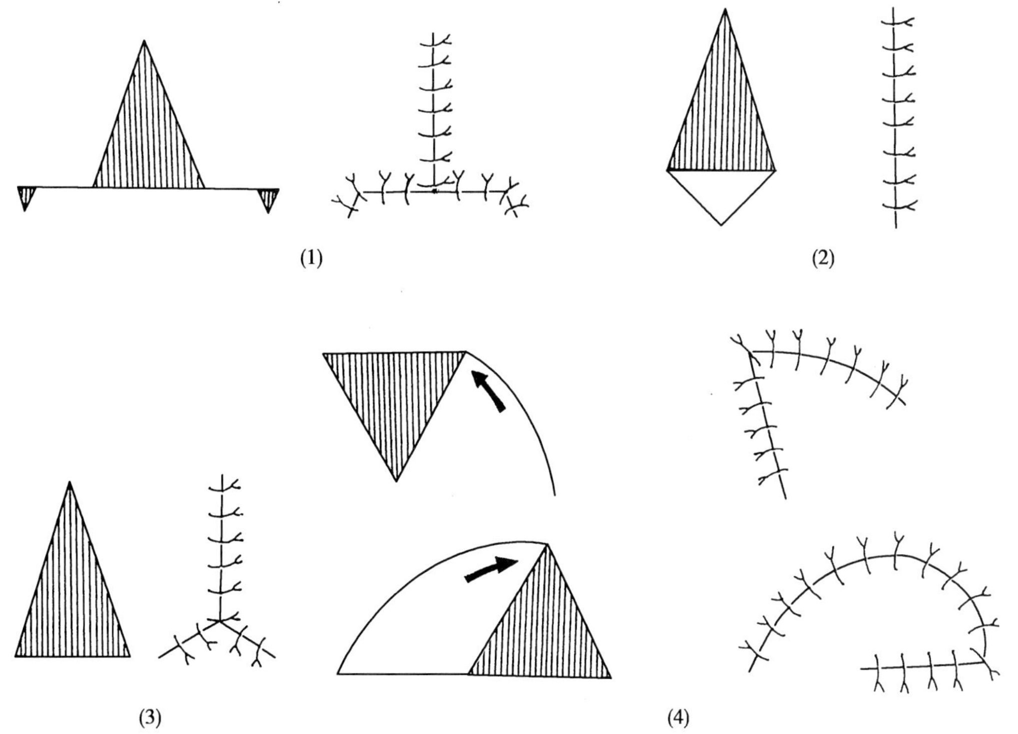

图 4-2-9　三角形伤口的修复
(1) T 形缝合;(2) 修成菱形创面,作短对角线缝合;(3) Y 形缝合;(4) 创面一侧作弓形切口的缝合

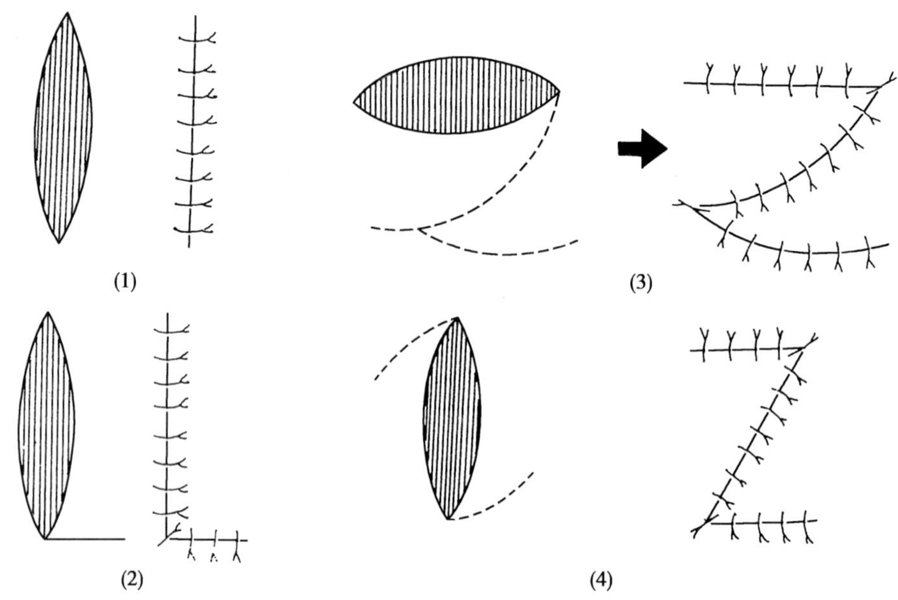

图 4-2-10 椭圆形创面的缝合

(1) 相互的对面缝合;(2)L 形缝合;(3) (4) 较大的椭圆形创面,作皮瓣转移后作 Z 形缝合

4-2-9(2)]。

(3) 将创面短边分别两侧长边作 Y 形缝合[图 4-2-9(3)]。

(4) 在三角形创面底边的一端向创面一侧向外作弓形切口,充分分离皮下组织形成旋转皮瓣,修复创面[图 4-2-9(4)]。

5. 椭圆形创面

(1) 如为纵椭圆形,将创面两侧潜行分离后,两侧相互作对边缝合。

(2) 在椭圆形的一端作一横的补充切口,然后作 L 形缝合。

(3) 较大的椭圆创面,如为横椭圆形,应在其一端向下作弯曲向创面的弧形延长切口,然后在近该切口的下端向相反方向作平行创面下缘的另一弧形切口,形成两个三角形带蒂皮瓣后,充分分离切口下皮下组织,最后按 Z 形缝合修复创面:创面呈纵椭圆者,分别在其上下两端,分别作一个弯面向创面但方向相反的弧形延长切口,分离皮下组织后,将创面边及切口边缘作 Z 形缝合(图 4-2-10)。

6. 圆形创面

(1) 小的圆形创面:可在创面相对两侧对应处各切除一三角形皮肤,使创面改为菱形或于创面周围作三条等长并与创面相切的补充切口,使创面改为三角形,然后按相应方法修复创面(图 4-2-11)。

(2) 较大的圆形缺损区应用两个单尖的皮钩向相对的两侧牵拉创面的边缘,使创面变成一梭形。然后在相当于原来创口边缘的位置让助手用另一单尖的皮钩或镊子固定上、下方原来创口边缘处的两侧皮肤,术者将上下两端延伸后形成的皮肤皱褶分别向相反方向的一侧倾斜,顺其折叠处各作一皮肤切口。接着再分别在上下方的皮肤切口的末端作等长度的与原圆形创面边缘呈同心圆的弧形切口,在创面上下方形成两个 Z 形皮瓣。最后将上下方的 Z 形皮瓣分离及移位缝合,修复圆形的皮肤创面(图 4-2-12)。

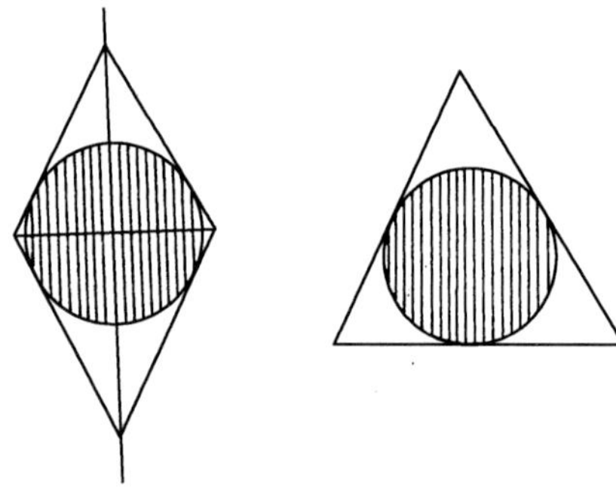

图 4-2-11 小的圆形创面可修成菱形或等边三角形后作直线或 Y 形缝合

(3) 圆形创面的另一种修复方法是分别在创面相对应的两侧边缘向外各作一弧形切口,分离皮下组织后,形成旋转皮瓣。然后在弧形切口的末端分别切除一小块三角形皮肤。最后将游离的皮瓣对位缝合修复创面(图 4-2-13)。

7. 半圆形创面

(1) 沿创面的短边向一侧作延长切口,使两侧的边缘的长度接近,然后两侧边缘均匀地作间断缝合[图 4-2-14(1)]。

(2) 先将半圆形创面改为三角形,然后按三角形创面修复方法处理[图 4-2-14(2)]。

(3) 先于半圆形创面的颜面侧的一端,切除一小块三角形皮肤,然后两侧边缘作间断缝合[图 4-2-14(3)]。

8. 半球形隆起病变区的展平方法 先沿隆起区的边缘间断分两次切开,然后按 Z 形成形术手术原理,使隆起区展平(图 4-2-15)。

9. 眼睑边缘切迹矫正法

(1) 在切迹区作 Z 形成形术矫正(图 4-2-16)。

(2) 在切迹区作 V 形切口及 Y 形缝合(图 4-2-17)。

(3) 于切迹区作尖端向睑缘的小三角形睑板切除,然

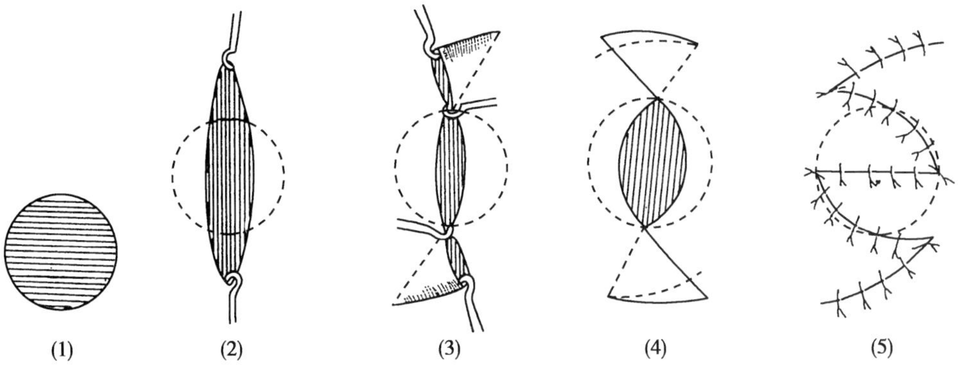

(1) (2) (3) (4) (5)

图 4-2-12　较大的圆形缺损区缝合

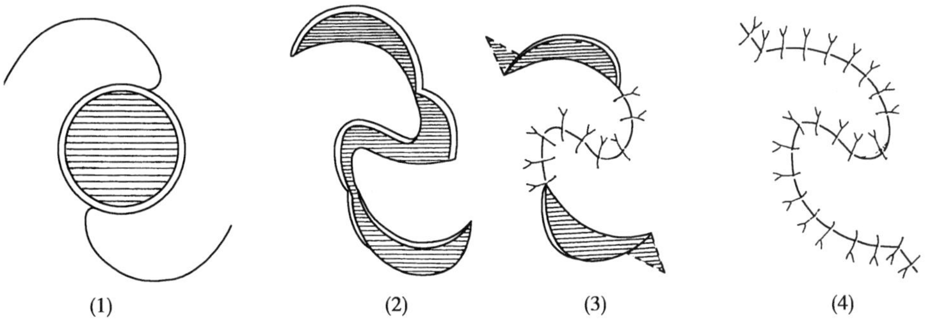

(1) (2) (3) (4)

图 4-2-13　圆形创面的转移皮瓣修复

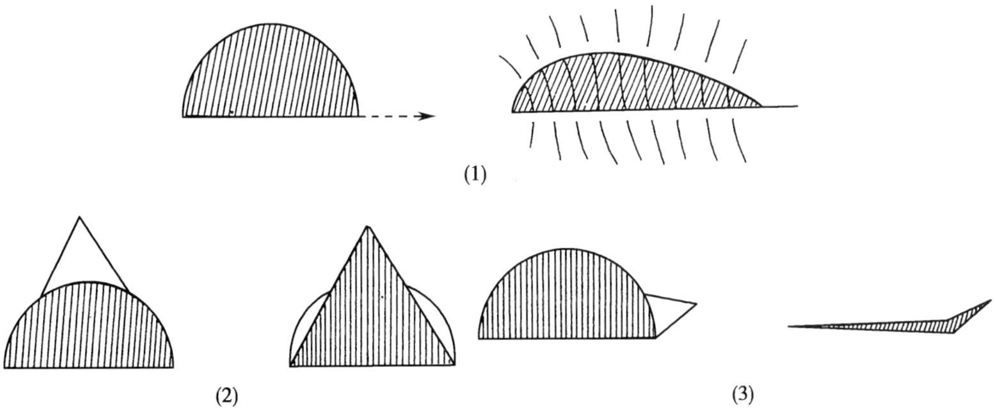

(1)

(2) (3)

图 4-2-14　半圆形创面的缝合

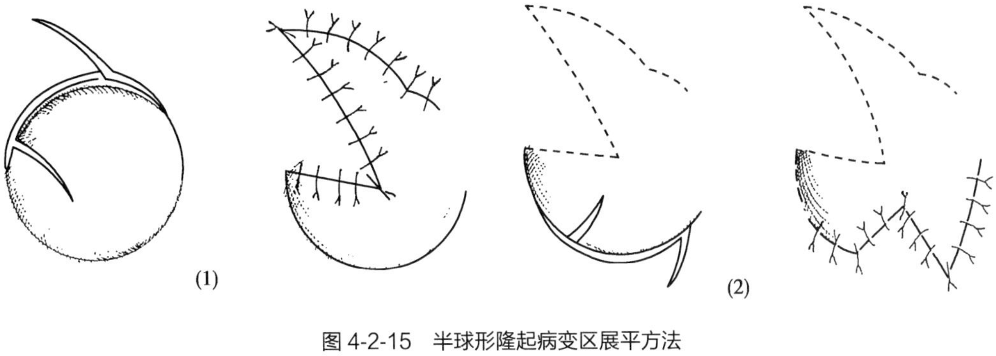

(1) (2)

图 4-2-15　半球形隆起病变区展平方法

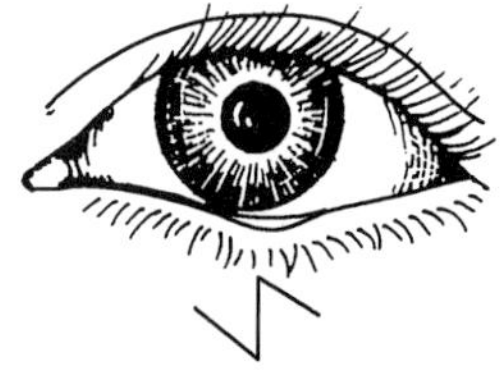
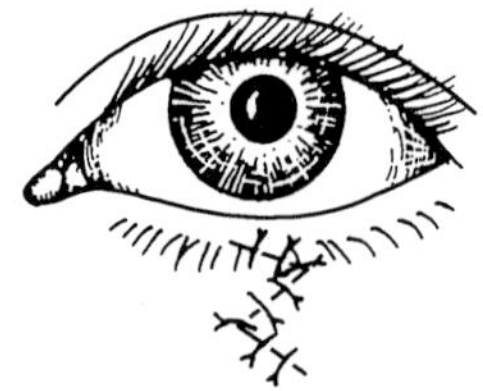

图 4-2-16　下睑缘切迹的 Z 形成形术矫正

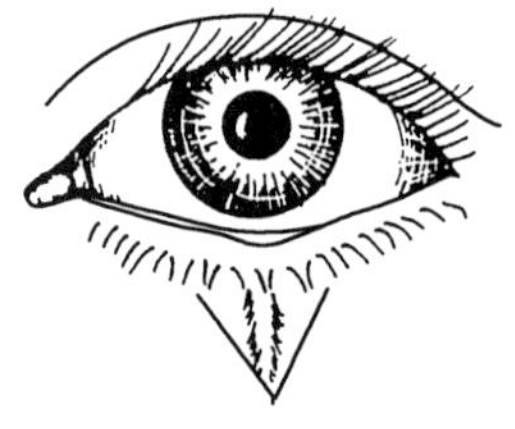
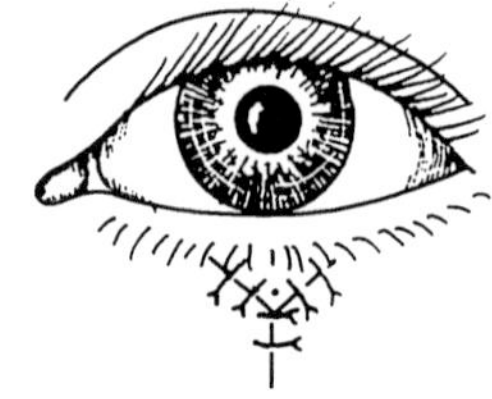

图 4-2-17　V 形与 Y 形缝合

后按睑全层切口作分层缝合(图 4-2-18)。

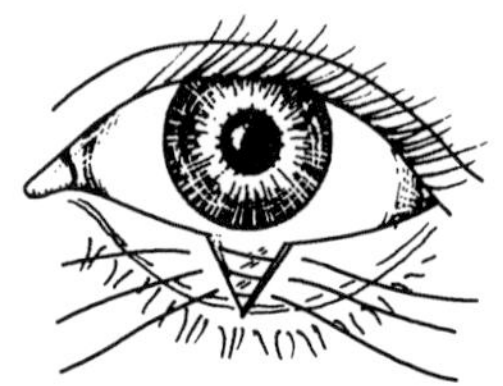

图 4-2-18　小三角形睑板切除后缝合

(4) 先于切除处作底向睑缘的小三角形眼睑全层切除,再作外眦切开,然后在外眦切口的远端作与睑三角形切口方向相反但大小相同的三角形皮肤切除。接着分层缝合眼睑切口及间断缝合外眦切口。如眼睑切口缝合困难,可将相应的外眦韧带分离切断(图 4-2-19)。

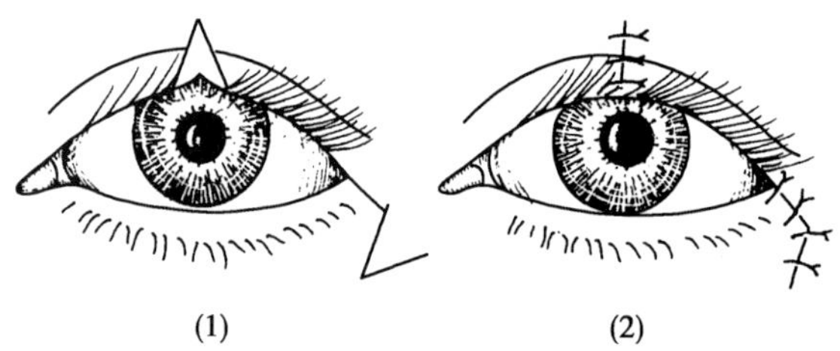

图 4-2-19　上睑缘切迹矫正

(5) 于上睑皱褶处切开皮肤及眼轮匝肌,松解及切除引起眼睑切迹的瘢痕组织,直至睑缘切迹消失为止,然后在切迹位置的上睑皱褶区内紧贴睑缘切除一块尖端向睑缘的三角形皮肤组织。接着在三角形上皮肤切口区内侧的上睑褶皮肤切口处稍向上外顺皮纹作另一皮肤切口。最后在该皮肤切口的远端作一尖向上的小三角形皮肤切除区。先间断缝合原切迹区的三角形皮肤切口,然后间断缝合其余皮肤切口(图 4-2-20)。

三、局部皮瓣移位

利用移位皮瓣修补创面或通过皮瓣移位以改变瘢痕收缩方向,是眼睑手术最常用的方法。

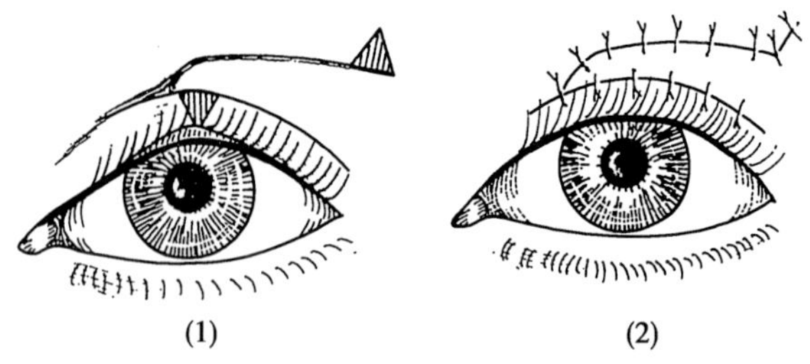

图 4-2-20　眼睑边缘切迹矫正法

1. 移行皮瓣　利用皮瓣蒂部向创面移动以覆盖创面,或向相反方向移动以缓解局部的皮肤皱缩。这是一个典型的移行皮瓣,先在创面相对两侧分别作两条同方向的平等延长切口。切口长度通常不超过皮瓣蒂部宽度的 2.5 倍,潜行充分剥离皮瓣下组织,然后在两切口的末端的上及下分别作两个底部相对的小三角形皮肤切除,即所谓 Burow 三角,以缓解皮瓣移行后在切口末端形成的皮肤皱褶(图 4-2-21)。

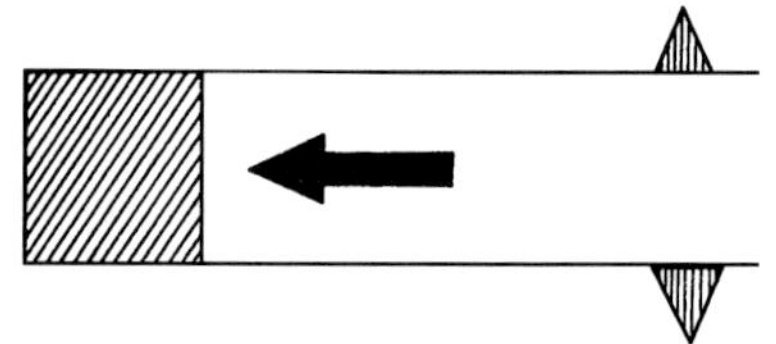

图 4-2-21　移行皮瓣

V-Y 或 Y-V 改形缝合:其实这是一种移行皮瓣术,用移动皮瓣覆盖细小缺损或增加皮肤组织长度,达到错位组织复位的目的。如轻度瘢痕性睑外翻(图 4-2-22)手术是在瘢痕两侧作 V 形切开,分离切口两侧皮下组织,将 V 形皮瓣上推,然后缝合,变成了 Y 形,由于皮瓣尖端后退,组织延长,消除瘢痕所产生牵引力使睑外翻得到矫正。相反,在先天性钝圆外眦整形术,如果在外眦作一 Y 形切口,分离皮下组织后将 V 形皮瓣向外拉,呈 V 形缝合,可以改变外眦的形态。

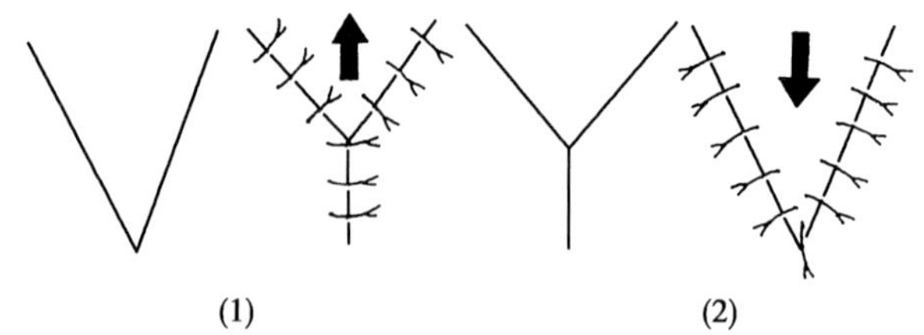

图 4-2-22　V-Y 和 Y-V 改形缝合

2. Z 形移置皮瓣(对偶三角形皮瓣移位或 Z 形皮瓣成形术)　它是以挛缩线作纵轴,分别在轴两端,向相反方向作一斜线,形成大小形状相同而方向相反的两个三角形(图 4-2-23)。BC 线代表瘢痕,沿瘢痕切开,再从切口两端各作一方向相反的 AB 和 CD 切口形成两个对偶三角形皮瓣,两切口的夹角可以在 30°~60°之间,而以 45°较好,将两个三角形皮瓣分别剥离,互换位置缝合,此时可延长组织约 50%,使原挛缩线引起的张力消失。如果瘢痕与皮纹走向垂直,使用这一方法,可以使瘢痕方向与皮纹的方向接近,

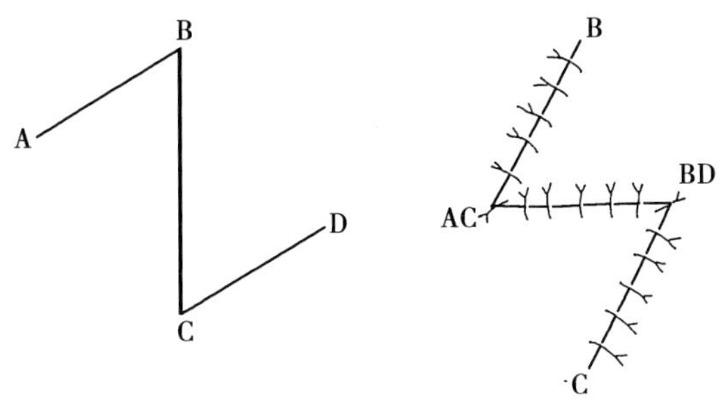

图 4-2-23 Z 形移置皮瓣

甚至可以被自然皮纹所隐没。Z 形皮瓣互换还可以改变组织位置，例如外眦角偏低，如在外眦角作 Z 形切口将上睑三角形皮瓣移向下睑，外眦角便明显提高，而改善睑外形。外伤所致的睑部皮肤缺损也可以通过这一方法从邻近区域获得皮瓣进行修补。因此，这一方法是眼睑成形手术中最简单、最有效的方法之一。

Z 形皮瓣切口的倾斜角度与预期皮肤增加长度的关系是成正比的，皮瓣角度 30°时皮肤可较原来延长 25%，而皮瓣角度是 45°时，皮肤延长 50%，60°角延长可达 75%（图 4-2-24），但因受组织弹性与皮肤松动程度所限，60°或接近 60°的倾斜角度的 Z 形皮瓣，移位后皮瓣常无法达到理想位置，勉强转移后甚至出现皮褶（俗称猫耳朵）而达不到理想效果。

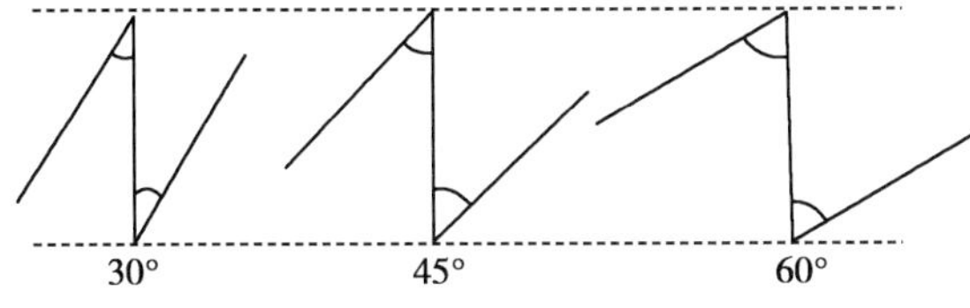

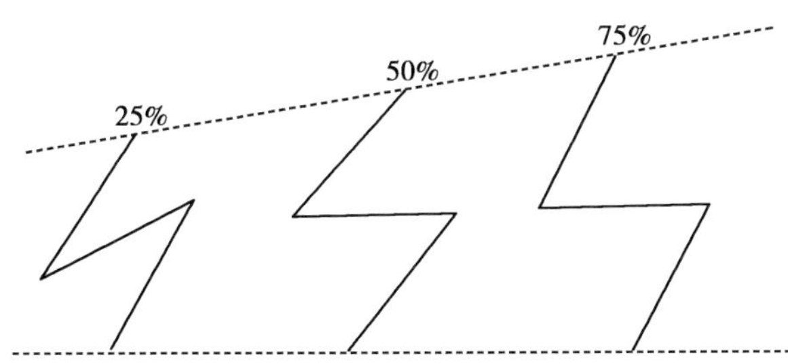

图 4-2-24 Z 形皮瓣切口倾斜角与预期增加皮肤长度的关系

3. 弓形转位皮瓣整形术 自创面上界一侧作弓形弧线切开，充分分离皮瓣下组织，然后利用此较长的弓形面的皮瓣转移，将缺损的创面覆盖，弓背出现的多余皮肤，在切口末端作一三角形或椭圆形皮肤切除，以消除移位后形成的皱褶（图 4-2-25）。这种弓形皮瓣切口的长度应为缺损创面宽度的 4 倍。

4. 带蒂皮瓣 带蒂皮瓣也属于转位皮瓣，它可分为单蒂、双蒂皮瓣、管状皮瓣及带管的岛状皮瓣。

（1）单蒂皮瓣是把皮瓣的一游离端从原来位置提起后，移植在邻近的创面内。取皮瓣的部位可在眼睑附近的颞、额或面颌部（图 4-2-26）。由于这种皮瓣得到来自蒂部

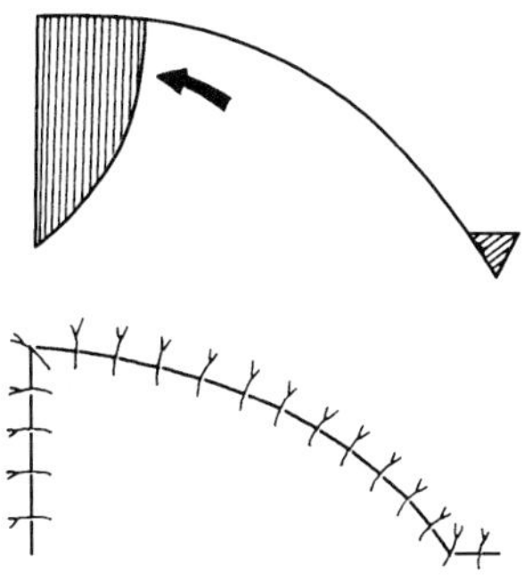

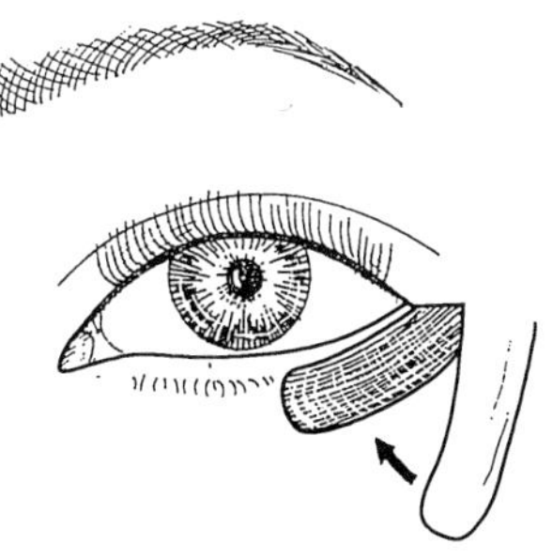

图 4-2-25 弓形转位皮瓣

图 4-2-26 下睑单蒂皮瓣

的血管供养，故不但皮瓣的成活力强，而且较少发生感染，术后皮瓣的颜色与睑皮肤相近，且皮瓣的收缩性较小。如果皮瓣蒂部带有小动脉，则手术效果更佳。对于瘢痕较多、血液供应不良、创面较深的创面修复最适宜采用这种皮瓣。它的缺点是在颜面部增加手术瘢痕。

尽管带蒂皮瓣植入后收缩性较小，但采用这种皮瓣修复创面，所取的皮瓣面积也应较修复的创面大 1/4~1/3，以便缝合时皮瓣的张力不致过大。皮瓣的长度常不宜超过其宽度的 2.5 倍。除皮瓣蒂部带有动脉外，其最宽处不宜超过蒂部宽度的 1.5 倍。皮瓣蒂部的皮下组织下要切除，术后包扎也不要加压于蒂部，以免影响皮瓣的血液供应。

（2）双蒂皮瓣适用于创面较大及较长或用单蒂皮瓣无法修复的创面。由于双蒂皮瓣的血液供应更好，故能提高移植后的成活率。这种皮瓣常用于修复下睑较大的创面，即利用健康上睑皮肤，做成桥形双蒂皮瓣后向下移位修复下睑创面。上睑形成的创面可在分离周围皮下组织后，作间断缝合，或用中厚游离皮片修复（图 4-2-27）。

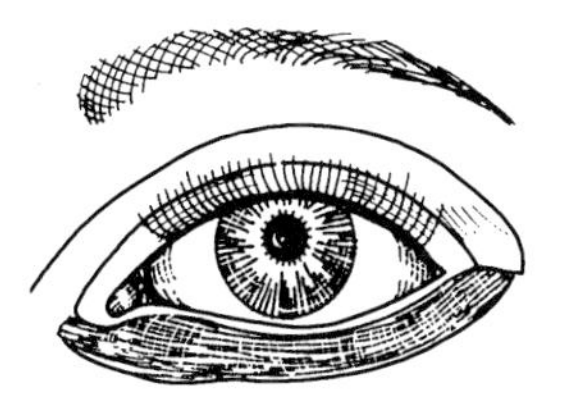

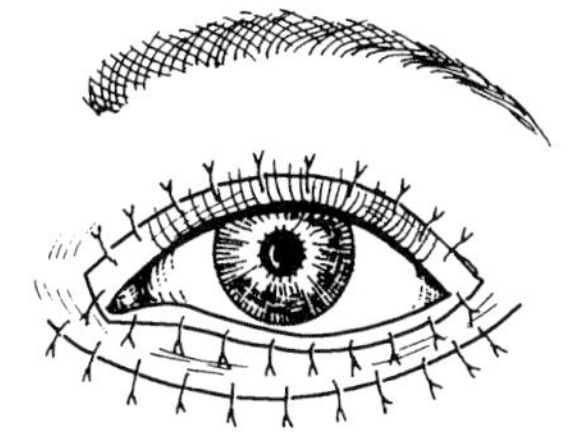

图 4-2-27 利用上睑皮肤作桥形皮瓣移位修复下睑创面

（3）管状皮瓣（圆茎皮瓣）：它是一种封闭式呈管状外观的皮瓣，也是修复眼睑缺损及畸形的一种有效方法。这种皮瓣具有以下优点：①在皮管形成术后 3 周，皮管内将形成和其走向一致的新的供血系统，故此时切断一端，另一端仍

可维持皮管的正常血液供应；②皮管状皮瓣创面已封闭，减少感染的机会；③皮管内含有丰富的皮下组织，皮片柔软富于弹性、厚实，收缩性小，移植后皮肤颜色变化较轻；④皮管可作较大角度的转移。然而管状皮瓣也有下列缺点：①增加患者体表的手术瘢痕区；②必须经过多次皮管转位手术才能达到眼睑创面的修复；③修复治疗耗时较长。

修复眼部缺损的管状皮瓣，多取自颈前中部或下 1/3 横管状皮瓣；来自颈外侧锁骨与乳突之间的斜管状皮瓣；上臂内侧及肩胸部的管状皮瓣（图 4-2-28）。

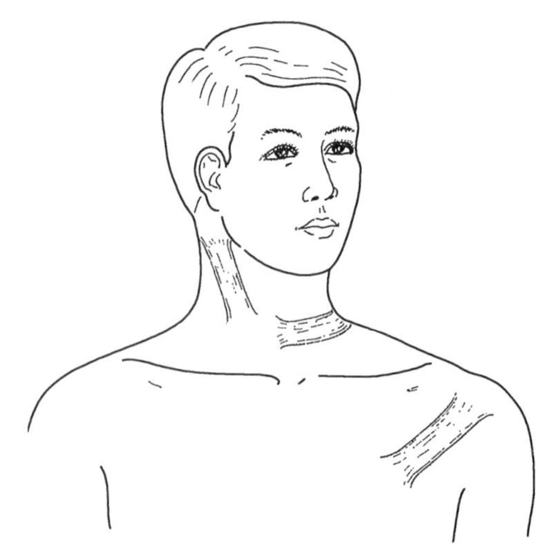

图 4-2-28 修复眼部的管状皮瓣

1）管状皮瓣的制作方法：先按眼部修复大小及形状用甲紫在取皮区处标出比实际需要大 1/4 的取皮范围，形成管状皮瓣的长度与宽度比例以不超过 2.5∶1 为宜。按标记两侧切开皮肤及皮下组织，潜行分离及充分止血后，将皮瓣向内卷使两侧切口边缘对拢并作间断缝合，形成皮管。在缝合近皮管两端时，不要太靠近切口末端，以免蒂部受压，影响皮管的血液供应。然后在瓣切口两侧作充分的潜行分离并相互作间断缝合。封闭皮管两端的创面，可作褥式缝合或采用Z切口缝合法。最后用凡士林纱布覆盖创面，皮管两侧垫以松软的细纱布，上面铺几层敷料及棉垫并作不加压的包扎。术后应避免过度活动，6~10 小时后要检查皮管的颜色及水肿程度。术后 12 天开始间断拆线。

2）管状皮瓣的转移方法：在皮管手术后三周切断皮管的远端，将皮管组织相接移植到眼缺损部位进行修补，或采用跳跃式转移法，即先在皮管一端作圆形切口，分离皮下组织，将皮管断端转植到预先设计好的中转过渡位置。3 周后再将皮管的另一端切断并移植到眼部需要修复的部位。由于皮管在跳跃式转移中，必然会丧失部分皮管组织，故在设计皮管的大小时，应将这种变异因素考虑在内。

3）管状皮瓣修复术：当管状皮瓣转移到修补位置时，应顺皮管的缝合处切开皮肤及皮下组织，切除部分皮下脂肪和瘢痕组织，在将皮瓣展开时要注意保存真皮下血管网的完整性，并充分止血，然后按实际要求进行修复缺损部位。在修复术后 3 周再将皮管的蒂部切断。由于管状皮瓣常带有较多皮下脂肪，故移植后手术区常较肥厚，必要时在术后半年再分期进行整复，切除部分脂肪组织。如后期局部出现瘢痕挛缩，可局部作 Z 形成形术松解。

（4）带血管的岛状皮瓣：这是一条以动脉及静脉相伴作为蒂部相连的皮瓣。它的最大优点是皮瓣的血液供应较好，故在血液供应较差的部位可收到较好的手术效果。缺点是手术较复杂、手术时间较长及术后局部组织较臃肿。常用于眼睑缺损、眼睑再造或眉毛再造等手术。

1）带血管的岛状皮瓣的制作法：临床上多采用与颞浅动脉及其分支相连的皮瓣。手术前应用手指仔细探查患眼同侧颞浅动脉及其各分支的行径，并用甲紫标出血管的位置及走向。如探查血管困难，可先让患者低头片刻，待血管充血后再次寻找。然后根据手术需要确定皮瓣的位置、大小及形状并标出其切口边界和该处血管的位置。接着测定颞浅动脉与眼部缺损区的距离，决定正确的皮肤切口的长度，以免该皮瓣移植时出现张力、扭曲及影响皮瓣的血液供应。应顺动脉走向的一侧切开皮肤及皮下组织，用蚊式血管钳仔细钝性剥离及充分暴露所需的动脉及其伴行的静脉分支，于该动、静脉分支的两侧 2~3mm 处平行切开颞浅筋膜后，分离血管底部的颞深筋膜，并由此处向该血管的远端逐渐游离，在分离过程中当遇到该血管的小分支时应逐一结扎后切断及充分止血，但不要损害所需要的颞浅动静脉主要分支，然后在已分离血管分支的末端切出预先确定的额部皮瓣，并将被游离的血管及皮瓣用蘸湿的生理盐水纱布覆盖备用。

2）带血管的岛状皮瓣转移及移植法：在眼部缺损创面与颞部皮肤切口下端之间作皮下隧道，将皮瓣及其相连的血管经隧道下通过到达眼部创面。在此过程中应保持被转移的血管处于松弛状态，并尽量避免血管扭曲而影响皮瓣的血液循环。将移植到位的皮瓣按照眼部创面的形态作适当修整后，作间断缝合植入创面内。最后缝合颞浅动脉径路的皮肤切口。额部供皮区的创面如不能拉拢缝合，可用中厚皮片修补。术后隔天换药，10 天后拆线。

四、皮肤移植

根据移植方法不同可分为游离皮片移植、带蒂皮瓣移植。下面仅介绍游离皮瓣移植。

1. 游离皮片移植　游离皮移植是一种相对比较简单而又十分有用的皮肤缺损修补方法。当眼睑肿瘤、瘢痕切除术后、化学伤、烧伤或炎症引起眼睑部皮肤缺损，但又不能直接缝合或用局部皮瓣移位去加以修复时，应采用游离皮移植，可有效地使创面闭合，因此这也是眼睑整复手术重要手段之一。游离植皮所用的皮片可根据其组织的厚度分为表层皮片、中厚皮片和全厚皮片（图 4-2-29）。表层皮片平均厚度不超过 3mm。这种皮片的特点是生长力强，能在肉芽创面上或在除去骨皮质后的创面上存活。缺点是愈合后收缩性强，色泽深，易磨损，因此功能和美容效果方面都较差，只用于眼睑烧伤及眶内容剜出术后皮肤移植，将创面覆盖。中厚层皮片（断层皮片），平均厚度为 3~6mm，分薄中厚层和厚中厚层两种。前者包括真皮 1/3 厚度，后者包括真皮 3/4 厚度，这种皮片含有较多弹性组织，移植后收缩性较小，柔软、耐磨，供皮区（尤其是薄中厚层）可以自行愈合。缺点是也存在收缩问题，术后皮片收缩介乎于表皮与全厚皮片移植之间。全厚皮片包含表皮与真皮的皮肤全层，这

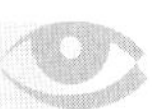

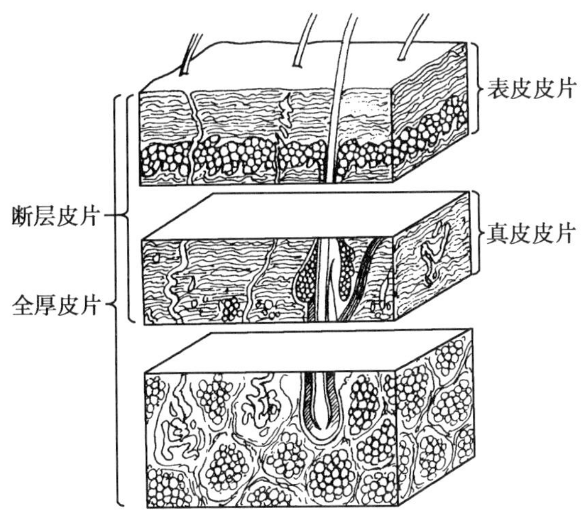

图 4-2-29　各种不同厚度的游离皮片

种皮片的优点是术后颜色接近正常皮肤和耐磨，收缩性明显比前两种皮片小。缺点是皮片较难生长，不能植于有感染的肉芽创面上，供皮区也不能自行愈合，一定要直接缝合创面或用面积较小的皮片覆盖创面。

2. 植皮前准备　包括患者全身准备、供皮区准备。眼科特点是术区多数是无创面瘢痕，取皮面积不大，供皮区选择则条件较高（尤其是中厚层或全厚层皮片），通常应选取皮肤色泽和质地与眼睑皮肤相似又较隐蔽的部位，较大的表层皮片和薄中厚层皮片，选大腿内侧，中厚层皮片和全厚层皮片则选择上臂内侧、耳后或锁骨上较好。术前取皮区先用肥皂和清水擦洗，剃毛，用 75% 乙醇或碘附消毒后用无菌纱布包扎，不能用碘酒等腐蚀性药物消毒术野。

3. 取皮法　由于不同厚度皮片愈合后收缩程度不同，因此取皮面积除取决于创面大小外，还取决于皮片的厚度。当皮片厚度确定后，按照受皮区创面形态，用纱布或胶片贴在创面上，然后依血迹的范围适当按比例扩大。表层皮片要扩大一倍，中厚层皮片扩大 1/3，全厚皮片略为扩大。将取皮的图样在取皮区，依样用亚甲蓝或甲紫画出取皮范围，接着在取皮区边界处向取皮区注入适量不含肾上腺素的麻醉药，注射麻醉药的目的既有麻醉止痛亦有让皮肤胀起更易取皮。因此当取皮面积较大时，可以将麻醉药适当稀释，以免出现注射的麻醉药过量。

（1）全厚皮片切取方法：用刀沿画线垂直切开皮肤全层，以不露出皮下脂肪为准（达到真皮与脂肪交界处），在皮片切口边缘缝一到二根牵引缝线，一边拉着牵引缝线一边用手指顶着皮片的皮肤面，充分暴露出真皮与脂肪交界面，用刀沿着这交界面慢慢作锐性剥离直到将整块皮片切下为止，以便达到皮片不带有或尽量少带有皮下脂肪。剥离时助手应用纱布用力压着供皮区与剥离处相对的地方使皮片的真皮和供皮区的皮下脂肪之间有一相互分离的张力，便于术者进行剥离。如果切下的皮片带有皮下脂肪，可用剪刀从真皮面上尽量将脂肪剪除。

（2）中厚皮片切取法：用手术刀取厚的中厚皮片，方法和全厚皮片相似，只是切口深度不同，切皮层次应始终保持在真皮层的中部或后 1/3 处，切皮刀作锐性剥离时始终在白色的真皮组织内，切出的皮片呈白色而不透明，如果皮片带有脂肪说明切得过深，要及时将切除深度变浅些；如果皮片色变灰或透明是过浅表现，切口只要相应加深。这种取皮方法操作简单，不须特殊设备，适用于在范围较窄，面积不平的取皮区如耳后，锁骨上区切除较小的皮片。大面积的中厚皮片，尤其是薄中厚皮片多用滚轴式取皮刀取皮，用切皮刀切取皮片时，依所需皮片调好取皮刀所切取的厚度，然后在取皮刀和供皮区表面涂上一层石蜡油，在注射了麻醉药的取皮区上，助手用木板压紧切皮区两侧皮肤，而术者用另一手压紧刀刃前面的皮肤。取皮刀以 20°~50°倾斜角紧贴皮面，均匀用力向前拉锯，刀刃前的木压板也随刀刃的前进而相应前进。切取皮片的厚度常与刀刃与皮面夹角和切皮时所加的压力大小有关。角度和压力越大，切得的皮片越厚，因此在操作时应随时注意所切得的皮片厚度，发现过厚或过薄都应适时地调整取皮刀的角度和所加压力。当估计已切得所需面积的皮片后，即向后退刀，用剪从刀口处皮片剪断。鼓式取皮机或电动取皮机切取皮片更方便而且厚薄更均匀，但目前市场出售的取皮机均较大型（可取 20cm 宽皮片），我们较少使用。

（3）薄皮片取皮法：多用滚轴取皮刀切取，方法则和中厚皮片取法一致，只是切取的表皮更薄（除表皮外尚含有真皮表层即乳头层）。薄皮片甚薄，切得的皮片下可以透见刀刃皮片。薄皮片的供皮区创面为真皮乳头层血丛的断面，故可见许多细小而又密集的出血点。如果取皮时发现取得皮片透明且转呈白色，供皮区创面的出血点变得稀疏而大，则所取得的皮片过厚，已达薄中厚皮片了，应即调整切皮的厚度。此外，用持针钳夹上尖刀片代替滚轴刀取皮同样也可取得面积不大的薄皮片。

第三节　睑腺炎手术

睑腺炎是眼睑的腺体急性化脓性炎症发生于睑部 Zeiss 腺或睫毛毛囊者称为外睑腺炎，发生于睑板腺者称为内睑腺炎。

【适应证】 睑腺炎已出现黄白色脓点，需切开排脓。

【手术方法】 外睑腺炎切开排脓可不用麻醉。局部消毒后，用手指固定病灶两侧的睑皮肤，用尖刀片垂直脓点，平行睑缘，迅速切开脓点处的皮肤，排除脓液。黏稠的脓液，切开后不易自然排出，可用小镊子夹取脓头排出脓液。切口应够大，使排脓通畅（图 4-3-1）。

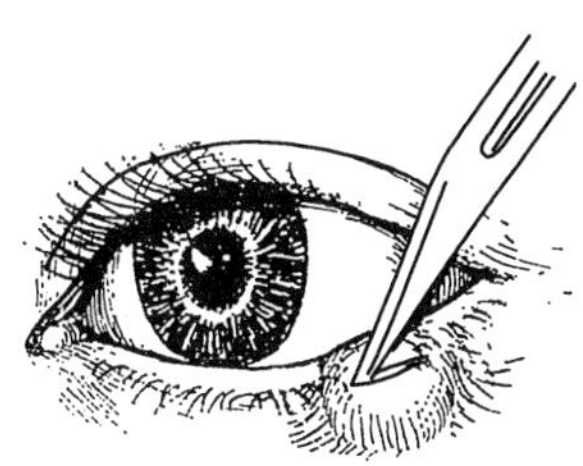
图 4-3-1　外睑腺炎切开

内睑腺炎切开排脓，先滴表面麻醉药于结膜囊中，然后翻转患病的眼睑，用左手拇指固定已翻转的眼睑睑缘，刀尖对准脓点，以垂直睑缘的方向切开脓点处睑结膜。如切口排出的脓液较多，排脓后应冲洗结膜囊（图 4-3-2）。

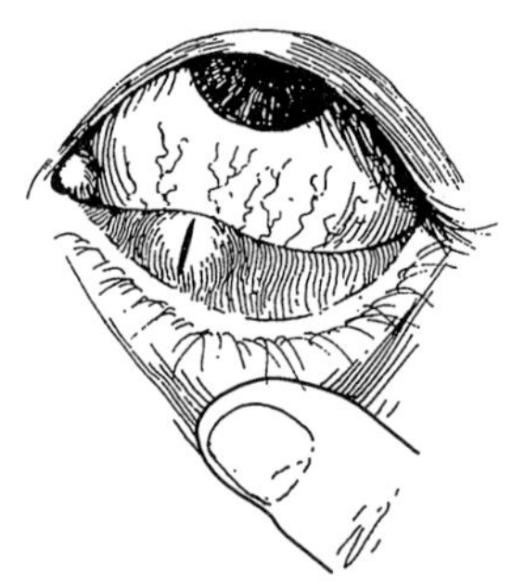

图 4-3-2　内睑腺炎切开

睑腺炎切开后，结膜囊内涂抗生素眼药膏及敷眼垫。

第四节　睑脓肿切开

睑脓肿是眼睑的化脓性炎症，如任其发展，不仅迁延时间较长，而且日后穿破形成明显瘢痕，因此需及时处理。

【适应证】睑脓肿炎症已局限化，扪之较软且有波动感才作切开排脓。睑脓肿未软化，触诊无波动感切勿切开。

【手术方法】睑脓肿切开不需局部麻醉。在脓肿有波动处的低位，平行睑缘切开脓肿区的皮肤排脓（图 4-4-1），然后适当扩大切口放置胶片条或凡士林纱布条引流。结膜囊内涂抗生素眼药膏，敷眼垫。每日换药，至无脓液流出为止。

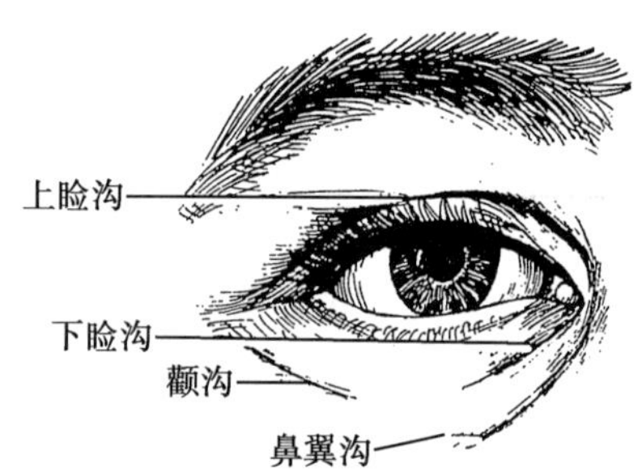

图 4-4-1　睑脓肿切开

【手术注意事项】①切开排脓后，切勿作挤压排脓，亦不可用刮匙搔扒，以免感染沿静脉扩散；②切口要够大，排脓通畅，否则易形成肉芽组织，炎症长期迁延不消退；③放置的引流条不宜太紧使切口阻塞，应保持切口排脓通畅；④睑脓肿切开前后，应口服抗生素或磺胺类药物。

第五节　睑板腺囊肿手术

睑板腺囊肿是睑板腺分泌物潴留而形成的慢性肉芽肿。多发生在上睑，通常无急性炎症表现。较大的睑板腺囊肿很少能自然消失，原则上需要手术治疗。如合并感染，待炎症消退后，方能进行手术。囊肿较大时，易穿破皮肤，应争取在穿孔前手术，以免睑皮肤留有不规则瘢痕，影响容貌。

睑板腺囊肿的生长缓慢，常在无症状下逐渐增大，最终可能穿破睑结膜，形成息肉样肉芽肿，亦可能凸出在睑板腺开口处的睑缘面，形成淡红色小肿物。生长在深层睑板腺内的囊肿，或初次手术未彻底清除睑板腺囊肿内容和囊壁者，在病灶扩大时易形成所谓的哑铃形睑板腺囊肿（图 4-5-1）。对于这种睑板腺囊肿的手术必须仔细地查找深部的原发病灶，予以彻底清除。为此术前必须详细检查睑板腺囊肿的部位、形态、大小、数目以及有无炎症表现等，然后应根据检查结果确定手术方式。

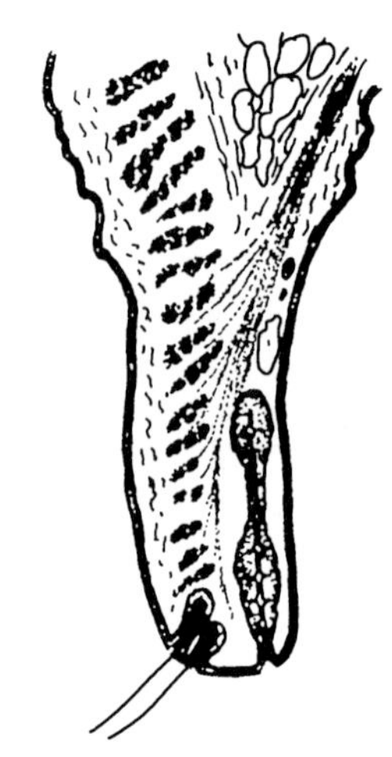

图 4-5-1　哑铃状睑板腺囊肿

【手术方法】

1. 滴表面麻醉药于结膜囊内，用 2% 利多卡因作病变区穹隆部结膜和相应的睑皮肤局部浸润麻醉。

2. 按照睑板腺囊肿大小及切口的部位，选择合适的睑板腺囊肿夹，将夹的环面放在睑结膜面，如已向皮肤面穿破则放在睑皮肤面上，使肿块位于环的中央位置。

3. 切口部位的选择　通常睑板腺囊肿的切口是在睑结膜面。尖刀片垂直于睑缘方向切开睑结膜（图 4-5-2）。如果睑板腺囊肿已穿破皮肤，应在皮肤面平行睑缘方向切开皮肤。睑缘部睑板腺囊肿的淡红色肉芽组织凸出于睑板腺的开口处，因表面有毛细血管增生，先用电凝器的小球状电极对准肉芽的顶端轻轻电凝，使肉芽肿顶端变白，以便日后痂皮脱落，该处睑缘不残留任何痕迹。然后在睑缘睑板腺囊肿处作缘间灰线切开（图 4-5-3），将深部腺管内的肉芽

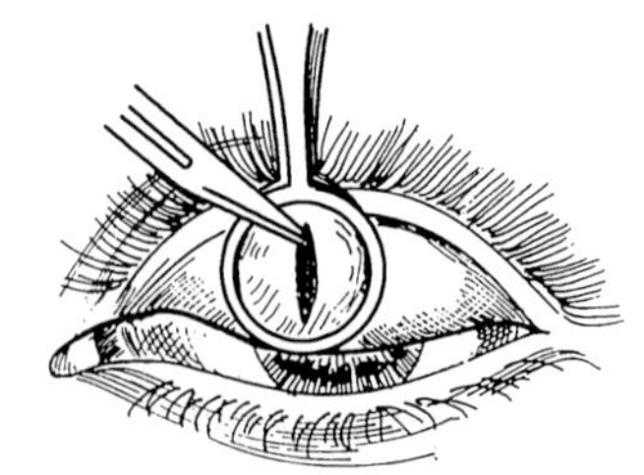

图 4-5-2　睑板腺囊肿的睑结膜切口

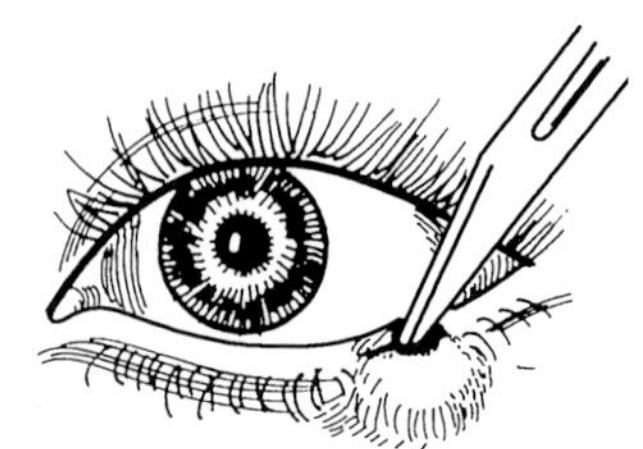

图 4-5-3　在下睑缘间灰线切开睑板腺囊肿

组织刮除干净。此外,亦可不作电凝睑缘肉芽组织,可直接在睑缘皮肤作切口,用小刮匙将内容物刮净。如睑板腺囊肿部位靠近泪小管,应先用泪道探针插入泪小管作标志,然后再作切口,以避免误伤泪小管。如睑板腺囊肿已穿破睑结膜或皮肤,应先剪除突出的肉芽组织,然后再在破口处扩大切口进行手术。

4. 刮除内容物 切口完成后,以小刮匙将囊腔的内容物彻底刮除干净(图4-5-4),否则术后可能复发。

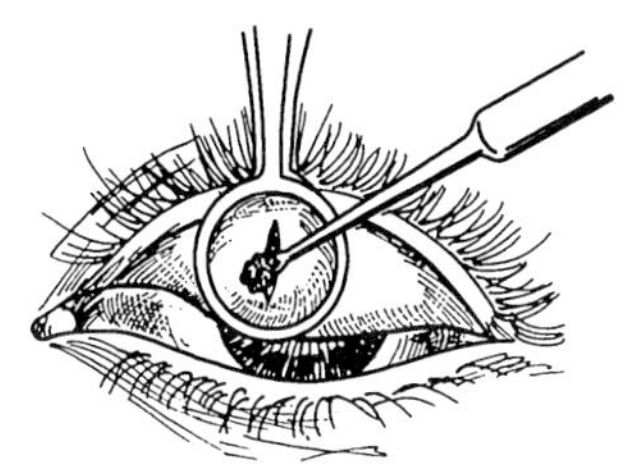

图4-5-4 用小刮匙刮除囊腔内容物

5. 剪除囊壁 刮除囊腔的内容物后要仔细检查囊壁情况,应尽量将囊壁完整地分离及剪除(图4-5-5)。用镊子提起切口的一侧,用剪刀尖在结膜或皮肤与囊壁间分离至囊肿的底部,然后再同样操作分离另一侧囊壁,分离时剪刀应尽量贴近囊壁侧,分离到底部时切勿用力上提囊壁,以免剪穿皮肤或睑结膜。此外,亦不可在分离囊壁时剪掉睑结膜组织,以免造成切口不整齐和扩大,影响切口愈合。

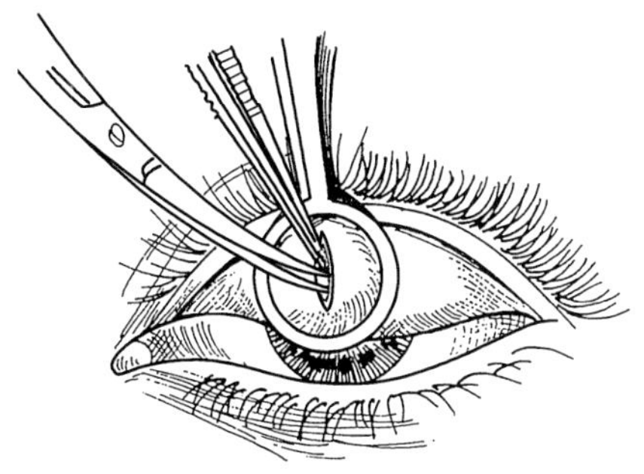

图4-5-5 分离和剪除囊壁

从睑皮肤面切口及刮除内容物后,用剪刀分离皮下肥厚的环状囊膜样组织,此时切口多呈火山口样,中央凹陷,周围环状肥厚隆起。应将其修整平坦并修剪皮肤破口的边缘,使切口变整齐及平坦。最后用5-0黑丝线缝合皮肤切口1~2针。

6. 除去睑板腺囊肿夹后,用手指垫以纱布将切口的眼睑压在眶缘上,待片刻压迫止血后,放松手指观察切口。如无继续出血。在结膜囊内涂抗生素眼药膏,敷盖眼垫,翌日换药。

【合并症及其处理】

1. 出血 手术操作中应用睑板腺囊肿夹减少出血。术毕取去夹子让眼睑复位后,应立即用手指垫以纱布将切口两侧近眦部的眼睑压向眶缘,片刻即可止血。

如果在术后数小时发生大出血除全身心血管或血液病,主要是术中损伤了睑动脉弓。压迫法常不易止血。此时囊腔内有大量凝血块,切口闭合不良,或皮下有青紫瘀血斑。如有活动性出血,应翻转眼睑,用睑板腺囊肿夹的环形页压迫切口周围,暂时压迫止血。如压迫止血无效,仍有明显渗血,应清除切口内腔的积血块,然后稍放松睑板腺囊肿夹,仔细查找活动性出血点,可先电凝出血点,再在切口直接缝合或在切口一侧亦可两侧作缝合压迫止血。用两端有针的缝线,分别从结膜进针,由皮肤面出针,两针相距3~4mm,恰好将睑动脉弓包括在内,缝线两端结扎在直径3~4mm的棉纱卷上(图4-5-6)。

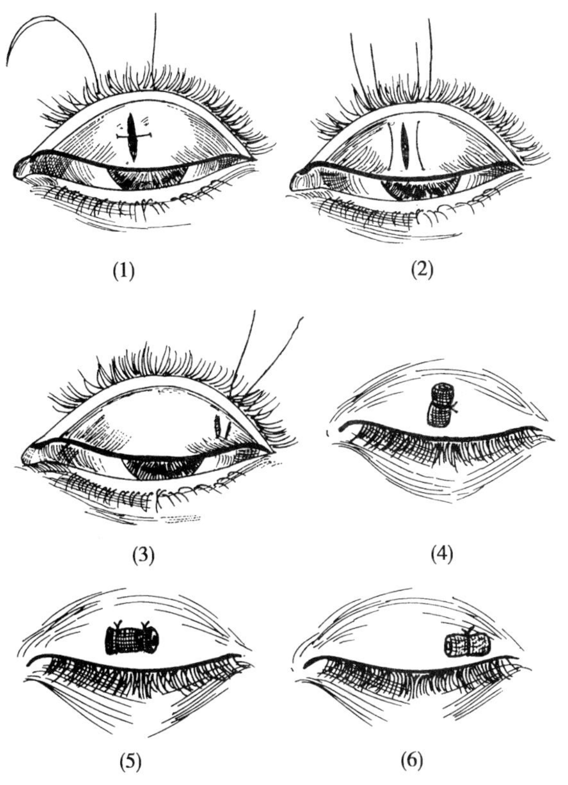

图4-5-6 睑板腺囊肿术后出血缝线压迫止血法

(1)切口直接缝合止血;(2)切口两侧缝合;(3)切口单侧缝合;(4)切口两侧缝合棉纱枕压迫结扎;(5)双线结扎棉纱枕;(6)单线结扎棉纱枕

皮下瘀斑,通常可逐渐自然吸收,无须特殊处理。

术后全身可适当给予凝血和止血药。

2. 皮肤穿破 从睑结膜侧切口,在分离或剪除囊壁底面时由于较深,或上提囊壁用力过大,牵拉底面的肌肉及皮肤过多时,常将睑皮肤剪破或剪掉一小块。亦可能由于睑板腺囊肿太大,眼轮匝肌和皮肤受压变薄,在分离或剪除囊壁时损伤睑皮肤机会较多。所以在术前应认真检查睑板腺囊肿的特征及其与周围组织的关系,评估睑结膜或皮肤两种切口何种最为合适才进行手术。

一旦皮肤穿破较大应缝合修补,否则由于瘢痕皱缩将导致睑皮肤形态异常,如皮肤小坑样凹陷,“双眼皮”的皮肤皱褶的弧度变形的外观等。

3. 术后皮下遗留硬结 为较厚的囊壁未完整剪除残留较多所致。故在术中刮除内容物和摘除囊膜后,将手指放在睑皮肤与睑结膜间,按摸触诊,检查有无硬结存在,以免遗漏较小的睑板腺囊肿或肥厚的囊膜。如有硬结应手术切除干净。

如为睑板腺囊肿的内容物清除不彻底或囊壁摘出不完整有残留，常易复发，需再次手术摘除。

手术中切开睑板腺囊肿后如发现内容物为实性肿物，应中止切除手术，而仅取出小块组织送检查，以便排除睑板腺癌。如在同一手术部位术后反复发生硬结、增长较快，亦应警惕有睑板腺癌的可能，需将切除的组织送做活体组织检查。

4. 睑缘变形　近睑缘的睑板腺囊肿如在睑结膜面作垂直睑缘切口时，常损伤睑缘后唇和前唇，造成睑缘裂痕或损伤睫毛根部形成倒睫，对于睑缘睑板腺囊肿如果它的位置在睑板下沟附近或在睑板腺开口处，应作缘间灰线切口，然后刮除深层的内容物，因为此种睑板腺囊肿常呈哑铃形，不彻底将深层内容物刮除极易复发。如果从皮肤侧穿破形成肉芽组织，皮肤肌肉受肿物压迫变薄，溃破的皮肤如火山口样，极不规则，术后睑缘皮肤亦可变形。对此可不必过早进行整形手术，经数月后待瘢痕稳定后再进行修整。

5. 复发　通常由于深层哑铃性睑板腺囊肿清除不彻底，多发性睑板腺囊肿术中有个别被遗漏，残留肥厚囊壁或内容物而复发，这种情况需再手术摘除。

第六节　睑板切除术

【适应证】重症沙眼睑板严重肥厚变形所致的睑内翻、睑下垂、睑结膜和睑板严重变性增殖，而穹隆部结膜尚无缩短者。如结膜囊较浅，或有睑闭合不全以及角结膜干燥症倾向不宜作睑板切除术。

【手术方法】可分两种：结膜下睑板切除法(Kuhnt 法)，保留睑结膜，仅切除睑板。另一种方法是结膜睑板切除法(河本法)，将睑结膜与睑板一并切除，然后将穹隆部结膜移前修补创面。

以上睑的结膜睑板切除法为例。

1. 滴表面麻醉药于结膜囊内。然后用 2% 利多卡因局部麻醉穹隆部结膜。

2. 翻转上睑暴露睑结膜，并在皮肤面插入眼睑垫板承托上睑。

3. 距上睑缘 3mm，相当于睑板下沟后缘，平行睑缘全层切开睑结膜和睑板(图 4-6-1)。除去眼睑垫板，改用开睑钩将翻转的上睑固定。用镊子抓住睑板切口边缘，再沿睑板上缘切开结膜以及提上睑肌和睑板。

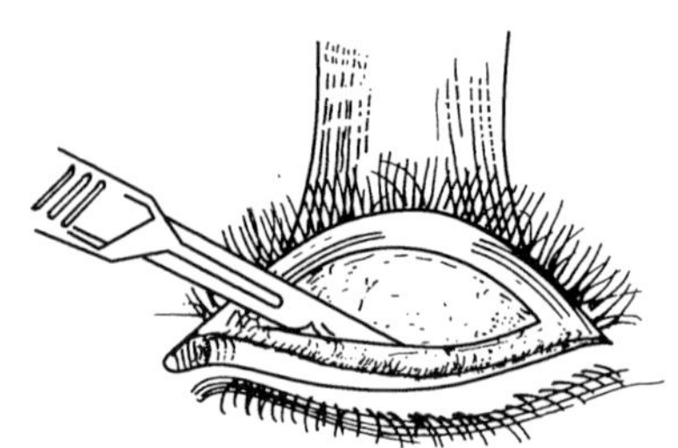

图 4-6-1　睑板切除范围

4. 用镊子提起切开的睑结膜和睑板一端，以弯剪伸入穹隆部结膜下，将睑板前面的肌肉组织分离，然后将睑板切除(图 4-6-2)。将穹隆部结膜分离至上方球结膜处。

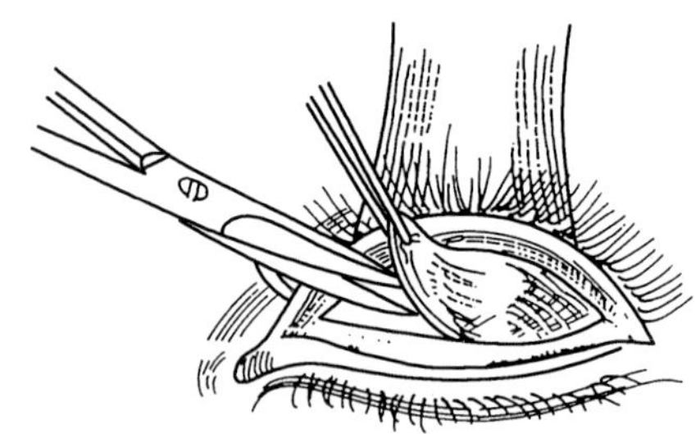

图 4-6-2　分离和切除睑板

5. 在穹隆部结膜和提上睑肌断端缝 3~4 褥式缝线，经睑缘附近创面并从距睑缘 3mm 皮肤面出针，缝线另一端平行出针且两针相距 3mm。然后结扎每一条褥式缝线，结扎缝线时应注意观察睑裂形态和大小，调整三组缝线松紧度，尽可能使双眼外观对称，结扎缝线时线下应垫以棉纱枕(图 4-6-3)。

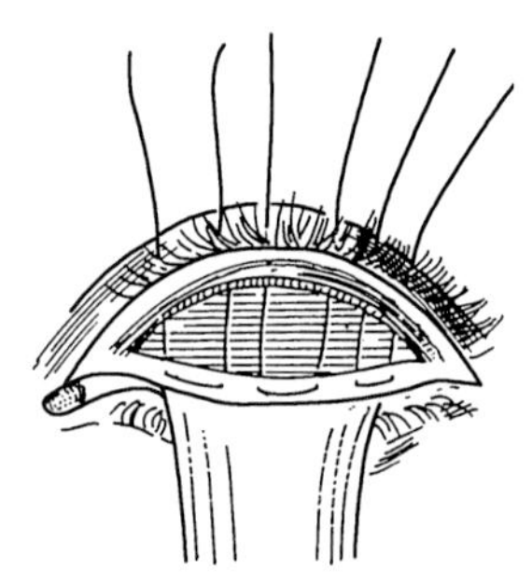

图 4-6-3　作三组褥式缝线缝合

6. 结膜囊内涂抗生素眼药膏，加压包扎，术后 7 日拆线。

结膜下睑板切除法，睑结膜切口同上，但切开睑结膜后，在结膜作 1~2 条褥式牵引线，以防分离后的结膜收缩，缝合难以找到结膜。不作切断睑板。用刀片在结膜与睑板间向穹隆部方向分离，至穹隆部结膜为止。在睑缘处切断睑板后，再分离睑板前面的组织，在近，睑板上缘剪断，摘除睑板，然后作三组褥式缝线，缝线路径同前。

【手术注意事项】

1. 如睑内翻严重，缝线在皮肤面出针时应略靠近睑缘，如缝线出针点距睑缘过远，则矫正睑内翻效果差。

2. 为了防止术后出现睑缘角状畸形(三角眼)，应当注意，在穹隆部切断睑板时，中央区残留睑板组织应稍宽些；从穹隆部向睑缘缝线的走向略呈放射状，但要相互平行，结扎褥式缝线时内侧的缝线下要垫以棉纱枕，结扎要紧些，中央及外侧的缝线结扎要稍松弛些，缝线下可以不放棉纱枕。

3. 无论是作单纯睑板切除或结膜睑板切除，在睑缘和睑板上缘应残留 1~2mm 睑板组织，以保存睑缘形态和提上睑肌功能。

第七节　眦角手术

眦角的应用解剖：正常的外眦角(angle of eye lateral)呈锐角，位于眶外缘内侧 5~7mm，距颧额缝约 10mm，外眦间距约 88.89mm，外眦角的位置比内眦角稍高 1.5~2mm，使得

睑裂呈外上斜走向，以东方人明显。

一、暂时性外眦切开术

【适应证】此手术偶然用于视网膜脱离手术、抗青光眼手术、白内障摘出术、葡萄肿的眼球摘出或视网膜母细胞瘤的青光眼期眼球摘出等。目的是为了在术中扩大睑裂，方便手术野暴露或眼球摘出。术后重新缝合，或让其自然愈合。

【手术方法】局部麻醉下用开睑器开睑、缝线开睑或用手指将外眦角张开，用止血钳按切开的长度夹压一下外眦，然后用直剪张开将其中一叶插入外眦结膜囊内，与睑裂平行一次把皮肤、皮下组织和结膜一同剪开，剪开长度按需要而定，一般为3~5mm。手术结束前将上下睑缘断端对齐缝合一针，然后缝合皮肤肌肉切口1~2针，重新形成外眦角(图4-7-1)。如切口很短，即使不做缝合也可自然愈合，外眦不会变形。

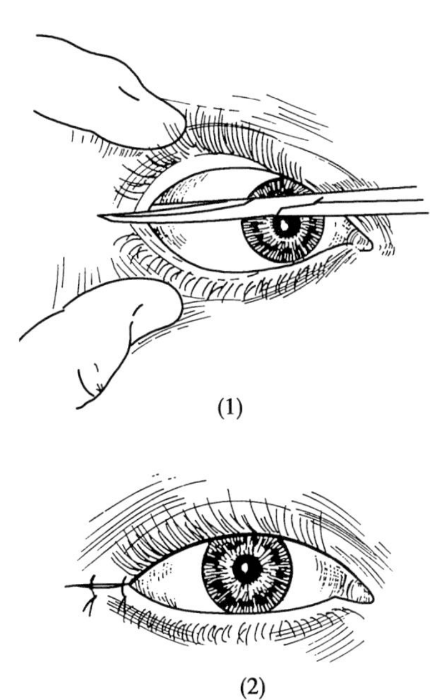

(1)

(2)

图4-7-1　暂时性外眦剪开术

二、外眦松解术

此手术常用于为移动外眦部皮肤帮助修补眼睑缺损，或作眶内肿瘤摘出手术时达到充分暴露颞侧眶缘之用。

【手术方法】局部麻醉下先作外眦切开，分离皮下组织直达眶缘，水平方向分离暴露出外眦韧带，然后根据需要，用剪刀向上或向下剪断外眦韧带的上支或下支，或在中央将外眦韧带剪断(图4-7-2)。如为了充分暴露术野而暂时将外眦松解，在剪断外眦韧带时应缝上一条标记线作为识别，于手术结束前重新将其加以缝合。

三、睑裂开大术

【适应证】本手术常用于：①先天性小睑裂；②烧伤、化学伤或机械性外伤后外眦角粘连变短；③炎症引起的外眦粘连，如严重沙眼及眦部睑缘炎；④老年性睑裂缩短。

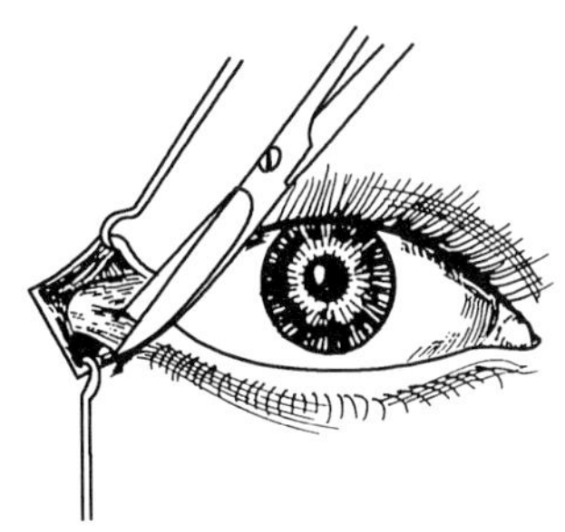

图4-7-2　外眦松解术

(一) 外眦角成形开大术

【手术方法】在进行睑裂开大手术前，必须要确定术后睑裂应达到的预期大小。对单眼睑裂缩小者，应以健眼睑裂大小为标准；对双眼小睑裂者，应使术后睑裂大小达到眼平面的面部宽度的1/5，并用亚甲蓝或甲紫在外眦角外标出拟延长的睑裂位置。经外眦角切开使睑裂开大的方法有以下几种：

1. 单纯外眦角切开睑裂延长术(Von Ammon外眦成形术)　局部麻醉下沿术前标记的切口线剪开外眦，并向鼻侧分离相邻的球结膜，然后将分离的结膜伤口边缘与外眦切口上下缘作间断缝合形成上下睑缘的延长部分。接着经相对外眦角的周边部球结膜面进针并从新外眦角外3mm的皮肤面出针安置一条褥式缝线，并在缝线之间的皮肤面放一纱布枕或胶粒后结扎褥式缝线，以便形成颞侧的结膜穹隆部。如发现外侧的球结膜不足或结扎时缝线的张力过大，可以沿颞侧角膜缘作一弧形球结膜切口，以减少外眦部球结膜的张力(图4-7-3)。

术后用眼垫包眼，2天后开放滴眼，5天后拆除间断缝线，外眦部的褥式缝线在术后7天拆除。

2. Blaskovic外眦成形术　这是一种通过加长上睑长度并切断外眦韧带而达到扩大睑裂目的的手术。

【手术方法】按常规作外眦部局部浸润麻醉。沿上睑弧度走向从外眦A点向颞下方作1cm长的皮肤延长切口到B点，在B点向颞上呈60°夹角方向再作1cm长的皮肤切口到达C点。充分分离两切口间ABC皮瓣下的皮下组织。接着切开外眦角并分离和切断外眦韧带的上支后，将C点缝合到A点并切除皮瓣ABC多余的皮肤组织，分离切口附近的球结膜组织并与上睑缘皮肤切口作间断缝合，成为上睑延长部分睑皮肤的衬里(图4-7-4)。

3. Imre Z形外眦成形术

【手术方法】在外眦部作局部麻醉。从外眦部向颞上作与上睑缘走向大致垂直的睑皮肤和眼轮匝肌切口，长约1cm。于该切口末端向颞下方作与该切口呈60°角的另一皮肤及眼轮匝肌切口，长约2cm。在后一切口的远端作第三个平行及等长于第一切口的皮肤和眼轮肌切口。整个切口呈Z形并形成上及下两个三角形皮瓣。随后潜行分离切口两侧的皮下软组织，并切除上下两个三角形皮瓣尖端约0.5cm的部分。切开外眦角并切断外眦韧带。接着拉拢并间断缝合两个三角形皮瓣残留的两侧边缘。最后上下睑外侧的延长部分做一对褥式缝合，使延长的眼睑部分固定，同时潜行分离邻接的球结膜，将球结膜创缘与延长的睑皮肤

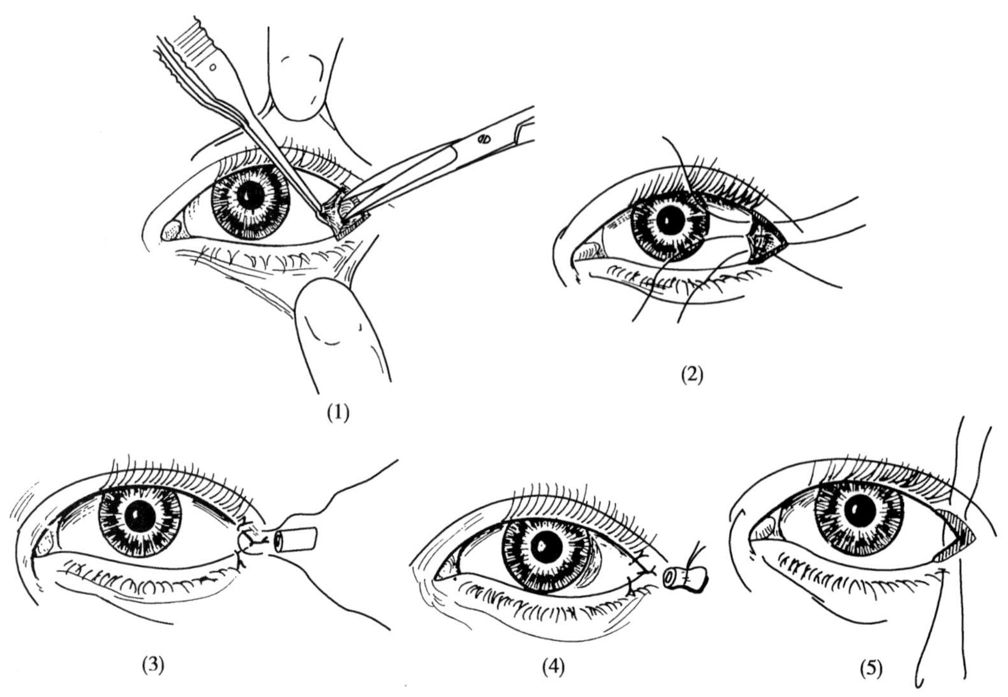

图 4-7-3　单纯外眦角切开睑裂延长术

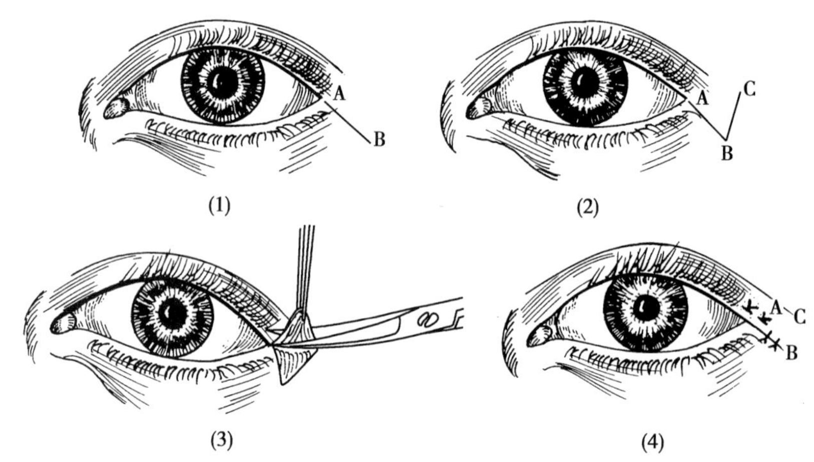

图 4-7-4　Blaskovic 法

创缘作间断缝合。上下睑的扩大部分各做一对褥式缝合(图 4-7-5)。

4. Fox 外眦成形术　这是矫正小睑裂综合征的手术方法之一。

【手术方法】 按手术要求先在外眦角 a 点外确定新外眦角的位置 b 点。然后沿上睑缘弧度从外眦角向外下作 4mm 长的皮肤切口到达 c 点。接着分别沿灰线将外侧 1/4 的上、下睑缘切开，并将部分眼睑分成前后两层。连接并切开 bc 两点间的皮肤，充分分离 b 点内侧睑缘和皮肤切口所形成的上、下皮瓣下的皮下组织。将 c 点移至原来上睑的 a 点处缝合，并将原下睑的 a 点与 b 点缝合。最后分离外侧的穹隆部及相应的球结膜下组织，将结膜切口边缘分别与外侧的睑缘皮肤切口边缘作间断缝合，并在外侧周边球结膜向新外眦角外 3~4mm 处的皮肤安置一条褥式缝线，该缝线两端均穿过一小块胶片，然后结扎固定，形成新的外侧

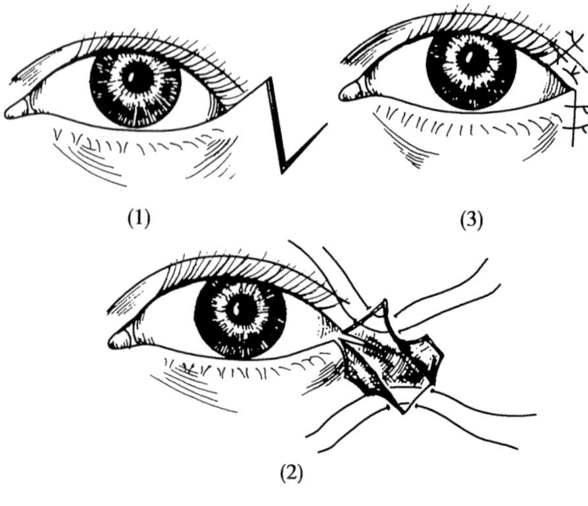

图 4-7-5　Imre Z 形成形术

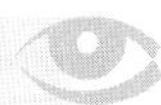

结膜穹隆部(图 4-7-6)。

(二) 用眼睑中部作楔形或矩形睑板移行瓣延长睑裂

由于使用上述方法治疗先天性小睑裂时,术后不久扩大的睑裂日趋缩小。赵光喜建议用睑中央部的睑板楔形移行瓣进行修复,可扩大睑裂 5mm。

【手术方法】 两眼常规消毒,测定要扩大的睑裂范围。在上睑眼轮匝肌深部及上穹隆结膜下作局部浸润麻醉。从泪小点到外眦沿上睑缘唇灰线切开将眼睑分为肌肉皮肤及睑板结膜前后两层,并分离到睑板上缘。

用眼睑拉钩翻转上睑,以睑缘中央作为顶点;及睑板上缘为底边,分别作等长的斜行的结膜及睑板切口,两切口间的夹角多为 60°,形成一个可移行的楔形睑板结膜瓣。然后将该瓣向睑缘方向推进,使切口两侧的睑板及睑结膜向两旁移位,直至睑裂长度达到手术前的设计要求。然后两侧的切口作间断埋藏缝合。睑缘部创口作全层褥式缝合并在皮肤面穿出,垫以小胶片后打结固定。

在向睑缘推移睑楔形睑板结膜瓣遇到较大阻力或睑缘弧度不理想时,可切断外眦韧带的上支。最后齐平睑缘将多余的睑板结膜瓣组织切除(图 4-7-7)。

术后压迫包扎,48 小时后换药,以后隔日换药,7 天后拆线。

四、眦部成形及修复

眦部严重的机械性外伤、热烧伤及化学伤、睑肿瘤切除术后,常可能导致眦部变形、移位和内、外眦韧带撕脱或断裂,严重影响眼的外形及功能,必须进行眦部成形和修复手术。

(一) 外眦部成形术

本术式常用于外伤合并外眦韧带断裂或其他原因所致的外眦畸形。

【手术方法】

1. 术前先用甲紫或亚甲蓝标出上、下眼睑外侧断端处 A' 和 B',并沿上、下睑板外端标出 A'A 和 B'B 线。在相当上睑皮肤皱褶及睑睫线下 1mm 处各画出一条平行睑缘的标记线。然后在齐平对侧眼外眦的水平上,于患眼外侧边缘向计划作为新外眦角的位置画第三条标记线 CD［图 4-7-8(1)］。

2. 局部麻醉后按已画出的标记线切开眼睑外侧的皮肤,先切开 CD 线,然后分别切开 CA'、CB'、B'B 及 A'A,形成两个近似三角形的皮瓣［图 4-7-8(2)］。

3. 分离皮瓣下组织并剪去皮下的瘢痕组织。

4. 如外眦韧带已断裂,应找回断端,重新缝合。如找不到附在眶缘上的韧带残端,可将附于睑板的断端缝合到外侧眶缘的骨膜上。如残留的外眦韧带长度不足,可将原外眦韧带处的眶缘骨膜切开制成一片向眶内翻转的骨膜瓣,然后将其对半剪开分为上、下两片分别与上下眼睑睑板外侧断端或残留的外眦韧带末端用 3-0 丝线作褥式缝合,取代原来的外眦韧带［图 4-7-8(3)］。

5. 试行用 5-0 黑丝线将上下睑缘外侧断端缝合,分别从上下睑缘距断端 1~2mm 以褥式缝合方式进针,经过睑板

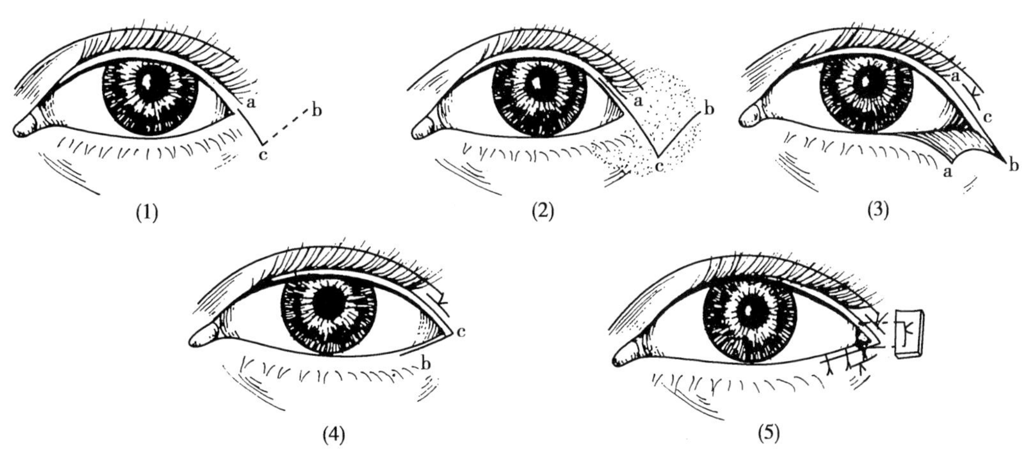

图 4-7-6 Fox 法矫正小睑裂综合征

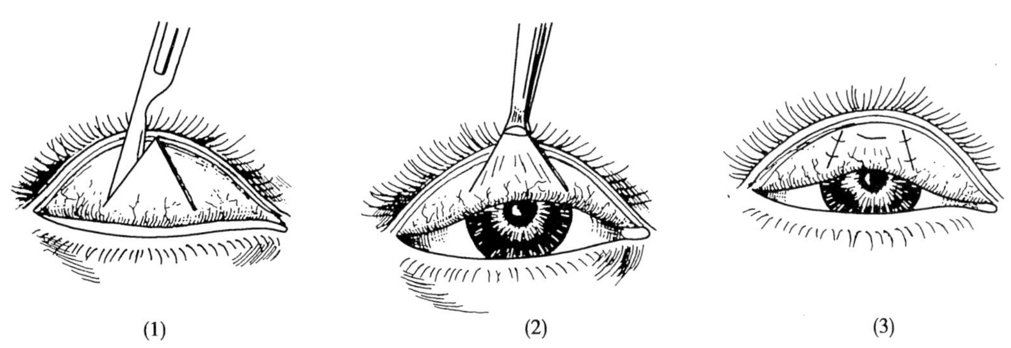

图 4-7-7 用眼睑中部睑板移行瓣延长睑裂

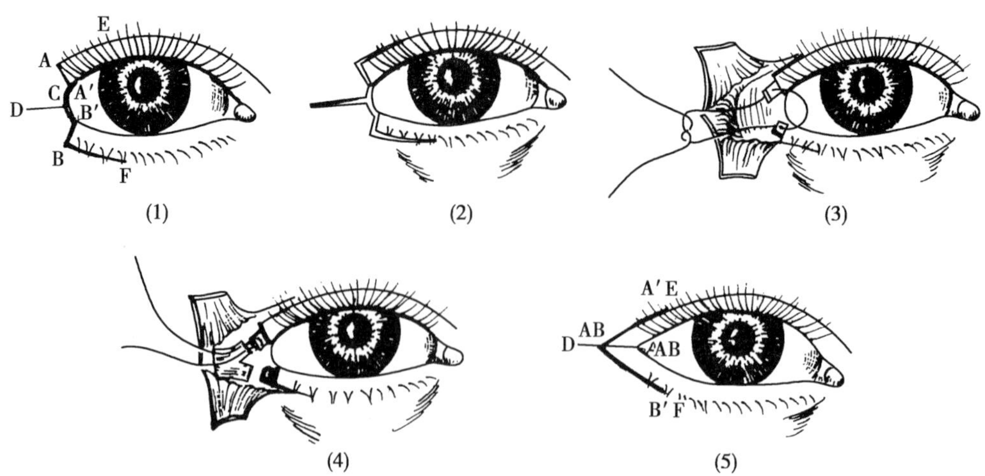

图 4-7-8 外眦部成形术

后从其断端处穿出,再从下睑断端处进针并从下睑游离缘出针,试行结扎。若外眦成形满意,则将该缝线扎紧。

6. 当找不到外眦韧带在眶缘的残端,亦不愿分离眼眶骨膜时,可用一条带双针的 3-0 黑丝线先将外眦上下睑断端作褥式缝合。缝针分别从上下睑外侧断端的皮肤入针并穿过睑板,然后在预定作为外眦角位置的眶缘处上及下方 1mm 的眶骨膜处穿出,并结扎该缝线,形成新的外眦角[图 4-7-8(4)]。

7. 根据上、下睑外侧的缺损区大小及形态,将已形成的两个三角形皮瓣略加修整后移入相应的缺损区内,用 5-0 黑丝线作间断缝合[图 4-7-8(5)]。

【手术要点及注意事项】本手术的要点是找到外眦韧带的断端重新缝合。如找不到在眶缘侧的外眦韧带断端,应将睑外侧的外眦韧带断端缝合并固定到相当于外眦韧带止端的。眶缘骨膜上。如找不到残留的外眦韧带时,应用该处的眶缘骨膜制成骨膜瓣代替,以便使外眦部有可靠的固定位置并获得较满意的外眦外观。

(二) 钝圆外眦角的矫正

钝圆的外眦角多由于外眦外伤时撕脱或断裂的外眦韧带不及时修复及外眦部炎症所致。先天畸形所致较少见。根据其原因及钝圆形程度不同可先用以下矫正方法。

1. 外眦部箭头样皮肤切除术　本法仅适用于非外眦韧带断裂的钝圆外眦角患者。

【手术方法】在外眦部作局部麻醉后,于钝圆的外眦角外 10mm 处作一箭头样皮肤切除,其长度根据外眦角移位范围的要求而定。箭头尖端呈锐角,其两侧的切口应与外侧睑缘的弧度相一致,近外眦角的切口边缘呈钝角。钝角的大小视向外牵拉的力量要求而定,一般角度愈大,牵拉力相应增大。接着分离切口边缘皮下组织。将创面的基底的尖端与创口尖端用 3-0 丝线作间断缝合。然后为使手术效果持久,可于外眦部向外移位的近皮瓣尖处,作一针经过深部组织的褥式缝合;并在小胶片上移结扎固定移位的皮瓣。最后间断缝合两侧切口边缘(图 4-7-9)。

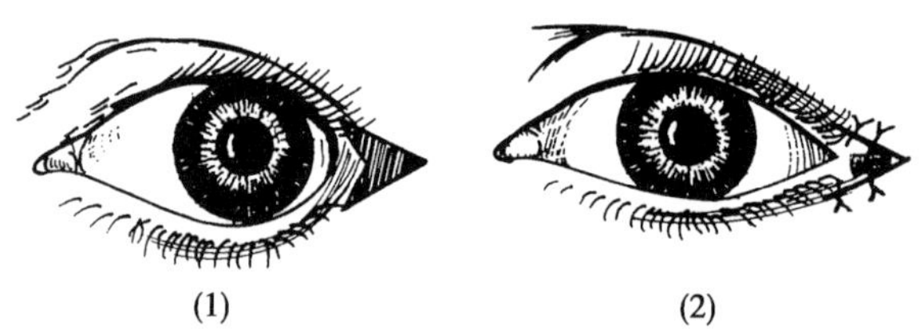

图 4-7-9 外眦部箭头样皮肤切除术

2. Y-V 成形术　术法适应证同前者。

【手术方法】在外眦部局部麻醉后,于外眦角外 5mm 外的皮肤作 Y 形切开。先完成 Y 形前端“V”形切口部分,两切口间呈钝角,分离切口下及其附近的皮下组织,然后将此皮瓣向外牵拉,待外眦角移至符合要求的位置时,决定 Y 形切口的外侧切口的末端位置,接着完成整个 Y 形皮肤切口。分离该切口两旁的皮下组织后,将皮瓣向外牵引,切口的边缘变成 V 形并分别作间断缝合(图 4-7-10)。

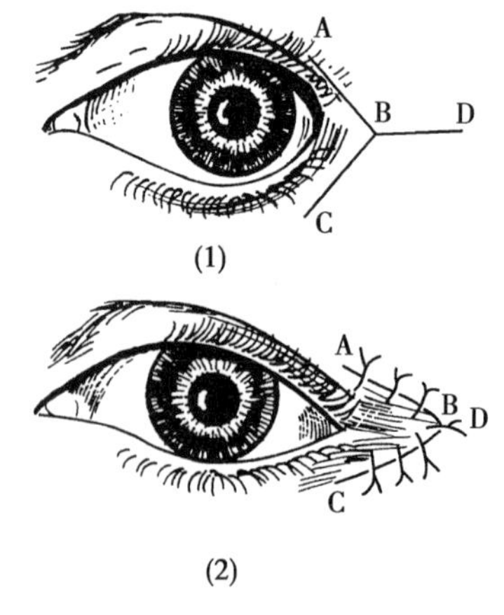

图 4-7-10 Y-V 成形术

3. 利用骨膜修复钝圆的外眦畸形

【适应证】适用于外眦韧带断裂的钝圆外眦角患者。对于单纯的韧带断裂者可以直接吻合断端,无法找到断端者可以采用钢丝、骨膜、宽筋膜等材料来替代。

【手术方法】在外眦部作局部麻醉。在距外眦颞侧 5mm 处,平行眶缘切开皮肤与眼轮匝肌[图 4-7-11(1)],暴露上下睑外侧端的睑板组织并向颞侧牵拉,使该眼睑裂恢复正常长度,测量睑板外端至外侧眶缘的距离。

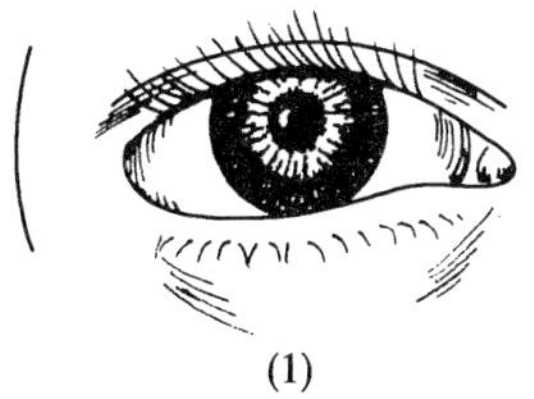
(1)

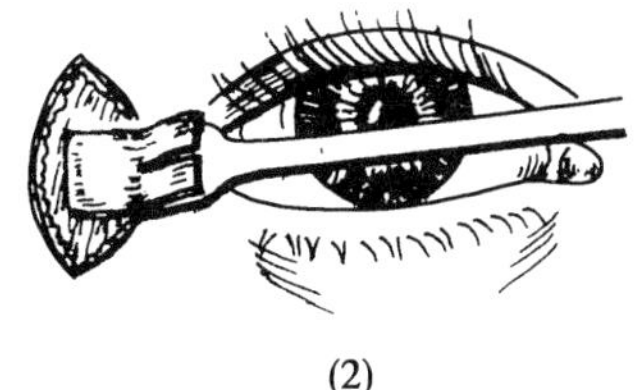
(2)

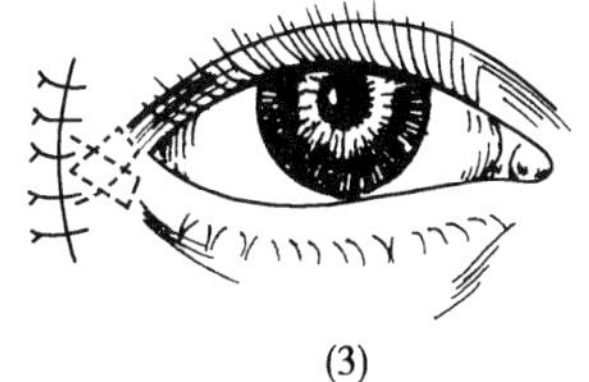
(3)

图 4-7-11 利用骨膜修复外眦畸形

从颞侧眶缘外作以眶缘为基底的“⊔”形骨膜瓣切口，其宽度为 5~6mm，长度比所测得的睑板外端至外侧眶缘的距离长 2~3mm。接着将该骨膜瓣分离，并从中央部做水平切开。将两叶骨膜互相交错及缝合于牵拉至正常睑裂时的上下睑板外端的表面[图 4-7-11(2)]。

分层间断缝合眼轮匝肌及睑皮肤切口。术毕作压迫包扎。48 小时后首次换药，以后隔日换药，7 天后拆除皮肤缝线[图 4-7-11(3)]。

4. 利用阔筋膜（或保存的异体巩膜、硬脑膜）修复钝圆的外眦畸形

【适应证】适用于外眦韧带断裂的钝圆外眦角患者。

【手术方法】按相同的方法麻醉，做手术切口、暴露外侧眶缘及上下睑板外侧端，并测出恢复正常睑裂时睑板外端至外侧眶缘的距离。取出一条宽 5~6mm 自体阔筋膜或保存的异体巩膜（硬脑膜），其长度比所测的距离长 6~8mm。先将其一端对半剪开，然后将剪开的上下两叶分别缝于相应睑板外端的表面。接着向外牵拉使睑裂恢复正常长度时，将阔筋膜或保存组织（巩膜或硬脑膜）缝合于眶缘的骨膜上。分层缝合切口的眼轮匝肌及皮肤。术后处理同前法，如使用保存的异体巩膜或硬脑膜修复，应于术后 10 天拆线。继续绷带包扎 2~3 天（图 4-7-12）。

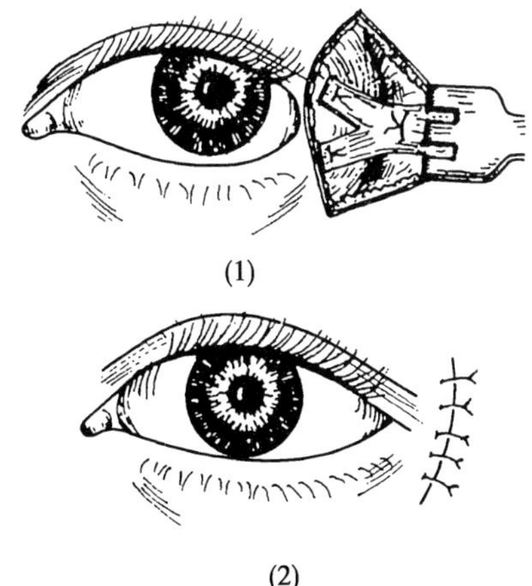
(1)
(2)

图 4-7-12 用阔筋膜修复外眦畸形

（三）眦角移位矫正术

1. 睑裂倾斜矫正术

【手术方法】局部麻醉后，按睑裂倾斜的方向及程度不同，于移位一端的皮肤设计不同的弧形切口位置并用甲紫画出标记线[图 4-7-13(1)]，沿标记线切开皮肤及眼轮匝肌，切除下面的瘢痕组织并松解周围的牵引力。在矫正内眦移位作内侧的弧形皮肤切口时，应注意避免损伤内眦部的血管、泪小管及泪囊。

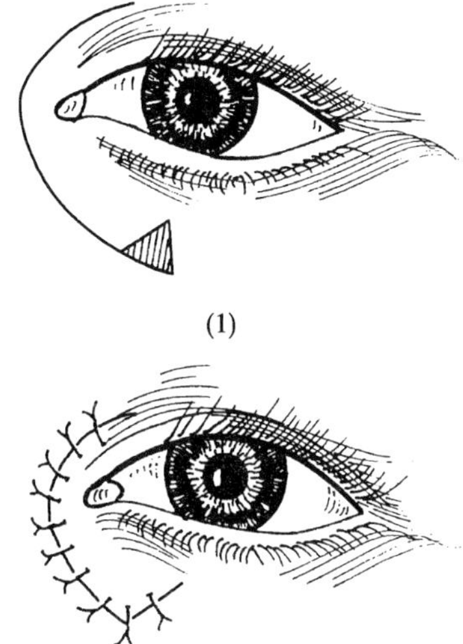
(1)
(2)

图 4-7-13 睑裂倾斜的矫正

寻找断离的眦部韧带两断端并相互作褥式缝合。如找不到附于眶缘的残端，则分离及暴露相应眶缘面的骨膜，然后将附于睑板的眦部韧带断端缝合于该处的骨膜上。如该处的眶缘骨畸形或无坚韧的骨膜可供缝合，可于相应的眶缘骨钻两个相距 5mm 的小骨孔，然后用细的不锈钢丝将韧带的断端固定于眶缘的骨孔处。

修整皮肤切口边缘后，分层间断缝合眼轮匝肌及皮肤切口。如切口末端的皮肤多余并出现“猫耳”的皮肤皱褶，可在此处作小三角形皮肤切除后再作间断缝合[图 4-7-13(2)]。

2. Z 形成形术矫正法

【手术方法】在移位一侧的睑皮下作局部麻醉，在距眦部的上下睑缘 3~5mm 处，平行睑缘做皮肤切口，切口的长度按眦角移位的程度决定，一般长度为 1~1.5cm。上下睑的切口于内眦角相对的位置汇合。

根据双眼内眦间距等于 1/2 瞳孔间距的原则，或参考正常眼眦角的位置，决定手术眼矫正后的眦部位置并用甲紫或亚甲蓝作标记，然后从该标记点到相应眼睑切口末端绘出待切开的切口标记线。沿此标记线切开眼睑皮肤，形成一个 Z 形的眦部 . 皮肤切口。用钝剪分离切口的深层软组织，小心寻找切口周围组织及眶隔引起的牵引力，使切口充分松动。

将找到的眦部韧带断端缝合到原来正常附着处略过矫正的位置的骨膜上，以避免矫正后日久因瘢痕收缩所出

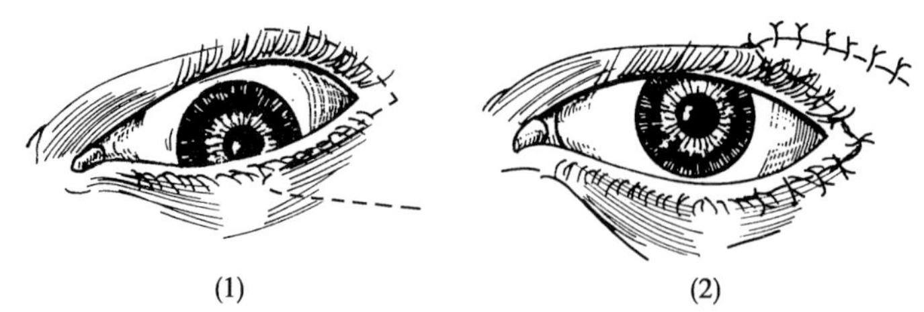

图 4-7-14　Z 形眦角成形矫正

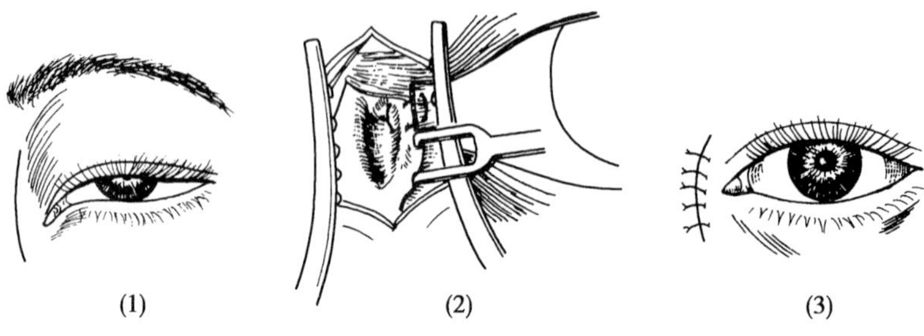

图 4-7-15　内眦韧带撕脱的修复

现的眦部位置矫正不足。如果该处的眶缘骨质缺损、畸形或无健康的骨膜固定的眦部韧带，可在相应位置的眶骨钻两个相距 5mm 的骨孔，然后用细不锈钢丝将韧带断端固定于骨孔处。

间断缝合切口区的眼轮匝肌后，将 Z 形的两个皮瓣易位作间断缝合。

术后压迫包扎，48 小时后首次换药，7 天后拆线(图 4-7-14)。

3. 眦部韧带撕脱或断裂的修复术

(1) 内眦韧带撕脱或断裂修复术

【手术方法】作眶下神经及滑车上、下神经阻滞麻醉。在靠近鼻根部皮肤顺皮纹作内眦部皮肤的 2~3cm 长弧形切口。用钝剪在切口内向下分离软组织，充分暴露泪前嵴及泪后嵴。小心清除局部的瘢痕组织并松解周围的一切牵引力，寻找内眦韧带的两断端。当找到部分内眦韧带残端时，可将两断端作褥式缝合；如原内眦韧带残端无法找到，可在泪后嵴钻两个相距 5mm 的小骨孔(不要穿透鼻黏膜)，然后用细不锈钢丝在相当于内眦韧带的水平处将上下睑板内端比较坚韧的结缔组织缝合及固定于骨孔处。如果内侧眶骨破坏及畸形较重，无法在泪后嵴处钻骨孔，可前移至上颌骨的额突处(相当于泪前嵴处钻骨孔)，但复位后内眦部较平坦，不如泪后嵴处钻孔复位后美观。

适当切除局部过多的软组织及皮肤后，分层缝合切口。术后压迫包扎，48 小时后首次换药，7 天后拆皮肤缝线并继续包扎 1 周(图 4-7-15)。

(2) 外眦韧带撕脱或断裂修复术

【手术方法】在外眦部周围作局部麻醉。沿眶外侧缘作弧形皮肤切口，用钝剪分离皮下组织，暴露颞侧眶缘。清除局部瘢痕组织，及寻找外眦韧带断端。如果找不到眶缘的残端，可将睑板侧的断端缝合于相应的眶缘骨膜处。如果两侧断端均找不到，可在外侧眶缘钻两个相距 5mm 骨孔，然后用细不锈钢丝将上下睑板外端固定到外侧眶缘的骨孔处(图 4-7-16)。最后分层缝合切口，压迫包扎，48 小时后换药，7 天后拆除皮肤缝线。

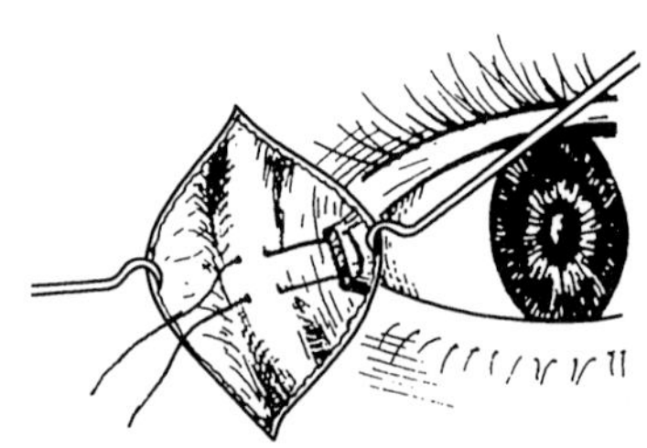

图 4-7-16　外眦韧带断裂的修复

五、外眦缝合睑裂缩短

【适应证】本手术的目的是使睑裂缩短，使睑裂能完全闭合，避免角膜外露易受损害。主要用于睑裂过大、麻痹性睑外翻及拖延日久的老年性睑外翻。睑裂缩短可以分为暂时性及永久性两类。

(一) 暂时性睑裂缩短术

首先确定睑裂缩短范围，并在近外侧睑缘处做好标记。将需缩短睑裂范围的外侧部分睑缘上皮切除，然后上下睑缘两创面间作间断缝合，缝线可通过睑板组织，使睑缘粘连较为牢固[图 4-7-17(1)~(2)]。此外，也可以在缩短范围的睑缘内沿灰线切开睑缘，然后于上下睑板之间作褥式埋藏缝合，间断缝合皮肤切口边缘[图 4-7-17(3)~(5)]。术后 48 小时换药，7 天后拆线。

(二) 永久性睑裂缩短术

本法主要用于麻痹性睑外翻。

【手术方法】Elschnig 外眦部睑缘缝合术：局部麻醉下，先用镊子夹住上下睑缘的外侧部分，测量出需要缩短的睑裂长度[图 4-7-18(1)]，并在该处做出标记。在预定缩短的上下睑缘处将上皮切除并沿灰线切开睑缘，然后用刀片伸入切口沿睑板表面把该部分眼睑分为肌肉皮肤及睑板结膜前后两层，分离的范围要分别达到上睑板上缘及下睑板下缘[图 4-7-18(2)、(3)]。

(1) (2) (3) (4) (5)

图 4-7-17 暂时性睑裂缩短术

(1) (2) (3) (4) (5) (6) (7) (8) (9)

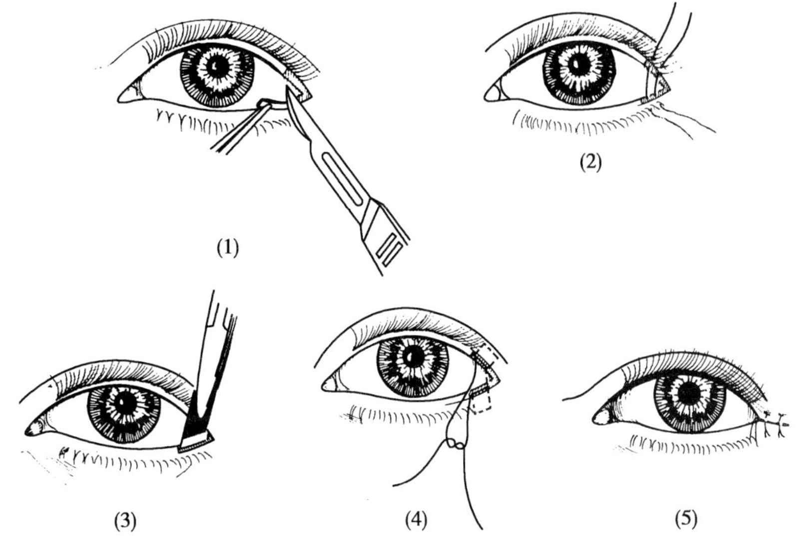

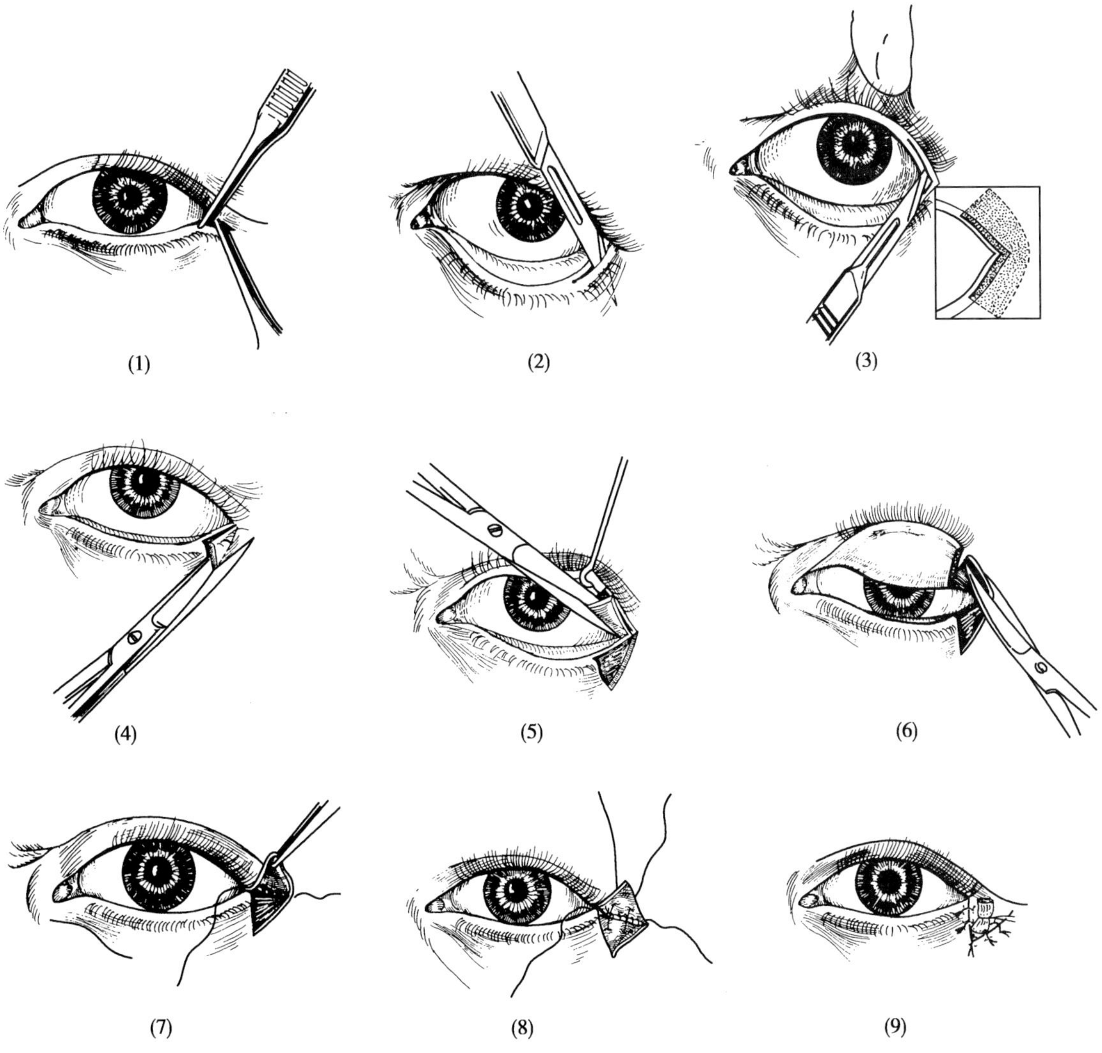

图 4-7-18 永久性睑裂缩短术

沿下睑缩短区的内界作睑全层垂直切口，然后将该处的眼睑前层（肌肉皮肤层）作三角形切除［图 4-7-18（4）］，形成一叶可以向上移行的三角形睑板结膜瓣。

沿上睑缩短区的内界作上睑全层垂直切口并剪去该部分的睑前缘部皮肤及睫毛，接着将该处的睑板结膜层切除［图 4-7-18（5）、（6）］，形成可以向下移行的三角形肌肉皮肤瓣。

将下睑的三角形睑板结膜瓣向下适当分离后，使其向上移行并将其游离上缘与相应上睑的穹隆结膜边缘用 5-0 丝线作边缘缝合，线头两端分别引出睑裂外［图 4-7-18（7）］，然后过该睑板结膜层作一褥式缝线，将线的两端从相应的上睑肌三角形肌肉皮肤瓣穿出，以加强两层移行瓣贴合［图 4-7-18（8）］。

将上睑的三角形肌肉皮肤瓣覆盖下睑的缺损面，其边缘用 5-0 黑丝线作间断缝合［图 4-7-18（9）］。如皮瓣的鼻侧出现皮肤皱褶，可作三角形皮肤切除予以消除。

六、外眦缺损重建

在外伤或者肿瘤切除以后，上、下睑外眦部也会形成局部全层或浅层的组织缺损。累及外眦的上、下睑小缺损，可以通过外侧睑板手术修复（同前所述）。如果眼睑不能伸展到骨膜部，可以修剪外眶缘的骨膜条带以适宜于缺损并提供支撑，采用 5mm 的骨膜条带在外眦韧带的位置修复上下睑缺损。下面介绍外眦部缺损时的修复方法。

（一）直接缝合

对于小的缺损，如果周围松弛，可以考虑直接缝合。或用“V-Y”修复，以减小张力。

（二）滑行旋转皮瓣

采用邻近组织滑行或旋转至缺损部位进行修复。

1. Tenzel 旋转皮瓣　是起源于外眦角的半圆形肌皮瓣。中间和外侧包括外眦角缺损达下睑的 40%~70% 时，这种修复方式是最有用的，它在外眦缺损整形修复中效果很好。在中央大缺损时，这种皮瓣尤其有用。它可以将睫毛旋转到缺损部位，外侧重建的眼睑没有睫毛不会太惹人注意。

【手术方法】

（1）用标志笔在外眦部设计皮瓣，然后向上和外侧扩大至外侧眉毛弧度的下方。

（2）在外眦的切口要深达皮肤和肌肉。松解外眦韧带下支，将皮瓣从下侧和下外侧眶缘处松解下来。

（3）将皮瓣向中间转移，余下的睑缘部分直接缝合。如果需要，可以将残余的结膜松解以后缝于新的睑缘处。很多皮瓣通常不需要结膜前移，可以让它自行上皮化。

（4）用 5-0 或 6-0 可吸收线关闭颞侧缺损。需轻微地向上过矫，以防止术后回退或者下垂。颞侧缺损可以水平连续缝合。

2. Mustarde 瓣　Mustarde 瓣又称颊部旋转皮瓣，设计原理和 Tenzel 瓣很相似，直接将皮瓣从下向外上提。这个切口的曲线一直向外延伸至耳前区。和 Tenzel 相同的是它也和外眦相连。肌皮瓣比较厚，希望能够在 2~2.5cm，以保证重建眼睑的体积和外形。然后在皮下进行分离至耳前区，将其上提。皮瓣要分离至修补缺损部分但是没有张力。皮瓣和残留部分的眼睑、面颊相缝合，睑缘与皮瓣用 6-0 号尼龙线缝合。皮瓣的肌肉部分与外眦相连，为了皮瓣和外眦角需要将其和眶缘固定，然后将皮瓣的其余部分缝合。下方出现的猫耳朵，可以将其修剪掉或者留着以后再处理。

3. 游离皮瓣　在植床良好的情况下，也可以考虑进行全厚的游离皮片移植。取皮片时要考虑到缺损部位的皮肤色泽、质地、供皮处瘢痕情况。通常的取皮部位有：同侧或者对侧上睑、耳后、耳前、锁骨上以及上臂内侧。根据缺损区域的大小，适当放大 20%~30% 后在供皮区取皮。取下皮片后，徒手将皮下脂肪去除，然后将供皮区直接缝合。将修整后的全厚皮片移植至缺损区域，用 3-0 号丝线对位缝合，皮片上打包加压固定 7 天。期间要注意皮片的色泽及分泌物情况，如有皮片坏死发生，应尽早处理。

七、内眦缺损重建

内眦缺损较外眦缺损难修复。因为：①泪液引流系统常在内眦韧带缺损的同时需要修复；②解剖重建内眦韧带，需要固定在泪后嵴上。如果泪小管离断，需要用猪尾（pigtail）探针或 Crawford 管重建泪小管。如果切除了泪小点，断端的泪小管应该造袋入穹隆部结膜。如果泪小管不能重建，需要永久缝线固定内眦韧带到泪后嵴上。外伤或内眦部肿瘤切除后造成的上、下睑内眦部组织缺损，修复方法常用的是以下手术方法。

（一）直接缝合

对于小的缺损，如果周围比较松弛，可以考虑直接缝合。或者用“Y-Y”滑行瓣修复，这样可以减少张力，避免瘢痕的产生。

（二）滑行旋转皮瓣

利用邻近组织滑行或者旋转至缺损部位进行修复，根据缺损的大小和深度可以适当调节皮瓣的厚度，同时修复深部缺损。

1. 下睑滑行瓣　适于下睑内眦处全层缺损且范围较大，无法进行直接缝合者。

【手术方法】将外眦角切开，沿鱼尾纹方向适当延长切口。分离皮下组织，暴露外眦韧带，剪断该韧带下支，松解周围组织后将全层下睑向鼻侧滑动至缺损区域，对位修整后，分层缝合皮下组织及皮肤（图 4-7-19）。

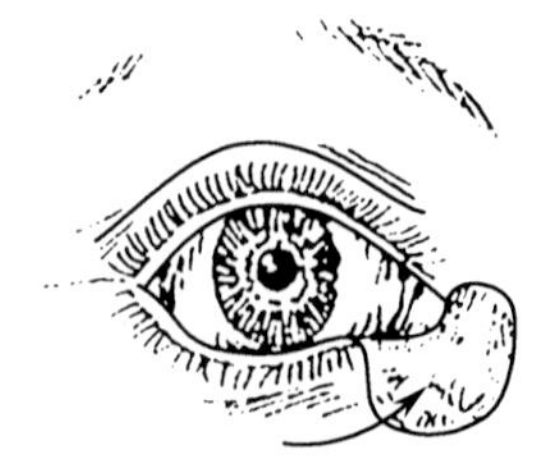

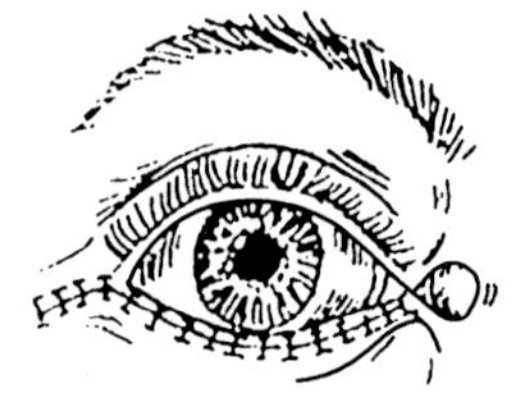

图 4-7-19　下睑滑行瓣

2. Mustarde 瓣　此法一般在眼睑中间或者外侧缺损时使用，但在下睑内眦部全层缺损范围大时，也可以使用。

【手术方法】外眦角切开以后，将皮肤切口呈微向上凸起的弧形向外下方延长，最高点与眉部齐平后，向下延伸至耳屏前。分离皮下组织，暴露外眦韧带后剪断，将整个松解皮瓣向内眦部滑动至缺损区域，分层缝合皮下组织及皮

肤。利用外侧眶缘骨膜制作骨膜瓣替代外眦韧带，用5-0尼龙线缝合外眦韧带残端与骨膜瓣，颧部组织修正后分层缝合（图4-7-20）。

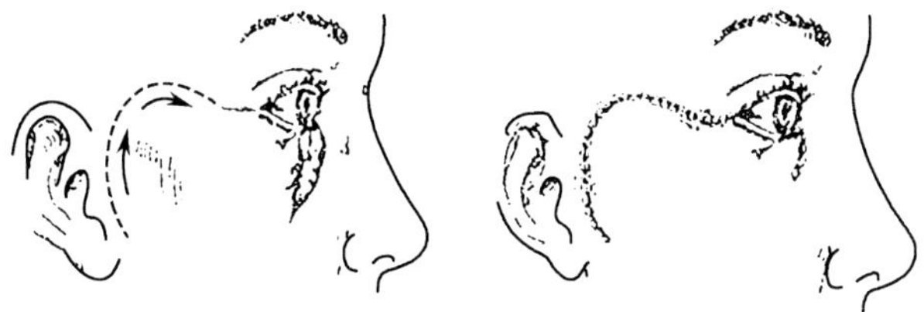

图4-7-20　Mustarde瓣

3. Tenzel瓣　主要用于上睑内眦部的全层缺损。

【手术方法】切开外眦角，皮肤切口呈微向下凹的弧形向外上方延长，最低点与下睑低点齐平后再向上延伸至颞侧发际。分离皮下组织，暴露外眦韧带并剪断，将整个上睑皮瓣向内眦部滑动至缺损区域，分层缝合皮下组织与皮肤。利用颞下方眶缘骨膜重建外眦韧带（图4-7-21）。

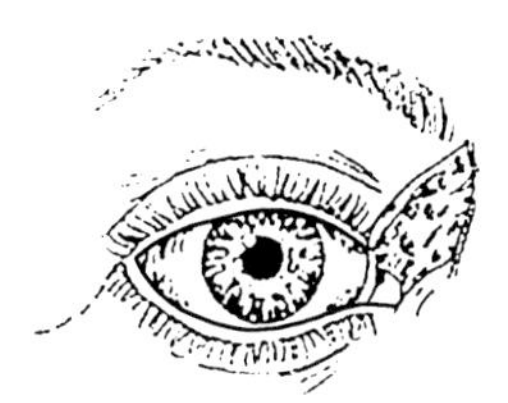
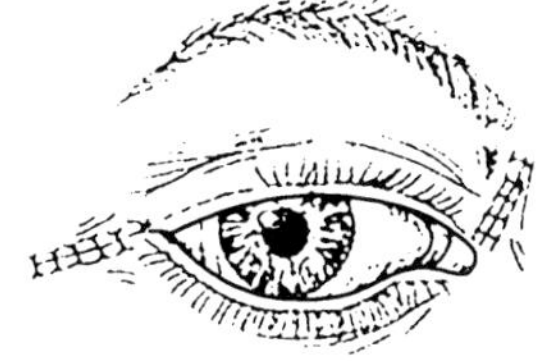

图4-7-21　Tenzel瓣

4. 结膜睑板滑行瓣　适合于上睑部全层缺损且范围小于4mm者。

【手术方法】展开残留睑板估计缺失组织大小，行上睑板浸润麻醉，拉钩翻转上睑。于上睑缘处离开4mm平行切开睑板，钝性分离睑板和提上睑肌。估计缺损大小，切开结膜组织，形成可移动的结膜睑板瓣。将瓣旋转至内眦缺损处，穹隆部切口与缺损内侧缘的骨膜或者残余部分用可吸收线做半层缝合，同时将可辨认的提上睑肌部分用编织线缝于睑板瓣上缘。修整睑板后，表面缺损可用全厚游离皮片修补（图4-7-22）。

5. 上睑带蒂皮瓣　适用于下睑内眦部浅层缺损。

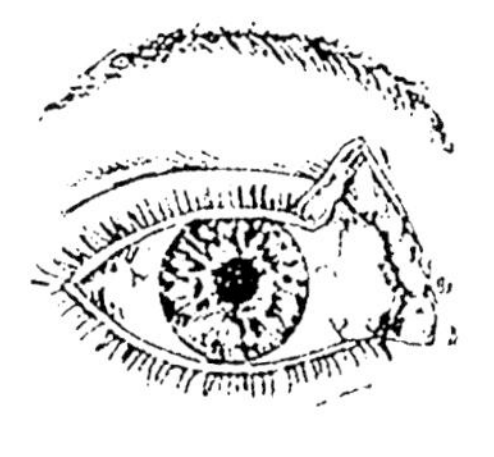
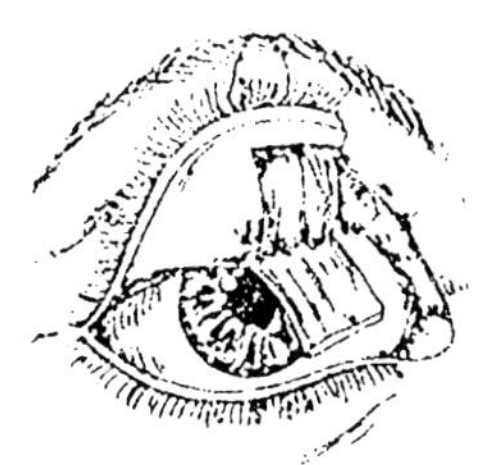
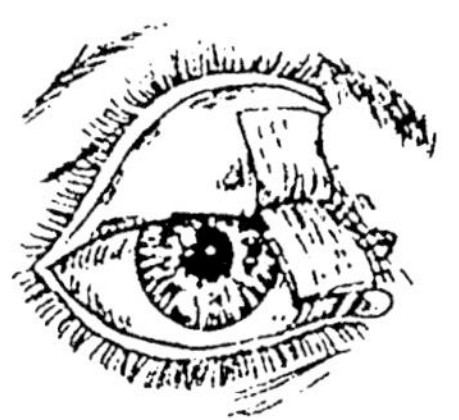
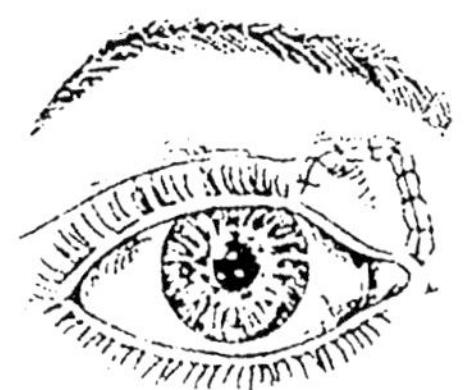

图4-7-22　结膜睑板滑行瓣

【手术方法】沿上睑重睑处切开皮肤，分离皮下组织，将带蒂皮瓣旋转至下睑内眦缺损区域，稍加修整，分层缝合组织。皮瓣一般加压5天，7天拆线（图4-7-23）。

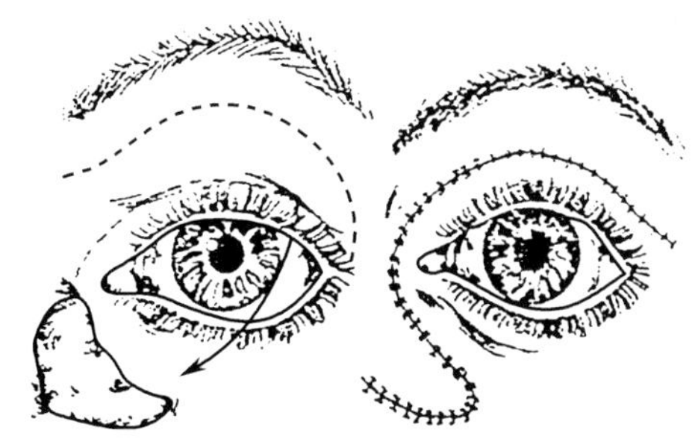

图4-7-23　上睑带蒂皮瓣

6. 眉部皮瓣　适用于内眦部垂直方向的缺损，范围大且深，上睑滑行瓣无法修复者。

【手术方法】根据内眦部垂直缺损范围，在其上方眉间设计“V”行切口，浸润麻醉后切开皮肤，分离皮下组织，形成皮瓣。将其旋转至缺损区域，修整后分层缝合，眉间缺损以“Y”形缝合（图4-7-24）。

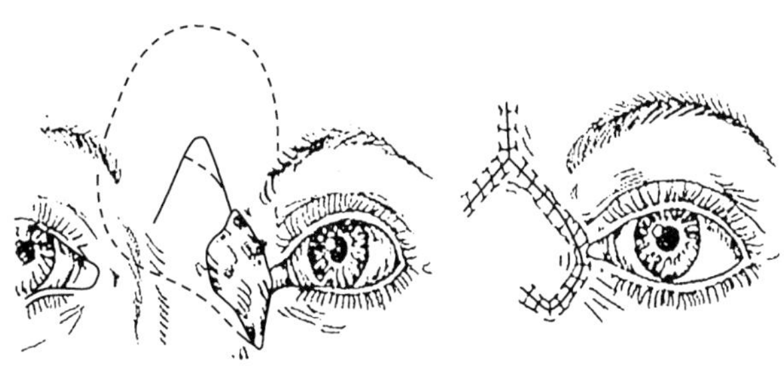

图4-7-24　眉部皮瓣

（三）前额皮瓣

对于内眦部垂直方向的大缺损，在上述方法无法修复时，可以考虑用正中前额部的皮瓣修复。但是与前面所介绍的皮瓣相比较，色泽和皮肤质地上都略逊一筹。而且在皮瓣设计时必须严格按照长宽比不能超过5∶1的原则进行，否则皮瓣的血供难以保证。必要时可以进行前额的岛状瓣来修复。

1. “V-Y”式的前额皮瓣

【适应证】适用于在内眦部垂直方向缺损很大，且眉部皮瓣无法修复时使用。

【手术方法】基本与眉部皮瓣想同，将“V”形切口向上移动至正中前额部进行。皮瓣形成和旋转移动同眉部皮瓣，最后将额部缺损以“Y”形缝合（图4-7-25）。

2. 前额岛状瓣　适应证同“V-Y”式的前额皮瓣。术后瘢痕较少，但是皮瓣血供很重要，操作烦琐。

【手术方法】根据内眦部缺损范围，在正中前额部设计皮瓣，皮瓣包括皮下部分脂肪和血管，从皮瓣处打隧道至缺损区域，由隧道内将岛状皮瓣转移至缺损处，修整后分离缝合。取皮瓣处仔细止血后，局部松解分离，分层对位缝合（图4-7-26）。

3. 游离皮瓣　内眦部浅层缺损时，如果能够保证有良好的植床时，同样可以考虑用游离的全厚皮片进行修复。

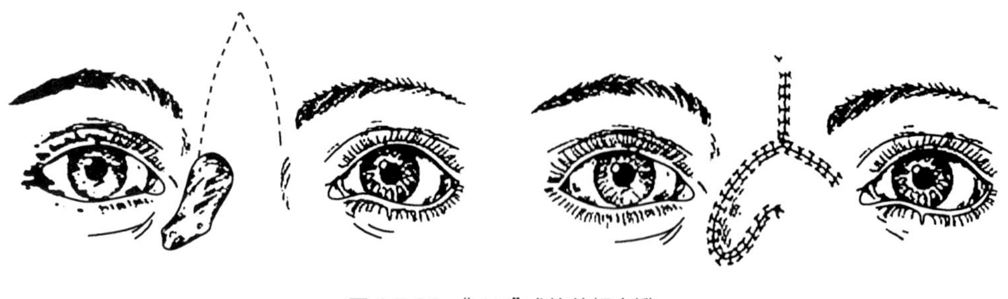

图 4-7-25 “V-Y”式的前额皮瓣

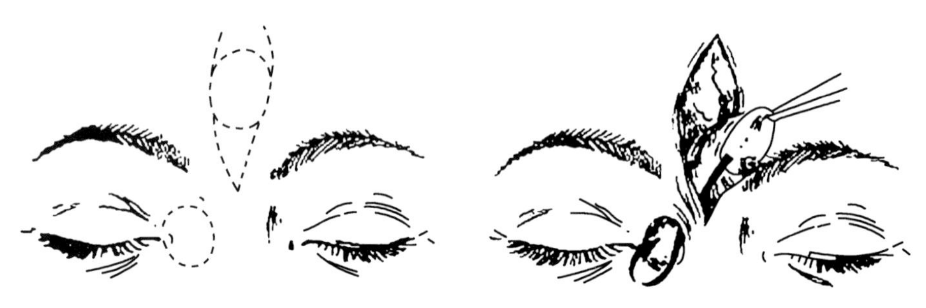

图 4-7-26 前额岛状瓣

取皮片时要考虑到缺损部位的皮肤色泽、质地，供皮处瘢痕情况。通常的取皮部位有：同侧或者对侧上睑、耳后、耳前、锁骨上以及上臂内侧。根据缺损区域的大小，适当放大20%~30%后在供皮区取皮。取下皮片后，徒手将皮下脂肪去除，然后将供皮区直接缝合。将修整后的全厚皮片移植至缺损区域，用3-0号丝线对位缝合，皮片上打包加压固定7天。期间要注意皮片的色泽及分泌物情况，如有皮片坏死发生，应尽早处理(图 4-7-27)。

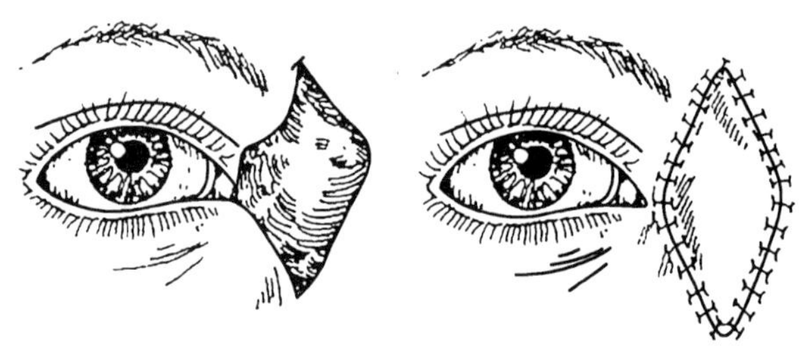

图 4-7-27 游离皮瓣

八、内眦赘皮手术

内眦赘皮是指内眦部出现的半月形皮肤皱褶。它的凹面突向鼻侧，常将内眦部的泪阜及半月皱襞遮盖。由于内眦赘皮遮盖住部分鼻侧睑裂区，故常造成假性“内斜视”的外观。

【内眦赘皮的分类】内眦赘皮可分为原发性及继发性两类。原发性内眦赘皮按其部位可分为上睑赘皮、内眦赘皮及下睑赘皮。按皮肤皱褶的起始部位又可分为：①眉型内眦赘皮：由眉部开始向下止于内眦部的皮肤；②睑型内眦赘皮：起自上睑睑板区，向下延伸经过内眦达下睑的睑缘处；③睑板型内眦赘皮：起自上睑的睑板前区，下行进入内眦部；④倒向性内眦赘皮：起于下睑皮肤，经过内眦向上延伸至上睑。在原发性内眦赘皮中，若伴有上睑下垂、小睑裂及明显的内眦间距加宽者称为眼睑综合征。同时合并眉部畸形者称睑眉综合征。无其他异常者为单纯性内眦赘皮。此外，内眦赘皮患者常同时伴有倒睫，甚至眉部畸形。继发性内眦赘皮多由于各种外伤，造成内眦部形成粗大瘢痕；内眦部感染后引起的蹼状瘢痕，会导致内眦部距离明显加宽及睑裂缩短，同时常合并睑球和睑缘粘连，以及泪道损伤等。

【内眦赘皮的手术时机】原发性内眦赘皮是一种常见，也是一种遗传性双眼疾病。多见于东方人，尤其是蒙古族。我国人幼儿及儿童约有1/3存在不同程度的单纯性内眦赘皮，但随年龄增大和鼻部发育，内眦赘皮逐渐减轻，至10岁左右趋于稳定，因此没有特殊情况，不宜在10岁前进行手术矫正。随年龄的增长，鼻骨及面部结构发育趋于稳定后根据个人具体情况，可选择手术治疗，一般应推迟至16岁以后手术。合并有上睑下垂、睑裂狭小者特别是倒向性内眦赘皮者，不会随年龄增长而消失，可提前于2岁以后手术。若内眦赘皮同时合并下睑内侧部的内翻倒睫，且有畏光、流泪症状者，如保守治疗无效，应及早手术。后天性的内眦赘皮多因外伤后局部瘢痕所致，应于伤后6个月瘢痕软化稳定后再行手术。

【手术原理】原发性内眦赘皮的原因尚不详。过去曾认为是内眦部皮肤过多所致，故仅将赘皮切除，但效果不佳，不久局部瘢痕形成，赘皮复发。有人发现提起鼻梁区的皮肤，赘皮是当即消失，拟以作鼻梁区的竖向梭形皮肤切除术矫正，但效果也不理想。现已认识到它是内眦部垂直方向的睑皮肤缩短及张力大所致，因此治疗的主要原则是在内眦部作Z形皮瓣移位，加大睑内眦部垂直方向的皮肤，缓解垂直方向的眼睑张力。如果内眦赘皮较严重，可以在内眦部上下同时作两个Z皮瓣移位以增强手术疗效。合并内眦间距增宽、小睑裂、睑下垂者还要分别缩短内眦韧带移位，增宽睑裂及作睑下垂矫正术。下睑的倒向性内眦赘皮通常采用L形皮肤切除矫正。

【手术方法】目前用于治疗先天性内眦赘皮的手术方法有 Blair 法、Spaeth 法、Stallarde 法、Y-V 矫正术、Mustarde 法及下睑倒向性内眦赘皮矫正法。其中 Blair 法、Spaeth 法及 Stal-lard 法的手术切口多与睑皮纹相垂直，且皮瓣呈直角转移位置。Mustarde 法的手术切口与睑皮纹理走向相近，采用双 Z 形皮瓣成形术，皮瓣也不采用作直角移位，术后睑皮瘢痕相对较小，同时本法要使内眦韧带移位，故更适合伴有阔内眦间距的患者。然而从术后随访所见 Mustarde 法术后睑瘢痕仍十分明显，而采用 Y-V 矫正术者不但手术方法较简便，术后的睑瘢痕也明显减少。

1. Blair 法　局部麻醉后，先标出正常的内眦位置，然后按[图 4-7-28(1)]所示在内眦部及预定的正常内眦位置处作睑皮肤切口，然后在该切口做上、下两端向内眦作靠近睑缘的皮肤切口。形成 A、B、C、D 四个皮瓣并分离皮瓣下的皮下组织，最后将 A 与 C 及 B 与 D 皮瓣相互移位并作间断缝合[图 4-7-28(2)]。

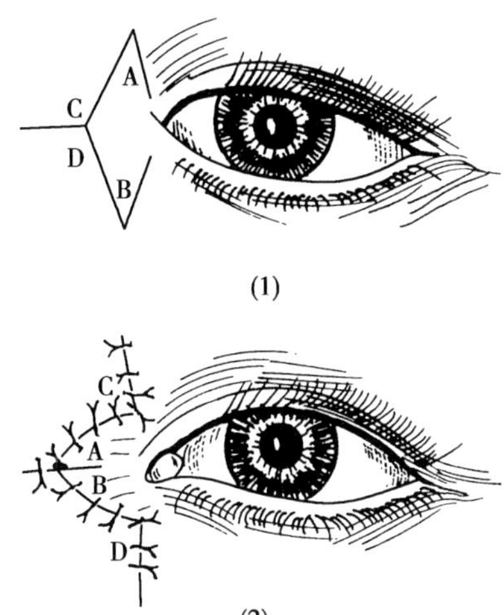

图 4-7-28　Blair 法内眦赘皮矫正术

2. Spaeth 法　局部麻醉后，沿内眦赘皮作弧形皮肤切口 ab。在切口 ab 两端分别向上、下睑缘内中 1/3 交接处作靠近睑缘且垂直的皮肤切口 ac 及 bd，形成两个三角形皮瓣 C 及 D［图 4-7-29(1)］。

在皮瓣 C 及 D 下作潜行分离，然后用镊子抓住皮瓣 a 及 b 端点，使皮瓣 C 及 D 分别向鼻上及鼻下方展开，使该眼的内眦部完全暴露，并在鼻侧皮肤表面上用甲紫标出此时 a、b 两点所处的位置 e 及 f 点。

于内眦赘皮弧形切口的中点 O 点分别向 e 及 f 点作切口，分离切口间的皮下组织，形成两个三角形皮瓣 A 和 B。最后将 A 与 C 皮瓣和 B 与 D 皮瓣相互转位并间断缝合(图 4-7-29(2)］。

3. Stallard 法　局部麻醉后，顺内眦赘皮皱襞的全长作弧形皮肤切口。于该切口的上端作靠近上睑缘的垂直皮肤切口。在相当于内眦角下 4mm 处的弧形皮肤切口的鼻侧，向鼻上方再作皮肤切口。该切口终止于内眦水平线上弧形切口的鼻侧 4mm 处，从而形成皮瓣 A 及 B。最后将 A 及 B 皮瓣分离及移位并间断缝合皮肤切口(图 4-7-30)。

4. Mustarde 法

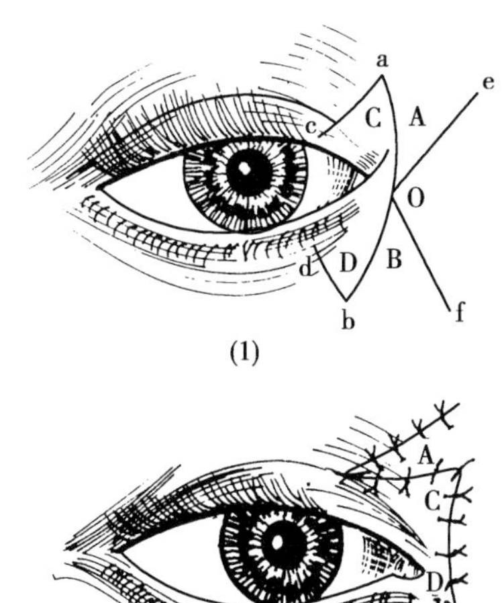

图 4-7-29　Spaeth 法

(1) 根据正常内眦距离等于 1/2 瞳孔间距的原则，用甲紫在患眼内眦 P2 的鼻侧确定新内眦的位置 P1，将 P1 点与患眼原内眦位置 P2 点连线 P1P2；在此连线的中点 O 以 60°的夹角分别斜向上、下眼睑再绘出长度短于 P1P2 连线 2mm 的标记线 oa 及 ob［图 4-7-31(1)］；在 a 及 b 点向鼻侧以 45°夹角方向绘出与 oa 及 ob 等长 ac 和 bd 标记线［图 4-7-31(2)］；最后在原内眦位置 P2 处，平行上下睑缘再标出与 oa 及 ob 等长的标记线。

(2) 沿标记线切开皮肤及肌层，分离切口间的皮下组织形成皮瓣 A、B、C、D，此时要注意避免损伤内眦静脉。在预定的新内眦位置处，用钝剪沿垂直方向向下分离皮下组织直到眶内缘的骨膜。

(3) 切断内眦韧带的鼻侧附着处，用 3-0~4-0 丝线作褥式缝合重新将切断的内眦韧带内移并缝合到内侧眶缘的骨膜上［图 4-7-31(3)］。让助手协助将内眦韧带拉向鼻侧预定位置，待内眦达到预定位置后，术者才结扎缝线使内眦韧带固定。

(4) 将皮瓣 A 与 P 及 C 与 D 互换位置，然后用 8-0 尼龙线或丝线缝合皮瓣切口［图 4-7-31(4)］。在缝合切口时，如遇到多余皮瓣，要适当予以剪除，使切口对整齐。

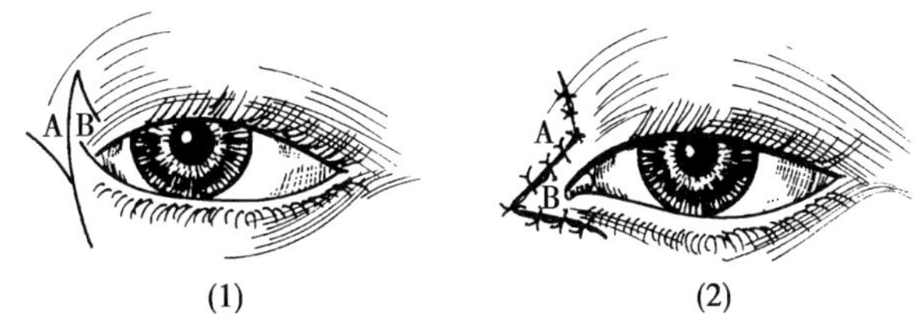

图 4-7-30　Stallard 法

术后不用包扎，5~6 天后拆线。

5. 改良的 Y-V 矫正法　这是作者在 Y-V 矫正术及 Mustarde 法的基础上略加改进的手术方法。

(1) 按上述方法确定新内眦的位置 P1 并与原内眦位置 P2 连线，用甲紫做出标记［图 4-2-32(1)］。

(2) 在 P2 点分别在上下睑作平行睑缘标出比 P1P2 连

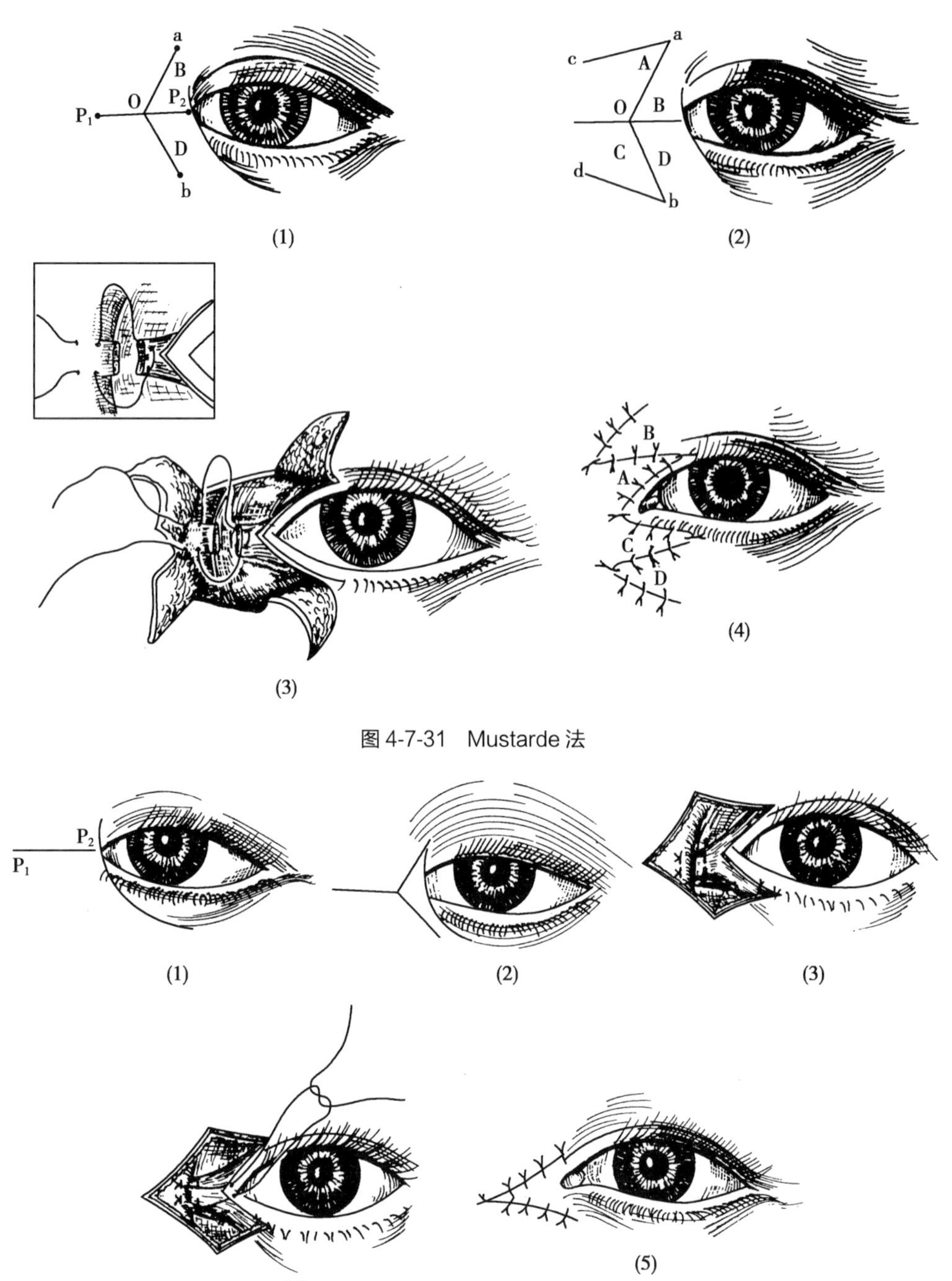

图 4-7-31　Mustarde 法

图 4-7-32　改良的 Y-V 矫正法

线短 2mm 的弧形标记线[图 4-2-32(2)]开有 Y 形切口。

(3) 沿皮肤标记线作切开皮肤并分离切口的皮下组织。在预定新内眦处，用钝剪分离切口的皮下组织。在预定新内眦角处，用钝剪分离暴露内侧眶缘骨膜并找出白色内眦韧带及其附着处。

(4) 在内眦韧带上下支交汇稍内侧处剪断内眦韧带，在相当于内眦韧带上下支末端处，分别用 1-0 黑丝线作褥式缝合，将切断的韧带重新缝合于泪前嵴内侧的骨膜上[图 4-7-32(3)]。残留在眶缘的内眦韧带残端再与下睑板内侧止端缝合，这样可加强对下睑的牵引力并有减少术后下睑外翻和下泪点外移的作用。

(5) 从切口外侧的内眦部皮瓣尖端进针并穿过新外眦位置的骨膜，再从 Y 形切口末端的皮肤出针[图 4-7-32(4)]，皮瓣两侧切口边缘用 5-0 黑丝线作间断缝合。如缝合时出现切口边缘不等所产生的皮肤皱褶时，可在其末端作小三角形皮肤切除，以便皮肤切口走向应尽可能与皮纹方向相接近，尽量减少术后的瘢痕形成[图 4-7-32(5)]。

6. 下睑倒向性内眦赘皮 L 形矫正术　于内眦角稍上处，距内眦角及下睑缘 2mm 处，作平行下睑缘的皮肤切口，切口长度要超过下睑缘中央处。分离切口的皮下组织，并将内眦部切口上方的睑皮肤向鼻下方牵拉，直至下睑的内眦赘皮消失和下睑睫毛恢复正常位置为止，用甲紫在切口下方的睑皮肤面做出待切除皮肤宽度的标记位置。自标记位置向原皮肤切口两端分别作切口，将 L 形的皮肤组织切

除。在切口周围皮下稍作潜行分离后，间断缝合皮肤切口（图 4-7-33）。

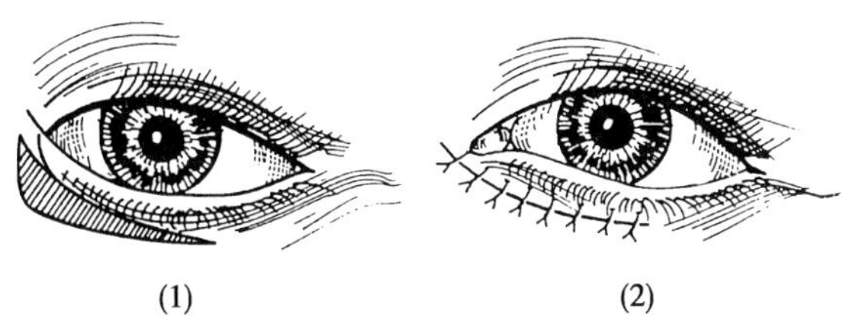

图 4-7-33　倒向性内眦赘皮矫正术

由于内眦赘皮矫正术主要是依据 Z 成形术和 Y-V 缝合原理，故重症的病例可根据临床的实际需要作补充设计，以增强手术效果，如 Speath 术及 Stallard 术。在作 Spaeth 术时，如手术矫正效果不佳可将 oe 和 of 切口适当延长或作 oef 三角形皮肤切除后再缝合切口。对重症的内眦赘皮可在上述两手术基础上，再切断缩短或重叠内眦韧带，以增强并巩固手术效果。直至目前多公认 Mustarde 法的矫正效果较好，如内眦赘皮不甚严重，也可不切断及缩短内眦韧带。

继发性内眦赘皮多为内眦部瘢痕性蹼状赘皮，由于局部组织不健康，瘢痕多，血供应差，因此一般仅宜作 Z 成形术，要避免那些切口多及皮瓣窄小的手术，否则易导致手术失败。此外，也可在切除局部皮肤瘢痕组织，松解周围的一切牵引后，作中厚皮片移植术矫正，术后作局部压迫包扎。

第八节　睫毛手术

倒睫是指睫毛向后方倾斜生长触及眼球，造成结膜和角膜的损伤。根据倒睫数量多少，是否合并睑缘内翻，其处理亦有所不同。

一、倒睫手术

（一）倒睫激光治疗术

对于少量散在的倒睫，通常用睫毛镊子将倒睫拔除，但在 2~3 周后又再生长，需要定期反复拔除，不能彻底清除。临床上常用电解术处理少量倒睫，此法虽简单，但不易操作，电解后反复者多，疗效不确实。而且操作不当时容易损害邻近的睫毛生长方向，产生新的倒睫。

近年来由于医用激光的发展，可用氩激光直接破坏睫毛囊，消除倒睫。由于有效破坏毛囊，并发症少，操作简单，对于消除少量的倒睫是目前较好的方法。

【适应证】不合并睑缘内翻的睑缘分散的少量倒睫，或睑缘内翻手术后残留少量倒睫患者。

【手术方法】在靠近倒睫处睑缘皮下注射 2% 利多卡因作局部麻醉，滴表面麻醉药于结膜囊内，减少患眼瞬目反射。头部固定在额台上，用棉签将睑缘轻轻压向外翻，将激光束对准睫毛囊，照射量为 300~400mW，光斑为 50μm，照射时间为 0.2~0.3 秒，第一次在毛囊周围照射 2~8 次，第二次照射毛根 2~3 次。照射时间与频度应根据倒睫情况而调整。照射后在结膜囊内涂抗生枣眼药膏，敷眼垫，翌日复查（图 4-8-1）。

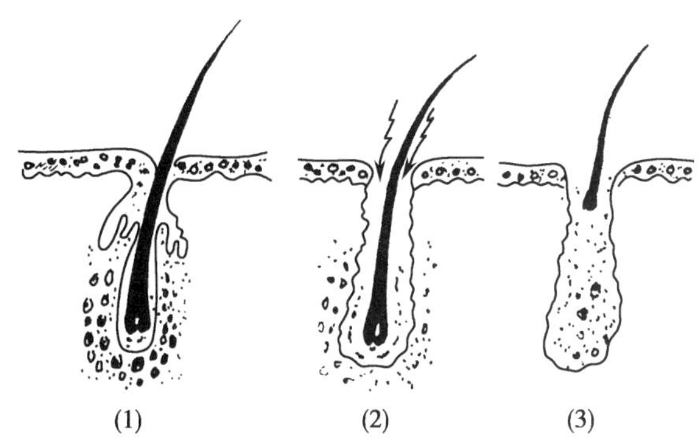

图 4-8-1　氩流光照射倒睫

（1）术前；（2）第一次照射；（3）第二次照射

【术中注意事项】不要错误照射正常睫毛。在照射时应将睫毛囊充分破坏，否则易复发。

（二）缘间切开法

在睑缘的缘间部灰线处，切开部分或全部缘间部，将睑缘剖开前与后两层，通过缝线或植入充填物（异体巩膜、角膜、睑板和睑结膜、软骨、唇黏膜等），使缘间部切口充分张开和睑缘区的睑前层前倾、离开眼球，以达到矫正倒睫的目的。本方法也是睑内翻矫正手术不足的辅助措施。单纯睑缘线切开不能使切口张开，将达不到治疗效果。

【手术方法】

1. 在结膜囊内滴表面麻醉药 3 次，用 2% 利多卡因局部麻醉手术部的睑缘皮肤、穹隆部和睑结膜。

2. 用睑板夹或较大的睑板腺囊肿夹，将手术部位的睑缘夹紧固定。

3. 沿缘间灰线切口，其长度应略较倒睫范围稍长，必须将所有的倒睫包括在内。

4. 先用尖刀片垂直切开缘间部灰线深 0.5~1mm，切勿大力垂直向下切开，以免刀刃倾斜或错位，造成缘间切口倾斜或损伤睑缘后唇。然后用刀片或剪刀尖细心向深部分离和延长切口。在灰线处将眼睑剖开为前后两层，深度 2~3mm（图 4-8-2）。

5. 除去睑板夹后，用 3-0 黑丝线作两组褥式缝合。缝线由穹隆部结膜进针，在距睑缘 1.5~2mm 皮肤出针，结扎每组缝线时在线圈内垫以橡胶粒或棉纱，以防睑缘皮肤日后出现皱褶。术后 5~6 天拆线。

另一种方法是切开睑缘间的灰线，在缘间切口内植入充填物，将切口张开使倒睫远离眼球。如果切口长度超过 1cm，缘间切口的应作连续缝合以固定充填物（图 4-8-3）。

植入充填物时不宜过深或过浅，过深则缘间切口张开效果较差，或切口很快重新愈合；过浅则植入物突出缘间部易脱落或引起眼部不适感。植入充填物顶端应与缘间部处于同一水平。

由于缘间切口植入充填物后，或用缝线牵拉使切口张开，在术后睑缘切口处易形成淡红色肉芽组织，或使切口处睑缘增厚。

术后结膜囊内涂抗生素眼药膏，敷眼垫 5~6 天后拆线。

（三）睫毛移位法

此法是切开有倒睫的缘间部灰线，并在倒睫所在的睑缘皮肤做成“Z”形皮瓣，置换缝合后，使倒睫远离眼球，以

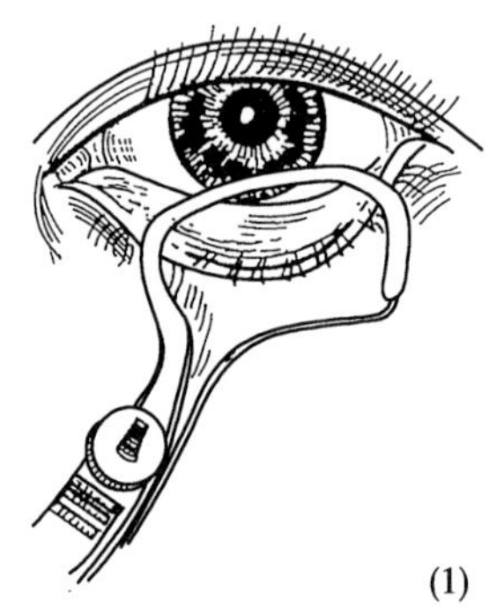
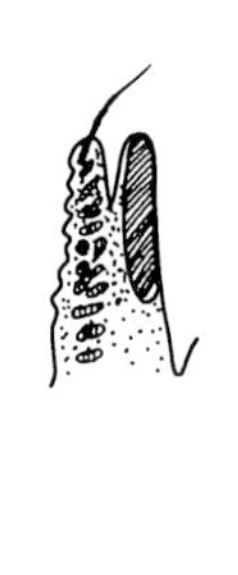
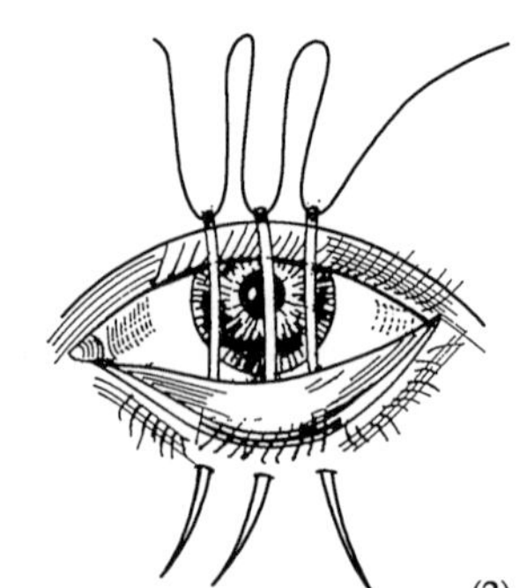
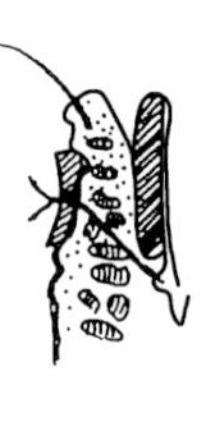

(1) (2)

图 4-8-2 睑间切开法

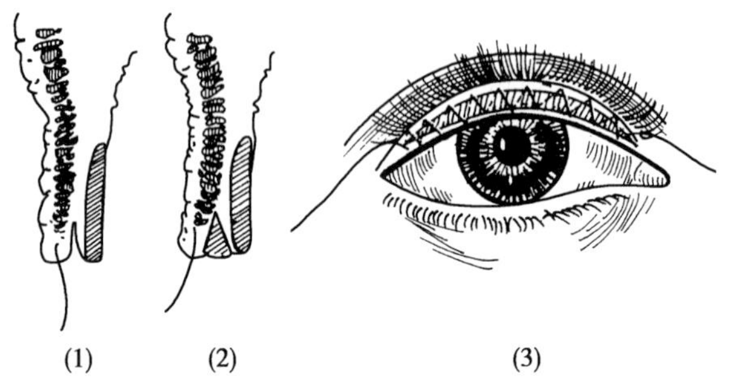

(1) (2) (3)

图 4-8-3 缘间切口植入充填物

达到消除倒睫对眼球的损伤。

【手术方法】以上睑外侧缘为例。

1. 滴表面麻醉药于结膜囊内，用 2% 利多卡因在睑缘皮肤处作局部麻醉。

2. 按倒睫的范围，以尖刀片切开缘间部灰线，应比倒睫所在的睑缘范围略延长些，深度 4~6mm。将睑缘剖开为前后两层，作为第一切口，即 Z 形皮瓣的下切口[图 4-8-4(1)]。

3. 从第一切口外侧端，接近皮纹方向，斜向内上侧做皮肤切口，其末端与灰线切口外侧端处于同一垂直线上，为第二切口。即 Z 形皮瓣的中间切口，形成第一个三角形皮瓣，其底宽 2~3mm。

4. 从第二切口的内侧端，平行睑缘向外侧作与第一切口等长的第三个切口，最后形成 Z 形切口[图 4-8-4(2)]。

5. 分离 Z 形切口的皮瓣下方皮下组织，使 Z 形切口的两三角形皮瓣充分游离，皮瓣前端略做成钝圆形，便于置换皮肤后易于缝合。

6. 将上下两个三角形皮瓣相互置换位置，下方有倒睫的皮瓣在上方，无睫毛的皮瓣移至睑缘。用 5-0 黑丝线间断缝合 3~4 针。缝合时应首先缝合皮瓣前端，以免缝合时错位和出现皮肤皱褶[图 4-8-4(3)]。

7. 术眼在结膜囊内涂抗生素眼药膏，绷带包扎。6 天后拆线。

（四）睑缘移位法

适用于多次睑内翻或倒睫术后，皮肤有缩短，睑缘残留散在的倒睫和内翻者。

【手术方法】在缘间部灰线处将睑全长剖开为前后两层，在切口两端垂直睑缘切开皮肤 5~7mm，沿缘间部切口向深部分离 7~8mm[图 4-8-5(1)、(2)]。用刀片将肥厚

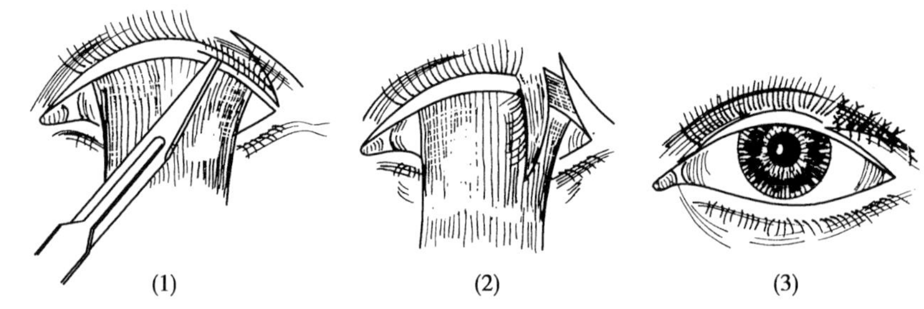

(1) (2) (3)

图 4-8-4 Z 形皮瓣睫毛移位术

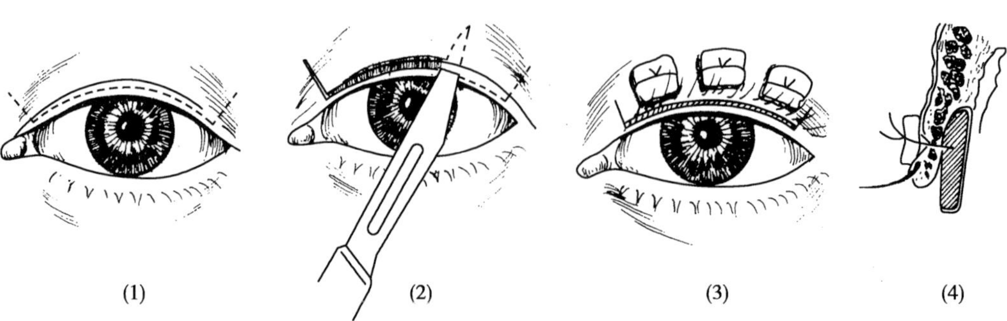

(1) (2) (3) (4)

图 4-8-5 睑缘移位法

的睑板削薄。将睑缘前唇用褥式缝线缝合固定在距睑缘5~7mm的睑板上。共作3针褥式缝线。可使睫毛向后移位4~5mm[图4-8-5(3)、(4)]。

二、双行睫手术

双行睫是指在睑板腺开口处生长的异常睫毛，是较罕见的睫毛发育异常。它可刺激结膜和角膜并引起损伤。双行睫的发病常为先天性因素，亦可能为后天性因素。前者为家族性遗传性病变，为显性遗传，无性别倾向。有人认为是一种返祖现象。后者常发生在睑、结膜长期慢性炎症(免疫、化学、物理)等因素诱发睑板腺组织转化的一种变异，导致睑板腺中皮脂腺与毛囊并存或被毛囊代替，从睑板腺开口生长出畸变的睫毛。对于双行睫的治疗，以前常用拔除法或电解法、睑缘内翻矫正术，但由于治疗效果不确实，现在已很少应用。目前对于双行睫多用冷冻法或手术切除法治疗。虽然如此，目前尚无一种得到公认满意而效果确实的治疗方法。

(一) 冷冻术

【适应证】先天性和获得性双行睫，睑板和结膜无严重病变者。

【手术方法】以上睑为例：

1. 结膜囊滴表面麻醉药。用2%利多卡因作睑皮肤和穹隆部结膜局部麻醉。

2. 在手术显微镜下，用刀片作睑缘全长缘间部灰线切开，深1~2mm。然后用剪刀向深部分离达睑板的上缘，将眼睑剖开为前后两层。如仍不能充分暴露睑板腺中的毛囊，可在内和外眦处垂直睑缘切开睑皮肤2~3mm，以使冷冻器头部能接触到睑板腺中的睫毛囊。

3. 在剖开的眼睑后层近睑缘处缝两条牵引线，向前牵引该缝线可使手术野扩大，便于冷冻操作或电凝止血，使视野清晰及冷冻位置准确。

4. 将斜头的CO_2冷冻器的温度调至-20~25℃，抹干睑板创面上的水和血液，冷冻头迅速放在睑板腺毛囊处，冷冻时间5~20秒，自然解冻后，再作第二次冷冻。如此反复冷冻2~3次。注意冷冻器头不要碰到正常睫毛根部。

5. 冷冻睫毛囊后，用睫毛镊子逐根将冷冻后的双行睫拔除。

6. 拆除睑缘牵引缝线，将剖开的睑缘前后两层对合整齐和紧密重合。通常切口不必缝合，可自然愈合。

7. 穹隆部结膜下注射地塞米松2mg，结膜囊内涂抗生素眼药膏，敷眼垫。

【手术注意事项】

1. 缘间部灰线切开时，先用刀片切开1mm深，然后用剪刀向深部分离，分离时应略向睑板面倾斜，以使埋藏在睑板中的毛囊更清晰可见。如果仍然难以辨认睑板腺内的毛囊，可再用刀片剖剥覆盖在睑板腺表面的睑板组织，直到见到毛囊根为止。

2. 冷冻操作时要注意保护正常睫毛，应用镊子或斜视钩拉开剖开的前层睑缘。

3. 有时为了防止术后发生倒睫或睑缘内翻，在冷冻操作完了后，将睑前层的睑缘向上退缩2~3mm，用5-0丝线作水平褥式缝合，将前层的睑缘缝合在睑板上，使睫毛呈轻度外翻状态。暴露的睑板创面将被上皮覆盖，术后4~6周后退缩的睑前层外观上已无异常。

4. 术后如有残留的双行睫，可再进行冷冻术。

【术后合并症】

1. 术后睑皮肤可发生较重的水肿，难以睁开眼睑，通常1周后可逐渐消退，不需特殊处理。

2. 冷冻操作时不慎冷冻器头碰到正常睫毛囊造成睫毛脱落或睑缘皮肤色素脱失，会造成外观不雅。

3. 睑缘可能由于多次手术而变厚。

4. 术后偶尔有倒睫发生，通常是由于睑缘灰线切开时损伤睫毛根部或切口不整齐。应按倒睫处理。

(二) 双行睫切除术

无论是先天性或获得性双行睫应用冷冻法治疗虽可保存睑缘后唇的完整性，但在术后有时残留的双行睫较多，常常需再次手术。采用睑缘后唇切除法可将双行睫毛囊根切除，术后较少有双行睫残留，疗效较确实。尤其对获得性短小、纤细的双行睫更为合适。双行睫切除术有以下三种方法。

1. Dortzbach法　滴表面麻醉药于结膜囊及用2%利多卡因在穹隆部结膜及睑缘皮肤局部麻醉。在双行睫部位，沿睑板下沟处切开结膜及部分睑板，深达睑板腺[图4-8-6(1)]，然后在睑板腺平面向穹隆方向作睑板的板层剖切，作一个睑结膜睑板活瓣[图4-8-6(2)]。将活瓣翻转过来，切除睑板腺中的双行睫的毛囊，然后将睑板活瓣复位并作褥式缝合[图4-8-6(3)、(4)]。本法的优点是从睑结膜面切口，既不破坏睑缘，又可保留泪液正常环流通道。术后5天拆除缝线。

2. White法　与Dortzbach法略同，靠近双行睫，在距睑缘后唇1.5mm处平行睑缘切开睑结膜和睑板，深达2/3睑板厚度。距第一切口3mm，平行做第二个睑结膜切口，深度同第一切口。再在切口间的两端作3mm长的垂直切口。沿长方形切口将含有双行睫毛囊的睑板连同睑结膜作板层切除。遗留的组织缺损创面用颊黏膜或保存的异体巩膜修补，然后用5-0黑丝线连续缝合固定修补的组织(图4-8-7)，5天后拆除缝线。

3. FOX法(以下睑为例)　在靠近双行睫处，沿缘间灰线将睑皮肤、肌肉层和睑板剖开为前后两层，深达穹隆部，在灰线切口的两端，将睑后层向穹隆部作垂直切开，在睑板与肌肉间充分分离，使其形成游离的结膜睑板瓣[图4-8-8(1)]。在睑后层睑缘后3mm处，将含有双行睫毛囊的睑结膜和睑板切除，然后将睑板结膜的残端前移与睑缘前唇齐平，对齐后用5-0黑丝线连续缝合两侧切口[图4-8-8(2)]。在中央，距睑缘2mm用3-0黑丝线，由睑结膜进针经睑板由皮肤面出针，并通过橡皮垫后作三组褥式缝合。缝线在睑结膜打结，然后从上睑的缘间部进针，从睫毛上方皮肤出针将下睑向上牵引，最后在缝线之间垫以棉纱卷打结，使上下睑缘密切闭合[图4-8-8(3)、(4)]。10天后拆线。

另一种方法是用保存的异体巩膜修补睑缘后唇缺损区。将备用的3~4mm宽的双层巩膜材料卷成"蛋卷"形条带，为了使双层的巩膜不松散，先缝3针间断缝线以固定其形状。睑缘后唇创面的前后两侧以5-0黑丝线作连续缝合，使缝线形成一系列连续的线圈。从一端用镊子或蚊式止血

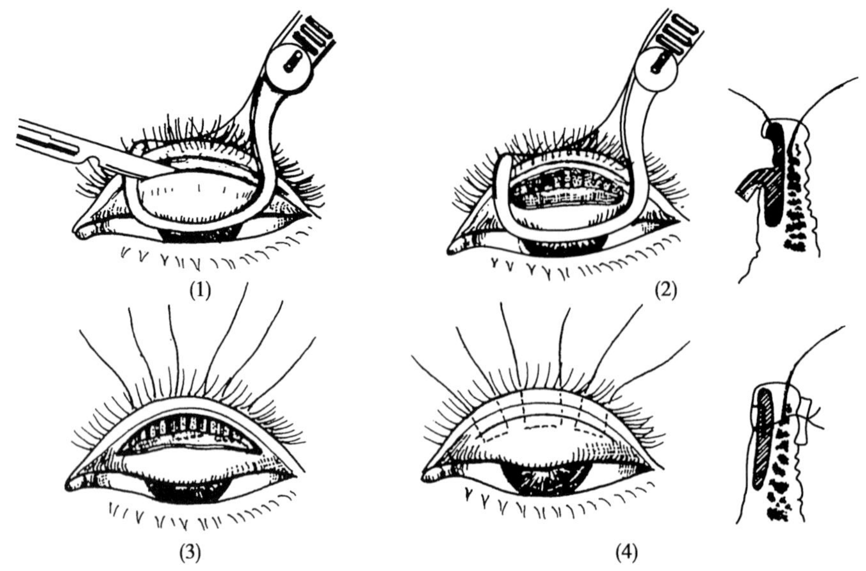
图 4-8-6　Dortzbach 法

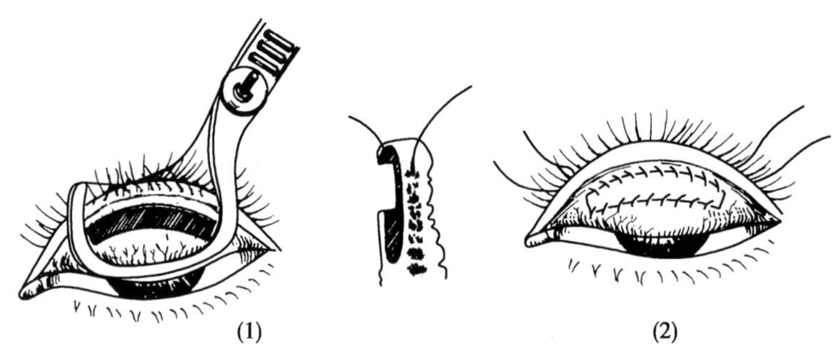
图 4-8-7　White 法

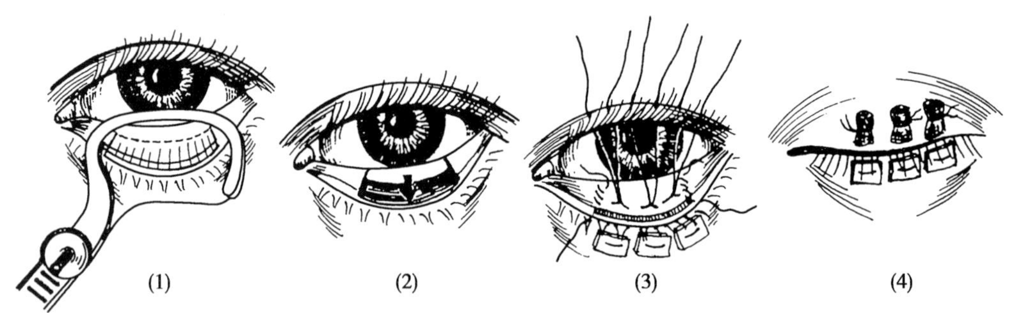
图 4-8-8　Fox 睑结膜、睑板瓣移行法

钳将巩膜条带拉入连续缝线的线圈内，使其平整的植入睑缘后唇创面，然后将连续缝线收紧，使植入的巩膜条带固定在缺损的睑缘后唇创面上(图 4-8-9)。接着拆除巩膜条带上 3 针间断的固定缝线。7~10 天后拆除连续缝线。

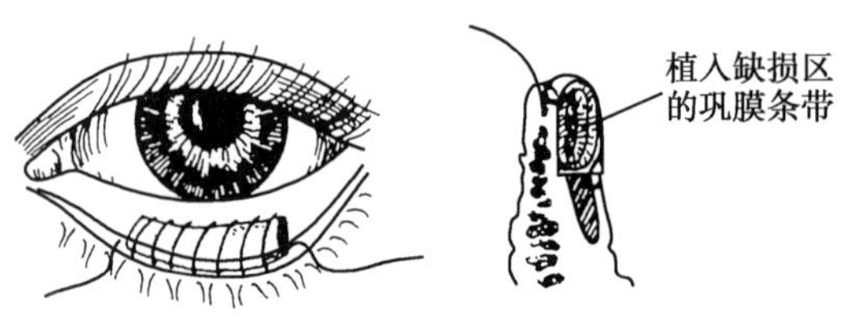

图 4-8-9　巩膜条带修补法

术后 1~2 天由于巩膜吸水膨胀，其形如灰白色的"僵蚕"，睑缘前后两层高低参差较明显。术后 3~4 天从切口两侧睑结膜和皮肤创缘开始有毛细血管长到巩膜条带上，上皮逐渐覆盖巩膜条带后，巩膜条带膨胀现象消退和条带表面也逐渐呈潮红色，睑缘也变得平坦整齐睑缘前后一致。2~3 周后植入的条带完全被上皮覆盖，毛细血管逐渐消失，条带的颜色与睑缘一致不易分别。

三、睫毛后倾矫正术

婴幼儿或青少年下睑内侧 1/3~1/2 睑缘睫毛先天性生

长方向的倾斜度异常，睫毛弯曲向后倾斜，向正前方注视时，睫毛稍触及眼球，向下方注视时，睫毛后倾加重，贴在眼球上。这是由于向下方注视时，下睑赘皮形成较厚的皮褶亦加压于睫毛促使其倒向眼球加重。因此角膜损害多在内下象限，睑缘位置并无异常，可以看清睑缘的整个缘间部。临床上常将这种先天性睫毛倾斜度异常称作先天性下睑内翻，小儿特发性睑内翻，先天性皮肤性睑内翻或发育性睑内翻等。这种先天性睫毛倾斜度异常可随着年龄增加而自然恢复正常。除了下睑内侧睫毛倾斜度异常外，亦常见上睑内侧缘睫毛有倾斜度异常，当眼球向上内方注视时，亦有一些睫毛触及角膜，但角膜的损伤不是呈点状，而是呈垂直或斜行线状荧光素染色。患儿的上睑常合并有明显的内眦赘皮和睑赘皮。由于对此病的发生和发展各家尚有不同的意见，但就其发生部位和临床表现诸家均已有共识。

真正的先天性睑内翻是极罕见的。绝大多数是先天性睫毛生长倾斜度异常，睫毛与睑的缘间部的倾斜度呈垂直状态或小于 90°，而正常下睑睫毛与下睑缘间部的倾斜度为 100°~110°。倾斜度异常的睫毛其根部并无倾斜，与倒睫有本质不同。

除先天性睫毛倾斜度异常，下睑在解剖上亦有其特点。下睑虽无自主的眼睑缩肌，但存在相当于上睑提肌的腱膜。下睑缩肌腱膜起始于下直肌，经与下斜肌汇合后的 Lock Wood 韧带向前延伸与眼球筋膜囊连接，形成下睑囊膜肌腱膜，即下睑缩肌腱膜。它沿穹隆部结膜与眶脂肪之间上行，附着于下睑板下缘。在附着于下睑板下缘前先与眶隔融合，并有少许纤维扩展到睑皮下组织。当向下看时，此腱膜牵拉下睑向下，与眼球有联动作用，使下睑结膜与眼球密切接触(图 4-8-10)。

Doxanas 认为东方人下睑收缩肌与眶隔融合的位置较西方人略高，使腱膜向前或脂肪伸延到眼睑，形成厚眼睑，较高的眶隔融合妨碍了下睑缩肌腱膜伸延到皮下组织中，致睑皮肤与肌肉超过下睑睫毛水平，呈现睑缘下沉现象，形成下睑赘皮或先天性睫毛后倾。因此，下睑睫毛后倾就其发病原因来讲，首先是先天性睫毛倾斜度异常，其次是下睑缩肌腱膜附着点或发育异常，当向下看时，下睑赘皮形成的肥厚皮褶压向睫毛和睑缘过度后退亦起到“推波助澜”的作用。在临床上应和罕见的先天性睑内翻相区别。先天性下睑睫毛后倾等待自然消失的可能性极小，通常需手术矫正。手术年龄应视睫毛后倾的程度和症状而定。常用的手术方法为深部固定法。

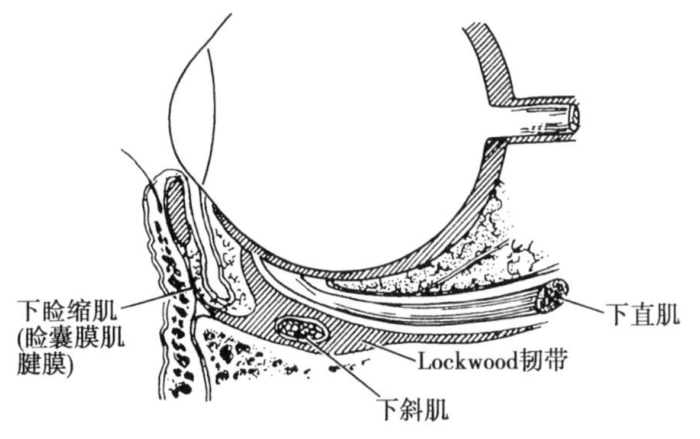

图 4-8-10　下睑切面

【手术方法】

1. 在结膜囊内滴表面麻醉药和用 2% 利多卡因作穹隆部结膜及睑皮肤局部浸润麻醉。

2. 用睑板夹固定下睑，距下睑缘 1.5mm 处平行睑缘切开皮肤，其长度可略大于睫毛后倾的范围[图 4-8-11(1)]。

3. 分离眼轮匝肌，暴露睑板，可切除睑板前近睑缘部的眼轮匝肌和皮下脂肪组织，但通常不必切除皮肤[图 4-8-11(2)]。

4. 充分分离至睑板下缘，使其游离，以减少下睑缩肌腱膜对下睑板的牵引力量。

5. 用 3-0 黑丝线间断缝合切口。缝针先从切口下缘皮肤进针，穿过睑板下缘浅层组织，再从皮肤切口上缘出针，共缝合 3~4 针，然后结扎缝线[图 4-8-11(3)、(4)]。

6. 结膜囊涂抗生素眼药膏，敷眼垫。5 天后拆线。

【注意事项】

1. 正常下睑睫毛生长止于泪点外侧。如泪点附近或内侧有残留纤细的睫毛，对此可予以拔除。不需手术矫正，以免招致泪点位置变化。

2. 合并有较大的内眦赘皮者，常阻碍皮肤切口不能到达既定位置，影响矫正效果。因此做皮肤切口时不要用睑板夹，而以眼睑垫板代替，并尽量用手指将内眦赘皮向鼻侧牵拉，充分暴露内眦角。完成皮肤切口后再改用睑板夹固定眼睑。

3. 分离睑板下缘时应尽量使其显露清晰，边缘呈游离状态。

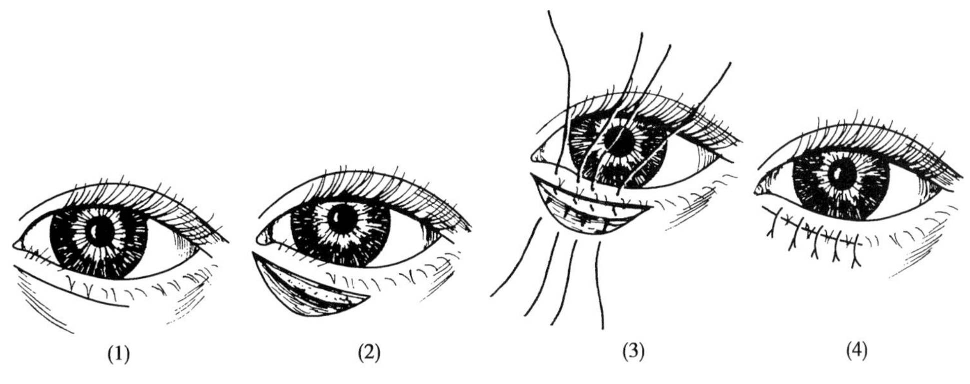

图 4-8-11　深部固定术

第九节　睑缘缝合术

睑缘缝合术是通过人为方法，使原来能自由启闭的上下睑在一段时间内或永久性地处于闭合状态，从而达到保护角膜和减少上下睑移植皮片收缩的目的。根据需要上下睑闭合持续时间长短不同，如 5~7 天者可作单纯性睑缘缝合术；如要 2~3 个月或更长时间者，则要作粘连性睑缘缝合术。当睑缘缝合术目的已达到后，可重新拆除缝线或重新剪开睑缘，恢复原来启闭功能。单纯性睑缘缝合拆除缝线后睑缘形态可与术前一样不会有明显改变；而粘连性睑缘缝合术后剪开睑缘则常有不同程度的变形。

一、单纯性睑缘缝合术

【适应证】伴有睑闭合不全的昏迷患者；某种原因导致大量球后出血、眼球外突，有发生暴露性角膜炎之可能。

【手术方法】在局部麻醉下，用穿双针“0”号黑丝线，先穿过一胶粒，由下睑内中 1/3 交界处，距睑缘约 3mm 处皮肤进针，穿过浅层睑板组织从下睑睑缘灰线处出针，再从相应处上睑灰线进针，穿过浅层睑板组织，于距睑缘约 3mm 处皮肤出针。拉紧下睑两端缝线，使上下睑缘接触和适度闭合，结扎缝线（图 4-9-1）。

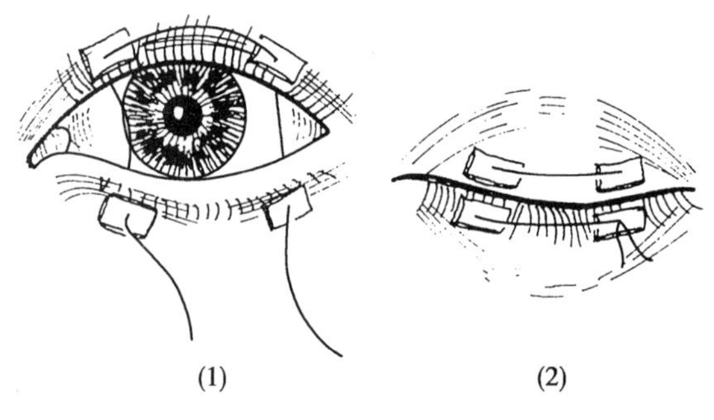

(1)　　(2)

图 4-9-1　单纯性睑缘缝合

术后涂抗生素眼药膏，加眼垫绷带加压包扎。5~7 天后拆除缝线，上下眼睑可复原。

二、粘连性睑缘缝合术

伴有严重突眼的甲状腺功能亢进性眼病；眼睑皮肤烧伤后瘢痕收缩或眼睑游离皮瓣移植术后以及眼窝形成术后，需要睑裂较长时间闭合状态的病例。

粘连性睑缘缝合术有部分粘连性睑缘缝合和全粘连缝合术两种形式。可根据病情做出选择。

（一）部分性粘连性睑缘缝合术

【手术方法】局部麻醉下，用固定镊子夹住并翻转睑缘，用刀片分别于上下睑内中 1/3 及外中 1/3 交界的缘间部各作二道垂直于睑缘的浅层切口，切口相距约 5mm，然后将两切口之间上皮切去[图 4-9-2(1)]，并在切去上皮的睑缘区内沿灰线作 2~3mm 深切开[图 4-9-2(2)]。在上下睑缘相对切口处分别用褥式缝线，先穿过一小橡胶片，然后从下睑缘 3mm 处皮肤进针，经过上、下睑灰线切开口，从上睑缘上 3mm 皮肤处穿出。在结扎缝线前，再穿过一小橡胶片或将小棉枕放在线圈内才结扎缝线。结扎缝线后，应使上、下睑缘切口完全接合[图 4-9-2(3)]。

结扎缝线后睑缘略呈轻度外翻为宜。但结扎缝线不宜太紧，术后 7 天拆除缝线。如术后出现明显过矫，可提前拆除缝线。

（二）全睑缘粘连缝合术

【手术方法】局部麻醉后，在内外眦角侧各留出 5mm 一段上、下睑缘，然后后分别将上、下睑中央部其余睑缘沿缘间线作深度约 4mm 的垂直睑缘切开，使上、下睑缘各分成前后两层[图 4-9-3(1)]。在上、下睑后层切口的两层分别向穹隆垂直切口后，用 5-0 黑丝线潜行穿过睑板不穿出结膜作 4 针间断缝合，在睑板面结扎，线结埋藏于睑皮下组织[图 4-9-3(2)]，上下睑的前层作 3 对褥式缝合，结扎时要使上下眼睑皮肤创面互相对合，缝线结扎的松紧度要适中。

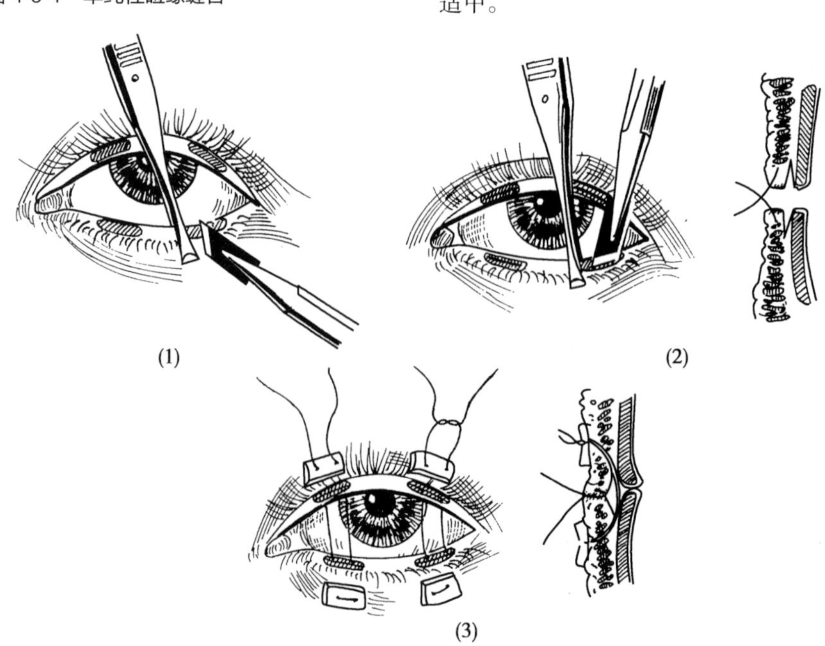

(1)　　(2)

(3)

图 4-9-2　部分性粘连性睑缘缝合

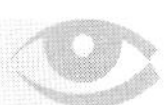

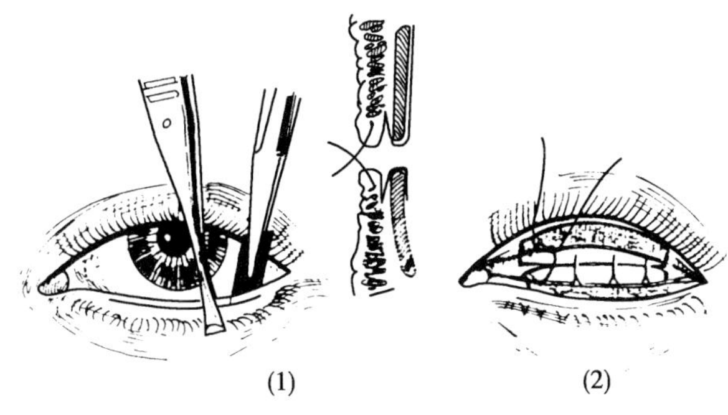
(1)　(2)

图 4-9-3　全睑缘粘连缝合术

术后，结膜囊内涂抗生素眼药膏，绷带加压包扎术眼4~5 天，术后 7 天拆除睑前层的缝线。

【术后注意事项】

1. 内外眦角必须留有足够空隙，使睑内分泌物顺利排出眼外；如需滴用眼药水，也可以通过此缝隙滴药。

2. 后叶缝线和线结不能露出睑结膜面，以刺激和擦伤角膜，甚至导致继发感染。

3. 当睑缘缝合目的已达到，则在局部麻醉下从外眦角留下缝隙用钝剪中一叶伸入结膜与角膜间直达内眦缝隙开口处，将已愈着睑裂剪开，修平多余皮蒂，睑即可自行张开，切口将自行愈合。

第十节　睑内翻手术

睑内翻是指睑缘向内卷曲所致的睑缘位置异常眼病。睑内翻使睫毛和睑缘皮肤触及眼球，造成角膜和球结膜损伤。重症者可致视力严重减退，甚至失明，应及早手术矫正。

保持正常睑缘位置的解剖因素：①睑皮肤与睑结膜间的张力平衡；②睑板大小和形态以及结构均要正常；③睑肌肉张力正常；④睑缘后面有适当的支持力。如上述四种因素的相互关系出现生理或病理的变化，常造成睑缘位置异常。

下睑在解剖上有其特点：睑板较窄，缺少像提上睑肌那样维持睑缘稳定的因素，仅存 Müller 肌和下睑缩肌腱膜，而下睑 Riolan 肌却发育良好，因而睑内翻常见于下睑。

睑内翻按其发病原因可分为瘢痕性与非瘢痕性两类。前者常由于炎症或外伤后造成睑结膜瘢痕形成或睑板肥厚变形而导致睑内翻，后者常因先天性或后天性因素产生睑皮肤、肌肉、睑板异常所致，如先天性睑内翻、痉挛性睑内翻、老年性睑内翻。另外由于小眼球、无眼球、眼球凹陷，失去或减弱对眼睑后面的支持力，造成继发性睑内翻。

一、瘢痕性睑内翻

瘢痕性睑内翻是由于睑结膜瘢痕收缩，尤其是在睑板下沟处的瘢痕或睑板肥厚变形，易导致睑缘内翻，睫毛触及眼球，造成眼部刺激症状和严重视力减退。本病发生于上睑或下睑的频度基本相同。

瘢痕性睑内翻，目前沙眼仍是主要原因，亦常见于结膜炎症，天疱疮、化学性和物理性外伤等因素。发病机制是睑结膜长期慢性炎症，沙眼滤泡破坏导致瘢痕形成和睑板肥厚变形所致。睑板下沟处是睑板动脉弓穿过睑板分布在睑结膜的通道，由于血管丰富故炎症时反应激烈，瘢痕形成也较严重，是造成瘢痕性睑内翻的主要因素之一。

由于瘢痕性睑内翻发病原因各异，轻重程度不同，故术前应详细询问病史，了解为初次手术或复发再手术；要检查睑板下沟结瘢情况和睑缘后唇形态；睑板肥厚变形程度和皮肤松弛情况；倒睫范围和程度；然后根据检查结果选择最佳的手术方法。

切断睑板下沟处睑板矫正瘢痕性睑内翻手术方法虽然有多种，且名称各异，但其矫正机制均相同。切断睑板下沟处睑板，解除瘢痕收缩使睑缘向内翻转的牵引力，并利用缝线进针和出针位置的高低差，牵引睑板下沟切口处张开，促使睑缘恢复正常位置，倒睫离开眼球。

（一）五针一线法

【适应证】适用于睑板下沟处睑结膜瘢痕较重，睑板下沟平坦，睑缘后唇变圆钝，但无明显睑板肥厚变形的瘢痕性睑内翻。因不需要切除任何组织。故可重复手术。

【手术方法】（以上睑为例）

1. 在结膜囊滴表面麻醉药，用 2% 利多卡因作穹隆部及睑皮肤局部麻醉。

2. 准备一根长约 40cm 1-0 黑丝线，穿 5 根 3/8 8 × 28 角针，针与针之间保持一定的间隔，预置在一块方纱上面。将缝线按针的间隔作等长的线圈备用。

3. 将预置针与线的方纱放在下睑皮肤上。翻转上睑，用左手拇指压紧上睑缘，充分暴露上穹隆部结膜。首先将中央的缝针沿睑板上缘刺入上穹隆部结膜。经睑板前面与肌肉间通过，从距睑缘 3~3.5mm 皮肤出针，针穿 1/2 后，将针留在原位不要拔出[图 4-10-1(1)]。进针时注意不要刺伤眼球，因为有时麻醉不满意，针刺入结膜时，因疼痛而闭眼及眼球上转，故易误伤眼球。

4. 以同样操作按已排列的顺序，逐个将其他 4 针按一定的间隔，自穹隆结膜进针皮肤出针将 5 根针按一定间隔排列，并整理好线圈成为等长[图 4-10-1(2)]。

5. 用预置针线的方纱压住 5 根针的尖端，固定上睑，沿睑板下沟处结膜面垂直切断睑板全层，以刀尖可触及缝线为宜[图 4-10-1(3)]。

6. 先拔出中央的缝针，然后依次拔出两侧其余缝针，将线圈理顺为等长，在针尾处剪断缝线[图 4-10-1(4)]。

7. 依次将相邻的两个缝线拉紧成褥式缝线，打结时线圈内放置一小棉纱枕或橡皮粒，结扎缝线后睑缘略成轻度外翻为宜[图 4-10-1(5)]。但结扎缝线不宜太紧，术后 7 天拆除缝线。如术后出现明显过较，可提前拆除缝线。

8. 术后结膜囊内涂抗生素眼药膏，敷眼垫、间日换药一次。

【手术并发症及注意事项】

1. 矫正不足或过矫　五针一线法切断睑板是决定矫正效果的关键操作。矫正不足多因睑板切断深度不够。由于睑板切口浅、结扎缝线时难以使睑板切口张大，睑缘向前翻转程度较小。应放松缝线重新将睑板完全切断。另外缝线的皮肤出针点距睑缘过远，与穹隆部进针点差距较小，结扎缝线时上提力量不够大，故常常矫正不足，此时应拆除缝线重新缝合。结扎缝线后如睑缘位置已呈轻度外翻状态，而尚残留有部分倒睫，可用缘间切开或睫毛移位术补救。

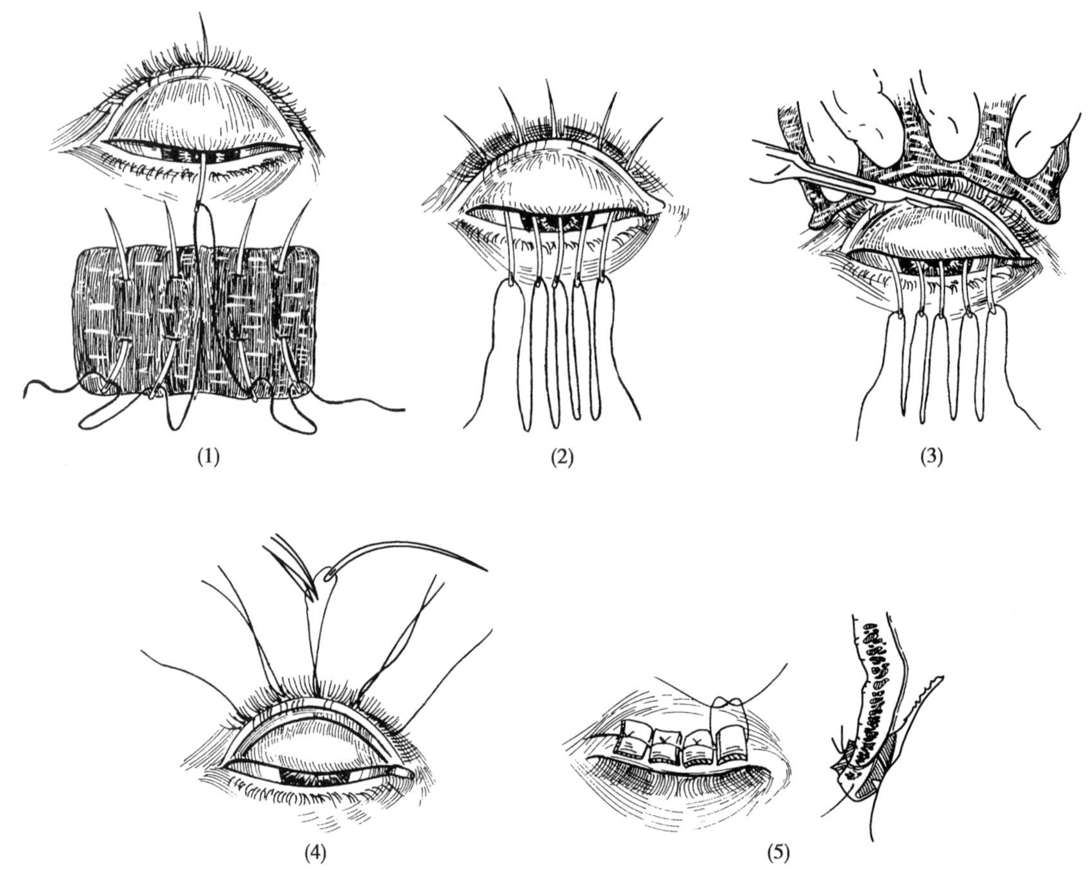

(1) (2) (3) (4) (5)

图 4-10-1 五针一线法

睑板切断不呈垂直状态，向上倾斜于穹隆部或缝线出针点过于靠近睑缘，结扎缝线过紧，可造成睑缘外翻。应立即重新修正睑板切口和缝线位置或提前拆除缝线。

2. 重睑皮褶过宽　多因缝线皮肤出针点距睑缘过远。应参照非手术眼的重睑宽度重新缝线。以免影响术后容貌。如拆除缝线时才发现重睑皮褶不合适，而皮肤亦较松弛，可在原皮肤皱褶处切开皮肤，沿切口上下缘分离皮下组织，按矫正需要切除一条皮肤，再重新缝合皮肤切口。在作下睑缝线时穿出皮肤点应尽量靠近睑缘，以防发生下睑重睑皮肤皱褶。

3. 结扎缝线过紧，影响睑血液循环，术后反应较重，易发生高度睑水肿，睑缘外翻，严重者发生皮肤坏死或感染，造成睑皮肤瘢痕形成。

4. 睑缘成角状畸形　睑裂呈“三角眼”，多因睑板切断的操作不正确所致。切断睑板的操作应注意：①切口位置应在睑板下沟结膜面；②刀片与睑结膜呈垂直切开；③切口应一刀完成，不应多次分段切开，以使切口整齐；④切口应沿睑缘弧度进行，不要呈直线走行，切口距睑缘应等距离，不能宽窄不一致；⑤切睑板的深度通常以全层切穿为宜，但亦可根据睑内翻严重程度略加调整。

如睑板切口位置参差不齐，中央距睑缘较远，而内外眦又距睑缘较近，缝线的进与出针的针距不等，结扎缝线后睑缘会形成角状畸形。

较重的瘢痕性睑内翻的睑板下沟常因瘢痕收缩，睑缘后唇内卷，睑板下沟模糊不清，定位有困难，此时可细心查找睑板腺开口位置，常呈暗黄色隐约可见的黄点，压迫睑缘时开口处常有睑板腺分泌物出现，据此判断睑缘后唇和睑板下沟变异的位置。

轻度睑缘成角畸形，可重新切开原睑板切口的瘢痕组织，并在切口两侧分离睑板与肌肉组织，使睑缘复位，然后重作五针一线法手术。严重者切除睑板切口处的瘢痕组织，由于切除后组织缺损较宽，需从上方移行结膜和睑板组织修补缺损区。

5. 肉芽组织增殖　通常由于睑板切口不整齐或倾斜，切口深浅参差不齐，睑板切口不平整，或术后炎症反应较重，导致切口愈合不良，肉芽组织增生，表面凹凸不平或呈息肉样。可用手术或激光切除增生的肉芽组织。

6. 感染　较少见。通常患者在术后 1~2 天出现眼睑疼痛，皮肤红肿，皮肤线孔有脓点，显示术后有感染。应即拆除缝线，注射或口服抗生素。

(二) 部分睑板切除法（Hototz 改良法）

适合于矫正睑板严重增厚变形所致的瘢痕性睑内翻，它是一种具有代表性的手术，是将 Snellen（1872）的睑板楔形（V 型）切除法与 Hotz（1880）的睑板缝合两者相结合的手术方法。实际上是 Hototz 改良法。在百余年的手术实践过程中，在原手术的基础上进行了较多的操作方法上的改良，部分睑板切除法矫正瘢痕性睑内翻的效果确实可靠。常是术者矫正瘢痕性睑内翻首选的手术方法。

【适应证】适应于上或下睑有较重的睑板肥厚变形的瘢痕性睑内翻者。

【手术方法】(上睑为例)

1. 在结膜囊滴表面麻醉药。用 2% 利多卡因作睑皮肤及穹隆部结膜局部麻醉。

2. 用睑板夹固定上睑(在放入睑板夹前先在金属板上涂少许眼药膏以保护角膜,亦可将涂上眼药膏的眼睑垫板置入结膜囊内以承托眼睑。

3. 距上睑缘 3mm,平行睑缘全长切开皮肤[图 4-10-2(1)]。

4. 沿皮肤切口上下缘分离皮下组织,充分暴露眼轮匝肌,并剪除睑板前的眼轮匝肌,然后向上下两侧分离残留在睑板前的肌组织,使睑板面光滑无组织残留,便于切削睑板[图 4-10-2(2)]。

5. 用刀片在睑板水平中线上方 1~1.5mm 处,以 45°角向下倾斜切开睑板,深达结膜下组织,长度止于皮肤切口两端,同样在睑板中线的下方 1~1.5mm 处,同样以 45°角向上倾斜切开睑板,深度同上,切口两端在睑板两侧相连接。形成尖端向结膜,底宽 2~3mm,平面呈梭形,侧面呈楔形(V形)全层睑板条带。此外,也可以不作楔形睑板切除,而用刀片将肥厚凹凸不平的变形睑板削平和削薄。切削睑板时,先在睑板中央的稍上和稍下作两条切口,将两切口间的睑板广泛削薄,变成平坦[图 4-10-2(3)]。

6. 用 3-0~5-0 黑丝线缝合切口。缝针先由皮肤切口下缘 1mm 处进针,出针后水平方向穿过睑板切口上缘,然后由皮肤切口上缘出针。共缝合 5~7 针。先结扎中央缝线作成活扣,观察睑内翻和倒睫的矫正情况是否满意,如果矫正不良,判断其原因,如果是因缝线或是睑板切削不准确所致,可重新调整缝线或切削睑板[图 4-10-2(4)~(6)]。

Snellen 缝合方法:是用三对褥式缝线缝合睑板切口。缝线由睑皮肤切口下缘进针,经过睑板切口上缘,然后再由皮肤切口下缘出针,在缝线间垫以纱布枕后结扎褥式缝线,最后用 3-0 黑丝线间断或连续缝合切口。

7. 术后结膜囊内涂抗生素眼药膏,敷眼垫。5~7 天后拆线。

下睑手术矫正方法与上睑手术操作相似。但是下睑板较窄,不适宜作楔状切除,通常将肥厚变形的下睑板切削使其变薄、变平坦。接着用缝线先由皮肤切口下缘进针,然后再横行穿过睑下缘,由皮肤切口上缘出针。缝合 5~7 针。为防止下睑出现重睑皮肤皱褶,皮肤切口不要距睑缘过远,通常在睑缘下 1.5~2mm。

【手术并发症与注意事项】

1. 出血　通常是由于睑板夹的螺旋钮旋得不紧而引起出血。此外,皮肤切开和肌肉切除后睑板夹变松也可引起出血,影响切睑板的操作。所以在皮肤切开和剪除部分眼轮匝肌后,应再一次拧紧睑板夹。如仍有活动性出血,可用电凝器止血。手术完毕取去睑板夹后,应用手指尖将皮肤切口压向眶缘片刻,待皮肤切口无渗血再用眼垫包眼。

2. 矫正不足或睑缘外翻　①睑板切除过窄或深度不够,应重新加宽或加深睑板切除。②作楔形睑板切除时,睑板上和下两侧切口的倾斜面一定要保持 45°角,两侧倾斜面在结膜处相遇应呈 90°角。切除睑板时应先从睑板楔形条带一端沿两侧倾斜面将尖端向结膜面处汇合,使切除的睑板组织呈三角形睑板条带。如果在沿 45°角切开睑板的尖端,用剪刀剪除楔状条带,其尖端常呈 U 字形,而不呈 90°角,由于尖端处呈钝圆,结扎缝线后,易留下死腔,使睑

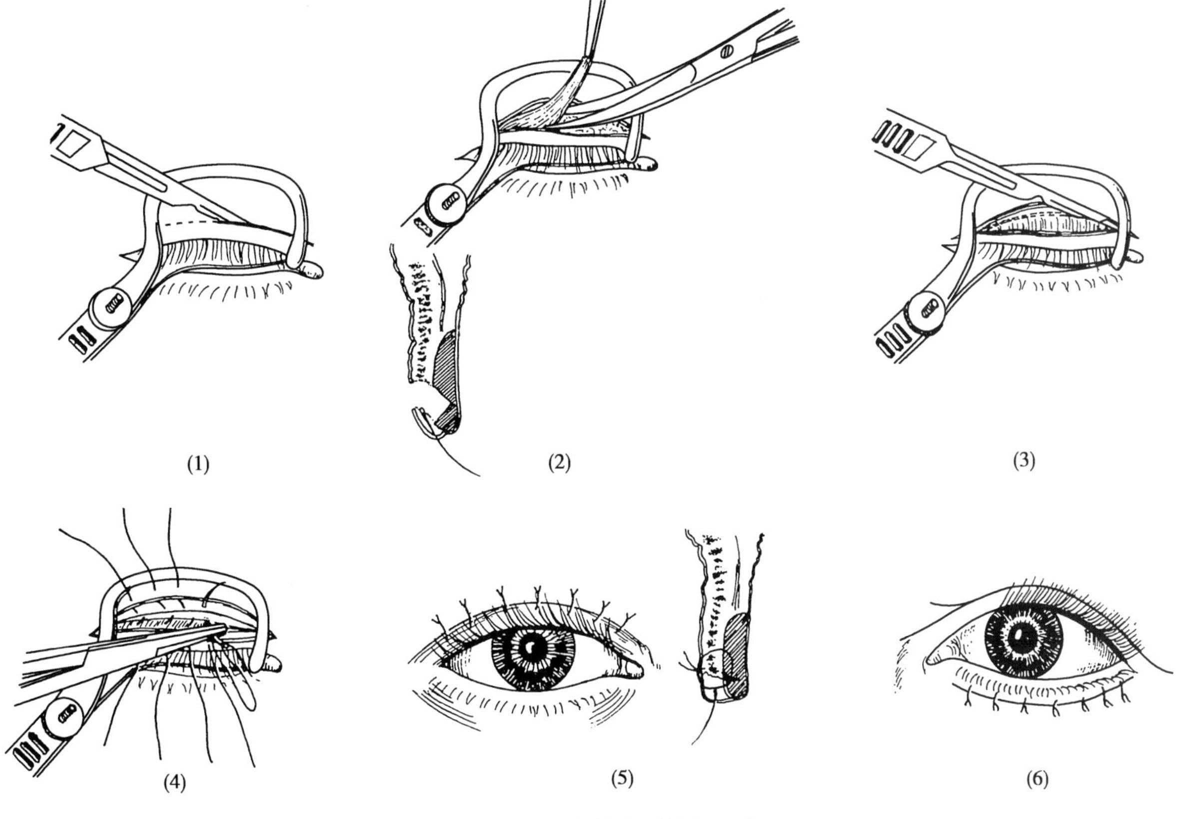

图 4-10-2　部分睑板切除法(Hotz)

板创面相贴不严密，导致矫正不足。③睑板缝线位置在睑板切口下缘，由于过低，牵引睑缘外转力较小，也会造成矫正不足。因此，在缝合前先用镊子将皮肤切口下缘上提到睑板切口上缘的适当位置，以确定缝线进针点。如术中发现矫正不足亦可作缘间部切开，以增强矫正效果。

由于楔形睑板切除是中央宽、两端窄，常常造成内外眦部矫正不足。在缝合内和外侧睑板切口时，进针可斜向上内和上外方，以加强缝线的牵引力。

过矫可引起睑缘外翻，多因睑板楔形切除过宽，或睑板切口上缘过高，接近提上睑肌处，可重新调整缝线位置。如术后发现过矫，可提前拆线。

3. 睑缘角状畸形　原因是睑板切口参差不齐，缝线高低不一致或结扎缝线力量不均匀所致。如中央缝线结扎很紧，两侧缝线较松弛，常出现睑缘变形。应拆除缝线查找原因，修正睑板切口或重新调整缝线结扎的松紧度。如术后发生睑缘角状畸形，应切开原切口，查找向上牵拉的瘢痕组织，将其修正剪除，再重新缝合。

4. 睑裂闭合不全　多因切除睑皮肤过多，或缝线位置超过睑板上缘，缝合在提上睑肌腱膜上，或缝在眶隔组织，应立即重新调整缝线位置。另外亦可因多次睑内翻手术，而致眼睑缩短。故术前应详细询问病史和检查睑皮肤的松紧情况，睑闭合功能等，再决定术中的切除皮肤组织的量和是否需术中切除皮肤，切除皮肤时通常以宁少勿多为原则。严重睑闭合不全者需作睑整形手术，术前发现者应另选其他睑内翻矫正方法。

5. 睑皮肤切口　通常皮肤切口距睑缘 3~3.5mm，如睑缘内翻较重，年龄较大睑皮肤明显松弛，皮肤切口应略靠近睑缘。由于皮肤缝合后可形成重睑皮褶，故术前应注意两眼形态，再设计皮肤切口位置。尽量做到两眼睑术后对称。

6. 切除睑皮肤的量　通常在老年人，术中可在皮肤切口上缘切除一条梭形皮肤条带，以加强皮肤张力。为此，在未作局部麻醉前，先用镊子轻轻夹起松弛的皮肤，测量其宽度，术中减半为其切除量。年轻人皮肤较紧，通常不切除皮肤或尽量少切，更不应以切除皮肤代替切除睑板的作用或作为补救矫正不足的措施。这不但达不到手术效果，而且会造成睑闭合不全严重的并发症。

7. 术后处理　术后翌日第一次换药，如无特殊情况，不再敷眼垫，开放手术眼。其优点是防止眼分泌物的潴留，使切口保持干燥清洁，促使切口愈合，同时亦可减轻患者心理上和生活上的不适应。

8. 感染　较少见。如术后切口局部疼痛或分泌物较多，缝线处有黄色脓点，应即刻拆除缝线，清洁伤口，给予抗生素治疗。

（三）睑缘缘间切开法

参见第八节“双行睫手术”。

（四）睑板移植法

严重的睑缘内翻或曾多次作过睑内翻矫正术，睑板、睑结膜肥厚变形，眼睑有缩短现象者，应通过睑板和睑结膜移植，缓解睑板下沟处睑结膜瘢痕的牵引作用，改善由于睑板弯曲所致睑缘向内翻转。

【手术方法】（上睑为例）

1. 在结膜囊滴表面麻醉药，用 2% 利多卡因作上穹隆结膜及睑缘皮肤局部浸润麻醉。

2. 翻转上睑暴露结膜，用睑板夹或眼睑垫板垫托眼睑，在睑板上缘下 1mm 处切一条中央 2~3mm 宽的楔形睑结膜睑板条带[图 4-10-3(1)]。在条带尖端中央缝一条 5-0 黑丝线备用。在睑结膜睑板缺损区切口内用剪刀向两侧分离眼轮匝肌，使睑板切口边缘稍游离，然后用 8-0 尼龙线连续缝合切口，缝线的两端穿出睑皮肤面[图 4-10-3(2)]。

3. 在距睑缘 1~2mm 处平行睑缘作一个斜向睑板上缘的睑结膜和睑板全长切口，深达眼轮匝肌处。沿切口两侧将睑板与眼轮匝肌之间略作分离，形成一个能植入 2~3mm 宽的睑结膜睑板楔形条带的植床[图 4-10-3(3)]。

4. 将备用的睑结膜睑板楔与睑结膜睑板楔形条带的边缘条带植于植床内，条带尖端中央的缝线穿出皮肤，线圈内放入纱布枕后结扎缝线。两侧切口边缘与睑结膜睑板楔形条带的边缘用 8-0 尼龙线连续缝合，缝线的两端穿出皮肤面[图 4-10-3(4)]。

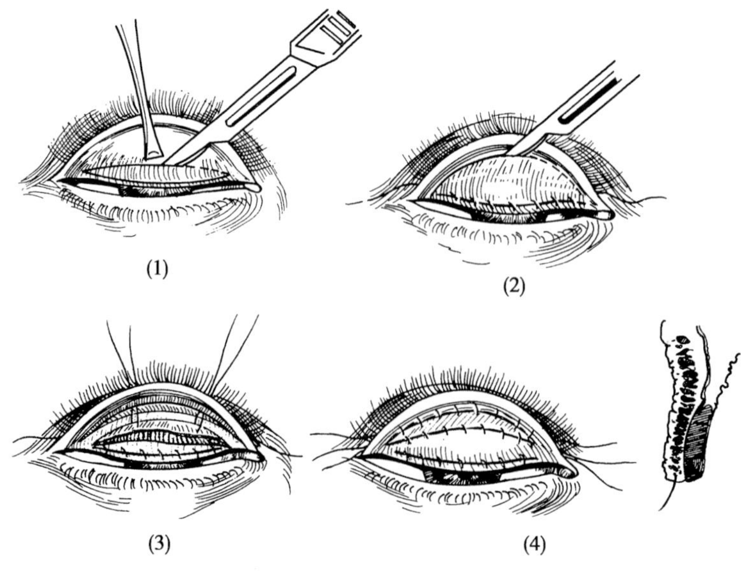

图 4-10-3　睑板移植法

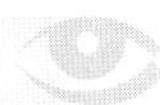

5. 术后结膜囊涂抗生素眼药膏，包扎术眼。7~10 天拆线。

【注意事项】

1. 如结扎缝线后睑缘仍有少许内翻，可适当切除部分眼睑皮肤及眼轮匝肌以增强皮肤张力，使睑缘恢复正常位置。

2. 如睑结膜睑板条带与睑板下沟的植床切口不相吻合，应先予以修整，不可强行填塞植入，以免招致睑缘变形。

3. 睑缘处的睑结膜和睑板切口深度应达眼轮匝肌，而且有一定向上倾斜度，使植入的条带能稳定接合。

二、退行性睑内翻

退行性睑内翻仅发生在下睑。当闭合眼睑时下睑缘向内侧翻转后，眼睁开时睑缘无力恢复正常位置，要用手将下睑轻轻向下牵拉，下睑缘方能恢复正常位置。教科书将其归类为痉挛性睑内翻，但仔细检查实际上并无引起睑痉挛的疾病或其他刺激因素而致下睑缘眼轮匝肌（Riolan 肌）发生痉挛并诱发下睑缘内翻。目前，多数学者认为随年龄的增长睑皮肤、肌肉及下睑缩肌腱膜等松弛无力，张力减弱，睑板下缘易上浮而导致睑缘内翻。其中睑皮肤和眼轮匝肌松弛乏力仅是次要因素。

退行性睑内翻矫正是通过手术使下睑缩肌腱膜恢复张力，增强睑板下缘的稳定性。另一种手术方法是增强睑板下部和眶部的眼轮匝肌以及皮肤的张力，使下睑缘复位。

（一）下睑缩肌腱膜缝合法

【手术方法】

1. 结膜囊滴表面麻醉药，用 2% 利多卡因作穹隆部结膜和睑皮肤局部麻醉。

2. 沿下睑缘 3mm 水平切开皮肤 2cm，分离眼轮匝肌暴露睑板下缘［图 4-10-4（1）］。

3. 在睑板下缘水平切开眶隔，此处有纵行的 2~3 条血管网应注意保护。

4. 沿穹隆部结膜，向下压住脱出的眶脂肪并进行钝性分离，确认下睑缩肌腱膜。

5. 用带双针 5-0 缝线作两种缝合下睑缩肌腱膜：①腱膜—睑板下缘组织缝合，一端的缝针在距睑板下缘 5~8mm 的腱膜进针，另一端从结膜下组织出针；②腱膜皮下组织缝合，一端缝针由睑板下缘的腱膜进针，另一端由相应的皮下组织出针，共缝合 2~4 针［图 4-10-4（2）］。结扎该缝线，将腱膜与睑板前结缔组织、眼轮匝肌缝合。结扎缝线时应注意矫正是否不足或过度，对缝线加以调整。再用 5-0 双针缝线缝合腱膜与切口皮下组织 2~3 针。

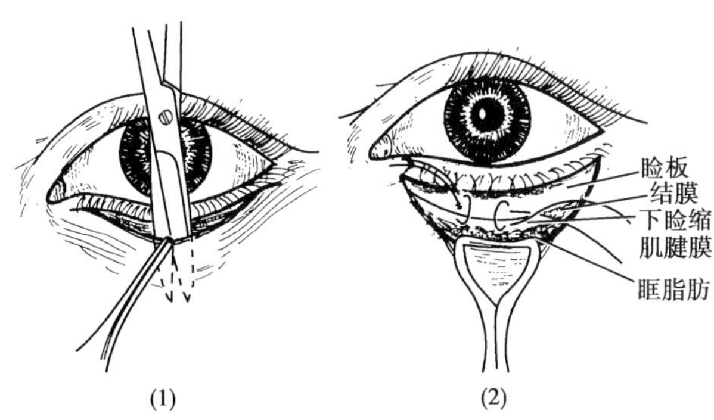

图 4-10-4　下睑缩肌腱膜缝合法

6. 用 3-0 黑丝线间断或连续缝合皮肤切口 5~6 针。

7. 术中根据皮肤松弛程度和眼轮匝肌情况作适当的下睑皮肤切除。

8. 术后结膜囊内涂抗生素眼药膏，敷眼垫。7 天后拆线。如有过矫可提前拆线。

（二）眼轮匝肌缩短法（Wheeler 法）

眼轮匝肌缩短法有两种术式，一是中央部眼轮匝肌缩短法，另一是颞侧缩短法。通过缩短眼轮匝肌，增强其肌张力，使其紧压睑板下缘，以维持睑板的稳定性。

1. 中央部缩短法

【手术方法】

（1）结膜囊内滴表面麻醉药，用 2% 利多卡因注射在下穹隆结膜和睑皮肤作局部麻醉。

（2）插入眼睑垫板承托下眼睑。距下睑缘 3~4mm，平行睑缘全长切开皮肤。

（3）沿皮肤切口上下缘分离皮下组织，充分暴露眼轮匝肌，上至睑缘，下到睑板下缘。

从睑板下缘向睑缘分离 7~8mm 宽的眼轮匝肌条带。在条带中央切断，做成内与外两条游离的眼轮匝肌条带［图 4-10-5（1）、（2）］。

（4）用带双针 3-0 黑丝线将内和外两侧肌肉条带断端相重叠带作两对褥式缝合缩短眼轮匝肌。缝线一端上的缝针先穿过近睑板下缘的眶隔组织，然后从后向前穿过一侧肌肉条带出针，进针处距肌肉断端的距离，按肌肉缩短量而定，再从后向前穿过另一侧肌肉条带。另一端缝针在 5mm 针距处按上述径路缝合，作成褥式缝合。为了使缩短的肌肉确实稳固，应作两对褥式缝合［图 4-10-5（3）、（4）］。

（5）根据下睑皮肤松弛程度适量切除松弛的皮肤。

（6）皮肤切口用 3-0 黑丝线间断缝合［图 4-10-5（5）］。

（7）术后结膜囊内涂抗生素眼药膏，敷眼垫。5 天后拆除皮肤缝线。

2. 颞侧缩短法

【手术方法】

（1）麻醉同前述方法。

（2）距下睑缘 3mm 处平行睑缘切开皮肤。切口内侧端起于下睑缘中央下方，外侧端切口达到外侧眶缘处。

（3）从皮肤切口两侧分离皮下组织，暴露眼轮匝肌，做成一条 2cm 长，6~7mm 宽的眼轮匝肌条带，在外眦处剪断该肌肉条带。

（4）用双针 3-0 黑丝线，作褥式缝合，将游离的眼轮匝肌条带断端向颞侧牵引固定缝合在眶缘颧骨的骨膜上，增强眼轮匝肌的张力。最后间断缝合皮肤切口。

（5）如皮肤明显松弛，可将皮肤切口外侧端作三角形皮肤切除。

（6）术后结膜囊内涂抗生素眼药膏，敷眼垫。术后 5~6 天拆除皮肤缝线［图 4-10-6］。

【手术注意事项】

1. 退行性睑内翻多存在皮肤松弛，弹性差。常需术中切除部分睑皮肤，以增强皮肤的张力。但切除量应在局部

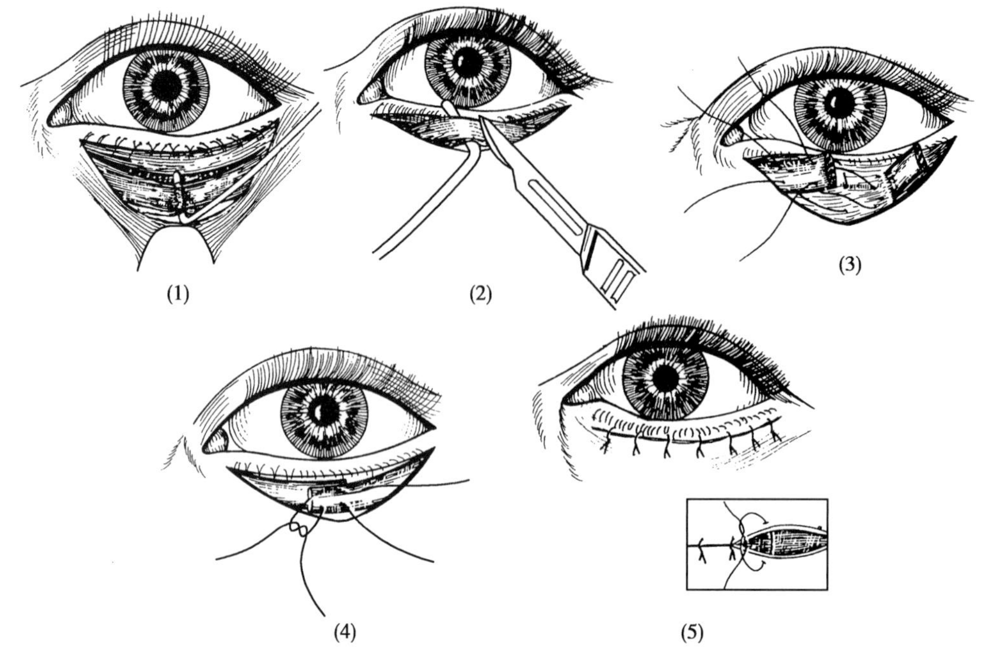

图 4-10-5　Wheeler 眼轮匝肌缩短法

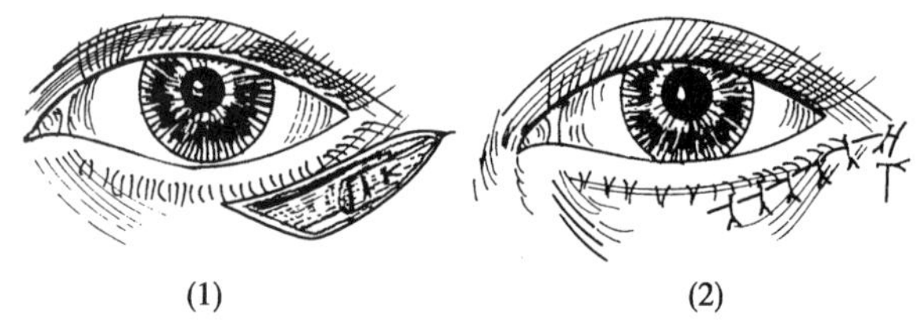

图 4-10-6　颞侧眼轮匝肌缩短法

麻醉前让患者在坐位时用镊子夹起皮肤上提，判断切除皮肤的范围并画出标志。以免过多切除皮肤，造成术后睑外翻和泪点外翻。

2. 眼轮匝肌缩短时，肌肉条带宽度不宜小于 5mm，如条带太窄，肌肉重叠缝合不易牢固。术后效果不确实。

3. 眼轮匝肌缩短术，应充分分离皮下组织和睑板前组织，以便眼轮匝肌条带充分游离，使肌肉重叠缩短的缝合更确实，术后效果更佳。

三、先天性睑内翻

婴幼儿睑内翻极少见。多发生在下睑，因婴幼儿眼轮匝肌或睑板发育异常所致。常合并其他睑异常。由于婴幼儿年龄小，难以了解其症状如何，常因父母发现患儿经常用手揉眼、怕光、流泪等表现而来就诊。由于婴幼儿检查时欠合作，难以确定睑内翻程度和角膜损伤情况。婴幼儿睑内翻在成长过程中，随着年龄的增长可能有所改善。当症状较重时可先用保守疗法观察，如症状和睑内翻无改善时可以施行手术矫正。

（一）埋藏缝线法

由于婴幼儿先天性下睑内翻有可能随着年龄增长有所改善，故常选择短期疗效的手术，可用手术简便、操作时间短、不用拆线的埋藏缝线法。

【手术方法】

1. 基础麻醉和局部麻醉。

2. 在距睑缘 1.5~2mm 皮肤处作深达肌肉层的 2~3mm 小切口。每组作两个小切口，相距 2mm，共作三组皮肤切口[图 4-10-7(1)]。

3. 用单针 3-0 黑丝线或尼龙线作 U 字形缝合。先从睑皮肤一组切口中的左侧切口以垂直睑缘方向进针，经皮下组织睑板前面肌肉，由穹隆部结膜出针，再从原结膜针孔水平进针，经结膜下组织从针孔对侧结膜出针，两针孔间距与皮肤一组切口间距相同。出针后再从该结膜针孔进针，以垂直于睑缘方向，经睑板前面肌肉、皮下组织，从同组皮肤切口的右侧切口出针，然后从出针的皮肤切口进针，经肌层平行睑缘，从左侧皮肤切口出针。最后拉紧缝线结扎，将线头剪短，用镊子将线结埋入肌层。其他各组切口缝线的操作、径路、结扎、埋藏方法与第一组缝线相同。皮肤小切口无须缝合[图 4-10-7(2)]。

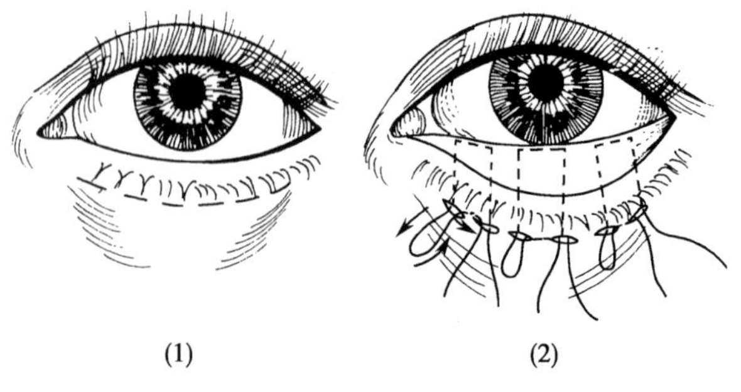

图 4-10-7　埋藏缝线法

4. 术后结膜囊内涂抗生素眼药膏。敷眼垫。

（二）深部固定法

参阅第八节中“睫毛后倾手术”。

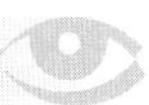

第十一节 睑外翻手术

一、瘢痕性睑外翻

由于眼睑及其周围组织的瘢痕性收缩而致睑缘位置向外翻转，睑结膜外露，睑闭合不全。手术矫正的共同原则是消除瘢痕的牵引力，修整变性的结膜和睑板通过各种的缝线使睑缘恢复正常位置。

如果睑外翻只是由于轻微的局部瘢痕条索牵引所致，睑皮肤本身没有缺损，可以用简单的“V”-“Y”改形缝合、单个或多Z形皮瓣移位等方法解决，手术成功的关键是皮肤和皮下的瘢痕应彻底除去。

睑皮肤有广泛瘢痕、外翻严重、闭合眼睑时角膜外露、睑结膜与睑板变性肥厚，则应通过植皮方法解决。

(一) 游离皮瓣移植整复

【适应证】

1. 适用于睑皮肤缺损面大，但该区瘢痕不多或不深，血液供应较好的情况。

2. 缺损大周围皮肤有瘢痕或不能用邻近的带蒂皮瓣修复创面的患者，通常下睑宜用全厚皮瓣移植，以减轻术后收缩(但亦应避免皮瓣过大过厚所引起重力性睑外翻)。上睑则宜用较薄的全厚皮瓣或中厚层皮瓣，避免术后皮瓣显出臃肿或隆起与周围皮肤不协调。广泛的烧伤，早期亦可用表皮皮瓣移植方法修复创面，待情况稳定，如果皮瓣收缩明显仍有睑外翻，或皮肤颜色不佳者，再改用全厚或中厚皮瓣作第二次游离植皮。

【手术方法】手术的基本原则及方法参阅本章第二节游离植皮部分。以下补充具体注意点：

1. 植皮手术最怕感染，因感染多导致手术失败，失败后产生瘢痕会比术前明显。手术时除应严格遵守无菌操作外，术前备皮区清洁也十分重要，尤其耳后取皮，术前应将取皮区附近的头发部分剪除，以免污染。

2. 手术时切口一般平行睑缘并离开睑缘3~4mm。在下睑植皮时，无论外翻是否累及全睑，切口长度均应从内眦到外眦[图4-11-1(1)]。如移植的皮瓣中央宽度超过10mm，则睑皮肤切口要超越内外眦角2~3mm，以避免术后组织收缩出现下睑下坠。

3. 分离切口上、下方的皮下组织时应完全清除瘢痕组织，使眼睑恢复原来形态及睑裂高度[图4-11-1(2)]，皮肤与眶缘有瘢痕组织粘连，应剥离到眶骨缘，并将瘢痕组织切除。如不彻底切除瘢痕组织，皮片植在瘢痕组织上，会导致局部血供不良，影响皮片成活。如残留的瘢痕组织在术后会出现更强烈收缩，即使早期看似满意后期手术亦会失败。因眶骨膜或骨髓炎在切除瘘管或瘢痕后植入皮瓣时，应在附近取肌肉瓣垫在骨面与植皮瓣间，以防皮肤再与骨面粘连。

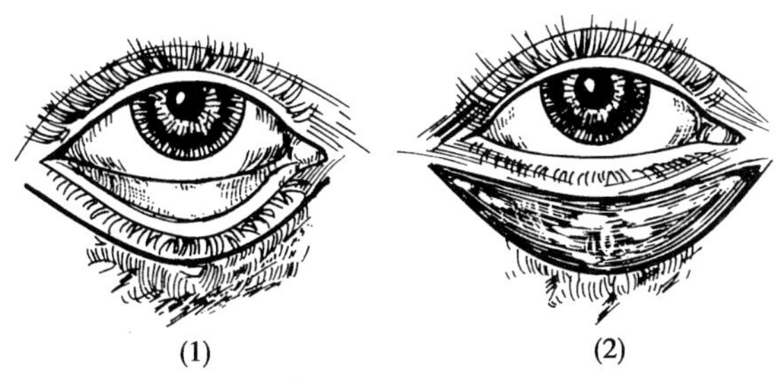

图4-11-1 瘢痕性睑外翻皮瓣移植整复

4. 如接受植皮区瘢痕较多，植皮后应作睑缘缝合，术后2个月再剪开睑缘粘连处。

5. 皮瓣应比植皮区大，但大多少则要根据供皮位置，用全厚皮瓣还是中厚皮瓣，由术者个人手术经验决定，取皮时应尽量避免损伤皮片边缘的皮肤组织。

6. 对于烧伤引起的一个眼睑或上下两个眼睑同时强烈收缩引起的睑外翻及兔眼。为了保护角膜，早期可作表层皮片移植，睑缘皮肤切口要离睑缘约5mm平行睑缘切开，而且上下睑缘切口要在外眦外侧汇合(图4-11-2)。充分分离切口的皮下组织和除去瘢痕组织后，将上下睑缘缝合，然后将取得表层皮片覆盖创面。这种皮片成活后颜色与正常皮肤相距甚远，而且收缩也利害，经过数月剪开睑缘后，皮片收缩后可能仍会出现睑外翻，这时应改植全厚皮片或中厚皮片。

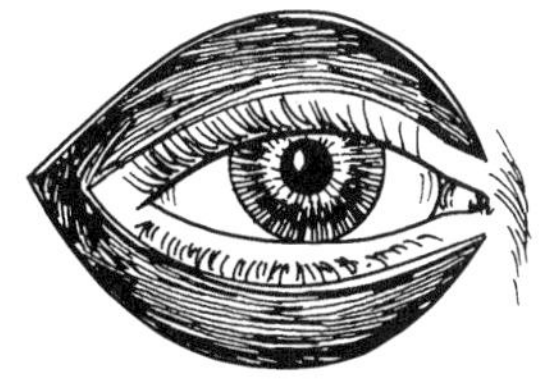

图4-11-2 上下睑瘢痕性外翻的切口在外眦处相接

7. 由于瘢痕牵引使眼睑处于外翻状态(尤其是长时间外翻的患者)，睑缘变得延长，结膜充血、粗糙、肥厚，假若眼睑复位后睑缘仍不能与眼球密切相贴，则必须在靠近外眦部切除一块以睑缘为底三角形睑板结膜组织(图4-11-3)，如上下睑同时外翻，切除眼睑组织部位应互相错开，以免同在一垂线上。切除后的睑缘应重新缝合，使眼睑恢复正常的长度和维持正常的张力。

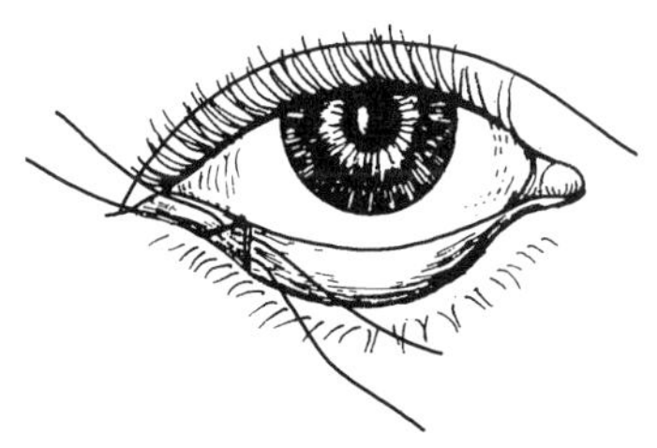

图4-11-3 切除三角形睑板结膜组织

8. 植皮区的创面一定要充分止血，术后一般不要过早换药，如包扎的绷带无松脱，无渗血或液、无异味、无早期感染体征，一般在术后5天内不必解除绷带，更不必更换皮片上的加压垫枕，以免妨碍皮片生长。

(二) 带状皮瓣转位整复

【适应证】

1. 瘢痕切除后，眼睑缺损区不大，或血液供应差，用游离皮片移植术不易成活的创面。

2. 创面组织缺损部位较深，用全厚游离皮片不易填满者。

清除局部瘢痕组织恢复眼睑正常位置后，依缺损区面积的大小及其位置，自最有利的及术后不会引起并发症和过多瘢痕的相邻区皮皮瓣移位修补，皮片制作原则参阅本章第二节蒂状皮片部分。

上睑缺损可以自同侧眉弓上方或前额部取皮瓣修补（图 4-11-4，图 4-11-5）。除非下睑皮肤很松弛，所需皮瓣面积很少，外眦角又较对侧高，否则一般不应从下睑作皮瓣向上睑转移，以免术后会引起下睑外翻或外眦角下移。

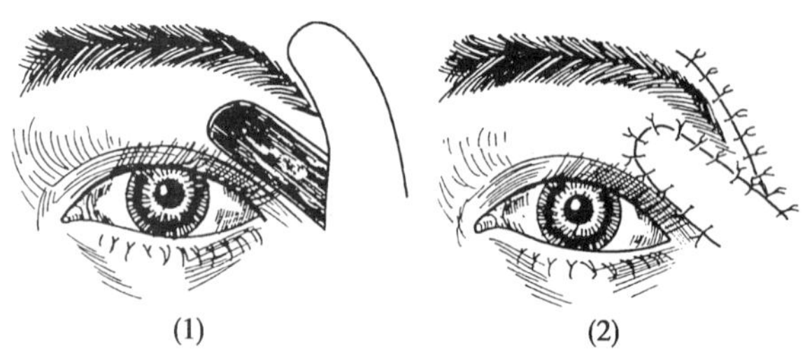

图 4-11-4 蒂状皮瓣转位整复上睑缺损

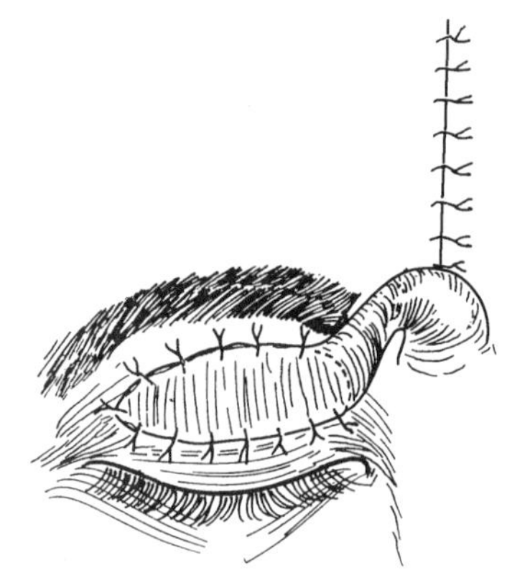

图 4-11-5 利用前额蒂状皮瓣修补上睑缺损

下睑缺损可以从同侧上睑取皮瓣，或从颞颌部取皮瓣修补（图 4-11-6）。

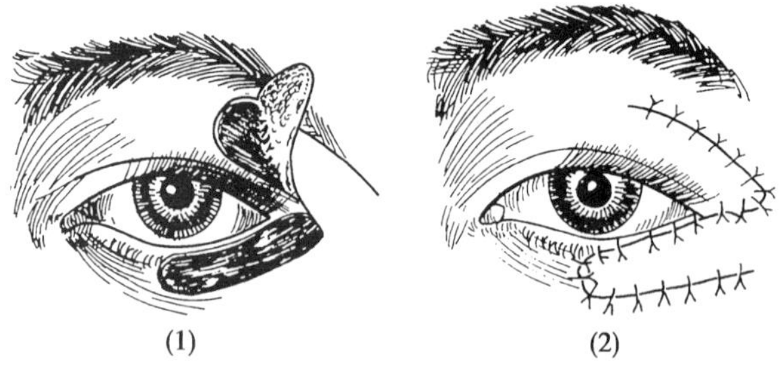

图 4-11-6 利用同侧上睑取皮瓣修复下睑缺损

【手术注意事项】

1. 受皮区应注意彻底清除瘢痕。

2. 作蒂状皮瓣时，术前必须对皮瓣大小，切取位置、大小、长宽比例、转移路线，精心设计反复测量，尤其面积较大的皮瓣。皮瓣转位后应能适当填充缺口，而且缝线位置最好选在较隐蔽区内，以减少颜面瘢痕。注射麻醉药前，先按术前设计，用甲紫画出切口标记线，以防因组织肿胀变形而致切错位置。

3. 转位缝合时，先缝合皮瓣末端，得到固定后再缝其余皮瓣边缘。如皮瓣较厚可以用细肠线把底层组织与受皮区的底部边缘先缝合，亦可在皮瓣中央作几针过植皮瓣底部组织的褥式缝合，以免留下死腔。转位后蒂部难免会形成猫耳状皮褶隆起，此改变可在术后 2 周或更长一些时间，待皮瓣真正成活后再作修整。

4. 术后适当加压包扎，但不要压迫皮瓣蒂部，以免妨碍皮瓣血液循环。

5. 如从上睑取过量皮瓣会造成上睑闭合不全，此时，可以同时用邻近的皮瓣修补上睑缺损。如用颌部皮瓣修补下睑，术后容易发生下睑下坠、外翻，若术中适当将皮瓣蒂部移高，可以减小这种弊端（图 4-11-7）。

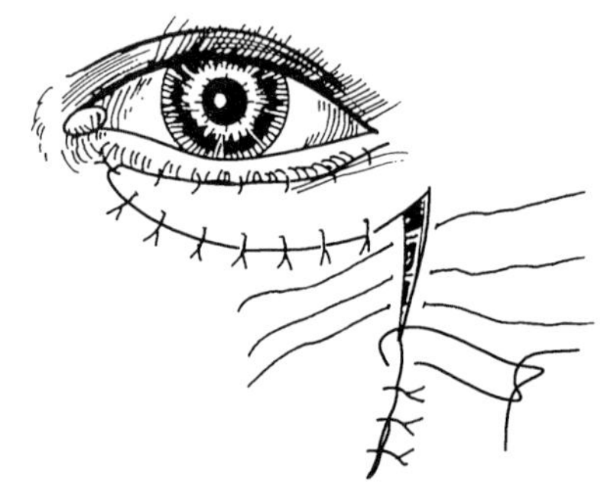

图 4-11-7 利用颌部转位皮瓣修复下睑缺损

（三）桥形（双蒂）皮瓣整复（Stallard 法）

【适应证】下睑全睑外翻并伴有结膜肥厚，而上睑皮肤又松弛时，可以从上睑作桥形皮瓣移向下睑，修补下睑皮肤缺损和加强下睑皮肤向上的牵引力。此法对下睑水平方向皮肤短缺也适用。由于皮瓣具有双蒂，血液供应较蒂状皮瓣和游离皮瓣更好，故移植后更易生长。

【手术方法】

1. 按下睑缺损面积从上睑褶开始向上用两个镊子镊起按下睑缺损面积计划要切取的上睑皮肤范围，并检查上睑闭合后有否眼睑闭合不全，如无明显眼睑闭合不全则用甲紫标出皮肤切口范围，然后注射局部麻醉药，并作临时睑缘缝合。

2. 离下睑缘 4mm 处平行下睑缘切开睑皮肤，分离皮下组织，清除瘢痕组织，恢复下睑正常位置［图 4-11-8（1）］。如睑缘已过长，无法与眼球相贴，应在中外或中内 1/3 处切除一适当宽度三角形眼睑组织，然后重新缝合眼睑断端，以保证下睑长度适中和有一定张力。

3. 于上睑褶处切开皮肤，两端分别超越内外角 4~5mm，与下睑切口末端相接［图 4-11-8（2）］。

4. 再沿标记线在上睑做第二个皮肤切口，此切口长度以分离皮瓣后，恰有足够张力提吊下睑为度［图 4-11-8（3）］。

5. 分离上睑两切口间皮下组织，形成一双蒂桥形皮瓣，然后皮瓣移至下睑与植床作间断缝合［图 4-11-8（4）、（5）］。上睑切口亦作间断缝合。

术后加压单眼包扎，7 天后拆线。

二、老年性睑外翻

由于老年人眼睑组织松弛、延长，使下睑失去其固有

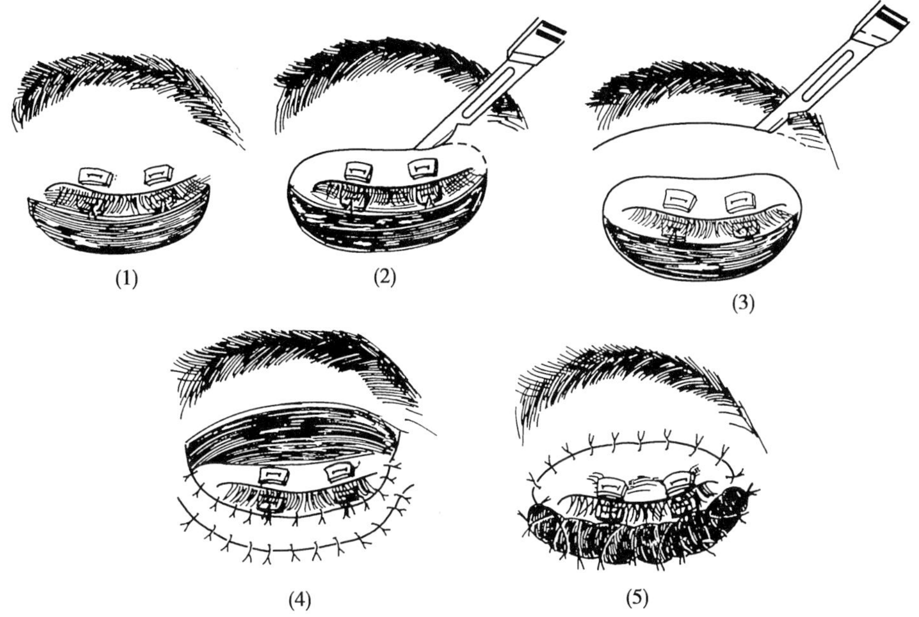

图 4-11-8　下睑桥形(双蒂)皮瓣的移位整复

张力,加上重力的作用,使下睑离开眼球而外翻。这些变化可以通过分层缩短眼睑,改变下睑松弛状态,使其重新靠贴眼球。

(一) 切开缘间部睑前后层错位三角形切除法(Kuhnt-Szymanowski 法)

【手术方法】

1. 局部麻醉下将下睑中外 2/3 睑缘沿灰线切开,至外眦处并向外上方延长皮肤切口约 15mm(切口末端一定要高于外眦角),并从此切口末端向下作一垂直切口,长约 18mm [图 4-11-9(1)]。

2. 沿灰线切口用剪刀将眼睑分离为前后两层[图 4-11-9(2)]。在外侧 1/3 睑后层,作一 V 形切除[图 4-11-9(3)],切除宽度视下睑松弛状况而定,最好是先作一侧切开,然后用两个镊子镊着切口两侧,互相靠拢来确定需要切除的宽度。

3. 用单丝尼龙线连接缝合结膜层[图 4-11-9(4)],用 5-0 黑丝线间断缝合睑板 2 针。如缝合后睑缘后层能紧贴眼球,表示切除的宽度合适。

4. 把下睑皮瓣作广泛分离,使下睑皮肤有较大的游离。将睑缘外侧部分睫毛剪除,然后将下睑近外眦处作间断缝合 2 针[图 4-11-9(5)]。

5. 让外眦角以外皮瓣回复创面上,多余皮肤作三角形切除[图 4-11-9(6)],然后用 5-0 缝线间断缝合把皮瓣复位。外眦角处过外眦韧带作两针间断缝合[图 4-11-9(7)]。

(二) 不切开灰线的下睑 U 形切除法(Blaskovics 改良法)

此法与前法相仿,但不作缘间灰线切开,以避免伤及睫毛毛囊、皮肤切除的位置在内侧还是外侧由睑外翻偏重内侧还是外侧而定。

【手术方法】(以内侧外翻较重为例)

1. 局部麻醉下从下睑内中 1/3 处起,离下睑缘约 2mm 平行睑缘切开睑皮肤,切口越过内眦向内上延长约 15mm(不要越过鼻梁中线),然后垂直再顺皮纹向下切开约 18mm [图 4-11-10(1)]。

2. 沿切口下方把皮瓣与肌层分离。

3. 在睑内侧距下泪小点约 3mm 处,根据预计或测试切除睑宽度将包括睑缘、肌层、睑板及睑结膜作 U 形切除[图 4-11-10(2)]。

4. 用尼龙线连续缝合睑结膜,睑板和肌层用 5-0 丝线间断缝合[图 4-11-10(3)]。

5. 把皮瓣向鼻侧拉紧。间断缝合睑缘下方的皮肤切口,内眦以内的多余皮肤切除后加以缝合,其中近内眦角 2 针缝线要过内眦韧带缝合[图 4-11-10(4)]。

【手术要点及注意事项】本手术成功关键是在外翻早期及外翻不大严重病例进行手术;切除足够多余的下睑组织;内或外眦延伸切口一定要高于内或外眦角;内眦角皮肤缝合时有 2 针要过内或外眦韧带,这样可以借助内外眦韧带力量牵引皮肤防止术后下睑皮肤下坠。

三、麻痹性下睑外翻

面神经麻痹以至眼轮匝肌无力、眼睑松弛,加上下眼睑本身重力作用,出现和老年性下睑外翻类似情况,故可用上述老年性睑外翻矫正法矫正。如睑裂过大,出现下方角膜干燥等情况时可以采用外眦侧睑缘永久性缝合以缩短睑裂,克服睑闭合不全,保护角膜。麻痹性下睑外翻可以使用下面方法使下睑位置提高并靠近眼球。

(一) 睑内侧皮瓣移位(Y-V 改形缝合)(Imre 法)

【适应证】本法适用于外翻不太重的情况。

【手术方法】

1. 离下睑缘 2mm 由睑中央开始,平行睑缘切开皮肤直至内眦水平上方 2mm 处,在切口下方 6mm 处另作一平行切口,当切口达泪阜处即弯向上方并与第一切口相接[图 4-11-11(1)、(2)]。

2. 分离两切口间皮肤形成一舌形皮瓣,然后把皮瓣前

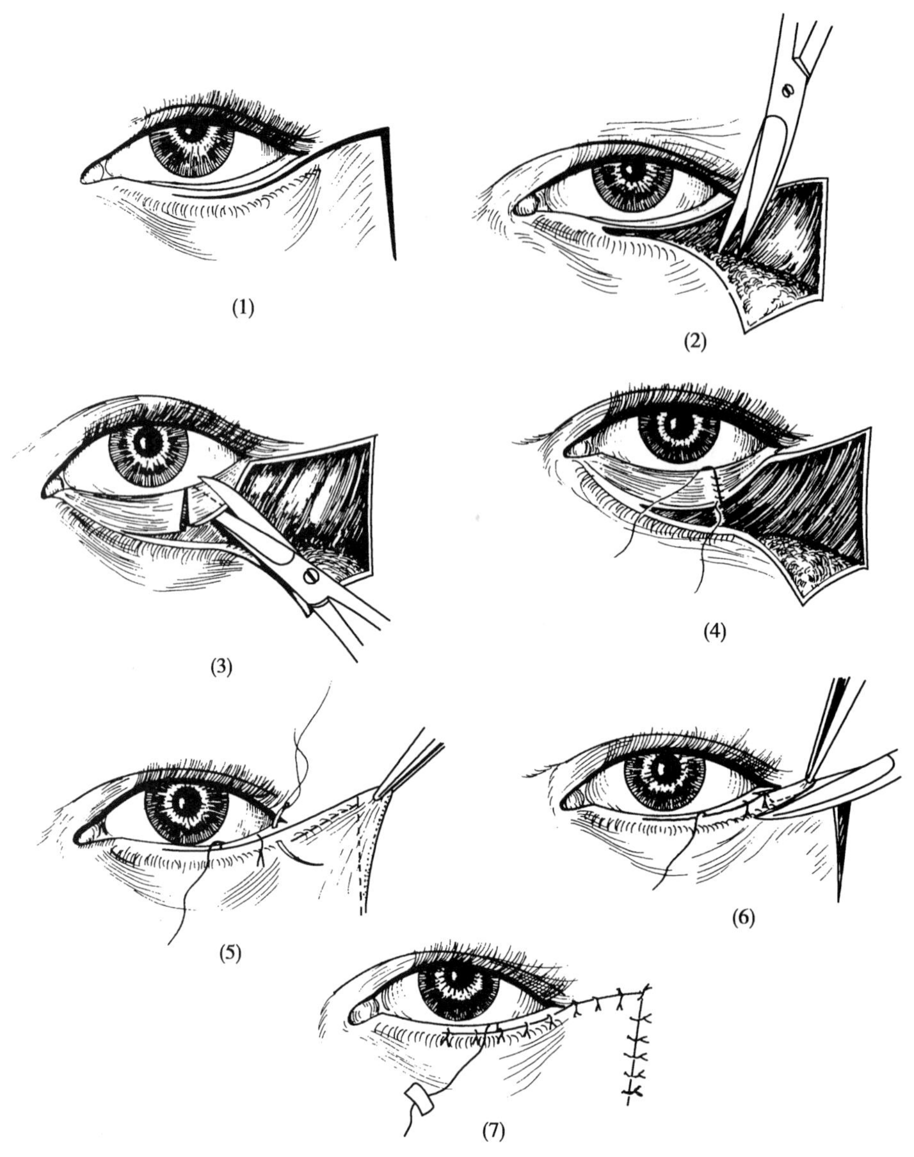

图 4-11-9　切开缘间三角形切除法（Kuhut-Szymanowski）

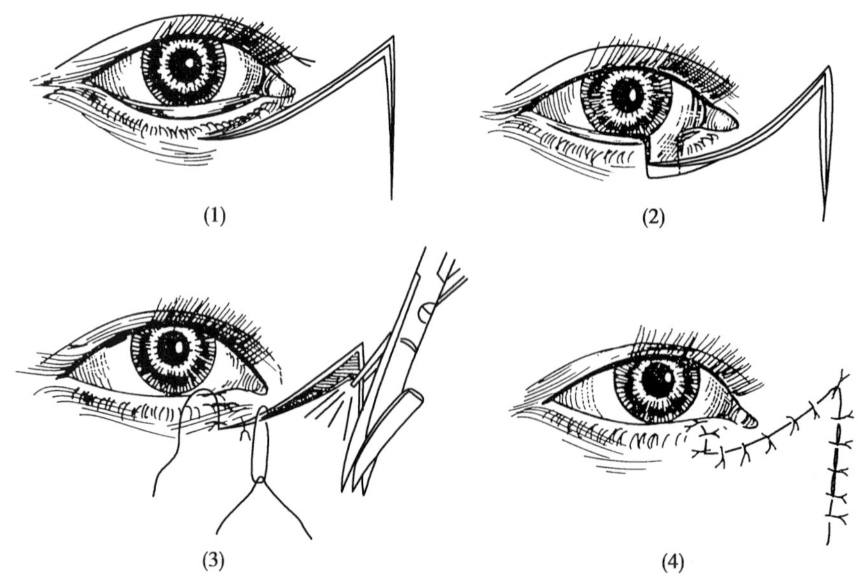

图 4-11-10　改良的 Blaskovics 手术

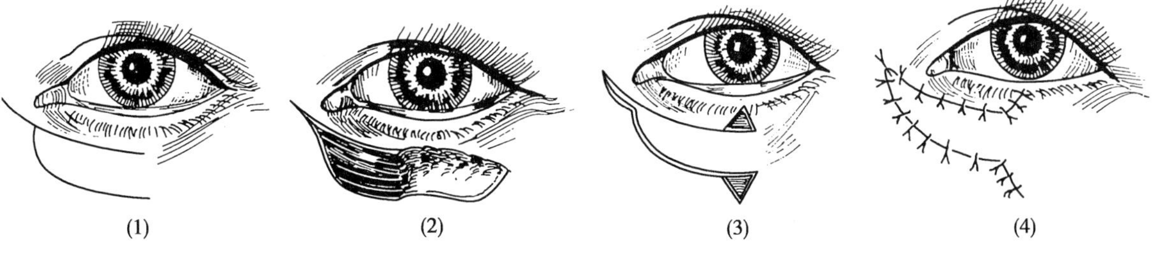

图 4-11-11　下睑外翻的 Y-V 改形缝合（Imre 法）

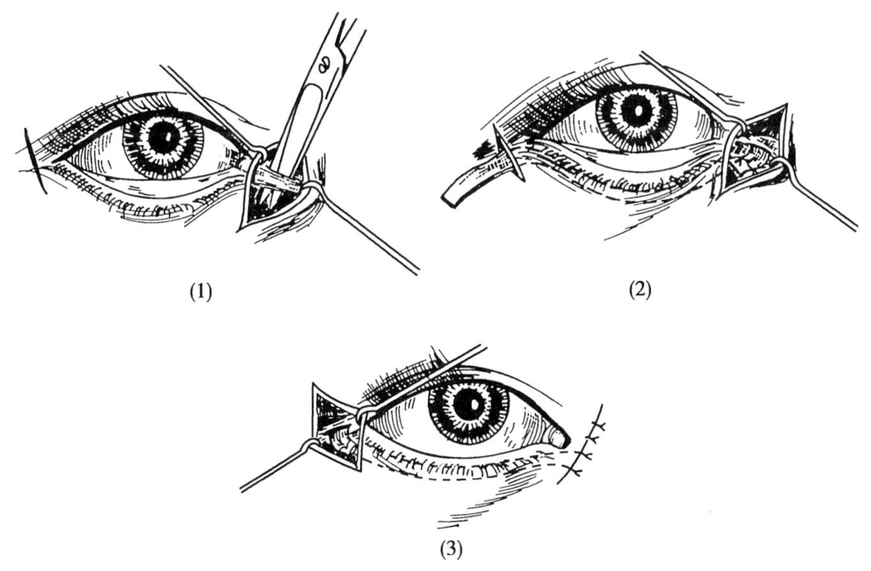

图 4-11-12　下睑外翻的阔筋膜提吊法修复

移缝合，使下睑略引向上方。如切口末端出现皮肤皱褶，可作小三角形皮肤切除以消除该皱褶［图 4-11-11（3）、（4）］。内眦角皮肤间断缝合时要过内眦韧带。1 周后拆线。

（二）阔筋膜或异体硬脑膜、巩膜提吊法

【适应证】适用于完全麻痹及外翻较重者。

【手术方法】

1. 离内眦和外眦 2~3mm 各作一长约 8mm 垂直睑缘切口，分离皮下组织到内外眦韧带。再在韧带上缘作一水平切口，分别分离出一可容提吊物通过的裂隙［图 4-11-12（1）］。

2. 用蚊式血管钳潜行剥离两切口间紧靠睑缘的皮肤肌层组织，必要时在眼睑中央离睑缘 2mm 处加作一水平切口以帮助分离皮肤肌层组织和引导阔筋膜条带穿过。

3. 将一条 4mm、宽 50mm 长的阔筋膜或替代物（异体巩膜或硬脑膜）先穿过内眦韧带裂隙，然后反转用两组缝线固定［图 4-11-12（2）］，然后用蚊式血管钳沿隧道将阔筋膜另一端送到外眦切口处并按同样方法将另一端穿过外眦韧带裂隙，反转抽紧条带后，用两组缝线固定。皮肤切口间缝合［图 4-11-12（3）］。1 周后拆线。

四、下泪点内侧眼睑断裂引起的继发性睑外翻

下睑泪点以内没有睑板，因此在解剖结构上比较薄弱，下眶缘又刚好在这个位置从水平转向垂直的内侧眶缘。当眼部受外力作用时，最易在此处断裂，泪小管断裂后引起溢泪，眼睑断裂愈合时因睑内外侧作用力不同，出现 V 形睑缘切迹和轻度外翻。泪小管断裂需要及时重新吻合，该处所出现的睑畸形和外翻亦应矫正。

【手术方法】

1. 切除瘢痕组织，找回睑板断端并与睑缘一起将创面修平。

2. 距睑缘 2mm 处作一平行睑缘切口长约 5mm。

3. 在瘢痕切除后 V 形缺口的顶点向内上方作一弧形，切口达内眦角上方。

4. 提起皮瓣分离出内眦韧带，用 5-0 丝线作褥式缝合 1 针，将带有睑板的板前肌肉缝于内眦韧带。

5. 睑缘部直接对位缝合 2 针，如果泪小管能吻合应借助置入泪小管的插管帮助固定。

6. 将下睑内侧的两个三角形皮瓣交换位置缝合。

第十二节　上睑下垂手术

上睑下垂指的是提上睑肌功能部分或全部丧失，以致上睑部分或完全不能上提。按其原因可分为先天性和后天性两种。

先天性上睑下垂最常见，也是最佳的手术适应证。患眼提上睑肌残存肌力的强弱，是否伴有眼睑、眼外肌先天异常，与手术方法的选择及效果关系密切，如先天性小睑裂综

合征，不是单凭睑下垂矫正手术可以矫正的。颌动瞬目综合征（Macus-Gunn 综合征），不应作提上睑肌缩短术。伴有上直肌完全或不完全麻痹的病例，睑下垂矫正术后易发生暴露性角膜炎。

后天性睑下垂常见的原因有外伤、全身性或眼局部疾病、机械性等，如肌营养不良、全眼肌麻痹或提睑后出现复视的病例，不宜做手术矫正。重症肌无力症一般不应手术，如果只局限于眼睑，药物治疗效果不理想或不能接受时则可以考虑手术矫正。

【上睑下垂的术前检查】 手术前的检查是手术能否取得满意效果的基础。通过详细的术前检查，不但决定手术方式及手术量的选择，同时可对手术的预后及有可能出现的并发症做出正确判断，以便在术中及术后妥当处理，提高手术成功率，减少术后并发症。

一、确定上睑下垂的病因

详细询问病史有助于判断上睑下垂的发病原因。病史采集应包括发病年龄、病程、上睑下垂的严重程度、有无晨轻暮重等变化。询问有无家族史、眼部外伤史、手术史或眼睑疾病史，是否经过治疗及采用何种手术方法。通过询问病史、临床表现及检查，确定属于哪一类上睑下垂，必要时可做以下鉴别检查。

1. 新斯的明试验或 tensilon 试验　确定有无重症肌无力。用新斯的明 0.5~1mg 肌内注射或颞侧皮下注射，30 分钟至 1 小时内肌力明显恢复者，即可确定诊断。

tensilon 试验：静脉注射 tensilon 2mg（15 分钟前注射 1/4mg atropine sulphate）1 分钟后配合肌电图检查效果最显著。

2. 可卡因和肾上腺素试验或 10% 去氧肾上腺素试验　将浸有 1∶10 000 肾上腺素和 5% 可卡因的小棉片置于上穹隆，或 10% 去氧肾上腺素滴于上穹隆，10 分钟后如上睑提高，说明 Müller 肌有功能，可除外交感神经性下垂。

3. 咀嚼下颌运动试验　用以确定或排除 Macus-Gunn 综合征。该综合征表现为单侧上睑下垂，当张口或下颌移向健侧时，上睑抬高。

4. 排除全身情况　对于麻痹性上睑下垂患者，需请神经内、外科医师会诊，或借助 B 超、X 线、CT、磁共振等影像学检查。

二、眼部检查

1. 测远、近视力。

2. 裂隙灯及眼底等检查。

3. 角膜知觉试验　角膜无知觉者不能手术；对有角膜疾病的患者应首先治疗，以防术后因暂时性睑裂闭合不全加重角膜疾病，以及其他并发症发生。

4. Schirmer 试验　Schirmer 试验用以测量泪液基础分泌率，了解泪液分泌功能。对于泪液分泌功能低下的患者，上睑下垂矫正量应保守，以免引起暴露性角膜炎。

三、下垂量的测定

测量上睑下垂的程度，可作为手术量的依据，一般可采用以下几种方法测定下垂量。

1. 测量角膜反射光点至上睑缘的距离（margin reflex distance，MRD）　这种测量方法较客观，正常值为 4~5mm。如 MRD 等于 2mm，则下垂量为 2~3mm。

2. 测量上睑缘遮盖角膜的距离　正常值为在自然睁眼原位注视时，上睑缘位于瞳孔上缘与角膜上缘之间中点水平，即上睑缘覆盖上方角膜 1.5~2.0mm。如上睑遮盖角膜 6mm，则下垂量为 4mm。

3. 测量两侧睑裂高度　适用于单侧上睑下垂患者，测量原位时的两侧睑裂高度，两者之差即为下垂量。如正常睑裂高度为 9mm，患侧为 7mm，则下垂量为 2mm。

根据测量的结果，将上睑下垂分为轻度下垂（1~2mm）、中度下垂（3mm）和重度下垂（4mm）三种临床类型。

四、测量提上睑肌肌力

提上睑肌肌力的大小对手术方式的选择具有重要作用，因此，正确测量提上睑肌肌力十分必要。提上睑肌肌力测量方法如下：用拇指向后压住患侧眶上缘眉弓处，注意压住整个眉部，而不是压住一点，这样才能较完全地阻断额肌对上睑的的牵引作用。嘱患者尽量向下注视，用米尺“0”刻度对准上睑缘，然后嘱患者尽量向上看，再读出上睑缘在尺上的刻度，上睑缘从下向上提高的幅度（以毫米来表示）即为提上睑肌肌力。在压迫眉部时，必须注意是向后压，向上压可使上睑向下运动受到限制，向下压则使上睑向上运动受阻，都会影响检查的正确性。

我国正常人的提上睑肌活动幅度平均为 13.37mm ± 2.55mm，额肌活动幅度平均为 7.92mm ± 2.74mm。据 Fox 统计，78.5% 的正常人在无额肌帮助下，提上睑肌肌力为 13~16mm。如果有额肌参与，75.8% 的人上睑向上运动幅度为 16~19mm。因此，在测量提上睑肌肌力时，一定要排除额肌的作用。

根据临床手术选择的需要，将肌力分为三级：良好（≥8mm）；中等（4~7mm）；弱（<4mm）。一般来说，肌力越差，上睑下垂越明显。但各类型的上睑下垂表现不尽相同。如外伤性或老年性上睑下垂，下垂很明显而肌力却相当好。反之，有些先天性上睑下垂，下垂并不严重，但肌力很差。

五、有无“上睑迟滞”

正常人当眼球下转时，上睑随着眼球下转而下落。上睑迟滞指当眼球下转时上睑不能随之下落，其原因可能因提上睑肌外角、内角或上横韧带太紧或提上睑肌纤维化所致。这种情况只出现在先天性上睑下垂的患者，而其他类型患者无此现象，因此可作为与其他类型上睑下垂鉴别的重要依据。值得注意的是，这种现象手术后不会消失，可造成睡眠时睑裂闭合不全。遇此情况，手术矫正量应保守一些。

六、上直肌及其他眼外肌检查

可以用手指放在患者眼前引导眼球向各个方向运动了解各条眼外肌功能及眼位有无异常。如上直肌功能障碍，提起下垂的上睑时患者有明显复视，则不宜作睑下垂矫正手术。双眼上直肌均无功能，提起双上睑确无复视出现，可通过手术适当将双眼睑裂高度提高到 6~7mm 处，使瞳孔暴露，术后用滴眼药水或涂眼药膏加以保护，一般不至于出现暴露性角膜炎并使外貌得到改善及视力改善。

当内直肌、下直肌或上直肌收缩时，眼球向相应方向转动时下垂眼睑出现提起，这是错向第三脑神经综合征，不应草率作出进行睑下垂矫正手术的决定。

检查上直肌功能时，要注意 Bell 现象是否正常，以避免术后眼睑闭合不全，角膜外露发生一系列病变。

眼外肌功能检查：用双手撑起双眼上睑，嘱患者双眼向各方向运动，观察眼外肌特别是上直肌的功能。正常情况下，眼球向上运动时角膜下缘位于内外眦连线上，提示上直肌功能正常。如上直肌功能障碍，提起下垂的上睑时患者有明显复视，则不宜作睑下垂矫正手术。双眼上直肌均无功能，提起双上睑确无复视出现，可通过手术适当将双眼睑裂高度提高到 6~7mm 处，使瞳孔暴露，术后用滴眼药水或涂眼药膏加以保护，一般不至于出现暴露性角膜炎并使外貌得到改善及视力改善。

当眼睑闭合时，反射性冲动到达眼外肌，致使眼球向上及轻度向外旋转，称 Bell 现象，该机制在兔眼患者中可保护角膜。先天性上睑下垂常伴有上直肌麻痹或不全麻痹，或同时有下斜肌功能不全，以致 Bell 现象消失。对于 Bell 现象减弱或消失的患者，上睑下垂矫正量须保守以避免术后发生暴露性角膜炎。

外伤性或神经源性上睑下垂还可以伴有其他眼外肌麻痹而出现复视，这时，下垂的上睑会掩盖复视症状，如要矫正上睑下垂，则需先解除复视症状，否则上睑下垂矫正后患者复视更趋明显。

七、额肌肌力的测定

嘱患者向下看，额肌伸展放松，将米尺“0”刻度置于眶缘眉弓下缘处(事先做一标记)，再嘱其尽力向上看，额肌收缩，眉部上提，观察眉弓下缘上提毫米数，即额肌运动幅度，我国正常人平均为 7.92mm ± 2.74mm。

测定额肌的力量，可预测利用额肌手术的效果，一般情况下，额肌肌力 >7mm 者，预后较好，<7mm 则较差。额肌肌力很差或面神经颞支受损造成的面瘫或周围性面瘫，均不能选择利用额肌的手术。

八、术前常规检查及术前外观照相

术前应尽可能做血、尿常规、胸透、心电图及出凝血时间等检查，术前照相可作为术中参考及术后对照。一方面可作为医学资料保存，更重要的是可以减少不必要的医患纠纷。上睑下垂患者术前应做原位、向上注视、向下注视三个位置的术前照相。

【手术时机的选择】先天性上睑下垂的手术时机，过去大多数作者只从影响视功能角度考虑，其实应从必要性和可行性两方面来确定。必要性指的是如不及时手术会影响患儿正常视功能发育。可行性是指，上睑下垂程度已固定，手术矫正后不会因患儿生长发育而改变矫正效果。此外，还要考虑在全身麻醉下给单侧睑下垂患儿手术能否做到双眼高度、宽度、轮廓等对称或接近对称的问题。为此，我们认为 2~4 岁时手术较为恰当。先天性上睑下垂患儿如果单眼发病，一岁以后比较固定。3 岁左右开始形成内心自身影像，如患儿的睑下垂得不到及时治疗，容易影响他的正常心理发育。重度睑下垂的患儿，如手术过迟会形成皱额、抬眉、下颌拉长、头后仰等代偿现象。单眼发病者会影响患眼视功能发育，少数病例会出现弱视。伴有眼外肌麻痹的患者，应考虑术后是否会发生复视，应先矫正斜视后再矫正上睑下垂。先天性上睑下垂伴有眼部或其他部位异常：对于小睑裂综合征，最好分期手术，首先做内、外眦成形术，半年后再行上睑下垂矫正。因前者属水平向的睑裂开大，而后者属垂直向矫正，两个互相垂直方向的手术一次完成，势必影响手术效果。神经源性上睑下垂：对于动眼神经麻痹，经治疗确无恢复可能且病情稳定 6 个月以上者，才考虑手术。但合并其他眼外肌麻痹，提睑后出现复视则不应即时进行手术，以免在术后因出现复视对患者生活妨碍更大，得不偿失。重症肌无力所致上睑下垂，经神经科药物治疗后病情稳定，上睑下垂较为固定，1 年后可考虑手术。腱膜性上睑下垂：在遮盖视轴或影响外观的情况下即可手术。

【手术方法的选择】上睑下垂矫正术式虽多，但归纳起来不外两类：①通过提上睑肌缩短或缩短加肌止缘前移，以增强提上睑肌的功能；②借助邻近肌肉或植入物加强或替代提上睑肌的作用，如利用额肌、上直肌牵拉提高上睑缘位置等。

矫正上睑下垂的理想手术标准是：①形态上两眼平视时瞳孔完全外露，睑裂高度、宽度、轮廓、上睑皮肤皱褶和睫毛倾斜角度均应对称；②睑缘弧度平顺自然，无内外翻；③能保持正常的眼睑开闭功能、瞬目反射及睑球运动协调；④眼肌保持平衡无复视或斜视。为了获得理想或比较理想的手术结果，要求术者在术前仔细检查，正确选择最适合患者的手术方法。

由于上睑下垂的原因及具体情况各异，所以到目前为止没有能完全适合矫正所有上睑下垂的一种手术方式。值得注意的是，即使采用适合于某种情况的术式，但因患者的个体差异及术者不同，术后效果也会有差异。然而在相同情况下采用不同术式有时也会得到同样效果，所以在选择手术方式时除应遵循一般原则外，还应结合术者本身的临床经验。

综观上睑下垂各种矫正手术，采用提上睑肌缩短术保持肌肉原有行走与运动方向是比较符合生理要求。因此，术后效果也比较理想。如提上睑肌功能较差(提上睑肌力不足 5mm)，进行提上睑肌缩短或再加肌止缘前移，手术效果可能不理想。如该肌功能完全缺失，则更难奏效，勉强进行大量肌缩短，术后会导致严重睑闭合不全、复视等严重并发症。

额肌提吊术包括直接利用额肌肌瓣悬吊或通过丝线、阔筋膜等各种植入物将额肌与眼睑相连，间接利用额肌的功能达到提起上睑。因这种方法不受提上睑肌功能大小的影响，故适用于提上睑肌功能极差甚至丧失的病例，或作为婴幼儿上睑下垂、暂时性矫治的措施。但额肌在上睑上方，与上睑差不多是同在一条直线上，利用额肌机械牵引，从理论上眼睑应呈直线向上抬起，可是经此法治疗后患者临床所见并无上睑平坦现象。我们认为主要是此手术没有影响患者的提上睑肌，它仍起到一定作用，尤其是向后牵引上睑的作用。其缺点是：①早期睑闭合不全明显常在 3mm 左右，一般要等3个月,甚至半年才能逐渐减少以至消失;②术后眼球不转时,会出现上睑不随同向下移的睑停滞现象。手术早期外观较难看,一般在6个月后才慢慢减轻,变得不易察觉。

利用上直肌提吊因术后易出现下斜视和复视,现临床上很少使用此术式。

九、缩短或增强提上睑肌力量的手术

(一) 提上睑肌缩短术

提上睑肌缩短术经过无数术者改良,现在手术方法变化很多,大致可分为经结膜切口(内切口法)和经皮肤切口(外切口法)。

我们则采用结膜和皮肤联合切口方法,它既能充分发挥皮肤切口的术野大、解剖层次清楚、提上睑肌暴露充分(这点与手术成功关系甚大,尤其下垂严重的病例),能控制上睑皱褶的位置及睫毛的角度,又具有内切口易于分离结膜,不会产生穹隆部结膜囊下坠的优点。下面介绍这一手术方法。至于内外切口法具体步骤及其变化则不一一赘述。

【适应证】临床上常用于提上睑肌肌力≥4mm的先天性、老年性、外伤性或其他类型的上睑下垂。

【缩短量的估计】提上睑肌缩短量的多少主要取决于提上睑肌肌力的强弱,再参考下垂量的多少。临床观察提示,下垂量相同而肌力不同者,行同样缩短量后,其术后效果不同,肌力弱的提高上睑的程度不及肌力强的。因此,不能机械地依据下垂量来估计缩短量。根据临床经验确定缩短量的依据有下列几条:

(1) 提上睑肌肌力:肌力越好,缩短量越少,反之则多些。

(2) 上睑下垂的类型:先天性上睑下垂缩短量要多些,老年性上睑下垂则少得多,外伤性上睑下垂多介于两者之间,根据提上睑肌损伤程度而定。一般情况下,先天性上睑下垂的缩短量须 >10mm,而老年性上睑下垂则 <10mm。

(3) 下垂量:一般来说,下垂量越大,缩短越多,下垂量越小,缩短越少。

(4) 提上睑肌的弹性:手术中在切断内、外角后,如发现提上睑肌的弹性很好或较好,说明上睑下垂的部分原因是因内、外角太紧限制了上睑的活动所造成的。遇此情况可较预期减少一些缩短量,一般可按少矫正1mm下垂量来计算。

(5) 要求矫正的程度:有些上睑下垂的患者不可充分矫正。如进行性眼外肌麻痹者,若矫正至正常人高度,则术后极易产生暴露性角膜炎,术中矫正量应保守。另外无Bell现象或上睑迟滞明显者,矫正也必须保守些。而一般患者则要求将上睑提高至正常人的高度,缩短量要多些。

(6) 关于提上睑肌的手术量问题(即缩短若干肌肉可以提高眼睑1mm):在临床实践中我们发现眼睑位置的高低受诸多因素影响,如截断提上睑肌的位置,肌肉测量的方法,尤其是手术时对提上睑肌分离过程细致与熟练程度的变化更大,此外经过分离提上睑肌,异位附着的肌纤维被除去,引起提上睑的力产生变化,这些远不是能用缩短若干长度能表示的。对于成年上睑下垂患者,一般在局部麻醉下施行手术,术中可以让患者睁眼及坐起以观察缩短量是否足够,术中进行调整。术后检查证实这种方法比较可靠,也易为术者掌握。

而儿童因为在全身麻醉下手术,术前须事先算出可能需要的缩短量。提上睑肌缩短量的确定,各家所列并不相同,但都比较接近。下面介绍一些学者根据自己的实践经验提出的确定手术量的公式或数据。

1) 一般情况下,缩短量遵循下列原则:每矫正1mm下垂量需缩短4~6mm。即肌力为4mm者,以6mm计算;肌力为5~7mm者,以5mm计算;肌力为8mm或以上者,以4mm计算。

2) 先天性上睑下垂者,肌力在4mm者,需缩短20~24mm;肌力为5~7mm者,缩短14~18mm;肌力为8mm或以上者,缩短10~12mm。

3) 提上睑肌缩短术不同于利用额肌的悬吊手术,后者所选择的病例肌力都在3mm或以下,手术后随着时间的推移上睑位置会逐渐下降。而提上睑肌缩短术,按不同的肌力术后上睑位置可以继续提高、不变或下降。一般肌力弱者,术后上睑位置不变或下降,肌力强者术后上睑位置多继续提高。

【术前准备】上睑下垂有时是综合征的一个体征,如先天性小睑裂综合征(Komolo综合征),在手术方法和手术时间顺序上要有所不同。当上睑下垂合并内眦赘皮、下睑睫毛倾斜角度异常、双行睫、眼肌麻痹、斜视及睑闭合不全时,双行睫及下睑的睫毛异常应先手术,然后处理内眦赘皮及斜视,最后进行睑下垂手术。伴有睑闭合不全,矫正睑下垂的量要保守些,否则易患暴露性角膜炎。更重要的是检查清楚提上睑肌肌力,然后根据术者经验确定手术方式。

【手术方法】

1. 麻醉前先用亚甲蓝或甲紫在相当于上睑皱褶处(睑缘上4~5mm)做皮肤切口标记。如果单眼患者则参照对侧眼上睑皮肤皱褶位置来画出切口标记线。如果需要作基麻加局部麻醉或全麻的病例,在注射术前药前要画好切口位置作出明显标志,如用甲紫在太阳穴处点一点防止术时出错,并在鼻梁上画出一条水平线,代表拟定术后睑缘高度,手术时作为睑裂开大的标准。此外,术者还要了解单眼病例健眼平视时睑裂的大小以便术时对睑裂高度做出合理判断。

2. 分离结膜　翻转上睑,在穹隆部结膜下与Müller肌之间注入麻醉药约0.5ml使结膜隆起,使结膜与Müller肌之间变得疏松,在睑缘上2~3mm经皮肤在近睑板面作一牵引缝线,向上牵引,并用开睑拉钩翻转上睑,充分暴露出上睑穹隆部结膜。在睑板上缘1~2mm处用刀平行睑板上缘切开结膜,长度接近睑板上缘全长[图4-12-1(1)]。先用剪刀将结膜与Müller肌分开,然后蘸有1%肾上腺素液的小棉棒作钝性分离,碰到肌纤维和结膜粘连紧密不易分离时再用剪刀帮助,这样可以减少术野出血和防止误穿结膜。结膜分离直达上穹隆顶部,但不要将球结膜也分离,否则会引起结膜脱垂[图4-12-1(2)]。此外也可以在睑板上缘两侧距眦角约5mm处各作一个2~3mm垂直小切口[图4-12-1(3)、(4)],用眼科剪刀伸入切口结膜下,通过剪刀叶的开闭将穹隆部结膜分离,尽量保留Müller肌直到剪刀头伸至内眦部结膜为止[图4-12-1(5)]。用眼科镊将一细橡皮条从上述切口插入,置于穹隆部结膜下[图4-12-1(6)],然后将

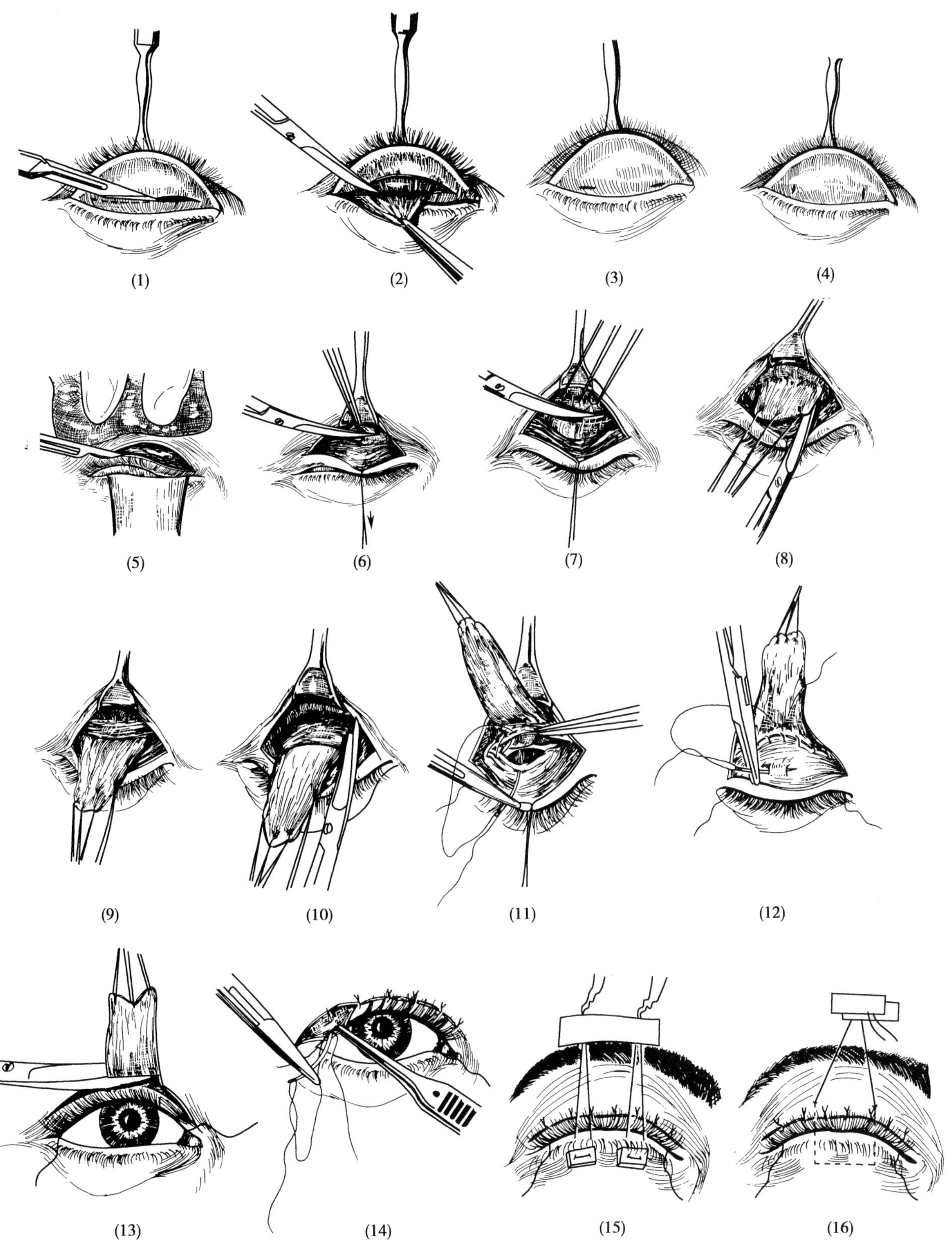

图 4-12-1　提上睑肌缩短手术

眼睑复位。

3. 皮肤切开　用2% 利多卡因加适量 1‰肾上腺素在眼睑及眶上缘皮下作浸润麻醉。在眉弓下上睑中点入针向皮下作扇形渗润麻醉，和在皮肤切口处注入适量麻醉药，两者共约 3ml。适当按摩使麻醉药均匀分布后，将睑牵引缝线向下牵引，把上睑拉向下，将涂有眼药膏的眼睑垫放入上方结膜囊内，托起上睑，按皮肤切口标记线作一平行睑缘，与睑缘长度相近深度达肌层的皮肤切口，暴露眼轮匝肌［图 4-12-1（5）］。

4. 暴露提上睑肌　在切口上唇用剪刀钝性分离睑板前的眼轮匝肌及肌下深层结膜组织，露出上方 2/3 睑板前表面，沿此表面向上分离，至超过睑板上缘约 5~6mm 或稍高处。用开睑钩拉皮肤开切口上唇，此时便可见到眶隔膜与提上睑肌交织之处［图 4-12-1（6）］，此处的眶隔因受脂肪压迫而呈外凸状且略带黄色。用小剪刀沿提上睑肌与眶隔之间的沟状凹陷处，紧贴眶隔后壁向上分离，此时即可见位于下面的上睑提肌的腱膜。

5. 分离提上睑肌　在睑板上方 3~5mm 处，在提上睑肌中部约 15mm 范围内，在同一直线上穿过三组褥式缝线，结扎后，用剪刀在缝线与睑板上缘间，将肌肉剪断［图 4-12-1（7）］，用血管钳夹住缝线，向下前方提起，使提上睑肌松动后，将缝线改向上拉，使提上睑肌翻向上，检查肌后面结膜分离是否足够，不足可再进一步分离，然后重新把提上睑肌向下拉，开睑钩向上拉切口上方组织，使提上睑肌充分暴露，此时即可见肌肉表面的筋膜增厚，形成一束横行腱膜从滑车向泪腺横走的节制韧带（Whitnall）［图 4-12-1（8）、（9）］。用剪刀沿肌肉的两侧开口处进一步往上剪开提上睑肌的内、外角及节制韧带［图 4-12-1（10）］。剪开内侧时，注意剪刀不要贴近眼球，否则有损伤滑车及剪断上斜肌的反转腱的危险，为防意外可以在直视下分次小心剪开，或先在提上睑肌底置入眼睑垫板保护后再剪开。剪外侧角时勿过于靠近眶缘，以免伤及泪腺。当节制韧带剪断后，提上睑肌即完全松动可以拉长并恢复一定弹性。如果一侧未完全切断，较紧张，这时要再剪，否则缝合时睑缘会变形。

6. 缝合结膜　把提上睑肌翻向上面，用 5-0 黑丝线或 6-0 可吸收缝线（术后不用拆线，对小孩较有利）把切开的穹隆部结膜重新作连续缝合［图 4-12-1（11）］，线端从结膜囊引出，末端外露约 10mm，并再放置于结膜囊内，拆皮肤线时将其一并拉出拆除。

7. 提上睑肌缩短　用镊子把睑缘提到正常平视高度，同时把提上睑肌拉下，睑板中部与提上睑肌相接处即为要缩短的肌肉长度，然后在拟定缩短处稍后 1~2mm，用 0 号黑丝线在提上睑肌肌瓣中央和在睑板中部的中上 1/3 处，作褥式缝合系上活结［图 4-12-1（12）］，然后松开一切器械，让患者起身坐于手术床上，向前平视，检查眼睑上提高度，如果单侧接受手术看睑缘高度是否与健侧相等或略高 1~2mm。初学者最好先取与对侧眼相等因为术后略为不足患者易于接受，待术者掌握术后睑下垂的变化规律再制订自己手术矫正所需的高度。双眼患者取平视时上睑缘落在角膜上缘处。基麻加局部麻醉或全麻的病例则以术前在鼻梁上确定的标记线相比较，并用圆规测定上下睑缘的距离是否和术前的要求一致。如果检查认为上睑提高的高度合适，重新铺巾暴露伤口，松开活结，并在该缝线内外侧用 0 号白丝线各作一组同样缝线，这样三组缝线黑白相间，易于分辨，结扎时不会弄错。如认为睑裂高度不合适，一定要调整到合适才作后两组褥式缝线。三两组缝线系上活结后，让患者再坐起检查，这次除检查睑提高的高度外还要注意睑缘外形及弧度是否理想有无畸形。如检查结果满意，作分别结扎三组褥式缝线，将多余提上睑肌部分剪除［图 4-12-1（13）］。如遇检查上睑缘的高度及弧度不符合要求，一定要调整到合适和外形弧度均理想为止。

8. 缝合皮肤　皮肤切口用 5-0 号丝线间断缝合，儿童可用 Vicryl 快速可吸收缝线缝合。缝合时由切口下唇进针，下带提上睑肌腱膜，再从切口上唇出针，以便形成上睑皱襞并可使睫毛上翘，既美观，又能防止倒睫［图 4-12-1（14）］。

9. 如有穹隆部结膜脱垂现象（一般发生在缩短量较多的情况下），可用 3-0 号丝线从穹隆部结膜进针，穿过上睑皮肤，作 3 对褥式缝合。

10. 术毕用 3-0 号丝线于下睑缘作一 Frost 缝合线，结膜囊内涂多量抗生素眼膏，向上牵引下睑以关闭睑裂，用胶布将缝线牵引固定于额部［图 4-12-1（15）、（16）］，以防暴露性角膜炎发生。术眼用绷带轻加压包扎。

【术后处理】术后在结膜囊内涂足量抗生素眼药膏。固定下睑缝线时注意不要让睫毛倒向角膜，用绷带轻轻加压包扎术眼。术后两天拆除绷带，观察角膜、眼睑高度弧度及伤口情况。局部给予抗生素眼水及眼膏，防止暴露性角膜炎发生。学龄前儿童不再包眼，但白天每 1~2 小时滴含有抗生素的人工泪液眼药水 1 次，睡前涂抗生素眼药膏和用眼垫包眼。术后早期会出现睑闭合不全，一定要注意结膜和角膜改变，定期用荧光素染色观察角膜上皮情况，防止发生暴露性角膜炎。少数病例出现暂时性倒睫，可以拔除。术后 7 天拆除皮肤和结膜缝线，Frost 缝线的拆除可根据兔眼及角膜情况而定。以后持续滴含抗生素的人工泪液眼药水，睡前涂抗生素眼药膏，直到睑闭合不全完全消失为止。

【手术并发症及处理】

1. 术中结膜穿破或撕裂　为防止这种并发症，除要小心切开及用剪分离扩大成稍大切口后，应用镊子向下牵引切口边缘，用棉棒作钝性分离，如遇成束组织用剪刀剪开，操作时贴着结膜面剪开，一般不会剪破结膜，万一破一小孔，无须修补。如不慎将结膜大片撕裂或剪除，则需修补。

2. 皮肤切口错误　为了保证患者有对称而又美观的重睑，要求术者在注射麻醉药前，必须要按拟订切口画出标记线，这样可以避免皮肤切口过高或过低。如切口过高，无法调整睫毛角度，应在切口下唇，小心切去一皮肤条带，切除时要小心掌握切除的皮肤量，同时切口务必要整齐。分离眼轮匝肌时解剖层次要分明，手术视野要清晰。分离切口时，先垂直到达睑板表面后改向上，不要斜向前唇，将前唇和肌层破坏，以避免引起上睑内翻倒睫。

3. 分断提上睑肌　上睑下垂患者提上睑肌较薄，当眶隔与肌腱相互交织处位置偏高，眶隔的沟状陷凹不明显，偶有将肌肉误作眶隔，而剪断，出现这种情况只要将误断远端提起，找回断口另一端，用镊子夹住断口上缘，嘱患者张眼，如有拉力，即是提上睑肌肌肉断端，同样在肌断端上作一组缝线，系好后再从断端向上分离眶隔。

4. 误将眼轮匝肌或肌下深层结缔组织和脂肪误认为是提上睑肌进行缝合。这是由于术者没有充分认识提上睑肌的解剖位置及结构，在分离组织时未能适当向上和向后分离，而将睑板前的眼轮匝肌及肌下的结缔组织当成提上睑肌，或将上方向下延伸的纤维组织误为提上睑肌腱膜或腱膜前脂肪组织进行缝合而致手术失败。为此，在局部麻醉下进行提上睑肌缩短术，对夹持的组织分辨不清时，可嘱患者作开大睑裂动作，以便了解所夹持的组织有无向上牵引力；或将上睑的牵引线放松，再用涂上抗生素眼药膏的眼睑垫板放入上穹隆部并推动该处的结膜组织，如果被夹持的组织与该处的结膜相贴便是 Müller 肌和提上睑肌，否则是睑板前和眶隔前的组织。

5. 泪腺和上斜肌损害　沿提上睑肌两侧剪开内、外角及节制韧带时，如剪口过分靠近两侧眶缘，内侧会剪伤滑车旁的上斜肌腱，外侧会剪伤泪腺。故剪开时剪刀应离开眶内外壁一段距离，一般认为最少要离开眶内壁 8mm，离开眶外壁约 5mm。这样既保证了提上睑肌有一定宽度缝合，又可避免误伤两侧附近的组织。

6. 提上睑肌过度缩短　如果按照前面所提手术步骤，特别经过术中两次检查矫正后睑裂的大小不应出现这种情况，术毕万一出现这种肌肉过度缩短现象可以将缝在睑板上肌止缘向睑板上缘后退，可在提上睑肌两侧缘不同高度用剪刀各作一小切口，以便削弱提上睑肌肌力，如果达不到提上睑肌延长术的目的，可用异体巩膜、硬脑膜替代部分肌肉以达到肌延长目的。

7. 术后眼睑闭合不全及上睑停滞　术后初期出现这种情况是必然的，特别是上睑下垂严重及上睑提肌缩短较多时，由于术后早期肌肉没有足够弹性来恢复其正常生理功能，但经过一段时间调整和适应，这种情况会逐渐得到改善并最后消失。但出现眼睑局部（鼻侧 / 颞侧）闭合不全或停滞，则是手术不当所致，包括提上睑肌分离不充分、节制韧带未完全剪断、缩短肌肉时误缝眶隔膜及上斜肌等，这种情况不会随时间推移得到改善。在手术时如果术野暴露良好，层次分明，就能认清不同组织，在正确地剪开提上睑肌内外角及节制韧带。正确的操作方法则可以避免这种并发症发生。

术后出现眼睑闭合不全，应注意保护角膜，每天检查时注意患者有无畏光流泪、结膜充血，并用荧光素染色检查角膜，一旦出现暴露性角膜炎，估计不将上睑位置降低无法改善时，应当机立断，从原切口拆开缝线，松解已缩短的提上睑肌，待炎症消退后，再行矫正。如果因异物或其他原因误将角膜上皮大片擦损，则可再作临时下睑牵引缝线加以保护，待角膜上皮长好，无感染后再拆除缝线，对上直肌功能不足病例，更需注意保护角膜，必要时可用湿房法保护。

8. 矫正不足　上睑下垂是否完全按手术者设想得到矫正，在手术台上已完全可以确定，如果在术时矫正不足，术后绝不会改善。因此在术中调整缝线时，如发现无法通过肌肉缩短或肌肉缩短加肌止缘前移来得到矫正时，应将提上睑肌复位，重新缝合，然后改用其他方法如额肌肌瓣作直接提吊法矫正。

9. 睑裂畸形、睑缘弧度及位置异常　多为缝线分布不均和缝线过睑板时位置高低不一所致。如在手术时发现，马上拆除缝线重新缝合。手术结束时检查见外观良好，手术后才出现，可能是结扎肌肉缝线未系紧或系错缝线，这时只有拆开刀口找出原因加以纠正。术后出现睑内外翻，部分是肌肉与睑板缝合位置不当引起，如果肌肉刚好缝在睑板上缘呈对接状，因作用力关系睑板位置垂直产生睑内翻。肌止端过分前移缝在睑板下半部则引起睑外翻。这些经过调整肌肉缝线缝合的位置即可克服。另一原因是皮肤切口离睑缘过远，留下皮肤过多，无法通过睑板缝合以调整睫毛角度，或因为分离皮肤切口时，误将靠近睑缘的眼轮匝肌及筋膜组织破坏。当出现睑内外翻一定要矫正。

10. 穹隆部结膜脱垂　出现原因与预防方法在分离结膜处已提到。如果手术时发现有脱垂倾向，可用褥式缝线在睑高位或额部皮肤固定来克服。术后早期出现，可能与结膜水肿有关，可待水肿消退自然复位，不能复位者，可将脱垂结膜作部分切除，重新缝合切口。

11. 缝线崩脱　术后数天内，眼睑位置和外形出现明显改变，则是肌肉缝线崩脱。应立即拆开切口，重新缝合。

12. 局限性线头脓肿　术后 4~5 天外露缝线线结处皮肤潮红，是缝线反应，可提前拆除该缝线。如果术后数周，在埋藏缝线相应眼睑部位有硬结，及面部红肿，应顺皮纹切开小口将缝线拆除。

13. 术后感染　在目前良好无菌环境和操作方法下手术，感染较少见。但若忽视无菌操作，特别是处理调整缝线时要患者多次改变体位易导致污染，故在术后 4~5 天患者出现眼睑红肿、压痛、自觉睑部激烈疼痛，即为感染征象，应大量应用抗生素控制。如脓肿形成，则拆除睑皮肤缝线，置放引流条，伤口待二期缝合。

（二）提上睑肌腱膜修复手术

【适应证】提上睑肌肌力≥10mm 的腱膜性上睑下垂。

【手术步骤】

1. 距睑缘 5~6mm 画出重睑弧线，如伴有上睑皮肤松弛，则还要画出所需切除的多余皮肤的轮廓线。

2. 按画线切开皮肤并切除多余皮肤，用有齿镊在睑板上缘上方提起轮匝肌，在中央横形剪开轮匝肌，并向两侧延伸剪开至切口全长，剪除部分睑板前轮匝肌［图 4-12-2(1)］。

3. 用小拉钩将切口上方轮匝肌向上牵引，钝性分离，将轮匝肌与腱膜分开，或打开眶隔，即可暴露下方银白色的提上睑肌腱膜［图 4-12-2(2)］。

4. 嘱患者向上、向下注视以确定提上睑肌腱膜裂开的边缘，通常情况下可见一较厚的白色的腱膜裂开边缘。但有些情况下，因腱膜逐渐变薄，较难分辨出来，在这些病例则能见到红色的 Müller 肌一直延伸到腱膜裂开边缘。腱膜断裂通常发生在腱膜远端接近睑板处。

5. 钝性和锐性分离 Müller 肌，使裂开的腱膜可以活动。

6. 用 5-0 号可吸收缝线，将腱膜裂开边缘缝至睑板上缘，固定 3 针（鼻侧、中央、颞侧）［图 4-12-2(3)］，打一活结，嘱患者坐起，观察眼睑的位置和形态。眼睑位置应过矫 1~2mm。位置满意后，结扎缝线。

7. 皮肤切口用 5-0 号丝线缝合，缝合时，深层带睑板或提上睑肌腱膜［图 4-12-2(4)］。

（三）提上睑肌腱膜折叠术

【适应证】提上睑肌肌力≥10mm 的腱膜性上睑下垂。

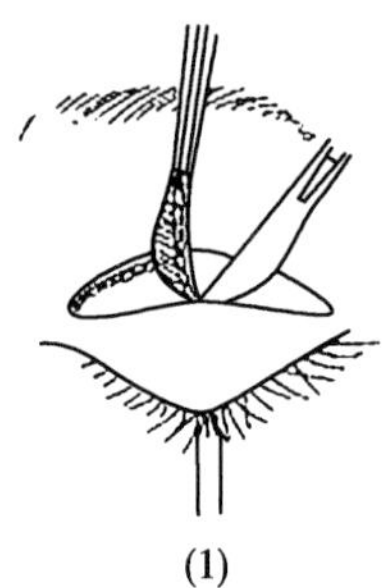
(1)

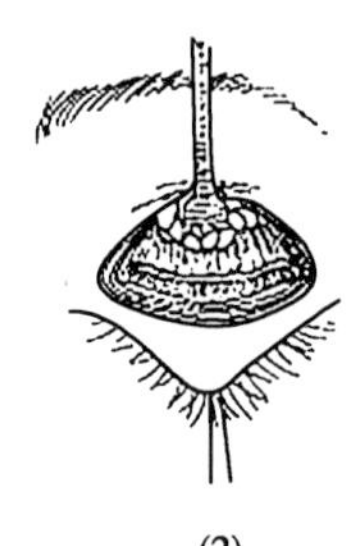
(2)

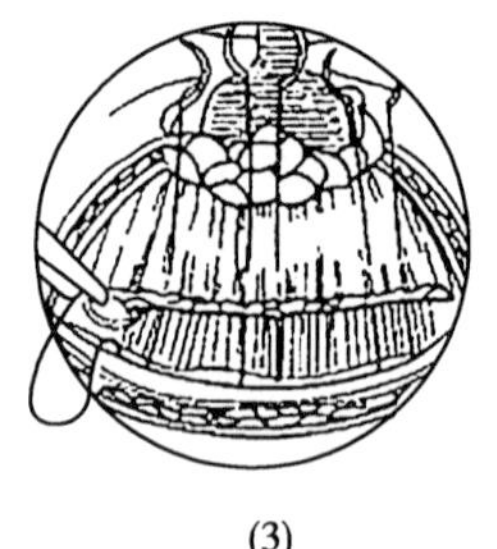
(3)

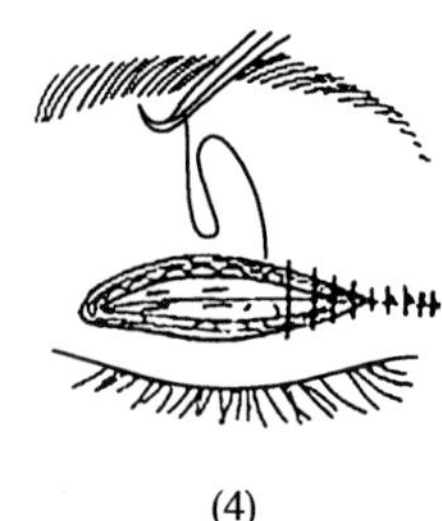
(4)

图 4-12-2 提上睑肌腱膜修复手术

【手术步骤】

1. 画线及皮肤切开同前。

2. 切口上、下方轮匝肌略作分离，剪除部分睑板前轮匝肌，暴露睑板及提上睑肌腱膜[图 4-12-3(1)]。

3. 距睑板上缘 6~8mm 处偏鼻侧或颞侧，作一纵形切口。自此切口，将提上睑肌腱膜与其下 Müller 肌分离[图 4-12-3(2)]。

4. 用 3-0 号丝线在睑板上缘 6~8mm 处，于提上睑肌腱膜上做 3 对褥式缝线，缝至睑板中、上 1/3 交界处，将提上睑腱膜形成折叠[图 4-12-3(3)]。术中调整上睑缘高度及弧度至满意。

5. 5-0 号丝线间断缝合上睑皮肤，缝合时，深层带睑板或提上睑肌腱膜[图 4-12-3(4)]。

十、利用额肌力量的手术

额肌是上睑下垂患者提高上睑的主要肌肉。利用额肌力量的手术，其主要原理为借助额肌的力量来提拉上睑而达到矫正上睑下垂的目的。利用额肌的手术方法主要有以下两种：①间接利用额肌力量，即利用中间物将额肌与上眼睑联系，由额肌收缩通过中间联系物，将下垂的上睑拉起，达到矫正作用。通过用各种材料或组织帮助将睑板和额肌联结起来，间接利用额肌肌力，矫正上睑下垂。目前应用的材料和组织有自体阔筋膜、皮肤、肌肉、同种异体硬脑膜、同种异体巩膜、丝线、银线、不锈钢线、硅胶条等。其中以自体阔筋膜较好，它植入后不会被排斥，不会延长，手术后睑裂高度和眼睑形态稳定。缺点是患者大腿要多作一切口，不易被患者接受，术者也觉麻烦，而且患者要利用额肌收缩抬眉使睑裂开大，所以术后患者有不同程度抬眉现象。使用异体硬脑膜或异体巩膜提吊，但数年后睑裂又慢慢下垂，或睑某部分出现变形，也有少数因植入组织较早被吸收或纤维化而失去疗效。丝线近期矫正效果很好。手术操作方便，但维持时间比异体硬脑膜或巩膜短得多，多数术者均不愿采用这种植入物。②直接利用额肌力量，即制作额肌组织瓣，直接与睑板固定缝合。通过额肌瓣的收缩运动，直接拉起上睑以矫正上睑下垂。这一方法不用通过中间联结物起作用，避免了间接利用额肌的缺点。在没有筋膜材料时，额肌筋膜瓣悬吊术已成为最常采用的额肌悬吊手术。

(一) 阔筋膜悬吊术

【适应证】该手术适用于提上睑肌肌力在 4mm 以下的先天性、后天性上睑下垂。

【手术方法】

1. 取阔筋膜　局部麻醉后，在大腿外侧上中部做一 8~12cm 的切口，钝性分离脂肪，暴露阔筋膜，在筋膜上做一对平行切口(注意勿损伤其下的肌纤维)，平行切口之间的宽度视所需的筋膜多少而定。在双侧上睑下垂病例我们取 1.2cm 宽，单侧取 0.6cm 宽。然后用剪刀在筋膜与其下的肌肉之间做钝性分离，分离的长度为 8~12cm。用直角拉钩将皮肤切口上端向上牵引，剪断筋膜条上端，再向下牵引皮肤切口，剪断筋膜条下端，取出筋膜条。剪去筋膜条上附着的脂肪，修剪成 3mm 宽的筋膜条，置入生理盐水中备用。筋膜创缘用 0 号丝线间断缝合，皮肤切口用 0 号丝线间断缝合。为防止肌疝形成，用绷带加压包扎，术后 10 天拆线。

2. 在上睑皮下及眉弓上缘皮下至骨膜前注射麻醉药后，在睑内中 l/3 与外中 l/3 交界处，在上睑皱褶处或离睑缘 4mm 各作一长约 5mm 的水平切口，深达睑板面。另在相应的眉弓上 5mm 处各作一长约 8mm 的水平切口，深达额肌面[图 4-12-4(1)]。

3. 用蚊式血管钳由眉上切口深层部向睑缘相应切口作潜行分离，并由此切口引入一条 4mm×40mm 阔筋膜条带进入切口的隧道内，为了防止条带在术中滑入隧道内不易寻找，条带的两端应在引入前各预置一条系留线[图 4-12-4(2)]。

4. 用两根 3-0 丝线分别在睑缘切口内将阔筋膜条带端作褥式或绕两个线圈缝合，缝线经过睑板浅层并固定于在近切口上唇的睑板面上[图 4-12-4(3)]，然后用另一 5-0 丝线关闭皮肤切口。

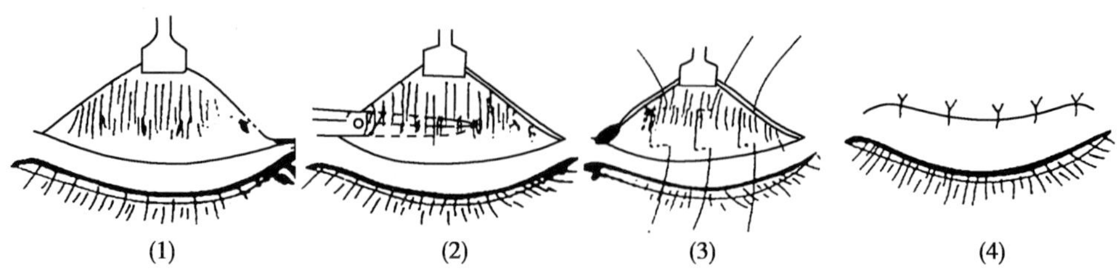
(1) (2) (3) (4)

图 4-12-3 提上睑肌腱膜折叠术

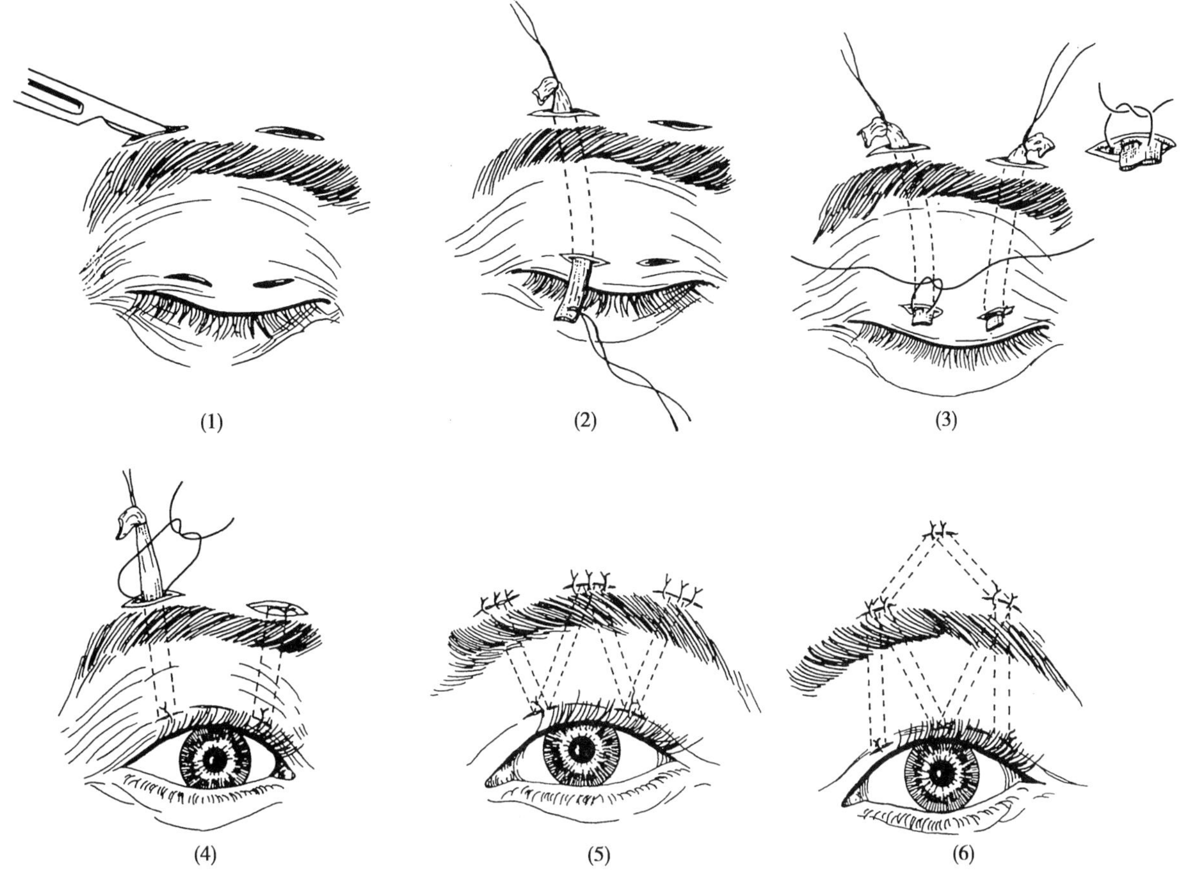

图 4-12-4　阔筋膜提吊法

5. 由眉弓切口向上抽紧阔筋膜条带，至睑缘超过角膜上缘约 2mm，估量阔筋膜条带应缝在眉弓切口皮下的额肌处的位置后，用 0 号丝线先在该处按睑缘端的阔筋膜缝合方法穿过眉弓下骨膜作一活结[图 4-12-4(4)]。让患者坐起，观察睑缘位置及形态，双眼下垂患者在患者平视状态下以睑缘与角膜上缘齐平或稍高 1mm，睑缘弧度正常且无畸形。单眼睑下垂患者，术眼睑缘要较健眼高约 2mm(术后会稍下降 2~3mm)，如果是患儿在基础麻醉下或全麻下，应按术前设计睑裂高度作标准。检查恰当后随即作正式结扎，并剪去多余的阔筋膜条带，缝合皮肤切口。

另外还有将阔筋膜作“W”形或其他形状的提吊方式[图 4-12-4(5)、(6)]，以求术后矫正效果较完美，外观保持更长时间。

【手术要点及注意事项】术中较困难的是将筋膜条带过骨膜准确缝在额肌上，尤其是成年人，这针缝得是否准确牢固是手术成败的关键。为此要选用适当型号皮肤缝针，皮肤切口要够大，以便看清位置进针及出针，如患者肥胖，皮下组织厚，可适当延长皮肤切口。术后突然出现睑重新下垂或睑变形，是缝线崩脱，如遇此情况一定要更换阔筋膜，重新手术，因为阔筋膜两端经缝合后组织会崩裂，无法再牢固缝合。因术后相当长时间眼睑无法闭合，所以要注意预防暴露性角膜炎，每日要滴含有抗生素的人工泪液，保持术眼湿润，晚上要涂抗生素眼药膏，直到眼睑闭合不全消失为止。

另有用异体硬脑膜、巩膜或其他筋膜作植入物代替同体阔筋膜。除术前备好异体植入材料外，其余手术过程一样，术后反应较自体阔筋膜重，术后矫正睑下垂效果早期与阔筋膜近似，但维持时间没有阔筋膜持久，我们的病例绝大多数在 5 年后需再次手术。

（二）缝线提吊法

【适应证】本手术方法简单易掌握短期效果也好但不持久，手术疗效多数维持半年左右，故只适合于完全性睑下垂，希望短期矫正防止影响视力的病例。

【手术方法】

1. 局部麻醉下在睑缘上方上睑皱褶处或睑缘上 4mm 处，分别在睑中央和离内外眦 5mm 处各作一小切口直达肌层，另在相对眉弓上 3mm 皮肤处作同样三个小切口[图 4-12-5(1)]。

2. 用较长半直针分别引一条 20cm 的 1-0 号丝线，或其他坚韧而无刺激缝线，穿过肌层，做成两个方形线圈，分

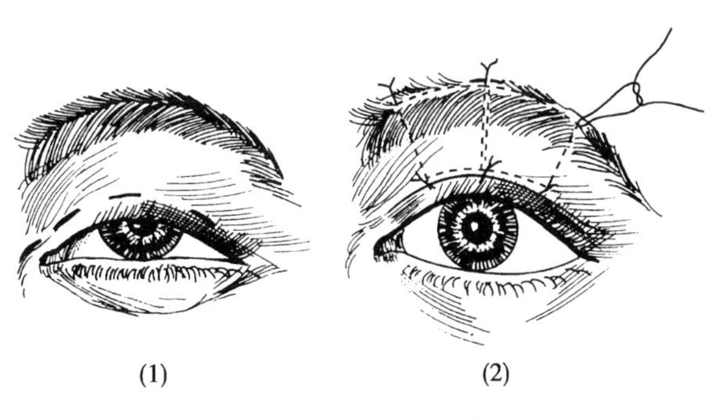

图 4-12-5　缝线提吊法

别在眉弓内外侧切口内结扎[图 4-12-5(2)],借线的松紧度以控制睑缘高度及形态,线结埋于眉弓下组织内。

3. 皮肤切口用 5-0 丝线缝合。

【手术并发症及处理】除因眼睑闭合不全产生暴露性角膜炎外,主要是缝线撕脱重新引起睑下垂,缝线刺激产生炎症反应或细菌感染。这时只有拆除缝线,控制感染,待痊愈后再作另一种手术矫正。如术后较长时间皮肤切口处出现红肿,触痛并出现硬结,这时应切开皮肤拆除埋藏缝线。

(三) 额肌肌瓣直接悬吊术

【适应证】

1. 额肌功能良好,单侧或双侧先天性或后天性上睑下垂,但提上睑肌功能大部分或完全丧失。

2. 颌动瞬目综合征。

3. 先天性小睑裂综合征。

4. 提上睑肌缩短术后或其他上睑下垂矫正手术失败的病侧。

【手术方法】

1. 预设皮肤切口　单侧上睑下垂的患者,按健眼上睑皱褶高度用甲紫或亚甲蓝标出皮肤切口;双侧患者的皮肤切口设计应做到双侧对称重睑线高度在中央为 4~5mm,两侧 3~4mm,内侧切口要较外侧切口的高度略低 0.5mm 更好。

2. 局部麻醉在眉弓上缘中央进针,在眉弓部皮下到骨膜分两层注射麻醉药后,在上睑皮下和切口皮肤周围注入麻醉药 3~4ml。患儿则要在基础麻醉后再加局部麻醉。

3. 分离与暴露额肌　在预设的上睑切口处切开皮肤,掀起切口上方皮肤,用剪刀沿眼轮匝肌表面和皮下组织间自切口向上作潜行分离,达上眶缘后继续向上在额肌面与皮下组织间继续剥离至眉弓上约 15mm 处,形成宽 20~25mm 的皮下隧道[图 4-12-6(1)]。

4. 将额肌与骨膜分离　用弯蚊式血管钳,在近上睑中央处,沿皮下伸入到达眶缘时张开弯钳,在眶缘上相当于额肌附着处夹持额肌,然后将血管钳向上翻,暴露出眶部眼轮匝肌与额肌接合部,于接合部用剪刀尖进入肌肉达骨膜,然后将剪刀口张开于平行眶缘将肌纤维分开,分开的宽度约 15mm,深达肌肉全层。然后将剪刀沿上眶缘骨膜表面向上作钝性分离,其范围与皮下分离的范围相当或略小些。经过上述步骤,将眉区上方额肌同皮下组织分离,并与其下方的骨膜分离,同时使额肌的附着缘与眼轮匝肌分开[图 4-12-6(2)~(4)]。

5. 制作额肌瓣　在额肌游离缘内侧,斜向内上剪开 10~15mm 长,外侧又斜向外上剪开 10~15mm 长,于是形成一个上宽下窄梯形额肌瓣,其前缘宽 13~18mm,制成之倒梯形额肌瓣并向后反转见有一层脂肪组织,为骨膜前脂肪,将它与额肌分离,即形成可移行的额肌瓣,接着将肌瓣向下牵拉,此时可见额部皮肤出现皱纹,使肌瓣前拉到与睑板上缘或睑板中部[图 4-12-6(5)、(6)]。

6. 分离眼轮匝肌　于上睑皮肤切口处垂直睑板向下分离达到睑板面,然后在上方眶隔前将眼轮匝肌与眶隔分开,将眼轮匝肌提起,在睑板面用剪刀在眼轮匝肌中央先潜行分离一小口。然后在小口两边用剪刀将眼轮匝肌和睑板相连部分剪开,制成内侧与内眦部相连、外侧与外眦相连弓弦状眼轮匝肌条。

7. 额肌与睑板固定缝合　将眼轮匝肌条向睑缘方向牵拉并放于睑缘皮肤上,将额肌肌瓣向前拉到睑板面上寻找与睑板适当位置缝合,在肌瓣中央穿过一组褥式缝合的黑丝线,缝线经过睑板浅层系于睑板中部,靠近睑板上缘

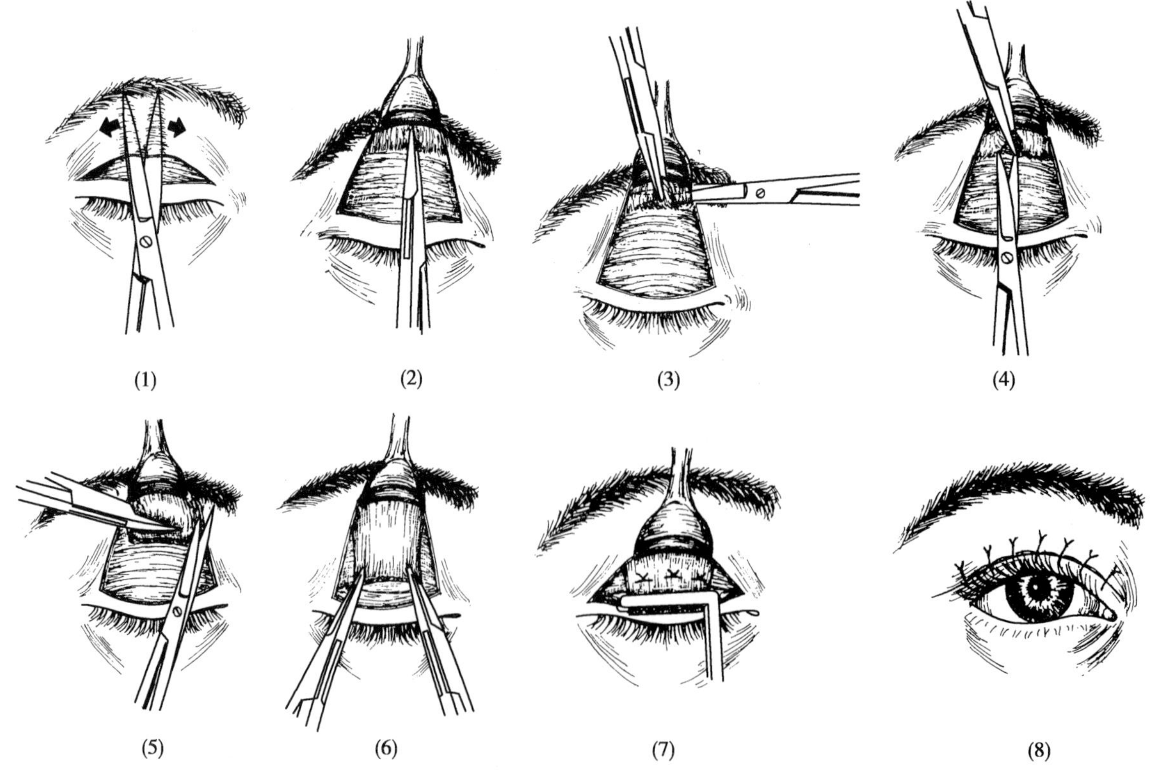

图 4-12-6　额肌肌瓣直接悬吊术

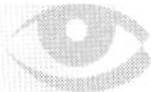

处[图 4-12-6(7)]先结一活结，然后松开所有器械。检查和调整睑裂的高度及形状。单眼患者一般与健眼达到同一高度。双眼者则达到术前设定的高度。患儿则按全麻前设定高度。笔者在实践发现术中高度和术后高度相差很少，如位置合适则在缝线内外再作同样一组褥式缝线(最好选用白线。三组线结扎时就不会弄错)。三组缝线的先结扎活结，检查睑裂开大恰当、弧度满意后再将活结换成外科结结扎。将多余额肌剪去，使眼轮匝肌条带复位于额肌瓣上。术眼开大高度是否要较健眼开大高度略大 1~2mm 则由术者自己手术经验而定。

8. 皮肤缝合　与提上睑肌缩短术同[图 4-12-6(8)]。对于无明显上睑皱褶者，如皮肤切口缝线不过睑板，术后因皮肤水肿，将睫毛向下压，而引起倒睫，故缝合皮肤切口时缝线均过睑板浅层。最后一定要作下睑暂时牵引缝线，以保护角膜及支撑上睑。

【术后处理】与上睑提肌缩短术同。因本手术方法引起术后眼睑闭合不全时间较长，一般约 3 个月。因此在这一段时间内白天一定要滴用含有抗生素的人工泪液，晚上要涂抗生素眼药膏，并密切注意有无暴露性角膜炎。

【手术并发症及处理】

1. 术中分离额肌，制作额肌瓣时要注意防止损伤眶上神经，操作的关键是要避开眶上切迹。

2. 手术制作额肌瓣时不要损伤供应额肌的血管和支配额肌的神经(面神经颞支)，血管和神经者是从眉弓上 5mm 以上的外侧方进入，因此在颞侧向上剪开时一般在额肌游离缘向上剪 10~15mm 尚未到达血管和神经进入位置。

3. 在额肌与皮下组织或与骨膜之间分离时，往往出血较多，特别基麻患儿术前为减少分泌物加用阿托品时，因此要注意充分压迫止血，防止形成血肿，影响外观及手术效果。

4. 夹持和分离额肌时要注意防止夹伤和剪断额肌，影响术后肌力。如有剪破，应该将肌肉缝好，制作肌瓣时，肌瓣要位于睑中央，否则术后外观受影响，分离额肌要充分，如肌瓣过短，则与睑板固定困难或缝线后睑裂太大。

5. 与睑板固定缝合的注意事项与上睑提肌缩短相同。本手术在睑板上方 1/3 较合适。因为这种方法无须靠肌瓣前移来加强肌力，也不要刚好缝在睑板上缘，因为稍不注意，会引起睑变形，缝合时不要缝穿睑板使缝线露在睑结膜面、损伤角膜。术后出现睑内翻、倒睫是肌肉缝于睑板上缘所致。当肌肉一拉紧睑板即导致睑外翻，是缝合位置太前引起。如睑缘一侧过高，可能是三针缝线位置分布不佳，中央一针不在中央或缝线某一针没有系紧或三针松紧不一致所致。

【手术要点及注意事项】

1. 额肌肌力要正常　因为本手术是直接利用额肌肌瓣悬吊，提起上睑，额肌肌力是否正常是决定手术成败的关键。临床实践中发现上睑下垂患者，由于长期借用额肌肌提睑，因此额肌肌力较好，对手术是有利条件。尽管如此，术前应作额肌肌力检查，方法是让患者向下注视，额肌放松情况下，在眉弓下缘中央作一标记点，将米尺与眉弓垂直放置 0 点对准标志点位置，然后令患者皱额，尽量向上看，此时额肌收缩，眉部上提，标记点上移的毫米数即为额肌活动幅度。正常人额肌活动幅度平均为 7.92~2.74mm。我们测得的数据平均为 8~15mm。一般额肌活动幅度在 8mm 以上，即可认为有条件作此手术。

2. 制作额肌肌瓣时要细致　分离额肌时尽量不要损伤额肌，要在额肌与眶部眼轮匝肌处半额肌与眼轮匝肌分开，形成游离缘，如果分离位置向上移使额肌肌瓣变短，不易前移，如两侧剪开太高易损伤供应肌瓣的血管和神经。额肌瓣要前短后宽成倒梯形，前面宽约 15mm 而且刚好位于眼睑中央。

3. 不要错把脂膜层当额肌　额肌和额骨滑膜之间有一层脂膜层组织，呈黄色脂肪状但较眼睑或其他地方见到的脂肪色深且致密，有很多纤维样组织。它和额肌不同之处是额肌有肌纤维组织，颜色偏红。

4. 缝合时出现内翻　主要原因是额肌和睑板缝合时位置偏上，在睑板向后提起时，引起睑缘向内倾。其次是睑皮肤切口偏上，缝合时虽然缝线经过睑板但亦无法将睑缘牵引及使将睫毛角度提高。这时只有适当切除前唇多余皮肤。第三是分离眼轮匝肌肌束时太近睑缘，以至破坏了形成睫毛正常角度的肌肉组织，此时只有重新调整睑板缝线位置才能保持睫毛的适当角度。泪小点与内眦角之间睫毛内翻是因没有睑板，故无法用过睑板缝合去矫正。最后是缝合内眦一针过内眦韧带缝合，用力结扎，通过内眦韧带牵引将内翻睫毛角度纠正。

5. 全麻病例　注射阿托品等辅助药物前一定要对术眼做出手术时所需的标志。

十一、增强 Müller 肌力量的手术

最具代表的手术方法为睑板 - 结膜 -Müller 肌切除术(Fasenella-Servat 手术)，其通过缩短 Müller 肌以增强 Müller 肌的力量而提高上睑。

【适应证】适用于提上睑肌肌力≥10mm，下垂量在 1.5~2.0mm 的先天性上睑下垂、腱膜性上睑下垂以及 Horner 综合征的患者。

【术前检查】为了判断术后效果，术前应做 Müller 肌功能测定，即去氧肾上腺素试验。如试验证明上睑可提高到理想位置，则术后效果满意。

【手术步骤】

1. 作皮下及穹隆部结膜下浸润麻醉。

2. 用眼睑拉钩翻转上睑，用有齿镊夹住睑板上缘向下牵引，再用两把弯血管钳夹住睑板上缘及穹隆部结膜，两把血管钳尖端在睑板中央相遇[图 4-12-7(1)]。特别注意两侧要夹住睑板，否则术后会造成中央部高、两侧特别是鼻侧过低的情况。被夹住的组织包含睑板、结膜及 Müller 肌。

3. 将带有 5-0 号尼龙线的针从相当于上睑皱襞的颞侧端皮肤面进针，在血管钳上面的穹隆部结膜出针，然后从后向前、从前向后沿着血管钳上面贯穿所夹组织作连续缝合，针距 2~3mm，再从上睑皱襞的鼻侧端皮肤面出针[图 4-12-7(2)]。

4. 去除血管钳，沿血管钳所夹印记剪除部分睑板、结膜及 Müller 肌[图 4-12-7(3)]。

5. 收紧 5-0 号尼龙线，用短胶布将尼龙线两端分别固定在内外眦部皮肤面。为避免倒睫形成，可在手术同时做

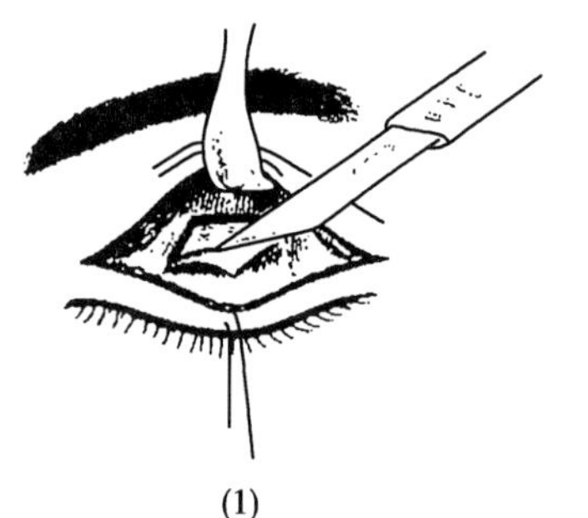

(1)

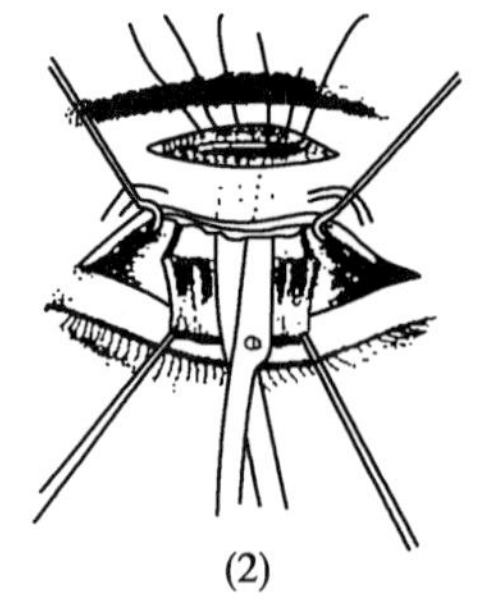

(2)

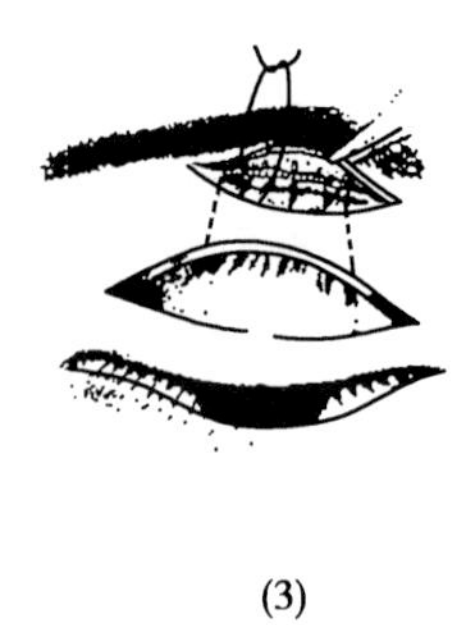

(3)

图 4-12-7 睑板 - 结膜 -Müller 肌切除术

一双重睑成形术（切开法或小切口切开法）。

6. 结膜囊内涂抗生素眼膏，轻加压包扎。

第十三节 眼睑松弛矫正术

依据其病理生理变化眼睑松弛可分为两类。

1. 眼睑松弛症 眼睑松弛症（blepharochalasis）是一种原因不明、少见的眼睑皮肤异常。可见于任何年龄，但最常见于中青年，女性多于男性，有家族史，通常发生在上眼睑。患者有反复发作性的皮肤血管神经性水肿病史。其特征为眼睑皮肤萎缩变薄，皮肤皱纹增多，合并眶脂肪垂脱。

2. 老年性眼睑皮肤松弛 老年性眼睑皮肤松弛（senile dermatochalasis）是一种老年人常见的眼睑皮肤异常，随年龄增加愈加显著。眼睑皮肤松弛垂脱呈袋状，即所谓的睑袋。在上睑皮肤松弛垂下，使睑裂变形变窄，可形成真性或假性睑下垂。松弛的皮肤变薄而失掉弹性，眶隔松弛致眶脂肪垂脱，眶隔过度扩张而破裂，可能液体积聚在皮肤与眼轮匝肌之间，使眼袋更为显著。睑皮肤松弛常伴有睑缘位置异常，眉毛下垂。

眼睑皮肤松弛手术治疗，除严重的皮肤垂脱，遮住视线或合并睑缘位置异常者，其手术的目的仅仅为切除过度伸展的皮肤改善面容。而且手术治疗并不能阻止皮肤病变的继续发展。

手术前应详查有无高血压、严重心脏病、糖尿病、化脓性病灶等全身病。如存在上述全身病应暂缓手术或经治疗待病情稳定后再手术。

一、上睑成形术

【手术方法】

1. 术前取坐位状态，嘱患者自然闭眼，将上睑略向上拉紧，用甲紫液画出上睑皱襞标记及皮肤的下切口方向线。通常距上睑缘 5~6mm，近内眦要靠近睑缘较低，睑裂中央最高，至外眦距睑缘的距离不应减少而略斜向颞上方。用无齿镊子夹持皮肤拟定切除皮肤范围，以不出现睑外翻或睑闭合不全为妥，用甲紫标记出皮肤的上方切口走行线[图 4-13-1（1）、（2）]。

2. 滴表面麻醉药于结膜囊内以 2% 利多卡因做手术区局部浸润麻醉。

3. 将眼睑垫板插入上结膜囊后，助手用手将睑皮肤拉紧，用手术刀或尖刀片按甲紫液所标记切除皮肤。内侧起于上泪点，外侧终于上睑外眦角外 4~5cm 处。

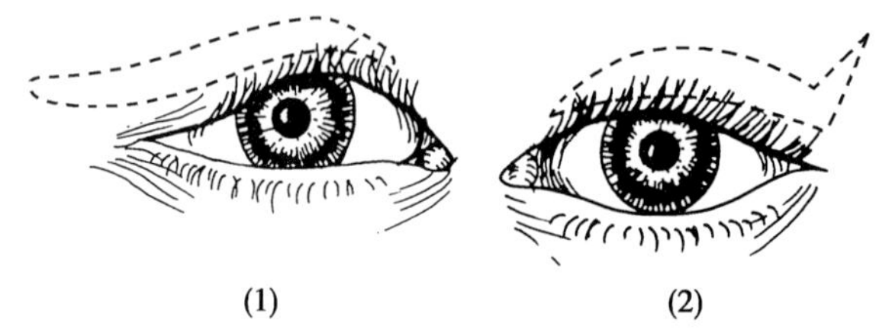

(1) (2)

图 4-13-1 上睑松弛矫正术

4. 用剪刀分离皮下组织，剪去少许睑板前眼轮匝肌（图 4-13-2）。如眶隔松弛有眶脂肪突出，则应切开眶隔，剪除部分的眶脂肪。钝性分离眼轮匝肌暴露出眶隔，在眉下缘和睑板上缘中间，于眶隔薄弱处上孔内或上孔作水平或垂直小切口。轻轻压眼球，令眶脂肪自然疝出，切忌用镊子牵拉脂肪疝出。用蚊式血管钳夹持疝出脂肪，剪除脂肪后在其剪除缘电灼止血，检查确定已止血后，让残端缩回眶内。用 5-0 丝线重叠缝合眶隔切口（图 4-13-3）。

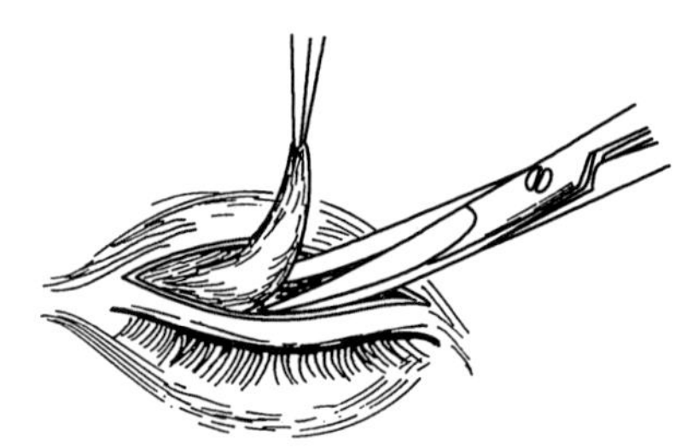

图 4-13-2 剪除眼轮匝肌

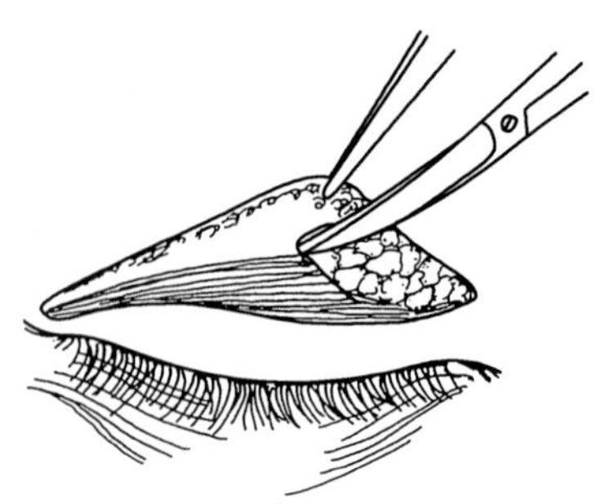

图 4-13-3 剪除部分眶脂肪

5. 皮肤切口用 5-0 丝线作间断缝合，缝合时应按重睑术要求，缝线需过睑板上缘。

6. 术后加压包眼，48 小时后第一次换药，术后 5~6 天

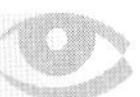

拆线(图 4-13-4)。

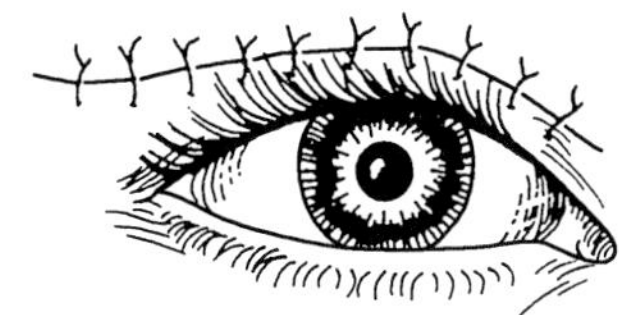

图 4-13-4 缝合皮肤切口

二、下睑成形术

1. 术前取坐位状态,从下泪点稍颞侧,距下睑缘 2~2.5mm,作平行睑缘全长的皮肤切口,至外眦角皮肤切口向颞下方伸延切口 1~1.5cm,沿此拟定的切口走行方向用甲紫液作标线。

2. 局部麻醉及表面麻醉用药同上睑手术。

3. 按甲紫液标线做皮肤切口。在皮肤切口缘作上下两条牵引线,便于扩大手术野暴露眶隔[图 4-13-5(1)]。

4. 在眼轮匝肌与睑板间进行分离至眶下缘,即睑袋下缘。如有眶脂肪突出,眶隔松弛,应切开有眶脂肪突出处的眶隔,或分别在内、中、外三处切开眶隔,切除疝出的脂肪团块,切除方法如上睑手术方法。重叠缝合眶隔切口[图 4-13-5(2)]。

5. 将皮肤切口的颞侧端向颞上方牵拉,切除多余的皮肤。用 5-0 丝线间断缝合皮肤切口。外眦处皮肤切口缝合线最好过外眦韧带,使皮肤固定的更好[图 4-13-5(3)]。

6. 术后加压包扎绷带,48 小时后第一次换药,5~6 天拆除缝线,外眦角 1 针 7~8 天拆除[图 4-13-5(4)]。

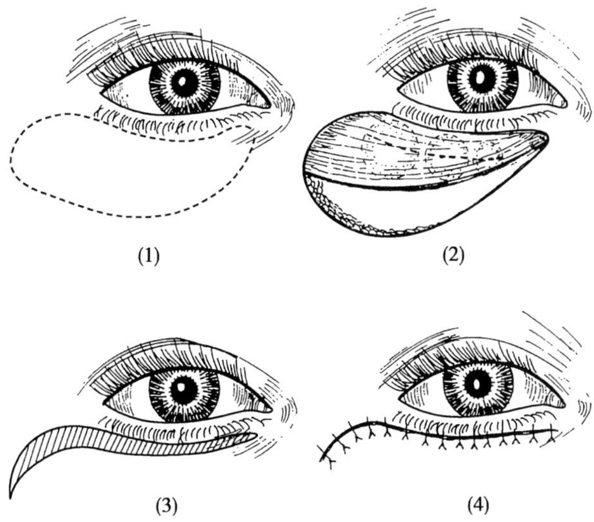

图 4-13-5 下睑松弛矫正法

【并发症及其处理】

1. 术后如患者有眼胀痛和外突的感觉,应拆开包扎绷带是否眶内发生血肿,尤其是年龄较大或有高血压病史、糖尿病者更应注意。如有眶内出血,应即刻打开眶隔找回脂肪团块的残端,查找活动性出血点,再充分止血,止血后看情况放置引流条否。切除脂肪要确切止血。

2. 注意预防网膜中央动脉或静脉栓塞,因过多切除眶脂肪致眼压骤降,故切除眶脂肪要适量,术后出血过分加压包扎眼也可以引起动脉阻塞,故加压包扎的压力要适中,不可过分加压。

3. 上睑皮肤松弛矫正切除皮肤量过大时常发生睑闭合不全,而致角膜损伤。通常少见。皮肤切除量应适量,术前作好切除范围标记。如下睑手术切皮过多常致睑外翻,轻度者提早拆线后可逐渐恢复正常,如睑外翻较明显,拆线后仍不消失,则应手术矫睑外翻。

4. 亦可发生上睑皱襞较高或过低,两眼不对称等,应待拆线后睑肿胀消除,再作评定上睑皱襞是否满意,如皱襞高度不理想,可在拟切口处重新画线标记,切除前次皮肤切口瘢痕及分离皮下组织,重新作睑缝合术。

5. 如出现眼球陷没或损伤眼外肌等则罕见,则难以处理,应在术中切除眶脂肪时切记要适量,宁可保守些不应过量,另外在术中分离组织操作中要有层次,切勿粗暴行事致解剖层次混乱,损伤周围组织。

6. 圆眼综合征 外眦角圆钝由外眦韧带松弛和外侧皮肤切除过多而引起下睑外眦处的垂直张力过大导致外眦角变为圆钝,外眦角轻度向内、向下移位。大部分患者可通过外眦韧带固定或将下睑板固定于外眶缘骨膜上取得较好的效果。

7. 溢泪 眼睑水肿、切除轮匝肌后轮匝肌泵功能减弱可引起暂时性溢泪;如内侧皮肤切除过多、切口接近下泪小点致术后瘢痕牵引、下睑外翻或术中损伤泪小管等均可引起术后溢泪。预防在于应掌握皮肤的切除量、注意勿损伤泪小点和泪小管。暂时性溢泪可在术后数日至一周缓解,无须特殊处理。永久溢泪需要手术治疗。

8. 外眦角下垂 外眦部切口线离外眦角水平中线太近,甚至切口线超过水平中线以上;外眦部皮肤肌肉切除过多。当皮肤切口缝合时,由于皮肤向下牵拉及愈合瘢痕收缩,将外眦角向下牵拉,导致外眦角下垂。外眦角切口线设计的正确方法是:切口线达外眦角时,转向外眦角外下方,顺鱼尾纹方向延伸 5~8mm。切口线斜向下方时不能超过外眦角隐沟,以避免术后牵拉上睑及导致外眦角下移。术中外眦部皮肤肌肉切除量要适中,避免过量。处理:轻者不需要处理,重者在术后 3~6 个月行“Z”形皮瓣转移外眦成形术。

第十四节 眼睑缺损的手术治疗

正常的眼睑是眼球的最外层屏障,其结构轻薄,活动性好,特有的瞬目功能可起到避免异物和外伤,均匀涂布泪液于眼表,帮助泪液循环和清洁角膜的作用。因此眼睑缺损的修复与重建是眼部整形手术中的一个重要组成部分,重建眼睑缺损的目的是恢复眼损睑的正常解剖结构和功能以达到保护眼球的目的。根据病因眼睑缺损可分为先天性和后天性两种,先天性多由胚胎发育过程中出现异常而造成,包括先天性睑缺损、隐眼畸形发育不良型等;后天性可见于各种外伤(包括挫裂伤、烧伤、化学伤、切割伤等),以及手术切除所致缺损等。最常见的是各种赘生物,肿瘤切除后遗留的缺损区。无论是先天性还是后天性都会影响容貌,并可能会造成暴露性角膜炎甚至失明,因此需要及时加以修复。

眼睑的结构从组织上由7层组织构成，但是临床上习惯以灰线为界，将其分成前后两层，前层包括皮肤、皮下组织、轮匝肌和肌下组织，后层包括睑板、Müller肌和黏膜。根据缺损涉及的层面可分成前层缺损、后层缺损和全层缺损。根据缺损范围，一般以1/2睑长度为界，可分为部分缺损、亚全和全层缺损。眼睑重建的手术方式取决于眼睑缺损的部位和面积。眼睑缺损的修复方法大致可以分为直接缝合、皮瓣修复、复合组织瓣和游离的移植物重建。

一、眼睑前层缺损的修复

眼睑前层包括眼睑皮肤、皮下组织和眼轮匝肌。睑前层缺损修复主要是指皮肤缺损的修补。皮肤缺损修复主要有以下几种方法：

1. 直接缝合　范围较小的浅层缺损，小于或等于1/4眼睑的全层缺损，甚至是1/3的全层缺损都可以使用直接拉拢缝合，这主要取决于眼睑的张力。例如老年患者，皮肤较松弛，缺损小，位置又比较靠上，直接缝合后不会出现继发性的睑外翻，闭合不全者，就可采用直接缝合。缺损靠近睑缘的病例，可将缺损区修剪成三角形，切开两侧灰线，充分分离两侧创缘后拉拢缝合。

2. 皮瓣修复　①滑行皮瓣：适用于睑缘完整而眼睑任何一部位尤其是眼睑中央皮肤的缺损。根据其滑行的方向可分为垂直滑行皮瓣、水平滑行皮瓣和带有旋转性质的滑行皮瓣。水平滑行皮瓣可修复较大的缺损，且由于其对眼睑没有垂直方向的牵引力，所以一般不会造成睑外翻。垂直滑行皮瓣适用于水平径大而垂直径小的眼睑缺损，最常用于上睑前层缺损的修复，因为上睑皮肤较下睑松弛，同时由于重力的作用而不易产生术后睑外翻。带有旋转性质的滑行皮瓣适用于累及睑缘的上睑内侧或中央的前层大缺损。比如颞侧半圆形皮瓣。②桥状皮瓣：适用于下睑窄而长的浅层缺损，而上睑皮肤又较松弛，可从上睑取得适量皮肤的病例。手术的关键是两侧皮蒂部切口要错开。③转位皮瓣：适用范围较广。方法是从睑皮肤缺损区外周适当位置，选取大小适中，带血管网或不带血管的网蒂状皮瓣，经旋转一定角度后，镶嵌于缺损区而进行睑皮肤修复。转位皮瓣可取材于附近的眼睑、颧部、额部、颞部以及鼻部，这些部位皮肤的色泽、质地都比较接近眼睑皮肤，可获得较理想的美容效果。常用的有颞部转位皮瓣法、内侧前额皮瓣法等。手术成功的关键是术前一定要设计好从哪里选皮瓣，如何旋转，供皮区的修补缝合是否影响整体外观，同时裁取皮瓣的长度和蒂部的宽度比例要适中，标准是1.5∶1，由于头面部皮肤血供较丰富，皮瓣长宽比例有时可达到2∶1或3∶1。缝合前要注意观察皮瓣颜色变化，缝合后皮瓣前端要压紧，但皮瓣蒂部不能压迫，以保证血运良好。转位皮瓣是目前修补眼睑1/2前层缺损最理想的方法(图4-14-1)。

3. 游离植皮　游离植皮适用于大面积缺损，或周围都是瘢痕，无法取皮瓣的情况。可取材于对侧眼睑、耳后皮肤、锁骨上皮肤、上臂内侧、腹部以及大腿内侧等。一般耳后、锁骨上、上臂内侧可选取中厚或全厚皮片。腹部和大腿内侧皮较厚，可选取表层皮片。游离皮片术后收缩明显，外观和功能都没有带蒂皮瓣效果好。

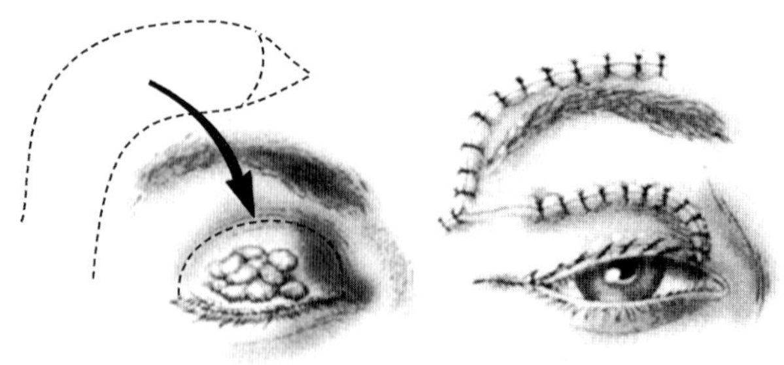

图4-14-1　皮瓣修复

二、眼睑后层缺损的修复

眼睑后层缺损指的是睑板与睑结膜的缺损，单纯的后层缺损较少见，往往与前层缺损同时发生而呈全层缺损。后层缺损修复的内容包括：

1. 睑板缺损的重建材料　①脱细胞真皮：来源于5小时以内死亡的供体皮肤，经消毒灭菌，用脱细胞液(胰蛋白酶-EDTA螯合剂)脱细胞，DNA酶、RNA酶等再次除去细胞成分后干冻硬化备用。脱细胞真皮坚韧，复水后质地柔软，可裁剪成任意形状。由于已经去除了主要引起免疫反应的细胞成分，其所保存的胶原纤维一般只有轻微的免疫反应。脱细胞真皮作为后层重建手术中睑板的替代物具有以下优点：材料容易获得，避免了受体自身取材的第二手术切口以及缩短了手术时间；脱细胞真皮具有较好的可塑性和弹性，复水后可任意裁剪；组织反应性低，术后反应轻，无排斥反应，无扭曲溶解现象；植入后与周围组织整合好，无移位；脱去细胞成分，减少了病毒寄宿的环境。因此，脱细胞真皮是一种较理想的睑板替代材料。②多孔聚乙烯(medpor)：它是网状聚乙烯材料，由高密度线状聚乙烯人工合成的，具多孔性，允许结缔组织及血管长入孔中，具有良好的组织相容性和稳定性，无致敏原、致热原，无排异，术后不被吸收；同时其强度随温度而改变，因此可根据需要多次塑形、切削。作为一种新型的人工合成材料，多孔聚乙烯在眼睑重建手术应用中具有很好的前景。③保存异体巩膜、硬脑膜等其他材料：异体巩膜是角移后留下的巩膜清除内容物及巩膜面残余组织后酒精脱水，低温保存。硬脑膜保存亦相似。异体巩膜是睑板替代材料中应用历史最长的材料之一，但是异体巩膜较软，术后容易被吸收。硬脑膜较异体巩膜坚韧，易裁剪，所以硬脑膜较异体巩膜好些。

2. 睑结膜缺损修补　①羊膜：来源于人体胎盘羊膜组织，是一种透明薄膜，与眼表上皮基底膜组织成分很相似，可以促进上皮细胞黏附移行，诱导上皮分化，还可分泌生长因子促进上皮生长。同时其移植反应小，容易获取，是修复结膜的理想材料。手术时，一般将上皮面朝上，基底面朝向睑板，缝合时带点睑板组织。

②唇黏膜：一般取自下唇全层口腔黏膜，其取材容易，不需要切削成特定形状，术后可被结缔组织取代，起到睑板和结膜衬里的双重作用，也是一种常用的修补材料。③硬腭黏膜：硬腭黏膜在生理上和睑结膜很相似，不仅能修复黏膜衬里，同时可以替代睑板的支架作用；且柔韧，能很好地帖服眼球，顺应眼球表面的弧度，适应眼球的功能性活动；术后收缩小，避免再次畸形。但是在组织学上确有很大的

区别，带有薄层角化上皮的硬腭黏膜会磨损角膜上皮，造成患者的刺激症状。④自体或异体结膜：对于某些范围较小的后层缺损，可将存留的结膜部分打开后重新组合以修补缺损区。

三、眼睑全层缺损的修复

睑全层缺损包括睑前层和后层缺损，根据缺损范围可分为部分全层缺损和全睑全层缺损。相应的，取修复方法亦有所不同。

1. 眼睑部分全层缺损　一般是指睑缺损小于1/2睑长度。主要见于先天性睑缺损、睑缘痣，良性肿瘤、早期小范围的基底细胞癌、切割伤或小范围的撕裂伤等，是临床上最常要处理的睑缺损类型。缺损可出现于眼睑的任何部位，修复的方法总体上大致相同，但根据缺损所在部位的具体解剖特点不同，细节处理上亦有所不同，比如靠近内眦部的缺损修复时要注意保护好泪小点、泪小管等。简单介绍两种修复方法如下：

(1) 睑断端、端端缝合法：适用于睑缺损小于或等于1/3睑长度。临床上见于睑缘痣切除术后，少量外伤等。修复时，可将缺损区修剪成底朝向睑缘的三角形或五角形，然后睑缘对睑缘缝合，缘尖部缝两针，一般以灰线为界，前后各缝一针，缝针要过睑板组织，入针和出针距断缘2mm左右，睑板缝两针（埋线），最后缝合皮肤。第一针在睫毛最后一排毛根部开始，以后每隔3~5mm缝一针。重睑线上的一针要带眼轮匝肌同时要钩到睑板组织，这样不但可以对合良好而且还能形成一连续重睑线。张力较大时，采用Wheeler法，即眼睑劈裂错位缝合法，将眼睑的前后层创口错开缝合，可防止日后瘢痕收缩引起的睑缘切迹、眼睑成角畸形。为了避免造成术后眼睑的畸形以及睑缘线结的摩擦造成患者的不适，去年Perry和他的同事对这种方法进行了改良，他缝合了睑板之后，用6-0含铬肠线垂直褥式缝合睑缘，打结后不剪断缝线，直接用这条线去连续缝合皮肤。这样线尾就不会摩擦到角膜，同时可使睑缘轻轻外翻（图4-14-2）。

(2) 转位皮瓣法：即借用颞侧半圆形滑行皮瓣向内侧顺移以修补缺损的眼睑，缺损大于1/3且小于等于1/2。不管缺损是发生于上睑还是下睑，内眦侧还是外眦侧，都可以采用这种方法进行修复。眼睑大面积的全层缺损一般需要

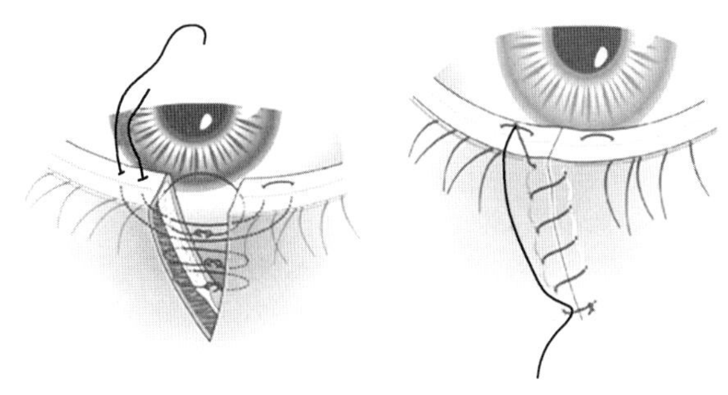

图4-14-2　直接修复

做复合组织瓣移植，包括Tenzel旋转皮瓣、滑行睑板结膜瓣、Culter-Beard瓣、Mustarde瓣、Hughes瓣。

手术方法简介如下：首先切开外眦角，修复上睑时皮肤切口采用下睑（或上睑，用于修复下睑时）缘半圆形延长线，切口长度视缺损长度而定，深度要贴近骨膜，同时断开外眦韧带的上支（或下支，修复下睑时用），使得皮瓣的滑行范围扩大，然后将断端对合，分层缝合，在系紧缝线之前先形成外眦角，按对侧眼睑长度定出外眦角的位置，过下睑（或上睑缘）离下睑缘外眦韧带2~3mm出进针，过皮层组织从上睑皮瓣预定的外眦角点出针，将游离的外眦角球结膜缝于新外眦角和新上睑皮瓣游离缘上，然后才系紧缝线。为了防止术后缝线绷脱，术中滑行皮瓣的松解一定要充分，断端组织对合准确，睑板缝线和睑缘缝线一定要确保缝到睑板组织上，术后加压包眼4~6天。此法修复后外侧睑缘会没有睫毛。

Tenzel旋转皮瓣适用于缺损宽度在眼睑长度的1/4到1/2，修复后外侧睑缘会没有睫毛，同时对于缺损在1/2以上者，只能修复缺损区的肌肉和皮肤层，睑板和结膜层还需要用其他替代物修复（图4-14-3）。

滑行睑板结膜瓣适用于水平方向缺损较大，而垂直方向缺损较小的眼睑缺损。常用于上睑缺损的修复，但也有人尝试用于下睑的修复，并取得较好的效果。宋晏平等报道了5例下睑大范围肿瘤切除后眼睑的重建，并认为其有创伤小、取材方便、移植瓣易成活等优点。

2. 睑重建术　大于1/2或全睑全层缺损，包括前层、后层缺损。

(1) 保留睑缘的睑板移行下睑重建术（Hughes下睑再

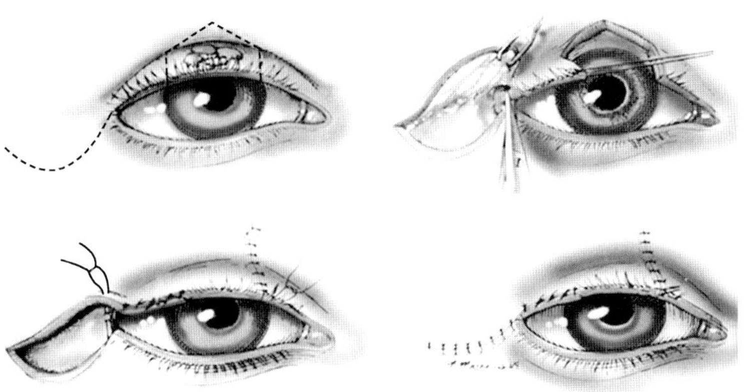

图4-14-3　Tenzel旋转皮瓣

造术,图 4-14-4):即利用上睑睑板、睑结膜滑行替代下睑缺损的内层,同时游离植皮或转位皮瓣修复下睑前层的方法。方法如下:翻转上睑,在缺损相对的上睑睑板下沟处按下睑缺损长度将上睑结膜睑板平行于睑缘切开。再在切口两端做垂直睑缘切口,切断睑结膜睑板至穹隆部,在睑板与眼轮匝肌之间钝性分离,获取上睑睑板结膜瓣,并将其下移插入下睑缺损处,分层缝合。下睑前层缺损则按照上述所讲前层修复的方法进行。3 个月后,沿睑缘切开睑板结膜瓣,修整切缘,以免摩擦角膜。

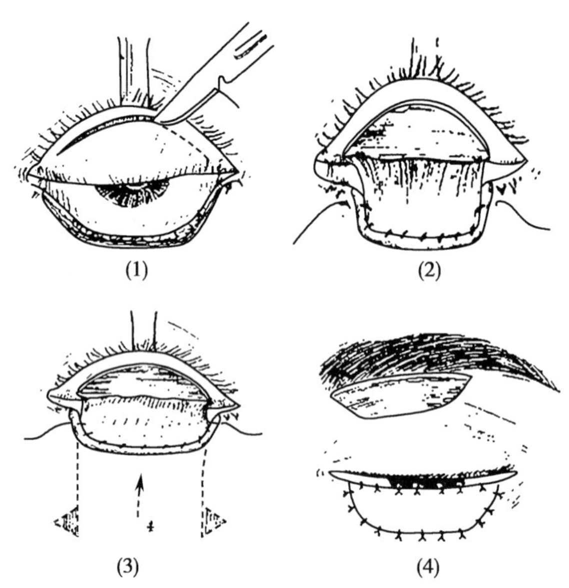

图 4-14-4 Hughes 法修复下睑缺损

(1)距睑缘 3mm 处切开结膜及睑板;(2)制作上睑睑板结膜瓣;(3)将上睑睑板结膜瓣滑行于下睑缺损区;(4)6-0 可吸收线分层对位缝合

(2)上睑重建术:包括前层和后层缺损的重建。Culter-Beard 瓣(图 4-14-5)是重建上睑缺损较经典的方法,一般需 2 期完成。方法是:在离下睑缘 3mm 处,按上睑缺损长度平行于睑缘切开下睑全层,在切口两端做垂直于睑缘的全

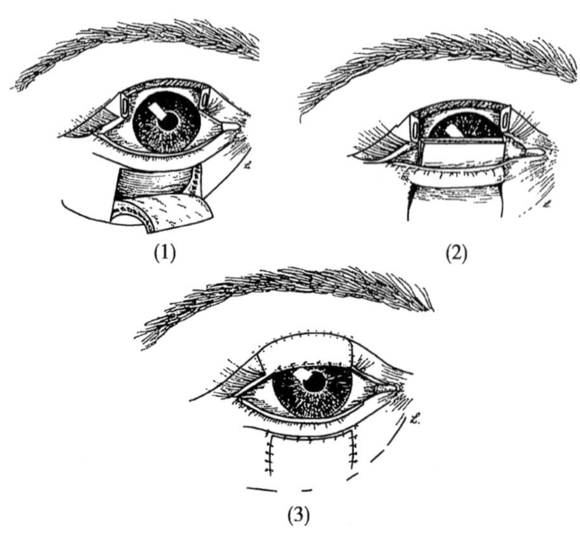

图 4-14-5 Culter-Beard 瓣

层切口,切口长度视上睑缺损高度和皮肤张力而定。形成的游离瓣穿过桥状睑缘插入上睑缺损区,在睑板面钝性分离该游离瓣成前后两叶,将提上睑肌缝于睑板上,其他组织相应分层缝合。下睑睑缘与皮肤相贴的结膜面垫一凡士林纱条,术后加压包眼。2 个月后参照健眼睑裂位置切开睑裂,重新形成上下睑缘。由于传统的做法是不移植睑板,因此会造成眼睑内翻,睑缘畸形等并发症,对于大的缺损常需要附加植入睑板替代物。常用的替代物有异体巩膜、耳廓软骨、异体睑板等。

对于较大面积的眼睑缺损,后层的重建常常需要采用各种各样的替代物,比如硬腭黏膜、耳廓软骨、鼻中隔软骨黏膜、异体巩膜、异体睑板、跟骨腱以及较新的脱细胞真皮。

硬腭黏膜最常用于修复睑结膜大范围的缺损,去年曾有国外学者报道用单一块硬腭移植片重建上下睑的缺损,手术分 2 期进行。先将硬腭移植片缝于上下睑缺损区,2 周后在睑裂相应的位置上切开移植片,使上下睑分开,并用颊黏膜覆盖创缘,术后效果良好。硬腭黏膜在生理上和睑结膜很相似,不仅能修复黏膜衬里,同时可以替代睑板的支架作用;且柔韧,能很好地帖服眼球,顺应眼球表面的弧度,适应眼球的功能性活动;术后收缩小,避免再次畸形。但是在组织学上却有很大的区别,带有薄层角化上皮的硬腭黏膜会磨损角膜上皮,造成患者的刺激症状。

耳廓软骨、鼻中隔软骨黏膜也常作为眼睑重建的材料,Hashikawa K 和他的合作者应用耳廓软骨条重建全下睑缺损,他采用两点固定法直接将软骨条固定于内眦韧带和颞侧眶缘,而没有固定于下眶缘。这个方法已经被广泛应用,因为这样可避免软骨翘曲和移植物暴露。耳廓软骨不仅可用于修复眼睑缺损,还可用其来修复内眦缺损。异体巩膜、跟骨腱都有报道用于眼睑缺损的重建。最近较新的技术是利用脱细胞真皮原位重建眼睑,称为眼睑原位重建术。即利用各种生物材料、人工合成材料直接在缺损区重建眼睑,而不需要转移缺损区周围眼睑组织的方法。一般前层重建用游离皮片,或远端皮肌瓣,睑板重建用脱细胞真皮、异体巩膜、耳软骨、硬腭黏膜等,睑结膜重建用羊膜、唇或颊黏膜等。脱细胞真皮可塑性、弹性皆好,光滑的基底膜面能加速上皮化,手术时间短,避免了第二手术切口,术后反应轻,是重建眼睑后层的选择之一。

第十五节　重睑术

重睑者即上睑皮肤距睑缘 5~6mm 处有皱襞俗称“双眼皮”,上睑无皮肤皱襞即“单眼皮”。重睑的形成是由于提上睑肌腱膜纤维附着在睑缘上方 5~6mm 处睑皮下,当睁眼时,由于提上睑肌收缩,上睑皮肤形成皱襞而称重睑。上睑是否出现皱褶除提上睑肌附着在睑皮肤位置,尚有睑皮肤厚度,眶脂肪丰满情况、有无睑赘皮或内眦赘皮严重,睑板前眼轮匝肌或脂肪存在的状态等诸因素的影响。

上睑有无重睑对眼睑功能或视功能无影响,从医疗上看,重睑术是选择性美容术。

重睑术的手术方法有两类,皮肤切开法和单纯缝线法,后者又可分为皮肤缝线法和埋藏缝线法。一般条件下三种手术方法效果无明显差异,在睑皮肤松弛,皮下脂肪多

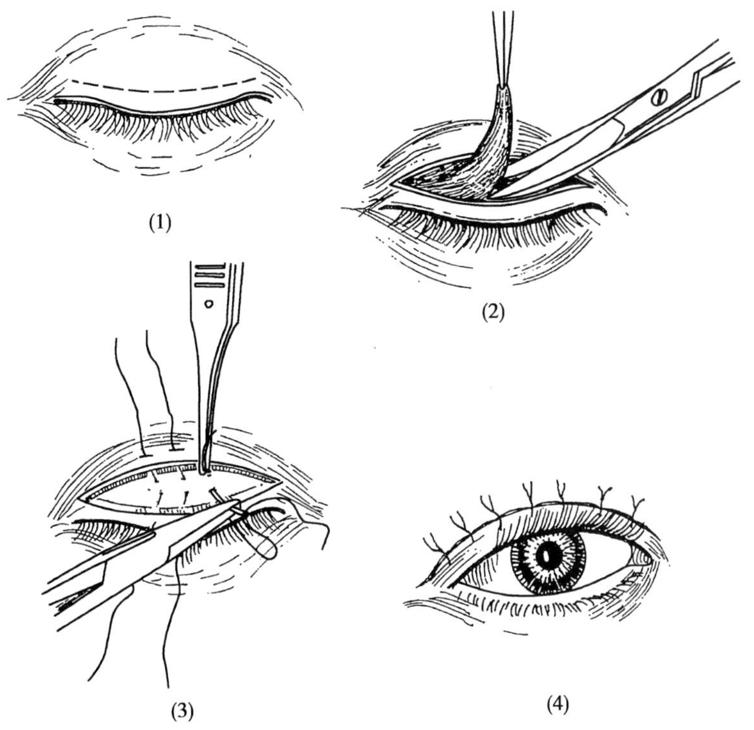

图 4-15-1 重睑术皮肤切开法

时，以皮肤切开法为宜。

【术前准备】

1. 了解要求手术的动机和原因，术前心理状态，以及各种要求。

2. 根据受术者的面型、上睑形态、眼部其他状态、年龄、职业等设计重睑高度、弧度和长度。

3. 注意身体健康情况，有无手术禁忌证，如高血压、糖尿病、瘢痕体质、身体各部分有无化脓性病灶、出凝血时间异常，女性经期等。

4. 术前眼部(双眼)常规照相。

5. 将回形针一端做成弧状 坐位状态下用回形针弧状端将睑皮肤顶起测试重睑的位置，经反复测试后设计一个重睑的高度、弧度、长度，并征求受术者的意见，然后用甲紫液作出标记再观察双眼是否对称、位置、长度、弧度是否适当。

【手术方法】

1. 按术前设计用甲紫液标记皮肤切口的位置、长度和弧度。双侧一定要对称。

2. 用 0.5% 丁卡因作表面麻醉，2% 利多卡因作局部浸润麻醉。

一、皮肤切开法

1. 将涂有抗生素眼膏的眼睑垫板插入上方结膜囊内，用左手指固定外眦部拉紧睑皮肤。沿设计的标志线切开皮肤。分离皮下组织、切除少许切口处的眼轮匝肌暴露睑板，如睑板前有脂肪组织将其剪除[图 4-15-1(1)、(2)]。

2. 如果眶脂肪膨出或眶隔较低脂肪堆积时，应打开眶隔剪除多余的眶脂肪，充分止血后缩回脂肪断端，重叠缝合眶隔。

3. 整理皮肤切口，切除多余的皮肤，然后用 5-0 丝线过睑板间断缝合皮肤切口[图 4-15-1(3)、(4)]。

4. 术后加压包眼，48 小时后第一次换药，6~7 天拆线。

二、褥式缝线法

1. 画出设计的标志线及麻醉同上。

2. 取 0 号带双针黑丝线，翻转上睑，由上穹隆部结膜内、中、外三处作三个褥式缝合，绕过睑板前面，从皮肤标志线处出针。针距 3~4mm，拉紧缝线观察三组缝线出针弧度是否合适，打结时下方垫以胶粒、结扎缝线力量要均匀，避免出现角状畸形[图 4-15-2(1)、(2)]。

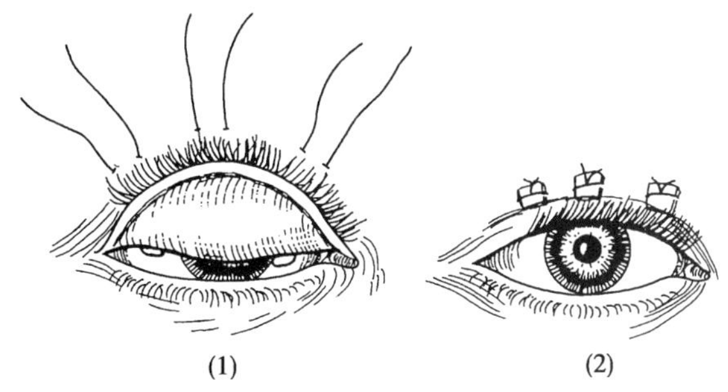

图 4-15-2 重睑术褥式缝线法

3. 包眼垫隔天换药，8~10 天拆线。

三、埋藏缝线法

埋藏方式有多种。一种是全层褥式缝合，缝线埋藏于结膜和皮下。手术前画线，注射麻醉药均与上面所提相同。在上穹隆和上睑皮肤标志线上中央、中内 1/3、中外 1/3 处，作三个小切口，切口介于 1~2mm 间，用带双针尼龙线从结

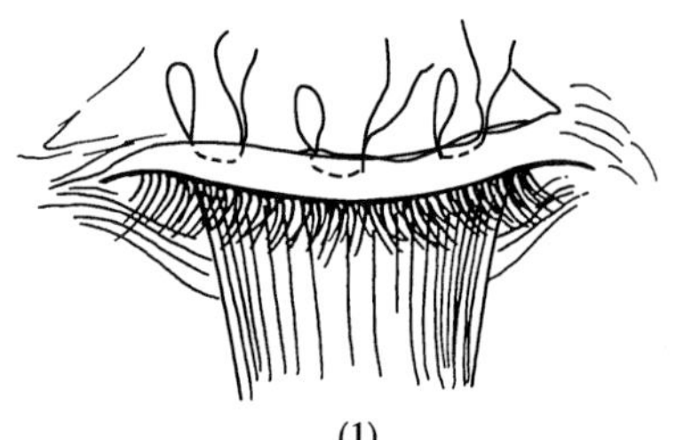
(1)
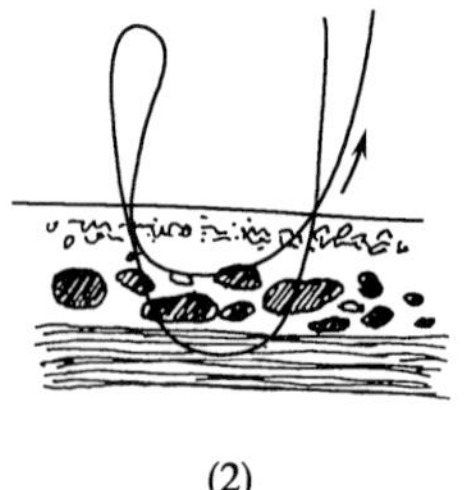
(2)
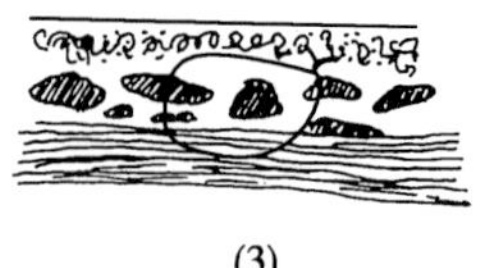
(3)

图 4-15-3　重睑术埋藏缝线法

膜面切口进针，经过睑板在前面从皮肤面相应切口出针，结扎后线结面埋于切口皮下，将皮肤小切口对好，让其自然愈合（图 4-15-3）。

另一种埋藏缝线法是在睑板浅层和皮下组织之间缝 2~3 个褥式缝合，缝线埋于皮下。手术前画标志线同前。在标志线中部用带双针 0 号尼龙线或 5-0 丝线从 a 点皮肤入针过睑板前组织从 b 点出针，然后换另一针从 a 点入针经皮下组织再在 b 点处出针，然后按同样方法以内中 1/3 和外中 1/3 交点为中点各按第一组方法两边各缝一针（亦可只在内中 1/3 和外中 1/3 交点为中点各缝一组约 8mm 一样褥式埋藏缝线），拉紧结扎，检查睑褶深度，睑褶弧度认为合适后结扎紧，尼龙线一般要系 4~5 个结，拉紧线尾，紧贴线结尾部剪断，让线结自然从针口缩入埋于组织中（如果用黑丝线，系 3 个外科结），亦拉紧线尾剪断，让线残端自然缩入。有时线结较大，无法通过针口自然缩入则需用针尖帮助将线结埋入。

（一）手术可能发生的问题

1. 重睑术是一种选择性手术。手术者从重睑设计到进行手术每一个步骤和术后护理与观察，应做到认真、细致、准确，防止工作中失误，以免增加患者痛苦甚至终生遗憾。

2. 设计重睑高度、长度和弧度，要充分尊重受术者意见，而且以受术者为主。

3. 手术结束时如果发现重睑过高过长过短，角状畸形等应马上给予矫正，不要等待。

4. 如术后发生感染，缝线脱落，发现后应及时治疗。所得结果与设计不吻合，重睑消失，变窄、变短变长或畸形，需要重新手术调整则要等待第一次手术后 3 个月再进行手术整形。

（二）术后并发症

1. 两侧重睑不对称　由于切开皮肤时走样、去除皮下组织及轮匝肌不一致、缝线过睑板处高低不一等原因。处理：待 3~6 个月后重新设计、手术。

2. 重睑襞长短不一　缝线法的缝线过于集中在中间，两端无柱状牵拉力，或拆除过早所致。处理：在不全段加针缝合，或用切开法切除适量皮下组织并深挂缝合。

3. 重睑皱襞消失　缝线法缝线太细或过早拆除，埋线法未挂上睑板或线结松脱。处理：重新设计用切开法再造重睑。

4. 三角眼畸形　切开法内外眦部未到位，中段缝线挂在提上睑肌腱膜上，或外眦部松弛皮肤及眶脂肪去除量不够。处理：重新设计画线，切除多余皮肤组织或去除眶脂肪。

5. 重睑过低或　术中画线设计过低，切开时刀走样或缝合时挂睑板太低。处理：如重睑皱襞下方皮肤呈堆积状，可在原瘢痕线上切开皮肤，充分分离使切口下方皮肤展开，切除切口处睑板上瘢痕组织，缝挂睑板要尽量高些。如原重睑下方皮肤不松，应待一年瘢痕软化后在皱襞线上方重新设计切开，在皮下小心分离切口瘢痕粘连并切除瘢痕，重新按重睑常规缝合。

6. 重睑过高　由于设计过高，画线时皮肤过松，或切开时手术刀走样，缝合时吊挂太高所致。处理：矫正重睑过高有一定难度，越高修改越困难。高度在 9mm 以下可按重新设计的重睑画线切开皮肤，分离剪除部分睑板前组织，彻底松解轮匝肌和提上睑肌之间的瘢痕粘连，直至原重睑皱襞消失为止。重睑高度在 10mm 以上时，在轮匝肌下及皮下分离时，两层高度要超过原重睑皱襞粘连区 5mm，目的是彻底松解原重睑粘连带，并使两粘连层错位，消除原来的重睑皱襞。然后按重睑常规间断缝合皮肤。

第十六节　眼睑退缩矫正术

眼睑退缩是指原位注视时，上睑缘或下睑缘超过正常位置，致使上方角膜缘或巩膜暴露。眼睑退缩多见于上睑，也可上下睑合并出现，其危害除了造成角膜和结膜暴露、干燥、角膜上皮脱落甚至浸润外，由于睑裂增宽，也造成美容上的明显缺陷。

一、上睑退缩

【术式选择】术前需根据退缩程度不同采用不同的手术方式。轻度退缩者可以采用 Müller 肌部分切除法获得 2mm 的矫正量；重度退缩者在切除 Müller 肌基础上将提上睑肌腱膜做部分切除以获得更大的矫正退缩量；对于大于 5mm 的重度患者，必须切断 Müller 肌和提上睑肌腱膜，通过后徙延长获得矫正效果。实际手术量需要术者自己控制，术中需要不断观察眼睑的位置，以免过矫或欠矫。

【手术方法】

1. Müller 肌切除术

（1）上穹隆部结膜下做局部浸润麻醉。

（2）睑缘做牵引缝线，开睑钩开睑暴露穹隆部。

（3）外侧穹隆部结膜做 10mm 长的垂直切口，钝性分离至 Müller 肌与穹隆部结膜。

（4）内侧穹隆部结膜做 10mm 长的垂直切口，沿睑板上缘水平剪开结膜，将结膜瓣向上翻转，充分暴露 Müller 肌后表面。

(5) 找出 Müller 肌，用眼科剪在 Müller 肌与提上睑肌腱膜之间充分钝性分离。分离范围达距离睑板上缘 10~12mm 处。

(6) 在睑板上缘切断 Müller 肌，将分离区肌肉全部切除。

(7) 瞩患者坐起，观察两侧眼平视时睑裂是否对称，如果仍然偏大，继续在睑板上缘中央部分切断提上睑肌腱膜，至两侧睑裂大小对称为止。

(8) 穹隆结膜切口用 5-0 丝线缝合。术后每天换药，5 天拆线(图 4-16-1)。

2. 提上睑肌 -Müller 肌延长术　适用于中重度上睑退缩。

(1) 亚甲蓝按重睑高度画线，局部皮下浸润麻醉。

(2) 用睑板钩翻转上睑，穹隆结膜下浸润麻醉，水性分离结膜与 Müller 肌。在外侧穹隆结膜纵行切开 5mm，钝性分离结膜与 Müller 肌，于分离好的隧道内置一橡皮条。切开皮肤，分离睑板前轮匝肌并横行切除一条轮匝肌，上睑中央缝一对牵引线将上睑向下牵拉，暴露睑板及提上睑肌腱膜，在腱膜前向上分离 5mm。

(3) 充分暴露提上睑肌腱膜，测量睑板上缘提上睑肌宽度，按比例将宽度分为 3 或者 4 部分。

(4) 按每延长 2mm 矫正上睑后退 1mm 计算出中央部分高度，以亚甲蓝在腱膜中央部画一梯形标志与两侧肌止端的切断线。

(5) 沿画线切断提上睑肌，在睑板中央部保留一个近似梯形的提上睑肌瓣，将提上睑肌的内外侧角剪断，使两侧部分的提上睑肌自睑板上缘处离断后退。

(6) 将两侧剪断的提上睑肌用 3-0 丝线剪断缝合一起，然后与剪断的中央部分提上睑肌上端缝合固定。观察上睑的位置和弧度形状是否满意，若不满意可做适当调整。

(7) 按重睑术常规术常规缝合上睑皮肤切口，中央牵引缝线，将上睑向下牵引，线头以胶布固定于面部，轻度加压包扎。术后 7 天拆线(图 4-16-2)。

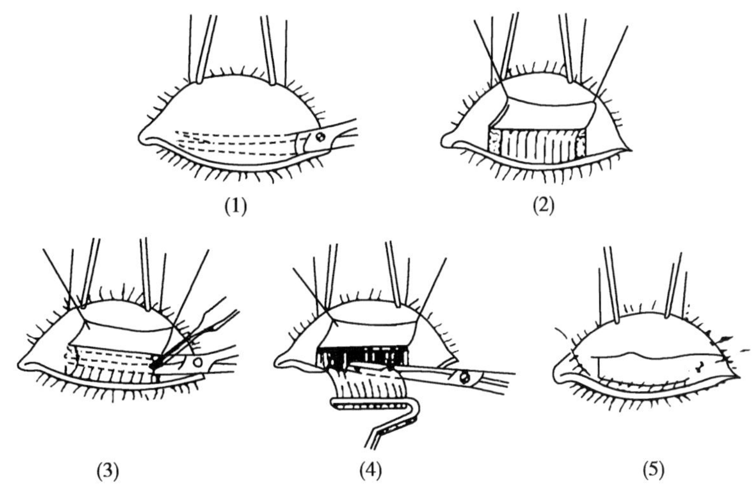

图 4-16-1　Müller 肌切除术

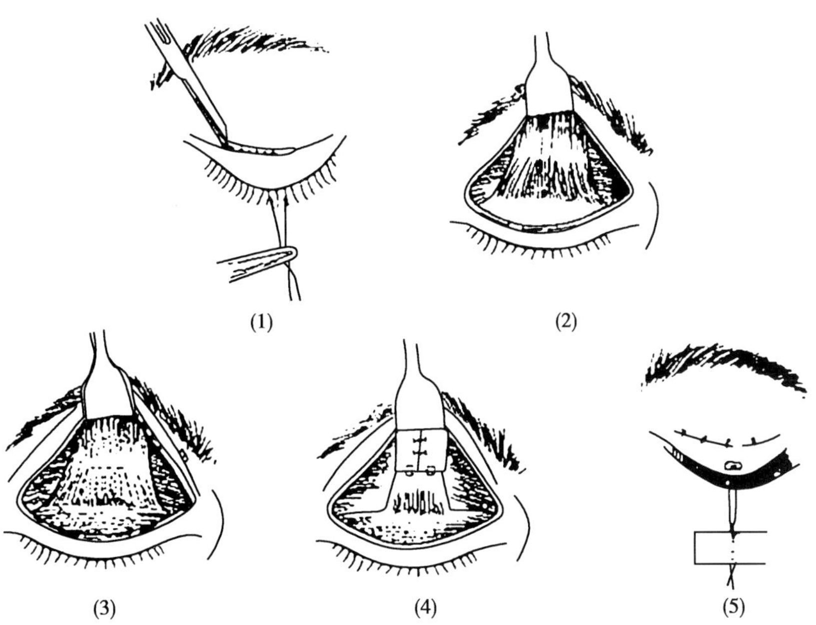

图 4-16-2　提上睑肌 -Müller 肌延长术

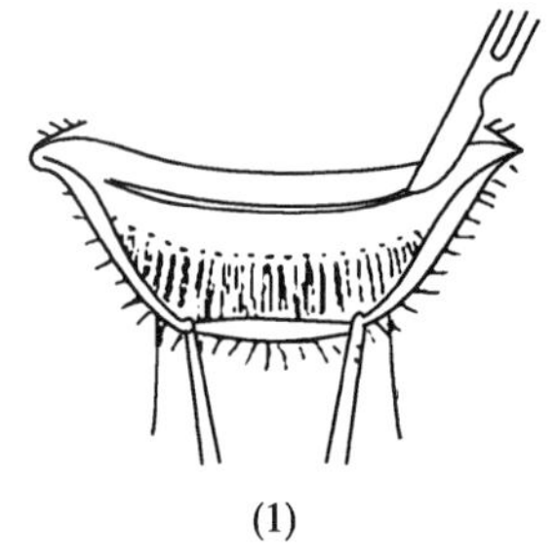
(1)

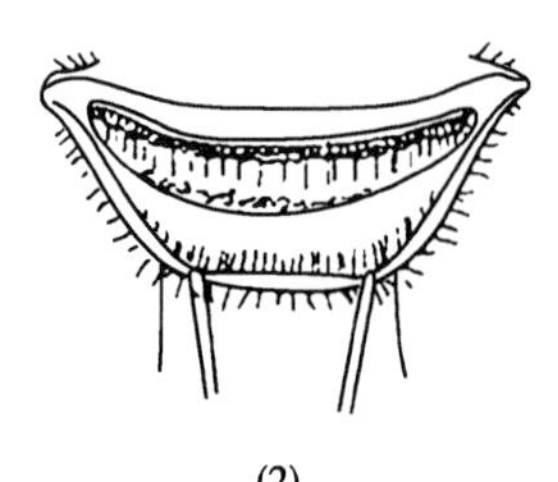
(2)

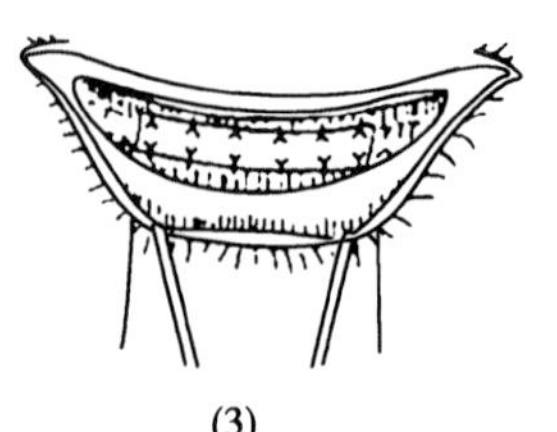
(3)

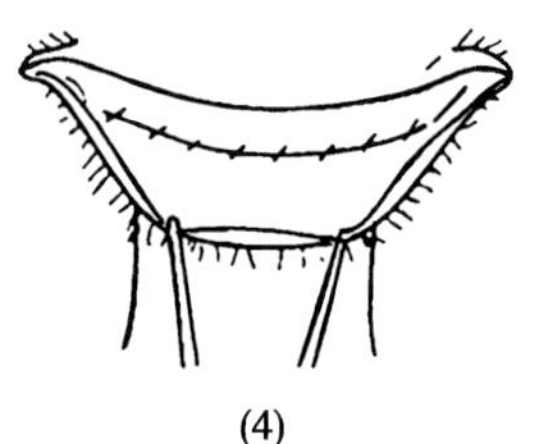
(4)

图 4-16-3 下睑缩肌后徙术

二、下睑退缩

【手术治疗】下睑缩肌后徙术(经皮肤切口的异体巩膜移植术):

(1) 局部浸润麻醉,中部下睑缘做一对牵引缝线,距睑缘 2mm 做与睑缘平行的全场切口,切开皮肤及眼轮匝肌。

(2) 在轮匝肌下分离,充分暴露整个睑板直至睑板下缘。

(3) 在睑板下缘横行切断下睑缩肌,Müller 肌及筋膜,暴露下穹隆结膜。

(4) 松解下睑缩肌并向下推移,使睑板下缘与下睑缩肌之间有一个能够容纳巩膜植片的间隙。

(5) 按下睑退缩量乘 2 计算出巩膜片高度,并修建成长方形。将巩膜片置于睑板下缘间隙,用 5-0 丝线在巩膜与睑板之间及巩膜与下睑缩肌之间做剪断缝合。

(6) 松解牵引线,参照对侧观察下睑退缩矫正情况,最好令患者坐姿观察更为准确。若有欠矫或过矫应及时调整。

(7) 将眼轮匝肌向上提拉复位,以 5-0 丝线分别剪断缝合眼轮匝肌及皮肤。

(8) 术后加压包扎 1~2 天,5~7 天拆除皮肤缝线(图 4-16-3)。

第十七节 睫毛重建术

睫毛除了有保持眼形态美的作用外,上睑睫毛还有遮挡阳光、遮挡尘埃的作用;而下睑睫毛主要功能相对较小。因此因各种不同原因出现全部或部分尤其睑中央部上睑睫毛缺损时,如有可能都应给予重建。

眉毛的全层蒂状皮瓣或游离皮片移植修补术。

多用于各种原因引起全睑缘或大于 1/2 睑缘睫毛缺损,鞭炮伤、烧伤和化学伤所引起的睑缘睫毛缺损。

【手术方法】经详细检查后,确定从眉毛还是发际头皮取皮片修补缺损区。一般认为最好是用眉弓下缘外侧,既接近睫毛缺损区又方便采取皮瓣。

1. 术前将要移植区眉毛剪去(离皮肤 1~2mm),用甲紫画出切皮区,一般宽为 3 行眉毛,比缺损区稍长 3~5mm。

2. 2% 利多卡因局部浸润麻醉。

3. 距睑缘上方 2mm 切开皮肤,深至睑板表面,向上下稍作分离,并充分止血。

4. 沿画线垂直切到真皮,剪眉毛皮片,转移到睑缘植床中,用 9-0 丝线间断缝合,皮瓣一缘与上睑皮肤缝合,另一缘则以睑深层缝合。眉毛方向要与睫毛一致(图 4-17-1)。

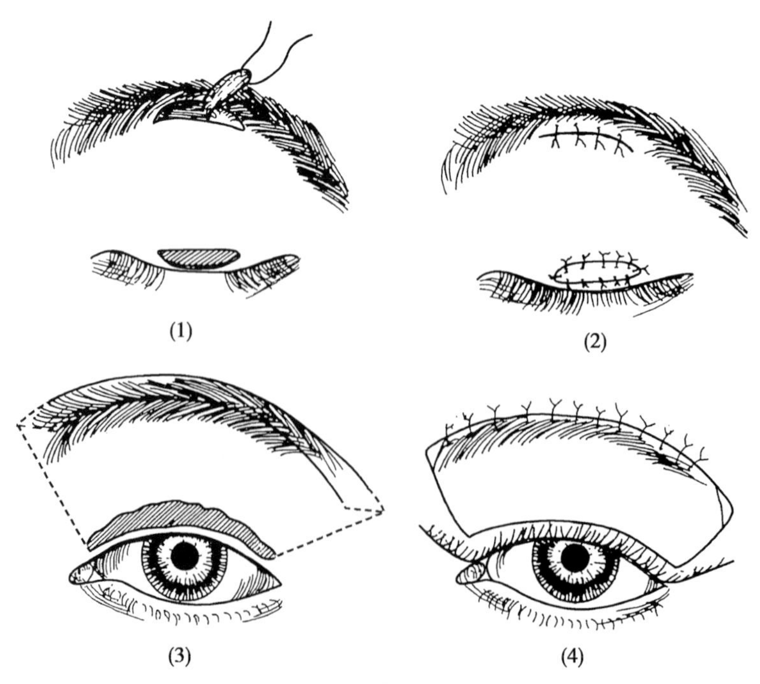

图 4-17-1 睫毛重建术

5. 加压包扎，但不要压迫蒂部，以保证血液循环，如无特殊术后4~5天第一次换药，然后继续加压包扎。第二次待3~4天再拆开。移植皮瓣缝线可以待皮片完全生长良好再拆除，通常为6~7天。如果皮瓣蒂部因转移而变得不平或生长得不够美观，待移植皮片长好，有眉毛长出后再修理蒂部皮肤。

第十八节 眼眉畸形的整复和重建术

一、眼眉畸形的整复

支配眉区活动肌肉由来自纵行的额肌纤维、横弧形的眼轮匝肌纤维和斜行的皱眉肌纤维组成，这些肌肉对保持眉外观起重要作用，如眉外伤出现纵形伤口，是皱眉肌收缩引起，还有眉区周围组织瘢痕收缩也可以改变眉的外形。因此眉部畸形、两侧不对称，首先要弄清楚是眉本身问题还是外围组织牵引所致。

（一）眼眉垂直性瘢痕整复术

1. 用2%利多卡因作眉区局部浸润麻醉。

2. 将瘢痕切除，切口要与皮肤垂直，达骨膜前。

3. 找出皱眉肌，用3-0黑丝线作褥式肌肉缝合，视切口长短和宽窄而定，缝合多少针，短可缝1针，长2针。

4. 眉区皮肤整理后用5-0黑丝线缝合，最好中央预置一针，打活结，检查眉毛外观是否正常，与健侧是否对称，如对称，则继续将皮肤缝合。

5. 术后加压包扎2天以防止皮下出血（眉区血管特别丰富），以后隔天换药，8天拆线。

手术关键是要将断裂肌肉尤其是皱眉肌缝合，否则切口仍会裂开，眉外观仍不对称。

（二）眉周瘢痕组织牵引眼眉畸形的整复

眉区瘢痕位置不同，牵引方向不同，导致眉头、眉梢或整个眉体变形或移位，出现双侧不对称。一般可作瘢痕切除使眉复位，然后用皮瓣转移，修复皮肤缺损区。

Z形皮瓣眉复位法适应于眉弓上方下方而偏于一侧的瘢痕。

【手术方法】按瘢痕大小用甲紫画出取皮瓣范围线（如眉弓下方瘢痕），沿标志线切开皮肤，深至2.5~3mm，防止破坏毛根。

彻底切除瘢痕组织，使对眉区牵引力全部消失，将眉复位。

将上方皮瓣下移，将上睑瘢痕缺损区修补，检查眉部外观是否良好，双眉是否对称，如果对称，用5-0黑丝线间断将切口缝合，如果眉弓下睑瘢痕较大，深层瘢痕组织多，切除后下移皮瓣可以填补，但切口上缘则过紧，将眉向上牵拉时，可以在额部皮肤再作一字形切口，将皮瓣下移减少向上牵引力，保证了正常位置（图4-18-1）。

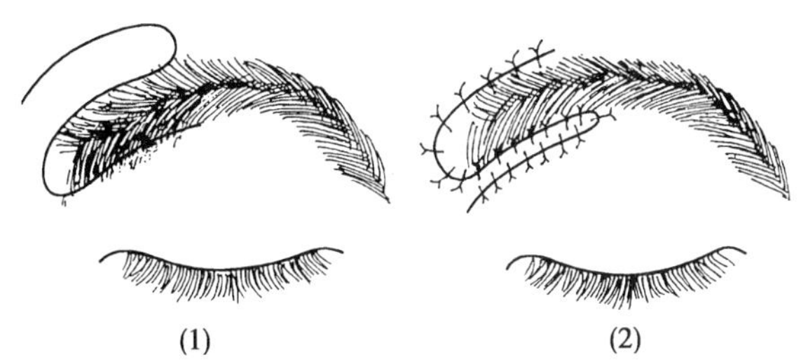

图4-18-1 Z形皮瓣眉复位法

二、眼眉重建术

全眉或眉大部分因外伤、手术、烧伤等原因而缺失，可以用游离头皮皮片移植、带蒂头皮移植重建眉区。如果一只眼眉粗大而浓密，亦可在征得患者同意后将一半带蒂的建侧眉毛移向患侧以重建侧眉区，当然头皮长出毛发不论毛质、生长方向和长度肯定都与眉毛有一定差异，只能通过修饰来使它近似。

（一）蒂形头皮皮瓣移植

【术前准备】要设计好取皮区和转移路径，作好取皮区皮肤移植准备。头发要在发根处剪断，但对每根头发仍清晰可辨。手术前1小时应加用止血药（如血凝酶）和镇静药（如地西泮、苯巴比妥）。

【手术方法】

1. 用2%利多卡因加少量肾上腺素作局部浸润麻醉。

2. 切开眉区皮肤，深至2.5~3mm，将皮肤皮下组织瘢痕切除形成一与健侧眉相仿按比例略大于健侧眉的植床，并充分止血。

3. 在已选好的取皮区（如同侧发际）切取带蒂皮瓣，切口要垂直，超过真皮层，在皮下脂肪层分离头皮，修理皮瓣，皮瓣部可略带少许脂肪，注意不要损害皮瓣毛囊，然后转移到植床。

4. 用5-0缝线间断缝合创口，缝线应留一定长度，以便上纱团结扎，而蒂部不能扭转，亦不能加压，否则影响血液循环（移后皮蒂外观问题可以留待皮瓣长好后再修整，图4-18-2）。

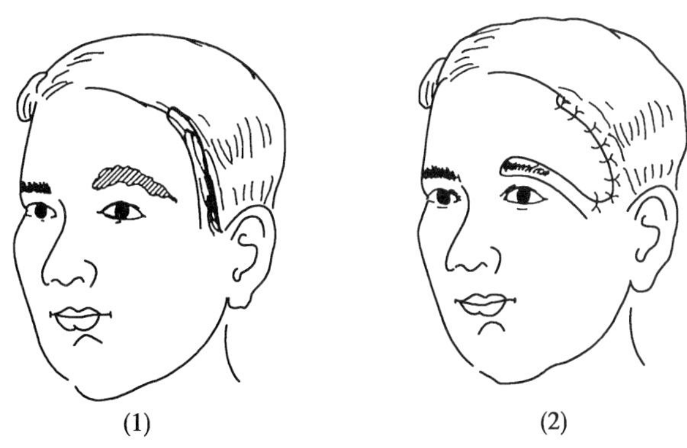

图4-18-2 蒂形头皮皮瓣移植

5. 术后加压包眼4~5天后才第一次打开换药，注意蒂部皮瓣颜色，术后9~10天拆线，拆线时要将纱团用生理盐水湿透。

（二）游离头皮皮瓣移植

如果无法选取蒂状头皮皮瓣移植则可以作游离皮瓣移植，但成活率则较带蒂低。术前准备，手术中麻醉、植皮区的建造与上述相同，取皮多在同侧耳后发际，皮片一定要按比例略大于正常眉，植床止血一定要彻底，皮片缝合加压与一般植皮相同。

三、健侧眉带蒂皮瓣眉毛移植患侧

这一种情况要十分慎重,首先健侧眉毛区要够粗大浓密,分一半后不影响外观,其次要考虑失败,患侧未达到目的,健眼亦变差。因此应向患者说明,有失败可能,应由患者自主决定,手术方法与本节第一部分基本相同,蒂部可以较宽,蒂部可以二期修整以达到美观。

本节三个手术都是头皮或眉部皮肤游离或带蒂移植,要移植成功要按全层植皮方法进行,皮片放置方位一定要和眉毛方向一致。

毛发在植皮后至少需2个月后才能重新长出,长出后又由细弱到粗壮,移植后,要定期修剪,方向不理想还要想办法梳正。

(关征实　刘金陵　黄丹平)

第五章 泪器手术

第一节 局部解剖、生理和病理

泪器包括泪腺和泪道两部分。

(一) 泪腺

泪腺位于眼眶内的外上方，由提上睑肌腱膜将其分隔两部分。上方较大的部分为泪腺眶部，下方较小的部分为泪腺睑部。两部分在后方相连续。泪腺眶部位于眶的外上方泪腺窝内，上方微凸，下方稍内陷，形如扁桃体。横径17~22mm，前后径11~15mm，厚度4~8mm。由于位置较深和前有眶缘遮住，只有切开皮肤、眼轮匝肌和眶隔才能显露泪腺眶部。其后缘钝圆，接于眶脂肪。内侧在提上睑肌腱膜之上，外侧在外直肌之上。泪腺眶部有3~5条排泄管，通过泪腺睑部组织内下行与泪腺睑部排泄管共同下行，到达于上穹隆部结膜稍前方，即睑板上缘上方4~5mm的不同距离并开口于结膜囊内。泪腺睑部位于泪腺眶部的下方，翻转上睑透过穹隆部结膜时隐约可见，大小为泪腺眶部的1/3。有8~9条独立的小排泄管，一部分位于主排泄管之间，另一部分位于鼻侧。故泪腺排泄管平均为11~14条。这些排泄管在眼睑颞侧1/4范围内开口，最低的开口位置，相当于睑外侧韧带高度。有时亦有低于此位置。正常情况触诊时不能触及泪腺，如有下垂、炎症、肿瘤等病态情况可触及泪腺睑部。

副泪腺有Krause腺和Wolfring腺，位于穹隆部结膜与睑板间的结膜下，其结构与主泪腺相同。

泪液从泪腺排泄管排出到上方结膜囊，由于瞬目作用，泪液在上和下睑缘后唇与眼球间形成一条水样明亮的泪液带。下睑缘的泪带由于表面张力作用，向上约有1mm宽。向前由于睑板腺分泌的油状物而阻止其外溢。当下睑缘外翻时，泪液带下沉。当睑缘复位后，它又立即回到睑缘后唇处。在外眦部上下两条泪液带互相连接。在内眦两者连续于睑缘泪部及结膜半月皱襞与泪阜之间，即泪湖。泪液带及泪湖的泪液由于毛细管的作用被泪小点吸纳，经泪小管、泪囊、鼻泪管排到鼻腔(图5-1-1)。泪液的导流实际上是一个比较复杂的过程；泪由结膜囊到鼻腔的过程不仅是由于毛细管的作用，尚有由于瞬目运动时眼轮匝肌的Horner肌对泪小管、泪囊的牵引和压迫的泪泵作用，以及鼻腔呼吸时气流的速度等因素对泪液的导流作用均有一定的影响。此外，尚有部分泪液在睑裂处被蒸发掉。

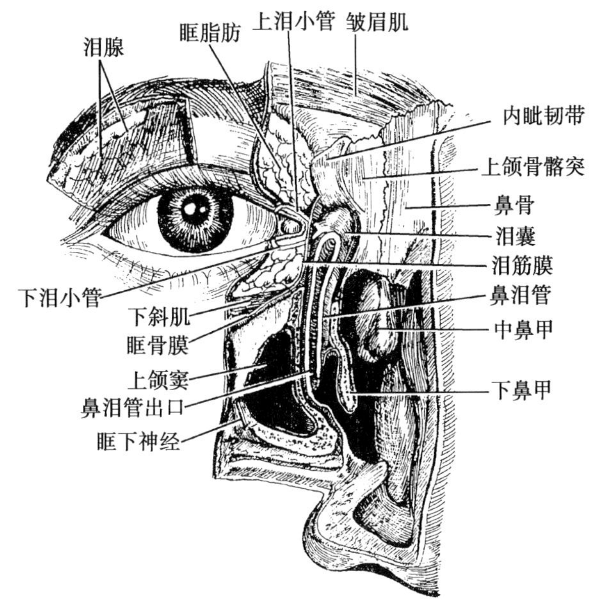

图5-1-1 泪腺和泪道

(二) 泪道

由泪点、泪小管、泪囊和鼻泪管组成。

1. 泪点　位于上和下睑缘近内眦的泪乳头上，与内眦相距6~6.5mm，为泪道的起始管口。其形状以圆形和椭圆形为多，直径0.1~0.3mm，并随年龄而扩大。正常泪点向内与半月皱襞接触，当眼轮匝肌收缩时，可将泪点向内牵引2~3mm。如泪点外翻或炎症、瘢痕等而致泪点闭锁，则泪液经常外溢，临床上称为溢泪。

2. 泪小管　上、下睑各一条，为泪点与泪囊间的小管，管径为0.5~0.8mm，长约10mm。从上、下泪点开始先垂直各向上、下走行1.5~2mm，然后呈直角弯曲并水平走向，两者转弯处稍膨大，称为壶腹部。上、下两泪小管的水平部沿睑缘泪部向内眦倾斜走向泪囊。上、下泪小管单独或汇合成泪总管，在泪囊外侧壁中央稍后方进入泪囊。冲洗泪道时，泪道冲洗针头应先垂直插入泪点，再转入水平方向进针。如方向不对，则易穿破管壁造成假道。

3. 泪囊　位于眶内侧壁前下方上颌骨额突与泪骨形成的泪囊窝内。泪囊窝的前界是上颌骨额突上隆起的骨嵴称为泪前嵴。后界是以泪后嵴为界(图5-1-2)。两层筋膜

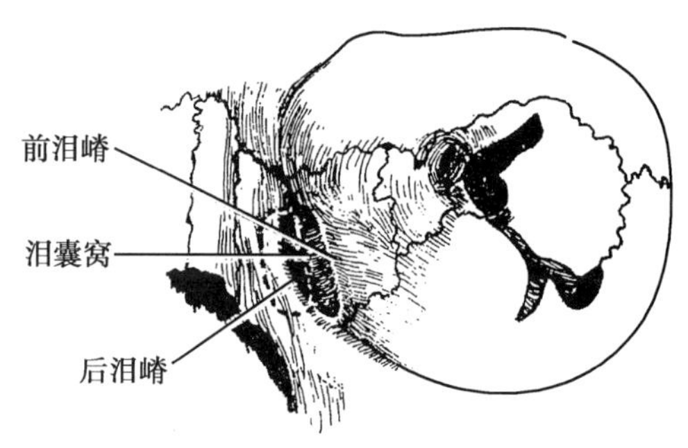

图 5-1-2　泪囊窝的位置
虚线为泪囊鼻腔吻合术造骨孔的位置

将泪囊前后包围，深层为泪囊窝骨膜，浅层覆盖泪囊表面，与前及泪后嵴相连接，形成泪筋膜。泪囊的外侧壁有泪筋膜，内侧是前筛窦骨膜。内眦韧带前支横过泪囊前面，其下缘从泪囊的上 1/3 与下 2/3 交界处横过，泪囊顶部恰在内眦韧带下方。如将睑外眦向颞侧牵拉时，内眦韧带在皮下明显隆起，可以触及一条坚韧的条带状组织。可作为泪囊手术时寻找泪囊的定位标志。内眦韧带的下缘游离，上缘连续到骨膜。在内眦处韧带分为上下两支，形成横 Y 字形分别移行在上、下睑睑板的内端。内眦韧带后支一部分附着在后泪嵴。

正常泪囊的形态与泪囊窝相似，顶部（底部）成盲端如袋状，长 10~15mm，前后径为 5~6mm，内外径 4~7mm，病理状态则膨大或缩小。泪囊腔自上而下逐渐变窄过渡到鼻泪管，有时此处黏膜形成皱襞样突起（Krause 瓣）其直径可缩至 1mm，常是泪道阻塞的好发部位。

泪囊手术时应熟悉与其密切相关的解剖结构。泪囊的内上方是前组筛窦，内下方是中鼻道，泪囊的外侧是泪筋膜、眼轮匝肌和皮肤（图 5-1-3）。泪囊的前面有内眦韧带横过于泪囊上 1/3（图 5-1-4）。向深层，前泪嵴又是寻找泪囊的重要标志，它相当于内眦角位置。内眦动脉和静脉位于距内眦 8mm 的皮下，垂直越过内眦韧带。动脉在内侧静脉在外侧（图 5-1-5）。泪囊手术切口不可过分偏于鼻侧，手术中分离皮下组织和肌肉亦应注意不可伤及这些血管，以免引起大出血造成手术操作困难。

4. 鼻泪管　位于上颌骨性管道中。上接于泪囊，下方开口于下鼻道，由于鼻泪管斜穿过鼻黏膜，开口处管内壁黏膜有皱襞为 Hasner 瓣及其他瓣（图 5-1-6），是胚胎的膜状残状物，如出生后此膜未破裂仍存在，常导致新生儿泪囊炎。鼻泪管有微静脉丛，血管充盈时易造成鼻泪管阻塞。

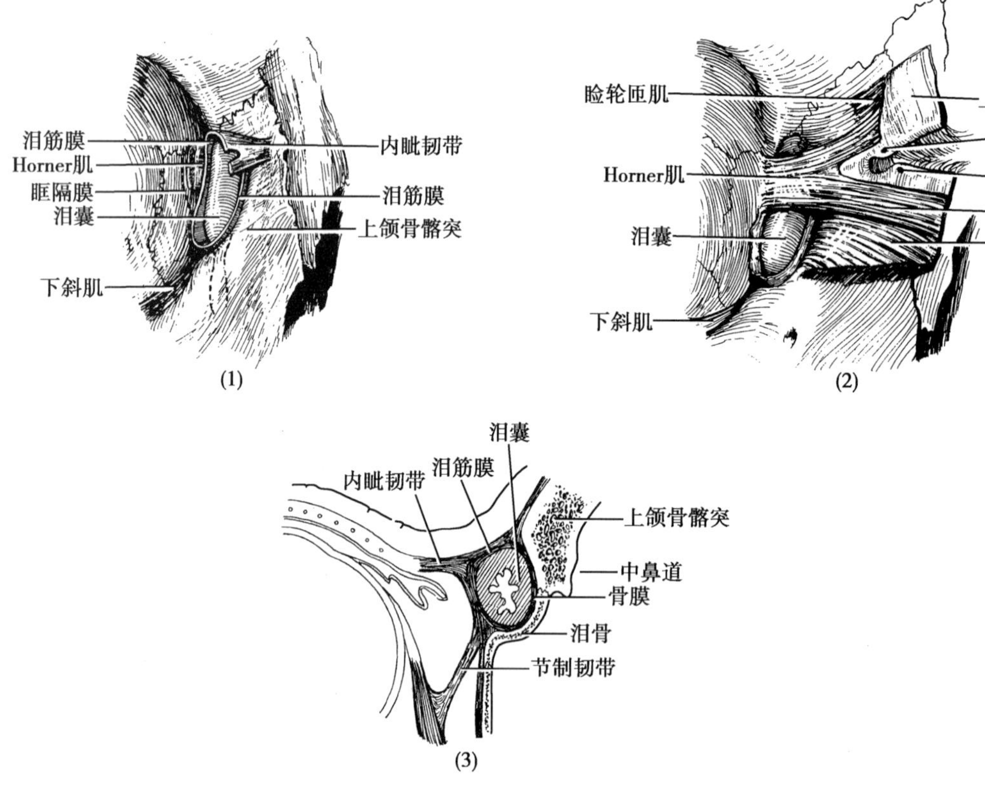

图 5-1-3　泪囊周围的解剖关系图

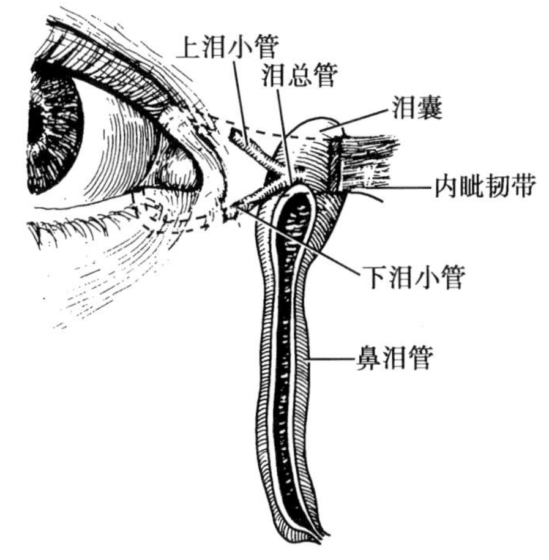

图 5-1-4　泪囊和内眦韧带的关系

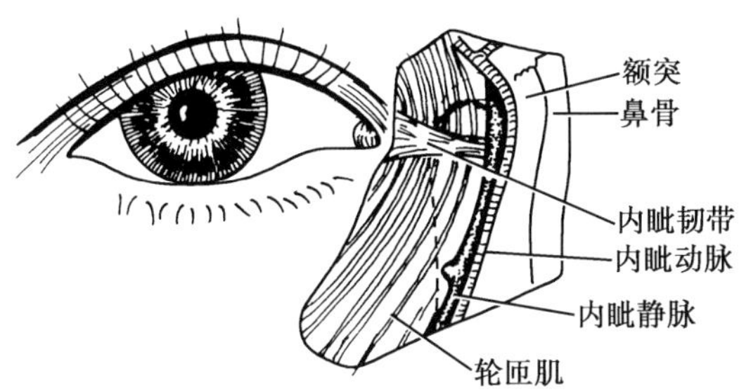

图 5-1-5　泪囊和内眦动脉、静脉与内眦韧带的位置

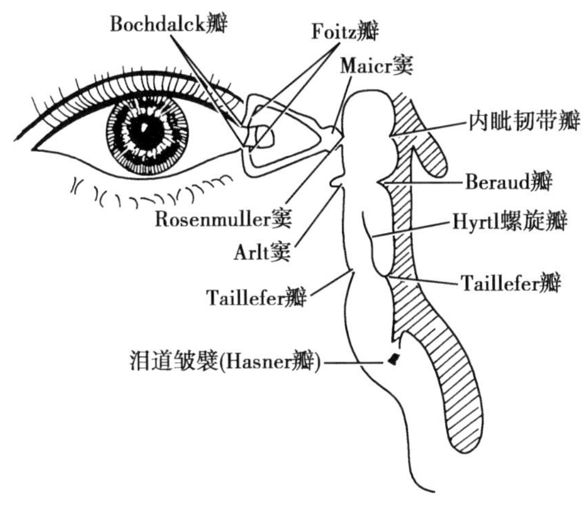

图 5-1-6　鼻泪道瓣膜

第二节　泪液分泌及泪道功能检查

流泪和溢泪是临床常见的症状，前者是由于泪腺分泌过多所致，后者是泪道阻塞造成溢泪。为了鉴别流泪和溢泪，术前需作一些必要的检查。

（一）一般检查

检查泪点位置有无异常、狭窄或闭塞，有无炎症反应。压迫泪囊区有无分泌物从泪点反流。泪囊区相应的皮肤有无红肿、膨隆、瘘孔。

（二）泪道冲洗和泪道探针检查

先用泪点扩张器扩大泪点，将装有 2ml 生理盐水的注射器冲洗针头垂直插入泪点，然后转向水平方向进针至泪囊。注入生理盐水，冲洗时应注意水流的经路，如鼻内或咽喉感觉有水流入，则泪道通畅。但是应注意，如果患者泪道有轻度狭窄，在一定压力下亦可以有一些水流通过，患者亦可感觉咽喉湿润，有略带咸味的少量水流入，为通而不畅现象，此时需用泪道探针探查泪道狭窄部位和程度。如水从另一个泪点反流，则泪道阻塞部位在泪总管或鼻泪管。如水从原泪点反流，阻塞部位在该泪小管。如果水从鼻腔和泪点均有水流出，可能是下泪道高度狭窄，加压冲洗可有少许水从狭窄部分流到咽喉和鼻腔，因阻力较大，故仍一部分水从泪点反流出来。冲洗泪道后用探针探查时切不可用暴力推进勉强通过，以防造成假道，从探针推进过程中可从手感和深度了解泪道狭窄的部位和程度。

（三）荧光素钠滴眼试验

1. 用 1% 荧光素钠溶液滴入结膜囊内，观察下睑缘与角膜间的泪液带染色消失时间，15 分钟以内为正常，20 分钟以上为泪道功能不全，60 分钟以上为泪道导流功能消失。

2. 简单的方法是将 1% 荧光素钠溶液滴在结膜囊内，数分钟后，用含有 1% 丁卡因和 1∶1000 肾上腺素液的湿棉签放在鼻泪管开口处或距鼻孔 4mm 的下泪道内，轻轻拭鼻黏膜，如棉签着色为泪道通畅，无着色说明泪道狭窄或阻塞。

（四）泪液分泌功能检查（Schirmer 试验）

取 30mm 长、5mm 宽的滤纸条，将一端折叠 5mm，将折叠部分挂在下睑外 1/3 睑结膜面，5 分钟后，取下滤纸条，从滤纸条折叠处测量滤纸被泪液湿润的长度。正常为 5~15mm，如不足 5mm 为泪液分泌功能异常。检查法的结果受到气温、湿度、年龄和检查室内环境影响较大，结果仅供参考，还需结合其他检查结果判断泪液分泌功能情况。

（五）泪道造影术

术前为了确知泪囊腔大小、泪总管、鼻泪管狭窄或阻塞部位和程度，可作泪道造影检查。先将泪囊冲洗干净，然后从泪点注入 40% 碘油于泪道中，将外溢于睑皮肤或结膜囊中的碘油抹干净后，进行 X 线摄片检查。注入碘油时应加大压力推注射器，否则泪道碘油充盈不良，给判断泪道阻塞情况或泪囊腔大小造成困难或将细塑料管插入泪小管内，向其注入碘油造影。

第三节　泪道探通术及扩张术

溢泪的原因多数是由于泪道狭窄或泪道阻塞所致。通常泪道狭窄或泪道阻塞的位置分别位于泪点、泪小管、泪总管、鼻泪管或鼻泪管出口处。泪道探通术及扩张术常作为诊断或治疗的手段，前者在冲洗泪道后，用泪道探针检查泪道狭窄或阻塞的部位、程度、病变性质，而后者由于受到病程长短、阻塞部位范围和性质等诸多因素影响，除初生儿泪囊炎外，其治疗效果是很有限的。临床上虽可试用，但是在适应证选择或操作上均应十分慎重，否则有害而无益。泪

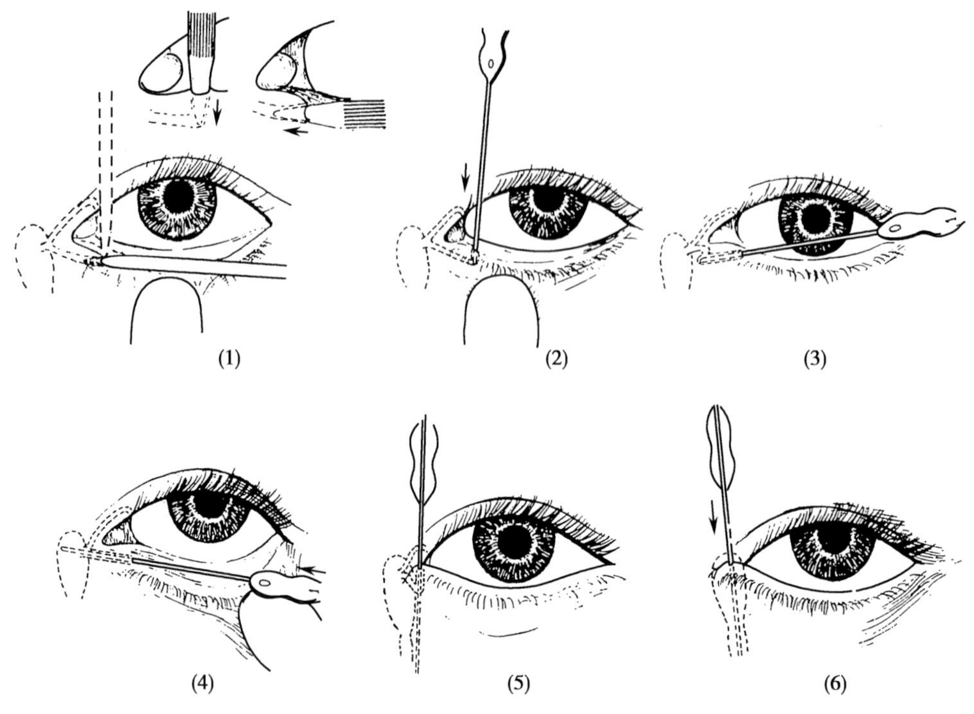

图 5-3-1 泪道探通术

道阻塞亦应注意鼻腔疾病的因素。

【手术方法】

1. 结膜囊内滴表面麻醉药，亦可以将含有表面麻醉药液的小棉签放在上下泪点处，闭睑将棉签夹在内眦处2~3分钟。向泪囊和鼻泪管注入少许含肾上腺素的表面麻醉药，使泪囊壁和鼻泪管黏膜麻醉和血管收缩以利泪道探通。

2. 采用卧位或坐位，头部稍后仰。先用泪点扩张器将泪点口扩大。然后根据探通的需要选择粗细不同型号的泪道探针，通常开始用较小号(细)探针(0~00号)。用手指固定泪点处的睑皮肤，使泪点稍外翻。将探针垂直插入泪点内1~2mm，然后拉直泪小管，将探针转向水平位置与泪小管走向一致，用柔和的力量向前推动探针，如遇阻力可用探针试探其强度，稍用力探针能否通过，如阻力很大，稍加大力将探针向前推动，如能通过再向前推动探针直到能触及泪囊窝骨壁。接着将探针尖端顶住骨壁，使探针从水平转向垂直向下，并稍倾向后外侧，向下推动探针直插入鼻泪管。如遇阻力说明鼻泪管有狭窄或阻塞，稍加大力，如能通过，探针可达到鼻泪管下口。如阻力较大，加大力推动探针虽能勉强通过，但是可招致鼻泪管黏膜较大损伤，日后瘢痕形成较严重，使泪道阻塞更加恶化(图5-3-1)。

3. 治疗性的扩张泪道，一般探针在泪道内停留20~30分钟，拔探针时，用左手拇指压住泪囊部皮肤，然后慢慢将探针向上方拔出。如初次用小号探针能顺利通过，以后可逐渐更换大号探针。每周可作2~3次。如效果不佳，泪道未能探通，应考虑停用扩张术。

4. 探通后用抗生素溶液或生理盐水冲洗泪道。冲洗泪道时应注意有无水流入睑皮下组织并引起眼睑肿胀。如冲洗时眼睑亦随之隆起，则可能有假道形成，应停止冲洗。

【并发症】

1. 初次探通泪道选择探针型号不合适，插针困难，猛力推探针前进不但容易造成较大的泪道黏膜损伤，日后形成瘢痕严重，而且易造成假道。故探通泪道时选择探针应从小号到大号循序使用，以容易通过为宜。

2. 暴力推进探针，泪道黏膜破损，易造成假道，泪道冲洗液沿假道进入睑皮下易发生蜂窝织炎。如发生感染性炎症，应暂停探通或冲洗泪道，及时给予抗生素治疗。

第四节 泪点手术

泪点异常既有先天性因素，亦可由于后天性病变所致。无论是先天性或后天性导致的泪点异常，均可同时合并泪小管异常。泪点手术除扩大泪点开口和恢复泪点正常位置，尚可同时探查泪小管的通畅情况。如果泪点异常合并泪小管异常，单纯作泪点矫正手术对恢复泪道导流作用无效。

一、下泪点狭窄或闭锁切开术

1. 泪点狭窄切开术 泪点和睑结膜表面麻醉后，作穹隆部结膜和睑皮肤局部麻醉。用睑板腺囊肿夹将泪点处眼睑夹紧，用泪点扩张器将泪点逐渐扩大，然后将其旋转90°以水平方向伸入泪小管内，再令扩张器捻转几回，以扩张泪点附近的泪小管。将尖直剪的一侧尖端插入泪点内，向鼻侧方向剪开2~3mm，然后以泪点为基底，向泪湖方向剪除一小块三角形的睑板结膜组织。从剪开的泪点插入一条细塑料管，另一端用胶布固定在睑皮肤上(图5-4-1)。术后结膜囊涂抗生素眼药膏，敷眼垫。术后每天冲洗泪道一次。7天拔除细塑料管。

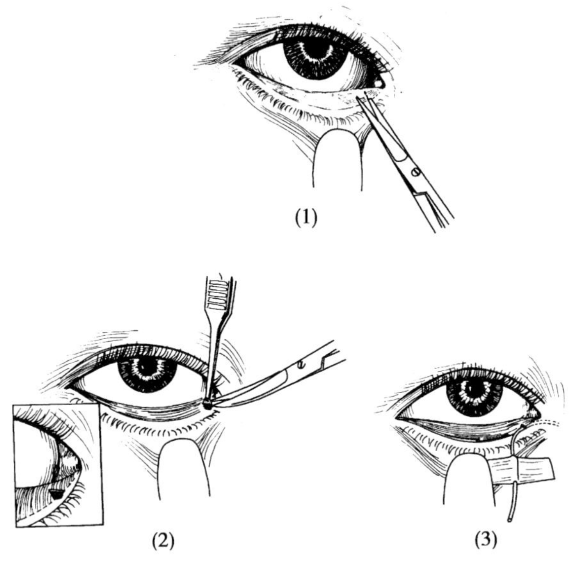

图 5-4-1　泪小点切开术

2. 泪点闭锁或无泪点切开术　常规在泪点处表面麻醉。用放大镜或裂隙灯检查上下泪乳头处的泪点，该处是否有菲薄的膜封闭泪点或在泪乳头上无泪点开口。对于前者可用泪点扩张器尖端轻轻在薄膜上加压将其刺穿并加以扩张。然后用泪道探针试行探通泪道，了解泪小管及下泪道的通畅情况。术后 2~3 天每天用泪道探针扩大泪点。对于后者由于无泪点，通常在相当于正常泪点存在的部位至泪小管作一个小切口，探查泪小管情况，从小切口将细塑料管插进泪小管内，以防切口闭锁。如果泪点与泪小管完全异常，上述方法无效，需作泪囊结膜囊吻合术。

二、下泪点外翻矫正术

【适应证】无明显下睑瘢痕性外翻和泪点闭塞，仅下泪点位置向外移位。

【手术方法】

1. 在结膜囊滴表面麻醉药，2% 利多卡因作下穹隆部结膜及近下睑缘皮肤局部麻醉。

2. 用较大的睑板腺囊肿夹，将靠近内眦的眼睑夹紧，泪点位于环形夹内。将眼睑向外翻转。

3. 在泪点后缘下方 1~1.5mm 睑结膜处，平行睑缘切除一块长 5~6mm、宽 2~3mm 梭形结膜和睑板组织，切除的最宽部位正对准泪点后缘。靠近泪点后缘的结膜和睑板切口将刀的角度呈 45° 角，以免损伤泪点和泪小管。

4. 切口用 5-0 黑丝线间断缝合，2~3 针即可(图 5-4-2)。

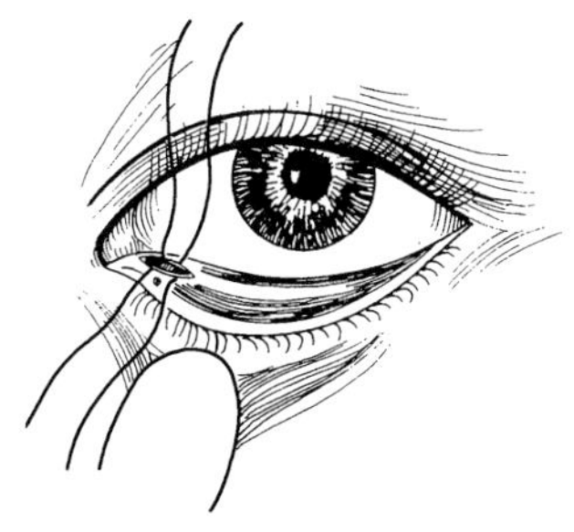

图 5-4-2　下泪点外翻矫正法

5. 如果泪点外翻较重，近泪点后缘的第一睑结膜和睑板切口可以作 L 形切口，切口顶端对准泪点后缘，第二个睑结膜和睑板切口为平行睑缘呈直线形。缝合同上(图 5-4-3)。

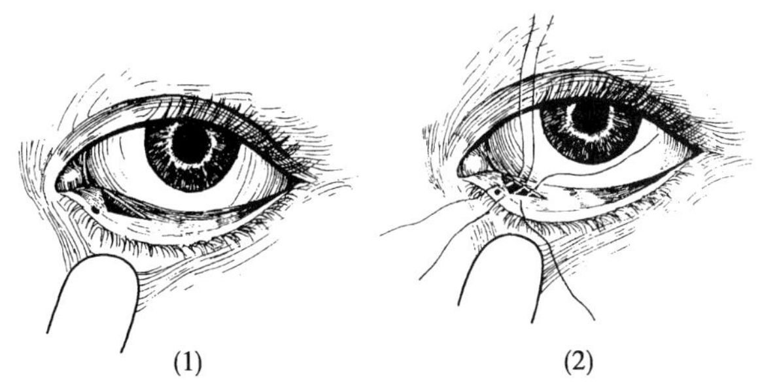

图 5-4-3　下泪点外翻矫正术(Blaskovics 法)

6. 术后结膜囊涂抗生素眼药膏，敷眼垫。5~7 天拆线。

三、泪点封闭术

【适应证】对于有泪道阻塞或排泄泪液不畅，需作内眼手术者，或慢性泪囊炎合并有角膜溃疡，不适合即刻作泪囊手术者可先将泪点封闭。另外某些角结膜干燥症，Schirmer 试验证明泪液分泌量减少，为了减轻角结膜干燥症引起的症状，亦可以作泪点封闭。

【手术方法】滴表面麻醉药于结膜囊，在泪点周围用 2% 利多卡因作局部麻醉。将电凝器细针插进垂直段的泪小管内，通电后使管壁完全破坏，然后将针慢慢拔出。若只单纯封闭泪点开口，有时效果不确实可靠，痂皮脱落后泪点又可能恢复它的功能。

第五节　泪囊手术

一、急性泪囊炎切开排脓术

急性泪囊炎常常是在慢性泪囊炎基础上发生急性化脓性泪囊炎或泪囊周围蜂窝织炎。如果泪囊区皮肤红肿处出现黄白色脓点并有波动感，或皮肤穿破有黏稠脓液阻塞穿破口，应在该处作切口排脓。由于泪囊上半部前面有内眦韧带覆盖，泪囊下半部仅被覆眼轮匝肌和皮肤，抵抗力较小，故常在泪囊下半部发生穿孔。

【手术方法】通常不用作局部麻醉。

选择波动最明显的部位或在原穿破口，用刀片顺皮纹作 8mm 的皮肤切口(图 5-5-1)，深达泪囊腔。排出脓液后放入引流条(凡士林纱布或橡皮引流条)。每天更换引流条至脓液干净为止。通常 1 周后切口可逐渐闭合。为了防止再复发，炎症完全消退后，局部无压痛数月后应再作泪囊摘出术。

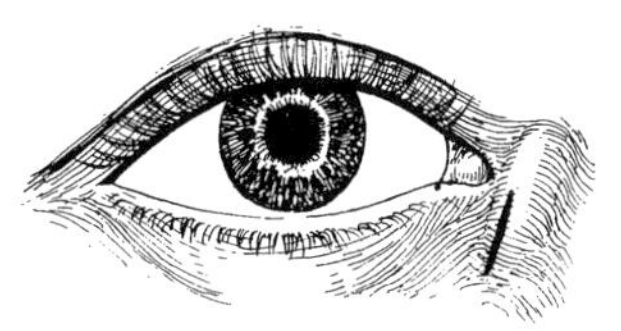

图 5-5-1　急性泪囊炎切开排脓切口位置

如果急性炎症未完全消除，进行泪囊摘出手术，由于组织肿胀、层次不清、血管扩张，术中易大出血，造成操作上困难，炎症易向周围扩散，引起眶蜂窝织炎。故炎症未彻底消除，不宜作泪囊摘出手术。

二、泪囊摘出术

【适应证】

1. 有慢性泪囊炎，但因高龄、患全身病和鼻腔疾病，不适于作泪囊鼻腔吻合术者。

2. 急性泪囊炎发作后，遗留泪囊瘘管者。

3. 泪囊黏液囊肿或肿瘤。

4. 慢性泪囊炎引起化脓性角膜溃疡者。

【术前准备】术前应用抗生素溶液冲洗泪道 1~2 天。

【手术方法】

1. 麻醉　2% 利多卡因 4~5ml 加 1 滴肾上腺素作局部麻醉，麻醉部位包括：①滑车下神经和眶下神经阻滞麻醉，注入麻醉药 1~1.5ml；②在预定皮肤切口部位作局麻，注射麻醉药 0.5m1；③从内眦韧带下方进针，沿前泪嵴向鼻泪管周围注射麻醉药 0.5ml。

2. 皮肤切口　距内眦鼻侧 3mm，从内眦韧带上方 2~3mm 向下方顺皮纹切开皮肤，切口上半部呈垂直，其下半部稍斜向颞侧，皮肤切口的走向大致与泪前嵴平行[图 5-5-2(1)]。做皮肤切口时，用手指将内眦皮肤向鼻侧稍牵引，暴露睑内眦，并以手指固定皮肤于骨面上防止皮肤滑动，皮肤切口长度通常不短于 12mm，如果手术经验少者可稍长至 15mm，以便容易暴露泪囊。切口深度达皮下组织。皮肤切开后的切口张开较小，应用剪刀将切口上下端再作少许剪开，并向切口颞侧稍作分离，使切口开大。然后用泪囊扩张器开大皮肤切口，并兼有压迫止血作用。

3. 分离皮下组织及肌层　用剪刀尖端将切口皮肤与下方一层薄的皮下组织分离，但是，切勿向鼻侧皮下组织分离，以免碰到内眦较大血管造成大出血。用剪刀尖轻轻顺次分离眼轮匝肌及浅泪筋膜。找出泪前嵴位置，见到水平走行的灰白色内眦韧带，沿韧带下缘稍分离韧带底面，然后在韧带中央处伸入剪刀剪断内眦韧带[图 5-5-2(2)]。在外侧断端缝一条褥式缝线，以便术后将韧带缝回原位。剪断内眦韧带后皮肤切口易开大，扩大手术野，隐约可见下面灰蓝色泪囊。手术经验多者亦可以不切断内眦韧带摘出泪囊。

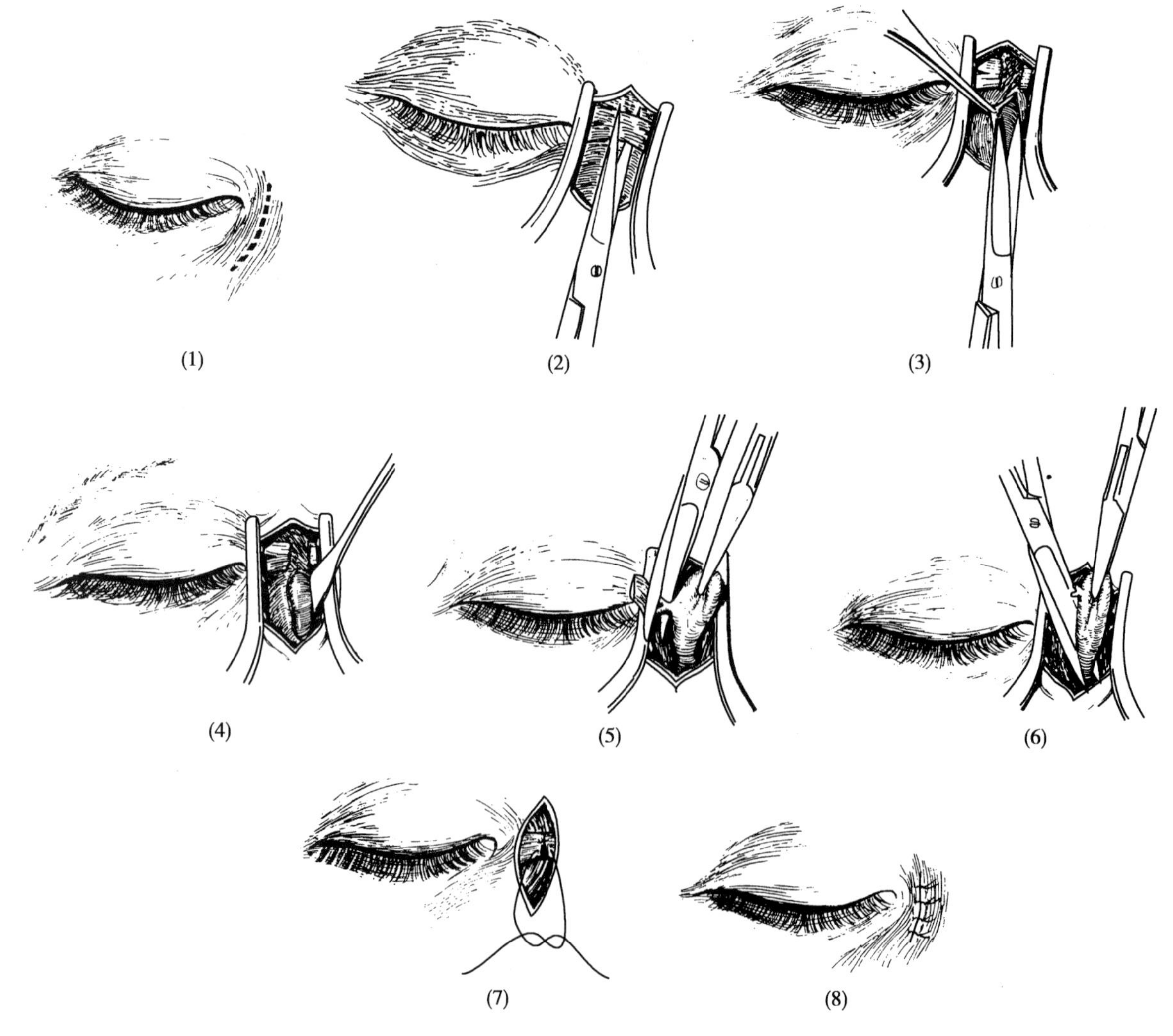

图 5-5-2　泪囊摘出术

(1)皮肤切口；(2)剪断内眦韧带；(3)分离泪筋膜，暴露泪囊；(4)分离泪囊；(5)剪断泪小管；(6)自鼻泪入口处将泪囊剪断；(7)缝合内眦韧带；(8)缝合皮肤切口

是否需要剪断内眦韧带，按术者个人手术经验而决定。

4. 分离泪囊　沿泪前嵴在内眦韧带下剪开覆盖在泪囊表面的浅泪筋膜至鼻泪管上端（浅泪筋膜与泪囊之间有蜂窝状组织）。分离泪囊是手术最关键的操作，术中操作要柔和轻巧，细心观察解剖层次，避免损伤泪囊。用镊子提起浅泪筋膜切口的颞侧缘，向颞前方牵引。用小而薄的骨膜分离器或钝剪刀尖，在泪筋膜与泪囊外侧壁间轻轻地从鼻泪管上端至内眦韧带下缘，将泪筋膜与泪囊分开[图5-5-2(3)]。当分离器或剪刀尖碰到骨的感觉，说明已达泪后嵴，暂停分离。如果分离时用暴力，易穿破泪筋膜和眶隔，造成眶脂肪脱出，不但影响手术操作，亦易发生眶内感染。进行内眦韧带与泪囊外侧壁分离时，因为这一个部位有泪小管、泪总管，分离时可遇到较强的抵抗。当分离遇到阻力，用剪刀在阻力强的部位剪开一个小口，将剪刀两叶稍张开扩大切口，并用剪刀将阻力部位剪断。剪断阻力部位时弯剪刀的凸面尽量贴近内眦部[图5-5-2(4)]。将有阻力的部位剪断后，再继续分离，如仍有阻力，有可能未完全剪断泪总管，应在原部位重复上述剪断泪总管或泪小管的操作。以便分离器顺利到达泪后嵴，将泪囊外侧壁与周围组织完全分离开。

用镊子提起泪筋膜切口的鼻侧缘，向鼻前方牵引，沿泪前嵴骨缘伸进骨膜分离器，从内眦韧带向下分离达鼻泪管入口处，将泪囊内侧壁与泪囊窝分开，深达泪后嵴。泪囊顶部（底）与周围组织粘连较紧不易分离。此时需用剪刀尖靠近泪囊窝顶部骨膜将粘连较紧处剪开一小的裂口，然后将剪刀尖或分离器伸进裂口内稍用力剥离，将泪囊顶与泪囊窝骨膜分离开。分离泪囊顶部时易出血，如出血较多暂停分离，用棉球压迫止血片刻，再分离，直至泪囊顶部完全与泪囊窝分离，并剪断泪小管[图5-5-2(5)]。

5. 泪囊顶部完全游离后，用镊子抓住泪囊顶部向前方牵拉，小骨膜分离器伸入泪囊后方，贴近泪囊窝骨膜向鼻泪管方向分离，使泪囊充分游离，尤其鼻泪管上端。用小血管钳提起泪囊再一次分离鼻泪管周围组织，然后一手提拉泪囊向上、向前，另一手将弯剪刀贴泪囊窝伸进鼻泪管骨管口处，将鼻泪管剪断[图5-5-2(6)]。用棉球压在鼻泪管入口处充分止血，然后用刮匙搔扒鼻泪管口处残留的黏膜。检查摘出的泪囊是否完整。泪囊如有破损，应将残留在泪囊窝的黏膜组织彻底清理干净，再用少量2.5%的碘酒涂布于泪囊窝及鼻泪管口。

6. 切开泪小管　以泪点扩张器扩大泪点开口后，将泪小管刀伸进泪小管内，推进到内眦角，使刀刃向上，将泪小管全长切开，如泪小管靠近内眦处未完全切开，可再伸入直剪刀至内眦角剪开残余的泪小管。然后用刮匙将泪小管壁的上皮刮净。

7. 把内眦韧带缝合于原位[图5-5-2(7)]　分层缝合肌肉、皮下组织和皮肤切口[图5-5-2(8)]。在皮肤切口面放一个与皮肤切口等长的小棉纱布枕加压，以消除摘出泪囊后遗留的死腔。结膜囊内涂抗生素眼膏，加压绷带包扎。

8. 术后处理　隔日换药，5~7天后拆线。必要时口服抗生素2~3天。

【手术合并症及注意事项】

1. 术中出血　手术中最大的干扰是术中大出血，遮蔽手术野，使操作无法进行，常常被迫终止手术。究其原因有：①皮肤切口不正确，过于偏向鼻侧损伤内眦动脉和静脉。皮肤切口不要一刀下去直达内眦韧带或泪囊。应首先切开皮肤，然后在直视下逐层分离。②皮肤切开后向两侧分离皮下组织操作粗暴，为了使切口扩大，过多的向鼻侧分离。③解剖层次不够熟悉，分离时造成组织结构混乱、层次不清。由于操作上的失误损伤较大的血管造成大出血，看不清泪囊的解剖关系，故皮肤切开前，应用手指固定好皮肤，用刀尖在皮肤的预定切口处划痕，标定正确的皮肤切口线。切开时手指固定皮肤，不要使皮肤滑动，扩大皮肤切口时首先应在颞侧缘分离。然后放入泪囊扩张器，既可扩大皮肤切口，又可具有保护鼻侧血管和压迫止血作用。分离组织时动作应柔和有力，逐层进行，切勿搞乱解剖部位层次。术中一旦发生鼻侧血管损伤及大出血，即用血管钳或电灼止血器或缝合结扎止血。在分离泪囊顶部及鼻泪管周围也易出血，此时应用小棉球压迫止血，边分离边压迫止血。注意所有的止血棉球在止血后应立即取出，以免遗留在泪囊窝造成后患。当泪囊摘出后，应再检查一次泪囊窝有无棉球或其他异物存留。

2. 泪囊穿破与残留　有时发现在泪囊摘出后，皮肤切口已愈合，压迫泪囊区仍有大量脓性分泌物从泪点逆流，多因泪囊摘出不彻底仍有泪囊组织残留。常见的原因有：①皮肤切口不正确，过于偏鼻侧，以致距离泪囊较远或切口进刀太深，及寻找和分离泪囊困难。②损伤血管出血过多，手术野不清晰或发生血肿，使寻找或分离泪囊困难。③皮肤切开后如果没有先确认内眦韧带和前泪嵴等寻找泪囊的重要标志，那么分离时容易搞乱解剖层次，误入歧途，错将其他组织当泪囊摘出，而使整个或部分泪囊残留在泪囊窝内。对于手术经验不足者，可在术前由泪点注入少许亚甲蓝溶液，使泪囊壁染色，有助于确认泪囊的位置。此时即使泪囊穿破或有残留亦比较容易发现，及时进行处理。术中当用亚甲蓝溶液注入泪囊后，应先将残留在泪囊内的亚甲蓝溶液再挤出来，以免一旦泪囊穿破或剪断泪小管时污染手术野，使泪囊与周围组织不易区分，不能完整摘出泪囊。此外，术中亦可用由泪点插入泪囊探针方法作为辨认泪囊的标志。④由于泪囊慢性炎症泪囊壁扩张变薄，或因急性泪囊炎，泪囊壁与周围组织较广泛粘连或泪囊本身已破碎难以完整摘出。可在分离泪囊外侧壁时用镊子轻轻牵拉泪囊筋膜，用剪刀尖贴在泪囊筋膜面进行分离，但注意勿用强力牵拉泪囊筋膜，以免穿破使眶脂肪脱出。残留在泪囊窝骨面上的泪囊碎片必须用剪刀剪除，然后再用锐匙刮除残留的小碎片。通常都能大部清除。残留在泪囊筋膜和眶隔上的泪囊碎片难以用刮匙清除掉，应在清扫残留的泪囊组织后，用2.5%碘酊涂布泪囊窝及鼻泪管口断端处。

3. 眶隔穿破　常发生在分离泪囊外侧壁时不慎穿破眶隔。因为泪囊外侧壁的泪囊筋膜与眶隔联系较紧密。尤其在泪小管下方，如过多地向颞侧分离泪小管或泪总管分离得不完全，在剪断泪总管时易剪穿眶隔，使眶内脂肪由破孔脱出，令分离泪囊的操作难以进行。此时，应先将脱出的脂肪还纳回去，修补眶隔裂孔后再进行分离泪囊操作。眶内脂肪脱出除影响分离泪囊操作，还有引起眶内感染的危险。

关于分离泪囊的具体方法，先从前泪嵴开始分离泪囊内侧比较容易，因为内侧有寻找泪囊重要标志的前泪嵴与内眦韧带。分离泪囊内侧壁过程是在泪囊窝骨面上操作比较容易分离。但是泪囊内侧壁游离后，不但泪囊活动度大，而且泪囊外侧壁与泪筋膜间张力减弱，使分离泪囊外侧壁时操作困难增加。如果分离用力过大或穿破泪囊壁，过分向颞侧分离极易造成眶隔破裂。两种分离泪囊方法各有优点，至于术者先从哪一侧分离泪囊，可按个人手术经验选择，并无固定模式可依从。

4. 泪囊瘘管形成　通常在术后数日皮肤切口周围红肿，切口裂开，流出血性分泌物，虽经抗感染治疗后炎症有所减轻，但皮肤切口仍不愈合，形成时开时闭的瘘管。多因为泪囊摘出不完整，在泪囊窝有残留的黏膜，或泪囊窝内遗留止血棉球和其他异物，亦可能是原有的泪囊瘘管切除不彻底。应待炎症消退后重新打开皮肤切口进行探查，细心检查泪囊窝内有无残留泪囊组织或其他异物，如有残留物应彻底清除，然后用2.5%碘酊涂布于泪囊窝及鼻泪管口处。将瘘管通道彻底清除，重新分层缝合切口。

5. 黏液性囊肿　由于泪囊内大量滞留黏液性分泌物，令泪囊逐渐扩张，泪囊壁松弛而扩大形成囊肿。检查可见在内眦韧带下方形成巨大的青灰色囊肿，皮肤与肌层变薄，但无粘连。这种囊肿亦可来自筛窦或额窦，故术前应请耳鼻喉科协助会诊。

三、泪囊鼻腔吻合术

此手术是在泪囊内侧与相邻的鼻腔间建立一个新通道，代替原已闭塞的鼻泪管，对于慢性泪囊炎、泪囊黏液囊肿和单纯性鼻泪管阻塞患者，既可解除泪囊长期积脓的隐患，又能恢复排泪功能，是目前泪道再造手术中效果较佳的一种手术。

【适应证】

1. 泪点与泪小管均正常，冲洗时针头可触及泪囊窝骨壁。

2. 泪囊无明显缩小（必要时需造影证实）。

3. 鼻部无息肉、无严重鼻中隔偏曲、无严重化脓性鼻窦炎、无严重萎缩性鼻炎。

4. 年龄在65岁以下，无明显高血压、心脏病及出血性疾病。

如压迫泪囊或作泪道冲洗时分泌物溢出很小，或既往有过切开泪囊排脓史，疑有泪囊明显缩小的患者，应先作泪囊碘化油造影，明确泪囊大小。此外，如患者有上述3与4项中的疾患，应先请鼻科医师积极治疗，直到治愈或明显改善后才能手术。

【术前准备】

1. 先作泪道冲洗，了解泪点、泪小管、泪总管是否通畅，冲洗针头能否触及泪囊窝骨壁。冲出的分泌物是黏性或脓性，如为脓性最好用抗生素溶液（例如妥布霉素等）作多次冲洗后才手术，术前一天必须用抗生素溶液再冲洗一次。

2. 检查血压、出血与凝血时间、血小板是否正常，女性是否月经来潮。

3. 请鼻科医师检查鼻部是否正常。如无异常，术前1~3天给予麻黄碱溶液滴鼻。

【麻醉】

1. 采用局部浸润麻醉，最好加用滑车下神经、筛前神经与眶下神经阻滞麻醉，同时注射麻醉药少许以麻醉鼻睫神经，这样可减少局部浸润麻醉药过多致组织肿胀与增强麻醉效果。

2. 用浸有1%丁卡因与1∶1000肾上腺素（或1%麻黄碱）的纱布条或长棉棒，从患侧前鼻孔进入，经中鼻甲前端，填塞于中鼻道准备手术处。

【手术方法】

1. 切口　基本同泪囊摘出术，但可稍偏向鼻梁与下方。切口可长至20mm［图5-5-3(1)］。

2. 暴露泪囊　皮肤切开后，顺眼轮匝肌走向将其向两侧分开，先找到内眦韧带，接着再暴露前泪嵴骨膜沿前泪嵴鼻侧0.5~1mm处开切骨膜［图5-5-3(2)］。然后用小骨膜分离器紧贴骨面剥离使泪囊连同骨膜一起离开泪囊窝。分离范围上至内眦韧带，下至泪管入口处，后至后泪嵴。为方便起见可在内眦韧带作一标记缝线后，把内眦韧带剪断。这样整个泪囊连同骨膜被游离，将拨向颞侧，有利于下一步操作［图5-5-3(3)］。

3. 造骨孔　目的是在泪囊窝处打一骨孔穿入鼻腔。造骨孔方法有以下两种：

(1) 使用气动钻或电钻，小心把泪囊窝内侧骨壁磨至极薄（近乎穿孔），然后把鼻内填塞物拉松，再用小骨起子把该处薄的骨壁压碎后取出，即可见到鼻黏膜。为准确判断暴露区的组织是否鼻黏膜，可把鼻内填塞物重复拉松与压紧，如果见到随拉松与压紧动作而活动，证明确是鼻黏膜。

(2) 用一小圆头金属锥（或用闭合的小血钳尖）用力把泪囊窝下端内侧壁（后泪嵴）薄的骨板压破，再将小锉从破口处向泪囊窝方向用力锉大骨孔，以便扩大破口造成一个4~5mm直径骨孔，再伸入小型乳突咬骨钳，向泪囊窝方向继续扩大骨孔，使下界平鼻泪管上口、上界平内眦韧带、后界至颌泪缝，前界至泪前嵴前3mm。当骨孔扩大到一定程度时，可看到骨下的鼻黏膜。

所造骨孔一般是以泪前嵴中央为中心的一个椭圆形骨孔。实践经验证明，骨孔较大，则术后阻塞机会较少。但也不能太大。因太大与太靠前，去除鼻骨太多，会造成鼻梁凹陷。骨孔一般上下径15mm，前后径10mm最为适宜［图5-5-3(4)］。骨孔应包括鼻泪管的上端在内，但亦不能太靠下，过分靠下，会穿进上颌窦。

目前，造骨孔多采用上述两种方法。过去用凿与锤凿骨的方法。因用锤击对骨的震动会引起患者恐慌及手术操作太费时，现多已不采用。

造骨孔时，在薄的骨壁即将穿破及改用骨起子操作时，会感到如同压破鸡蛋壳一样有空虚感，表示下面是鼻黏膜，此时开始使用咬骨钳咬骨［图5-5-3(5)］。咬骨前，应先把骨片下方的鼻黏膜推开，同时用骨膜剥离器把泪囊压向颞侧后才咬骨，以防咬破鼻黏膜。

4. 泪囊鼻腔膜吻合　吻合是保证新泪道畅通的主要环节。吻合方法如下：

(1) 前后页吻合法：是典型的常用的方法，效果较确实。

1) 用线状刀在鼻黏膜作“I”形切开［图5-5-3(6)］。“I”

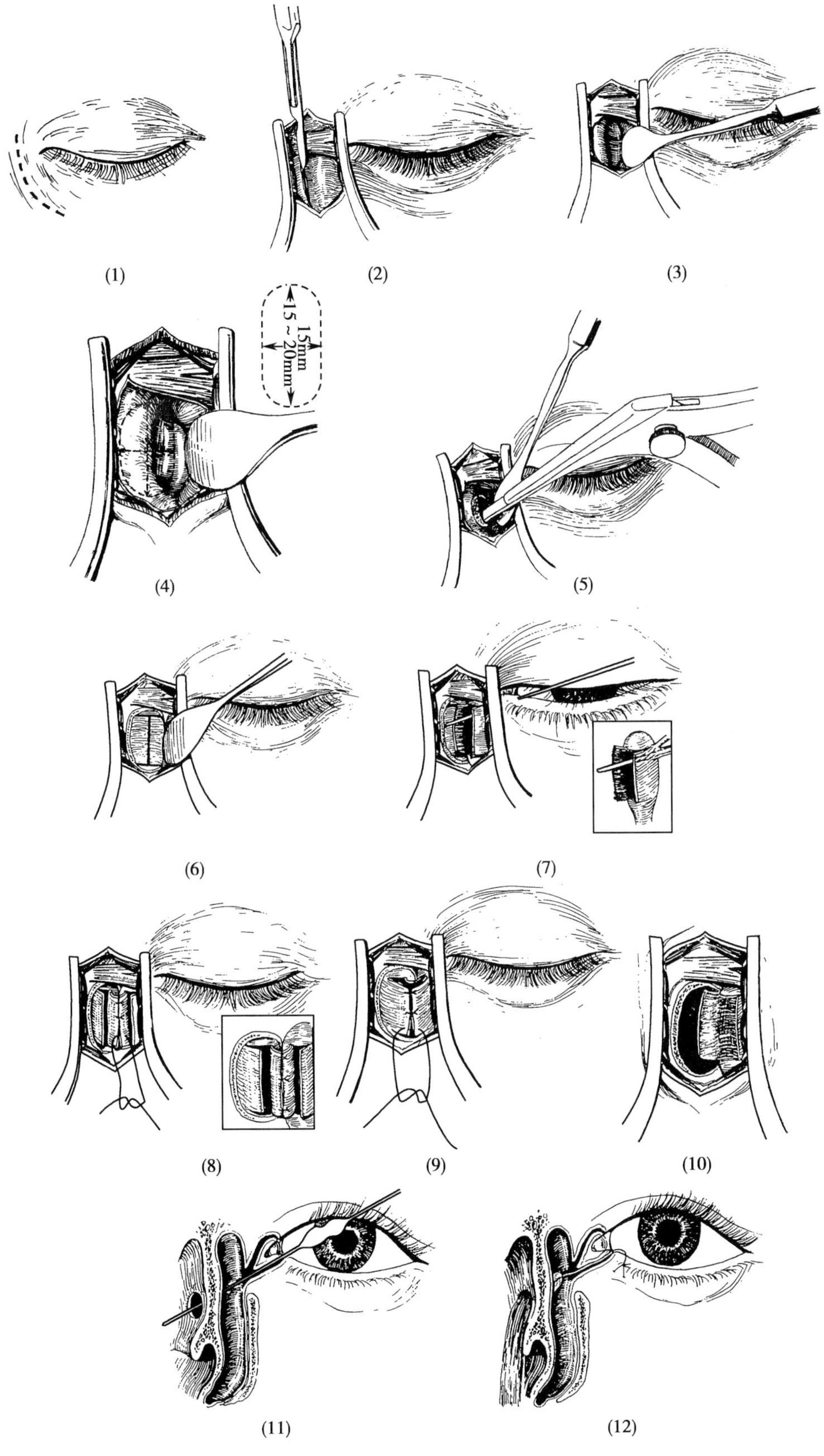

(1) (2) (3)

15mm
15~20mm

(4) (5)

(6) (7)

(8) (9) (10)

(11) (12)

图 5-5-3 泪囊鼻腔吻合术

(1)标记切口位置;(2)沿前泪嵴鼻侧 0.5~1mm 处切开骨膜;(3)在内眦韧带作一标记缝线,把内眦韧带剪断;(4)造骨孔:骨孔上下径 15mm、前后径 10mm 为宜;(5)咬骨钳咬骨;(6)"I"形切开鼻黏膜;(7)先从下泪点入探针到泪囊,再作 I 形切开;(8)吻合鼻黏膜及泪囊的后页;(9)吻合鼻黏膜及泪囊的前页;(10)完全不缝合法;(11)将探针经下泪小管进入吻合口之骨孔再进入鼻腔;(12)尼龙线束拉入泪囊窝内

字形切口有利于前后页充分张开，便于吻合与减少吻合口阻塞机会。

2）在泪囊内侧壁作同样“I”形剪开。如果没有把握判断是否真正剪开泪囊，可从泪小点插入泪探针于泪囊中，或从泪道注入少许亚甲蓝或甲紫于泪囊中，以协助判断。确认泪囊被剪开后，从上到下作10mm长切口，从切口上下两端作横的剪开，形成“I”形切口，使泪囊切口形成前后两页［图5-5-3(7)］。

3）用1/2弯3×6或4×8小缝针(亦有人用特制的缝合小钩)穿3-0~5-0黑丝线，先将鼻黏膜与泪囊两者的后页对缝，然后再将两者的前页对缝，一般每页各缝2~3针［图5-5-3(8)、(9)］。

为防止吻合口阻塞，可采用下列两种方法：①在两前页边对边缝合时，将缝线穿过泪前嵴上方之骨膜创缘或眼轮匝肌等皮下软组织后打结，以保证前页对缝后不会下坠与后页相贴；②在结扎后页缝线后，从切口放入一条引流管，在末端剪些小孔，穿过骨孔口送入鼻腔前鼻孔，引流管末端恰好在骨孔后页对缝处上面，其末端穿一条缝线再穿出切口上面皮肤表面，打结或用胶布固定于眉毛端的皮肤上，保证引流管末端不会滑入鼻腔内。然后再把两前页对缝。停留在骨孔内的引流管可以防止前后页不会相贴。

(2) 单纯前页吻合法：根据临床经验，术后发生阻塞的原因，往往是由于吻合的前页下附，以致与后页粘连。因此有些术者把鼻黏膜与泪囊的切口造成“⼀”形，这样鼻黏膜与泪囊的前页就较大和长，将两者前页对缝。后页则不做缝合，任其自然贴附于后面骨壁上。此法可使泪囊腔极大限度张开，不留任何死角。

(3) 完全不缝合法(Kasper法)：此法做成一直径约20mm的骨孔，把骨孔部鼻黏膜完全除去。如遇到中鼻甲阻挡，则除去一部分。泪囊方面则沿前及内壁交界处剪开，做成一个由泪囊内、后壁构成的“⼀”形大泪囊瓣。把此瓣推向骨孔后缘内，使其进入鼻腔内，不作缝合。泪囊的前壁则重新缝回鼻侧原来切开的骨膜上，使其紧张远离后瓣［图5-5-3(10)］。此法同样能保证吻合口的开张，且省去在深部缝合的步骤。

前后页缝合后应仔细检查有无小渗血点。如果有应烧灼彻底止血，以免术后渗血凝固后阻塞吻合口。有人主张在缝皮肤前，作泪道冲洗，以便了解吻合口是否通畅，同时可将骨孔小血块冲走。

如内眦韧带被切断，则要缝回原位。

皮肤切口缝合，同泪囊摘出术。

【术后处理】术后通常只敷眼垫，不必如泪囊摘出术加上棉纱小枕压迫，因用棉纱小枕压泪囊区，反而使缝合的前页受压向后，易与后页粘连，对保持缝合口开放不利。

如有引流管，术后3~4天拆除，并作泪道冲洗，以防积血造成阻塞。以后每隔1~2天冲洗一次，共冲洗3~4次。术后5~7天拆除皮肤线。

【术中和术后可能发生的问题】

1. 泪囊穿破　切开皮肤后应按解剖层次分离，先找到内眦韧带与泪前嵴，再沿泪前嵴前面切开骨膜，在骨膜下往泪囊窝分离泪囊，让骨膜保护泪囊不被穿破。如不慎穿破，小破口可不必处理。较大的穿破口，应用细针线修补，或根据穿破位置，在作鼻黏膜瓣时，特意使之与泪囊瓣作相应的吻合。

2. 造骨孔时出血　小量出血在所难免，但较大量出血多是因中鼻道填塞不佳、骨孔位置过高、损伤中鼻甲、骨板未开好而勉强用骨钳把骨扭断或撕裂鼻黏膜而引起。如为骨面出血，可用骨蜡止血；如是软组织或鼻黏膜出血，可用棉签湿肾上腺素压迫片刻，亦可把鼻内填塞物压紧。为避免咬骨时撕裂鼻黏膜，应先把鼻内填塞物拉松，使鼻黏膜能离退。另外，早期骨孔较小时，咬骨要小块咬除，因大块咬骨易伤及鼻黏膜，或在咬骨前，先用骨膜分离器将鼻黏膜推开。

3. 鼻黏膜撕破　小的穿破不影响和泪囊吻合，可不处理。如撕裂大，应根据具体情况处理：①中央部前后裂开，可按常规切口形成前后两页进行吻合；②上或下端的一角断裂，可不管缺损的一面，仍按常法分作前后两页进行吻合；③如前缘断裂，可只作一个长后页与泪囊后页缝合，而把泪囊前页用缝线吊在鼻梁骨膜上；④如后缘断裂，则将断后的残端铺平，而把泪囊前页留宽留长，保证两前页足够宽度及长度，作三针牢固缝合；⑤如破碎严重，可完全除去鼻黏膜，按完全不缝合法处理。

4. 泪囊过小　术时发现泪囊过小，可将泪囊做成一前页，鼻黏膜亦做成一较大的前页与其缝合。骨孔内置引流管，术后留置2周。如泪囊已缩成一条索，几乎无囊腔，则改作泪囊摘除。

5. 泪囊与鼻黏膜距离过远　切开泪囊及鼻黏膜前应观察两者是否有距离过远的情况。如骨孔造口太前，应先扩大骨孔后缘。在切开鼻黏膜后才发现此情况，可再分离泪囊外侧或凿去骨性鼻泪管一小段，使吻合口不致受到牵制。缝合后一定要避免过度紧张撕裂泪囊或鼻黏膜。在仍不能缝合时，可将泪囊下部剪断，减弱泪囊下端的张力，使泪囊黏膜可移动与鼻黏膜吻合。

6. 筛泡穿破　造骨孔时过分靠后或筛泡位置靠前，均容易伤及筛泡。有时穿破筛泡，误认为穿破鼻腔。此时可以用探针试探穿破区是筛泡抑或鼻腔。如穿破为筛泡，可用小锐刮匙把穿破处的黏膜刮除。

7. 术后出血　术后出血多见于术后48小时内。少量的一时性出血，可让患者安静休息，一般不作处理。较大量的出血可用纱布条以肾上腺素液及丁卡因湿润后作鼻内填塞止血，全身加用止血药。

8. 感染　虽然泪囊手术是一种有菌性手术，但术后感染并不多见。如能注意术前和术后用抗生素冲洗泪囊及全身用抗生素，一般可避免术后感染。

9. 吻合口阻塞　术后一周出现的流泪症状往往只是鼻黏膜水肿所致，亦有由于吻合口术后继发出血形成凝血块阻塞。前者鼻部滴麻黄碱，后者用透明质酸酶或糜蛋白酶溶液冲洗，可促进血凝块吸收。如术后2~3周后才冲洗不通，常是由于肉芽增生阻塞所致。

造成阻塞的原因，除上述以外，有关手术方面主要原因是：①骨孔造得过小或位置错误；②缝合不当或崩线；③血凝块阻塞吻合口。为避免阻塞，手术时应注意：①骨孔口径不能小于10mm；②吻合口力求对合好、缝合牢固，吻合时前后黏膜边缘不能内卷；③遇有黏膜破损，缝合欠佳或渗血必须于吻合口内放置引流管或明胶海绵等填塞物；④术后不要对切口用小棉纱枕压迫；⑤术后早期冲洗泪道。

在发生阻塞时，可以采取以下办法：

(1) 探通及置入线束(Veirs法)：单纯用探通法企图重新探通术后闭塞的骨孔是很少能成功的。Veirs提出一个方法如下：用3号探针从下泪点向下泪小管插入泪囊，探针头移向下沿泪囊内壁找到骨孔，用力刺破闭塞的骨孔，再由鼻内夹住探针头向左右摇摆使破孔扩大，然后拔针。另用1号探针再插入穿破口，用钳拉探针出鼻外，扎上一细丝线，此丝线另系上无刺激的尼龙线束后，抽回探针，将细线拉出下泪点外，慢慢将细线拉紧，使尼龙线束拉入泪囊窝内。泪点外细线可缝在睑外皮肤上结扎，将鼻外的尼龙线可修短[图5-5-3(11)、(12)]。3~6周后拆线。

(2) 再次手术：如在早期采取上述方法后仍有阻塞，或术后初期通畅，但过相当一段时间发生阻塞，只有再次手术。一般而言，术后2~3个月可以再次手术。但在施行前最好请耳鼻喉科医师从中鼻道检查吻合口情况，并从第一次的手术记录了解上次手术情况，弄清手术过程有哪些特殊情况(如出血多、鼻黏膜撕裂)可能导致失败的原因。再手术时因有瘢痕，解剖关系也改变，组织标志不如初次手术清楚。一般可根据手术缝线找出吻合口位置，另可沿骨面寻找到骨孔，从泪点与泪小管插入探针以判断泪囊位置，小心切开瘢痕，找到泪囊黏膜与鼻黏膜重新缝合。

四、泪囊瘘管切除术

泪囊瘘多由急性泪囊炎穿破皮肤后形成瘘管或慢性泪囊炎手术后，由于在泪囊内残留黏膜碎片、其他异物或发生化脓性感染等，致皮肤切口长期不能封闭，达不到一期愈合，而形成瘘管。泪囊瘘管多位于内眦韧带下缘和泪前嵴的位置。指压时常有脓性或黏液性分泌物自皮肤瘘管流出。

另一种是先天性泪囊瘘，通常患者的鼻泪管通畅，泪囊区皮肤可查出一个微小瘘管口，有时瘘管小口漏出水珠样泪液，其周围无任何红肿现象。泪囊瘘手术的目的是封闭瘘管，但是单纯封闭皮肤瘘管口达不到治愈瘘管的效果。必须封闭皮肤瘘管口的同时摘出泪囊及残留组织和异物方能治愈瘘管。手术操作比较困难，因为完整摘出急性炎症后的泪囊或清除残留的泪囊黏膜并非容易的事。先天性泪囊瘘则根据具体情况，不一定将泪囊摘出，如泪囊条件较好的患者可作泪囊鼻腔吻合术。

先天性泪囊瘘管的处理，应根据瘘管大小、有无临床症状，决定手术处理。

【手术方法】

1. 结膜囊滴表面麻醉药　用2%利多卡因注射液作局部麻醉(参阅泪囊摘除手术)。

2. 检查瘘管　麻醉后将泪囊探针插入瘘管中，检查瘘管深度，了解瘘管的形态及走行方向和深度。有无阻力等。亦可以在术前用40%碘油注入泪囊瘘管中进行造影，了解瘘管的形态及走行方向和深度。

取一条1m长的黑丝线，由镊子夹住线的一端，从瘘管口插入瘘管中，不断将线填塞到瘘管中，至瘘管完全被充满，依此作为手术中识别泪囊瘘管的标志。如果术前了解到瘘管是多发性的，从瘘管口向瘘管内注入少许亚甲蓝溶液，便于术中容易查找瘘管形态、走行方向和瘘管底部，以及泪囊瘘管和周围组织关系。

3. 皮肤切口与泪囊摘出术基本相同，但略偏于瘘孔的鼻侧。长度较泪囊摘出时稍加长。亦可在瘘管周围作梭形皮肤切除，再延长上下两端的切口。

4. 根据充填在瘘管中黑丝线与周围组织及泪囊的关系，将瘘管完整分离，然后从瘘管两端将瘘管切除。

5. 如果有泪囊，按常规泪囊摘出术操作摘出泪囊。如为泪囊摘出术后，则应细心检查泪囊窝内残留的黏膜组织或其他异物，尽可能予以清除，然后用2.5%碘酊涂布于泪囊窝及剪除瘘管区的创面。除泪囊窝外，要应用刮匙将鼻泪管口处搔刮和涂碘酊。

6. 切除瘘管口周围的皮肤和皮下组织，形成新的创面。然后按泪囊摘出术操作分层缝合切口。

先天性泪囊瘘管，有时从管口渗出少许泪液，瘘管口周围无任何刺激症状。这种情况只需将瘘管口周围皮肤切除，分离瘘管至泪囊壁，将瘘管切除，然后缝合泪囊侧的瘘管切口，将瘘管结扎，再分层缝合皮肤切口。

术后处理同泪囊摘出术。

第六节　泪小管阻塞手术

泪小管阻塞常由于炎症或外伤后瘢痕收缩、异物等原因所致管腔狭窄或闭塞。多发生在上和下泪小管汇合与泪囊接合处。由于泪小管的管径较小，仅0.5mm，据临床经验，用泪道探针扩张泪小管多难以奏效，虽有暂时通畅或冲洗时由于加压液体能通过泪小管，但过后多数难以恢复生理的泪液导流功能。如泪小管阻力较大，推进探针过分用力，易穿破管壁造成"假道"，不但易发生感染，而且进一步加重管腔瘢痕性狭窄。此外，使用泪道插管长期放置亦易引起刺激症状或排斥反应。

一、泪小管泪囊吻合术

手术的目的是剪除泪小管阻塞部分，重新将泪小管与泪囊外侧壁吻合，恢复泪液导流作用。此手术适用于鼻泪管通畅泪小管或泪总管近泪囊端阻塞，即上和下泪小管汇合处的泪总管阻塞的病例，如果阻塞部位距泪囊较远，切除泪小管阻塞部位后将难以与泪囊成功吻合。

【手术方法】

1. 麻醉与皮肤切口同泪囊摘出术。

2. 用泪点扩张器将泪点扩大，用"00"号至4号泪道探针逐步将泪小管扩张，将探针顶端推进至泪小管阻塞部位，推进时切勿用力过大，以免造成假道。

3. 将外径为1mm塑料管的一端放在酒精灯上加热、拉长使其变细，并令其形成盲端。取泪囊探针或钝头的针灸长针插进塑料管内备用。

4. 做皮肤切口，暴露并切断内眦韧带，并在其颞侧断端缝一条备用褥式缝线。

5. 在手术放大镜或手术显微镜下，剪开泪筋膜，暴露泪囊前和外侧壁。靠近外侧泪筋膜分离泪囊外侧壁。在泪道探针引导下游离泪总管，靠近探针顶端的阻塞部位剪断并剪除阻塞部分。在其残端上和下两缘剪开形成前后两页。

6. 在泪囊的泪总管入口处，作垂直的"I"字形切口，形成前和后两页。然后用泪道探针或冲洗方法检查鼻泪管通畅情况。

7. 用8-0尼龙线或铬制肠线将泪总管断端的前后唇与泪囊切口的前后唇吻合。各自缝合一针间断缝线。缝线结扎后将后唇缝线引出皮肤切口外侧，将前唇缝线引出皮肤切口内侧。待皮肤切口缝合时再结扎这两组引出的缝线。

8. 将插有探针的塑料管分别从上和下泪点插入泪小管内直达泪囊内留置，然后将另一端分别用胶布固定在睑皮肤面。

9. 缝合内眦韧带，分层缝合肌肉和皮肤切口。结膜囊内涂抗生素眼药膏。包扎术眼。术后5天拆皮肤线。4~8周拔出留置的塑料管，并即冲洗泪道，以后隔1~2天冲洗泪道1次，需冲洗1~2周（图5-6-1）。

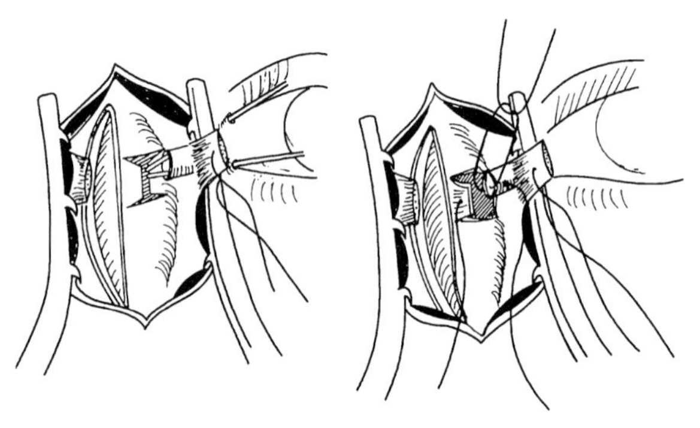

图5-6-1 泪小管吻合术

二、泪小管泪囊鼻腔吻合术（Jones法）

【适应证】上、下泪小管阻塞或泪总管阻塞及鼻泪管阻塞。

【手术方法】

1. 表面麻醉及局部麻醉同泪囊鼻腔吻合术。

2. 皮肤切口，剪断内眦韧带与泪囊鼻腔吻合术同。

3. 分别从上和下泪点插入泪道探针至泪小管或泪总管阻塞部位并暂时留置探针。

4. 靠近外侧泪筋膜分离泪囊外侧壁，在泪道探针的引导下用柔和的力量分离出泪总管。

5. 在泪前嵴切开骨膜，沿切开线将骨膜连同泪囊向外侧分离。

6. 分离泪囊，造孔的操作过程与泪囊鼻腔吻合术相同。骨孔应稍大些，上下径约20mm，前后径15mm，以便作成较大的鼻黏膜瓣。可适应由于切除泪总管阻塞并重新与泪囊吻合后所致的泪囊向外侧移位。

7. 将泪囊内侧壁垂直呈"I"字形切开，做成前后两瓣，然后将泪囊引向鼻侧。在显微镜或手术放大镜下，用泪道探针导引，在泪总管贴近泪囊处剪除其阻塞部分[图5-6-2（1）]，将泪总管断端上下缘剪开形成前后两瓣[图5-6-2（2）]，用可吸收缝线穿过前后两瓣四个角，将缝线通过切除泪总管后泪囊的残留孔并引入泪囊内[图5-6-2（3）]，将四条缝线缝合在残留孔处泪囊外壁内面。使泪小管的断端与泪囊外壁吻合。

8. 将骨孔处的鼻膜作"I"字形切开，形成前后两唇。

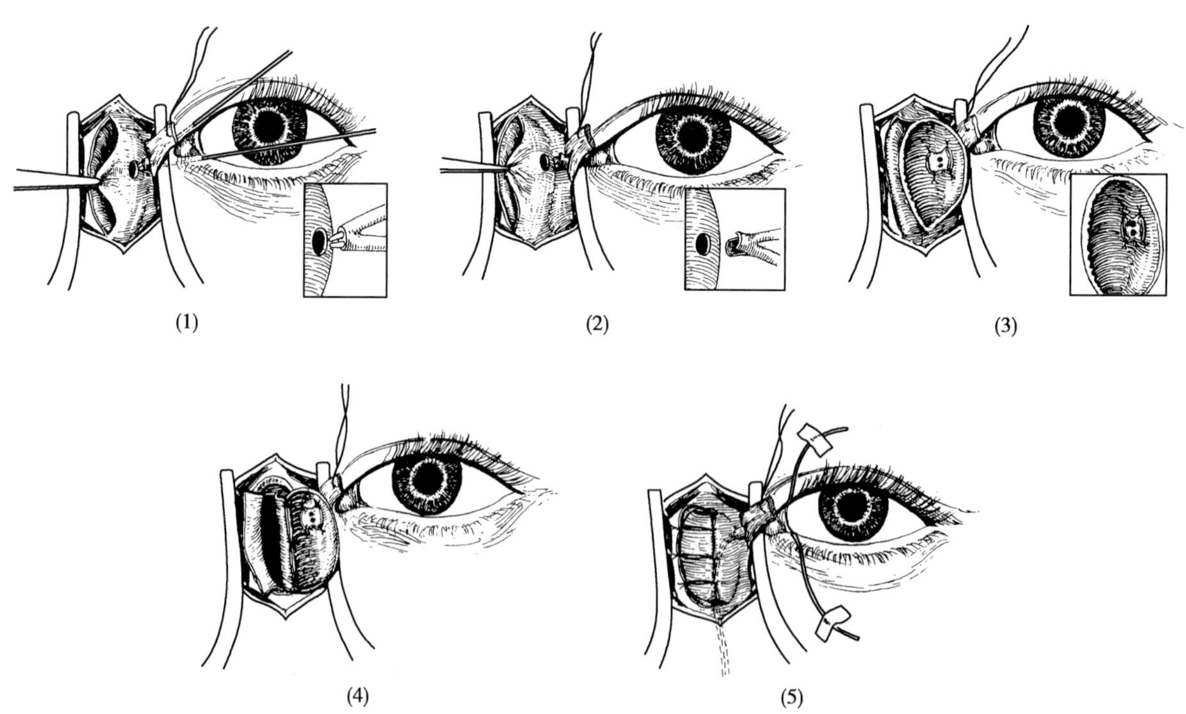

图5-6-2 泪小管、泪囊、鼻腔吻合术

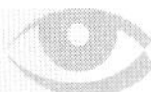

将鼻膜后唇与泪囊内侧壁切口后唇用细丝线或可吸收缝线缝合[图 5-6-2(4)]。然后从上下泪点各插入一条外径 1mm 的塑料管通向泪囊，经骨孔进入鼻并将两条塑料管引出鼻腔外用胶布固定于皮肤面[图 5-6-2(5)]。接着再将鼻黏膜前唇与泪囊前唇缝合。

9. 缝合皮肤切口，内眦韧带可以不必缝合，以免泪点被牵拉向内侧前面而离开眼球。

10. 术后结膜囊涂抗生素眼药膏，绷带包扎但不必加压。5~7 天拆除皮肤线。1~2 周拔除塑料管后即冲洗泪道，以后隔 1~2 天冲洗泪道 1 次，共 1~2 周。

三、泪囊结膜囊吻合术

【适应证】上下泪小管完全闭塞，而泪囊以下的泪道正常者。将泪囊与泪湖处结膜吻合，达到导流泪液目的。

【手术方法】

1. 麻醉、皮肤切口、切断内眦韧带、分离泪囊与泪囊摘出术的操作相同。

2. 充分完成泪囊分离操作后，在泪囊顶部缝一条牵引线备用。

3. 用开睑器将睑裂张开。用剪刀或线状刀在半月皱襞下方刺入。向鼻侧稍后下方推进达到泪囊处，作一条由泪湖至泪囊的深层通道。将蚊式血管钳伸入泪湖处深层通道口，经通道达泪囊处钳住泪囊顶端的预置缝线，将游离的泪囊牵引到内眦睑裂的结膜切口处。在泪囊由泪囊窝经通道至内眦睑裂牵引操作过程中，注意勿使泪囊发生扭转，以免影响术后泪液的导流。拆除泪囊顶端的牵引线，将泪囊顶剪成前后两唇。

4. 将泪囊顶切开的后唇与半月皱襞下方结膜切口缝合，前唇缝合在泪湖处的睑结膜切口。为了保证泪囊吻合和管道通畅，从缝合口插入一条 2mm 直径的塑料管至泪囊，末端固定在睑皮肤面。2~3 周后将它拔除。

5. 缝合内眦韧带，分层缝合皮肤切口。

6. 术眼结膜囊内涂抗生素眼药膏，包扎绷带。5 天拆除结膜缝线，有时缝线可自行脱落在结膜囊内，换药时要注意观察及清除。

第七节　泪腺管截断术

【适应证】因泪道系统病变较重无法疏通，溢泪较多或面神经瘫痪较严重者。

【手术方法】

1. 麻醉　结膜内滴表面麻醉药。用 2% 利多卡因作外上方穹隆部结膜、外侧球结膜及上睑皮肤局部麻醉。

2. 嘱患者注视内下方，翻转上睑，用开睑拉钩固定翻转的上睑。用小镊子提起近外眦的球结膜，水平切开 8mm 球结膜。由切口伸进弯剪刀，向上方分离球结膜组织经穹隆部至睑板上缘，剪刀再斜向内上以边分离边剪开的操作，使颞侧 2/3 的穹隆部结膜从睑板上缘至球结膜移行处完全游离。连续缝合球结膜切口(图 5-7-1)。

3. 术眼结膜囊内涂抗生素眼药膏，包扎绷带。术后 5 天拆除结膜线。

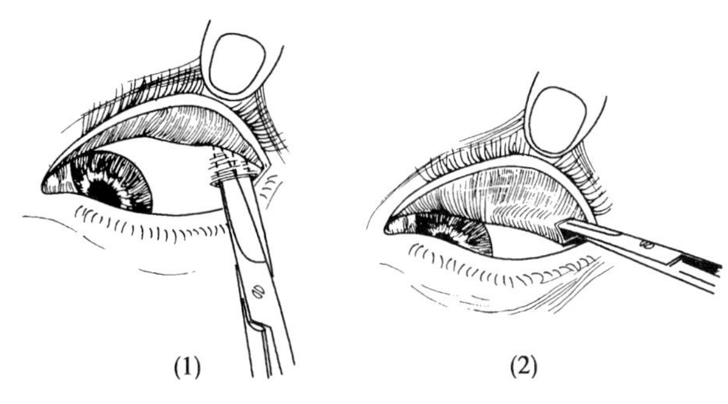

图 5-7-1　泪小管截断术

第八节　泪器肿瘤手术

见第十七章第四节。

第九节　高频泪道浚通术

该手术是“卫生部面向农村和基层推广适宜技术十年百项计划项目(04-19-01)”，由中山大学中山眼科中心王智崇博士于 1992 设计并推广应用，与既往有效治疗泪囊炎等疾病必须手术的医疗模式不同，本方法应用高频电炭化膜鼻泪管内的阻塞组织，恢复泪道的畅通，从而达到治疗泪道阻塞性疾病的目的，新方法不通过改变泪道的开口获得疗效，恢复原泪道的通畅，达到生理治愈。治疗不需凿除骨骼和切开泪囊，无面部瘢痕，实现了微创医疗，美国盐湖城犹他州立大学 Moran 眼科中心的 Bhupendra C K Patel 教授誉之为继泪囊鼻腔吻合术(EDCR)和经鼻内镜泪囊鼻腔吻合术(IEDCR)之后的第三种治疗方法。

(一) 适应证

本方法除适用于一般慢性泪囊炎患者外，还适用于小泪囊、伴有萎缩性鼻炎的慢性泪囊炎、泪囊鼻腔吻合术失败患者的治疗，结合泪道置管术，本方法还可用于上泪道阻塞的治疗。

(二) 禁忌证

1. 禁用于患有严重心脏病或按装有心脏起搏器患者。

2. 不适用于因鼻骨骨折等做成的骨性鼻泪管阻塞患者。

(三) 手术方法

使用仪器为 WZC 泪道治疗仪。

1. 麻醉　将含有表面麻醉药的小棉球放在上下泪小点处，闭睑将棉球夹在内眦处 2~3 分钟。患者仰卧，用 1ml 注射器分别局部浸润麻醉上泪小管和鼻泪管(图 5-9-1)，同时，用 1% 丁卡因麻黄碱棉签麻醉下鼻道鼻泪管开口处 2 次，第二次的麻醉棉签保留在下鼻道内至手术结束，达到麻醉、收敛鼻泪管下口和保护鼻底的双重目的。

必要时，可行眶下神经阻滞麻醉。

2. 泪道探通　用泪点扩张器扩张泪小点，根据尽量用大直径探针的原则高频泪道探针，用手指固定泪小点处皮肤，使泪点外翻，将探针垂直插入泪点 1~2mm，将探针转向水平位置与泪小管走向一致，向颞侧拉直眼睑，使泪小管呈直线状，用旋转进针的手法捻动探针向前，探针触及泪囊窝骨壁后，以探针前端为中心，使探针从水平转向垂直向下，稍倾向后外侧，探针指向鼻翼方向，轻轻向下滑行推进探针进入鼻泪管，探针进入鼻泪管后即稳立不动，向下捻动探针插通鼻泪管，至鼻泪管下口，若见插入下鼻道的棉签活动，表示探针前端已经进入鼻腔，停止进针。若鼻泪管阻塞严重，探通过程中反复捻动探针仍不能通过时，可点烧该阻塞点，通过后恢复旋转进针手法。

3. 再通膜鼻泪管　探通泪道后，将泪道治疗仪的负极板安在患者手腕处，治疗极与高频泪道探针连接，采用边退针边电灼的方法，旋转出针，必要时可重复操作，至退出探针时无阻力为止。拔出探针，用抗生素激素液冲洗泪道，无反流、阻力小时表明手术成功，冲洗鼻泪管。

（四）手术的注意事项

1. 坚持先探通、后再通的原则　不要盲目地电灼探入，采用先探通、后再通的方法，可以有效地避免出现假道。由于没有假道形成，再通膜鼻泪管的附着点位于骨性鼻泪管壁上，瘢痕收缩力的作用方向是离心性的，避免了向心性收缩，有助于维持鼻泪管的开放状态，保证疗效。

2. 采用旋转进针的手法　治疗中采用旋转进针的手法可以起到钝性分离的作用，一般的泪道阻塞均能探通，若阻塞组织瘢痕化，反复旋转不能进针，可以点烧该点，但是通过此阻塞点后，应仍恢复原来的操作手法，旋转探通，探至鼻泪管下口后，恢复边退针边电灼鼻泪管的操作方法。

3. 术前填塞下鼻道　有助于保护鼻底和防止鼻甲粘连。

4. 利用探针自身的硬度，可以有意识地摆动探针，扩大了作用范围，使重建的鼻泪管内径远大于探针的直径和泪小管的内径。

（五）术后处理

根据泪囊内分泌物情况决定术后冲洗间隔，一般于术后第一天用 5ml 含激素的抗生素冲洗液冲洗泪道一次，之后根据泪囊分泌物情况决定冲洗次数，若分泌物较多且黏稠，可每日冲洗一次，至无分泌物反流后，改为 3 周一次的泪道冲洗，至术后 6 周。

第十节　介入性泪道手术

一、鼻泪道支架植入术

鼻泪道支架植入术是一种微创性治疗鼻泪道阻塞的新方法。自 1993 年开始应用支架治疗鼻泪道阻塞后，目前又研制出治疗鼻泪道阻塞的塑料支架，临床应用效果较好。

【支架的种类】泪道支架质量对介入治疗至关重要。目前有三种泪道支架，即改进的 Cianturco 金属支架、尼龙支架和聚氨酯支架。

1. 金属支架　为 0.25mm 不锈钢丝做成的有 10 个折的圆柱形 Z 型支架，完全撑开时直径 4mm，长 10mm，用表面镀有 24K 金的相同钢丝将两支架前后连接起来。置入后易被阻塞也难以取出，现在很少采用。

2. 尼龙支架　为 5F 尼龙管，其近端成蘑菇状。蘑菇头直径 5~6mm，长为 6~9mm。通过带扩张器 6F 的 Teflon 鞘放置。支架较硬，置入后其下端到下鼻道时，患者感到不适，需将支撑器下端剪下一段。

3. 聚氨酯支架（Song 鼻泪管支架）　1995 年 Song 在塑料支撑器的基础上设计了聚氨酯支架，在技术与疗效方面又有了明显改进。其长度为 35mm，头端为 0.5mm，不透光，支架头部有三种形态，头部为锐角蘑菇形、椭圆蘑菇形和延伸形。整套设备包括 6F 聚氨酯支架、6F 输送系统（扩张器、鞘、支撑器载体和推送导管、珠头导丝及针钩），适用于泪囊与鼻泪管交界处以下泪道阻塞的治疗，是目前较好的选择。

【适用证】各种原因所致的下泪小管、泪总管、鼻泪管阻塞、小泪囊、慢性泪囊炎已基本控制的病例。

【禁忌证】急性泪囊炎。局部骨折断端压迫阻塞泪道是相对禁忌证。

【手术步骤】以泪囊支架植入术为例，介绍支架植入的具体方法如下：

在 X 线辅助透视下，将珠头导丝从上泪点插入泪小管，经泪囊通过阻塞部，直至下鼻道，钩住导丝向下拉出至鼻孔外。导丝珠头连同钩一起剪下，6F 鞘连同扩张管顺导丝逆行引入，通过病变区至泪囊顶端。扩张管从鞘内撤出时，将鞘向前推进 3mm 左右进入泪囊，再从鞘内撤出，后借助支架载体通过导丝，将支架引入鞘内，直至支架头端位于鞘的顶端，固定推送导管撤销，支架游离，其头部蘑菇形扩张并位于庞大的泪囊内，然后鞘与推送导管一并从下鼻道内拉出，导丝向上通过上泪点撤除。

鼻泪道支架植入术经鼻腔逆行将支架植入到鼻泪道中，由于支架的引流管腔较大，能支撑原先已狭窄或阻塞的鼻泪道，保持鼻泪道通畅，而且其顶端为可收拢的蘑菇状，可在支架植入后起固定引流管及加大引流空间的作用。该手术成功率高，无须皮肤切口及鼻骨开窗，术后不留瘢痕，不改变局部解剖结构，支架阻塞后可再次植入或改用其他治疗方法。因此该手术是一种简单、安全及有效治疗鼻泪道阻塞的方法。缺点是需要在 X 线下透视操作（最近亦有不在 X 线下通过导丝直接从鼻泪管逆向植入的方法报道）；术后成功率低，远期疗效差，易发生支架阻塞；并刺激泪道系统炎症反应；影响进一步手术治疗。

支架植入术的并发症主要有：

（1）支架植入失败：其主要原因为局部炎性反应或鼻泪道解剖结构改变，而致鼻泪道扩张失败及术中活动性出血。

（2）术中活动性出血：其原因为泪囊炎症及在探查时发生的假道。

（3）术后支架阻塞：术后早期阻塞的最主要原因为血凝块或黏液分泌物阻塞支架，经泪道冲洗后，一般能防止再阻塞；术后晚期支架阻塞物为纤维结缔组织，目前尚无有效的预防方法，可将支架取出后重新植入，或改其他治疗方法。

【发展前景】由于内支架再狭窄或者闭塞与介入治疗效果密切相关，所以内支架制作材质、工艺改造及器械的更新，是今后介入治疗技术发展的关键。

二、泪道球囊成形术

1989 年 Decker 和 Berry 首先报道，从上泪点插入导丝，通过泪道至下鼻道穿出，逆行引入 3~4mm 球囊导管至阻塞部位进行扩张成形的方法。术后早期成功率较高，2 年以

后成功率只有 20%~25%，现在一般不使用。

第十一节　泪道内镜

随着光学技术、电子技术的不断发展，医用内镜已从早期透镜系统的硬式内镜发展到纤维光学系统的纤维内镜，并结合超微摄像组件、激光装置的利用，成为集检查、治疗为一体的三维立体成像系统的第六代电子内镜，其应用领域从最初的内科检查发展到临床各科。应用新一代的显微内镜进行直视下的眼内多种技术操作，是近年来临床眼科发展的一个新领域，其在泪道等外眼疾病的诊治也日趋成熟。

一、眼用内镜

（一）眼用内镜发展历史

眼用内镜于 1943 年由 Thorpe 报告，当时用于非磁性眼内异物的摘除。在以后的 60 余年中，许多研究者致力于内镜光学系统小型化、微型化，以及多功能的软性内镜的研究，以制造小型的、微型的、可手持的眼科内镜系统。这些进展联合新型照明光源和微型彩色照相机的出现使内镜系统在眼科的常规应用成为可能。

1978 年 Norris 和 Cleasby 报道了内眼手术用纤维内镜系统。1984 年带有超微摄像系统的电子眼用内镜应用至临床。随后，一种探头直径更小，图像分辨率更高的电子内镜，1992 年由日本研制成功并逐步应用于内眼手术各个领域。之后，一次性使用的带有激光装置的眼用内镜在美国开始应用。目前，眼用内镜已经发展到集检查、治疗一体，具有三维立体成像系统的第六代内镜，并于 1997 年开始应用于临床。在眼科领域，内镜日益显示出其不可替代的应用价值。

一直以来，传统内镜画面无立体感使术者不得不交替观看手术显微镜以及监视器来确定探头与组织的距离，大大增加了手术的困难。现在，具有三维立体成像效果的 18G 氙光源眼用内镜已逐渐推广应用，此款内镜可与手术显微镜目镜相连，术者通过手术显微镜目镜直接获得双目三维立体图像，可调的放大倍数可以直接观察眼内细微结构，其良好的立体成像效果使手术安全性大大增加。这些改良使内镜手术操作更加便捷、安全。

（二）眼用内镜基本原理及构造

眼科手术使用的内镜，需要有优良的操作性能及高度清晰的显像效果。标准的电子内镜系统由眼内探头、手柄、光源一体型摄像系统、画面处理电路及电子监测器组成。基本原理是：由光导纤维引入光源照明，接物镜捕捉到光学画面通过电荷耦合成像器（CCD）将其转化成电子信号，再通过影像处理系统经电视监视器放映成像。同时可外接激光装置及计算机外设，实现眼内光凝和动态图像分析测量。内镜眼内探头这几年不断更新，直径已从最初的 2mm 缩短到 20G（0.89mm）或更细，视野范围 70°，景深 0.5~1.0mm，手柄部分一般做成容易把握的形状，如直形或弯形，使眼内操作更加便捷。

眼科内镜系统的诊断探头外径 0.8~1.0mm 不等，包含有图像传导系统可用于内眼和泪道手术观察，有助于确立疾病的诊断和治疗，或联合其他设备完成内镜玻璃体视网膜手术（endoscopic vitreoretinal surgery，EVS）。此多功能治疗探头还包含一个 0.44mm 的工作信道，可引导激光进行眼内光凝治疗或引导激光配合微型钻进行泪道手术。由于内镜系统的特有的工作方式，减少了手术盲区，改善了传统的手术方式，也使某些疾病的诊断和治疗更加精确。

二、泪道内镜

眼用内镜在泪道疾病的诊断和治疗中的主要应用就是泪道内镜。泪道内镜使“手术盲区”不复存在，更重要的是，能对疾病的诊治提供最客观和最直接的指导作用。

（一）泪道内镜概述

自 1950 年首先应用泪道内镜观察泪囊鼻腔吻合口以来，泪道内镜获得了飞速的发展。主要表现在：①应用范围广泛，初始主要用于泪道系统疾病的诊断，近几年已成为泪道系统疾病的治疗领域发展最快的方向之一；②可接受性增强，初始为硬性纤维内镜，通过玻璃纤维传递图像，画面清晰度不高，成像质量差，视野小，患者痛苦大，不易接受，现已出现多种多功能软性电子内境，能把捕捉到的光学画面转换成电子信号，并通过影像处理系统变换成图像在电视荧屏显示出来，具有成像清晰、视野大等优点，且并发症如泪道出血和穿孔发生量极低，在绝大多数患者身上都能得到满意的效果；③操作更加灵活、方便，内镜下对伤口的缝合的操作越来越简单，速度也越来越快。使大多数临床医师都能很好掌握。由于其操作的简易性，对大多数患者的检查都可在门诊局部麻醉下进行。

（二）泪道内镜的操作

泪道内镜的应用，取代了 DCR 的激光泪道成形术多从鼻腔入路，只需按常规探通方式从下或上泪点插入，在局部麻醉或全身麻醉下进行，类似于泪道探通术，具体操作如下：

（1）冲洗清洁下泪小管，扩张泪点，插入内镜。

（2）在稳定的灌注液冲洗下，沿泪小管推进内镜，当它到达泪囊外壁时，竖起内镜探头，插入泪囊、鼻泪管直至鼻腔。

（3）在操作过程中要保持灌注液持续地灌注以获得清晰的视野，并注意观察泪道内黏膜的情况，如黏膜的颜色，有无出血、溃疡、假膜形成、肉芽或瘢痕阻塞等。同时应详细记录泪道引流系统中的狭窄、瘢痕及黏膜炎症的位置。

（三）泪道内镜的临床应用

由于传统泪道检查的不可见性及鼻腔泪囊吻合术（以下简称 DCR）损伤大、并发症多等问题的存在，内镜被最先引用至泪道疾病的观察和治疗。

1. 对泪道系统进行直接观察并辅助泪道系统疾病的诊断　既往对泪道系统疾病的诊断主要靠泪道冲洗、泪道探通和泪道 X 线造影，而泪道内镜出现后，在很大程度上辅助了泪道系统疾病的诊断。

近年来随着泪道内镜光学系统向小型化、微型化发展，这些进展联合新型照明光源和先进的微型彩色照相机以及高质量的监视器使泪道内镜成为泪道引流系统疾病的诊断中的一种重要方法，和常规的诊断方法相比有着独特的优势。不仅能形成高质量的清晰的动态图像，还能扩大视野，尤其在泪道的弯曲和狭窄处，使临床医师不仅可以精确定位病变所在位置，还可在直视下顺行观察整个泪道系统的解剖结构和病理变化，以及轻微的黏膜改变，从而判断有无狭窄、阻塞、异物、炎症以及其他病变。

2. 对术前泪道黏膜状态进行评估及对术后伤口的观察　可通过泪道内镜对术前黏膜状况进行评估，根据黏膜状态确定合适的治疗方案，从而为制订进一步的手术治疗方案提供根据；并可通过内镜对术后伤口的形态、愈合情况等进行观察，从而为泪道疾病研究提供新的手段。

3. 泪道内镜对泪道系统疾病的治疗　在治疗方面，泪道内镜的应用范围越来越广，主要有以下几方面：第一，内镜下泪道成形手术，主要包括激光泪道成形术和经泪小点内镜泪囊鼻腔吻合术；第二，内镜下泪道探通术；第三，内镜下鼻泪道支架植入术治疗鼻泪道阻塞，部分学者认为在内镜下进行支架植入术，可提高成功率，减少术中和术后并发症。

总之，泪道内镜可在直视下精确定位泪道疾病病变的位置，通过对泪道黏膜的观察确定病变的性质，为治疗方案的选择提供依据，并可辅助泪道系统疾病的治疗。

(四) 泪道内镜的前景及展望

泪道内镜在临床的应用已有四十余年的历史，但在我国尚处于起步阶段。激光泪道内镜对传输激光是安全有效的。同时可提供照明、摄像和清晰的手术野、连接计算机等外设进行动态图像数据分析，使手术更加精确化。由于高清晰度监测器的使用，术者及助手等多人可同时看到泪道内情况，使泪道手术的辅助教学成为可能。它的开发使用解决了许多眼科难题。泪道内镜是一种安全有效的手术器械，能对疾病的诊治提供最客观和最直接的指导作用。目前，集多功能于一体的并带有立体画面监视屏的电子泪道内镜已经问世并应用于临床，它能使手术的操作与视觉画面达到最完美的统一、手术并发症降到最低。

（王智崇　卢蓉　关征实　庞友鉴　黄丹平）

第六章 》 结膜手术

第一节 结膜手术的解剖、生理和病理

结膜按解剖部位分为睑结膜、穹隆结膜及球结膜三个部分。因它连结眼睑及眼球故名结膜。结膜是一层薄而透明的黏膜，结膜上皮由复层上皮细胞组成，同时含有两种分泌的腺体及杯状细胞，它们能分泌黏液。此外，上下穹隆部结膜含有副泪腺(Krause 和 Wolfring 腺)，位于穹隆结膜下，参与分泌泪液。于角膜缘的结膜上皮移行为角膜上皮。

睑结膜与结膜下淋巴组织和睑板紧密相连，很难分开。穹隆部结膜，因结膜下组织为疏松的纤维组织，移动性较大。上穹隆部结膜与提上睑肌肌腱和上直肌肌腱相邻。此外，穹隆部结膜含有与睑板连续的 Müller 平滑肌纤维。泪腺管和上方的 Krause 副泪腺管的开口进入上穹隆部。除角膜缘向后 2~3mm 范围的球结膜较牢地黏附于上巩膜组织外，球结膜下组织与眼球筋膜囊疏松结合，移动性较好。

球结膜富有弹性，认识这一点在作遮盖角膜或巩膜伤口制备结膜瓣时很重要。在穹隆部及周围的球结膜，结膜下组织最疏松。颞侧球结膜和上穹隆部结膜比鼻侧和下穹隆可获得较大的结膜瓣，故临床上常利用此处的结膜转位或作游离结膜瓣移植修复结膜缺损和遮盖角膜或巩膜创口。由于颞上方球结膜最宽，所以多从颞上部位取得游离结膜瓣。球结膜宽度：角膜缘至上穹隆宽度为 8~10mm，至下穹隆部为 7~8mm，至颞侧为 14mm，至鼻侧为 7mm(图 6-1-1)。单纯分离取下结膜不要破坏下面的眼球筋膜囊，取结膜瓣后的创面不需缝合，结膜上皮很快再生将其修复。

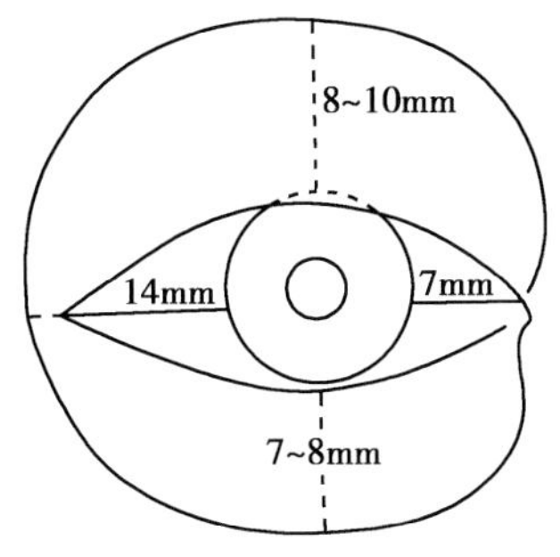

图 6-1-1 穹隆部结膜至角膜缘距离

结膜表面为角膜表面面积的 10 倍，当角膜上皮完全缺损时，其修复依赖于结膜上皮。眼部化学烧伤，全身或局部的药物过敏，类天疱疮，重症沙眼等一方面使角膜发生广泛的上皮损害，特别是角膜缘上皮基底层干细胞的损害，影响细胞的增殖与修复；另一方面结膜杯状细胞和副泪腺及泪腺管口等发生破坏或闭塞，导致泪液及黏液分泌不足或完全缺乏，影响眼表面泪膜的完整性，从而引发顽固性的角膜上皮缺损等病变。同时还由于炎症浸润而诱发结膜的纤维组织增殖，结膜与结膜下形成大量瘢痕组织，以致穹隆部变浅和睑球粘连，眼球运动受到不同程度限制。从眼部取球结膜作结膜移植修补结膜缺损，术后的外观最理想，并可取得较好的效果。结膜的伤口缘倾向于卷缩，这是结膜下纤维组织的回弹位收缩所致，故缝合结膜伤口时要特别注意找出其真正的结膜创缘进行缝合。由于结膜具有较好的依从性，故缝合方法的选择较为灵活，一般伤口愈合均能达到满意效果。

第二节 翼状胬肉切除术

翼状胬肉是一种慢性的结膜变性疾病，其发生发展与环境因素、紫外线辐射等刺激和结膜炎症有关。虽然有用β射线照射或局部注射博来霉素等抗癌药物疗法，可能使翼状胬肉萎缩，但疗效不确实。同时上述疗法，对角膜上皮或眼内组织存在毒性损害，因此手术切除仍然是最常用的方法。

一、翼状胬肉单纯切除术

【手术适应证】

1. 翼状胬肉侵入角膜较多，且为进行性胬肉或接近瞳孔缘威胁患眼视功能。

2. 对白内障或角膜移植术切口有影响或手术后会刺激翼状胬肉发展者。

3. 胬肉有碍患者美观。

【手术方法】

1. 常规清洁结膜囊，消毒眼睑及附近皮肤。

2. 用 0.5% 丁卡因做眼球表面麻醉后，于翼状胬肉颈部和体部结膜下适量注射 1% 普鲁卡因或 2% 利多卡因。

3. 一般应在手术放大镜或显微镜下施行手术。用有齿镊夹持胬肉头部，用剃须刀片改制成的小尖刀沿胬肉头部约 0.5mm 划开一浅界，深可达角膜前弹力层。由此界开

始作一极薄的角膜浅层剖开，连同胬肉头部直分离至角膜缘，再把胬肉体部两侧球结膜剪开[图 6-2-1(1)、(2)]。

4. 胬肉体部的球结膜分离，并把胬肉与巩膜上组织钝性分离[图 6-2-1(3)]，然后将胬肉头颈部与体部剪除[图 6-2-1(4)]。

5. 将肌止前缘巩膜面残留的结膜下组织清除干净，如结膜缺损区较少，上、下方结膜伤口边缘可直接用 8-0 尼龙线或 7-0 丝线相对缝合 1~2 针[图 6-2-1(5)]；如缺损区较大，可把结膜游离缘直接间断缝合固定于距角膜缘 3~4mm 的浅层巩膜面上，暴露 3~4mm 宽的巩膜裸露区[图 6-2-1(6)]。

6. 结膜囊内涂抗生素眼药膏，眼垫包术眼。

【术后处理】

1. 适当休息，每天换药，预防感染。

2. 术后 4~5 天可局部滴用抗生素与皮质类固醇眼药水，每天 4~6 次，以便抑制术后的炎症反应，亦可滴用 1∶1000 塞替派眼药水以减少术后复发。

3. 术后 5~7 天拆线，并继续滴皮质类固醇眼药水，每日 3~4 次，逐渐减小用药浓度及减少滴眼次数，至术后 2~3 周。

二、翼状胬肉切除联合游离结膜瓣移植术

【手术适应证】

1. 翼状胬肉较大且较充血肥厚、生长较快者。

2. 翼状胬肉(包括复发胬肉)切除术中结膜缺失较多者。

【手术方法】

1. 翼状胬肉分离与切除方法同翼状胬肉单纯切除术。

2. 常采用颞上方的球结膜作结膜瓣。先在结膜下作浸润麻醉，并使结膜隆起，以利于结膜分离。

3. 在术眼用镊子镊起少许颞上侧浅层的球结膜，作不伤及眼球筋膜囊的长 6~7mm、宽 8~9mm 结膜瓣，放射状剪开，在完全剪断结膜瓣之前在结膜瓣的侧缘作一标记缝线，以便易于区分结膜的正面及背面[图 6-2-2(1)]。

4. 嘱患者将眼球转向翼状胬肉对侧，把结膜移植片铺平于巩膜暴露区，先用 8-0~10-0 尼龙线或 7-0 丝线将结膜移植片与远离角膜边缘的残留结膜作间断缝合。然后分别将移植片的上缘和下缘与结膜创缘作间断缝合。结膜移植片的近角膜缘最好离开角膜缘 3mm 作间断缝合固定于浅层巩膜上。如有多余的结膜组织可予剪除[图 6-2-2(2)]。也有使用纤维组织黏合剂固定结膜移植片。方法为分别将一滴凝血酶和纤维蛋白原分别涂抹于巩膜植床及游离结膜瓣创面，然后使两者发生反应从而使结膜瓣贴附于巩膜植床。这样可以缩短手术时间，而且手术后复发率与缝线相同，同时患者术后更加舒适。

5. 取结膜瓣后留下的创面，不必缝合，结膜上皮可自行修复。

6. 术后滴用抗生素眼药水并涂眼药膏，用眼垫包眼 1~2 天，7 天后拆线，其余处理同翼状胬肉单纯切除术。

一些研究者强调采用包括角膜缘的结膜瓣。有理论假设胬肉的发生是由于局部的干细胞衰竭，所以移植带角膜上皮干细胞的健康角膜缘组织可以作为一个屏障阻止复发。角膜缘 - 结膜移植技术与结膜移植类似，不同的地方是移植片包括带有 0.5mm 周边部表层角膜缘上皮。

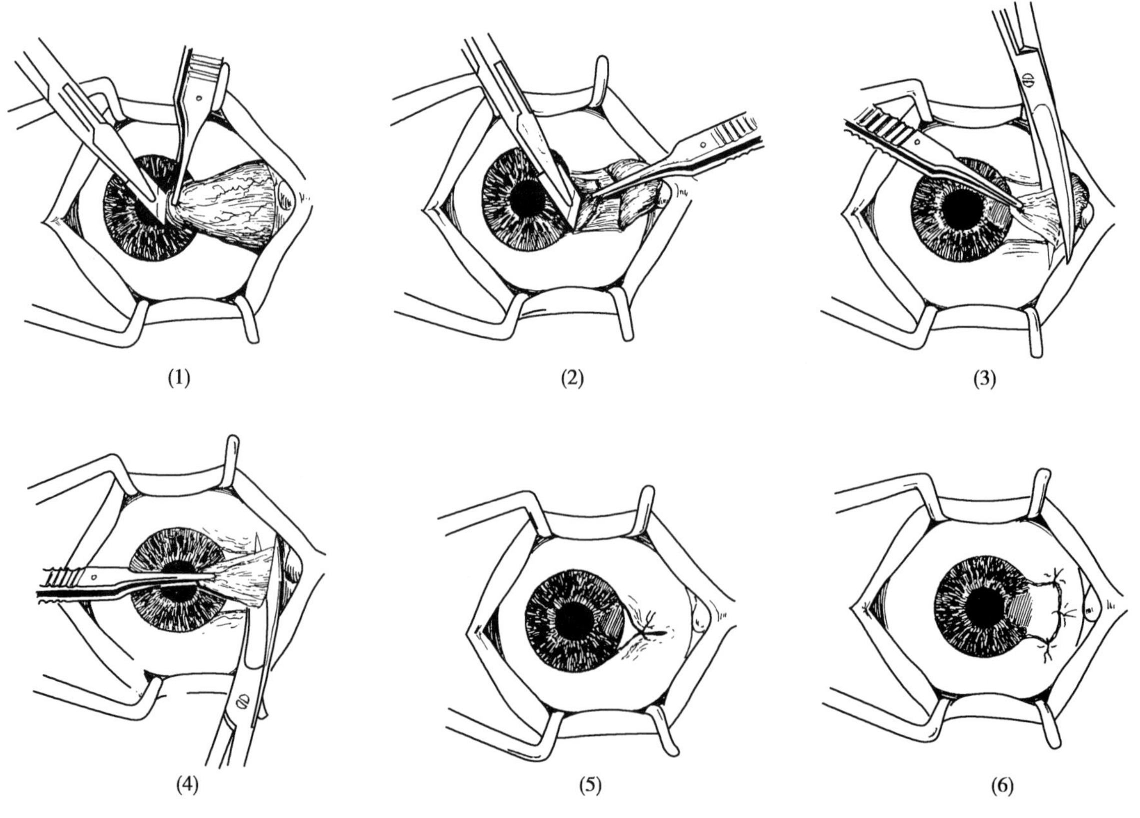

图 6-2-1 单纯翼状胬肉切除术

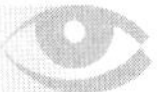

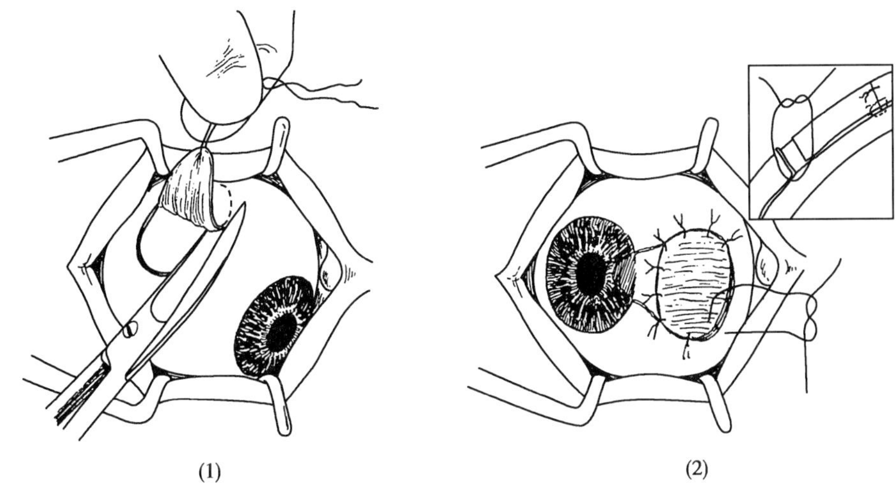
(1)　　(2)

图 6-2-2　胬肉切除及结膜移植法

(1)取游离结膜瓣;(2)结膜瓣移植于巩膜暴露区

三、翼状胬肉切除及带蒂结膜瓣移植术

由于结膜富有弹性,利用这一特性可将邻接翼状胬肉切除区的球结膜分离,作适当的松解剪开后进行移位移植,以修复暴露的巩膜区。此法不会出现结膜瓣被反转,且血液供应较好,被移植的结膜生长愈合较快。缺点是结膜被牵拉移位时可能有一定张力,故缝合伤口时应良好对位以免结膜伤口裂开。

【手术适应证】同游离结膜移植术。

【手术方法】

1. 翼状胬肉切除操作同翼状胬肉单纯切除。

2. 在巩膜暴露区上方的球结膜下,注射适量麻醉药,使球结膜隆起。

3. 用剪刀分离切口旁的球结膜下组织后,自结膜切口缘垂直向上平行角膜缘剪开,作成一宽约 6mm 舌状结膜瓣,并将结膜瓣牵拉移位至暴露的巩膜面上,用8-0尼龙线或7-0丝线将结膜瓣边缘先与下方结膜创缘作间断缝合。近角膜缘侧的结膜则固定缝合于距角膜缘约 3mm 的浅层巩膜面上。远离角膜缘侧切口边缘作间断缝合 2~3 针(图 6-2-3)。

术后处理同胬肉切除术。

四、翼状胬肉切除联合羊膜移植术

羊膜是胎盘最内层的薄膜。由无血管的基质和基底膜构成。羊膜显示出抗炎和抗纤维增殖活性,同时为上皮细胞的移行、增强基底上皮细胞的粘连、促进上皮的分化提供了一个底物。所以成为一种合适的,可能是最佳的治疗胬肉手术的材料。同其他的同种异体移植不同,羊膜移植不需要给予免疫治疗以避免排斥反应发生。临床上使用的多为保存的羊膜,包括经 50% 甘油在 -80℃冷冻保存的羊膜和冻干羊膜。

【手术适应证】

1. 翼状胬肉较大且较充血肥厚、生长较快者。

2. 翼状胬肉(包括复发胬肉)切除术中结膜缺失较多者,没有足够的结膜用于移植。

3. 将要施行青光眼手术的患眼,用于节省上方的结膜。

【手术方法】

1. 翼状胬肉切除操作同翼状胬肉单纯切除。

2. 手术方法与结膜移植相同,将复水的羊膜覆盖在眼表,基质面向下,基底膜面向上。用手术棉签接触时基质面有"黏稠"反应。按照需要的大小剪出合适大小的羊膜置于巩膜暴露区表面,并用 10-0 尼龙缝线缝合于巩膜、角膜浅实质层,同时与创缘结膜相接,并置羊膜植片于创缘的结膜面下。

术后处理同胬肉切除术。

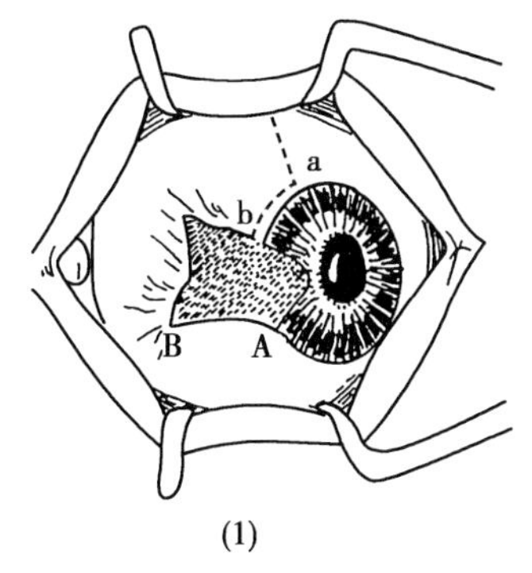

(1)

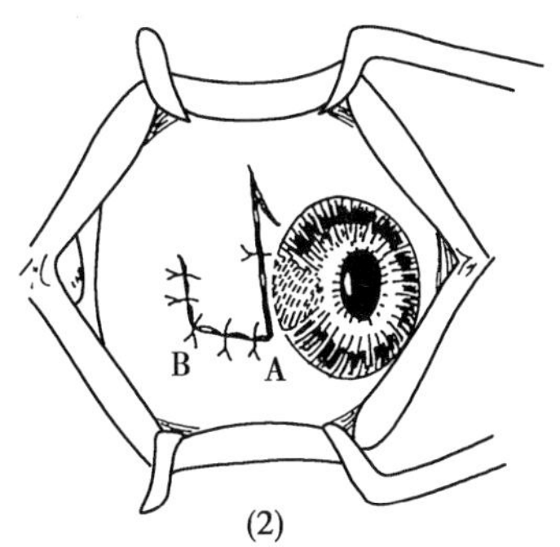

(2)

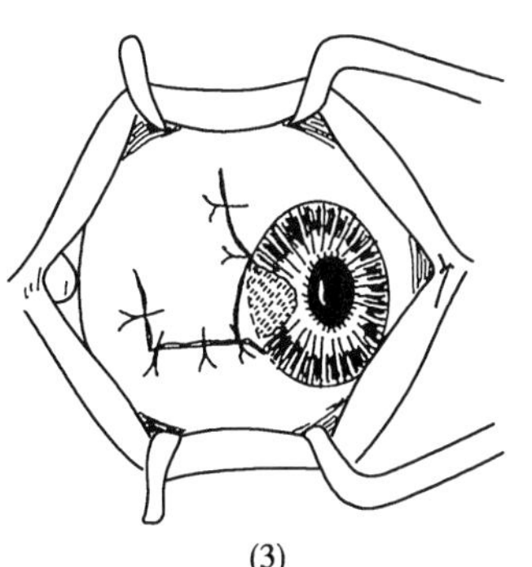
(3)

图 6-2-3　翼状胬肉切除及结膜移位法

五、复发性胬肉切除术

复发性胬肉切除术必须谨慎对待。因为复发胬肉切除不易彻底，手术后的创面修复慢，术后炎症反应重者可再次复发，复发次数越多，瘢痕形成与组织粘连就越重，常可造成不同程度的睑球粘连，及深部组织与直肌粘着。其次对角膜的侵犯可能较深，在切除过深时，有发生角膜穿孔的可能。复发性胬肉手术切除时，要求彻底清除结膜下的瘢痕组织和变性的筋膜囊组织。这样将有可能损害较多的结膜组织，所以复发性胬肉切除后，巩膜裸露区较大，常需要作结膜移植。对角膜受累较深者，切除病变的角膜后由于角膜前基质层缺损，故应同时施行板层角膜移植修复（手术方法可参见角膜移植章节），避免术后角膜瘢痕或角膜变薄等引起的角膜散光。

【手术适应证】

1. 复发性胬肉较肥厚，接近瞳孔缘，引起角膜散光，影响视功能与美观者。
2. 复发性胬肉合并睑球粘连较重，妨碍眼球运动者。
3. 复发性胬肉手术时机应在上次手术后半年以上。

【手术方法】

1. 开睑器开睑，在复发性胬肉的体部结膜下作浸润麻醉。
2. 分离胬肉体部表面的结膜，将较正常的结膜尽量保留下来，以免结膜缺损太多[图6-2-4(1)]。
3. 分离及剖切角膜或巩膜面复发性胬肉组织时，如角膜受累较深，在角膜面或在巩膜面剖切时，应由浅入深逐次加深剖切胬肉及其残留组织，以避免切穿眼球。
4. 在直肌止缘附近分离复发性胬肉及肥厚变性与瘢痕化的筋膜时要特别小心。在沿巩膜剥离至肌止缘时，不要再紧靠巩膜作锐性分离，因眼肌在变性的前筋膜囊底下。分离越过肌止缘后，即可发现直肌。如组织紊乱，不易辨认，可先用斜视钩探查识别直肌后再进一步分离[图6-2-4(2)]。
5. 将已分离的复发性胬肉在接近泪阜处切除[图6-2-4(3)]。一般肌止缘后的筋膜囊较正常，为了不损伤肌鞘膜和肌腹及防止术后直肌与手术区的结膜瘢痕愈着，影响眼球运动，在肌止缘部位不宜随意把过多的深部筋膜囊切除。
6. 结膜移植　当手术区的结膜缺损区较大时，可从术眼颞上象限取球结膜移植片，具体方法同前[图6-2-4(4)]。结膜移植有预防睑球粘连和胬肉复发的作用。
7. 板层角膜移植　因切除较深的角膜瘢痕与新生血管，造成角膜板层缺损时，最好同时作板层角膜移植。板层角膜移植的优点是，恢复角膜的正常厚度，加快角膜的修复愈合，从而减少眼部炎症反应，和诱发胬肉复发的因素。
8. 术后处理　参见胬肉切除及结膜移植章节。

六、胬肉手术的辅助治疗

1. 放射治疗　针对胬肉切除中使用β射线开展了许多研究。最常使用的是锶。β射线通过抑制成纤维细胞和血管内皮等快速分裂细胞的有丝分裂减少复发率。由于该种射线是以深度依赖的方式发射能量（2mm衰减到19%，5mm衰减到1%），所以用于胬肉有明显优势。这将有利于避免射线对深部组织的损伤，例如晶状体。放射的总剂量还没有共识。最近的方案包括：10~30Gy（1000~3000rad），可以在一次手术中照射，也可以通过历时几周的时间分别照射。如果放射治疗成为常用的辅助疗法，术中单次使用

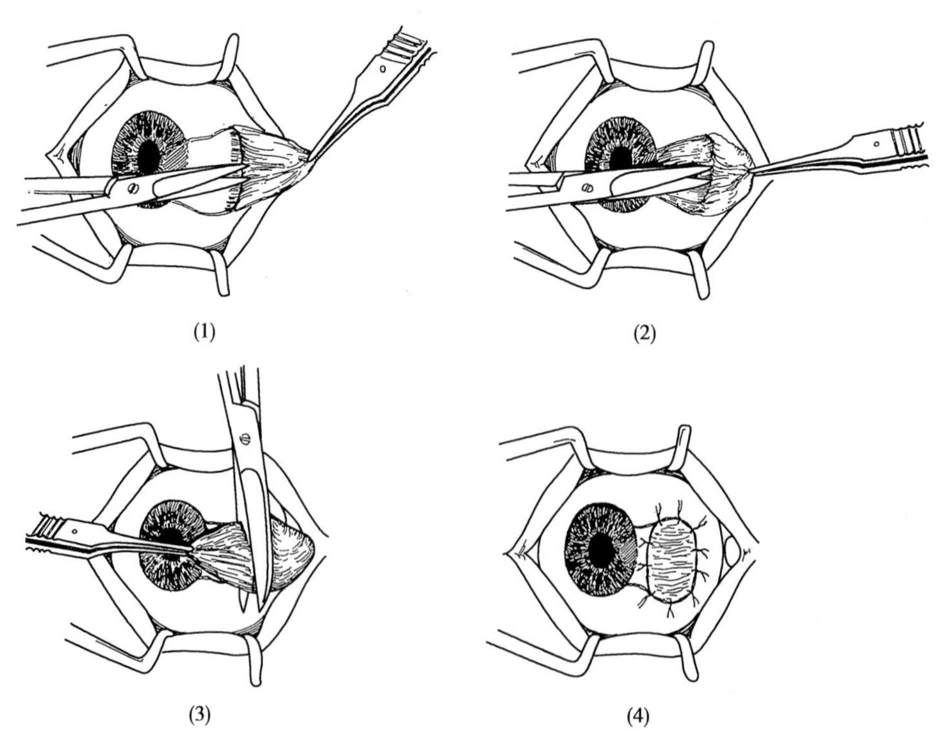

图6-2-4　复发性翼状胬肉手术

(1)将结膜与变性的筋膜囊分离；(2)分离胬肉越过肌止处；(3)剪除胬肉及变性肥厚的筋膜囊；(4)移植结膜

对患者更方便和有效。虽然联合放疗后复发率低,但是相关潜在并发症还是令人担心。众所周知,放射导致的白内障是剂量依赖性的。其他并发症包括角结膜干燥症、角膜溃疡、睑球粘连、上睑下垂、巩膜外层炎和虹膜炎。最大的隐患是发生角膜和巩膜坏死,后者可能继发感染并导致眼内炎。

2. 化疗 丝裂霉素C是一种具有抗肿瘤抗代谢特性的抗生素。该药物抑制DNA复制,对分裂旺盛的细胞具有最大的抗增殖作用。在胬肉手术中,被认为通过抑制表层巩膜纤维增殖起作用,减少纤维血管再生和瘢痕化。1963年日本Kunimoto和Mori首先在胬肉手术中使用。尽管研究显示术后使用丝裂霉素C是安全的,但是仍然有一些研究提示潜在的危险。已经报道的并发症包括伤口不愈合、继发青光眼、角膜水肿、角膜溃疡和穿孔、巩膜溃疡、坏死性巩膜炎、虹膜炎、急性成熟期白内障、畏光和疼痛。Rubinfeld发现有眼表疾病患者使用该药物可出现严重并发症,提示眼表使用丝裂霉素C的禁忌证为:干眼症、病毒性角膜炎、睑缘炎。

七、手术并发症及处理

1. 角膜穿破 在剖切被翼状胬肉侵犯的角膜时,有时可能进刀过深,甚至切穿角膜。复发性胬肉,特别是经多次手术复发者,复发性胬肉下的角膜和角膜缘部可能已较薄,加上因复发性胬肉的血管纤维组织与角膜粘连较牢固,手术分离较为困难,更易切穿角膜。为此,手术操作最好在手术显微镜下进行,术者应细致小心操作,避免切穿角膜。一旦角膜穿破可先用10-0尼龙线间断缝合一针,继续完成胬肉分离及切除手术。如在变薄的角膜上发生穿破,直接缝合有困难,可把胬肉缝回原位覆盖破口,术毕涂抗生素眼药膏,加压包扎1~2天,以后择期再考虑手术。

2. 切断直肌 复发性胬肉的瘢痕粘连一般广而深,无经验的手术医师有可能在分离或剪除复发性胬肉和变性的筋膜囊组织时误将直肌损伤或切断。若是鼻侧的翼状胬肉切除,当术中发现术眼不能内转,应检查内直肌肌止部,如发现直肌被切断,应顺着眼肌走向的眼球筋膜往后找回后缩的断肌。如组织不易辨认,可用固定镊子夹住疑似组织后,嘱患者眼球内转,便可知道夹持的是否为眼肌。找出眼肌后将其缝合于肌止缘部(缝合法参阅眼肌手术)。

3. 角膜感染 是十分严重的合并症。急性结膜炎、睑缘感染、睑腺炎、慢性泪囊炎为翼状胬肉手术的绝对禁忌证。术前应彻底治疗感染性眼病至治愈后方可进行手术,手术器械要严格消毒;术时应注意无菌操作;术后应保持术眼清洁,每日换药用抗生素眼药膏包眼,以预防感染。如角膜创面发生灰白浸润、化脓坏死,应在创面刮取分泌物,立即作细菌和真菌涂片镜检及培养,并同时加强局部抗生素应用,待得到细菌或真菌培养检查和结果后,根据药物敏感度试验选用敏感的抗生素治疗。

八、假性胬肉切除术

假性胬肉是由于角膜和结膜的严重炎症,化学烧伤或热烧伤和Steven-Johnson综合征等引起。这种病变是结膜下瘢痕纤维组织增生,新生血管和结膜上皮向角膜内生长所致,因外观形似胬肉而得名。假性胬肉可以很广泛,但亦有较局限者。广泛的假性胬肉形成,均同时合并结膜囊浅窄或睑球粘连,此节主要将较局限的假性胬肉切除方法介绍如下。

【手术适应证】

1. 假性胬肉影响眼球运动和美容者。

2. 假性胬肉影响眼前段内眼手术和角膜移植术者。

【手术方法】

1. 基本方法与翼状胬肉切除术相同。

2. 表层的结膜应尽量分离保留,另要把结膜下与巩膜表面增生的纤维组织和瘢痕粘连组织切除干净。

3. 若结膜缺损范围不大,可把两侧结膜潜行分离及松解后,直接拉拢作间断缝合。

4. 若结膜缺损范围较宽,附近结膜又健康,可作结膜移位或转位移植修复。

5. 较肥厚的及新生血管多的假性胬肉术后容易复发。这种病例在假性胬肉切除后可施行角膜缘上皮移植术(参见第七章第七节"角膜移植联合手术"),以便阻止其复发及长入角膜内。

【手术要点及注意事项】

1. 假性胬肉是由于炎症、外伤等引起,假性胬肉下的角膜和巩膜组织可能已瘢痕化、变薄及较脆弱,故术前应详细了解病史,术中分离切除不能粗暴,以防角膜及巩膜穿孔。

2. 假性胬肉有复发倾向,采用联合结膜移植或角膜缘上皮移植术可促进创面愈合,缩短术后炎症反应期,阻止或减轻复发。

第三节 睑球粘连矫正术

睑球粘连是各种眼部外伤及角、结膜炎症的后遗症,表现为眼睑与球结膜、前巩膜和角膜的粘连,结膜穹隆部变浅或消失,眼睑开启闭合和眼球运动可受限制,发生复视,甚至影响患眼视力。

【手术适应证】

1. 眼部炎症或病情已控制、稳定半年以上。

2. 睑球粘连,影响眼球运动、影响眼睑的开启和闭合功能或睑裂外观异常,影响美容的患者。

一、索状睑球粘连分离术

【手术方法】眼睑结膜前部与球结膜或角膜缘呈条索状瘢痕粘连时,穹隆部结膜尚可相通者只要在局部麻醉下剪断粘连条索,修平睑结膜面突起的瘢痕组织即可[图6-3-1(1)、(2)]。对于穹隆部已不能相通的轻度索状睑球粘连,可用剪刀把索条两侧的结膜剪开,然后用镊提起瘢痕索条剪除之,形成菱形的结膜缺损面,作间断缝合[图6-3-1(3)、(4)]。

二、扇形睑球粘连分离术

【手术方法】作局部浸润麻醉后,用剪刀从角膜缘开始将粘连剪开或用刀片剖切开。粘连区表面的结膜应尽可能分离保留,分离范围直至穹隆部及睑板面并把瘢痕及粘

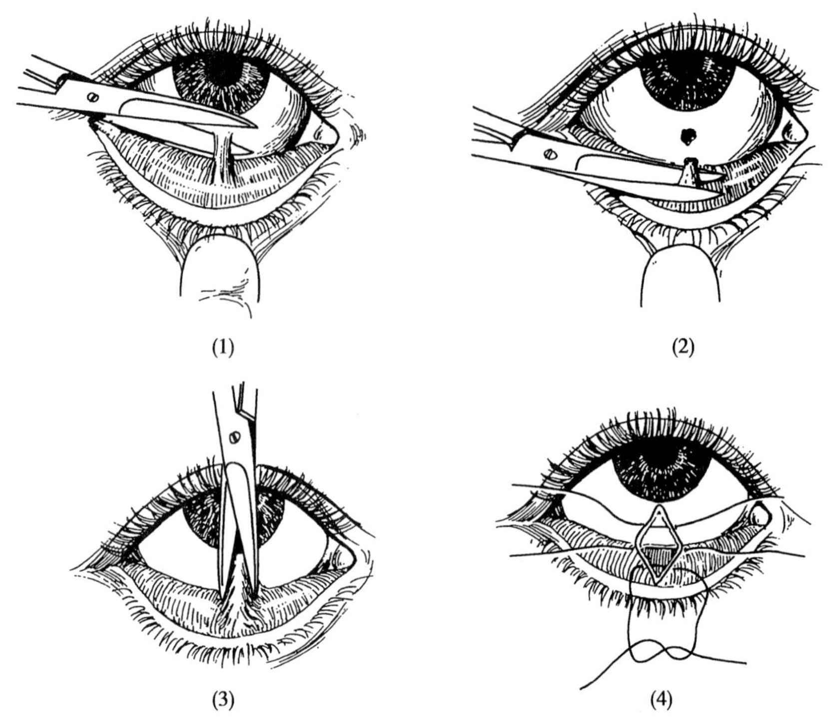

图 6-3-1 睑球粘连剪开术

连组织切除，恢复正常的结膜穹隆深度及眼球运动。然后把剥离开的结膜作为睑板及穹隆部的衬里，并用褥式缝线从穹隆部进针，经眶缘皮肤面穿出，在胶粒上结扎固定缝线［图 6-3-2(1)、(2)］。把巩膜创面的瘢痕组织切除干净并彻底止血。如球结膜缺损区不大，可将两侧的球结膜潜行分离，并沿角膜缘向两侧剪开，缓解结膜的张力后，把两侧结膜拉拢用 8-0 尼龙线或相应大小的丝线作间断缝合。如球结膜缺损面较大，可取同眼或另眼的健康部位的球结膜作游离结膜移植，也可行羊膜移植，修复球结膜的缺损面［图 6-3-2(3)、(4)］。近角膜缘的巩膜创面也可暴露 3mm 宽的范围，让结膜上皮自行修复。

【术后处理】结膜囊内涂入素高捷疗软膏及抗生素眼药膏，单眼绷带加压包扎，48 小时后换药。术后 7 天拆线。

三、严重的睑球粘连分离与唇黏膜移植术

严重的化学烧伤，常造成广泛的甚至全睑球粘连，结膜穹隆部严重变浅甚至消失，角膜呈广泛的假性胬肉增生、满布新生血管。同时可合并眼睑畸形及睑缘部分缺损。

【手术方法】

1. 球结膜下作局部浸润麻醉，使角膜缘或角膜面的假性胬肉隆起。

2. 从角膜面分离假性胬肉直至巩膜面与穹隆部，将结膜下的瘢痕组织尽量剪除，但勿伤及直肌的肌止缘及肌鞘膜。使分离的球结膜尽量后退，形成新的结膜穹隆部。可经下穹隆部结膜到眶下缘前皮肤面穿出作三对褥式缝线；同样可从上穹隆结膜进针作三对褥式缝线并在近上眶缘处出针，分别将每对褥式缝线结扎在胶粒上，以加深上及下的结膜穹隆部。球结膜的缺损区，则用移植的唇黏膜修复，唇黏膜的一侧固定于角膜缘外 4mm 的巩膜面上，另一侧与穹隆部结膜边缘作间断缝合。

3. 如严重睑球粘连分离后没有残存的结膜形成结膜的穹隆部，甚至睑结膜也有不同程度缺损时，尽量翻转眼睑，取一块较宽的唇黏膜一侧与睑结膜残留边缘缝合固定，另一侧固定于原来的结膜穹隆部。如果所取的唇黏膜够宽，可缝合固定到直肌肌止缘前的巩膜面上，然后在结膜囊内放入一个穹隆支撑环，使被移植的唇黏膜能尽量伸展与下面的组织充分接触，更有利于新穹隆的形成。如唇黏膜不够宽则另取一块唇黏膜修补球结膜缺损区。唇黏膜前缘应固定于角膜缘外 4mm 处，后侧缘可固定于眼球赤道前巩膜上（图 6-3-3）。

4. 作睑缘缝合　一般在上下睑缘的中内与中外 1/3 交界处，分别作睑缘缘间部的黏膜切除，切除范围长约 8mm，并在该处作缘间切开。然后在下睑距离睑缘 5mm 的皮肤面进针，经过缘间切口出针，再从上睑的缘间切口进针，在距离上睑缘 5mm 处皮肤面出针，各作一对褥式缝线，每对缝线均在橡皮胶管制成的小胶片上结扎固定。该缝线可穿过胶片结扎，或在胶片两侧先剪开小口后让缝线跨在小口内才结扎，以防胶片自行脱落。

5. 术毕用绷带包扎双眼，术后第 7 天解开绷带，清洁睑部分泌物，可从睑裂滴入抗生素眼药水。如术后 7 天前绷带已松脱，应及时更换绷带包扎，但不作眼部检查。第 7 天后改单眼包扎，第 10~14 天拆除睑缘缝线，这时上下睑缘已愈着。一般在术后 2~3 个月，可将睑缘愈着处剪开，取出结膜囊支撑环，如患眼无治疗复明希望者，可装入薄壳义眼。

【手术要点及注意事项】

1. 若球结膜缺损能用转位或游离球结膜修复，粘连分离效果和术后的美观均最理想。因此对于较为局限的睑球粘连分离后的球结膜缺损，应尽量争取用术眼或对侧健眼的球结膜进行修复。

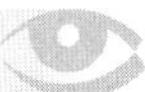

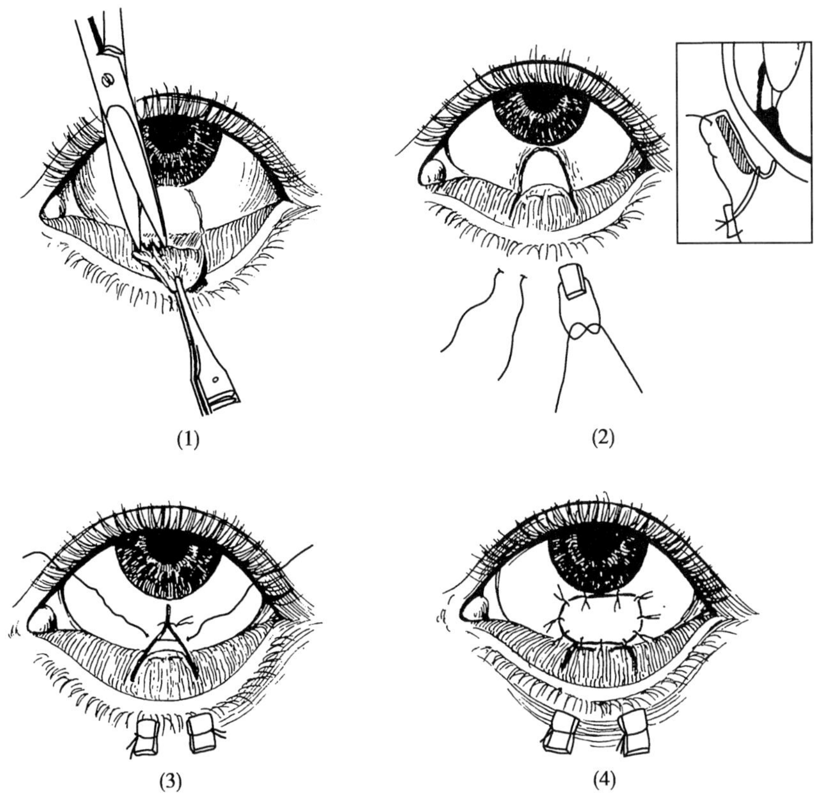

图 6-3-2　扇形睑球粘连的分离与整复

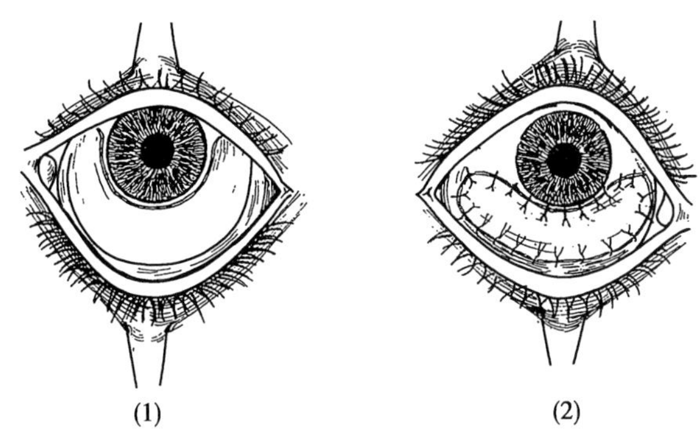

图 6-3-3　扇形睑球粘连分离术

2. 分离粘连时尽量将可用的结膜组织保留，特别是睑结膜与穹隆部结膜更应尽量保存或避免发生损坏。

3. 由于唇黏膜较柔软，表面平滑且较薄，移植术后刺激性少，生理上与球结膜较为接近，故常用于较大面积的球结膜缺损修复。但移植后的唇黏膜收缩很快，移植后生长过程也容易发生收缩，故手术时采取的唇黏膜面积应比结膜缺损区大 50% 左右。

4. 由于移植后的唇黏膜收缩，使预期效果难以预测，为了预防黏膜的收缩我们常采用的措施是首先把黏膜片分别与睑创面、穹隆部创面和巩膜表面充分固定；其次是用缝线或穹隆支撑环固定，让位于穹隆部的唇黏膜充分伸展，促使唇黏膜与创面的组织接触，以利于其生长及防止穹隆部变浅；再次是作较长期上下睑缘的缝合。

5. 术中移植黏膜的创面要彻底止血，避免血块积聚于黏膜下。术后双眼绷带加压包扎 5~6 天后才换药（疑有感染者例外）。术后一周内不应每天打开绷带，换药观察，因眼球转动或牵拉眼睑均有可能牵动移植的黏膜植片，干扰组织的生长及愈合，甚至引起创面渗血，影响其血液供应，不利于移植黏膜的生长。

第四节　无眼球的结膜囊成形术

因各种原因作眼球摘出术后，结膜囊变形或变浅窄，义眼安装后滑出或不能装入，为了达到满意安装义眼的目的，常需要施行结膜囊成形术。结膜囊有不同程度的浅窄，临床上常见的有下穹隆部变浅，全结膜囊狭窄，甚至结膜囊消失。结膜囊浅窄的常见原因为各种眼外伤，如酸和碱性化学伤、热烧伤和爆炸伤。上述原因不仅可摧毁眼球，而且破坏眼睑和结膜等组织，愈合后结膜形成广泛的瘢痕收缩以至结膜囊狭窄。其次是先天无眼球或眼部恶性肿瘤、炎症等摘出眼球而未及时配戴义眼的患儿，这些患儿不仅结膜囊浅窄，而且患侧颜面、眶骨发育也受影响。其三，因长期戴用过大过重或边缘及表面粗糙或破损的义眼，使结膜长期受磨损，引发炎症以致肉芽及瘢痕增生，导致结膜囊浅窄。其四，眼球摘出后，筋膜囊内未植入填充物或及时配戴义眼，常引起上部结膜囊深陷，及下方结膜囊变平坦。此外，应强调眼球摘出术时，手术方法不当及对眼眶内组织损伤过分，也是结膜囊变浅的重要原因。

临床上对无明显结膜瘢痕的单纯下穹隆部变浅，可作下穹隆成形术矫正。对于有轻度瘢痕收缩，或全结膜囊狭窄者应通过不同方式的黏膜移植进行矫正。有时可能需要用断层皮瓣移植再造新结膜囊。

一、下结膜囊浅窄或脱垂的整复

【手术适应证】眼球摘出后，结膜组织无明显缺损也无瘢痕缩窄的结膜囊下穹隆部变浅，主要是因术后配戴义眼不当，义眼过大、过重，造成下睑松弛，以致结膜囊下穹隆变浅。此外，眼球摘出后未植入眼眶填充物，眶内容向下穹隆部移位，致使上方结膜囊加深，下方结膜囊变浅。

【手术方法】

1. 在结膜下与睑皮下作浸润麻醉。

2. 切开并分离结膜　用眼睑拉钩拉开眼睑，在结膜囊底部由内眦到外眦作结膜水平切口[图6-4-1(1)]。用剪刀从切口分别向上方及下方作结膜下潜行分离，下方至眶下缘前方[图6-4-1(2)]，上方至结膜囊上方最深处，以便使上方结膜能部分往下移位。

3. 整复结膜囊　用7-0丝线或8-0尼龙线连续缝合结膜切口。然后用1号线在下穹隆的结膜囊处进针作三对褥式缝线，经过眶下缘前面骨膜，接着在相对的下睑皮肤面穿出[图6-4-1(3)]，缝线尽量均匀分布。为了使下方结膜囊加深的效果较好，可用一软塑料管，置于结膜囊三对线圈之内[图6-4-1(4)]。穿出下睑皮肤的每对褥式缝线分别在皮肤面结扎在橡皮胶片上[图6-4-1(5)]。

4. 植入眼模　在整复好的结膜囊内置入消毒的眼模或义眼。眼模大小要适中，使其能撑紧调整后的结膜囊，但不宜过大以免伤口裂开。术毕在眼内涂抗生素眼药膏，暂时缝合睑缘，并用绷带作适度加压包扎。

【术后处理】术后如无特殊情况，绷带包扎持续6~7天。第7天拆除眼睑缝合缝线及下睑三对褥式缝线，并取出眼模，拆除结膜切口的连续缝线。结膜囊内涂抗生素眼药膏后，再放入大小适宜的眼模。大约再经过2周后才安装合适的义眼。

二、下穹隆黏膜移植加深术

【手术适应证】眼球摘出后上方结膜囊大致正常，但下结膜囊变浅，且结膜有轻度瘢痕形成者。

【术前准备】术前1~2天，用灭滴净漱口液饭后漱口，术前再漱口一次。

【手术方法】

1. 局部浸润麻醉基本同上。

2. 切开与分离结膜　在眼结膜囊正中原球结膜伤口愈合处，作内外眦水平方向的切口至结膜下，用剪刀由切口进入结膜下向下作潜行分离，并剪除结膜下的瘢痕组织，分离至眶下缘前方〔图6-4-2(1)、(2)〕。

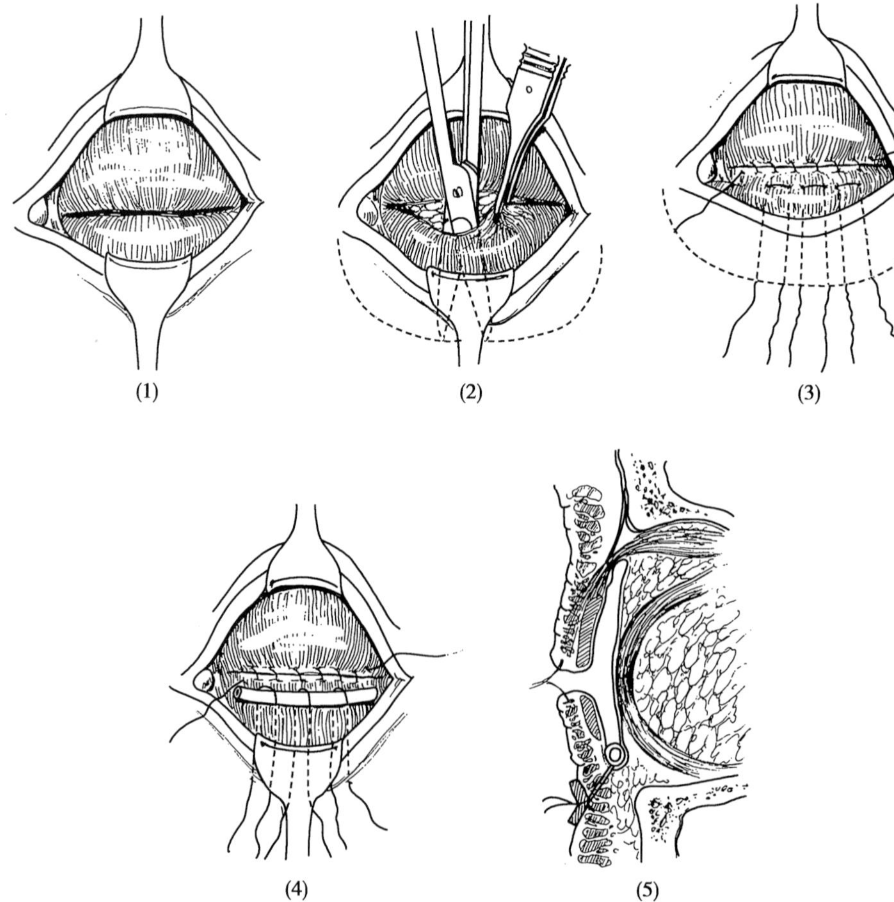

图6-4-1　下结膜囊浅窄但结膜不缺少的整复

 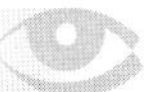

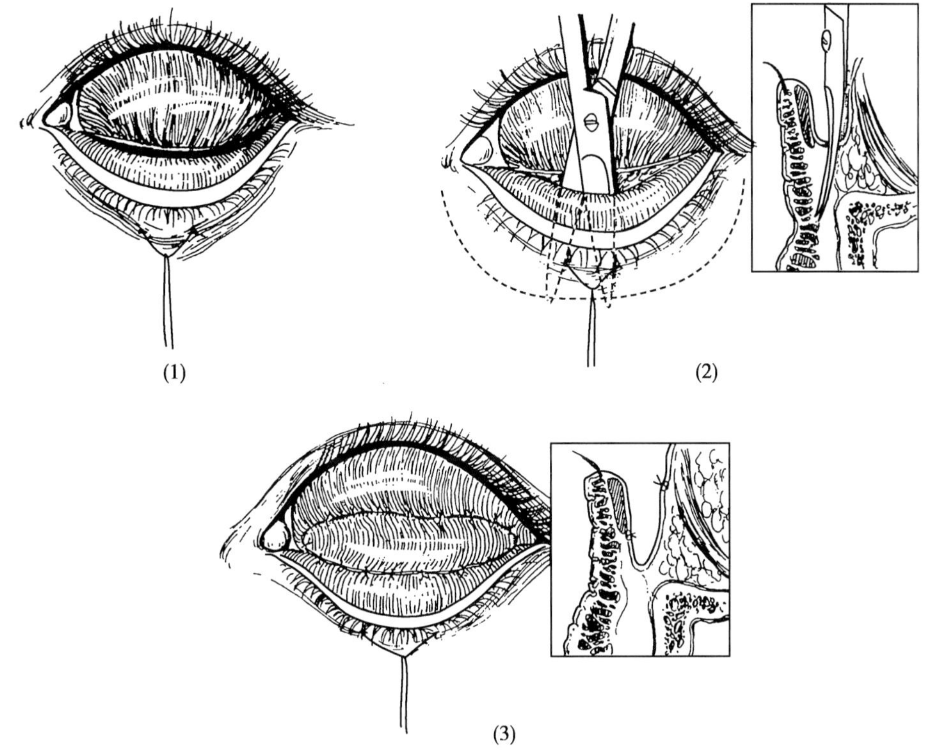

图 6-4-2　下穹隆部的加深与黏膜移植

3. 结膜囊下方的结膜变浅区用唇黏膜移植，如仅轻度变浅，亦可取对侧健眼部分球结膜来修复。唇黏膜采取法：先用聚维酮（碘附）或 2% 红柔液清洁上及下唇黏膜，然后用纱布披覆下唇，将其向外翻，使唇黏膜面向外露，接着于唇黏膜下浅层注射 0.5% 普鲁卡因或 1% 利多卡因，使唇黏膜隆起，并按所需要的大小用刀剖取黏膜瓣的范围，黏膜瓣的面积要比结膜囊狭窄区大 1/3 以上。如取下的黏膜较厚甚至带有腺体组织，可将其反转并用剪刀修整剪除使它变薄。若用电动角膜剖切刀取黏膜瓣，先把电刀调整使剖切黏膜的厚度为 0.4~0.5mm 后，然后把电刀紧压在外翻的唇黏膜上，用脚踏启动电动开关后，随着电刀的水平震荡逐渐将电刀缓慢推进，这时助手应用无齿慑夹起并轻轻提拉被剖切出的黏膜片边缘，以避免黏膜堆积在刀口附近，影响剖切。电动剖切过程中，电动刀压在黏膜上的力量要适中，刀的推进速度要尽量均匀及缓慢，以防电刀滑离剖切面。取下的黏膜，放在生理盐水湿润的纱布上备用，切记不要将黏膜植片正反面放错，要保持上皮面向上放置。

4. 把黏膜植片移植到结膜囊下方的变浅区，先用 8-0 尼龙缝线把黏膜植片的一侧与结膜切口作间断或连续缝合后，把黏膜植片铺平在结膜变浅区上，依变浅区的实际需要将多余的黏膜剪除后再完成其余的黏膜及结膜切口边缘缝合〔图 6-4-2(3)〕。术中要注意创面必须彻底止血，黏膜下不能有血块残留，否则会妨碍黏膜植片的生长，影响手术效果。

5. 植入眼模　或者作三对褥式缝线，以加深穹隆部结膜囊。涂抗生素眼药膏，睑缘作暂时缝合，术眼用压迫绷带包扎。

【术后处理】术后不需每天换压迫绷带，如绷带松脱可重新包扎，不需解开睑缘缝合检查。一般可在术后第 7 天拆除睑缘缝线及加深下穹隆的三对褥式缝线，继续压迫绷带包扎，每隔 2~3 天清洁换药一次，2 周后可拆除结膜面的缝线，将眼模清洁后重新装入，或换上较大的义眼继续压迫绷带包扎 1 周。术后 3~4 周更换合适的义眼。

唇部取黏膜的创面，术后可用凡士林纱布覆盖及纱布作局部加压，如无渗血可尽早除去创面的凡士林纱布，每日流质或半流质饮食，饭后要注意口腔清洁。并用多贝尔溶液含漱 3 次。一般 1 周内创面基本愈合。如剖切创面较深，大约 2 周创面也可愈合。

三、下结膜囊皮瓣移植整复术

【手术适应证】

1. 因下穹隆部结膜瘢痕纤维收缩，下睑呈外翻，以致下结膜囊完全消失者。

2. 下穹隆浅窄黏膜移植成形术后失败者。

【手术方法】

1. 基本步骤同下穹隆黏膜移植加深术，但分离结膜时因结膜下瘢痕组织较多，术时要注意切除增殖的瘢痕纤维组织，特别要注意切除引起收缩的睑板下部的瘢痕牵引，以防术后眼睑外翻。

2. 游离的中厚断层皮瓣可从上臂内侧或耳后等处取得。

3. 其余步骤参见全结膜囊整复术。

【术后处理】同下穹隆黏膜移植加深术。

四、全结膜囊整复术

【手术适应证】术后无眼球的结膜广泛瘢痕收缩畸

形，上下穹隆消失或全结膜囊消失者。

【术前准备】

1. 注意全身性疾病如糖尿病、贫血等，应待改善后才进行手术。

2. 检查全身无化脓感染病灶，若有化脓病灶，应治愈后才作结膜囊整复术。

3. 结膜囊应干净，无充血及无分泌物等感染体征。疑有感染者应取分泌物作细菌培养，延期手术。术前2~3天局部滴广谱抗生素眼药水，每天6次。

4. 手术前一天作供皮区剃毛，并用肥皂水清洗，酒精消毒，然后用消毒纱布包扎。术前再用肥皂水清洗，酒精消毒一次并包扎，术时才解开包扎区，作常规消毒铺巾。

【麻醉】通常用局部浸润麻醉，包括全结膜下和上下眶缘部。

【手术方法】

1. 分离与切除瘢痕组织　在睑裂中部残存结膜的中线从内眦到外眦水平切开及作结膜下潜行分离，将瘢痕化的结膜完全切除，并尽可能保留较正常的结膜作上下睑结膜的衬里，但必须将结膜下瘢痕组织彻底清除，以便保证眼睑能良好复位。然后沿上下睑内面，向原来上下穹隆部分离。向下分离至下眶缘前骨膜处；向上分离穹隆的内外侧段时，要达到眶上缘后方，但上穹隆的中段则至健康组织为度，此时注意不要过分向眶顶分离，以避免损伤提上睑肌。内侧从泪阜后向鼻侧分离至内眦韧带后；外侧分离到眶外缘处，并切开外眦以便于植入眼模[图6-4-3(1)]。

清除创面的瘢痕，以便使创面能松弛及自然展开，这对于减少术后结膜囊收缩，增加成功机会有重要作用，但应注意分离与切除瘢痕过程中，对从底部伸向眶尖的瘢痕条索，则不宜过分剪除，尽量减少眶内容的缺失[图6-4-3(2)]。

2. 试放眼模　眼模可用牙科蜡、镶牙用的硬质塑料或有机玻璃制成，也可用马来树胶(Gutta percha)制成。硬质的眼模要准备不同大小的型号以便选择应用。手术中如眼模过大，可加热浸软后进行修理。中山眼科中心常用牙科蜡作眼模，蜡模更便于在火焰下直接加热　修小或加蜡使其增大。眼模横径约35mm，垂直径约27mm，中央厚7~8mm，周边厚3~4mm，眼模中央可钻2~4个穿心孔，以便术时便于用器械夹持眼模及术后作为冲洗时用[图6-4-3(3)]。将选择好的眼模放入结膜囊进行调试，使眼模与结膜囊大小适合，考虑到眼模被皮瓣包裹后，体积会有增大，因此眼模放入后应以较松动为合适。

3. 取游离皮瓣　取皮位置可选择毛发较少的大腿内侧。用取皮刀或取皮机采取断层皮片，其大小约大于眼模总面积的2/5。断层皮片的切取常用Thiersch法。供皮区用聚维酮(碘附)消毒2次后，于供皮区皮内均匀注射0.5%普鲁卡因溶液，使供皮区呈平坦隆起，浸润麻醉的范围略大于需要取皮的面积。助手用两块楔形木板，将供皮区皮肤拉紧，术者一手持刀，贴紧皮面，作拉锯式动作，保持与供皮面平行方向进行切取。用切皮刀取皮的厚薄较难掌握，要靠术者熟练的操作。用切皮机取皮，皮片厚薄则较均匀。以Padgett切皮机较常用。切皮机使用方法是先在供皮区皮面和切皮机的鼓面均匀地涂一层外科胶，待稍干后，将切皮机鼓面的起端，紧贴于供皮区上，轻压30

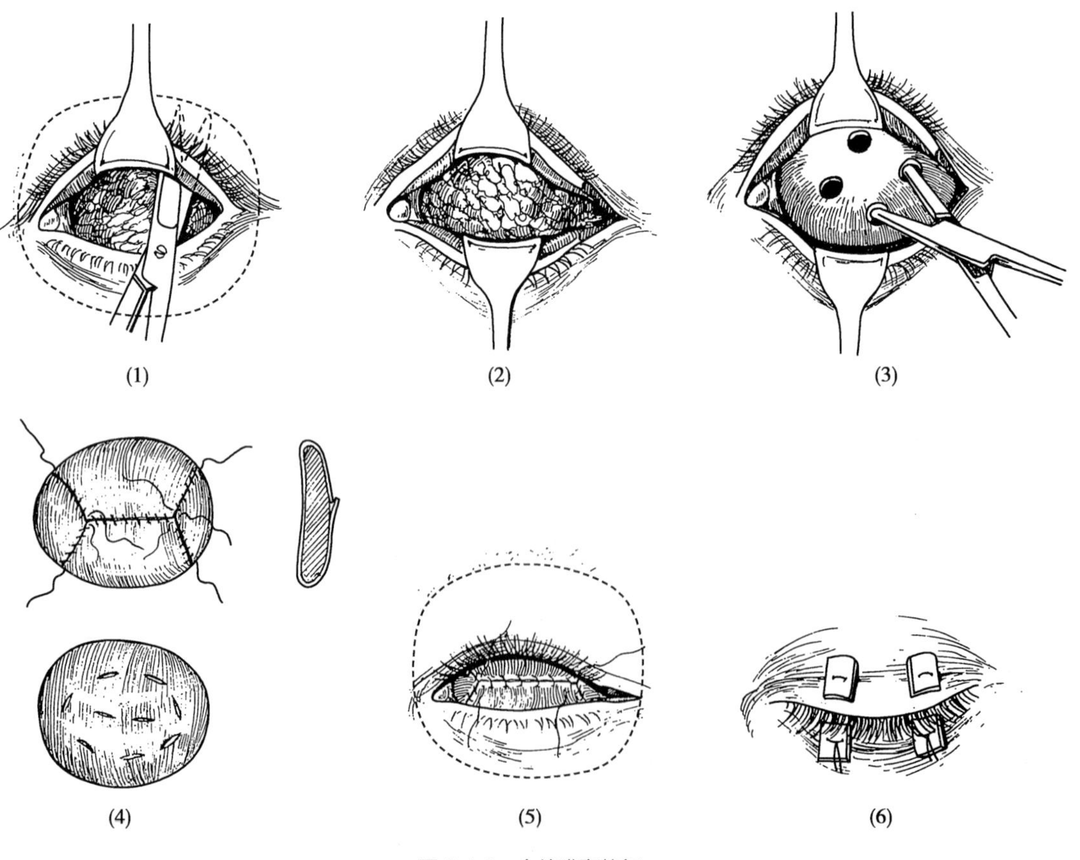

图6-4-3　全结膜囊整复

秒钟左右，使鼓面与皮面粘着，调整切皮机所需要的皮片厚度的控制器，使皮片的厚度符合需要（断层皮片厚度为全层皮厚的1/2~3/4，成年约为0.35mm，儿童较薄些，为0.2~0.25mm）。然后术者左手转动鼓面，使皮肤粘起，右手拉锯式地拉动切皮机刀片，一边转一边切，直至取得需要大小的皮片为止。在皮片与皮肤连接处，切断皮片，然后将粘在鼓面上的皮片取下，用盐水纱布包好备用。取断层皮片后，供皮区只需用凡士林纱布覆盖，并用绷带包扎2~3周，如无感染症状，不需更换敷料，待其增生分化的鳞状上皮覆盖，自行愈合。因断层皮片较厚者愈合较慢，故切忌过早更换敷料，以免因换敷料时会伤及新生上皮，影响创面愈合。

4. 反转皮面以表皮面包裹眼模　经作适当的剪裁后，用8-0尼龙线或5-0丝线分段连续缝合皮片的每个接口，然后在眼模前面上作数个小切口，以便渗出物排出［图6-4-3（4）］。缝合包裹皮囊时，皮瓣不要过紧也不能留有空隙，连续缝合皮片留下的缝线尾端从睑裂的两侧引出，以便于将来易于拆线。

5. 将包裹着眼模的皮性结膜囊植入眼窝前［图6-4-3（5）］，被分离的眼窝创面可先用热盐水纱布填压彻底止血，植入前经检查证实确已止血，避免因创面出血影响植皮片与眼窝壁的接触，影响皮片的血液供应，导致生长不良。被皮片包裹的眼模植入后应检查眼模位置及其松紧度是否适中。

6. 睑缘缝合［图6-4-3（6）］。

【术后处理】术后双眼以压迫绷带包扎5~7天。全身使用抗生素3~5天。如无渗出物湿透纱布，无臭气，或眼部疼痛等特殊情况，可在术后第5天或7天才换药。第10天拆除睑缘缝线及植入眼窝的皮瓣缝线，牵拉引出在睑裂外露的皮瓣连续缝合线尾即可将其拆除，若不能顺利拉出缝线可剪短线尾后留待其自行脱落。术后2~3个月剪开睑缘缝合的粘连处及外眦，并沿睑裂切开，取出眼模。将表皮性囊腔内的分泌物冲洗干净，剪除接界处多余的皮片，然后将眼模放回原位。如果皮性囊腔继续收缩，不能再放回原位，可改装较小的眼模，待眼窝内组织收缩稳定后，可再安装合适的义眼。同时定期应注意皮性囊腔的清洁。

五、睑裂闭锁分离与全结膜囊成形术

严重的眼部酸、碱化学伤与熔化金属烧伤，早期会造成眼球穿孔、眼内容脱失或破坏，而行眼内容剜出术后，最后结膜囊可能会完全消失和上下睑缘完全粘着，同时还常合并睑缘缺损畸形，从而增加整复手术的难度。由于先天睑裂闭锁及无眼球畸形所致者极罕见。

【手术方法】

1. 成人用2%利多卡因和0.5%布比卡因（1∶1）混合液，作局部浸润麻醉。小儿则用全身麻醉。

2. 沿上、下睑缘之间，顺着睑裂位置方向切开，小心切断眼睑之间的瘢痕粘连。

3. 顺着上、下睑板后面作潜行钝性分离，剪断分离中遇到的瘢痕粘连条带，如果睑缘与睑板组织已部分缺损，可保留部分瘢痕作为眼睑支架。

4. 向下、向上及向两侧充分分离（参见全结膜整复术）后，将眼窝底部的瘢痕组织尽量切除，修整平坦，造成一新的无结膜的囊腔。

5. 试放眼模，取断层皮片包裹好的眼模和将包裹着皮片的眼模植入眼窝等方法同上。

6. 作3针睑缘缝线，使眼睑闭合，然后将包裹眼模皮片的连续缝线残端引出睑裂两侧外，以便日后拆线。

【术后处理】同全结膜囊整复术。

【手术要点及注意事项】

1. 应待局部瘢痕软化后才考虑作结膜囊成形术，一般需要在外伤愈合后半年以上。过早手术的缺点是瘢痕范围不清，且瘢痕组织难辨认，组织充血严重，术中出血多，机体仍处于敏感状态，手术操作困难，影响术后效果。

2. 移植唇黏膜或断层皮片时，术中必须彻底止血。

3. 术中置入的眼模大小要与粘连分离后再造的眼窝相称，使包裹眼模的皮片能充分地与眼窝壁接触，加快皮片血液供应的恢复，提高皮片的成活率。

4. 结膜囊成形术中，放置合适眼模及睑缘缝合是对抗移植组织收缩的必不可少的措施，睑缘缝合最少应维持3个月以上。

5. 原则上术后第一周内不要换药，以免动摇或干扰移植组织与基底组织的黏着，甚至引起植床渗血，影响血液供应，导致移植片坏死而致手术失败。

6. 术后应加强预防感染。如发现感染应拆除睑缘缝合，局部用有效的抗生素溶液冲洗，并加强全身抗生素应用。如移植片苍白坏死，待炎症控制后再作移植。

第五节　结膜肿物切除术

【手术适应证】

1. 结膜良性肿物　乳头状瘤、皮样脂肪瘤与色素痣等，细小的色素痣可不必手术。但当色素痣增大，有血管进入或炎症等现象，以及位于睑缘的皮肤黏膜移行区的色素痣，因较易受刺激而恶变和影响美观等可考虑将其切除。

2. 恶性肿瘤恶性黑色素瘤、鳞状上皮癌、角膜缘上皮瘤（又称原位癌）。

3. 囊肿先天性皮样肿、潴留性囊肿。

4. 炎症增殖性病变　炎性肉芽肿、息肉等。

【手术方法】

1. 局部结膜下浸润麻醉，儿童可用基础麻醉加局部浸润麻醉。注射麻醉药时针尖不宜进入肿瘤区或肿物的实体内。

2. 肿物切除

（1）囊肿切除与皮样脂肪瘤切除：可用镊子把囊肿旁的结膜提起，用剪刀剪开分离囊肿或皮脂瘤表面的结膜，暴露出囊肿将其摘除，或把皮样脂肪瘤组织剪除，然后将结膜切口缝合。分离囊肿时应小心剥离，避免穿破囊壁。如早期穿破囊壁后因很难辨认，增加囊肿剥离的难度，此时应扩大切口，将可疑囊壁切除，以免囊壁残留引起囊肿复发。结膜缺损区可用邻近的结膜移位、带蒂的结膜瓣转位或用游离结膜瓣修复。

（2）皮样肿切除：这种先天良性肿瘤，常累及结膜、角

膜与巩膜。切除此肿物范围应靠近肿物边缘，以免扩大角膜组织缺损的范围。由于肿物可能累及角膜和巩膜中层或更深，所以多数病例需要通过角膜与巩膜板层移植术来修复（图 6-5-1）。结膜缺损区可用邻近的球结膜覆盖。

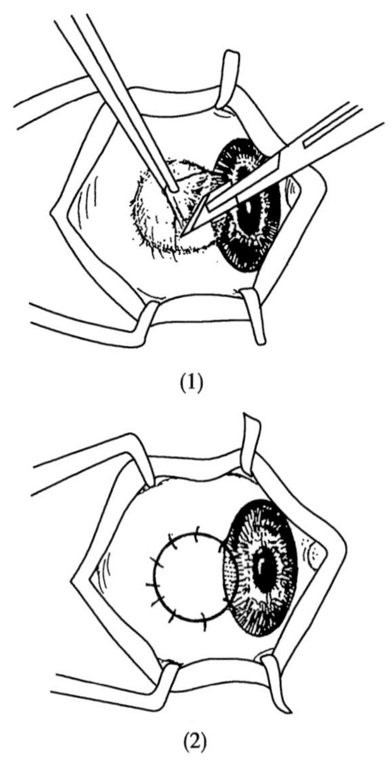

图 6-5-1　角结膜皮样肿切除

(1) 用环钻作适当深度的划界后，用刀片剖切角膜与巩膜皮样肿；(2) 用板层角巩膜移植术修复缺损区

(3) 恶性肿物切除：切除范围应包括病变区外 4~5mm 的结膜及结膜下组织。如巩膜和角膜浅层受到侵犯，应同时切除浅层的角膜和巩膜。中山眼科中心对这种恶性肿瘤切除的范围定于病变区外 3mm。肿物被完全切除后，应更换未用过的器械再作周围结膜组织的扩大切除宽约 2mm，并将这些组织分成数段，同时分别作好位置标记，如肿物底部的组织有受累可疑，可再剖切一层底部组织，一并送病理检查。如肿物周围或底部组织未见癌细胞浸润则为切除干净，如某个位置的组织有癌细胞侵犯时，则提示再手术时应特别注意扩大切除相应部位的组织。切除后的角膜缺损区应用板层角膜移植修复。结膜缺损则根据其范围及大小，选用邻近结膜移位，带蒂结膜瓣或游离结膜瓣修复（图 6-5-2）。

术后在眼球表面涂抗生素眼药膏并用眼垫包眼。如联合作板层角膜移植或游离结膜瓣移植，最好用绷带包扎 2~3 天，每隔 1~2 天换药，术后第 7 天拆除结膜缝线，角膜缝线应在 2 周后才拆除。

【手术注意事项】

1. 良性肿物切除的界限可紧靠肿物边缘，特别是侵入角膜缘内者，不应随意扩大切除范围，以免影响视力。

2. 切除角膜及巩膜组织较深者，应作板层角巩膜移植，否则角膜创面极难自愈，愈合后也常带来明显的瘢痕混浊并影响美观，及引起明显的角膜散光。

3. 当巩膜暴露区过大，最好用转位或游离结膜瓣遮盖。

4. 恶性肿瘤切除术毕及术后可在肿瘤切除周围的结膜下注射博来霉素。

5. 作外上方球结膜肿物切除时，注意避免损伤穹隆部

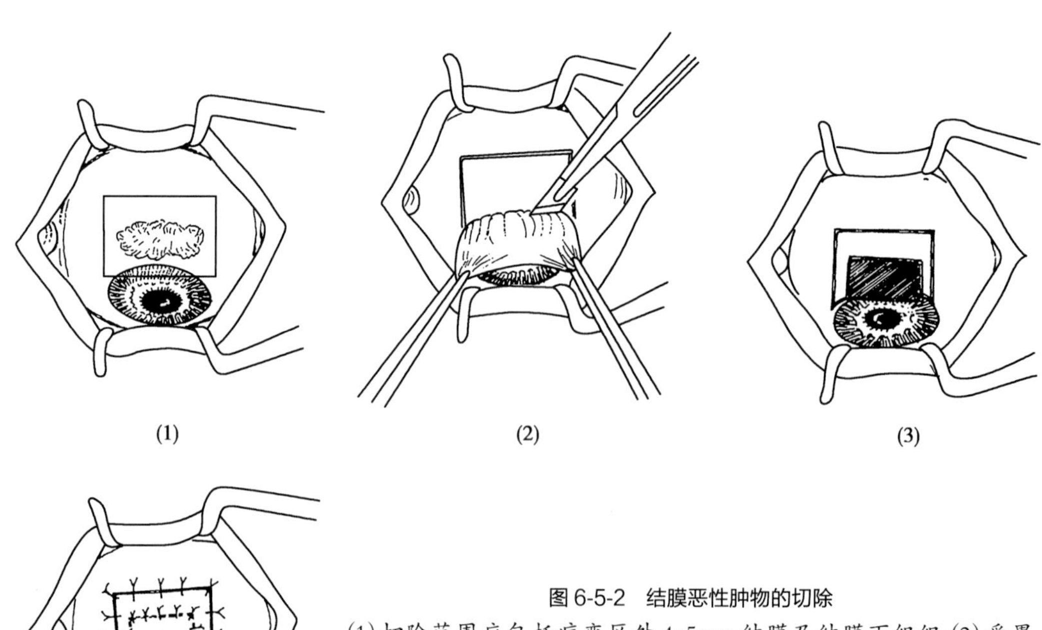

图 6-5-2　结膜恶性肿物的切除

(1) 切除范围应包括病变区外 4~5mm 结膜及结膜下组织；(2) 受累的浅层巩膜与角膜作板层切除；(3) 剖除可能受累的肿物底部组织；(4) 缺损的角、巩膜最好用板层角膜、巩膜移植修补

之泪腺泪液排出管道。

第六节　结膜遮盖术

结膜瓣遮盖术是常用于角膜溃疡穿孔、顽固性边缘性角膜溃疡和角膜变性区变薄等疾病的治疗方法之一。但因部分结膜瓣遮盖术(移位或带蒂结膜瓣)后,常会因结膜的弹性与张力的牵引而在术后不久发生退缩,离开病灶或穿孔区而失去遮盖作用。同时结膜瓣遮盖后也给角膜病灶的观察和病情判断带来一定困难。此外,结膜瓣在角膜上愈着后,既影响视功能又不美观,同时还会引发角膜血管新生,可能增加以后角膜移植排斥反应的发生率。

此在角膜手术技术取得显著进步的今天,结膜瓣遮盖术在临床已较少使用。然而,当患者年老体衰,医疗技术或供眼角膜条件受限时,如旨在采用较简单的方法阻塞或修复角膜穿孔、改善角膜溃疡病灶的营养供应和促进溃疡愈合为目的者,结膜瓣遮盖术仍有一定的应用价值。

【手术适应证】

1. 角膜溃疡用药物治疗无效,濒临角膜穿孔或已发生穿孔者,特别是慢性边缘性角膜溃疡或穿孔的病例,当患者年老体弱,或因供眼角膜缺乏,当地技术条件受限时,可采用此手术。

2. 角膜溃疡或外伤穿孔后角膜瘘管形成,特别是角膜边缘区的角膜瘘。

3. 角膜穿孔伤的伤口极不规则,缝合时无法满意对合时,可用结膜瓣遮盖术,以促进伤口愈合。

4. 大泡性角膜病变　当角膜上皮水泡反复形成及破裂,引起严重刺激症者,而患者又年老体弱,视力恢复的可能性很小,此时可行全角膜浅板层切除联合结膜瓣遮盖术。

5. 在轻度或中度眼球萎缩者,直接放置薄壳义眼因对角膜有摩擦刺激而不能耐受者,可行角膜浅板层切除联合全结膜瓣遮盖术,从而降低角膜知觉敏感度,增加对安装薄壳义眼的耐受性。

【术前准备】与外眼手术基本相同。

对感染性角膜溃疡,如术前未明确诊断者,最好先刮取病灶表面及边缘坏死组织涂片检查及作细菌和真菌培养,以帮助确诊。

【手术方法】

1. 采用丁卡因(tetracaine)表面麻醉和普鲁卡因或利多卡因作局部浸润麻醉。麻醉药内可加数滴 1∶1000 肾上腺素,帮助止血。对不合作的患儿可采用基础麻醉。

2. 先用刀片刮除角膜病灶区的溶解脱落的坏死组织,和与病灶区邻近的角膜上皮。由于用化学法去除角膜上皮(如无水酒精或 4% 可卡因溶液)均对附近健康的角膜上皮和角膜基质具有一定毒性,故应尽量少用。然后用生理盐水或平衡盐溶液把角膜创面冲洗干净。如是角膜瘘,由于在瘘口处的上皮可能不容易刮除,此时可用局部热烙法将瘘口处的上皮除去。此法同时有助于瘘口收缩。如角膜穿孔处有少许虹膜突出,不应剪除,也可对突起的虹膜用轻微热烙法使其收缩变平。同样,如病灶区由于组织坏死程度不一,表面很不平整,甚至有残留上皮的可能,此时也可用热烙法将高起创面的组织作轻微热烙处理,热烙后再用生理盐水冲洗干净。

3. 根据病灶的位置和大小作不同的结膜瓣遮盖术。

(1) 部分结膜瓣移位遮盖术:适用于顽固性边缘性角膜溃疡、角膜边缘性变薄者、边缘部溃疡穿孔或角膜瘘。

1) 在靠近病灶区的球结膜下注射麻醉药后,用剪刀在角膜缘处平行角膜缘将球结膜剪开,切口长度依角膜创面而定,一般应比创口略宽。然后用钝头剪在结膜下向穹隆部方向作潜行分离。为了减少结膜的牵引张力,分离范围应足够大,一般应到达角膜缘后 8mm 左右。

2) 病灶表面清除的要求同上。

3) 如角膜缘病灶涉及角膜面一个象限以上,可在分离的结膜瓣两端先各穿过一条缝线,然后把结膜瓣牵拉到角膜病灶处,使其能遮盖整个角膜创面,并把结膜瓣的两端缝在角膜缘的表层巩膜上。如需要遮盖的角膜病灶较靠近瞳孔缘,为了防止结膜瓣从创面上向后退缩,可用 10-0 尼龙线将结膜瓣与角膜创缘前的正常区角膜浅层缝合数针(图 6-6-1)。如角膜病灶不大,可切开已分离的球结膜瓣的两侧缘,形成一舌形结膜瓣,移动到病灶区遮盖,并直接与病灶区角膜创面的边缘缝合固定。

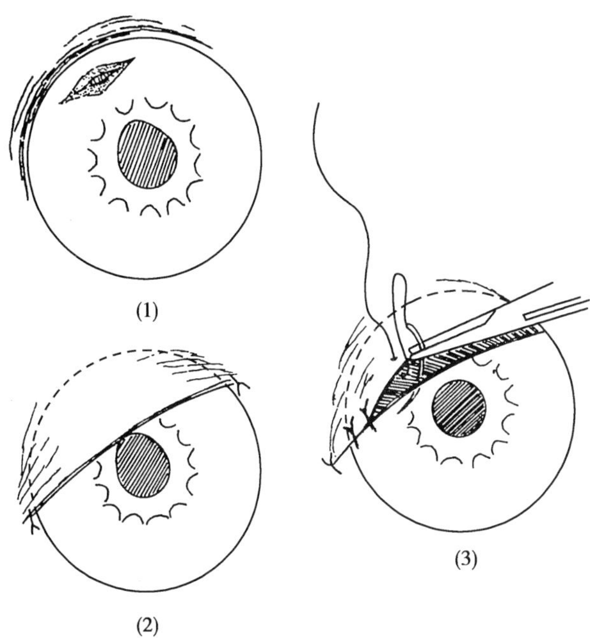

图 6-6-1　部分结膜瓣移位遮盖

(2) 单蒂结膜瓣转位遮盖术:适用于角膜周边、角膜中央或旁中央的角膜溃疡穿孔和神经麻痹性营养障碍性角膜溃疡。

1) 作表面麻醉和球结膜局部浸润麻醉。

2) 清除角膜病灶与病灶周围的坏死组织或上皮。

3) 选择邻近角膜病灶的角膜缘作为结膜瓣的蒂部位置。然后根据需要覆盖的创面范围,作比角膜创面宽 2mm,以角膜缘为基底的球结膜弧形剪开。该弧形切口长约为结膜瓣宽和角膜缘至病灶远侧缘距离之和。接着在切口的结膜下作分离,直至角膜缘,然后沿角膜缘将球结膜剪开,形成一单蒂结膜瓣[图 6-6-2(1)、(2)]。

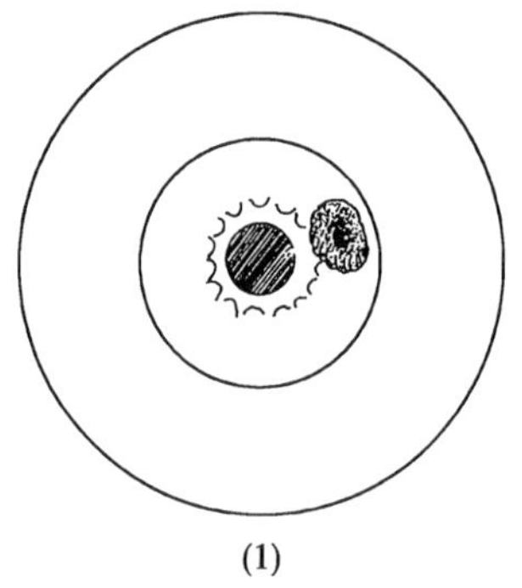
(1)

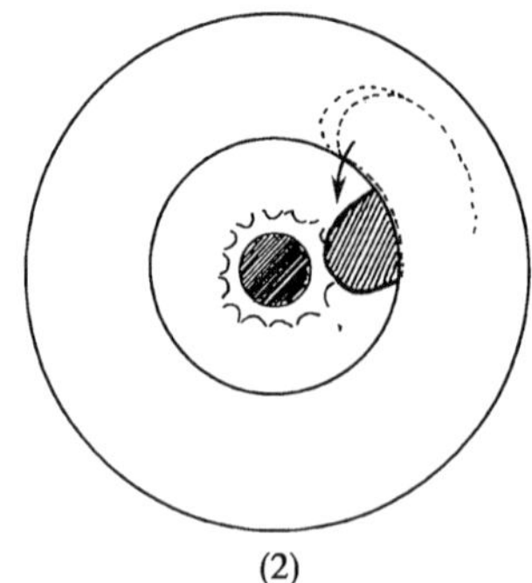
(2)

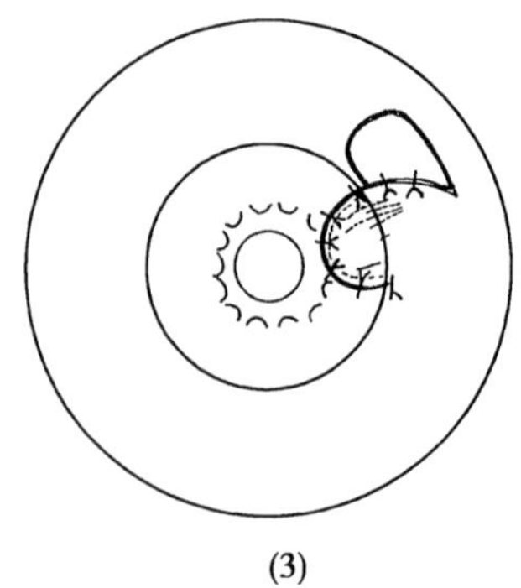
(3)

图 6-6-2 单蒂结膜瓣转位遮盖

4）将结膜瓣转位至角膜创面上，用 10-0 尼龙线直接将结膜瓣边缘与角膜创面边缘作间断缝合，结膜瓣的前缘的缝合要特别可靠。如瞳孔区角膜正常，结膜遮盖及缝合时要尽量避开瞳孔区。结膜瓣的蒂部因结膜瓣旋转牵拉的影响，常有不同程度的皱褶，检查时应将其铺平，并作间断缝合将结膜瓣蒂部固定于浅层巩膜面上［图 6-6-2（3）］。

术后加压包扎 2 天，以后每天或隔天换药。术后 10 天拆线。

（3）双蒂结膜瓣（桥形结膜瓣）遮盖术：适用于中央角膜溃疡穿孔或难治性角膜溃疡。

1）作表面麻醉及上方球结膜下浸润麻醉。

2）去除角膜上皮造成创面的方法同前。

3）在上方球结膜作一比病灶宽 2~3mm 的周边部弧形球结膜剪开，弧长相当于 10：00~2：00 方位，沿上方角膜缘作 8：00~4：00 方位的球结膜剪开，将结膜分离，形成一桥形结膜瓣。

4）用无齿镊将桥形结膜瓣移至角膜中央区，桥形结膜瓣的两端各缝 2~3 针固定于浅层巩膜面上，其中一针缝于角膜缘处，遮盖角膜病灶区的结膜瓣上下缘分别与相应的角膜浅层各间断缝合 1~2 针（图 6-6-3）。

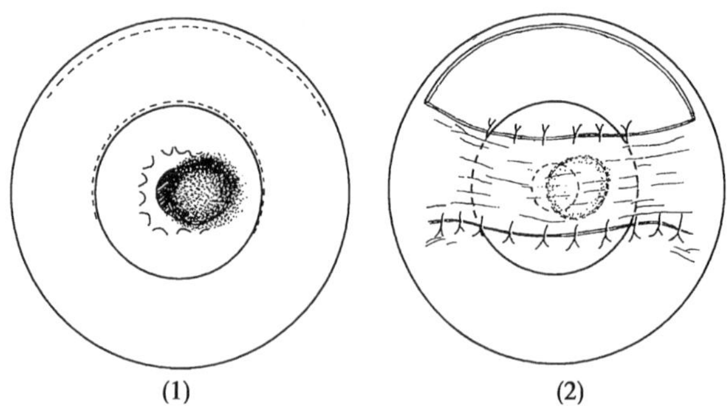
(1) (2)

图 6-6-3 双蒂结膜瓣（桥形结膜瓣）遮盖

（4）全角膜遮盖术：适用于大泡性角膜病变，及轻度或中度眼球萎缩，而直接安置义眼对角膜刺激不能耐受者。这两种病例除了去除全角膜的上皮组织外，最好同时作浅层全角膜板层切除，以便将角膜浅层神经末梢切除，并有利球结膜与角膜板层创面的永久愈着，从而降低眼表面的敏感性，缓解角膜的刺激症状。

1）作球后麻醉及上半周球结膜下浸润麻醉。

2）作浅的全板层角膜（1/3 角膜厚度）切除。

3）应用 5-0 丝线在 12：00 方位角膜缘预置一针穿过巩膜 1/2 深度的固定缝线，作牵拉眼球向下转之用。

4）用剪刀自球结膜与上穹隆交界处，水平剪开一个结膜小切口，然后向两侧扩大至接近内外眦角［图 6-6-4（1）］，注意不要伤及下面的眼球筋膜囊组织。

5）分离球结膜瓣：沿上方结膜切口小心将球结膜与结膜下组织分离，直至角膜缘，注意不要撕裂或剪破球结膜瓣［图 6-6-4（2）］。

6）沿角膜缘作球结膜全周剪开，并分离下方球结膜，使其稍为退后［图 6-6-4（3）］。

7）把 12：00 方位固定牵引缝线拆除，然后用无齿镊牵拉上方球结膜瓣覆盖全角膜创面，如牵拉时发现有筋膜纤维牵引，应加以剪断，使球结膜瓣完全松弛。由于球结膜薄而脆，牵拉时应避免动作粗暴，以免结膜瓣撕破（图 6-6-4（4）］。

8）用 10-0 尼龙缝线把结膜瓣下缘与下方结膜切口边缘作间断缝合。缝线最好能同时固定于角膜缘下方的浅层巩膜上。同样将结膜上缘缝合固定于上方角膜缘［图 6-6-4（5）、（6）］。

术后在结膜囊内涂抗生素眼药膏，加压绷带包扎，48 小时后换药，术后 8~10 天拆线。

【手术要点及注意事项】

1. 移位遮盖时分离结膜瓣要尽量松弛。为了减少对结膜瓣的牵引张力，可补充作结膜松弛切口，以防紧张的牵拉引起结膜瓣撕裂，及退离病灶区。单蒂结膜瓣的蒂部不能太窄，否则结膜瓣可能发生血液供应不良，使结膜瓣遮盖术失败。

2. 角膜病灶区的坏死组织要清除干净，遮盖区的角膜上皮要刮除，结膜瓣应盖住整个病灶区。如作永久性的结膜瓣遮盖术如大泡性的角膜病变及为了安放义眼的角膜结膜瓣遮盖，则应将病变区作板层切除。

3. 如全结膜瓣遮盖是用于治疗大泡性角膜病变，分离的结膜一般要较薄，尽量不带眼球筋膜组织以免增加结膜的收缩。如患者仍有指数视力，较薄的结膜瓣遮盖术后仍可使残存的视力保持。

4. 如全结膜瓣遮盖用于降低角膜知觉敏感性，缓解装配义眼对角膜刺激的目的，笔者的经验是允许结膜瓣下可带部分结膜下组织。此时，如同眼球摘出术一样，分离球结膜，使球结膜特别是上下方的球结膜尽量松弛，以便易于将上下方的球结膜拉拢，用 8-0 或 10-0 尼龙线作连续缝合。

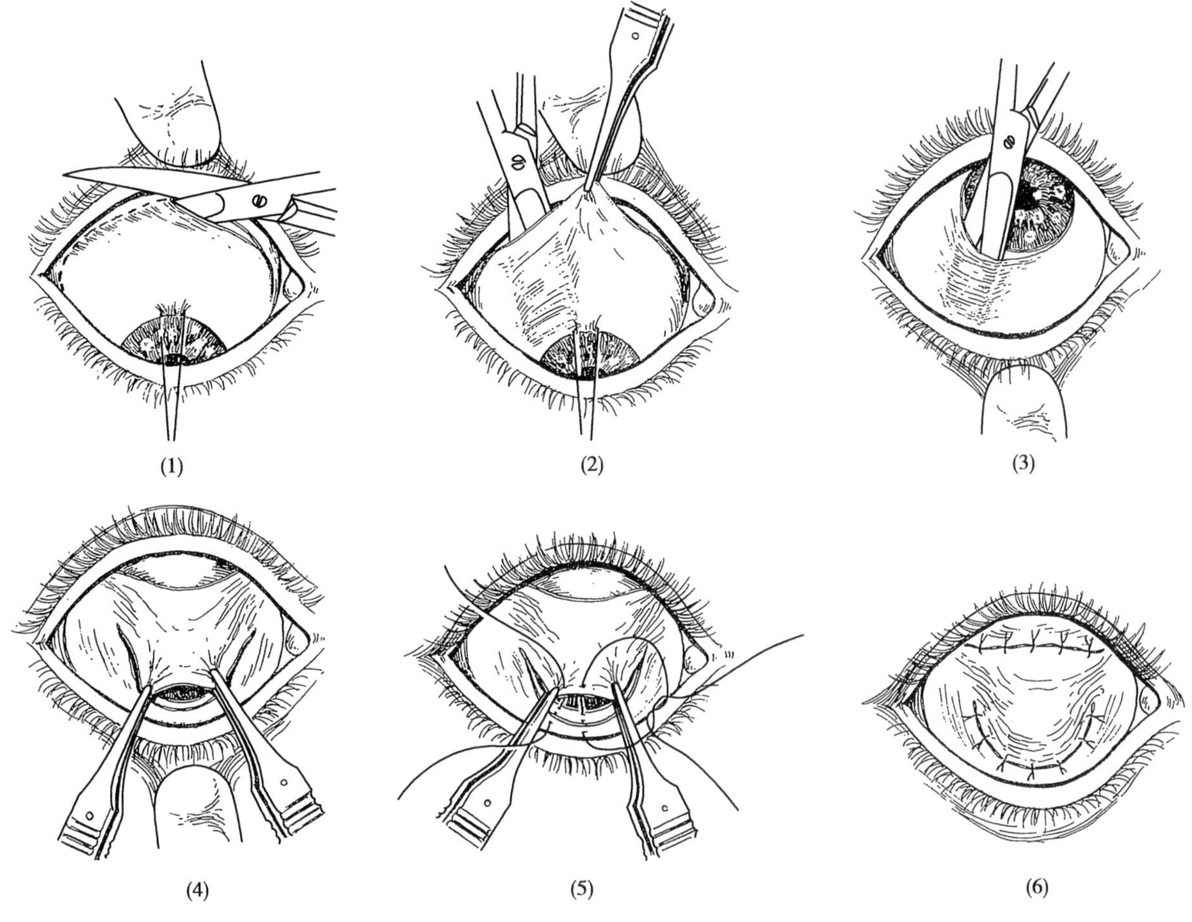

图 6-6-4 全角膜结膜瓣遮盖术

为了避免结膜瓣的移动，连续缝合时最好有数针经过结膜瓣下面的角巩缘与角膜的浅层组织。倘若患者的下穹隆部偏浅，则可将固定缝合的水平位置下移到角膜下缘附近。必要时可用3对褥式缝线进一步将固定缝合原水平位置下移到角膜下缘附近，此法的优点是球结膜直接拉拢缝合移位较少，鼻侧与颞侧球结膜及上下穹隆能保持原来的基本状态，有利于义眼装配。

第七节 治疗性结膜移植术

治疗性结膜移植或治疗性结膜成形术，是采用自体或同种异体结膜瓣移植以达到修复结膜缺损的目的并在组织学上提供杯状细胞与副泪腺，改善泪液分泌功能。

【手术适应证】

1. 化学性（强酸、强碱）烧伤及热烧伤时，引起较大面积的结膜坏死及溶解，甚至累及浅表巩膜者，可在切除坏死组织，并形成较健康的植床后，用健康的球结膜移植修复缺损区。

2. 各种原因所致的结膜瘢痕形成，结膜囊变浅及睑球粘连分离术后结膜缺损面较大者。

3. 实质性结膜角膜干燥症，杯状细胞已破坏，无泪液分泌时，利用带杯状细胞与副泪腺的穹隆部结膜移植，希望增加泪液分泌者。

4. 角膜表面不规则，以至持续上皮糜烂，而且患眼视功能恢复不良者，可作角膜浅层切除，用游离结膜瓣移植覆盖治疗。

5. 各类眼表疾病所致的持续性角膜上皮缺损，可用角膜缘附近的结膜上皮移植治疗。

【手术前准备】

1. 作常规全身与眼部检查，并消除手术禁忌的疾病。

2. 说明取同侧或健侧眼结膜的优点，消除病患者的恐惧心理，取得患者合作。

3. 作异体结膜移植前应向患者说明同种异体移植，早期成功率较高，但因排斥反应等，后期植片会逐渐被新生血管纤维膜及上皮替代，分泌泪液的功能可能无法维持。如用亲生兄弟姐妹的异体结膜移植，可减少排斥反应，及减轻反应的程度，手术效果较优。

【麻醉方法】采用表面麻醉及手术区局部浸润麻醉。不合作者应用全身麻醉，或基础麻醉联合局部浸润麻醉。

【手术方法】根据不同致病原因采用以下不同的手术方法。

1. 化学烧伤或热烧伤 早期的结膜移植术。

(1) 用剃须刀片制成的小尖刀，将坏死组织刮除，如浅层巩膜有坏死也应作清除，直至可见较健康的巩膜组织为止。

(2) 结膜坏死区的边缘，应用剪刀将其剪除，形成一个血液供应较好的巩膜裸露区。

(3) 如结膜缺损少于球结膜总面积的1/3，可取自体健眼的上方球结膜与穹隆部结膜作游离结膜移植片。大于总面积 1/3 的球结膜缺损则采用同种异体结膜移植。结膜瓣最好比缺损区大 2mm 左右。

(4) 结膜瓣的形状与大小基本与缺损区相似。

(5) 游离结膜瓣的边缘，用 10-0 尼龙线间断缝合固定在缺损区的角膜缘巩膜面上，其余各边与相对的球结膜创缘或穹隆部结膜创缘间断缝合，将巩膜裸露区完全覆盖。为了使结膜瓣能稳定地固定于巩膜面，应有数针缝线通过浅层的巩膜组织。

2. 化学烧伤、热烧伤及其他眼表疾病（如 Stevens-Johnson 综合征）所致的角膜上皮持续缺损的结膜移植术　这类疾病的角膜及结膜往往同时或先后受累，结膜常有瘢痕收缩甚至形成睑球粘连、角膜新生血管增生及上皮缺损。手术目的是要利用移植角结膜缘的干细胞，逐渐修复缺损的角膜上皮，维持眼球表面稳定，同时起到分离睑球粘连的作用。方法如下：

(1) 将角膜缘的球结膜环形剪开[图 6-7-1(1)]。

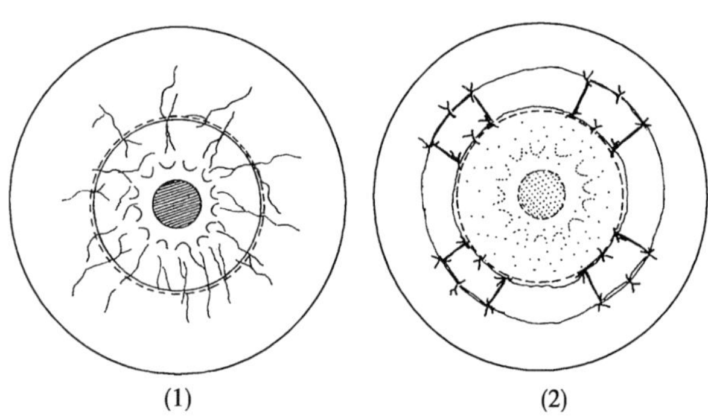

图 6-7-1　角膜上皮持续缺损的结膜移植

(2) 将结膜及结膜下瘢痕组织切除，并向穹隆部方向的结膜下作潜行分离，尽量使球结膜后退，暴露角膜旁的巩膜面。

(3) 分别用 3 对褥式缝线通过上、下穹隆部，并在靠近眶缘皮肤面出针加深穹隆部。如角膜缘外的巩膜暴露区不足 4mm，可将瘢痕变性的球结膜边缘剪除少许。

(4) 同时将术眼角膜面的新生血管膜，甚至角膜实质浅层（一般不超过 1/3 角膜厚度）切除。

(5) 在患者另侧健眼取结膜瓣，或从同种异体新鲜尸体眼取靠近角膜缘的结膜瓣。一般结膜瓣的宽约 4mm，约 1/3 周长。结膜瓣取出后可暂时放于湿润生理盐水的纱布块上，并分清结膜瓣的正反面。立即将结膜瓣放于受眼上，待分成 4 小块后，分别放置于 4 个象限的巩膜裸露区处，每小块结膜瓣的角膜缘侧应缝置在相对角膜缘处，然后作间断缝合数针将每块结膜瓣固定在位[图 6-7-1(2)]。

3. 实质性结膜干燥症的结膜移植术　手术的目的主要是希望增加泪液分泌，部分有睑球粘连病例，通过结膜移植，还可获得睑球粘连分离的效果。

(1) 睑球粘连不严重的干眼症

1) 在受眼外上方或瘢痕变性较明显的穹隆和球结膜注射麻醉药后，在距角膜缘约 6~7mm 处将结膜弧形剪开，根据需要可达 1/3 周长。为 22~24mm，分别向穹隆部及角膜缘方向作结膜下分离，如结膜下有瘢痕组织牵引可剪除之，形成一个(5~6)mm×(22~24)mm 的结膜缺损区，即结膜移植床。

2) 在健眼取包括穹隆部结膜在内的大小相同的结膜瓣，最好取自体健眼或父母、亲兄弟姐妹健眼颞上方的结膜移植片，取植片时尽量不要损伤眼筋膜囊，结膜的创面无须缝合。

3) 认清结膜移植片的正/反面后用 10-0 尼龙线把结膜移植片与植床结膜伤口边缘作间断缝合[图 6-7-2(1)]。

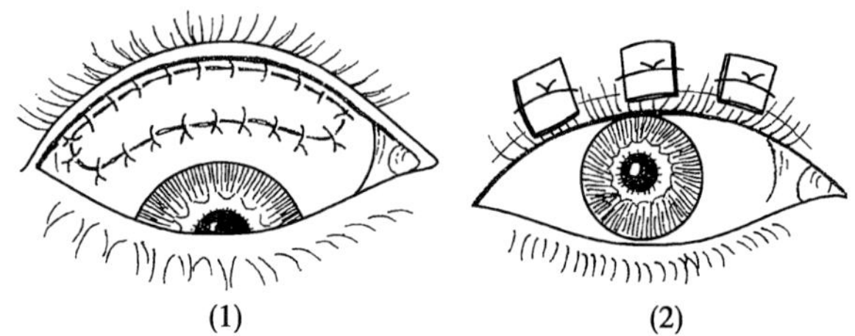

图 6-7-2　结膜移植治疗干眼症与结膜囊浅窄

4) 在结膜移植区的上穹隆部作 2~3 针褥式缝线，并在近眶缘的皮肤面出针，最后将每对缝线结扎在胶粒上，以便固定穹隆部的结膜及加深该处的结膜囊，防止结膜移植片向角膜缘方向移位或脱垂[图 6-7-2(2)]。

(2) 伴有上方及下方睑球粘连和穹隆浅窄的干眼症，手术目的既希望增加泪液分泌又希望达到睑球粘连分离。

1) 将角膜缘的球结膜环形剪开，将球结膜与巩膜分离，然后将瘢痕变性的结膜下组织与眼球筋膜囊剪除，球结膜尽量后退至穹隆部。

2) 在上、下穹隆各作 3 针褥式缝线，并从近眶缘处的相应皮肤面穿出，在胶片上结扎每对缝线，以加深结膜穹隆部。

3) 从新鲜尸眼上取结膜移植片。在常规消毒后，用 1/8000 升汞溶液冲洗眼部 3 次，再用生理盐水冲洗一次。在结膜下注射生理盐水使结膜隆起，然后用剪刀从穹隆部剪开该处结膜并作结膜下分离，分别在上下方各取一块包括穹隆部结膜的移植片，每块大约 8mm×25mm，先放在 M-K 液湿润的纱布块上，然后装在消毒培养皿内，放于 4℃冰箱保存备用，这种移植片尽量在 6 小时内使用（注意：用于结膜移植的供眼，摘出眼球时应含有球结膜与穹隆部结膜）。

4) 取出移植结膜组织块后再次用 1∶2000 的庆大霉素溶液漂洗一次，注意用镊子抓住，不要弄错植片的正反面。然后把结膜移植片分别放置到待植入的上及下方巩膜暴露区[图 6-7-3(1)]。

5) 先将移植片缝合及固定于角膜缘后 7~8mm 的巩膜面上，并与后退的球结膜边缘作间断缝合，根据结膜缺损区大小，将多余的结膜适当剪除，然后将其余边也用间断缝合固定于巩膜面上[图 6-7-3(2)]。

6) 术毕在结膜面涂上抗生素眼药膏。

7) 暂时将睑缘缝合，关闭睑裂约 7 天。

4. 角膜表面不平合并慢性角膜上皮或浅实质溃疡，患眼又无恢复视力可能者的结膜移植术。这种患者类似大泡性角膜病变，常伴有不同程度的刺激症状，为了解除病灶引

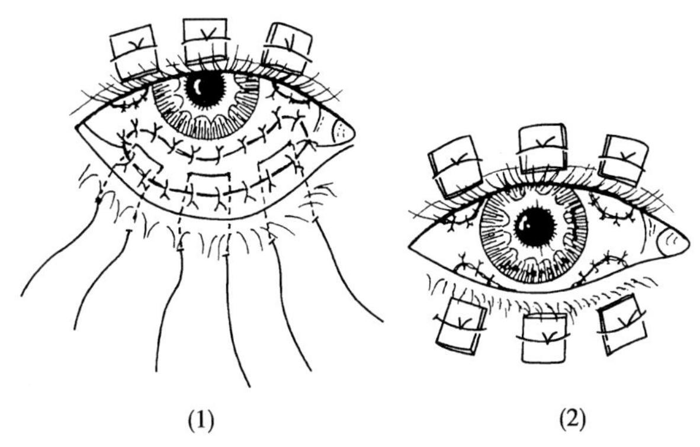

图 6-7-3 伴上、下穹隆浅窄的干眼症结膜移植

起的刺激症，也选用治疗性结膜移植来处理。

(1) 先将全角膜作浅板层切除，形成一平整的植床面。

(2) 取同侧眼颞上方的球结膜作游离移植片，其大小同角膜植床等大或略大 1mm，然后移植到角膜植床上，移植片的边缘与角膜植床边缘用 10-0 尼龙线作连续缝合。

【术后处理】

1. 术后常规全身使用抗生素预防感染，并服用多种维生素加强机体营养状况。

2. 已作睑缘暂时缝合者，在术后第 5 天才解开包扎绷带，清洁眼睑，但不要过多牵拉眼睑，如无特殊，可继续包扎至术后第 7 天。

3. 未作睑缘缝合者可每 2 天换药一次，眼局部涂抗生素眼药膏，继续包扎至术后第 5~7 天。

4. 术后第 7 天可拆除睑缘暂时缝线，眼局部开始滴抗生素与皮质类固醇眼药水，及具有用润滑、保护与营养等作用的滴眼剂。对应用同种异体的结膜片移植者，可联合应用 0.1% 地塞米松或 1% 环孢素油剂滴眼，每天 4 次，以预防排斥反应。

结膜的缝线于术后第 7 天后间断拆除，直至完全拆除为止。局部继续使用抗排斥反应的眼药水治疗。

（钟兴武 顾建军 龚向明）

第七章 》 角膜手术

第一节　角膜的解剖生理

一、角膜的大体解剖和功能

角膜(cornea)位于眼球的前1/6,与巩膜共同构成眼球坚韧的外壳。在正常状态下,角膜为无色透明膜,有泪膜覆盖时呈高度平滑而有光泽,外观如表盖玻璃,但呈轻度椭圆形,中央4mm直径区域为光学区,呈正球形弧度,周边部逐渐变平,角膜与巩膜相接处为角膜缘。角膜的直径,据欧美的记载,新生儿为9~10mm,1岁时的角膜直径已接近成人。成人男性的角膜横径约为12mm,垂直径为11mm,女性比男性平均约小0.1mm。中国成人角膜的水平径平均约11mm,垂直径平均约10mm。成人角膜的厚度,中央部较薄,平均为0.52~0.58mm,周边部较厚,约为1mm,到达6岁之后,角膜厚度及屈光指数已很少变化。角膜的曲率半径,前表面略大于后表面,前表面为7.7~8.4mm(平均7.84mm),中央光学区平均为7.7~7.8mm,后表面为6.22~6.8mm,中央光学区平均为6.6mm。

角膜为无血管组织,具有坚韧性和透明性。角膜的功能,除保护眼球内容物外,最主要的是其光学性能。角膜凸度为晶状体的1.5倍,故其屈光力最强,角膜前表面的屈光力为+48.8D,后表面的屈光力为-5.8D,其绝对屈光力为+43D,约占眼球总屈光力的70%。泪-气界面是最重要的屈光界面,约占眼总屈光力的80%。维持角膜的透明性对其功能至为重要。上皮位于角膜组织表面是维持角膜光学透明性的特殊结构。要保持角膜表面光滑,还必须有正常的泪膜,通过瞬目运动,眼睑把泪膜均匀一致地铺盖于上皮表面,并不断更新泪膜。

二、角膜的显微解剖生理

角膜由五层组织构成,从前到后依次为上皮层、前弹力层、实质层、后弹力层和内皮层(图7-1-1)。

1. 上皮层　来源于外胚叶,约占角膜全厚的10%。位于角膜表面,完整的上皮层有生物膜的作用,是阻止水分、药物和细菌通过的屏障。角膜上皮厚度一致,约50μm,由5~6层有核细胞构成,分为浅层鳞状细胞、中层翼状细胞、底部单层柱状细胞三种形态。上皮细胞从基底细胞繁殖,逐渐向表层推移,细胞形态逐渐变扁平,浅层细胞逐渐退化,最终从表层脱落,上皮细胞的寿命一般为7~10天。角膜的上皮与球结膜上皮相移行。由于角膜上皮比身体其他部位的鳞状上皮排列更为规则而整齐,厚薄均匀一致而无折光现象,故在裂隙灯下呈现一条黑线。

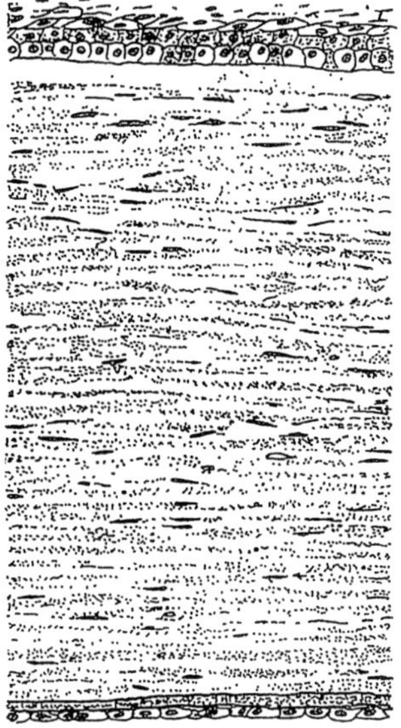

图7-1-1　角膜的组织机构

表层鳞状细胞被泪膜覆盖,一般不易看见。该层由2~3层多边形的扁平细胞构成,细胞排列致密而不规则。在电子显微镜下,可见到表面有微绒毛和微皱褶,这些结构有助于液体交换和稳定泪膜。中层翼状细胞有前凸面和后凹面,两侧呈尖形,形似翼状,伸入邻近的细胞间,细胞质及细胞内器丰富,线粒体呈丝状,有内浆网,发育完善的高尔基复合体及核糖体。底部柱状细胞为排列整齐的栅栏状单层细胞,细胞内器更为丰富,胞质内含有高浓度的线粒体、高尔基复合体及细丝状结构,细胞核深染,常可见核分裂。柱状细胞是细胞分裂的中心,靠近角膜缘的细胞,其有丝分裂活动较中央区活跃,如果需要,上皮细胞可迁移到角膜中央以覆盖任何上皮缺损区。上皮基底膜厚60~65nm,由不规则排列的胶原纤维构成,由基底柱状细胞产生,由黏多糖复合蛋白组成,是角膜上皮层基底细胞和前弹力层之间的一层衬垫。

角膜上皮细胞之间的连接及上皮细胞与基底膜之间的连接,主要依靠桥粒(desmosome)和半桥粒结构来实现。

相邻的上皮细胞有10~20nm的间隙，间隙中由酸性黏多糖、蛋白质等形成的低电子密度物质，起黏合作用，这类物质统称为桥粒结构，桥粒以闭锁小带的方式使两个上皮细胞相互粘连，构成十分紧密的交界型接界，此种连接方式构成上皮的屏障作用，它可阻止水、电解质及葡萄糖的通过，对维持角膜透明性起重要作用。在角膜基底细胞与其他各层上皮细胞内还存在一种张力原纤维，对上皮细胞也有一定的支撑固定作用，使其能耐受眼睑运动的经常摩擦而不致变位和脱落。正常上皮的细胞间间隙很窄，但如发生上皮水肿，其间隙扩张，虽然细胞仍然通过桥粒互相黏着，但扩张了的细胞间隙变成数微米宽的水池，使光线从这些小水滴的表面衍射，导致上皮混浊，这就是上皮混浊或水肿的解剖学基础。基底柱状细胞通过半桥粒牢固地附着于基底膜上，基底膜由黏多糖与蛋白质合成物构成，对其上面的上皮功能极为重要，很可能在液体流动及营养物质输送中起作用。当手术去除上皮或擦伤上皮时，通常是基底细胞被撕去，基底膜尚能保存下来，再生的上皮可向原先的基底膜上移行并附着于基底膜上，但如基底膜已遭破坏(如浅层角膜切除术后)，则再生上皮虽可很快覆盖创面，但因无基底膜可附着而易落，基底膜的结构性损害可引起复发性上皮糜烂。兔基底膜的重建仅需数周，但人基底膜的重建需数个月时间。在炎症和水肿的情况下，基底膜可与前弹力层分离而形成水疱。

上皮细胞从泪液、房水及角膜缘毛细血管得到营养，有很高的代谢率。大气氧弥散穿过泪膜而到达上皮，是上皮获氧的主要来源。当大气氧的通路受到阻隔时，如在戴接触镜或闭合眼睑时，从结膜及眼睑的血管弥散的氧可维持适当的供给，如长期戴大而紧的角膜接触镜，可造成上皮缺氧而引起角膜水肿甚至新生血管形成。上皮细胞内有多量的糖原，是代谢和伤口修复的能量来源，妨碍氧的供给会引起能量贮备的迅速消耗，在缺氧的情况下，角膜上皮产生乳酸，积累的乳酸可使基质混浊肿胀。上皮是液体的重要屏障，还可把基质的水分主动输送出来，临床上去除上皮可引起基质水肿及上皮缺损区的肿胀，但这些变化可随上皮的再生覆盖而消失，在上皮缺损的情况下，基质伤口的愈合极为受阻。角膜上皮的再生能力很强，修复的方式有两种，一是上皮滑动，即由缺损区周围的上皮细胞以阿米巴样活动向缺损区水平迁移，并形成新的单层细胞层以覆盖缺陷；二是上皮细胞通过有丝分裂繁殖细胞，随后形成5~6层细胞层，使上皮层恢复正常厚度。在正常情况下，上皮的生长速度约为每12小时1mm，故小的缺损区可在24小时内愈合，即使角膜上皮完全脱落，亦可由角膜缘的结膜细胞，通过有丝分裂和阿米巴样运动形成新的上皮层，在4~7天内覆盖创面。但如有泪膜缺陷或角膜表面不规则(如损伤或手术后)，则上皮的修复受影响而延缓愈合。在这种情况下，为保护新生上皮不致被瞬目时眼睑擦落而用绷带包扎或用含水率高的超薄型软接触镜，可以促进上皮的修复。有些因素如低温，毒性物质或改变泪液的pH，都可延缓上皮的再生。

2. 前弹力层　前弹力层又称Bowman膜，仅见于灵长类、鸟类及爬行类等较高等的动物。是角膜实质浅层分化的一部分而非真正的弹力膜，厚度为10~16mm，在光学显微镜下，此层可独立分开，但在电子显微镜下不能看到膜结构，而是由极薄的、排列不规则的胶原纤维构成，前面与角膜表面平行，与上皮细胞层分界清楚，后面与基质层境界并不明显。该层由于组织致密，对外伤及感染具有较强的抵抗力。在正常情况下，该层无细胞结构，如发现有细胞或细胞核时，即为病变的依据。该层无再生能力，其破损区由上皮增厚或瘢痕组织取代。

3. 实质层　实质层又叫基质层或间质层，来源于中胚叶，构成角膜的主体部分，占角膜厚度的90%。前接前弹力层，后止于后弹力层，由纤细的胶原纤维、角膜细胞及黏液基质所构成。

胶原纤维直径约为30nm，许多胶原纤维平行排列成层，构成角膜纤维板，每层厚1.5~2.5μm，共有200~250层纤维板，各层之间由硫酸软骨素A、硫酸角质素合成的黏多糖相互粘合而紧密重叠，邻近各种纤维又互成一定角度或呈直角交错，类似胶合板状结构。

前部1/3为实质浅层，该处的纤维板层排列稍乱，并存在斜行纤维，这种斜行纤维由深至浅而终止于上皮下，与水平排列的纤维交叉呈垂直的纤维栅。临床上当作浅层板层分离时可感觉到这种前后纤维交叉栅的存在，在上皮下15~20μm处，由于斜行纤维的存在而形成密集的交织网状结构，这种组织学特征不仅可以解释浅层分离板层的困难，而且是角膜实质浅层很少单独水肿的原因，后部2/3为实质深层，胶原纤维呈典型的束状排列，方向一致，完全平行于角膜表面。这些纤维束可以从一侧角膜缘横贯到另一缘，某些纤维在进行中可劈分成2~3分支，与巩膜纤维呈扇形混合，实质深层的角膜缘部还存在相当数量的环行纤维。据认为，这种环行纤维可使角膜保持一定的曲率而维持角膜中央部恒定的屈光力。胶原纤维占实质层体积的80%，对维持角膜强度有重要意义。

实质层伤口的修复为瘢痕性愈合。受伤后1小时，邻近的角膜细胞出现核增大、核仁发育，胞体拉长等变化，转变为成纤维细胞，伸出伪足向伤口移行。成纤维细胞聚集于伤口以合成胶原和基质，多形核的细胞亦聚集于伤口以清除坏死组织。新合成的基质(多聚葡胺)主要为硫酸软骨素B(正常基质是硫酸角质素)，这种基质成分不同可能是早期瘢痕混浊的原因之一。硫酸角质素于伤后14天开始合成，受伤后4周达正常水平。胶原于伤后1.5小时开始合成，新合成的胶原为凝胶(Ⅲ型胶原)，经胶原酶作用才能成为成熟胶原(Ⅰ型胶原)。新合成的胶原随着时间的推移而逐渐成熟，原始胶原于伤后4~14天出现，使伤口初具强度，成熟胶原于伤后3~8周出现，使创口强度明显加强，受伤后3~6个月，创口强度才达正常。成纤维细胞除合成基质和胶原外，还可能变为角膜细胞，于伤后3~8周开始，到3~6个月后大部分转化完毕。新生的胶原、基质和角膜细胞共同参与创口愈合。由于新生胶原比正常粗，且呈网状不规则的非板层排列，故透明度低。随着时间的推移，约伤后45天后，不规则排列的纤维有向正常实质板层发展的趋势，使混浊度减轻，但难以达到正常排列的板层结构，难以达到光学透明。如果属血管性愈合，由于血管侵入，产生肉芽组织及大量纤维组织，则形成的瘢痕特别显著。在这种情况下，愈合的速度比无血管性愈合快得多。角膜实质层伤口的愈合速度还与伤口的部位及上皮愈合的情况有关。位于角膜中央的伤口比周边部的愈合速度慢得多。临床和实验资料均表明，上皮对角膜实质层创口的愈合极为重要，但其内在的联系尚不清楚。角膜细胞转变为成纤维细胞以及成纤维细胞合成胶原的过程均需要有正常的角膜上皮，如上皮缺损经久不愈，则大大降低创口强度。

4. 后弹力膜层　后弹力膜又称 Descemet 膜，位于实质层与内皮层之间，为内皮细胞的基底膜。此膜是内皮细胞的产物，厚度随年龄的增加而增加，儿童期厚约 5μm，成年后则增至 8~10μm，老年人可达 20~30μm。该膜无细胞结构，是一层扁平而坚韧的胶板，质地透明，富有弹性，该膜与实质层及内皮层分界清楚，黏附均不紧密。在电镜下，后弹力膜并非由弹力纤维组成，而是由胶原纤维与黏蛋白的基质组成。其周边部终止于 Schwalbe 环（前房角的前境界线），在电子显微镜下，可分清晰的两层，前层约占全厚的 1/3，该层胶原纤维是垂直排列，结构致密为板层状，后层占全厚的 2/3，胶原纤维少而排列不规则，主要为胶原蛋白，常呈颗粒状分布。在周边部，可见到一种散在性局限性胶原增厚，称哈 - 亨（Hassal-Henle）小体，呈疣状物向后突入内皮细胞中，其数目随年龄而增多。后弹力膜有较好的弹性，故在临床上，即使实质层溃烂脱落，后弹力层仍可完整存在。从组织化学成分看，后弹力膜由胶原样物质构成，内有含量较高的甘氨酸和羟脯氨酸，糖蛋白与组织蛋白紧密地结合，故比实质层的胶原更能抵抗胶原酶。后弹力膜的再生能力较强，只要内皮功能完好，小的伤口可以很快得到修复。如伤口较大，后弹力层伤口两侧创缘可因强力收缩而向实质层卷曲退缩以致不能接合，此伤口的修补，先是由内皮细胞移行覆盖，后由内皮细胞产生新的透明膜与之融合，新透明膜连接于卷曲处，在组织学上形成两层膜，有时甚至形成多层膜（称前房玻璃膜）。由于内皮细胞移行的范围较上皮细胞的小得多，故当后弹力膜有广泛损伤时，则愈合难以完全，缺损区的实质没有后弹力膜和内皮细胞覆盖，容易发生水肿，最后由实质层来的成纤维细胞产生纤维组织修补伤口，便形成瘢痕混浊。

5. 内皮层　内皮细胞位于角膜的最内面，为一单层六角形细胞，形状扁平，高 5~6μm，宽 18~20μm，细胞相互排列紧密而均匀，呈现一种镶嵌图式，尤如一层六角形的小瓷砖铺贴在弧形的墙壁上（图 7-1-2）。相邻的内皮细胞间既可被细胞间隙所分隔，也可相互交错。基底部通过半桥粒结构与后弹力层牢固黏附。内皮细胞除排列充满于角膜内表面之外，部分内皮细胞超越角膜铺衬房角且与虹膜表面的细胞相连续。电子显微镜下，可见细胞核位于中央，核的直径约 7μm，胞质为细颗粒状，有大量线粒体呈 C 形，有丰富的内质网及游离核糖体，还有高尔基复合体及细胞内空泡，表示细胞内运输、分泌及蛋白质合成等代谢功能很活跃，线粒体内含有大量的组织氧化酶，与能量的产生有关。临床上，常以检测该酶活性来鉴定内皮细胞的活性。细胞内空泡也称为吞饮小泡，对内皮细胞的主动水运转作用（即泵功能）起重要作用。角膜内皮细胞的后表面有绒毛和皱褶，被浸浴于房水中，这种结构对调节角膜内水分与吸收营养物质有重要意义。细胞间隔桥粒及闭锁带（zounlae occlu-dentes）与细胞相连接，闭锁小带连续环绕整个内皮细胞的后表面细胞间隙，使内皮细胞间隙封闭而不致与前房相交通，此种连接在维持内皮屏障功能上很重要，但此种连接的完整性有赖于钙离子的存在。角膜内皮细胞通过“钠泵”作用及屏障作用对维持角膜的正常生理功能起着重要作用。

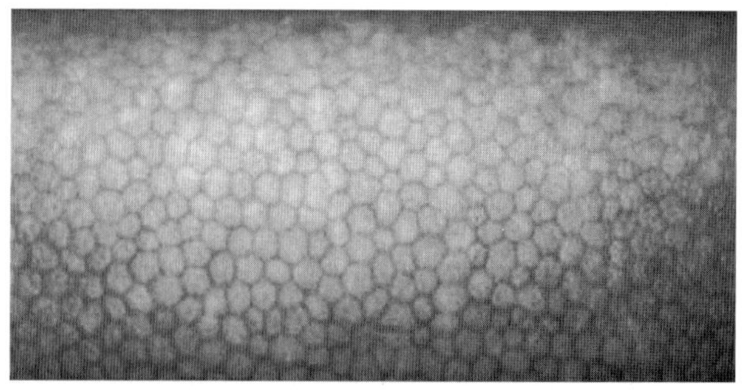

图 7-1-2　角膜内皮细胞，呈六角形镶嵌图式排列

成人角膜内皮细胞缺乏有丝分裂的能力，而在人的一生中，总有一些细胞因衰老、外伤或疾病而死亡，故内皮细胞的数目、大小与形态随着年龄的增长而变化。利用内皮显微镜（specular microscope）活体测量的结果表明，婴幼儿期，平均内皮细胞总数有 90 万~100 万个，25 岁时，下降至 65 万个，到 60 岁只有 50 万个，60 岁以后，仍有继续下降的趋势。

据粗略计算，角膜内皮细胞数下降的速度为每天 30~40 个，如遇到创伤、内眼手术时，内皮细胞的损失更多。随着内皮细胞总数的下降，角膜内表面内皮组织密度（单位面积计数）亦相应下降。10 岁时，平均内皮细胞密度约为 3300 个 /mm^2，至 85 岁，已下降至 2200 个 /mm^2。与此同时，内皮细胞的平均表面面积约增大一倍。人到中年以后，角膜内皮面常可发现无细胞区，尤其在中央部更为常见，中央区域内皮细胞密度比周边部平均低 3.2%。由于角膜内皮细胞没有再生能力，故内皮细胞的修复能力远远不及上皮细胞，内皮细胞死亡之后，全靠余下的细胞通过增大和移行以覆盖缺损区。如内皮损失过多，内皮的代谢泵功能失代偿可引起角膜水肿，出现大泡性角膜病。

6. 角膜缘部　角膜缘部是角膜与巩膜的移行区，呈环形，围绕着角膜，宽约 1mm。角膜缘部由于解剖上的变异，组织学上也出现相应的改变。边缘部角膜比中心部厚 50%，角膜缘部的上皮细胞层明显增厚，可多达 10~20 层上皮细胞，排列不规则，上皮基底膜呈波浪状，深层柱状上皮细胞明显变细，部分上皮从上皮下乳头间向下突出，每隔 1~2mm 横过角膜缘，呈放射状排列，形成“Vogt 栅栏”，此为角膜上皮再生的重要结构，当整块角膜上皮被损伤之后，“Vogt 栅栏”很可能是角膜上皮修复的细胞来源。角膜缘的基质层失去透明性，板层结构移行于巩膜纤维，胶原纤维排列不规则，直径粗细不均，角膜缘部的后弹力膜层明显增厚，向前房方向隆起，终止于角膜缘深部的 Schwalbe 线。部分纤维变细并延伸到滤帘组织，内皮在结构形状有所改变，与滤帘的结构相连续。

近年来的研究发现，角膜上皮创伤愈合过程中，细胞增殖过程主要发生于角膜缘部，角膜缘部的干细胞是上皮细胞增殖的主要来源。当角膜缘严重受伤或功能不良时，角膜上皮的创伤愈合即出现障碍或异常愈合。在这种情况下，角膜缘部移植术将改善角膜的上皮愈合过程，可能是这种手术为患眼的角膜缘提供了干细胞之故。

三、角膜神经支配

角膜由眼神经（三叉神经第一支）支配。眼神经的主要分支，如睫状神经、泪腺神经及鼻睫状神经均对角膜有支配作用。这些神经分支在角膜缘区域互相吻合，形成角膜缘神经丛，角膜缘神经丛发出60~80支有鞘神经纤维进入角膜实质浅层，随后失去神经鞘膜而变成透明轴索纤维，轴索在角膜内形成角膜浅层神经丛（由上皮下神经丛的上皮内神经丛共同构成）和深层神经丛（基质层神经丛）。由于角膜的感觉神经非常丰富，使角膜成为人体最敏感的组织之一，但角膜内皮层没有神经支配。角膜的感觉有冷觉、触觉和痛觉。触觉和痛觉都由暴露于上皮内的神经末梢（终端常呈现球形外观）主管。最灵敏的部位是角膜中央区。

角膜感觉一般随年龄的增长而下降。眼前段手术切断角膜神经纤维，角膜知觉随之下降。神经纤维的修复，是通过轴突断端的增生进行的，再生速度约为每月生长1mm，故此，角膜中央区往往要在半年左右才能恢复知觉。

四、泪膜

泪膜（tear film）又叫角膜前膜，如一层极薄的被膜覆盖着角膜的前表面。厚度约7μm，由三层结构组成，从前到后为脂质层、水状层及黏液层。位于表面的脂质层厚约0.1mm。主要由睑板腺，部分由Zeis腺及Mou腺分泌，该层增加泪膜的黏度而起润滑作用，并抑制泪液的蒸发及防止泪液扩散至溢出睑缘。水状层是由泪腺及副泪腺所分泌的泪液，厚约7μm，内含各种水溶性物质如葡萄糖、蛋白质、无机盐离子、免疫球蛋白、各种抗体、补体及溶酶等。泪液不仅可使角膜保持恒定的湿度、营养角膜并维持角膜的透明性，而且泪液中的溶菌酶可以破坏细菌的细胞膜而起到一定的灭菌作用。最内层为黏液层，厚0.02~0.05μm，主要由结膜杯状细胞所分泌。黏液层有很强的亲水性，该层紧密贴附角膜上皮并覆盖上皮细胞突起的微绒毛，就能使角膜得到泪液湿润，并维持泪膜的稳定。泪膜的功能可归纳如下：①形成并维持角膜光滑的折射表面；②维持角膜和结膜上皮细胞的湿润环境；③有杀菌作用；④润滑眼睑；⑤在上皮层和实质浅层之间输送代谢产物（主要是氧和二氧化碳）；⑥在损伤病例中提供白细胞通路；⑦稀释及洗除有害刺激物，包括上皮碎屑、细菌、异物等。

正常泪膜层除泪河处较厚外，其余地区均匀一致，用荧光素染色，在裂隙灯显微镜、用钴蓝色滤板观察，可见在黑色角膜表面呈一致的绿色层，当眼睑开启一定时间后，泪膜会发生破裂而出现黑区，尤如玻璃表面的水，由于表面张力而分开。正常的泪膜破裂时间（BUT）为15~34秒，小于10秒为病态，称为泪膜早期破裂。

泪膜随眼球的转动及眼睑的瞬目运动而不断更新，角膜上皮借此进行气体交换。泪膜的维持不仅需要正常的泪液分泌，还需要有正常的瞬目运动及光滑的角膜表面。在损伤或有病变的部位如各种角膜溃疡，角膜前膜都消失。没有泪膜覆盖的部位由于干燥而引起角膜上皮糜烂及角膜溃疡形成。泪膜的理化性质发生改变，可以导致角膜上皮细胞代谢的紊乱。因此，在生理学上，泪膜为角膜上皮不可分离的组成部分。

第二节　角膜手术的眼部检查

一、术前眼部常规检查

手术前除按内眼手术进行眼部及全身检查外，还应着重以下检查：

1. 病史　应详细询问过去的眼病史，角膜病变前的视力，本次病情的发展情况、病情经过及用药情况等，还应询问眼部过去是否行过其他手术（如白内障摘出、人工晶状体植入等）及全身情况。接受角膜屈光手术患者应详细询问过去眼屈光不正的病史、视力变化情况及眼屈光变化情况，以帮助决定接受角膜屈光手术的方式。

2. 视功能检查　包括裸眼视力（远视力、近视力）及扩瞳后视力、针孔视力及矫正视力。如果视力因角膜混浊而低于0.1者，可考虑作角膜移植手术。独眼患者，即使视力低于0.1，对于是否实施手术亦应全面慎重考虑。要排除患者是否有斜视、弱视及其他眼部病变等因素引起视力障碍。对视力只有光感者要做光定位检查和激光视网膜视力，以帮助预后术后视力。并进行眼电生理检查以了解视网膜及视神经的功能，这些检查包括视网膜电流图（ERG）、视觉诱发电位（VEP）、眼电图（EOG）。

3. 眼压　术前应准确地了解拟术眼的眼压，但对于有角膜病变的眼球，由于存在角膜水肿和（或）瘢痕、表面不规则及眼球壁硬度改变等因素，用一般的压陷眼压计很难准确测量其眼压。目前较普遍采用的Goldmann压平眼压计也不准确，用Mackay-Mary电眼压计及气压眼压计测量较准确。指触眼压测量法有一定的参考价值。

4. 外眼及眼附属器检查　注意拟术眼是否有睑内、外翻，睑闭合不全、倒睫、睑球粘连、睑缘炎及睑部瘢痕。若这些眼表病变严重，则需先行手术治疗这些疾病后再实施角膜移植手术。手术前还应常规冲洗泪道，如泪道不通也应先处理再行角膜移植手术。

5. 泪液功能检查　测定Schirmers泪液分泌试验和泪膜破裂时间，确定泪液的量和质是否正常。若为严重干眼病，应暂缓施行角膜移植术，以免术后发生角膜移植片上皮剥脱及溃疡，甚至穿破，若不慎实施手术发生上述情况，往往需做永久性睑缘缝合，以挽救眼球。

6. 角膜检查　常规检查角膜的大小及形态。了解角膜是否变薄或增厚、穿孔，角膜混浊及水肿的原因，角膜病变的范围，病变与视轴的关系，根据这些情况是决定植片大小及手术方式的依据，若为角膜内皮营养不良，应做角膜内皮照相检查。若为圆锥角膜要做角膜曲率及角膜地形图检查。

7. 前房检查　注意前房的深度、虹膜状态、是否有虹膜前后粘连、是否有新生血管及既往是否作过节段性虹膜切除术等。

8. 散瞳检查晶状体及眼底情况　注意晶状体是否混浊、混浊的程度及性质，以便决定是否行角膜移植联合白内障摘出术，或后房型人工晶状体植入术。若以前曾行晶状体摘出，还应注意原白内障手术的术式、晶状体后囊及玻璃体前界膜是否完整，以决定角膜移植同时联合人工晶状体植入术或是否需行前段玻璃体切割手术。若已植入人工晶状体，则术中应注意保护人工晶状体及是否需更换或保留原人工晶状体。

对于接受角膜屈光手术的患者，特别是 Lasik 手术者，需散瞳仔细检查眼底周边部，如有视网膜变性应在术前进行激光光凝治疗。

9. 超声波检查　若角膜为大面积致密混浊，或合并晶状体混浊，不能看清眼底时，应做 B 型超声波检查了解是否有玻璃体混浊或视网膜脱离。

10. 眼屈光检查　采用电脑验光、散瞳检影验光以了解患者眼屈光情况，并与患者以前的屈光状态进行对比，以确定患者眼屈光稳定情况，帮助患者选择角膜屈光手术的类型。

二、角膜地形图检查

用于检查角膜地形图的方法有多种，最常用的定性方法有 Placido 盘检查法，最常用的定量方法是角膜曲率计检查，计算机辅助的角膜镜摄影是至今为止最详细及能定量反映全角膜形态的检查方法。

1. Placido 盘检查法　根据 Placido 盘映像可以估计出角膜形态的改变，影像呈同心圆为正常角膜，影像呈规则椭圆形表明角膜有散光，影像呈梨形则表明角膜为圆锥角膜，影像呈不规则形则表明角膜呈不规则散光。

2. 角膜曲率计检查法　角膜曲率计检查通过计算距角膜中央 1.5mm，相距 90° 的四个点的距离来定量显示角膜曲率，从它的设计原理可以看出它仅检查角膜中央 3mm 区域内角膜的屈光状态。其最大屈率与最小屈率的轴互相垂直，因而它不能详细正确地反映角膜表面的形态。

3. 计算机辅助的角膜镜摄影检查法　计算机辅助的角膜镜摄影是将投射于角膜的角膜镜同心圆影像摄影后，用计算机对影像进行分析的检查方法。它可提供角膜表面 5000~8000 个数据供分析，为了使临床应用方便，目前已将颜色应用引入角膜地形图分析（即彩色色码图），通过颜色可以直观地显示出角膜表面的屈光情况，不同的颜色在不同的等级有其相对应的屈光度，热颜色（如红色、橙色、黄色）表示角膜的屈光力较高；冷颜色（如蓝色、绿色）表示角膜的屈光较低，正常角膜彩色色码图从中央到角膜缘颜色由热颜色逐渐变化到冷颜色，在彩色色码图中，常用两个颜色等级来描述角膜的形态。

(1) 绝对等级：绝对等级（abso1ute scale）的设计为，将角膜分为 9~100D 中不同的 26 种颜色，每一颜色代表一固定的屈光度范围。在 35~50D 之间，每级的屈光度差为 1.5D，在 9~35D 及 50~100D 之间，每级的屈光度差为 5D。此等级常用于比较不同角膜的屈光状态或比较同一角膜各个不同时期的屈光变化。

(2) 标化等级：标化等级（normalized scale）的设计为：将每个角膜的屈光度范围分为 11 个相等的屈光度等级。每一等级用一种颜色表示，所以每一角膜的屈光情况仅用 11 个颜色等级来表示，标化等级图在不同的角膜，各等级之间的差值不完全相同，且同一种颜色在不同的角膜可能代表不同的屈光度。标化等级主要用于发现角膜表面的微小不规则变化。

在描述角膜表面的规则性方面常用两个指数：

(1) 表面不对称指数：角膜表面不对称指数（surface asymmetry index，SAI）是角膜中央相距 180° 子午线相应点的角膜屈光力差的加权总和。正常角膜的 SAI 小于 0.5，当角膜呈高度不对称性（如圆锥角膜）SAI 可达到 5 以上，另外 SAI 与角膜最好预测矫正视力（potential visual acuity，PVA）密切相关，SAI 值小，则 PVA 好，反之，SAI 值大 PVA 差。SAI 值的检测在临床上有很大用途：①它可以帮助判断检查过程中是否按正规操作，如对于一正常角膜，检测后 SAI 值高，可能为检查误差所致，应进行调查；②它可以帮助早期诊断某些引起角膜表面不对称性改变的角膜病，如圆锥角膜早期患者，戴硬性角膜接触镜也可得 1.0 的矫正视力，但它的 SAI 值与正常可获得 1.0 矫正视力的角膜有明显的统计学差值，因此提示 SAI 值的升高也可能是早期圆锥角膜的诊断依据；③SAI 值可以定量地了解角膜屈光性手术对角膜表面不规则性的影响，并对角膜屈光手术进行评价；④由于 SAI 值与 PVA 密切相关，因此通过测量患者的角膜地形图的 SAI 值，可以帮助判断患者视力不良原因是角膜源性的，还是非角膜源性，如 SAI 值低，角膜预测视力好，表示患者视力不良由于晶状体、视网膜、黄斑等病变引起，此在角膜手术尤其具有较大的意义。

(2) 表面规则指数（SRI）：SRI 主要反映角膜瞳孔区的规则性，即角膜光学区的光学质量，已证明它与 PVA 有很好的相关性（r=0.79、P<0.00005、n=31），在正常角膜 SRI 很低，如 SRI 高则表示角膜光学质量不佳，但在极少数患者，也会出现 SRI 与 PVA 不相符合的情况，原因尚需进一步研究，SRI 值在临床和研究中有很重要的作用。

4. 正常角膜地形图　正常角膜为一复杂的非对称的非球形形态，在同一子午线，在角膜中央两侧径线曲率半径变化的率不同，不同个体的角膜中央屈率，角膜曲率由中央到角膜缘变化的率也不相同。正常角膜一般由角膜中央到周边的曲率半径逐渐加大，谓正形态因素（positive shape factor）。相反则谓负形态因素（negative shape factor），主要见于放射状角膜切开术后角膜。正常角膜呈以下三种形态（图 7-2-1）：①角膜屈光度由中央到角膜缘逐渐减少，但减少程度在各个角膜及同一个体各径线不同；②角膜中央较扁平，旁中央角膜屈光度较角膜中央大，近角膜缘最扁平；③角膜屈光度在角膜中央最大，旁中央较大，中央与旁中央相接处较小，其中以第一种形态占绝大多数，第二种及第三种形态较少。

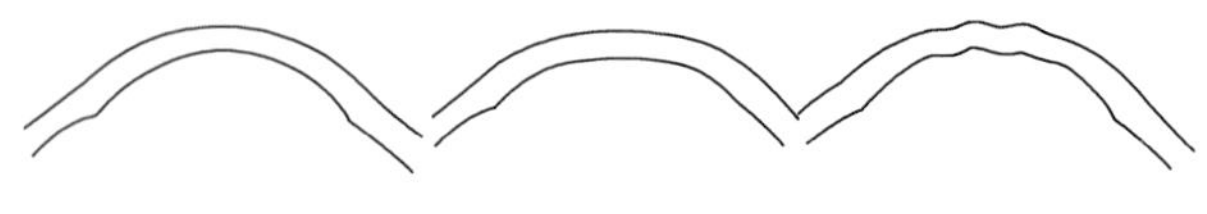

图 7-2-1　角膜的三种形态

角膜是一连续的透明结构，为便于临床应用及地形图分析，临床上常将角膜分为中央区、周边区及角膜缘区（图 7-2-2）。正常角膜 Placido 盘检查呈规则的同心圆映像，用

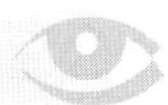

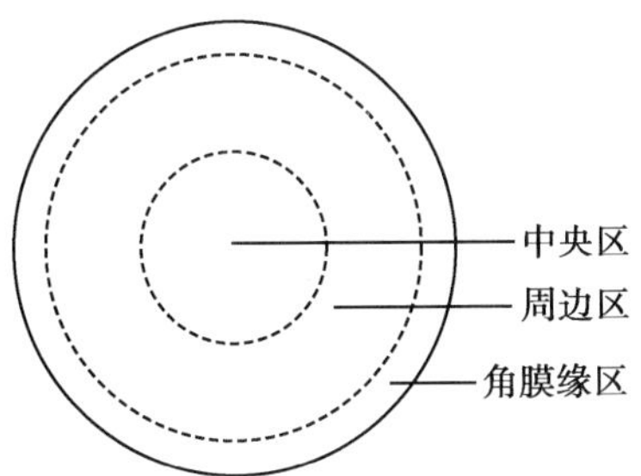

图 7-2-2　正常角膜地形分区

计算机辅助的角膜镜摄影检查，正常角膜呈比较均匀的颜色改变，角膜中央屈光度大，周边区屈光度小，绝对等级图颜色范围为 2~5 种，根据角膜中央颜色图形可将正常角膜图形分成五种：①圆形（22.6%）；②椭圆形（20.8%）；③规则蝴蝶结形（17.5%）；④不规则蝴蝶结形（32.1%）；⑤不规则形（7.1%）。中国人正常角膜中央曲率为 43.45D ± 1.47D，直径为 3mm、5mm、7mm 处角膜屈光度平均为 43.4D 5 ± 1.37D、43.16D ± 1.42D、42.84D ± 1.45D，角膜中央与角膜缘屈光度差值平均为 1.78D ± 0.89D，角膜中央与旁中央屈光度差值平均为 0.65D ± 0.47D。Bogan 等所测量的角膜中央屈光度为 43.97D ± 1.54D，绝大多数散光均呈"循规性"，"逆规性散光"较少，角膜顶点与视轴常在不同位置，且各个个体角膜顶点的位置不同，60% 个体角膜顶点位置在视轴 0.5mm 以内。

一般说来，角膜地形相对比较稳定，以维持正常的视功能，但在正常的生理及解剖条件下，角膜地形也随着眼睑的压力、时间、泪液张力、激素水平等改变而呈周期性波动。

5. 角膜移植术后角膜地形图变化　角膜移植（板层角膜移植及穿透性角膜移植）手术改变了角膜表面的形态，因而患者手术前后的角膜地形会发生较大的变化，板层角膜移植手术由于角膜的后表面无明显变化，因而整个角膜地形变化较穿透性移植小，穿透性角膜移植术后地形图与供体角膜前表面形态、植片大小、植片与植床的差值有明显的关系，若正常成年人供体移植到成年人受体，则角膜前表面形态变化较小，而当将新生儿供体移植到成年人受体时，则受体的角膜前表面明显变陡。在角膜移植术后早期，由于泪膜未形成，当用 Placido 盘检查时影像呈不规则形，难以了解角膜表面形态，角膜曲率计检查也难以获得准确数据，用计算机辅助的角膜镜摄影可定量地显示角膜表面形态变化，同时，由于术后早期创口水肿及愈合等因素，角膜散光常变化，一般术后 1 年左右散光稳定，术后 3 个月拆线可改变散光的轴及量，因此早期应用地形图仪检查角膜，可以帮助选择性拆除角膜移植缝线，从而最大限度地减少术后散光。角膜地形检查对角膜移植术后散光矫正手术亦非常有帮助，它可帮助手术方案及手术量，使手术效果达到最佳。

6. 表面角膜镜片术后地形图变化　表层角膜镜片术（epikeratophakia）是一种板层角膜屈光手术，它通过在角膜表面移植经加工切削成具有一定屈光度的角膜组织镜片用以矫正术眼屈光不正状态。角膜组织镜片分为三种类型：凸镜、凹镜、平镜。各种镜片移植到患眼后光学区直径不同。在凸镜为 7mm、凹镜为 6.5mm、平镜为 8mm，表面角膜镜片术后早期，角膜上皮水肿、粗糙，使角膜表面呈现不规则性屈光变化。此时用角膜曲率计难以测出角膜的屈光变化。角膜上皮完全恢复正常后，Placido 盘检查见角膜中央映像环之间的距离较近，周边映像环之间的距离较远。镜片边处角膜影像呈轻度波浪状。用角膜曲率计检查，早期影像不规则，术后 1 个月左右可正确测出角膜曲率，在凸镜，角膜曲率变化与角膜镜片度数基本相符。但在凹镜，角膜屈光度减少的程度较凹角膜组织镜片度数少，此与角膜曲率计在设计上的不足有关。用计算机辅助的角膜镜摄影进行手术前检查，可以了解角膜的屈光情况，如角膜同时存在散光，用此方法可以正确地确定散光的径线、量及是否呈对称分布，在表面角膜镜片术同时作松解切口以矫正散光。通过研究发现，患者接受表面角膜镜片术后，各种不同种类镜片及不同病例的实际光学区不同，一般约 7mm，较预计的光学区少，在凹角膜组织镜片术后，实际光学区也大约为 5mm，角膜中央呈蓝色，屈光度较低。计算机辅助的角膜镜摄影对了解表面角膜镜片术后视力不良原因也有较大帮助。检查发现大部分视力不良病例与欠矫及角膜组织镜片偏中心有直接关系，提示正确加工角膜组织镜片，术中定角膜光学中心及按正规操作手术是表面角膜镜片术取得成功的保障。

7. 准分子激光角膜成形切削术后角膜地形图变化　准分子激光角膜成形切削术（又称 PRK）手术后角膜中央切削区的角膜屈光力减少，减少的程度与所需矫正的屈光度基本相应，但由于 PMMA 板与角膜组织不同，在按 PMMA 板调节切削能量时，可发现部分病例早期角膜中央屈光度减少的程度较所矫正的屈光度大。PRK 手术仅切角膜中央区，因而术后角膜屈光力改变主要位于所切削的中央区，周边屈光力无改变，术后的角膜地形常呈四种形态：①规则形；②半月形；③钥匙孔形（key hole）；④岛形（central island）。

规则形及半月形术后视力较好，岛形术后视力提高不理想，但随着时间延长，岛形角膜地形逐渐减少，岛形角膜地形与 PRK 手术时水化及冲击波等因素有关。

PRK 手术后用计算机辅助的角膜镜摄影检查发现，SRI 与术后视力有明确的正相关关系，它可以帮助估计术后不规则散光。切削偏中心（decentration）是 PRK 手术需十分重视的问题，大多数统计资料显示，PRK 手术切削偏中心平均约 0.3mm，矫正的度数愈高，偏中心的程度愈大，偏中心愈多则所引起的散光亦愈明显。

8. 放射状角膜切开术后角膜地形图变化　放射状角膜切开术（radial keratotomy，RK）使角膜中央变扁平而达到矫正近视的目的，PK 术后角膜普遍变扁平，以角膜中央区变扁平更明显，角膜周边区稍变扁平，角膜缘区变化较少，整个角膜呈负球形形态。

角膜中央扁平区的基本图形有圆形或椭圆形，哑铃状及带状，各种形态的矫正量不同，以圆形或椭圆形矫正量大。手术效果最显著区域位于距角膜光学中心 1.3~1.5mm 部位，角膜镜摄影检查第 20 环以外的手术效应基本消失。PK 手术前患者角膜形态对手术矫正效果有较大影响，角膜中央与角膜缘屈光力相差较大的角膜，接受同样量的 RK 手术，其矫正量大。相反，角膜中央与角膜缘屈光力相差较少的角膜，其矫正量较少，因而术前仔细研究角膜的形态及角膜曲率由中央到角膜缘的率的变化对设计手术方案及提高手术矫正效果有极大的帮助。同时术前角膜地形检查在RK联合散光手术的设计中具有十分重要的作用,它可以帮助确定散光量及手术量。另外术前常规检查可以帮助筛选早期圆锥角膜患者用计算机辅助的角膜镜摄影观察RK术后患者的角膜屈光变化也有助于解释术后患者出现的主觉症状,如昼夜视力波动是由于角膜各部位屈光度降低量不同而引起的。

9. 角膜地形图在散光手术的应用　角膜散光手术主要包括角膜松解切开术(corneal relaxing incision)及楔状角膜切除术(corneal wedge resection)。角膜松解切开术主要用于治疗6D以下角膜散光,手术在屈光度较高径线进行,引起切开处径线角膜变扁平及与之相垂直径线变凸。楔状角膜切除术主要用于治疗6D以上角膜散光,手术在屈光力较低径线进行,引起手术径线角膜变陡及与之相垂直径线变扁平。Placido盘可定性地区别角膜屈光力大及屈光力小径线,影像环垂直径线角膜屈光力低,影像环横径线角膜屈光力高,角膜曲率计可以定量地检查角膜中央区的散光情况,但由于设计上的缺点,角膜曲率计只能测定角膜中央3mm处相距90°的四点的屈光力,且两条径线垂直,在许多病例,角膜最大屈光力径线与角膜最小屈光力径线并不垂直,且在同一子午线,以角膜为中心,在中心两侧相距180°径线的屈光力不呈对称分布,例如垂直径线角膜屈光力大,但90°径线与270°径线的屈光力并不呈对称,可能屈光力大范围主要位于90°径线角膜,而270°径线角膜屈光力正常或明显较90°径线少,用角膜屈率计检查就不能区分角膜散光的详细分布,因而如按角膜屈率计设计这种病例手术,则可能在90°径线欠矫,270°径线过矫,计算机辅助的角膜镜摄影可以详细地提供角膜屈光力的分布情况,手术者根据角膜屈光力的分布情况设计手术可以大大提高手术的矫正效果。当角膜散光呈对称分布,即角膜呈对称蝴蝶结形地形图,手术在相距180°方向两侧同时进行,手术量也一致。当角膜散光呈不对称分布,即角膜呈不对称蝴蝶结形地形图,在相距180°方向两侧的手术量应根据散光量不同而不同,在一些极不对称蝴蝶形地形图,手术仅在散光的象限进行。计算机辅助的角膜镜摄影还帮助术者确定手术量和切口与角膜中心的位置,使手术更精确,同时也提高矫正的可预测性。

第三节　角膜移植总论

一、穿透性角膜移植的历史

当今的眼科医师们已经广泛使用各种传统器械和激光进行光学性及治疗性角膜移植。实际上,角膜移植手术的历史可以追溯到很久远的年代。在过去的历史岁月里,眼科学家们致力于角膜移植手术的建立和改良,虽然受到许多基础研究及技术问题的困扰而进展缓慢,但为今天现代角膜移植的开展奠定了坚实的基础。

(一) 19世纪——角膜移植研究的萌芽阶段

早在1789年法国大革命时期de Quengsy就第一个认为角膜混浊可以被切除。他详细地描述了相关的手术技术,即切除混浊的角膜后,将一个透明玻璃制作的凸盘用棉线固定于角膜前,并通过一圈银线裙边来固定。他还建议,应该选择一个良好天气为患者施行手术,手术时患者平躺(当时其他的眼科手术是坐着接受手术的),手术后患者平卧8天以防植入物脱出,但没有记录显示其后有人按照他的设想施行手术。1796年达尔文(Charles Darwin)的祖父Erasmus Darwin通过动物实验提出设想:能否考虑用猪鬃毛或者是鸡翎毛制成的环钻将角膜溃疡后形成的混浊瘢痕部分切除,这是第一次有人提及“角膜环钻”的概念。

1837年Samuel Bigger在Dublin出版的*Inquiry Into the Possibility of Transplanting the Cornea*一书中描述了两年前当他还是埃及囚犯时如何成功地移植同种植片在瞪羚羊的眼上,并建议用猪的角膜来替代混浊的人角膜。受Bigger实验成功的激励,1838年Richard Kissam在美国纽约尝试用猪角膜为患有角膜葡萄肿的爱尔兰人James Dunn施行角膜移植,术后植片在位,但由于使用异种植片,很快发生排斥继发感染,植片混浊。1844年Wutzer的实验得到同样的结果。为了测试哪种物质具有最好的组织相容性,1853年Nussbaum分别将金、银、铜和玻璃球埋在自己的身体里,还尝试了将直径3mm的玻璃扣插入兔的角膜中,但无一例外的均发生排斥。

1846年全身麻醉技术的问世、1858年可卡因分离成功以及1876年Lister创立的无菌技术为开展角膜移植手术提供了更好的条件。1872年第四届世界眼科大会上伦敦的Henry Power报告了一系列兔、狗、猫甚至人的移植实验,虽然绝大部分移植失败,但Power得到许多宝贵的经验:角膜移植手术不仅仅需要预防感染、材料新鲜、放置位置精确,更重要的是必须使用同种材料,尽量减少供体角膜损伤,保护好角膜内皮和后弹力层。1886年Von Hippel发明了顺时针切割植片的角膜环钻,这是角膜移植手术发展的里程碑,这种环钻沿用至今,只是在细节设计和锋利程度上有了很大改善。1894年Fuchs报告了30例同种角膜移植,11个获得好的结果,其中2个穿透性角膜移植病例显示一定程度的视力改善。19世纪上半叶虽然有零星的角膜移植成功的报告,但是由于当时对移植免疫排斥认识的局限和没有良好的抗排斥药物,植片排斥发生率非常高。角膜移植研究开始陷入低谷,角膜移植手术的施行也被严格局限于板层角膜移植术式。

(二) 20世纪上半叶——现代角膜移植技术的起步

1906年德国眼科学家Edward Zirm首先报告同种异体穿透性角膜移植成功病例,从此真正揭开了穿透性角膜移植的序幕。这也是学者们公认的第一例光学性角膜移植手术。1905年11月7日,在斯洛伐克首都布拉格以东100km摩拉维亚人聚集的小镇Olmutz,当地的眼科医师Zirm为Glogar(双眼石灰烧伤)施行了双眼部分穿透性角膜移植,患者术前双眼视力仅为眼前手动,角膜除周边部透亮外,完全混浊。Zirm使用的供体材料来自一名11岁男孩Brauer,他在1905年7月因眼内金属异物而丧失了视力,为避免发生交感性眼炎,Zirm为他进行了眼球摘除。在同一时间Zirm用Von Hippel环钻在这个供体眼上制作了2个5mm的角膜植片,并在三氯甲烷麻醉下用5mm的Von Hippel环钻在Glogar的右眼上制作植床,然后用修剪成桥状的结膜横跨在植片表面,缝合固定于受体眼结膜上,使植片与植床相贴,左眼角膜手术过程同右眼,所不同的是用两条缝线固定在结膜上方横跨于植片表面,起固定植片作用。不久右眼的移植手术失败、植片被去除,但是左眼的植片保持了透明,15 个星期后 Glogar 出院。1 年后 Fuch 诊所的眼科医师检查 Glogar 视力时发现他的视力可以达到 6/36,而且借助一个凸透镜可以费力地看清近视力表的 J-4。Zirm 总结了手术成功的经验,其中一些原则至今仍被采用:①尽可能用年轻和健康人供体角膜;②使用 Von Hippel 环钻制作植片和植床;③毒扁豆碱缩瞳,避免晶状体脱位;④良好的麻醉和严格的消毒;⑤用无菌生理盐水浸湿的纱布保护植片(当时尚无保护内皮的观念);⑥交叉压迫缝线固定植片(以后发展为创缘对位缝合);⑦选择角膜中央瘢痕的病例进行手术。Zirm 的成功为一个世纪以来失败的角膜移植手术重新点燃了希望,但手术仍存在很大的失败风险,原因不在于手术设计本身,而在于缺乏防止手术失败所应具有的基本医学知识如麻醉、免疫排斥以及角膜的解剖、生理、生化等。尽管 Zirm 的穿透性角膜移植手术获得成功,但毕竟只有一例,因此在 20 世纪头 20 年内并没有得到广泛认可。Forster 回顾了 1923 年以前眼科学家们所进行的角膜移植的研究工作,只有一例两只眼手术成功的报道,因此大家对角膜移植的总体评价并不乐观。

Elschnig 是角膜移植研究领域中的先锋,至 1922 年总计施行 93 例穿透性角膜移植手术,9 例植片保持了永久透明。他的成功激起了俄国眼科学者 Vladimir Filatov 的研究热情,在接下的几年时间里,Filatov 成为角膜移植手术的革新者和引路人。1937 年 Filatov 第一次报告使用尸体角膜做供体材料,并且强调用鸡蛋膜来固定植片的重要性。20 世纪 30 年代 Tudor Thomas 爵士对 Filatov 的技术进行了改良,他采用不同的手术方式为 78 只兔做了角膜移植,其中 50 例植片保持透明,由此得出的结论是:交叉缝线压迫法有助于提高手术成功率,而且圆形植片不容易脱离和突出,能够早日愈合。

Elschnig 和 Vorisek 较早将交叉缝线压迫技术应用于人的角膜移植,到 1929 年 7 月,Elschnig 在自己的诊所里进行了 174 例人角膜移植,其中 35 例是治疗性角膜移植,这些病例多为伴有虹膜广泛前粘连的角膜瘘或角膜葡萄肿患者,其余 139 例是增视性角膜移植,大部分是角膜溃疡或化学伤后形成的角膜白斑。手术患者在术后 2 天拆除交叉压迫线,3 周撤除加压绷带,最终结果是:15 例植片保持透明,31 例植片部分透明,其余手术则失败。他们得出的经验是使用跨角膜缘的交叉压迫线可提高手术成功率,而且部分穿透性角膜移植更有发展潜力。20 世纪 30 年代 Ramon Castroviejo 在纽约最早使用方形植片治疗圆锥角膜。他设计了精细的手术器械,并采用植片和植床直接缝,这是角膜植片缝合技术的一个飞跃。

1939 年 Wiener 和 Alois 发明了可以使植片边缘锐利整齐的新式环钻,这对于植片和植床的对合有很大帮助,进行角膜移植实验和临床研究的热潮在全世界范围内掀起。

(三) 20 世纪中期以后——现代角膜移植的高速发展期

1950 年,角膜移植的手术技巧逐渐发生变化,西班牙的 Barraquer 是改革的先锋,他将植片直径提高到 6.5mm,而且采用带丝线的锋利 Grieshaber 针(Swizenland)进行直接缝合,德国图宾根大学的 Mackensen 和 Ham 在 20 世纪 50 年代和 60 年代早期开始使用(nylon)尼龙线,他们是第一个从使用丝线转为尼龙线直接缝合的医师。1963 年 Troutman 将新的手术缝线和手术技术引入美国,1968 年 10-0 尼龙线实现商品化。手术显微镜的功能和价值得到重视,Richard Troutman 设计了第一款眼科手术显微镜和许多显微手术器械,同时还发明了手术角膜计、楔形角膜切除术来解决角膜手术后的散光问题。另外一个使用手术显微镜的先锋是 Dermot Pierse,他对于器械的设计,特别是钻石刀的应用到现在仍有重要价值。第一届美国眼耳鼻喉协会角膜移植论坛上,Owens 提交了 417 例角膜移植的手术效果报告,其中,36.5% 的植片保持透明,以圆锥角膜手术效果最佳高达 65%,遗传性变性性疾病植片透明率为 50%、基质性角膜炎为 49%、活动期角膜炎或角膜溃疡植片透明率有 23%、化学伤 21%、淋球菌溃疡为 9%,Fuchs 内皮营养不良的病例手术则均未获成功。

同期关于角膜移植的研究开始从纯技术领域向如何保持植片透明、提高视力的方向拓展。Maumenee 和 Kornblueth 出版了一本关于角膜移植的病理生理学专著,在开篇序言中,他们提出了供体基质细胞能够存活多长时间的疑问,并且对角膜内皮有了一些初步的认识。至 1948 年,当时的学者们对角膜移植后供体材料,是作为一个框架让受体细胞长入,还是保持其自身的组织细胞这一点上仍不十分清楚。直到 1952 年 Stocker 在为 Fuchs 内皮营养不良患者行角膜移植时才意识到角膜内皮细胞对于保持角膜半脱水状态的重要性。此后英国学者 Davson、美国学者 Harris、Maurice 等对角膜内皮的研究做出了许多贡献,角膜显微结构特别是角膜内皮生理特点被逐渐认识,角膜内皮的活性是决定全厚角膜供体植片存活的决定性因素。

二、穿透性角膜移植的现状与未来

自从俄国 Filatov 使用尸体角膜来进行角膜移植及 R. Townley Paton 在美国纽约建立眼库以来,角膜移植的开展情况发生了翻天覆地的变化。1961 年美洲眼库协会成立时,角膜移植手术数量为 2000 例左右,到 1995 年数字增为 44 169 例,最近几年的手术例数都在 45 000 至 50 000 例之间,较 40 年前角膜移植的数量增长了近 20 倍。如今,如何减少角膜移植术后的散光、提高视觉质量、预防及治疗术后排斥反应、减少并发症的发生和建立正确的处理对策成为现代穿透性角膜移植的主要研究方向。

目前预防及减少手术源性角膜散光的措施有:①采用 Hessburg-Barron 真空环钻,该环钻有双环及附有抽真空的导管及注射器,使该环钻吸附于角膜上,将内环的手柄旋转一周,环钻进入角膜深度为 0.25mm,这样可安全及定量地作植床切开,环钻中央有"十"字标志,使环钻准确对正已标记的角膜的光学中心。②真空吸附的角膜移植片刻切枕,能准确对准供体角膜光学中央,由内皮面刻切出正圆的标准移植片。上述两项设备及方法能最大限度地避免由于植片、植床边缘不整齐所导致的术后散光。③钻取植片前用手术笔标记出术眼角膜的光学中心,使环钻口准确地位于角膜中央光学区，避免环钻偏位导致散光，影响术后视力。④用放射状角膜切开手术中应用的切口定位器标记出手术眼的缝线的位置及方向，更能准确地缝合，减少由于缝合所致的散光。⑤采用双连续缝合：即用10-0的尼龙线作一道顺时针方向的连续缝合后（通常回2个线环），再用10-0的尼龙线作第二道逆时针方向的连续缝合，可抵消单连续缝合单向拉力的扭转作用，称为抗扭转缝合，发挥预防散光作用。⑥手术角膜计或微型Placido微型角膜镜指引下调整缝线和拆线。上述措施可使手术源性散光得到较好的控制，有助于获得最佳的术后裸眼视力。

角膜移植排斥是制约穿透性角膜移植的重要因素，对移植排斥反应的机制研究已相当深入，各种抗排斥药物不断进入临床。地塞米松、环孢素是临床上常用的抗角膜排斥药物，FK-506（他克莫司）、雷公藤多苷、IL-2-PE40及白细胞介素受体I拮抗剂（IL1-RA）等新型药物也展示了良好的应用前景，其中FK-506滴眼液已研制成功，临床验证中对角膜排斥反应具有明显的预防和治疗作用。此外有学者开展了高危排斥眼行角膜移植前进行ABO血型配型或ABO配型联合HLA配型研究，根据美国国立眼科研究所主持的多中心前瞻对比研究结果，HLA配型并没有像人们预期的那样发挥作用，而简单易行、经济快捷的ABO配型可能会有所帮助。

目前眼化学烧伤、热烧伤后行角膜移植的成功率最低，手术失败的主要原因为移植排斥、继发性青光眼、角膜新生血管和持续性上皮缺损。许多研究证实烧伤后泪液排出口阻塞、角膜缘干细胞缺损、长期慢性炎症、房角结构破坏和前房免疫相关偏离诱导削弱或消失等是失败的主要原因。角膜移植术后继发性青光眼导致供体角膜内皮衰竭是手术失败的重要因素，虽然眼科界进行了大量的努力包括小梁切除术、房水引流管植入、睫状体光凝术等以期控制这种难治性青光眼，但疗效仍不尽如人意。化学性烧伤后持续上皮缺损是手术失败的一个重要原因，有学者应用药物（如层粘连蛋白、表皮生长因子等）来加速上皮的修复，但终究不能解决因角膜缘缺损导致的角膜上皮来源衰竭。随着对角膜缘干细胞概念的认识，角膜移植联合异体或自体角膜缘移植（LT）或联合培养的角膜缘干细胞移植研究得到重视。

回顾穿透角膜移植百年发展史，无数小的进步造就了今天穿透性角膜移植的地位，如今穿透性角膜移植是恢复角膜盲病患者视力的重要手段，手术效果发生了质的改变，在光学性角膜移植的病例中有90%~95%的植片可以维持透明，但是在角膜移植术后散光、植片排斥反应、并发症处理等领域尚需要进一步探索改进。近年来有学者利用准分子激光切取角膜植床和植片，使其精密对合，从而减少散光，研究尚处在探索阶段。随着基因工程和制药技术的飞速发展，更多新型高效、持久、副作用小的抗角膜移植排斥药物有望应用于临床。此外随着干细胞技术和生物组织工程技术的进步，构建无抗原性的人工生物角膜将在不远的未来应用于临床，届时无排斥反应的全角膜移植将可能会成为现实。

三、板层角膜移植的历史与发展

1824年Franz Reisinger在德国进行了鸡和兔的板层角膜移植手术，并首次使用了Keratoplasty这个词，同时指出：可以用异种动物角膜替代人的角膜进行移植手术，恢复角膜透明性，他的实验对其他的医师产生了重大影响，但Himley对究竟是谁提出板层角膜移植这一概念存在争议，提出是他本人在1813年建议Reisinger开始这方面的研究工作。1886年，van Hippel成功地施行了第一例异种板层角膜移植术，两年后他又成功地完成了人的同种板层角膜移植。随后，Magitot和Morax（德国）、Elsching（捷克）、Filatov（俄国）、Franceschetti和Kiewe（瑞士）以及Paufique（法国）等，都在板层角膜移植技术改良方面作出了很多贡献，其中Paufigue等介绍了角膜缘植片和不规则植片的制作方法，并提出成型性植片在修复受损眼球恢复解剖结构方面有重要价值。至20世纪50年代，板层角膜移植成为治疗角膜病的主要手术方式。之后，随着对角膜病病原学认识的深入和治疗排斥反应水平的提高，以及新鲜角膜材料的供应、缝合技术及手术设备的精良，使部分穿透性角膜移植得以迅速发展，而板层角膜移植由于存在手术耗费时间及精力较多，术后视力又不如穿透性角膜移植等缺点，临床应用大为减少。但是近年来，随着技术的完善、器械的改良，利用显微技术和自动板层角膜刀，可以对角膜进行精细剖切，既彻底清除病变角膜组织，又可制作出光滑平整的植床植片界面，大大降低了手术难度和改善了术后视力，扩大了手术适应证，因此，板层角膜移植手术在临床上又越来越受到重视。

板层角膜移植（lamellar keratoplasty）的经典定义是指剖切前层病变角膜组织后，在形成的移植床上置换一个相应厚度角膜前层正常组织的角膜移植手术。近年来深板层角膜移植（deep lamellar keratoplasty）和后板层角膜移植（posterior lamellar keratoplasty）等新手术方式的出现，丰富了板层角膜移植的内涵，从而对板层角膜移植的定义也有了新的认识。现代板层角膜移植可理解为是一种剖切不同层面的病变角膜基质组织后，在形成的移植床上置换一个相应厚度正常角膜组织的移植手术。

板层角膜移植具有许多穿透性角膜移植不能比拟的优点：①手术较安全：手术不进入前房，避免了相应的术中并发症，很少发生术后浅前房及眼内感染等；②改良植床：许多角膜疾病如严重化学伤或烧伤，大面积活动性炎症或溃疡，广泛新生血管性白斑，角膜明显变薄等，不宜作穿透性角膜移植，均可先行板层角膜移植，改善角膜状态，为日后行光学性穿透性角膜移植进行前期准备，从而获得更好的复明效果；③可同时完成恢复患者视力和重建患者角膜结构：角膜周边变性、圆锥角膜等患者出现严重散光和视力受损，无论是配戴眼镜或接触镜均无法改善，板层移植手术不仅可减轻散光，提高视力，还可加固变薄的角膜组织，同时完成光学性和成形性的治疗目的；④排斥反应发生率低：一般仅为4%~5%，高危穿透性角膜移植可以考虑以板层角膜移植术替代；⑤深板层角膜移植和后板层角膜移植具有手术源性散光小、术后视力恢复快、没有上皮排斥反应发生等特点；⑥对移植材料的要求较低：植片供体的年龄、保存时间的要求不如穿透性角膜移植那么严格，不需考虑内皮细胞数密度，即使长期保存的灭活材料亦可使用；⑦手术面积不受限制：可作多种性状或包括部分巩膜在内的全板层角膜移植。

四、我国角膜移植发展历程

新中国成立前的中国主要在北京和上海有零星的角膜移植手术开展。陈耀真教授回忆说，1946 年四川华西医学院曾施行过角膜移植手术。解放后东北地区的石增荣教授在 1950 年首次报告了角膜移植，从而揭开了我国角膜病现代治疗的序幕。由于受历史条件的限制，当时施行的是小植片，尚未采用边对边的缝合方式，成功率和光学效果不是很理想，免疫排斥也没有有效的药物控制，另一方面，由于供体材料缺乏，每年接受角膜移植的病例极少。20 世纪 60 年代中期随着 10-0 尼龙缝线、扁型铲针、高精密度手术显微镜、抗排斥反应药物甚至手术角膜计和角膜地形图的相继问世和应用，光学性角膜移植在我国得到了广泛开展。在中华眼科分会及其角膜专业组的大力扶持和推动之下，以杜念祖教授为代表的一批前辈在提高我国角膜移植手术水平方面作出了巨大贡献，1978 年在我国广州成立了由原中山医学院中山眼科医院杜念祖教授为组长的第一届全国角膜病学组，并在成立大会上报告了各地施行角膜移植的情况。1982 年在第二届全国角膜病学组内部成立了眼库协作组，由角膜病学组组长杜念祖教授担任组长。此时期，我国报告的角膜移植数量大约在 1500 例。之后，角膜移植在我国得到了迅速普及，目前几乎各个省的大型医院都开展了角膜移植手术，总的报告数量为每年 4500~5000 例。

基于我国感染性、外伤性角膜病比例较高，而国民保健意识又不强的国情，我国学者对治疗性角膜移植和联合手术方面进行了大量研究，在手术时机、方法、技巧和疗效评估等方面形成了自己的特色。得到了许多肯定的结论：当药物控制感染失效，角膜溃疡发展至行将穿孔或已穿孔时，应按其病情行板层或穿透性角膜移植甚至眼球前段重建，可有效地控制感染，恢复眼球完整性，挽留残存视力。手术前、中、后积极使用敏感抗生素非常重要，疗效以单纯疱疹病毒性角膜溃疡最佳，细菌性溃疡其次，真菌性溃疡植床应超过病灶区 1mm 预防复发。我国还积极开展了角膜移植联合白内障摘除或抗青光眼手术、在临时人工角膜下行前后段联合手术，以及时挽救那些常规手术不能有效控制的患眼。目前在探索人工角膜光学和周边材料及片型设计的研究方面，已有人工角膜应用于临床，但术后人工角膜脱出、前后膜形成和继发性青光眼等难题尚未解决。

近年来随着白内障手术的普及，大泡性角膜病变的发病率逐年增加，已成为仅次于感染性角膜溃疡和外伤性角膜病变的第三大手术适应证。由于这类患者的角膜病变主要是由于角膜内皮代偿所引起，有的医疗机构在行深板层角膜内皮移植术时，术中保留病变角膜的大部分基质及前弹力层，而只更换部分病变的角膜内皮细胞，患者获得较好的光学效果。角膜供体来源较少仍将在一定时期内制约我国角膜移植事业的发展和壮大。相信随着国民意识的转变和我国立法进程的进展，可望实现器官捐献相关法律的立法，此举将有望使供体缺乏问题得到根本性改变。

第四节　穿透性角膜移植术

1906 年德国眼科学家 Zirm 首先报告同种异体穿透性角膜移植成功病例，揭开了穿透性角膜移植（penetrating keratoplasty）的序幕。经过几代眼科先驱者的努力，穿透性角膜移植的成功率不断提高。近 20 多年来，随着角膜解剖及生理的深入研究（特别是注意到内皮细胞的重要性）、移植免疫学原理的阐明、显微手术器械的进步、缝线材料的改进、显微手术技术的不断提高，免疫抑制剂与抗生素的发展以及供体保存技术的完善，使穿透性角膜移植术已成为一种重要复明手术。对于条件好的受体，移植透明成功率达 90% 以上。目前，由于供眼来源的改善及角膜移植技术的推广普及，穿透性角膜移植数量明显增加，为众多角膜盲患者解除了病痛之苦。

一、穿透性角膜移植的手术适应证

穿透性角膜移植指的是包括所有 5 层角膜结构在内的全层角膜移植，治疗的主要目的是提高视力、恢复角膜的完整性或控制角膜病变。随着手术技术的提高，其适应证的范围近年来已明显扩大，但在选择手术病例时应具备以下四个基本条件之一：①角膜丧失完整性；②角膜中央深层混浊导致视力下降；③角膜前表面曲率异常且不能光学矫正；④感染性角膜炎对药物治疗失效且已累及角膜全层。我国近年来的主要适应证为感染性角膜炎，尤其是单纯疱疹病毒角膜炎后的角膜瘢痕，其次是各种原因所致的角膜混浊如外伤性、热烧伤或化学伤导致的角膜混浊，再次为大泡性角膜病变、圆锥角膜、角膜营养不良或角膜变性。

【分类】穿透性角膜移植按手术目的不同可分为四类：

1. 光学性角膜移植　治疗各种原因所致的角膜混浊，手术以提高视力为目的。

2. 成形性角膜移植　手术目的是恢复角膜的组织结构（如治疗角膜中央区组织变薄、穿孔）。

3. 治疗性角膜移植　手术目的是治疗药物处理失败的细菌、真菌、病毒或棘阿米巴等感染性角膜溃疡且炎症已累及角膜全层，或角膜因感染、外伤、炎症性溃疡继发穿孔，非手术疗法不能恢复前房，为挽救眼球而手术。

4. 美容性角膜移植　角膜混浊，患眼已无视功能，手术目的是改善外观。

手术的分类并不是相互完全独立的，实际上，它们的分类常常交叉，甚至同时存在，很少单独出现。例如为一个不能控制的细菌性角膜溃疡患者行穿透性角膜移植，手术的主要目的是治疗性，但同时也可能恢复了角膜的组织结构及获得尽可能高的术后视力。

【光学性穿透性角膜移植的适应证】

1. 圆锥角膜　圆锥角膜是一种表现为局限性角膜圆锥样突起，伴突起区角膜基质变薄的先天性发育异常，造成患者高度近视及不规则散光，是光学性穿透性角膜移植最佳适应证，而且成功率最高（可达 95% 以上）。当圆锥角膜病变发展至不能用角膜接触镜矫正至有用视力，或者角膜中央因发生过后弹力层破裂导致角膜混浊时，应施行穿透性角膜移植术。移植床的口径应略大于圆锥的基底，以有利于减少轴性近视。

2. 各种原因所致的角膜瘢痕　常见的原因为细菌、真菌、病毒或棘阿米巴感染所致的角膜炎、角膜外伤、化学伤、热灼伤、爆炸伤及沙眼等所致的角膜瘢痕。

(1) 病毒性角膜炎：单纯疱疹病毒性角膜炎经治疗炎症静止后，残留角膜白斑严重影响视力是穿透性角膜移植术的适应证。单纯疱疹病毒性角膜炎行穿透性角膜移植术后仍可以复发，但其复发率低于单纯药物治疗组及治疗性板层角膜移植组。

牛痘或带状疱疹性角膜病变后遗瘢痕影响视力时，也需进行角膜移植提高视力。麻疹病毒性角膜炎患者多为儿童，炎症愈合后在角膜上遗留瘢痕，对视力发育影响较大，应及早行角膜移植以避免弱视发生。

(2) 细菌或真菌性角膜炎：药物有效控制感染，溃疡愈合后，在角膜上遗留下瘢痕若位于视轴区，影响视力或瘢痕虽位于周边但引起不规则散光者严重影响视力时，可行光学性穿透性角膜移植。感染性角膜炎药物治疗无效时，则需行治疗性角膜移植。

(3) 机械性眼外伤：机械性眼外伤所致的角膜混浊已成为角膜移植较为常见的适应证。角膜裂伤一般要待其瘢痕愈合炎症静止后才进行手术，但对儿童为了防止弱视的形成，可稍提早手术。如中央区混浊范围不大，可行自体转位性角膜移植。

(4) 眼化学伤：主要为强酸或强碱烧伤，以碱性化学伤最常见，其对眼部的损伤也更为严重。对这类化学伤进行角膜移植，一般要待其病情稳定一年左右，且已完成手术矫正眼睑缺损、睑闭合不全及睑球粘连、泪液缺乏等并发症后才进行。此类病例预后差，手术后易发生移植排斥或持续性移植片上皮不愈，导致移植片溃疡，甚至发生移植片穿孔等严重术后并发症。

(5) 沙眼：沙眼发展到引起角膜混浊或血管翳形成而影响视力时，需行角膜移植提高视力。沙眼常伴有眼睑异常如睑内翻、倒睫，以及泪液缺乏等。在行角膜移植手术前需处理好这些病变。另外，由于血管翳的存在，术后发生排斥反应的机会增加。

3. 各种角膜营养不良和变性　主要是各种角膜基质层营养不良和累及角膜深基质层的变性性疾病，如格子状营养不良、斑状营养不良、Schnyder 中央结晶性营养不良，伴有无虹膜的角膜营养不良及角膜巩膜硬化等，均可行穿透性角膜移植术。表浅的各种角膜营养不良可用板层角膜移植治疗。

4. 各种原因所致的角膜内皮功能衰竭　表现为内皮细胞密度低，内皮细胞形态、大小发生改变，导致其功能衰竭，引起角膜基质水肿混浊、上皮下水泡等。治疗此类病例的移植片要稍大，约 8.5mm，以提供更多的具有活性的内皮细胞。此类病例常见者有：

(1) 角膜内皮营养不良：常见于先天性遗传性内皮营养不良、Fuchs 内皮营养不良、虹膜角膜内皮综合征，虽然发病机制不同，但也会发生类似的角膜内皮功能失代偿改变。

(2) 大泡性角膜病变(bullous keratopathy)：是由于各种原因严重损毁角膜内皮细胞，导致角膜内皮细胞失代偿，使其失去液体屏障和主动液泵功能，引起角膜基质和上皮下持续性水肿的疾病。常见原因为眼球前段手术尤其是白内障摘除、人工晶状体植入，此外无晶状体眼的玻璃体疝接触内皮，婴儿出生时产伤严重损害了角膜内皮，绝对期青光眼长期高眼压，单纯疱疹病毒或带状疱疹病毒感染损伤内皮，角膜内皮营养不良的晚期阶段等，均可导致此病。在早期阶段，可用药物治疗，局部应用高渗剂滴眼，使患眼角膜水肿减轻和提高视力，或配戴软性角膜接触镜缓解角膜上皮水泡破裂后引起的疼痛。当病情发展，药物治疗无效或视力已严重下降时，需采用穿透性角膜移植术进行治疗，其成功率为 80%~90%。如原有前房型或虹膜支持型人工晶状体，可在角膜移植术同时取出，或改施行后房型人工晶状体；如果为后房型人工晶状体且位置正常者，应给予保留，仅单纯施行穿透性角膜移植术。

(3) 后弹力层广泛撕脱所致的角膜水肿：包括产钳创伤、外伤或手术所致等，对新近发生的手术所致的广泛后弹力膜撕脱病例，应首先试行后弹力膜复位术。处理失败者，角膜遗永久性水肿混浊者，则行穿透性角膜移植。

【角膜移植片透明率的影响因素】

1. 泪膜稳定性和泪液分泌量　移植片的透明需要有正常泪膜的保护。严重的角膜化学伤、热烧伤患者的结膜上皮中的杯状细胞丢失，造成黏蛋白缺乏，泪膜稳定性下降，同时泪腺开口为瘢痕所阻塞，导致眼表干燥。此外其他各种原因造成的泪液缺乏、泪液成分异常或泪液流体动力学异常，均使角膜植片无泪膜保护，导致角膜上皮缺失，继而形成溃疡甚至穿破。

2. 角膜缘干细胞的功能　角膜缘干细胞是角膜上皮细胞增殖和移行的细胞来源，因此，角膜缘干细胞功能是否正常，是关系到植片是否能长期透明的重要影响因素之一。若患者角膜缘受损，则需进行角膜缘移植或带角膜缘的全角膜移植，这将大大增加植片排斥的风险。

3. 植床新生血管化程度　角膜免疫学上处于相对的“赦免状态”，因此，异体角膜移植是器官移植中成功率最高的一种。但在某些抗原刺激下，尤其当病变角膜出现新生血管时，参与免疫反应的各种炎症细胞如 T、B 淋巴细胞，朗格汉斯细胞和免疫球蛋白、补体等免疫因子易到达植片，同时植片抗原亦可传递至受体，使受体致敏，大大增加了角膜移植出现免疫排斥反应的风险。

4. 植片的角膜内皮细胞数量和功能　角膜内皮细胞层的机械屏障，以及特有的离子泵功能是维持角膜相对脱水状态的关键，也是穿透性角膜移植片保持透明的关键因素。如果植片的角膜内皮密度过低，则其维持透明的愈合储备能力不足，往往经受不住手术创伤和术后炎症的打击，造成内皮细胞丢失，进而发生继发性植片功能衰竭，使植片失去透明性，因此采用角膜内皮活性保存良好的年轻供体角膜进行手术可提高移植成功率。此外，采用较大植片虽能提供较多内皮细胞，但同时也增加发生排斥反应的机会，故应根据实际情况确定植片大小。

5. 植床的厚薄　患眼角膜植床过薄会造成伤口渗漏、愈合困难，甚至伤口破裂，如缝线穿破植床，有可能引起缝线隧道，渗漏房水，影响植片透明性。

6. 术后并发症的正确处理　角膜移植手术的成功是

一个良好的开端，对手术后各种并发症的正确处理同样重要。如患者术后眼压增高，不仅会导致视神经萎缩，而且会影响移植片内皮，使移植片混浊及发生大泡性角膜病变。

7. 角膜原发病的影响　单纯疱疹病毒性角膜炎施行角膜移植后，单纯疱疹病毒可重新感染植片，引起复发。角膜营养不良手术若干年后，病变可在移植片上复发。严重的外伤、眼化学伤破坏了眼前部组织结构，对植片的愈合及命运有重要影响。

8. 全身情况　患者有严重营养不良、糖尿病或免疫抑制时，会引起愈合不良或增加术后感染风险，影响植片透明率。

【预后】穿透性角膜移植的目的是使移植片获得透明愈合，以提高视力，但并不是所有患者都可很容易地达到这一目标。例如化学烧伤、眼类天疱疮、Stevens-Johnson 综合征和严重干眼病患者的角膜移植手术是一个挑战。角膜移植失败可分为原发性和继发性两类。原发性移植失败发生原因与供体角膜的状态相关，包括供体角膜先前业已存在异常，摘取、处理及储存时的损伤，以及手术损伤。原发性移植失败的发生率大约为 1%。继发性移植失败多发生在角膜穿透性角膜移植术后 2 周或更长时间，移植失败发生率小于 10%，其中移植排斥所导致的内皮细胞失代偿是最常见的原因(27%)，其次为眼表疾病导致的移植失败(25%)，眼表疾病引起的移植失败在时间上早于内皮细胞失代偿所导致的移植失败。继发性移植失败的相关因素包括受体角膜基质深层血管、眼表疾病、其他共存眼病如青光眼，及联合其他内眼手术等。根据患眼病变情况，角膜移植的预后大致可分为四类。

1. 预后最好类　主要是圆锥角膜、角膜基质营养不良、中央或旁中央静止性角膜瘢痕以及中央性 Fuchs 角膜内皮营养不良等病变的角膜移植。此组病例的植片透明率通常可达 90%。

2. 预后良好类　包括大泡性角膜病变、ICE 综合征、角膜基质炎、进展期 Fuchs 角膜内皮营养不良、单纯疱疹病毒性角膜炎静止期等病变，植片透明率可达 80%~90%。

3. 预后一般类　原发病为各类感染性角膜炎活动期、角膜穿孔或后弹力层膨出、角膜厚薄程度不一、先天性遗传性角膜内皮营养不良、轻度化学伤等病变，植片透明率为 50%~80%。

4. 预后最差类　常见于严重眼化学烧伤或热烧伤、眼类天疱疮、Stevens-Johnson 综合征、严重干眼病、伴发先天性青光眼、多次角膜移植失败等情况下，术后制片透明率低于 50%。此外穿透性角膜移植的预后还与手术者对手术适应证的掌握、手术的技术以及对手术并发症处理经验有关，因此对角膜移植手术预后的判断应根据具体情况灵活分析及评价。

二、穿透性角膜移植的手术方法及技巧

(一) 术前检查

手术前应按内眼手术要求进行眼部及全身检查确定患者是否适合手术。既要考虑患眼的条件，又要结合患者本人的要求及术者的手术经验。一般来说，若为光学性角膜移植，当患眼视力不能满足其工作或生活需要时即可手术，术前检查包括以下内容：

1. 病史　应详细询问既往眼病史、角膜病变前的视力、屈光状态、病程及用药情况等，还应询问既往的其他眼部手术情况(如白内障摘出手术、节段性虹膜切除术、人工晶状体植入术、青光眼手术等)。对于可导致角膜异常的全身性疾病如胶原血管疾病、糖尿病等应仔细追问。

2. 视力与视野检查　包括裸眼视力、散瞳后视力、针孔视力及矫正视力。如果视力因角膜混浊而低于 0.1 者，可考虑手术。独眼患者，即使视力低于 0.1，对于是否手术问题亦应全面慎重考虑决定。要排除斜视、弱视及眼底病变等可引起视力障碍的疾病。视力只有光感者要做光定位检查及色觉检查，色彩知觉提示尚存在一定的视锥功能，以帮助判断预后。目前有许多仪器可评估屈光间质混浊眼的视觉潜能，如激光干涉仪 OCT 等。使用 Goldmann 或自动视野计检查视野范围，或使用手电筒作为测试目标粗略评估视野。

3. 眼压检查　术前应准确地了解患眼的眼压。由于角膜水肿增厚及瘢痕，表面不规则及眼球壁硬度改变等因素存在，用一般的压陷眼压计很难准确测量其眼压，目前较普遍采用的 Goldmann 压平眼压计也不准确，此时用 Mackay-Mary 电眼压计及气动眼压计测量较准确。指测眼压也有一定的参考价值。

4. 外眼及眼附属器检查　评估眼睑的位置和功能。术前应治疗睑内翻、睑外翻、眼睑闭合不全或倒睫。是否存在眼附属器炎症，检查睑结膜是否存在瘢痕改变。若这些病变严重者，则需先处理这些疾病后再行角膜移植手术。

5. 泪液功能检查　应评估泪液功能并治疗存在的任何异常。可进行 Schirmers 泪液分泌试验和泪膜破裂时间测定等检查，以确定泪液的量和质是否正常。如为严重干眼病，应先行泪膜重建手术，建立相对稳定的泪膜后方施行角膜移植，否则移植片会发生溃疡，甚至最终穿破导致手术失败。

6. 角膜检查　术前应详细检查角膜。裂隙灯显微镜检查评估角膜透明性及完整性。测量角膜病变的范围、位置，病变与视轴的关系，并预计植片大小，必要时使用光学或超声测量仪测量中央及周边角膜厚度，估计预期环钻位置受体角膜的相邻部位应有足够的厚度，以支持缝线及承受切口的闭合张力。根据这些情况来决定植片大小及手术方式。如为角膜内皮营养不良，应做角膜内皮照相检查。如为圆锥角要做角膜曲率及角膜地形图检查，测定圆锥基底部的位置及直径。

7. 前房检查　要注意前房的深浅、虹膜的状态、是否有虹膜前后粘连及虹膜表面是否有新生血管等。

8. 扩瞳检查晶状体及眼底情况　若有晶状体明显混浊者，可在角膜移植同时摘出晶状体，白内障摘出以囊外方式较好，可同时行后房型人工晶状体植入术。若以前已行晶状体摘除，还应注意原术式、晶状体后囊及玻璃体前界膜是否完整，以决定角膜移植同时联合人工晶状体植入术或是否需行前段玻璃体切割手术，若原来已做人工晶状体植入术，术前应确认已存在人工晶状体的类型和术式，及是否需更换或保留原人工晶状体。尽管角膜混浊很难进行前房角镜检查，应尽量看清前房型人工晶状体袢的位置。需植

入人工晶状体的度数计算，可使用平均角膜曲率（44D）、患病角膜或另一眼角膜的术前角膜曲率、或类似诊断的患者穿透性角膜移植术后的平均角膜曲率做参照，进行计算。

9. 超声波检查　若角膜为大面积致密混浊，或合并晶状体混浊，不能看清眼底，应做超声波检查了解玻璃体及视网膜情况，确定有否玻璃体混浊、脉络膜或视网膜脱离。

10. 视网膜电生理检查　有条件时可行视网膜电流图（ERG）、视觉诱发电位（vEP）、眼电图（EOG）检查，了解视网膜及视神经的功能。

（二）手术前准备

1. 术前谈话　术前应向患者介绍病情，说明手术的目的、注意事项、并发症情况及预后，解除患者的思想顾虑，取得患者的合作与理解。

2. 术前用药　穿透性角膜移植的术前用药与大多数眼内手术类似，分为四类：散瞳及缩瞳剂、降眼压药、皮质类固醇激素、抗生素及止血剂。

（1）术前1小时用0.5%~1%毛果芸香碱缩瞳2~3次，瞳孔缩小可减少环钻植孔时损伤晶状体的危险性，也有利于制移植床时的中央定位，还有利于术毕注气或注液以重建前房。联合白内障摘除术或后房型人工晶状体植入、调整、取出时，术前可不使用缩瞳剂，术中局部使用肾上腺素扩瞳，完成相关操作后再用毛果芸香碱缩瞳。

（2）为使手术中眼压稳定，术前要降眼压，特别是联合白内障摘出或人工晶状体植入术者。手术前30分钟静脉滴注20%甘露醇250ml，但要避免用于老年患者，因其可导致大脑过度脱水及硬膜下血管破裂。如果眼球完整，可在局部麻醉前或球后及球周麻醉后进行眼球按摩，充分降低眼压，软化眼球。必要时作外眦切开，以最大限度地降低手术过程中的眼压，避免全手术过程出现晶状体 - 虹膜隔隆起。于角膜缘外周的巩膜上缝合巩膜支持环对于预防后房压力升高亦很有帮助。

（3）角膜植片排斥高风险患者、活动性或非活动性角膜炎或葡萄膜炎患者，可考虑术前全身应用糖皮质激素，如泼尼松1mg/kg。糖皮质激素有多种副作用，应用激素的患者应密切观察。副作用常发生于大剂量长期用药的患者（1~2个月或更长）。

（4）光学性穿透性角膜移植术前一般不需使用抗生素。感染性角膜溃疡手术应推迟到感染控制以后进行，必须手术者，术前应使用敏感抗生素或抗真菌药物滴眼或结膜囊冲洗。有学者认为单纯疱疹病毒性角膜炎患者，术前数天开始口服无环鸟苷（400mg，5次／日）或阿昔洛韦（500mg，3次／日），可减少单纯疱疹病毒性角膜炎的复发并降低移植失败的发生率。

（5）需要同时作眼前段组织的整复及重建手术者，若需要进行分离虹膜前粘连、缝合虹膜缺损以及瞳孔成形等复杂操作，术前应使用止血剂，减少术中出血。

3. 术前操作

（1）患者应按内眼手术术前常规准备，冲洗泪道及洗眼。

（2）成功的光学性穿透性角膜移植的要求及评价标准。

（3）供体材料符合手术要求，特别是角膜内皮细胞的密度和功能正常。

由于制作移植片、移植床，缝合技术，拆线时机等方面操作上的失误，或患眼角膜的病变状态，会导致角膜移植手术源性近视及散光。文献报告，即使在目前良好的显微手术条件下，穿透性角膜移植术后的手术源性散光仍可达3~4D，个别甚至高达10D以上，以至移植片透明，但术后视力不如术前，这个问题应引起足够重视，如果手术源性散光明显者，则拆线6个月后应行手术矫治。

三、穿透性角膜移植手术技术

（一）麻醉

根据患者的年龄、合作程度及术眼状况，穿透性角膜移植可在局部麻醉或全麻下进行。局部麻醉包括眼轮匝肌阻滞麻醉、球后或球周麻醉。全麻适用于婴儿、儿童及不合作的成年人，以及局部麻醉效果不理想或角膜穿孔患者。

（二）充分降低眼压，软化眼球及镇痛

这是穿透性角膜移植手术成败的关键之一。术前应用高渗剂及良好的球后及眼轮匝肌麻醉，充分地压迫、按摩术眼，结合结膜囊表面麻醉以充分镇痛，有利于维持手术全过程的眼压稳定。按内眼手术常规消毒铺巾，缝线开睑，也可用带有开睑功能的巩膜支撑环开睑，做上、下直肌牵引缝线固定眼球，若睑裂小可做外眦切开。

（三）移植片大小选择

移植片的大小一般应根据角膜病变情况而定。直径小于6mm的移植片缝合后容易由于光学区扭曲，引起角膜高度散光，另外对于术眼角膜内皮功能差者，植片愈小，则移植片提供的正常内皮细胞愈少，移植片透明成功率也愈低。如移植片直径大于8.5mm，则显著地增加了移植排斥反应的发生率，同时也容易发生周边虹膜前粘连及继发性青光眼，因此有许多作者主张光学性角膜移植片在7.5~8.0mm之间较为合适。此外，植片应与植床大小、形态相匹配，供受体如有0.1mm误差，可导致术后1D散光。如果患眼无屈光不正，移植床、植片口径应相等或植片比植床大0.15~0.25mm，如是无晶状体眼，植片口径可大于植床口径0.5~1mm，以减少术后远视度数。

（四）角膜供体的要求

角膜供体取材的医学标准、保存技术应符合相关规范，排除了病毒性肝炎、梅毒、AIDS等使用绝对禁忌证。根据手术眼的情况，在选择合适供体时需注意，如为碱性化学伤、干眼病或单纯疱疹病毒性角膜炎病例，应选择上皮健康的供体角膜片，而且手术中要注意保护移植片的上皮，以防术后发生移植片上皮修复不良而导致移植片溃疡。对角膜内皮功能衰竭的病例，例如Fuchs营养不良或大泡性角膜病变，应采用年轻的、新鲜供眼角膜，以保证移植片内皮细胞的活力及密度。移植材料缺乏时，无晶状体眼的术眼可使用婴幼儿角膜供体，以部分减轻屈光不正，但矫正无晶状体眼更好的方法是联合或二期人工晶状体植入术。

（五）制取移植片

穿透性角膜移植手术中应先制取移植片，最好准备两个供体眼球，以备制作植床出现意外情况时有替代材料供使用。光学性角膜移植片要求正圆形，边缘整齐，后弹力层

与角膜内皮无撕裂或缺损。植片的制作方法有两种：

1. 由上皮面环钻　将供眼用纱布条带裹紧，一手持眼球，稍施加压力，以恢复供眼的眼压。如供眼的眼压过低，可由视神经断段处注入少许平衡盐溶液以提高眼压，另一手持所需环钻，将环钻置供眼角膜中央，转动环钻，旋转时环钻的位置应垂直于角膜，可顺时针旋转，亦可来回旋转，但用力应均匀，环钻刀锋要锐利，最好能完整钻取移植片(图 7-4-1)。如果仅部分穿破，可用剪刀完成。剪刀应垂直，向外轻压，争取移植片边缘垂直及不致损失内皮。如果为中期保存的角巩膜植片，可将其固定在人工前房装置上后，按上述步骤完成植片的刻切。

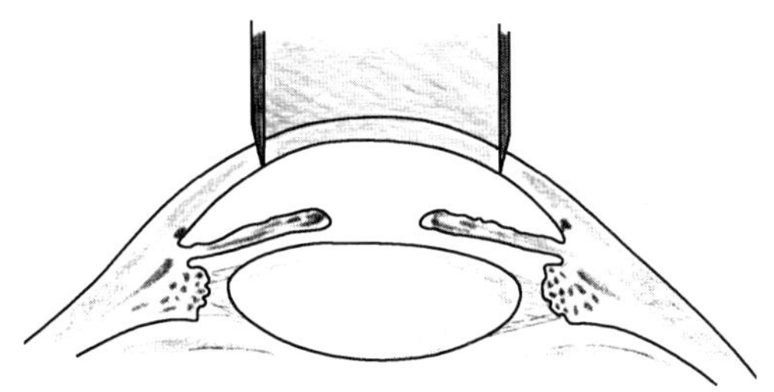

图 7-4-1　环钻垂直于供眼上皮面

2. 由内皮面刻切移植片　用此种方法比由上皮面取植片内皮损失少，先将角膜带 2mm 宽巩膜环剪下，内皮朝上置于移植片压切枕的凹面上，然后用锋利的环钻刀刃或冲压式刻切器由内皮面压切出移植片(图 7-4-2)。用扫描电镜检查移植片内皮证明，此法取得的移植片其内皮细胞损伤最少。压切枕用石蜡枕(对移植片损伤大)、硅胶枕(质软，刻切出的移植片易变形)及 Teflon 枕(此材料制的压切枕目前最常用)等材料制成，其凹面与角膜的前表面的直径及弯曲度一致。刻切过程中，环钻的位置及施加压力方向要垂直，如果刀刃没有垂直于压切枕、未位于压切枕中央，或供体角膜在刻切时滑动，会导致移植片边缘倾斜，造成不规则或卵圆形植片，这种植片可导致切口的扭曲及术后严重散光。此外，刻切出的移植片直径会略变小，故要采用比移植床大 0.25~0.5mm 直径的环钻，这样可减少术后远视。如大于 8.5mm 直径的移植片，用刻切法制取移植片则不理想，若供体角膜为全眼球保存时，应采用由上皮面环钻法获取移植片。

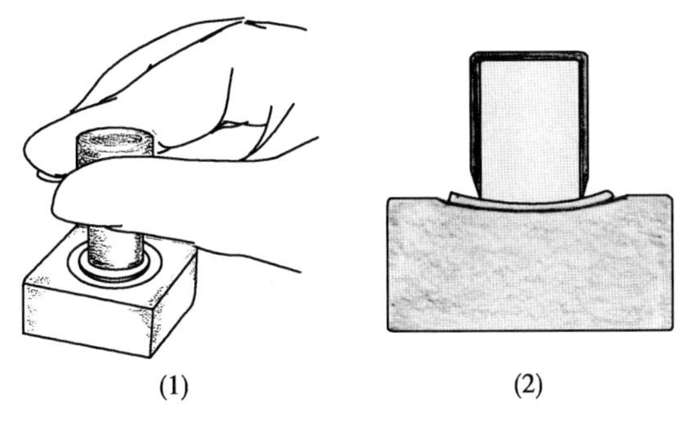

图 7-4-2　由角膜供体内皮面刻切

(1)植片内皮面朝上放于压切枕中央；(2)刻切过程中，环钻要垂直向植片施加压力

3. 移植片的保护　取出移植片后，内皮朝上放于培养皿上，用平衡盐溶液、黏弹剂或中期保存液滴在制作的移植片内皮表面，避免干燥损伤。供体角膜上皮应同样注意保护，以利于术后移植片的上皮修复。对用于角膜化学伤尤其是碱性化学伤患眼的受体，供体角膜上皮务必保存完整。

（六）制作植床

1. 中心定位　移植床要准确位于中央即角膜的几何中心，以保证有良好的光学效果，术前缩瞳有利于术中的准确定位。角膜几何中心可通过测量角膜的水平直径和垂直直径确定，如果角膜有瘢痕且不能确认角膜缘，可透照眼球或寻找直肌止端前缘以确认角膜缘，用手术标记笔或钝针头在角膜前表面制作中央标记(图 7-4-3)。一定程度上，角膜植片的位置和大小也依据角膜疾病本身决定，如感染性或免疫性溃疡导致周边穿孔时，可根据病变部位采用偏中心移植，但偏中心移植由于植片靠近角膜缘，术后排斥发生率较高，且容易损害临近前房角，导致周边虹膜前粘连。

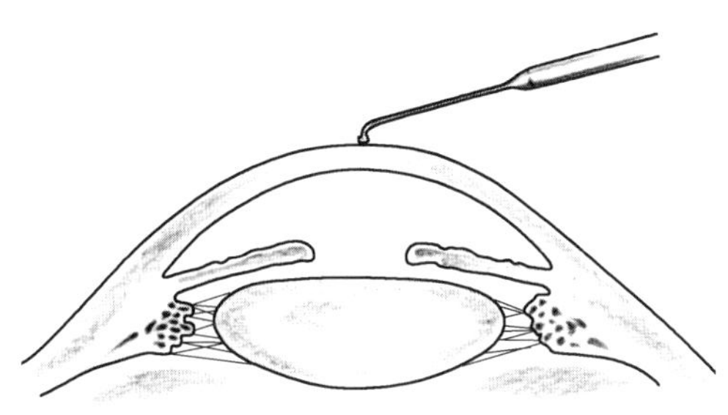

图 7-4-3　标记手术眼的光学中心

2. 巩膜环的使用指征　联合白内障摘出及人工晶状体植入，或开放式玻璃体切除术时，由于容易引起巩膜下陷，巩膜下陷后，在后房压力作用下晶状体虹膜隔前移，甚至眼内容物脱出，给手术操作带来很大风险。巩膜环可提升巩膜的支撑能力，有利于手术操作。婴儿、高度近视、无晶状体眼及圆锥角膜患者由于眼球壁薄软，巩膜易于塌陷，因此，需选用适当大小的巩膜环以支撑及维持眼球容积，防止术中巩膜下陷而引起晶状体 - 虹膜隔抬起。

最常用的两种支持巩膜的器械是 McNeill-Goldman 巩膜开睑器和 Flieringa 环。McNeill-goldman 巩膜开睑器由两个环组成，由四个支柱相连，开睑器连于前环，有两种尺寸：成人(前环直径 17mm，后环直径 24mm)和小儿(前环直径 14mm，后环直径 23mm)。Flieringa 环为一金属环，可有各种直径，使用方便，在临床应用较广，其缝环方法为将合适的巩膜环置角膜缘后 2~3mm，用 5-0 缝线间断缝合 8 针，缝合时稍带浅层巩膜以固定巩膜环，缝线结扎的张力要适中，以免出现牵引性的角膜变形，导致环钻后移植孔不正圆，造成手术后的严重散光，其中 12 点和 6 点的二针缝线线尾留 5cm，用血管钳牵拉固定，起到上提支撑环的作用(图 7-4-4)。

3. 植床划界　受体角膜切除区域的确定依据于角膜病变本身。感染性角膜炎应采用较大直径的环钻切除坏死性角膜，儿童病例使用较小的环钻。环钻中心对准标记的角膜中心，轻加压在受眼角膜上形成印痕，以确定拟切除病

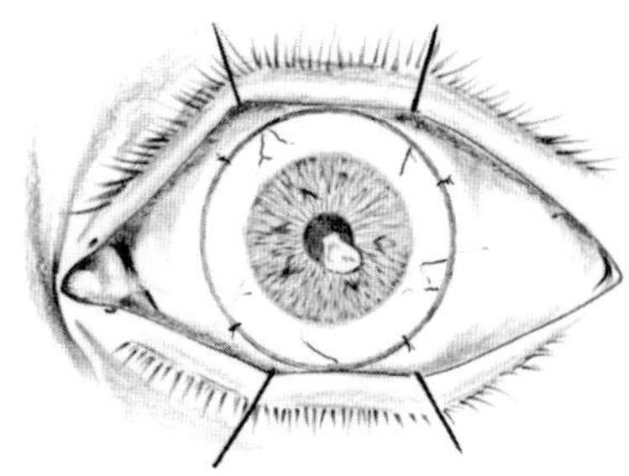

图 7-4-4　将 Flieringa 环缝合固定于浅层巩膜

变角膜的位置及大小是否合适，若有偏差，需重新印痕。环钻角膜时，要检查环钻刀刃外的角膜是否透明，刀刃垂直于角膜表面，大拇指和示指顺时针旋转切入。如果角膜有新生血管形成，可提前烧灼阻断粗大血管支，以减少环钻时的出血，注意不可烧灼植床边缘的血管，以免损伤切缘组织，造成切口愈合不良。

采用 Hessburg-Barron 真空环钻(图 7-4-5)时常用的制作植床和植片的工具，可安全及定量地作植床切开。该环钻有双环及附有抽真空的导管及注射器，使用时，将该环钻吸附于病变的角膜表面，环钻中央的“十”字标志准确对正已标记的角膜的光学中心，旋转内环手柄，每旋转一周，环钻进入角膜深度为 0.25mm。

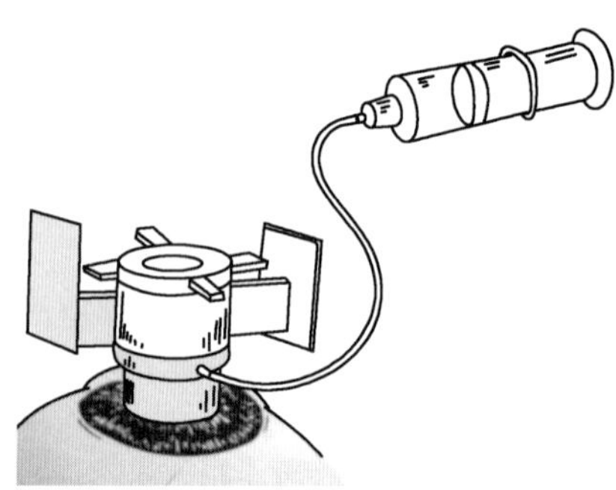

图 7-4-5　Hessburg-Barron 真空环钻以角膜中心为标记中心，钻取植床

4. 去除受体病变角膜组织，完成植床制作　植床划界后，可依照划界痕迹切开病变角膜组织，环钻角膜深度为 1/2~3/4，转动环钻时，应用镊子固定角膜缘或固定巩膜环。取下环钻，用刀片沿环钻口加深全周切口并切穿进入前房，进入前房最常用的位置是 9 点时钟位或 3 点时钟位，房水流出说明已穿透角膜进入前房(图 7-4-6)。然后用剪刀完成移植床，前房内可注入少量黏弹剂，以便在使用角膜剪完成切除时保护虹膜和晶状体(图 7-4-7)，但注意勿使黏弹剂进入后房，造成虹膜膨隆。当受体角膜剪开过半后，需使用镊子固定角膜。在移除受体角膜时，应剪除与之粘连的任何虹膜和玻璃体。环钻后若瞳孔散大，则应向前房滴入 1% 毛果芸香碱缩瞳，移植床要正圆，边缘整齐垂直，若有后层组织残留，要加以剪除(图 7-4-8)。

5. 虹膜的处理　如虹膜正常，不必作周边虹膜切除，如虹膜后粘连，或移植片大于 8mm，则可考虑行周边虹膜切除。如有虹膜周边前粘连，应分离前粘连。在手术过程中如损伤虹膜可用 10-0 尼龙线小心缝合，形成圆瞳孔。

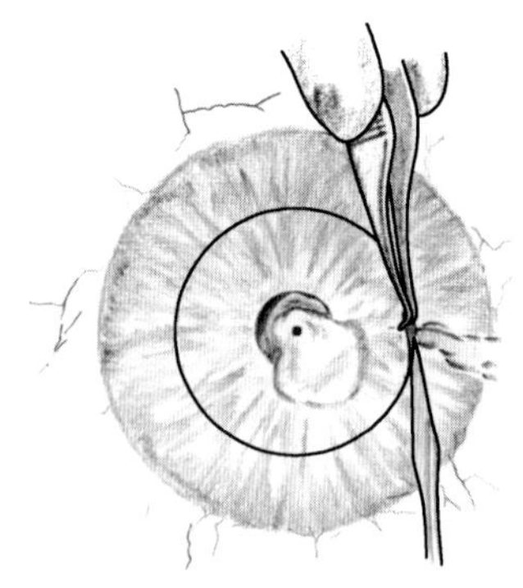

图 7-4-6　用刀片将环钻切口切穿，进入前房

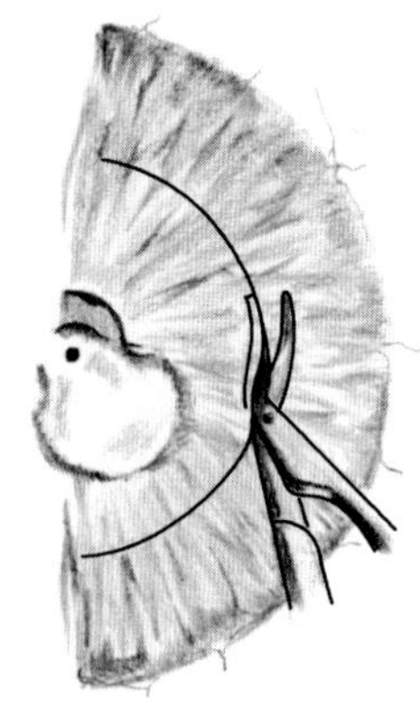

图 7-4-7　角膜剪去除病变角膜组织，完成植床的制作

角膜剪下叶自切口进入前房；沿环钻切迹闭合角膜剪，去除病变角膜组织，注意角膜剪刀刃应向植床侧倾斜

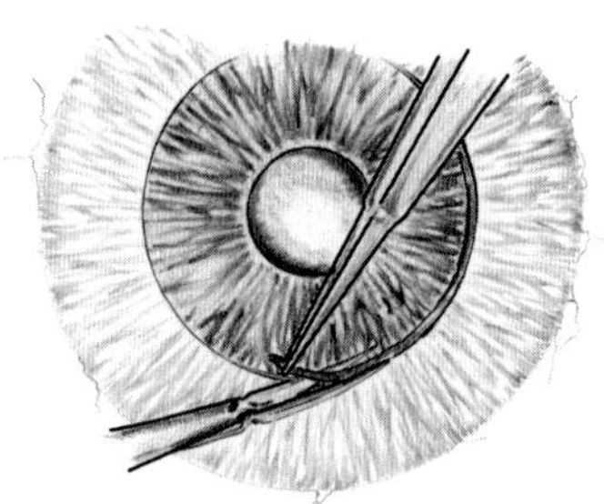

图 7-4-8　将植床残留的后层组织剪除

(七) 植片与植床缝合

将植片内皮面朝下置植床，在放植片前可向前房滴入 Healon 或其他黏弹性物质，以防止虹膜 - 晶状隔摩擦损伤移植片内皮。

1. 缝合材料　自 1964 年普遍采用单丝尼龙线以来，10-0 带铲形针的单丝尼龙线已为目前采用最多的理想角膜缝合材料，如植片缝合后需联合后段手术，或术后易遭受创伤的眼，在这些情况下也可使用 9-0 尼龙线。尼龙线毒性小，不吸收，上皮可覆盖缝线，缝线线结可埋藏在移植床角膜组织内。丝线毒性大，目前仅用于水肿角膜，可以促进切口愈合。聚酯线(Mersilene)结实不水解，适用于术后希望缝线在位的病例，如术后散光小的患者，但聚酯线无弹性，手术操作困难，并可导致缝线相关并发症，如沿缝线环的瘢痕形成。

2. 缝合方式　有间断缝合及连续缝合两种。特殊情况下可两者联合或双线连续缝合。

(1) 间断缝合：适用于新生血管多、部分变薄的角膜。这种缝合方式的优点是术后可根据伤口愈合情况或手术源性散光程度，选择性拆除部分缝线(图 7-4-9)。7~8mm 直径的移植片通常缝合 12~16 针则可。线结埋藏在移植床侧的角膜组织内。

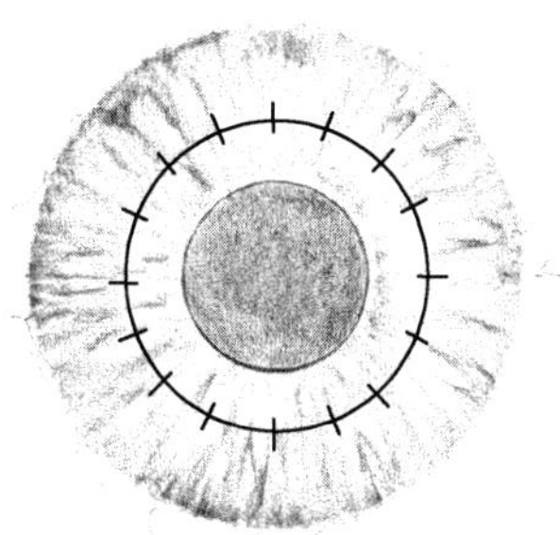

图 7-4-9　植片的间断缝合

(2) 连续缝合：适用于角膜厚度正常且无新生血管的患眼。其组织反应轻，可保留较长时间，通常缝合 16 针以上，缝合前先作 4~8 针定位间断缝合，然后再作连续缝合，每象限 2~3 针，缝线线结亦可埋藏在切口内，缝合完毕后，拆除定位间断缝线(图 7-4-10)。

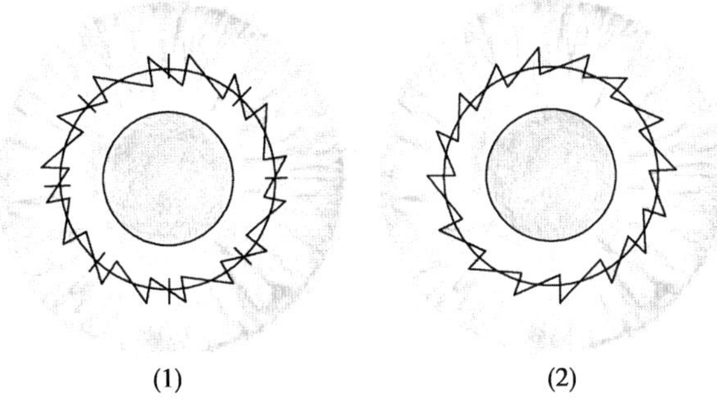

图 7-4-10　植片的连续缝合
(1) 单纯连续缝合；(2) 连续缝合加间断缝合

(3) 缝合跨度：一般移植片、移植床的缝线跨度各为 1mm。如为水肿、较脆的角膜，应加大跨度。

(4) 缝合深度：应深达角膜厚度 3/4 或近后弹力层，以保证切口的内口及外口均对合良好(图 7-4-11)。缝线一定要呈放射状对称分布，以减少术后散光。

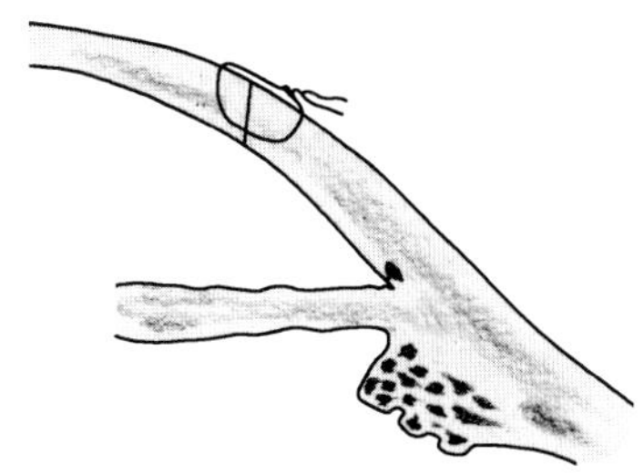

图 7-4-11　缝合深度应达角膜厚度 3/4，跨度约为 2mm

(5) 缝合要求：植片与植床对合紧密，前房达水密状态。

(6) 缝合方法：将植片置于植床上，用有齿镊夹住植片 1~2mm，进针时，首先针垂直于角膜面，当针尖达角膜的 3/4 厚度或后弹力层时，再平行于角膜面出针，镊子再夹于 12∶00 方位植床边缘，由后弹力层前进针，于距植床缘 1mm 左右出针，形成一个 U 字形的路线(图 7-4-12)。缝第一针往往较困难，可先缝合上方 12∶00 方位，缝合时，助手用单齿镊固定 6 点方位，缝合次序依次为 12∶00、6∶00、3∶00 和 9∶00 对称的 4 个位置(图 7-4-13)。以后可继续间断缝合或连续缝合，各针均应呈放射状，缝针的方向应对准瞳孔中心，这样可避免缝线歪斜所致的散光，缝合的拉力应均匀(图 7-4-14)。缝合完成后仔细检查每针的深度、松紧度及是否呈放射状，并用手术角膜计或微型角膜镜或 Placido 盘检测角膜散光，通过调整缝线松紧度，降低或避免缝线导致的散光(图 7-4-15)。上述措施可使术眼的手术源性散光得到较好的控制，有助于获得最佳的术后裸眼视

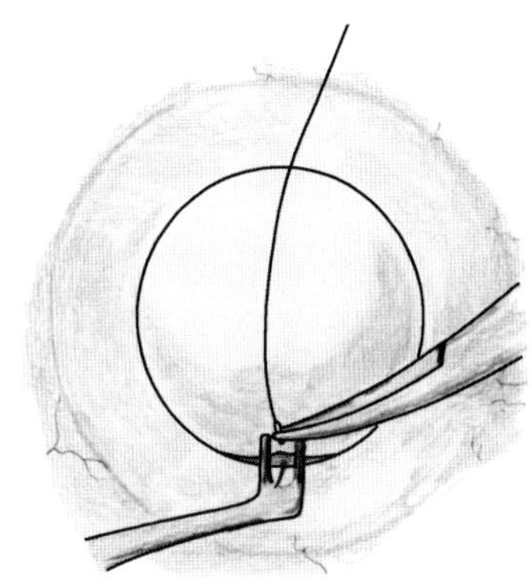

图 7-4-12　显微有齿镊协助下，首先将植片缝合固定在 12∶00 方位上的植床

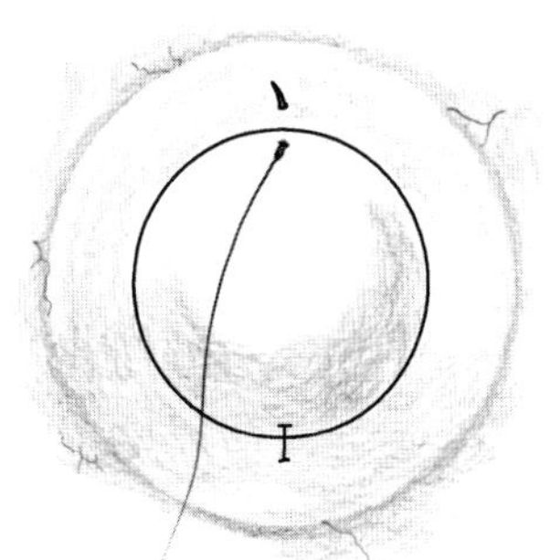

图 7-4-13　在 6∶00 方位缝合第二针

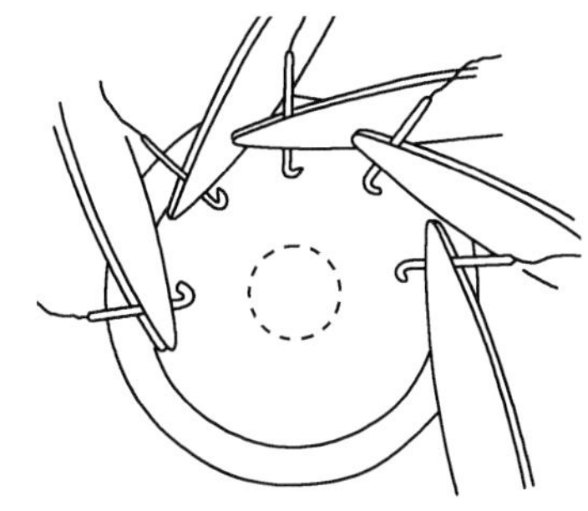

图 7-4-14　缝针的方向应指向角膜中央

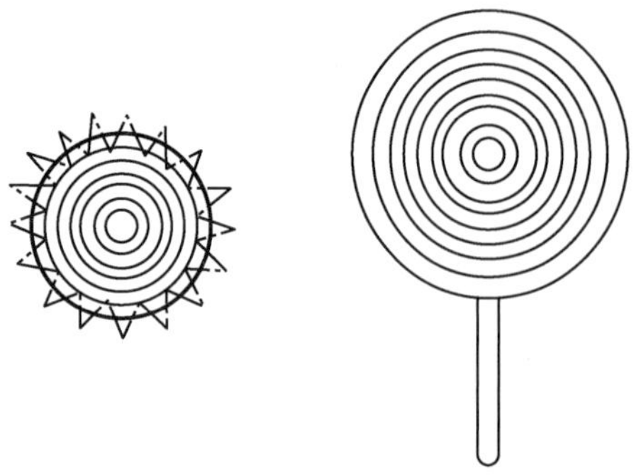

图 7-4-15　使用 Placido 盘检测，调整缝线松紧度减少缝线导致的散光

力。连续缝合者，可于术中连续缝合完成后立即或术后 1 周拆除间断缝线。一般 10-0 的尼龙线术后 3~6 个月可拆除，11-0 的尼龙线术后 1 年左右拆除，使伤口充分愈合，预防拆线后由于部分伤口愈合不良所致的散光。

(7) 双连续缝合：即用 10-0 的尼龙线作一道顺时针方向的连续缝合后（通常 12 个线环），再用 10-0 的尼龙线作第二道逆时针方向的连续缝合，双连续缝合可抵消单连续缝合单向拉力的扭转作用，故称为抗扭转缝合（图 7-4-16）。双连续缝合可以发挥预防散光作用。

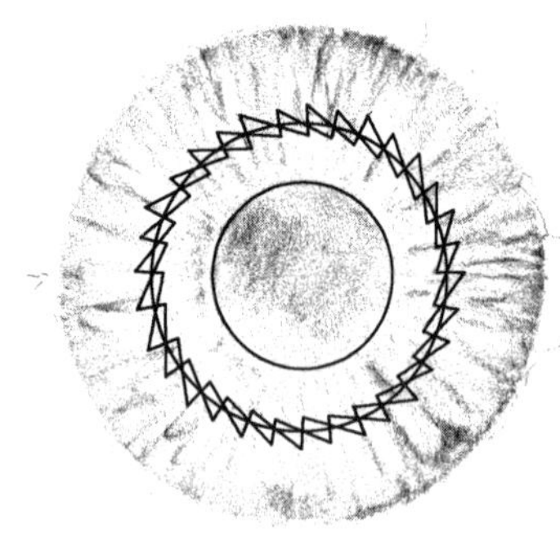

图 7-4-16　植片的双连续缝合

(8) 缝合技术：间断缝合一般缝合 16 针即可，在 4 针基本缝线间等距离放置 4 针，然后第二组 8 针缝线在第一组 8 针缝线间等距离放置。更大的植片或受体角膜薄时，需要更多的缝合针数。用 RK 手术切口定位器标记出手术眼的缝线的位置及方向，更能准确地缝合，减少由于缝合所致的散光缝合完毕后修剪缝线，使用镊子牵拉旋转缝线环，使线结埋藏于受体角膜组织内，减少缝线刺激以及浅表角膜血管化。线结埋藏宜在打结完毕后随即进行，以免缝针隧道水肿使线结埋藏困难，眼压过低也会影响埋线，可重建前房后进行。

连续缝线时，第一针在植床侧进针，应在完全拉出缝线后再进行下一针缝合，以避免缝线缠绕打结，最后一针时，从供体角膜穿出。收紧连续缝线时，使用边缘光滑的无齿镊拉紧缝线，向两个方向分别拉紧，应注意需平行用力，以减少拉断缝线的风险。也可以使用针灸针制作的紧线钩逐渐拉紧缝线结扎。调整缝线前，应拆除 4 根基本缝线。缝线松紧度应适中，以前房达到水密程度为宜，不可太紧导致角膜组织扭曲卷缩。连续缝线打外科结后再打两个单结，剪除剩余缝线，线结自动埋藏在切口内（图 7-4-17）。然后

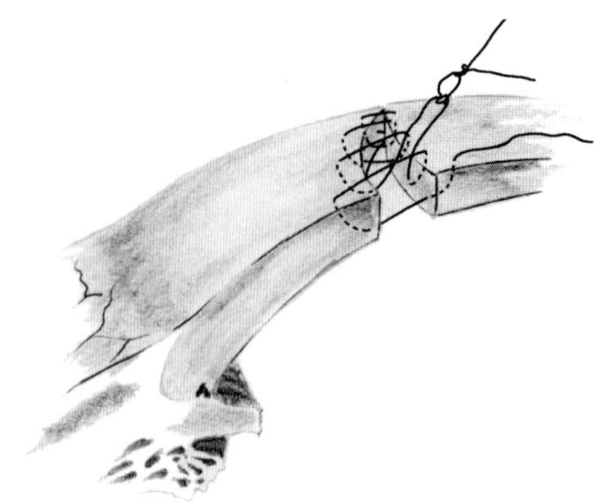

图 7-4-17　连续缝合的线结埋藏于切口内

擦干切口，按压角膜缘处，观察切口是否有房水渗漏，切口渗漏部位加补间断缝合。

（八）重建前房

术毕重建前房是防止虹膜前粘连的关键措施。可用 5 号平针头由移植床切口间隙处伸入前房，注入液体或注入空气，以形成前房。

1. 注液　可注 Ringer 液或其他平衡盐溶液。注液重建前房成功与否的影响因素如下：①切口要达水密状态；②瞳孔要缩小；③无虹膜前粘连，如果注液后，仍发现虹膜前粘连于创口的内口时，可用冲洗针头由粘连区创口伸入，边注水边推开前粘连虹膜，注液重建前房后，患者不需限制卧床。

2. 注气　空气对内皮有损害，但为可逆性。如果空气注入后房则必须放出，否则易发生继发性青光眼及广泛虹膜前粘连。无晶状体的角膜移植，尤其是后囊不完整的囊外及囊内手术，注入空气易进后房，应慎用或不用。注气重建前房的影响因素有：①创口要达气密状态；②瞳孔要缩小；③虹膜无前粘连（如注气后发现虹膜有局限前粘连，可用 6 号钝针头由粘连区切口伸入推开前粘连的虹膜，重新注气），注气后患者应仰卧 2~3 天才离床活动。注气重建前房的方法目前已较少应用。

重建前房完成后，应用海绵拭子或棉签揩干伤口，检查伤口有无渗漏前房液体，以确认伤口水密状态，如有渗漏，则在渗液区补充间断缝合。并要检查中央及周边前房，充盈是否满意。

（九）黏弹性物质在角膜移植中的应用

角膜移植术中常应用黏弹性物质保护角膜内皮、上皮，重建前房及分开粘连。常用的黏弹性物质有三种：透明质酸钠、硫酸软骨素及甲基纤维素。

1. 在供体前房注入黏弹性物质，可使用环钻完全钻穿角膜，使植片正圆，边缘垂直，当采用由内皮面刻切法取植片时，刻切出移植片后放入黏弹性物质于内皮面，可防止损伤内皮细胞。滴在上皮面可以防止植片上皮水肿及脱落。

2. 作植床时，当环钻部分钻穿前房时，可由伤口注入少量黏弹性物质以保护虹膜及晶状体免受损伤，但注入量不宜过多，否则黏弹剂可能会经瞳孔进入后房，造成后房压力增高，引起一系列并发症。如果术眼为血管化的角膜，注入透明质酸钠后，可防止切口出血渗入前房。

3. 缝合植片时，前房注入黏弹性物质可使缝合易行，

且保护内皮。若术眼有人工晶状体,在人工晶状体表面注入黏弹性物质可防止其与内皮接触而损伤植片内皮。埋藏线结时线结表面涂少许黏弹剂,可使线结容易埋入线道。

4. 对于难以注液分隔虹膜及重建前房的术眼,当移植片的缝合完成后,可由患眼的角膜缘部作一小切口,注入透明质酸钠以重建前房,且以注透明质酸钠的钝针头边注边分离前粘连的虹膜,可以满意地重建前房。以透明质酸钠重建前房时,术后12小时内会有一过性的眼压增高,可静脉滴注甘露醇,给予控制。

四、手术后处理

术终注液重建前房,可不限制患者卧床休息,双眼绷带包扎至上皮完全愈合,或术后即戴软性接触镜。术后常规静脉滴注抗生素及皮质类固醇约三天以预防感染及控制术后炎症反应。术眼解除绷带包扎后,滴抗生素及皮质类固醇眼药水。

术后检查应注意切口的对合情况,植片及缝线是否在位,还应注意眼内情况的变化。术后早期一般上皮光滑,但泪膜不完整,基质厚度和透明度正常,植片后弹力层可有轻度皱褶,前房水可有轻度闪辉,但不应有角膜后沉着物。术后1~2周角膜后弹力层皱折逐渐减轻,最后消失。泪膜亦逐渐恢复正常,大约需要1个月时间。如术后出现角膜后KP,房水闪辉加重,或上皮和基质水肿,提示可能出现并发症,应作对应处理,同时尚应注意术眼的眼压,及时检查眼底。

(一) 皮质类固醇的应用

手术术毕,穹隆结膜下注射2.5~5mg地塞米松注射液。原发病为真菌性、单纯疱疹病毒性角膜炎的术眼,或已知皮质类固醇激素可引起眼压升高的术眼,不予结膜下注射皮质类固醇激素。术后葡萄膜炎症反应严重者可全身静脉滴注皮质类固醇,如无特殊,则用含抗生素皮质类固醇的复方眼药水滴眼,早期每1~2小时一次,至反应平息后,改每天4次,以后再逐渐递减,持续约3个月。若术眼新生血管多,或无晶状体眼,可延长局部皮质类固醇使用时间,若为有晶状体眼,而又无炎症表现者,则应及时减少局部皮质类固醇滴眼剂的浓度及滴眼次数,以防引起皮质类固醇性青光眼及白内障。

(二) 散瞳剂的使用

散瞳与否要根据有无虹膜炎而定。如术后虹膜没有明显炎症,原则上不用扩瞳剂,如果术后出现明显的虹膜睫状体炎表现,以选用托吡卡胺等短效散瞳剂为宜。若为圆锥角膜行穿透性角膜移植术,不应采用睫状肌麻痹剂,因其有引起永久性瞳孔散大的危险,即发生Castroviejo综合征。植入后房型人工晶状体的术眼,瞳孔散大将增加虹膜与后囊粘连形成及虹膜夹持人工晶状体边缘的机会。大植片的术眼,瞳孔散大可导致虹膜挤向前房角,并与切口的后边缘粘连。因此散瞳剂的使用需慎重。

(三) 降眼压药物

角膜移植术后患者每次复查时应测量眼压。有青光眼病史、角膜移植联合玻璃体切割及角膜移植联合白内障摘除人工晶状体植入的患者,眼压升高的风险更大。穿透性角膜移植术后高眼压在术后早期阶段不引起上皮水肿,相反植片有变薄的趋势,且较正常角膜透明。术后如发生继发性青光眼,需使用各种抗青光眼药物进行治疗。

(四) 抗生素的使用

术后使用局部抗生素眼水,可预防感染,减少并发症发生。一般4次/日,持续1周,直至角膜上皮复原,夜间可使用抗生素眼膏。浸泡抗生素的胶原罩,既可以保护角膜上皮,又可在术后早期提供局部足够浓度的抗生素。

如果穿透性角膜移植目的是控制感染性角膜炎,术后应更长时间使用抗生素眼水。细菌性角膜炎可使用局部广谱抗生素眼水,或基于细菌培养和药物敏感性试验的抗生素。使用的频率取决于角膜炎的活动性,从30分钟一次到4次/日,术后2~3周逐渐减量。角膜穿孔的病例,术后需全身用药,先静脉用药,以后改为口服用药。真菌性角膜炎术后局部使用抗真菌药物的持续时间应较长,以减少复发的概率。单纯疱疹病毒性角膜炎术后,局部预防性应用抗病毒治疗可降低单纯疱疹病毒的复发及移植排斥风险。

(五) 保护角膜上皮

眼化学烧伤、眼类天疱疮、Steven-Johnson综合征或严重干眼病患者的移植失败与眼表异常有关,因此,角膜上皮的完整性对保证植片存活有重要意义。手术前后均应注意保护角膜上皮,术前应选用有健康上皮的供体角膜组织进行移植。术中对上皮的保护措施包括使用平衡盐溶液保持角膜湿润、角膜前表面涂布透明质酸钠等黏弹剂物质、减少手术器械和上皮的接触。伴有干眼的患者,行穿透性角膜移植手术时应封闭上下泪小点。术后使用不含防腐剂的人工泪液保护上皮,避免使用对角膜上皮有毒性的药物。术后早期发生的角膜上皮缺损,通过双眼绷带加压包扎或配戴软性角膜接触镜可很快痊愈。如果角膜上皮缺损持续超过1~2周,则需行羊膜遮盖术或临时性睑缘缝合术,直至重新上皮化。

(六) 拆线

拆线的时间应根据眼部条件、切口愈合情况及缝线的种类综合考虑。一般认为出现下述情况可拆线:①缝线已变松弛隆起,表明缝线已无闭合切口的作用;如为间断缝线,即可拆除之;②缝线太紧导致明显散光,可适当提早拆线;③缝线处血管化;④深基质层血管化;⑤缝线导致明显的炎症反应者,亦可考虑提早拆线。

如果使用间断缝合技术,一般术后6个月至1年选择性拆除缝线,小儿角膜创口愈合较快,最早可在2个月选择行拆除缝线。如为连续缝合,则拆线时间为术后7~12个月。如果联合使用间断缝合和连续缝合技术,术后3个月选择性拆除陡峭经线的间断缝线,连续缝合线在1年时拆除。如果缝线未引起相关并发症,且位于角膜上皮下,也可不拆线长期观察。

拆线可在表面麻醉下进行,幼儿需采用基础麻醉。显微镜或裂隙灯下挑断间断缝合线中份,从受体角膜周边快速抽出缝线。有时缝线末端断裂在角膜内,可待其排出再去除。拆除连续缝合线时,每间隔一个线环挑断缝线,然后用镊子拉出角膜。拆线时不可避免地会造成上皮缺损,因此需局部使用抗生素和免疫抑制剂数日以防止感染和避免诱发排斥反应。

（七）术后角膜屈光状态的控制

手术后3个月根据角膜计或角膜地形图检查，有选择性拆除导致散光的间断线，减少散光。一般术后6个月或更久，屈光状态才稳定。

五、穿透性角膜移植的并发症及处理

由于角膜保存技术的进步、显微手术技术的提高，穿透性角膜移植术已发展为十分成熟的手术，但仍然有多种潜在的并发症危及穿透性角膜移植术的成功。这些并发症可发生于术中、术后数周或数月以至数年。因此，正确认识和治疗这些并发症是提高手术成功率的一个关键因素，其重要性不亚于掌握穿透性角膜移植手术技术。

（一）术中并发症

1. 制移植片中的失误　移植片变形、椭圆、边缘高度倾斜移或植片内皮撕裂面积超过1/4，应弃去不用，以免引起术后高度散光或原发性移植片内皮衰竭。

2. 环钻切口移位　一般为环钻钝所致，常引起环钻切口偏离中心，如钻痕深度不到角膜厚度的1/3，可重作移植床，如钻口深度大于1/3，可用口径稍大的环钻包围原环钻切口，重作移植床，保持移植床位于角膜中央区。

3. 驱逐性脉络膜上腔出血　脉络膜上腔出血为脉络膜血管破裂不能控制出血，进入脉络膜上腔，是穿透性角膜移植最严重的并发症。结果可能导致眼内容从受体角膜开口处脱出。尽管此种并发症少见，但是穿透性角膜移植术的发生率较其他内眼手术高，大约为1%。

穿透性角膜移植手术时脉络膜上腔出血的发生机制不清，可能与眼球的突然、长时间减压，造成受累区脉络膜毛细血管尤其是脆性较大的血管管壁内外压力差急剧增加有关。危险因素包括青光眼、内眼手术史、外伤、炎症、高血压、心动过速、高度近视及球后过量注射麻醉药物造成表层巩膜静脉压升高。

脉络膜上腔出血最初的临床症状包括后房压力升高、玻璃体前部膨胀和（或）直接观察到脉络膜脱离，呈棕褐色山丘状或半球状隆起，且逐渐发展。最后眼内容物通过植孔大量脱出。患者常伴有烦躁不安。

一旦发现脉络膜上腔出血的先兆或症状，当务之急为立即关闭开放的植孔，紧急情况下甚至可用手指塞住受体角膜开口，以封闭并压塞眼球。也可使用临时人工角膜堵塞开口，但不够迅速。封闭切口后，行多个巩膜穿刺口进入脉络膜上腔以引流出血，切口为T形以充分引流，供体角膜植片尽可能快的使用张力大的8-0尼龙线缝合于植床。及时判断正确处理，脉络膜上腔出血可不摘除眼球。如果出血有限且没有视网膜脱离，术后尚可恢复一定视力。如果出血范大并有视网膜脱离，预后很差。预防措施包括术前、术中降低眼压，术中注意止痛。控制血压及心率、保持患者头位高于胸部。

4. 虹膜、晶状体损伤

（1）虹膜损伤：用剪刀完成移植床时，有损伤虹膜的危险，较易发生在术中眼压控制不佳，虹膜晶状体膈隆起的情况下更易剪破虹膜，如裂口大可用10-0尼龙线缝合，或做虹膜节段切除，以防双瞳。用剪刀完成移植床时应确保剪刀在正确位置，一次剪除角膜组织不要过多，可避免损伤虹膜。

（2）晶状体损伤：广泛且浓密的角膜混浊，手术时看不清前房，而瞳孔又散大。晶状体失去虹膜的保护，或广泛的虹膜前粘连导致前房浅甚至消失，钻穿植床时无房水流出，造成判断失误，损伤晶状体。此外，手术器械碰撞晶状体，缝合虹膜时缝针尖端或边缘的锋利部位接触晶状体，也可引起晶状体损伤或囊膜破裂。如发生此种意外，应做晶状体囊外摘除，眼部条件较好者可联合人工晶状体植入。预防措施包括术前缩瞳，充分利用虹膜对晶状体的保护作用。前房浅者切开前房后，注入黏弹剂分离虹膜前粘连，并加深前房，减少晶状体受损伤风险。制作移植床时，先做角膜厚度2/3深度的环钻切口，然后在有虹膜的部位用刀片切开前房，用剪刀完成移植床，可有效避免这类并发症。

5. 角膜、虹膜或睫状体出血

（1）角膜出血：新生血管多的角膜，环钻时角膜切口出血，可用海绵拭子或棉签压迫止血，出血制止后才剪下角膜片。对于血管化的角膜，用环钻作移植床切穿部分角膜后，即由切口注入少量黏弹剂于前房，可防止血液流入前房。但切勿注入过多，导致黏弹剂进入后房，使制移植床时虹膜膨出。

（2）虹膜睫状体出血：在无晶状体眼、虹膜组织广泛前粘连、需做复杂的眼前段手术，如分离虹膜前粘连、剪除病变的虹膜或前房的机化膜、分离房角、缝合虹膜瞳孔成形等会导致出血，做周边虹膜切除预防瞳孔阻滞，亦可导致出血，可用小棉签压迫出血点以制止血，制止出血后，要冲洗干净血凝块。如为无晶状体眼，血液已流入前段玻璃体，可采用玻璃体切除清除前段血染的玻璃体及血块。

6. 眼压增高，晶状体-虹膜隔前移　发生这类并发症的原因有：球后、眼轮匝肌麻醉不充分，止痛不完全致术中患者忍痛强力作闭眼动作致使术中眼压升高；球后注射量过大，或轻度球后出血导致眶压增高推压眼球；以及婴幼儿巩膜硬度低，环钻切开移植床后，巩膜难以维持眼球容积，引起晶状体-虹膜隔隆起。出现此种并发症常造成移植片缝合困难，移植片内皮因高压下摩擦晶状体-虹膜隔易受损。也可导致虹膜广泛嵌顿于创口内口，甚至引起晶状体脱出。

晶状体-虹膜隔前移如发生在制移植床早期，即仅切开部分移植床时，可缝合创口，重建前房，推迟手术并找出其原因进行解决。如发生在移植床完成后，则先缝合创口，由睫状体平坦部切口伸入粗针头至眼球中央区，抽出0.5~1ml玻璃体，降低眼压后，继续完成缝合及全部手术。有时虹膜组织脱出仅仅因为前后房之间不能沟通，后房水不能流出导致虹膜脱出，并非晶状体-虹膜隔前移，此时只需在虹膜周边剪除一小口，可见后房水流出，压力随之降低，眼部恢复平静。

预防措施：充分做好球后、眼轮匝肌麻醉以及表面麻醉，确保手术过程眼压稳定。即使轻度球后出血，亦应停止手术。婴幼儿行穿透性角膜移植术要缝Fliringa或其他类型的巩膜支撑环。

7. 前房重建困难或失败　手术完毕若无法重建前房者，常会导致术后广泛的虹膜前粘连，及发生继发性青光眼。其原因包括：瞳孔过大，平衡盐液进入后房，造成后房

压力增高；虹膜嵌顿于切口；术前存在广泛的虹膜前粘连，术中难以分离；植片小于植床，致前房扁平；长期炎症虹膜肿胀占据了前房位置等。

虹膜前粘连者可由角膜缘做小切口，以 5 号钝针头向前房注入黏弹剂如透明质酸钠，边注边分开前粘连的虹膜，直至重建满意的前房。如术后出现一过性眼压增高，可静脉滴注甘露醇控制眼压。液体进入后房者，可使用平针头从切口伸入，在角膜中周部轻轻压迫使储积于后房的液体引入前房，排出眼外，然后再改用黏弹剂按上述方法重建前房。

预防措施：急性期病变的治疗性角膜移植术前应积极抗感染治疗。植片要比植床大 0.5mm，手术后原则上使用黏弹剂重建前房。术前广泛虹膜前粘连者，可先行虹膜粘连分离术，择期再行穿透性角膜移植。

（二）术后早期并发症

1. 角膜上皮缺损　角膜植片完全上皮化通常需要 4~6 天，也可长达 12 天。完整角膜上皮的屏障功能对角膜植片的存活至关重要。需密切观察上皮生长情况，因持续上皮缺失可造成感染性溃疡、基质溶解、穿孔及移植失败。其原因包括：①受体角膜缘上皮最终分化移行替代供体角膜上皮，角膜缘功能受损的患者，如眼部类天疱疮、Stevens-Johnson 综合征、化学或放射烧伤、干眼、酒渣鼻性角膜炎、甚至严重的慢性睑板腺炎，都可发生持续性角膜上皮不愈；②有些术者常规去除供体角膜上皮以降低移植排斥率。去除这层抗原细胞层可能有效地降低上皮排斥的发生率，但增加了产生持续上皮缺损的危险性；③缝线过紧造成角膜组织卷曲、供体角膜和受体角膜错位导致的切口扩张及草率拆线后切口裂开，使局部形成角膜小凹，泪膜不能均匀涂布，引起局部角膜上皮干燥、脱落；④复发性单纯疱疹病毒可出现慢性上皮缺损。

术中可通过使用平衡盐溶液保持角膜湿润防止供体角膜上皮损伤，但应避免过度冲洗。植片表面可滴用黏弹剂防止上皮干燥脱落。术后使用不含防腐剂的人工泪液润滑眼表，避免使用妨碍上皮愈合的药物特别是三氟尿苷、氨基糖苷及非甾体类抗炎药物。

如果术后 1 周内不能完成上皮化，应放置软性角膜接触镜绷带。接触镜可减少眼睑的机械性摩擦，保护上皮细胞的分化。如果直到术后 2 周上皮仍没有完全上皮化，应行临时性睑缘缝合术或羊膜遮盖术，定期检查植片，直至上皮愈合完成。角膜缘功能丧失者，需行角膜缘移植，但增加了排斥反应的风险。其他的辅助治疗包括局部应用上皮生长因子或纤维连接蛋白。

2. 感染

(1) 角膜炎：尽管大多数植片感染发生在穿透性角膜移植术后 6 个月或更长时间，但有些术后短期内发生。常见的体征包括伴有上皮缺损、角膜浸润，前房积脓。诊断和治疗的方法参见感染性角膜炎章节。

(2) 眼内炎：化脓性眼内炎是穿透性角膜移植术后最严重的并发症之一，其发生率为 0.1%~0.7%，若同时联合前部玻璃体切割，则眼内炎发生率可增加到 1.03%。眼内炎的高危因素包括无晶状体眼（可使病原体扩散到玻璃体腔）、术前存在眼部炎症、曾接受过其他眼部手术或长期应用皮质类固醇激素。

穿透性角膜移植术后发生眼内炎的主要原因是植片污染，细菌对常用抗生素耐药，此外眼睑及结膜的感染性炎症也是原因之一。眼内炎常见的症状包括疼痛、视力下降、结膜水肿及充血，但可被术后炎症掩盖。因此术后第一天及 1 周内再次检查患者评估客观征象很重要，如植片浸润、前房积脓或玻璃体混浊，动态观察病情变化，不难作出诊断。

眼内炎一旦确诊，应立即采用广谱敏感抗生素进行局部和全身治疗。可行抽吸前房及玻璃体腔渗出物进行培养并注射抗生素。若出现眼后段的感染，应及时行后段玻璃体切除及玻璃体腔注药。

为了预防眼内炎的发生，严格按照无菌标准摘出及保存供体角膜，在角膜保存介质中添加低毒敏感抗生素，如万古霉素、链霉素，另外，由于抗生素在室温下细菌繁殖阶段杀菌作用最有效，建议从冰箱取出供体组织 1 小时后再进行手术。术前局部 5% 聚乙烯吡咯烷酮碘冲洗结膜穹隆部可降低外眼菌丛导致的眼内炎的发生。手术完成后必须球结膜下注射广谱抗生素。

3. 房水渗漏　房水渗漏最可能的原因是缝线断裂、松弛或错位缝合。角膜变薄的患眼，则多为沿穿透性缝线隧道渗漏房水。表现为穿透性角膜移植术结束时前房深，但术后第一天变浅或扁平，植片内皮与虹膜、晶状体或人工晶状体、或玻璃体接触，眼压常常较低。使用局部荧光素（Seidel 试验）可显示渗透位置。但如果虹膜嵌顿于切口渗漏位置，或前房过浅没有剩余足够的房水流出，试验也可为阴性。房水渗漏如不作及时的处理，会导致植片内皮接触性损害，周边虹膜前粘连日后继发青光眼、高度散光等。

轻度房水渗漏，前房虽浅但存在时，可先加压绷带双眼包扎或戴角膜接触镜，密切观察前房形成情况，若前房不能恢复或渗漏明显，则应立即重新缝合渗漏的切口。重新缝合穿透性角膜移植的切口可在局部麻醉下进行。重新缝合的方法取决于穿透性角膜移植时采用的缝合类型。如果使用间断缝合，可在渗漏的位置加补间断缝合线。如果使用连续缝合，可通过拉紧渗透区域的缝线松弛其他区域的缝线，重新分布缝线的张力。如果这种方法不能关闭切口渗漏，或已关闭切口渗漏但在其他区域造成新的渗漏，可在渗漏位置切断缝线，从切口两边拆除缝线，直到缝线末端足够长，可以连接另一条缝线。加的缝线以连续缝合的方法缝合，并与原来的缝线重新打结。或者沿切口整个一周重新连续缝合。

预防措施：缝线结扎尽可能避免滑结。线结不宜太短，并尽量埋入角膜组织。避免全层角膜缝合，坏死、水肿、变薄的组织应采用间断缝合，跨度相应较大。

4. 虹膜前粘连　虹膜前粘连的原因可以是缝合中眼压控制不佳，致虹膜嵌顿于切口的内口或缝合时，缝线挂上了虹膜组织，也可能是继发于切口渗漏。虹膜前粘连导致前房延迟形成，引起慢性炎症，增加移植免疫排斥反应和继发性青光眼的发生率，因此必须进行分离。

小范围前粘连，且与切口渗漏有关者，通常关闭切口后可消失。粘连范围大或进行性发展引起继发性青光眼时，应行前粘连分离。不愿手术者可试行氩激光虹膜成形术，如果无效则需手术，分离术常在术后12天左右进行，由邻近粘连区角膜缘后2.5~3mm切开巩膜，按睫状体分离技术向前房周边部伸入薄的虹膜回复器沿移植床与移植片连接处的内口推进，分开前粘连，术终由切口注液重建前房，必要时注黏弹剂如Healon重建前房以确保分开粘连。如果在角膜移植刚手术毕，重建前房时，发现某一象限前房无法充盈，证明缝线已挂上周边虹膜组织，则应拆除该部位缝线，重做缝合，术毕再注液或注Healon以重建前房。

5. 前房积血　前房积血出现在术后第一天，在受体角膜有严重新生血管的患者及术中进行过虹膜操作的患者中较常见，如周边虹膜前粘连松解、虹膜成形术或取出前房型人工晶状体。

治疗包括使用抗青光眼药物治疗伴随的眼压升高，局部使用皮质类固醇激素不仅可抑制炎症，还有助于预防虹膜和角膜在血凝块处粘连。如果出血少，无须手术干预即可吸收。如果出血较多，特别是完全充满前房，数天内没有改善，有必要行前房冲洗。手术中使用血栓溶解剂如尿激酶、链激酶或组织纤维蛋白溶酶原激活剂（tPA），溶解血块；或抗纤维蛋白溶解药物如氨基己酸，预防再次出血。

6. 高眼压　术后第一天异常变薄、高透明度的角膜植片常是眼压升高的体征，相反异常水肿的植片可看作眼压降低的表现。无晶状体眼及有青光眼病史的患者术后眼压升高的风险较大。

前房内残留的黏弹剂是导致术后眼压一过性升高的最常见的病因。常在术后第一天出现，48小时眼压升高达到峰值，72小时左右降至正常范围。前房角堵塞是导致眼压升高的另一个原因，多为供体植片直径小于植床，或植片缝合过紧，在无晶状体眼，由于失去晶状体的支撑作用，小梁网易塌陷，产生房角阻塞。与前房消失相关的高眼压提示瞳孔阻滞，由虹膜和晶状体或人工晶状体之间后粘连形成所致。

无晶状体眼的穿透性角膜移植手术，使用大于切割受体角膜环钻直径0.5mm的环钻刻切供体角膜，有助于保持房角开放，有晶状体眼或人工晶状体眼应使用大于切割受体角膜环钻直径0.25mm的环钻钻切供体角膜。手术结束时抽吸黏弹剂可在一定程度上预防术后眼压升高，应避免过度灌注及抽吸，因为可损伤植片内皮。

减少术后眼压升高的治疗措施包括局部使用抗青光眼药物，如β肾上腺素能拮抗剂、碳酸酐酶抑制剂、高渗剂等。口服或局部使用碳酸酐酶抑制剂常常有效，且耐受性较好。术中使用黏弹剂的患者，术后当晚及第二天清晨可常规口服碳酸酐酶抑制剂。药物治疗无效时，可考虑行激光周边虹膜切除术或抗青光眼手术。

7. 低眼压　穿透性角膜移植术后早期阶段低眼压（小于10mmHg）较高眼压常见。大多数病例中，低眼压可能是术后虹膜睫状体炎引起睫状体分泌房水减少，其他引起低眼压的原因包括切口渗漏、脉络膜脱离、视网膜脱离等。虹膜睫状体炎症可随时间（1~2周）及局部皮质类固醇激素治疗而好转，房水产生恢复，眼压恢复正常。切口渗漏处理见相关内容，大多数脉络膜脱离可自愈，不留后遗症。视网膜脱离需进行视网膜复位手术。

8. 原发性移植片内皮细胞衰竭　原发性移植失败发生于供体角膜内皮细胞功能障碍，导致穿透性角膜移植术后持续性角膜水肿，发生率小于5%。诊断原发性移植失败，需排除其他角膜水肿的情况如角膜上皮大范围缺损、炎症等。

大多数原发性移植失败的病例归因于供体材料不良（供眼内皮功能不佳或供体死后时间太长或保存方法不当等），手术过程中严重损伤内皮例如不适当的冲洗液、制植片时内皮撕裂，缝合时植片内皮面摩擦晶状体-虹膜隔，或术中反复冲洗前房等，也会造成供体植片内皮细胞衰竭。如植片在术后10天内全混浊，宜更换植片，最好1周内更换，以免植床反应性水肿，不利缝合。严格选择供眼，手术中注意保护内皮是预防原发性移植片内皮细胞衰竭的关键。

（三）术后晚期并发症

1. 切口裂开　穿透性角膜移植切口裂开可发生于拆线前、拆线时和拆线后。拆线前发生的切口裂开常由缝线异位、松弛或断裂和（或）眼压升高。这部分内容在手术早期并发症中已叙述，此处主要分析拆线时和拆线后出现的切口裂开。拆线时的切口裂开和选择拆线时机、部位不当以及操作粗暴有关。拆线后裂口与其抗张性下降有关，应用局部皮质类固醇激素和无抗原性缝线，受体角膜的愈合反应缓慢，眼压增高和外伤情况下容易发生切口裂开。

切口裂开不仅危及眼球的完整性，还可引起角膜的高度散光，应给予重新缝合。若切口裂开范围较小，间断缝合1~2针即可，范围较大时应在裂开两端各做间断缝合，防止裂口向两侧延伸，再将裂口打开，植片重新对齐受体角膜，10-0尼龙线间断缝合，埋藏线结。最后检查整个切口，确保缝线拉力没有导致其他位置切口裂开。

穿透性角膜移植术后随访过程中，仔细观察切口愈合的体征，如血管化、瘢痕及缝线松弛，有助于正确选择拆线时机。拆线后几天内应小心以避免外伤，独眼的患者，建议使用保护性眼罩。

2. 角膜膜形成

（1）移植床Descemet膜剥离及残留：尽管Descemet膜剥离是穿透性角膜移植术中并发症，如果残留在原位未处理，术后将持续存在。显著水肿的角膜，基质层与后弹力层之间附着疏松，剪除植床时可遗留后弹力层。术后表现为植片后的薄膜状物，常与植片内皮相贴引起植片内皮衰竭，可使用Nd：YAG激光切开膜以挽救植片。

（2）上皮内生：穿透性角膜移植术后上皮侵入前房生长罕见。内生的上皮往往通过愈合较差的切口或瘘管进入前房。或者上皮进入前房是通过手术器械、角膜全厚缝线或外伤性异物带入。

内生的上皮在角膜后表面、前房结构表面甚至眼后段增殖，形成菲薄的膜状物。在植片后表面角膜内皮细胞损伤或缺失区域，缺乏细胞接触抑制，内生上皮能够形成角膜后膜，外观似内皮排斥线，上皮最终扩展到小梁网，堵塞房水引流途径，导致顽固性青光眼。上皮内生的其他体征包括瞳孔扭曲、虹膜炎及虹膜表面包裹性囊肿（珍珠囊）。

上皮内生的治疗相当困难。疾病早期阶段，手术摘除受累的眼组织提供了保留视力的机会。眼压增高者，可通过植入房水引流阀控制眼压。

(3) 基质内生：角膜后部切口愈合不良可导致受体或供体角膜纤维细胞移行进入前房及植片后表面。内生的范围偶尔限制于周边角膜，植片中央保持透明。但如果内生范围大，内皮细胞被破坏，可导致植片混浊水肿。需再次行较先前植片口径更大的穿透性角膜移植，才能确保清除所有的内生基质膜。

(4) 基质外生：角膜前部切口愈合不良或裂开，导致角膜供体或受体的基质细胞向角膜表面生长，形成一层白色膜状组织，位于上皮与前弹力层之间，容易误诊为植片失败。此时可在显微镜下进行剥除。

(5) 角膜后纤维膜：是位于后弹力膜和内皮细胞层之间的一薄层胶原组织膜，呈三明治样结构。常见于排斥引起的移植失败，也可见于其他炎症反应或玻璃体和角膜接触的结果。组织学证实其形成机制可能为内皮细胞化生为成纤维细胞样细胞，随后产生胶原及 Descemet 膜样物质。由于植片混浊水肿，需再次行穿透性角膜移植。

3. 移植片排斥反应　角膜的无血管使其处于相对的"免疫赦免"状态，使角膜移植成为器官移植中成功率最高的手术。尽管如此，排斥反应仍是穿透性角膜移植失败的首要原因。这是一种复杂的免疫反应，一般认为是以 T 淋巴细胞介导的细胞免疫为主，但具体的机制仍不十分确切，至少与下列几个方面的因素有关：①被移植抗原激活的免疫细胞克隆扩增，并释放多种细胞因子，促进淋巴细胞的增殖；②被激活的 CD4 阳性细胞可释放白细胞介素 -2，导致细胞毒性 T 细胞前体转化为细胞毒性细胞，直接破坏植片；③角膜细胞异常表达 MHC-Ⅱ类抗原，使角膜细胞一方面起抗原呈递细胞的作用。触发免疫反应，另一方面成为免疫反应的靶细胞，受到细胞毒性 T 细胞等的攻击而受到损害；④角膜植片内的树状细胞起抗原呈递作用，促进免疫反应；⑤其他因素：如缝线刺激和伤口愈合等因素引起的非特异性炎症反应，可导致 T 细胞等的聚集，角膜的血管化加速免疫成分的移动等。

(1) 发生排斥反应的危险因素：①角膜的血管化：角膜新生血管破坏了正常角膜相对的"免疫赦免"状态，加速了眼前段免疫成分的运动。一方面移植物抗原容易导致受体致敏，另一方面也使免疫活性细胞和淋巴因子更容易到达植片，进一步加剧排斥反应。在无血管的角膜，其发生率为 9%~12%，但在高度血管化的角膜，排斥反应的发生率高达 70% 以上。②植片过大或过于靠近角膜缘：当植片直径超过 8.5mm 或者植片边缘过分靠近角膜缘时，由于接近角膜缘的血管和淋巴网，术后排斥反应的发生率明显增加。③眼前段炎症：炎症引起血 - 房水屏障的破坏、房水免疫活性物质等成分的改变和角膜新生血管等因素，都易触发和加重排斥反应。④再移植：尤其是在一年内接受再次移植，由于受体处于致敏状态，再移植所带来的新的供体抗原更容易引起排斥反应。⑤年龄：年龄小于 50 岁者比 50 岁以上者发生排斥反应的可能性大，可能与随年龄增长，免疫系统的功能相对下降有关。⑥其他：眼前段手术史、青光眼、虹膜前粘连、ABO 血型及 HLA 组织配型不符合等。

(2) 排斥反应的诊断和鉴别诊断：在临床上，典型的排斥反应表现为技术上成功的透明角膜移植片，于手术 10 天后突然变为混浊水肿，并伴有睫状充血、房水闪辉和角膜后沉着物等。由于淋巴细胞致敏需要一定的时间，因此，除了极少数速发型排斥反应以外，通常排斥反应均发生在术后 10 天以后。临床上术后 10 天至 3 个月为排斥反应较常发生的时间。理论上说穿透移植片的排斥反应危险可以长期存在，但随术后时间的推移，其发生率逐渐减低。根据排斥反应发生的部位可分为四种类型，即上皮型、上皮下浸润型、基质型和内皮型排斥反应。这几种类型既可单独发生，也可联合发生。

1) 上皮排斥反应：其发生率约占 90%。典型的表现为上皮排斥线，常见于全或亚全板层角膜移植患者。移植片上皮出现微隆起的灰白色不规则弧线或环形线，荧光素染色阳性，且从周边向中央移动，排斥线后的上皮组织水肿、粗糙，全过程 1~2 周完成。患眼伴轻度睫状充血。此类型排斥有自限性。如果不合并实质层或内皮排斥，预后良好，皮质类固醇治疗可减轻反应，但不能停止排斥。

2) 上皮下浸润：上皮下浸润是移植排斥反应的一种体征。临床表现为植片 Bowman 层下白色沉积物，直径 0.2~0.3mm，局部应用皮质类固醇治疗即消失，部分病例留下极深的瘢痕。上皮下浸润的确切发病率尚不清楚，文献报道为 2.4%~15%，青年患者多见。它可同时伴有上皮及内皮排斥反应，也可仅有角膜后沉着物及轻度前房内炎症反应。

3) 基质层排斥反应：为受体淋巴细胞直接作用于供体实质层的结果，表现为睫状充血，近血管处的移植片实质层发生水肿浸润，如不及时控制，混浊水肿可扩展到全移植片，临床上实质层排斥反应一般伴有内皮或上皮排斥应。

4) 内皮排斥反应：移植片透明的关键是角膜内皮功能正常，所以内皮排斥的后果极为严重。内皮排斥反应出现内皮排斥线，它为供体被致敏的淋巴细胞作用于内皮的结果。临床表现为睫状充血、前房水闪辉、供体角膜后尘状沉着物，可弥漫分布或沉积于内皮排斥线。内皮排斥线开始位于周边(通常是位于血管较多的部位)，逐渐向移植片中央移行，数日内横扫内皮层。排斥线以外的移植片仍保持透明，分界十分清楚。组织学上发现内皮排斥线中有淋巴细胞，被排斥的内皮细胞变长或变圆形，细胞连接丧失，胞质突起损毁。其发病率文献报道变化较大，从 12% 到 40%。虹膜周边前粘连的角膜植片，其内皮排斥反应率亦高。内皮排斥反应可在术后 10 天后发生，一般在术后 2~3 个月，亦有报道术后 35 年发生者。内皮排斥反应如能及时发现，用皮质类固醇控制，且移植片内皮又有足够的愈合储备时，通过健在的内皮细胞扩展及移行修复内皮受损区，移植片可恢复透明。否则，移植片变混浊，出现角膜后膜及大泡性角膜病变。

移植排斥反应与下列情况鉴别：①非特异性内皮功能衰竭：植片逐渐水肿，但不伴角膜后沉着物及眼前段炎症反应。②无菌性及感染性眼内炎：可见前房积脓及玻璃体炎症反应，抗感染抗炎症治疗有效。③上皮内长：上皮内长可出现与内皮排斥线相似的角膜后线，但上皮内长病例前房内类细胞样颗粒较典型白细胞大，且应用皮质类固醇症状及体征不减轻；虹膜前可见一薄膜，并且迅速出现青光眼，且抗青光眼药物治疗无效。④原有病变复发：与排斥反应引起的病变局限于植片，植床相对正常不同，病变复发可累及植床。

(3) 排斥反应的治疗：早期发现和早期治疗非常重要，排斥反应发生后几天才开始治疗者，逆转的可能性很小。治疗措施包括：①皮质类固醇激素：眼药水最初每半小时一次，每 1~2 天结膜下注射皮质类固醇，如为内皮排斥或联合排斥反应，或排斥反应较重，应全身用皮质类固醇治疗，要随访患者，待排斥反应控制后方可逐渐减少用药量，直到停药。一般治疗 1~2 周后移植片厚度恢复，排斥反应症状消失。②环孢素：如应用皮质类固醇不能控制病情，可应用免疫抑制剂环孢素，它能选择性抑制辅助性 T 细胞(Tm)和细胞毒性 T 细胞(CTL)，而促进抑制性 T 细胞(Ts)。环孢素的作用与剂量和给药途径有密切关系，局部应用有一定效果，但其使用刺激性大，患者依从性不好。若条件许可，可加全身用药，但连续用药时间需半年至一年。③新一代免疫抑制剂：如 FK506，可抑制干扰素、IL-2、IL-3 的产生，抑制 CTL 细胞的产生以及抑制多种转移因子受体的表达，有一定的应用前景。

(4) 排斥反应的预防：①手术时机的选择：角膜移植应尽量在炎症控制后、眼附属器病变已治愈的条件下进行，除非角膜发生穿孔或几乎穿孔，为挽救眼球而施行急诊手术。因为在炎症情况下，角膜缘血管高度充血，排斥反应发生率明显增高。②尽量避免采用大植片：穿透性角膜移植的植片直径尽量选择 7.5mm 左右，植片过小，易引起术后高度角膜散光，植片超过 8.5mm 者，排斥反应发生率明显增高，对于较大的角膜白斑，不必刻意全部切除，只要植床正常或接近正常，仍应选择 7.5mm 的植片，以降低排斥反应的发生率。③术前预防性用药：环孢素在抗原致敏的早期作用最强，因此，对于高危患眼，在术前数天开始预防性全身及局部使用环孢素可以降低术后发生排斥反应的可能性。④组织配型：ABO 血型不配与排斥反应有关已得到公认，HLA 配型的意义仍存在争论。

4. 持续性瞳孔散大　Castroviejo 首先报道了圆锥角膜穿透性角膜移植术后，可出现对缩瞳剂无反应的不可逆转的瞳孔散大，表现为固定性瞳孔散大、虹膜萎缩及继发性青光眼。前段荧光素造影显示受累患者虹膜严重缺血。永久性散大可能与扩瞳药物无关，而是其他血管神经因素引起。圆锥角膜患者术后早期阶段不宜使用散瞳药物。永久性瞳孔散大的患者可戴画有虹膜的角膜接触镜或深色眼镜以减少畏光症状。

5. 白内障　穿透性角膜移植可加速老年性白内障的进展，导致视力下降。其原因多为手术损伤晶状体如器械碰撞晶状体、过度前房灌注。术后持续性炎症、前房积脓或房水分泌过低均可影响晶状体代谢导致晶状体混浊。术后局部药物治疗可导致毒性白内障形成如前囊下混浊与抗胆碱酯酶药物有关，后囊下混浊与皮质类固醇激素有关。

预防及治疗措施包括：术前使用毛果芸香碱或术中使用乙酰胆碱或卡巴胆碱收缩瞳孔提供机械性保护屏障，术中使用黏弹剂不仅提供缓冲区，还通过保持前房深度增加手术操作空间，防止器械与晶状体的接触。已有老年性白内障改变的患者，特别是年龄超过 50 岁，由于白内障术后进展，应考虑穿透性角膜移植术联合白内障摘除术，以避免再次内眼手术影响植片透明性。术后皮质激素应逐渐减量至维持植片透明的最低剂量，一般情况下，血管化程度较轻的植床术后 3~6 个月可停止使用激素。

6. 感染性结晶样角膜病变　结晶样角膜病变是一种特殊的、无痛性角膜感染性疾病，主要发生在植片。角膜前部板层的病变多由草绿色链球菌菌落引起，表皮葡萄球菌可导致角膜后部基质的感染性结晶样角膜病。典型的特征为角膜基质结晶样物质沉积，可伴上皮缺损。抗生素治疗效果差。浅层板层角膜切除术可去除感染组织，有一定疗效，准分子激光治疗性切除已成功地用于治疗浅表感染性结晶样角膜病。如条件许可，可重复穿透性角膜移植术，预后良好。

7. 光毒性黄斑损伤　目前已有各种内眼手术显微镜光源引起的视网膜病变的报道，特别是当操作时间超过 100 分钟。光毒性为一种光化学过程，光和氧的相互作用形成自由基，随后损伤脆弱的视网膜细胞。症状包括手术后出现中央或旁中央暗点，视网膜水肿，数周至数月后逐渐有视网膜色素层的色素沉着及色素堆积。荧光造影显示慢性瘢痕增生，脉络膜高荧光窗样缺损及晚期高荧光，这些改变与 AMD 类似，病变后期可导致脉络膜新生血管。

术中可采取许多简单的预防措施，避免出现黄斑的光毒性损伤，包括药物缩瞳、转换同轴至倾轴显微镜光线照明，使用所需最低水平的照明强度、使用蓝光滤镜(光波小于 515nm)，尽可能地缩短手术时间。

8. 视网膜脱离　穿透性角膜移植术后视网膜脱离罕见，早期视网膜脱离诊断可有较好的结局。视力下降及不能解释的眼压下降是很重要的体征。因为术后早期阶段很难发现视力或视野小的改变，推荐定期使用间接检眼镜检查，特别是在术后 6 周内。如果不能看清视网膜，可行 B 超检查。如果证实发生视网膜脱离，只要角膜移植创口能耐受手术压力，应立即手术。如角膜植片透明度低，无法完成玻璃体视网膜手术，可去除原角膜植片，然后在临时人工角膜下完成操作，手术后更换新的角膜植片。

9. 黄斑水肿　穿透性角膜移植术后黄斑水肿是由前列腺素介导的慢性眼内炎症引起，无晶状体眼或人工晶状体眼术后更为常见。如果水肿时间持续，可发生视网膜囊样变性，严重影响视力。黄斑水肿传统的治疗方法是使用局部或全身皮质类固醇激素控制炎症，但无对照研究证实绝对有效。预防性全身或局部应用吲哚美辛似乎可阻止术后黄斑水肿的发生。如同白内障手术，穿透性角膜移植术后黄斑水肿一般可自愈，视力得到恢复。

10. 术后散光　穿透性角膜移植术后即使植片透明，如果存在高度散光也可导致视力严重不良。一般说来穿透性角膜移植术后的角膜散光值平均为 4.5~5.0D，约 10% 的植片散光度大于 5.0~6.0D。引起术后散光的原因是多方面的，主要与手术技术有关，如巩膜张力环缝线过紧或过松均可使角膜变形，导致出现椭圆形植床，或制取植片时操作失误造成角膜植片不规则或边缘倾斜。此外缝合过程中，缝线的张力、在角膜上的对称分布和位置对散光的形成也是重要影响因素。

术中的角膜镜或手术角膜计的应用有助于散光的评价，并可通过调整缝线的位置和张力控制散光。在进行检查前，应注意除去所有施加在眼球上的压力，如巩膜环、开睑器等。这种术中对缝线的调节有助于减少术后的散光，并使术后早期视力恢复更快。无论间断、单线连续缝合、双线连续缝合、间断加连续缝合，与术后远的屈光状态的关系都不明确，但一般认为连续缝合造成的散光要低于间断缝合。

应该认识到，无论进行怎样的努力，手术者仍可能在术后要面临散光造成的视力恢复的问题。如果眼镜能提供较好的视力，则可为患者配镜，眼镜不能较好地提高视力或患者无法耐受，可试戴角膜接触镜。配戴接触镜的患者必须警惕一些并发症的发生，如植片新生血管化、感染性角膜炎等，在无其他并发症存在的情况下，接触镜不会增加植片排斥的概率。高度散光而无法用镜片或接触镜矫正的患者，还有多种手术操作可以考虑，如角膜松解性切开是在较陡的子午线上进行切开而使植片变扁平。而角膜楔形切除联合加压缝合则是在较扁平的子午线方向操作以增加角膜陡峭程度。另一个选择则是屈光性激光角膜切削手术，即使不能完全消除散光度数，术后也常可使患者能耐受眼镜以减轻屈光不正。

11. 原发角膜疾病在受体的复发　穿透性角膜移植术后单纯疱疹病毒性角膜炎复发率报道各异，术后1~3年为10%~18%，术后15年增加至大约47%。临床上需要注意区别单纯疱疹病毒性角膜炎复发和植片排斥。单纯疱疹病毒性角膜炎复发时，可在植片与植床交界出现树枝状或地图状溃疡，这种情况下诊断不难。单纯疱疹病毒性基质性角膜炎通常表现为局限的基质炎症和水肿，伴随角膜沉淀物及前房内炎症，很难和移植排斥鉴别。治疗以抗病毒药物为主。

一些角膜营养不良穿透性角膜移植术后数年至数十年后可在植片复发，若影响植片透明性，可再次行角膜移植手术。

12. 供体疾病的传播　通过穿透性角膜移植术传播的疾病多为感染性疾病。最常见的是局部的细菌或真菌的感染，但病毒的全身散播和感染则更为危险。能通过大型器官移植或穿透性角膜移植传播的病毒性疾病包括狂犬病、乙肝。人类免疫缺陷病毒（HIV）、单纯疱疹病毒是否能通过角膜移植传播尚无定论。视网膜母细胞瘤是唯一确定的能通过角膜组织传播的肿瘤性疾病。此外一些造血系统源性肿瘤也有通过器官移植传播的危险。杜绝供体疾病传播的根本措施就是严格按照眼库标准进行供体眼球的采集、鉴定和保存。

第五节　板层角膜移植术

板层角膜移植（lamellar keratoplasty）是一种部分厚度的角膜移植术，它的理念是仅仅替换病变组织的角膜，完整保留健康的角膜组织，将相应厚度的植片移植到植床上，使得最小的损伤获得最大的收益。

早在1940年，Walther和Muhelbaner就描述了板层角膜移植的基本原理。1886年，VanHippel成功地施行了第一例异种板层角膜移植术，他把兔子的角膜移植于一位女孩，视力由指数改善到0.1（6/60）。2年之后，他又成功地完成了人的同种板层角膜移植，此后，板层角膜移植在欧洲盛行起来。Magitot和Mora.X（德国）、Elsching（捷克）、Filatov（俄国）、Franceschetti和Kiewe（瑞士）以及Paufique（法国）等，都在板层角膜移植方面作出了很多贡献。直至20世纪50年代，板层角膜移植仍为治疗角膜病的主要手术。此后，随着技术的完善，器械的改良，新鲜角膜材料的供应，缝合技术及手术设备的精良，以及对于角膜病原学认识的加深和应对排斥反应能力的提高，使部分穿透性角膜移植得以迅速发展。在发达国家，由于医师嫌板层角膜移植手术耗费时间及精力较多，而术后视力又比穿透角膜移植差等缺点，因此过去行板层角膜移植的许多病例改行穿透性角膜移植，板层角膜移植的临床应用大为减少。根据Arentsen 1057例角膜移植的资料分析，板层角膜移植在20世纪50年代尚占28.9%，但到20世纪70年代早已下降到3.2%。在国内，板层角膜移植仍较盛行，中山眼科中心在1973~1977年间，给1033例患者施行角膜移植，其中板层角膜移植占41.5%。由于国内社会上有大量活动性角膜病患者因药效不佳或角膜溃疡濒于穿孔需要紧急行角膜移植救治而又缺乏新鲜角膜材料，只能用灭活保存的板层角膜材料作应急性手术以挽救眼球，故目前国内各地使用板层角膜移植的术式仍较多。尽管现代的穿透性角膜移植手术做得很好，但是板层角膜移植手术在临床上仍有重要位置。

板层角膜移植具有许多穿透性角膜移植不能相比的优点：①手术较安全：由于手术无须切开前房，很少发生术后浅前房及眼内感染等合并症。特别对于有精神病或眼球震颤的患者，板层角膜移植应为首选。②许多眼病如严重化学伤或烧伤，大面积活动性炎症或溃疡，角膜新生血管特别多的广泛角膜白斑，角膜明显变薄等，不宜作穿透性角膜移植，但可行板层角膜移植，即使术后视力不佳，也可改善角膜状态而为日后的穿透性角膜移植提供较好条件，增加复明效果。③手术面积不受限制：可作任何形式或包括部分巩膜在内的板层角膜移植。④对移植材料的要求较低：手术时间可随意安排，即使是长期保存的灭活材料亦可使用。⑤排斥反应的发生率低：由于没有内皮细胞，板层移植排斥反应的发生率相当低，一般仅为4%~5%。

在过去的100年时间里，板层角膜移植术已经广泛运用于前部板层手术，随着科学技术的不断发展，板层角膜移植术逐渐出现了新的术式，最近20年逐渐运用于角膜内皮的替换。现代板层角膜移植术是指剖切不同层面的病变角膜组织后，在形成的植床上置换相应的病变角膜组织，按手术设计可分为前板层角膜移植术和后板层角膜移植术。在前板层角膜移植（anterior lamellar keratoplasty，ALK）术中，当植床只保留后弹力层和内皮层时就叫前深板层角膜移植术（deep anterior lamellar keratoplasty，DALK）。后板层角膜移植术（posterior lamellar keratoplasty，PLK）即角膜内皮移植术（endothelial keratoplasty，EK），主要包括板层角膜瓣下的后板层角膜移植术（endothelial lamellar keratoplasty，ELK）、深板层角膜内皮移植术（deep lamellar endothelial keratolasty，DLEK）、后弹力层剥除角膜内皮移植术（descemet stripping endothelial keratoplasty，DSEK）及角膜后弹力层内皮移植术（descemet membrane endothelial keratoplasty，DMEK）。这里我们详细介绍一下前板层角膜移植术和

DLEK 与 DSEK 两种角膜内皮移植术。

一、前板层角膜移植术

(一) 传统板层角膜移植术

【手术适应证】下列病例可考虑作光学性板层角膜移植：

1. 中浅层角膜白斑　因细菌、真菌或病毒感染，以及外伤所致的后遗性瘢痕，若只限于浅、中层，多数病例可得到良好效果。有些瘢痕(特别是化学伤和热烧伤引起的)新生血管较多，只要能把瘢痕及血管剖切干净，板层角膜移植就可取得光学效果。在爆炸伤病例，往往有多量的角膜异物，只要后层组织透明，仍可取得较佳效果。有时因为前层混浊太浓厚，即使在裂隙灯下，仍未能分辨后层组织是否真正透明，在这种情况下，可做好板层移植与穿透移植的两手准备，先试作板层移植，用 7.0~7.5mm 环钻划界作板层剖切，有时剖切至接近后弹力层时，可以剖出透明的植床而获得意外的光学效果，若发现后层仍然混浊，则改作穿透性角膜移植。

2. 各种实质浅层的角膜营养不良与角膜变性

(1) Reis-Bucklers 营养不良：这是西方国家角膜医师最常遇见的角膜营养不良，双侧显性遗传，早在 4 岁即可发病，患者感觉疼痛、异物感和畏光，到 16 岁就可有严重的视力障碍，裂隙灯检查可见 Bowman 膜平面有许多灰白色混浊的浅层病灶，略隆起而突入上皮层内，这些病灶位于角膜中央，呈进行性增多，以致 Bowman 膜逐渐为瘢痕组织所代替，流行的看法认为是浅层的角膜细胞产生异常胶原纤维而代替了 Bowman 层，如果因进行性血管翳使视力减退而影响工作，行浅层角膜切除仍失败者，需行板层角膜移植。手术常可缓解患者的症状，复发是常见的，必要时可重复作较深层的板层角膜移植。

(2) Salzmann 结节性营养不良或变性：此病的特点是角膜浅层散布着灰白色的结节状隆起病灶，通常有 4~5 个，有时累及瞳孔区，此等变性可见于陈旧的沙眼、梅毒、病毒等炎症疾病的角膜。若给合并沙眼的这类患者作板层角膜移植，首先要手术矫治眼睑和结膜的病变，术后早期常需要使用保护上皮的药物，如人工泪液、素高捷疗眼膏等，必要时加戴治疗性软角膜接触镜。

(3) 带状角膜变性：常发生于睑裂区浅层角膜，呈带状灰白色致密的混浊斑，其中有许多小泡(为角膜神经通道)。此病常发生于复发性葡萄膜炎的患眼，亦可能合并有甲状旁腺功能不全等全身性疾病。组织学上，为氨基酸盐沉于基底膜、Bowman 层及浅层基质的病变，如浅层基质广泛受累，试用 EDTA 治疗无效时，可行板层角膜移植而取得良好光学效果。

(4) 球状变性：为角结膜上皮下出现的球状飞沫样沉着物，其发生可能与紫外光刺激有关，多发生于中东及非洲，故又称气候性或地理性角膜病，板层角膜移植有效。

(5) 颗粒状角膜营养不良。

(6) 格子状角膜营养不良。

3. 角膜瘢痕虽然达角膜深层，但有希望剖切至植床透明，而全身情况或局部情况不适宜行穿透角膜移植的患者，如精神病患者及眼球震颤患者。

4. 应用带角膜缘的角膜板层组织可以治疗各种原因引起的角膜缘干细胞缺乏。

【手术禁忌证】粘连性角膜白斑和侵犯角膜深层的活动性感染病灶，原则上应禁忌作板层角膜移植。患有严重干眼症的眼睛，亦不适宜作光学性板层角膜移植。

【手术方法】板层角膜移植的大小、形状和深度，都应根据病情需要而定。在大小方面，可以是角膜内某一小范围乃至全角膜，甚至角膜连带角膜缘(如合并角膜干细胞缺乏)，或巩膜一起移植(如蚕食性角膜溃疡)。手术范围应该既包绕要切除的全部病灶，又要尽少地包绕有连带关系的正常角膜组织。

国外一般主张用较大的植片(8mm 以上)，从植片中央 2/3 获得好的视力效果。在形状方面，光学目的的板层移植用圆形的，环钻划界可取得较好的光学效果，如果属治疗性板层移植，可以是半圆形的、弯月形、指环形，甚至是四方形或三角形等，根据病情需要而定。有些病例，术前难以判断所需要的手术范围和深度，甚至有时在手术台上决定要改行穿透性角膜移植，故手术者应该在术前反复用裂隙灯检查患眼，必须熟悉和牢记患病角膜各部位的厚度及病灶分布的情况(特别是病灶累及的深度)，对深层组织情况不明者，要考虑到术中可能要改作穿透性角膜移植，故应做好一切临时改变术式的准备，在这种情况下，术时应先作较小面积的切开，以便必要时改变手术方式，使不致陷于被动。因此，作板层角膜移植应遵守先制植床后制植片的原则，等剖切好移植床之后，根据植床需要制作相应大小和厚度的移植片。为避免术中会遇到意外，最好做到术中有后备眼球材料或灭活保存的角膜材料，以供应急之需。

板层角膜移植的技术要求：①剖切植床的范围和深度，以切除全部病灶为度，原则上要求彻底清除混浊组织和新生血管，必要时可剖切到接近后弹力层以使植床透明。如进行角膜缘移植，植片应包括透明角膜内 0.5mm，角膜缘后 1.5mm 的范围，并带适当的巩膜组织以利于缝合。②植床的边界要尽量简单，适合用环钻划界者尽量以环钻划界，使植床植片接界良好吻合以利于伤口迅速愈合。③植床的边界要避免经过瞳孔区，以免接界瘢痕影响视线和引起散光。④植床和植片的边缘要垂直整齐，使植床植片有良好的吻合，以减少接界瘢痕的形成。⑤植床和植片均要力求平整光滑，以减少术后界面瘢痕的数量，有利于改善视力。

1. 植床的制作

(1) 选用合适的环钻：根据病灶范围而定，光学性板层角膜移植通常用 7.0mm 或 7.5mm 口径的环钻，尽量使病灶包绕在钻切范围之内。

(2) 环钻划界：调旋环钻内芯以控制环钻的深度，使环钻垂直于角膜而钻开角膜前半层(图 7-5-1)。

(3) 剖切移植床：用角膜镊提起环钻切口边缘，用尖剃须刀片从切口底部开始剖切，先剖出划界一部分角膜前层，观察植床底板是否透明，如发现植床底板仍有混浊，或残留有新生血管，则应进一步加深剖切，将其完全切除，直至植床底板透明。为使植床底板平整光滑，应使用高倍放大的手术显微镜，用镊提起要切除的角膜瓣，按同一板层平面进行剖切(图 7-5-2)，保持角膜干燥较易看清剖切界面，有利

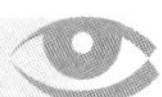

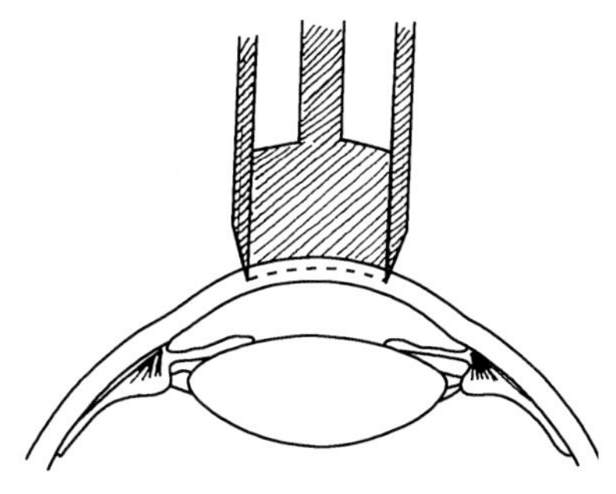

图 7-5-1　环钻垂直于角膜面钻开角膜前半层

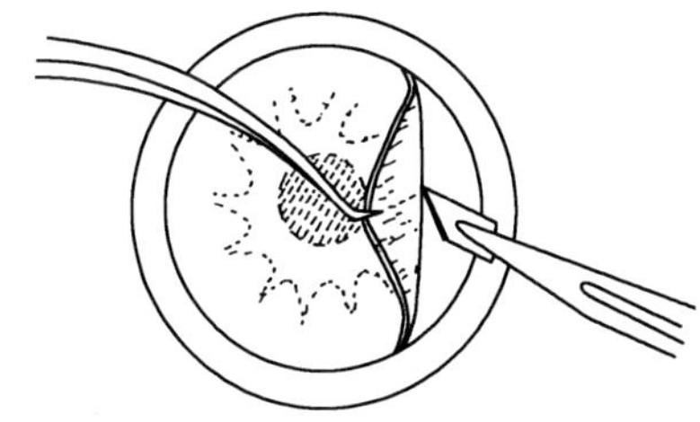

图 7-5-2　用尖剃须刀片沿着环钻切口底部作板层剖切

于操作，如要加深剖切，可先用 BSS 或 Ringer 溶液湿润移植床，使角膜底板的组织肿胀增厚，较易再划界切削深层组织。如需剖切至近后弹力层的深度，为预防移植床破裂，可在角膜缘用刀片作一小切口放出部分房水，以降低眼压。为使植床边缘垂直整齐，在完成环钻标记内的植床剖切之后，可用镊子提起植床边界组织，用刀片沿着已切好的板层界面向周边部稍作分离至超越环钻划界处 1mm，然后用弯显微角膜剪刀循环钻标界垂直剪除已剖开的划界内板层组织，其结果是不仅可获得垂直整齐的植床边缘，还可为缝合固定缝针提供了自然通道，以利于植床植片的良好吻合。

(4) 目前，应用自动显微角膜刀或飞秒激光还可获得相应厚度，界面光滑，厚度均匀的植床。

2. 植片的制作

(1) 移植片的基本要求

1) 移植片的大小、形状及厚度，要与移植床相一致。由于移植片会发生收缩，故移植片通常要比移植床大些，在 7.5mm 直径内的植床，植片要比植床大 0.1~0.2mm。移植床较大的，移植片要更大些。全板层角膜移植时，移植片的直径要比植床大 1mm 或更多，故需植片包括一些巩膜组织。这样才能使植床植片有良好的对合，可避免缝合时出现植片覆盖不全的现象。制取移植片的厚度时，要注意供眼角膜是否有水肿增厚的情况。如角膜材料水肿明显，则植片需取得稍厚些，待水肿消退后，植片的厚度就与植床相匹配了。如植片无明显水肿，则取其厚度与术时的植床深度相匹配为妥。如植片过厚，术后植片容易发生水肿而高出植床，影响伤口愈合。故临床上宁可植片稍薄些，也要避免过厚。一般来说，0.5mm 厚的植片可以适用于大多数情况。

2) 移植片的边缘要垂直整齐，要准确地与移植床相匹配。

3) 制成的移植片，其剖面要平整光滑，以求达到界面瘢痕少、光学效果好的目的。为此，剖切移植片时，刀片要按同一板层平面前进。

(2) 制取板层移植片的方法

1) 开放剖切法在眼球制取移植片

A. 小刀片取片法：用环钻划界切开供眼角膜板层（其深度与植床相匹配，一般切口深约 0.5mm）之后，用刀片按同一板层剖切移植片。在移植片的剖切过程中，重要的操作主要是撕而不是割，保持角膜干燥可使医师看清剖切的平面，要使植片与角膜底层保持 60° 左右的角度并拉紧植片，使之连续不断地看见界面的纤维发泡，用刀尖扫断发泡而呈白色的纤维，就很容易地沿一个平面使角膜板层分离。由于植片剖出后不能再修改，故剖切时力求平整，且镊子不应过多伤害植片边缘。为避免牵拉时镊子对移植片边缘的损伤，可以先剖切出理想厚度的全板层移植片，然后用环钻在眼球表面钻取或在硅胶枕上刻取出移植片。

B. 用电动角膜刀（castroviejo electro-keratome）剖切移植片：将眼球用纱布包绕巩膜后以手固定之，剪除眼球的残存结膜，距角膜缘 2~3mm 处作一巩膜板层切口，深度约 0.5mm，电刀装上 0.5mm 的厚度板后，术者左手提着眼球，右手拿电动刀，使刀与角膜呈 45° 倾斜，刀锋紧压眼球的巩膜板层切口，接通电流，电动刀即开始切割，很快就可见到角膜板层植片露出刀面，继续保持电刀压平角膜，匀速慢慢推刀前进（图 7-5-3），直至把带巩膜环的全板层角巩膜切出为止，然后根据植床的需要，用环钻刻取所需大小的移植片。这样切出的移植片厚度均匀，创面光滑平整，可取得良好的光学效果。

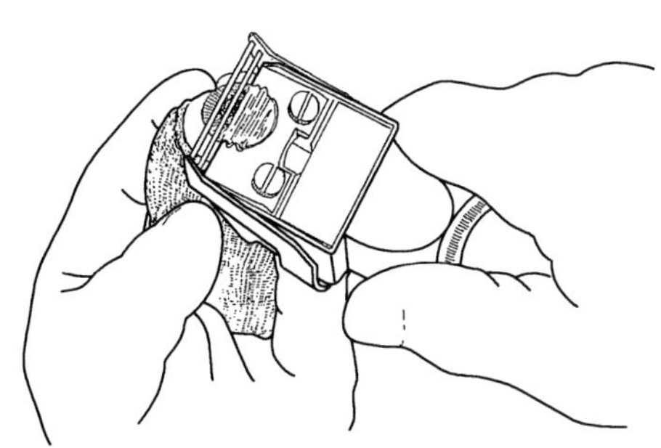

图 7-5-3　用电动角膜刀切取板层植片

2) 密闭法在眼球剖切移植片：此法在临床上最常使用，与小刀片取片法相比，既快捷，又可靠，得到的剖面较光滑。先用纱布紧绕眼球以提高眼压并保持规则的角膜弯曲面，然后用刀片在角膜缘作一深度适宜的板层小切口（一般深度约 0.5mm），以睫状体分离器或虹膜复位器由切口底部伸入，沿着一个板层平面前进，要注意器械的弯曲度与基质板层保持平行（图 7-5-4），切勿向下用力以免刺破眼球。在

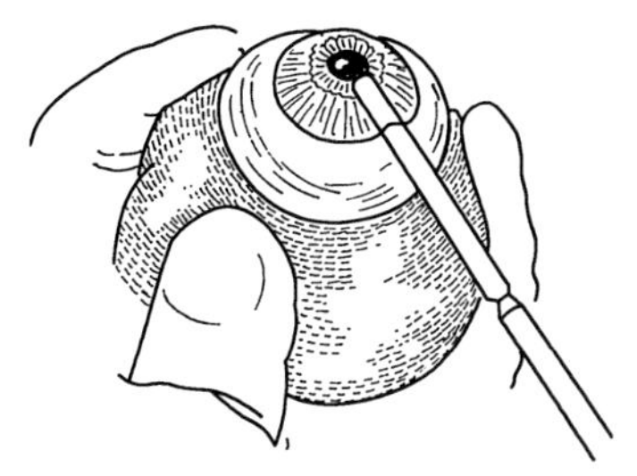

图 7-5-4　用虹膜复位器分离板层移植片

分离过程中，可使复位器摇摆前进，利用复位器的钝性力量撕开角膜板层。

3）在角膜片上剖切板层移植片：此法通常是在灭活保存的角膜片上进行，比在眼球上取植片麻烦些。先把干燥保存或甘油保存的角膜片复水，待角膜片恢复透明柔软之后，把角膜片的后半层缝合于纱布团上，然后用刀片剖切所需板层移植片（图 7-5-5）。为避免这种麻烦，可预先剖切成板层移植片然后干燥保存，通常制取 0.5mm 厚的带板层巩膜环的全板层角膜片进行保存，到要用时复水即可。

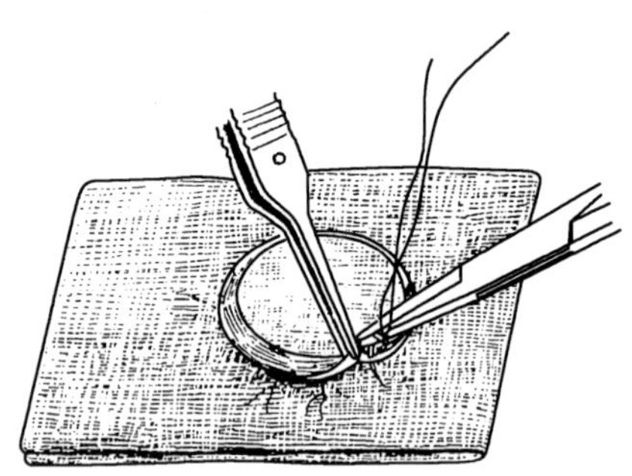

图 7-5-5　剖取板层角膜的固定

4）自动显微角膜刀剖切板层移植片：该法使用人工前房固定角膜片，根据植床的深度，使用自动显微角膜刀或飞秒激光剖切角膜片，取相应的环钻钻取而获得相应大小的板层移植片。该法获得的角膜片厚度准确均匀，界面光滑。

3. 移植片的缝合固定　制作好移植片之后，放入玻璃皿清洗保存，检查移植床有无异物及血迹残留，可用 B.S.S 或 Ringer 液冲洗植床，加大显微镜倍数仔细检查，一旦发现有棉花纤维或其他小异物，均应以小镊子清除干净，然后盖上植片，缝合固定。可用穿透移植的缝合方式，但板层移植只求做到边界接紧即可，无须顾忌前房渗漏，故缝合针数可以少些，针距可以疏些。

（1）间断缝合法：是全板层移植的常用方法。缝针由植片边缘内 1mm 处穿过全层，再经植床边缘底部，由植床边缘外 1mm 处穿出，呈放射状分布。间断缝线的数目随植片的直径而定，一般来说，4~6mm 的植片用 6 针，7~8mm 的植片用 8 针，9mm 以上者缝合 12~16 针即可（图 7-5-6）。所用缝线最好用 10-0 尼龙线，缝线结扎的松紧度要合适，要把线头埋藏于层间以减少刺激。在缝合过程中，如因移植片收缩引起张力过大，与移植床不能紧密接合时，可在角膜缘作一小切口，放出少量房水，然后再结扎缝线，使移植片与移植床边缘对合良好。

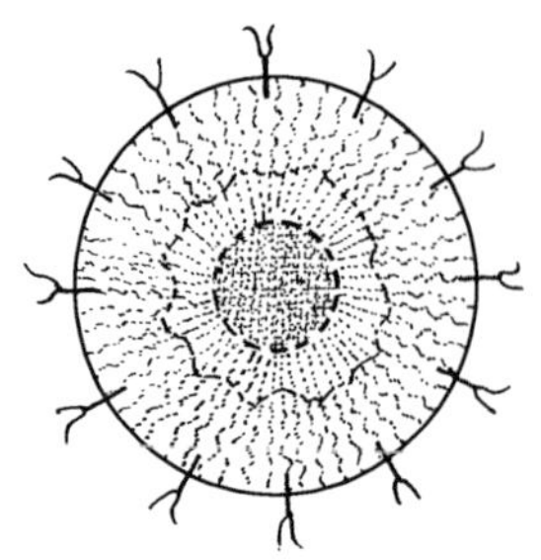

图 7-5-6　移植片的间断缝合固定

（2）连续缝合法：适用于光学性部分板层角膜移植，可避免多针间断缝线的线头刺激。先在 12：00、6：00、9：00、3：00 方位处作定位性间断缝线，然后从右上方开始连续缝合，方法同间断缝线，放射状分布，缝线针距要尽量均匀，针数随植片大小而定，7~7.5mm 的植片，一般缝合 12~16 针已足够（图 7-5-7）。缝合完毕后，可用制成弯钩的针灸针收紧每个线环，最后结扎缝线，把线结埋于植床外围的线道之中，然后拆除间断缝线。

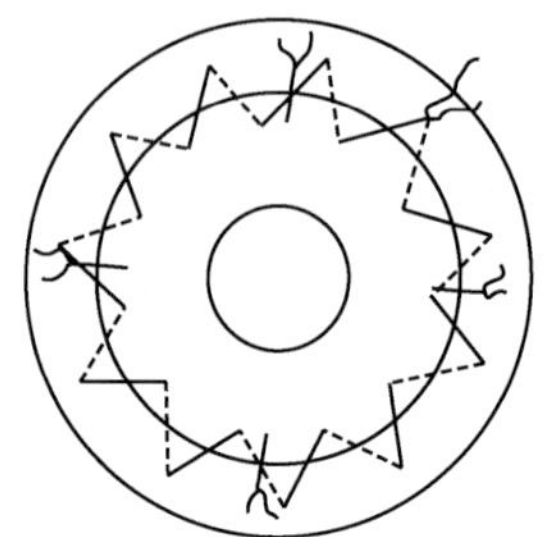

图 7-5-7　移植片的连续缝合固定

手术时，如植床切得很薄，特别是已剖切至接近后弹力层的术眼，在缝合固定植片的过程中，若缝得过深，有时会引起前房水渗漏，引起术后的层间积液，为避免此种意外，对植床已剖切得很薄的病例，缝针不宜穿越植床底部，而保持缝针在植床底稍前些的位置穿过为好。

【术后处理】手术完毕，可常规球结膜下注射地塞米松和广谱抗生素（如庆大霉素），涂广谱抗生素眼膏，如植片上皮完好，用绷带包扎术眼即可，如植片上皮缺损，则用绷带包扎双眼至上皮愈合止，术眼的绷带包扎要维持 5~6 天，术后轻压绷带对保证植片与植床平整愈合、减少植床植片间界面瘢痕有重要作用。术后应每天换药，用裂隙灯显微镜观察植片的透明度及伤口的对合情况。待移植片上皮修复后，可用激素和抗生素眼水点眼。在无血管角膜植床的角膜，要待术后 3~6 个月才能拆线；在有血管角膜植床的角膜，伤口愈合较快，如发现有血管长入缝线区或缝线已松者，可酌情提早拆除该处缝线。拆线后应给皮质类固醇和抗生素眼水滴眼一个时期。

【合并症】与穿透性角膜移植相比，板层移植的合并症少而轻。文献报道板层移植的合并症是穿透移植的 1/5。板层移植不会因前房消失而引起虹膜前粘连及青光眼等问题，其排斥反应也少见。板层角膜移植的并发症主要原因是手术指征选择不当、手术操作的缺点、新生血管形成、上皮缺陷与泪膜不健康、术后感染、旧病复发及排斥反应等。现分别讨论如下：

1. 术中可能发生的合并症

（1）植床穿破

1）环钻划界时穿破植床：是环钻过深所致，对大的破口，应缝合穿破处并推迟手术，或改作穿透性角膜移植。对微小的穿破，可延迟手术，亦可先暂作缝合关闭前房，改由另一侧剖切植床，最后才剖切穿破处。覆盖植片后，先缝合破口处，再缝合他处以尽量避免前房消失。缝合完毕后，如前房已经消失，则应注气恢复前房。

2）剖切植床底部时穿破植床：多由于瘢痕破坏了角膜

组织的板层结构，使剖切时难于掌握其水平面，或因溃疡太深，在切除坏死组织时穿破前房。如破口微小，可把剖开的角膜板层组织重新盖上，改从对侧剖切，破口处的病变组织留待最后切除，然后盖上板层移植片。若破口稍大，可在完成植床剖切之后，以一小块带内皮的薄层移植片填补在穿破口上，缝2针作内固定，然后再盖上板层移植片。缝合植片后，破口往往可自行闭合，术毕时已见前房自行恢复，否则应在角膜缘注气以恢复前房。如破口很大，即使勉强完成板层移植，术后亦可能因房水渗漏而造成植片和植床分离（即层间积液），或者前房不能恢复，最后可使植片变浊，故在发生大破口时应改作穿透性角膜移植。临床上，在角膜溃疡将溃破时手术，较易发生这种情况，宜先准备新鲜角膜，并尽量把植床直径控制在7.0~7.5mm，以便临时改为穿透性角膜移植。此时，可用小镊子夹住破口，从破口伸入剪刀剪开底层组织，直至环钻切口的边缘，再沿切口边缘剪除底层组织，移植上全层角膜移植片。

3）取植片时供眼眼球穿破：在切开划界时，如切口太深或用角膜刀剖切时压力过大，或不能保持水平进刀，均可使供眼眼球穿破。如无后备眼球，可以从剖开板层的旁侧依原切开的深度，用小刀慢慢剖出植片。

（2）植片过小：如制成的植片比植床小，将陷入被动局面。勉强缝合不能解决问题，结果会使术后崩线、伤口裂开或形成移植片后裂隙（即层间裂隙）。此时，最好重新做一个与植床相适应的较大的移植片。如无材料可以利用，可以把植床缺损面再扩大一些，再从供眼残余角膜上切取相等面积的一块植片接上缝合。如切口在角膜缘，亦可分离相邻的球结膜组织暂时覆盖此缺损面，待有材料时更换植片。

（3）植片过厚：要修薄植片不是容易做到的事，可把移植床作较深的切除，或把移植床的边缘作约1mm宽的潜行分离，以适应移植片。

（4）植片上皮面难辨别：较常发生于用电动角膜刀制取的角膜板层薄片。此时，可将植片浸于水中，角膜片会自行恢复原来的弯曲度，凸面便是上皮面。

（5）层间异物残留：可以是棉丝、线头或刀片碎屑。手术中应高度警惕异物残留。盖上移植片前应常规冲洗植床并用高倍显微镜检查，确保没有层间异物，然后才缝合移植片。

有时，在缝合过程中，结膜囊内残留的异物可随泪水漂流而渗入植床内。故手术结束之前，应常规再用高倍显微镜仔细检查一次。一旦发现有异物残留，必须及时清除。若到术后才发现异物残留，则已处被动状态。在这种情况下，必须密切观察，无不良反应者，可不作手术处理，若发现有严重反应（诱发新生血管、炎症浸润甚至感染等），则应及时手术处理，把植片掀开，去除异物及作相应处理后，再缝合移植片。

2. 术后可能发生的合并症

（1）移植片移位：这种情况罕见。如植床过浅、缝合固定不佳，患者揉擦术眼或过早拆线，则可能会发生移植片移位。在处理上，应立即重新缝合固定。是植床过浅的应适当加深植床，如植片不好，应予更换。

（2）缝线崩脱：较常见于用丝线或粗尼龙线缝合的病例。使用10-0尼龙线特别是埋藏缝线者，除非过早拆线，否则罕见这种情况。在处理上，若无移植片移位，继续给予绷带包孔或戴上软接触镜即可。

（3）植片后裂隙与层间积液：如植床植片大小不相适应，术后可有植片后裂隙，若手术时植床底板穿破而形成内瘘管渗漏房水，则可引起层间积液。如手术面积大，又有植床底板穿破，则很容易发生此种情况。若裂隙范围不大，使用加压包扎常能使裂隙消失而保持植片透明，如裂隙较大，积液较多，出现双前房状态，则可拆除附近一针缝线，并用虹膜回复器分离界面到裂隙部，引出层间积液，再重新缝合创口，术后用压迫绷带，通常可获得解决。亦可同时用虹膜回复器把一束粗尼龙线（7-0或8-0）引入层间间隙，线端留在创口外，以保持尼龙线的引流作用，术后用压迫绷带包扎24~48小时，常可消除层间积液，此时便可拔除引流的尼龙线。如患眼内皮功能不良，虽然没有植床底穿破，亦可发生层间积液，待内皮功能恢复，层间积液便可吸收。如果是植床植片面积相差较大，用上述办法处理难以收效，应该重作角膜移植手术，更换上一个大小相适应的新移植片。

（4）层间积血及新生血管：层间积血多见于植床底板有深层新生血管残留的病例。如果术眼角膜新生血管浓密，在术中很易出血，灼烧和压迫可以止血。缝合时，缝针穿过植床边缘有血管的组织时容易出血。在处理上，术时应把植床的新生血管剖切干净，如术前见患眼角膜有全层粗大血管，估计板层角膜移植无法把血管切除干净者，不宜作光学性板层角膜移植。如在缝合过程中出血，可先完成所有的缝线，留下一部分缝线待充分止血及清洗植片下出血之后才结扎。术毕加压绷带包扎，全身用止血药。术后如有新生血管长入植床或层间，亦容易发生层间出血，应加强局部皮质类固醇治疗，以抑制新生血管的生长。

少量的层间出血可自然吸收。如有大量的层间积血会引起植片的水肿混浊及引来更多的新生血管。

（5）感染：此合并症虽少见，但后果极为严重。常为供眼带菌，结膜囊带菌或手术中污染造成。多发生于术后2~4天之内。临床表现为植床植片交界面有化脓性浸润，常伴前房积脓。一旦发现，应立即手术处理，拆除植片送细菌学培养及药物敏感度试验，加深移植床，彻底去除植床感染灶的浸润组织，术中用广谱抗生素溶液冲洗植床底板及结膜囊，必要时可在植床底板处敷上一些对组织毒性较低的抗生素粉末（如头孢哌酮钠），然后盖上新的移植片。如为全层浸润，加深植床的板层剖切亦不能彻底清除化脓组织，则应改作穿透性角膜移植。术毕术后均应球结膜下及全身使用敏感的抗生素治疗，并密切观察病情，及时作相应处理。

（6）上皮延缓愈合与移植片溃疡：如术眼有眼睑缺损至闭目不全或有睑内翻倒睫未矫治者、眼表面组织不健康及泪膜不正常者，板层角膜移植术后容易出现上皮延缓愈合并因此而发展为移植片溃疡。在为化学伤、干眼病、严重沙眼及单纯疱疹病毒性角膜炎患眼行角膜移植时，均应特别注意上皮的愈合问题。一旦发现有上皮延缓愈合特别是出现移植片溃疡时，必须及时处理，否则溃疡可迅速加大加深直至角膜穿孔。在预防上，必须矫正眼睑缺陷才可做角膜移植，严重的干眼症患者不宜角膜移植。手术时，应该选用上皮健康的新鲜角膜材料，术中注意避免损伤移植片上皮。术后要注意保护上皮，血清制剂如素高捷疗软膏、人工泪液及治疗性软接触镜均能保护上皮，如已出现移植片溃疡，则需加用胶原酶抑制剂(如 Tathion、EDTA 等)及预防感染的抗生素滴眼。如果药物无效，可试行双眼绷带包扎。如果移植片溃疡大而深，或者溃疡迅速发展而无法控制者，可更换移植片，必要时可作睑缘缝合术。

(7) 排斥反应：板层移植片由于没有内皮层，其排斥反应发生率远较穿透移植低，为 4%~5%。如植床残留血管，或术后有新生血管长入植床或层间，则较易发生排斥反应。发病时视力下降、畏光流泪，结膜充血，可表现为上皮排斥线或基质排斥带。临床上，上皮排斥线较常见，但危害性不大，表现为波浪状隆起的荧光素染色线，常在数日内，排斥线由一侧向他侧发展，或由周边部向中心部发展，随后消失，上皮恢复正常透明光滑度，不留痕迹。基质排斥带较少见，但后果严重。表现为实质层水肿混浊，通常从近血管区开始发生，继而扩展至全移植片。如病情得不到及时控制，则移植片将变成浓密混浊直至坏死。

一旦发现基质排斥反应，应及时用足量强力的肾上腺皮质类固醇(如地塞米松)治疗，主要给药途径仍是滴眼和球结膜下注射。如病情严重，需加全身性治疗。近年报告使用环孢素滴眼治疗有效。经过上述治疗，多数病例可控制病情发展。

(8) 受眼原病变复发：病毒、真菌和细菌感染引起的角膜病变，以及某些角膜营养不良等疾病，板层角膜移植术后均有复发之可能。若能彻底切除病灶，并使植片植床吻合良好，当可大大减少复发机会。单纯疱疹病毒性角膜炎由于病变范围不易确定，且往往已进入深层，手术难以确定是否已彻底清除病灶，复发机会较高，故一般主张尽量作穿透性角膜移植以减少术后复发机会。若发现单纯疱疹病毒性角膜炎复发，需按单纯疱疹病毒性角膜炎治疗。如营养不良复发而使视力严重下降时，可重作角膜移植治疗。

(9) 层间结晶物沉着：此为类脂质沉着于植床植片交界面所致。在裂隙灯显微镜下，表现为细小的灰白色有闪光的结晶物。这些结晶物是层间炎症渗出物中的类脂质因不能吸收而堆积所致。多见于术前深层有浓密血管的角膜。少量的层间结晶物无不良后果，故无须特殊处理，如结晶物很多，造成界面混浊而严重影响视力者，可考虑重做角膜移植治疗。

(二) 前深板层角膜移植术

传统的板层角膜移植是在切除一定厚度的受体前部角膜组织之后，再将组织结构正常、厚度相当的供体角膜移植到相应的受体基质床上，尽管它也能一定程度地恢复角膜的透明性，但由于术后层间瘢痕的形成，角膜透明性的恢复往往不理想，因此主要用于治疗性或结构性角膜移植。穿透性角膜移植在恢复角膜透明性和提高视力方面的效果比较理想，但仍存在诸如术中损伤眼内组织、术后免疫排斥反应较板层角膜移植高等缺点，因此，人们不停探索来开发一种既能完全恢复角膜透明性、理想地提高术后视力，又能避免穿透性角膜移植缺点的新型角膜移植技术。深板层角膜移植就是在这一思路引导下开发成功的。深板层角膜移植的基本思路是 Archila 于 1984 年提出的，即将受体角膜基质层彻底剥除，暴露并完整保留其后弹力膜层，将供体角膜移植在完整保留后弹力膜的受体植床上。这种手术方式的优点在于患者术后不存在内皮型排斥反应；而且该手术的角膜透明性恢复与穿透性角膜移植术相当，散光却较其减少；此外，也能使角膜内皮不健康但基质健康的供体角膜材料得到充分利用，缓解我国角膜移植供体紧缺的困难。目前该手术的主要缺陷在于手术难度大，手术费时，难以完全暴露后弹力层，术中仍存在一定的后弹力层穿孔乃至撕裂的比率。随着手术技术的改进，该手术将会得到更大的推广应用。

【适应证】基质混浊但内皮功能健康者。

1. 圆锥角膜　无急性角膜水肿病史。
2. 角膜瘢痕　非活动性瘢痕且未累及后弹力层者。
3. 角膜营养不良　未累及后弹力层和内皮者。
4. 角膜真菌感染　未累及后弹力层者。

【禁忌证】

1. 原发角膜疾病　为内皮异常性疾病，如角膜内皮失代偿者。
2. 术前内皮细胞数量过少者。
3. 有角膜穿孔病史者。
4. 急性圆锥角膜病史者。

【术前准备】同穿透性角膜移植术。

【手术方法】

1. 植片制备　全厚植片制作同穿透性角膜移植术，此外，由于全厚植片保留供体内皮和后弹力层，易在交界面产生混浊和皱褶，因此我们需要去除供体内皮和后弹力层，以保持后基质面的光滑度。常用方法有以下几种：①用镊子夹紧基质边缘，用干的海绵棒造成后弹力层边缘微小脱离，然后用撕囊镊将后弹力层整片撕除；②用 2 支干海绵棒从角膜中央开始，轻而短促地摩擦，使后弹力层同内皮层擦拭掉。但该方法会造成断面，导致后基质面不够光滑，界面不规则。注意勿夹住基质本身，否则容易产生假组织面，很难剥离后弹力层。

2. 植床制作　制作植床的目的在于彻底剥离角膜基质直至暴露透明的后弹力层。手术方法众多，采取何种手术方法取决于角膜疾病的特征以及术者的个人经验。

(1) 角膜中央预先于施环钻区测厚，环钻深度为 300~350μm。环钻大小参考病变组织范围，多为 7~8mm，提起并拉紧浅表角膜层，在基质平面上逐层剖切，切除一定厚度的角膜基质。

(2) 采用 30G 号针头，将针头折弯一定角度，于 12 点近环钻边缘处斜行插入针头到角膜旁中央区，注意不要穿破角膜，加压推注过滤空气进入角膜，使后弹力层与最深层基质间形成一个大的近似圆形泡，这是理想的结果，少数情况形成相对较致密的基质白色混浊区，缺乏明显边界的小泡，可选择透明区重复操作 3~4 次。如果仍然不能形成大泡，可以按常规分层行前部板层切除术，然后用钝性灌注头注入平衡盐溶液使残余基质变厚(水分层)，又可按上述方法制作大泡。

前房穿刺，放出部分房水，降低眼压。

(3) 在旁中央区残留角膜基质层用刀片尖端沿角膜切

线方向挑开一小裂口,用无齿显微镊尖端钝性分离基质层,至有落空感,此时为后弹力层界面。用25号钝针插入基质袋内注入黏弹剂。凭借推注力,黏弹剂进入并分离阻力最小的层面,由此可分离后弹力层与最深层角膜基质这一潜在间隙。

(4) 用显微剪扩大切口,虹膜恢复器彻底分离角膜后弹力层与最深层基质,小心剪除角膜基质。

(5) 小心滴少量平衡盐溶液去除后弹力层表面残留的黏弹剂。

3. 移植片的缝合固定同传统板层角膜移植术,注意勿损伤后弹力层。

4. 术毕于穿刺口注入平衡盐溶液恢复前房。

【术后处理】同传统板层角膜移植术。

【手术并发症】

1. 后弹力层穿孔　根据文献报道,术中后弹力层穿孔率为4.4%~39%。如果环钻时发生角膜穿孔,缝合切口再进行手术,必要时可延期手术。如果术中穿孔时有基质覆盖后弹力层,破口通常会自闭。如发生微穿孔,于前房内注入空气可暂时密闭微穿孔继续手术,必要时可重复进行前房注气。如破口较大,则术中改行穿透性角膜移植术。

2. 术后双前房形成　术中后弹力层微穿孔可以导致双前房形成,于前房内注入空气泡封闭破口后,大部分双前房于术后1个月内消失,但角膜恢复透明的时间要长些。无后弹力层穿孔的病例,如为黏弹剂残留,大部分可自行吸收,必要时可以拆除部分缝线,用平衡盐溶液进行层间冲洗,术毕加压包扎。如由内皮功能不良引起者,随着内皮功能的恢复,双前房可以逐渐消失。必要时可以拆除部分缝线,放出层间积液,加压包扎后双前房可消失,如保守治疗无效,需行穿透性角膜移植术。

3. 青光眼　若前房内气泡较大,体位不当,可导致瞳孔阻滞性青光眼,不可逆性瞳孔散大,及青光眼斑出现。术后气泡不超过8mm,散大瞳孔,患者仰卧位可以预防。如出现眼压高,可予降眼压治疗,如合并明显的虹膜前粘连,药物治疗效果不佳,则送手术室放出部分气体,并行虹膜粘连分离。

4. 内皮细胞损失　术中后弹力层穿孔,前房注气,及术后高眼压都可以引起内皮细胞的损伤。根据文献资料,前房注气的病例组术后3个月内皮细胞丢失率为22.5%,而对照组6个月的内皮细胞丢失率为11%。如出现内皮失代偿,需行穿透性角膜移植术。

5. 植床基质残留　术中后弹力层微穿孔可导致部受体少量基质残留,但残留的少量基质并不严重影响视力的恢复。

6. 角膜扩张膨出　可能与供体角膜本身具有扩张的可能性或存在亚临床扩张性疾病有关,术前常规Obscan筛查供体角膜,可以预防该并发症。

7. 供体角膜上皮不愈合　术中应用深低温保存的供体时,术后一定要保护角膜直至上皮化完成。若是患者存在眼睑闭合不全,则需要行睑裂缝合术,应用绷带接触镜也有帮助。

此外,其他并发症同传统板层角膜移植术。

【术后处理】同传统板层角膜移植术。

二、后板层角膜移植术(角膜内皮移植术)

角膜内皮对于维持角膜的正常生理功能和透明度至关重要,由于角膜自身病变、手术或外伤等引起的严重角膜内皮损伤,如Fuchs角膜内皮营养不良、大泡性角膜病变等,引起角膜基质水肿混浊,使患眼丧失视功能。这类疾病在临床上日益增多,严重危害了人类的视觉健康。严重角膜内皮病变传统的治疗方法是穿透性角膜移植术,即用供体眼健康的全厚角膜植片更换病变的角膜内皮。角膜内皮细胞是衬附于角膜内表面的单层细胞,其厚度不及角膜全层厚度的十分之一,如果仅仅因为这一层细胞的病变,而将全层角膜组织进行更换,则会损伤过多正常角膜组织,也大大增加了术后移植排斥反应的可能性,因此,穿透性角膜移植治疗角膜内皮病变,不符合眼的生理状态。而且穿透性角膜移植手术还具有自身的并发症,如手术缝线引起的不规则散光,全层组织移植导致的免疫排斥风险增加,缝线刺激引起的植片感染及新生血管增生,以及术后创口的稳定性及防御能力降低等,这些并发症使患眼的视功能恢复缓慢,并将可能直接导致移植手术的失败。后板层角膜移植术,即角膜内皮移植术,可以选择性地更换异常的角膜内皮,而保持正常前部角膜基质的完整。目前临床上最常用的角膜内皮移植术包括深板层角膜内皮移植术(DLEK)和后弹力层剥除角膜内皮移植术(DSEK),已广泛运用于治疗大泡性角膜病变。

(一) 深板层角膜内皮移植术(DLEK)

1998年Melles首先提出了PLK术,并将其应用于治疗人工晶状体术后的大泡性角膜病变。随后,Terry等在PLK基础上改进手术方式和手术器械,并重新命名为DLEK。该手术方式仅仅更换患者病变的内皮层及一薄层的深部基质层,而保留患者大部分正常角膜组织,曾经被眼科界誉为角膜移植术的重大突破,在1998~2005年间被欧美等发达国家广泛用于治疗角膜内皮失代偿,并取得明显优于穿透性角膜移植的疗效。DLEK与常规PLK比较有一些特殊的优点:①受体角膜表面完全没有缝线和切口,因此具有更加光滑的角膜表面,几乎完全保留了原有的角膜表面的球面性质;②术后具有更加稳定的角膜结构,可以耐受较高的压力变化;③消除了缝线的并发症;④术中没有开天窗,因此术中、术后的并发症少,术后感染的概率降低。但DLEK并不完美,也存在一定缺陷,例如:①需要复杂的板层剖切及剪除患眼深部角膜基质,不但手术较复杂,而且还损伤了部分正常的角膜基质;②大部分手术操作在前房中进行,容易损伤眼内结构(如虹膜、晶状体等),术后炎症反应较重;③术中对内皮植片的操作较多,会造成内皮细胞的损伤,可能导致术后植片功能衰竭;④因板层剖切,术后可能出现角膜层间瘢痕、角膜散光等而影响视力;⑤无法同时进行白内障手术和其他联合手术。因此,该手术的推广普及受到了一定的限制。

【适应证】治疗各种原因引起的大泡性角膜病变

1. 无晶状体眼或人工晶状体眼的大泡性角膜病变。

2. Fuchs角膜内皮营养不良。

3. 虹膜角膜内皮综合征(ICE综合征)。

4. 穿透性角膜移植术失败者。

【禁忌证】前层角膜基质内形成瘢痕的患者。

【术前准备】同穿透性角膜移植术。

【手术方法】

1. 大切口的 DLEK

(1) 植片制备：取供体眼球或人工前房固定的供体角膜，在角膜缘后 1mm 行角巩膜缘切口，宽度 9mm，深度为 350~400μm。先用隧道刀分离至透明角膜 1mm，然后伸入板层分离器完整分离角膜基质。供体角膜内皮面向上，选择与植床大小相同的环钻钻取植片。

(2) 受体准备：上方 12 点位或颞侧角膜缘外 1mm 制作平行于角膜缘的巩膜切口，宽度 9mm，深度为 350~400μm。

(3) 在主切口两侧制作穿刺口，可注入黏弹剂调节眼压和维持前房。

(4) 按照供体同样方法完成角膜板层分离，形成角膜缘到角膜缘的角膜基质口袋。可以在口袋内注入少量台盼蓝溶液，以便于观察板层之间的分界面。

(5) 用 Terry 环钻（扁平环钻或角膜内环钻）伸入基质口袋内钻取后板层制作植床，直径 7.5~8.5mm，之后用特殊的板层内剪刀剪除后板层组织。

(6) 抽吸清除前房和角膜基质口袋内的黏弹剂。

(7) 于穿刺口注入过滤空气形成前房。

(8) 供体内皮面用黏弹剂保护，内皮面向下置于 Ousley 铲上。通过角膜缘切口送入前房，轻轻上抬移植铲将植片放置在植床部位，贴住前部基质，然后取出移植铲，使移植片自动与植床、前基质贴附。

(9) 前房内注入气泡充满前房以稳定植片。10/0 尼龙线间断缝合角膜缘切口 3~4 针。

(10) 通过穿刺口，用 Sinskey 钩调整植片位置。

(11) 10 分钟后经穿刺口放出部分气体，用平衡盐溶液置换气体，使气体直径为植床的 75%。

2. 小切口 DLEK

(1) 供体制备：供体眼球或人工前房固定的供体角膜，在角膜缘后 1mm 行角巩膜缘切口，宽度 5mm，深度为 350~400μm。先用隧道刀分离至透明角膜 1mm，然后伸入板层分离器完整分离角膜基质。供体角膜内皮面向上，选择与植床大小相同的环钻钻取植片。

(2) 受体准备：角膜上皮水肿明显或上皮下纤维化者刮除角膜上皮。用直径 7.5~8.5mm 环钻在上皮面压出印痕，用标记笔标记印痕，作为角膜后板层基质剪除的范围。上方 12 点位或颞侧角膜缘外 1mm 制作平行于角膜缘的巩膜切口，宽度 5mm，深度为 350~400μm。

(3) 在主切口两侧制作穿刺口，可注入黏弹剂调节眼压和维持前房。

(4) 按照供体同样方法完成角膜板层分离，形成角膜缘到角膜缘的角膜基质口袋。可以在口袋内注入少量台盼蓝溶液，以便于观察板层之间的分界面。

(5) 沿标记线用刀片切开后板层基质，之后用特殊的板层内剪刀沿标记线剪除后板层组织制作植床。

(6) 抽吸清除前房和角膜基质口袋内的黏弹剂。

(7) 于穿刺口注入过滤空气形成前房。

(8) 供体内皮面用黏弹剂保护，用 Charlie 植入镊以玉米卷的方式将植片折叠，通过角膜缘切口送入前房并展开植片。

(9) 10/0 尼龙线间断缝合角膜缘切口 3~4 针。前房内注入气泡充满前房以稳定植片。

(10) 通过侧切口，用 Sinskey 钩调整植片位置。

(11) 10 分钟后经穿刺口放出部分气体，用平衡盐溶液置换气体，使气体直径为植床的 75%。

DLEK 术后角膜屈光度变化不大，角膜表面没有缝线，但是手术复杂，手术技术要求高，眼科医师的接受程度有限。

（二）后弹力层剥除内皮移植术（DSEK）

2004 年，Melles 等首先报道，在离体眼球内能成功完整地剥除角膜后弹力层和内皮层，而不损伤角膜基质。Melles 等的研究为 DSEK 手术的发展奠定了基础，因此，Melles 被公认为 DSEK 技术的开拓者。2005 年，Price 等首先报道了 DSEK 治疗 Fuchs 内皮营养不良和大泡性角膜病变患者的临床疗效，尽管仍存在必须解决的问题，DSEK 已显露出良好的应用前景。该手术方式仅仅剥除患眼病变的内皮层和后弹力层，不需要板层剖切患者角膜基质，因此，DSEK 比 DLEK 操作简单，保留了患眼全部的正常角膜基质，对角膜和前房的创伤小，术后炎症反应轻。同时，DSEK 的创面比 DLEK 光滑，术后层间瘢痕轻，角膜散光小，术后视力恢复快。迄今为止，与 PK 和 DLEK 比较，DSEK 是最接近眼生理状态的一种手术方式。根据美国眼库协会提供的统计数据，2006 年，该协会向各家医院提供的供体角膜，有 45% 用于 DSEK。目前的研究肯定 DSEK 卓越临床疗效的同时，也指出了 DSEK 术后存在植片较高移位率这一必须解决的问题，并探索了各种改进的方法。通过技术的改进（如 Price 的穿刺排液技术，Terry 的周边刮创技术等），DSEK 后植片移位率由初期的 13%~35% 下降到 3%~4%，有力促进了 DSEK 的发展。因此，由于它卓越的临床疗效和 DSEK 技术的逐渐完善，在欧美等发达国家，DSEK 已取代 PK 和 DLEK，逐渐成为治疗角膜内皮失代偿的主要手术方法。

DSEK 手术目前主要由手术者徒手进行剖切，植床及植片表面的平整度较难把握，最近 1~2 年，随着自动板层角膜刀的应用，即后弹力膜自动剥离角膜内皮移植术（Descemet's stripping automated endothelial keratoplasty，DSAEK），角膜板层的剖切也变得越来越简易、快捷、安全、精确。特别是飞秒激光（femtosecond laser）技术应用于角膜板层剖切，可使角膜板层创面的光滑度达到理想化的程度，飞秒激光辅助的 DSEK，术后角膜板层理论上可达到无瘢痕愈合，这将大大提高 DSEK 术后的光学效果。这些技术如能与 DSEK 手术完美结合，有望使 DSEK 发展成为程序化的简便易行的手术方式，使 DSEK 的应用前景更为广泛。

【适应证】、【禁忌证】和【术前准备】同 DLEK。

【手术方法】

1. 植片制备　角膜供体眼球或人工前房固定的供体角膜植片，在角膜缘后 1mm 行角巩膜缘切口，宽度 5mm，深度为 350~400μm。伸入板层分离器手工完整分离角膜基质；或者用自动板层角膜刀或飞秒激光进行层间切削，深度 300~350μm。然后将供体角膜内皮面向上，选择与植床

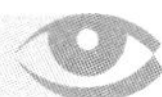

大小相同的环钻钻取植片。在植片中央滴入少量黏弹剂，沿切削层间将内皮植片与前基质层分开，并将内皮植片内皮面向内 40/60 对折待用。

2. 植床准备 角膜上皮水肿明显或上皮下纤维化者刮除角膜上皮。用直径 7.5~9mm 环钻在上皮面压出印痕，用标记笔标记印痕，作为角膜后弹力层剥除的范围。上方或颞侧角膜缘外 1mm 做水平切口，宽度 5mm，深度为 350~400μm，制作角巩膜隧道至透明角膜 1mm 后穿入前房，不扩大切口。主切口两侧制作侧切口。前房内注入黏弹剂支撑前房，用 Sinskey 钩沿标记线划开角膜后弹力层，用宽的剥离钩完整剥离标记范围内的角膜后弹力层。

3. 抽吸清除前房内黏弹剂，用 Terry 刮刀搔刮植床周边 1~1.5mm 角膜基质，以利于植片的贴附。

4. 扩大切口，于前房内注入平衡盐溶液加深前房，用植入镊夹住植片自主切口植入前房。

5. 10/0 尼龙线关闭主切口，自侧切口注入平衡盐溶液加深前房后展开植片。用 Sinskey 钩调整植片位置。

6. 自侧切口注入过滤空气充满前房。

7. 于上皮面按摩挤压角膜 10 分钟，排出层间液体；放出部分气体，至气体平卧时刚好超过植片边缘，必要时使用 1% 阿托品散瞳，预防瞳孔阻滞。

DSEK 还可以联合超声乳化白内障吸除 + 人工晶状体植入术等眼内手术。

【术后护理】角膜内皮移植术毕平卧 30~60 分钟，将患者平移至手术车，推回病房后平移至病床，术后 24 小时尽量保持平卧位，术后 3 天加压包扎术眼，术后 7 天避免揉眼和头部剧烈运动。其余同常规板层角膜移植术。

【手术并发症】

1. 供体植片移位 角膜内皮细胞移植术后最主要的早期并发症为供体角膜植片移位。在最初开展的 DSEK 术后报道的供体角膜植片移位率高达 50%。随着技术的改进，目前约为 5% 的移位率。由气体过少、揉眼、不当体位引起者，重新注入适量空气，调整植片位置，加强术后护理；由黏弹剂残留引起者，抽吸清除残留的黏弹剂后复位植片；由内皮功能不良引起者，复位植片，促进内皮功能的恢复，必要时更换植片；如果植片移位至玻璃体腔，则需重新更换植片，加用锚定缝线的方法可以减少植片移位。

2. 术后双前房 如积液少，可用促进角膜内皮功能恢复、加压包扎等保守治疗。如积液较多，可通过前房注入过滤空气，在透明角膜表面作 3~4 个穿刺切口至角膜植片与植床之间，并用虹膜恢复器在上皮面按摩，来放出层间积液，使双前房消失，术后用压迫绷带，通常可获得解决。由于植片植床大小相差过大引起者，如上述方法不起效，则需更换植片。由内皮功能不良引起的双前房，随着内皮功能的恢复，双前房可逐渐消失，如不能逆转需更换植片。

3. 眼压升高 术后早期眼压升高往往与前房内气体过多而引起的瞳孔阻滞有关。术后如气体较多，注意散瞳，保持平卧位。如发生瞳孔阻滞性青光眼，经散瞳、放出部分气体、降眼压处理后，大部分都可以恢复正常眼压，如果有严重的虹膜周边前粘连，需行房角分离术。

4. 主切口制作不良 如角巩膜隧道提前穿破，可更换位置重新制作或者改行穿透性角膜移植术。

5. 伤口渗漏 渗漏范围小可戴软性接触镜或加压包扎双眼，如前房不形成，应重新缝合渗漏区，重建前房。

6. 感染 处理同穿透性角膜移植术。

7. 角膜内皮植片排斥反应 Terry 报道在 100 例 DLEK 中，有 4 例在术后 6 个月内发生角膜内皮植片的排斥反应。这 4 例排斥反应发生前都没有按照要求局部使用皮质类固醇滴眼液。在恢复局部使用皮质类固醇类药物后，4 例患者的炎症反应得到控制，角膜保持透明。

8. 白内障 白内障形成与手术操作损伤晶状体，术后炎症与应用激素有关。术后半年，待植片贴附牢固后方可行白内障手术。

9. 原发性移植片内皮功能衰竭 与供体材料不良或手术操作不当严重损伤内皮有关，如果发生原发性移植片内皮功能衰竭，应早期更换植片。

10. 植片后弹力层脱离 可能与术中操作过多，供体后弹力层黏附疏松有关，可前房内注入过滤空气复位，如继发移植片内皮功能衰竭，则需要更换移植片。

此外，角膜内皮移植术进行板层分离时可能穿通角膜；DLEK 术后由切口形成的纤维血管膜可能长入供体和受体层间等并发症。

第六节 治疗性角膜移植

治疗性角膜移植术（therapeutic keratoplasty）实际上是光学性角膜移植适应证范围的扩展，其主要目的在于控制角膜病变、重建眼表及角膜结构的完整性。此类手术主要应用于药物治疗无效的严重角膜病变以及相关并发症。治疗性角膜移植术通常是急诊或亚急性手术，其术后视力恢复是次要的，然而在成功的手术治疗病例中，患者的术后视力也会一定程度提高，甚至达到意外的复明效果。

治疗性角膜移植分为穿透性移植及板层移植。手术方式的选择取决于病变的性质、大小、部位、程度、阶段及对药物治疗的反应等。由于治疗性角膜移植手术方式的选择需考虑的因素较光学性角膜移植复杂，因此其手术设计多种多样，很难有统一的手术方式。我国是发展中国家且人口众多，感染性、外伤性角膜病占重要地位，自身免疫性角膜病也不容忽视，当药物治疗无效角膜有穿孔危险或已经穿孔时，则需行治疗性角膜移植，方能挽救患眼，所以研究和开展治疗性角膜移植在我国具有更重要的意义。

一、化脓性角膜溃疡

细菌、真菌性、阿米巴角膜炎的药物治疗近年来有明显的进步，但是仍有一些耐药性强的细菌、真菌及阿米巴对药物治疗不敏感或患者就诊不及时，导致规范药物治疗下，角膜溃疡仍进行性发展以至于濒临穿孔或已经穿孔，眼内容物脱出，危及患眼的完整性，此时应该进行治疗性角膜移植术。手术的目的在于将感染灶完全清除或者修复角膜及眼球的结构及功能。手术后应根据送检角膜的病原学、病理学检查结果及术后反应继续或调整药物治疗，尽量减少内眼感染的可能性。

【手术适应证】

1. 大剂量抗生素或抗真菌药物治疗 2 周以上，角膜病灶不能控制，进行性发展为全角膜浸润和组织坏死，有穿孔先兆时，应争取病灶在7mm以内时行穿透性角膜移植。

2. 角膜溃疡范围虽局限，但侵犯达角膜基质深层，伴有大于3mm的后弹力层膨出时，随时有穿孔危险，亦需考虑行治疗性角膜移植。

3. 角膜溃疡面积大于8mm，合并较大角膜穿孔，随时有眼内容物脱出危险者，虽然角膜移植片保持透明的概率较低，仍应争取尽早行治疗性角膜移植。全角膜化脓，大面积穿破者需行全角膜移植或眼前段重建。

4. 角膜溃疡穿孔后无前房或仅有部分浅前房，同时眼压增高，形成继发性青光眼者。

【手术方式】角膜溃疡化脓浸润未达角膜全层，可采用板层角膜移植，但病灶区的植床必须剖切至透明，如剖切接近至后弹力层仍有浸润混浊，则改行穿透性角膜移植。药物治疗经久不愈形成全层角膜浓密化脓浸润，或角膜中央区穿孔，前房消失等情况下，宜选择穿透性角膜移植，再根据角膜溃疡浸润坏死的面积，决定采用部分穿透性角膜移植、全角膜移植，或眼球前段重建手术。真菌性角膜溃疡由于真菌菌丝容易穿透角膜后弹力层，甚至侵入前房，为了彻底切除病灶，避免术后复发感染，以选择穿透性角膜移植为宜，板层角膜移植只适用于确定病灶可以板层切除干净的病例。

1. 术前准备　一旦决定进行治疗性角膜移植手术，就要对患者进行全面的术前检查。由于视轴区域的屈光间质混浊，往往无法直接进行玻璃体视网膜的检查。然而无论如何，只要有可能，就应该尝试散瞳直接检眼镜检查。如果无法全面、清楚的窥视眼底，而角膜的穿孔没有大到影响眼球完整性的情况下，建议行眼部"B"超检查，了解眼后段及视网膜的情况，还可以通过评价玻璃体情况来判断有没有眼内炎。总之，感染性角膜溃疡的患者在接受治疗性角膜移植手术时，手术医师应该意识到有随之而来的眼内炎的可能性，对于真菌性角膜炎、角膜穿孔和曾经做过晶状体摘除的患者，治疗性角膜移植手术后发生眼内炎的风险更大。

手术前，对没有穿孔的患者应注意眼压情况。充分的眼压控制是十分必要的。对于眼压明显升高和晶状体-虹膜隔前移的角膜穿孔患者，需静脉滴注甘露醇，减少玻璃体容积。使晶状体-虹膜隔后移，前房角重新形成。对于有晶状体眼、后房型人工晶状体眼或者虹膜与伤口粘连的患者，在手术前应给予2%的毛果芸香碱缩瞳，保护晶状体，维持晶状体-虹膜隔的结构，对于防止术后感染向眼球后段扩散很有帮助。

感染性角膜炎在进行治疗性角膜移植手术前，应该针对病原菌进行局部和全身药物治疗，建议使用对致病菌敏感和穿透力强的抗生素，这样角膜、房水和玻璃体可以达到甚至超过大多数病原菌的最低抑菌浓度(*MIC*)，术后也应该局部和全身使用敏感抗生素至少2~3天。

治疗性角膜移植供体材料的筛选标准和光学性穿透性角膜移植供体的标准相同。当没有新鲜材料时，也可以使用液氮冷冻保存或者干燥以及甘油溶液保存的角膜材料。手术医师在进入手术室之前，应该对角膜移植手术植片大小有合理的预测。切除的病变角膜组织应常规进行病理检查，明确病变性质，同时指导后续药物治疗。

2. 手术要点　治疗性角膜移植的手术基本技巧同光学性角膜移植，但又有特殊要求。

(1) 确定病灶切除范围：治疗性角膜移植手术的目的是切除所有坏死或者感染角膜组织。为了彻底清除感染灶，角膜环钻应该以感染或穿孔处为中心，切除范围应包括病灶周围1mm的健康角膜，这样可以在溃疡灶和植床间最大限度保留健康角膜组织。

(2) 植片的制备：供体角膜的钻取和光学性角膜移植手术相同。植片一般比植床大0.25~0.5mm。病灶外形不规则或偏中心时，常常需要徒手制作植片。可以采用环钻、刀片、卡尺确定移植床的边界，然后用钻石刀或刀片制作移植片及移植床。

(3) 制作植床：角膜穿孔的患者由于眼压变低，巩膜硬度下降，增加了环钻植床的困难。制作植床时，不要对眼球加压，否则将导致眼内容物的脱出，可使用一体式开睑器(self-retaining speculum)或者眼睑缝线减少对眼球的压力，环钻划界后，用钻石刀沿划界线切穿植床角膜，黏弹剂的保护下，用角膜剪去除病变的角膜组织，完成植床的制作。也可使用真空吸附环钻，如Hessburg-Baron环钻制作移植床，以避免对眼球加压。术中应常规缝置Flieringa环支撑巩膜。

(4) 植片与植床的缝合技术：感染性角膜炎行治疗性角膜移植应该采用间断缝合方式，缝合深度约为角膜厚度的2/3。因为移植床水肿明显，术后缝线易松脱，应增加缝线的数量，并且移植床侧的跨度要比光学性角膜移植手术略大，采用跨度较长的间断缝线并保持中等张力是为了避免缝线对坏死的角膜组织产生切割作用。术后缝线处出现明显的炎症、新生血管或者感染复发的情况时，可早期选择性拆除缝线。

(5) 形成前房：植片与植床对位缝合后，前房能否形成直接关系到手术的成败。要求用平衡盐液形成水性前房，这对于预防术后虹膜前粘连和继发性青光眼有重要意义。若注液后完全无前房或只形成局部前房，提示虹膜与角膜切口之间存在粘连，应进行分离，可在角膜缘处作5mm切口，用虹膜恢复器进入前房虹膜前粘连处，缓慢推进，可顺利分开位于创口内的虹膜前粘连，然后再注液重建前房。如形成前房仍不理想，可改用黏弹剂重复上述步骤重建前房，术后使用降眼压药物防止一过性的眼压增高。

【手术注意事项】

1. 真菌性角膜溃疡穿孔，虹膜与角膜病灶粘贴在一起，致病性真菌更容易侵犯虹膜，因此，术中见虹膜表面有纤维性渗出物要清除，并使用抗真菌药物如氟康唑进行冲洗。嵌入角膜穿孔处的虹膜肿胀明显时，可部分切除，缺损区尽量缝合修复。

2. 病灶范围较大需要做8.0mm以上的植床者，至少应做2处周边虹膜切除，便于前后房交通，预防青光眼。

3. 行治疗性角膜移植手术时，尽量不要行其他的眼内手术。非必要者不摘除晶状体，因为完整的晶状体-虹膜隔可以产生保护屏障，防止病原体向玻璃体内迁移，引起感染性眼内炎。术中应该使用含敏感抗生素的平衡盐溶液反复冲洗前房，并仔细检查虹膜表面是否有感染性结节，可确认的虹膜感染灶应该切除并且送培养。当怀疑有玻璃体的感染时，尤其是无晶状体眼，应该做玻璃体的培养。当致病菌明确革兰阳性菌时，应该向玻璃体腔内注入万古霉素。

4. 如术中发现无法切除干净病变角膜组织，则改行穿透性角膜移植。

5. 对于感染性角膜病变，切除的角膜组织要进行病理检查和培养，以明确诊断及指导术后用药。

二、单纯疱疹病毒性角膜炎

单纯疱疹病毒性角膜炎为最常见的角膜溃疡，而且在角膜病中致盲率占第一位。本病的临床特点为反复发作，由于目前尚无有效控制复发的药物，多次发作后角膜混浊逐渐加重，并出现新生血管，最终导致失明，一般情况下，手术的适应证是有明显的残留角膜瘢痕，并选择在静止期、药物控制的情况下手术。但是对于角膜穿孔或行将穿孔的患者，或为了去除反复免疫炎症反应产生的病毒抗原物质，可以进行治疗性角膜移植术。近年来认为单纯疱疹病毒性角膜炎基质型在配合药物治疗的情况下，活动期行穿透性角膜移植术，也有可能达到好的治疗效果。

【手术适应证】

1. 角膜炎活动性炎症病灶局限于 7.0mm 以内，合并角膜后弹力层膨出或角膜穿孔者。

2. 单纯疱疹病毒性角膜炎频繁复发，病程迁延，严重影响视力，而且再次复发前视力不高于 0.1，这类患者可在炎症稍缓解时，抓紧时机行治疗性角膜移植，不应过分强调炎症静止期手术，以免未等炎症静止又再次复发，使角膜病变扩大，新生血管增多，进而波及角膜后弹力层或发生溃疡穿孔，错失手术时机，使角膜移植预后更差。

手术技巧参见角膜移植章节以及治疗性角膜移植治疗化脓性角膜溃疡部分。HSK 角膜移植手术的成功取决于炎症的程度、新生血管的情况、显微缝线的使用和技巧以及手术后合理使用皮质类固醇激素。

三、眼前段严重烧伤

酸、碱化学性烧伤和热烧伤是造成眼前段严重烧伤的主要原因，其临床表现严重，病情进展迅速，往往对角膜和视功能造成严重损害，是我国较为常见的致盲性眼病。在烧伤的早期，由于眼部炎症反应明显，手术常会引起较多并发症，因此，一般以保守治疗为主，待眼部炎症反应静止（伤后 1 年）后再行手术治疗，提高视力。但是严重的角膜烧伤往往造成角膜进行性溶解变薄，甚至角膜穿破，眼内容物脱出，出现此种情况，应立即行角膜移植，尽量挽救视力。

（一）术前检查和评估

眼前段烧伤的严重性取决于致伤因子的性质、强度（如化学物的浓度、致热源的热度等）、接触程度和时间长短。临床上将眼烧伤的病情发展经过分为三个阶段，即急性期、修复早期和修复晚期。急性期指伤后 1 周，主要表现为受损组织的缺血坏死和进行性炎症，此阶段较少发生角膜基质的溶解和血管化。眼压可因眼内组织炎症而升高，也可因睫状体的破坏而降低。修复早期为烧伤后 2~3 周，此时开始出现组织修复，损伤较轻者眼表完成重新上皮化过程，而损伤较重者，特别是角膜缘受损超过 2/3 周以上者，上皮再生延迟甚至不愈，角膜基质进行性变薄或穿孔。修复晚期为烧伤 3 周以后，表现为组织再生和溃疡加深相交错，角膜上皮不愈者可发生角膜无菌性溃疡，基质溶解变薄甚至穿孔，严重的睑球粘连和继发性青光眼常常发生。

烧伤后病情轻重不一，结局也各不相同，正确的处理措施取决于对病情详细全面的了解，因此手术前应对眼部情况如眼组织缺血坏死程度和范围、角膜厚度和混浊程度、角膜缘受损情况、前房反应、眼内炎严重程度、眼压情况等进行认真评估和监控，以决定手术与否和具体的手术方式以及相应的综合治疗措施。

（二）手术目的、时机和术式选择

1. 手术目的　尽量清除坏死组织，重建正常上皮表型的眼表，恢复眼前段正常解剖结构，保持眼球完整性，防止并发症发生，恢复部分视力。

2. 手术时机　烧伤后早期是否积极手术以促进修复和防止并发症发生尚存在争议，但大多数学者认为出现以下情况时选择手术治疗：眼睑严重缺损影响闭合、角膜穿孔、角膜进行性溶解即将穿孔、反复的角膜溃疡有加深倾向、角膜上皮持续性缺损。

3. 手术选择　眼睑缺损或眼睑内外翻时应行眼睑成形和再造。角膜变薄即将或已穿孔者应行治疗性角膜移植（板层角膜移植、穿透角膜移植、眼前段重建），材料缺乏时可考虑睑缘缝合、结膜瓣遮盖、筋膜囊成形或羊膜移植。眼表上皮持续缺损可行结膜移植或角膜缘移植。病情复杂的患者要根据具体病情选择相应的联合手术，如羊膜移植联合全板层角膜移植或角膜缘移植。

（三）手术方式及注意事项

1. 治疗性角膜移植　包括全部或部分板层和穿透性角膜移植，可以有效防止和修补角膜穿孔。严重角膜烧伤发生大面积角膜溶解溃烂、变薄，应尽快行板层角膜移植，以防穿孔（图 7-6-1）。若已发生穿孔，则行穿透性角膜移植，穿

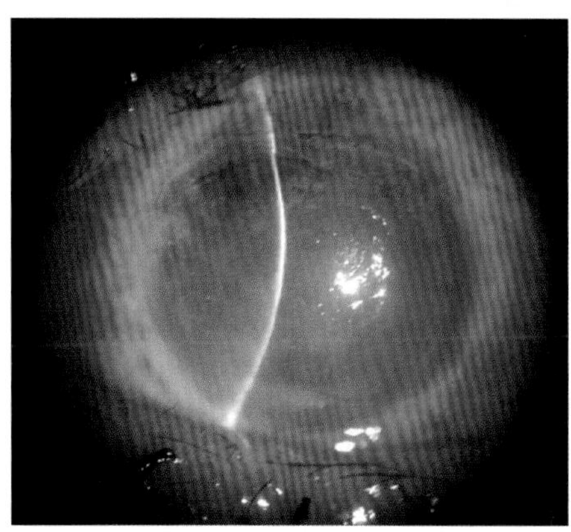

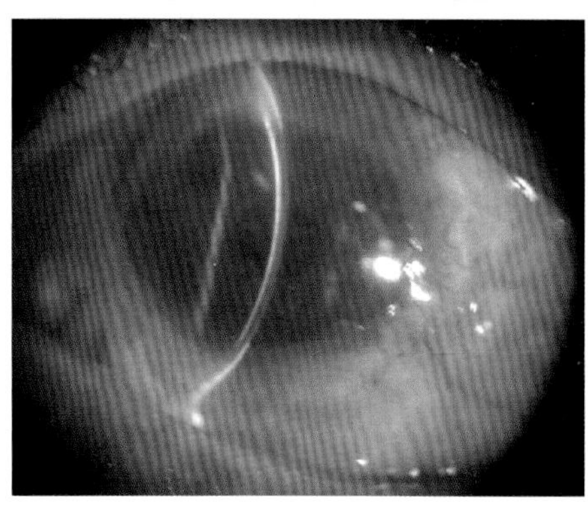

图 7-6-1　上图为角膜碱性化学伤，下图为全板层角膜移植术后

孔较大者行眼前段重建。移植材料宜选用新鲜供体眼球，紧急情况下也可使用深低温保存的供体材料进行手术，及时挽救眼球完整性。手术技巧基本同化脓性角膜溃疡的角膜手术。移植片采用间断缝合固定技术，以便选择性拆线，术后加强抗炎和抗排斥反应治疗。

2. 角膜上皮成形术和角膜缘移植术　两种手术的机制、适应范围相似，但植片大小、厚度、植片植入方法和位置有所不同，目的都是为了提供健康、可分化的角膜上皮细胞，以迅速使角膜创面上皮化，重建角膜表面，防止角膜溃疡形成和穿孔。角膜缘可取材于自体或异体，一般带有部分结膜或巩膜。单眼角膜烧伤可取对侧健眼角膜缘组织，但应警惕由此造成健眼的医源性角膜缘损害，故一般首选异体角膜缘移植。双眼角膜烧伤需取异体组织，多使用湿房保存24小时以内的新鲜供体(图7-6-2)。术后应常规使用激素和抗排斥药物如环孢素或FK-506点眼。

3. 辅助治疗措施

(1) 干眼症的处理：严重的眼前段烧伤经常损害睑板腺和泪腺的排出口，导致干眼症状，移植手术后如不采取积极措施进行治疗，必将影响手术的成功率。应频繁滴用人工泪液或自体血清，增加眼表湿润，泪点封闭或泪小管栓塞减少泪液蒸发。严重干眼者需先行泪膜重建手术如自体颌下腺移植。

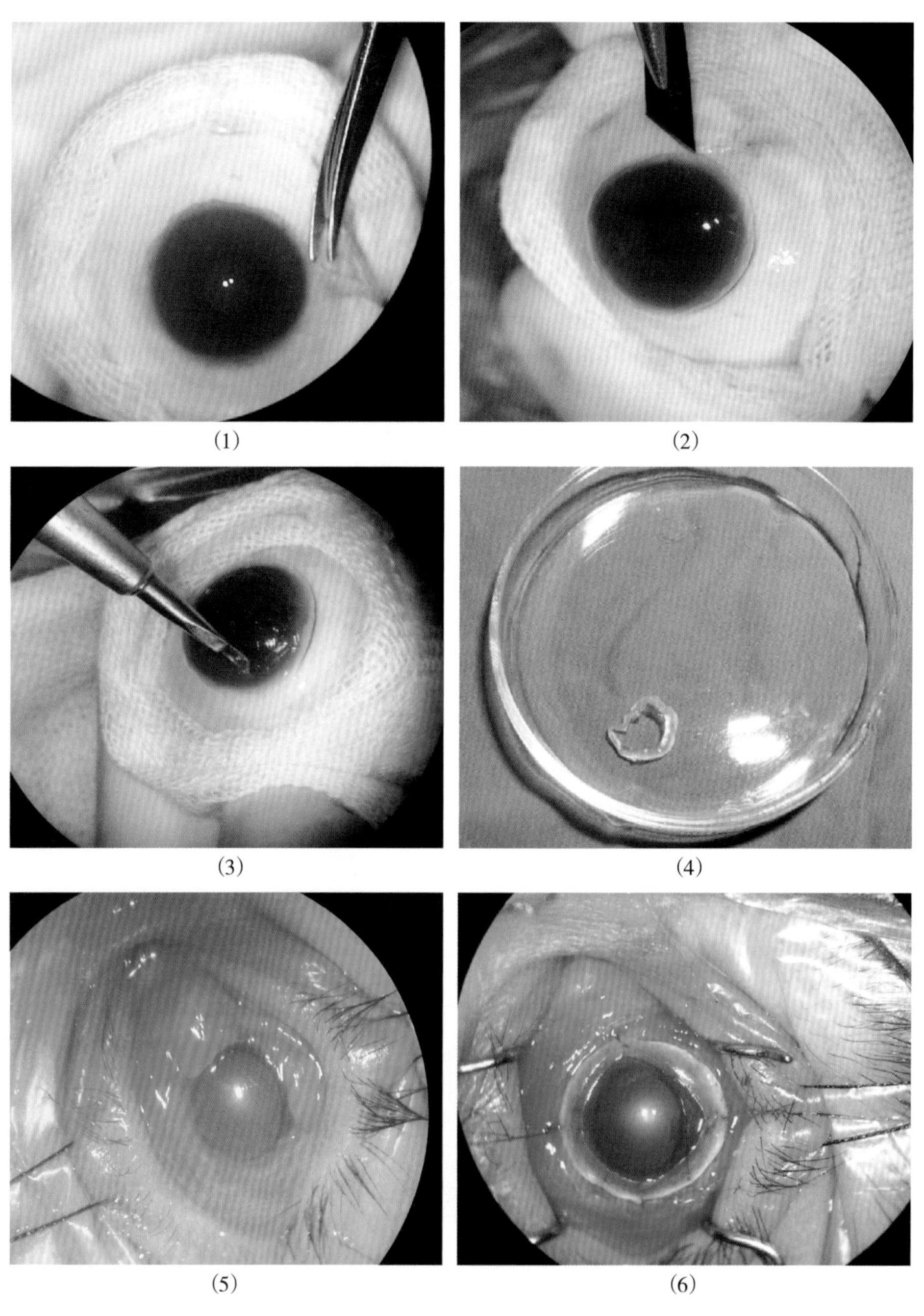

图7-6-2　角膜缘供体的取材步骤

(1)剪除角膜缘外周过多的结膜；(2)角膜缘为2mm剖切划界；(3)钻石刀剖切植片内界；(4)分离出角膜缘植片外观；(5)角膜热烧伤后角膜缘衰竭；(6)角膜缘移植术后

(2) 并发症的处理：严重的眼内炎可导致玻璃体视网膜病变和大量新生血管，甚至出现眼球萎缩。前房角的破坏可引起继发性青光眼。这些并发症是眼球严重烧伤（含化学伤）的致盲主要原因，所以应及时发现，尽早处理。

(3) 抑制角膜胶原溶解：胶原酶抑制剂如半胱氨酸、基质金属蛋白酶抑制剂均能有效减轻角膜基质的溶解。抗氧化药物如维生素 C 也有帮助。

四、蚕食性角膜溃疡

蚕食性角膜溃疡（mooren's ulcer）是一种自发性、慢性、边缘性、进行性、疼痛性角膜溃疡。有证据表明这是一种免疫介导的疾病，确切病因不清，可能的因素包括外伤、手术或感染（肠道寄生虫感染、带状疱疹、梅毒、结核、丙型肝炎等）。蚕食性角膜溃疡的经典外科治疗为角膜病灶区相邻球结膜切除术，但仅限于早期病变，进展期病变应考虑带角膜缘的板层角膜移植联合免疫抑制剂局部治疗。

【手术适应证】

1. 免疫抑制剂与皮质类固醇联合治疗无效或复发者。
2. 结膜切除治疗无效，或愈合后复发者。
3. 蚕食性角膜溃疡已累及瞳孔区或只残留中央角膜岛小于 7.0mm 直径者。

【手术原则及技巧】角膜移植治疗蚕食性角膜溃疡，应根据病变的部位、形态、大小、深度等设计手术方式。如病变仅侵犯周边角膜，则作新月形带板层巩膜环的板层角膜移植（图 7-6-3）。病变侵犯 2/3 周以上的周边部角膜，而角膜中央有 8mm 直径左右正常角膜组织者，作指环状带板层巩膜环的板层角膜移植（图 7-6-4）。病变侵犯瞳孔区，作带板层巩膜环的全板层角膜移植。病变区相邻结膜切除后，可行羊膜移植覆盖裸露巩膜区（图 7-6-5）。

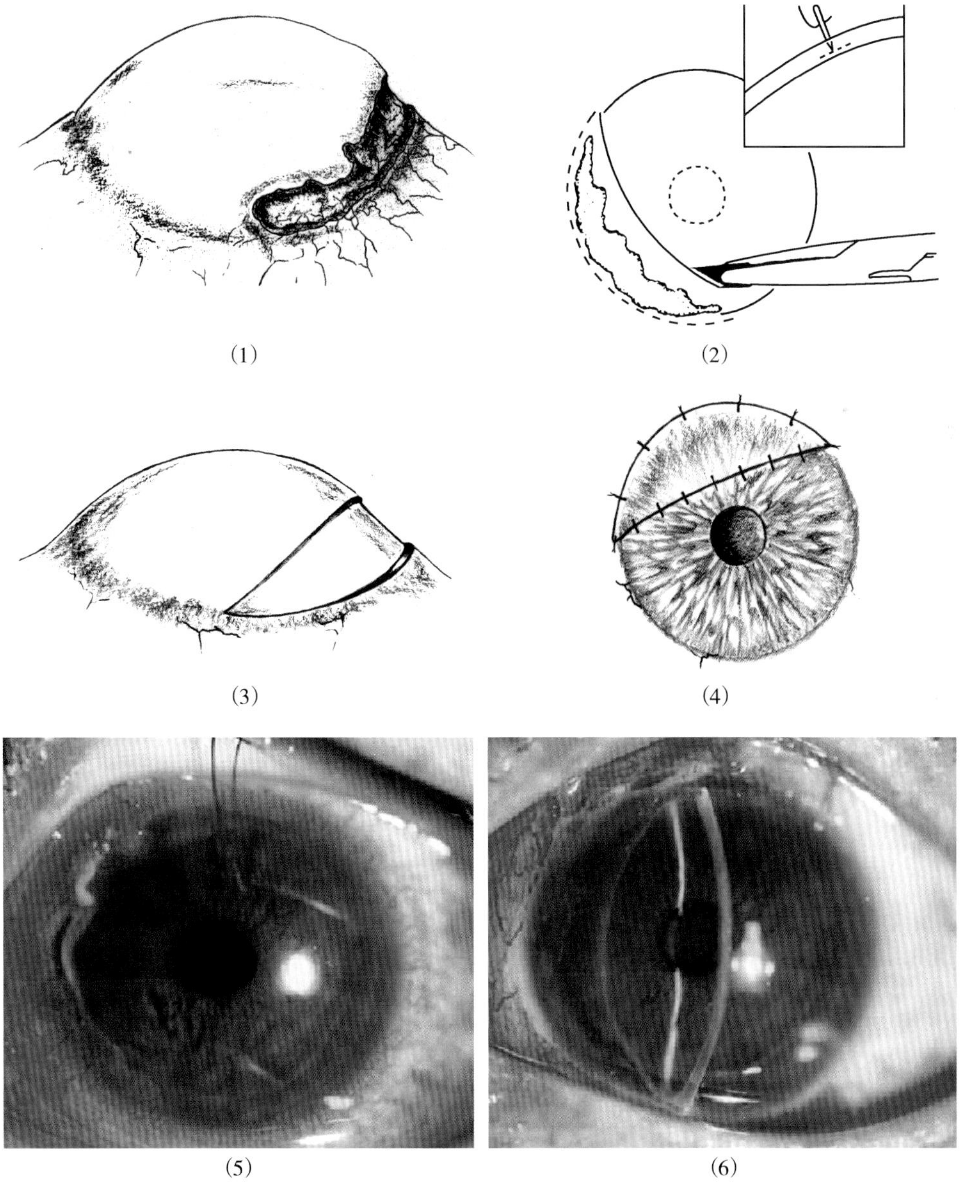

(1)

(2)

(3)

(4)

(5)

(6)

图 7-6-3 新月形板层角膜移植治疗蚕蚀性角膜溃疡

(1) 病灶局限于角膜周边部；(2) 徒手划界将病灶切除板层；(3) 暴露板层植床；(4) 将新月形板层角膜移植片固定于植床；(5) 术前角膜裂隙灯像；(6) 角膜新月形板层植片拆线后外观

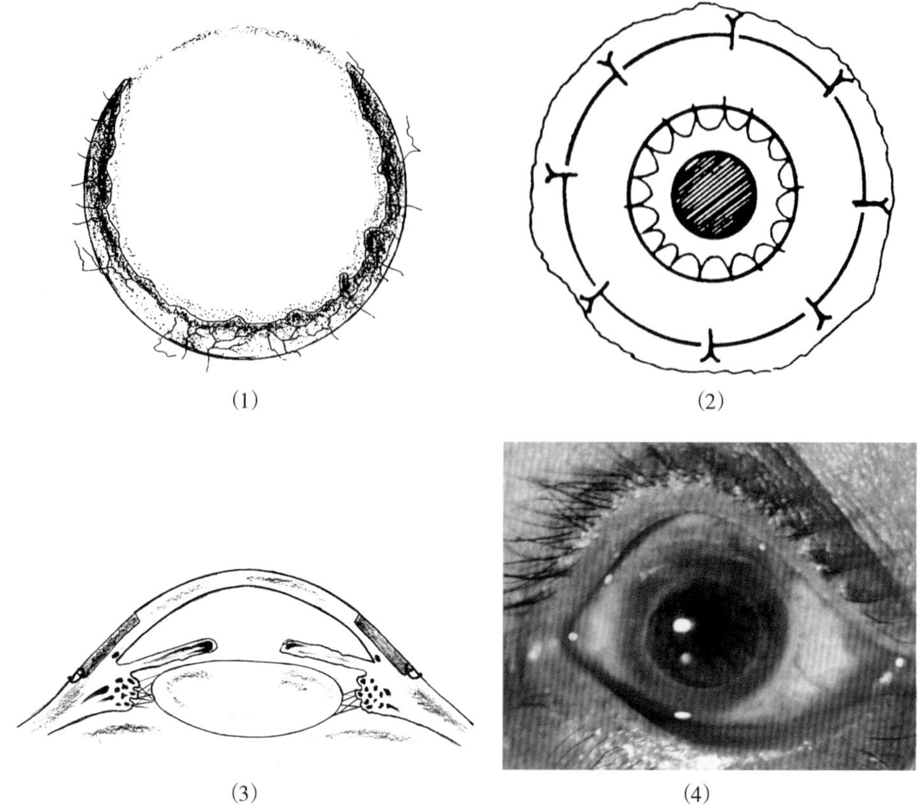

图 7-6-4　蚕蚀性角膜溃疡指环状板层角膜移植

(1)环形角膜病灶;(2)角结膜切除后环形板层角巩膜移植;(3)植片侧面观示意图;(4)指环状板层角膜移植片裂隙灯下正面观

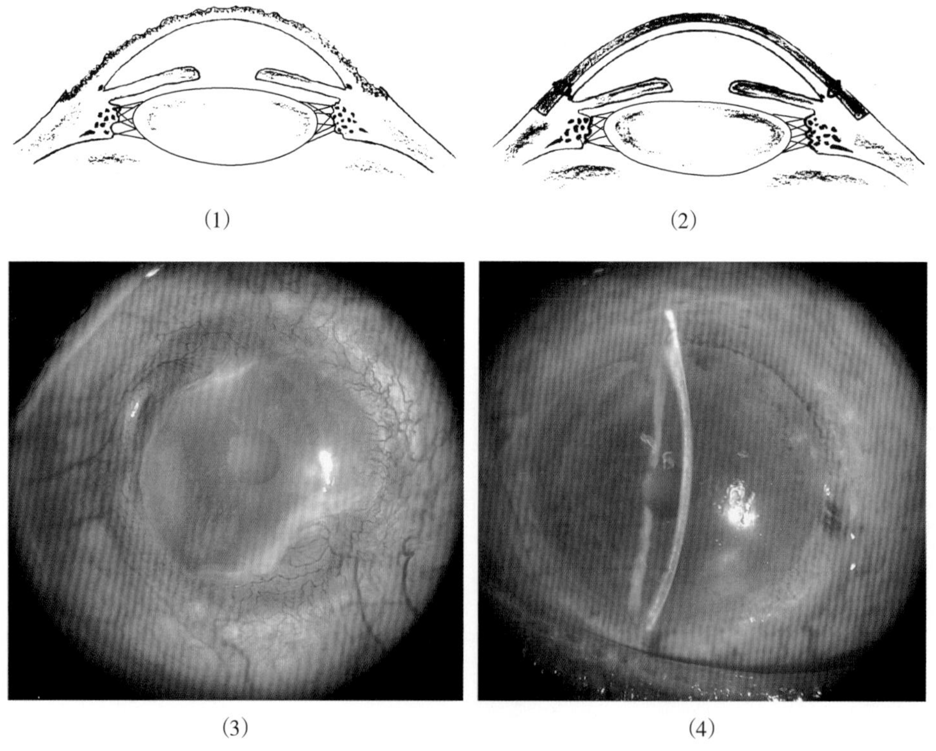

图 7-6-5　蚕蚀性角膜溃疡行带板层巩膜环的全板层角膜移植

(1)溃疡侵犯全角膜;(2)病灶切除范围和全角膜板层移植片示意图;(3)蚕蚀性角膜溃疡术前;(4)全板层角膜移植术后外观

 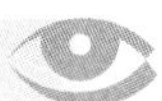

1. 手术技术要点

(1) 先做与溃疡相邻的结膜切除，宽度 4~5mm，完全暴露巩膜。彻底切除溃疡区的病变组织，可用环钻或刀片划界，划界范围应在距离溃疡边缘外 0.5~1mm 的健康角膜处。角膜缘部切除范围可大些，降低复发的概率。

(2) 切除病变的板层角巩膜组织，形成移植床，移植床的角膜侧边缘要整齐、垂直，但巩膜侧不需制作整齐的边缘，只需切除表层病变巩膜，形成平坦、光滑的创面即可，尽量避免损伤与房水引流相关的角巩膜组织，以免引起医源性继发性青光眼。角膜溃疡的基底部位尽量剖切至透明基质层为宜。

(3) 若作新月形移植片，则移植片与移植床必须吻合良好。作指环形移植片时，更强调移植片中央环状边界与受体角膜的圆岛状组织紧密对合，注意植片的厚度相等或略大于受眼中央岛状组织的厚度，这样可避免受体角膜区的中央圆岛状组织长期水肿甚至导致溃疡复发。

(4) 穿孔病例的手术技术，有两种处理方法：第一，如角膜穿破，有虹膜脱出并嵌顿于伤口内，则在作移植床划界后，切除病变前层角膜组织，然后再用刀片小心刮除脱出虹膜表面上皮，再作板层角巩膜移植，这样术中前房不会消失，术后形成粘连性角膜白斑；第二，双板层移植，若溃疡穿破口较大，虹膜脱出严重，不能保留者，作好全角膜板层移植床后，切除脱出的虹膜，用带有活性内皮的深部薄板层组织，覆盖穿孔区，并将此薄层移植片(通常是 1/3~1/4 角膜厚)，用 10-0 尼龙线缝合固定在角巩膜组织上，使其紧贴移植床底板组织，然后再放置带巩膜环的全角膜板层移植片，并缝合固定，此术式类似于近年问世的深板层角膜移植。

2. 提高手术治愈率的措施　手术目的是彻底切除病变组织，清除导致角膜炎症的免疫活性细胞及相关的炎症因子，中断其免疫炎症反应过程，重建角膜的正常结构及功能。为预防自身免疫病变的重新激化，应该注意以下几点：①病变组织必须切除干净；②移植片与移植床必须吻合良好；③尽量减少缝线(尽可能只缝合移植片的巩膜创缘，角膜侧创口尽量不作缝合)；④术后继续局部使用免疫抑制剂如环孢素或 FK-506 滴眼液。

五、角膜边缘变性

角膜边缘变性又称 Terrien 边缘变性，是一种较少见的周边角膜变薄疾病。进展缓慢，导致轻重不等的不规则散光，病程数年或数十年，可发生自发性穿破或外力作用下穿孔。本病好发于 40 岁左右男性，早期的典型改变发生在上方角膜缘附近，表现为角膜混浊，浅层新生血管形成。进展期病例出现基质变薄和角膜缘沟状凹陷及进展性膨隆，可引起逆规性散光。

【手术适应证】Terrien 边缘变性出现进行性角膜变薄或伴突发性穿孔，或由高度散光引起的严重视力下降均可考虑手术。疾病早期行手术治疗效果更好。

(一) 手术方式的选择

周边角膜变薄性疾病的角膜移植的目的主要为重建角膜眼表结构的完整性。应根据其疾病形态、大小、深度等，设计出相应的手术方式。近年来采用板层角膜移植治疗本病，获得满意效果。该术式能修复角膜变薄区，改善角膜畸形，并不同程度的恢复角膜正常曲率半径，术后患眼视力多有进步或显著提高。穿孔病例如能及时行板层角膜移植，能挽救患眼，不失为有效的抢救措施。病变范围较小可采用新月形或板层角膜移植，若病变范围大，可考虑用环形角膜移植片行指环状板层移植，必要时带部分巩膜。对严重的累及全周的 Terrien 边缘变性，可施行带板层巩膜环的全板层角膜移植。

(二) 手术技术及注意事项

1. 新月形板层角膜移植

(1) 制作植床：首先将病变区结膜剪开，暴露出部分巩膜，在角膜缘后 1.5mm 处，平行角膜缘剖切一浅表植床外界，然后向角膜方向谨慎地进行表浅分离。对病变菲薄部位，仅刮去角膜上皮层或撕去覆盖于病灶表面的菲薄纤维组织膜即可。然后在角膜变薄区内界边缘接近正常角膜厚度处剖切出台阶状创缘，则完成了移植床的制造。

(2) 制作植片：先测量植床形态大小及估计角膜膨隆程度，然后用刀片取植片法切出与植床相似的植片。周长宜大于植床 0.5mm，宽度在明显膨隆部则小于植床 0.5mm，植片厚度为 0.5~0.7mm。

(3) 缝合：以间断缝合方式固定移植片于移植床上，缝线张力以使角膜恢复原来曲度不再出现膨隆为合适。如术中植床有穿破，缝合后应在非病变区角膜缘做侧切口，注空气入前房，防止虹膜前粘连。如移植片缝合困难，可通过侧切口放出适量房水，降低眼压。

2. 指环形板层角膜移植

(1) 制作植床：用环钻在正常厚度中央角膜区划界，确定植床内界，外界则徒手切出，然后从内界开始小心向外界剖切出植床。方法参照新月形移植的操作技巧。

(2) 制作植片：在供眼上剖切出全角膜板层植片，然后用相同口径环钻，钻去中央角膜组织，获得指环形植片。

(3) 缝合：间断缝合植片内外界。如病变角膜膨隆明显，可通过角膜缘侧切口放出少量房水，以利于缝合时整复角膜曲率。

3. 带板层巩膜环的全板层角膜移植　严重的 Terrien 边缘变性，出现角膜全周变薄及高度膨隆，可沿角膜缘剪开球结膜，后徙 5mm，去除中央角膜上皮以及周边病变角膜表面上皮或纤维组织膜后，移植带 5mm 板层巩膜环的全板层角膜植片，缝合固定植片后，将球结膜复位固定。

六、Wegener 肉芽肿病

Wegener 肉芽肿病是一种多系统、非特异性坏死性肉芽肿疾病，发病原因不明，可能和自身免疫有关。主要侵犯上、下呼吸道或肾脏，表现为发热、咯血及坏死性肾小球肾炎，其中约 55% 患者眼部受累，可波及角巩膜、眼外肌、色素膜及视网膜。角巩膜的坏死性炎症酷似恶性型蚕食性角膜溃疡，需要注意鉴别。

【手术适应证】凡出现角巩膜坏死性炎症者，均应施行板层角膜移植，切除坏死的表层角巩膜组织。

手术操作：

1. 参照蚕食性角膜溃疡的治疗性板层角膜移植技术。

2. 如果巩膜广泛坏死，睫状体外露，在小心清除坏死的角巩膜组织后，移植异体板层巩膜或硬脑膜，并分离病灶

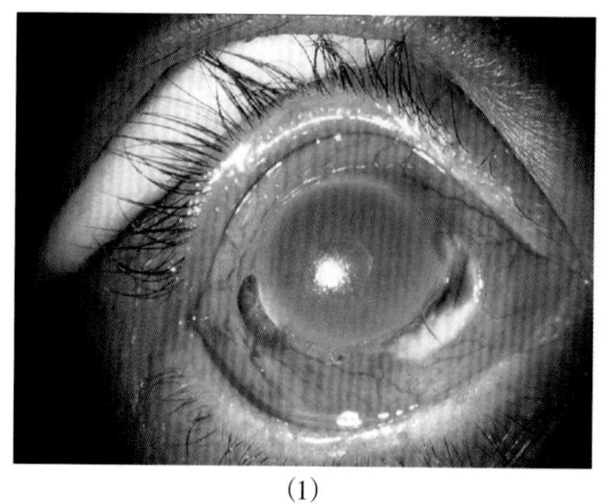
(1)

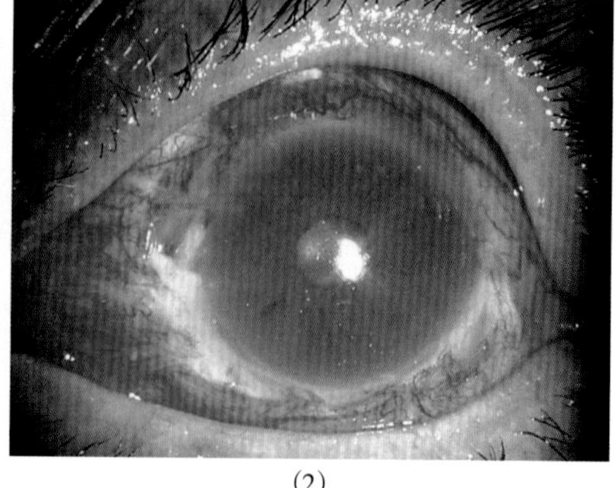
(2)

图 7-6-6 脱细胞硬脑膜移植治疗 Wegener 肉芽肿病
(1)术前;(2)术后

附近的眼球筋膜前徙覆盖于巩膜植片上,起加固和促进植片愈合作用。如植片溶解或排斥,可二次手术(图 7-6-6)。

3. 术后必须配合全身使用激素和细胞毒免疫抑制治疗,后者应有足够疗程。局部可使用环孢素或 FK-506 点眼,可有效控制眼部病变。

七、复发性翼状胬肉

翼状胬肉手术后的复发率可高达 20%~30%,特别是多次手术后复发者,往往有严重的睑球粘连,且原手术区角膜厚度变薄,再次手术技术上难度很大。因此单纯的胬肉切除不能解决问题,必须施行板层角膜移植联合结膜移植或羊膜移植。首先彻底切除巩膜面的复发胬肉组织及瘢痕组织,使眼球恢复正常位置及转动功能,并仔细分离出光滑干净的巩膜创面,切勿损伤眼外肌。然后切除角膜上的复发胬肉组织,形成一透明移植床。角膜创面作板层角膜移植,巩膜创面用自体游离结膜瓣或羊膜修复,如果创面过大,用 0.4mm 厚的唇黏膜移植修复。以上两种移植片均用 10-0 尼龙缝线充分缝合固定在裸露巩膜上。采用上述手术方式可明显减少手术后胬肉的复发率。

八、角膜皮样瘤

角结膜皮样瘤是一种类似肿瘤的先天性异常,肿物内由纤维组织和脂肪组织构成,来自胚胎性皮肤组织,属典型的迷芽瘤。角结膜皮样瘤治疗以手术切除为主,肿物切除联合板层角巩膜移植是最理想的手术方式。手术前后应及时验光配镜,对矫正视力不良者应配合弱视治疗,以期达到功能治愈。

角膜缘的角膜皮样瘤切除后,用带角膜缘的角巩膜板层移植片修复创面,术后因散光消除,视力多有增加。如果为角膜中央部巨大皮样肿,应及时施行板层移植术,以防止发生弱视。此类病例,如果术中确定角膜为全层混浊,则改作穿透移植。手术操作如下:首先沿皮样瘤巩膜部边缘剪开球结膜,以确定皮样瘤巩膜侧的边界。在皮样瘤角膜区边缘外透明角膜处,徒手或用环钻划界切开,并剖切出尽可能透明的角膜移植床,继而越过角膜缘剖切切除巩膜区皮样瘤,并烧灼止血。然后移植同形、等大的板层角巩膜移植片,移植片的角巩缘必须对准术眼的角巩缘创面,以 10-0 尼龙线间断或连续缝合固定移植片。角膜内切口采用连续缝合,巩膜侧切口用间断缝合,最后将球结膜分离前徙,遮盖板层巩膜植片(图 7-6-7)。

九、角结膜鳞状上皮癌

角结膜鳞状上皮癌是一种原发性上皮恶性肿瘤,也可由上皮内上皮癌迁延多年,演变而来。角巩缘为鳞状上皮癌的好发部位。由于前弹力层的屏障作用,此癌可停留在球壁而在表面扩展,但也可在角巩缘侵犯 Schlemm 管,并进入眼内,也可沿淋巴管、血管向眼外转移。

病变早期未突破前弹力层时,行广泛的结膜和角膜板层切除,可达到根治目的。手术技术如下:在角膜区距肿物边缘外 2mm 处,徒手划界切开,然后连同表层角膜组织一并剖切去除肿物,形成透明的移植床。如病灶区角膜组织已全层浸润受犯,则不适宜作治疗性板层移植术。距肿瘤结膜侧外 5mm 处,切开球结膜,连同表层巩膜组织一并彻底切除肿瘤。角膜创面用同形、等大的板层角膜移植片修补,用 10-0 尼龙线固定。巩膜创面如果不大,可将球结膜分离前移修复。若巩膜创面过大,用 0.3mm 厚的自体唇黏膜或羊膜进行移植修复,术后应追踪观察,注意复发的可能性。眼内组织或眼眶组织被肿瘤侵犯者需行眼球摘除或眶内容剜除术。

十、角膜瘘

角膜瘘是角膜溃疡穿孔和角膜穿孔伤等的后遗症,瘘管与眼外相通,瘘口或可暂时自行封闭,但因虹膜前粘连,房角大部关闭,房水循环受阻,而引起眼压升高,当眼压增高一定程度又可冲破暂时封闭的瘘口,泄出房水,而又恢复低眼压状态,有时致病微生物可沿瘘管侵入眼内,导致眼内感染。角膜瘘患者绝大多数处于盲目状态,穿透性角膜移植封瘘效果较佳,在角膜移植的同时施行虹膜前粘连分离或联合作抗青光眼手术,可大大减少封瘘后继发青光眼的发生,而且有 50% 左右病例视力可恢复至 0.1 以上,效果满意。

【手术适应证】

1. 角膜中央或中央旁溃疡合并角膜瘘者,宜作穿透性角膜移植。

2. 角膜周边部病变合并角膜瘘者,宜选择板层角膜移植。

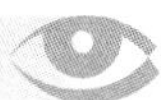

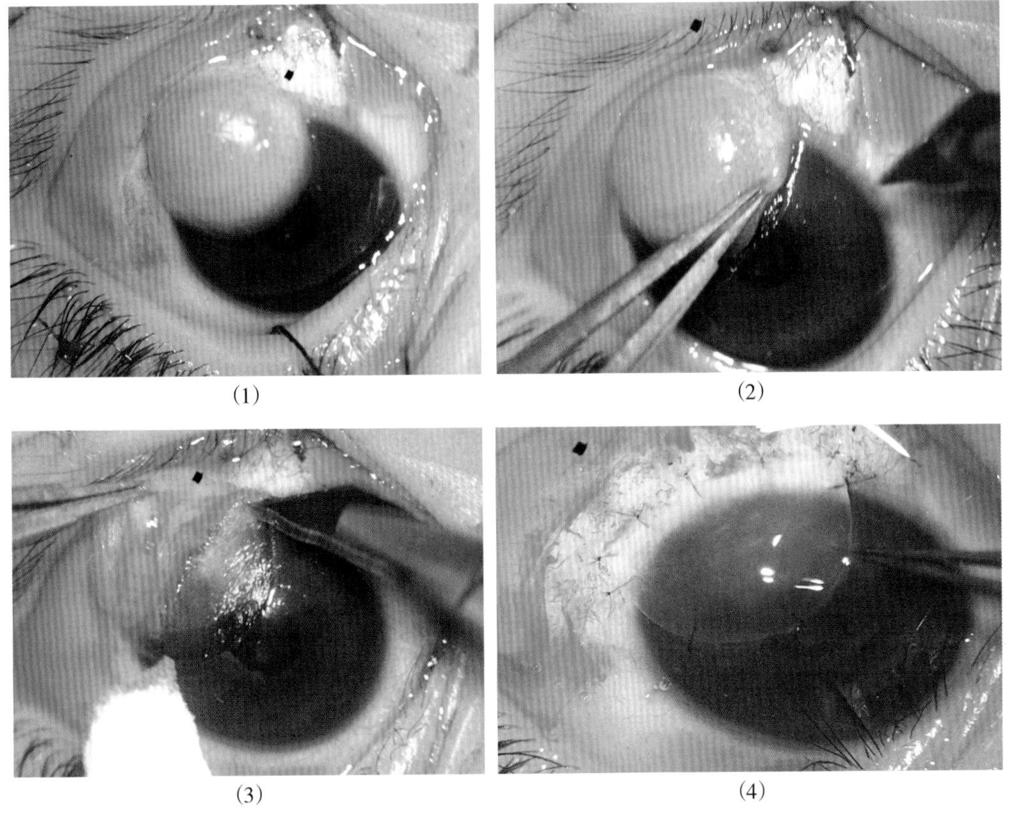

图 7-6-7　角膜皮样肿手术切除步骤

(1) 剪开球结膜;(2) 从角膜面进行皮样肿剖切;(3) 从角膜面进行皮样肿剖切;(4) 将带角膜缘的板层植片与植床缝合

3. 患者曾有继发青光眼病史,或角膜瘘形成时间较长,虹膜前粘连广泛者应联合作抗青光眼手术。

【手术方法】基本手术技术除参见角膜移植相关章节,手术应特别注意的要点包括:

1. 因角膜瘘是角膜溃疡或外伤穿孔的后遗症,病程较长,虹膜粘连较紧密,部分已嵌入角膜瘢痕组织中愈着牢固,所在在切除病变角膜作移植床时,分离粘连的虹膜多不容易,往往需作部分虹膜切除。虹膜缺损处,应作虹膜直接缝合修补,修复虹膜隔,形成瞳孔。周边虹膜直至前房角的虹膜角膜粘连也应用钝性剥离器作分离,最好注射少许黏弹性物质(Healon)于虹膜面,以阻止创面的渗血或渗出引起虹膜与角膜的再粘连。

2. 角膜瘘形成时间长达 2 个月以上,经常处于无前房状态,或间有瘘口暂时自行封闭,但随即伴有眼压升高等症状者,宜联合作抗青光眼手术。

3. 穿透性角膜移植联合作抗青光眼手术的步骤(参阅穿透性角膜移植联合手术章节)。

4. 患者角膜较扁平,或无晶状体眼者,植片应比移植床加 0.5mm。

5. 如果角膜瘘在角膜周边部,角膜中央区基本透明者而选用板层角膜移植时,先作板层移植床的剖切,完成板层病变组织切除后,用电透热器,把嵌入瘘口的虹膜透热,让其收缩变平,并使瘘口内的角膜上皮破坏。在供眼上制成与植床相应大小的板层移植片,或比植床稍大 0.15~0.25mm 的植片,作间断缝合在植床上,使植片与植床良好吻合。

【术后处理】

1. 术后常规全身与局部用药,见角膜移植章节。

2. 术后应特别注意继发青光眼的发生,单纯作角膜移植封瘘者,无论是板层或穿透角膜移植术后 6~12 小时,即可能出现急性闭角型青光眼发作的症状如偏头痛、眼痛和恶心呕吐等。指测眼压增高,植片较膨隆,角膜上皮水肿,多数前房变浅,或周边虹膜前粘连。如无粘连亦可表现为前房加深者。发生青光眼者用 20% 甘露醇静脉滴注,口服乙酰唑胺及局部应用降眼压药物等。如已作联合小梁切除抗青光眼手术者,经 1~2 天观察,眼压控制不满意,可拆除巩膜瓣部分缝线,或激光断线,增加房水流出,以降低眼压。若未作联合手术,则可施行抗青光眼手术。

十一、治疗性角膜移植的术后治疗

治疗性穿透性角膜移植的术后治疗和手术一样具有挑战性。应遵循以下几个基本原则;

1. 去除所有残余感染的因素和预防感染复发。治疗性角膜移植术切除了感染灶,然而只要不能排除感染,就要继续使用抗生素一个阶段,一直到角膜上皮愈合。治疗的时间决定于感染的严重程度和致病菌。一般而言,越是机会致病菌,比如棘阿米巴、真菌,越是对治疗有抵抗,手术后越需要长时间的敏感抗生素治疗来预防感染复发。

2. 促进角膜上皮化和手术切口愈合。避免过长时间应用有角膜毒性的药物,例如频繁使用抗生素、两性霉素 B

和抗病毒药物。治疗性角膜移植手术后的上皮病变，应该用不含防腐剂的人工泪液和润滑剂。必要时暂时的眼睑缝合可以采用。

3. 使用糖皮质激素控制炎症。感染性角膜炎行治疗性角膜移植手术后，局部糖皮质激素的应用比较矛盾。大多数细菌对抗生素敏感。因此，炎症眼球可以在抗生素的控制下，同时使用糖皮质激素。对于疱疹性角膜炎角膜移植术后，只要在口服或者局部抗病毒药物的控制下，糖皮质激素的使用是安全无风险的。对于真菌、阿米巴等对治疗不敏感的角膜炎，糖皮质激素的应用比较矛盾。当这类疾病手术后有任何复发的迹象时，糖皮质激素都应该停用。

4. 眼压控制。手术后应该认真检测患者的眼压。治疗性角膜移植术后发生青光眼的比例较高。患者可能因虹膜前粘连、虹膜炎、小梁炎症，无晶状体眼的全或亚全角膜移植中小梁结构的破坏，上述因素均可导致眼压的升高。治疗性角膜移植手术后青光眼需要进行降眼压药物治疗或者手术。

5. 术后散瞳剂的使用。应根据术后前房炎症反应而定，如炎症反应轻微，可使用短效散瞳剂（托吡卡胺等），保持瞳孔活动度，防止瞳孔后粘连。如反应较重，出现瞳孔闭锁或有膜闭倾向，应使用阿托品等强效散瞳剂，甚至结膜下注射散瞳合剂。

6. 严重干眼可以引起角膜植片溶解，造成手术失败。因此需要同时治疗与干眼有关的全身疾病如胶原血管性疾病，或眼部疾病如眼部类天疱疮、角膜神经营养性疾病、暴露性角膜炎等。

十二、治疗性角膜移植手术的视力预后

治疗性角膜移植手术后的视力预后取决很多因素。原发病的种类和对角膜的损害程度有重要影响。细菌性角膜炎的手术后视力优于真菌性角膜炎和阿米巴性角膜炎。Killingsworth 等报道了植片透明率在细菌性角膜溃疡为 73%，真菌性角膜溃疡为 60%，阿米巴性角膜溃疡为 50%，疱疹病毒性角膜溃疡为 36%。潜在的角膜局部病理改变也会影响视力预后。眼表疾病如干眼和神经营养性疾病可显著降低角膜植片的预后。严重眼表疾病及眼前段病理改变如眼部烧伤，视力预后较差，这部分病例由于伴有泪膜、角膜缘干细胞的破坏以及青光眼等并发症的出现，往往因角膜上皮不愈合，角膜上皮结膜化、血管化或视神经功能损害等原因，而最终失明。对这些病例，角膜移植手术与其说是为了恢复视力，不如说是为了恢复解剖结构的完整。

手术时眼部炎症的程度对于植片的成活有直接影响。活动的炎症增加虹膜前粘连、青光眼、角膜新生血管化以及排斥反应的危险。在原有炎症的情况下再加上治疗性角膜移植手术的创伤，累加的炎症反应可导致植片溶解、新生血管化和排斥反应。

角膜移植手术的植片大小对于植片的存活也是关键。大于 9.5mm 的植片的长期透明率明显降低。大植片因为靠近角膜缘，排斥的风险增加，虹膜前粘连导致青光眼的可能性也增加。大植片的角膜移植可以为二期的小植片光学性角膜移植起到改良基地作用。

治疗性角膜移植手术是复杂和风险高的手术，需要手术者具有良好的显微手术技巧。同时需选择有效的抗生素控制感染，选择强效的免疫抑制剂减轻炎症反应，还应进行仔细的手术后护理、正确处理并发症，密切的持续随访，这样才能显著提高治疗性角膜移植手术的效果。

第七节　角膜移植联合手术

角膜疾病导致不可逆的角膜混浊而需角膜移植者，常合并其他眼前段组织的异常或病变，若要达到角膜移植透明成功，又要获得最佳预后和视功能，则有必要对某些异常或病变在角膜移植的同时作手术处理。常见的联合手术有穿透性角膜移植联合白内障摘出、后房型人工晶状体植入、小梁切除、植管术，以及板层角膜移植联合角膜上皮移植术。

一、穿透性角膜移植联合超声乳化白内障摘出与人工晶状体植入术

角膜混浊合并白内障者并不少见。过去多将角膜移植与白内障摘出手术分开进行。其最不利的是让患者遭受两次手术，视力也不可能尽快恢复。此外，如在穿透性角膜移植后行白内障摘出，角膜内皮会受到损害，有导致植片失败的危险。随着现代显微手术的进步，现今都主张角膜移植与白内障摘出同时联合完成。从中山眼科中心与其他作者施行联合手术的经验来看，联合手术的合并症与植片透明成功率和单纯行角膜移植的病例组基本相似，提示对合并白内障的角膜病患者采用联合手术是最佳选择。

【手术适应证】

1. 各种原因所致的不可逆的角膜中央区混浊合并白内障，能通过病变角膜看见晶状体与虹膜情况者。

2. 凡有白内障和 Fuchs 营养不良者，如角膜上皮水肿，中央角膜厚度超过 0.6mm，或醒来时视力明显朦胧，显示有内皮失代偿者。

【术前准备】同部分穿透角膜移植。

【手术方法】

1. 局部麻醉　小儿采用全麻或基础麻醉与球后麻醉。

2. 超声乳化白内障摘出　参见白内障章节。要注意的是：晶状体核的超声乳化尽量在前房内进行，以避免术中一些并发症发生。这是由于随后会用环钻将部分角膜去除，不必考虑角膜内皮细胞的保护问题。

3. 受眼植床的制作　常用 7.0mm 直径以上的环钻，可直接钻穿至前房或钻切 2/3 角膜深度后用刀片切穿角膜，再用剪刀完成植床。

4. 制作供眼植片　方法见穿透性角膜移植节。植片一般比植床大 0.2~0.5mm，如果不植入人工晶状体通常加大 0.5mm，如果采用的是婴幼儿供眼植片不宜加大太多。圆锥角膜患者植片直径多采用与植床等大。

5. 植片缝合、前房重建与术毕用药，见穿透性角膜移植节。

二、穿透性角膜移植联合白内障摘出术

角膜混浊合并白内障者，如果不能通过病变角膜看见晶状体与虹膜情况，不能行穿透性角膜移植联合超声乳化白内障摘出术，则行联合白内障囊外摘出。囊外摘出法比囊内摘出法较优之处是便于囊袋内植入人工晶状体，术中

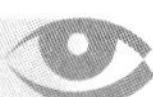

玻璃体脱出的合并症少，因而需要作玻璃体切除的机会也少，以及术后黄斑囊样水肿的发生率也较低。

【手术适应证】

1. 各种原因所致的不可逆的角膜中央区混浊合并白内障者。

2. 凡有白内障和Fuchs营养不良者，如角膜上皮水肿，中央角膜厚度超过0.6mm，或醒来时视力明显朦胧，显示有内皮失代偿者。

3. 角膜移植术中发现晶状体未完全混浊，但年龄在60岁或更老年者也是适应证。因为白内障在角膜移植术后通常会很快发展，甚至术后2个月左右即可变成完全混浊，且因晶状体皮质吸水膨胀可导致前房变浅，甚可继发青光眼，严重威胁植片成活。

【术前准备】同部分穿透角膜移植。

【手术方法】

1. 局部麻醉　小儿采用全麻或基础麻醉与球后麻醉。

2. 常规缝置Flieringa巩膜支撑环。

3. 受眼植床的制作　常用7.0mm直径以上的环钻，可直接钻穿至前房或钻切2/3角膜深度后用刀片切穿角膜，再用剪刀完成植床。

4. 摘出白内障　可用尖刀或破囊针作多个小的环形前囊穿刺(图7-7-1)，再用无齿镊抓住前囊膜，撕去瞳孔区5mm左右直径的前囊膜或用囊膜剪剪除前囊膜。

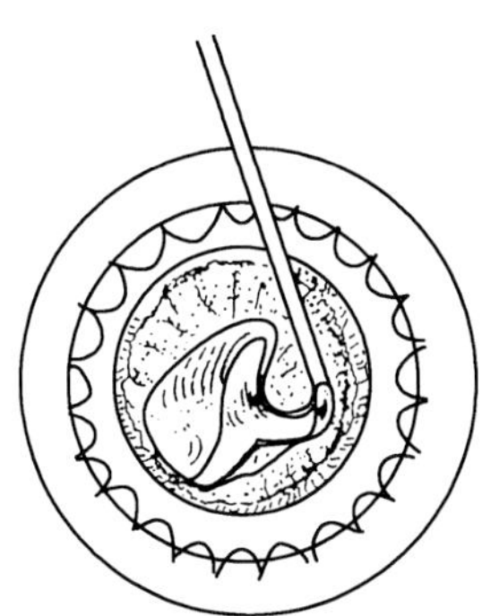

图7-7-1　通过植孔作环形破囊

5. 娩出晶状体核　用显微镊子抓住角膜植床上缘并向后压，另用一晶状体匙或斜视钩，压下角膜缘，使核前移，娩出于眼外(图7-7-2)。

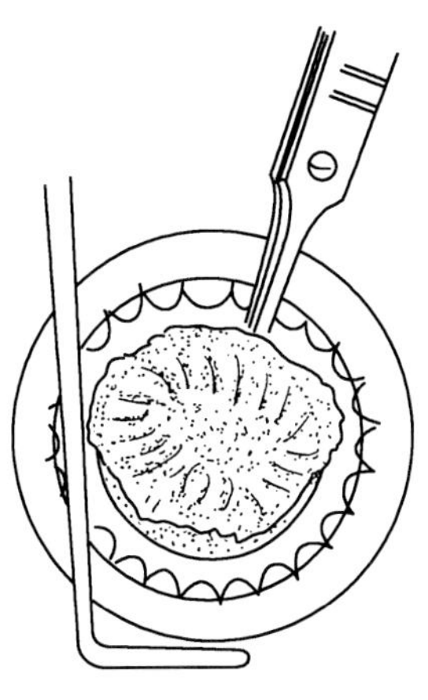

图7-7-2　娩出晶状体核

6. 晶状体皮质清除，通过穿透角膜移植床孔作皮质清除。双腔针管进入虹膜后时要轻轻后压，以便灌注液流出及将皮质冲走。因为清除皮质以冲洗为主，所以亦可单用冲洗针头冲洗法洗去皮质(图7-7-3)。灌注抽吸装置有时可作为镊子一样，即一旦皮质被双腔针管口吸着后，可移动抽吸针管把它除去。

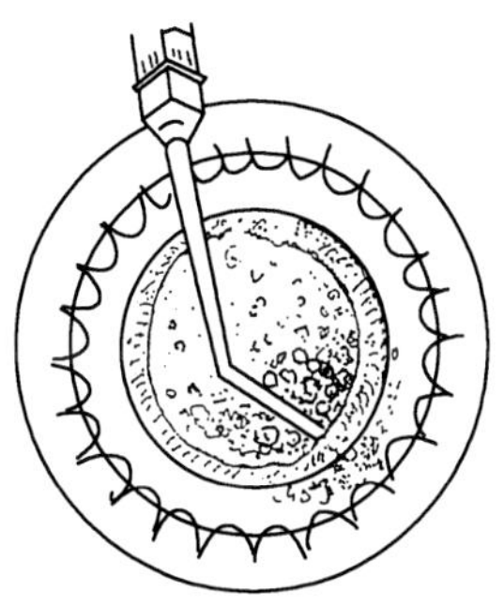

图7-7-3　冲洗晶状体皮质

7. 如果需要作囊内摘出，可用冷冻法摘出。年轻人晶状体悬韧带坚韧，可用α-糜蛋白酶。如果玻璃体脱出到前房，必须作开窗式玻璃体前段切除，使虹膜面与瞳孔平面无玻璃体。

8. 制作供眼植片　方法见穿透性角膜移植节。植片一般比植床大0.2~0.5mm，如果不植入人工晶状体通常加大0.5mm，如果采用的是婴幼儿供眼植片不宜加大太多。圆锥角膜患者植片直径多采用与植床等大。

9. 植片缝合、前房重建与术毕用药，见穿透性角膜移植章节。

【手术并发症及处理】

1. 术中高眼压　眼压较高者摘出白内障时玻璃体容易脱出，应预防为主。在术前先用静脉滴注20%甘露醇250ml，球后麻醉注麻醉药后，应按压眼球10分钟以上使眼球软化。术中遇到高眼压可立即再加静脉滴注20%甘露醇。

2. 术中玻璃体脱出　应作前段玻璃体切除。

【术后处理】同穿透性角膜移植节，但应特别注意：

1. 无晶状体眼角膜移植术后容易继发眼压升高，应注意观察及作相应处理。

2. 术后反应性虹膜睫状体炎可能较重，术后早期应加强使用抑制炎症反应药如全身使用皮质类固醇，早期眼局部开放滴用皮质类固醇或吲哚美辛眼药水，必要时可及时结膜下注射适量皮质类固醇。

【手术经验与注意事项】

1. 术前应软化眼球，包括使用静脉滴注20%甘露醇等高渗剂，和球后麻醉，要适当加压眼球10分钟左右，使眼压降低，防止玻璃体脱出。

2. 应常规缝Flieringa巩膜支撑环，以防术中眼球壁塌陷。

3. 术前一般不需散瞳，以防白内障摘出后瞳孔过大，以致发生玻璃体膨隆或脱出。

4. 如有玻璃体脱到前房，应作开放式前段玻璃体切除，使玻璃体退至瞳孔平面后，虹膜面玻璃体要用平衡盐溶液冲洗干净。

5. 植片一般选用比植孔大0.5mm，用3~12月龄的供眼角膜，术后角膜可略变成前突，有增加角膜屈光力的作用，抵消无晶状体眼屈光力的不足。

6. 如虹膜有缺损应尽量用10-0聚丙烯缝线缝合修复，恢复完整的虹膜隔，形成圆瞳孔，可减少虹膜前粘连、继发性青光眼，以及改善视功能作用。

三、穿透性角膜移植联合白内障囊外摘出与人工晶状体植入术

作穿透角膜移植联合白内障囊外摘出者，如视力能有恢复的希望，且无虹膜萎缩所致的瞳孔散大或无不可修复的虹膜大幅缺损，一般可考虑同时植入后房型人工晶状体。确定植入人工晶状体的屈光力比常规的白内障摘出要困难得多，因为需要穿透角膜移植的患者，术前角膜屈光计测量甚难，而且与术后的角膜计检查结果，曲率相差往往较大。通常用超声波测量患者的患眼与健眼的眼轴长度，如果患眼眼轴长与健眼相近，可参考健眼角膜屈光计检查数据，进行计算及选用人工晶状体屈光度。如果后囊完整应作晶状体囊袋内植入人工晶状体。

【手术适应证】

1. 中央性角膜白斑，虹膜正常，同时存在白内障者。

2. Fuchs角膜营养不良，角膜内皮失代偿或其他角膜营养不良。与老年性白内障同时存在者。

3. 单纯疱疹角膜炎静止期角膜白斑。

4. 角膜移植片失败者。

5. 陈旧性角膜爆炸伤。

【手术禁忌证】

1. 不能控制的葡萄膜炎。

2. 青光眼。

3. 活动感染性角膜炎。

4. 虹膜红变。

5. 眼前段组织解剖结构严重破坏（如不可修复的虹膜缺损）者。

6. 伴斜视或重度弱视者。

上面列举的问题，如能获得很好的控制，同时施行穿透性角膜移植、白内障摘出和人工晶状体植入术（三联手术），仍可取得较好效果。

【手术方法】白内障摘出方法同上，植入人工晶状体方法参见白内障手术章节（图7-7-4、图7-7-5）。

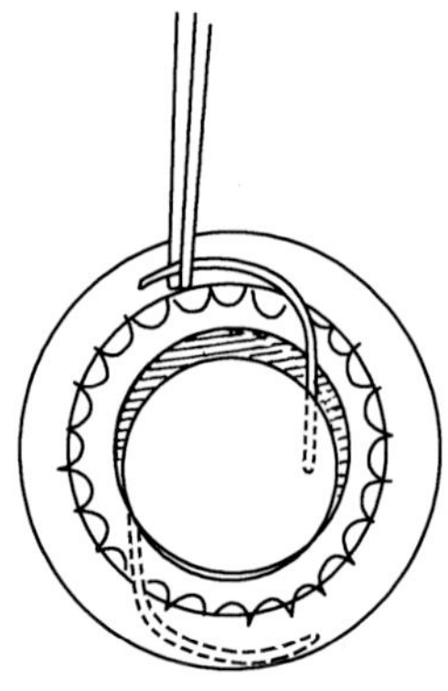

图7-7-4 通过植孔先植入晶状体下袢，再用持晶镊夹住上袢放入囊袋内

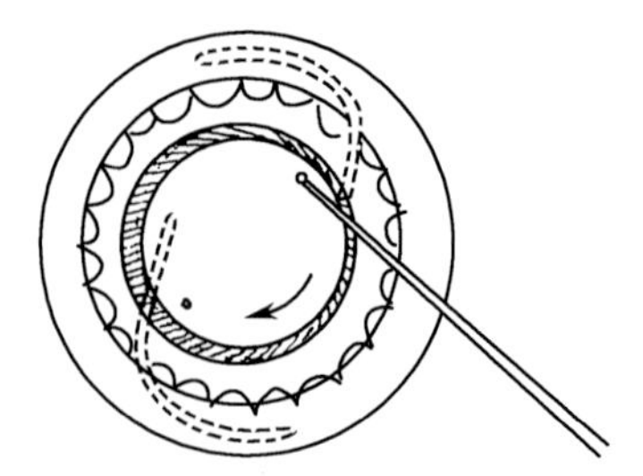

图7-7-5 旋转后房型人工晶状体光学区

【手术注意事项】

1. 基本同联合白内障摘出术。

2. 植入人工晶状体后，如有虹膜缺损者，应作虹膜成形。

3. 前房残留黏弹性物质的吸出，不像常规白内障摘出那样容易。从角膜移植创口去抽吸是极为困难，因此在移植片缝合之前可将前房过多黏弹性物质除去，仅留少许在人工晶状体表面以保护角膜植片内皮。黏弹性物质留在眼内，可能引起暂时眼压升高，如发现青光眼，可用噻吗洛尔及全身应用碳酸酐酶抑制剂或静脉滴注高渗剂等。

四、穿透性角膜移植联合人工晶状体置换术

人工晶状体眼大泡性角膜病变是穿透性角膜移植最常见的适应证之一，是否联合人工晶状体置换则要评价人工晶状体的稳定性。

【手术适应证】

1. 人工晶状体眼大泡性角膜病变者。

2. 人工晶状体不稳定，有导致植片内皮细胞功能失代偿者。

【术前准备】同部分穿透角膜移植节。

【手术方法】

1. 局部麻醉　小儿采用全麻或基础麻醉与球后麻醉。

2. 常规缝置Flieringa巩膜支撑环。

3. 受眼植床的制作　常用7.0mm直径以上的环钻，可直接钻穿至前房或钻切2/3角膜深度后用刀片切穿角膜，再用剪刀完成植床。

4. 取出人工晶状体或调整人工晶状体位置　试着用持晶镊调整人工晶状体位置，如能调整到稳定正常的位置最好，如经调整后仍不稳定或不能调整则需取出。如植入的人工晶状体时间较长，晶状体袢周围机化包裹严重，最好采取切断袢将人工晶状体取出，以免发生出血。

5. 置换固定人工晶状体　可采用缝线穿过巩膜置换固定后房型人工晶状体。

6. 制作供眼植片　方法见穿透性角膜移植节。植片一般比植床大0.2~0.5mm，如果不植入人工晶状体通常加大0.5mm，如果采用的是婴幼儿供眼植片不宜加大太多。圆锥角膜患者植片直径多采用与植床等大。

7. 植片缝合、前房重建与术毕用药，见穿透性角膜移植节。

五、穿透性角膜移植联合虹膜成形术

角膜白斑合并虹膜前粘连，在穿透性角膜移植术中常需作部分虹膜切除；既往曾施行光学性虹膜节段切除者或

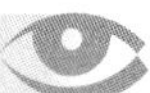

其他外伤和医源性瞳孔异常者均应施行虹膜成形术，恢复正常或接近正常的圆形瞳孔。虹膜成形最好使用10-0聚丙烯（polypropylene）缝线，可抵御分解吸收。虹膜成形术后可恢复虹膜隔及其张力，预防虹膜松弛前移或前粘连，保持前房深度，防止继发青光眼。由于形成中央圆形瞳孔，可提供正常的光学通道，减少畏光，达到更好的光学效果。

【手术适应证】

1. 各种原因造成的部分虹膜或扇形虹膜缺损者。

2. 粘连性角膜白斑在穿透性角膜移植术中形成虹膜缺损者。

3. 白内障摘出术后引起大泡性角膜病变与瞳孔明显上移者。

【手术方法】

1. 用无齿镊抓住虹膜瞳孔缘，用10-0聚丙烯缝线，在近瞳孔缘虹膜括约肌处穿过作间断缝合，然后再作虹膜中部全层间断缝合1~2针，周边部不需缝合，相当于周边虹膜切除（图7-7-6）。

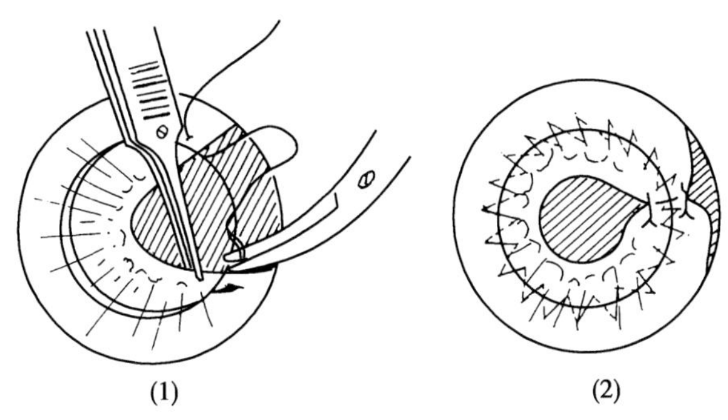

图7-7-6　穿透性角膜移植联合虹膜成形术

(1)作虹膜节段缺损间断缝合；(2)虹膜成形术后

2. 瞳孔上移者，如虹膜面有机化粘连可分离剪除，然后将两侧虹膜对齐，间断缝合，并将6：00方位瞳孔缘向下剪开少许，修整形成中央瞳孔（图7-7-7）。

【手术经验与注意事项】

1. 要用小的无齿镊抓住虹膜，持针器要牢牢钳住缝针，穿过虹膜要离开晶状体面，穿过虹膜后不要松开持针钳，要先松开无齿镊，并立即用无齿镊抓紧缝针与出针，切勿让针掉入后房或晶状体表面。

2. 拉缝线应小心以防虹膜撕裂。

3. 缝线结扎后断线不应用刀片切割，以免切割缝线时的拉力造成缝线割断虹膜组织。

4. 合并白内障者囊外摘出白内障后，再作虹膜成形。

六、穿透性角膜移植联合抗青光眼手术（小梁切除）

【手术适应证】

1. 穿透角膜移植前合并青光眼者。

2. 长期存在角膜瘘者。

【手术方法】

1. 麻醉等参见穿透角膜移植章节。

2. 在鼻上或颞上方作以角膜缘为基底的结膜瓣，弧长10~12mm，宽7~8mm。

3. 在相当11：00或1：00方位，作长为4mm、宽为3.5mm的四方形巩膜瓣，深约1/2巩膜厚度，向前作板层分离达角膜透明部分为止[图7-7-8(1)]。

4. 制作供眼角膜植片　选用适当大小的环钻，若是全眼球则从角膜上皮面钻取植片，若从保存的角膜取植片则把角膜放在植片刻切盒或垫子中，内皮面向上，用环钻刻取植片。

5. 制作受眼角膜植床，环钻约比植片小0.2mm，钻切角膜2/3深度以上（不直接钻穿至前房）[图7-7-8(2)]。

6. 在巩膜瓣下切除含有小梁组织的角巩缘组织大小为2mm×1.5mm，并作周边虹膜切除。回复巩膜瓣，用10-0尼龙线两角各缝一针，及垂直于两边的切口各缝一针，为了防止渗漏过多，可在两角之间的巩膜切口加缝一针，埋藏线结。回复筋膜囊，用10-0尼龙线间断缝合3针。用6-0可吸收缝线或10-0尼龙线连续缝合结膜瓣[图7-7-8(3)、(4)]。

7. 完成小梁切除术后用尖刀片沿角膜环钻刀口处切穿角膜，再用角膜剪剪除受眼角膜组织片，制成植床。

8. 供眼植片放入植床，植片缝合以及以下操作参见穿透性角膜移植节。

【手术注意事项】

1. 联合小梁切除术中，板层巩膜瓣的分离或角膜移植床的环钻操作，在低眼压下较困难，应在未切除小梁之前作好植床的环钻划界及钻切到适当深度即止。然后再作小梁切除，及巩膜瓣缝合。用尖刀沿角膜环钻划界切穿少许，用

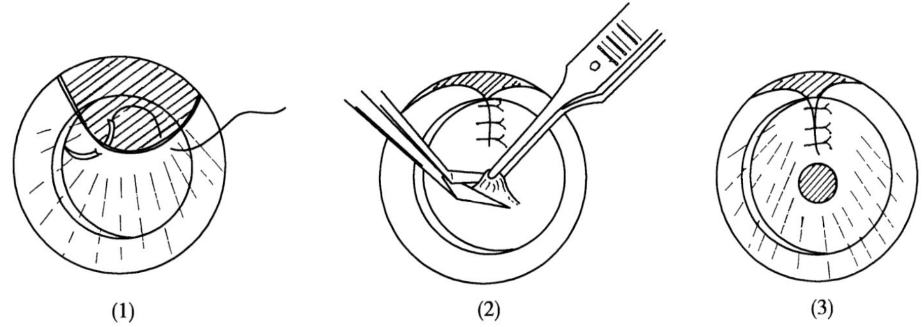

图7-7-7　瞳孔上移的虹膜成形术

(1)上移瞳孔缘作间断缝合；(2)在中央部剪除虹膜，修整形成中央瞳孔；(3)瞳孔上移的虹膜成形术后

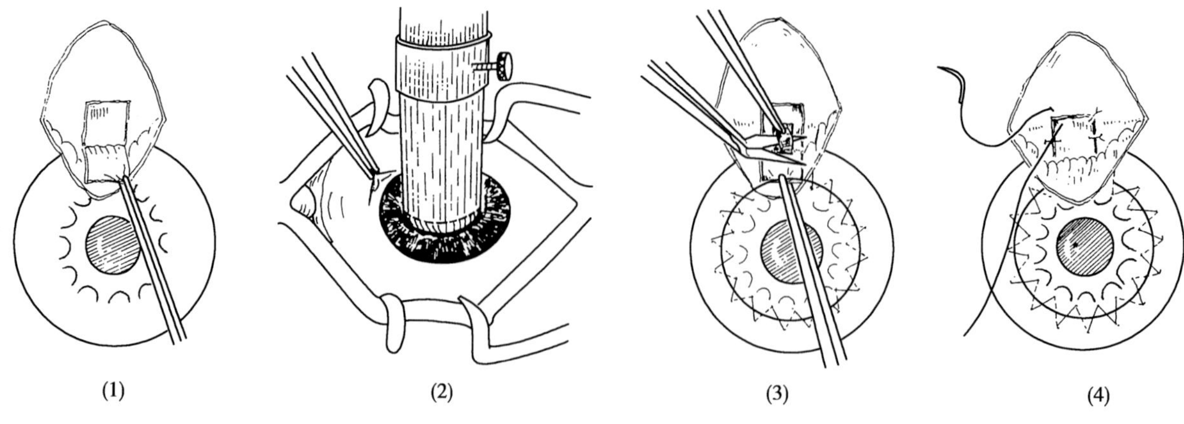

图 7-7-8　穿透性角膜移植联合抗青光眼手术

(1)先作结膜瓣及巩膜瓣;(2)用环钻钻开角膜深达 2/3 全层,不直接钻穿至全层;(3)切除小梁组织,并作虹膜周边切除;(4)缝合巩膜瓣与结膜瓣后,继续完成植床的制作

角膜显微剪完成植床制作,及缝合植片。

2. 前房重建　因为小梁切除术后房水较易渗漏,前房形成较困难或不能维持,可增加巩膜瓣的缝合以减少渗漏。再从角膜创口注入平衡盐溶液形成前房,若前房形成不满意,可用 Healon 形成前房或注入过滤空气形成前房,防止虹膜前粘连。

3. 术后注意加强抗炎及眼压改变。如果用 Healon 形成前房,术后应加用降眼压药。

七、角膜移植联合角膜缘上皮移植术

【适应证】

1. 角膜结膜化学或热烧伤后角膜新生血管与假性胬肉。

2. 复发性翼状胬肉。

3. 蚕食性角膜溃疡。

4. Stevens-Johnson 综合征。

【手术方法】

1. 球后麻醉。

2. 开睑缝线或开睑器开睑。

3. 球结膜下浸润麻醉。

4. 从角膜面或角膜缘分离假性胬肉及沿角膜缘剪开球结膜,向后分离,并将结膜下瘢痕组织切除,结膜后退 4~5mm,固定于巩膜面。

5. 按穿透性角膜移植,或全板层角膜移植术,完成角膜移植手术。

6. 取新鲜眼角膜周边部上皮片　用 15° 刀或尖刀片几乎平行角膜面方向从角膜缘处插进角膜极浅的基质板层内,沿角膜平面向心推进宽 3~4mm 后将尖刀翘起穿出角膜表面,然后像削苹果样切削出带少许基质层衬里的上皮片,每片大小为(3~4)mm×(5~6)mm[图 7-7-9(1)]。

7. 将上皮片放置于裸露的巩膜面上,上皮片的角膜缘侧应与患眼角膜缘相接。上皮片的两端用 10-0 尼龙线各缝一针,固定于巩膜面,一般移植 5~8 片布置于巩膜面适当位置,但最好连成环形[图 7-7-9(2)]。

8. 术毕作眼球结膜或筋膜囊注射庆大霉素 2 万 U 及地塞米松 3mg,结膜囊涂抗生素眼膏。

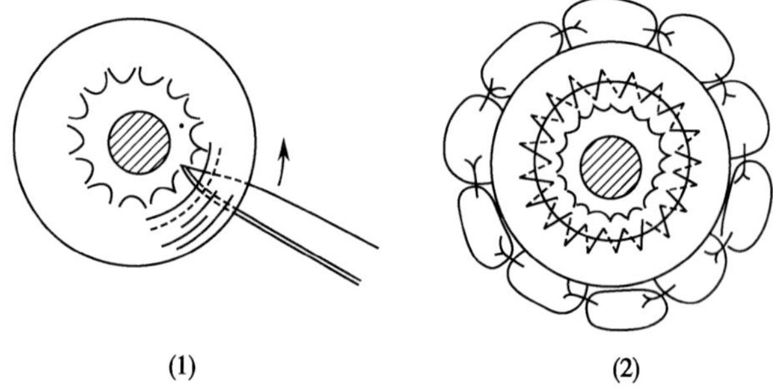

图 7-7-9　角膜移植联合角膜缘上皮移植术

(1)取带角膜缘的角膜周边部上皮;(2)移植的角膜缘上皮连成环形

9. 绷带加压包扎术眼或双眼。

【手术注意事项】

1. 分离假性胬肉及球结膜时,应将结膜下瘢痕组织尽量切除干净,并要将结膜后退暴露巩膜面 4~5mm 宽,巩膜表面要平整,可电透热止血,如果患眼只有部分假性胬肉存在,亦可作局部的分离切除与结膜后退,作部分上皮移植。

2. 角膜缘上皮移植片缝置时,植片的角膜缘侧要紧靠术眼的角膜缘;上皮移植分布最好连成一环形,以便对术后新生血管起更好的阻拦作用。

3. 后退结膜要适当固定于巩膜面,以防结膜覆盖上皮移植片,导致上皮片过早被血管化或被吸收。

4. 角膜缘上皮移植片如果太小(如小于 3mm 宽),拦截结膜新生血管和假性胬肉发生的作用削弱,因为小的上皮移植片常常较早地血管化而被吸收。

5. 穿透角膜移植或板层移植的植片,最好用 10-0 尼龙线连续缝合,线头要埋藏在植片侧,以免暴露线头的刺激和摩擦影响上皮愈合和诱发新生血管。

【术后处理】

1. 基本同穿透移植与板层移植。

2. 患眼包扎时间最好在 3 天以上,如果采用干燥保存或无上皮的全板层移植片,最好包扎至全角膜上皮缺损区完全愈合为止。术后亦可配戴透氧率较高的软性亲水性接触镜片代替较长时间绷带包扎。

3. 术眼解除包扎或开始戴绷带式治疗性角膜接触镜后，眼部适当滴用抑制炎症、预防感染及排斥反应的眼药水。

第八节 临时人工角膜下穿透性角膜移植联合玻璃体视网膜手术

严重的眼球前后段外伤是一种常见而严重的致盲眼病。这类外伤性患眼除角巩膜穿破混浊外，常伴有眼后段创伤，出现玻璃体积血、视网膜脱离、眼内异物，甚至感染性眼内炎，处理相当棘手。最好的处理莫过于及时进行手术清除病变的玻璃体组织和视网膜表面增殖组织，使脱离的视网膜及时复位，角膜、玻璃体等屈光间质透明。但手术治疗玻璃体视网膜病变要求角膜及晶状体透明。对角膜混浊或损伤及伴有晶状体混浊的患者，由于眼底模糊不清，故难以施行后段玻璃体切割及视网膜复位术。以往常采用两种手术方法：一是切除混浊的角膜和晶状体，直视下行开放式玻璃体切除术，此术式由于危险性大，合并症多，目前已被淘汰；二是分步手术处理方法，先行角膜移植及晶状体摘出术，待角膜创口愈合后数月（通常是术后1~2个月）再行玻璃体切除及视网膜复位术。这样，往往因延误后段手术时机而导致失明或眼球萎缩。脱离的视网膜可能会发生退行性病变和增殖性玻璃体视网膜病变，使手术复位困难。即使视网膜得到解剖复位，其视功能亦难以恢复。外伤性玻璃体积血病例，经过数周时间后，则常会出现玻璃体积血机化和条索形成，可致牵引性视网膜脱离，从而使视功能的恢复失去希望。因而分期手术会延误严重玻璃体视网膜病变的手术时机，难以挽救此部分病例的视功能。当然，我们也可以采取穿透性角膜移植后立即进行玻璃体视网膜手术，但玻璃体切除手术过程中的大量灌注液以及复杂的眼内操作等将严重损伤角膜移植片的内皮，使角膜移植片混浊，眼内的严重反应还可能加速移植排斥的发生或由于炎症细胞对角膜内皮细胞造成的伤害而造成角膜植片内皮衰竭。

1981年，Landers-Foulks等报道了一种新的手术方法，即临时人工角膜玻璃体切除术联合穿透性角膜移植术。这是一种临时人工角膜辅助下的眼球前、后段联合手术，即通过环钻去除外伤导致混浊的病变角膜后植入临时人工角膜，从而提供了清晰的视野，借以完成复杂的眼后段手术，随后取出临时人工角膜，并联合施行穿透性角膜移植手术。这种手术方法的提出，为治疗同时累及眼前段及眼后段的病变开辟了新途径。此后，有多位作者对该术式进行了改良。这种一期联合手术使这类外伤眼获得治疗或复明的希望，也是严重眼前后段外伤手术治疗的一个新领域。临时人工角膜的植入，为眼球后段手术提供了清晰的术野，提高了手术的成功率。

一、临时人工角膜的主要类型和制作

临时人工角膜和永久性植入性人工角膜不同。它的使用目的不是为了让人工角膜长时间与患眼组织相结合，只是充当过渡性的屈光介质来提供清晰的视野，以便玻璃体视网膜手术得以顺利进行。要达到能使后段手术可以方便、顺利地完成，临时性人工角膜就必须要求透明，植入时不损伤除结合处受体组织外的其他组织（如晶状体、虹膜等），且能见的视野范围应尽可能到达眼底180°的范围，同时能够在一定的操作压力（如气液交换等）下维持眼球的水密状态。

目前，临时人工角膜大都采用聚甲基丙烯酸甲酯（PMMA）制成的光学螺旋体，镜柱的后曲率半径为7.8mm，与角膜前曲率半径一致，为平凹镜。在人工角膜的前表面圆周的周围有四个脚，其长度延伸至角膜缘，用于手术时缝合固定在角膜周边部，也使人工角膜在进行眼内手术时能维持一定的眼压，保证手术的顺利进行。人工角膜的镜柱上刻有螺纹，使能旋入眼角膜的环钻孔内，有助于固定人工角膜于术眼角膜内达到水密状态。

为了对伴有角膜混浊的玻璃体病变或视网膜脱离的患者施行手术治疗，Landers-Foulks于1981年研制了临时人工角膜并应用于临床，并设计了三型临时人工角膜，均由聚甲基丙烯酸甲酯（PMMA）制成。当时临床上常被采用的类型的基本结构为：中央光学镜柱为不同口径的双凹镜，其前后凹面的曲率半径为7.8mm，柱镜长5mm，镜柱外周刻有螺纹，以利于旋入角膜植孔。光学镜柱直径有6.2mm、7.2mm及8.2mm，在光学镜柱的顶部有对称分布的4条短棒状支架，以便将临时人工角膜缝合固定于角膜周边部。临时人工角膜缝合固定后可承受70mmHg的眼内灌注压。此型临时人工角膜只能用于无晶状体眼或必须术中摘除晶状体者。

1987年，Eckardt在总结Landers等的临时人工角膜的一系列临床应用结果后，初步设计了可应用于具有透明晶状体术眼的临时人工角膜。

1998年，作者等人在Landers及Eckardt的基础上改进及设计了两型临时人工角膜，即Ⅰ型和Ⅱ型（图7-8-1，表7-8-1）。两型临时人工角膜均由聚甲基丙烯酸甲酯制成，

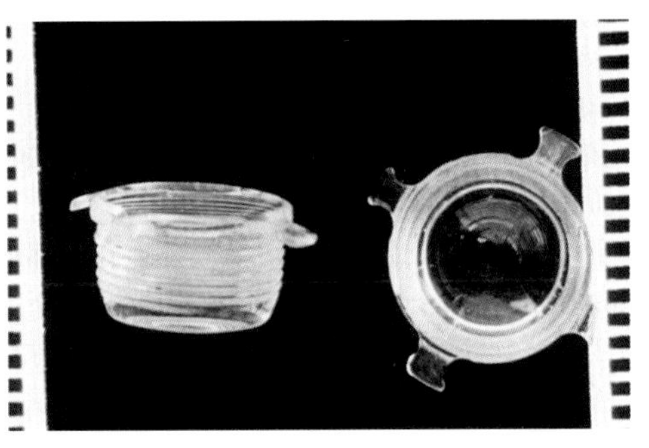

(1)

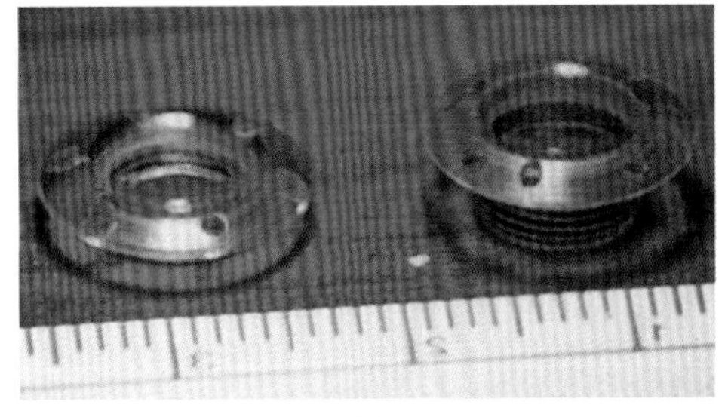

(2)

图7-8-1 临时人工角膜外观

(1)改良型临时人工角膜；(2)Lander临时人工角膜

表 7-8-1　两型临时人工角膜的主要数据

类型	光学镜柱的前曲率半径(mm)	光学镜柱的后曲率半径(mm)	光学镜柱的长度(mm)	光学镜柱的直径(mm)	屈光度(D)
Ⅰ型	7.8	7.8	5.0	7.0 7.5 7.7 8.2	-85.4
Ⅱ型	7.8	4.4	2.8	7.0 7.5 7.7 8.2	-35.0

其光学镜柱前后各有一个凹面，具有不同的直径系列。镜柱外周有螺纹，螺距为 0.2mm，镜柱顶面带有宽度为 2.5mm 环形翼边，翼边的曲率半径为 7.8mm。整个翼边有 8 个对称分布的斜穿型小孔，供术时将临时人工角膜缝合固定于术眼的角膜缘。Ⅰ型临时人工角膜主要用于伴晶状体混浊的术眼或无晶状体眼，Ⅱ型主要用于晶状体透明的眼球前后段联合手术，其主要数据见表 7-8-1。

此两型较其他类型的临时人工角膜主要有下列优点：①可分别适用于术中摘除晶状体或保留透明晶状体。②光学镜柱前凹面术中注满水后相当于平凹接触镜，视野清晰。术中还可在该镜的表面放置斜面镜，结合顶压巩膜可以观察到眼底的周边部甚至锯齿缘部位。③裙边式翼边的设计可以更好地维持植入后眼球的水密状态，能抵挡近 80mmHg 的眼压。

二、临时人工角膜下的前后段联合手术

（一）手术适应证

1. 角膜穿破伤伴有眼后段严重损伤或其他严重合并症（如外伤性视网膜脱离、眼内异物、玻璃体积血、感染性眼内炎等），角膜的创伤混浊程度导致无法施行后段手术。

2. 受伤眼有陈旧性角膜瘢痕，导致无法施行眼后段复杂的外伤性玻璃体视网膜手术。

3. 外伤性角膜血染伴有视网膜脱离者。

4. 视网膜脱离合并角膜混浊者。

5. 角膜感染穿孔，合并眼内炎或牵引性视网膜脱离者。

（二）手术时机

当眼球穿通伤导致角膜不可逆性混浊和眼球后段严重损伤时，相当一部分患者需要在临时人工角膜下施行眼球后段手术联合穿透性角膜移植术治疗。主要的原则有：

1. 如果为角膜或角巩膜穿破伤，角膜混浊无法窥清眼底，但已肯定合并有需要手术处理的严重后段损伤，如外伤性玻璃体积血、眼内异物、视网膜脱离等，应立即行常规眼前段伤口修补术，施行抗感染、抗感染治疗，随后尽快行 B 超检查（必要时行 CT、MRI 等检查），根据眼后段外伤性病变的情况设计手术方案。

2. 若出现眼后段感染性眼内炎，应立即施行急诊玻璃体切割术，灌注液中加入广谱抗生素或术毕玻璃体腔中注入广谱抗生素，同时在手术前进行玻璃体样本的细菌及真菌培养。

3. 如果眼后段仅出现严重的玻璃体积血，不伴有眼内异物或视网膜脱离者，在缝合角巩膜伤口和抗感染处理后，可择期手术。即使玻璃体积血有手术指征，也应在伤后约 2 周时行临时人工角膜下玻璃体切除术。因为此时玻璃体多已出现后脱离，眼内炎症减轻或消退，有利于彻底切除病变玻璃体，也可减少术中出血的合并症。术中人工角膜提供清晰的视野，可检查出眼球后段其他外伤性病变如视网膜裂孔等，从而作出相应的处理，以免后患。

4. 如果伤眼的后段有眼内异物或视网膜脱离（图 7-8-2），在缝合角巩膜伤口和抗感染处理后，应尽快施行联合手术。

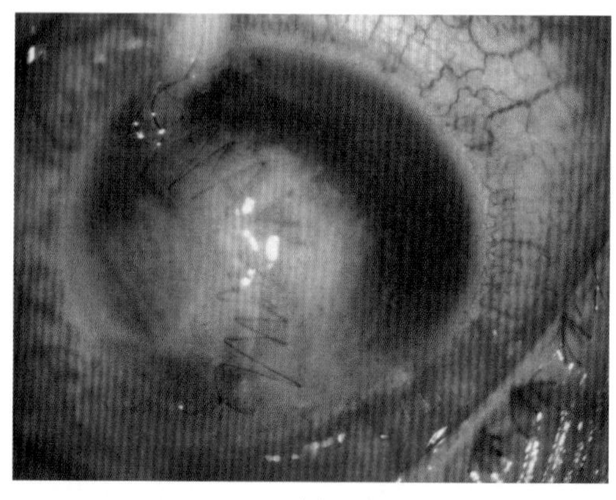

(1)

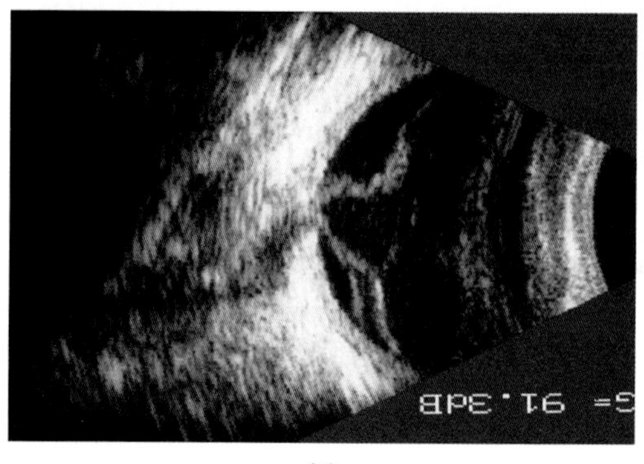

(2)

图 7-8-2

(1) 外伤性角膜混浊；(2) B 超提示眼底视网膜脱离

（三）术前检查

1. 患者全身检查，排除一些影响手术的全身病。

2. 眼科一般检查。

3. 眼部超声波、视觉诱发电位、视网膜电流图等检查。

此类眼球前后段严重外伤，除角膜外伤性混浊外，眼后段病变往往异常复杂。术前应详细询问病史，当缝合角巩膜伤口后，应对伤眼作必要的眼部 X 线、B 型超声波甚至 CT 或磁共振成像等影像学检查，详细了解玻璃体、视网膜的病变情况，确定有无眼内异物等，以制订手术方案和防止术中医源性手术创伤。

【手术方法】

1. 麻醉及开睑　按穿透性角膜移植及玻璃体手术常规进行。

沿角膜缘剪开并后徙全周球结膜，显露前段巩膜，作上、下直肌牵引缝线。

2. 用铲型针经巩膜浅层缝合固定大号 Flirengers 环（环直径约 18mm 以上），并在环的 12 点及 6 点钟位置作缝线

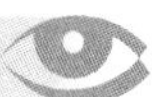

提吊，以支撑维持巩膜腔。一般使用6-0的可吸收缝线。

3. 以比拟植入临时人工角膜直径小0.25mm的环钻在伤眼的角膜中央作角膜移植孔。

4. 捻转临时人工角膜，使光学镜柱完全旋入角膜移植孔内(角膜移植孔应比临时人工角膜口径小0.25mm)。用6-0缝线通过翼边的孔将临时人工角膜缝合固定于角膜缘(图7-8-3、图7-8-4)。

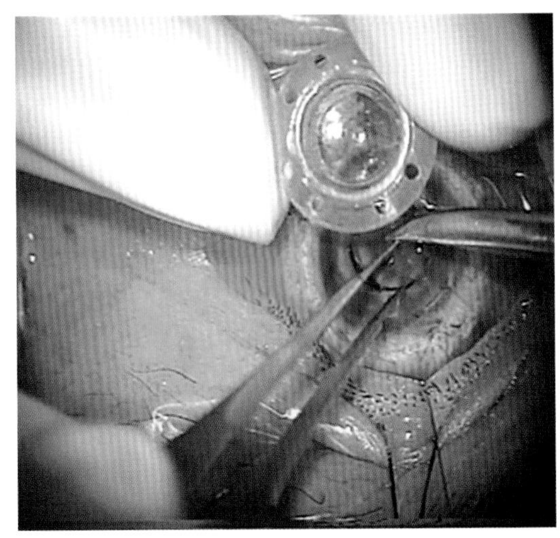

图7-8-3　旋入临时人工角膜

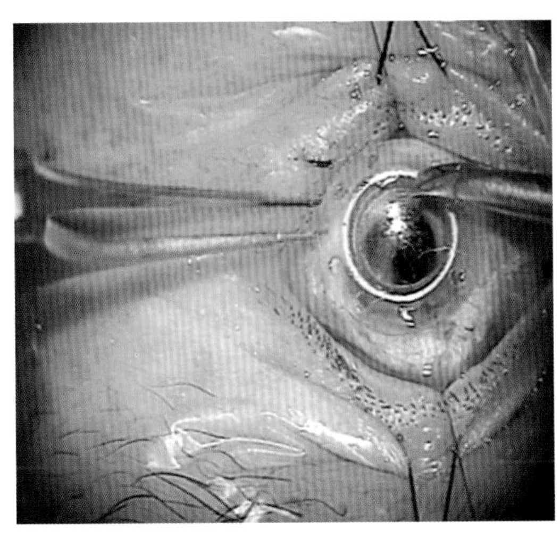

图7-8-4　固定临时人工角膜

5. 由睫状体平坦部穿刺，并注入平衡溶液，以恢复眼压。

6. 依次在颞下睫状体平坦部穿刺插入及固定灌注管，颞上睫状体平坦部切口插入玻璃体切割头，鼻上睫状体平坦部切口插入导光纤维。

7. 根据眼后段的损伤情况施行相应的后段手术，如玻璃体切割、取出眼内异物、视网膜前膜剥离、视网膜切开、视网膜后膜剥离、视网膜裂孔光凝、重水的应用、气液交换及硅油填充等操作(图7-8-5)。

8. 完成眼内后段各种必要的手术后，缝合上方两个巩膜穿刺口，取出临时人工角膜，按常规完成部分穿透性角膜移植术(图7-8-6)。

9. 眼内注入平衡溶液恢复眼压及重建前房。如为硅

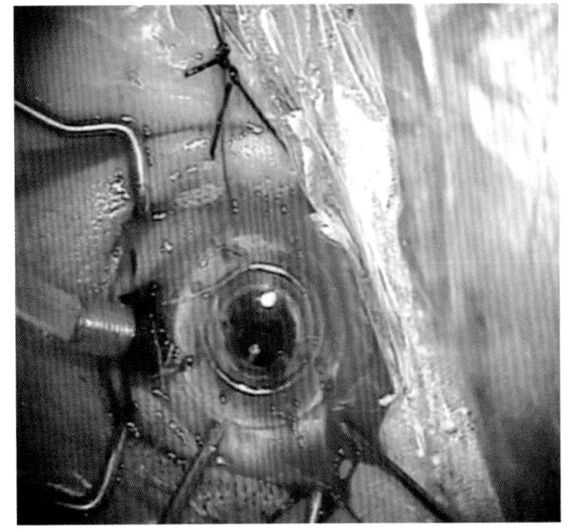

图7-8-5　制作三通道玻切手术切口

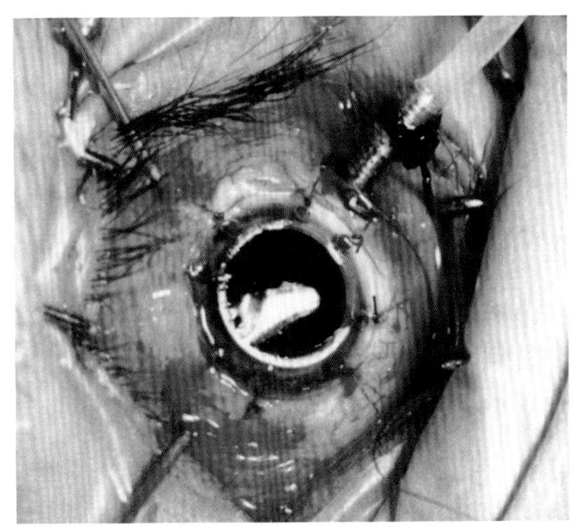

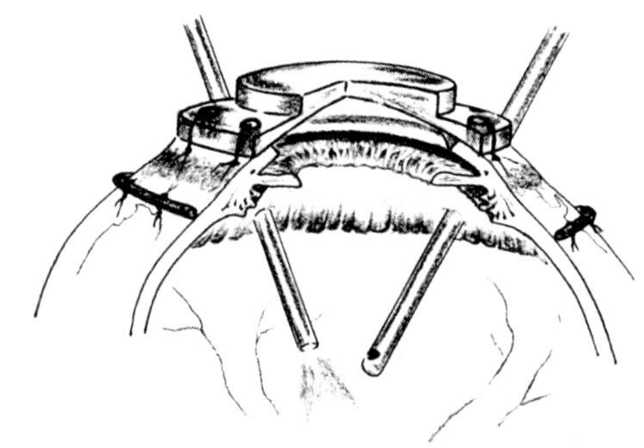

图7-8-6　临时人工角膜下玻切手术

油眼内填充者，必须补充硅油使眼压恢复。最后缝合灌注口的巩膜穿刺口和结膜切口。

10. 若在无晶状体眼行硅油眼内填充者，需用玻璃体切割器在患眼虹膜的6点钟及12点钟位置行虹膜周边切除。

(四)术后处理

按穿透性角膜移植术后常规及相应施行的视网膜玻璃体手术的术后常规处理及护理。如果采用硅油眼内填充，患者术后必须采取俯卧体位，使硅油退回至虹膜平面后。

(五)手术要点

1. 手术前必须根据病史及眼部检查，包括超声检查、

电生理检查、眼球X线照片，必要时行眼球CT或磁共振等影像学检查，制订周密的眼球后段手术计划。

2. 移植孔口径要比人工角膜小0.25m，使旋入人工角膜后，加上缝合固定四个镜脚后，间隙达到水密状态。

3. 移植孔的大小选择应参考穿透性角膜移植的手术设计。既要考虑尽可能切除混浊的病变角膜，又要考虑是否有利于手术全过程的顺利完成。

4. 环钻角膜前最好要缝上大号的Fliringer环，即巩膜支撑器，其直径应大于18mm，以便在钻取角膜植孔和取出人工角膜时，减少眼内容流失，维持眼球巩膜腔容积。标准的玻璃体视网膜手术的三切口也要位于Fliringer环之前。因为缝合临时人工角膜翼边和三切口的位置选择需要一定宽度的巩膜位置。

5. 如果术前B型超声波显示有视网膜脱离高度隆起者，作角膜植床及缝合固定临时人工角膜后，应先用抽吸法去除瞳孔领区混浊的玻璃体，如果发现视网膜为全脱离，且隆起的视网膜极靠近人工角膜镜柱背面，没有足够的空间位置让巩膜刀作穿刺通道时，应先用5号小针头作巩膜穿刺注入透明质酸钠（Healon）或重水，将隆起的视网膜向后推压，然后注液恢复眼压，再作平坦部三个巩膜切口，以免盲目作巩膜切口时伤及视网膜。

6. 完成角膜移植片缝合固定后，要用平衡盐液注入眼内，恢复眼压。若术中采用硅油眼内填充，则应补充硅油注入，使眼压恢复至正常。凡是眼内注入硅油填充者，应该用玻璃体切割器的刀头在眼球6∶00方位作周边虹膜切除，术后采用俯卧体位最少24小时，使硅油退至虹膜平面之后。

7. 对于后部视网膜裂孔（外伤性或取异物所致），应在手术时用眼内激光或眼内电凝封闭，否则穿透性角膜移植术后，不能及时行激光封闭裂孔而导致视网膜脱离复发。

8. 对于需作眼内硅油填充的无晶状体眼患眼，且仍有完整的虹膜、瞳孔，必须在上、下周边部作2个周边虹膜切除，以利于前、后房沟通，使硅油界面后退至虹膜平面后；虹膜缺失或虹膜大面积缺损者，穿透性角膜移植片缝合完毕后，在需补充注入硅油时，不宜注入过多的硅油，以保证硅油平面能后退；无晶状体眼者注入硅油后，术后需取俯卧位12~24小时，以保证硅油平面退至虹膜平面后方，形成水性前房。

9. 若完成玻璃体切除及视网膜前膜剥离术后，发现周边部有视网膜裂孔或视网膜复位不满意，应作巩膜冷凝及硅胶巩膜环扎术。眼外路巩膜手术，例如巩膜冷凝、硅压、环扎、放液等，均应在取出人工角膜并完成角膜植片缝合，眼压达到接近正常后施行。

【手术主要合并症】

1. 角膜移植片内皮失代偿或混浊　多由移植片排斥或眼内填充的硅油接触移植片内皮所致。若为移植排斥反应，可按排斥反应常规治疗。若为硅油接触角膜移植片内皮（见于无晶状体眼），可嘱患者保持俯卧位，使硅油平面后退，或用激光在虹膜下方再做周边切除，解除瞳孔阻滞，有利于硅油后退离开前房。

2. 视网膜脱离复发　多为外伤性PVR未施行彻底的视网膜前膜及后膜剥离，其术后复发问题仍是当今一个难点。

其他术中、术后合并症参照角膜移植有关章节。

（六）小结

近年来眼内镜在治疗角膜混浊情况下的眼后段病变方面提供了新的选择。目前的眼内镜可以通过计算机软件的处理或者通过特殊的探头（内有两条不同照明角度的光纤）使成像呈现三维立体表现。但是眼内镜视野较窄，更重要的是立体感较差。相关操作通过监视屏指导下进行，所以对一些手术者特别是初学者来说不如直视下操作。而临时人工角膜可以提供直视下清晰稳定的术野，术中有立体感，便于双手操作及术后对眼底的观察，相比而言更具优越性。今后临时人工角膜的发展应着重于如何更好地联合使用斜面接触镜，以利于对外伤性前段增殖性玻璃体视网膜病变的观察和彻底切除；如何在术中通过更换镜柱使临时人工角膜转换为永久性人工角膜，为不适于常规穿透性角膜移植术的严重眼表疾病患者带来复明希望，使手术技术更加完美。

第九节　眼球前段重建术和全角膜移植术

我国是一个发展中国家，因感染或外伤导致全角膜或亚全角膜坏死、溶解、穿孔甚至眼内容脱出的患者仍很常见。眼前段重建或全角膜移植是治疗此类患者的唯一方法。全角膜移植术是用整个供体角膜替代受体相应的整个病变角膜的手术。亚全角膜移植通常指植床直径在9.5mm以上但尚保留少量周边受体角膜的角膜移植手术。这类手术的目的是为了重建眼前段、保持眼球的完整性，并提高患眼的视力。

由于全角膜病变通常会累及角膜缘或房角，角膜移植术后容易发生大范围的虹膜周边前粘连，无晶状体眼引起小梁塌陷。另外，这样的植片创口离角膜缘不超过1mm，植片接近角膜缘或和角膜缘血管网接触，缝线不仅通过角膜缘而且可以侵犯房角结构，所以这类手术易损伤小梁网，产生术后继发性青光眼，并常伴有角膜缘干细胞功能衰竭。术后移植排斥、继发性青光眼和持续性角膜上皮缺损仍然是全角膜移植术的三大难治性合并症。

一、历史回顾和发展现状

1888年Wagenmann描述了带部分结膜的全角膜移植术，未见详细的病例报道。1913年，Filatov详细报道了第一例全角膜带少量巩膜缘和结膜的角膜移植。同年Schimanowsky报道了2例全眼前段移植，包括结膜、角膜、赤道前的巩膜和睫状体、虹膜。术后一眼视力是FC/0.5m，持续数月，以后视力渐丧失。另一眼术后角膜透明达98天，以后眼球萎缩。1925年，Filatov再次报道了4例全角膜移植，结果植片全部混浊。1933年和1935年相继有几篇对全角膜移植的研究报告，几乎所有的临床效果都很差。1949年Friede提出用大角膜植片代替全角膜植片来防止青光眼。1947年Le Grand在总结他人经验的基础上为7例患者进行了全角膜移植手术，最后6例角膜透明（观察时间不详）。总的来说，当时由于免疫抑制剂的缺乏和对免疫排斥机制缺乏足够的理解，以前完成的全角膜移植病例很少，几乎全部以角膜植片混浊而告终，仅有少量的大植片移植获得成功。

20世纪50年代以后，随着显微器械和显微技术的发展、皮质类固醇和广谱抗生素的临床应用，全角膜移植至少可以保全患眼的眼球完整性，部分患者还可获得有用的视力。Kirkness观察了15例患者16眼，主要的适应证是感染或角膜穿孔。移植片的直径大于或等于10mm，植片最大15mm（平均11.3mm），平均随访26.4个月后的4年角膜生存率是64%，15眼保全了眼球，多数患者视力得到提高，术后并发白内障（5眼）、青光眼（5眼）、移植排斥（8眼）、感染（3眼）。最终的结果有13眼维持角膜植片透明（包括再移植者）。Hirst也报道了23例角巩膜移植的晚期角膜病病例，结果：14例保留了眼球；13例发生青光眼，其中6例需要手术治疗；13例上皮愈合不良，需要睑裂缝合。迄今为止，已经报告的全角膜移植的文献不多，表7-9-1列出了一些全角膜移植报道的结果。

二、手术原则

眼前段包括角膜、角膜缘、前部巩膜、前房、虹膜和睫状体、晶状体等结构。它们对维持正常的眼压、视功能、眼球结构均具有重要的意义。当患者因为大部分眼前段结构受累需要进行眼前段重建时，一般需要进行联合手术。眼前段重建可以根据是否移植了周边带有环形巩膜组织的全角膜移植把手术分为两大类：①带周边环形板层巩膜的全角膜移植术（total keratoplasty with peripheral ring-shape lamellar sclera），又称角巩膜移植（sclerocorneal keratoplasty），该手术主要用于病变已破坏了角膜缘或巩膜；②边对边全角膜移植术（total keratoplasty by side to side），该手术用于病变尚未波及角膜缘。

眼前段重建的手术原则是尽可能去除患眼的病变组织，并使之恢复正常的生理结构。

1. 恢复正常的眼表结构　角膜全部或大部分坏死时需要施行全角膜或次全角膜穿透移植术。合并有角膜缘及前巩膜坏死时需要带巩膜和角膜缘的眼前段重建术。

2. 维持有效的房水循环　分离虹膜前后粘连，重建前房及房角，必要时另建房水流出通道，使房角开放和房水引流通畅。

3. 保留或修复晶状体-虹膜隔　尽可能保留虹膜及晶状体，植入人工晶状体时也要保留晶状体后囊膜的完整。

4. 减少术后并发症　预防和治疗移植排斥、继发性青光眼，促进创面愈合，减少术后感染的发生或原有疾病的复发。

三、手术适应证

各种原因引起的角膜或角巩膜坏死溶解，严重的眼前段结构异常，且应用常规的药物或手术不能控制原发疾病，为了保全眼球，此时可施行眼前段重建术。一般来说患眼应该具有一定光感。但若患者有强烈的美容需要，也可在患眼没有光感的情况下手术。具体的适应证是：

1. 感染性角膜炎　细菌性全角膜或绝大部分角膜化脓、坏死穿孔。大面积真菌性角膜溃疡，药物不能控制者。当病变累及全角膜的全层甚至部分巩膜且角膜已发生穿破者；全角膜已发生坏死穿破，或伴有眼内容物脱出者；用药物无法控制，难以进行常规的部分穿透性角膜移植，则可施行全角膜带环形板层巩膜瓣的眼球前段重建术，有可能挽救眼球，控制感染及恢复一定的视功能。术中要彻底去除

表7-9-1　近代全角膜移植报告的结果

日期（年）	手术者	病例情况	手术方式	随访时间	结果
1954	Castroviejo	21例	全角膜移植	12个月	植片部分透明12例
1959	Maumenee	5例	自体全角膜移植	12个月	植片透明5例
1961	Barraquer	6例	自体全角膜移植	12个月	植片透明6例
1964	Salme Vannas	8例全角膜白斑，伴有新生血管、广泛虹膜前粘连和继发性青光眼	全角膜穿透移植	6~7个月	2例植片透明；6例排斥，药物治疗后2例部分透明；术后青光眼2例，手术可控制眼压
1967	Mortada	9例	全角膜移植	12个月	植片5例半透明
1968	Shershevskaya	2例	全角膜移植	12个月	植片全部混浊
1973	Ticho U	14例，土医治疗引起的失明，外伤，单疱角膜炎，角膜软化	全角膜穿透移植，3名患者行二期部分穿透角膜移植，4名患者行二期人工角膜术	18个月	一期术后仅3例植片透明。二期术后8名患者视力≥0.05，4名患者发生继发青光眼
1986	陈家祺	28例，全角膜化脓坏死穿孔或兼有眼内容脱出，全角膜化学伤坏死穿孔，全角膜葡萄肿，全角膜热灼伤坏死穿孔	全角膜带环形巩膜移植术	1.5~5年	10例植片半透明或部分半透明，视力分别保持指数至0.05
1996	Redbrake-C	9眼烧灼伤引起的角巩膜坏死穿孔，3眼行第二次移植	带巩膜缘全角膜移植		2例透明，余均混浊，全部保留眼球

病变组织，术后要用足量抗生素。

2. 眼部化学伤或热烧伤，全角膜烧伤，角膜溶解穿孔，或伴有眼内容脱出，眼前段组织如虹膜、晶状体、瞳孔甚至前段玻璃体已受累。手术中同时要修补虹膜，形成瞳孔，摘出晶状体，切除前段玻璃体，分离房角。

3. 全角膜葡萄肿　仍有光感，且光方向准确；或者是为了美容的需要。

4. 大范围的全角膜移植片溶解穿孔。

5. 大范围的 Mooren 溃疡合并穿孔。

以上情况可能合并有眼内容脱出。这些患眼以往通常行眼球摘除或眼内容剜出术。

四、手术步骤

1. 按角膜移植作术前准备及麻醉。

2. 沿角膜缘环形剪开球结膜，后分离并露前段巩膜达 7mm。缝上大号巩膜支撑器（Flieringer 环，图 7-9-1），并在全周平均分布的共 6~8 个钟点位予以经过巩膜浅层的缝合固定，在 6 点和 12 点方位各留较长的缝线用于牵引和固定眼球。然后彻底烧灼止血。

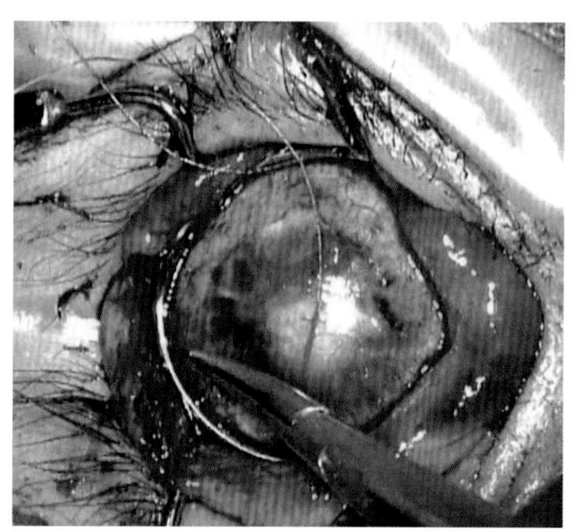

图 7-9-1　固定 Flieringer 环

3. 植床大小的估计　用环钻在角膜上划界，以能全部切除病灶为度，特别是在感染性角膜溃疡，最好能包含 0.5mm 宽的正常角巩膜组织。真菌性角膜溃疡必须严格执行。但如果术前能确定是细菌性感染或是烧伤导致的、病灶也没有侵犯巩膜且切除范围能彻底切除坏死的角膜时可不将植孔扩大至超过角膜缘后界，尽量不破坏房角，因为角膜缘处的血管网非常丰富，有效药物很容易经过血液循环到达此处（图 7-9-2）。

4. 移植片的制作　移植片的制作主要根据拟制备的植床形态而设计。主要有三种：①亚全角膜植片：先用直径比植孔大 0.5~1.0mm 的环钻切取一定深度，然后用刀片或钻石刀加深并切穿，并用剪刀辅助完成；②全角膜植片：直接用钻石刀沿供眼角膜缘的后界切取；③带巩膜瓣的全角膜植片：在离供眼角膜缘后 5mm 处环形切开巩膜 3/5 厚度，分离巩膜板层至接近角膜缘，再在角膜缘后界处全周切痕约 4/5 深度，然后选择一个方位切穿眼球，并用剪刀水平剪

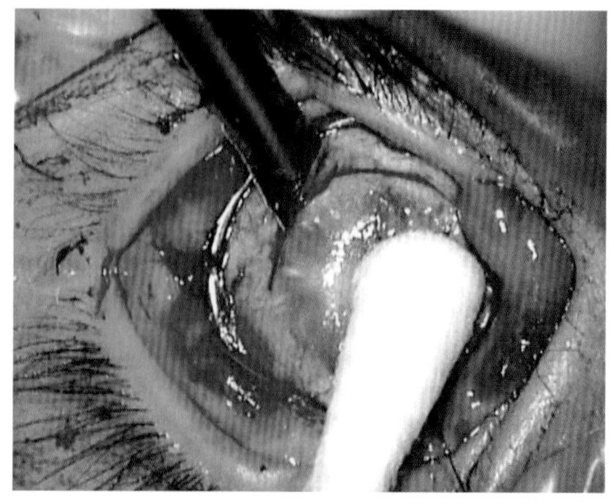

图 7-9-2　植床划界

出带板层巩膜瓣的全厚角膜片。全角膜植片的临时放置同光学性穿透角膜移植术。

5. 植孔制作　植孔边界大小的选择和划界见上。可根据情况在角膜缘处切开眼球，然后剪除病变的全角膜。也可在角膜缘后 4~5mm 处作部分或全周的板层巩膜切开，然后向前作浅板层切除达角膜缘，再在此处切开和剪除病变的角膜。亚全角膜移植的植孔钻取也可直接用一定大小的环钻切取。如果巩膜受病灶侵犯，也应予以切除，切除时以板层切除为主；如果侵犯了巩膜全层，最好彻底切除，但如仅是缺血而不是溶解或感染病灶，也可作选择性保留。

6. 眼内组织的处理　非感染性病例中，如虹膜完好、晶状体透明，则一并保留；小的虹膜缺损应缝合形成瞳孔，缺损太大无法修复则作节段剪除，术中应避免损伤睫状体而引起出血，也应避免损伤晶状体；如晶状体混浊或脱位，应予以摘出；如玻璃体脱出或前段玻璃体混浊，应同时行前段玻璃体切除术；如虹膜完整或经整复后基本完整的病例，均应在 3：00、6：00、9：00 及 12：00 等 4 个钟点方位分别作周边虹膜切除术，以有利于防止术后青光眼。

感染性病例则应该尽量保留健康的眼内组织，保持晶状体 - 虹膜隔完整，避免病原体扩散至眼后节，同时可以避免玻璃体前移后与角膜接触导致角膜内皮功能失代偿，特别是在真菌性角膜溃疡的病例。当然，如果虹膜出现脓肿，也应彻底切除。如晶状体和玻璃体已经脱出，也应做晶状体摘除和前段玻璃体切除（图 7-9-3）。

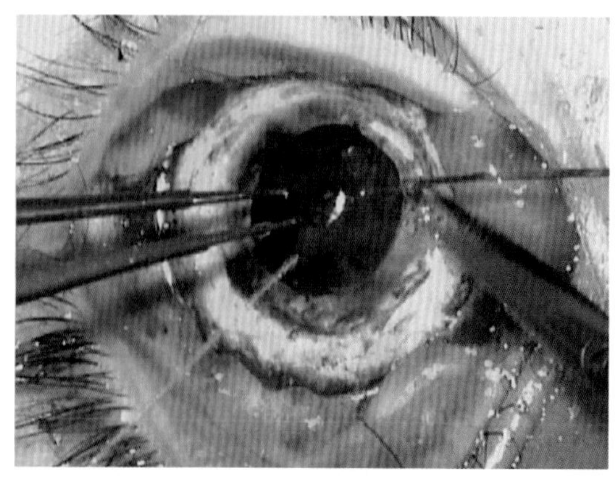

图 7-9-3　撕除虹膜表面黏脓性渗出物

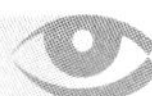

7. 缝合 缝合的方式主要有两种，即边对边缝合和叠加缝合。亚全角膜移植和不带巩膜瓣的全角膜移植采用边对边缝合，而带环形巩膜瓣的全角膜移植则最好采用叠加缝合。后者的具体操作如下：将移植片置于移植床，先用10-0尼龙线穿过移植片角膜缘；再经移植床角膜缘穿出植床，然后又从移植片的内皮侧穿出角膜缘并结扎，如此共在全周平均的8个方位作对称性角膜缘移植片——移植床固定缝合，以后再将移植片巩膜瓣的游离缘直接缝合于术眼的浅层巩膜。也有作者在角膜缘处不作缝合，仅在巩膜游离缘缝合。这样缝合能使术后进入角膜缘的新生血管更为减少，更有可能降低术后青光眼的发生率(图7-9-4)。

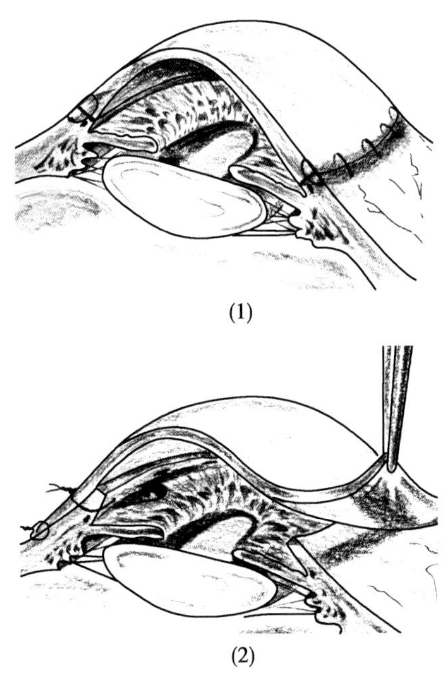

图7-9-4 植片对合方式
(1)带巩膜瓣缝合；(2)边对边缝合

8. 重建前房 先分离粘连的房角，然后用平衡盐或黏弹剂重建前房(图7-9-5)。具体方法可参考本书第七章第九节的相关内容。

9. 筋膜囊和球结膜的处理 将球结膜前徙至移植片的角巩膜缘，然后加以缝合固定。如果有较大面积的巩膜缺血、手术不能全部切除且植片和植床能够顺利吻合，应将残存的Tennon囊前徙，并通过缝合后将之覆盖在缺血的巩膜表面(图7-9-6)。最后修剪遮盖角膜的结膜突出部分。

10. 局部给药 球结膜下或球周注射地塞米松2.5mg和妥布霉素20 000IU。术毕双眼绷带包扎。

五、手术技巧

1. 术前准备 术前的结膜囊冲洗应非常小心，因为很可能会因为翻转眼睑而导致菲薄的角膜穿破或眼内容物通过已经穿破口加速流出。结膜囊冲洗可以在术中麻醉后施行。

2. 麻醉和眼球固定 接受眼前段重建的患者术前大都有非常严重的炎症反应，相当一部分患者对疼痛敏感，且有些还伴有高眼压。如果术中的麻醉不满意，即使是轻巧

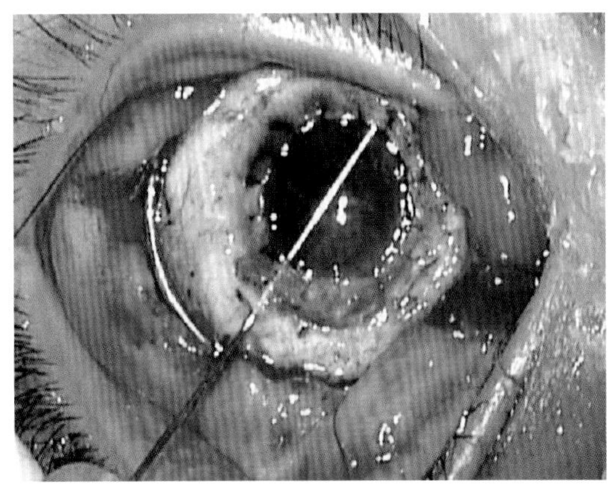

图7-9-5 从角膜缘进行前房重建

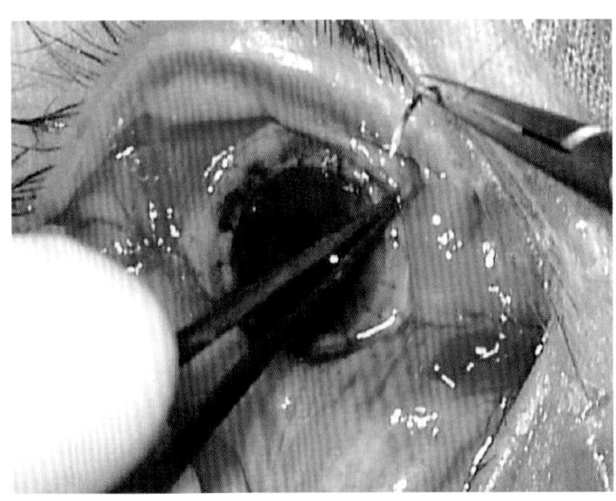

图7-9-6 修剪多余的结膜，遮盖植片巩膜边缘

的操作和刺激也很容易造成患者屏气、晶状体-虹膜隔前移甚至眼内容物脱出。所以，对于那些痛觉阈值较低的患者应当在手术开始时就肌肉注射哌替啶，或是采用全身麻醉。为了减少手术中眼内容物流失，术眼应该缝上大号巩膜支撑器以避免眼球壁塌陷，并在12点和6点方位用缝线牵引固定眼球，而不是通过上下直肌的牵引缝线制动眼球。固定巩膜支撑环的缝线应经过术眼的浅层巩膜，最少应该有6针，最好缝合8针，用于牵引的两针缝线可牢固结扎并留一定长度的尾线，而其他方位的缝线就只要宽松结扎即可，因为结扎太紧容易导致眼球外壁变形。

3. 烧灼止血 炎症性疾病患者其结膜和巩膜充血明显，分离结膜和缝线经过巩膜时非常容易出血，应彻底烧灼制止结膜的出血和巩膜表面扩张的血管。血液进入前房非常容易造成术后的虹膜前粘连和继发性青光眼。而烧伤患者则很多存在巩膜的缺血或坏死情况，所以烧灼时不宜过度，刚能封闭破裂或扩张的血管即可，否则容易加重缺血的范围或程度(图7-9-7)。

4. 病灶的切除 感染性病灶毫无疑问应该彻底切除，并包含少量的健康组织。但在烧伤眼则仅切除坏死的病灶即可，对于仅是水肿但却不是坏死的组织如果不影响缝合时可尽量予以保留。在很多病例，由于术前病灶侵犯范围大甚至由于角膜穿破而前房消失了一段时间，残存的少许角膜缘已经和虹膜粘连紧密或发生内卷，在切除时特别应该注意。如情况允许，可在植孔边缘剪切时先分离房角，从

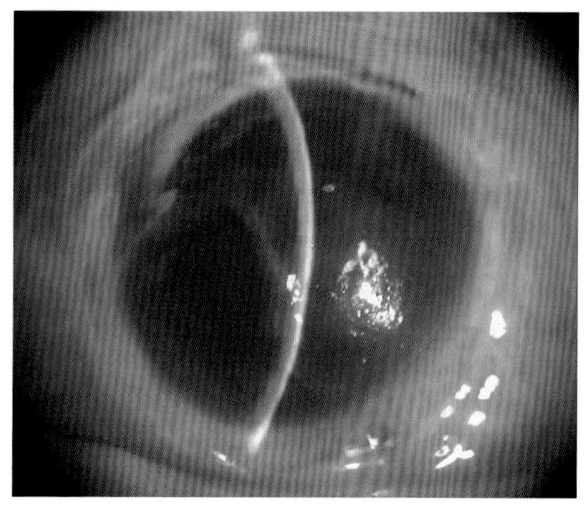

图 7-9-7 术后前房积血

而使粘连或内卷的角膜缘显露出来。创缘处球结膜在分离球结膜时也容易残留，在行眼前段重建时要彻底切除，以免在植片的巩膜瓣下残存球结膜或角膜缘。任何巩膜本身即可视为创面，即使它是完整的。除非已经坏死，术眼的巩膜移植床原则上不用作板层剖切，将移植片的板层巩膜瓣与受眼巩膜相叠加缝合固定即可。这种疏松的结合可以避免新生血管长入移植片，从而推迟和减轻移植排斥反应的发生；又可以形成滤过房水的间隙，从而降低术后继发性青光眼的发生率。考虑到术后角膜上皮的来源问题，如果患眼角膜缘部分或全周健康，应该保留残存的健康部分。不要直接用环钻准备植床，因为环钻的压力可以引起组织扭转和眼内容脱出。环钻刻痕后可用钻石刀或胡须刀片切取植床。

5. 植片的切取　应该根据拟切取植孔的形态来设计植片。如果手术将切除患眼的角膜缘，制作植片时应带有活性角膜缘。供体植片应比植床大 1mm 或以上。最好选择湿房保存的眼球，这样有利于制备适当的供体植片。边对边植片应至少大于植床 1mm，这样有利于加深前房，同时可以避免前粘连。

6. 缝合固定　边对边缝合按一般常规。叠加缝合必须采用褥式缝合方式（见前述），否则会发生术后植片的膨隆。缝合时应考虑到拟经的受体侧能否足够承受因牵拉导致的缝线切割。吻合应经过健康组织的创缘。如果全角膜（包括角膜缘）都已经坏死，同时存在的大面积全层巩膜坏死又不允许彻底切除（会直接导致脉络膜外露）时，应该直接采用带环形巩膜瓣的全角膜移植。

7. 其他眼组织的处理　术中如见眼球后段玻璃体感染，应立即同时加做经睫状平坦部的闭合式玻璃体切除术。玻璃体切除也可以为今后房水引流物的植入创造条件，避免植入后引流管管口被玻璃体阻塞。伴有的视网膜脱离可根据病情进行灵活处理。可一期进行处理，此时要采用全角膜型的临时人工角膜施行后段手术，术毕再移植带巩膜瓣的全角膜。也可往玻璃体腔注入平衡盐溶液或黏弹剂，使眼压增高，最后使视网膜复位。或在术后择期行视网膜复位手术。术毕一定要重建前房和房角，并使前后房角沟通。以用黏弹剂为佳，因其不但可以支撑形成前房，分离房角，还可因其重力起到止血的作用。患眼的球结膜要前徙，遮盖移植片的巩膜瓣，并缝合固定在植片的角膜缘。无论受体或供体巩膜暴露都要用受体结膜覆盖，用 8-0 丝线或可吸收缝线缝合固定。如果巩膜植床有缺血坏死，还应同时施行筋膜囊成形术，使血供丰富的球筋膜覆盖在受体缺血巩膜表面盖有供体巩膜瓣的区域。

六、术后处理

术后按高危角膜移植常规处理。若原为感染性角膜炎，手术后要根据药敏试验结果选择应用抗生素，且用药时间要适当延长。全身应用抗排斥药物如地塞米松、环孢素等，联合局部应用 1% 环胞霉素 A 或 0.05%FK-506 眼药水滴眼，以减少排斥反应，但在真菌性感染者应避免使用激素，因可加速真菌感染的复发。术后也应特别注意眼压的改变。如眼压升高，可先用药物控制，无效者再行睫状体光凝或手术治疗。

七、术后并发症

需要施行眼球前段重建术的患眼的眼部条件都很差，手术后很容易出现一些并发症。其中最主要的并发症有术后排斥反应、继发性青光眼、持续性角膜植片上皮缺损以及原来感染性眼病复发。

（一）排斥反应

移植排斥仍然是角膜移植术后失败的主要原因。在已报告的全角膜异体移植病例中，几乎 100% 都发生了排斥。大多数学者报告在术后半年左右出现角膜混浊。眼球前段重建术移植片混浊后，仍可在此基础上再行部分穿透性角膜移植术，部分病例植片可维持透明，使患眼获得视力。目前，叠加缝合法和环孢素等的应用，使排斥反应的发生率有所降低，或推迟排斥反应的发生。

角膜移植发生的主要抗原提呈细胞是角膜缘附近及其中的朗格汉斯细胞。大于 8.5mm 的植片或偏中心的植片接近受体的角膜缘血管网，而且全角膜植片本身还含有异体角膜缘。所以，全角膜移植非常容易发生移植排斥，最终导致植片混浊。现在有很多研究旨在消除供体植片的抗原性或通过免疫抑制等方法来降低异体移植排斥的发生率。主要的措施有：

1. HLA 交叉配型或 ABO 血型匹配　许多报道显示 HLA 抗原配型有意义，多数报道认为 2 个以上 HLA 位点相配可以明显降低排斥反应发生率，但是因为实验设计不合理，结果难以令人信服。美国国立眼科研究所主持了有关 HLA 配型预防角膜移植排斥的多中心前瞻性对比研究，结果发现 HLA 配型并没有实际的价值，相关结果反而提示 ABO 血型匹配可能能够降低移植排斥的发生率。

2. 移植前供体免疫原性的处理

（1）刮除角膜上皮：以前有学者认为可以降低异体植片的抗原性。但是由于朗格汉斯细胞存在于角膜基质，炎症又可诱导角膜上皮、基质细胞和内皮表达 HLA-Ⅱ类抗原，因此实际效果并不确切。而且刮除角膜上皮后还将导致眼表上皮的缺损、角膜基质暴露，非常容易发生持续性角膜上皮缺损，继而植片溶解。

（2）抗血清的应用：不同的抗血清在不损伤角膜细胞的情况下可以阻断或封闭致敏原。应用抗供体 HLA-Ⅱ类

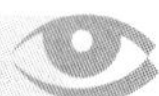

抗原的抗血清或抗 CTLA-Ig 处理培养的动物角膜可以降低移植物的免疫原性。抗淋巴细胞血清(ALS)、OKT3 单克隆抗体、IL-2 单克隆抗体、IL-1 受体拮抗剂的应用也可以延长移植物的生存时间。

3. 免疫抑制剂的应用 强效免疫抑制剂的应用要不间断和足够疗程。

(1) 局部应用皮质类固醇:应用 1% 的醋酸泼尼松龙或 0.1% 磷酸地塞米松钠滴眼液可以有效治疗内皮排斥。用法:每小时一次,持续 1 周,以后逐渐减量;晚上应用眼膏。

(2) 环胞霉素 A:口服环胞霉素可以预防和治疗角膜移植术后排斥反应。2% 浓度的滴眼液和眼膏对角膜移植术后排斥反应有一定预防和治疗作用。

(3) FK506:结膜下注射可以提高动物同种异体角膜移植的角膜植片生存率。我们研制的 0.05%FK-506 滴眼液显示了强大的效力。

(4) 基因工程:通过基因敲除或转基因的办法改变 MHC 抗原的表达,以期增加移植的免疫耐受性。

(二) 继发性青光眼

角膜移植引起的青光眼是引起移植失败的主要原因之一。它除了损害视神经,引起视功能损害甚至失明,对角膜移植片透明的命运也有重大影响。采用叠加缝合的眼球前段重建术由于术后供体环形巩膜瓣和受体巩膜植床之间形成了人工滤道,术后继发青光眼的发生率与传统的全角膜移植相比明显降低。如果发生继发性青光眼,早期可用药物控制。晚期则需手术处理。由于此类患眼角膜缘处结构均遭到不同程度的破坏,常规抗青光眼手术不能控制眼压,可采用引流阀或管植入、睫状体冷冻或激光光凝术(图 7-9-8)进行治疗。

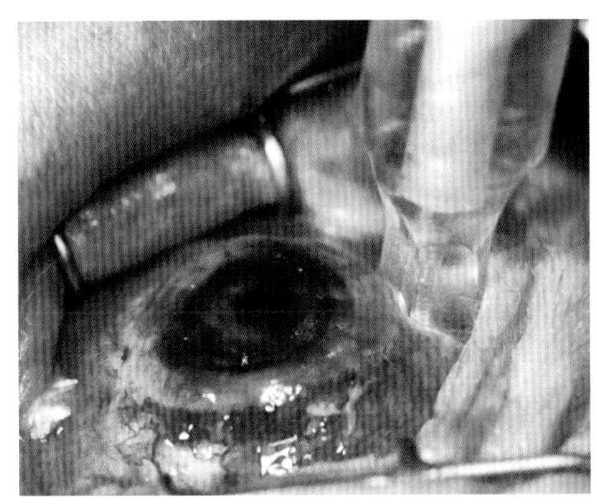

图 7-9-8 经巩膜睫状体光凝

(三) 原感染性眼病复发

在感染性角膜溃疡患者进行眼前段重建术中,如术中去除病变组织不彻底,术后未进一步抗感染治疗,原感染性角膜炎可能复发,尤其是真菌性角膜炎复发的机会较大,最后甚至需要摘除眼球。因而,术中应取材作细菌和真菌培养,术后根据药物敏感试验结果选择抗生素治疗(图 7-9-9)。

(四) 持续性角膜上皮缺损

如果受体眼角膜缘破坏,要注意重建活性的角膜缘。受体全角膜缘受毁或异体角膜缘最终被排斥后都会导致角膜上皮的来源障碍。化学伤后严重干眼症也不利于眼表上皮的扩增和移行,所以手术后应给予足够的人工泪液和上皮营养药物,如纤维连接蛋白、表皮生长因子等。

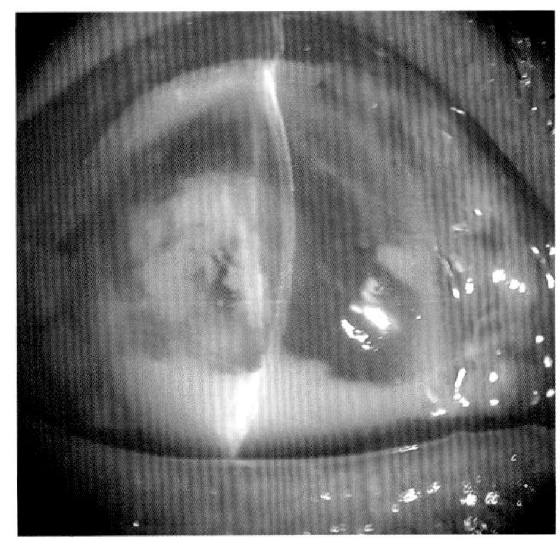

图 7-9-9 全角膜移植术后真菌感染复发

第十节 羊膜手术

一、羊膜手术的历史与发展

1910 年 Davis 首次报告了用胎膜作为手术替代材料来进行皮肤移植。Stern 和 Sabella 在 1913 年分别报告了用羊膜来治疗皮肤烧伤和皮肤溃疡。羊膜被用覆盖在伤口上,上盖凡士林纱布和绷带,48 小时后去除绷带。结果,羊膜贴附在伤口上,患者疼痛明显减轻,伤处的皮肤创面重新上皮化明显加快。但当时这些令人鼓舞的结果并没有引起医学界的重视。直到 1935 年和 1937 年 Brindeau 和 Burger 才分别报告用羊膜作为移植片来形成人工阴道并成功修复患者性功能。手术后 9 个月的阴道刮片显示,阴道已经成功上皮化,并且和羊膜的上皮不同。这些结果表明,阴道重建后的上皮可能来源于阴道的入口,而不是羊膜上皮。1940 年 Chao 发表文章,用羊膜预防头部手术后的脑膜粘连形成。10~60 天的手术结果显示硬脑膜修复,并且没有形成粘连和发生排斥情况。自此以后,利用羊膜进行手术的报告日益增多。有报告用于修复烧伤的皮肤、腿部的慢性溃疡、人工阴道和膀胱、眼结膜,也有报告用于修复脐膨出和预防腹部、头部和盆腔手术后粘连。

1940 年 deRotth 第一个报告将羊膜应用于眼部来修复结膜缺损。其后又有几个作者报告了用羊膜治疗眼表疾病如眼烧伤方面的有利作用。在这些工作的启发下,Brown 成功地使用兔的羊膜覆盖急性烧伤后的眼表面来加速愈合和阻止坏死组织的扩展。Sorsby 等人在 1946 年和 1947 年连续报告了用羊膜作为敷料来治疗眼部急性烧伤。然而,这些正面的结果都没有得到有效的重视。很多学者转向寻找其他的更有效的方法。直到 1995 年 Kim 和 Tseng 等人报告了用经过改良方法处理和保存的羊膜重建眼表获得成功,羊膜移植才重新成为眼科的一个研究和应用新热点。

Lee 和 Tseng 建立了羊膜的现代保存方法。羊膜取自剖宫产孕妇的胎盘,产前母体需排除人类免疫缺陷性病毒

(HIV)、乙肝病毒(HBV)、丙肝病毒(HCV)以及梅毒感染等血清传染性疾病。无菌条件下用抗生素溶液(青霉素 50μg/ml,链霉素 50μg/ml,新霉素 100μg/ml,两性霉素 B2.5μg/ml)浸泡胎盘 5~10 分钟。分离羊膜后上皮面朝上平铺于硝酸纤维素滤纸,然后将其修剪成 3cm×4cm 大小,放入含 50% 甘油的 DMEM 培养液小瓶中,在低温冰箱 -80℃长期保存(图 7-10-1)。

目前根据手术目的及所希望达到的治疗效果,羊膜手术可细分为羊膜移植术(inlay/graft)、羊膜遮盖术(overlay/patch)和羊膜充填术(filling)三种。

羊膜移植手术中羊膜植片的作用在于提供一个使眼表上皮在其上生长的基底膜,完成眼表的重建。羊膜植片应修剪为略大于缺损区,上皮面向上(羊膜基质面黏性大易和组织贴附),植片边缘置于结膜创缘下或两者边-边对齐,使用显微缝线将植片固定于浅层组织。缝合时避免损伤血管,以免血液在羊膜下积聚,无须埋线。

羊膜遮盖术是将羊膜植片上皮面向上,覆盖于整个角膜及角巩膜区域的表面。此时羊膜起到生物接触镜的作用,保护和促进残留的角膜上皮愈合。在植片边缘,连带其下覆盖的结膜,一起固定缝合于浅层巩膜。术毕将羊膜植片下的积液赶出,使植片和角膜紧贴。PRK 和 PTK 手术后羊膜遮盖可以减少角膜混浊(Haze),提高手术质量。

在修复某些累及角膜基质深层的非感染性角膜溃疡时,羊膜可起到填充物作用,即羊膜充填术。羊膜在填塞角膜基质时不考虑植片的正反面,但最表面一层必须是上皮面向上,以利于上皮修复愈合。

二、羊膜应用于眼表重建的作用机制

羊膜在眼表重建中应用的最主要优点为:促进上皮化,抑制炎症反应及纤维化。主要通过以下机制来实现:①羊膜基底膜与眼表上皮基底膜组织成分相似,可以促进上皮细胞的黏附移行,诱导上皮分化,防止上皮凋亡。作为遮盖物使用时还可保护新生上皮组织免受瞬目时眼睑的刮擦,同时减少炎症细胞和泪液蛋白与角膜基质的接触。②羊膜可分泌 bFGF、EGF、HGF、KGF 等生长因子促进上皮生长。此外羊膜含有的神经生长因子和 P 物质,对角膜神经有营养作用。③羊膜可以抑制白细胞介素的表达、调整炎症趋化因子表达、诱导多核白细胞凋亡,降低角膜基质金属蛋白酶Ⅰ、Ⅱ、Ⅹ的表达,从而减轻角膜炎症反应,抵抗角膜溶解。④通过抑制 β 转化生长因子的 mRNA 表达,抑制成纤维细胞的活性,减少角膜瘢痕形成。⑤羊膜中所含的抗新生血管化蛋白,对新生血管有一定抑制作用。⑥未发现羊膜中有 HLA-A、B、C 以及 DR 抗原和 β_2 微球蛋白的表达,因而其抗原性很低,同种异体移植反应很小。羊膜的这些特性使之在眼表重建中有着广泛的应用前景。

三、羊膜移植重建结膜眼表

【手术适应证】 羊膜移植有利于上皮化,维持正常上

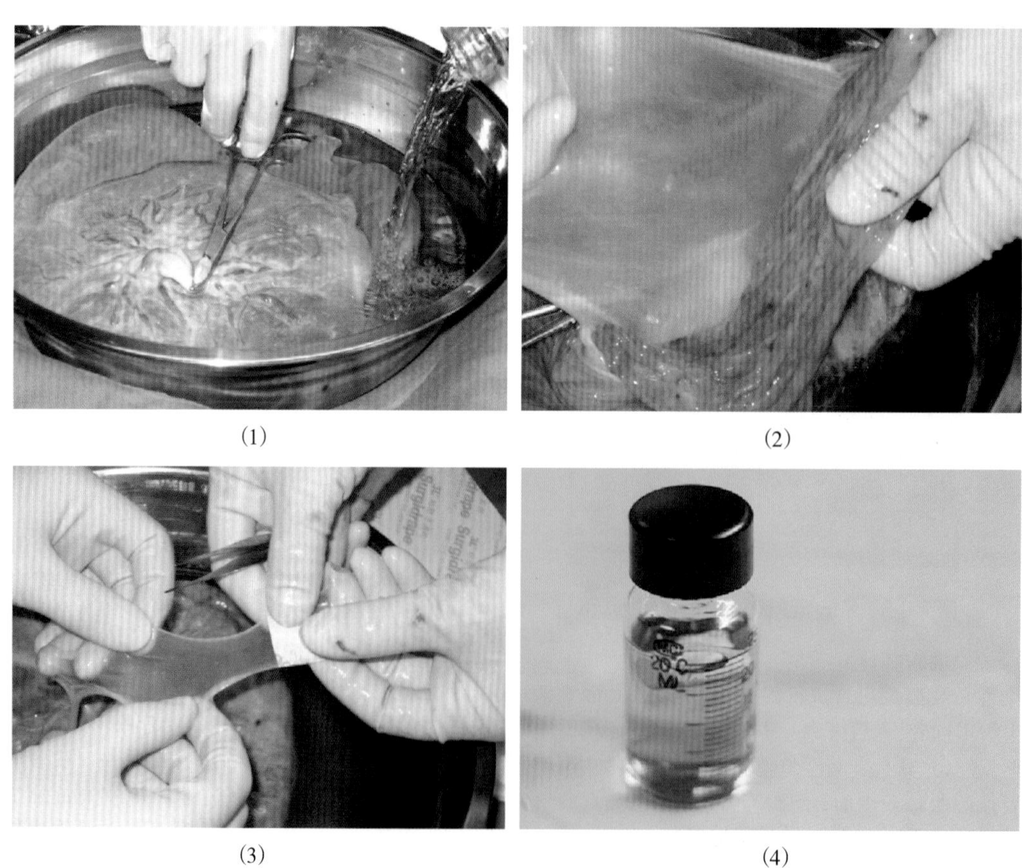

(1) (2) (3) (4)

图 7-10-1 羊膜的取材与保存

(1)浸泡羊膜;(2)分离羊膜;(3)修剪羊膜组织;(4)放入保存液

皮表型，减少炎症，减少血管化和瘢痕形成。有鉴于此，羊膜移植可用来重建结膜表面以修复正常基质，提供健康的基底膜以便新生的上皮增殖和分化。文献报道，羊膜移植重建结膜表面主要用于大面积的结膜切除后替代结膜植片重建眼表，如翼状胬肉、结膜上皮新生物、肿瘤、瘢痕、睑球粘连和结膜松弛症。羊膜移植治疗初发性翼状胬肉的复发率为10.9%，远较巩膜暴露技术(45%)为低，但较自体结膜移植(2.6%)为高。羊膜也可以成功地用于治疗并发睑球粘连和复视的复发性翼状胬肉。另外，羊膜还可以联合角膜缘移植治疗大面积的角膜缘干细胞缺乏和一些严重的眼表疾病，如Stevens-Johnson综合征和晚期眼部类天疱疮、眼化学伤和热烧伤，等等。这些结果提示重建的结膜面积要足够大，植床要有血供，残存的边缘结膜要有正常上皮和结膜下基质。展望未来，是否可以用移植的羊膜作载体让体外扩增的带有或不带有正常结膜成纤维细胞的结膜干细胞重建眼表有待于进一步研究。最近有报道羊膜移植用于丝裂霉素C治疗青光眼手术获得成功，特别是在应用于反复抗青光眼滤过性手术后发生了球结膜瘢痕和收缩的病例。

当然，羊膜也经常用于重建角膜表面。既可以作为敷料，也可以作为移植片来直接使用。可以单层移植，也可以双层或多层移植。

(一) 手术方法和步骤

目前的文献报告主要用于大面积的结膜切除后替代结膜重建眼表，如翼状胬肉、结膜上皮新生物、瘢痕、睑球粘连和结膜松弛症等。适应证多，具体的手术步骤也就不可能完全相同。这里以羊膜重建大面积结膜眼表面为例来简单扼要地叙述一些经典的和有示范意义的手术步骤。下面就以显微镜下施行睑球粘连分离联合羊膜移植手术为例进行说明。

1. 麻醉和开睑　一般地，成人患者使用球后麻醉、面神经阻滞麻醉和局部浸润麻醉，小儿患者用全身麻醉。如患者血压不高、没有心血管疾病，麻醉药中最好加少量肾上腺素以利收缩血管和止血。麻醉药要注射在粘连组织下和将要分离的手术区域，在进行麻醉的同时进行液体钝性分离。有时由于睑球粘连非常严重，可以采取先一个区域麻醉，进行分离后再继续在相邻的区域进行麻醉和分离。

开睑一般采用缝线开睑，以便分离穹隆部粘连的组织和其后暴露睑结膜和缝合羊膜。

2. 移植床制作　病变组织的彻底清除：术中用剪刀分离眼表的瘢痕组织并剪除上皮下的增殖组织，使残存的结膜组织后徙，暴露需重建的眼表植床。

移植创面的暴露和烧灼止血：瘢痕期眼表彻底松解后创面的活动性出血点必须用止血器充分制止出血。

移植床的暴露和确定：于角膜3、6、9及12点方位近角膜缘的浅层巩膜处用6-0的吸收缝线分别作4针牵引缝线，充分暴露移植床。

3. 羊膜植片的准备和缝合固定　羊膜从保存容器取出后先用平衡盐容易进行浸泡和冲洗，然后用含抗生素的平衡盐临时保存在玻璃皿中。手术时取同创面大小的羊膜移植片覆盖于结膜上，用8-0可吸收缝线于角膜缘、角膜缘后6~8mm处及睑板创面予以缝合固定。术中注意形成足够宽松的穹隆部和植片固定。必须将羊膜在穹隆部、睑板部和内眦半月皱襞处缝合固定在其下的浅层组织上。

穹隆部的两侧即睑板上缘和较后的巩膜面予以缝合固定之外，还用0号丝线在穹隆部作两对吊线。吊线经过结膜穹隆部，并从眼眶眶缘的下方穿出和打结于硅胶上。或将术前制作的义眼模植入结膜囊内顶压植片。必要时可施行睑缘临时缝合。术中注意在羊膜植片下不要形成血肿。

4. 术后处理　术后常规双眼绷带加压包扎，隔天换药，尽早敞开滴眼。开放滴眼时用妥布霉素眼水(每天4次)和眼膏(每日1次)，1个月后逐渐减量。待羊膜表面荧光素染色呈阴性后加用复方妥布霉素眼水，日后逐渐减量。对泪液功能分泌缺乏者，频繁滴用人工泪液。穹隆部吊线在术后1~2周拆除，羊膜缝线一般在术后3周左右予以拆除或待其自然吸收。

(二) 羊膜移植重建结膜眼表的手术要点和技巧

羊膜移植可用来重建结膜表面以修复正常的基质，提供健康的基底膜以便上皮细胞移行其上并分化和增殖，完成上皮化。目前的文献报告主要用于大面积的结膜切除后替代结膜重建眼表，如翼状胬肉、结膜上皮新生物、瘢痕、睑球粘连和结膜松弛症等。其移植成功的条件为：①需重建区域的植床要有血液供应；②创面残存的边缘结膜要有正常的上皮和结膜下基质；③眼表面的泪液分泌大致正常等。

羊膜移植重建眼表的手术操作过程优劣也直接关系到其预后。所以，尽管在进行羊膜移植手术的时候，往往手术时间较长，缝合针数较多，手术相对枯燥，但我们必须高度重视羊膜移植过程中的每一个步骤，哪怕是每一次组织分离和缝合。

1. 病变组织的彻底清除　应充分分离睑球粘连，切除增殖的瘢痕组织，恢复眼球的运动功能。考虑到眼表上皮的来源问题，对于相对健康的结膜组织应尽量保留。分离的时候应非常仔细，不可致角膜穿孔、损伤正常巩膜组织和眼外肌。可从一个有相对健康结膜的地方将巩膜表面暴露，然后沿其进行分离。

移植创面的暴露和烧灼止血：瘢痕期眼表彻底松解后创面的活动性出血点必须用止血器充分制止出血。为了方便缝合和完成穹隆部重建的手术操作，在近角膜缘的板层巩膜上于3、6、9及12点位作4针牵引缝线尤为必要。在将羊膜缝合于眼睑创面和形成穹隆部时，应让助手用斜视钩结合眼睑缝线将眼睑翻转，从而使之充分暴露睑板创面。

2. 羊膜植片的缝合固定　羊膜移植重建眼表的手术操作过程优劣直接关系到其预后。一般来说，缝合固定多大的羊膜面积，就能形成多大面积的眼表。缝合固定时注意羊膜植片下不要形成血肿或缝穿眼球。

3. 结膜穹隆部和内眦皱襞的再建　术中应充分注意形成足够宽松的穹隆部。务必将羊膜在穹隆部、睑板部和内眦半月皱襞处缝合固定在其下的浅层组织上，以便形成足够深的穹隆部和内眦半月皱襞。可考虑作2对穹隆部的临时提吊缝线，或将术前制作的义眼模植入结膜囊内顶压植片。术中穹隆部形成良好的判断标准应为眼球上下转动及闭睑功能完全恢复正常。

4. 术后药物治疗和护理　术后药物治疗和护理同样非常重要。应该在术后尽量减少术眼的运动，如适当延长双眼包扎的时间(儿童例外)，以便植片和植床良好贴附并愈合。术后换药最好隔天进行,不必过早开放点眼。宜使用人工泪液和促进眼表上皮生长、爬行的药物加速羊膜表面的上皮化。上皮在羊膜的基底膜上迅速形成有利于防止睑球粘连的复发。

(三) 应用要点

1. 治疗翼状胬肉　羊膜移植治疗翼状胬肉的目的是为了降低其复发率和覆盖切除胬肉后的结膜缺损创面。单纯的翼状胬肉切除后,用羊膜移植修复巩膜裸露区。如果为复发性胬肉,切除翼状胬肉组织后,最好能施行羊膜移植联合异体角膜缘移植。

手术要点:①角膜创面要光滑,无胬肉组织残留;②胬肉体部上皮下增殖组织的切除范围要略大于胬肉的面积;③用缝线标记半月皱襞前的结膜创缘,以避免缝合时此处结膜创缘内卷导致与羊膜对合不良;④烧灼制止巩膜裸露面的出血要彻底;⑤移植片与巩膜裸露区同形同大;⑥移植片的内侧上下和外侧上下共4针缝合需经过浅层巩膜,然后以10-0尼龙线酌情间断缝合羊膜、结膜创缘,使羊膜移植片展平并牢固地固定于巩膜裸露面。

2. 重建结膜肿物切除后的巨大创面修复　各种结膜肿物切除术后,例如黑色素痣或黑色素瘤、鳞状上皮癌等需作大面积的结膜切除,切除后的创面可用羊膜移植修复。

手术要点:①彻底的创面止血;②良好的植片固定。详细步骤可参考睑球粘连的手术治疗。

3. 严重的睑球粘连　常见于眼部酸性或碱性化学伤、Stevens-Johnson综合征、严重沙眼的瘢痕期或药物过敏所致的全身皮肤黏膜损害后遗留的严重睑球粘连等。此类病例作睑球粘连分离术时,其球结膜、穹隆结膜或睑结膜的缺损区,可用羊膜移植修补缺损的创面,其移植面积不受限制。

手术要点:①彻底分离瘢痕性粘连组织,并剪除其上皮下增殖的瘢痕,恢复其残存上皮瓣的弹性及柔软性。分离睑球粘连的范围应以能恢复眼球向各方位转动功能为度。注意分离过程中勿误损巩膜。②充分地烧灼制止巩膜表面的出血点。③创面的良好暴露。可用6-0可吸收缝线分别在12、6、3、9点钟方位的角膜缘后2~3mm处的表层巩膜分别作4针眼球牵引缝线。④根据睑球粘连分离后结膜眼表缺损面积及缺损区的特点来剪除羊膜移植片的形态及宽度。⑤充分的植片固定。应分别在角膜缘、穹隆部周围和创缘处仔细间断缝合,并留有足够宽度的羊膜以形成结膜的穹隆部。⑥为了形成理想的穹隆结膜及预防穹隆部羊膜下垂脱出,可分别在穹隆部的鼻侧及颞侧分别作两针提吊缝线,从眉弓下的皮肤面穿出并用小硅胶片结扎。

4. 无眼球结膜囊浅窄的羊膜移植治疗　无眼球的结膜囊浅窄多见于严重眼部化学伤眼球摘出术后或无眼球的结膜囊配戴表面粗糙质劣的义眼,结膜囊由于长期慢性炎症而发生收缩所致。其羊膜移植治疗的条件为:必须有一定面积的结膜存在以提供结膜上皮的来源,以达到移植羊膜基底膜的上皮化。否则,宜改作自体皮肤移植,重建结膜囊。

(四) 手术合并症及其预防和处理

1. 植片底面翻转　即将羊膜的基底膜面与植床接触,而基质面向上。这将直接导致羊膜植片生长不良和溶解。这一情况可发生于下述几个环节:取羊膜时没将其上皮面做好标记;铺放植片时羊膜卷曲、翻转。

预防:①取材时应将羊膜作好标记。有的人用缝线结扎,线结面为上皮面。我们将羊膜平铺在手术粘贴纸(国外用硝酸纤维素纸)上,羊膜的基质面和纸的粗糙面相贴,上皮面向上。②铺贴羊膜植片时,手术者用两把无齿镊夹住植片一侧的两端,助手将纸片从术者用力的反方向抽出。

处理:术中发现植片卷曲、怀疑翻转时,应将植床上的水分吸干,再将植片重新铺平,用高倍手术显微镜分辨是否光滑,光滑面为上皮(基底膜)面,有玻璃样物质的则为基质面。

2. 植片撕裂　术中使用有齿镊夹持羊膜、缝合时过度牵拉羊膜均可出现羊膜撕裂。术中的仔细缝合和使用无齿镊可减少该并发症的发生。小范围的撕裂可不必处理,较大的应予以缝合,缝线必须经过其下的浅层巩膜组织。

3. 损伤周围正常组织　主要见于分离和切除病变组织时不慎或没有辨认清楚眼表结构而误伤正常组织,如眼外肌、巩膜、半月皱襞等,从而导致术中大量出血、术后眼球运动障碍等。术中仔细操作和辨认至关重要,特别是在分离组织时。术中若没法区分眼外肌和粘连组织时,可先从另侧相对正常处剪开,由相对正常处向病变处分离。术中还可牵拉眼外肌,并同时嘱患者朝该肌的作用方向转动以判断是眼外肌还是瘢痕组织。分离眼表瘢痕组织时,应首先找到结膜下组织和巩膜的正常交界面,然后再沿该界面分离瘢痕性组织,避免大面积误伤正常的表浅巩膜组织。

4. 植片下血肿　术中没能彻底烧灼止血和损伤眼外肌都会出现植片下血肿,从而影响植片的存活,植片生长不良甚至溶解。术中的充分止血和避免损伤眼外肌可避免此合并症的发生。损伤血管应立即压迫止血,必要时烧灼止血。凝血块应取出。

5. 植片固定不良　主要的原因是术中没能将缝线经过巩膜浅层或没能将植片与植床的边缘充分对合。羊膜植片固定不良可导致植片卷曲、滑脱,以致瘢痕化甚至坏死。预防及注意点同结膜植片固定。有时需要重建的区域非常大,在角膜缘稍后12、3、6、9点位作四针牵引缝线以充分暴露创面就显得尤为重要。

6. 移植后植片感染　取材和保存过程中没有严格遵守无菌操作,或植床存有感染灶且术中没清除干净,植片污染等,均可发生术后感染。建议手术后常规使用3天左右的抗生素。若发现感染征兆,应先大量使用广谱抗生素并作病原体培养,待结果出来后再调整用药。必要时视病情的轻重和感染的原因决定是否取出羊膜片。

7. 植片溶解　原因:①植片中包含有绒毛膜;②术中形成植片下血肿;③术前和术后干眼;④发生排斥反应。

预防和处理:①取材时确保植片仅是羊膜组织;②术中防止形成植片下血肿;③术前注意手术适应证的选择和术后及时应用人工泪液等药物;④由于羊膜的抗原性极低,移植后一般不发生排斥反应。但若出现,应该使用抗排斥反应的药物。

8. 眼球术后运动恢复欠佳　在那些严重的甚至穹隆

部消失的睑球粘连的病例中，以下情况都会引起术后眼球运动功能欠佳：①手术中没能彻底分开粘连、恢复眼球转动；②羊膜移植术中穹隆部的重建没有注意充分形成宽松的穹隆或半月皱襞未能有效形成；③患眼睑球粘连再次复发，等。

预防和处理：术中充分分离粘连的组织、尽量保留半月皱襞、形成宽松的穹隆部并用两对缝线穿过穹隆部在眉弓下眼睑皮肤面结扎固定以防羊膜植片脱垂，使眼球能自由转动。睑球粘连复发者可再次择期手术治疗。

四、羊膜移植重建角膜表面

角膜缘干细胞缺乏新的治疗策略包括使用羊膜移植和角膜缘干细胞移植。前者目的在于修复受损的角膜缘基质环境，后者是为了恢复角膜缘干细胞的数量。最近的临床研究表明：联合手术对治疗不同程度的角膜缘缺乏是有效的。治疗需根据角膜缘缺乏的范围，角膜中央部有无暂时扩充细胞（TAC）和中央角膜病变的深度而定。

羊膜移植的一个主要进展是部分角膜缘缺乏可以通过非角膜缘移植重建。这个结果首先是在兔的实验中观察到的。这提示，部分角膜缘缺乏的患者可以不用长期口服环胞霉素 A。第二个进展是：当羊膜移植作为第一阶段治疗重建角膜缘基质环境时，如同时全身应用环胞霉素 A，异体角膜缘移植排斥率极低。这个效果被猜测归因于非炎症性角膜缘基质的重建。所以，我们建议进行异体角膜缘移植，而不是自体移植作为单侧全角膜缘缺乏或非对称性的双侧角膜缘缺乏的第一步尝试。然而，如果异体角膜缘移植因为排斥失败，自体角膜缘植片可以用来作进一步重建。在后一种情况下，羊膜是用来帮助移植的角膜缘干细胞在受眼扩增和供眼的剩余干细胞扩增的理想物质。在那些有严重和较广的角膜缘缺乏的患者，伴随的角膜缘移植片经常发生排斥仍然是个难题。

羊膜也可做临时或长久植片治疗角膜病。实验中用做临时植片时，羊膜可减轻 PRK 或 PTK 术后的角膜混浊。临床也证明有效。临床研究显示，羊膜能加速神经营养性角膜病等不同病因导致的持续性角膜溃疡的愈合。当用做植片时，羊膜能加速神经营养性角膜病等不同病因导致的持续性角膜溃疡的愈合。因为保留了更加可令人接受的美容外观，这种方法优于结膜瓣遮盖或睑缘缝合术。最近的多中心实验表明：羊膜移植能用作治疗无晶状体、人工晶状体或角膜移植失败导致的大泡性角膜病变。这些患者承受痛苦、复发糜烂和角膜感染。

也有人进行多层羊膜充当基质移植来修复角膜溶解，包括周边角膜溃疡和蚕食性角膜溃疡。Prabhasawat 和他的同事们成功地应用羊膜来修复角膜穿孔和后弹力膜膨出。在 34 只眼中，有 22 只眼仅通过一次手术即获得成功，6 只眼需要两次手术才能获得良好的愈合和封闭穿孔，总成功率为 82.3%。他们发现，羊膜移植后 3 周就可以获得完全的角膜上皮化，眼表炎症也获得迅速消退，手术后头 2 个月角膜厚度维持稳定。取得上述良好结果的主要因素就是发挥了羊膜可以抑制炎症和促进上皮化的作用。基于这些原理，Fujishima 等人最近在滤过性抗青光眼手术中将羊膜置于巩膜瓣下，同时联合丝裂霉素来防止瘢痕形成、促进滤过。Budenz 等人则报告了用羊膜来修复 5 个青光眼手术后的滤过泡渗漏。在羊膜应用于青光眼方面，当然还需要更多的对比临床研究来确实是否有好处。另外，自体角膜缘干细胞和黏膜上皮细胞也可以附载在羊膜表面生长，然后再进行移植重建角膜表面。

到目前为止，大多数文章报告的是应用 50% 甘油保存羊膜的情况。保存羊膜的上皮细胞已经死亡，不能合成更多的细胞因子等活性成分。那么，新鲜羊膜是否能够应用于眼表重建，和保存羊膜比较到底有没有像基础研究结果预期的那样具有优点呢？我们将新鲜羊膜联合部分板层角膜移植来防止难治性蚕食性角膜溃疡复发成功的临床应用充分表明，新鲜羊膜并不会引起急性免疫排斥，更不会发生溶解，甚至是在处于高度免疫活跃期的蚕食性角膜溃疡中也如此。我们通过实验和临床应用证实了新鲜羊膜可以和保存羊膜一样重建结膜和角膜表面，甚至在治疗眼部急性烧伤的患者，新鲜羊膜比保存羊膜效果更好。具体情况参见后面的内容。

值得注意的是，眼表防卫系统的重建应在羊膜移植（联合或不联合角膜缘干细胞移植）重建角膜表面的同时或之前进行。这些措施包括：泪点封闭，泪液严重缺乏时点用自家血清滴眼，睑缘整形和倒睫的矫正，对于顽固性的眼球暴露可用硅胶巩膜镜或睑缘缝合。但严重的干眼、弥漫性角化和角膜缘基质缺血等治疗仍然比较困难。羊膜作用机制的进一步探索应使这种神奇的膜应用更加广泛。

羊膜移植已在上述眼表疾病的治疗方面取得了较好的效果。此手术的成功取决于以下几个条件：①羊膜的取材和保存规范化；②选择合适的手术病例，并非所有的眼表疾病都适合此手术；③对手术原理正确理解、熟练的手术技术、术后的正确处理等。否则，必将导致手术失败。

【手术方法和步骤】

（一）羊膜移植术

1. 麻醉　一般采用球后麻醉和面神经阻滞麻醉。

2. 植床制备　用显微剪剪除眼球表面坏死的全周近角膜缘处的球结膜和浅层巩膜直至血液循环征象出现，然后用刀片切削、清除角膜表面的坏死组织。彻底止血。手术中力求将全角膜表面的坏死组织尽量切除干净，使羊膜移植在相对健康的角膜基质之上。

3. 羊膜植片准备　将羊膜先覆盖在创面上，然后按照创面的边界进行修剪。用同形同大的羊膜覆盖于角结膜创面上（上皮面向上）。

4. 缝合固定　用 8-0 可吸收缝线将羊膜植片全周边缘与患眼球结膜创缘缝合固定，缝线必须经过表浅巩膜组织。于 2 角膜缘 3、6、9 及 12 点处用 10-0 尼龙线将羊膜固定于浅层巩膜。

（二）羊膜遮盖术

1. 麻醉　可在表面麻醉下进行。如果需要，可以在手术中进行结膜下浸润麻醉，注射的麻醉药使隆起的球结膜应该浅而平。如果患者比较敏感，也可以进行球后麻醉。小儿用全身麻醉。为了使缝合羊膜的操作确实可靠，特别是要将羊膜固定在浅层巩膜时，应该将麻醉药品注射得尽量的少，注射后用棉签或器械将球结膜下的麻醉药尽量推平。

2. 羊膜的准备和修剪　刮除角膜表面坏死的组织后即将羊膜覆盖整个角膜表面，包括那些怀疑可能存活而在术中未予以切除的角膜缘和角膜上皮。先将整片羊膜覆盖在角膜和周围球结膜表面，然后按照拟定的大小进行修剪。术中注意保留健康的角膜缘和没有明显坏死征象的缺血区角膜缘。

3. 羊膜固定　用 10-0 尼龙线或 8-0 可吸收缝线将羊膜固定于角膜缘邻近的球结膜和巩膜上（图 7-10-2）。

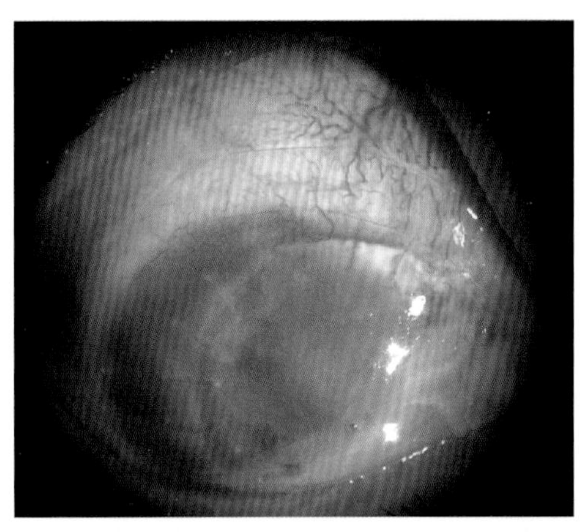

(1)

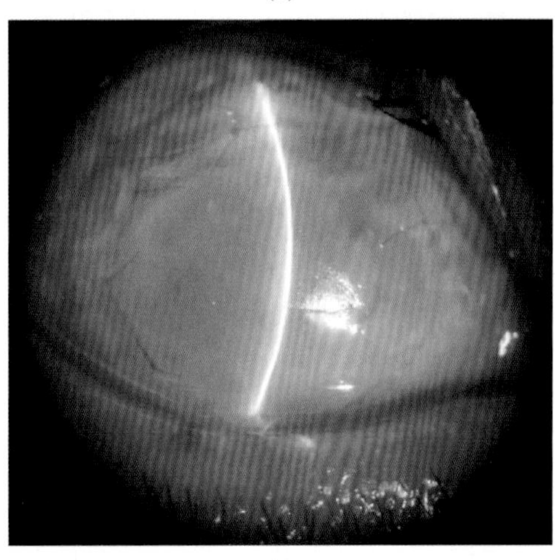

(2)

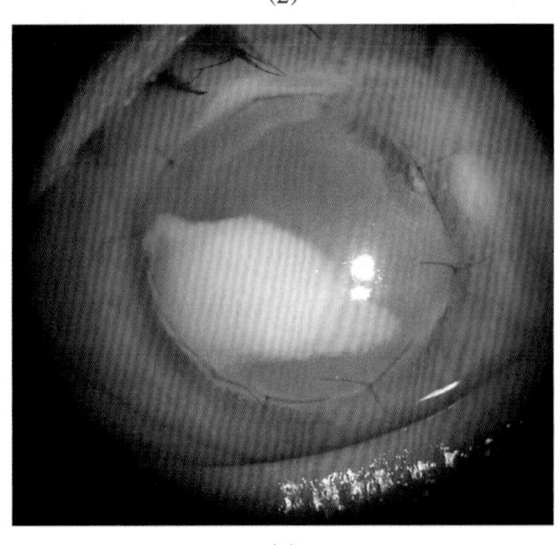

(3)

图 7-10-2　羊膜遮盖的固定方式

(1) 双连续缝合；(2) 内圈间断，外圈连续缝合；(3) 间断缝合联合治疗性角膜接触镜

【术后处理】手术后连续包扎双眼 2 天后首次换药，其后隔天换药。伴有轻度眼睑缺损和闭合不全者，术后频繁使用人工泪液和凡士林油纱遮盖眼睑创面、封闭睑裂或者睑缘缝合术。移植术后还应用了抗排斥药物如 0.5%FK-506 滴眼液。

【手术并发症及处理】可参见羊膜移植重建结膜眼表的相关章节。

【手术要点和技巧】羊膜移植片的存活与移植的环境有关。当烧伤后马上进行羊膜移植且植床为糜烂坏死的组织又没能切除至相对干净时，羊膜植片将较快发生溶解。手术时应将植床表面的坏死组织和坏死的球结膜清除干净，在坏死的巩膜表面平铺上一薄层的 Tenon 囊并将羊膜植片在角膜缘和角膜缘后数毫米固定在浅层巩膜上。

羊膜植片缝合固定不良，随后发生植片松脱是植片融解的因素之一。所以，强调在羊膜移植手术中的植床剖切和膜固定非常重要，至少它可以不会因为植床糜烂和羊膜植片松脱而发生早期融解，从而延长其发挥作用的时间。

羊膜移植术后的观察和护理也非常关键。因为羊膜植片最终都将被吸收，即使羊膜移植手术以后也不能避免持续性上皮缺损而发生眼表组织的溶解，所以在羊膜移植术后进行密切的随访和观察非常必要。而且严重的眼表烧伤者常伴有眼睑缺损，致使眼睑闭合不全，或者激烈的眼烧伤后的组织瘢痕化反应可以使泪液排出管受阻、眼睫毛倒生和乱生等，这些因素都将使泪膜受到破坏，或使羊膜直接受到损害。故手术时或术后应尽可能地修复眼睑，并频繁地使用人工泪液。手术后最好隔天换药，双眼加压包扎直至羊膜贴附良好、基本上皮化再开放点眼。否则，羊膜植片很容易因为睑裂闭合不全和（或）干眼症而发生融解现象。羊膜融解后如不得到适当和及时的处理，将很容易发生角膜持续性上皮缺损，继而发生角膜融解和穿破。

总之，羊膜可以减轻角膜急性烧伤期的炎症反应，有效地阻止眼表的进行性溃烂和融解，促进眼表上皮的修复，加速眼表的稳定，甚至可以使濒临坏死的角膜缘得到一定程度的修复。它还可以减少角膜面的深层新生血管形成，并在相当长的时间内将浅层新生血管局限在角膜周边部。但羊膜植片最终都将被吸收或融解，所以接受羊膜移植者需要得到更加密切的随诊和护理。进行移植手术的前后应同时高度重视眼睑的功能改善和泪膜的稳定性，以免影响羊膜植片的存活。羊膜移植和遮盖可以反复施行，等待眼表炎症相对稳定而且眼睑功能随后得到恢复时，可以考虑进行板层角膜移植和中央穿透性角膜移植。我们认为，这种三阶段处理严重眼表烧伤的模式比先板层后穿透性角膜移植的两阶段模式预后更好，并且这种处理在我国广大的基层医院非常容易开展，那些严重的角结膜烧伤患者可以在当地医院早期就得到羊膜遮盖的处理，为今后在上级医院进一步处理打下良好的基础。

羊膜特有的结构和生物学活性，使其成为重建眼表的理想生物材料，羊膜手术联合角膜缘移植、角膜移植治疗静

止期或活动期的角膜及结膜病变具有广泛的治疗前景。进一步研究羊膜手术后眼表上皮转化规律、功能；羊膜与角膜基质的相互影响；羊膜在细胞培养及组织工程中的应用；羊膜各种活性成分发挥生物学效应和调控途径等，有助于进一步阐明羊膜移植重建健康眼表的机制，更好地利用羊膜治疗眼表疾病。

第十一节 其他角膜手术

一、角膜板层切除术

浅层角膜切除目的在于切除浅层角膜混浊或病变，恢复角膜透明度，提高患眼视力，对于一些小的浅层角膜病变或混浊，不需要做角膜移植手术，采用浅层角膜切除，有时可得到与板层角膜移植同样满意的效果。随着角膜移植手术技术为广大眼科医师所掌握，角膜材料来源不断增加，为了避免单纯角膜板层切除后后遗症和并发症，以前适合角膜切除的病例大部分已为板层角膜移植所代替。准分子激光切削术的发展，使许多中央性浅层角膜混浊也为准分子激光治疗性切削术（PTK）所取代。因此，单纯角膜板层切除术的应用范围已越来越小。目前该手术主要适用于小的浅层的周边部病变和混浊。

【适应证】

1. 蚕食性角膜溃疡　本病是一种自身免疫性疾病。对于早期发生于角膜周边部的溃疡，采用病变部位浅层角膜切除联合病灶区的周围结膜组织切除，有 56% 左右的早期病例的病情可以控制（图 7-11-1）。

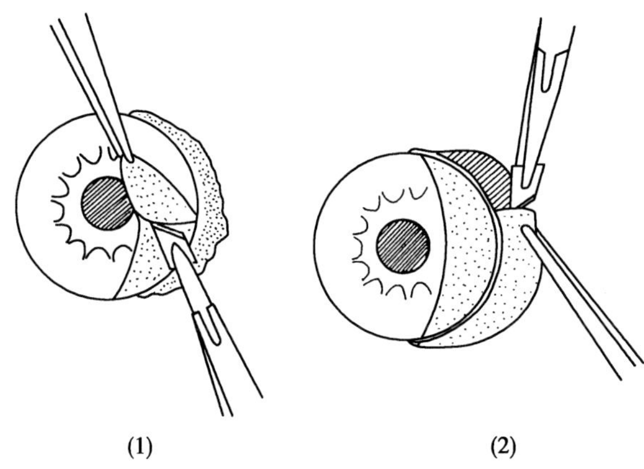

图 7-11-1　浅层角膜结膜组织切除治疗蚕蚀性角膜溃疡

（1）病变部浅层角膜切除；（2）结膜切除

2. 角膜皮样肿　侵犯角膜边缘的小的角膜皮样肿可行皮样肿和角膜浅层切除，以达到角膜面光滑透明和改善外观的目的。对面积较大的且侵犯角膜深层的角膜皮样肿，则应采用带板层巩膜的板层角膜移植术，以便恢复手术区角巩膜缘的解剖位置和正常厚度（图 7-11-2）。对于中央区皮样肿则必须行板层角膜移植以恢复视力、防止弱视发生。

3. Bowen 病　该病是一种良性的上皮增殖，一般不向上皮下组织扩散，故有上皮内上皮癌或原位癌之称。单纯角膜浅层切除可以作为病变一期手术：根据切除肿物的组织病理学检查结果，判断病变组织的底部及周围是否已完全切除，结合切除区日后恢复情况，考虑是否行二期板层角膜移植术。

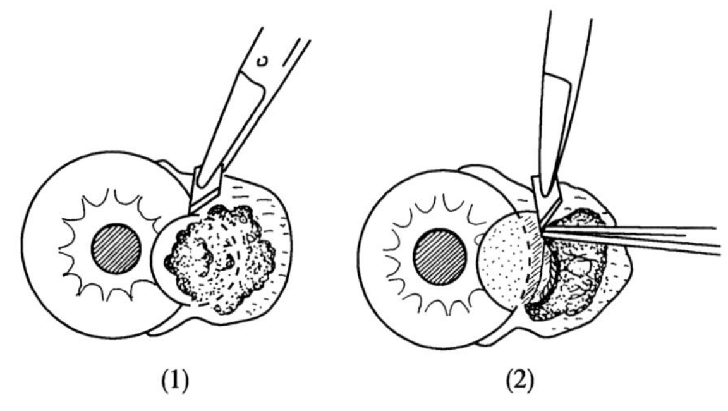

图 7-11-2　角膜缘皮样肿板层切除术

4. 带状角膜变性　带状角膜变性为氨基酸盐（主要为含钙成分）沉积于基底膜的一种角膜病变，睑裂区角膜呈带状灰白色混浊。单纯角膜切除通常可以完全切除病变组织。

5. 浅层角膜血管翳　包括由化学伤、热灼伤、沙眼所致的角膜病变引起的浅层角膜前膜或新生血管膜，可行浅层角膜板层切除术，同时沿角膜缘剪开球结膜，略后徙后缝合固定。但对合并有角结膜干燥症者不宜采用此手术。

6. 合并有睑球粘连的浅层角膜混浊，分离睑球粘连，在相应角膜混浊区作一个舌形板层角膜瓣，作为修复缺损球结膜和覆盖暴露的巩膜组织，达到既恢复角膜透明度又矫正睑球粘连的效果。在分离大面积睑球粘连时，应尽量保留一切有上皮的眼表组织，所以对覆盖在角膜表面结膜化的瘢痕组织不要随意切除，可在角膜缘外行结膜下注射，注射的药液会分离覆盖在角膜表面的非角膜组织与角膜基质，然后做与周边结膜相连接的组织瓣，用于修复结膜，若睑球粘连严重可继续分离至超过穹隆，用于重建穹隆和睑结膜。

【手术方法】术前检查十分重要。所有病例均应作详细的裂隙灯检查，目的在于确定病变侵犯角膜深度。有条件者最好行 UBM 检测，了解角膜厚度与病变深度。对于病变超过角膜厚度 1/3 者，术时将会造成切除过深，术后出现角膜扩张的危险。术前准备同板层角膜移植。

浅层角膜切除术有部分板层角膜切除、全板层角膜切除和合并有睑球粘连的全板层角膜切除。

1. 部分板层角膜切除　适用于角膜边缘的小病变，如蚕食性角膜溃疡、角膜皮样肿、Bowen 病、带状角膜变性等。切口可用环钻或刀片划界，深度不应超过角膜厚度 1/3，切口应超出病变范围 0.5~1mm。尽量避免损伤瞳孔区，以免日后引起视力下降或单眼复视。剖切时从角膜中央切口开始向角膜周边部推进，并保持创面在角膜的同一板层平面进行，以使创面光滑。

2. 全板层角膜切除术　适用于浅层角膜血管翳、感染性角膜溃疡及合并有小部分睑球粘连的浅层角膜混浊。全板层角膜切除可用刀片沿 12∶00 至 6∶00 及 3∶00 至 9∶00 方位处作 2 条互相垂直的切口切开浅层角膜，使之分为鼻上、鼻下、颞上、颞下四个象限，然后分象限切除，从中央开始向角膜缘剖切，亦可用刀片在角膜缘作切口或用10~11mm环钻划界，然后从上方角膜缘切口向下方推进，创面保持光滑、平整（图7-11-3）。

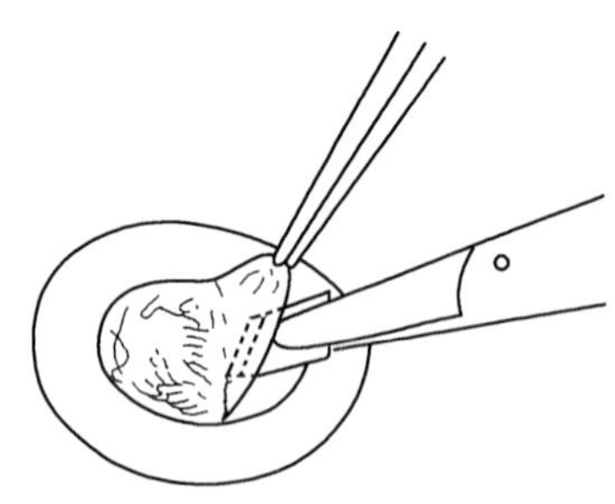

图7-11-3 角膜表浅病灶的板层角膜切除术

3. 合并有睑球粘连的全板层角膜切除术　适用于合并有上或下睑部分睑球粘连的浅层角膜混浊。可将切除的全角膜板层组织连同球结膜向睑球粘连区域后退，以形成新的穹隆或覆盖暴露的巩膜创面。

【术后处理】术后结膜囊涂抗生素眼药膏，双眼绷带包扎直至角膜上皮完全修复，通常需3~5天。角膜上皮修复后，开放滴用皮质类固醇及抗生素眼药水。

【术中及术后并发症】术中可发生角膜穿破，大多由于术前对角膜厚度估计不足或术中切除过深所致。一旦发生角膜穿破，其处理方法可采用原位缝合伤口、重建前房，择期改作角膜移植术。亦可改用板层角膜移植术，以达到改良角膜基底的目的。

【术后并发症】

1. 角膜浅层混浊复发或假性胬肉形成　为了防止此并发症，术后局部可适当选用皮质类固醇眼药水及眼膏，以抑制新生血管再生和眼局部的炎症，减少结缔组织增生。

2. 术后感染　严格无菌操作技术，术后密切观察，可以避免此症发生。

二、美容性角膜层间染色术

角膜染色术是传统的美容手术。方法是去除角膜白斑的上皮，用针头或刀片在该角膜上划痕，然后用氯化金或黑烟染色。这类传统的手术，由于对角膜创伤较严重，术后刺激明显，目前被弃用。

美容性角膜层间染色术，是用黑烟均匀涂布在角膜基质层间，其外用同种异体透明角膜板层覆盖，以达到遮挡深部角膜白斑、改善美容的目的。对旁中央白斑、染色后由于消除了光线散射所造成的视力干扰，并有可能使视力有所改进。对先天或后天性虹膜大片缺损而致的畏光现象，通过瞳孔区外的染色，亦可望得到改善。美容性角膜层间染色术对眼组织损伤轻，而且具有不易脱色的优点。

【适应证】

1. 部分或全角膜白斑，无视力恢复希望，患者又不愿或不适宜戴美容性接触镜者。

2. 旁中央角膜白斑，由于其他原因而不能作角膜移植手术，患者又要求改善美观者。独眼者禁忌手术。患眼有一定视力者慎做此手术。

3. 先天或后天性大片虹膜缺损，引起畏光，或者由于大片虹膜根部离断引起单眼复视，患者不愿或不适宜戴美容性接触镜。独眼者不宜手术，有视力者慎做此手术。

【禁忌证】

1. 有活动性角膜炎症。

2. 干眼症。

3. 化学伤、热灼伤或其他原因引起角膜深、浅层新生血管。

4. 合并有青光眼或麻痹性角膜炎的角膜白斑。

【手术方法】手术前准备同板层角膜移植术。

美容性层间角膜染色术有美容性板层角膜移植术和美容性表面镜片术两种。

1. 美容性板层角膜移植术（板层角膜移植联合层间墨染术）　适用于全角膜、旁中央或中央性角膜白斑，先天性或后天性大片虹膜缺损者。手术方法同板层角膜移植。对全角膜白斑一般用10mm环钻作植床。部分白斑则根据白斑大小选择适当口径的环钻。先天性或后天性大片虹膜缺损可选择指环状板层角膜移植术，保留5mm直径的中央角膜，在做好植床后，吸干植床底部表面水分，把无菌的黑烟均匀涂抹于植床及植片层间，缝合固定同种异体板层角膜移植片。一般移植片直径比移植床直径大0.5mm。

黑烟的制取：取消毒的玻璃片，燃点蜡烛或酒精灯，把玻片压向火焰，即有黑烟附着。然后用虹膜复位器收集玻片上的黑烟，立即涂布于移植床表面及板层角膜移植片后表面。

在涂布黑烟及缝合中，不要用水冲洗眼部，一定要保持手术创面干燥，防止黑烟流失。

2. 美容性表面角膜镜片术　适用于全角膜或中央性角膜白斑（图7-11-4）。

(1) 美容性表面角膜镜片制备：采用平镜片，其大小视角膜白斑的大小而定，以能遮盖白斑为准，最大直径不宜超过10mm。可用刀片或Castrovejo电动角膜刀在供眼上剖取厚度约为0.3mm的镜片。镜片直径比植床大1.5~2mm。

(2) 角膜组织镜片的黑烟染色法：黑烟制取见美容性板层角膜移植术。将收集的黑烟粉末用虹膜恢复器涂布于角膜组织镜片内表面，使其染成均匀黑色。

(3) 用4%新配制的可卡因去除角膜上皮或用刀片将角膜上皮刮除。通常植床比角膜白斑直径大1mm左右，用适当大小环钻包绕角膜白斑作0.3mm深度切开，沿切口作1mm宽全周板层分离。

(4) 将已墨染的角膜板层组织镜片置于植床，间断缝合16针后，将镜片边缘嵌入板层分离区并埋藏线结。

【术后处理】术后处理参照板层角膜移植术及表面角膜镜片术处理。

【术后合并症】同板层角膜移植术及表面角膜镜片术。

三、自体角膜转位移植术

自体角膜转位移植术是指在同一角膜上制作包含病变部分与透明部分的角膜片，将角膜组织片作一定度数的旋转后，使角膜的透明部分转移到瞳孔区，达到提高术眼视

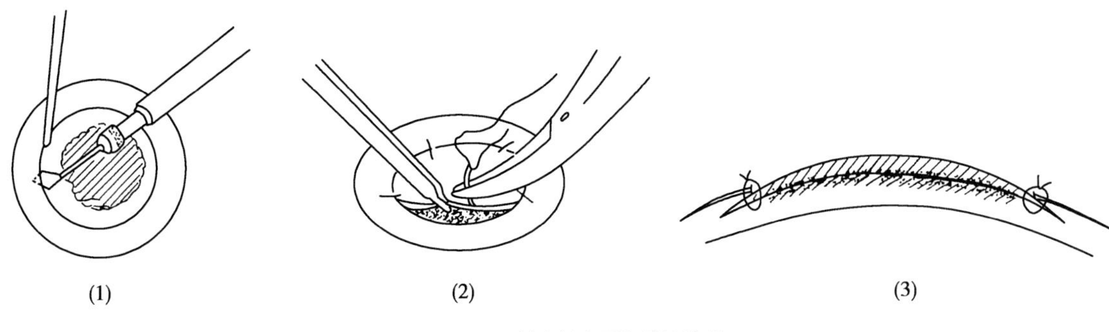

图 7-11-4　美容性表面角膜镜片术

(1)在无视功能的角膜白斑患眼上作表面角膜镜移植床;(2)将表面角膜组织镜片的内表面用无菌烟微粒染成黑色后缝于患者去除上皮的角膜白斑表面;(3)缝合已用黑烟染成黑色的表面角膜组织镜片

力的目的,可分为自体板层角膜转位移植术和自体穿透性角膜转位移植术。自体角膜移位移植手术系自体角膜的旋转换位,不存在移植后排斥反应的危险。在我国,由于角膜材料来源尚有一定的困难,因而自体角膜转位移植术对于双眼盲而又有望提高部分视力的角膜白斑患者更有治疗价值。

【适应证】

1. 各类角膜周边部存有 2mm 以上透明区的中央角膜白斑。

2. 独眼患者残存的视力已造成生活无法自理的中央角膜白斑,术后有望提高视力者。

3. 白斑位于角膜前 1/2 深度者可行自体板层角膜转位移植术,若为全层角膜混浊应行自体穿透性角膜转位移植术。

4. 先天性角膜白斑　婴幼儿的先天性角膜白斑,由于角膜小、前房浅,且常有虹膜前粘连,术后继发性青光眼的危险性很大,手术必须慎重。

【禁忌证】

1. 干眼症　各种原因引起的角结膜干燥症。

2. 严重的角膜血管翳　特别是化学伤、热灼伤所致者,常因术后炎症反应和角膜上皮细胞衰竭,往往在转位后发生全角膜片混浊,使手术达不到预期效果。

3. 单纯疱疹病毒性角膜炎后的角膜白斑,由于病灶仍然存在,术后炎症复发机会更大。

4. 活动性感染性病变　包括未获得彻底控制的细菌性、真菌性或其他原因引起的感染性角膜炎症。

【手术方法】术前准备同板层及部分穿透性角膜移植。

自体角膜转位移植术可分为板层自体角膜转位移植术和部分穿透自体角膜转位移植术。

1. 自体板层角膜回转术　手术适用于白斑位于瞳孔区,且深度局限于角膜前部 1/2 角膜厚度的患眼。手术操作同板层角膜移植术,需要注意的是制作的角膜片的直径需要根据角膜周边部透明角膜距离角膜中央的位置而定,原则有二:一是移植后角膜片透明部分的中心要位于角膜的光学中心;二是角膜片中央侧的边缘最好位于瞳孔中心外 2mm 外(图 7-11-5),以免缝线造成的手术源性散光的影响。一般选用 7.8~8.0mm 环钻划界。手术要求一次性完成板层组织剖切,创面平滑并保持在同一板层平面,边界垂直整齐,旋转后透明角膜得以充分位于瞳孔区。

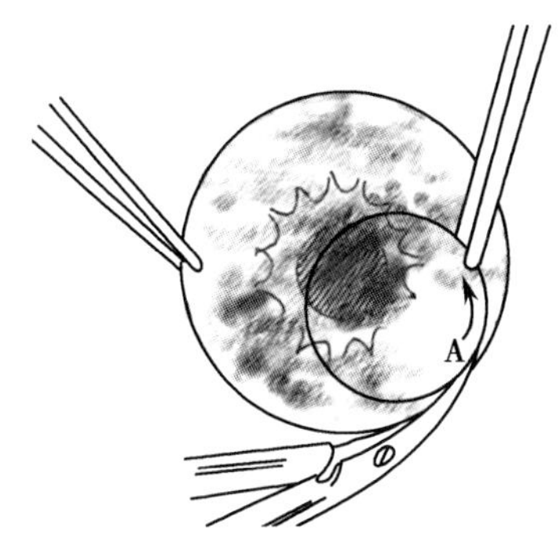

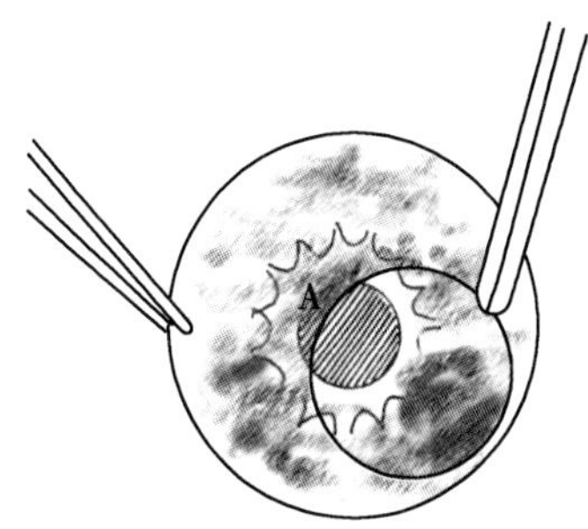

图 7-11-5　自体角膜转位移植术

2. 部分穿透自体角膜转位移植术　适用于瞳孔区角膜全层混浊而周边角膜透明患者,使旋转后透明部分角膜能位于瞳孔区。手术操作同一般穿透性角膜移植术。角膜片的选取原则同自体板层角膜回转术,通常选用 7.0~7.5mm 环钻。手术中的注意事项有二:一是术中应选用锋利的 Hessburg-Barron 真空环钻切取,术前注意缩瞳,角膜片尽量一次制作完成,目的在于尽量减小植床直径与植片直径的差异,减少术后散光;二是要尽量避免损伤角膜内皮和眼内组织,以期获得最大限度的最佳视力。

【术后处理】同光学性板层及部分穿透性角膜移植术。

【术后合并症】术后散光几乎难以避免,原因主要包括:①角膜片的散光:角膜不同部位具有不同的屈光参数,故将角膜的周边部分转移至中央区会产生不同程度的散光。②植床直径与植片直径的差异:由于切取植片时刀具对组织的破坏作用,实施常规角膜移植时,移植到 7.5mm 直径植床的移植片应增加 0.25mm。本手术由于是自体转位移植，不能按上述要求制作，因此不可避免地存在植床直径与植片直径不相匹配的因素，从而导致散光。③缝线导致的手术源性散光：接近角膜片透明部分的缝线牵拉会造成散光，此类散光在拆线后会有所恢复。④原角膜瘢痕造成的散光：植片本身角膜白斑造成的不平滑和不规则，术后散光可随时间推移有所好转，但是不会完全消失。

（陈家祺　周世有　钟兴武　袁进　黄挺）

第八章 » 巩膜手术

第一节 巩膜解剖、生理和病理

巩膜为眼球外壁后5/6瓷白色、不透明、质地坚韧的纤维膜。婴幼儿巩膜较薄隐约可透见葡萄膜，故呈蓝色，老年人因脂肪沉着而呈污黄色。巩膜由致密相互交织的结缔组织和少量弹力纤维构成。其外面被眼球筋膜包裹，前部被球结膜覆盖。

巩膜表层组织较疏松，深部则逐渐致密。除表层组织有较丰富的血管，巩膜深层无或很少血管，巩膜无淋巴管。巩膜厚度因部位不同而略有差异。视神经孔处巩膜最厚为1.0mm，赤道部为0.4~0.6mm，眼外肌附着处仅有0.3mm。

巩膜有前后两个大孔，前者镶嵌着透明的角膜，两者移行处为角膜缘，后面大孔有视神经通过称巩膜管，呈筛板样，抵抗力最弱，眼压高时易发生凹陷。此外巩膜前、中、后有较多的小孔为血管和神经贯通处。前面，在角膜缘附近有睫状前动脉穿通巩膜，形成虹膜和睫状体分支。中部有四条涡静脉贯穿巩膜。后部，在视神经孔周围有睫状后长、短动脉通过。在角膜与巩膜移行部位内藏小梁网与Schlemm管，为房水环流的重要通道，眼球挫伤时角膜缘与眼外肌附着处是最易发生破裂的位置。巩膜具有支持与保护眼内容的作用，并可阻止外界弥散光线射入眼内。

由于巩膜结构致密和坚韧，无血管，因而发病较少，然而一旦发病，其病程迁延疗效缓慢。巩膜与其他部位胶原纤维相似，容易发生变态反应，病理反应较简单，多呈肉芽性病变，其特征为纤维样坏死，细胞浸润主要为单核细胞。巩膜炎症常沿睫状前动脉向眼内蔓延，引起葡萄膜炎。

高度近视眼的病理过程是眼轴进行性延长，眼球壁病理性扩张，从而导致脉络膜和视网膜的血液循环障碍，眼底出现变性、出血、渗出、瘢痕化等一系列变化。由于眼球后巩膜较前部发育迟缓，这部分巩膜抵抗力较弱，易发生巩膜扩张变薄，向后方突出形成后巩膜葡萄肿。如果巩膜葡萄肿位于视神经周围或后极部，可致视神经周围及黄斑区视网膜和脉络膜变性及萎缩，严重损害视功能。

第二节 巩膜缺损修补术

巩膜修补术常用于坏死性巩膜炎、穿孔性巩膜软化症、巩膜Wegener肉芽肿等的治疗。这些眼病的药物疗法收效甚微，难以控制病灶坏死组织或巩膜缺损区的进展，使病情迁延，造成全眼球的毁坏。但在药物治疗的同时使用手术治疗常可取得较满意的疗效。手术的目的是清除病变组织，利用自身的结膜组织和眼球筋膜或异体组织覆盖病灶，促进新的胶原纤维生成，修复缺损区巩膜，使眼球得以保存。常用的修补材料有自体结膜合并带蒂宽大的转移的眼球筋膜瓣、自体阔筋膜以及异体巩膜，同种异体硬脑膜和去细胞真皮，并可联合羊膜移植术。

【手术方法】

1. 常规球后阻滞麻醉，眼球筋膜下局部浸润麻醉及结膜表面麻醉。注意不要压迫眼球，病变象限不作局部浸润麻醉，以免刺伤眼球。

2. 开睑器开睑。当病变范围较大时，为避免开睑器对眼球的压迫而导致眼球破裂，可使用缝线开睑。

3. 沿角膜缘环形剪开球结膜，分离结膜暴露病变巩膜，分离结膜和眼球筋膜时注意保持结膜的完整性。

4. 清除“腐肉”样的病变巩膜组织，病灶边沿的巩膜多呈蚕食状，试用镊子在其表面轻轻地加压检查巩膜组织的性质，如为硬度下降、组织松软的变性的巩膜则应彻底清除，直至较正常巩膜组织，并注意不要损伤下面的葡萄膜组织。如有出血则电凝止血。

5. 较小的缺损可用病灶周围的结膜及眼球筋膜组织覆盖病灶，用6-0可吸收缝线间断缝合结膜。

6. 如巩膜缺损区较大，可采用异体巩膜、自体阔筋膜或去细胞真皮修复巩膜缺损区。异体巩膜的保存与消毒方法以及自体阔筋膜的取材方法与巩膜加固术相同。彻底清除病变的巩膜组织后，取与缺损区大小、形态相吻合的修复材料覆盖于巩膜缺损区，用6-0可吸收缝线将其与缺损区边缘的巩膜组织进行间断缝合，近角膜缘端可不缝合。应注意缝合的张力，太松使修复组织与缺损区表面贴附不紧，太紧则造成组织撕裂，因为病变周围的巩膜组织水肿、脆弱易破，并缝合眼球筋膜将其覆盖。若眼球筋膜亦缺损难以覆盖，可使用羊膜覆盖于修复区用6-0或8-0可吸收缝线间断缝合羊膜与周围眼球筋膜。

7. 用可吸收缝线间断缝合球结膜。涂抗生素眼药膏，包扎术眼完成手术。

8. 术后包扎术眼7天，隔天换药，注意伤口的愈合及修复材料的存活情况。术后继续治疗全身原发疾病，前身应用环磷酰胺、皮质类固醇、吲哚美辛及抗生素等药物，局部继续选用 2% 环孢素滴眼或皮质类固醇滴眼液 1~2 小时一次，抗生素滴眼液每天 4 次，必要时使用乙酰唑胺降低眼压。

【注意事项】

1. 如病变范围较广泛，在两个象限以上，可采用分次清除病灶的方法，每次手术范围最好不超过一个象限，待手术反应减轻后再行第二次手术清除其余病灶。

2. 某些病例术后可能复发，在药物治疗无效时可考虑再次手术。

3. 注意恢复眼压，必要时玻璃体内注射平衡溶液，以利伤口愈合。

第三节 巩膜加固术

巩膜加固术是一种对高度近视眼防与治结合的手术。1930 年苏联学者 Shevelev 首先提出加固近视眼巩膜，控制眼轴病理性延长，预防进行性近视进展的设想，并试用阔筋膜在尸体眼球上做巩膜加固术。1954 年 Malbran 第一次在临床上完成了高度近视眼的巩膜加固术。以后 Curtin（1960）、Miller（1964）、Snyder（1972）等相继报告了此手术对防治高度近视眼有一定的疗效。

近 20 年来，苏联和美国的学者对巩膜加固术进行了广泛而深入的研究，认为巩膜加固术对高度近视是有效的防与治结合的手术方法，手术病例已逾万例，他们对手术方法的改进、加固材料的选择等进行了深入的研究。

我国自 20 世纪 80 年代中期以来，在广州、上海、北京等地医院先后开展了后巩膜加固术，术后近视程度轻度减轻，近视发展停止，部分患者视力提高，并发症减少。

（一）手术原理及疗效的判断

高度近视是指眼轴病理性延长，眼球壁各层向后扩张形成葡萄肿，导致脉络膜视网膜退行性变性从而影响视功能的眼病。巩膜加固术治疗高度近视的机制是：①机械性的加固巩膜，自身巩膜与植入材料融合为一体，形成加厚的巩膜，增强巩膜的抵抗力，阻止眼球进行性扩张及眼轴的进行性延长，减轻由此引起的视网膜、脉络膜被牵引扩张的变化。植入物造成的炎症增殖反应及新生血管增生可改善局部视网膜及脉络膜的循环。眼底荧光血管造影检查证实：其臂 - 视网膜循环时间缩短，早期动脉期和静脉期时间间距趋于正常。动物实验表明，植入加固材料后，局部肉芽肿及新生血管形成，成纤维细胞增生，结缔组织形成并纤维化。②由于加固材料紧压眼球后巩膜，致眼轴缩短，屈光度略有降低，可使视力有不同程度的提高。

巩膜加固术的目的在于抑制高度近视的进展，降低近视的屈光度，提高视力。大多数学者认为它对高度近视是行之有效的防治方法。

（二）加固材料的选择、处理及保存

巩膜加固术的加固材料包括生物材料及非生物材料两大类。

生物材料主要包括异体巩膜、硬脑膜、阔筋膜、羊膜、自体软骨等，植入材料的选择常取决于各位手术者取材的难易、保存的简便及使用的方便程度。

异体巩膜取自新鲜的尸体眼球。前后矢状剖开眼球，清除眼内容物、视网膜及脉络膜，用纱布彻底清除巩膜内的色素组织，将巩膜用水清洗干净，放入 95% 乙醇中脱水 24 小时，然后取出放入 75% 乙醇中，加盖密封备用。使用前先用 2000U/ml 的庆大霉素溶液冲洗，然后再浸于庆大霉素溶液中 10 分钟，根据手术需要制成巩膜条带，放入无菌生理盐水中备用。因高度近视眼的眼轴较长，在制作通过黄斑区的巩膜条带时应取带有角膜的巩膜组织以保证条带的长度。取与被加固巩膜相同部位的异体巩膜以保证植入物与受体组织紧密贴附（图 8-3-1）。

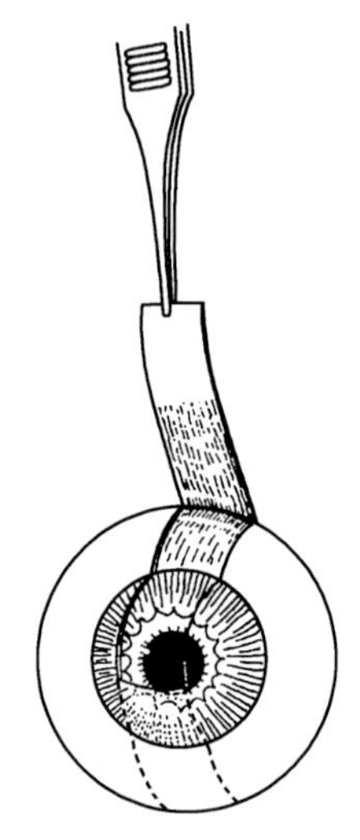

图 8-3-1 制作角巩膜条带

硬脑膜取自新鲜的尸体材料，其处理方法与异体巩膜相同。硬脑膜取出后先用清水冲洗干净附着的组织及污物血迹，再用 2000U/ml 的庆大霉素溶液冲洗，放入 95% 的乙醇中脱水 24 小时，然后浸入 75% 的乙醇中保存备用。使用前的处理同异体巩膜。

阔筋膜材料取自患者自体的大腿，可与巩膜加固术同时进行。局部麻醉下在术眼同侧或对侧大腿中 1/3 的外侧，取所需大小的阔筋膜备用。

硅胶海绵片是巩膜加固术的非生物材料。动物实验表明，硅胶植入后可引起与异体巩膜植入后相同的增殖反应。形成肉芽肿，结缔组织增生使巩膜增厚，从而达到加固作用，常作为儿童高度近视眼的加固材料。

（三）手术适应证

1. 早期发生的近视 >-3.00D，每年进展 >1.00D，预测有可能发展为进行性近视者。

2. 儿童或青少年发展迅速的进行性近视 >-6.00D，每年进展 >-1.00D，伴有眼球前后扩张，后巩膜葡萄肿形成，伴有或不伴有视力下降。

3. 年龄 20 岁以上，屈光度 >-10.00D，视力进行性下降，后巩膜出现明显的葡萄肿，荧光造影显示眼底退行性病变。

4. 年龄大于 55~60 岁，尽管屈光度不增加，但合并有明显的视网膜、脉络膜退行性病变。

5. 高度近视合并视网膜脱离，在视网膜复位手术的同时行巩膜加固术。

（四）禁忌证

1. 眼球或球周组织有急、慢性炎症或肿瘤。

2. 视网膜有多个干性裂洞或严重格子样变性，如确需行巩膜加固术，应同时行巩膜冷凝或激光光凝以及眼球环扎术。

3. 患有鼻窦炎、扁桃体炎、突眼症及全身其他疾病者。

4. 非轴性近视眼，如圆锥角膜、球形晶状体等。

5. 视神经萎缩患者。

（五）术前检查

为了选择合适的手术病例，全面、科学、客观地评价巩膜加固术的疗效，术前应作以下检查：

1. 病史　详细询问其家族史及近视眼的发生、发展史，戴镜及视力矫正情况，以及眼镜更换的频度。注意有无眼部手术史及眼部其他疾病和全身疾病。

2. 眼位及眼球运动。

3. 视力　包括远视力、近视力及矫正视力。

4. 眼部裂隙灯显微镜常规检查。

5. 房角检查及 Goldmann 眼压检查，怀疑青光眼者，应先行作排除青光眼的各项检查。

6. 三面镜检查　观察视盘的大小、形态、颜色及 C、D 值，弧形斑及后巩膜葡萄肿的大小、形态及位置，黄斑及周边部视网膜病变情况。

7. 角膜曲率及角膜地形图。

8. 检影验光，确定屈光状态及程度。

9. A 型或 B 型超声检查，测定眼轴长度及确定葡萄肿的形态。

10. 中心及周边视野检查。

11. 眼底彩色照相及荧光血管造影。

12. 眼电图、视网膜电图、视觉诱发电位、视网膜视力、暗适应及色觉等视功能检查。

（六）手术分类及手术方法

巩膜加固术是将生物或非生物材料制成各种形状的条带或条块加固后巩膜组织。由于患者的年龄、视力、屈光度、后葡萄肿和眼底病变的状况以及手术操作者的习惯不同，可采用不同的手术方式。而各手术方式的基本程序是大致相同的。

根据植入物的数量和形态以及被加固的部位不同，可将巩膜加固术分为以下几类：

1. 后巩膜加固术　它包括单条带后巩膜加固术、加宽型后巩膜加固术、黄斑加压型后巩膜加固术、Y 形或 X 形后巩膜加固术。

2. 四直肌间巩膜加固术。

3. 鼻侧巩膜加固术。

4. 不同术式的联合手术。

另一种加固巩膜的方法是注射聚合物巩膜加固法，它是一种非手术性巩膜加固法。

1. 单条带后巩膜加固术　它是适用范围最广、应用最多的手术方法。适用于眼轴前后径在 29mm 以上，中度或轻度后极部视网膜、脉络膜病理改变，后极部葡萄肿明显者。Avetisov（1981）将条带制成两端窄、中部宽的壶腹形的加宽型条带，条带最宽处可达 12~16mm，加宽的条带比窄条带有较大的覆盖面积，适用于眼底病变严重且范围广，眼轴较长，后极部葡萄肿较大者。黄斑加压型后巩膜加固术是在植入条带的中部用缝线缝合或黏合 2~3 层加固材料，术中使加厚处顶压黄斑区的巩膜葡萄肿，它适用于高度近视合并黄斑干性裂孔、黄斑囊样变性或黄斑部后巩膜葡萄肿者。上述三种手术的手术方法是相同的，区别在于植入物的形状及厚度不同。以下一同介绍。

【手术方法】

（1）用利多卡因常规作球后、深部筋膜囊及结膜下局部麻醉，用 0.5% 丁卡因作结膜囊表面麻醉。注射的药量应尽量减少，以防止球周软组织过度水肿而影响手术操作。

（2）制作加固条带：根据术前检查和术中观察到的后巩膜葡萄肿的大小及位置制作条带。单条带为 6~8mm 宽、60~75mm 长。壶腹形条带其长度及两端的宽度与单条带相同，中部加宽到 12~16mm。在单条带的中部缝合 2~3 层加固材料局部加厚制成黄斑加压型条带（图 8-3-2）。

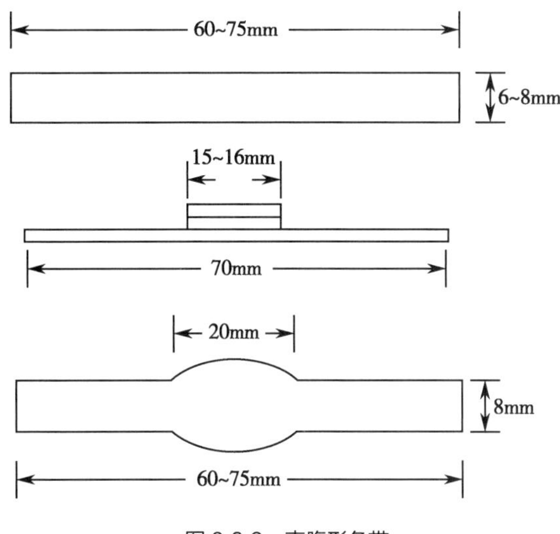

图 8-3-2　壶腹形条带

（3）开睑器开大睑裂。

（4）沿角膜缘环形剪开球结膜，向两侧扩大。分离结膜下组织，暴露上、下、外直肌并作牵引缝线，为操作方便也可缝系留线后剪断外直肌。

（5）沿外直肌向后钝性分离，充分暴露下斜肌止缘。正常黄斑位置在下斜肌肌止缘后 3mm、上 1mm，此处经表层巩膜隐约见暗红色的睫状后长动脉经过。高度近视时由于眼轴延长，出现巩膜葡萄肿，下斜肌止缘至黄斑区的距离会相应延长。手术中应细心观察定位。

（6）在靠近下斜肌止缘处，用斜视钩分离、提起下斜肌，将有齿弯镊从其下面通过，夹住植入条带的上端，由前向后通过下斜肌肌腹，用虹膜复位器展平条带，使条带覆盖在眼球的后外侧，条带的上端自下斜肌穿出后，通过上直肌的肌腹，用 3-0 的丝线将其缝合固定于上直肌止端的鼻侧。条带的下端通过外直肌、下直肌的肌腹，到达下直肌的鼻侧，检查条带是否展平以及其位置，拉紧条带使条带紧贴巩膜面，以 5-0 尼龙线间断缝合，将条带一端固定于下直肌的鼻侧巩膜面，拉紧另一端缝合（图 8-3-3）。

（7）如术中剪断外直肌，将其缝合于原位。

（8）8-0 的丝线连续缝合球结膜，结膜下注射庆大霉素 2 万 U、地塞米松 2.5mg，涂抗生素眼药膏于结膜囊，包扎术眼。

【术后处理】术后 3 天可全身使用抗生素及皮质类

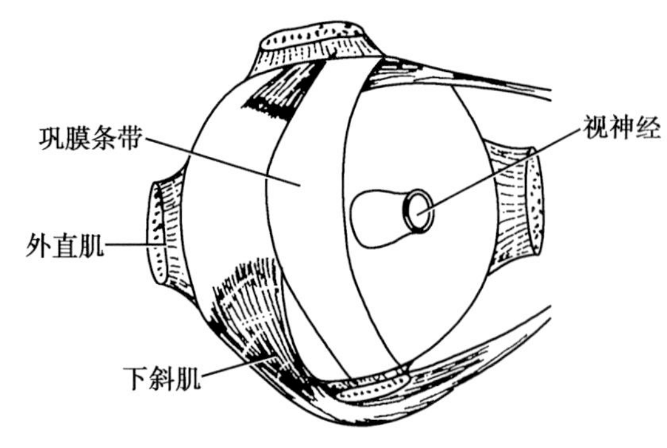

图 8-3-3 植入巩膜条带

固醇，疼痛及局部反应严重者可球结膜下注射地塞米松2.5mg。术后5天拆除结膜缝线。

2. Y形或X形条带后巩膜加固术 Curtin(1961)、Eroschev(1970)用自体阔筋膜、Nesterov(1967)用异体巩膜、百濑皓(1976)用异体硬脑膜制成Y形、X形条带进行后巩膜加固术。该手术难度较大，手术野暴露困难，不易判断条带到位情况，因此手术时应充分暴露眼球后极部，直视下安置加固的条带，使视神经和涡静脉不受压。它主要适用于眼轴长、后巩膜葡萄肿范围广而且严重，菲薄的巩膜已透露出黑色的脉络膜，及眼底病变范围广泛者。

【手术方法】

(1) 麻醉方法同单条带后巩膜加固术。

(2) 制作总长70~75mm、每端宽8mm的Y形条带，条带中部即条带分支处用6mm直径环钻作一圆孔，利用此孔包绕视神经。此孔不宜太小以免压迫视神经。

(3) 开睑器开大睑裂。

(4) 沿颞侧角膜缘环形剪开球结膜，向两侧扩大。分离结膜下组织，暴露上、下、外直肌并作牵引缝线，为充分暴露眼球后极部并作放射状结膜切口及剪断外直肌。

(5) 沿外直肌向后钝性分离，充分暴露下斜肌止缘。将Y形条带的鼻上端穿过上直肌到达鼻上象限，鼻下端穿过下斜肌、外直肌及下直肌到达鼻下象限，牵拉条带的鼻上及鼻下端，使中央孔正好位于视神经，不宜拉得过紧以免压迫视神经。手术时应充分暴露眼球的后极部，直视下安装加固条带，避免压迫视神经和涡静脉。将鼻上及鼻下端分别间断缝合固定于鼻上鼻下象限、角膜缘后8~10mm处，颞侧端缝合固定于外直肌下(图 8-3-4)。

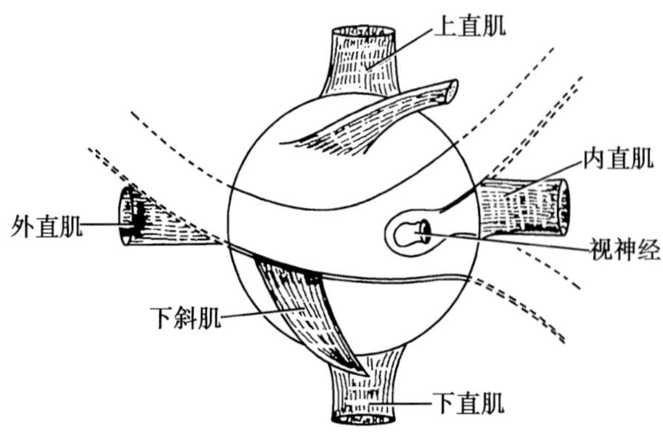

图 8-3-4 Y形条带植入球后示意图

(6) 连续缝合球结膜2针。其他处理同前。

3. 四直肌间巩膜加固术 Nurmamedov(1976)设计，操作简单，并发症少，疗效肯定，目前被临床广泛应用。研究表明该手术能改善眼的血液循环，提高视功能。它主要适用于-6.00D以下的近视、儿童近视及后极部尚无明显病变者。

【手术方法】

(1) 麻醉方法同前。

(2) 制作四块宽6~8mm、长15~20mm的长方形条块。

(3) 开睑器开大睑裂。

(4) 在角膜缘后5~6mm，于四个象限各作长8~10mm的平行于角膜缘的结膜切口。用虹膜复位器从结膜切口向后钝性分离结膜下组织及筋膜到达眼球后极部，形成四条隧道，注意不要损伤涡静脉及眼外肌肌鞘。

(5) 将四块条带分别植入四个象限已暴露的巩膜面，用虹膜复位器展平条带。间断缝合将条带的前端固定于角膜缘后8~10mm处(图 8-3-5)。

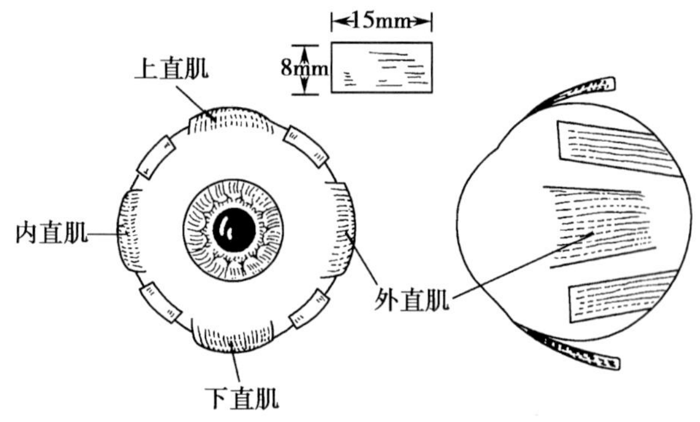

图 8-3-5 四直肌间巩膜加固术

(6) 连续缝合球结膜。余处理同前。

4. 鼻侧巩膜加固术 主要适用于鼻侧巩膜葡萄肿及眼底鼻侧病变，常与单条带后巩膜加固术联合手术。

【手术方法】

(1) 麻醉方法同前。

(2) 制作上底长15~20mm、下底长25~30mm、高12~20mm的近似梯形的植入材料。

(3) 开睑器开大睑裂，沿角膜缘环形剪开球结膜向鼻侧扩大，用虹膜复位器向后分离结膜下组织及筋膜达鼻侧后极部，作内直肌牵引缝线。

(4) 将加固材料的上底向后置于内直肌下面的巩膜表面，间断缝合将其前端固定于角膜缘后6~8mm(图 8-3-6)。

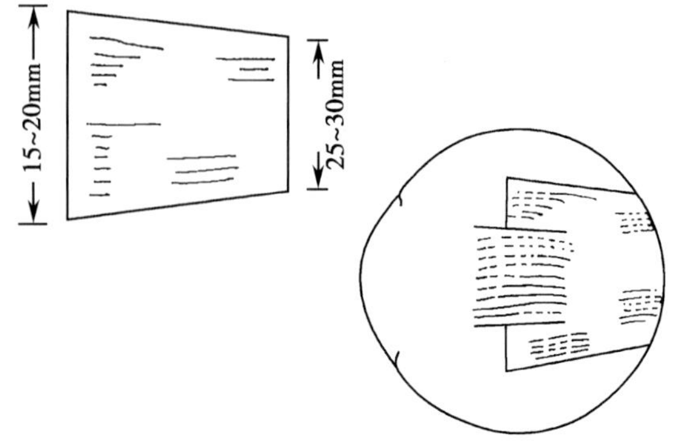

图 8-3-6 鼻侧巩膜加固术

(5) 其他处理同前。

(七) 手术并发症及处理

巩膜加固术的手术方式有多种，其基本原理及基本方法是一致的，但手术操作有难易之分，因此术中及术后的并发症既有共同之处，也有一定的差别。

1. 术中并发症

(1) 损伤涡静脉：涡静脉是引流脉络膜、睫状体和虹膜静脉血的主要血管。通常分上、下两对于赤道后上、下直肌两侧穿出巩膜，颞上支在赤道后 8mm、鼻上支在 7mm、颞下支在 6mm、鼻下支在 5.5mm 处穿出巩膜，近视眼涡静脉可能靠后。上、下斜肌有时会压迫颞侧的涡静脉。手术中涡静脉不难辨认，紫色，较粗大，但有时手术野暴露不好，向后分离直肌及下斜肌时操作粗暴，易损伤涡静脉壶腹部，引起大出血。此时应让其自然止血，不要电凝止血，以防眼内大出血，注意检查眼内情况术中分离后部巩膜，尤其是分离下斜肌时，动作应柔和，避开涡静脉。

(2) 断肌迷失：为扩大手术视野，有时需断外直肌。如肌肉断端的系留缝线结扎不紧或太靠近断端，均可能造成断肌迷失。找不到断肌时，应循巩膜面的肌间膜寻找断肌，切不可紧张乱翻手术野内组织，以防组织层次混乱或造成大出血。断端的肌腱纤维呈银灰色，应尽量完整的找回，缝回原位。断肌前应尽量保持肌肉与肌膜的完整性，缝线离断端不要太近，并确实缝好系留缝线。

(3) 肌肉分离不全：由于上、下、外直肌及下斜肌分离不完全，植入的条带不能顺利地通过全部的肌纤维，造成肌纤维分离，条带无法到位或扭曲，日后产生眼球运动障碍、复视。手术中应充分暴露手术视野，解剖层次清晰，组织分离确实，操作细心。必要时断外直肌，切开外眦。

(4) 肌鞘出血或血肿：在分离直肌或斜肌时，损伤肌间膜造成肌鞘内血肿，术后受损的肌纤维与植入的条带粘连引起复视。术中应动作轻柔，操作准确，避免损伤肌间膜。

(5) 巩膜穿破：通常直肌下及直肌附着点处巩膜较薄，高度近视眼眼球扩大、巩膜更薄，在缝线固定条带时，如进针过深则易刺破巩膜。如破口较小，眼内容物脱出不明显，则间断缝合穿破口，局部电凝或冷凝，继续完成手术。如穿破口较大，眼内容脱出较多，眼压偏低，则在处理完穿破口后，立即停止手术，待 2~3 周后再决定进一步手术。

(6) 植入条带过短：条带过短将造成条带缝合不到位或牵拉过紧压迫眼球。术前应根据手术眼的眼轴长度估算条带的长度，一般不应少于 70mm。高度近视眼眼轴长，用异体巩膜作加固材料时，应制成带有部分角膜的异体巩膜条带以保证其长度。

2. 术后并发症

(1) 复视及眼球运动障碍：通常于术后 2~3 天自行消失，不需特殊处理。可能与术中过度牵拉眼肌有关。如果肌肉分离不全、条带扭曲或条带与肌肉粘连，则复视可能长期存在。通常下斜肌功能障碍较多见。如术后 2~3 周复视不消失，眼肌功能障碍明显，则应行手术探查，松解粘连，完整分离肌肉，必要时取出植入条带。

(2) 眼睑及球结膜水肿：与植入条带及过度牵拉眼肌有关，通常术后 5~6 天可明显减轻。水肿明显、局部疼痛较甚者，球结膜下注射地塞米松 2.5mg 可缓解症状。

(3) 植入物排斥：较少见，可见于术后数日。与感染及异物反应有关。表现为反复眼红、眼痛伴头痛，大量的脓性或带血性分泌物，结膜窦道形成。手术探查见植入的材料移位、腐化。合并感染者，取出植入物后，局部用抗生素药液冲洗，全身使用抗生素。

(4) 前葡萄膜炎：有文献报告有前葡萄膜炎，经常规葡萄膜炎治疗可恢复正常。

(5) 眼内出血：与术中损伤涡静脉有关。

（关征实 梁丹 梁凌毅）

第九章 晶状体手术

第一节 晶状体手术解剖、生理和病理

一、角膜缘

角膜缘是指透明角膜和不透明巩膜的移行区。其上下部较宽而两侧较窄。上方角膜缘宽 2.0~2.5mm。角膜缘的前界为球结膜与角膜交界处，也是角膜前弹力层的终止点。从前界向后约 2mm 为角膜缘的后界，与后界相对应的眼内结构是巩膜突。与角膜缘前后界的中界线相对应的眼内结构为角膜后弹力层的终止点，即 Schwalbe 线的位置。手术时剪开球结膜切口后，可见呈浅灰色条带状的角膜缘，其前界是透明的角膜，后界则是灰白色条带与白色巩膜的移行部。从表面看角膜缘前界向后 1mm 范围内呈半透明浅灰蓝色区，称为角膜缘的角膜部。由此向后 1mm 范围呈灰白色，称为角膜缘的巩膜部。与巩膜部相对应的眼内结构有前房角的小梁网和 Schlemm 管等重要组织。角膜缘是内眼手术切口的重要标志，掌握角膜缘解剖标志的意义在于准确选择切口位置，外切口如在角膜上容易引起手术后角膜散光，外切口在巩膜应注意止血。虽然手术切口从外到内可以是垂直的、倾斜的、先垂直后倾斜的、先倾斜后垂直的或阶梯状的，但其内切口应以位于 Schwalbe 线附近或 Schlemm 管之前无功能的小梁部分为宜。内切口过前易损伤角膜后弹力层及内皮细胞层；内切口过后可损伤小梁网及 Schlemm 管，使房水外流障碍而导致手术后眼压升高。由于角膜缘的宽度及与其表面标志相对应的眼内结构的解剖关系存在个体差异，如近视眼的角膜缘中界线常在小梁网前界之前，而远视眼的角膜缘中界线则常在巩膜突之后，这种变异可以作为对有不同屈光状态患者手术中选择切口位置的参考。

二、晶状体及其悬韧带

晶状体是一个双凸面的透明体，位于虹膜与玻璃体之间，由晶状体悬韧带固定其位置。晶状体大小变异较小，成人在调节静止状态下，晶状体直径 9~10mm，中央厚度为 4~5mm。前面曲率较小，弯曲半径为 9mm；后面曲率较大，弯曲半径 5.5mm。晶状体囊为一层具有高度弹性的透明薄膜，是身体组织中最厚的基底膜，包绕着整个晶状体。前囊比后囊厚，中周部比中央厚。中周部厚度约 16μm，前极部厚度约 12μm，后极部厚度约 3μm，因此白内障囊内摘除手术时，冷冻头或囊镊的接触部位以避开晶状体前囊中央部分为宜，作白内障囊外摘除术或超声乳化术抽吸晶状体皮质时，抽吸器械的抽吸孔勿朝向后囊，以免将其撕破并导致玻璃体脱出。随着年龄增长，晶状体囊膜的厚度增加，弹性减弱，在白内障过熟期囊膜变厚而皱缩。晶状体前囊下的上皮为单层的立方形上皮细胞，在赤道部的上皮细胞逐渐被拉长、脱核、形成规则排列的晶状体纤维。随着年龄的增长，新的晶状体纤维不断产生，并向中央部推移，逐渐形成致密、质硬的晶状体核。围绕晶状体核的晶状体纤维则形成晶状体皮质。透明的晶状体皮质为胶黏状的透明质，主要由可溶性晶状体蛋白质组成。手术时较难清除，需要加大抽吸力方能除去，而在皮质性白内障形成后，由于皮质纤维变性，成为粒状蛋白质结构，较容易被冲洗抽吸取出。在病理情况下，晶状体的厚度可以发生变化。例如老年性白内障晶状体膨胀期，由于水分的堆积，其厚度可达 7mm。而在过熟期白内障，由于皮质液化，晶状体核下沉，晶状体囊的通透性增加，水分外溢，整个晶状体厚度可降至 2.5mm。先天性膜性白内障的晶状体仅为一个厚度 0.5~2.0mm 的膜样组织。

一生中新的晶状体纤维不断产生，老的纤维被推向中心部，脱水、硬化并形成晶状体核。晶状体核不断增大变硬，一般来说，25~30 岁以下的白内障患者，尚未形成硬核，故白内障摘除术可采用小的切口，而老年性白内障已形成大的硬核需采用较大的切口娩出晶状体核或小切口的晶状体超声乳化术。

晶状体悬韧带是连接睫状体和晶状体囊膜之间的光滑而有弹性的纤维组成。起源于睫状突、睫状体平坦部和锯齿缘，止于晶状体赤道部及其前后的晶状体囊膜。前部的悬韧带附着于赤道部前 2mm 的囊膜处，后部附着于赤道后约 1mm 囊膜处。晶状体前囊膜的无韧带区的直径为 6mm，因此作白内障囊外摘除或超声乳化术时，晶状体前囊的破囊范围不宜超过 6mm，否则会直接损伤晶状体悬韧带，易导致晶状体脱位。晶状体悬韧带由睫状上皮细胞分泌形成，在扫描电镜下呈微细薄片状，其厚度仅为 8μm。最长可达 7mm。在其止点附近分成无数的细枝状，并融合于晶状体囊的表面，晶状体悬韧带具有一定的抗张强度，其数值约为 20.6kPa（155mmHg）。随着年龄增长，晶状体悬韧

带纤维与全身结缔组织一样出现老年退化，其抗张力随年龄的增高而减退。

三、玻璃体

玻璃体是由小纤维网状结构组成的支架，内中充以玻璃体酸，具有一定稠度和弹性的透明凝胶体。它浓缩而致密的前表面称为前界膜，易受器械损伤或挤压作用而破裂。玻璃体与眼壁之间，除在睫状体平坦部的一段、视盘及黄斑部可能还有较紧连接外，其余部分容易自视网膜的内界膜分离。晶状体后面位于玻璃体的髌状窝中，在此处玻璃体前界膜与晶状体后囊之间有 8~9mm 直径的圆形粘连，称为 Wieger 玻璃体晶状体后囊韧带。在 30 岁以前，特别是儿童期晶状体与玻璃体之间借此韧带紧密粘连，如作白内障囊内摘除术，玻璃体易被连同拉出。随年龄增长，玻璃体前界膜与晶状体后囊韧带的粘连变疏松，做白内障囊内摘除时较少引起玻璃体脱出。

四、其他有关的眼部组织

1. 前房　正常前房中央深度约 3mm，周边不足 1mm，老年人前房变浅，故切开前房时必须注意其深度改变。前房内充满房水，含量为 0.25~0.33ml，其中 98.1% 为水分，只含微量氯化物和蛋白质。

2. 虹膜　虹膜为葡萄膜的最前部，位于晶状体前面。中央有一圆孔称为瞳孔，瞳孔括约肌呈环状走行，位于近瞳孔缘的基质层，故周边虹膜切除后瞳孔仍能保持对光反应。虹膜周边部基质深层有一层菲薄的呈放射状走向的平滑肌纤维，即瞳孔开大肌，此肌外侧与睫状肌连接，内侧面与瞳孔括约肌交织在一起。瞳孔开大肌发育不全、虹膜萎缩及炎症性粘连等情况均可使瞳孔难以散大，术前对此应予识别。

3. 睫状体　睫状体前接虹膜，后续脉络膜，可分为睫状冠和睫状环（平坦部）两部分，晶状体或玻璃体切除时常在平坦部入口。虹膜根部背面与睫状体内侧交接形成一开口于后房的锐角凹陷沟，即睫状沟，此处可以作为后房型人工晶状体袢的支附点。

第二节　术前检查

一、眼部检查

1. 视力　分别检查双眼远、近视力，矫正视力，估计白内障所致视力损害的程度。对视力低下者，应作光感、光定位、光色觉和注视性质检查，当视力检查结果无法单纯用白内障作解释时，应作进一步特殊检查，以了解其真正的病因。

2. 视野　为明确可能同时存在的青光眼或其他眼底病，轻度或中度白内障患者应做视野检查。

3. 对比敏感度及像差　对比敏感度测定可详细地反映患者视功能受损程度，同时可评估白内障对患者日常活动的影响，亦可评价人工晶状体植入术后患者的视觉质量。通常使用不同空间频率的黑白条纹进行对比敏感度的测定。像差测量可反映早期白内障患者的晶状体改变，亦可测量人工晶状体眼的成像质量，可用于屈光性人工晶状体的术后随访。目前常用的像差测量仪有 WASCA、iTrace 等。

4. 眼压　术前测量眼压，对诊断白内障是否合并膨胀期、晶状体溶解、晶状体脱位、葡萄膜炎等所致继发性青光眼或原发性青光眼有帮助，同时对选择术式有重要参考价值。

5. 眼睑及结膜　注意有无红肿充血，排除如睑腺炎、急性结膜炎等内眼手术禁忌证。

6. 角膜与角膜曲率检查　角膜透明与否以及散光状态，将影响白内障术后视力改善的程度，为此，术前必须使用裂隙灯检查角膜是否有混浊、水肿、角膜后沉积物（KP）及其程度与部位，有无前后弹力层皱折或破裂，有无角膜变性和营养不良。通常使用 Placido 盘、角膜曲率计或角膜地形图检查角膜屈光状态。白内障囊外摘除术及超声乳化吸除术可导致角膜内皮细胞丧失，故术前用内皮显微镜摄影了解角膜内皮细胞形态及数目，对手术方式的选择、判断术后内皮代偿功能的程度及手术预后有重要意义。

7. 前房及前房角检查　房水闪辉阳性提示合并虹膜睫状体炎，术前应给予适当治疗。前房角窄的患眼，术中可联合行周边虹膜切除；合并有开角青光眼或外伤性房角后退以及睫状体脱离等亦可酌情考虑行相应的联合手术。

8. 虹膜与瞳孔检查　在虹膜睫状体炎、视网膜中央静脉阻塞、糖尿病或眼底广泛性出血后，虹膜可出现新生血管，此情况下，术中切除虹膜时可使用有电凝作用的虹膜剪。虹膜异色、基质变薄呈蛇皮样外观的白内障患者，应注意是否 Fuchs 综合征。虹膜表面有灰白色结节是炎症的表现，应鉴别是白内障的原因或结果。虹膜有孔洞或裂隙者，其白内障多因外伤所致，必须作 X 线摄片或 B 型超声探查，以明确眼内有无异物存留。检查瞳孔直接及间接对光反射，若直接光反射迟钝或消失，间接光反射正常，一般术后难以恢复正常视力。此外术前还应散瞳了解瞳孔散大能力，是否有粘连，有助于制订手术方案时参考。

9. 晶状体检查　术前应用 5% 托吡卡胺或 5% 去氧肾上腺素溶液散大瞳孔，裂隙灯显微镜检查晶状体混浊形态、部位与程度，晶状体核的颜色，结合病史确定白内障的性质。注意晶状体囊膜特征、晶状体厚度及悬韧带是否有断离和异位等。

10. 眼后段检查　散瞳下尽可能了解双眼玻璃体、视网膜、视盘、黄斑区是否正常及脉络膜有无病变，对白内障术后视功能的恢复会有正确的估计。可借助 A 型及 B 型超声波了解有无玻璃体病变、视网膜脱离或眼内肿物，亦可了解眼轴的长度及脱位的晶状体位置。光学相干断层成像（optical coherence tomography，OCT）在小瞳下即可清晰显示视网膜微观解剖结构，在屈光间质无明显混浊时，可行 OCT 了解有无合并黄斑、视盘或其他视网膜病变。视网膜电图（electroretinogram，ERG）对评价视网膜功能有重要价值，视网膜脱离、视网膜遗传性疾病、铁质沉着症的 ERG 检查有较肯定的临床意义。单眼白内障患者为排除黄斑病变、视路疾患等所致的视力障碍，术前可做视觉诱发电位（VEP）检查。此外，亦可应用视力干涉仪检查未成熟白内障的黄斑功能。

二、全身检查及对全身疾病的评估

详细进行体格检查及实验室检查,以发现患者是否有全身性疾病,如术前发热、腹泻、血压增高、精神异常等应推迟手术,糖尿病患者易发生前房积血、创口愈合延缓、感染等,术前应控制血糖在正常水平,心血管疾病患者应衡量其心功能状况,必要时请内科医生术中进行监护;高血压动脉硬化患者,术前应采取措施使血压维持在接近正常水平,但对长期舒张压维持较高水平的高血压患者,需注意掌握降压的速度和幅度。慢性支气管炎症患者的咳嗽以及胃肠道疾病患者术后恶心、呕吐等,均易导致伤口裂开、前房积血等,术前要给予恰当的治疗,老年男性患者要注意是否有前列腺肥大或炎症,应慎用阿托品。此外,白内障术后,常应用皮质类固醇,所以用药期间应考虑其对结核病、溃疡病、糖尿病、骨质疏松的影响并做好相应的预防措施。风湿病及过敏性疾病常是术后炎症反应较重的原因,故应积极进行抗炎治疗。眼周围存在感染病灶,如慢性泪囊炎、头面部疖肿、鼻窦炎、化脓性中耳炎、扁桃体炎、牙周脓肿等必须在术前做有效的治疗后方可考虑手术。

第三节 术前准备及麻醉

一、术前准备

(一) 患者准备

1. 术前医生与患者通过充分的思想交流,使患者在心理上和精神上有所准备。最好利用电视、小册子、挂图、眼球模型等不同的方式,让患者及其家属了解患者目前的病情、治疗方法、本次手术目的以及手术中及手术后可能出现的结果。在患者及家属理解后,应常规地让他们在手术同意书上签名认可。

2. 术前用药根据患者实际情况选用

(1) 镇静剂:手术前为消除患者的紧张和焦虑,于手术前一天睡前及临手术前应给予镇静剂。

(2) 通便剂:易发生便秘的患者,特别是老年患者,便秘会影响手术后的恢复,如易引起伤口裂开及前房积血,故术前应注意润肠通便处理。

(3) 抗生素:白内障患者术前一般不必全身使用抗生素,但伴有糖尿病、白细胞减少症的患者,因易有感染倾向,应于术前2~3天使用足量抗生素,使手术时血内抗生素浓度能达到足够抗菌水平。

(4) 降眼压药物:虽然机械压迫方法能达到软化眼球的目的,但对眼压偏高或合并青光眼的患者,术前必须用碳酸酐酶抑制剂或高渗剂降低眼压,以减少术中玻璃体脱出及眼内暴发性出血发生的可能性。

(5) 抗炎药物:葡萄膜炎并发白内障者,术前可应用皮质类固醇类药物,且一直持续到术后,以减轻术后的炎症反应。此外,全身或局部使用吲哚美辛等非甾体类药物,也可减轻术后与前列腺素释放有关的炎症反应。在术前2小时开始使用前列腺素抑制剂如Ocufen滴眼液,每半小时滴眼一次,可保持术中散大的瞳孔不易缩小。

(6) 其他内科用药:对有内科疾病需长期服药的患者,不应轻易中断和更改其既定的有效用药,如降血糖药、降血压药及心血管疾病的治疗用药等。

(7) 散瞳剂:手术眼术前用托吡卡胺点眼散瞳,必要时加上5%去氧肾上腺素眼水,特别是瞳孔有广泛后粘连者,术前更应使用较强的散瞳剂。在术中用含1∶1 000 000的肾上腺素(adrenalin)平衡盐溶液灌吸皮质(每500ml加1‰肾上腺素0.5ml),能保持术中瞳孔散大。

此外,术前2小时开始,用前列腺素抑制剂如吲哚美辛或Ocufen滴眼液,每半小时滴眼一次,也可保持术中瞳孔的散大。

3. 术前眼部处理　在将患者送手术预备室洗眼后,进入手术室的术野消毒、铺巾与其他内眼手术之准备相同。

(二) 医生的准备

1. 医生在为患者手术前,必须考虑以下问题:①患者是否需要并同意接受手术;②术后是否获得较理想的视力;③患者全身及眼局部的情况是否允许手术;④最好的手术方案是什么;⑤术中及术后可能出现的并发症以及其预防和处理办法。

2. 在回答上述一系列问题前,医生必须通过①详细的眼部及全身病史的询问;②全面细致的局部及全身检查;③必要的实验室检查资料等,进行综合分析,方可得出结论。

二、麻醉

麻醉是手术成功的基本条件,目的是使患者能在无痛及安静的情况下接受手术。麻醉方法可分为局部麻醉和全身麻醉。成人白内障手术一般采用局部麻醉,儿童则采用全身或基础麻醉结合局部麻醉(详见第二章)。

(一) 局部麻醉

局部麻醉是白内障手术最常用的麻醉方法。临床常用的白内障局部麻醉方法有表面麻醉、面神经阻滞麻醉、球后阻滞麻醉和球周麻醉。

1. 表面麻醉(详见第二章)。

2. 面神经阻滞麻醉(详见第二章)。

3. 球后阻滞麻醉(详见第二章)　此麻醉方法可使结膜、角膜、葡萄膜得到麻醉,同时可以降低眼肌张力,降低眼压。

4. 球周麻醉(详见第二章)。

(二) 基础麻醉

对儿童进行手术麻醉前,为使患儿神志不清并进入睡眠状态而采用的麻醉方法称为基础麻醉。由于基础麻醉的患者对疼痛刺激仍有反应,故此法必须配合使用常规的局部麻醉才能进行手术(详见第二章)。

第四节 白内障囊外摘除术

一、现代白内障囊外摘除术

【手术原理】传统的白内障囊外摘除术由于缺乏显微手术基础,只是在普通放大镜下把晶状体中央部分前囊切开,然后娩出混浊的晶状体核,并冲洗皮质,留下晶状体后囊,最后通过缝线关闭切口。现代白内障囊外摘除术具有

如下三大特点：①在手术显微镜下，用显微手术器械，显微缝针、缝线进行手术；②为保证晶状体囊袋的完整性，重视对晶状体前囊口撕开的方法，包括术中使用黏弹剂；③用抽吸灌注方法能在正常前房深度的状态下进行操作，既能减少术中组织损伤，又能比较彻底地清除晶状体皮质。现代白内障囊外摘除术的优点是为后房型人工晶状体的植入提供良好的手术基础。此外，由于保留了完整的晶状体后囊，与囊内摘除术比较显示出不少优越性，例如降低术中玻璃体丧失的发生率，可以减少术后发生视网膜裂孔、视网膜脱离等并发症。对视网膜脱离复位手术后的患者，选用现代白内障囊外摘除术，可明显降低视网膜脱离的复发率。晶状体后囊的屏障作用可使眼球后段组织免受房水中可能存在的毒性成分损害，降低黄斑囊样水肿的发生率。对角膜营养不良病例，这一屏障可以防止玻璃体疝与角膜内皮接触所引起的角膜损害。因此，现代白内障囊外摘除术的适应证广、并发症少，已为人们广泛采用。但也存在由于大切口引起的散光，以及在浅前房下操作易致角膜与虹膜的损伤等缺点。在已有可折叠人工晶状体手术的时代，在大部分的白内障患者中，现代白内障囊外摘除术也已显得落后。

【手术适应证】一般来说，除同时合并晶状体脱位外，几乎所有类型的白内障均可作现代囊外白内障摘除术。特别适应于：

1. 成熟或接近成熟的老年性白内障。
2. 白内障摘除联合后房型人工晶状体植入，尤其是准备植入硬性人工晶状体者。
3. 因角膜内皮细胞减少不适宜作超声乳化手术的硬核性白内障，尤其是另一眼已无法复明者。
4. 伴有高度近视的硬核性白内障。
5. 有广泛虹膜后粘连的并发性白内障。
6. 术前预计存在晶状体后囊破裂或术中发现后囊破裂的术眼。
7. 第一眼作白内障囊内摘除术时，发生术中玻璃体脱出或术后发生瞳孔阻滞者。
8. 第一眼白内障囊内摘除术后发生视网膜脱离或手术眼过去患视网膜脱离。

【手术禁忌证】

1. 晶状体脱位。
2. 其他全身或局部疾病不适宜作白内障摘除手术者。

【手术方法】

1. 开睑　开睑的目的是充分暴露手术野、避免影响手术操作。开睑的方法有开睑器开睑和缝线开睑两种。作缝线开睑时，缝线不可太靠近睑缘，还必须经过睑板组织，否则会引起睑外翻或睑板上缘压迫眼球（图 9-4-1）。睑裂小的患者，可作外眦切开。

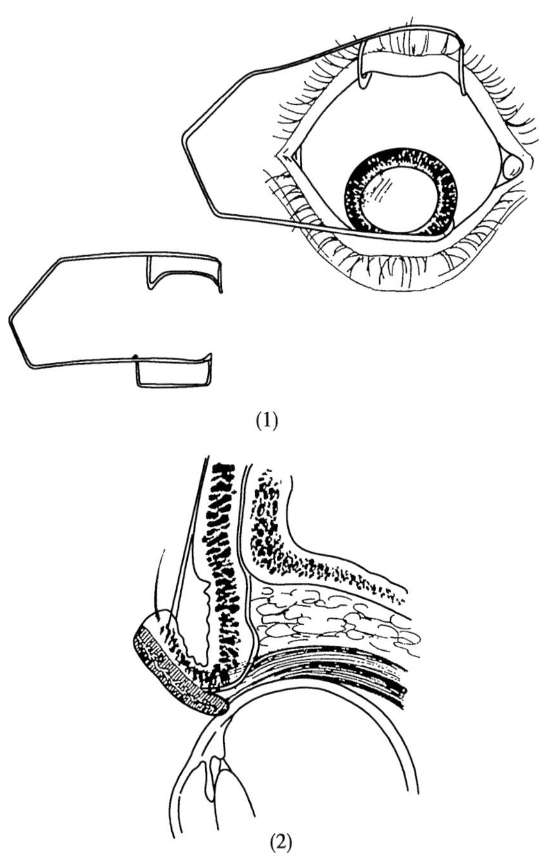

图 9-4-1　开睑法

(1)简易开睑器；(2)睑牵引缝线开睑时睑板对眼球的压迫

2. 上直肌牵引缝线　用闭合的有齿镊在 12：00 方位顺结膜面向上距角膜缘 8mm 处夹住上直肌的肌止缘，使眼球向下转，然后在肌止后的肌腹底穿过 1-0 缝线，过针时缝线的针尖切勿刺向巩膜，以免穿破巩膜。然后拉紧缝线，用血管钳固定在手术巾上，此时，眼球固定在下转位（图 9-4-2）。

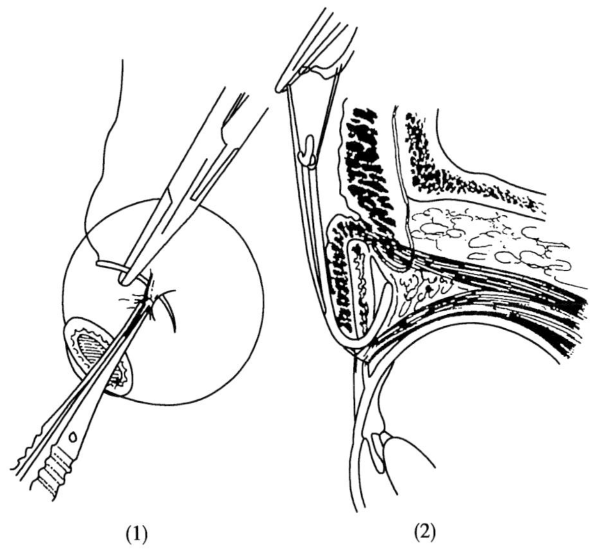

图 9-4-2　上直肌牵引缝线

3. 结膜瓣　沿角膜缘作以穹隆部为基底的结膜瓣以便能充分暴露手术野，与以角膜缘为基底的结膜瓣相比较，其优点是不影响手术中观察前房，操作简单，不损伤过多结膜组织。缺点是术后当结膜瓣退缩时，可能会暴露角膜缘切口。方法是以 12：00 方位为中心，沿角膜缘剪开球结膜约 120°范围，然后向穹隆部方向的结膜下作钝性分离，暴露上方的巩膜 3~5mm 宽，并以电凝器进行表面电凝止血。

4. 角膜缘板层切口　一般在 12：00 方位作切口，其位置可在透明角膜、角膜缘前界、角膜缘后界及巩膜四个部位（图 9-4-3）。

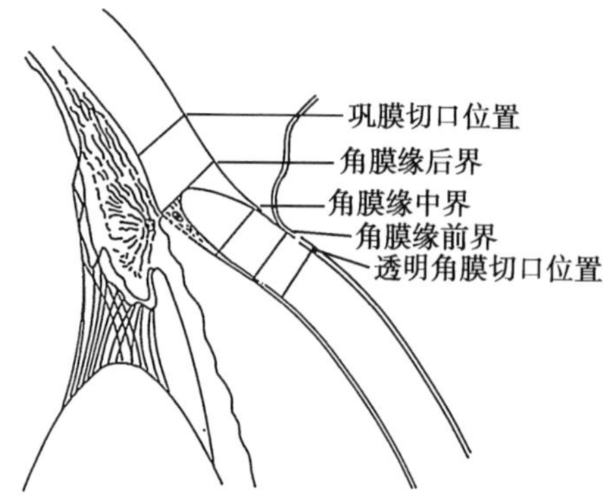

图 9-4-3　角膜缘板层切口位置

(1) 透明角膜切口：切口在离角膜缘前界约 1mm 的透明角膜上，此处切开不引起出血，术后不易发生虹膜前粘连，但术中较易损伤角膜内皮及后弹力层，术后伤口愈合较迟，术后角膜散光较大，已少用。一般仅用于有出血倾向等特殊病例。

(2) 角膜缘切口：切口靠近角膜缘前界，此处出血较少。

(3) 角巩膜切口：切口位于角膜缘后界，此处血管较多，但伤口愈合较快，对角膜屈光影响较少，是最常采用的切口部位。其内切口则以在小梁网之前部(无功能小梁)或 Schwable 线附近为宜。

(4) 巩膜切口：切口在离角膜缘后界 1~1.5mm 的巩膜上，稍为向前潜行后进入前房，内切口位置在小梁后部，切口完全避开角膜组织，此法仅用于角膜内皮变性病例，但术中较易出血。

切口类型根据切口自表面到前房的径路不同，可分为(图 9-4-4)：①垂直切口：与眼球壁呈垂直方向进入前房，已少用。②倾斜切口：向角膜方向倾斜进入前房，已少用。③垂直 - 倾斜切口：先垂直后再改为倾斜方向进入前房。④三平面切口：第一平面为角膜缘部的垂直板层切口；第二平面为平行角膜板层向前剥离 1~2mm 的切口；第三平面为在水平切口前端垂直切开进入前房，这种切口亦称梯形切口。

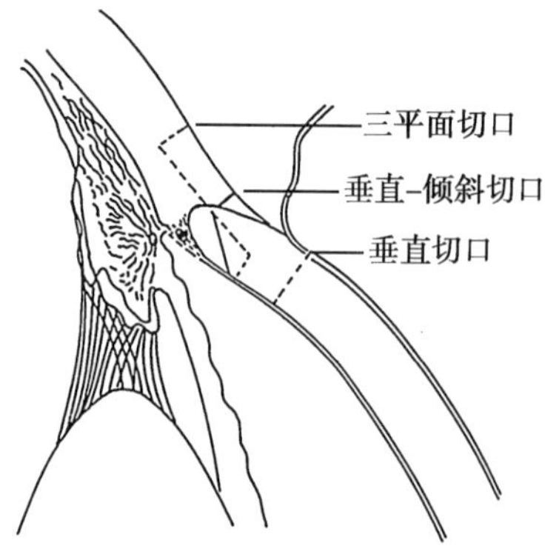

图 9-4-4　角膜缘切口类型

角膜缘板层切口的深度取决于所选择的切口类型，如作垂直切口，板层切开深度应达全厚度的 90%；如作垂直 - 倾斜切口，板层切开深度应为 1/2 厚度；而作三平面切口则第一个垂直切口深度约为 1/2 厚度。切口的形状为平行角膜缘的弧形。切口的长度可根据术前对晶状体核大小的估计加以确定，一般为 120°弧度。

5. 撕囊　前囊切除是白内障囊外摘除术中最有决定性的步骤之一，切除前囊的大小和形状是根据保持晶状体悬韧带附着处囊膜的完整性而设计的，故撕囊大小的直径一般为 5.5~6.0mm，太大易伤及悬韧带且术后易发生后发性白内障，太小则易发生术中晶状体核娩出困难及放射状前囊撕裂。临床上常用的前囊膜切除有四种方式(图 9-4-5)：

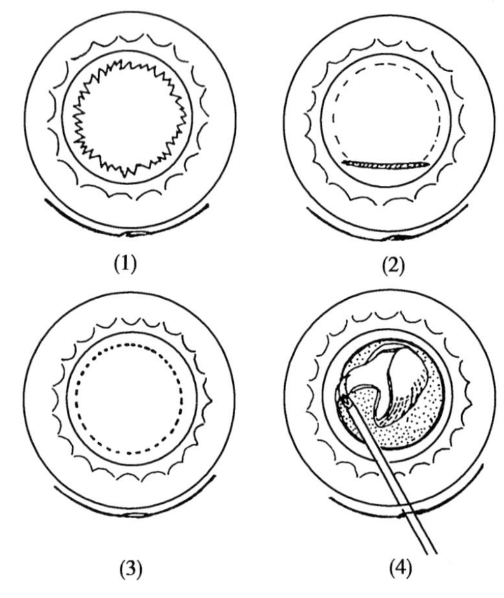

图 9-4-5　前囊切除方法

(1) 开罐式；(2) 信封式；(3) 邮票式；(4) 连续环形撕囊法

(1) 开罐式撕囊术：先作环形排列的多个小的撕裂口，然后让撕裂口相互连接，形成一个大的中央开口，将部分前囊切除。

(2) 线状(信封式)前囊切开术：先在上方中周部的前囊处，作水平裂隙状切开，取出晶状体核及皮质后再撕去中央光学区的晶状体前囊膜，已少用。

(3) 前囊点刺(邮票式)撕囊术：采用破囊针尖以环形走向方式作多个前囊刺破小口，它是开罐法的改进型，前囊穿破口比开罐法多。

(4) 连续环形撕囊术：采用撕囊镊或尖端弯曲的破囊针头将前囊膜撕开成一个无锯齿状缘的光滑的圆形撕开口。此法能形成完整的晶状体囊袋，是因为前囊切开的边缘光滑，在晶状体核娩出时不易引起前囊膜放射性撕裂，并有利于清除晶状体皮质及在囊袋内植入人工晶状体。

开罐式前囊撕开方法：最常用及简易的截囊器械是用 4~5 号注射针头的前段及针尖弯曲成的截囊针(图 9-4-6)。先在板层切开的角膜缘切口内用刀片或针头穿刺造成恰好容许截囊针头能进入前房的小切口，以便在注水截囊时房水不易溢出，有利于形成前房，维持接近正常的眼压，并使晶状体囊膜保持一定的张力，保证撕囊的顺利进行。同时，在保持正常前房深度的情况下截囊，可避免损伤角膜内皮。此外，术中还可以通过注入空气或黏弹性物质形成前房，维持前囊膜的张力防止囊膜发生移位、皱褶、松弛，给继续截囊带来一定困难。若液化皮质大量进入前房，可先将其冲洗干净后再注入黏弹性物质继续截囊。尽管如此，随着前

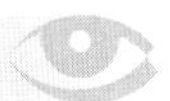

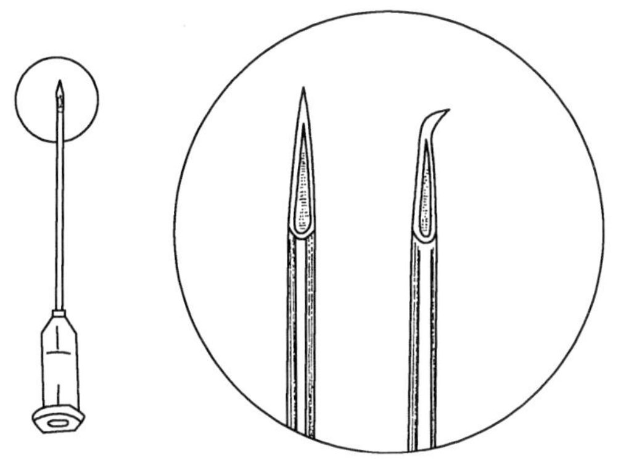

图 9-4-6 截囊针的制作

囊膜切口扩大，囊膜仍然越来越松弛。此时可以将截囊分解为多个小的操作步骤，以便解决囊膜张力减低的困难。方法是先刺破 20~40 个独立的穿破口，构成直径为 5.5mm 的切开环，保留各穿破口之间的囊膜组织，使晶状体前囊膜仍保持一定张力，随后再通过撕开法把这些单个的穿破口连接在一起，将中央囊膜的撕开口撕开。截囊针尖必须锋利，这样可避免囊膜切口的延伸导致撕裂。开罐式截囊是刺破前囊膜而不是拉开前囊膜，故操作动作幅度要小。截囊可从 6：00 方位开始，经 3：00 方位到 12：00 方位形成半周点状穿破口，然后再从 6：00 方位经 9：00 方位到 12：00 方位切开另一半周。截囊针尖不宜刺入太深，以免因过度牵动晶状体核引起晶状体脱位。如撕开口见晶状体前囊膜片残留，不宜强行用镊子拉出，以防引起向晶状体赤道部延长的前囊膜撕开，导致悬韧带断裂或后囊膜撕裂。因此，残留的前囊膜片只能在注入适量黏弹剂后，用囊膜剪剪除。留下的晶状体前囊撕开口的边缘要尽可能整齐，以利于冲洗或吸除晶状体皮质。

连续环形撕囊方法：连续环形撕囊可用截囊针或撕囊镊完成。后者也可先用截囊针在前囊中心或旁中心穿刺后，再用撕囊镊伸入前房将前囊作连续环形撕开并拉出。撕囊可在前房内的灌注液、空气或黏弹性物质中进行。在灌注液中作撕囊操作的缺点是被撕开的前囊膜易于漂动，需要多次重复操作来控制撕囊的方向；在空气中操作可看清撕囊的边缘及翻转的膜瓣，且气泡可使翻转过来的囊膜紧贴在晶状体的表面，更易于控制撕囊的操作；最好的方法是使用黏弹性物质，它能更好地维持前房深度，同时可保护角膜内皮，特别有利于用囊膜镊作连续环形撕囊。操作时首先要选择撕囊的起点，可于前囊中心穿刺，也可在旁中心穿刺，原则是穿刺的部位应在预定撕去前囊的范围内，否则会增加对悬韧带的牵拉，易出现放射状撕裂或造成过大的前囊撕开口。其次，要控制好撕囊的方向，撕囊的器械应注意抓住撕开部分的近端，以便控制撕囊的方向。如果器械抓住撕开部分的远端，撕开速度可能较快，难于控制其方向。此外，在撕囊时应有意控制撕囊的方向趋向瞳孔区的中心，否则撕开口会向周边延伸。撕囊终端的直径应稍微大于起点的直径，以保证撕囊口的圆滑连接。当连接部位出现 V 形撕裂口时，可能会向晶状体赤道延伸，应及时处理。环形撕囊的理想直径应与晶状体悬韧带在前囊膜上的附着点相一致。因晶状体悬韧带纤维附着在前囊的位置，仅中央部留下一个直径约 6mm 的无悬韧带区，在撕晶状体前囊时最好限制在这个区内。若在悬韧带附着的范围撕囊，则撕囊的方向不易控制，且易发生放射状撕裂及损伤晶状体悬韧带（图 9-4-7）。小瞳孔常给连续撕囊术造成困难，此时更应细心地控制形成撕囊口的方向。一旦出现放射状撕裂或撕开部分向前囊周边部延伸时，应改变撕囊的操作方向，让其朝向中央区的方向撕开前囊。术中使用黏弹性物质将更有利于维持前房深度和晶状体前囊的张力，帮助将小的放射状撕裂改变成连续弯度向内的弧形撕开（图 9-4-8）。

6. 延长切口 完成晶状体前囊口撕开后，按原设计的切口类型用角膜剪扩大切口。将角膜剪的钝头刀页插入前房时，应注意剪刀页的方向，避免误插入入角膜基质与后弹力层之间。然后根据晶状体核的大小，确定切口长度，并使内、外切口的大小一致，切口通常为 120° 弧长。

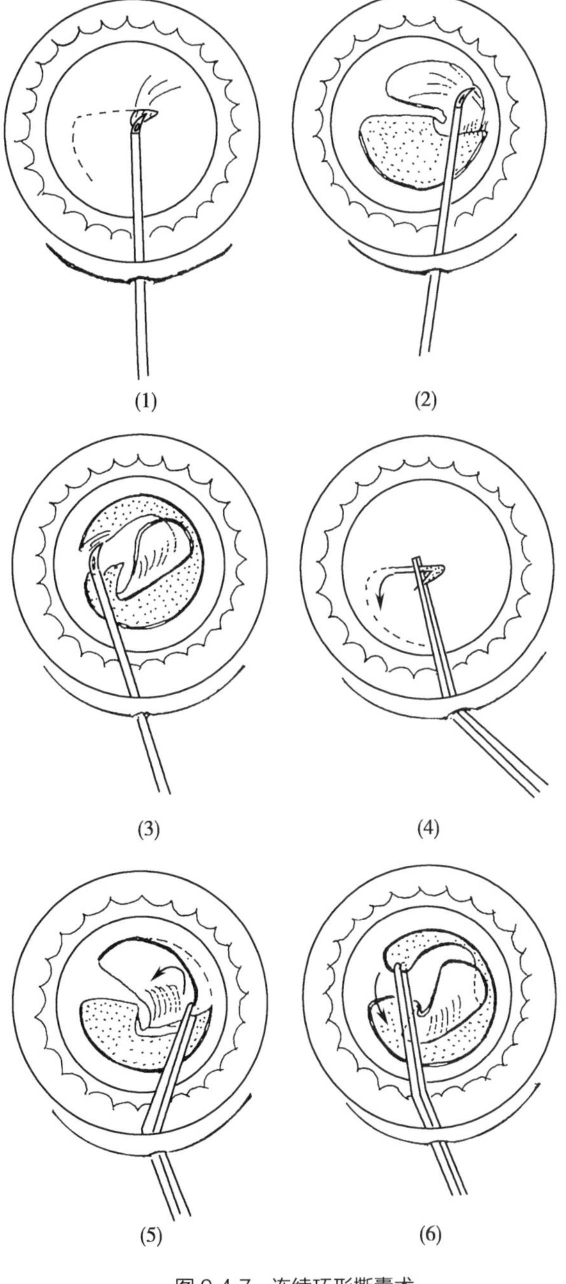

图 9-4-7 连续环形撕囊术

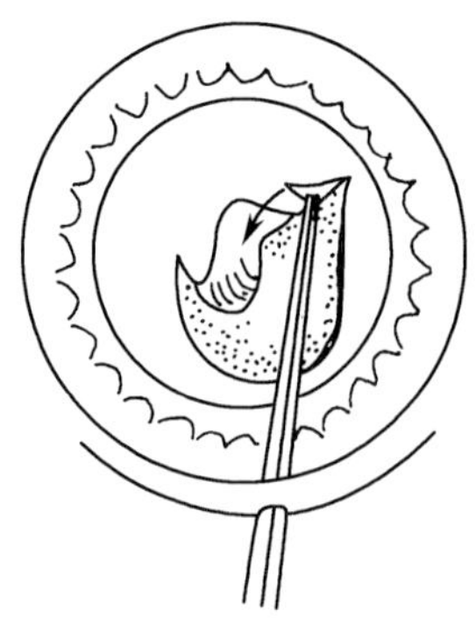

图 9-4-8 出现放射状前囊撕裂时，改变撕囊方向的方法

7. 娩出晶状体核　娩出晶状体核前，可将灌注液注入晶状体前囊膜下，将晶状体后囊与后皮质分离，利用水压的作用使晶状体核与皮质向上浮动。为减少娩核时损伤角膜内皮，可于娩核前注入 Healon 等黏弹性物质，保护角膜内皮。通常采用双手娩核技术，右手用持针器（或类似器械）压迫 6∶00 方位的角膜缘内侧，使已经游离的晶状体核上方赤道部朝切口方向翘起，注意持针器不可沿角膜中央滑动，以免角膜内皮与晶状体核接触导致角膜内皮损伤。在右手操作的同时，左手持有齿镊子轻压切口后唇，使切口呈鱼嘴样张开。晶状体核在双手协同作用下，缓缓移向切口，当晶状体核上方赤道部已娩出切口，即停止对眼球的压迫，以镊子或冲洗针头将晶状体核自一侧向另一侧拨动，将核旋出切口外。娩核的操作要注意掌握压迫点的位置及压迫力度，以免导致后囊破裂。

8. 切口缝合　选用 9-0、10-0 或 11-0 尼龙缝线为宜。缝合方式可采用间断缝合、连续缝合或 8 字缝合(图 9-4-9)。进针深度应达 3/4 角膜或巩膜厚度，切口两侧深度要一致。进针与出针的位置均须离切口 1.0mm 距离。每条缝线均呈放射状排列。结扎缝线要注意线的松紧度适中，术中可借助 Placido 盘观察角膜曲率的变化，并通过调整缝线的张力，防止术后出现较大的散光。缝线的数目以令切口达水密状态为宜。120°~160° 的切口缝合 7 针是安全的。最后将线结埋藏。一般在清除晶状体皮质前，先间断缝合切口 3 针，以便在抽吸皮质时能维持前房的深度，而缝线间又有足够的空隙伸入抽吸针头进行抽吸。

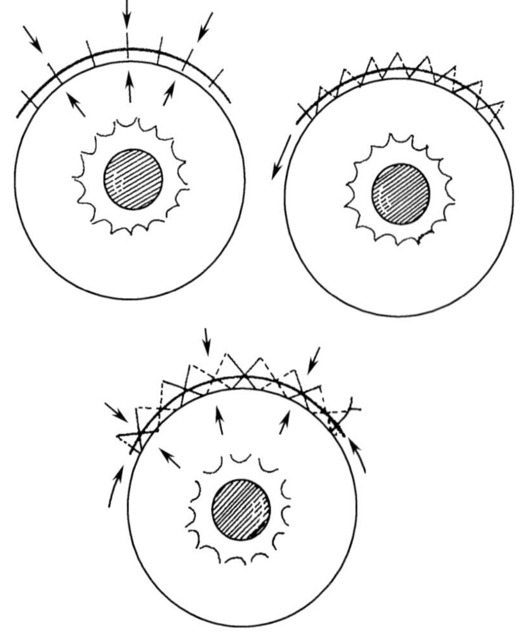

图 9-4-9 角膜缘切口缝合法

9. 清除晶状体皮质　目前，临床上使用最为普遍的灌注液是平衡盐液（balanced salt solution，BSS），其次是林格液（Ringer's solution）。国外尚有增效平衡盐液（BSS Plus），即在原平衡液内加入碳酸氢钠、葡萄糖、谷胱甘肽等成分，使具有更强的缓冲能力及更多的能量储备。清除晶状体皮质可分为手法操作和应用超声乳化仪的器械操作。前者是通过输液瓶的高度（一般在距术眼 60cm 的高度）控制灌注压力，另用一注射器来掌握吸除晶状体皮质的速度，以维持前房的压力平衡。在抽吸晶状体皮质时全靠术者的手动控制完成操作。具有代表性的手动灌注抽吸系统是 McIntyre 的同轴灌注抽吸系统，这一系统使用同轴式注吸针管，即外套管为灌注通道，内管为吸除通道，抽吸口的直径为 0.2~0.3mm。应用超声乳化仪的器械操作则是借助泵系统和吸引器同步运行，自动控制灌注和吸出的速度，并由微机自动调压，其灌注抽吸系统的管道与手柄亦为同轴式。

操作方法及要点：灌注抽吸针头在两针缝线之间进入前房，注意抽吸针头的开口始终避免朝向后方，以防在抽吸时误伤晶状体后囊（图 9-4-10）。要保持灌注压与抽吸力平衡，以维持正常前房深度，减少角膜内皮损伤和晶状体后囊破裂的发生。术中应保持瞳孔散大，尽量减少在虹膜后方盲目操作。抽吸晶状体皮质时，应先吸住前皮质，然后向中央牵引，再将赤道部皮质与后皮质拉出并一起吸除。抽吸皮质的顺序可选择先抽吸 6∶00 方位的皮质，然后按先左侧后右侧吸除两侧皮质及 12∶00 方位的皮质，最后还可以清除残留的细小皮质或进行后囊抛光。在晶状体皮质抽吸干净后，再增加手术切口缝线，直至切口闭合达到水密状态。

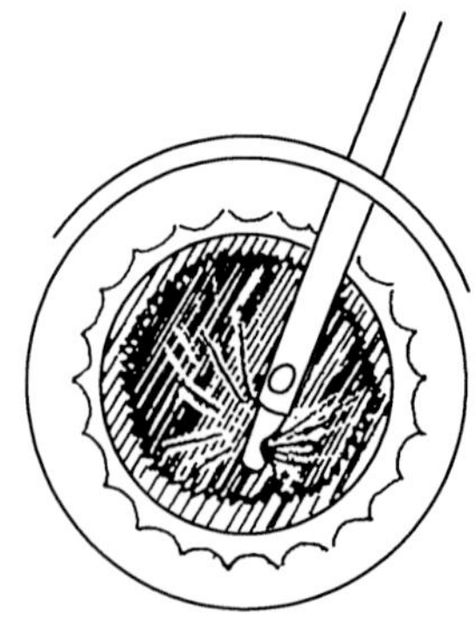

图 9-4-10 抽吸针头吸住后囊膜时形成的皱褶或放射状条纹

10. 结膜瓣的处理　将结膜瓣向下拉，遮盖角膜缘切口，结膜切口两端以透热黏合或用缝线固定，使结膜瓣尽量平整复位。

【术后处理】术后的处理及护理是整个白内障治疗过程中的重要组成部分。随着显微手术的开展和手术方式的不断改进，已大大减少了白内障摘除术的术后并发症，缩短了术后卧床及住院时间，甚至手术可在门诊施行。

术后必须叮嘱患者注意休息，至少平静休息 2 小时，

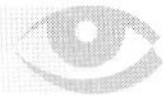

并防止术眼受到碰撞，不必强调绝对卧床。此外宜避免进食坚硬、多骨头及带刺激性的食物，注意保持大便通畅。对术后出现疼痛、呕吐、咳嗽等症状应及时给予对症处理。术后一般不必常规使用抗生素。但对独眼、有易感染体质或局部因素等特殊情况存在时，术后可给予抗生素预防感染。术后第一天如无特殊并发症，可开放滴眼（用抗生素及类固醇混合的滴眼液，每天滴6次），晚上睡眠时术眼应涂抗生素及类固醇混合的眼膏，并用眼罩保护术眼，以防止术眼不慎被碰伤。

术后应常规检查术眼的裸眼远视力、裸眼近视力及矫正视力，并用裂隙灯检查切口的愈合情况。注意角膜有无水肿、前房深度、房水闪辉情况、有无前房出血、虹膜纹理是否清晰、瞳孔位置及大小、有无残留皮质、后囊膜是否完整、有无皱褶及混浊。用检眼镜检查玻璃体及眼底情况，并注意观察眼压变化，一旦发现术后并发症应及时处理。

【手术并发症及处理】

1. 术中并发症的预防和处理

(1) 球后出血：常因球后麻醉时进针过深、过速、过于偏向鼻侧所致，使用细而锐利的针头更易发生。注射时如发现眼球突然上浮，眼睑逐渐紧张，即是球后出血的现象。应即退针用纱布加压眼球，并延期手术。否则，术中极易发生玻璃体脱出等其他并发症。通常球后出血可在一周内吸收，出血吸收后再安排手术。

(2) 切口意外：用刀片切开时，容易发生切口不整齐，宜使用一次性刀。作切口应注意平行角膜缘切开，注意控制入刀的深度，切开时不要伤及眼内组织。用角膜刀（三角刀）切开时入刀的倾斜角度不适当，会造成角膜内板层切开或刺伤虹膜与晶状体，故作切口时应随时注意眼球倾斜的位置，按预定选择的切口类型调整刀片与角膜缘平面的角度，刀尖进入前房后，注意刀尖所在位置，避免使其触及角膜背或虹膜。

(3) 虹膜损伤或虹膜根部断离：切开前房后，虹膜有时随房水脱出切口外，特别是在麻醉不充分及眼压控制不理想时，虹膜更易脱出。在用角膜剪作角膜缘切口全层切开前，如有虹膜嵌在切口，应先予整复。角膜剪伸入前房时，应注意刀页的方向，当确认刀页位于虹膜表面的上方时，方行剪开。如虹膜被大范围损伤，则上方虹膜会下坠使瞳孔变形及狭窄。如破口在虹膜中央区，需酌情缝合；如在虹膜根部离断范围较大时，可在缝合切口时，将断离之虹膜边缘一并缝合。

(4) 前房积血：这可能是由于切口出血进入前房，眼内操作误伤虹膜动脉环，虹膜周边切除部位过于靠近虹膜根部以及全身疾患引起的出凝血时间异常等所致。进入前房的血液凝固后，会因影响手术野而妨碍手术进行。术中应注意需在切口彻底止血后才进行下一步操作，角膜缘或巩膜的出血点可用电透热或烧灼法止血。进入前房的血，应尽快冲洗干净；因虹膜根部离断所致的出血可通过前房内注入 Healon 进行止血；如血液已凝固，则可用抽吸灌注针头将血块吸住后拉出。

(5) 角膜后弹力层撕脱：由于切口进入前房的位置过分靠前、手术器械反复进入前房及进入的角度不正确，其尖端或边缘接触角膜背，导致角膜后弹力层撕脱。较大的角膜后弹力层撕脱可于前房内注入消毒气泡或 Healon 等黏弹性物质复位。注意有时不易区分撕脱的角膜后弹力层与晶状体前囊膜，此时应根据该膜与周围组织的解剖关系做出正确判断。

(6) 晶状体后囊膜破裂：晶状体后囊膜破裂可发生在手术过程中手术器械在眼内操作的某一环节，最容易发生在冲洗或抽吸残留晶状体皮质时。其发生的原因主要是抽吸过程中，误吸晶状体后囊膜导致晶状体后囊破裂，甚至可误伤玻璃体的前界膜。因此，在抽吸晶状体后囊附近的皮质时，应调整手术显微镜焦点，看清晶状体后囊膜。也可调整手术显微镜光线的入射角，以便在术野中获得良好的眼底红光反射，及时地发现吸住后囊时出现的放射状皱纹。当发现吸住晶状体后囊膜时，应立即停止抽吸，并应用回吐功能将被吸住的晶状体后囊膜冲离抽吸孔，恢复到它原来的位置。如仅是很小的晶状体后囊膜破裂，玻璃体前界膜完整及没有玻璃体进入前房时，手术可按原计划进行。如晶状体后囊膜破裂伴玻璃体脱出，则应行眼前段玻璃体切割术，将前房内玻璃体切除干净，直至瞳孔恢复圆形并位于中央为止。

(7) 玻璃体脱出：术中玻璃体脱出不仅给手术本身增加了困难，而且由此可引发一系列近、远期并发症，产生严重的后果。有些并发症与前房内玻璃体是否被彻底清除有关；有些则与玻璃体本身丧失以及过多的手术附加操作有关。

玻璃体脱出的原因及预防：

1) 麻醉效果不好，特别是眼轮匝肌及球后麻醉不完全，当患者感到疼痛时，可瞬目挤压眼球，使眼压突然升高。因此，切开眼球前，如发现麻醉效果不好，应追加麻醉，并在检查麻醉已达到麻醉效果后才进行手术。

2) 眼压控制不佳，局部麻醉后，机械性压迫眼球对于软化眼球十分有效。切开眼球前如发现眼压未达手术要求，可适当延长压迫时间。但要注意压迫眼球的压力不可超过4.0kPa（30mmHg），且应间歇加压，约每半分钟放松一次，注意避免引起眼心反射。

3) 开睑方法不当及上直肌缝线牵拉过紧，均会对眼球产生压迫，为避免这种并发症通常可采用不锈钢丝弯成开睑器或缝线开睑，正确掌握作上直肌牵引缝线的操作方法。

4) 手术切口太小，娩核时增加对眼内容的挤压力量，以致增加玻璃体脱出机会。故术中一旦发现角膜出现水平张力线，则说明切口太小，应将切口及时扩大。

5) 手术操作不当，在灌注抽吸晶状体皮质时，前房内压力不平衡或灌注抽吸针头吸住后囊膜，引起后囊膜破裂，当抽吸皮质过程中发现吸除阻力突然加大，前房加深，后囊膜平面出现异常反光，透明区突然扩大或皮质自发移位等体征时，可作为判断后囊膜破裂和玻璃体脱出的指征。用压迫法娩核时，如双手配合不当，压迫力量过大，亦易引起玻璃体脱出。此外，在晶状体核娩出困难的病例，以晶状体囊圈进到晶状体后囊下欲托出晶状体核时，若操作不当，易损伤后囊膜及玻璃体前膜并引起玻璃体脱出。玻璃体脱出如发生在晶状体核娩出之前，多因截囊操作不当，使晶状体悬韧带断裂所造成。当发生玻璃体脱出时，应暂时关闭切口，放松开睑器及上直肌缝线，使眼睑轻轻闭合。数分钟后，如玻璃体仍有继续脱出趋势,也可通过静脉点滴甘露醇,待眼压降到安全范围后再继续手术。手术继续进行时,可先用黏弹剂将晶状体核托起,再用晶状体囊圈小心将晶状体核托娩出。晶状体核娩出后仍继续发生玻璃体脱出时,应找出一切可能使眼压增高的原因,设法予以去除,并关闭切口,将切口处的玻璃体充分剪除。如有条件,应作前段玻璃体切割术,将前房内残存的玻璃体全部清除,包括瞳孔区及其下方的前部玻璃体一并切除,直至瞳孔恢复圆形、位置居中为止。在切除玻璃体过程中,应使切割头的开口始终向上,切断与手术切口粘连的玻璃体条索。切除玻璃体后可用冲洗针头横向地从切口端向瞳孔缘回拨,进一步检查前房内的虹膜表面是否存留玻璃体,最后再在手术显微镜高倍镜下检查前房内玻璃体是否已清除干净。如玻璃体脱出后处理不当,可引起一系列的并发症,包括角膜缘切口愈合不良,慢性葡萄膜炎、玻璃体炎、玻璃体混浊或条索形成、瞳孔阻滞性青光眼或因房角粘连所致的继发性青光眼、玻璃体与角膜粘连引起的角膜内皮失代偿、大泡性角膜病变、角膜混浊、玻璃体牵拉导致瞳孔变形、瞳孔上移、黄斑囊样水肿、黄斑皱褶(macular pucker),甚至视盘水肿及视网膜脱离等。此外,术中发生的脉络膜下暴发出血,亦可能与玻璃体脱出有关。

(8) 脉络膜下暴发出血:脉络膜下暴发出血又称驱逐性出血,是指术中不明原因的脉络膜下大量出血。它亦可发生在手术后,是白内障手术严重并发症之一。术中一旦发生脉络膜下暴发出血,可出现切口裂开,晶状体虹膜隔向前隆起,眼压偏高,晶状体自切口处脱出。严重者玻璃体、视网膜及葡萄膜组织等相继脱出,最后涌出鲜红的血液,患者顿时感觉剧烈眼痛。脉络膜下暴发出血确切的发病机制尚不清楚,多数学者认为是睫状后短动脉在进入脉络膜上间隙处有血管坏死或发生病理性改变。这种改变很可能与下列因素有关:全身或局部动脉硬化、动脉硬化性高血压、糖尿病、动脉周围炎、出血性素质、血管脆性增高、真性红细胞增多症、先天性脉络膜脆弱、高度近视眼、青光眼高眼压、术中眼压骤然下降、术中玻璃体脱出等。术后发生脉络膜下暴发出血则与碰撞震动、恶心呕吐、剧烈咳嗽、便秘等因素有关。因脉络膜下暴发出血在对侧眼可能有再发生的倾向,说明易感因素常存在于同一个体的双眼,因此,如第一眼手术发生脉络膜下暴发出血,则第二眼手术前、术中及术后必须作好周密的防范措施。

术中一旦发生脉络膜下暴发出血,一般预后不佳。重要的是术者能够及时识别,并毫不犹疑地采取有效措施。手术处理的原则是即行后巩膜切开,放出脉络膜上腔血液,同时牢固缝合关闭切口,于眼前段注入 Healon 或加压注入平衡盐溶液,有助于使视网膜复位,并促使脉络膜上腔的血液流出,出血一旦停止,可重新开放手术切口,彻底清除前房内成形的玻璃体及血液。

2. 术后并发症及处理

(1) 感染:细菌感染多发生在术后 2~3 天,后果严重。术后突然发生的术眼疼痛是感染的信号,接着可见结膜充血水肿,角膜水肿,切口出现灰黄色浸润,房水混浊甚至积脓。当病情进一步发展,角膜水肿加重,其周边部出现黄色浸润环,前房积脓、玻璃体混浊加重,视力丧失。条件致病菌的感染,其潜伏期可以 4~6 天,且症状较轻。如为真菌感染潜伏期更长。发生感染的原因较为复杂,如术眼带菌,术前、术中或术后使用污染的眼药水、灌注液、散瞳或缩瞳剂,灌注抽吸管道及器械消毒不符合要求,气候炎热,手术室空气不符合要求,手术时间过长及有术中并发症,患者有全身性疾患抵抗力低下等均有关系。因此,在预防方面应严格掌握全身及局部手术适应证。术前结膜囊细菌培养不一定作为常规要求,但应强调术前滴用抗生素滴眼液及眼局部皮肤的严格消毒。手术室环境及术中使用的一切药物和器械都必须经过严格消毒。术后要密切观察,一旦发现感染迹象应即取材(结膜囊、房水或玻璃体)作细菌培养及药物敏感度试验,全身及眼局部使用大剂量广谱抗生素,待细菌培养及药物敏感试验有结果后,再考虑是否更换药物。玻璃体严重受累者应及时作玻璃体切割术及眼内注射规定剂量的抗生素。

(2) 角膜线状混浊及角膜水肿:手术时过度压迫或牵拉角膜,切口缝线对合不良或缝合过紧,术中器械反复进入前房,均会损伤角膜。灌注抽吸晶状体皮质时间过长,加上患者年迈或原有角膜病变,角膜内皮细胞数少于 2000 个 / mm^2 形态不正常者,术后均有可能发生角膜水肿。一般角膜线状混浊多在 1 周内自行消失。如为持续性角膜水肿,除上述原因外,可能是术中角膜后弹力层撕脱,前房有玻璃体、虹膜或晶状体囊膜与手术切口发生粘连,或有上皮植入、继发青光眼、葡萄膜炎等。术中使用的药物如乙酰胆碱、氯化钠溶液、肾上腺素、毛果芸香碱等,若使用的浓度不符合眼内注射的浓度要求,也可能发生角膜的化学损伤。如角膜内皮损伤不能代偿,则会引起进行性角膜水肿、大泡性角膜病变、角膜混浊。因此,有条件时,术前应作角膜内皮细胞检查以评估其代偿能力。术中避免任何对角膜内皮的机械性或化学性损伤,使用 Healon 等黏弹性物质保护角膜内皮。术后用抗生素与皮质类固醇滴眼液滴眼,眼部局部可用高渗性眼药水及营养角膜的药物,如 5% 氯化钠滴眼液、谷胱甘肽滴眼液、素高捷疗眼凝胶(solcoseryl eye-gel)等。必须充分认识并及时处理上述可导致角膜内皮失代偿的其他并发症,如已发生大泡性角膜病变,可试戴亲水软性角膜接触镜,以缓解疼痛,经上述处理无效者,应考虑行角膜内皮细胞移植或穿透性角膜移植术。

(3) 前房积血:绝大多数前房积血均来自切口,特别是来自较后的垂直切口,其发生多在术后 2~5 天,少量积血可在数天内完全吸收,不必特殊处理。占前房 1/2 以上的较大量积血,因自行吸收时间较长,为预防眼压升高和血染角膜可作前房冲洗。如合并切口裂开,应及时修补,并清除积血。

(4) 伤口裂开与虹膜脱出:通常由于眼球受到碰撞、挤压或眼压增高导致伤口裂开与虹膜脱出,多在术后数天内出现。如切口缝合不够紧密时也易发生,应及时进行手术切口修补,并将脱出的虹膜复位,瞳孔恢复圆形,位置居中。

(5) 术后浅前房:正常处于水密状态的切口,术后 1~2 小时前房即可基本恢复。前房长期过浅或不恢复,可致周边虹膜前粘连,甚至出现继发性青光眼。如术后 2~3 天前房深度仍不能恢复正常或又重新消失,应注意以下情况:

1) 切口渗漏:切口渗漏可能是由于虹膜或玻璃体条

索嵌顿于切口或切口对合不良所致。术中对切口不正确的缝合亦可导致切口愈合不良。如怀疑切口渗漏,可通过Seidel试验证实。即将荧光素液滴入可疑渗漏区,如有渗漏,荧光素将因被渗出的房水稀释由深黄色转变为淡绿色,同时在裂隙灯下检查,可看到漏水处有淡绿色液体往外流出。如无明显切口裂开,可给予散瞳,加压绷带包扎。如发现切口裂开,应立即修补。

2) 睫状体脉络膜脱离:正常情况下,影响液体自脉络膜血管渗出的主要因素有血管内压、眼压和血浆渗透压,前者有促进渗出作用,后两者则有对抗渗出作用,三者处于动态平衡以维持脉络膜的正常解剖位置和生理功能。当血管内压升高或眼压下降时,都可因渗出增加而导致睫状体和脉络膜脱离,其中以后者更具临床意义。检眼镜下可见脉络膜脱离呈半球形隆起,表面光滑,呈深褐色,可为单个隆起,亦可同时出现多个隆起病灶,下方和颞侧为多发部位,其后界少有超过眼球的赤道部者。脉络膜脱离的范围可累及2~3个象限,隆起可呈分叶状,其隆起的最高点可达视轴区。眼压降低是主要临床表现之一,持续性的低眼压又加重脉络膜脱离的程度,形成恶性循环。前房变浅或消失,特别是与术后切口渗漏有关的脉络膜脱离,前房深度的异常更为明显。在前房消失的病例,因瞳孔不易散大,眼底检查很难发现脉络膜脱离区,特别是位于周边部小范围的脱离。此时,可借助超声波检查协助诊断。

预防睫状体脉络膜脱离的措施应涉及白内障手术中的每一个环节,其中最重要的是手术切口及其闭合是否为水密状态;术前要软化眼球,避免切开眼球时眼压骤然下降;正确的切口复位及水密状态的缝合;术中避免损伤睫状体等。治疗可用睫状肌麻痹剂松弛睫状肌,以减轻葡萄膜组织的张力。如有切口渗漏,作单眼加压包扎,以阻断房水的异常通道。使用高渗剂,有利于脉络膜上腔渗出液的吸收,促使前房形成。经保守治疗一周后脉络膜脱离仍不改善,应考虑手术作脉络膜上腔引流。手术方法:通过检眼镜或超声波检查定位,切开预定部位的结膜,暴露巩膜,选择脉络膜脱离最高点相应位置(通常在赤道部稍前),作纵行全层巩膜小切口,直达脉络膜上腔,排出脉络膜下液。另外向前房内注入消毒气泡,恢复前房深度及眼压。

(6) 葡萄膜炎:术后1周内出现的葡萄膜炎,多属手术反应。如炎症反应明显,可能与晶状体皮质残留、术中玻璃体脱出、原有葡萄膜炎复发等因素有关。一般可局部或全身应用皮质类固醇、散瞳剂等治疗。若晶状体物质残留太多,应再予抽吸冲洗。在较晚期(术后数星期)出现的伴有前房积脓、瞳孔闭锁的葡萄膜炎,应注意真菌感染。如术后炎症及刺激症状长期不能控制,且有加剧趋势,应注意排除是否存在上皮植入前房。

(7) 上皮植入前房:上皮植入前房分为虹膜珍珠肿、虹膜囊肿及上皮植入前房三种。以虹膜囊肿多见,上皮植入前房则最为严重。虹膜囊肿呈半透明或灰色囊肿,与穿入前房部位相连。这是由于手术时结膜、角膜等处上皮细胞植入或内生而形成的上皮囊肿,患眼常伴有切口愈合不良、前房形成迟缓、虹膜和晶状体囊膜及玻璃体等嵌入切口。上皮细胞植入眼内致囊肿形成的时间长短不一,短者数周,长者可达几十年。一般囊肿逐渐增大,罕有静止性及自然消退者。如引起眼球有刺激症状或继发性青光眼,给予手术、激光或冷冻治疗,常可取得较满意的效果。上皮植入前房必须有角膜或结膜的上皮进入的切口和进入前房的通道,例如不整齐的切口,或切口内有晶状体囊膜、葡萄膜组织、玻璃体嵌顿,使切口愈合不良,从而为上皮细胞进入前房提供通道。此外,房水性质的改变利于内生的上皮细胞生长,在前房穿通后,原来的房水流失,再生的房水蛋白含量剧增,几乎与血浆相等,称为血浆样房水,这是植入细胞生长的必要因素之一。还有,植入的上皮必须接触虹膜或血管组织才能增殖,因此白内障术后,若有虹膜紧贴或嵌顿于切口,可为上皮进入及内生提供有利条件。有上皮植入生长的患者在白内障手术后数周,常突然主诉流泪、畏光和眼痛,裂隙灯检查可见过度的后弹力层皱褶,同时可伴有虹膜睫状体炎。以上症状和体征在程度上常有很大的差异,尤其当患者用类固醇治疗后可使症状暂时改善,但不久在角膜后壁便可观察到上皮侵入的典型特征。其表现为在角膜内面可见形成薄纱样膜,渐次向下蔓延,其前缘形成一灰线。受累区的角膜发生水肿,感觉迟钝,可有深层新生血管长入,虹膜受侵犯时则纹理不清,瞳孔上移或出现周边虹膜前粘连,房水混浊,未见角膜后沉着物。当内生的上皮堵塞房角造成房水排出障碍时,常合并难以治疗的继发性青光眼。本症的治疗效果不好,预后较差,一经诊断,应切除病变区切口附近的深层巩膜;切除受累的虹膜;冷冻或切除受累的睫状体。为确保玻璃体不与角膜粘连还应进行前段玻璃体切除。

(8) 瞳孔上移及变形:由于虹膜或玻璃体嵌顿于切口所致。这种并发症可进行手术复位,无法复位的患者可用Nd:YAG激光或手术作6:00方位瞳孔缘括约肌切开。

(9) 继发性青光眼:前房延迟恢复所致的周边虹膜前粘连、瞳孔阻滞、术后炎症、上皮植入前房、植入性虹膜囊肿及纤维内生均可引起继发性青光眼;晶状体皮质残留可致瞳孔阻滞,阻塞前房角或炎症反应引起眼压升高;术后眼内出血,变性的红细胞"血影细胞"(ghost cell)可以阻塞小梁网而致眼压升高,故应根据不同的情况分别给予处理,如药物降压、散瞳及抗炎等;由晶状体残留物质阻塞房角及引起炎症者,应作前房冲洗术,术后应注意散瞳及抗炎;血影细胞性青光眼药物治疗无效时,即可作前房冲洗和玻璃体切割术。

(10) 黄斑囊样水肿:黄斑囊样水肿是黄斑部毛细血管通透性增强的直接结果,其真正原因尚不清楚,可能为多种因素作用所致。由于检查方法及标准不同,文献报告的发病率有较大差异,但白内障囊外摘除术后黄斑囊样水肿的发生率显然较白内障囊内摘除术低。黄斑囊样水肿大多数的视力预后好,但也有相当一部分患者经历慢性进行性视力衰退过程,视力严重受损。黄斑囊样水肿的患者,无特征性主诉,一般术后3个月左右视力逐渐下降或突然下降,或有中心性固定性自觉暗点。直接或间接检眼镜检查不易发现黄斑部病变,水肿十分明显者,可见黄斑处呈花瓣状或星芒状改变。三面镜检查,可见黄斑区视网膜增厚,呈暗灰黄色,中心凹周围有小囊肿、点状出血或微血管瘤。渗出较多的病例,黄斑区视网膜呈扁平脱离。慢性黄斑囊样水肿的患者,可见黄斑瘢痕形成,个别病例出现视网膜前膜。荧光眼底血管造影有助于本病的早期诊断。黄斑囊样水肿的荧光眼底血管造影的早期改变始于静脉充盈，表现为黄斑中心凹周围的静脉曲张。典型的病例表现为黄斑早期出现星芒状或花瓣状的荧光渗漏，晚期的荧光斑呈龟裂状。

预防黄斑囊样水肿发生，具有重要的临床意义。手术动作应轻柔、准确，避免刺激虹膜；术中如有玻璃体脱出，必须对前房内的玻璃体彻底清除，以解除对黄斑部的牵拉。术后的积极抗炎以及前列腺素抑制剂的使用，有一定的预防作用。

（11）视网膜光损伤：手术显微镜过强的光线或照射到眼底黄斑的时间过长，都可能导致黄斑损伤。受光损伤后，患者有视力下降，暗适应时间延长，视野内有自觉中心固定暗点等症状，眼底检查见黄斑区轻度水肿，呈现灰白色有类似中心性浆液性视网膜病变或黄斑囊样水肿样改变。陈旧病例可有黄斑区瘢痕形成，为避免手术显微镜引起的黄斑光损伤，手术操作时，在清除晶状体皮质及作后囊膜抛光时，光强度不宜太高。当不作眼内操作时（如缝合切口），应用湿棉片遮盖角膜，或使用手术显微镜上的滤光镜减少进入眼内的光线。尽量缩短手术时间是减少光损伤的重要措施。

（12）视网膜脱离：白内障囊外摘除术后视网膜脱离发生率明显较囊内摘除术低，但是对轴性近视、周边部葡萄膜炎、先天性白内障、马方综合征（Marfan's syndrome）、一眼白内障术后并发视网膜脱离或有视网膜脱离家族史者，术后有易发生视网膜脱离的倾向。术中出现并发症，特别是玻璃体脱出者，术后视网膜脱离发生率亦较高。一旦发现视网膜脱离，应按视网膜脱离手术原则处理。

（13）后发性白内障：后发性白内障是白内障囊外摘除术后晚期主要的并发症。由于残留的晶状体上皮细胞增生，并移行至后囊，形成 Elschnig 体或纤维膜，使术后视力再度下降。患者年龄愈小，发生率愈高。手术创伤、晶状体组织碎片残留（如晶状体皮质或囊膜碎片），使术后炎症反应加重，均可加速后发性白内障发生。一旦形成后发性白内障影响视力时，可用 Nd：YAG 激光或手术作后囊膜切开。晶状体后囊膜切开的手术方法：在角膜缘作一可通过后囊膜切开刀（或针头）的小切口。用 Healon 黏弹剂维持前房深度，用后囊膜切开刀经切口进入前房，然后通过周边虹膜切除口进入后房。若第一次手术无周边虹膜切除口，可经瞳孔边缘进入后房，到达晶状体后囊膜的光轴区，撕开后囊膜约 3mm×4mm 大小的裂口。用 Nd：YAG 激光作晶状体后囊膜切开，不但不需要特殊术前准备，且具有操作简单、效果好和并发症少的优点。有关 Nd：YAG 激光后囊膜切开术，详见 Nd：YAG 激光在白内障手术的应用。

二、小切口白内障囊外摘除术

【手术原理】小切口白内障囊外摘除术（manual small incision cataract surgery，MSICS）是一种改良切口的非超声乳化技术白内障囊外摘除术，它是在现代白内障囊外摘除术的基础上加以改进的一种手术方法。包括：①将角膜缘穿透切口，改为角巩膜隧道切口，使其在形成前房后可以自闭，不必缝合，并带来更好的切口稳定性和更少的手术源性散光，利于术后早期视力恢复。②由于手术在一个密闭的空间操作，可以比较容易地维持前房的深度，有利于手术操作，彻底清除晶状体皮质；同时，减少暴发性脉络膜上腔出血的危险。经过改进后的小切口白内障囊外摘除术，既具有比现代白内障囊外摘除术的切口小，散光少的优点，又具有比超声乳化白内障摘除术所需设备要求低，手术成本低，适合硬核等优点，已成为防盲治盲工作中主要的手术方法。对不适合行超声乳化术的硬核性白内障病例，或在超声乳化手术中因各种原因需要改变手术方式时，小切口白内障囊外摘除术不失为一个好的选择。

小切口白内障囊外摘除术可以分为两大类：①手法娩核法；②手法劈核法。

【手术适应证】小切口白内障囊外摘除术的手术适应证与现代白内障囊外摘除术相同。一般来说，所有类型的白内障均可作无缝线小切口囊外白内障摘除术。即使晶状体半脱位，如果合理地运用囊袋张力环或虹膜拉钩以及黏弹剂，同样可以安全完成手术。

【手术禁忌证】同现代白内障囊外摘除术。

【手法娩核法手术方法】

1. 麻醉　手术可在表面麻醉下进行。特殊病例则需局部麻醉或全身麻醉。

2. 切口位置的选择　切口位置一般选择在上方。对上方有结膜滤过泡、眼睑肥厚、睑裂过小的患者，也可选择颞侧切口。颞侧切口的散光比上方切口少 0.5D 左右。

3. 结膜瓣　沿角膜缘作以穹隆部为基底的结膜瓣。范围从 11：00 方位至 1：00 方位为宜。暴露巩膜表面，烧灼止血。

4. 角巩膜隧道切口的设计与制作　这是无缝线小切口白内障囊外摘除术与标准的现代白内障囊外摘除术的最重要区别和改进。现代囊外白内障摘除术最重要的原则之一是角膜缘切口的大小要与晶状体核大小相适应，以保证核的顺利娩出；而角巩膜隧道切口本质上不过是角巩膜三平面切口的延伸与改良，同样要遵循以上原则，不能随意缩小切口，以免造成娩核的困难。

5. 角巩膜隧道切口的要求　有四点：①内切口：保留足够的透明角膜瓣，可以起着一个单向瓣的作用，在合适的眼压作用下保证切口可以自闭，同时防止虹膜脱出；②内切口通过扩张能比较容易地容纳晶状体硬核的最大径；③外切口扩张后可以通过晶状体的硬核；④外切口两端离角巩膜缘有足够的距离，以保持切口两端的悬吊作用，维持切口的稳定并减少散光的发生。

角巩膜三平面的隧道切口第一平面为巩膜的垂直板层切口；第二平面为平行角巩膜板层向前剥离 3~6mm 的切口（中央部分最短处 2.5~3.0mm，两端 5~6mm）；第三平面为在水平切口前端垂直切开角膜进入前房，这种切口亦称梯形切口（图 9-4-11）。

以倒 V 形切口的制作为例，确定切口位置后：①外切口中央定位于角膜缘后界后 0.5~2.0mm，两端各呈弧形向后延伸 3mm，末端离角膜缘后界垂直距离 3~4mm；②板层切开深度应达巩膜全厚度的 50%，用隧道刀剖开角巩膜板层，达内切口位置；③内切口：以顺角巩膜缘弧度至透明角膜内 2mm 为好，长度可根据术中对晶状体核大小的估计加以确定；④角膜穿刺刀垂直切开角膜进入前房。在截囊后扩大内切口（图 9-4-12）。

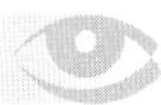

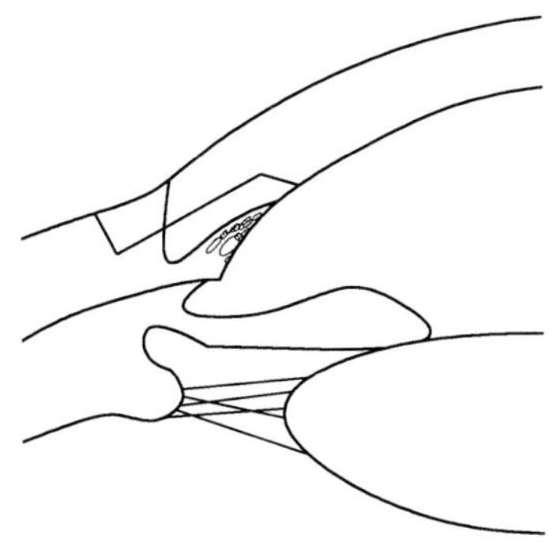

图 9-4-11 角巩膜三平面的隧道切口

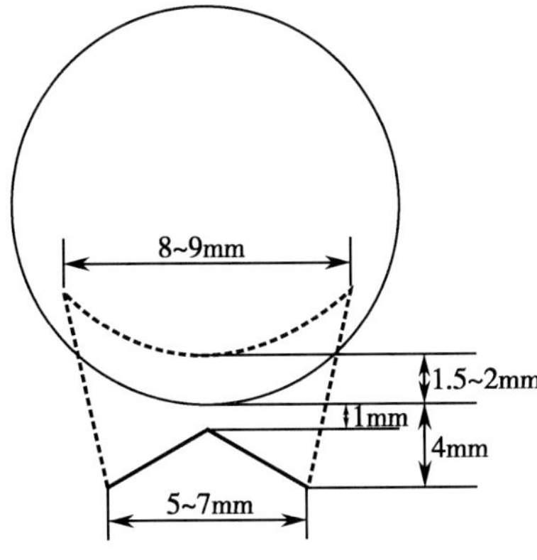

图 9-4-12 倒 V 形切口

外切口的形状：外切口有直线型、反眉弓、倒 V 形等各种类型(图 9-4-13)，对散光影响不大。如果估计晶状体核较大，有可能需要扩大隧道宽度，建议选择直线型甚至顺眉弓切口以利娩核，必要时可间断缝合 1~2 针以密闭切口，同时限制切口的裂开，减少逆规性散光发生。如果选择劈核后娩核，则直线或反眉弓形切口是一个适合的选择。

内切口的大小和弧度是娩核的关键。从力学的角度来说，显然弧形的内切口要比相同弦长的直线型的内切口所允许扩张的幅度更大，更容易娩出晶状体核。内切口的两端容易残留死角，必要时可以改用隧道刀扩大以消除死角。另外，内切口处的透明角膜平台，不但起一个单向瓣的作用，是切口可以自闭的关键，而且有助于阻止虹膜脱出。一旦透明角膜平台太短，则虹膜容易反复脱出受损。一般来说，内切口应该比外切口大 20%，即宽为 8mm 左右，略呈倒梯形。

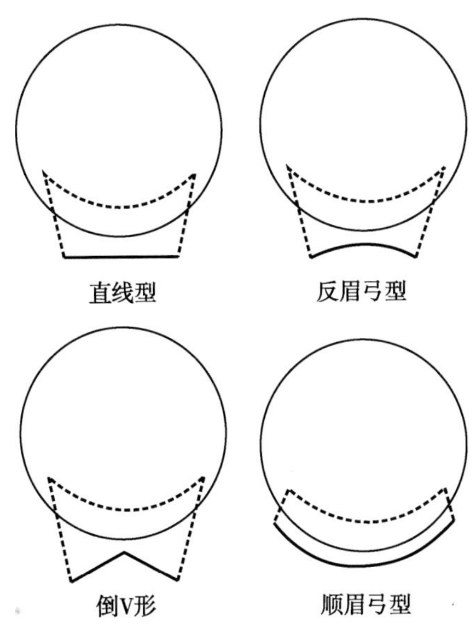

图 9-4-13 角巩膜隧道外切口

6. 前囊切除 这是现代白内障手术最有决定性的步骤之一，这一观点同样适用于无缝线小切口白内障囊外摘除术。切除前囊的大小和形状是按所要摘除的晶状体内容物和保持晶状体悬韧带附着处囊膜的完整性两方面要求而设计的，故截囊范围的直径为 5.5~6.0mm，太大易伤及悬韧带，太小则容易发生撕囊口的放射状撕裂，或者术中难以将晶状体核从囊袋内转移到前房。

常用的前囊膜切除有多种方式可以使用。但连续环形撕囊时应注意，囊外摘除术撕囊的直径也要根据晶状体核的大小相适应，一般来说，直径 6.0~6.5mm 的撕囊口，足够 9mm 直径的硬核娩出囊袋。

7. 水分离及水分层 无论哪种截囊方法，都需要充分的水分离与水分层。最好采用多点多次少量缓慢的水分离。并转动晶状体核，以检查核对囊膜是否已经分离。

8. 延长切口 用角膜穿刺刀扩大内切口，并作侧切口，与主切口呈 90°~120° 角。

9. 将晶状体核转移到前房 不同的前囊膜切除法，转移核的难度完全不同。①对开罐式、信封式及邮票式截囊来说，轻压切口后唇，前房变浅，晶状体核浮出前房，往核的后方注入黏弹剂即可。②对连续环形撕囊法来说，这一步常存在困难。推荐使用 L 型的 Sinskey 钩，扎在明确没有前囊膜的核表面并向晶状体核的赤道部划动，在有落空感后，把 Sinskey 钩尖扎入晶状体核质，向上提拉并旋转晶状体核，逐步把核转出囊袋转移到前房；或者在用 Sinskey 钩提拉暴露出部分晶状体赤道部后往晶状体后注入黏弹剂，把核挤托出囊袋。

连续的撕囊口边缘有时对晶状体核移动有限制作用。一般来说，6~6.5mm 直径的撕囊口可以容纳绝大多数的晶状体核通过，但大直径的晶状体核通过撕囊口时会对囊膜有牵拉，进而带动悬韧带。对某些悬韧带异常的患者可能会造成悬韧带离断，晶状体半脱位。这时需要小心处理，及时扩大撕囊口，甚至适当做放射状切开，或利用注入黏弹剂将晶状体核垫托出囊袋。

10. 再次检查内切口 晶状体核转移到前房后，完全确定晶状体核的大小，这时可以按晶状体核的实际大小扩大切口。注意内切口的两端务必要清除残留的死角。

11. 晶状体核的娩出 在晶状体核的前后注入少许黏弹剂后，左手用显微有齿镊提起外切口前唇的中央，右手持晶状体囊圈，顺隧道前唇进入前房，在晶状体核后表面进入后房，轻托晶状体核移向内切口，同时晶状体囊圈轻压隧道后唇，撑开隧道，同时增加眼压把晶状体核向外推动，在囊圈的带动与引导下，娩出晶状体核(图 9-4-14)。整个过程要注意保持前房的深度，避免前房塌陷。

12. 用 I/A 系统，如 Simcoe 套管彻底清除皮质并植入人工晶状体，方法与超声乳化手术相同。通过侧切口可以更容易维持一个深而稳定的前房，利于安全、彻底清除皮

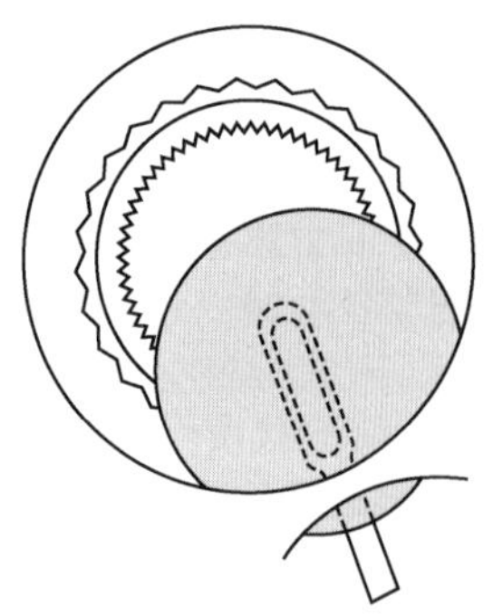

图 9-4-14　晶状体核的娩出

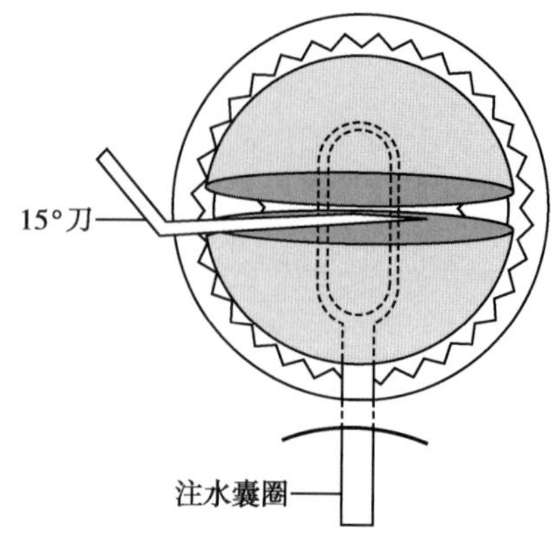

图 9-4-16　前房内垂直劈核

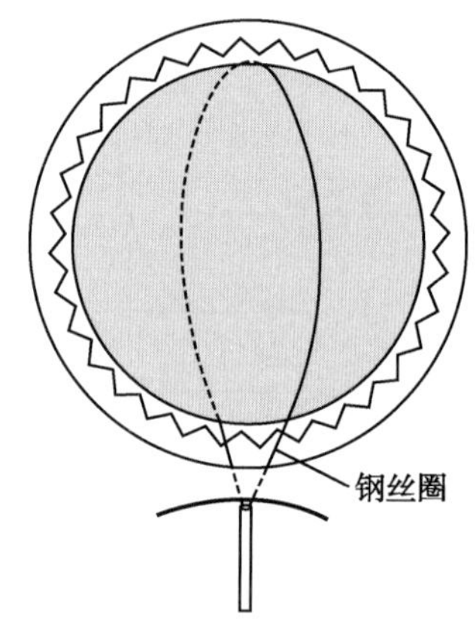

图 9-4-17　前房内钢丝勒断劈核

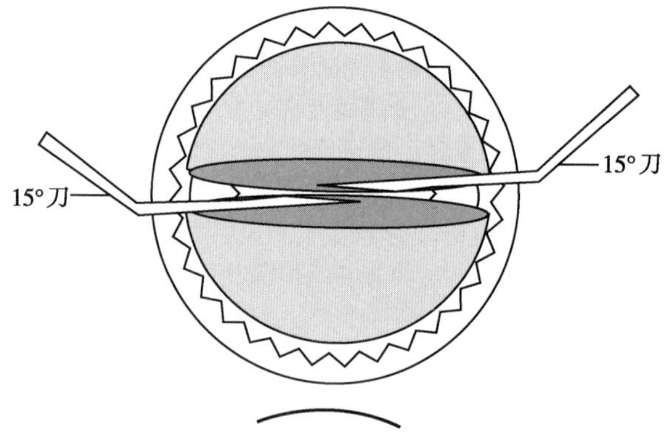

图 9-4-18　双刀劈核法

质，尤其是切口下方的皮质。

13. 在用 I/A 系统彻底清除残留眼内黏弹剂后，通过注液形成前房，并调整到合适的眼压以关闭切口。

【手法劈核法手术方法】手法劈核法（phacofracture，phacosection）由于角巩膜隧道切口可以自行闭合，手术在一个密闭的空间操作，易于在黏弹剂的协助下维持前房的深度，将核劈开，减小核块的横径，进一步缩小隧道切口。由于劈核手术的角巩膜隧道切口的长度常常只需要 3.5~4.5mm，多数情况下不需要制作结膜瓣和止血，切口小也更容易维持前房深度，适合植入可折叠人工晶状体，受到很多手术者的青睐。

劈核的方法，可以根据操作时核所处的位置分为囊袋内劈核和前房内劈核；也可以根据力的作用方向分为垂直劈核和水平劈核。

所有的劈核操作成功的前提，在于操作时小心维持前房的适当深度，保护角膜内皮细胞和后囊膜的完整。

以前房内垂直劈核为例，所需特殊器械为垫板和劈核器。垫板也可以由囊圈、虹膜回复器代替，劈核器也可以由 Sinskey 钩、注射器针头甚至 15°的角膜穿刺刀代替。劈核器可以与垫板平行，也可以从侧切口进入前房，与垫板垂直，由上而下用力把夹在其间的晶状体核劈开（图 9-4-15，图 9-4-16）。专用的劈核剪已经有市售成品。也有作者利用钢丝把悬浮在黏弹剂中的晶状体核圈套后收紧钢丝把核勒断分开（图 9-4-17）。最后用晶状体囊圈把分开的核块分次娩出。

双刀劈核法属前房内碎核法中的水平分核。在制作两个 180°相对的侧切口后，将晶状体核转移到前房；从侧切口插进劈核刀，相对方向把劈核刀插进晶状体核核心，把核掰开（图 9-4-18）。把核块旋转 90°后娩出。这种碎核方法，在基本封闭的前房内操作，在某些情况下主切口的内切口过分靠后，难以扩大，虹膜反复脱出时尤其适用。

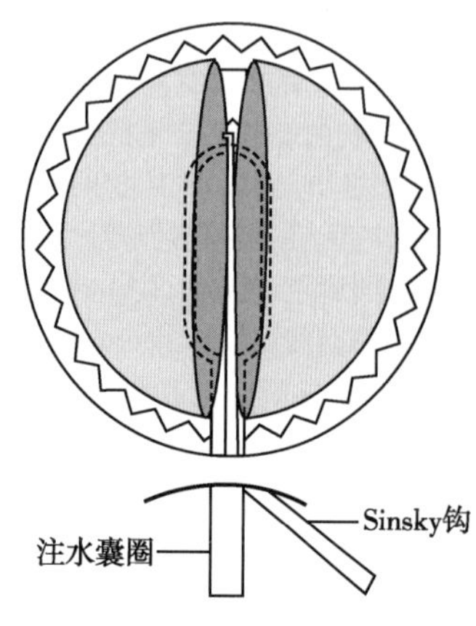

图 9-4-15　前房内垂直水平劈核

囊袋内劈核，需要先做一个较大的连续环形撕囊。水分离和水分层后，把劈核钩插进晶状体核的后下抵住晶状体核，用尖头的劈核器（Prechopper）插进晶状体核中心把核分开（图 9-4-19），分别把核块转出前房后娩出。这种碎核方法对囊袋和悬韧带的完整性要求较高。如果预先把晶状体核转移到前房再行劈核，更加安全。

【术后处理】术后处理可以参考超声乳化白内障吸除术。

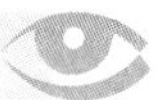

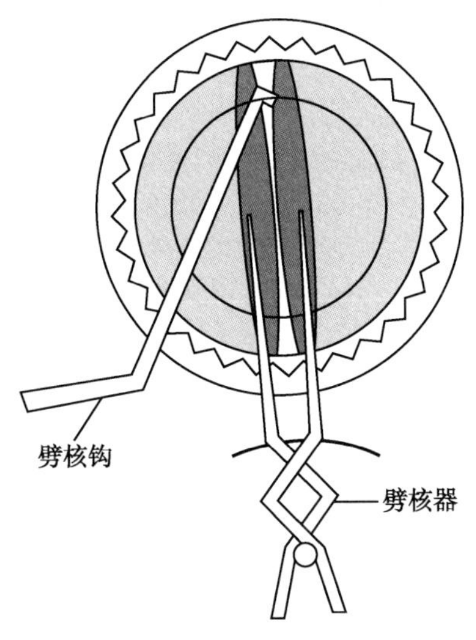

图 9-4-19　囊袋内劈核

1. 术后一般不必常规全身使用抗生素。但对独眼、有易感染体质或局部因素等特殊情况存在时，术后可给予抗生素预防感染。

2. 术后第一天如无特殊并发症，可开放滴眼（用抗生素及皮质类固醇的复方滴眼液，每天 4~6 次）。

【特殊的术中并发症及处理】

1. 外切口巩膜瓣撕裂　由于巩膜板层过薄，在反复用显微有齿镊提拉外切口前唇时，容易造成巩膜瓣的撕烂，特别是前唇中央处的巩膜。这种情况与切开巩膜时进刀的深度有关。处理上，如果能保留 2mm 的透明角膜隧道，则切口仍然可保持自闭，不必处理；否则必须缝合切口，以保持切口的密闭。

2. 巩膜隧道太短　可以发生在隧道剖开、穿刺进前房或扩大切口时。太短的隧道易伤及眼内组织。若为发生轻度的虹膜脱出，在虹膜表面注入黏弹剂，把虹膜往后压，可以保证娩核安全；如果虹膜反复脱出切口外，难以回纳，估计娩核时有可能带动虹膜，造成虹膜色素脱失、出血甚至虹膜根部离断，应及时缝合切口，另选部位重做切口。

3. 隧道内切口太小　这是常见的切口并发症。常常由于内切口太小又反复试图娩核导致虹膜损伤、后囊膜破裂及术后角膜水肿。尤其当手术者总想尽量缩小切口以减少组织损伤时，特别容易造成内切口的扩大不足。还有手术者对晶状体核的大小估计不足；在内切口的两端或隧道侧壁残留死角。处理上，可以在晶状体核转移到前房后，清晰地观察到核的真正大小，同时在娩核前用冲洗针头再次探测确认内切口及隧道的大小，及时根据需要再次扩大切口，消除残留死角（图 9-4-20），保证娩核的顺利完成。如部分晶状体核已经进入隧道内，可以先将隧道内的部分核块挤断后娩出，再把剩余的核块回纳前房，在黏弹剂的保护下把核块旋转 90°，用囊圈顺核块最小径的方向娩出。

4. 角膜后弹力层撕脱　由于内切口进入前房的位置比较靠前，隧道刀或角膜穿刺刀等手术器械反复进入前房及进入的角度不正确，均可撕脱角膜后弹力层。较大的角膜后弹力层撕脱可于前房内注入消毒空气或 Healon 等黏

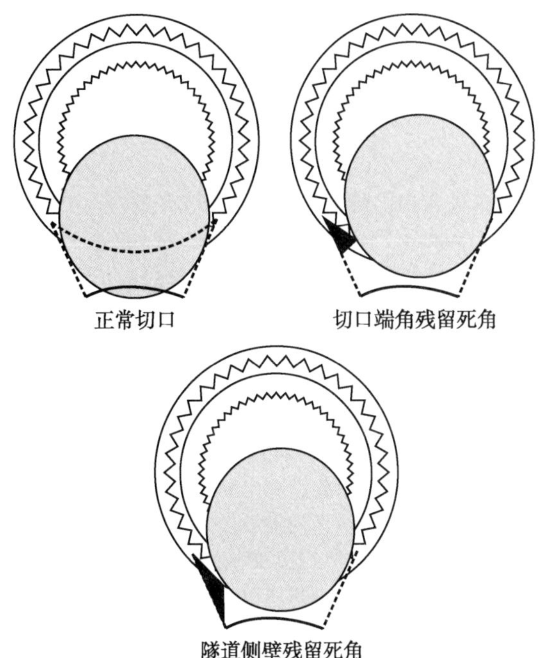

图 9-4-20　合适大小的隧道内切口

弹性物质复位。注意有时不易区分脱位的角膜后弹力层与晶状体前囊膜，此时应根据该膜与周围组织的解剖关系做出正确判断。

5. 角膜内皮损伤　常见于用晶状体囊圈托带晶状体核时以角膜内皮面做支撑，有向上方掏的动作；也见于晶状体核堵住隧道内切口后没有下压晶状体囊圈以撑开隧道，而是试图把核掏出隧道时对内皮的直接损伤。如制作一个比较宽大的隧道，同时改正这些错误的动作，有利于避免角膜内皮的损伤。

6. 悬韧带离断　在旋转晶状体核出囊袋时，由于水分离不充分，晶状体核、皮质与囊膜尚未游离，转动核时产生的剪切力带动囊膜牵拉悬韧带；或连续的撕囊口直径相对较小，对晶状体核的转动有限制作用，晶状体核通过撕囊口时对囊膜有拉力，进而牵拉悬韧带，刺激睫状体，引起患者痛感；某些悬韧带异常的患者可能会出现悬韧带离断，晶状体半脱位。一旦发生晶状体半脱位，需要小心处理，包括重新水分离；及时扩大撕囊口，甚至适当做撕囊口的放射状切开；利用黏弹剂将晶状体核垫托出囊袋，避免再度发生悬韧带离断。

7. 晶状体后囊膜破裂　在娩核时，偶见晶状体后囊膜破裂。常见原因有晶状体囊圈进入前房时压迫切口后唇，黏弹剂漏出，前房变浅，后囊膜向前移位与晶状体囊圈直接接触，增加后囊膜破裂的危险；开罐式截囊时残留的上方前囊膜残片脱出于隧道内，在娩核时被拉扯裂开波及后囊膜；小心地观察与操作，是避免并发症发生的关键。

8. 玻璃体脱出　术中玻璃体脱出重要在于处理，以免引发其他严重并发症。及时剪切嵌顿在切口内的玻璃体，注入黏弹剂以恢复一定的眼压再进行下一步的操作。无论是用剪刀剪切，还是通过玻璃体切割仪的切除，都必须完全清除前房内的玻璃体。是否切除干净，以瞳孔能否恢复圆形、位置是否居中为标准。此外，还必须注意切口的密闭，

必要时缝合加固切口，以防术后切口意外裂开。

第五节　超声乳化白内障吸除术

超声乳化白内障吸除术是一种改良的白内障囊外摘除术，由 Kelman 于 1967 年首先采用。常规的白内障囊外摘除术需要通过弦长 11mm 的切口才能将晶状体核娩出，超声乳化白内障吸除术能够通过弦长约 3mm 或更小的切口将硬核的白内障摘除，并且通过此小切口植入可折叠人工晶状体。手术切口的缩短，不但减轻了手术对角膜的损伤，降低切口对角膜表面弯曲度的影响所致的手术源性散光，加快术后视力的恢复，而且可减少诸如术后切口裂开、房水渗漏、滤过泡形成、虹膜脱出和上皮植入等一系列切口并发症，同时，还可减少白内障囊外摘除术中娩出晶状体核时虹膜脱出、虹膜括约肌损伤、瞳孔缩小等不利情况而影响晶状体皮质抽吸和人工晶状体植入等缺点。然而进行超声乳化白内障吸除术的手术者需要经过特殊的训练，如果操作技术不熟练或术中缺乏认真和细致的操作，则可能产生比常规白内障囊外摘除术更多而严重的并发症，如术中常见的超声乳化针头和超声能量对角膜及虹膜的损伤、晶状体核脱位进入玻璃体、玻璃体脱出等；术后出现持续角膜水肿、虹膜后粘连、黄斑囊样水肿和视网膜脱离等。超声乳化白内障吸除术的切口有较高的稳定性，将缩短白内障手术住院和术后视力恢复的时间，便于门诊白内障手术开展和普及，使白内障患者迅速恢复视功能，早日重返工作岗位。目前，超声乳化白内障吸除术已成为国内大中型眼科治疗白内障的主流手术方式。

随着超声乳化仪器和设备的不断改进和更新，超声乳化过程中所需的液流系统、能量模式和辅助设备也有较大程度的发展，使传统的白内障摘除手术向眼内屈光手术的范畴拓展。

【手术原理和器械】超声乳化仪主要由主机、显示器、脚踏控制板、手柄和连接管几个部分组成。尽管有多个厂家生产不同型号的超声乳化仪，设备不断改进，但灌注、抽吸和超声乳化是每一种超声乳化仪最基本的功能。

随着超声乳化仪器设备的不断改进，超声能量释放模式的操控性也进一步提升，主要有连续模式，爆破、脉冲模式和微脉冲、微爆破模式，其特点见表 9-5-1。

表 9-5-1　不同超声能量释放模式的特点

能量释放模式	主要改进	代表模式
连续模式	在 100% 水平超声能量连续释放的基础上加以控制	连续线性模式(脚踏控制) 连续模式(操作面板预先设定能量水平)
脉冲、爆破模式	通过仪器改造模仿术者使用连续模式时的脚踏换挡操作	脉冲模式 爆破模式
微脉冲、微爆破模式	配合微切口“冷超声”模式，进一步提高能量释放的操控性	WhiteStar 冷超声，Infiniti Hyperpulse/Hyperburst 模式

超声乳化针头的运动方向分为纵向振动和侧向两种形式，侧向运动又分为左右扭动（torsional ultrasound）和横向运动（transversal ultrasound）两种类型。传统超声乳化针头是锤凿样（jack hammer）的前后振动，振动频率为 40kHz，切口振动距离达 80μm，针头向前运动时产生有效乳化，但后退时则产生推斥力，其产生的热量产生与所用能量成正比，易造成切口灼伤。Infiniti 视觉系统的扭动手柄采用剥离式左右扭动的方式，振动频率减至 32kHz，切口振动距离仅 40μm，针头左右扭动时均可有效乳化，产热量较少，不产生推斥力，大幅提高超声乳化效率和眼内安全性。Ellips 超声乳化手柄采用左右两侧的横向运动模式，避免推斥力的产生，提高超声乳化效率。

液流系统是保证超声乳化进行的关键，根据产生的原理不同主要分为流量泵（flow pump）、真空泵（vacuum pump）和混合泵（hybrid pump）三类。流量泵以蠕动泵为代表，是通过旋转鼓转动产生的压迫作用，在抽吸管道堵塞时才形成负压，其安全性能高、顺应性好。真空泵包括文丘里泵、膜片泵和螺旋式风叶泵三种，其中以文丘里泵为代表。文丘里泵通过改变压缩气体体积产生负压，整个过程不依赖于抽吸管道是否阻塞，负压水平与流量成正比；术者可通过脚踏快速达到所需要的负压，手术操作迅速，耗时短。混合泵的代表是 Sovereign 蠕动泵和 Concentrix 泵（Bausch & Lomb Surgical）。混合泵可通过计算机设定的程序，以真空泵或流量泵的作用方式产生负压，同时计算机可根据感受器反馈的前房压力值，自动改变负压和流量，极大地提高了前房稳定性和超声乳化效率。

超声乳化仪主机由超声波发生器、超声换能器和灌注抽吸系统组成；抽吸系统的吸力由吸引泵产生。手术时应根据患者白内障的核硬度、手术者的经验和超声乳化仪特点选择不同的参数及模式。超声乳化晶状体的功能和灌注抽吸的功能通过手柄来实现，在使用前先设定超声乳化的能量和灌注抽吸力在最大范围内，能量和吸力的启动通过脚踏板来控制。

超声乳化仪器产生的超声能量均需通过超声乳化针头作用于晶状体核，最终乳化并吸出。目前超声乳化针头有以下几种：

1. 标准超乳针头　内径 1.1mm，根据针头的倾斜度可分为 0°、15°、30° 和 45° 四种。0° 针头握持力良好，45° 针头更适于刻槽，30° 针头是前两者的良好过渡。标准超乳针头适用于各种类型白内障，但体积相对较大。

2. Kelman 超乳针头　设计具备 30° 的弯曲度，可引起不同轴振动。因刻蚀时不产生向前的推力，大大减少了对晶状体悬韧带的压力。

3. 喇叭口超乳针头　前端口径加宽成喇叭形，增强空穴效应，是在能量强度方面的改进。可提高对晶状体刻蚀和核块的握持力，在高负压水平下安全性高、表现力好。

4. 旁路抽吸系统（aspiration bypass system，ABS）超乳针头　是在液流系统方面的改进，针头端的小孔可允许灌注液通过并流入前房，即使在抽吸系统阻塞后，前房内仍不断有液体补充，最大限度避免了前房浪涌的发生，从而提高前房和囊袋的稳定性。

5. Mackool 超乳针头　针头外周涂布聚四氟乙烯，起到隔热的作用，同时降低针头振动过程中超乳针头与硅胶套管间产生的摩擦力，减少角膜切口灼伤的概率。

超声乳化仪基本的操作方法为：

1. 安装探头和接管 将钛针探头安装于手柄的前部，套上软硅胶套，连接手柄与主机和平衡盐溶液吊瓶间的管道。

2. 测试 在超声乳化仪正常工作之前，首先要进行仪器的调试使超声乳化的切割探头进入有效的状态。手柄中的探头、管道误接或接不紧等问题，均可影响测试的进行。

3. 设置能量和吸力范围 仪器调试完毕后，必须调整和设置预期最大的超声乳化能量和最大的灌注抽吸的吸力。可根据晶状体核的硬度调整超声乳化的能量，能量太低，不能切入晶状体核；能量太大，易造成角膜内皮和晶状体囊袋损伤。

4. 调试脚控踏板 将功能设置于超声乳化状态后，脚控踏板有三个挡位，第一挡是单纯灌注，踩下第一挡，可使吊瓶的水流出，灌注压取决于吊瓶的高度，吊瓶越高，灌注压越大；第二挡为抽吸，可用来抽吸清除灌注液、乳化的晶状体核微粒和晶状体皮质；第三挡为超声乳化，当踩至这一挡后，可听见从手柄发出的"吱吱"声，使用线性模式时，超声的能量随着脚踏板的深浅变化，踩得越深，能量越大，踏板的尽头为预先设置的最大能量。在踩超声乳化挡的时候，除了超声乳化外，同时也有灌注和抽吸功能，故能够在维持前房的前提下清除乳化的晶状体微粒。

【手术适应证和禁忌证】随着超声乳化白内障手术安全性的逐步提高，其手术适应证也逐渐拓宽。超声乳化白内障吸除术可适合于绝大多数白内障患者，其绝对禁忌证是伴有严重晶状体脱位的硬核白内障、过熟期白内障，以及角膜内皮失代偿者；而相对禁忌证则主要取决于术者的经验和技术。除了富有经验的术者，下列情况应视为超声乳化白内障吸除术的相对禁忌证：

1. 角膜内皮变性 在角膜内皮细胞密度较小（1000/mm^2以下）的白内障患者，初学的术者应放弃超声乳化白内障吸除术，改做小切口白内障摘除术或白内障囊外摘除术；即使手术熟练的术者，也应选择远离角膜的原位超声乳化法，而不要采用易损伤角膜的前房超声乳化法。

2. 浅前房 过去采用前房超声乳化法时，晶状体核的乳化在前房进行，因此需要正常深度的前房以便既能容纳脱入前房的晶状体核，又不至于损伤角膜内皮，所以浅前房通常被认为是禁忌证。对浅前房的患者，目前多数手术者采用原位超声乳化法。

3. 小瞳孔 在瞳孔3mm时进行超声乳化白内障吸除术对术者的技术要求比在瞳孔8mm时高得多。瞳孔小影响核的粉碎，术中容易造成虹膜损伤，特别是术者采用前房超声乳化法，使位于后房的晶状体核不易脱入前房。尽管有些熟练的术者在相对小瞳孔下仍能完成晶状体核的粉碎，但一般瞳孔小于3mm时，往往需要采用虹膜节段切除或瞳孔括约肌切开，待扩大瞳孔后才进行超声乳化白内障吸除术。

4. 晶状体核硬化 晶状体核硬度越高，乳化晶状体核需要的能量越高，时间越长。超声乳化的时间过长可导致术后持续角膜水肿、慢性虹膜炎和继发性青光眼。对于高度核硬化患者，最好选择白内障囊外摘除术代替超声乳化白内障吸除术。通常患者年龄越大，其晶状体核颜色越深，晶状体核越硬。术前每个术者应根据自己的技术、经验及晶状体核的硬度来选择晶状体核的摘除方式。

【术前准备】进行超声乳化白内障吸除术时，患者的术前准备与白内障囊外和囊内摘除术基本相同，但应更注重术前瞳孔的散大，一般术前半小时用复方托吡卡胺眼药水进行充分散瞳。术前数天使用前列腺素抑制剂如吲哚美辛或Ocufen等眼药水可抑制术中瞳孔缩小。伴有眼压升高的患者，术前尽可能将眼压控制在正常范围之内，利于手术操作同时减少术中并发症的发生。

【手术方法】

1. 麻醉 通常采用表面麻醉即可完成超声乳化白内障吸除术。对于初学者，可采用局部麻醉(球后或球周麻醉)完成晶状体超声乳化摘除术。

2. 超声乳化术的主要切口类型

(1) 巩膜隧道切口：用缝线固定上直肌后，作以上穹隆为基底的球结膜瓣。一般距角膜缘后3~5mm，可减少术后散光、不易损伤前房角结构、术后切口密闭好，尤其适合合并角膜病变（如角膜移植术后，周边角膜变性等）的患者。但制作步骤复杂，手术时间长，且对青光眼滤过术后或拟行滤过手术患者的结膜有影响。巩膜隧道式切口与常规的白内障囊外摘除术的角膜缘切口比较，主要有三个方面的变化：①切口缩短，采用超声乳化或手法碎核技术将晶状体核粉碎，通过小切口将白内障摘除；②切口后移，形成多平面切口，增加了切口愈合面积，防止了切口哆开，外口平行角膜缘称为平行隧道切口，外口与角膜缘形成反弧形，称为眉状隧道切口；③切口内口直达透明角膜内，并形成瓣膜样内切口，以便在眼压的作用下，切口具有自身封闭的效果。此种巩膜隧道切口即使不用缝线，在水压达53.2kPa（400mmHg）、气压达266.0kPa（2000mmHg）时，切口也不会发生渗漏，虹膜亦不会脱出，因而这种自闭切口具有较强的稳定性。

巩膜隧道切口的具体操作方法为：作以上穹隆为基底的结膜瓣，并潜行向上分离到距角膜缘5mm处。烧灼浅层巩膜血管后在距角膜缘3mm处作一个3.5~6.5mm、深达1/2巩膜厚度的平行或反弧形切口，然后用铲形刀作与切口等宽的巩膜板层水平切开的隧道形切口，直至角膜缘血管弓缘前0.5mm的透明角膜处（如用双手法作晶状体超声乳化，可按前述另作一个透明角膜侧切口）。然后以破囊针进入前房将晶状体前囊膜切开。用3mm宽的双刃角膜刀扩大内切口（图9-5-1），或先用此双刃角膜刀进入前房，拉出刀后往前房注入黏弹性物质，才作前囊切开。

(2) 角膜缘切口：刚开展超声乳化白内障吸除术的术者常遇到晶状体核粉碎困难或术中较易出现并发症，此时可采用角膜缘切口，以便必要时能延长切口，将晶状体核娩出。角膜缘切口通过简化巩膜隧道切口逐渐演变形成，剖切时省略制作巩膜隧道步骤，在悬吊上直肌及制作上方结膜瓣暴露巩膜面烧灼止血后，在上方角膜缘后界处使用裂隙穿刺刀平行切开角膜板层约2mm后，再平行虹膜面穿刺入前房，其隧道长度较巩膜隧道切口短。角膜缘切口继承

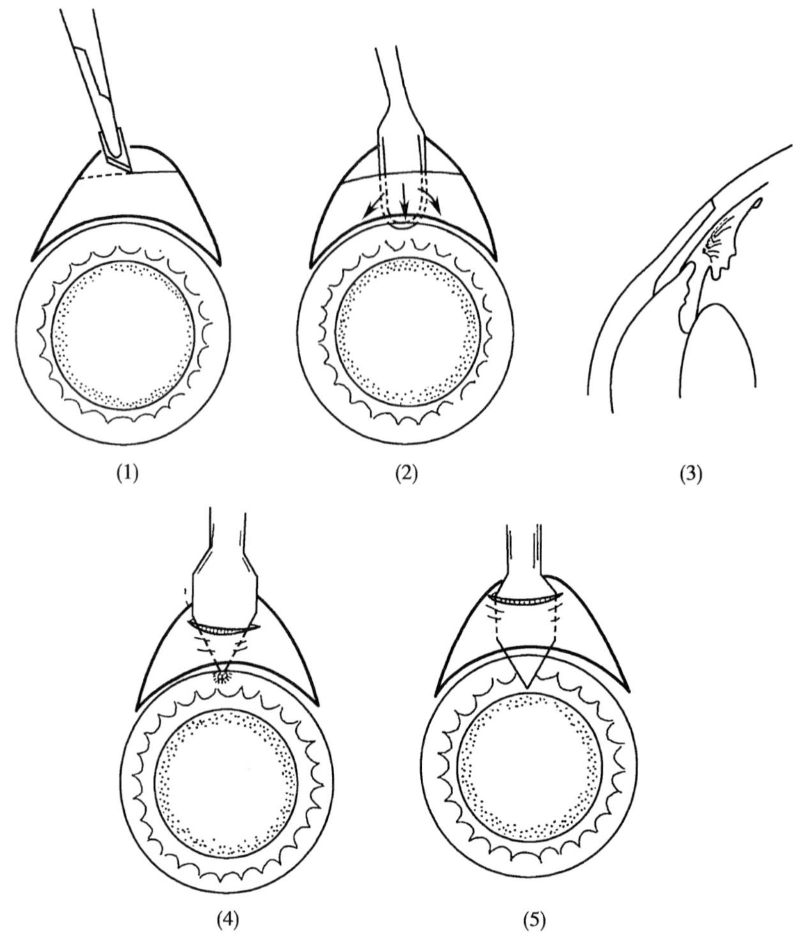

图 9-5-1　巩膜隧道切口

了巩膜隧道切口的部分特点（如手术源性散光小，眼压发生率低，需剪开球结膜烧灼止血等），但在一定程度上简化了切口制作步骤，并减少了切口长度，使后续的眼内操作更容易进行。

(3) 透明角膜隧道切口：操作步骤简洁，手术时间短，不受角膜以外组织（如青光眼滤过术后的结膜滤过泡等）的影响和限制（图 9-5-2）。根据切口构筑的形态分为单平面、双平面和三平面三种亚型。颞侧透明角膜隧道切口的手术野暴露充分、操作方便，手术源性散光较小。有研究表明透明角膜隧道切口的稳定性与切口构筑形态、角膜上皮活性、角膜水肿程度和内皮功能相关。临床研究发现透明角膜隧道切口患者术后眼内炎的发生率高于巩膜隧道切口。

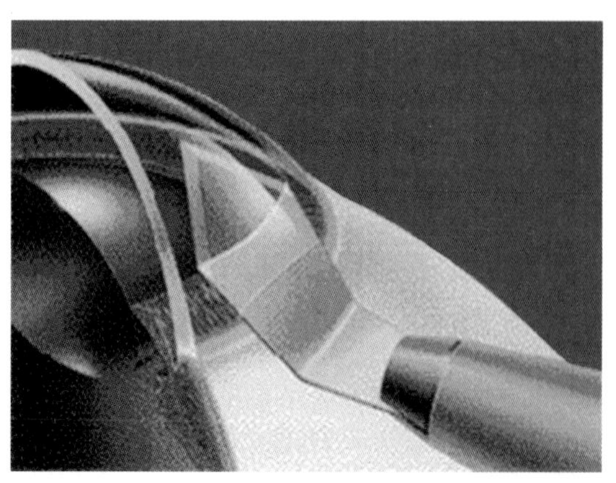

图 9-5-2　角膜隧道切口

侧切口构筑：一般超声乳化术使用双手法，故以 15°穿刺刀在主切口左侧约 90°位置的角膜缘内 0.5~1mm 作一个平行于虹膜面的角膜侧切口，外口宽为 1.5mm，内口宽为 1mm（图 9-5-3）。

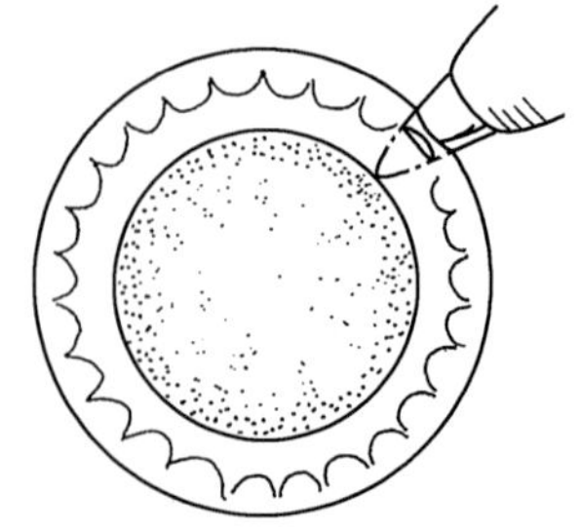

图 9-5-3　角膜侧切口的制作

3. 连续环形撕囊　这是超声乳化白内障吸除术非常重要的一步，可使用自制的 27G 截囊针头或撕囊镊完成。撕囊口的直径与人工晶状体的光学面直径有关，通常比人工晶状体光学面小 0.5~1.0mm，以 5~5.5mm 为宜。撕囊时应使撕囊口位于晶状体囊袋中央，并保证撕囊过程的连续和稳定性及撕囊口的边缘光滑。撕囊前应充分散大瞳孔，

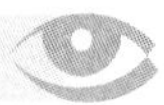

在前房注入内聚性黏弹剂后，从中央开始，形成囊膜瓣，利用剪切力 360°环形撕开晶状体前囊膜。

4. 水分离和水分层

(1) 水分离：用 26 号钝头针连接平衡盐溶液伸入 6 点或 12 点前囊下，使晶状体囊与皮质分开直达接近晶状体赤道部，才慢慢注入 BSS 形成在前囊下围着晶状体的一个流动的液体腔。当液体扩散到晶状体后囊时，可见囊袋内晶状体向前突出，此时如继续注液，一部分晶状体赤道部会突出于撕囊口之外。如果此时用注水针头在晶状体中央部向后压，液体从后囊下向前到赤道部及前囊下将晶状体皮质与晶状体囊分开，液体从囊袋内经撕囊口流入前房，同时使晶状体核及皮质在囊袋内活动(图 9-5-4)。

(2) 水分层：水分层是用液体灌注在晶状体内，使晶状体中央部(又称内核部 N)与围绕着内核的外核层(E)分离。方法是用上述的注水针头在晶状体旁中央区向下轻轻刺入，当核开始活动时表示刚到达晶状体内核部，此时不必再深刺，而应将注水针头作切线方向前进，当退回针头时轻轻推注使液体进入阻力小的范围内，使内核与外核层之间有一通道，形成围绕晶状体内核部的一个液体空间，经常可以看到外核层与内核部间有分界，形成一个金色环。水分层可以减少超声乳化晶状体核的部分(一般可减少 50%)，同时，由于有晶状体皮质和外核层保护着内核，也减少了对后囊膜的损伤(图 9-5-5)。

5. 晶状体超声乳化　晶状体超声乳化主要是晶状体核的乳化，其操作可以分成单手法和双手法。前者是用一只手控制乳化头完成机械运动、乳化粉碎晶状体核并将其吸出三项工作。术中超声头一边转动或拨动晶状体核，一边将其乳化吸出。双手法是一手控制通过旁切口进入的拨核针或钩，另一手控制超声头(为方便转动，应以持桌球棒方式持此超声头)。当一部分核被乳化吸出后，用拨核器(晶状体钩、睫状体分离器、前房冲洗针头等等)将核转动，然后粉碎乳化。

(1) 前房晶状体乳化法：19 世纪 60 年代末期，Kelman 最先介绍的晶状体超声乳化法是第一代的前房晶状体超声乳化法。这种方法具有直观、避免术中瞳孔逐渐缩小和后囊膜破裂的危险性等优点。但有容易损伤角膜内皮，并且不易将晶状体核移入前房等明显的缺点。现在大多数术者已不采用此法。前房晶状体乳化法是在进行开罐式晶状体前囊膜切开后，用破囊针在 6∶00 方位切开的前囊膜边缘内，用破囊针头尖端接近晶状体核赤道部，将晶状体核从 6∶00 方位勾向 12∶00 方位，使晶状体核 6∶00 方位的赤道部接近 3∶00~9∶00 方位水平径线处，然后将晶状体核复位，同时反复上下摇动晶状体核，并结合晶状体核的旋转运动使之脱出虹膜面。一旦晶状体核半脱位进入前房，晶状体超声乳化就变得相当容易[图 9-5-6(1)~(4)]。通常用超声乳化器先在赤道开始 12∶00 方位进行咬饼样碎核，然后旋转数个方向再作周边部的碎核，最后剩下硬的晶状体核用超声乳化探头直接进行粉碎。前房内晶状体乳化法可用单手完成，也可以在上述角膜预作穿刺口用左手将拨核器伸进前房把晶状体核引至由右手控制的超声探头能接触处，使晶状体核易于乳化粉碎[图 9-5-6(5)~(8)]。

(2) 后房晶状体乳化法：这是将晶状体核在虹膜后和晶状体囊前的后房内乳化的方法。

20 世纪 70 年代末期以来许多术者喜欢采用这种晶状体乳化法，这是第二代的超声乳化白内障吸除术。在前囊膜切开后，把超声能量的控制键调到“准备”状态，扩大切口至 3mm，向前房注入黏弹性物质，旋转粉碎器的手柄使探头尖端的斜面向下，将超声乳化探头插入前房，踩动脚控踏板的第一挡，让平衡盐溶液进入前房，使前房变深，然后开始进行晶状体核乳化。如果切口太小，探头进入前房时可见角膜出现条纹和灌注的套管被卡在切口外，此时可将探头取出，稍扩大切口后再让探头进入前房；如果切口过大，则灌注液漏出切口外，前房深度难以维持，可升高灌注瓶的高度；如果渗漏严重或有虹膜脱出，则应用缝线将切口的一侧缝合令其缩短。

在作水分术后将超声探头进入前房后，应旋转手柄使探头斜面向上，在用脚控踏板启动超声能量的同时用探头反复由上至下以推动发剪方式刻蚀晶状体核，不断粉碎除

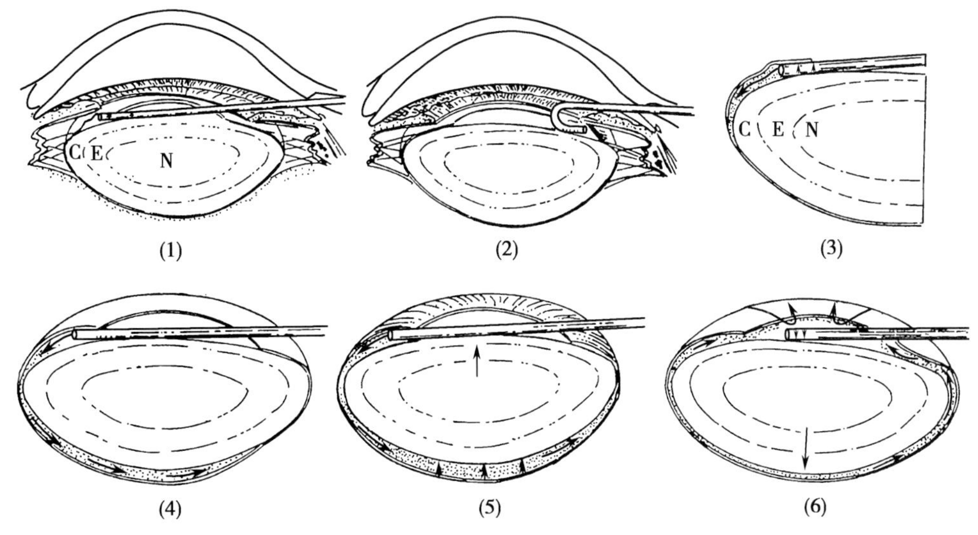

图 9-5-4　水分法图解

C：皮质；E：核表层；N：内核部

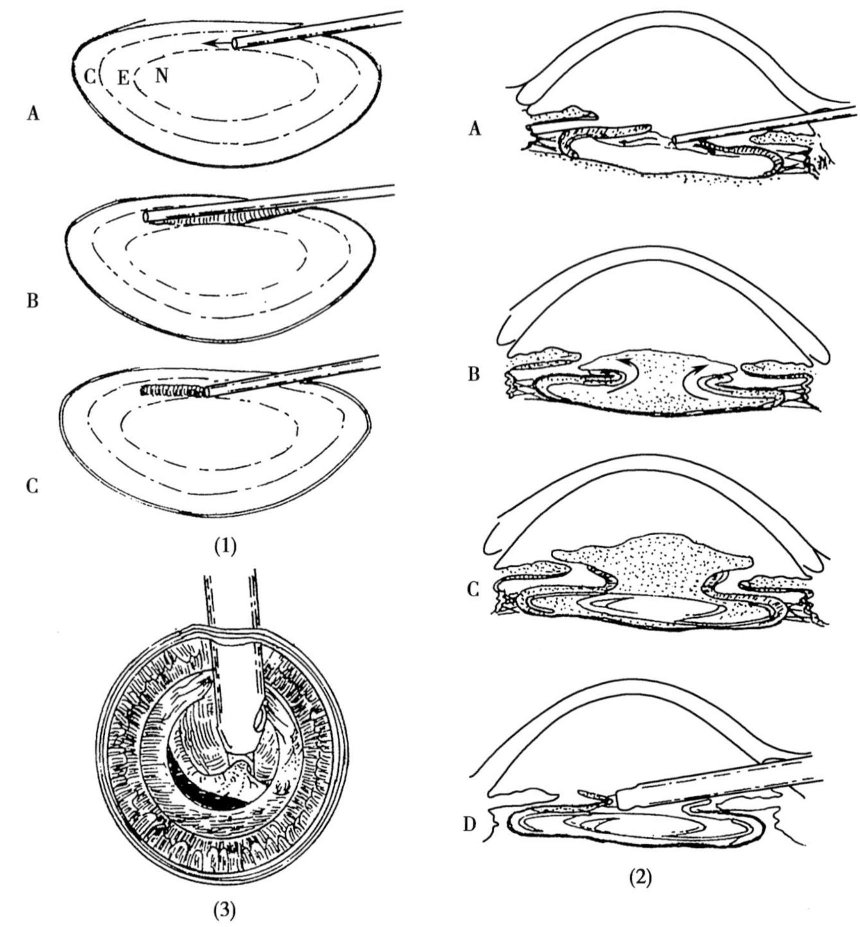

图 9-5-5　水分层法图解

C:皮质;E:核皮质;N:内核部

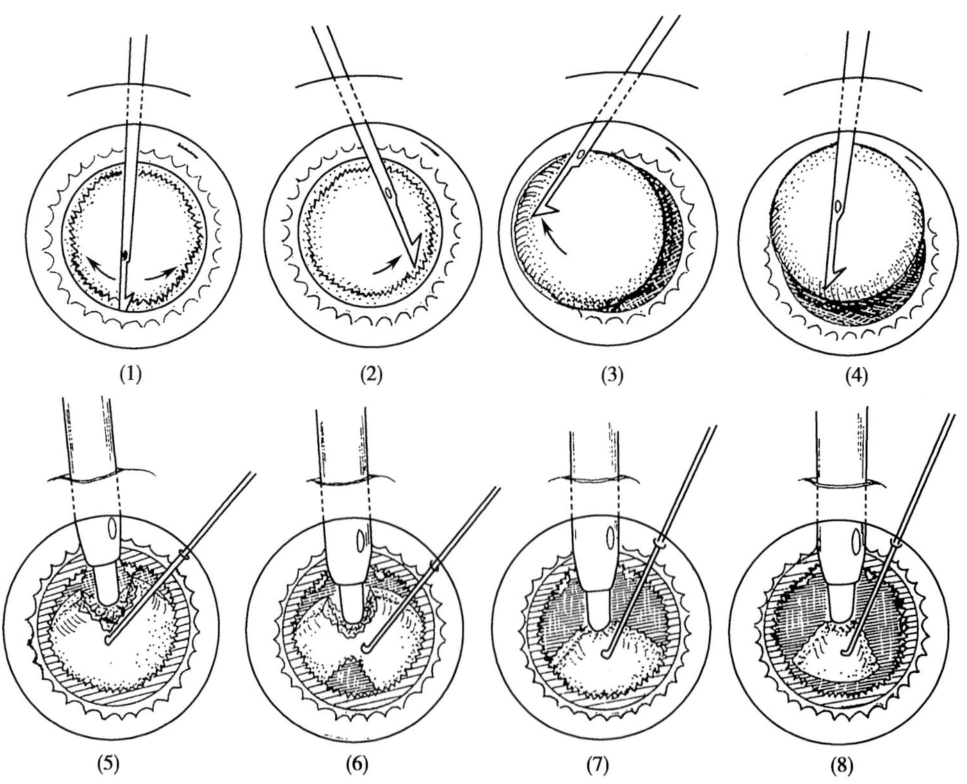

图 9-5-6　前房晶状体乳化法旁切口在角膜内

 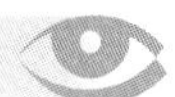

去晶状体核直至晶状体核成为一个“碗状”或“盘状”，此时可在上述角膜预作的旁切口伸入拨核器，轻压晶状体核的下方 6∶00 方位处，使晶状体核脱位于虹膜后的后房位置并暴露上方“晶状体碗”或“晶状体盘”的边缘部，然后用超声探头将其铲除，从而乳化摘除整个晶状体核。在此过程中，左手运用拨核器，通过推、提、压、刮和旋转晶状体核等不同的动作，将残余的晶状体核“喂入”超声探头口内，便于晶状体核的乳化摘除(图 9-5-7)。

(3) 囊袋晶状体乳化法：这是作晶状体连续环形撕囊后在其囊袋内将晶状体核作超声乳化的方法，此法总称为原位碎核法。其中可分为：①核不分离超声乳化：在囊袋内用超声乳化头将晶状体从前到后一层层地乳化粉碎后抽吸，这种方法也有称为原位晶状体乳化；②核分离乳化：用水分离法将晶状体囊与皮质分开，用水分层法将晶状体坚硬的内核与松软的外核分开；用超声头先将内核切削乳化后将外核翻转抽吸清除，称为凿刻和翻转术(chip and flip)。

对晶状体核的超声乳化，除前述用超声头将核从浅层到深层刻蚀或挖掘直至成为一个碗状或盘状以外，又有一手用超声头将核挖一个纵行的沟，在另一手持拨核器的配合下将其转位再挖一条与其垂直的沟形成四块 1/4 象限的核碎块，最后一同分别被乳化吸出。这种手法称为分块破除法(divide and conquer)。根据术者的经验和晶状体核的硬度等情况，对上述几种术式不断改进又可以将之结合使用，例如先将核刻蚀成碗状以后再将其后壳和周边部分割成 4 块或 4 块以上然后乳化吸出。亦有使用劈核器将核从前到后、从表到里劈开。以下介绍几种在晶状体囊袋内的超声乳化碎核法。碎核前均作连续环形撕囊术。

1) 弹坑式的分块破除术：适用于很硬的甚至棕色的晶状体核。先用超声头作一个大的深的中央核刻蚀，留下一个致密的核边缘，然后将其劈裂成数块再逐一粉碎，具体操作如下：破前囊后作水分法，用超声头将核中央刻蚀成一个大而深的圆坑[图 9-5-8(1)]，留下一厚边，用双手法使超声头与拨核器呈相反方向将下方核劈一裂缝[图 9-5-8(2)]，用拨核器转动晶状体核，另劈一裂缝，形成一楔形瓣继续下去，核边越硬应造成的楔形瓣越多[图 9-5-8(3)]。下一步是把各个饼状的楔形瓣引到中央进行安全的超声乳化[图 9-5-8(4)、(5)]。一般使用高流量、高真空、低能量的乳化条件和 15°或 30°的超声头为宜。

2) Shepherd 改良的分块破除术：使用 30°或 45°超声头，从 12∶00 到 6∶00 刻蚀一个约两个超声头宽度的深沟[图 9-5-9(1)]，用超声头和拨核器交叉的手法顺时针方向将核转 90°[图 9-5-9(2)]，又刻蚀一个纵行的深沟[图 9-5-9(3)]，又用交叉手法超声头置于下沟的左侧壁，拨核器于右侧壁，朝反方向用力将核纵行劈开[图 9-5-9(4)]。将核转动重复上述动作，使四个沟裂开[图 9-5-9(5)]，用翻筋斗方法以拨核器将一个象限的核瓣向前翻转[图 9-5-9(6)]，然后用超声头将此象限乳化吸出[图 9-5-9(7)、(8)]。

3) 精细凿刻翻转术：在晶状体水分层术后，以 30°超声头作核中央刻蚀[图 9-5-10(1)]，以拨核器将核推向 12∶00，然后将 5∶00~6∶00 的内核边乳化吸除[图 9-5-10(2)]，顺时针方向将核转动，继续乳化抽吸转位后的 5∶00~6∶00 的内核边直到全周核边均被乳化吸除为止[图 9-5-10(3)]。以拨核器插入内核片与核外层碗形之间将两者轻轻扫拨，将内核片推向晶状体囊的中央部[图 9-5-10(4)]，以拨核器固定此内核片，以超声头将其乳化吸除

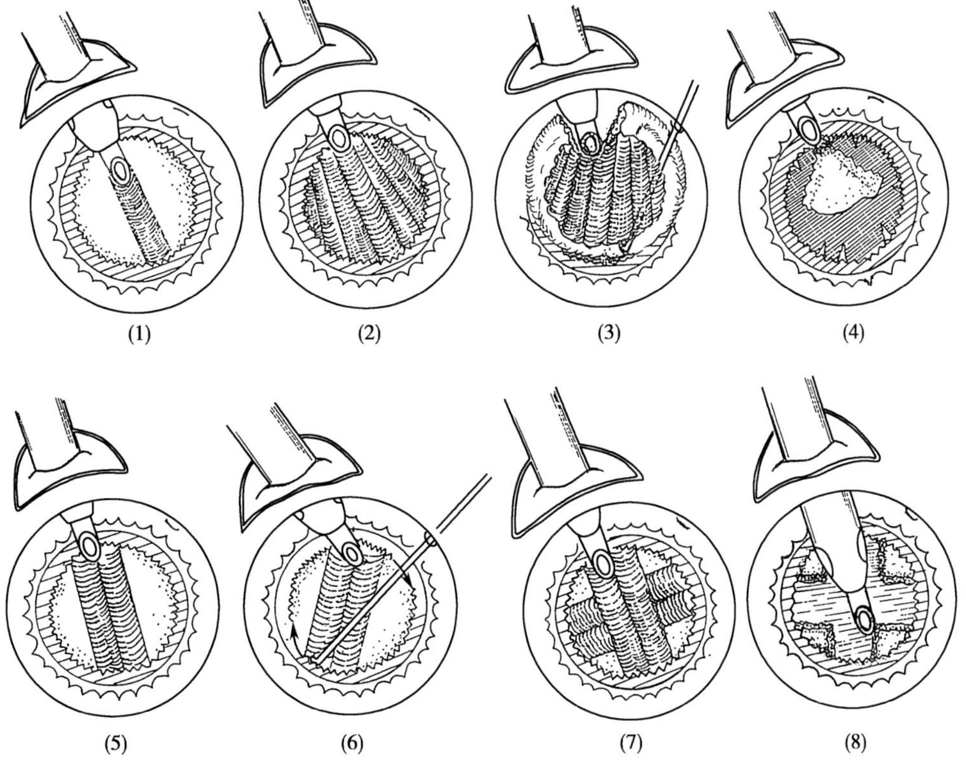

图 9-5-7　后房晶状体乳化法

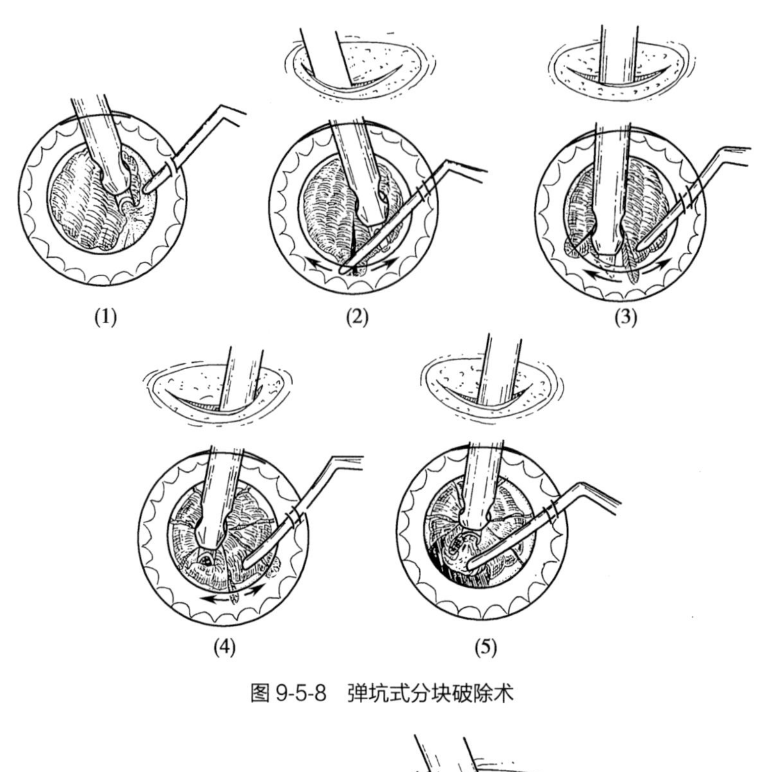

图 9-5-8　弹坑式分块破除术

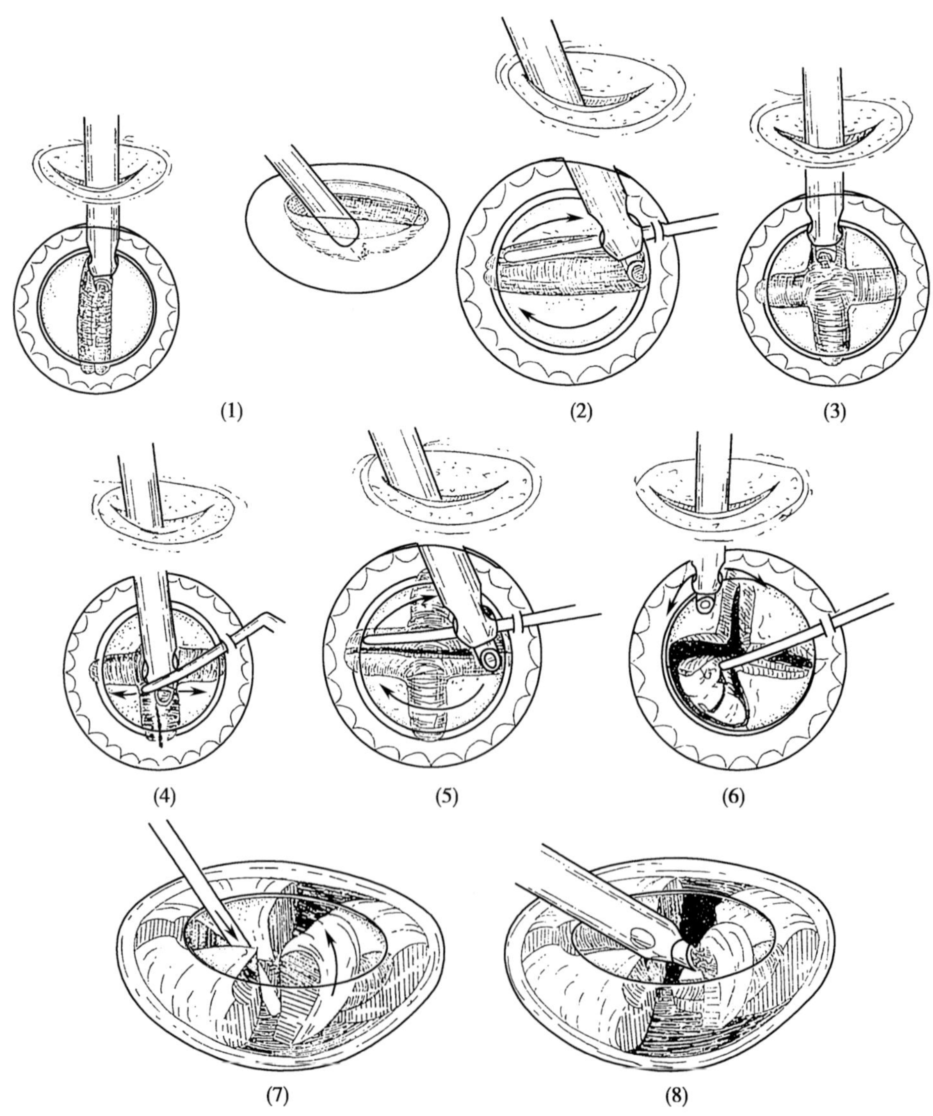

图 9-5-9　Shepherd 改良分块破除术

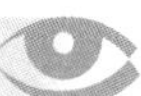

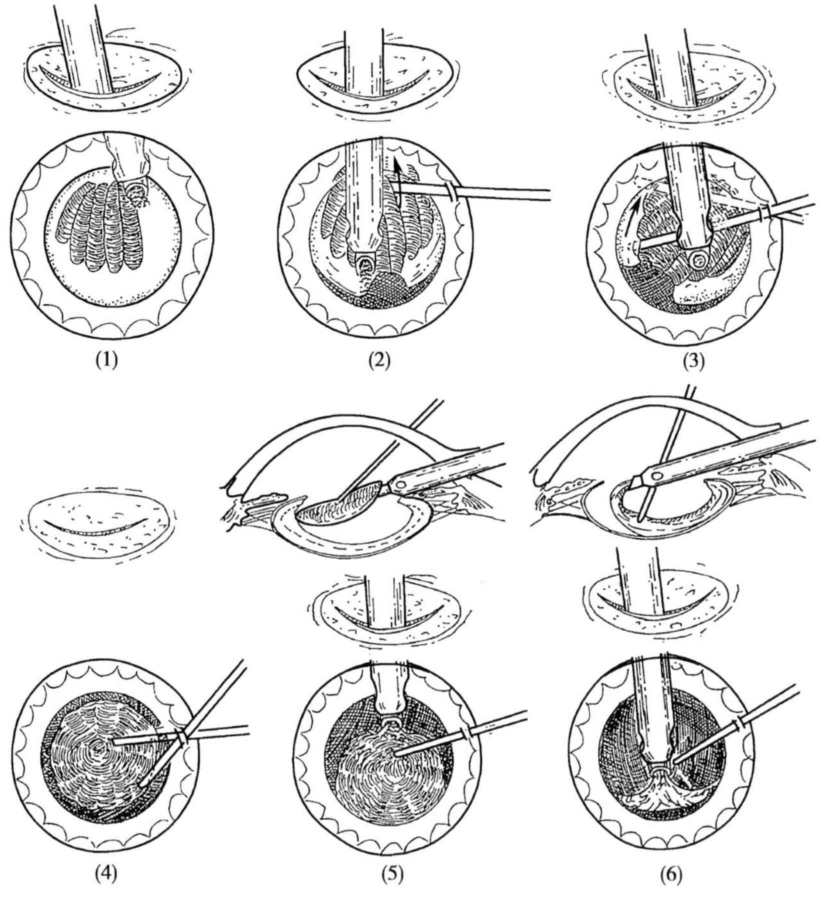

图 9-5-10 精细凿刻翻转术

[图 9-5-10(5)],然后用抽吸法或低能量的超声头将较软的碗状核外层从 5∶00~6∶00 的囊袋穹隆部,以翻筋斗方式抽吸清除[图 9-5-10(6)]。

4) 单纯劈核法(phacochop):由 Nagahara 于 1993 年提出,是将超声乳化针头埋在晶状体核的中心固定后,用劈核钩(Chopper)将晶状体硬核从周边向中央劈裂成碎块,再逐块乳化吸出,此方法适用于较硬的晶状体核,操作幅度大(图 9-5-11)。2000 年后,在 phaco chop 的基础之上出现了适用于中等硬度核的快速劈核法(quick chop)(图 9-5-12),此方法劈核的位置位于晶状体核的中周部,劈核幅度小,操作局限于中央区,尤其适合小瞳孔和浅前房的患者。

5) 晶状体核的劈核术:这是用一个特制的远端光滑,而内边锐利的劈核器,将晶状体核中央部从 6∶00 向着 12∶00 方向,由前到后劈开的方法。其操作如下:在水分层术后,对中等度硬核先作一个超声乳化槽,在前囊切口的边缘下在外核层与内核层之间放入劈核器,由 6∶00 向 12∶00 方位将核劈为一半。对硬核则先用超声头作一个中央弹坑[图 9-5-13(1)],然后顺时针转核,在核切面插入超声头将核固定,放入劈核器同上述将核从 6∶00 向 12∶00 将其劈开形成一楔形核块[图 9-5-13(2)],然后作乳化吸除。以后继续将核转动,同前劈成另一楔形核块,并将其乳化吸除,一般先后将核分成 6 块。

6) 小型撕囊(或完整)的囊袋内晶状体乳化术:其目的是最大限度保留囊膜使晶状体超声乳化时不损害角膜内皮细胞和虹膜。其步骤如下:先将瞳孔充分散大,在上方瞳孔

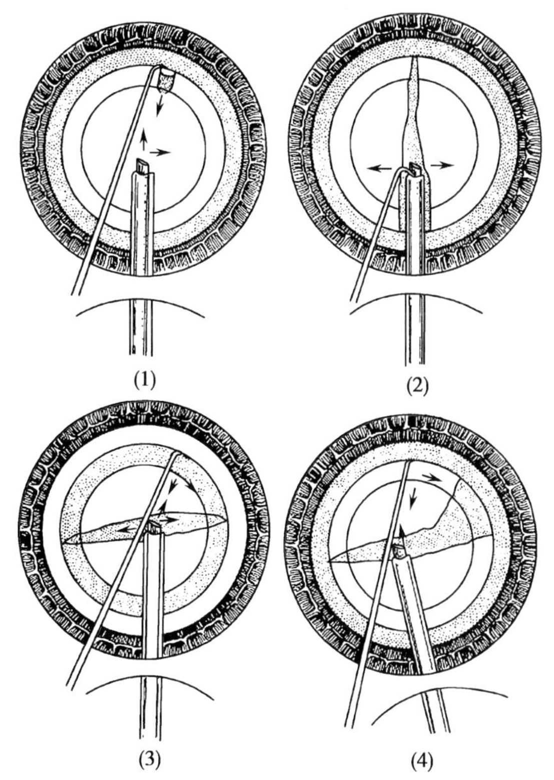

图 9-5-11 Phaco chop 劈核法

(1)放置超声探头和劈核器;(2)将 1/2 核块劈成更小的碎块;(3)超声探头将晶状体核一分为二;(4)超声乳化核碎块

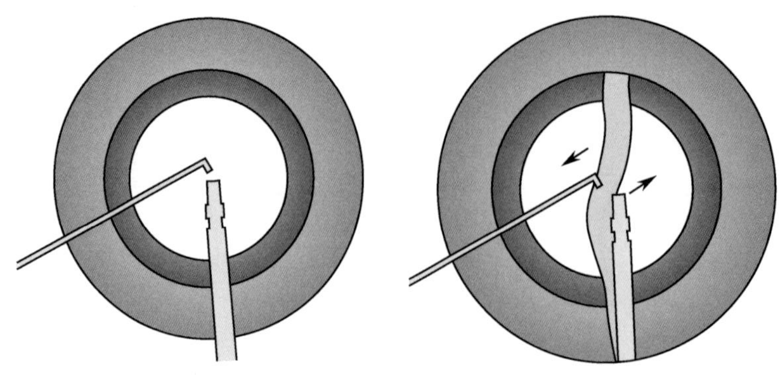

图 9-5-12　Quick chop 劈核法

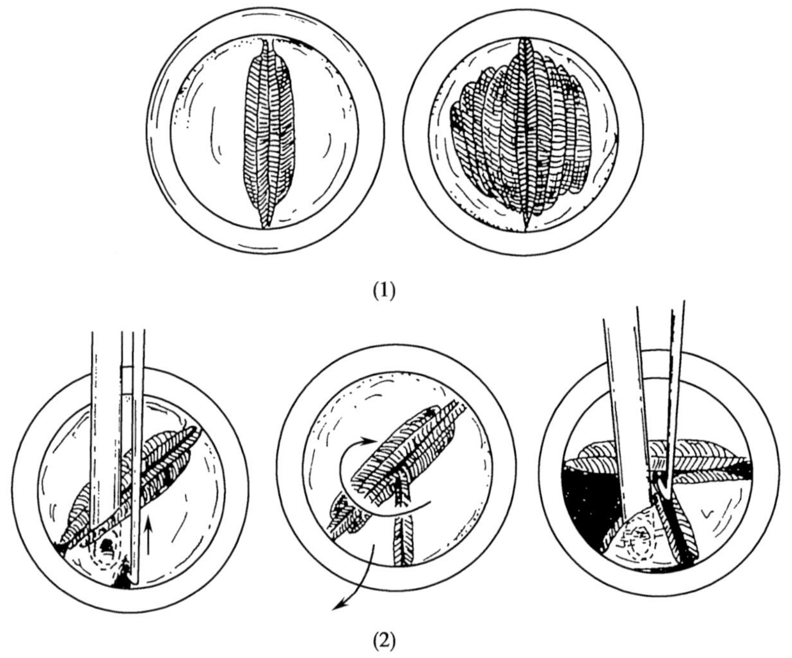

图 9-5-13　晶状体核砍劈术

缘下作一个约 0.5mm×4mm 的小撕囊[图 9-5-14(1)],通过撕囊孔插入超声头作深度 2/3 到 3/4 厚度的中央核弹坑式乳化刻蚀[图 9-5-14(2)],利用超声头将核作 90°的转动,使未被刻蚀的部位转到下方[图 9-5-14(3)],将晶状体核碗乳化吸除后,使用低能量的超声波,将外核层乳化吸除[图 9-5-14(4)],当残余的核小块与后囊分开后向前浮动时可将其乳化吸除。在植入人工晶状体前,在前囊的两侧切口以剪刀作垂直的前囊切开[图 9-5-14(5)],以晶状体囊镊将前囊撕去[图 9-5-14(6)]。此法的优点除有利于保护虹膜及角膜内皮层以外,还有人报道可以减轻对晶状体悬韧带的压力。

6. 晶状体皮质抽吸　皮质抽吸在晶状体核被乳化吸出后,将吸孔为 0.3mm 的灌注抽吸探头伸进前囊下,从下方 6∶00 开始到鼻侧和颞侧,最后到 12∶00 将残留的晶状体皮质抽吸清除。残留的多为较透明的晶状体皮质,因此需要先将皮质吸住,拖至瞳孔中央后,再加大吸力将其吸出。

【术后处理】当切口关闭后,可滴用抗生素和皮质类固醇眼药水后用眼罩包眼;或结膜囊涂抗生素眼药膏后用眼垫包眼。术后第一日即可去除眼垫,改用抗生素和皮质类固醇眼药水滴眼。术后如果炎症反应重,酌情给予球结膜下注射抗生素和皮质类固醇的混合液,如妥布霉素 20mg 和地塞米松 1mg 或全身应用皮质类固醇。术后患者的日常生活一般不严格限制,但应避免剧烈活动及防止眼部受到碰撞。

【术中并发症及处理】超声乳化白内障吸除术的术中并发症大部分与白内障囊外摘除术相同,也有一些是超声乳化摘除术特有的,多因操作不熟练和对仪器性能未完全掌握所致。

1. 与机器有关的并发症

(1) 能量设置不当:超声乳化仪的能量可有较宽的范围,术者应根据晶状体核的硬度将超声能量设置在安全的水平。能量太低,不但可使晶状体核粉碎发生困难,而且可导致乳化的晶状体粒子在前房形成云雾状,降低能见度,并易阻塞手柄的管道系统;能量太高,容易造成角膜损伤和晶状体后囊膜破裂。

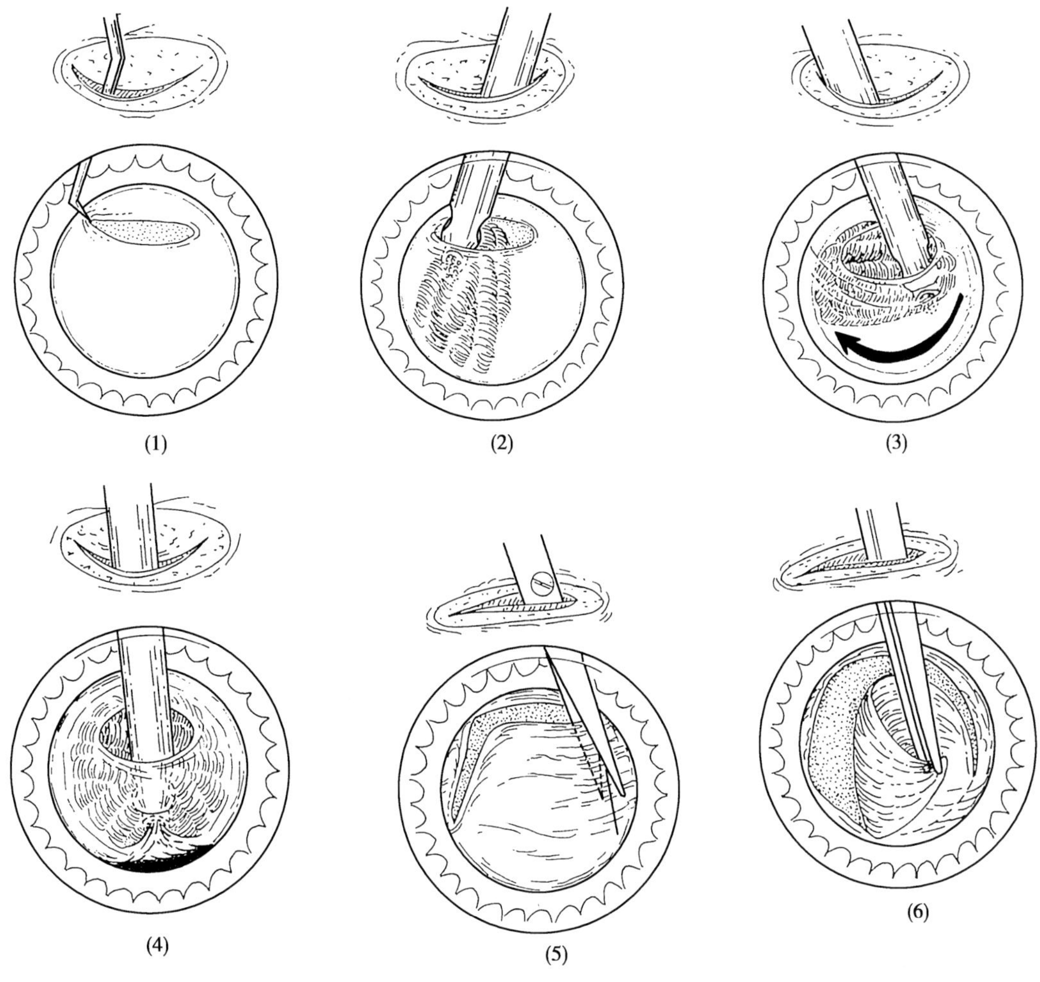

图 9-5-14 小型撕囊的囊袋内晶状体乳化术

(2) 前房深度控制不良：进行晶状体核乳化摘除时，需要合适的前房深度。前房过深，晶状体核下沉，增加操作难度，同时往往易伴随虹膜脱出，此时应适当调整灌注瓶的高度。前房过浅，多因切口太长、灌注管折叠或灌注液流中断等，此时易引起角膜、晶状体悬韧带和后囊膜损伤。如用2.8mm 或 3.2mm 的前房穿刺刀作超声头的入口，并且随时调整灌注液的高度，可有效地预防前房过浅。

2. 需要改变术式的并发症　术中有许多情况需要将超声乳化白内障吸除术临时改为扩大手术切口作白内障囊外摘除术或囊内摘除术。这种情况包括晶状体核太硬难以超声粉碎、后囊膜破裂、玻璃体脱出、晶状体脱位、悬韧带断裂和角膜内皮损伤。如果术中瞳孔极度缩小，又不能用药物散大，虹膜损伤严重或持续性前房变浅，也应当机立断，扩大切口，将晶状体核娩出，以避免进一步损伤眼球组织及术后出现更严重的并发症。

3. 超声探头对眼内组织的损伤

(1) 虹膜损伤：如果术中瞳孔缩小，超声探头容易吸住虹膜，导致术后该处虹膜萎缩。但该萎缩仅为局限性、不会进一步发展，也不影响视力。若术中瞳孔充分散大，或在囊袋内进行晶状体核原位粉碎，可避免此并发症。

(2) 角膜内皮损伤：如果操作技术不熟练、灌注及抽吸失去平衡易导致前房消失；前房内粉碎晶状体核，极易导致角膜内皮损伤，甚至引起术后角膜内皮失代偿。

(3) 晶状体后囊破损：连续环形撕囊、水分离和水分层术有利于预防此并发症，一旦发生其处理参见本章第四节。

【术后并发症及处理】超声乳化白内障吸除术的术后并发症基本与白内障囊外摘除术相同。

【手术要点】术者首先要熟悉自己所用的超声乳化仪的特点及性能，根据自己的手术经验选择适当的病例，术前充分散瞳和术中保持瞳孔散大，在碎核困难时应及时改变术式等，这些都是保证晶状体超声乳化术顺利完成和减少并发症的关键。黏弹性物质对保护角膜、虹膜和晶状体后囊膜，以及保证手术操作空间起着重要作用，故不可缺少。黏弹性物质一般有透明质酸钠(商品名称 Healon)、羟丙基甲基纤维素(商品名称 Ocucoat)、硫酸软骨素混合物(黏性大、弹性差)、透明质酸钠及硫酸软骨素混合物(商品名称 Viscoat)。做好连续环形撕囊，结合具体情况作水分离或水分层术都是手术的关键。当需要超声乳化时，才以脚踏启用(转到第三挡)此功能。一般乳化针头先接触晶状体核块，后作超声粉碎。对位于周边部的晶状体核块，可以先用抽吸功能将其引到瞳孔中央区才作超声乳化。

第六节　白内障囊内摘除术

现代白内障囊内摘除术与传统的囊内摘除术不同。现代的手术技巧已使白内障囊内摘除术具有手术时间短及眼内组织损伤少等优点。然而，由于白内障囊内摘除术手术切口大，而且没有保留晶状体的后囊膜，给植入人工晶状体造成困难，临床上仅用于确实无法用现代白内障囊外摘除术摘除白内障的病例。

【手术适应证】尽管白内障囊内摘除术的成功率较高，但由于囊内摘除术比囊外摘除术更容易发生术中玻璃体脱出、术后黄斑囊样水肿、视网膜脱离以及玻璃体疝等并发症，所以在适合两种术式的病例中，多数术者均选择现代囊外摘除术。仅在下列情况下选择白内障囊内摘除术：

1. 白内障合并晶状体几乎全脱位或全脱位的病例。

2. 意外的白内障囊内摘除术，这是指原定行白内障囊外摘除术或白内障吸出术，但因术中晶状体悬韧带的离断而被意外地完整娩出。或因术中发生玻璃体溢出，在处理这种并发症时晶状体的后囊膜被完全拉出眼外，这类白内障手术称为意外白内障囊内摘除术。

【手术禁忌证】

1. 准备行囊袋内后房型人工晶状体植入术患者。

2. 一眼已行白内障囊内摘除术，但术眼术后发生视网膜脱离、黄斑囊样水肿以及因玻璃体进入前房导致大泡性角膜病变者。

3. 慢性前葡萄膜炎引起的虹膜广泛后粘连甚至瞳孔闭锁或膜闭者。

4. 合并青光眼的白内障。

【术前准备】

1. 排除和处理全身及眼局部的内眼手术禁忌证，如心脏病、眼部感染性疾病等。

2. 根据术前视功能的预测结果向患者说明手术的目的及可能出现的并发症。

3. 术前三天使用抗生素滴眼液滴眼，每天4次，术前1~2小时用散瞳药散大瞳孔。

4. 一般使用局部麻醉，小孩或特殊患者可使用全身麻醉。

5. 术前可考虑全身用药，包括镇静剂与降低眼压药物等。

6. 局部麻醉时，在球后麻醉后充分压迫眼球，包括用手压迫，使用Honan压迫器与固定压迫球等（图9-6-1），让眼压降低至10mmHg以下，以保证手术顺利进行。

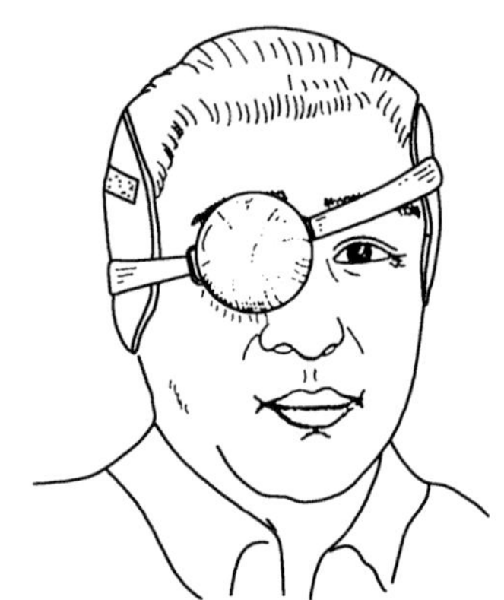

图9-6-1　橡皮球压迫眼球法

【手术方法】

1. 开睑　开睑器开睑，上直肌牵引缝线（也可同时下直肌牵引缝线），保证在手术显微镜下手术野的清晰度。

2. 结膜瓣　采用以穹隆部为基底的结膜瓣，沿角膜缘剪开结膜，切口范围为150°~180°，暴露角膜缘及3~4mm宽的巩膜表面，并作巩膜表面烧灼止血。

3. 角膜缘切口　多采用上方角膜缘切口，即在角膜缘前界后0.5~1.0mm处切开，先用刀片作垂直性板层切开，范围从9∶30方位至2∶30方位，然后在12∶00方位切穿前房，用角膜剪向两侧扩大切口，切开时剪刀必须与虹膜面平行，保证切口斜向进入前房，形成阶梯形切口。若发现虹膜影响进刀，可先用黏弹剂推开虹膜后，再行剪开。扩大切口后，于12∶00方位处可作一后置切口缝线，以保证晶状体娩出后能及时关闭切口。

4. 作周边虹膜切除。

5. 若患眼术前已有玻璃体脱入前房，在切开前房后，用Healon注入前房，保护角膜内皮并使有完整的玻璃体前界膜向后复位。若玻璃体前界膜已破裂，则将切口扩大至3mm长，用玻璃体切割头进入前房，将前房内的玻璃体切除。在完成前房玻璃体切除步骤后再扩大角膜缘切口至150°~180°。

6. 娩出晶状体　娩出晶状体前应检查切口的大小与瞳孔大小是否合适，眼压是否适中，当这三个条件符合要求时再娩出晶状体。若有必要，可再加两针切口缝线（10∶30方位和1∶30方位），以便保证娩出晶状体后，能马上将三针缝线结扎关闭切口。

（1）冷冻摘除法：首先助手掀开角膜瓣暴露晶状体前表面，术者用有齿镊固定并轻压切口后唇，用冷冻头进入前房，黏附晶状体上方前表面，大约数秒钟后，冷冻头周围出现1~2mm被冻结的白色圆圈，表示晶状体已被黏结牢固，此时可轻轻摇动晶状体，先摇断上方晶状体悬韧带，然后左右摇摆拉断两侧悬韧带，最后将晶状体完整摘除。注意在黏结晶状体前应将晶状体表面的水分吸干。冷冻源采用CO_2或液氮。冷冻设备可用KeeLer公司生产的冷冻摘除器、半导体冷冻器、干冰冷冻器、氟利昂白内障冷冻摘除器等（图9-6-2）。

（2）压出法：老年白内障患者因晶状体悬韧带较脆弱，

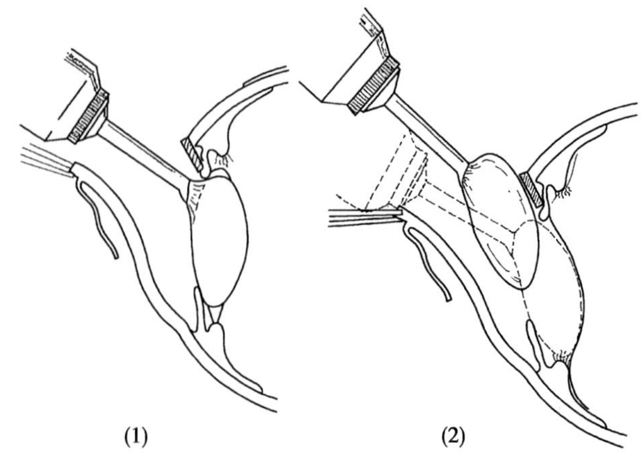

图9-6-2　冷冻摘除术

可以通过压迫眼球使晶状体悬韧带断离而摘除，但60岁以下或年轻人则使用α-糜蛋白酶溶解晶状体悬韧带后将其压出。方法是经虹膜周边切除和下方虹膜后分别注入1∶5000~1∶10 000的α-糜蛋白酶溶液约0.3ml，1分钟后以BSS冲洗前房，然后将整个晶状体压出。如果原来晶状体的悬韧带因外伤或先天异常已大部分断离，也可以使用压出法娩出晶状体。压出法靠一手持固定镊固定切口后唇，使切口张开，暴露晶状体赤道部后，用斜视钩或晶状体匙压迫6∶00方位的角膜缘，使晶状体平放滑出。此法因容易发生玻璃体脱出，现已少用(图9-6-3)。

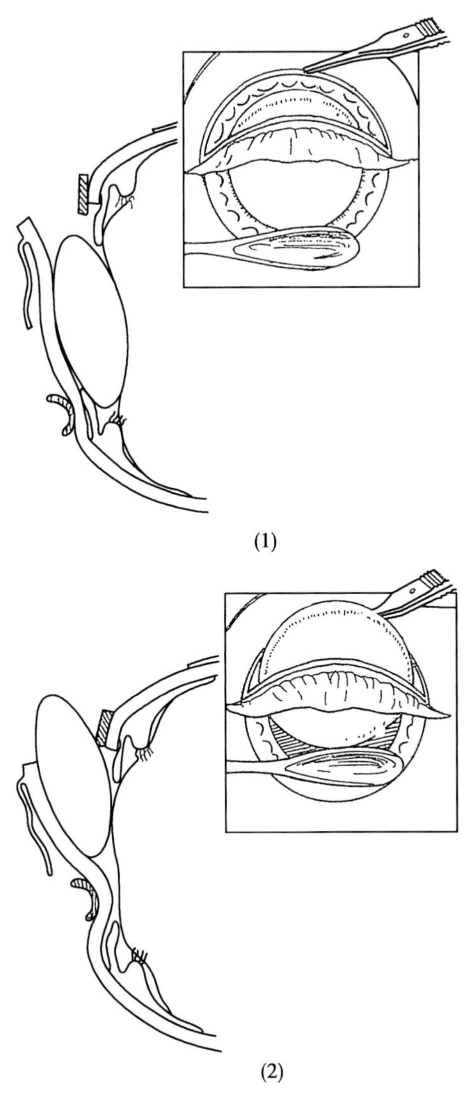

图9-6-3 压出法摘除晶状体

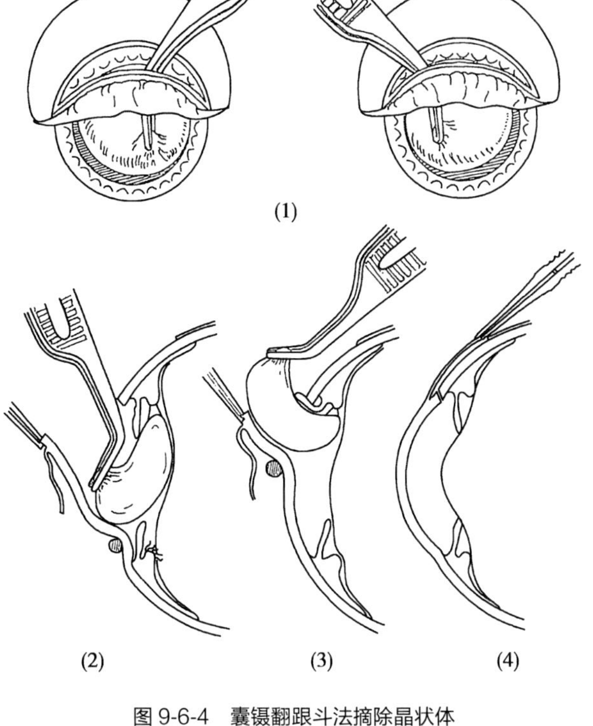

图9-6-4 囊镊翻跟斗法摘除晶状体

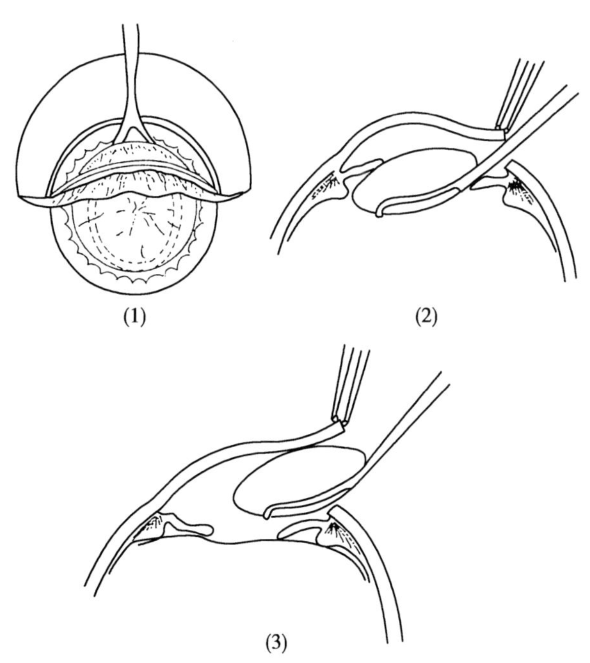

图9-6-5 晶状体套圈娩出法

(3) 囊镊法：是用晶状体囊镊代替冷冻头，夹住晶状体前囊后，通过左右牵动将晶状体摘除。可先镊住晶状体上方前囊，将晶状体平放拉出，称平放娩出法，也可先镊住下方晶状体前囊，让晶状体以翻跟斗方式摘除，称为翻转摘除法。此法因容易夹破晶状体前囊也已少用(图9-6-4)。

(4) 借助晶状体套圈娩出法：当晶状体已半脱位或已部分滑入玻璃体腔内，仅见晶状体上方的三分之一部分，此时，使用压出法、囊镊法与冷冻摘除法均有困难，并会导致大量玻璃体脱出，此时只有在晶状体的周围注入黏弹剂，在保护角膜内皮细胞与将紧贴晶状体的玻璃体向后推移的前提下，用晶状体套圈置于晶状体的后表面，托起晶状体并将其从切口娩出(图9-6-5)。

(5) 玻璃体内直视下摘除法：当晶状体已完全脱入玻璃体腔内，这时只有使用后段玻璃体切割术，并通过使用眼内导光纤维及角膜接触镜，在直接观察晶状体位置的条件下，用玻璃体切割器将悬浮在玻璃体内的晶状体吸住，并使其通过瞳孔进入前房，然后在前房内注入缩瞳药，缩瞳后借助晶状体套圈将晶状体从角膜缘切口娩出。也可以在完成将脱位晶状体周围的玻璃体切除后，在晶状体和视网膜之间注入过氟化碳液，使晶状体浮起至瞳孔区，然后从角膜缘切口娩出晶状体，最后将玻璃体腔内的过氟化碳吸出。此法同样可以在前房内注入 Healon，以保护角膜内皮细胞(图 9-6-6)。随着玻璃体切割术及超声乳化技术的进步，这种囊内摘除法已经少用，它已被玻璃体内的晶状体切除术与玻璃体内的白内障超声粉碎手术所代替。

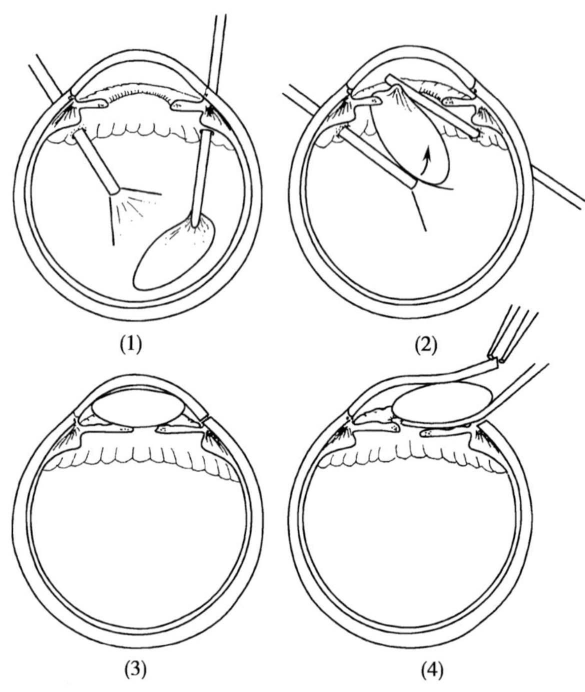

图 9-6-6 玻璃体内直视下摘除晶状体

7. 关闭角膜缘切口 在虹膜复位后，收紧中央预置缝线，关闭切口。然后向前房注入 0.01% 毛果芸香碱或 0.1% 乙酰胆碱缩瞳。用 10-0 尼龙缝线间断缝合切口 7~9 针或作连续缝合，最后拆除预置缝线。

8. 关闭结膜切口 将结膜复位后，用电透热法将结膜切口固定。必要时也可用缝线固定结膜切口。术毕结膜下常规注抗生素及皮质类固醇，涂抗生素眼药膏后用眼包遮盖术眼，并加眼罩保护。

【术后处理】

1. 术后卧床休息 2~6 小时，术眼包眼一天，非手术眼可不必包眼，以方便患者活动。

2. 术后第一天开放点眼，滴抗生素及皮质类固醇滴眼液，每天 6 次。术后每天晚上包术眼，并加眼罩保护，以防止夜间不慎碰伤术眼。

3. 及早配镜矫正术眼视力。尽管早期配镜其度数可能不稳定，但可以让患者及早恢复有用的视力。

4. 术后宜吃些营养丰富及容易消化的食物，多吃蔬菜、水果，保持大便通畅，并禁食刺激性强的食物，如辣椒、烈酒等。

5. 嘱咐患者定期复查，及时发现术后并发症。

【术中并发症】白内障囊内摘除术的术中并发症包括切口错误、角膜后弹力层撕脱、虹膜根部断离、前房积血、瞳孔括约肌撕裂、玻璃体脱出、暴发性脉络膜出血等。这些并发症的处理与其他白内障手术的处理相同。较突出的术中并发症有如下 2 种：

1. 晶状体囊的破裂 术中晶状体囊破裂的原因：①晶状体囊本身较脆弱，经不起牵拉力的作用，或因晶状体悬韧带特别坚韧，不易拉断，因过度用力导致撕破囊膜；②手术器械、设备的故障，如冷冻头的低温不足，晶状体囊镊接触面不平滑；③操作上的问题，如切口太小，过度挤压晶状体，手术器械误刺破晶状体囊，反复多次在前囊膜的同一位置上的牵拉，或用力不均匀等均可能发生晶状体囊的破裂。当晶状体囊出现小的破裂口时，仍可通过加大冷冻的范围，或改变黏附晶状体前囊的位置，将晶状体整个娩出。一旦破口扩大，晶状体皮质已溢出，则改为白内障囊外摘除术。

2. 晶状体脱位 术中的晶状体脱位常由晶状体悬韧带脆弱加上术中操作中的错误所引起。部分病例则是因患眼本身玻璃体液化，或玻璃体切割术后导致晶状体全脱位。在处理上，只有采用借助晶状体套圈摘除晶状体。当晶状体全脱位时，只有在直视下将晶状体从玻璃体腔内托入前房后，再从角膜缘切口娩出。

【术后并发症】术后并发症包括伤口裂开、脉络膜脱离、前房积血、继发青光眼、黄斑囊样水肿、视网膜脱离、虹膜炎及瞳孔改变等，其处理与其他白内障手术者基本相同，不再详述。较常见的术后并发症有如下 2 种：

1. 瞳孔阻滞性青光眼 多发生于囊内摘除术后数天或数月。由于术后玻璃体前界膜与虹膜发生粘连，房水通路受阻而堆积于后房或玻璃体内进而产生瞳孔阻滞性青光眼。如出现长期的浅前房还可能造成房角闭塞。治疗上，首先使瞳孔散大，解除瞳孔阻滞。其次使用 Nd:YAG 激光加作周边虹膜切除术和玻璃体前界膜切开术解除瞳孔阻滞。一旦切穿虹膜，前房即可恢复正常深度。激光治疗无效时可考虑行前段玻璃体切割术，解除玻璃体与虹膜的粘连。当房角已发生粘连，范围已超过两个象限时，必须联合抗青光眼滤过性手术。在预防上，应减少术中对虹膜的刺激，以及术中作确切的周边虹膜切除术，有时甚至作 2 个周边虹膜切除口。

2. 大泡性角膜病变 常由于术后的前段玻璃体突入前房，并接触角膜内皮细胞，使角膜内皮细胞功能失代偿。临床上首先见到角膜雾状水肿，以后患眼发展为大泡性角膜病变，反复在角膜表面形成大泡，患眼有疼痛、怕光、流泪。这时只有行角膜内皮移植术及联合前段玻璃体切割术。在预防上，只有及早发现，并及早处理前房内的玻璃体疝，才能防止大泡性角膜病变发生。

【手术要点及注意事项】囊内摘除术与囊外摘除术比较，必须更充分地降低术中的眼压，对半脱位白内障应在晶状体悬韧带完整的部位做手术切口，以防止玻璃体脱出。冷冻头切勿黏着角膜或虹膜。万一出现此情况即停止制冷源的启动，静待冰球融化才拉出冷头，重新吸干晶状体表面液体后，将晶状体冷冻黏结后才将其娩出。如果使用的冷冻摘除器无启动装置，则应在黏附处滴入平衡盐溶液使冰球融化。使用冷冻摘除法时，冷冻头与晶状体黏附的位置应位于赤道部到前极部位之间的中点，有利于防止晶状体囊的破裂。

第七节 白内障抽吸术

【适应证】先天性婴幼儿型白内障，30 岁以下的无硬核白内障。

【麻醉】婴幼儿或儿童患者须做全身麻醉。成人作单纯局部麻醉或表面麻醉。

【手术方法】

1. 结膜切口 在颞上方以穹隆部为基底作一个约 5mm 长结膜瓣。

2. 止血暴露术野 在结膜切口下分离眼球筋膜，暴露角膜缘。

3. 角膜缘切口 在角膜缘前界后 1mm 处作 3mm 切口，切穿前房。

4. 截囊 在前房内注入黏弹剂，用截囊针头截开前囊或用撕囊镊作连续环形撕囊。

5. 抽吸晶状体皮质 将抽吸灌注针头伸入前房，在保持正常前房深度的情况下，一边将平衡盐溶液注入前房，一边抽吸皮质，彻底清除。

6. 关闭切口 角膜缘切口间断缝合 1~2 针；结膜切口以电透热或缝合固定。

【手术要点及注意事项】

1. 术前应使用散瞳药物散瞳。

2. 也可采用手动抽吸灌注针头进行手术（助手协助灌注平衡盐溶液保持正常前房深度，或将抽吸针头连接到平衡盐溶液吊瓶）。但一般都利用自动的灌注抽吸系统进行操作。

3. 对先天性白内障后囊混浊者，必须行后囊环形撕开术以避免术后发生后发性白内障。

4. 手术中如玻璃体溢出伤口，应采用前段玻璃体切除器，将前房内玻璃体及残留的晶状体皮质切除干净。

5. 若为后极性白内障，应特别注意术中发生后囊破裂。

6. 缝合角膜缘切口后，应检查切口是否已达水密状态，保证术后切口的愈合。

第八节 白内障摘除人工晶状体植入术

白内障被摘除后，患眼呈无晶状体眼状态。此时，患者及术者必须面对的是无晶状体屈光不正的矫正问题。长期以来，从眼镜（框架眼镜或角膜接触镜）到角膜表面镜片术，直至目前被广泛采用的人工晶状体植入，无晶状体眼屈光矫正的发展愈加完善。

早期使用框架眼镜虽然较便宜，但此种眼镜存在不能克服的缺陷。首先，它具有约 25% 的放大率，因此不能用来矫正单眼的无晶状体眼。即使用它来矫正双眼无晶状体眼，也会因像差和棱镜效应，导致患者视物变形、定位失误、眩晕、眩光、环形暗点和视野缩小，从而失去进行精细活动的能力。

角膜接触镜的使用是矫正白内障术后无晶状体状态方法的一大进步。但是，无论软性或硬性、短戴型或长戴型的接触镜，均常引起角膜异物感，还可导致角膜炎、角膜溃疡、角膜新生血管形成及睑结膜乳头肥大等并发症，甚至会引起角膜内皮功能失代偿。泪液分泌减少、卫生条件差或在灰尘环境中工作的患者禁忌戴接触镜。

随后亦有应用角膜表面镜片术矫正无晶状体眼的方法。但是由于材料来源和加工制作以及手术等问题使其在临床上难以广泛应用。

目前，随着后房型人工晶状体植入术的应用，上述各种矫正无晶状体眼方法的缺陷及困难均已得到克服，临床实践已充分证明，后房型人工晶状体是迄今矫正白内障术后无晶状体眼屈光异常最理想的方法。现代后房型人工晶状体主要的优点为：①后房型人工晶状体引起的像差很小，为白内障术后提供了最好的屈光矫正；②重量轻、固定好的人工晶状体能位于正常晶状体的生理位置；③远离角膜且避免与虹膜发生摩擦，减少了术后角膜和虹膜等并发症；④对瞳孔的影响较少，术后可自由扩瞳，利于观察眼底。后房型人工晶状体是目前最常用的人工晶状体，可用于白内障超声乳化术后、白内障囊外摘除术后、二期人工晶状体植入和缝袢固定术。

一、小切口可折叠后房型人工晶状体植入术

随着后房型可折叠人工晶状体设计的发展，手术切口逐渐缩小到 2.8~3.5mm。目前流行的小切口可分为巩膜隧道式和角膜隧道式两种，当然也可以作角膜缘的阶梯状小切口。两者均具有切口小、愈合快，有利于术后早期恢复视力的优点。两者都可以不用缝线关闭切口。作角膜隧道式切口，其切口位置可以在眼球颞侧，术者的位置亦在患者头部颞侧方向，不必在其上眉弓操作，具有操作方便、节省时间，减少术后上睑下垂和上直肌损伤等优点。

后房型可折叠人工晶状体多由柔软可塑的丙烯酸酯类、硅酮类、硅凝胶、水凝胶和有热固性的亲水多聚体制成，其形状可分为三片式、一片式和片袢式三大类（图 9-8-1）。

人工晶状体袢以聚丙烯制作的称为三片式人工晶状体，在植入时容易折弯，且长期接触对睫状沟邻近组织有损害。有光学部分和袢均以 PMMA 作材料的，称为一片式（或单片）人工晶状体。袢的角度很重要。最初的后房型人工晶状体是平角的，易引起瞳孔边缘压在光学部分前面，如有 10° 的前倾角能避免这一缺点。两袢之间的距离（袢距或直径）也是一个重要的特征。如果人工晶状体袢距为 13.0mm，植入睫状沟内会造成光学部分偏心。增加至 13.5mm 和 14.0mm，能减少偏心和半脱位。晶状体囊袋为 9.5~10.5mm 大小，袢距不需要 14.0mm。如果用环形撕囊术，有 12.5mm 长的袢即可以了。袢的形态有多种，如 J 袢、C 袢和改良 C 袢。改良 C 袢界于 J 袢与 C 袢之间，比 J 袢长，比 C 袢短，优点是与睫状沟或囊袋的接触面加大，增加了稳定性，而且可以旋转植入（图 9-8-2）。

经修饰的后房型人工晶状体有以下数种：

（1）现在常规使用的人工晶状体都有吸收紫外线的功能，一些人工晶状体还可以滤过蓝光。如 AcrySof SN60AT、Hoya-60BB 等（图 9-8-3）。

（2）非球面人工晶状体的设计改变了传统人工晶状体的成像缺陷，将人工晶状体的周边设计为扁平状，使光线经过周边光学面与经过中心部分的光线聚焦更一致，从而

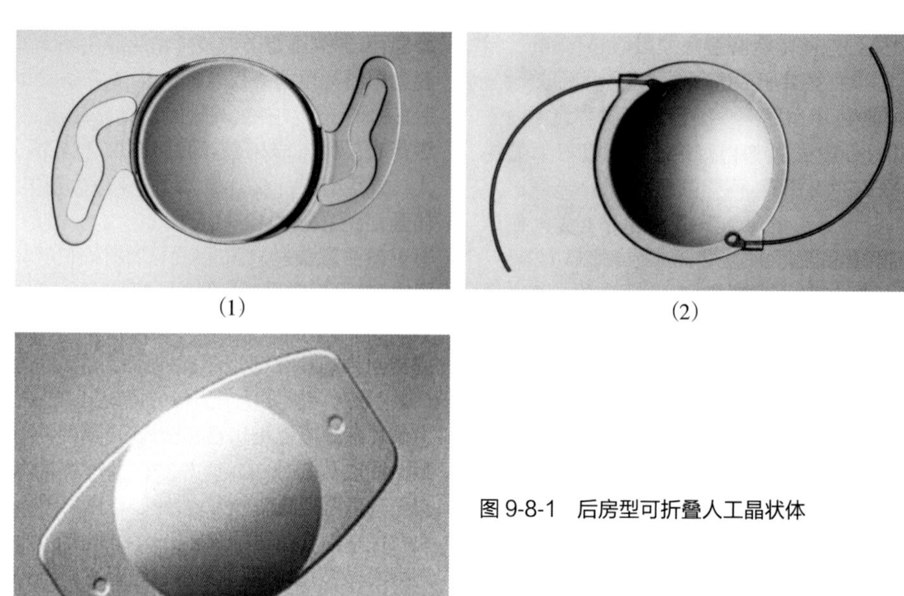
(1) (2) (3)

图 9-8-1 后房型可折叠人工晶状体

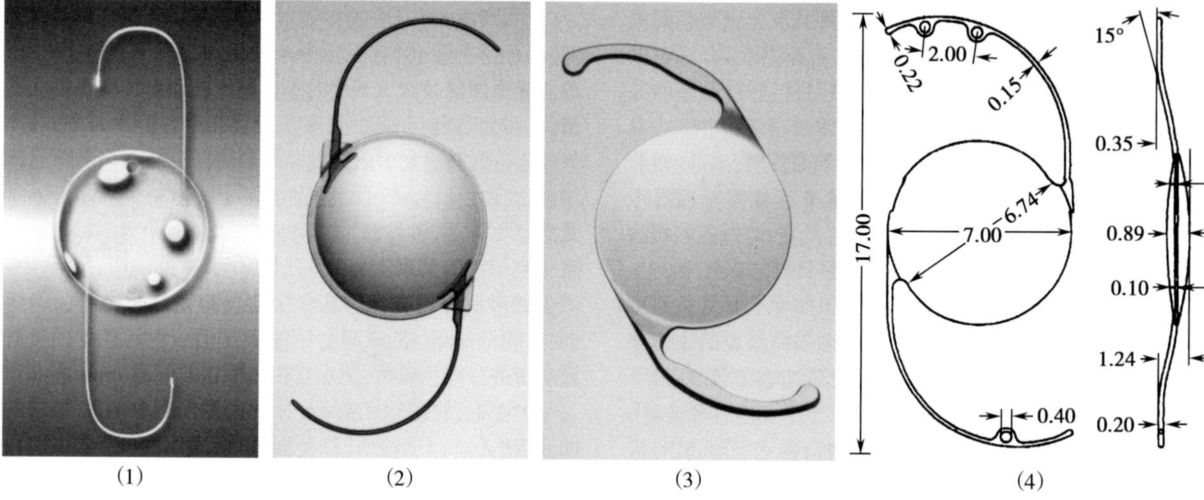

(1) (2) (3) (4)

图 9-8-2 改良 C 袢

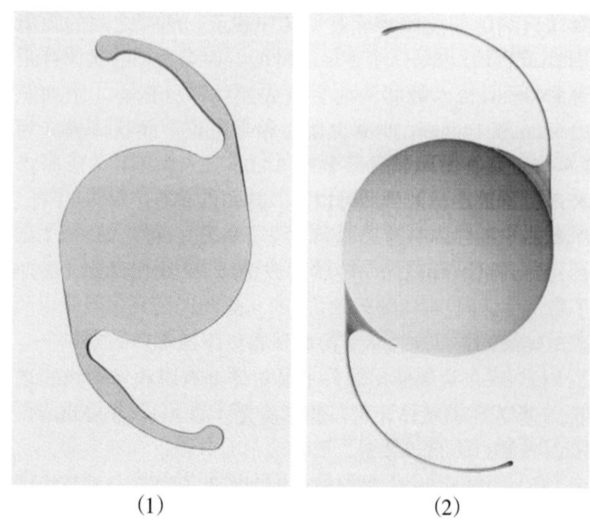
(1) (2)

图 9-8-3 可滤过蓝光的人工晶体

避免了使周边波前成像扭曲，分解视网膜聚焦的光能，提高了视网膜成像的质量。如 Tecnis Z9000、Akreos AO 等(图 9-8-4)。

(3) 多焦点人工晶状体可同时提供远、近视力。有不同设计，如二片镜或三片镜，是由不同屈光度的同心圆镜片组成。中间部分的度数高，为看近时所需，周边部分为看远用。或者前表面为球面屈光表面，后表面为衍射表面。目前多焦点人工晶状体发展进一步完善，大多数患者能够同时获得较好的远、近视力，但仍有部分患者觉得看细小物体时清晰度不够，有时还会出现对比敏感度下降和不良视觉现象如眩光和光晕等。这类晶状体有 ReZoom、ReSTOR 等(图 9-8-5)。

(4) 可调节人工晶状体的设计目的是为了解决白内障摘除术后老视症状的困扰，使术后患者在注视远、中、近距离物体时均可以获得良好的视网膜成像。目前能在临床运用并实现其功能的可调节人工晶状体的设计理念是在睫状肌收缩引起的囊袋变形时，人工晶状体的光学区即焦面向

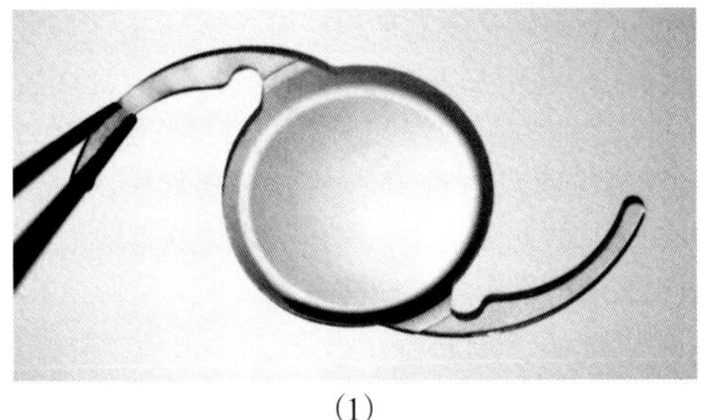

(1)

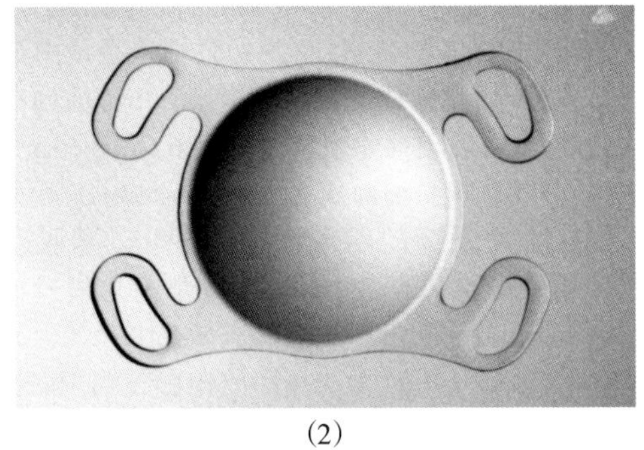

(2)

图 9-8-4　非球面人工晶状体

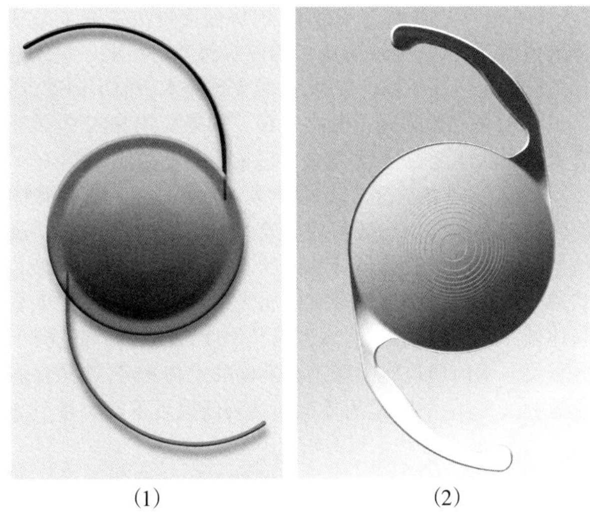

(1)　(2)

图 9-8-5　多焦点人工晶状体

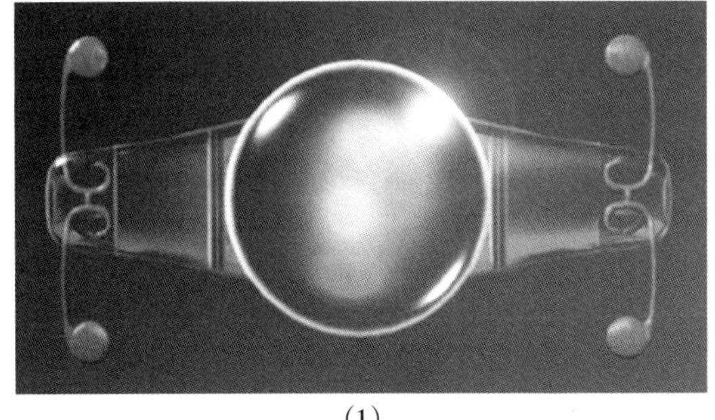

(1)

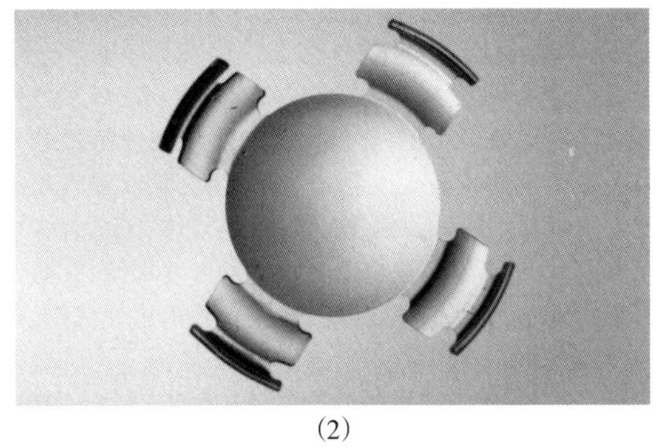

(2)

图 9-8-6　可调节人工晶状体

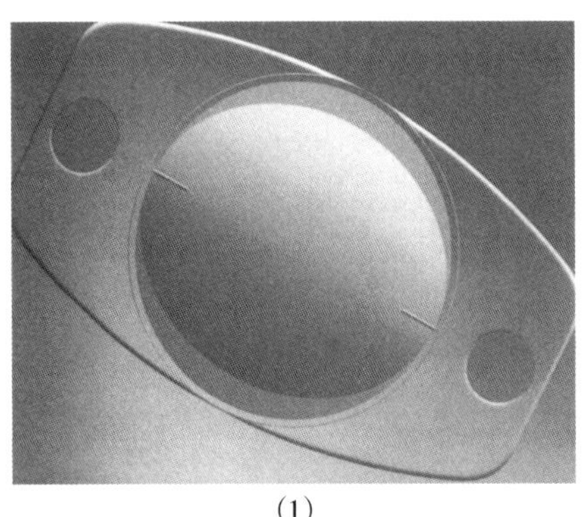

(1)

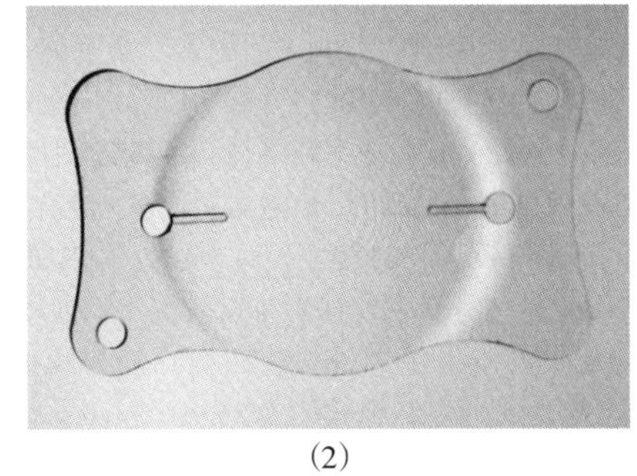

(2)

图 9-8-7　散光人工晶状体

前移动，使眼的屈光能力增加。如 CrystaLens AT45、1CU 等（图 9-8-6）。

（5）散光人工晶状体（Toric IOL）是将散光矫正与人工晶状体的球镜度数相结合的一种新型屈光性人工晶状体，适用于晶状体混浊伴角膜散光的患者。如 Staar Toric IOL、LISA Toric 466TD IOL 等（图 9-8-7）。

【手术的局部解剖及病理】人工晶状体袢固定的主要部位有晶状体囊袋内和睫状沟。

1. 晶状体囊袋内　晶状体后囊厚度为 5μm，但并不是均匀的，后囊中央区最薄，近赤道部位次之，中周部后囊膜较厚。许多人对有晶状体核或晶状体核吸除后的囊袋的大小进行了研究，90% 眼睛的晶状体囊袋直径在 9.5~10.5mm 之间。囊袋张开后（如植入人工晶状体），残余的前囊瓣形成新的赤道，囊袋直径可有 2mm 的扩张。在尸体眼球或手术中发现，囊袋的赤道抗撕裂能力远较晶状体悬韧带强，但悬韧带是从囊袋的赤道部前 2mm 及后 1mm 发出，因此无论进行白内障囊外摘除或超声乳化摘除术，应尽可能减少对悬韧带或囊袋赤道的干扰。

2. 睫状沟　由 Shearing 于 1978 年提出的后房型人工晶状体袢固定的解剖部位，是位于虹膜根部和睫状突之间的隐窝，即睫状沟。根据该部位的形态，将睫状沟描述为虹膜睫状体沟则更为贴切。由于其形态与前房角相似，也有人将其称为后房角。

人工晶状体袢在囊袋内固定比睫状沟固定略后移，所起的屈光作用稍小。如果人工晶状体袢一个植入囊袋内，另一个植入睫状沟，则可导致人工晶状体光学面倾斜，引起屈光力减少和散光。

尸体解剖和动物实验的结果显示，如果后房型人工晶状体袢位于囊袋内，人工晶状体袢对睫状体几乎没有影响，也没有炎症反应。然而，如果该袢植入于睫状沟，袢可深深地陷入睫状体内，引起多发性微血管阻塞而导致缺血、虹膜红变或新生血管性青光眼。如果袢是聚丙烯，常被纤维膜或巨噬细胞包绕。

【手术适应证】对于老年性白内障包括单眼、双眼，不同成熟程度的患者均可行人工晶状体植入术；对于各种类型的单眼白内障，特别是年轻人的单眼白内障都适合。随着白内障手术技术及人工晶状体的发展，除以下人工晶状体植入绝对禁忌证外，均可植入人工晶状体：①患者未被告知或不愿意；②手术者未接受过严格的专业训练；③眼部伴有严重的病变，如小眼球、虹膜红变、角膜内皮失代偿、广泛先天性眼部异常、视网膜中央血管阻塞、眼内恶性肿瘤等。

对于儿童，临床资料显示年龄在1岁以上进行Ⅰ期人工晶状体植入是安全有效的，但目前对于小于1岁的患儿是否Ⅰ期植入人工晶状体仍存在争议。在临床操作上，医生应该根据自己的能力和经验，结合患儿的具体情况，权衡利弊做出决策。此外，伴有先天性小角膜是人工晶状体植入的绝对禁忌证，而伴有先天性无虹膜、青光眼、永存原始玻璃体和虹膜炎是人工晶状体植入的相对禁忌证。对于先天性小眼球者需视眼球的实际轴长和发育情况决定。

【术前检查及准备】人工晶状体植入术的术前检查与常规白内障手术相同，应包括患者术前一般全身情况、术眼情况及术后可能恢复视力的估计。人工晶状体植入术前应做眼球的有关生物测定和人工晶状体度数的估算。

1. 眼球的生物测定

(1) 角膜内皮细胞检测：角膜内皮细胞有防止水分从前房进入角膜和将角膜的水分泵入前房的作用，因而完整的内皮细胞是维持角膜透明性的重要因素。角膜内皮不能再生，损伤后仅能通过邻近细胞移行覆盖，如果内皮细胞的密度低于400~500个/mm^2，则不能维持角膜的透明性，所以术前必须了解内皮细胞的状态，排除角膜内皮细胞异常，以减少术后持续性角膜水肿的发生。对于以往有内眼手术史、青光眼和眼球外伤等患者应特别注意检测角膜内皮改变。

检查角膜内皮可用接触式或间接式的角膜内皮照相机进行。正常角膜内皮细胞数约为2538个/mm^2，一般而言，如果术前内皮细胞密度小于1000个/mm^2，术后极易发生角膜内皮功能失代偿。在人工晶状体植入术中应用前房填充物（如透明质酸钠、甲基纤维、气泡等），可预防减少角膜内皮细胞的损伤。

(2) 超声波测量：超声波检查是人工晶状体植入术前的常规检查之一，超声波除了了解眼球后段的病变，如玻璃体积血、混浊、视网膜脱离、眼内肿瘤、视盘异常和有隆起边缘的视网膜巨大裂孔等病变外，还可进行眼轴长度的测量。眼轴长度是指角膜顶点到黄斑的长度。用超声波测量眼轴的长度，其准确性可在0.1mm内。眼轴的测量务求准确，因为眼轴误差1mm，人工晶状体度数的误差将达2.5D，超声波测量正常眼轴长度的平均值为23.65mm。

目前A型超声波测量眼轴有两种方法：直接法（接触式或压平式）和间接法（浸渍法）。用直接法测量时，超声探头直接接触眼睑或角膜，如果对探头稍加压，可将眼球压陷，眼轴缩短，故此法平均比间接法测量的眼轴短0.24mm，因此用直接法测量眼轴时应注意不要压陷角膜。采用加水囊的间接法测定可避免这一误差，如用甲基纤维代替水囊中的填充物，则测量的结果更加准确。超声波生物测定仪的探头也属于间接测定从角膜到黄斑的眼轴长度。

(3) 角膜屈光度的测量：角膜是眼屈光系统中最重要的光线折射面，角膜的屈光指数为1.376，角膜前面曲率半径平均为7.7mm，后面曲率半径平均为6.6~6.8mm，房水屈光指数为1.336。角膜前面屈光力约为+48.83D，后面屈光力为−5.8D，整个角膜的屈光力为+43.03D。角膜屈光度可通过角膜计测量获得。角膜计直接测量角膜视轴中央3mm的屈光力，通常选取最大和最小屈光度径线上屈光度的平均值作为角膜屈光力。常用的角膜计有HaagStrait、Bausch和Topcon角膜计。不同工厂生产的角膜计的测量结果有一定的误差（0.25~0.75D）。测量时令患者眼球固视，避免对眼球加压，操作熟练可增加其准确性。

(4) 预计的术后前房深度：前房深度可决定人工晶状体的位置，但术前无法确定术后前房深度。在用一些理论公式计算人工晶状体度数时，必须先预测术后前房深度，通常只能根据经验来确定其估计值。如果应用SRK公式计算人工晶状体度数，则不需要术后前房深度的估计值。

2. 人工晶状体屈光度的计算　当准备用人工晶状体取代混浊晶状体以形成新的屈光系统时，每个术者必须清楚所植入的人工晶状体将起到的光学作用。否则，人工晶状体植入术后可能导致高度的屈光不正，从而失去人工晶状体植入的意义。为此，人工晶状体度数的计算和选择十分重要。术前通过对眼球进行准确的生物测定，选择合适度数的人工晶状体，术后才能够达到或接近术前所希望的屈光状态，甚至可矫正眼的屈光不正。

(1) 根据公式计算：正常晶状体是组成眼屈光系统的主要部分，眼屈光力与眼轴长度相适应，使外界物体能够在视网膜黄斑区形成清晰的物像。植入的人工晶状体与角膜形成新的屈光系统能否与眼轴相适应，取决于角膜屈光度、眼轴长度的生物测定值以及术后前房深度的估计值。

人工晶状体度数计算公式有理论公式和回归公式（经验公式）。由于理论公式计算烦琐，而且在术前无法准确了解术后前房深度的估计值，因此较常使用简单的经验公式。20世纪80年代初，Sanders、Retztaff和Kraff等通过逐步回归的方法回顾分析了数以千计用理论公式计算后植入的人工晶状体患者术后的数据，并找出了角膜弯曲度、眼轴长与人工晶状体度数之间的数学关系，即SRK公式：

$$P=A-2.5L-0.9K$$

式中，P是预计的人工晶状体度数；A是常数，取决于人工晶状体的类型、生产厂家和术者采取的手术技术；L是眼轴长度；K是角膜屈光度的平均值。

(2) 影响准确性的因素：据Binkhorst报道，用其设计的理论公式在术前计算人工晶状体的度数，发现术后屈光误差<1D的比例为81%，而根据其他术者的观察，用理论公

式计算人工晶状体度数准确率仅为42%~61%，约20%的术眼术后屈光不正超过2D。而用SRK公式进行人工晶状体度数预测，准确率达81.9%，仅4.5%的术眼术后屈光不正>2D。影响术前预测人工晶状体度数准确性的原因主要有：①生物测定的准确性：一般用A型超声波测定的眼轴长度，在理想的状态下，也会产生0.03mm的误差。如测量技术不熟练，可以产生较大的误差。角膜屈光度测量是影响生物测量值的另一个重要原因。测量时患者不合作，眼球有外力压迫(如眼睑)、测量区域偏离光学中心3mm以外、角膜上皮不完整以及角膜计的轴向与眼轴不一致等均可明显影响其准确性。此外，由于术前无法预知术后的前房深度，因此用理论公式计算人工晶状体度数时，其所需的术后前房深度本身只是一个估计值。②常数：用SRK公式时必须了解每种人工晶状体的常数，不同类型、不同厂家生产的人工晶状体其常数各异。即使同一种人工晶状体，人工晶状体的袢固定位置不同，计算人工晶状体度数时所用的常数也不相同。一般而言，一体型人工晶状体所用的常数较非一体型人工晶状体大，袢在囊袋内固定的人工晶状体的常数比睫状沟固定者大。③屈光不正的影响：正视眼人工晶状体度数的预测，用理论和经验公式进行计算，其结果是接近的。经验公式是根据正视眼的原始数据推导，所以眼球越趋于正视眼，其准确性越高，用理论公式与经验公式计算的度数就越接近。而在近视眼，理论公式计算的人工晶状体度数低于经验公式计算值，反之，在远视眼，理论公式计算人工晶状体度数高于经验公式计算值。鉴于SRK公式对近视眼和远视眼进行计算时人工晶状体度数的准确性不高，故Sander等改良了SRK公式，即SRKⅡ公式：

$$P=A_1-2.5L-0.9K$$

A_1的计算方法如下：如果$L<20$，$A_1=A+3$；如果$20\leq L<21$，$A_1=A+2$；如果$21\leq L<22$，$A_1=A+1$；如果$22\leq L<24.5$，$A_1=A$；如果$L\geq 24.5$，$A_1=A-0.5$。经临床验证，SRKⅡ公式较之SRK公式在计算有屈光不正眼的人工晶状体度数时，准确性有了进一步的提高。

(3) 根据原始屈光状态计算：根据原始屈光状态计算应植入的人工晶状体度数的准确性远较用公式计算低，但亦可做出近似的估计，因此仍有一些术者采用，尤其对于那些没有条件进行生物测定的术者。有生物测定条件的术者，也可据之作为公式计算人工晶状体度数的参考值。

所谓原始的屈光状态，是指发生白内障以前的屈光状态。患白内障以前的验光记录或体检记录可作为原始屈光状态的依据。另外，根据病史有时也可判断与之相适应的原始屈光状态。

如果无法确定患者原始屈光状态，也没有眼科用的超声波测量仪，可采用非眼科用的超声测量仪粗略测量眼球长度，排除轴性高度近视的存在。为避免高度近视者植入度数高的人工晶状体，术者可根据患者不同的需要选择下列三种方法计算人工晶状体度数：

1) 相同人工晶状体：植入的人工晶状体可维持术前的屈光状态，这种人工晶状体称为相同人工晶状体。不同类型的人工晶状体，其相同人工晶状体的度数是不同的：对于前房型人工晶状体，相同人工晶状体度数为+18D；对于接近虹膜的后房型人工晶状体，相同人工晶状体度数为+20D；对于节点后移的后房型人工晶状体则为+21~22D。

2) 正视眼人工晶状体：植入的人工晶状体可使患眼变为正视眼，其计算方法为：正视眼人工晶状体＝相同人工晶状体+1.25×术前屈光度。

3) 标准人工晶状体：比相同的人工晶状体大2D的人工晶状体。标准人工晶状体通常可比原来的屈光状态过矫约1D。

4) 人工晶状体度数的临床选择：当采用适当的公式，运用生物测定的数据计算出人工晶状体度数后，术者应根据患者的年龄、职业需要、生活习惯、过去戴镜史及对侧眼的屈光状态最后决定植入人工晶状体的度数。

对于好动的患者，尤其是那些仍需工作和需要良好远视力的患者，应选择使患眼在术后达到正视眼的人工晶状体。对于大部分时间要进行阅读或进行其他近距离工作者，应使术后呈一定程度的近视状态。术者应根据患者的需求选择人工晶状体。但无论选择术后为正视眼或近视眼，均必须维持双眼单视，不要产生术后屈光参差。对侧眼的屈光状态在一定程度上限制了患眼人工晶状体的植入度数的选择。一般情况下人工晶状体术眼的屈光状态与对侧眼的差异不应超过1.0~1.5D。

由于手术技术的差异及眼球的生物可变性，术后难免出现屈光不正，甚至偏离预测的屈光状态超过1D，术者应考虑术后残留屈光不正对患者视力及生活的影响，所以为了防治术眼术后出现远视倾向，一般植入比正视眼过矫+0.5~0.75D的人工晶状体为宜。

(4) 手术方法：根据人工晶状体袢的固定位置可分为人工晶状体囊袋内固定、睫状沟固定、不对称固定(一袢在囊袋内，另一袢在睫状沟)。将混浊和透明的晶状体物质从晶状体囊袋内清除干净后，将人工晶状体放置于囊袋内，避免与具有生物活性、富含血管和神经的葡萄膜组织接触，理论上是治疗白内障的理想方法。手术中的麻醉、开睑、角膜缘/巩膜隧道或角膜隧道切口，晶状体核娩出和皮质抽吸术参照本章第四节白内障囊外摘除术和第五节超声乳化白内障吸除术的有关部分。

【囊袋内固定的手术方法】当采用白内障囊外摘除或超声乳化摘除白内障晶状体时，在确定没有发生晶状体悬韧带断裂和后囊膜破裂后，向晶状体囊袋内注入黏弹性物质(透明质酸钠、甲基纤维素或硫酸软骨素等)将前囊膜和后囊膜撑开(图9-8-8)。

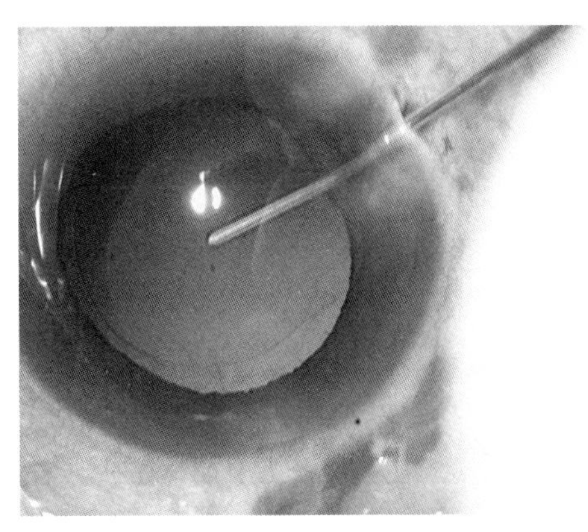

图9-8-8 囊袋内注入黏弹剂

可先在瞳孔中央开始注射，逐渐伸向下方囊袋内前囊膜边缘下，最后向上方12∶00方位的前囊膜下。用空气泡代替黏弹性物质虽然可减少手术费用，但空气泡难以将前囊膜和后囊膜分开，由于囊袋不能张开，故人工晶状体袢多数植入于睫状沟内，而且前房不易维持，尤其在眼压和眶压升高时。

软性可折叠人工晶状体的植入是连贯性的动作，有特制的直接或间接折叠镊加上一个夹着人工晶状体光学部的植入镊(图9-8-9)，也有些可折叠人工晶状体是通过放入一个管状的推进器系统(图9-8-10)，将人工晶状体折叠并夹持着，由手术切口植入眼内，因此，折叠人工晶状体的植入可以分为两种方式。

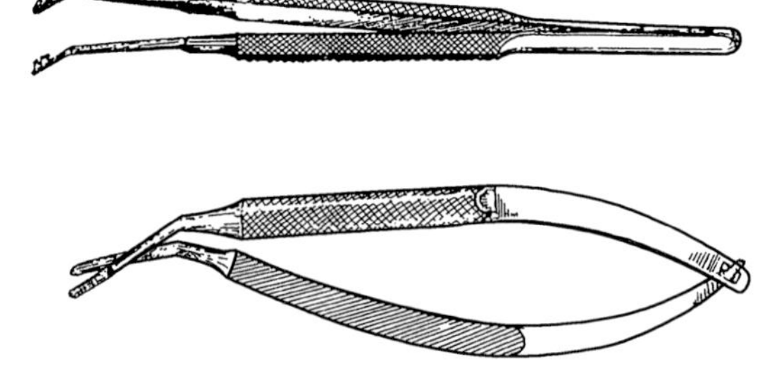

图9-8-9　直接及间接折叠镊及植入镊

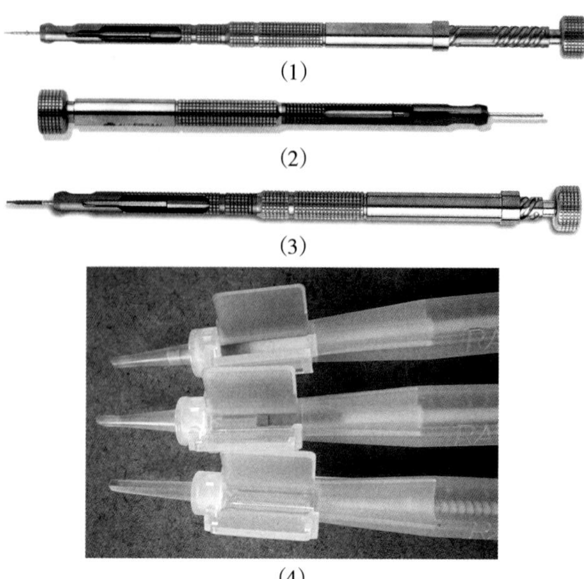

(1)

(2)

(3)

(4)

图9-8-10　人工晶状体推进器系统

(1) 使用折叠夹持器植入：对半夹好人工晶状体，平放进入切口，让下袢进入下方囊袋内，旋转90°使光学部在平放的位置，松开夹持器，使整个人工晶状体连同上下袢植入囊袋内，如上袢未植入可以镊子助其进入上方囊袋内(图9-8-11)。

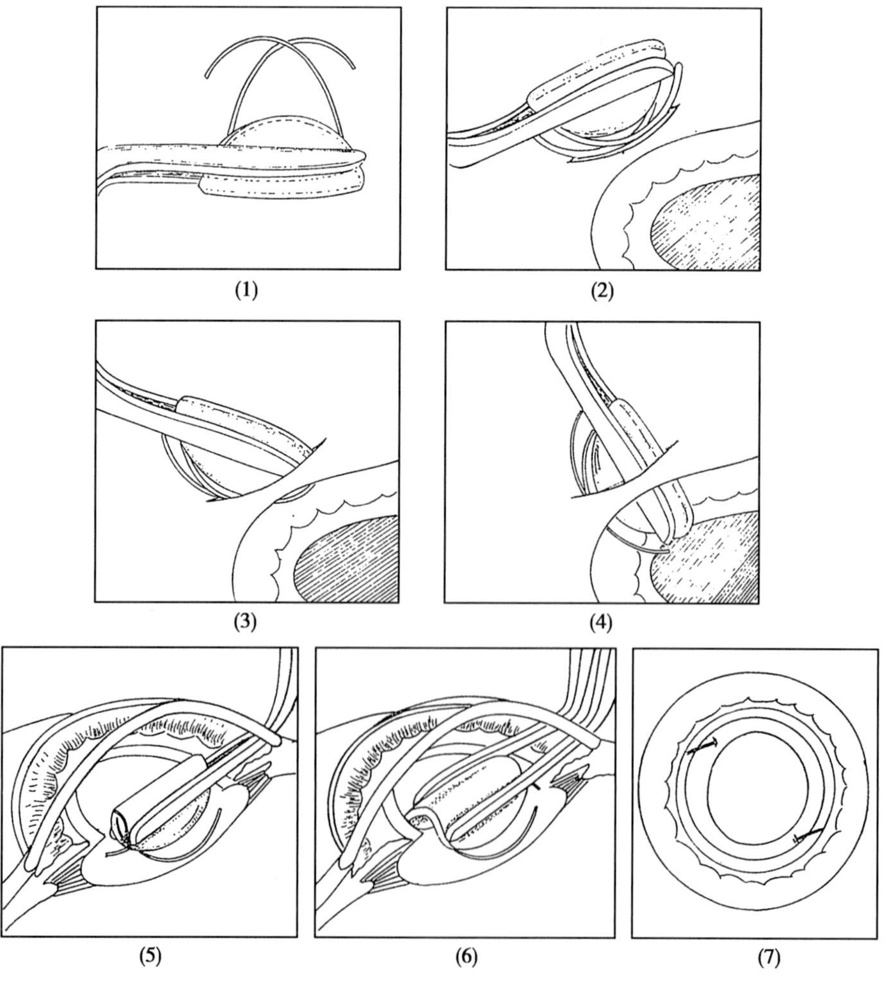

(1)　(2)　(3)　(4)　(5)　(6)　(7)

图9-8-11　使用折叠夹持器植入人工晶状体手术图示

(2) 使用推进器植入:将人工晶状体放入推进器后,将推进器连同晶状体经过切口进入前房及晶状体囊袋内,在眼外启动推进器人工晶状体即被推送入囊袋内(图 9-8-12)。

【睫状沟固定的手术方法】与囊袋内固定比较,睫状沟固定易引起睫状体炎症反应、糜烂、虹膜后摩擦综合征、虹膜后粘连、瞳孔夹持、人工晶状体偏位等并发症,因此现在术者一般较少采用此技术。然而,睫状沟固定方法较容易掌握,操作时对悬韧带的压力较轻,因此在白内障摘除术中出现一些意外如术中眼压过高,人工晶状体下袢难以进入囊袋内,部分悬韧带脆弱或断裂,后囊膜中等大小破裂,但又希望继续进行后房型人工晶状体植入时,以采用睫状沟固定的技术植入后房型人工晶状体为宜。

具体的方法为先将黏弹性物质注入瞳孔区中央,接着注入下方虹膜后与前囊膜表面之间,将下袢植入或者在前房注入气泡则人工晶状体下袢较容易进入虹膜下,然后可再向上方虹膜下注入黏弹性物质或向前房注入气泡。此植入方法与囊袋内固定的植入法相似,不同的只是将上袢及下袢植入于虹膜下面和前囊膜表面的睫状沟内。

【手术要点和主要注意事项】由于人工晶状体植入是白内障摘除术的延续,故白内障摘除的过程很大程度影响人工晶状体的植入。成功植入后房型人工晶状体的基础是在保持晶状体悬韧带和囊袋的完整性的同时,尽可能将囊袋内的晶状体皮质清除干净。保证人工晶状体在囊袋内固定的方法有:①晶状体前囊切开最好采用连续环形撕囊术(详见本章第四节);②开罐式前囊切开时切开口不宜太大,一般直径约 6mm;③晶状体皮质应尽可能清除干净;④植入人工晶状体前应用黏性较大的填充剂(黏弹性物质);⑤最好采用旋转的方法植入人工晶状体;⑥术后应有效地控制炎症反应。

【术中并发症及处理】

1. 与切口及角膜有关的并发症 切口长度不适当可引起人工晶状体植入术一系列的并发症。对于白内障超声乳化吸除术,以 3.0~3.5mm 切口最为常用,不会引起手术源性角膜散光,而对于大部分的白内障囊外摘除术,11~13mm 弦长的切口已足够,切口过长会增加术眼的损伤,也可导致术后较大的角膜散光。切口过小可引起晶状体核娩出困难,使角膜内皮受损,甚至导致晶状体悬韧带撕裂或后囊膜破裂。

切口离透明角膜越近,损伤角膜后弹力层的危险性越大。角膜后弹力层撕脱是由于手术器械或人工晶状体进出手术切口过多和不当所引起,小范围轻度的角膜后弹力层撕脱时,不易被察觉,也不会产生严重后果。但如角膜后弹力层撕脱的范围达到或超过全部的 1/3 而又未能复位时,则可能引起角膜内皮功能失代偿。被撕脱的角膜后弹力层与晶状体前囊膜相似,根据脱离的位置和弹性,可将两者区分,如果难以区分,对切口附近的弹性膜应当作角膜后弹力层撕脱处理,不要轻易拉扯或剪除。如角膜后弹力层撕脱,可向前房注入黏弹性物质,使其复位;也可用精细的钩,将脱离和卷起的角膜后弹力层恢复到紧贴角膜基质层的位置;也可向前房注入灌注液,再压迫角膜后弹力层脱离相应切口的后唇,让灌注液冲出时,使撕脱的角膜后弹力层随之复位。复位后可向前房再注入气泡或透明质酸钠,维持其

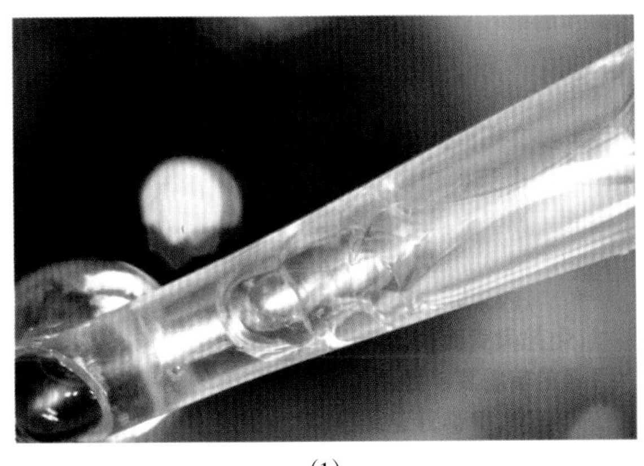
(1)

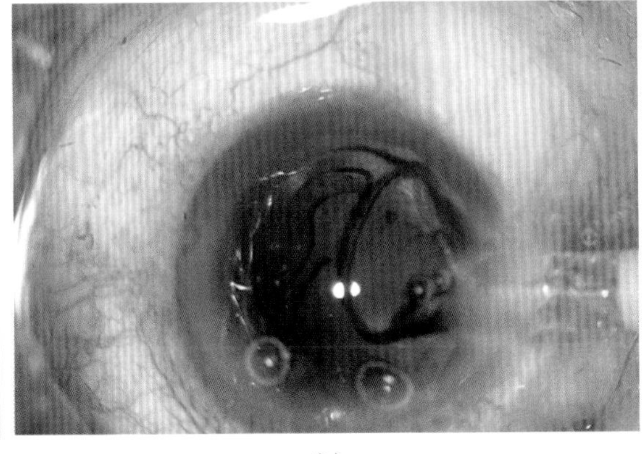
(2)

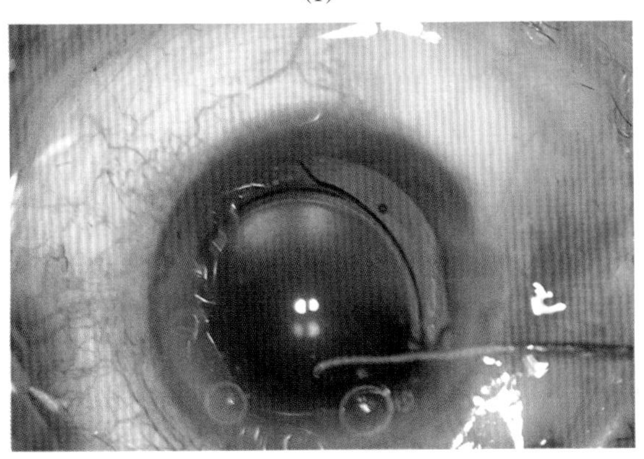
(3)

图 9-8-12 使用推进器植入人工晶状体手术

正常位置。

2. 出血　术中少量前房积血多来源于损伤的球结膜、巩膜和虹膜小血管。在白内障囊外摘除术时，当用剪刀扩大角膜缘切口、娩出晶状体核和植入人工晶状体时出现前房积血，多为虹膜根部断离引起。如果积血较多，渗入前房可降低前房的能见度，当前房积血发生时，应作冲洗，或找寻出血点。如果是球结膜或表层巩膜出血，可烧灼止血。对于虹膜或切口深层巩膜出血，如果冲洗不能控制，可在前房内注入空气泡，压迫止血，并可防止血液渗入前房。如果虹膜根部断离范围超过 1/6 周长，应作修补，此时可用尼龙线将断离的虹膜间断缝合于切口后唇上。

脉络膜下暴发出血是白内障摘除与人工晶状体植入术中最严重的并发症。出血来源于较大的脉络膜血管。暴发性出血虽然少见，但后果严重，每个术者应认识其发生的前兆：前房变浅无法恢复、虹膜及晶状体隔高度膨隆，继而虹膜脱出切口外。在这种情况下，最重要的措施是马上关闭手术切口，同时用平衡盐溶液或透明质酸钠注入前房升高压力，然后再根据情况决定是否放弃人工晶状体植入，并参照本章第四节(白内障囊外摘除术中并发症)所提及的症状体征及治疗方法做进一步处理。

3. 瞳孔异常　长期缩瞳治疗、虹膜炎症，均可使瞳孔变小和强直，老年人瞳孔通常较小，上述情况均会导致白内障手术时的操作困难，甚至会导致瞳孔括约肌撕裂、玻璃体脱出等情况的发生。因此对于这些病例，术前应该使用强效的散瞳剂散大瞳孔，如果瞳孔仍然较小，在破囊前可先进行瞳孔括约肌剪开，扩大瞳孔，植入人工晶状体后再将括约肌缝合，或使用虹膜拉钩协助手术的完成。

有两种常用的方法可以防止术中瞳孔缩小。在术前数天开始使用非甾体消炎药，如吲哚美辛、氟比洛芬等，这些制剂已被证明能够在术中有效地维持瞳孔散大状态。在 500ml 灌注液中加入 1∶1000 的肾上腺素溶液 0.25ml，也可对抗术中机械刺激引起的瞳孔缩小。

4. 术中高眼压　术中高眼压可导致虹膜脱出、玻璃体膨隆及容易发生玻璃体脱出、前房积血和角膜内皮损伤等。如果高眼压不能控制或虹膜持续脱出，应立即关闭切口，寻找原因。如果因麻醉效果不良或患者精神过度紧张所致，可给予镇痛剂和镇静剂。也可向前房注射空气或透明质酸钠，增加前房的压力，数分钟后，再重新缓慢打开切口。如果上述尝试失败，可立即快速静脉点滴 20% 甘露醇 250ml，一般可降低高眼压，前房逐渐加深，虹膜不再脱出。但个别病例可能需要进行后巩膜切开放液或进行玻璃体切割后才能得到缓解。

5. 玻璃体脱出　玻璃体脱出可发生于人工晶状体植入术中的不同阶段，其原因及处理不尽相同。

(1) 撕囊或截囊阶段：主要是由于截囊方法有误，不是在囊膜上操作，而是在囊膜下用截囊针钩拉晶状体核。当晶状体核大而硬时，盲目钩拉晶状体核牵动囊袋导致后囊膜破裂。另外，撕囊时前囊放射状撕裂口延伸到接近晶状体赤道部，亦可导致后囊膜破裂。此时，如晶状体核尚完整或还有大量碎块残留，应毫不犹豫地改变术式，即扩大切口，借助黏弹剂用晶状体圈娩出晶状体核，或行常规囊外白内障摘除术，再行前段玻璃体切除。如果完整的晶状体核或碎块坠入玻璃体腔深处，则先关闭角巩膜缘切口，行标准三切口玻璃体切割术，并借助核浮起技术(如重水)将晶状体核取出，然后根据囊膜和悬韧带的情况决定下一步的手术方法。如果下方的悬韧带和前囊膜尚存，可向前房和下方睫状沟注入透明质酸钠后植入后房型人工晶状体，同时用聚丙烯缝线将上袢固定于上方睫状沟内。当悬韧带几乎已全损伤或没有晶状体囊膜时，植入后房型人工晶状体则需要运用熟练的技术将上、下袢用缝线固定于睫状沟处，或者改做植入新型的开放式袢的前房型人工晶状体。

(2) 超声乳化及灌注抽吸清除核及皮质阶段：主要由于超声乳化和抽吸时直接或间接牵拉或机械力撑开导致后囊膜破裂。抽吸皮质过程中，其不规则断端直接划破后囊膜，或水分离不充分，皮质紧密黏着在后囊膜上，抽吸过程中亦可发生后囊膜破裂。如果后囊膜破裂范围较小，小心清除皮质和切除前房内的玻璃体后仍可将后房型人工晶状体植入囊袋内。如果后囊膜破裂的范围较大，则只能将人工晶状体植入于睫状沟内，甚至考虑用缝线将其固定。

(3) 植入人工晶状体阶段：主要是由于植入人工晶状体的袢过度伸展，撑破后囊所致；人工晶状体光学部的赤道超过瞳孔水平中线，也可导致悬韧带断裂。前者出现时应将人工晶状体取出，把前房内的玻璃体切除，然后将后房型人工晶状体植入于睫状沟内，否则人工晶状体下袢没有支撑，容易沉入玻璃体腔内。后者出现时应将人工晶状体上下袢旋转至水平位置后，再将进入前房的玻璃体切除干净。

【术后处理】人工晶状体植入术后的护理与上述白内障摘除术后大致相同。术后一般不必限制患者的日常活动，但须避免碰撞术眼。常规应用抗生素和皮质类固醇眼药水滴术眼，持续 2 周。另外还应注意如下问题：

1. 术后炎症　人工晶状体植入术后早期出现的葡萄膜炎一般认为是反应性的，且局限于虹膜睫状体，通常 1 周内可自然消退。术后前房残留黏弹性物质和晶状体皮质，数天后也可吸收，无须进行特殊处理。如果角膜上皮轻度水肿和眼压偏高，可局部滴用噻吗洛尔，每天 2 次，待眼压正常后停药。

2. 术后散瞳　人工晶状体植入术后多不需散瞳，当术后出现不同程度的虹膜炎症时，可选择快速的散瞳剂如托吡卡胺等活动瞳孔，但一般不宜用强的散瞳药，以免发生瞳孔固定于散大的状态及人工晶状体的瞳孔夹持。

【术后并发症及处理】

1. 浅前房　人工晶状体植入术后的切口一般为水密状态，术后 1~2 小时可恢复正常有晶状体深度，术后的浅前房可由下列原因引起：

(1) 切口渗漏：切口渗漏常由水肿密封不良、玻璃体嵌顿于切口或高眼压等原因引起。近年来，随着切口长度的不断缩短和显微切口缝合技术的推广，此症已大为减少。如果角膜缘切口由结膜瓣覆盖，切口渗漏时可有结膜滤过泡形成，如果结膜瓣不能完全覆盖角膜缘切口或覆盖不紧密，则无滤过泡形成。出现切口渗漏常伴有虹膜脱出，并嵌顿于渗漏处。如果怀疑有渗漏，可进行 Seidel 试验：将已消毒的 2% 荧光素滴入术眼后，在裂隙灯下检查，如发现小溪样绿色水柱向外流即为阳性，但轻度切口渗漏时 Seidel 试

 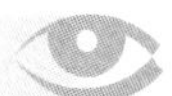

验也可为阴性。由于切口渗漏可引起眼内炎、继发性青光眼、黄斑水肿、高度逆规性散光等严重并发症，多主张重新缝合切口。如果程度较轻，可通过加压包扎术眼，有时浅前房可以恢复。

(2) 脉络膜脱离：浆液性的脉络膜脱离常表现为术后低眼压、浅前房在术后 7~10 天仍不恢复，一般脱离部位多在下方。大部分脉络膜脱离属于继发性，常因切口渗漏、炎症所致。长期低眼压、浅前房可造成玻璃体和虹膜晶状体隔前移、虹膜前粘连。因此如果脉络膜脱离伴有切口渗漏，应重新缝合切口、形成前房；如果脉络膜脱离范围较大，脱离区后巩膜切开引流可加速眼压的恢复和脉络膜脱离复位；如果脱离的范围较小，无明显的切口渗漏，可加强抗炎，加压包扎数天后脉络膜脱离多能逐渐消失。

(3) 瞳孔阻滞：人工晶状体植入术后如果虹膜有渗出或与人工晶状体发生粘连，同时未进行虹膜周边切除或切除口不通畅时，可发生瞳孔阻滞，此时，房水不能到达前房而积聚于后房内，引起眼压升高、浅前房。瞳孔阻滞如果不及时处理，可发生虹膜前粘连、房角关闭、人工晶状体接触角膜从而引起角膜内皮损伤。在瞳孔阻滞的早期可用强的散瞳剂、局部应用皮质类固醇减轻炎症或全身用高渗剂。然而，最根本的措施是重新恢复前后房的交通，虹膜切开术可达到此目的，YAG 激光进行周边虹膜切开则更为简便。

2. 持续角膜水肿(大泡性角膜病变)　在人工晶状体术后 1~2 天内多数术眼有轻度的角膜水肿，表现为角膜增厚、透明度下降和后弹力层皱褶，绝大多数几天内消失。持续性角膜水肿是人工晶状体植入术后严重的并发症，是由于角膜内皮细胞在手术中受损过多所致。如果它的密度低于 800 个 /mm^2，则功能难以代偿，因而出现永久性角膜水肿及大泡性角膜病变。引起白内障术后持续角膜水肿的原因可为：①术前已存在角膜内皮病变(如 Fuchs 营养不良)或已做过内眼手术且已明显损害角膜内皮细胞；②手术中过度损伤：包括机械性损伤和较长时间和较大量前房冲洗液的使用；③玻璃体、人工晶状体与角膜接触、粘连或嵌顿于切口；④角膜与眼内组织粘连(如虹膜和晶状体囊膜等)；⑤上皮植入和纤维内生；⑥后弹力层撕脱；⑦青光眼；⑧葡萄膜炎；⑨化学性损伤(如高浓度的缩瞳药、肾上腺素等)。

由于角膜内皮的损害是不可逆的，一旦发生了持续性角膜水肿，角膜光学性的恢复有赖于部分穿透性角膜移植。对于不便进行角膜移植的患者，局部可通过高渗剂、配戴软性接触镜或切除病区的上皮细胞层后用结膜瓣遮盖来缓解症状。在人工晶状体植入术中如果能避免器械和人工晶状体接触角膜内皮，尽可能在前房密闭状态下操作，使用黏弹性物质保护角膜内皮，避免长时间冲洗前房，选用无角膜内皮毒性的冲洗液(如平衡盐溶液)，术后尽快处理玻璃体及其他组织与角膜内皮的接触，均可在较大程度上减少术后持续性角膜水肿的发生。

3. 前房和玻璃体积血　人工晶状体植入术后的前房积血多发生于手术后 3~7 天，积血大多数来源于切口被损伤的血管和虹膜血管，来源于睫状体血管者较为少见。此种术后切口的出血多由于原来已收缩的血管重新张开或切口轻度移位导致脆弱的血管断裂。少量的前房积血一般可数天内自然吸收，积血充满前房者较少见。如伴高眼压则应立即进行前房冲洗，以避免角膜血染。玻璃体积血常因糖尿病、视网膜裂孔或低眼压所致。玻璃体积血也可来源于睫状体或虹膜周边切除口。少量玻璃体积血沉于眼内下部，并不影响视力，因而很少引起注意，大量玻璃体积血可影响术后视力并可引起血影细胞性青光眼。对人工晶状体术后发生玻璃体积血者，如果眼底仍可见时，应寻找是否有视网膜裂孔。如果眼底不能窥见，应进行超声波检查，确定有否视网膜脱离。少量的玻璃体积血多能自然吸收，大量的积血应进行后段玻璃体切割术。

4. 葡萄膜炎　人工晶状体术后严重的葡萄膜炎多伴随着一些术后并发症如眼内出血、玻璃体脱出、晶状体皮质残留、上皮植入和视网膜脱离等。术后葡萄膜炎也可能由严重的手术创伤、伤口有组织嵌顿、某些全身性疾病、交感性眼炎等原因引起。如果植入质量较差的人工晶状体，而且人工晶状体又经常与虹膜接触，可引起后房型人工晶状体极少见的 UGH 综合征，即葡萄膜炎合并前房积血和继发性青光眼。术后的葡萄膜炎一般应用皮质类固醇、前列腺素抑制剂及散瞳剂等药物多能控制，但需要同时寻找病因，进行病因治疗。

5. 化脓性眼内炎　眼内炎是人工晶状体植入术后最严重的并发症，其发病率目前为 0.02%~0.5%。眼内炎最常见的感染源为手术野，其次为术者手术中用的器械、抽吸灌注管道和冲洗液、术后用的眼药水和眼药膏，手术室的空气和空调机亦会成为感染源。引起细菌性眼内炎最常见的致病菌是革兰阳性的白色葡萄球菌和金黄色葡萄球菌，其次为革兰阴性的铜绿假单胞菌和变形杆菌属，偶有产气杆菌和其他条件致病菌。

眼内炎多数在术后 1~4 天内急骤起病，伴有剧烈眼部疼痛和视力急剧下降。眼内炎早期的体征仅有前房水闪辉显著增加，很快便出现前房和玻璃体积脓。白内障术后一旦怀疑眼内炎，应立即抽取房水和玻璃体进行细菌和真菌培养。可在角膜缘用 25 号针作前房穿刺取出房水，同时在睫状体平坦部作切口吸出玻璃体作涂片显微镜检查及细菌培养和药物敏感度试验。近年来许多术者建议用玻璃体切除器切除受累的玻璃体，并向玻璃体腔、静脉和球结膜下注射抗生素(万古霉素、头孢菌素 V 等)。当获得细菌培养和涂片的结果后，再根据细菌的药物敏感试验修正所用的抗生素。同时应注意抗生素眼内注射对视网膜的毒性作用。

一般认为已植入的人工晶状体并不影响抗生素的治疗效果和炎症的控制，但如果经过积极的措施治疗后，炎症没有好转的迹象，可考虑取出人工晶状体。预防的方法是术前发现和处理潜在的感染病灶、局部滴抗生素眼药水，术中严格执行无菌操作，对免疫功能受抑制、糖尿病的患者酌情于术前术后采取预防感染的措施，局部和全身使用抗生素。

6. 青光眼　人工晶状体术后一般有短暂眼压升高过程，无须特殊处理，在 24 小时内可逐渐降至正常。即使前房残留多量的透明质酸钠，数天内吸收后眼压也自然下降。人工晶状体术后的青光眼是指持续的眼压升高，其发生率约为 2.5%。眼压升高的原因主要为：术前已存在的青光眼、晶状体皮质残留较多、长期大量应用皮质类固醇、炎症、瞳孔阻滞、玻璃体睫状环阻滞、虹膜前粘连、眼内出血、上皮植入和纤维内生等。人工晶状体术后青光眼的治疗应在局部和全身进行降压处理的同时进行病因治疗，如炎症者加强抗炎；皮质类固醇性者停用皮质类固醇；前房内残留大量的晶状体皮质、眼内积血者应进行前房冲洗或玻璃体切割术；对于由于滤过功能不足引起者，可考虑进行小梁切除术。

7. 人工晶状体位置异常

（1）瞳孔夹持：这种综合征是指虹膜滑到后房型人工晶状体光学面的后面，多发生于植入位置接近虹膜的人工晶状体，如袢没有前倾角的人工晶状体。虽然小范围的瞳孔夹持可使瞳孔变形，但对视力无明显影响，也不会导致严重后果，但瞳孔夹持范围较大，日久可致瞳孔括约肌损伤、虹膜纤维化、出血和青光眼。瞳孔夹持的成因尚不清楚，但术后瞳孔阻滞、切口渗漏、拱形的人工晶状体及囊膜与虹膜间的粘连可以使人工晶状体边缘突入瞳孔平面，诱发瞳孔夹持。人工晶状体袢一个在囊袋内，一个在睫状沟（袢不对称性固定）亦易引起瞳孔夹持。此外，手术后早期持续强力药物散大瞳孔也是产生瞳孔夹持的一个因素。

如果在术后早期发现，使用保守疗法，有些病例可获得成功。具体做法为采用短效的散瞳药及表面麻醉后，用棉签或小玻棒按压与人工晶状体袢顶点所在区对应的巩膜面，当人工晶状体位置恢复后立即缩瞳。如果保守疗法失败或虹膜与晶状体囊膜发生粘连，夹持范围较大而且又是进行性的，则需手术复位。手术时向前房注入透明质酸钠后，在尽可能避免后囊膜破裂的情况下分离虹膜与囊膜间的粘连，用精细的人工晶状体调整钩（如 Sinskey 钩）将人工晶状体调整到合适的位置上。在人工晶状体复位的同时应细心找寻微小的切口渗漏并做虹膜周边切开术，去除诱因。

选用人工晶状体袢与光学面成前倾 10°角的人工晶状体、将人工晶状体植入囊袋内、良好的手术切口缝合、出现瞳孔阻滞时行虹膜周边切除术、减少虹膜炎症等均可有效地预防瞳孔夹持发生。

（2）“日落”综合征：是指后房型人工晶状体脱位进入玻璃体腔，在上方瞳孔区可见人工晶状体光学面的赤道部。这种综合征多发生于下方悬韧带已断裂的人工晶状体植入术后，或者发生在较广泛的后囊膜破裂但手术时未被察觉，人工晶状体下袢已进入玻璃体腔的患者。“日落”综合征可导致患者视力下降，而且半脱位的人工晶状体可刺激睫状体引起轻度葡萄膜炎症、疼痛和黄斑囊样水肿，甚至人工晶状体可进一步脱位，整个脱入玻璃体腔里面，与视网膜接触，因此必须进行手术复位，如果无法复位，应考虑将人工晶状体取出。

如果仅仅是下方部分悬韧带断裂引起的轻度人工晶状体移位，可将人工晶状体旋转，使其袢转到悬韧带完整的方向；如果人工晶状体袢伸入后囊膜破裂口，但尚存在周边后囊膜，可在人工晶状体取出后将前房的玻璃体切除，然后将人工晶状体植入于睫状沟内；如果后囊膜和悬韧带损伤的范围过大，可用聚丙烯缝线将人工晶状体固定于睫状沟或取出后更换一个前房型人工晶状体。

（3）“日出”综合征：“日出”综合征较少见，是指人工晶状体向上移位，人工晶状体的较大部分位于上方虹膜后，光学面的下缘可在瞳孔区见到。这主要是由于人工晶状体上袢不在囊袋内，而支撑人工晶状体下袢的囊袋发生粘连收缩所致。如果出现复视、眩目及视力下降，不能用缩瞳剂减轻者，应手术复位。

（4）“挡风玻璃刮水器”综合征：植入睫状沟的人工晶状体太短（袢及晶状体的直径在 13mm 或以下），不能良好地在其内固定，人工晶状体像钟摆样摆动。可采用缝线将人工晶状体固定于睫状沟，也可以更换袢距为 14mm 或更大的人工晶状体。

8. 后囊膜混浊　后囊膜混浊是白内障囊外摘除术后常见的晚期并发症，术后 3~5 年内，约有 50% 的成人发生此症，而儿童则无一幸免，婴幼儿在术后数月即可发生。赤道部残留的晶状体上皮细胞移行在后囊膜混浊中起着最重要的作用，另外残留的晶状体皮质和色素、血细胞、炎症和纤维亦可促进后囊膜混浊的发生。上皮细胞可沿着后囊膜广泛地移行，形成一簇簇泡状细胞小丘（Elschnig 珠）；增殖的上皮细胞如限于赤道带，则形成环形混浊（Soemmerring 环）；如果仅有单层上皮细胞增殖并向中央视轴延伸，增殖的上皮细胞可化生为有收缩力的成肌纤维，使后囊膜形成微小的皱褶，则产生不规则性散光。

YAG 激光囊膜切开术是治疗后囊膜混浊最简单有效的方法，Nd：YAG 激光后囊膜切开术是一种非侵入性的手术，操作简单效果较好，为避免切开囊膜的时候损伤人工晶状体，激光脉冲能量以 1~2mJ 为宜，同时需要准确地聚焦于后囊膜上。此外，也可用穿刺刀从睫状体平坦部进入眼内，将混浊及增厚的中央部后囊膜切开。为预防小儿人工晶状体植入术后发生后发性白内障，多数术者主张植入人工晶状体后即做后囊切开。

9. 视网膜并发症　后房型人工晶状体植入术后的视网膜并发症不多见，主要是黄斑囊样水肿和视网膜脱离。

白内障摘除和人工晶状体植入术后的黄斑囊样水肿又称为 Irvine-Gass 综合征，一般在术后数天出现黄斑轻度水肿，影响术后视力。虽然病因未明，但多数无须治疗，在数周可自行消退。严重的持续黄斑囊样水肿少见，而且治疗困难。其治疗方法是首先寻找并消除如炎症、玻璃体条索牵引黄斑部视网膜等可能有关的原因，并口服或局部滴用吲哚美辛。炎症明显时，可口服或球结膜下注射皮质类固醇。

有学者注意到人工晶状体植入术中因显微镜的强光照射引起的黄斑光损伤，主要的表现为术后黄斑水肿。因此在超声乳化白内障晶状体核并抽吸皮质后，特别是植入人工晶状体后，应注意遮盖角膜，避免强光对黄斑部长时间的照射。

人工晶状体眼和无晶状体眼视网膜脱离的发生率约为 1%，那些轴性近视的术眼、对侧眼已有视网膜脱离以及术中一期后囊膜切开的术眼，术后视网膜脱离的发生率较高。其脱离一般发生在人工晶状体植入术后 6 个月内，视网膜裂孔多位于锯齿缘附近，由于裂孔较小，眼底检查难以发现。如果屈光介质清亮应仔细在锯齿缘附近寻找裂孔，然后施行巩膜冷凝及垫压术；如果找不到裂孔，则施行巩膜环扎术；如果后囊膜混浊，可先进行 YAG 激光后囊膜切开术，再寻找裂孔；如果玻璃体明显混浊或出现纤维增殖膜时，可先行玻璃体切除，再进行巩膜环扎术，人工晶状体一般不需取出。

二、后房型硬性人工晶状体植入术

早期的硬性后房型人工晶状体由中央光学部和两个袢组成，有多种类型的设计，包括不同的形状、直径、定位孔等。如平凸型，度数取决于凸面；双凸面，双面都有屈光作用。新月形（或凸凹型），双面均向前弓，植入后在人工晶状体后表面与后囊间存在一间隙，可安全进行YAG激光后囊切开术。人工晶状体光学部的直径可为5~7mm，较大的直径能减少偏心的影响。多数人工晶状体光学部为圆形。椭圆形的，如5mm×6mm大小，能通过5mm的切口植入。

【手术适应证】基本同后房型折叠人工晶状体植入术及晶状体超声乳化摘除术。如果采用角膜隧道式切口，不用做结膜巩膜切开，有利于使用抗凝药、有干眼症、天疱疮样结膜病变和巩膜病患者，对已行青光眼滤过手术的患者，是一个重要的适应证。

【术前检查及准备】参照本章第五节晶状体超声乳化摘除术，特别注意巩膜隧道和角膜隧道小切口，要使用特别的双刃角膜手术刀。其中角膜隧道切口如有条件应准备钻石角膜切开刀。

【麻醉方法】参照本章超声乳化摘除术，如作角膜隧道式切口不用固定上直肌，可以用表面麻醉法。

【手术方法】

1. 分别参照本章晶状体超声乳化摘除术作角膜缘、巩膜隧道或角膜隧道式切口。
2. 抽出前房穿刺刀后在前房注入黏弹性物质。
3. 做晶状体连续撕囊术（参照本章第四节白内障囊外摘除术）。
4. 做晶状体水分离术或水分离术和水分层术（参照本章第五节超声乳化白内障除术）。
5. 参照本章晶状体超声乳化摘除术有关原位晶状体乳化法做晶状体超声乳化术。
6. 向前房和晶状体囊袋内注入黏弹性物质。
7. 用5.5mm的前房穿刺刀穿刺切口，然后以人工晶状体植入镊或无齿打结镊夹持人工晶状体上1/3光学面，用镊子将切口掀起，在直视下将人工晶状体的前袢和光学面推入囊袋内，用人工晶状体定位器将后袢旋转入囊袋内。
8. 抽吸残余黏弹性物质及晶状体皮质。
9. 封闭切口，角膜主切口水肿密封。

【术中和术后并发症及其处理】参照本章第五节超声乳化白内障吸除术和第八节中的小切口可折叠后房型人工晶状体植入术有关内容。

【手术要点】除参照本章第五节和第八节以外，特别要注意切口的整齐、位置正确，双刃角膜刀要锋利。先掌握好角膜缘切口的超声乳化术，并且术前应充分了解晶状体核的硬度和颜色，根据具体情况，设置超声乳化的能量和抽吸灌注的力度。

三、前房型人工晶状体植入术

早期的前房型人工晶状体植入术因术后的并发症多，曾一度被淘汰。但自1968年Choyce Mark Ⅷ型前房角固定型人工晶状体出现后，至今仍有一些医生使用。它具有操作简单，在前房内便于取放和检查，可行二期植入，可耐受瞳孔散大等优点。但是由于有显著的缺点，因而临床应用的比例远低于后房型人工晶状体，已成为后房型人工晶状体的补充。其首要的缺点是人工晶状体的大小规格要求严格，较难精确地预测其合适的尺寸，过小可导致内旋转引起间歇性角膜内皮接触，使角膜内皮失代偿，过大可致长久接触房角引起疼痛，此外亦有瞳孔阻滞性青光眼发生的可能。

【手术原理】前房角固定型人工晶状体植入是将人工晶状体植入于前房，并通过人工晶状体袢与前房角的接触将光学面固定于前房内。固定点为3个或4个，符合三点固定一个平面的原理。

前房型人工晶状体有Choyce Mark Ⅷ型、Kelman Pregnant 7型、Kelman Omnifit型、Kelman-Quadraflex型和Soft-S型（图9-8-13）。

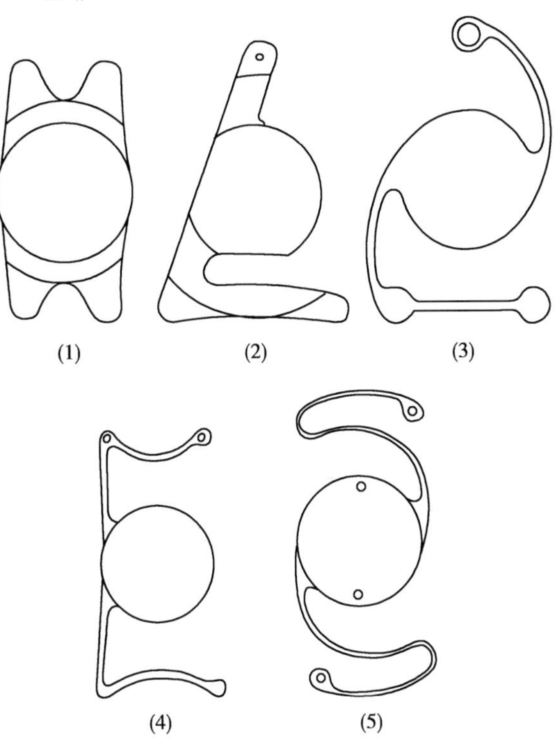

图9-8-13 前房型人工晶状体
(1) Choyce Mark Ⅷ型；(2) Kelman Pregnant 7型；(3) Kelman Omnifit型；(4) Kelman Quadraflex型；(5) Soft-S型

由于前房型人工晶状体固定在前房内，故选择人工晶状体时要注意以下两点：

1. 必须严格掌握其大小及与上、下房角之间距离的一致性。人工晶状体太大，会导致角膜变形、前房积血、葡萄膜炎。人工晶状体太小，术后易在前房内转动，其后果同样十分严重。测量人工晶状体大小的方法，取角膜水平径加1mm即为所选择前房型人工晶状体袢直径的大小。角膜水平径的测量可使用圆规，测量水平方向的角膜缘距离（图9-8-14）。

2. 前房型人工晶状体固定的位置与后房型人工晶状体不同，所以选择人工晶状体的度数也不同，如果使用SRK公式计算人工晶状体度数，各制作工厂均在A值上体现其差异性。

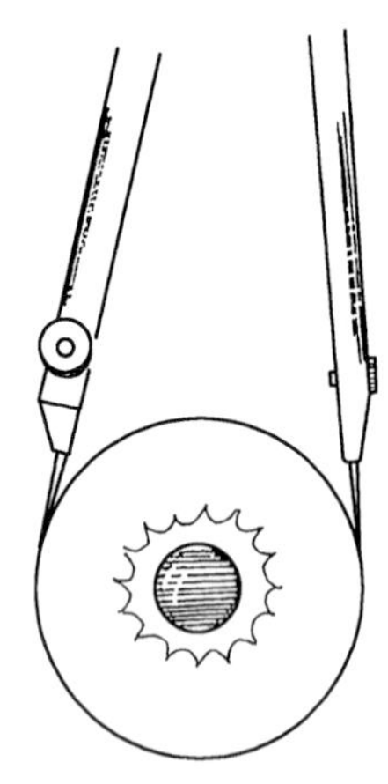

图 9-8-14　角膜水平径的测量方法

【手术适应证】

1. 无晶状体后囊支撑的Ⅰ期或Ⅱ期的人工晶状体植入。

2. 适合行人工晶状体更换术，如因后房型人工晶状体脱入玻璃体内时，可取出后房型人工晶状体，改植入前房角固定型人工晶状体。

3. 前房角固定型人工晶状体虽然可以植入各类白内障手术后的无晶状体眼，但是对有后囊膜支撑的一期人工晶状体植入术，笔者认为仍应首选后房型人工晶状体。

4. 亦可用于高度近视有晶状体眼前房型人工晶状体植入术。

【手术禁忌证】属下列情况者，不宜植入前房型人工晶状体：浅前房，房角异常（房角关闭或有新生血管），虹膜前粘连及角膜内皮细胞低于 1000 个 /mm^2。

【术前准备】

1. 除按后房型人工晶状体植入术的术前准备外，必须增加前房角镜检查、角膜直径测量、角膜内皮细胞照相和前房深度测量。

2. 决定购买前房型人工晶状体时必须注意几个基本数据，如人工晶状体度数、人工晶状体袢的直径、光学面的直径、基本长度、基本宽度、光学面为双凸或凸平等（图 9-8-15）。

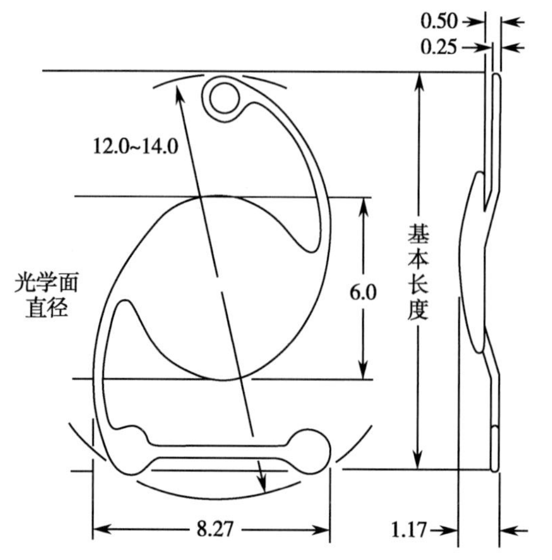

图 9-8-15　前房型人工晶状体基本数据

3. 排除人工晶状体植入的全身及眼部的禁忌证。

4. 向患者解释前房型人工晶状体的特点、术后注意事项和定期复查的重要性。

【手术方法】

1. 采用局部麻醉，特殊情况下才使用全身麻醉。

2. 做以穹隆部为基底的结膜瓣，切口 8mm 长，若同时行白内障摘除术，则需延长结膜切口。

3. 沿上方角膜缘做长为 7mm 的切口，在植入 Choyce Mark Ⅷ型人工晶状体时，如原来在 12∶00 方位已做过虹膜周边切除，必须避开虹膜周边切除区，应在水平方向植入人工晶状体。这时角膜缘切口必须选在颞侧，切口长度也是 7mm。若要先行白内障摘除术，角膜缘切口则需向颞上方做相应延长。

4. 切开前房后，再一次测量角膜直径，这时可使用 Stahl 测径器或 Kelman 测量尺再一次核实角膜直径，以保证植入的前房型人工晶状体大小合适。

5. 若为白内障超声乳化术中发生玻璃体溢出的手术眼，必须部分关闭切口后，使用前段玻璃体切割器将前房的玻璃体切除，直至瞳孔完全恢复圆形为止。最后也留 7mm 长的角膜缘切口暂不缝合。

6. 在检查前房内无玻璃体残留的前提下，用缩瞳药包括 0.1% 乙酰胆碱或 0.01%Pilocarpine 缩瞳后即行前房冲洗。接着向前房内注入 Healon 或甲基纤维素，保证人工晶状体植入时有足够的手术操作空间。

7. 前房型人工晶状体植入术，常见的手术方法有如下四种：

（1）硬质袢的 Choyce Mark Ⅷ型人工晶状体植入法：①先从切口向前房内插入聚乙烯膜制成的导板，然后将滑板的顶端插至对侧房角；②用镊子夹住人工晶状体上袢，沿着滑板表面将人工晶状体从切口滑入前房直至下袢接触对侧前房角后抽出导板；③检查人工晶状体下方固定的位置是否正确，瞳孔是否变形。检查位置正确后，再将镊子夹住人工晶状体上袢中点，用另一镊子将切口后唇掀起，轻轻将上袢送入上方房角；④再次检查人工晶状体位置及瞳孔是否变形，若位置不正确，可用虹膜钩调整，或用 Healon 帮助虹膜复位（图 9-8-16）。

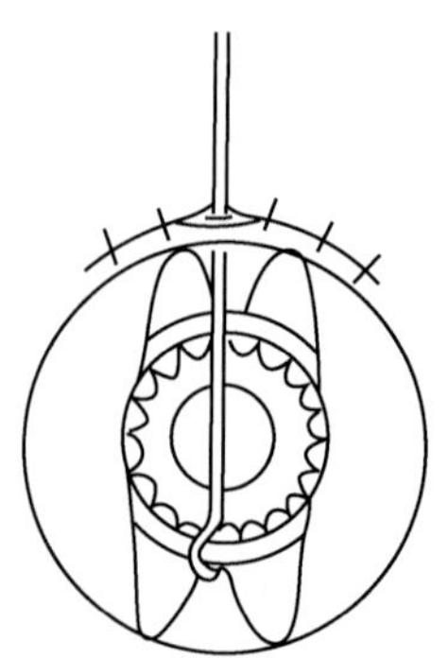

图 9-8-16　虹膜复位图示

（2）半硬支撑袢 Kelman Pregnant 型人工晶状体植入法：①先将下袢的末端从切口伸入前房，先向左移推进袢的末端，然后向右移将下袢的另一端也推入前房；②检查认为下袢位置合适后，将人工晶状体往下送，直至下袢的两端与

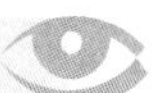

下方前房角接触为止；③用镊子掀起切口的后唇，并将上袢轻轻往下压，上袢即可送入上方房角内（图 9-8-17）。

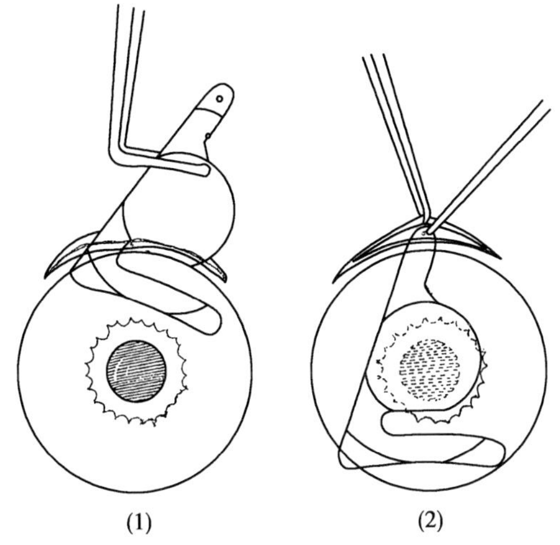

图 9-8-17　半硬支撑袢 Kelman Pregnant 型人工晶状体植入法

(3) 软性袢的 Salt-S 型人工晶状体植入法：这类人工晶状体与后房型人工晶状体设计上有许多相同之处，在手术操作上也基本一致。植入人工晶状体时先送入下袢，然后用镊子夹住上袢往前房送，当位置合适时，松开镊子，上袢将弹入上方房角位置（图 9-8-18）。

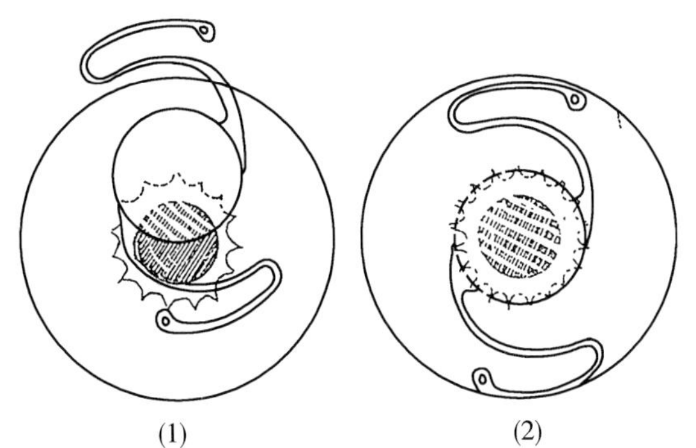

图 9-8-18　软性袢的 Salt-S 型人工晶状体植入法

(4) 软性袢的 Shepard 型人工晶状体植入法：这种人工晶状体有四个弹性袢，所以操作上应注意在下方两个袢进入前房后，在向下方房角推进时，应作左右摆动，以防止一个袢在前房而另一个袢却插入后房。在植入上方两个袢时，最好先检查晶状体位置是否正确，然后再分别将上方的两个袢送入上方的房角内（图 9-8-19）。

8. 关闭切口，用 10-0 尼龙线作间断缝合或连续缝合均可，在结扎缝线前，用双腔管将前房内黏弹性物质抽吸干净，并行 1~2 个周边虹膜切除。

9. 电透热烙合结膜切口。

10. 结膜下常规注药。

【术后处理】

1. 术后第一天开放滴眼，并根据术后炎症情况，给予散瞳或结膜下注射地塞米松等。

2. 术后应注意前房积血、眼压及视力变化。术后随访应比后房型人工晶状体更为密切，若有人工晶状体位置改变、前房积血及葡萄膜炎，应及时处理。

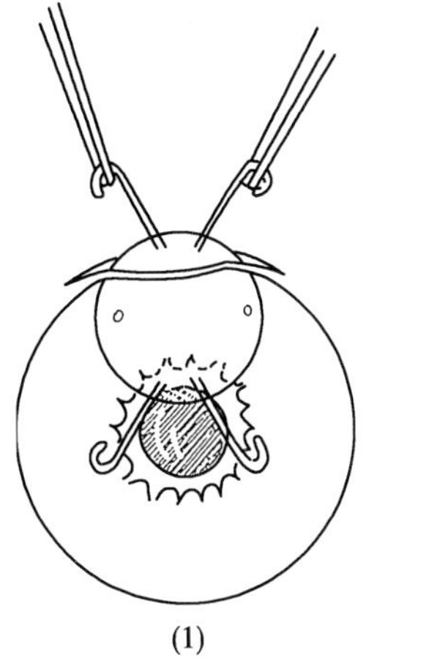

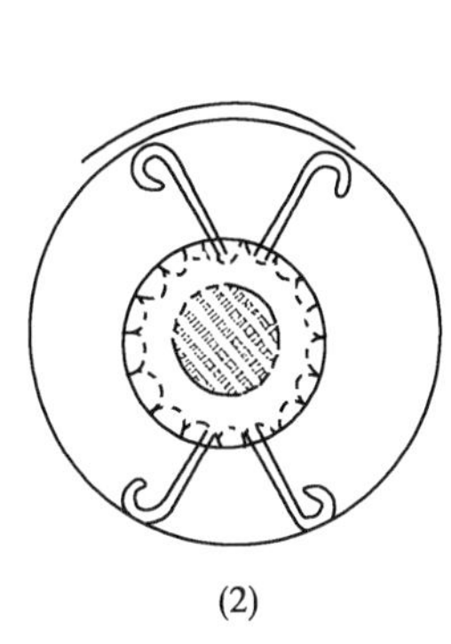

图 9-8-19　软性袢的 Shepard 型人工晶状体植入法

【手术并发症及处理】随着前房型人工晶状体类型的改进，只要病例选择合适，植入开放软袢的前房型人工晶状体，其术中及术后的并发症已逐渐减少。比较常见的术后并发症主要是由于人工晶状体大小及度数不当所引起。常见的并发症有：

1. 人工晶状体脱位　主要发生在选用过小的人工晶状体病例。术后患者可自觉畏光、眩目，眼部充血长期不退。检查可见人工晶状体光学面的中心点偏离视轴，向下移位，袢的位置出现异常，例如，下袢在房角的位置而上袢已远离房角，顶端前贴角膜背。这种位置的异常，常发生人工晶状体与虹膜和角膜摩擦而造成损伤。因此，必须更换大小合适的人工晶状体。

2. 间歇接触综合征　前房角固定型人工晶状体可由于人工晶状体固定不良，在设计上光学面过分向前拱起，或者由于术后的外伤或浅前房，导致人工晶状体支撑袢与角膜接触。这种接触常导致睫状充血、相应部位的角膜水肿，进行性的角膜内皮细胞丧失、反复性虹膜炎及黄斑囊样水肿而形成间歇接触综合征。为了防止角膜失代偿的发生，必须及早治疗。一旦确诊为间歇接触综合征，应做手术矫正，如分离前粘连及进行抗炎治疗。对顽固的接触综合征病例，应取出人工晶状体，或更换为另一种类型的人工晶状体。若已合并角膜失代偿，必须联合施行穿透性角膜移植术。

3. 葡萄膜炎 - 青光眼 - 前房积血（UGH）综合征　主要由于前房型人工晶状体的硬袢粗糙，光学面与袢之间扭曲变形，造成葡萄膜炎、前房反复积血以及继发性青光眼。常需取出前房型人工晶状体才能控制炎症。同时要使用抗炎药物与降低眼压药物，并加强对症治疗。由于前房型人工晶状体制作技术的提高及质量的保证，这一综合征目前已少见。

4. 瞳孔阻滞性青光眼　由于前房型人工晶状体的光学面阻塞瞳孔，造成房水无法通过瞳孔而积聚于后房，导致眼压升高，视力下降。此并发症的预防是做前房型人工晶状体植入时，必须行周边虹膜切除术，甚至须做两个周边虹膜切除术，才可以保证前后房的房水流动通畅。在治疗上可用 Nd：YAG 激光行周边虹膜切除术。

【手术要点及注意事项】前房型人工晶状体植入术虽操作步骤比较简单，但术中必须反复检查，并调整人工晶状体的位置，使人工晶状体的袢准确固定在前房角上，只有确认植入位置正确后才能关闭手术切口。

四、人工晶状体取出术

人工晶状体植入眼内是为了矫正无晶状体眼的视力，除非人工晶状体植入术后出现严重的并发症，而人工晶状体在眼内继续停留会影响并发症的治疗或加重眼球组织的损害，才考虑将它取出。因为将已植入眼内的人工晶状体取出会进一步损伤眼内组织使视功能减退。

【手术适应证】

1. 当植入前房型人工晶状体后出现大泡性角膜病变。
2. 后房型人工晶状体明显偏位引起大泡性角膜病变。
3. 人工晶状体偏位手术复位无效。
4. 难治的葡萄膜炎。
5. 人工晶状体度数计算不准确。
6. 儿童人工晶状体眼，成年后由于屈光度的改变，需置换人工晶状体。
7. 人工晶状体设计或材料问题，人工晶状体变色或混浊。
8. 外伤致大部分人工晶状体脱出于眼球外。
9. 各种原因引起人工晶状体损伤。

【手术前准备】参照人工晶状体植入术，特别注意止血及消炎药物的应用。

【手术方法】

1. 前房型人工晶状体的取出　①缩瞳；②注入黏弹性物质；③探测及松解人工晶状体与周围组织的关系；④前房放入塑料导板后夹取人工晶状体；⑤必要时剪断近房角处人工晶状体袢，将光学部和它连接的袢夹出；⑥逆时钟方向松解及夹出残留的袢。

2. 虹膜夹特型和后房型人工晶状体的取出　①散瞳；②前房注入黏弹性物质；③必要时切断瞳孔括约肌或作虹膜节段性切除，亦可使用虹膜拉钩；④探测及松解人工晶状体与周围组织的粘连；⑤夹取人工晶状体；⑥必要时拉开虹膜，在袢的远端剪断；⑦必要时利用YAG激光断袢。

【手术并发症及处理】参照人工晶状体植入术，人工晶状体的取出术对眼球组织损伤较大，手术效果常常比较差，关键是人工晶状体植入前慎重的选择，手术中减少和避免并发症。

五、有晶状体眼的人工晶状体植入术

21世纪是一个崭新的屈光手术发展阶段，近二十年兴起的有晶状体眼人工晶状体给超高度屈光不正患者带来了新的矫正方法。有晶状体眼人工晶状体由于不改变角膜的厚度和曲率，因此不受屈光性角膜手术的相关限制，目前多用于矫正高度近视和高度远视患者以及不适合施行LASIK手术的中、低度屈光不正患者。

【手术原理】在角膜缘切开前房放进一个双凹面，具有矫正近视眼而与原晶状体有一定距离的人工晶状体。人工晶状体一般分为三种类型：

1. 前房角固定型　具有两个弹性袢固定于前房角，以PMMA为材料的人工晶状体(图9-8-20)。

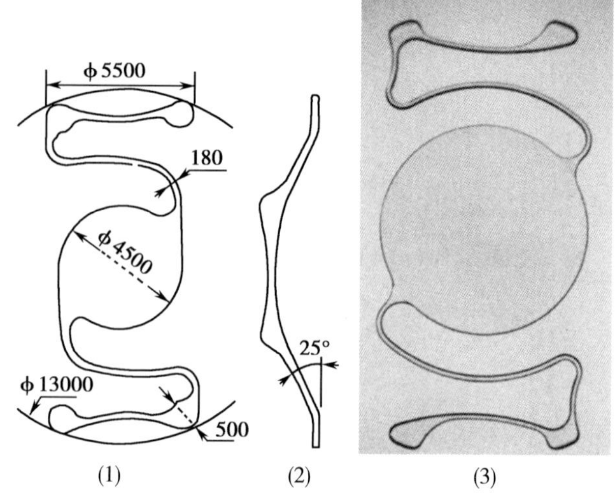

图9-8-20　前房角固定型人工晶状体

2. 虹膜面固定型　以PMMA为材料，有两个爪固定于虹膜面，但不接触前房角的人工晶状体(图9-8-21)，这也属于前房型。

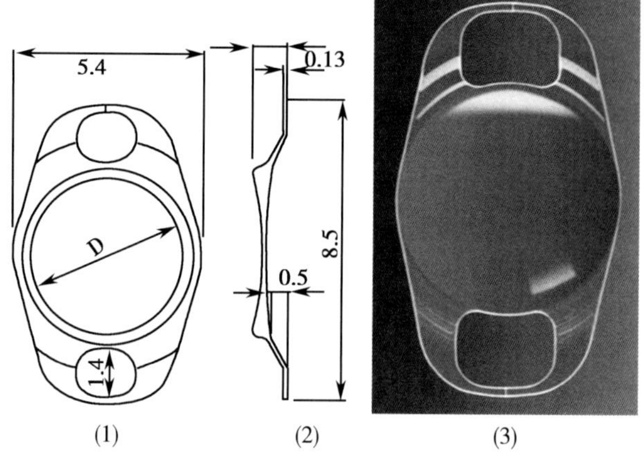

图9-8-21　虹膜面固定型人工晶状体

3. 光学部在前房袢在后房的后房固定型　以弹性硅酮为材料，两个袢植入于睫状沟而光学部位于前房，其后凹面半径为9.9mm，与人的晶状体前曲率很接近的人工晶状体(此种人工晶状体亦称为后房近视眼人工晶状体)(图9-8-22)。

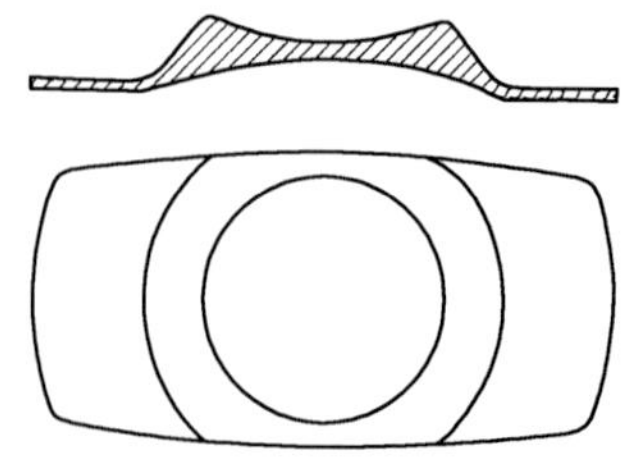

图9-8-22　后房固定型人工晶状体

【手术适应证】

1. 屈光度稳定　不宜或不愿意配戴普通眼镜(如面颊部畸形)和角膜接触镜的，矫正视力良好的高度近视患眼。
2. 前房深度在2.8mm以上者。
3. 无角膜病、葡萄膜炎、青光眼和白内障者；无其他眼

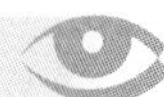

部手术史。

4. 角膜内皮细胞形态密度者(最好密度在2500~3000细胞/mm²)。

5. 患者充分理解手术的风险,并同意手术者。

6. 健康状况良好,能耐受手术后可能全身使用皮质类固醇者。

7. 患者年龄 前房型人工晶状体较适合中青年人,后房型人工晶状体以中老年为宜,这些患者以后需要作白内障摘除术。

8. 有屈光参差的高度近视眼。

【手术前准备】除一般白内障摘除人工晶状体植入术外,特别注意近视的病史、主觉验光矫正视力。测量前房深度,角膜内皮镜检查内皮细胞形态和密度,做房角镜及前房深度检查和眼底检查,必要时先做视网膜光凝治疗。后房型人工晶状体还要测定角膜缘的水平直径,手术前加用缩瞳药。植入人工晶状体度数的选择:①前房型的人工晶状体:应根据主觉验光结果:-10.5~-20D者,选择减少一个屈光度的双凹前房型人工晶状体;-20.5~-25D者选择减少2个屈光度的度数;-10D以下可选用其验光结果的度数;-23D以上的高度近视眼,常常发生过矫现象,应特别注意。②后房型人工晶状体:度数根据主觉验光结果,每片人工晶状体的前凹面曲率半径代表其屈光度。

【手术方法】

1. 前房角支持型人工晶状体植入 ①做12点方位的虹膜周边切除,周切口至少达到1mm直径;②行颞侧角膜缘切口,切口长6.0~7.0mm;③前房内注入黏弹性物质,然后将一条宽5.0mm的硅胶滑板插入前房;④将人工晶状体放在滑板上,小心推入前房,直到远侧袢的两个支点停靠在鼻侧房角;⑤取出滑板,冲洗抽吸前房内黏弹性物质;⑥封闭切口。

2. 虹膜支持型人工晶状体植入 ①于11∶00~1∶00方位距角膜缘巩膜部后1.0~1.5mm处做长5.5~6.0mm的反眉状巩膜隧道切口;②在3∶00~9∶00各做一个长约1mm的辅助切口;③前房注入黏弹性物质,用特制的夹持镊从主切口植入人工晶状体,用调位钩将虹膜爪型人工晶状体的长轴调整到3∶00和9∶00点钟位置;④用撕囊镊或虹膜固定镊将3点和9点位中周部虹膜组织分别固定于人工晶状体两袢;⑤部分患者于11∶00点钟位行虹膜周边切除;⑥冲洗抽吸黏弹性物质;⑦封闭切口。

3. 后房型人工晶状体植入 ①在上方角膜缘作一切口,前房注入黏弹性物质;②在颞下方角膜缘作一前房穿刺;③已装入人工晶状体的推注器通过上方角膜缘切口进入前房,通过缓慢的推-停-推-停动作将人工晶状体植入前房;④人工晶状体进入前房后使用辅助器械分别将4个袢植入虹膜后;⑤将前房内黏弹性物质抽吸干净;⑥封闭切口。

【术后处理】

1. 局部使用类固醇,可用5%去氧肾上腺素眼水滴眼,以保持瞳孔活动至房水闪辉消失为止。

2. 术后密切观察,特别注意角膜、前房深度、虹膜、瞳孔、房水、晶状体透明度的变化及人工晶状体位置,长期监测角膜内皮细胞密度,如持续下降时要考虑及时取出。

【术后并发症及防治】

1. 角膜水肿 这是最严重的并发症,与术中操作不当或手术后擦眼或外伤致人工晶状体与角膜内皮接触有关。手术后要长期监测角膜内皮细胞密度及形态。如角膜已出现不可逆水肿,则必须取出人工晶状体并做穿透性角膜移植术。

2. 早期虹膜炎 小心操作,术中尽量减少器械进出前房,可预防或减轻其发生。

3. 慢性葡萄膜炎 发生率不高,如发生要及时治疗。

4. 术后青光眼 一般为短暂性的,多为黏弹性物质未彻底清除或与大量使用激素有关。

5. 晶状体混浊 多为人工晶状体植入过程中或植入后对自身晶状体的损伤以及对微环境的改变而引起。严重者需取出人工晶状体,并行白内障手术。

6. 术后瞳孔弛缓综合征 表现为术后暂时性眼压升高、虹膜萎缩和不可逆的麻痹性瞳孔散大。必要时需取出人工晶状体,并缝合虹膜。

7. 人工晶状体移位或震颤 少见,如因外伤引起应及时酌情处理,必要时取出人工晶状体。

第九节 二期人工晶状体植入术

白内障患者在行晶状体摘除手术后,如果没有一期植入人工晶状体,需要再次手术以植入人工晶状体,这种再次手术的方法称之为二期人工晶状体植入术。

二期人工晶状体植入术由于在手术操作上的差异,在临床上分为有晶状体后囊膜支持的二期人工晶状体植入术和无晶状体后囊膜支持的二期人工晶状体植入术。有晶状体后囊膜支持的二期人工晶状体植入术,一般均选择后房型人工晶状体。而无晶状体后囊膜支持的二期人工晶状体植入术则根据人工晶状体不同的固定方法再分为后房型人工晶状体缝线固定术、虹膜固定型人工晶状体植入术及前房型人工晶状体植入术等三种方法。

一、有晶状体后囊膜支持的二期后房型人工晶状体植入术

【手术适应证】

1. 白内障囊外摘除术或白内障抽吸术后,晶状体后囊膜完整者。

2. 外伤性白内障发生晶状体自行吸收,晶状体后囊膜完整者。

3. 患眼术前最佳矫正视力一般要求在0.5以上,但也要根据患者对侧眼的条件以及患者的具体要求而决定。

【术前准备】

1. 经过术前视功能的评测,并向患者及家属说明手术预后的情况后,才进行二期人工晶状体植入术。

2. 用托吡卡胺散瞳检查,了解虹膜后粘连情况,进一步明确晶状体后囊膜是否存在。

3. 前房角镜检查,特别是眼外伤患者,应全面了解上次手术或外伤对房角的影响。

4. 术前用药同后房型人工晶状体植入术。

【手术方法】这里以植入硬性PMMA一体式人工晶状

体为例，手术步骤如下：

1. 局部麻醉。

2. 作以上穹隆部为基底的结膜瓣，结膜切口长8mm，暴露角膜缘。

3. 表面透热止血后，作角膜缘切口，长约6mm。

4. 向前房注入Healon，尽量将虹膜与晶状体囊膜分离，形成人工晶状体植入的空间。

5. 用单手法或双手法植入后房型PMMA人工晶状体。

6. 间断缝合角膜缘切口3~5针，或用连续缝合关闭切口。结扎缝线前，用双腔管或I/A系统将前房内的Healon抽出。

7. 用电透热法烙合结膜切口。

8. 结膜下常规注射抗生素及皮质类固醇。结膜囊内涂抗生素药膏后用眼垫遮盖术眼。

9. 术后处理与后房型人工晶状体植入术相同。

如果植入折叠式人工晶状体，其手术切口仅为3.2mm，切口可不必缝合（参见第八节）。

【手术并发症及处理】

1. 术中后囊膜破裂　在术中分离虹膜后粘连时，有时由于粘连紧密无法作钝性分离或用Healon无法分开时，可改用囊膜剪剪开，一般可以保留完整的后囊膜。若发生后囊膜破例，甚至出现玻璃体溢出时，必须将脱出的玻璃体切除，然后根据后囊膜破裂口的大小决定是囊袋内植入后房型人工晶状体还是选择其他方法植入人工晶状体。

2. 术后虹膜炎症　此种炎症常可通过局部应用地塞米松等药物加以控制。

3. 术后其他并发症　如继发性青光眼、视网膜脱离、黄斑囊样水肿等，其处理原则与一期后房型人工晶状体植入术后并发症的处理相同。

二、无晶状体后囊膜支持的二期人工晶状体植入术

（一）前房型人工晶状体植入术（参见第八节）

（二）虹膜固定型人工晶状体植入术（参见第八节）

（三）后房型人工晶状体缝线固定术

【手术适应证】其适应证也要求最佳矫正视力在0.5以上，具备这一条件的无晶状体眼者，例如：

1. 白内障囊内摘除术后，尤其是单侧眼手术后患者不宜或不愿配戴角膜接触镜者。

2. 白内障囊外摘除术中出现玻璃体溢出，晶状体后囊膜缺如，且术后不宜或不愿配戴角膜接触镜者。

3. 原来因后囊膜缺如植入的前房型人工晶状体需更换为后房型人工晶状体者。

4. 后房型人工晶状体植入术后出现人工晶状体的脱位，需要行人工晶状体取出重新行缝合固定者。

5. 眼外伤或白内障术后，存在的晶状体后囊膜大部分不完整的患者。

【术前准备】除了按有晶状体后囊膜支持的二期人工晶状体植入的术前准备外，因为需用缝线固定，所以必须增加如下准备工作：

1. 缝线材料　固定人工晶状体的缝线一般不宜使用尼龙缝线，因其在眼内可能出现较快的生物降解。应选用聚丙烯缝线，由于其组织相容性较好，同时在眼内的保存时间较长。

2. 缝针选择　作睫状沟固定宜选用铲形针，若作虹膜缝合固定则最好选用圆体针。固定人工晶状体的上袢及下袢时可分别使用带长及短针的聚丙烯缝线，使固定缝合下袢时操作更方便，当然也可选用双长针。

3. 引线器械　可使用皮下注射针头（25号）、虹膜钩或特制的带孔引线针头等。其设计应尽量符合操作方便并能减少眼内组织损伤的要求。

4. 有条件时使用袢上带小孔的后房型人工晶状体，以便保证袢上的固定缝线不会滑脱。

【手术方法】这里以植入硬性PMMA一体式人工晶状体为例，手术步骤如下：

1. 局部麻醉。

2. 在12∶00方位作以上穹隆部为基底的结膜瓣，结膜切口长8mm，7∶00方位也作3mm长以穹隆为基底的结膜瓣的结膜切口。

3. 暴露角膜缘后，分别于1∶00及7∶00做板层巩膜瓣。该瓣呈三角形，底长3mm，尖端远离角膜缘（图9-9-1）。

4. 作上方6mm长角膜缘切口，切开前房后，向前房注入Healon，保护角膜内皮并将玻璃体压向后房，以保证手术有足够的操作空间。若切开前房后见到玻璃体溢出，必须用玻璃体切割器切除干净前房内的玻璃体，再注入Healon形成前房以保护角膜。

5. 人工晶状体植入的固定方法　人工晶状体缝线固定术的固定方法，根据晶状体囊膜残留的大小，可分为不固定、单袢固定或双袢固定三种不同方法。若残留较多囊膜，则可试行不固定或单袢固定；若囊膜缺如或仅存少量囊膜，则需行双袢固定。

根据固定缝线时，缝针穿入巩膜的方向，可将人工晶状体缝线固定技术分为内路法（ab interno）和外路法（ab externo）；前者为缝针从眼内穿出巩膜表面，后者则为从巩膜表面穿入眼内。

根据袢固定在眼内位置的不同，后房型人工晶状体固定可分为睫状沟固定、虹膜固定和睫状体平坦部固定三种方法。大多数人工晶状体缝线固定的位置为睫状沟。睫状沟固定：睫状沟位置（Kinoshita等）若垂直于巩膜面进针，则宜在角膜缘后1.0mm处；若平行于虹膜进针，则宜在角膜缘后约2.0mm处。Yasukava等认为，垂直于巩膜面进（出）针重复性好，安全范围较大，但有引起房角闭塞的危险；平行于虹膜面进（出）针虽无引起房角闭塞的危险，但安全范围小，且由于针刺入巩膜内较长距离而穿透位置易受巩膜厚度影响，并有引起虹膜根部离断的危险，从而提出最佳的进针方向为介于两者之间的角度。

（1）内路法：先做角膜缘切口，将带针聚丙烯缝线的末端打结固定在人工晶状体袢上，然后进针，针端自切口进入前房，转向后房，在虹膜后面刺入睫状沟，穿过巩膜并拉出聚丙烯线。植入人工晶状体后，将线拉紧，打结固定于巩膜上。如需双袢固定，则用同样的方法固定人工晶状体另一袢。

（2）外路法：取一个OT针头，稍扭弯，在其中一个巩膜瓣内距角膜缘后1.5mm以向前45°角自巩膜表面刺入，依次

穿过其下的睫状沟、后房至瞳孔区，再取 Alcon PC-9 型聚丙烯缝线，其长针在对侧相隔 6 个钟点另一巩膜瓣内同样位置和角度穿入虹膜后方，将长针套入 OT 针管内，并随 OT 针退出眼外。将聚丙烯缝线引出至对侧巩膜外。做角膜缘切口，从角膜缘切口伸入镊子，将眼内线段拉出，中间剪断，两线端各固定人工晶状体一袢。将人工晶状体植入睫状沟后，将聚丙烯线两端拉紧，各自打结固定于巩膜上(图 9-9-1)。

(3) 改良外路法：先做角膜缘切口，两根聚丙烯线末端相套，使一条线上的两端各带一针，将其中一根缝针自巩膜表面进针，穿过睫状沟至其下后房，再至前房，自角膜缘切口出针，剪断角膜缘切口侧的缝针，将缝线固定在人工晶状体袢上。植入人工晶状体，拉紧缝线并固定于巩膜上。如需双袢固定，则用同样的方法固定人工晶状体另一袢。

(4) 内、外路结合法：①将带双针聚丙烯缝线的长弯针从 7:00 方位巩膜瓣下的巩膜床处进针，经过睫状沟进入虹膜后面，然后让针尖在瞳孔区出现，将镊子经上方角膜缘切口进入前房，将针夹出上方角膜缘切口外。此步骤若没有长针，也可用短的弯针将其略为掰直代替。②将夹出的长弯针，再从角膜缘切口进入前房，经过上方瞳孔缘到达虹膜后表面，直至睫状沟处，然后从 1:00 方位的板层巩膜瓣下的巩膜床内穿出。这时可形成缝线的两根针分别位于 1:00 与 7:00 方位的巩膜外，接着将两针之间缝线部分拉到上方角膜缘切口外。③将缝线从中间剪断，缝线的一个断端固定在人工晶状体的上袢，另一个断端则固定在人工晶状体的下袢。④分别拉紧上及下方巩膜瓣下的外露缝线，将人工晶状体送入后房，直至人工晶状体位置正常后，分别用该线端上的缝针在巩膜瓣下的巩膜床内作一板层巩膜潜行穿出，在巩膜瓣下打结固定(图 9-9-2)。

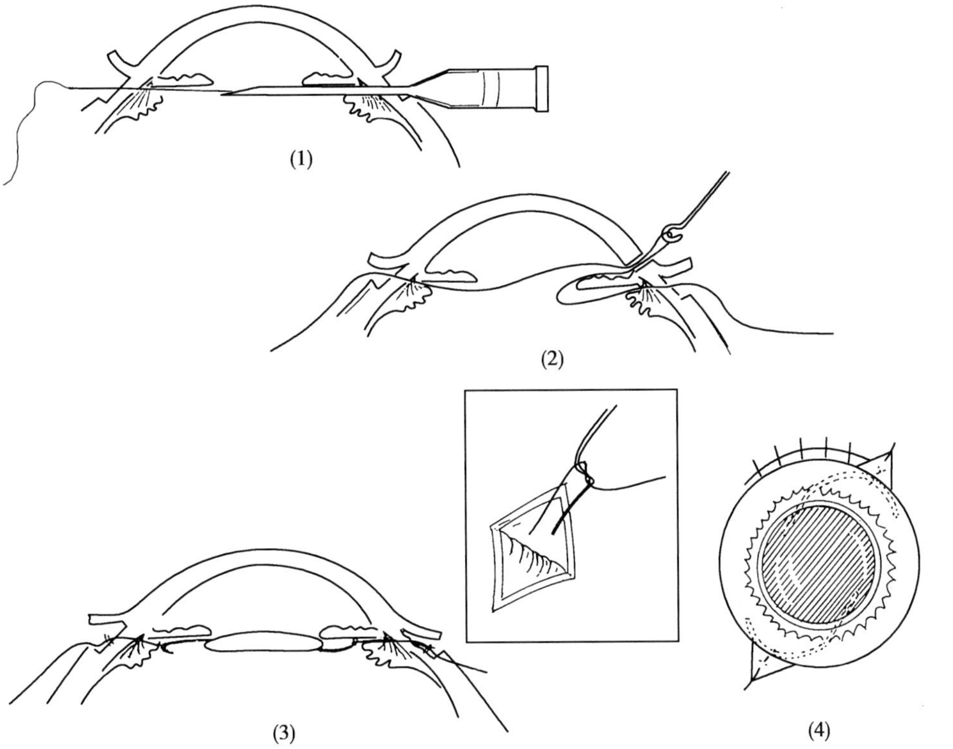

(1)

(2)

(3)

(4)

图 9-9-1　外路引线固定法

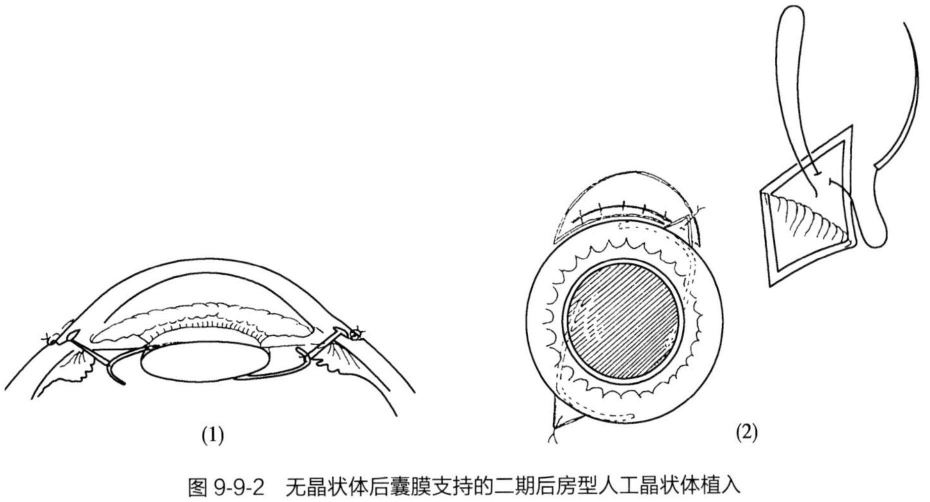

(1)

(2)

图 9-9-2　无晶状体后囊膜支持的二期后房型人工晶状体植入

(5) 长针直接缝合法：这一方法比较简单，但必须由熟练的医生操作。它应用 Alcon 双长针的聚丙烯缝线，因这种针比较长，足够从 7∶00 方位进针，依次穿过其下的睫状沟、后房、至瞳孔区，然后直接从 1∶00 方位的巩膜瓣下的巩膜表面出针。接着将贯穿瞳孔的缝线中间部分拉到上方角膜缘切口外并剪断。缝线的一个断端固定在人工晶状体的上袢，另一个断端则固定在人工晶状体的下袢。穿出的缝线在巩膜瓣下打结固定。

以上五种不同方法各有其特点，医生可以根据患者的具体条件加以选择。

6. 将巩膜瓣复位，遮盖固定人工晶状体的线结，最后缝合巩膜瓣一针，线结埋入巩膜。

7. 关闭角膜缘切口，间断缝合 5 针或连续缝合关闭切口，结扎缝线前将前房内 Healon 抽出。

8. 用电透热法黏合结膜瓣。

9. 结膜下常规注药，在结膜囊内涂抗生素眼膏，用眼垫遮盖术眼。

10. 术后处理与后房型人工晶状体植入术相同。

【手术并发症及处理】有晶状体后囊膜支持的二期人工晶状体植入术的术中、术后并发症的发生与处理方法，与一期人工晶状体植入方法基本相同。但无晶状体囊支持的二期后房型人工晶状体植入术由于有缝线固定，故术中、术后应注意并发症的发生。

Solomon 等对 30 例人工晶状体固定术病例进行了平均 23 个月的观察，发现其主要并发症为：线结露出巩膜(73%)、线结露出结膜(17%)、人工晶状体位置不良(10%)、开角型青光眼(17%)、脉络膜下出血(3%)。Uthoff 等总结 624 例人工晶状体缝线固定术后病例，发现以下并发症：人工晶状体偏位(1.9%)、缝线外露(17.9%)、黄斑囊样水肿(5.8%)、视网膜脱离(1.4%)、玻璃体积血(1.0%)、重度葡萄膜炎(0.5%)。

1. 术中前房积血　这种并发症常由于刺穿睫状体血管所引起，尤其是使用引线法固定人工晶状体时，所用引线的针头较粗，容易损伤血管，少量的出血通过后房进入前房，大量的出血则可进入玻璃体内。处理时应在术中及时将积血冲洗干净。相关预防措施，有术者认为应避免从 3∶00 和 9∶00 方位作缝线固定，以减少出血的可能性。也有术者在手术方式上进行改良，将缝线固定结扎的位置改在角膜缘切口上，以避免缝线刺伤睫状体(图 9-9-3)。

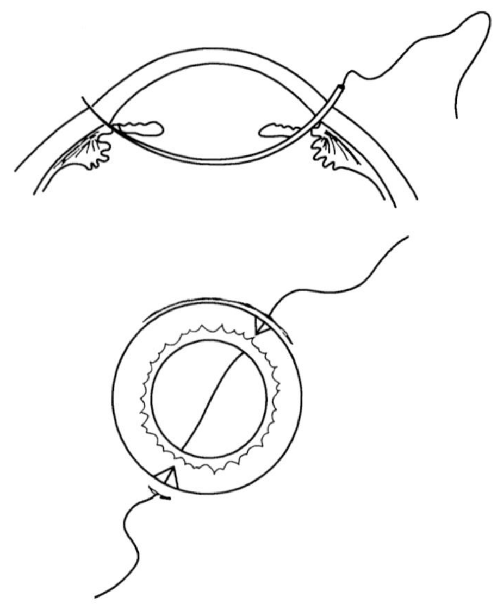

图 9-9-3　人工晶状体植入角膜缝线固定

2. 人工晶状体偏位与倾斜　可能是由于术中人工晶状体袢固定点的错误，出现一个袢的张力大，另一袢的张力小，导致光学面的偏移或倾斜。另一原因为术后虹膜炎没有得到及时处理，出现虹膜后粘连所致。这种粘连有时可将人工晶状体的光学面推向一方，并由于虹膜与残留的后囊膜膜粘连，可以导致人工晶状体被瞳孔夹持。在处理上，若偏移位置明显影响视力，应行人工晶状体复位手术。予以分离后粘连，调整人工晶状体位置后，再将两袢缝线固定在睫状沟处。

3. 迟发性眼内炎　少见，由于细菌通过外露的线头进入眼内引起。虽然少见，但后果严重，应引起重视。在处理上，一旦明确诊断应使用足够量的有效抗生素治疗，给药的途径包括全身用药、局部滴眼、结膜下注射、玻璃体腔注药等。前房冲洗及玻璃体腔内注射抗生素十分重要。在预防上，对二期人工晶状体植入的固定线头，必须予以巩膜瓣覆盖，以防止其外露而造成眼内感染。必要时作玻璃体切割术清除眼内感染灶。

第十节　儿童白内障摘除人工晶状体植入术

随着显微手术技术的提高、手术设备和器械的改良、黏弹剂的使用，以及人工晶状体材料和设计的改进，成人白内障摘除联合人工晶状体植入手术日臻完美，这也为小儿白内障手术的发展奠定了基础并提供了更多的选择。小儿白内障摘除以及人工晶状体植入手术的主要目的是恢复屈光间质的透明，屈光矫正，防止弱视，重建融合功能及立体视觉。因此，手术前应认真检查视功能，对视功能发育有显著影响的晶状体混浊应尽快手术治疗。小儿无晶状体眼的屈光矫正是视功能重建的关键步骤，人工晶状体植入是较好的解决方法，但植入的时机仍是临床上面临的重要问题，目前得到较广泛认可的方案是，2 岁以下的小儿无晶状体眼通过配戴框架眼镜或角膜接触镜矫正，2 岁以上小儿可植入人工晶状体。

【儿童眼球的解剖生理特点】儿童眼球尚未发育完善，出生后眼轴长约 18mm，生后一年屈光系统变化极快，3 岁左右眼球的发育才相对稳定。儿童的眼球壁薄而软，玻璃体黏弹性较高不易压缩；眼球的血 - 眼屏障发育不完善，在炎症、外伤、手术的刺激下极易发生渗出、增生和非特异性反应；婴幼儿的视功能发育尚未完善，要在外界环境的刺激下才逐渐发育成熟，其中生后 4 个月视功能发育最快，5 个月 ~4 岁相对变慢，8~9 岁基本发育完善，所以 5 岁以下因外伤、炎症或先天性等因素而发生的晶状体混浊容易导致患眼形觉剥夺性弱视。

【手术时机】一般认为，生后双眼全白内障患儿，在有熟练技术前提下，白内障手术应在生后 3 个月以内进行，以减少术后发生不可逆性弱视的概率。单眼白内障患儿由于出生时即存在单眼形觉剥夺性弱视，术后视力预后较双眼

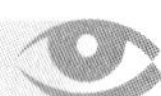

白内障患儿差，故单眼全白内障患儿应在出生后2个月内手术，术后早期配合弱视治疗，提高视力恢复的程度。

【人工晶状体植入时机】年龄在2岁以上，发育接近正常的眼球；超声波检查眼轴≥22mm者；术前视功能检查预测术后视力在0.1以上的外伤性白内障和无明显眼球震颤的单眼或双眼先天性白内障。但也要根据患儿本身及客观条件来决定是否植入人工晶状体。

【术前准备】术前应充分散大瞳孔，检查晶状体混浊形态、部位、密度，晶状体是否吸收、液化、钙化、囊膜是否完整，注意有无虹膜发育异常、虹膜前粘连或后粘连。超声波检查了解眼轴长度，玻璃体有无混浊、机化条索，有无视网膜脱离等。同时应注意角膜直径、前房深度、瞳孔直径及形态。

术前测定远视力、近视力、矫正视力，有条件者可结合视网膜视力、ERG及VEP等辅助检查综合评估。视力检查不合作的患儿，应根据ERG、闪光或图形VEP检查确定视功能发育状态。眼球震颤、斜视以及固视不良者提示中心视力发育障碍，术后视力较差，手术应慎重考虑。先天性白内障往往伴有全身发育异常，术前检查时应特别予以注意。术前1小时用托吡卡胺将患眼瞳孔散大。

【手术方法】

1. 麻醉　手术在基础麻醉加表面麻醉下进行。

2. 开睑　用缝线或开睑器开睑，经球结膜做上直肌牵引缝线使眼球固定于下转位，以暴露上方手术野(图9-10-1)。

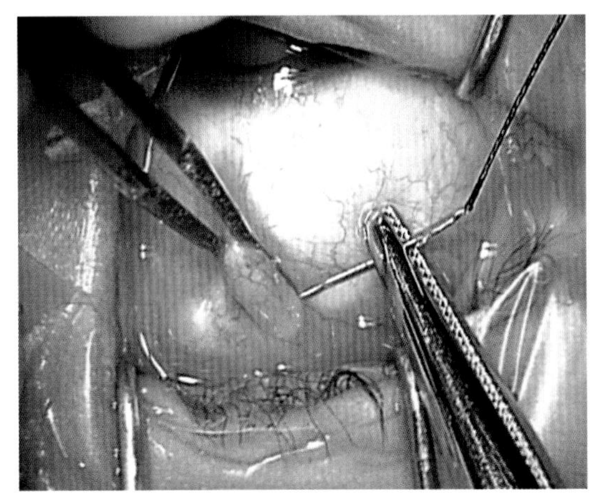

图9-10-1　上直肌牵引缝线

3. 切口构筑

(1) 切口位置：成人白内障手术切口位置可选择做在上方、颞侧或角膜曲率最高轴位处，以颞侧切口最为常用，因为手术视野暴露良好而利于术中操作，但小儿鲜有高眉弓深眼窝的颜面部解剖特点，故颞侧切口无明显优势，只有在5岁以上较大的患儿，条件允许下才可采用颞侧角膜切口。旨在同时矫正角膜散光的最陡散光轴切口也很少应用于小儿病例，因为小儿的角膜散光度数不稳定，测量误差大，轴位确定困难，以及缝合切口引起的手术源性散光等。上方切口是最常用的小儿白内障切口位置，因为小儿好动容易受外伤，利用眉弓和上睑的保护及闭睑时的眼球上转(Bell现象)，可减少由于外伤等因素导致的伤口渗漏或裂开的发生。

(2) 切口类型：对于10岁以下的患儿最常采用三平面巩膜隧道切口(图9-10-2)，由于切口隧道较长，并有结膜覆盖保护，因而最安全。具体制作步骤：

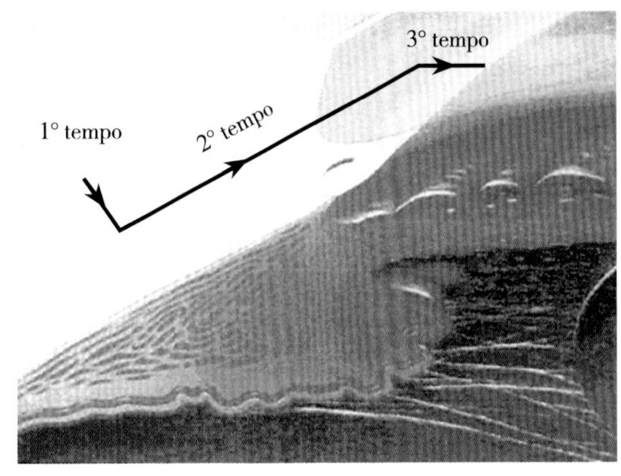

图9-10-2　三平面巩膜隧道切口

1) 做以穹隆部为基底的结膜瓣(图9-10-3)：结膜下注射少许麻醉药，将手术区的结膜与结膜下组织分开，沿角膜缘剪开球结膜6~7mm长，向后分离结膜下组织至角膜缘后3~5mm，暴露手术区巩膜，用烧灼器烧灼表浅巩膜血管止血。

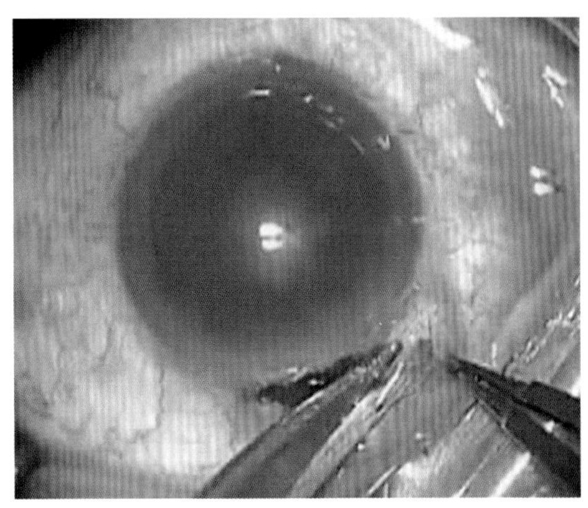

图9-10-3　制作以穹隆部为基底的结膜瓣

2) 巩膜外切口(图9-10-4)：在角巩膜缘后约1.5mm处，用15°一次性钢刀垂直巩膜平面切开巩膜，深度1/3~1/2巩膜厚度(400~500μm)，宽度约3.0mm。

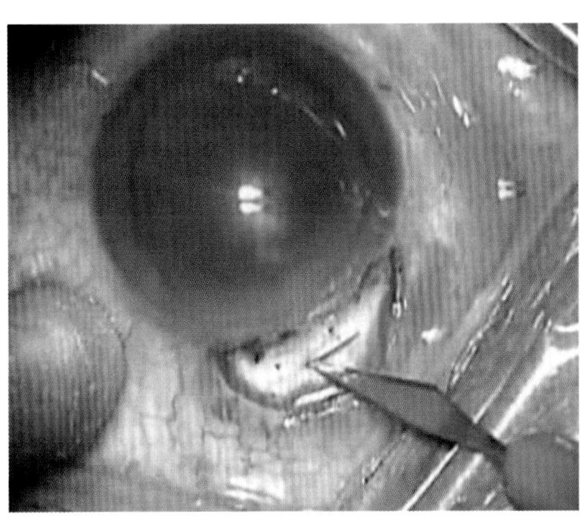

图9-10-4　巩膜外切口

3）巩膜隧道　用月牙形隧道分离刀在1/2巩膜厚度内潜行分离巩膜隧道，至透明角膜内1~2mm（图9-10-5），将2.8~3.2mm弯形前房穿刺刀伸入巩膜隧道内，将刀尖轻微下压，平行于虹膜平面穿刺进入前房，使角膜内切口与隧道平面形成45°角（图9-10-6）。

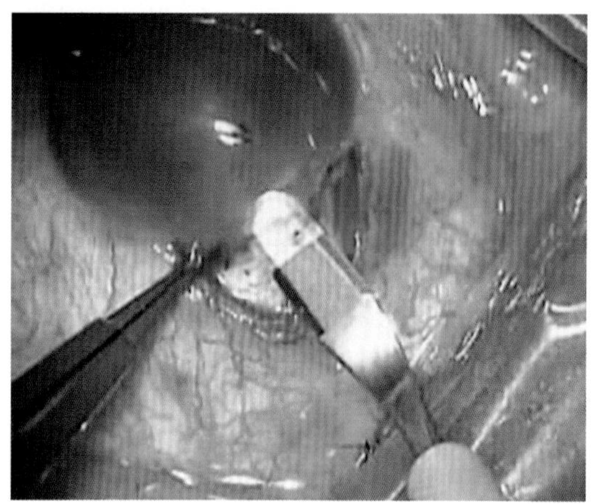

图9-10-5　制作巩膜隧道

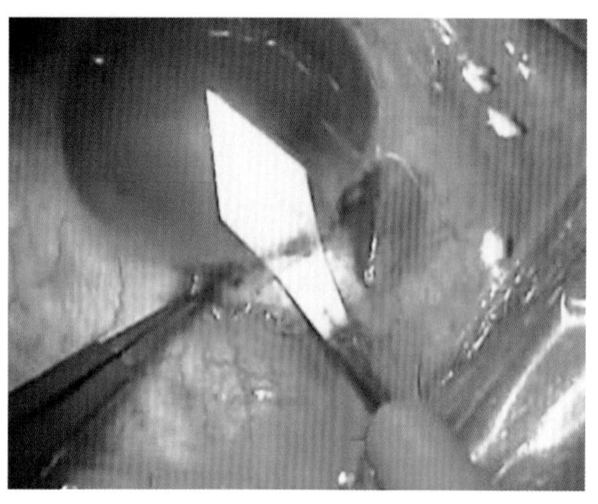

图9-10-6　穿刺进入前房

4. 黏弹剂的应用　对不同黏弹剂物理及流变学特性的了解，有助于术者在小儿白内障手术中合理选择和使用黏弹剂。以分子量100万道尔顿为分界，黏弹剂可分为内聚型（分子量大于100万）和弥散型（分子量小于100万），内聚型维持手术空间，对抗玻璃体内压力的能力较强，并可用于对粘连组织进行钝性分离，以及撑开囊袋等作用，且术毕容易被清除。弥散型可以为组织（如角膜内皮）提供较长时间的覆盖保护，术毕较难清除。由于小儿玻璃体内压力较高，前房容易塌陷，术中宜选用内聚型黏弹剂。

5. 前囊膜切开　由于小儿前房空间小、巩膜硬度低、玻璃体压力相对较高、囊膜弹性高等因素，进行连续环形撕囊的操作难度较成人大，撕囊起始时所需力度较大，撕囊过程中容易失控向周边部撕裂。在撕囊过程中应注意以下方面：

（1）使用内聚型黏弹剂充分压平前囊膜，并维持前房深度。

（2）用截囊针刺破前囊膜，并翻转前囊瓣（图9-10-7）。

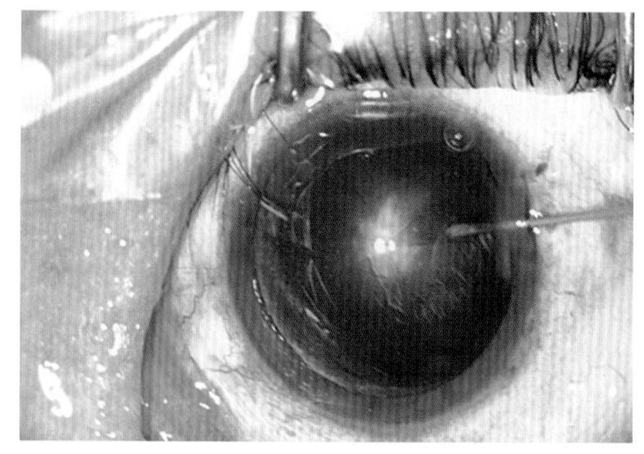

图9-10-7　用截囊针刺破前囊膜并翻转囊瓣

（3）用撕囊镊更容易掌控撕囊大小与方向，利用剪切力并保持用力的向心性（图9-10-8）。

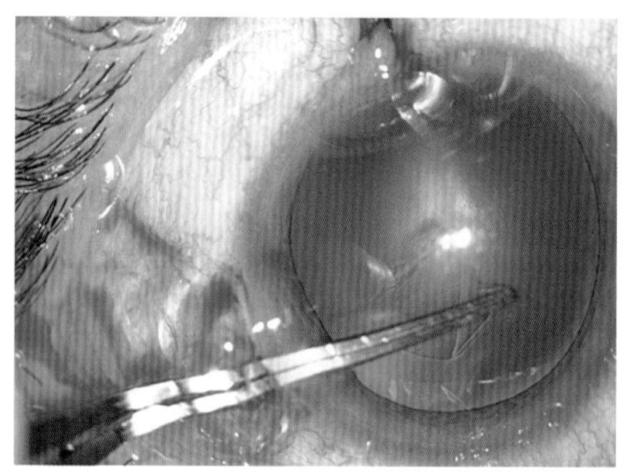

图9-10-8　用撕囊镊进行连续环形撕囊

（4）在全白内障情况下，采用染色剂（如0.1%台盼蓝）以增强前囊膜的能见度（图9-10-9）。

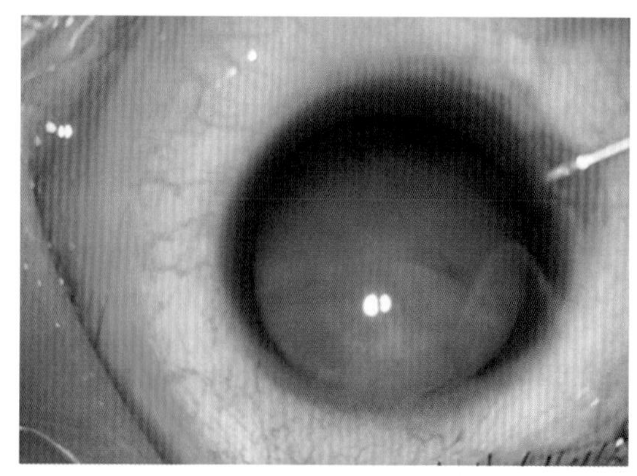

图9-10-9　使用0.1%台盼蓝将前囊膜染色

（5）双极射频前囊膜切开术，这是针对小儿晶状体前囊膜较厚和弹性大的特点，Kloti等人发明的一种前囊膜切开术。Kloti装置采用铂合金齿状探头，用500kHz高频电流将探头加热到160℃，以圆形轨迹在前囊上进行切割（图9-10-10）。

6. 抽吸晶状体皮质及晶状体核　抽吸时应尽可能保持瞳孔散大，在直视下将皮质及软性晶状体核抽吸干

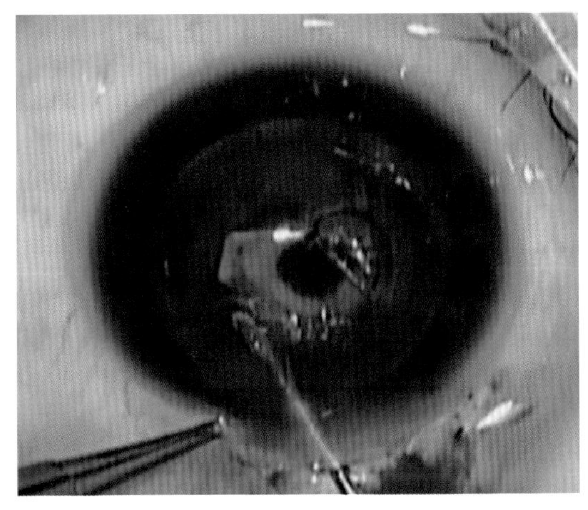

图 9-10-10　双极射频前囊膜切开术

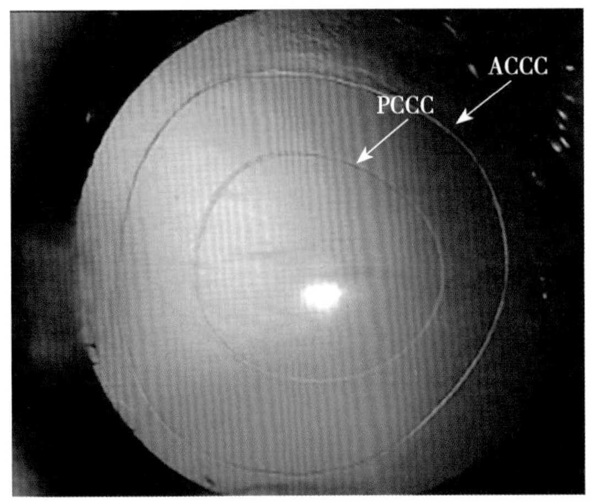

图 9-10-11　后囊膜连续环形撕囊术（PCCC）

净，12∶00 方位虹膜后的皮质较难抽吸但不可忽略，否则皮质残留术后容易引起炎症反应，使瞳孔变形或虹膜后粘连，使用弯头灌注抽吸手柄较容易吸除切口下方皮质。抽吸过程应彻底清除残留纤维，进行后囊膜抛光。小心操作，避免出现前囊膜的放射状撕裂。如果晶状体核较硬，或者伴有部分皮质和晶状体核钙化，应使用超声乳化针头乳化较硬组织后再换用灌注抽吸手柄吸除残余晶状体组织。

7. 植入人工晶状体　一般建议选择一片式的聚丙烯酸酯材料的人工晶状体，可减少后发障的发生。首先向前房注入适量黏弹性物质，并用黏弹剂将囊袋充分撑开，利用人工晶状体推注器植入折叠式人工晶状体。保持瞳孔散大，在直视下将人工晶状体上袢送入囊袋内，用辅助钩将下袢旋转入囊袋，检查确认人工晶状体光学面和上下袢均位于囊袋内。

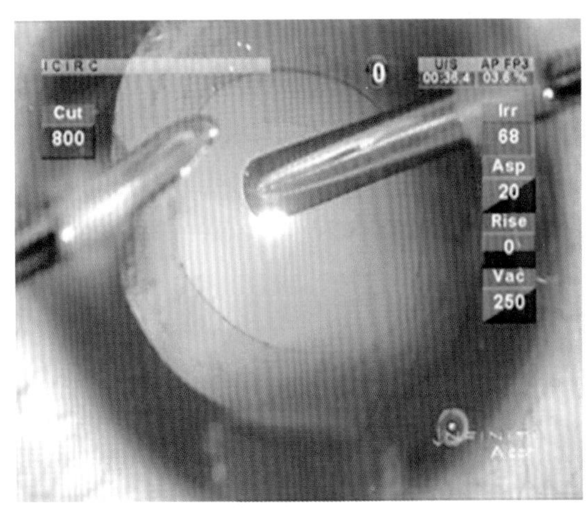

图 9-10-12　后囊膜撕开后行前段玻璃体切割术

8. 后囊膜切开与前段玻璃体切除　后囊膜混浊是小儿白内障术后最常见的并发症，其发生率高达 100%，是影响患儿术后视功能恢复的重要原因之一，故有术者主张在白内障手术中一期进行后囊膜切开和前段玻璃体切除，以降低这种并发症的发生率。具体操作方法与前囊连续环形撕囊相似，在完成白内障抽吸之后（适用于单纯白内障抽吸不植入 IOL 的病例），或植入 IOL 之后（适用于Ⅰ期 IOL 植入病例），将黏弹剂注入囊袋内 IOL 后方，用截囊针在后囊中央划开一个小口，用撕囊镊进行环形撕囊，直径 3.5~4mm（图 9-10-11）。通过后囊撕囊口进行前段玻璃体切除（图 9-10-12）。

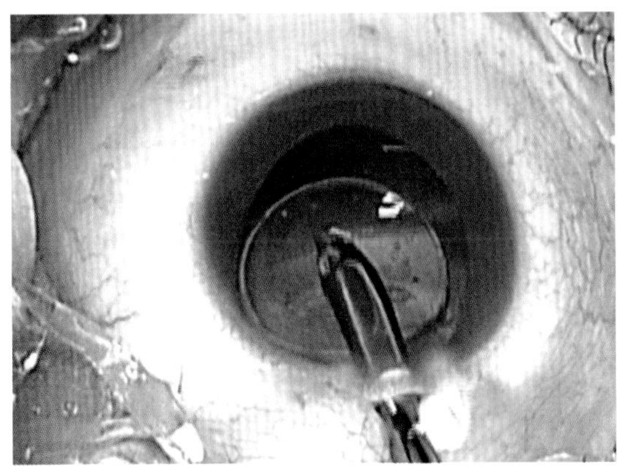

图 9-10-13　清除 IOL 前方黏弹剂

9. 清除黏弹剂　眼内残留的黏弹剂会阻塞房角从而引起眼压升高，故植入人工晶状体后应彻底清除光学面前后的黏弹剂（图 9-10-13，图 9-10-14）。

10. 缝合切口　用 10-0 尼龙线平行角膜缘缝合切口（图 9-10-15），可酌情注入 0.01% 毛果芸香碱或 0.01% 卡巴胆碱注射液缩瞳，然后冲洗前房。用烧灼器烧灼黏合球结膜切口（图 9-10-16）。但如果患儿年龄较大，眼球发育好且依从性好，特别是颞侧角膜切口如能够自然密闭状态下也可考虑不缝合，因缝线对术后散光影响较大。术毕结膜下注射地塞米松 2mg 和妥布霉素 2 万 U，在结膜囊内涂妥布霉素眼药膏，用眼垫及眼罩包眼。

【术后处理】术后第 1 天用抗生素联合糖皮质激素眼药水滴眼每天 6 次，睡前用抗生素联合糖皮质激素眼药膏涂眼共 2 周。以后每天滴上述眼药水 4 次共 1 个月，之后每天 2 次维持 2~3 个月。

【手术并发症及处理】

1. 术中并发症

（1）虹膜损伤：常见于以下几方面：破囊针头进入前房时容易损伤 12∶00 方位的虹膜，操作时应注意破囊针尖进

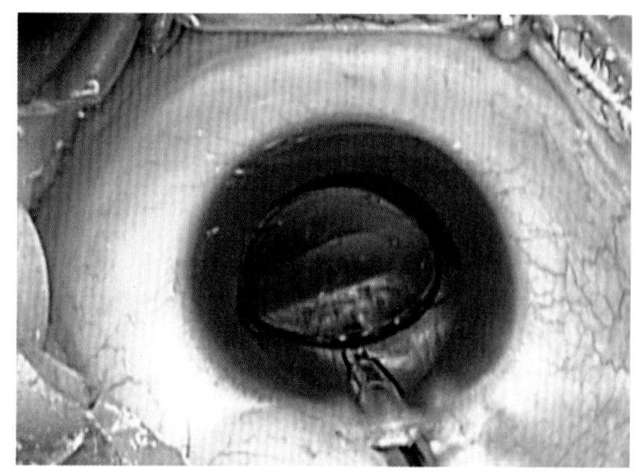

图 9-10-14　清除 IOL 后方黏弹剂

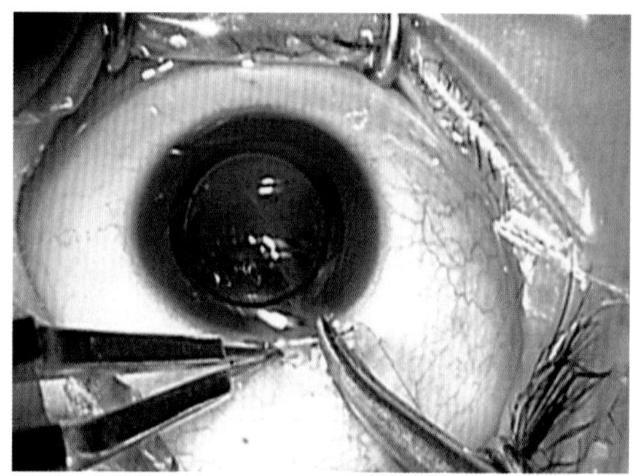

图 9-10-15　平行角膜缘缝合切口

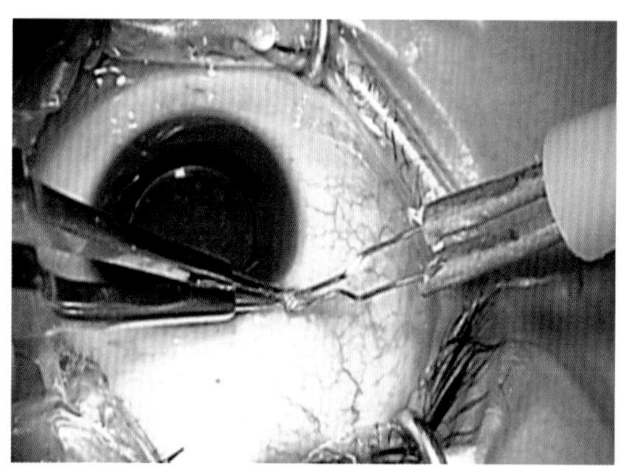

图 9-10-16　用烧灼器烧灼黏合球结膜切口

入的角度，边注水边缓慢将针头进入，必要时在上方周边前房先注入黏弹性物质形成需要的操作空间；抽吸时双腔管进出前房次数太多，会造成虹膜色素脱失，为此应尽量减少双腔管进出前房次数，抽吸时动作要轻巧；外伤性白内障与虹膜粘连，分离时容易损伤虹膜，故应采用注入黏弹性物质进行分离，以减少损伤，或用囊膜剪剪开粘连部位；扩大切口时剪刀易误伤虹膜，应看清剪刀内无虹膜组织再行剪开。

（2）高眼压及虹膜膨出：儿童白内障手术中不易控制眼压，其原因是氯胺酮麻醉能引起高眼压。婴幼儿玻璃体不易脱水浓缩，按摩眼球降压不如成人的效果好，故手术时要认真做好球后麻醉，帮助降低眼压。此外，按压眼球时间长些，以增加降压效果，必要时术前给予高渗剂降低眼压。

（3）前房纤维素性渗出：儿童白内障手术中，极易发生前房纤维素性渗出，尤其在植入人工晶状体过程中和植入后渗出物明显增加。其原因是婴幼儿血 - 眼屏障发育不完善，手术刺激下虹膜极易发生渗出，严重时在植入人工晶状体的同时可以看到虹膜表面渗出物增加。因此，术前应积极降低眼压，软化眼球，术中应尽量减少不必要的操作，完成抽吸后向前房注入黏弹性物质，尽可能一次植入人工晶状体，以避免反复操作刺激虹膜。

（4）前房积血：主要见于有虹膜后粘连、机化膜形成及新生血管增生的外伤性白内障，术中分离粘连时易引起出血。向前房注入黏弹性物质分离粘连，利用黏弹性物质具有的止血作用可减少出血发生。难以分离的粘连，应用囊膜剪剪开。

（5）人工晶状体不能植入囊袋内：主要见于眼压高，玻璃体将后囊膜顶起，使囊袋不能打开，以致人工晶状体下袢不能进入其内。另外，外伤性白内障因炎症、机化、出血使囊膜粘连，囊袋的完整性受到破坏，人工晶状体也无法进入囊袋内。术前充分降低眼压，软化眼球，术中破囊尽可能应用连续环形撕囊法，保持囊袋的完整性，植入人工晶状体时 6：00 方位的囊膜下应多注入黏弹剂，使下方囊袋打开，形成足够的操作空间。尽量保持瞳孔中度散大，在直视下将人工晶状体下袢植入下方囊袋内，然后将人工晶状体的光学面与袢的交接部位植入虹膜后并进入囊袋内，最后用旋转法将人工晶状体上袢植入。

（6）玻璃体脱出：多见于抽吸晶状体皮质时出现后囊膜破裂。外伤性白内障术前后囊膜常已破裂。后囊膜破裂发生玻璃体脱出时，应彻底切除前段玻璃体，然后注入黏弹性物质，才植入人工晶状体，如破裂口太大，应用缝线固定法固定人工晶状体的上袢或下袢，以便保证人工晶状体位置良好。

2. 术后并发症

（1）前房渗出及瞳孔机化膜形成：约 1/2 患儿术后前房发生纤维素性渗出反应，渗出从絮状到机化膜形成，经抗炎治疗后，渗出物在 1~2 周消失，部分则形成机化膜，致使瞳孔膜闭。治疗以皮质类固醇为主，全身应用地塞米松，局部用抗生素联合皮质类固醇眼药水滴眼每天 6~8 次，必要时用地塞米松 1mg 球结膜下注射。此外，要用托吡卡胺眼药水散瞳，炎症较重的可用 1% 阿托品眼药水及眼药膏散瞳。局部热敷有助于消炎。炎症消退后，若残留瞳孔膜可用 Nd：YAG 激光切开。

（2）虹膜后粘连、瞳孔变形和瞳孔上移：这是由于炎症反应、机化膜形成以及纤维和上皮增生所致。术后大约有 1/3 的患儿发生虹膜后粘连，这部分患儿均有不同程度的瞳孔变形或瞳孔上移。对于视力不受影响的患眼，不需处理。严重的瞳孔上移可行 Nd：YAG 激光或手术做虹膜切开使瞳孔下移。

（3）后发性白内障：是儿童白内障术后最常见的并发症，最早可在术后 1 周出现后囊膜混浊，婴幼儿白内障摘除人工晶状体植入术后均需行后囊膜切开术。后发障的预防

 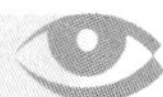

及处理分为一期处理及二期处理。一期处理是在术毕即用破囊针将后囊膜划开，如能先在人工晶状体后注入少许黏弹性物质，然后伸入破囊针作一个约 3mm 的连续环形撕囊则效果更好。二期处理是手术后后囊膜混浊时，再使用激光或手术的方法将后囊膜切开。前者的优点是无须再次手术，避免了二次手术或激光对术眼组织的损害，特别是年幼欠合作的患儿，做 Nd：YAG 激光切开时极易损伤人工晶状体。但是，一期切开对手术技术的要求较高，术中容易发生玻璃体脱出。二期处理的优点是玻璃体脱出较少，尤其是 Nd：YAG 激光后囊膜切开，合并症较少，不足之处是激光治疗时容易误伤人工晶状体。

(4) 人工晶状体瞳孔夹持：在儿童比较少见。主要与术中玻璃体脱出、虹膜损伤、人工晶状体是否植入于囊袋内、术后前房炎症及后囊机化增生等因素有关。人工晶状体瞳孔夹持若无其他合并症可以密切观察，暂不作处理。若有合并症如眼压高、反复炎症、自觉有眩目现象、复视、畏光，需给予手术复位，或行人工晶状体取出术。

(5) 继发性青光眼：在儿童白内障术后时有发生。由于婴幼儿表达能力欠佳，多在晚期出现典型的儿童青光眼体征后才被家长发现。故对于可疑继发青光眼的儿童，应定期复查监测眼压变化。必要时可在全身麻醉下详细检查，如出现眼压升高，应及时处理。

第十一节　白内障摘除的联合性手术

一、白内障囊外摘除及人工晶状体植入联合抗青光眼手术

【手术适应证】

1. 青光眼并发白内障　当药物不能控制眼压到理想水平而具有青光眼手术指征，需要行抗青光眼手术时，如患眼同时伴有明显晶状体混浊或全混浊者。

2. 抗青光眼术后滤过泡功能不好或已无功能，术前不能将眼压控制在理想水平的白内障患者。

3. 白内障并发青光眼　晶状体膨胀期继发闭角型青光眼，房角粘连闭合超过 1/2 周者；晶状体溶解或过熟期白内障前房角已有器质性改变者，可联合施行滤过性手术。

【术前准备】除按常规白内障摘除术的术前准备外，应认真做好眼压、前房角、角膜内皮、视野及 VEP 等术前检查。术前用药物尽量降低眼压，但避免使用毛果芸香碱等缩瞳剂。

【手术方法】

1. 制作以角膜缘或穹隆部为基底的结膜瓣。

2. 在上方巩膜作以角膜缘为基底的巩膜瓣，瓣宽 5mm、高 4mm，厚度至少达巩膜全层的 1/2(有主张将巩膜瓣制作于 11∶00 或 1∶00 方位)。

3. 在巩膜瓣下作小梁切除(定位方法详见青光眼章)。

4. 在相应于小梁切除区处行周边虹膜切除。

5. 在用黏弹剂或平衡盐溶液维持前房情况下，按白内障囊外摘除术作晶状体前囊膜撕囊。

6. 用角膜剪从角膜缘切口向两侧扩大切口，以滑出法娩出晶状体核，接着用 10-0 尼龙线间断缝合巩膜瓣根部、角膜缘切口。接着行闭合式灌注抽吸术，将前房的晶状体皮质抽吸干净。拆除部分角膜缘缝线及巩膜根部缝线，留出适当间距，并用黏弹性物质形成前房后，将人工晶状体植入囊袋内。最后缝合巩膜瓣及水密缝合角膜缘切口，并将前房内残留的黏弹性物质吸除。术毕可酌情使用 2% 毛果芸香碱缩瞳。

7. 缝合结膜瓣。

8. 也有术者主张预制巩膜瓣及扩大角膜缘切口，按常规步骤植入后房型人工晶状体术后，才作小梁切除。

二、白内障摘除及人工晶状体植入联合穿透性角膜移植术

【手术适应证】

1. 角膜病与白内障同时存在并需要作穿透性角膜移植及白内障摘除复明术的患者。如有中央性角膜白斑、严重的圆锥角膜或严重的 Fuchs 角膜内皮营养不良又同时存在成熟或近成熟期白内障者。

2. 患眼有严重的角膜病变且该眼的白内障接近成熟期者。

3. 术前因角膜混浊，无法了解其晶状体的混浊程度，但术前临床资料提示晶状体可能已明显混浊时，在手术前应作联合手术的准备，术中发现晶状体已混浊则作联合手术。

4. 患眼晶状体虽然混浊并不严重，但患者已超过 65 岁，且对侧眼已作过白内障手术者。又如估计穿透性角膜移植手术后不久需要做白内障手术时，可以考虑作联合手术。

5. 术眼为无晶状体眼，当需作穿透性角膜移植手术时，如有下述情况者可同时作人工晶状体植入术：

(1) 患眼白内障囊外摘除术后，晶状体后囊膜尚完整，与虹膜无粘连，应同时作后房型人工晶状体植入术。

(2) 患眼已作白内障囊内摘除术，但前房角结构正常，眼压不高。手术前患者表示不愿意再戴框架眼镜或角膜接触镜时，可以考虑作穿透性角膜移植手术时联合植入前房角支持型人工晶状体，或采用缝线固定法植入后房型人工晶状体。

【术前准备】

1. 详细检查角膜，确定是否需要作穿透性角膜移植手术。

2. 确定晶状体的混浊程度是否需要作白内障摘除术。

3. 计算人工晶状体的度数　估算植入的人工晶状体度数是三联手术的难题之一。这主要由于术前无法测得准确的角膜屈光力，不能使用常规计算人工晶状体度数的公式。即使手术前能测得角膜曲率，但穿透性角膜移植术后，角膜植片的曲率与手术前所测得的角膜曲率完全相同的机会是很少的。故部分医生仅根据眼轴长度来判断人工晶状体度数的范围，或参考对侧眼角膜屈光力，使用平均角膜屈折力(43.37D)，并参考患眼手术前的屈光状态和对侧眼的屈光状态及患者要求等计算和确定植入人工晶状体的屈光度数。

4. 其他的术前准备，参见角膜移植及人工晶状体植入

术有关章节。

【手术方法】

1. 麻醉　一般采用眼部局部麻醉。

2. 充分降低眼压　术前可给全身脱水剂，如甘露醇静脉点滴，口服乙酰唑胺等。

3. 开睑　同白内障囊外摘除术。

4. 使用巩膜支撑环　在穿透性角膜移植手术中巩膜支撑环（Flieringa环）的使用十分重要，它是在使用环钻切除病变角膜后，防止眼内容物脱出及眼球壁塌陷的重要措施。巩膜支撑器带有四个脚，放在眼球表面后，用7-0黑丝线分别将其固定在以角膜为中心的3∶00、6∶00、9∶00及12∶00方位处的巩膜上，其中6∶00及12∶00方位处缝线留长并固定在手术孔巾上，另外2条缝线在靠近巩膜支撑器处将其剪断（图9-11-1）。

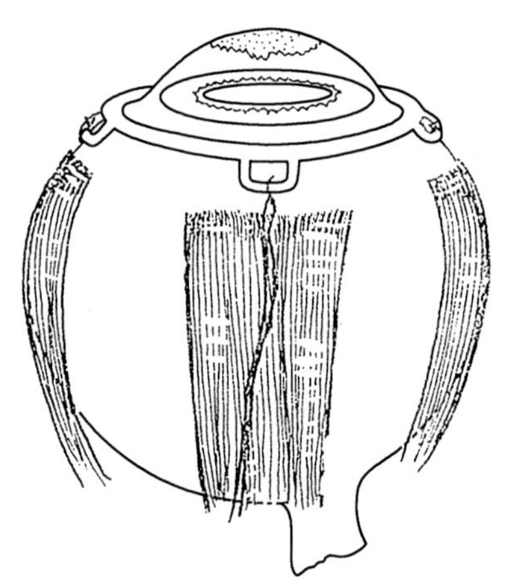

图9-11-1　Flieringa巩膜支撑环

5. 准备角膜植片　制备供体角膜植片的环钻直径应比切除病变角膜使用的环钻直径大0.1~0.5mm。如从供体眼球直接制作植片应比植床环钻直径大0.1mm；如从培养液中取出游离保存供体角膜片制备的角膜植片应比植床直径大0.5mm。切除病变角膜（植床）的环钻直径，一般选用7.0~7.5mm。否则，太大的植片术后易发生排斥反应，太小则术中不易植入人工晶状体。钻取的角膜植片应即放入角膜保存液中备用。

6. 切除病变角膜　选择大小合适的角膜环钻有利于角膜病灶的切除及角膜移植手术的成功和易于植入人工晶状体。切除角膜病灶时，用力要适当及均匀，防止因用力过大而损伤其他眼内组织，环钻开始时可先用较大的力量，当环钻至2/3角膜厚度，再用较小的力量钻穿全层角膜。当部分植床已钻透有房水流出时，可以用角膜弯剪完成其余部分的环钻口剪开除去病变角膜。

7. 经角膜切除口（环钻孔）作白内障囊外摘除及联合后房型人工晶状体植入术。

（1）使用撕囊镊或刀片截开晶状体前囊的操作过程中（图9-11-2），要避免器械损伤周边角膜及虹膜等眼内组织。

（2）娩出晶状体核：用冲洗针头将平衡盐溶液注入前囊膜下使核及皮质与晶状体囊分离，从12∶00方位放入晶状体圈到晶状体核与后囊之间并从环钻孔娩出晶状体核（图9-11-3）。

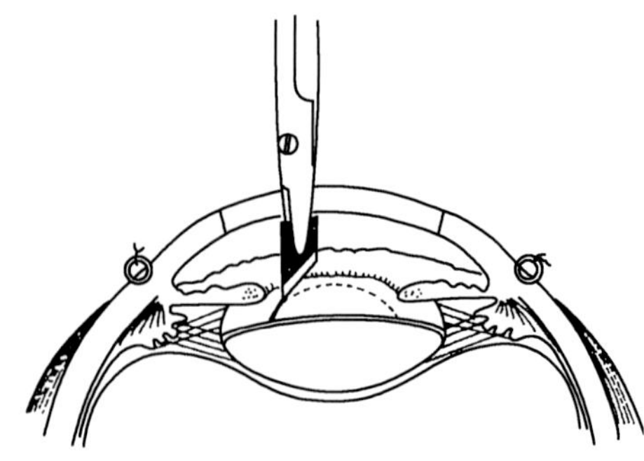

图9-11-2　使用刀片截囊

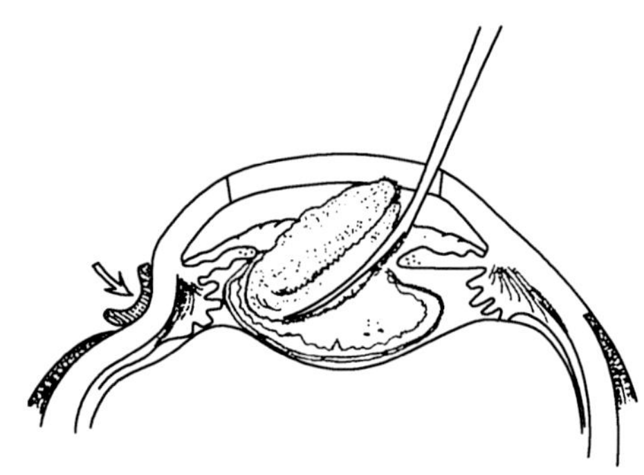

图9-11-3　娩出晶状体核

（3）清除晶状体皮质：可用显微镊夹起周边前囊膜，暴露晶状体赤道部（即晶状体囊袋内）的皮质。用10ml的注射器连接冲洗抽吸针头，将周边的皮质冲吸干净。操作时注意不要损伤晶状体后囊膜及悬韧带。

（4）植入后房型人工晶状体：为较好地固定后房型人工晶状体，以将其植入囊袋内为宜。先在晶状体囊袋内注入黏弹性物质，将人工晶状体下袢植入下方囊袋内，然后用旋转人工晶状体的方法将上袢植入囊袋内，也可以用人工晶状体镊直接将上袢植入上方囊袋内。最后，用旋转的方法，调整人工晶状体的位置。0.1%乙酰胆碱或0.01%毛果芸香碱溶液注入前房缩瞳。

8. 固定角膜植片

（1）将已准备好的角膜植片放至植床孔上，使植片与植床边缘对位整齐。

（2）用10-0尼龙线分别在12∶00方位、6∶00方位、9∶00方位及3∶00方位将角膜植片与植床间断缝合四针。缝针深度应达角膜后弹力层，也可在这四针之间分别再各加一针，缝线走向应为放射状，针距要均匀，结扎缝线时松紧度适中，进出针点与切口的距离相等。然后再用10-0尼龙线作连续缝线（图9-11-4）。使用间断缝线和连续缝线时，角膜植片与植床孔的固定要牢固、均匀。接口要水密闭合，以便有利于伤口愈合。

9. 拆除巩膜支撑环。

【术后处理】球结膜下注射抗生素及皮质类固醇。必要时，手术后静脉滴注抗生素及皮质类固醇。包扎手术眼，直到角膜植片上皮细胞修复正常。术后白天滴抗生素及皮质类固醇眼药水，晚上涂抗生素及皮质类固醇眼药膏。并针对原发角膜病变的病因及术后情况，选择抗病毒药物及抗角膜移植术后排斥反应的药物，如环孢素眼药水等，作进

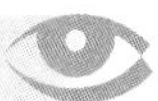

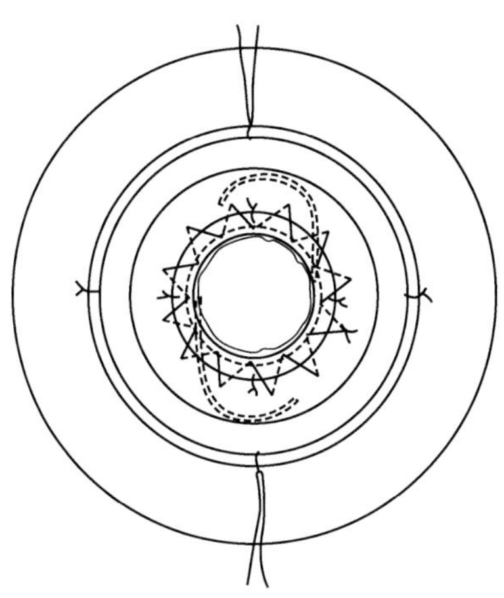

图 9-11-4　缝合角膜移植片

一步治疗。手术后 2~3 个月，可开始拆除间断缝线。但也可在手术结束时拆除间断缝线而仅留下连续缝线。连续缝线的线结可埋藏于切口内，一年或更长的时间才拆除连续缝线。

三、白内障摘除及人工晶状体植入联合玻璃体切割术

【手术适应证】患者因各种眼底病变引起玻璃体积血，重度混浊，经 3 个月以上治疗未见好转；并伴有应手术摘除的晶状体混浊，为恢复视力，可采取白内障摘除人工晶状体植入联合玻璃体切割术。

【手术方法】分三个步骤进行：①先进行白内障囊外摘除术，以便于接下来行玻璃体切割术，然后水密缝合角膜缘切口；②常规作玻璃体切除手术，若术前超声检查发现有视网膜脱离，可先行巩膜外环扎或硅胶填压；③玻璃体切割术及视网膜复位术结束后，再打开白内障囊外摘除的角膜缘切口约 7mm 范围并植入后房人工晶状体。

具体步骤如下：

1. 常规消毒铺巾，作球周或球后、眼轮匝肌麻醉，开睑，结膜下浸润麻醉，上直肌牵引缝线，固定眼球于下转位。

2. 若超声波检查确认有视网膜脱离，要根据视网膜脱离的范围，作巩膜外环扎或巩膜外加压的硅胶块（详见第十二章视网膜脱离手术）。

3. 白内障囊外摘除术　作以穹隆为基底的球结膜瓣，暴露角膜缘并作切口。切穿前房后，用截囊针作开罐式破晶状体前囊或环形撕囊，扩大角膜缘切口（若行超声乳化白内障吸除术作巩膜或透明角膜隧道切口时，切口约为 3mm 即可），娩出晶状体核，抽吸、冲洗干净残留皮质，保持后囊膜完整，水密缝合角膜缘切口（巩膜和角膜隧道切口一般不用缝合），以便作玻璃体切割术。

4. 作玻璃体切割术　扩大球结膜瓣切口（右眼 7：00~2：00 方位，左眼 10：00~5：00 方位），向后暴露至角膜缘 4mm 的睫状体扁平部，分别在鼻上、颞上及颞下方的扁平部巩膜作三个切口，插入注水导管、导光纤维及玻璃体切割器。在证实注水导管的尖端在玻璃体腔内后启用注水导管，然后插入导光纤维及玻璃体切割器，由浅及深切除混浊的玻璃体，切后段玻璃体时需放角膜接触镜进行，直到看清视网膜为止，若发现视网膜脱离时，进一步了解视网膜脱离范围，寻找裂孔，根据具体情况，进一步作视网膜复位手术。玻璃体切割术结束后，取出玻璃体切割器和导光纤维，缝合此两处的巩膜切口，最后拔出注水导管，再缝合此处切口。

5. 植入后房型人工晶状体　扩大白内障摘除时的角膜缘切口约至 7mm（根据人工晶状体光学部分大小而定），在晶状体囊袋内和前房注入黏弹性物质（如 Healon 等），继而植入后房型人工晶状体。一般采用旋转法将后房型人工晶状体植入囊袋内，也可用晶状体镊将人工晶状体直接送入囊袋内，接着用人工晶状体钩或前房冲洗针头调整人工晶状体的位置。然后向前房注少许 0.01% 毛果芸香碱或 0.1% 乙酰胆碱，使瞳孔缩小，增强虹膜的张力，更好地固定人工晶状体的位置。最后用双腔管或冲洗抽吸针头小心地吸除黏弹性物质，并用平衡盐溶液形成前房。缝合角膜缘切口，将线结埋藏在切口组织内。整理球结膜切口，缝合并自行盖住角膜缘切口。在作玻璃体切割时，切勿切穿晶状体后囊膜，万一切穿后囊膜，破口不大，可等作完玻璃体切割术后，用 Healon 等黏弹性物质压住穿破口，再植入后房型人工晶状体。白内障摘除人工晶状体植入联合玻璃体切割术，还有另外一种方法，即当晶状体前囊混浊不明显，而有晶状体后囊下及核性混浊时，可先在睫状体扁平部分别作三个切口，插入注水管、导光纤维和玻璃体切割器。用玻璃体切割器，在导光纤维的照明下，从晶状体后囊开始向前切除混浊的晶状体。但要特别注意不要切穿晶状体前囊，保留晶状体前囊完整。然后逐步向后深入切除中段及后段混浊的玻璃体。取出玻璃体切割器、导光纤维及注水导管，缝合三个切口。若有视网膜脱离，做视网膜复位手术。然后再在角膜缘作切口，一般长约 7mm（根据植入的人工晶状体光学部分的大小而定），在虹膜与晶状体前囊之间注入 Healon 等黏弹性物质，将后房型人工晶状体植入睫状沟内。向前房注入缩瞳药，并抽出残留的 Healon，以防止术后眼压升高。缝合角膜缘切口。将缝线结埋藏在组织内，整理结膜伤口，缝合或热灼黏合伤口，结膜下注射抗生素及皮质类固醇。

【术后处理】球结膜下注射抗生素及皮质类固醇，结膜囊内涂抗生素眼药膏，有时加涂毛果芸香碱眼药膏缩瞳。全身用抗生素及皮质类固醇静脉滴注 3~5 天。患者若有其他全身性疾病，参考其他疾病治疗。

【手术并发症及处理】详见白内障囊外摘除术中并发症及玻璃体切割术并发症的有关部分。

四、白内障摘除及人工晶状体植入联合球内异物摘除术

这类联合手术的优点，可以避免两次麻醉与两次手术造成患者的惧怕心理，让患者早期恢复视力，若为单眼发病的儿童，还可以预防弱视的发生。

【手术适应证】

1. 晶状体异物及外伤性白内障。
2. 眼后段球壁异物，同时存在白内障。
3. 未形成包裹的玻璃体内磁性异物，同时存在白内障。
4. 上述病例中，视功能的预测条件良好，不合并其他

严重眼病,如玻璃体条索形成、严重玻璃体混浊、葡萄膜炎或视网膜脱离者。不合并严重眼外伤,如严重挫伤、巨大球内异物、多发球内异物、合并其他眼组织的撕裂伤等。

未具备上述条件者一般不适宜行三联手术,可分次手术:先行白内障摘除及球内异物摘除术,再行二期人工晶状体植入术;或者先行球内异物取出术,再行白内障摘除联合人工晶状体植入术。

第十二节 特殊情况的白内障手术

一、硬核白内障超声乳化手术

【临床特点】硬核白内障是指当晶状体核严重混浊硬化(Ⅳ~Ⅴ级核)所致的深棕色或黑色核性白内障,晶状体的皮质很少,患者远视力(尤其夜间视力)明显下降,部分患者伴有眩光等症状。

【手术适应证】硬核白内障是白内障完全成熟的表现,由于晶状体核硬化严重影响视力及对眼后段的检查,确诊后即可手术治疗。

【术前准备】排除全身及眼部手术禁忌证并做好术前解释工作;应用超声波测量眼轴长度并了解眼内情况;酌情给予镇静剂。如需更有效地降低眼压,可用高渗剂;术前充分散大瞳孔;有条件时测定视网膜视力,以了解黄斑功能和预测术后视力恢复情况。因晶状体核硬化程度重,晶状体囊袋脆性较大,应做好术中转换成白内障囊外摘除手术方式的准备。

【手术要点及注意事项】

1. 提高连续环形撕囊的成功率

(1) 增加囊膜可见度:利用染色技术增加囊膜与皮质的对比度。或采用提高显微镜的放大倍数,降低周围环境亮度,采用斜照法等方法提高囊膜的对比度。

(2) 撕囊镊完成撕囊:对晶状体核大而硬的患者,最好用撕囊镊完成撕囊。撕囊镊可在清晰度欠佳的情况下,良好地控制撕囊孔的位置及大小。

(3) 二次撕囊技术:可防止因晶状体皮质膨胀引起的囊膜向周边撕裂。多在人工晶状体植入后进行二次撕囊。首先在撕囊口边缘以切线方向做一小切口,再用撕囊镊抓住囊膜瓣,撕去一条环状囊膜。撕囊过程中,撕囊镊要经常变换用力方向,始终保证抓住囊膜瓣根部,不致撕裂,使得新的撕囊口与原撕囊口呈同心圆。

2. 减少眼内组织的损伤

(1) 软壳技术:Arshinoff 于 1999 年报道软壳技术,提出联合应用内聚性和弥散性黏弹剂可有效保护角膜内皮和晶状体后囊膜,提高了手术安全性。软壳技术的应用步骤分以下几步:撕囊前先将低分子量的弥散性黏弹剂注入前房,然后再将高分子量的内聚性黏弹剂由前者下方注入前房,并将弥散性黏弹剂推向角膜内皮层,形成光滑、均匀的保护层;而内聚性黏弹剂可克服眼后段的正性压力,压平晶状体前囊膜,形成并维持前房空间,便于顺利完成连续环形撕囊术。进入超声乳化晶状体阶段后,内聚性黏弹剂迅速被清除,留下厚而平滑的弥散性黏弹剂保护层覆盖在角膜内皮面。植入人工晶状体时,两种黏弹剂的应用顺序正好相反,先使用内聚性黏弹剂将囊袋撑开形成空间,然后在其中央注入弥散性黏弹剂,目的是当人工晶状体植入囊袋时可避免对囊袋加压,同时防止人工晶状体触及眼内其他组织。由于内聚性黏弹剂具有易于吸除的特性,其包裹了弥散性黏弹剂后,可一起被迅速而彻底的清除,以避免术后高眼压。

(2) 合理的碎核技术:根据术中的具体情况,综合运用几种碎核技术,可以提高乳化效率,从而减轻对悬韧带的压力,减少对角膜内皮细胞的损伤。操作中的关键在于采用高能量、高负压设置,将超声针头深埋入晶状体核中,用劈核钩将核劈开多块,注意要分核彻底避免牵动整个核块对囊膜增加张力。

(3) 囊袋张力环:对晶状体悬韧带脆弱或术中发生了悬韧带断裂的患者,植入囊袋张力环,可减少对悬韧带的进一步损伤。

【手术并发症及处理】

1. 撕囊口放射状撕裂 如撕囊过程中出现撕囊口向周边裂开或放射状撕裂,应及时使用囊膜剪在裂口处剪开向异常方向撕开的囊膜,防止撕囊口向赤道部进一步裂开。

2. 后囊膜破裂 硬核白内障皮质大部分吸收,术中缺乏皮质的衬垫,硬核块或乳化针头易损伤后囊膜,可在晶状体核块与后囊膜之间注入弥散性黏弹剂,保护后囊膜;如后囊膜发生破裂,在手术早期应扩大主切口,注入黏弹剂后用晶状体套圈娩出残余晶状体核。如伴有玻璃体脱出,应利用玻璃体切割器切除脱出的玻璃体。如有核块掉入玻璃体腔,必要时需行经扁平部玻璃体切割术将下沉的晶状体核块取出。

3. 损伤邻近的眼内组织(如角膜、悬韧带、后囊膜)

(1) 由于核硬,乳化时间相应延长,能量增加,加重了对角膜内皮的损伤,容易出现暂时性角膜水肿甚至大泡性角膜病变,可使用高渗剂对症治疗。

(2) 成熟期晶状体囊膜变脆易于破裂,部分囊内压力增高致囊膜张力增加,易发生撕囊口放射状撕裂。

二、过熟期白内障超声乳化手术

【临床特点】当白内障经过成熟期后,晶状体皮质出现分解液化或吸收;核浓缩、硬度增加或呈无皮质的黑色核;悬韧带脆弱,易引起晶状体脱位。此外,当液化的晶状体皮质进入前房或玻璃体时,可引起晶状体过敏性葡萄膜炎和晶状体溶解性青光眼。

【手术适应证】过熟期白内障由于皮质液化溢出,晶状体核移位下沉,确诊后应尽快手术。

【手术并发症及处理】

1. 撕囊口放射状撕裂 如撕囊过程中出现撕囊口向周边裂开或放射状撕裂,应及时使用囊膜剪在裂口处剪开向异常方向撕开的囊膜,防止撕囊口向赤道部进一步裂开。

2. 后囊膜破裂 过熟期白内障皮质液化吸收,硬核块或乳化针头易损伤后囊膜,可在晶状体核块与后囊膜之间注入弥散性黏弹剂,保护后囊膜;如后囊膜发生破裂,在手术早期应扩大主切口,注入黏弹剂后用晶状体套圈娩出残余晶状体核。如伴有玻璃体脱出，应利用玻璃体切割器切除脱出的玻璃体。如有核块掉入玻璃体腔，必要时需行经扁平部玻璃体切割术将下沉的晶状体核块取出。

3. 损伤邻近的眼内组织　过熟期白内障的晶状体悬韧带脆弱，硬核白内障术中操作不当等均会引起悬韧带断裂，晶状体脱位，此时应尽快扩大主切口，改为白内障囊外摘除术。

【手术要点及注意事项】

1. 利用染色技术提高囊膜可见度，增加囊膜与皮质的对比。还可采用提高显微镜的放大倍数，降低周围环境亮度，采用斜照法等方法提高囊膜的对比度。

2. 可用针刺开前囊膜，放出液化皮质，减轻囊袋的张力，待皮质外溢停止后，用黏弹剂将溢出的皮质推开，完成撕囊。

3. 撕囊过程中如果遇到前囊的钙化斑，有可能会造成撕裂，此时应改变撕囊方向，尽量避开钙化斑，必要时可用囊膜剪剪除后继续撕囊。

三、高度近视眼的白内障超声乳化手术

【临床特点】

1. 角膜　角膜后弹力层易发生破裂并导致散光。

2. 晶状体悬韧带　由于悬韧带松弛容易发生晶状体不全脱位，手术操作不当可导致晶状体全脱位。

3. 玻璃体　由于眼轴拉长、玻璃体腔增大，玻璃体可发生变性、液化、混浊和后脱离，术后可表现为飞蚊症和因玻璃体牵引所引起的闪光感等视网膜刺激症状。

4. 眼底　可见视网膜脉络膜变性、萎缩、Fuchs 斑（Fuchs spot）、漆裂纹样病变（lacquer crack lesion）、裂孔和后巩膜葡萄肿（posterior staphyloma）等。其中 Fuchs 斑和漆裂纹样病变为高度近视眼底特征性病变，可引起术后视物变形、视力差、中心暗点和旁中心暗点，漆裂纹样病变可诱发视网膜下新生血管及黄斑出血，引起视力的进一步下降。周边部视网膜脉络膜病变发生率高，易发生视网膜脱离。

5. 眼轴　高度近视眼的眼轴增长，球壁后凸，这种后巩膜葡萄肿常使眼轴测量造成误差，人工晶状体计算时容易发生偏差，建议应用浸浴式 A 超或 IOL Master 进行眼轴测量，并使用 SRK/T、Holladay Ⅱ、Haigis 等公式。

【手术适应证】

1. 高度近视并发白内障常以晶状体核性混浊为主，因而在早期即开始影响视力，尽管配戴眼镜保留一定的视力，但仍难以完成正常工作，有的甚至连日常生活都难以自理。因此，在目前显微手术得到广泛应用的条件下，高度近视患者的白内障只要影响患者的正常工作和生活，无论其晶状体是否完全混浊均可考虑手术。有条件的可以同时植入人工晶状体。

2. 对于晶状体尚无明显混浊的高度近视患者，为治疗高度近视，超过 -15.0D 的高度近视，LASIK 很难完全矫正。术后回退等问题会影响疗效，有晶状体眼人工晶状体植入术虽然可以矫正高度近视，但存在损伤角膜内皮或晶状体的危险；透明晶状体摘除联合人工晶状体植入术也是可采用的一种治疗方式，但目前仍有争议，它可导致术眼丧失调节功能，因而年龄在 40 岁以上的患者才选择这种方法。

【术前准备】

1. 眼科常规检查　包括裂隙灯检查及散瞳查晶状体和眼底，并完成与高度近视相关的眼科特殊检查项。

(1) 眼底检查：如果晶状体混浊程度不严重，散瞳后需使用三面镜和间接检眼镜检查眼底，了解有无视网膜的变性和干性裂孔，术前是否需行激光视网膜光凝术，以预防视网膜脱离的发生。

(2) B 型超声波检查：是了解玻璃体状态、排除视网膜脱离等病变的必需手段，对于白内障眼诊断后巩膜膨隆和后巩膜葡萄肿也具有重要价值。

(3) 角膜内皮显微镜检查：高度近视眼并发白内障手术难度大，并发症多，Fuchs 内皮营养不良的发生率也很高。将角膜内皮显微镜检查作为术前检查项目，以保证术中安全。

(4) 眼压：高度近视常合并青光眼，由于高度近视眼的巩膜壁较薄而软，眼底检查不典型，必要时应查压平眼压计或测校正眼压，排除合并青光眼的可能。

(5) 验光：为人工晶状体测量提供参考数值，也为白内障提供诊断依据。

2. 人工晶状体度数测量

(1) 角膜曲率测量：角膜曲率半径较小者，角膜屈光力则相对较大，且多伴有散光。散光的度数在计算植入人工晶状体的屈光度时，应作为等效球镜计算在内。对于散光较大者，特别是大于 3D 的角膜散光，有条件者应行角膜地形图检查。

(2) 眼轴长度测量：A 超测量眼轴长度时，易发生误差，尤其是伴发后巩膜葡萄肿者，IOL Master 可以提高测量的准确性。

(3) 人工晶状体屈光度的测算（见本章第八节）。

人工晶状体度数选择的原则：除根据公式计算的结果外，屈光度的选择还应参考患者的年龄、职业和另一只眼的屈光状态，一般原则是，青年人可以在术后形成正视和低度近视；对老年人则尽量形成低度或中度近视，这样既能满足一般工作和生活视远的需要，阅读时也可不戴矫正眼镜。如果另一只眼也为高度近视，且晶状体透明，术眼植入人工晶状体的屈光度应以高于计算的度数为宜。

【手术并发症】对合并有视网膜脱离的高度近视白内障，术前可缝置巩膜支撑环（Flieringa 环）以防术中眼球过于塌陷而影响手术操作。术中后囊膜破裂及玻璃体脱出者，应作前段玻璃体切割术，以减少玻璃体条索牵引。术后因后发性白内障影响视力者，可用 Nd：YAG 激光切开。

【手术技巧和要点】

1. 手术切口　可采用透明角膜切口或巩膜隧道切口，根据晶状体核的分级来决定手术切口部位。Ⅲ级以下核，熟练术者可选择表面麻醉下做透明角膜隧道切口；高度近视眼巩膜壁薄而软，易发生术后漏水，可适当延长巩膜隧道切口，采用自闭式巩膜隧道切口更安全。

2. 连续环形撕囊　撕囊直径以 5.5~6mm 为宜，撕囊口太小不利于术后眼底周边部的检查，撕囊口太大会增加术后晶状体后囊膜混浊的发生率。

3. 水分离　使用过多的水及过猛注水可造成晶状体悬韧带的损伤；同时，也可因晶状体核突然浮出填塞环形撕

囊口，形成囊袋阻滞综合征，造成囊袋内压力过高导致后囊破裂，核沉入玻璃体腔。

4. 超声乳化　勿使用过大吸力，避免过度牵拉晶状体囊袋导致悬韧带松弛而引发晶状体脱位。建议采用囊袋上白内障乳化吸除术。增加负压并从核的下方向上方乳化，可减少内皮损伤。

5. 人工晶状体植入　选择光学部直径大于6mm的人工晶状体有利于高度近视眼眼底病变的诊断和治疗。

四、小瞳孔的白内障手术

【临床特点】 小瞳孔是指直径≤4mm的瞳孔，分为两类：低反应性（功能性）和固定性（解剖性）。

【手术难点】 在小瞳孔下行白内障手术时，由于手术视野小，增加了术中出现后囊膜破裂、玻璃体脱出、晶状体核碎块坠入玻璃体腔等严重的并发症。

【手术技巧和要点】

1. 药物　对于低反应性小瞳孔，术前最好三种药物联合散瞳：睫状肌麻痹剂、散瞳剂和非甾体类抗炎剂；术中在前房内注入1∶10 000的肾上腺素液，也可在灌注液中加入肾上腺素维持瞳孔。

2. 黏弹剂　术中可以用黏弹剂担当“软性分离器”，通过推挤使瞳孔开大。对于固定性小瞳孔，尤其是虹膜后粘连的小瞳孔，分离可直接用黏弹剂和针头进行软性和硬性分离。一般情况下后粘连多局限于瞳孔缘，对于广泛面积的后粘连，则用黏弹剂针头分离瞳孔缘部位，再用黏弹剂软分离接近虹膜根部的粘连。有作者提出“撕囊口多大则后粘连分离多大”的原则，避免过度分离造成血-房水屏障破坏和术后的炎症反应，而且周边后粘连部分有助于维持囊袋和虹膜稳定，更有利于手术操作。

3. 辅助器械扩大瞳孔　应用辅助器械牵拉虹膜，扩大瞳孔以保证良好的手术视野，术毕基本不会影响瞳孔的形状。

(1) 瞳孔牵张器：有单把器械法（Beehler's speculum）（图9-12-1）和双把器械法（Luther Fry technique），瞳孔直径一般只能扩大到5mm左右，对超声乳化医生还是有一定的难度。

(2) 虹膜拉钩：较普遍的扩瞳器械，在黏弹剂的保护下将四个虹膜拉钩彼此间隔90°分别从透明角膜缘处插入前

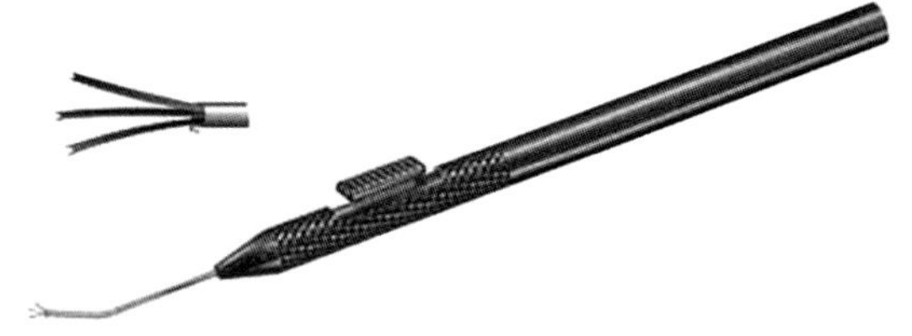

图9-12-1　Beehler瞳孔扩张器

房钩住瞳孔缘形成钻石形牵拉虹膜，扩大瞳孔成为6mm的正方形（图9-12-2）。

(3) 瞳孔扩张器、瞳孔扩张环：均可以得到较大的瞳孔（图9-12-3）。

4. 虹膜手术　虹膜手术可以与上述方法一起应用或单独使用，一般可供选择的方法有：多点括约肌切开术、下方虹膜括约肌切开术、瞳孔边缘纤维环去除术、虹膜切开术和虹膜缝线法等。常用的方法是多点虹膜括约肌切开术，可以使瞳孔中等散大，并且不会破坏所有的瞳孔括约肌，术后炎症反应小，可存在对光反射。手术方法包括用显微剪（最好是玻璃体视网膜剪）放射状剪开瞳孔领的1/2~2/3宽度的括约肌，再用弯剪剪开切口近端的括约肌。然后再补充黏弹剂，依靠黏弹剂的张力将瞳孔扩张并可用来止血。

【手术技巧】 通过小瞳孔进行手术时，建议沿瞳孔缘撕囊，先行phacochop将核劈成两半后，再将核劈成多个碎核吸除。术中注意避免超乳针头损伤虹膜引起出血。

五、葡萄膜炎并发白内障超声乳化手术

葡萄膜炎患者的白内障发病率较高，发病时间早、眼内炎症以及使用控制炎症的药物是致病的主要因素。葡萄膜炎并发白内障常伴有虹膜后粘连、瞳孔闭锁、瞳孔膜闭，有时因房水循环通路受阻而继发青光眼。手术时需要注意以下几点：全身疾病的控制；眼部炎症的控制；人工晶状体的选择；人工晶状体囊袋内植入减少对虹膜的机械刺激，尽可能减少手术并发症的发生。

【临床特点】 葡萄膜炎可能存在渗出膜、前囊膜硬化及虹膜和房角新生血管引起出血等情况，或因虹膜萎缩、瞳孔括约肌硬化、虹膜前后粘连、经常使用散瞳药瞳孔难以散大以及继发青光眼等增加了手术的难度。潜在的全身疾病，

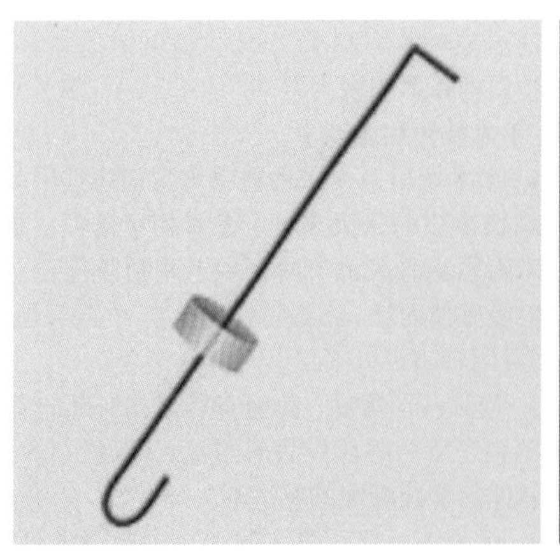

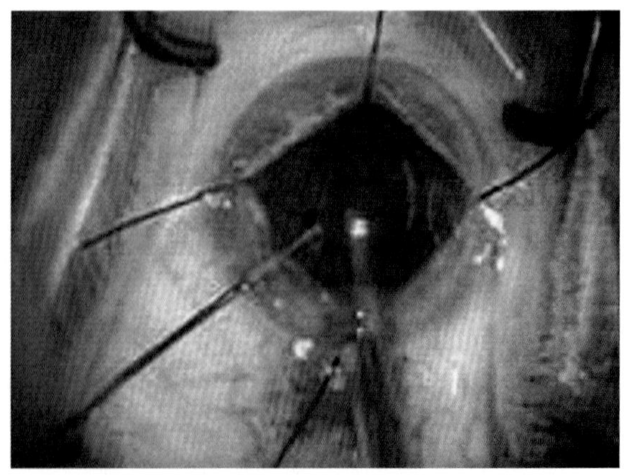

图9-12-2　虹膜拉钩

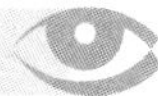

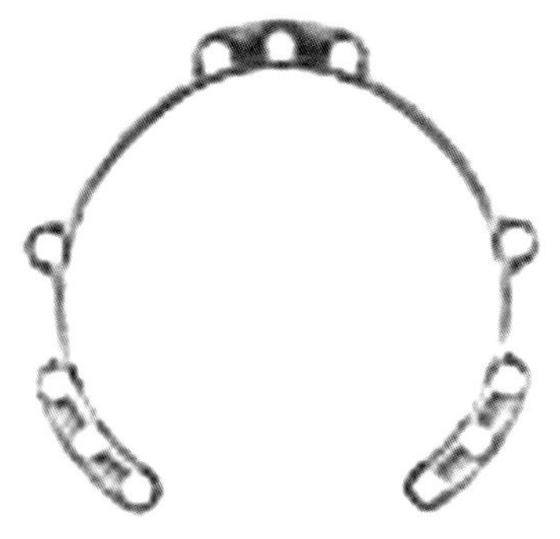

图 9-12-3　瞳孔扩张器

术后情况无法确定，术后炎症反应重，术眼对人工晶状体耐受性差，使术前、术中及术后治疗非常特殊。

【术前准备】

1. 新生血管的处理　切口处房角的新生血管可以用氩激光局部光凝。使用 100μm 光斑，0.2 秒曝光时间和足够的能量可使新生血管变白。也可以术前前房注射抑制新生血管的药物如 bevacizumab 或 ranibizumab 以减少术中的出血。

2. 控制眼压　术前 2~3 周要求很好地控制眼压。对于此类患者，应避免使用胆碱能药物，因为这些药物可能影响血 - 房水屏障，并有引起虹膜粘连的倾向。一般采用 β 受体阻滞剂和碳酸酐酶抑制剂。此类患者有时也会在术前由于睫状体渗出膜、睫状体炎症造成房水形成减少而发生低眼压。

3. 控制炎症　术前、术中及术后均应该很好地控制潜在的全身疾病。在许多病例中，基础炎症的长期存在及进展决定了炎症的复发。应该将减少前房细胞数、减少或消除玻璃体炎症反应作为治疗目的。对炎症反应控制的评价应以前房细胞数为标准，而不应仅仅考虑前房闪辉的程度。局部或全身应用糖皮质激素或免疫抑制剂、非甾体类抗炎药等控制眼部炎症。

合理的预防性应用皮质类固醇激素治疗可降低手术后早期后段葡萄膜炎的反弹，提高手术效果。一般来说，局限于眼前节的复发急性炎症，如果没有黄斑水肿病史，不需要预防性全身皮质类固醇治疗。然而，对于慢性前葡萄膜炎患者，有可能出现术后黄斑水肿，则需要预防性全身皮质类固醇治疗。Fuchs 虹膜异色症并发的白内障不需要皮质类固醇预防性治疗，除非有黄斑水肿（荧光造影确诊）病史。全葡萄膜炎或眼后段的炎症，是白内障手术和后段手术前进行皮质类固醇预防性治疗的指征。

预防性皮质类固醇治疗一般在手术期前 1~2 周开始。患者正在接受全身皮质类固醇和（或）免疫抑制治疗，如环孢素，通常在手术前需要增加皮质类固醇剂量。手术后继续维持用药 1 周左右，然后逐渐根据病情减量。对儿童来说，使用皮质激素不要超过 3 个月，因为这类药物对儿童的生长发育有副作用。若单纯应用皮质激素效力不够，应加用免疫抑制剂，给药应在术前 2 周开始，因为这类药物的起效有延迟效应。推荐使用的免疫抑制剂有环孢素和硝基咪唑硫嘌呤。球周注射曲安奈德对局部和全身应用药物无效的严重炎症反应可能会有帮助。对黄斑囊样水肿的病例，应考虑局部和全身应用非甾体类抗炎药。

【手术原理】葡萄膜炎并发白内障导致视力严重丧失的患者，唯一的治疗方法是依据病情选择适当的手术方式，尽快摘除混浊的晶状体，以增进视力及减轻炎症反应。

【手术适应证】

1. 有活动性炎症者不宜手术，应采取有效措施加以控制，通常待炎症完全消退 3 个月后才手术。

2. 鉴于晶状体混浊与葡萄膜炎的依附关系，对某些晶状体混浊严重影响视力而炎症又迁延不愈者，在应用皮质类固醇治疗的同时摘除白内障可以防止葡萄膜炎反复发作。

【手术要点】

1. 超声乳化手术　近年来，随着我国超声乳化技术的推广和应用，超声乳化因其手术切口小、损伤小、术后炎症反应轻、术后视力恢复快等特点，逐渐成为葡萄膜炎并发白内障的最佳手术方式。

（1）切口：在无葡萄膜炎的病例中证实，透明角膜隧道切口造成眼内炎症小于巩膜隧道切口。

（2）瞳孔的处理：见“小瞳孔白内障手术”。

（3）连续环形撕囊：尽可能充分扩大瞳孔有利于连续环形撕囊。为了避免囊袋撕裂先行小的撕囊口，待人工晶状体植入后再扩大撕囊口。

（4）完全清除皮质对减轻术后炎症是至关重要的。前囊膜后表面也应该作吸引，以彻底清除晶状体上皮细胞。

（5）对易发生粘连的葡萄膜炎患者，建议行预防性虹膜周边切除术。对于植入人工晶状体的病例，也有术者建议行虹膜周切。

（6）对前部玻璃体膜形成严重的病例，后囊中央撕囊后应进行前段玻璃体切割术。

2. 人工晶状体植入术　选择人工晶状体时应考虑人工晶状体的材料、直径和设计。

（1）人工晶状体应尽可能植入囊袋内。对于某些不适合植入人工晶状体的患眼不要强行植入人工晶状体。目前对于慢性葡萄膜炎，囊袋内植入后房型人工晶状体目前尚有争议，一些医生不建议植入人工晶状体，但也有研究者建议如果在围术期给予合理的抗炎治疗，有选择地对葡萄膜炎病例行人工晶状体囊袋内植入并不增加手术的危险性。睫状沟缝合后房型人工晶状体及植入前房型人工晶状体一直是禁忌。

（2）表面处理（如肝素）的后房型人工晶状体也引起了相当的关注。肝素表面处理的人工晶状体是通过静电吸引的方式将肝素覆于 PMMA 后房型人工晶状体的表面，可以减少炎症细胞在人工晶状体表面沉积的数量和程度；即使不能预防或阻止纤维素性葡萄膜炎的进展，细胞与人工晶状体的粘连也会受到抑制。与未经处理的人工晶状体相比，经肝素处理的人工晶状体表面没有细胞黏附，炎症并发症的发生率明显下降，人工晶状体的透亮度也大大提高。

（3）与未修饰的 PMMA 晶状体相比，丙烯酸酯和水凝胶人工晶状体也可以减少炎症细胞的黏附。与其他类型的人工晶状体材料（PMMA、经肝素处理的 PMMA 以及水凝胶）相比，硅凝胶材料应用于慢性葡萄膜炎患者后有较重的炎症反应，如前房严重炎症反应、撕囊口完全闭锁及后囊混浊率的增加。

(4) 对独眼的患者,手术者可考虑不植入人工晶状体。

(5) 术后后囊膜混浊(PCO)较为常见,主要是因为葡萄膜炎眼患者比较年轻,另外,一些晶状体的材料和设计可能会加重 PCO 的发展。与 PMMA 和水凝胶晶状体相比,丙烯酸酯的 PCO 发生率最低。当然,晶状体的设计和光学面与后囊接触的间隙也会影响 PCO 的形成。

【术后处理】葡萄膜炎白内障术后炎症反应较重,术中晶状体皮质的释放和手术本身创伤可以加重潜在的炎症反应,有的可见前房大量纤维素样渗出物。术后的炎症反应可以引发一系列的并发症,诸如眼压升高、角膜水肿、内皮损伤、后发障和术后黄斑水肿等。要注意使用皮质激素引起的激素性眼压升高,可以使用非甾体类抗炎药控制术后炎症。除按白内障术后常规处理外,术后应给予足量皮质类固醇,并加强散瞳。

六、晶状体脱位及不全脱位的手术处理

晶状体脱位的手术难度较大,因为摘除脱位晶状体术中发生并发症的概率较高,可导致眼内结构损害引起视力严重下降甚至丧失眼球。晶状体脱位的手术取决于晶状体的位置、患眼的视力和对侧眼的视力、患者年龄、有无先天异常、有无出现并发症及手术者的条件等。晶状体脱位造成视力下降的原因是多方面的,如屈光间质混浊、继发性青光眼、先天性眼底异常等,故晶状体摘除术后并不一定能改善视力。

对于没有并发症的晶状体不全脱位,可以用眼镜或接触镜矫正有晶状体区或无晶状体区的屈光不正,以恢复适当的视力。由于有晶状体区的散光多数不规则,故往往难以矫正,而无晶状体区的光学矫正常可获得较好的结果。如果无晶状体区较小,同时前房较深,可用弱的散瞳剂将瞳孔持续散大,或进行激光虹膜切开,增加无晶状体区范围,利于无晶状体区作屈光矫正。

【手术适应证】手术治疗并不是常规的治疗措施,一般认为手术摘除晶状体的适应证为:

1. 晶状体移位严重损害视力,尤其是伴有白内障者。
2. 晶状体脱入前房。
3. 晶状体溶解性青光眼。
4. 晶状体过敏性葡萄膜炎。
5. 瞳孔阻滞性青光眼。
6. 晶状体混浊妨碍进行视网膜脱离的检查和手术。

【手术方法】手术摘除脱位的晶状体必须小心,尽可能减少玻璃体的脱失,术前需用碳酸酐酶抑制剂或高渗剂降低眼压。晶状体摘除可采取下列方法:

1. 冷冻摘除法　对于不全脱位的晶状体及晶状体脱入前房、晶状体大部分仍在瞳孔区者,可先用前段玻璃体切割器将脱入前房的玻璃体切除。然后扩大角膜缘切口至13mm,用冷冻头摘除晶状体,详见本章第六节白内障囊内摘除术。

2. 晶状体套圈娩出法　对于不全脱位的晶状体或晶状体脱入前房者,可在角膜缘作一约 13mm 的切口后直接用晶状体套圈将脱位的晶状体娩出,然后用玻璃体切割器将前房内的玻璃体切除。

3. 晶状体囊外摘除或抽吸术　对于 25 岁以下的不全脱位的晶状体且前房无玻璃体者,先在角膜缘作一小切口后截囊,或在术前用 Nd:YAG 激光破囊,然后用灌注抽吸系统将晶状体皮质抽吸干净。灌注抽吸晶状体皮质时动作要轻,以避免撕裂晶状体后囊膜。术中若发生后囊膜破裂或玻璃体溢出者,可用玻璃体切割器切除前房内的玻璃体及残留皮质。

4. 超声乳化法及囊袋张力环的应用　伴有晶状体不全脱位的患者,利用囊袋张力环可完成超声乳化并植入人工晶状体。

(1) 囊袋张力环的原理:囊袋张力环通过牵拉囊袋的赤道部并均匀地将牵拉力分配至各个晶状体悬韧带而保持晶状体囊袋的正常形状及稳定性,同时在超声乳化和灌注抽吸过程中保护囊袋。此外,囊袋张力环的植入能减少晶状体悬韧带离断范围的扩大及玻璃体脱出的发生。

(2) 囊袋张力环的作用:保持晶状体囊袋的圆形;减少晶状体悬韧带离断和玻璃体脱出;减少术后晶状体囊袋皱缩;减少术后人工晶状体偏位和倾斜;减少后发性白内障的发生。

(3) 囊袋张力环的类型:分为闭合式硅胶张力环和开放式 PMMA 张力环。闭合式硅胶张力环不能适应直径大小不同的晶状体囊袋;而开放式 PMMA 张力环具备不同直径,能适合不同的囊袋,应用较广(图 9-12-4)。

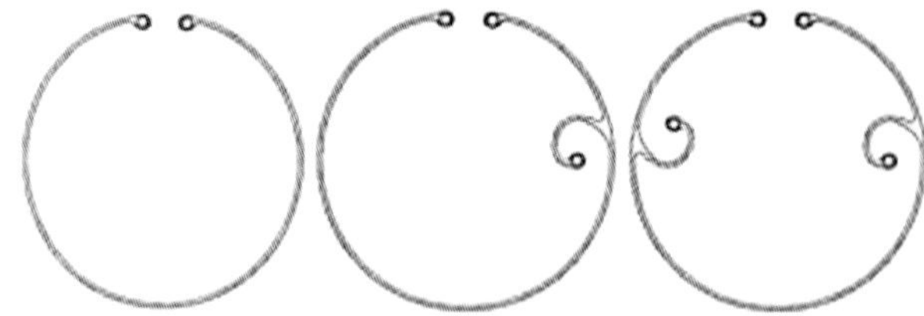

图 9-12-4　不同类型的开放式 PMMA 囊袋张力环

(4) 植入时机及植入方法:当人工晶状体脱位范围大于两个钟点时应考虑植入囊袋张力环,悬韧带离断范围大于 180°时,应将带孔的囊袋张力环固定于巩膜壁。可根据具体情况选择在超声乳化术中连续环形撕囊水分离后、超声乳化完成后或皮质抽吸完成后植入囊袋张力环。在前房注入黏弹剂后,用显微无齿镊夹住囊袋张力环的一端,经环形撕囊口,缓缓植入囊袋赤道部,张力环的开口应对着悬韧带完整的部位;也可使用配套的推注器植入张力环。

注意事项:①手术过程应避免对囊袋的牵拉,尽量减小操作幅度;②超声乳化参数设置应选择低吸力,术中尽量减少晶状体核在囊袋内的旋转;③如术中发生玻璃体脱出,应使用玻璃体切割器切除脱出的前段玻璃体;④囊袋张力环植入后,增加了皮质抽吸的难度,张力环易随抽吸的皮质脱出,应小心仔细吸除残余皮质;⑤晶状体脱位的范围超过180°时,需用聚丙烯缝线将带孔的囊袋张力环固定于板层巩膜壁上,防止因张力环支撑力不足导致术后人工晶状体偏位和倾斜。

5. 用玻璃体切割器进行晶状体切除　位于玻璃体腔内的晶状体,可用玻璃体切割器经睫状体平坦部进行晶状体切除。如果发现晶状体核硬实,可将晶状体引至前房后

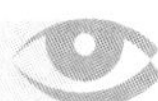

再进行冷冻摘除。

6. 应用过氟化碳液体摘除脱入玻璃体腔内的晶状体　由于过氟化碳液体比重大于水（又称重水），在经睫状体扁平部将玻璃体切除后，将过氟化碳液体注入视网膜前，使晶状体浮起出现于瞳孔区，然后用常规方法自角膜缘切开将晶状体摘除。

7. 双针法摘除（Barraquer 法）　对于脱入玻璃体后部的晶状体，采取头低或俯卧位待晶状体复位到瞳孔区后，立即用 Barraquer 针或针体坚硬的针灸针从睫状体平坦部插入晶状体后方将晶状体固定瞳孔区。进针时，针尖在外侧睫状体平坦部经巩膜向眼球内中心方向刺入，待针尖越过晶状体赤道后用针体托起晶状体使其复位，然后在平坦部以相同方法再插入另一针将晶状体固定。然后改为仰卧位进行手术操作，用冷冻头或晶状体套圈娩出晶状体，最后将术中脱入前房的玻璃体切除。此法在近年已极少使用，因为易引起眼内出血和视网膜脱离等并发症。晶状体脱位与半脱位多发生在眼球挫伤后，有关手术处理参阅第十八章中“晶状体外伤的手术处理”。

七、无虹膜或大面积虹膜缺损的白内障手术

【临床特点】先天性、外伤性或医源性部分虹膜缺损和全虹膜缺损的患者，白内障摘除术后可出现畏光和眩光，不同程度地影响视力恢复。因此在进行白内障手术的同时应重建虹膜和瞳孔，以减轻患者术后的不适。

【手术目的】

1. 摘除混浊的晶状体，恢复屈光间质的透明。
2. 重建虹膜，避免术后畏光和眩光。

【手术方式】需根据患者具体情况选用不同方式补充虹膜缺损。

1. 带虹膜隔的人工晶状体植入术　此种植入物的中央为人工晶状体，周边附着黑色人工虹膜隔（如：Morcher Aniridia-IOL Type 67G，图 9-12-5），该一体式设计的植入物适用于全虹膜缺损，且伴有严重晶状体不全脱位、晶状体全脱位或后囊膜不完整的患者。由于此种人工晶状体直径较大，植入前应扩大手术切口，将人工晶状体固定于睫状沟。

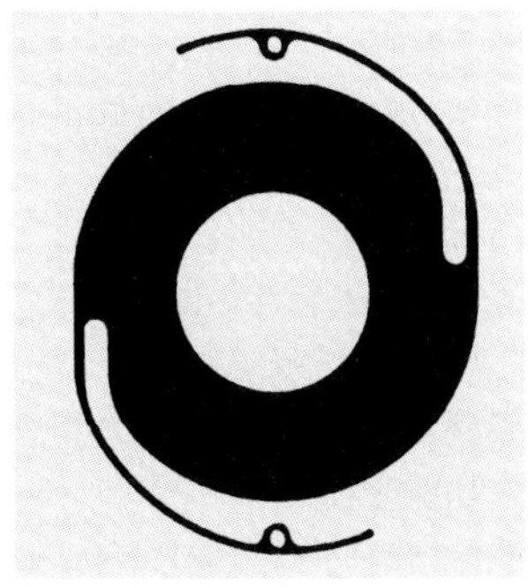

图 9-12-5　带虹膜隔的人工晶状体 Morcher Aniridia-IOL Type 67G

2. 人工晶状体和带虹膜隔的囊袋张力环植入术　适用于部分虹膜缺损或全虹膜缺损，但囊袋较完整或轻度晶状体不全脱位的患者。按常规方法植入人工晶状体，将带虹膜隔的囊袋张力环植入于囊袋内。可根据患者虹膜的缺损程度选择不同型号带虹膜隔的囊袋张力环，以弥补虹膜缺损部位，最大限度重建虹膜。临床常用的带虹膜隔的囊袋张力环有以下两种型号：Morcher-Aniridia-Ring Type 50C 和 Morcher-Coloboma Diaphragm Type 96G（图 9-12-6）。伴有全虹膜缺损的患者可分别植入两片 Type 50C 型，相互旋转交叉后弥补全周虹膜缺损。伴有部分虹膜缺损患者，可在缺损部位植入一片 Type 96G 型。

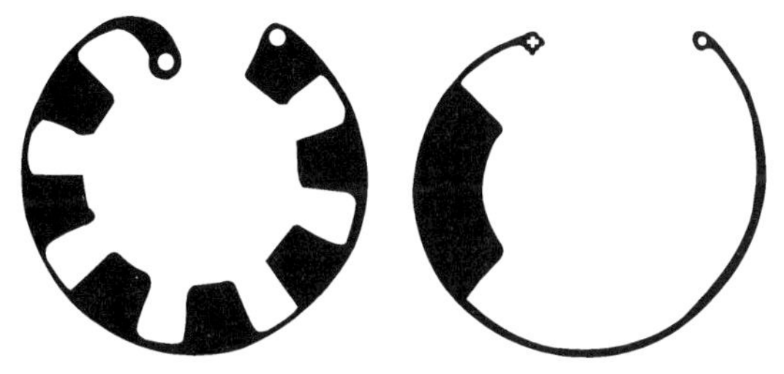

图 9-12-6　不同种类带虹膜隔的囊袋张力环

【注意事项】

1. 带人工虹膜的人工晶状体植入术，切口大、眼内操作多，术后反应一般较重，术后可酌情使用全身皮质类固醇激素。

2. 由于瞳孔部分或全部为人造的，其直径大小固定，术后不能行常规的散瞳检查。手术时行晶状体后囊膜环形撕囊可降低术后后囊膜混浊的发生率，有助于眼后段的观察。

八、糖尿病患者的白内障手术

【临床特点】

1. 糖尿病患者较早发生白内障，多为后囊下型或核性，发病早期即影响视力。
2. 眼球的血 - 眼屏障较为脆弱，在手术的刺激下极易发生渗出等非特异性反应，术后炎症反应常常较重。
3. 角膜知觉减退，伤口愈合较慢。
4. 对病原体感染的抵抗力较差。
5. 瞳孔常不易散大。
6. 血糖控制不佳的病例常常发生糖尿病视网膜病变，手术后视力恢复差。
7. 术后黄斑水肿发生率高，恢复时间长，对视力影响较大。

【手术目的】糖尿病性白内障手术治疗目的：一是提高视力；二是方便对眼底疾病（主要是糖尿病性视网膜病变）的检查和治疗。糖尿病视网膜病变造成的视力损害是不可逆的，一旦错失了有利的治疗时机，则会造成严重的后果，因此有时间上的紧迫性。从这个意义上讲，方便眼底病的治疗是糖尿病性白内障手术治疗时的首要考虑因素。因此对于一些中心视力尚好，而周边皮质明显混浊已影响激光治疗糖尿病性视网膜病变的患者，应考虑手术治疗白内障。

【手术方式】根据是否合并糖尿病性视网膜病变，其手术方式可以有不同的选择：

1. 对于不合并糖尿病性视网膜病变或仅有非增殖性

视网膜病变的白内障，可选择超声乳化或白内障囊外摘除联合人工晶状体植入术。当然，由于超声乳化术有切口小、手术源性散光小、对血-房水屏障破坏小、术后炎症反应轻等优点，在设备和技术条件成熟且没有手术禁忌证的条件下应成为优先的选择。

2. 对于合并增殖性视网膜病变的患者，则应征求眼后节医师的意见，某些情况下应由后节医师或前后节联合完成手术或者分期完成白内障手术和玻璃体切除手术。

3. 如果糖尿病视网膜病变需要进行玻璃体切除手术，而晶状体混浊尚不足以影响玻璃体切除术的进行，那么可先进行玻璃体切除手术治疗糖尿病视网膜病变；若术后白内障进展，明显影响视力和眼底病治疗时再二期手术摘除白内障(具体参见玻璃体切割术后的白内障手术一章)。

4. 如果视网膜病变需要光凝，而晶状体情况允许，术前应尽可能进行视网膜光凝，光凝不足之处待术后切口愈合情况允许时尽快补充。术前因白内障无法进行光凝，术后也应尽可能早进行视网膜光凝，这样可以显著减少术后糖尿病性视网膜病变进展。

【术前准备】尤其要注意控制血糖、监测心血管系统和肾脏的功能。糖尿病是全身性疾病，除血糖高而不稳定外，多合并高血压、动脉硬化、冠心病、肾病等许多并发症，其中以心血管系统和肾功能与手术关系尤为密切。术前必须进行血压、心电图检查，必要时应请内科医师监护。如肾功能有损害，应注意尽量避免使用肾毒性药物，尤其是在发生术中后囊破裂，术后需酌情全身使用抗生素等情况下，不应忽略患者的全身情况。

血糖是糖尿病患者术前准备的重点，血糖控制不良不仅增加手术的难度和风险，术后炎症反应也比较重，容易出现虹膜粘连并加剧糖尿病视网膜病变的进展。应注意以下几个问题：①关于血糖控制的标准一般是空腹血糖≤8mmol/L，糖化血红蛋白≤11%；②由于手术应激的存在和生活环境的改变，即使原本血糖控制平稳的患者仍可在住院期间出现血糖较大波动，应密切观察，防止住院期间出现低血糖等严重并发症。建议糖尿病患者住院期间每日用血糖仪监测空腹血糖和晚餐后2小时血糖。

【手术技巧】糖尿病患者的瞳孔往往较难散大，尤其是严重的糖尿病患者，虹膜组织几乎均有不同程度的萎缩。可在500ml灌注液中加入1∶1000的肾上腺素溶液0.25ml，并利用辅助钩牵开下方虹膜或采用虹膜拉钩等方法，尽量维持术中大瞳孔，避免手术器械与虹膜接触，顺利完成手术并减轻术中术后炎症反应。

因为虹膜萎缩无力，术中虹膜常脱出切口外，此时不必急于恢复虹膜，可以继续操作，植入人工晶状体再恢复虹膜，否则可能反复恢复虹膜造成更多色素脱失及虹膜炎症。

角膜缘切口应稍向前，切口内口应距角膜缘1.5mm，可以减少切口出血的麻烦。

【人工晶状体植入】

1. 人工晶状体的选择　糖尿病性白内障患者人工晶状体的选择要考虑到糖尿病性视网膜病变。前房型人工晶状体影响眼底检查并可能加剧虹膜新生血管形成和新生血管性青光眼，一般不宜选用。在选择后房型人工晶状体时，应尽量植入大光学直径的人工晶状体，便于散瞳检查周边部视网膜或进行玻璃体切除手术。在玻璃体手术中，有时需在玻璃体腔中填充与玻璃体屈光指数不同的气体或硅油，植入单凸人工晶状体可以避免双凸人工晶状体后凸产生的光学效应对眼底观察造成的影响。如以减轻眼部炎症为着眼点，肝素表面处理的人工晶状体有其优越性。糖尿病性白内障患者也不宜选用硅凝胶(silicone)人工晶状体，大量资料表明硅油(silicone oil)可附着于硅凝胶人工晶状体，在为糖尿病患者行白内障手术时，必须考虑到患者以后可能需要接受玻璃体切除合并硅油填充的手术。

2. 人工晶状体植入的指征　对于术前没有或仅有轻微视网膜病变的患者，对手术的耐受及视力恢复情况与非糖尿病患者没有显著差异。对术前有增殖性糖尿病视网膜病变的患者，植入人工晶状体的效果各家报告不一。许多研究表明大多数患者能很好地耐受手术，并能恢复和保持良好的视力。但也有报告称这类患者术后视网膜病变进展迅速，人工晶状体的存在妨碍了视网膜光凝。Cunliffe等曾对66例眼术后作视网膜光凝，没有1眼因人工晶状体的存在而妨碍必要的激光治疗，并认为增殖性视网膜病变不应列为人工晶状体植入的禁忌。目前认为糖尿病视网膜病变患者在以下情况不宜植入人工晶状体：①严重的增殖性视网膜病变伴牵引性视网膜脱离；②虹膜新生血管形成；③新生血管性青光眼。

【术后处理】全身使用皮质类固醇激素可能使血糖升高，故术后常规给予吲哚美辛口服。若炎症反应较重，可用地塞米松结膜下注射，或在密切观察下全身使用低剂量皮质类固醇激素。

九、合并晶状体源性青光眼的白内障摘除术

【临床特点】白内障合并晶状体源性青光眼主要是：①膨胀期白内障继发青光眼；②晶状体溶解性青光眼。

膨胀期白内障继发青光眼是由于晶状体体积变大，致使前房变浅，房角变窄，同时加剧了生理性瞳孔阻滞，从而引起眼压升高，手术方式需视前房角情况而定，如果降低眼压后前房角重新开放者，可单纯行白内障摘除；如果前房角有粘连者，则应选择白内障摘除联合抗青光眼手术。

晶状体溶解性青光眼是由于吞噬了过熟期白内障液化变性的晶状体皮质的巨噬细胞机械性阻塞了小梁网从而造成眼压升高，一般不会引起周边虹膜前粘连。药物降压后应迅速摘除晶状体并冲洗前房。

【手术难点】

1. 由于前房浅，手术操作空间小，容易损伤邻近的眼内组织(如角膜、悬韧带、后囊膜)。

2. 长期高眼压，术中可能出现脉络膜出血。

3. 角膜内皮功能受损。

4. 虹膜萎缩，虹膜无张力，术中虹膜易脱出。

5. 瞳孔缘虹膜后粘连，瞳孔收缩，散大困难。

6. 晶状体悬韧带溶解、脆弱或断裂，有潜在脱位的危险，以及较高的玻璃体正压力，术中容易脱出玻璃体。

7. 晶状体核较大且硬化。

【术前准备】必须使用药物控制眼压，术前可以联合用药，尽量使眼压控制在正常范围。但缩瞳药会使瞳孔缩小，有可能造成白内障手术的困难故应避免使用。尽可能

不在高眼压下手术，以减少术后的并发症。术前应用皮质类固醇治疗，以减轻葡萄膜的炎症。

【手术方式】

1. 单纯行白内障摘除术　手术适应证：①使用药物治疗或激光治疗能较好地控制眼压；②患者对药物的耐受性较好；③青光眼的视神经损伤并不重，视杯不大，无典型青光眼视野损害。

2. 白内障青光眼联合手术

(1) 手术适应证：白内障严重影响视力，伴有以下情况者，可行白内障青光眼联合手术：①严重的视神经损伤；②常规药物不能控制眼压；③患者不能耐受治疗青光眼的药物；④患者不能耐受多次手术。

(2) 联合手术的优点：患者较为方便，住院费用减少；避免一过性眼压升高威胁晚期青光眼患者的残存视力；减少术后使用抗青光眼药物；可避免分期手术时白内障手术影响抗青光眼手术效果，或抗青光眼手术增加以后行白内障摘除术难度。

【手术技巧和要点】

1. 术前停用缩瞳药，同时需要控制眼压。

2. 应用软壳技术形成并维持前房和保护角膜内皮。

3. 应用染色剂，成功完成连续环形撕囊。

4. 囊袋张力环稳定脱位晶状体的囊袋。

5. 小瞳孔的处理(详见小瞳孔节)。

6. 后房高压和浅前房处理　玻璃体腔压力升高和浅前房往往同时存在，在核乳化之前，用黏弹剂加深前房较困难，此时，需要玻璃体减压和前房成形同时进行。术前静滴 20% 甘露醇 250~500ml。如果术中前房仍不能加深，可做睫状体扁平部穿刺，抽出 0.2~0.3ml 液化玻璃体，然后立即向前房注入黏弹剂加深前房，缝合巩膜切口。此外，经睫状体平坦部玻璃体切割，也可加深前房完成超声乳化手术。

7. 超声乳化参数设定　尽量使用低能量超声劈核，线性超声能量控制，减轻组织损伤。灌注压应适当升高，保持较高的前房正压力。由于前房操作空间有限，碎核时宜选择快速劈核法，核劈开后，最好使用固定超声模式，一旦吸住核块，可以立即用最大设定能量将其乳化吸除，避免过度抽吸导致前房变浅。使用 15°和 30°小孔径超乳针头，针孔容易阻塞，可获得最大核块握持力。45°针头不容易被较小的核块阻塞，前房波动大，容易损伤角膜内皮。

十、抗青光眼术后白内障摘除术

【手术适应证】抗青光眼手术后如果眼压控制满意，同时估计白内障术后有助于改善视功能者，可以考虑施行白内障摘除术甚至联合植入人工晶状体。

【术前准备】

1. 瞳孔　对于静止状态下双侧瞳孔大小不相等、对光反射异常者，可能存在除白内障之外的青光眼或青光眼手术造成的视功能损失，因此手术后视力的提高会受影响。

2. 电生理检查　包括视网膜电图、视觉诱发电位等，可以客观评估术后的视力。

3. 激光视网膜视力测定　用激光视力干涉仪测定视网膜视力，可以反映黄斑区的功能。

【手术要点及注意事项】

1. 由于术中需保护结膜滤过泡，手术可选择颞侧透明角膜切口。

2. 充分抽吸残留皮质，以免残留皮质堵塞滤过口而影响滤过功能。在抽吸过程又要认真注意保护角膜内皮细胞。因为高眼压及多次眼前段手术均会影响角膜内皮细胞的功能。

十一、玻璃体视网膜手术后的白内障手术

【临床特点】玻璃体切割术后会引起白内障的发生，或加重已有白内障，尤其是加快核硬化的速度。有报道黄斑部视网膜前膜玻璃体切割术后核性白内障的发生率为 12.5%~68%；糖尿病性视网膜病变行玻璃体切割术后白内障的发生率达 88%；玻璃体切除联合硅油填充术后白内障的发生率据报道可高达 100%，即使取出硅油，也无法避免白内障的发生。

【手术难点】

1. 因受视网膜功能的影响，术后视力难以预测。

2. 术后视网膜脱离可能复发。

3. 瞳孔散大困难，特别是虹膜后粘连患者。

4. 玻璃体手术中的损伤：如晶状体悬韧带十分脆弱，导致囊袋不稳定和玻璃体脱出；后囊膜误切，可能导致白内障手术中核下沉。

5. 晶状体虹膜隔不稳定，术中易造成后囊膜的损伤。

6. 眼内无玻璃体的支撑，术中眼压不稳定，前房不稳定易造成浪涌现象。

7. 硅油填充术后、晶状体的囊膜很坚韧，撕囊困难。

8. 硅油眼人工晶状体度数很难计算，其一是因为超声波通过硅油时衰减明显，不能准确地测定其眼轴；另一原因是因为硅油屈光指数高于水和玻璃体。

【手术时机】多数作者报道的玻璃体手术和白内障手术的间隔一般在半年以上。对于硅油眼，要考虑是否在白内障手术中或者白内障手术前另行手术将硅油取出，不适合选用硅胶材料的人工晶状体，计算度数时应考虑到以后硅油的取出并作调整。

【术前准备】如果已有囊膜和悬韧带的缺损，可选用袢为 PMMA 材料的三片折叠式人工晶状体，缺损严重者最好采用囊袋张力环进行内固定。对于许多原来合并有高度近视的患者，或者先前曾行过巩膜环扎术，术前必须准确测量眼轴长度，防止较大的屈光误差，采用 IOL Master 测量硅油眼和高度近视眼有其独特的优势。

【手术技巧及要点】手术时麻醉方式可以采用球后或球周麻醉，表面麻醉不一定对所有患者都起作用。灌注液中尽量不加入其他药物，由于缺乏玻璃体的屏障作用，这类药物会快速弥散至整个眼后段，从而对视网膜造成较大的毒性。

1. 白内障超声乳化吸除术　超声乳化术是目前玻璃体切除术后白内障摘除比较适合的手术方式。由于其切口小、密闭性好，可较好地克服术中低眼压问题。

术中注意：切口不宜过大，以免液体漏出过多而引起眼球塌陷；灌注瓶的高度不宜过高，以免前房波动过大；使用黏弹剂维持前房深度，但避免过度充盈前房；水分层时，

注水少量多次，以免胀破囊袋，可边注水边用针头压后唇减压；尽量保留软核壳以增加安全性。在超声乳化过程中，尽量避免使用高负压、高流量，皮质清除时也尽量采用低灌注吸引，以免增加后囊的波动。此类患者容易发生房水反流综合征，即房水通过悬韧带反流到玻璃体腔，前房变浅，此时增加灌注瓶的高度只会使情况更糟。在超声乳化过程中，可用辅助器械稳定晶状体，由于没有玻璃体的支撑，术中一旦发生后囊膜破裂，晶状体易完全脱位至玻璃体腔。此时，应先用黏弹剂保护晶状体不下沉，酌情改用圈套器圈出晶状体核。皮质清除后尽量彻底地小心抛光后囊膜，以减少术后 Nd:YAG 激光后囊截开率，避免激光后囊膜切开术的并发症发生。

2. 白内障囊外摘除术　对于已行玻璃体切除手术的患者来说，白内障囊外摘除术的难度会比一般患者要大。因为没有了玻璃体对后囊膜的支撑作用，前房深度会变得极不稳定。灌注瓶的高度不宜过高，以免前房波动过大。切口不宜过大，以免液体漏出过多而引起眼球塌陷。在切口完成后，立即在前房内充分注入黏弹剂，以维持眼球形状。也可用平坦部灌注液体方法协助维持眼压，或在行切口前缝合巩膜支撑固定环，以防止术中出现低眼压和眼球变形。娩核时使用压迫法常常会比较困难，多采用圈套器圈核的方法。由于缺少玻璃体对后囊膜的支撑，清除皮质也往往变得较困难，在清除过程中必须避免对后囊膜和悬韧带加压以免造成不必要的损伤。

3. 经扁平部晶状体咬切术　适用于软核或无核的年轻患者，一般多在玻璃体切割术中联合采用，也有二期行晶状体切除的。由于切口密闭，术中也可较好地维持眼压。

十二、穿透性角膜移植术后白内障摘除术

穿透性角膜移植术后，合并白内障者并不少见。角膜移植术后合并白内障的原因较多，首先是角膜移植前患眼即存在轻度或中度白内障(包括并发性、外伤性或老年性白内障)，其次角膜移植术中可能因器械进入前房时对晶状体前囊的轻微损伤、角膜移植术后虹膜炎症反应及长期皮质类固醇的眼部应用等，也是术后白内障发生发展的重要原因。

角膜移植术后白内障的特点是发生和发展较快。特别是术前已存在不同程度的白内障病例，术后 3~6 个月即可变成完全混浊。部分病例可因晶状体皮质膨胀，引起前房变浅，甚至继发青光眼，危及角膜植片。

角膜移植术后白内障摘除术同单纯白内障摘除术一样，存在对角膜内皮细胞的损害。因角膜植片的内皮细胞已经过第一次手术的损伤，其代偿能力能否再承受第二次手术的伤害，这是手术者必须考虑的问题。术后因晶状体皮质残留和虹膜睫状体炎，对比较脆弱的和数目已减少的角膜植片内皮细胞的毒性刺激也不能忽视。鉴于上述种种因素，穿透性角膜移植术后，白内障摘除术的手术时机、适应证和手术的操作技巧都值得慎重考虑和商榷。

【手术适应证】

1. 角膜植片透明，但晶状体完全混浊。

2. 角膜植片透明，晶状体中度混浊，但前房浅或影响视力矫正者。

3. 晶状体中度混浊，对侧眼是无晶状体眼者。

4. 角膜移植术后白内障摘除的时机　为了防止白内障摘除术后过重的炎症反应对角膜内皮带来的损害，白内障摘除的时间应尽量推迟至角膜移植术后半年以后。晶状体膨胀而致前房变浅或已继发青光眼者除外。

5. 对欲行白内障摘除联合人工晶状体植入术的患眼，由于拆线前后角膜的屈光力与曲率半径及散光度往往有较大改变，因此为了减少植入人工晶状体屈光度的误差，应在角膜移植缝线拆除后才考虑行白内障手术。

【手术禁忌证】

1. 晶状体混浊度较轻，视力矫正不良的原因主要与角膜散光或眼底病变有关者。

2. 角膜植片发生排斥反应正在治疗者。

3. 角膜移植片单纯疱疹性角膜炎复发未控制者。

【术前准备】

1. 术前角膜内皮细胞显微照相，了解内皮细胞的形态与数量变化及评价内皮细胞的代偿储备功能。

2. 其余术前准备同一般白内障摘除术，术前应充分散瞳，如联合植入人工晶状体，可使用短效散瞳药散瞳。

3. 术前可静脉滴注高渗剂，减少玻璃体体积，降低眼压。

4. 如考虑到白内障摘除术后有可能发生严重虹膜炎症反应危险者，术前 2 天可全身或眼部使用皮质类固醇激素。

【手术方法】

1. 麻醉方式　成人采用表面或局部麻醉，小儿或情绪过分紧张可用基础麻醉。注射球后麻醉后，应加压按摩眼球最少 10 分钟，有助于降低眼压。

2. 常规作开睑牵引缝线，及上直肌牵引缝线。

3. 作以穹隆部为基底的结膜瓣长约 160°。

4. 角膜缘前界后 1mm 作斜行切口，长约 160°，在 12:00 切穿至前房。

5. 用截囊针头作连续环形撕囊。如晶状体膨胀前房很浅，可先注 Healon 于前房，然后进行晶状体前囊破囊。

6. 可采用超声乳化吸除或扩大切口后用晶状体套圈娩出晶状体核。

7. 皮质的清除　抽吸或冲洗皮质时要特别小心，避免发生晶状体悬韧带的断裂和玻璃体脱出。灌注抽吸的全过程均要注意保持前房适当深度，切忌让抽吸针头接触或吸着角膜内皮面。

8. 如需植入人工晶状体者，前房注入 Healon 后将后房型人工晶状体植入晶状体囊袋内。

9. 角膜缘的切口用 10-0 尼龙线间断缝合，达水密状态，并用平衡盐溶液形成前房。

10. 常规结膜下注射妥布霉素及地塞米松。在结膜囊内涂抗生素眼药膏，用眼垫包术眼。

【术后处理】

1. 术后 1 周内应加强局部使用皮质类固醇滴眼液滴眼，如虹膜炎症反应重，可结膜下注射地塞米松 2mg。

2. 注意植片反应，术后观察过程中，如发现植片突然水肿加重，或角膜背出现灰白色沉淀物(KP)，是排斥反应的征象，需全身与局部加强应用皮质类固醇等抗排斥

反应的药物。

十三、经睫状体平坦部晶状体咬切术

【手术适应证】 除儿童白内障以外，有明显的晶状体不全脱位、白内障术中晶状体核沉入玻璃体腔、浅前房，伴有玻璃体积血或玻璃体增殖的伴较软核的白内障（如 45 岁以下或外伤性白内障）。

【手术方法】

1. 巩膜切口距角膜缘 3~3.5mm。
2. 穿刺刀平行虹膜面刺入晶状体赤道部。
3. 玻璃体切割器伸入晶状体内。
4. 注水针头可经角膜缘进入前房或另作一个巩膜切口刺入晶状体内。
5. 启动切割抽吸系统，轻轻蚕食样咬切晶状体。
6. 将晶状体皮质和软核等在晶状体囊袋内抽吸干净。
7. 根据具体情况切除全部或部分晶状体前囊或后囊或两者均切除，如后囊已切除应一并将前段玻璃体切除。术中术后并发症及其处理参见第十三章第八节。除用玻璃体切割器经角巩膜咬切晶状体外，也可以用超声乳化针头经扁平部乳化吸除软核的白内障。

（刘奕志　邹玉平　陈伟蓉　陈家祺　林振德　周世有　钟兴武　袁进　黄挺　黄文勇）

第十章 青光眼手术

青光眼是一种常见的不可逆性致盲眼病，其主要临床特征是病理性眼压升高以及视神经、视功能损害。现代青光眼的治疗策略和治疗目标应该包括控制眼压和视神经保护治疗，高眼压是青光眼视神经损害的独立危险因素，控制眼压是最有效的保护视神经措施。因此，对青光眼的临床治疗而言，降低眼压仍然是青光眼最主要的治疗方法。目前，临床上控制青光眼眼压的主要手段包括药物治疗、激光治疗和手术治疗，手术治疗是最重要的手段之一。

近十年来，青光眼的手术治疗在传统的手术方式基础上有了很大的发展。一是对传统手术技术的改良和完善，如小梁切除术，针对术后早期超滤过所致的浅前房和低眼压，采用术中相对牢靠的巩膜瓣缝合，术后再采用激光巩膜瓣断线或拆除可拆除缝线；针对术后滤过道纤维增殖、中后期滤过道瘢痕化所导致的手术失败，采用术中或术后应用抗瘢痕化药物，防止术后滤过道过度纤维增殖和瘢痕化，形成有功能的滤过泡，提高滤过手术成功率。二是新的手术方式不断发展和应用：如应用于原发性开角型青光眼手术治疗的非穿透小梁切除术、粘小管成形术、Schlemm 管成形术、小梁网分流装置植入术和准分子激光小梁切开术等；应用于闭角型青光眼的房角分离术和超声乳化白内障摘除术；应用于先天性青光眼的 Schlemm 管切开术、Schlemm 管成形术；各种新型的房水引流植入物手术（房水引流阀、房水引流钉、超微青光眼金质分流器等）；应用于难治性青光眼的睫状体光凝术，包括经巩膜的和内镜下的睫状体光凝术。尽管有些新的手术其临床应用价值及远期手术疗效还有待于更多研究，但这些新的手术治疗方式为青光眼的临床手术治疗提供了更多选择。

我国对于原发性闭角型青光眼的治疗都首选手术治疗，并以前房角的粘连闭合程度为选择手术方式的主要依据。这与欧美国家和东南亚国家的闭角型青光眼治疗模式有所不同，他们对原发性闭角型青光眼的治疗首选激光虹膜切开和（或）周边虹膜成形术，术后再根据眼压情况增加药物治疗或滤过性手术。这两种治疗模式各有优缺点，目前我国临床上对原发性闭角型青光眼治疗的现状仍以手术治疗为主。对于原发性开角型青光眼，一般认为只有在药物或激光治疗不能满意控制眼压时才采取手术治疗。由于滤过性手术治疗比药物或激光治疗更能获得更为理想的目标眼压，而长期的药物治疗常常使患者无法坚持和忍受，依从性差，以及长期药物治疗过程中，药物本身以及防腐剂对眼表及眼前段结构均存在毒性作用，而且药物治疗过程容易发生眼压失控，导致进行性视功能损害。我国幅员辽阔，各个地区间医疗卫生条件不均衡。因此，尽管我们对原发性开角型青光眼的治疗也首选药物治疗，但对于用药依从性差、随访条件差、视功能损害中重度的患者，亦应尽早选择手术治疗。此外，从降低眼压的程度上，通过滤过性手术可获得一个较低的眼压水平（<15mmHg），这是防止青光眼进行性视功能损害的前提条件。对于先天性青光眼而言，尽早诊断、尽快采取手术治疗是保存患儿视功能的有效手段。

青光眼手术的种类很多，不同的手术方式，其手术设计的原理和目的、降低眼压效果并不相同。因此，正确诊断青光眼类型，区分不同的青光眼视神经损害程度，根据各自的手术适应证，以及患者的治疗期望值，在临床治疗过程中，根据以上原则为每一个患者选择合适的手术方式是提高手术成功率的关键，这也是手术治疗的个体化原则。

降低眼压是青光眼手术治疗的最主要目的。从防止眼压性视神经损害的角度出发，应尽量将青光眼患者眼压控制在安全眼压水平，尤其是对原发性开角型青光眼。对于视神经损害早期或进展期的患者，手术后的目标眼压应尽量控制在 15mmHg 以下，而对晚期患者，其目标眼压应为 10~12mmHg。手术治疗后患者眼压往往波动较小，这是其与其他控制眼压手段比较的突出优点。

第一节 青光眼手术的局部解剖、生理和病理

一、青光眼手术的局部解剖

角膜缘的切口位置与青光眼手术的成败有直接关系，因为大部分青光眼手术的切口都与角膜缘有关。因此，熟悉角膜缘及其邻近组织的解剖学特点，选择正确的切口位置，是施行青光眼手术的基本要求。

1. 球结膜和眼球筋膜（Tenon 囊） 球结膜及结膜下 Tenon 囊组织从穹隆部向前延伸至角膜缘，覆盖前部巩膜和角膜缘，向后和视神经硬膜移行，其与巩膜间的间隙叫巩膜上腔。Tenon 囊组织在儿童和青年较肥厚，以后随年龄增长逐渐变薄，老年人则趋向萎缩。眼球筋膜囊在青光眼滤过手术中有重要意义，所有的青光眼滤过性手术均须利

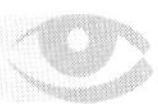

用球结膜和Tenon囊覆盖滤过部位并构成滤泡壁，其中，小梁切除术、房水引流钉手术利用前部筋膜囊形成滤过泡，房水引流阀植入术则利用后部筋膜囊形成滤过泡。

前部筋膜囊是指覆盖于肌止端前的前部巩膜表面的眼球筋膜与巩膜之间的间隙，与球结膜一起构成小梁切除术的滤泡壁。手术中分离及制作结膜瓣时，必须小心操作以维护手术区球结膜组织的完整性，尤其是在容易发生结膜撕裂的手术眼，例如球结膜组织较脆弱的老年病人，既往有眼部炎症、化学伤或多次眼部手术已使结膜和巩膜发生粘连形成瘢痕者。靠近角膜缘的Tenon囊与巩膜上筋膜组织融合，附止于角膜缘后约3mm处。在该附着处，Tenon囊和巩膜上筋膜组织与巩膜粘连较为牢固，手术时通常需要作锐性分离才能暴露角膜缘。

后部筋膜囊是指肌止端后、直肌间的眼球筋膜与巩膜之间的间隙，房水引流阀植入手术需利用直肌间的后部筋膜囊形成滤过泡。有睫状血管和神经穿过；其赤道部被涡静脉穿过；前部有6条肌腱穿过，筋膜由此反褶向后包围肌腱成为肌鞘，由肌鞘发出纤维薄膜和薄束，扩展到其他部位起支持和固定作用。赤道部以后的球结膜和Tenon囊具有很好的机械性扩张潜力，易于引流阀的植入和存留，并可在引流物周围形成一个疏松纤维性囊腔和较大的储液间隙(后部滤过泡)。手术操作时要注意避免损伤和压迫直肌，避免对眼球运动的限制，固定植入物时注意避免穿透巩膜。

2. 角膜缘指角膜和巩膜的接合部，它构成前房角的前外侧壁，也是青光眼手术的重要标志。一般将其区分为外部角膜缘和内部角膜缘(图10-1-1)。

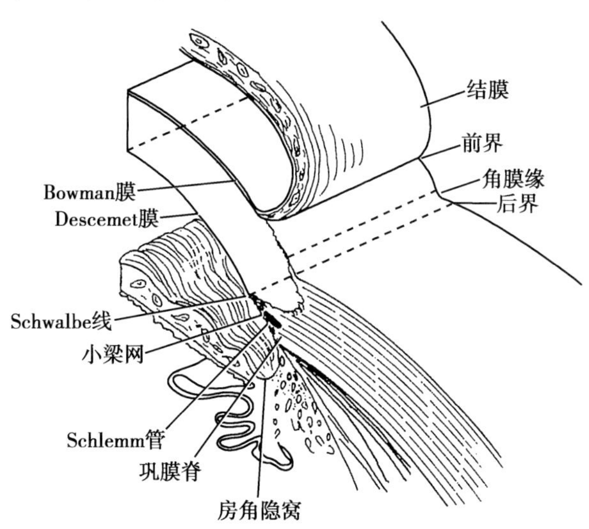

图10-1-1 角膜缘与前房角的手术解剖

(1) 外部角膜缘(角巩膜缘)：前界为前弹力层的止端，后界为不透明、白色的巩膜交叉纤维区的起始部。只有在手术时翻转球结膜和Tenon囊组织后，外部角膜缘的边界才容易识别。眼球不同象限角膜缘的宽度并不一致，国人尸体眼的测量结果表明正上方12:00方位角膜缘最宽，宽度约为2.37mm。因此，青光眼滤过术的手术部位一般选择在角膜缘最宽的正上方处。角膜缘最窄为鼻、颞侧，宽度为1.29~1.35mm。手术时，在做放射状角膜缘切口或巩膜瓣下，通过手术显微镜可将巩膜瓣下的外部角膜缘(又称手术角膜缘)区分为三个不同的区域，即前部角膜带(透明的角膜平行纤维区)；中间部小梁移行带(灰蓝色半透明平行纤维移行区)；后部巩膜带(白色巩膜交叉纤维区)。

(2) 内部角膜缘：前界为角膜后弹力层的止端，即Schwalbe线，后界为巩膜嵴，两者之间为小梁网。小梁网的后2/3是房水流出最活跃的区域，又称为滤过部小梁或功能性小梁，Schlemm管巩膜静脉窦即位于后2/3小梁的深部。内部角膜缘的宽度为0.6~0.9mm。巩膜嵴的后方为虹膜根部附止处和睫状体的起始端。

(3) 内、外部角膜缘的解剖对应关系：青光眼手术进入前房切口的位置取决于切口的起始部位和切口的方向。因此，了解内、外角膜缘的解剖对应关系以及可能存在的变异，对于正确选择青光眼的手术切口位置和进入前房的切口方向，避免损伤前房角邻近的眼内组织，提高手术的安全性有重要的意义。在正常眼，巩膜嵴恰好位于外部角膜缘的后界之后，而Schlemm管则位于这一标志之前。但在远视眼或原发闭角型青光眼，尤其是有周边虹膜前粘连时，巩膜嵴和虹膜附止处则倾向于更靠前；而在近视眼或先天性青光眼，则倾向于较后的位置。在正常眼，外部角膜缘后界的垂直切口，约在小梁网的中部、Schlemm管前进入前房；如将切口稍作倾斜，则在Schwalbe线和小梁网之间进入前房；如切口与角膜缘平面平行，则在Schwalbe线之前进入前房。若在角膜缘的前界作与角膜缘平面垂直的切口，则在Schwalbe线处进入前房(图10-1-2)。但在前房角隐窝发育不良或者是前房角闭塞、巩膜嵴和虹膜附着前移的患眼，

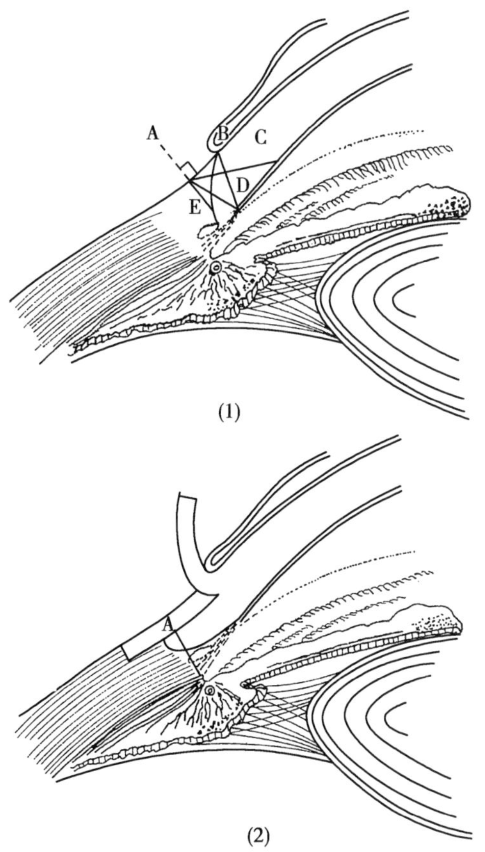

图10-1-2 进入前房的角膜切口位置与方向

(1)全层巩膜切口；(2)巩膜瓣膜下切口

如仍取角膜缘后界的垂直切口，则可能到达相当于前房角隐窝或睫状体的部位而伤及虹膜根部或睫状体。对此类患眼，手术切口应相应靠前并以倾斜切口进入前房。对眼球明显扩大的先天性青光眼，其角膜缘也随着增宽变薄而使其解剖关系发生改变。手术者必须熟悉和掌握角膜缘的局部解剖关系，对手术眼可能存在的解剖异常做出准确判断，以便能在不同类型的青光眼手术、不同大小的眼球中选择最正确的手术切口位置。

3. 虹膜　虹膜是构成前房角后内侧壁的组织，其根部附着在睫状体的起始部。虹膜的周边部较薄，并有较小的虹膜隐窝存在，在组织结构上虹膜隐窝处没有内皮细胞层和前界膜。因此，激光虹膜切除术的部位应该选择在较薄的周边部虹膜，尤其是有虹膜隐窝处，往往应用较低的能量即可击穿虹膜。虹膜的后表面为颜色特别黑的色素上皮层，虹膜切除手术时可利用这一特征检查所切除的虹膜组织是否包括色素上皮层，判断是否做到全层虹膜切除。急性高眼压发作眼，特别是有明显虹膜色素脱落、虹膜萎缩和瞳孔散大时，虹膜往往丧失弹性，难以复位且易与伤口发生粘连，导致滤过口阻塞和手术失败。对此类患眼必要时可作节段性虹膜切除术，手术时也应避免用虹膜复位器过多地推拨虹膜，以免加重色素脱落。有关虹膜的详细解剖结构可参阅虹膜手术章节的叙述。

4. 睫状体　睫状体可分为睫状体冠部和平坦部，冠部宽 3mm、厚 2mm，经巩膜面作睫状体破坏性手术，如睫状体冷凝术时，为了使睫状体冠部组织充分破坏萎缩，手术部位应选择在角膜缘前界后 2~3mm 处。睫状体平坦部宽为 4mm，行后巩膜切开，如 Chandler 手术时，巩膜切口应选择在角膜缘前界后 3~5mm 处。另外，四条直肌中的睫状前动脉一般在直肌附着点前 1~3mm 处穿入巩膜，并在巩膜嵴的后方进入睫状体，行睫状体分离术时，应避开这些部位以防止出血。

5. 晶状体和玻璃体　晶状体位于虹膜后方，任何切开前房的手术，当房水外漏、前房消失时，晶状体虹膜隔也随着前移使晶状体赤道部移近切口，此时严禁任何手术器械通过角膜缘切口和周边虹膜切除口进入前房，尤其是滤过性手术，以免损伤晶状体。高度近视、先天性青光眼、晶状体脱位和无晶状体眼施行滤过性手术时，容易发生玻璃体脱出，故手术前应该使用高渗剂脱水浓缩玻璃体和降低眼压，减少术中玻璃体脱出的危险。如术中玻璃体从滤过口脱出，应将切口处的玻璃体切除干净，防止玻璃体阻塞滤过道而导致手术失败。

二、有关青光眼手术的病理生理

尽管青光眼的发病机制至今尚不十分明确，但房水流出通道的阻滞导致房水无法循正常的流出通道引流至眼外而造成眼压升高是所有青光眼的共同病理生理特征。因此，青光眼手术的目的主要是解除房水流出通道的阻滞，恢复房水的正常流出途径或建立新的房水流出通道，其中外引流手术即滤过性手术是青光眼手术的主要组成部分。下面重点介绍与青光眼滤过手术有关的手术切口愈合及影响因素、滤过泡的形成和功能等的病理生理过程。

(一) 青光眼手术切口愈合过程及影响因素

任何组织的切开后，随着发生的切口愈合是一个非常复杂的过程。切口的愈合实际上是一个重建组织连续性和修复的过程。对大多数眼科手术而言，都希望达到牢固的切口愈合。但对青光眼滤过性手术，切口愈合过程中过度的瘢痕化常导致滤过性手术的失败。因此，希望通过手术建立成功的眼外房水引流通道则有赖于对切口愈合过程的适当控制。

1. 切口的愈合过程　青光眼滤过手术后切口的愈合也同样包括早期的局部炎症反应、细胞增殖、结缔组织形成、伤口的组织收缩和重改建等过程。滤过手术区的伤口愈合过程是各种细胞（以成纤维细胞为主）、细胞因子（转化生长因子 -β、结缔组织生长因子等）以及细胞外间质的交互作用的结果。伤口愈合过程的主要病理生理包括：①伤口结缔组织受损伤，血房水屏障受破坏，血浆蛋白以及各种生长因子从血管释放至滤过术区；②血小板相关补体的活化和血栓形成；③包括转化生长因子 -β 在内的各种生长因子被激活；④中性粒细胞、巨噬细胞、淋巴细胞以及成纤维细胞迁移至术区并增殖，分泌原胶原和胶原并产生细胞外间质；⑤胶原收缩、交联和重组；⑥血管内皮细胞迁移至术区并增殖；⑦成纤维细胞和炎症细胞发生凋亡，胶原完全转化为胶原纤维，胶原重塑等。通过实验动物模型和人眼滤过术后的观察，一般把青光眼滤过术后切口的愈合过程区分为以下四个时期：

(1) 凝块形成期：发生在手术创伤后 12~24 小时内，手术时出血以及术后早期手术区血管渗漏的纤维蛋白原、纤维连接蛋白和纤溶酶原等血浆蛋白凝结形成胶样的纤维蛋白—纤维连接蛋白基质，构成切口细胞移行和增殖的支架。

(2) 增殖期：中性白细胞、巨噬细胞和淋巴细胞等炎症细胞和血管内皮细胞、成纤维细胞移行入凝块内，成纤维细胞大量增殖并向切口周围移动。该期发生于术后 24 小时，5~6 日后成纤维细胞增殖达到高峰，并可延续至术后 11 日左右。

(3) 肉芽形成期：纤维蛋白 - 纤维连接蛋白基质被炎症细胞降解，增殖的成纤维细胞被活化并合成和分泌葡萄糖胺聚糖、纤维连接蛋白和间质胶原，组成幼稚的纤维血管结缔组织及肉芽组织。活化的成纤维细胞的另一个特性是收缩性，其收缩有助于减少纤维组织形成和血管的生成使组织修复完善。通常在术后 10 日（最早在术后 3 日）左右就可观察到切口内有肉芽组织存在。

(4) 胶原形成期：成纤维细胞合成和分泌的原胶原进入细胞外间隙后被转换为胶原蛋白分子单体，胶原蛋白分子单体聚合成未成熟的可溶性胶原纤维，再经交叉连接形成成熟的胶原纤维。与此同时，成熟的成纤维细胞逐渐转化为纤维细胞，毛细血管退化消失。最后，肉芽组织逐渐转化为胶原性瘢痕。该期始于术后 10~14 日，并可迁延至术后 3 个月。在切口愈合过程中，成纤维细胞的活化和收缩，血管的生成和新胶原的形成，都是在切口炎症细胞所释放的细胞生长因子和酶的作用下完成的。

2. 影响切口愈合的因素　患者的个体和手术眼条件是影响滤过性手术切口愈合的主要因素。年轻患者、眼部尤其是球结膜和巩膜有慢性炎症、长期接受抗青光眼药物治疗、内眼手术史特别是曾失败的青光眼滤过性手术史，难

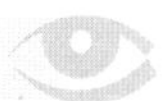

治性青光眼类型如先天性青光眼、年轻的原发开角型青光眼、新生血管性青光眼、葡萄膜炎继发性青光眼和无晶状体性青光眼等因素都容易引起过度的切口愈合反应和滤过道的瘢痕化。此外,不正确和粗暴的手术操作所致的出血、过度的组织创伤和术后炎症,术中的并发症造成滤过道尤其是滤过口有异常的组织遗留如脱出的晶状体、虹膜、睫状体和玻璃体或残留的角膜后弹力层和巩膜组织都可直接堵塞或诱发成纤维细胞的过度增生,造成滤过性手术失败。

3. 青光眼术中和术后抗瘢痕药物的使用原则 滤过性手术是治疗青光眼的重要方式,滤过手术成功的重要标志是形成功能滤过泡,而术后滤过区的过度愈合(瘢痕化过程)是导致滤过性手术失败的最重要原因。滤过性手术术中或术后应用抗瘢痕化药物调控伤口愈合过程,防止滤过区的过度瘢痕化,是提高滤过手术成功率的关键。临床上应用最广泛的抗瘢痕化药物包括丝裂霉素(MMC)和氟尿嘧啶。这两种抗瘢痕化药物能够阻断细胞周期,抑制 DNA 的复制、转录和翻译,从而抑制成纤维细胞的增殖。临床研究表明术中使用 MMC 或者术后使用氟尿嘧啶可以提高功能性滤过泡的成功率。

目前的观点是对于存在滤过区瘢痕化高危因素的患者,如难治性青光眼、滤过性手术失败再手术者、眼部存在炎症(葡萄膜炎、结膜和巩膜慢性炎症)、有其他内眼手术史、年龄在 40 岁以下等,其术中应积极使用 MMC,可使用相对高的浓度和相对长的时间;而对于存在滤过泡瘢痕化中度危险因素的患者(存在增殖危险因素但年龄在 40~60 岁之间),术中可选择应用 MMC,但应使用相对较低的浓度和相对短时间;对无伤口过度瘢痕化危险因素者,尤其是结膜菲薄的高龄患者,则应慎用 MMC。对术后出现滤过泡失败早期征象(如:滤过泡局限、充血甚至血管化)的患者可早期积极行球结膜下补充注射氟尿嘧啶。

4. 青光眼术中和术后抗瘢痕药物的剂量和用法 抗瘢痕化药物使用剂量应该根据患者的个体条件并结合术者的经验进行使用,术中结膜瓣下及巩膜瓣下一次应用 MMC 的浓度通常为 0.2~0.4mg/ml,其接触时间为 1~5 分钟。如需应用氟尿嘧啶,其浓度为 25~50mg/ml,接触时间为 1~5 分钟。

而对于术后出现滤过失败早期征象的患者可球结膜下补充注射抗瘢痕化药物抑制伤口过度愈合反应,一般球结膜下注射抗瘢痕化药物选择氟尿嘧啶;结膜下注射氟尿嘧啶的用量则通常为 5mg/0.2ml,一般每天注射一次,连续或隔天共注射 3 次,不超过 5 次,注射部位在滤过泡对侧或滤过泡旁,但药物不能渗漏入滤过泡区,以防药物进入前房发生眼内毒性反应。如术后早期出现滤过泡瘢痕化的患者则可在滤过泡针刺分离术后予滤过泡旁结膜下注射氟尿嘧啶。

抗瘢痕化药物的应用可以导致各种不良的早期和晚期并发症。早期并发症包括滤过泡渗漏、低眼压、浅前房以及脉络膜脱离等,氟尿嘧啶还可出现角膜上皮毒性,表现为角膜上皮的糜烂和脱落;晚期并发症包括低眼压性黄斑病变、晚期滤过泡渗漏以及滤过泡相关的感染等。因此临床医师应结合患者个体条件权衡使用抗瘢痕化药物的利弊,以及是否确需使用抗瘢痕化药物,临床上应谨记抗瘢痕化药物的应用不是所有滤过手术的常规步骤,应避免抗瘢痕化药物的滥用。

(二) 滤过泡的性质

对滤过泡的形态学观察有助于判断滤过性手术的效果,评估发生并发症的风险,并为必要的术后干预治疗提供依据。以经典的小梁切除手术所形成的滤过泡为例,根据滤过泡的大小、隆起度、透明度、血管化和眼压控制程度,临床上常将滤过泡分为以下类型:

(1) Ⅰ型(多囊状泡):滤过泡呈分房多囊状隆起,泡壁薄,表面缺血苍白,Seidel 荧光素加压试验常呈阳性,眼压偏低。

(2) Ⅱ型(平坦弥散泡):滤过泡壁稍厚,微隆起或平坦,但较弥散(球结膜下可见液性间隙存在),表面相对缺血或有较细小血管,Seidel 加压试验阴性。

(3) Ⅲ型(瘢痕泡):滤过泡实而扁平(球结膜与表层巩膜粘连),表面有血管,加压后滤泡无隆起和球结膜上皮下无液性间隙,眼压常升高。

(4) Ⅳ型("包裹"样囊状泡):滤过泡呈光滑圆顶状,高度隆起,泡壁厚而充血,有明显的局限性边界形成,滤泡质硬,压之可凹陷,松之可弹起。常发生在滤过术后 1~3 周,早期眼压即升高。

Ⅰ型和Ⅱ型滤过泡被称为功能性滤过泡,Ⅲ型和Ⅳ型滤过泡则被称为非功能性滤过泡。非功能性滤过泡如能早期发现并进行干预治疗(如:局部应用皮质类固醇、眼球按摩、滤泡针分离术、囊壁切除术,等),部分可转变为功能型滤过泡并获得良好的降压效果。一般情况下,太厚的滤过泡壁将提示滤过泡的房水引流功能可能较差,而滤过泡壁如果太薄并且苍白则提示容易出现滤过泡渗漏。

青光眼引流阀植入所形成的滤过泡由于引流盘的位置多位于直肌之间的后部筋膜囊,其形态与小梁切除手术所形成的前部滤过泡有所不同,后部滤过泡多形成在引流盘的周围和直肌之间,比较局限,滤泡壁厚实,表面较为充血,形成囊状滤过泡。

(三) 青光眼滤过性手术的房水引流途径

小梁切除手术等形成的位于前部筋膜囊的滤过泡,如果术后能够获得功能性滤过泡,房水将可通过以下途径外流:①房水渗过滤过泡的薄壁与泪液汇合;②经众多极细的网状淋巴管流入结膜下再进入静脉系统;③经滤过区血管进入毛细血管网;④通过有内皮细胞衬里的管道(不典型的静脉)进入巩膜上静脉系统。

房水引流植入物所形成的位于后部筋膜囊的滤过泡,由于后部筋膜囊与眼前部的球结膜和 Tenon 囊存在着结构差异,组织对房水渗透性也有不同,其组织结构特点可能使房水更有效地被动扩散和渗透入眼眶组织的间隙,房水经滤过泡的疏松纤维性囊壁并通过压力依赖性的扩散或渗透进入眼眶周围组织的间隙,由毛细血管或淋巴管组织吸收。

青光眼内滤过手术(脉络膜上腔引流手术)的房水引流途径主要是通过分离的睫状体和巩膜嵴或者在前房和前部脉络膜上腔之间植入引流物,沟通前房和脉络膜上腔(睫状体上腔),利用两者的压力差,增加房水从葡萄膜和巩膜之间通道流出和吸收。

第二节 手术分类和手术原则

一、手术目的和分类

抗青光眼手术的目的根据不同的青光眼类型和采取不同的手术方式而定，可以达到的目的包括：①疏通正常房水排出通道；②重建眼外或眼内房水引流通道；③减少房水生成等途径；④控制眼压在安全水平，防止视神经损害，阻止青光眼病程进展，挽救和保存视功能。

目前抗青光眼手术的方式较多，根据青光眼发病原因、房水排出通道阻塞的部位和治疗目的原理，一般可将抗青光眼手术分为以下五类：

1. 解除房水排出通道阻滞，疏通房水排出通道　包括针对原发性闭角型青光眼周边虹膜切除术和周边虹膜成形术；针对原发性开角型青光眼和先天性青光眼的房角切开术和 Schlemm 管切开术。周边虹膜切除术（包括激光和手术的周边虹膜切除术）和激光周边虹膜成形术的手术目的是为前、后房之间的房水交通造成一个短路，解除由于瞳孔阻滞造成的后房压力增高、周边虹膜膨隆、周边虹膜堆积和前房角阻塞。房角切开术（内路小梁切开术）和 Schlemm 管切开术的手术目的为解除前房角和小梁网排出功能障碍，疏通 Schlemm 管，促进房水排出。但这一类手术有其局限性，Schlemm 管后的房水排出系统不能得到加强，术后房水排出受到上巩膜静脉压的限制，远期效果尚有争议，可能更适用于早期和部分进展期开角型青光眼和先天性青光眼。前房冲洗术应用于外伤及炎症导致血块、炎性物质或晶状体皮质堵塞前房角造成继发性青光眼，其手术目的也是解除房水通道阻滞。

2. 建立新的眼外引流途径　通常又称外滤过性手术，主要的手术方式有小梁切除术和各种房水引流物植入术，其他术式还有传统的巩膜瓣下灼滤术和全层巩膜灼滤术等。手术目的是在前房和球结膜下之间建立新的房水眼外引流通道，形成滤过泡而使眼压下降。常用的房水引流物包括房水引流阀和房水引流钉。房水引流阀常用的有 Molteno 前房引流物、Baerveldt 前房引流物、Krupin 前房引流物和 Ahmed 前房引流物，包括限制性和非限制性引流阀两种类型，目前临床上应用的多为限制性引流阀。房水引流阀手术主要适用于最大耐受药物治疗仍不能控制高眼压又无法实施小梁切除术的难治性青光眼患者。房水引流钉（Ex-PRESS）是新型的房水引流植入物，不锈钢制，无阀门，手术原理为将引流钉植入巩膜瓣下，将房水从前房引流到巩膜上腔，适用于开角型青光眼和难治性青光眼。

3. 建立新的眼内引流途径　又称眼内引流手术，常见的手术方式有经典的睫状体分离术、超微金质分流器植入术（睫状体上腔引流）和小梁网分流装置植入术，以及应用于难治性青光眼的视网膜造孔手术等。其手术目的均为建立新的房水脉络膜上腔引流通道，使房水经由脉络膜上腔引流吸收，达到降低眼压的效果。超微金质分流器（SOLX）纯金制造，组织创伤小，组织相容性好而无明显的组织毒性，内含引流孔和引流管，植入后可沟通前房和睫状体上腔的房水引流通道。小梁网眼内分流装置（iStent）是一种新的小梁网分离手术，主要应用于早期和进展期的原发性开角型青光眼的治疗。

4. 减少房水生成　手术目的是通过各种物理治疗手段破坏部分睫状体上皮细胞，使房水生成减少而降低眼压。常用的手术方式有睫状体冷凝术、睫状体光凝术（包括经巩膜下和经内镜引导下的睫状体光凝术）等。内镜下的睫状体光凝术是在眼内镜直视下进行睫状体光凝，能准确控制光凝范围和程度。以往使用的睫状体透热术和睫状血管结扎术已较为少用。

5. 晶状体及玻璃体手术　随着白内障超声乳化技术、人工晶状体植入技术的发展和人工晶状体的改良发展，晶状体手术也越来越多地应用在青光眼患者的手术治疗中。其最大的应用就是白内障超声乳化摘除术联合人工晶状体植入应用于有白内障手术指征的原发性闭角型青光眼的治疗，对存在晶状体增厚前移、瞳孔阻滞、浅前房和前房角狭窄关闭的原发性闭角型青光眼而言，手术摘除已明显增厚的晶状体而植入不足 1mm 厚的人工晶状体，可解除瞳孔阻滞、加深前房和开放前房角，从而降低眼压。对原发性闭角型青光眼，可根据前房角关闭范围、眼压水平和视神经损害程度选择单纯行白内障超声乳化手术联合植入人工晶状体或者行小梁切除手术、白内障超声乳化手术联合植入人工晶状体。对于原发性开角型青光眼合并晶状体混浊者，根据降眼压药物的种类和眼压控制效果、视功能损害的程度选择单纯的白内障超声乳化手术联合植入人工晶状体联合药物治疗控制眼压，或者小梁切除手术、白内障超声乳化手术联合植入人工晶状体。

对于合并有玻璃体视网膜疾病的继发性青光眼，针对原发性疾病的玻璃体视网膜手术是必需的，在原发性疾病手术治疗的基础上，再考虑应用药物控制眼压或者联合青光眼手术。单纯玻璃体切除手术还可应用于无晶状体眼的玻璃体瞳孔阻滞性青光眼，以及滤过性手术后恶性青光眼的手术治疗。

6. 各种原因致病发生的绝对期青光眼　患者已丧失视力，因高眼压导致的症状影响患者生活工作者，如通过睫状体破坏性手术仍无法改善症状者，可采用眼球摘除术或球后注射无水酒精或氯丙嗪，解除患者痛苦，达到根治目的。近年来随着激光睫状体手术的开展，此种治疗模式已极少采用。

二、手术原则

（一）青光眼治疗方法的选择和手术时机

眼压升高是青光眼的一个主要特征，也是导致青光眼性视神经损害的主要因素。因此，采取药物、手术或激光各种治疗手段降低眼压是青光眼的主要治疗措施。由于青光眼有多种类型和分期，不同的青光眼类型在治疗方法的选择，尤其是手术治疗存在不同的选择原则，而且，在选择手术治疗时对不同类型青光眼应选择其相应的手术方法。对先天性青光眼，一经确诊，应首选手术治疗。对原发闭角型青光眼，我国目前的治疗模式仍是一经确诊，根据眼压、前房角关闭范围和视神经损害程度选择手术治疗；至于治疗模式有别于国外原发性闭角型青光眼的治疗模式，欧美国家和东南亚国家对原发性闭角型青光眼的治疗，一般先选择激光虹膜切开和(或)周边虹膜成形术,再根据眼压和视神经损害程度给予药物控制眼压,只有当药物无法控制眼压时再选择手术治疗,这两种治疗模式各有其优缺点。对原发性开角型青光眼,传统的治疗原则遵循药物—激光—手术的治疗模式,只有当药物无法控制眼压时才选择手术治疗,随着对传统治疗方法更为全面的评价,抗代谢药物所带来的滤过手术成功率的提高,加之青光眼长期药物治疗,有相当一部分患者,药物难以控制和获得理想的目标眼压,视野进行性损害,而且长期用药导致球结膜慢性炎症,滤过性手术滤泡易瘢痕化或包裹性囊状滤泡,从而降低手术效果。因此近年来临床上越来越多的专家提倡原发性开角型青光眼,一旦确诊即也可选择早期手术治疗。

(二) 青光眼显微手术和显微器械

随着手术显微镜和相应的显微手术器械及缝合材料的发展,眼前段和眼后段手术已进入了显微手术时代。显微手术的主要优点是在良好的照明和足够的放大倍数下,可获得清晰的手术视野和容易辨别解剖层次,使手术操作更为准确和精细,从而提高手术的成功率。因此,只要条件允许,绝大部分的青光眼手术,尤其是眼外和眼内引流手术都应该在显微镜下进行。

各种引流物和辅助设备的发展:包括应用于外路Schlemm管切开的Schlemm管切开刀、前房角手术的房角切开刀,应用于青光眼外引流手术的房水引流阀(如Molteno、Baerveldt、Krupin和Ahmed房水引流阀)和Ex-PRESS超微引流钉,应用于青光眼内滤过手术的小梁网分流装置(iSent、Eyepass、SOLX引流器),应用于减少房水生成手术的眼内镜和各种眼用激光器,还有白内障超声乳化手术设备、各种类型的人工晶状体等,这些显微设备和手术植入物的应用使青光眼手术治疗的选择大大增加,扩宽了手术适应范围,对这些设备和手术方式的合理选择也大大减少了并发症的发生,提高了手术成功率。

(三) 影响手术效果的因素

滤过性手术是青光眼最常用的手术方式,其手术目的是在前房和球结膜下之间形成新的房水眼外引流通道,手术成功的标志是在球结膜下形成一个功能性的滤过泡。功能性滤过泡的形成与患者的个体因素、眼部条件、手术方式和手术操作等因素密切相关。下面以经典的小梁切除术为例,重点论述影响滤过性手术效果的主要因素和应该采取的对策。

1. 年龄　年龄与滤过性手术的成功率有密切关系,50岁以上的老龄组滤过性手术的成功率明显高于年轻组,而且越年轻,手术成功率越低。年轻患者手术成功率低的部分原因可能是筋膜囊较厚和伤口愈合反应更为旺盛,容易导致滤过道瘢痕化,而不易形成功能良好的滤过泡。也已有研究表明年轻人伤口愈合过程中,早期的炎症反应较重,伤口的胶原纤维结缔组织的合成量比老龄人多,故妨碍功能性滤过泡形成。

2. 青光眼类型　在首次手术的原发性闭角型青光眼和原发性开角型青光眼,滤过性手术往往可以获得很好的效果和建立功能滤过泡。但对一些特殊类型的青光眼和再次手术的青光眼患者,如新生血管性青光眼、无晶状体眼或人工晶状体眼青光眼、葡萄膜炎性青光眼、先天性青光眼、外伤性青光眼、年轻的原发开角型青光眼和以前滤过性手术失败青光眼的再手术等,其滤过性手术的成功率较低,故一般将上述类型青光眼统称为难治性青光眼。

3. 眼部条件　眼部持续的慢性炎症,尤其是结膜、巩膜和葡萄膜的炎症,眼前段新生血管形成,无晶状体,眼底病变存在和过去的眼部手术史等也是影响滤过性手术成功率的重要因素。

4. 长期眼部用药对眼前节和滤过手术预后的影响　青光眼的治疗,尤其是原发性开角型青光眼的治疗,时常首选药物治疗。在长期用药的情况下,局部抗青光眼药物本身及药物制剂中添加的防腐剂、赋形剂等不可避免地对患者的眼表结构(泪膜、结膜、角膜上皮)产生影响,甚至对患者的小梁网结构亦产生类似影响,多种药物联合长期使用造成的影响尤为明显。患者常有以下不适:眼异物感、烧灼感、干涩感、流泪和眼睑不适。出现泪膜损害,球结膜亚临床炎症,角膜上皮损伤,角膜知觉下降,小梁网出现炎症和纤维化等。球结膜活检和印迹细胞学研究表明患者使用抗青光眼药物3个月以上,尤其在多种药物联合使用时,球结膜内将产生亚临床炎症。主要表现为球结膜上皮层内的Langerhans细胞、巨噬细胞明显增多,固有层浅层肥大细胞增多。如果用药时间超过3年,除上述改变外,还可发现上皮层内的杯状细胞明显减少,而淋巴细胞明显增多固有层浅层和深层均有成纤维细胞、淋巴细胞和巨噬细胞数目增多。严重者结膜纤维化,下穹隆明显变窄。在部分患者由于药物治疗后眼压控制不良需行滤过手术治疗时,上述眼前节结构的变化有可能促进滤过道的瘢痕化,从而导致滤过手术的失败。

5. 滤过性手术的类型　不同类型青光眼滤过性手术所能达到的降压效果并不相同,一般来讲,传统的全层滤过性手术降低眼压的程度比巩膜板层下滤过性手术(小梁切除术)要大,手术的成功率稍高,但目前全层滤过性手术临床上已经极少运用。小梁切除术与非穿透小梁切除术比较,前者也可获得较好的外引流效果,但后者术后早期浅前房、低眼压的发生率较低,手术更为安全。非限制性房水引流阀与限制性房水引流阀比较,前者也能获得更好的外引流效果,但是同样后者术后早期浅前房、低眼压和脉络膜脱离发生率低。

6. 手术适应证和手术时机的选择　在决定对青光眼患者施行滤过性手术之前,一定要明确诊断,并根据眼压、前房角、视神经损害程度和其他眼部条件合理选择术式,对术前存在高眼压和眼内炎症者,应尽量在眼压和炎症得到控制后再行手术治疗。但需要强调的是,如患者的高眼压状态已用足量的降眼压药物治疗,尤其是已加用甘露醇等全身降眼压药物治疗仍无法控制眼压者,不能奢望再通过药物控制眼压后再行手术,应尽早实施滤过性手术,以防止高眼压对视神经的进一步损害。临床上最常见的例子就是原发性急性闭角型青光眼急性发作期,如药物不能控制眼压,就应尽早手术。

7. 手术操作的熟练程度和术后并发症　手术操作不熟练和粗暴所造成的手术区组织的过度损伤、炎症反应和出血,结膜伤口缝合不能达到水密状态时的术后结膜切口渗漏、前房延迟形成等并发症以及对所发生的并发症的观察和处理是否准确及时也与手术成败有关。

对存在上述各种影响滤过手术成功的因素者，应该采取相应的针对性治疗措施以提高手术的成功率，如术前处理（如新生血管的光凝、控制炎症等）；正确选择滤过性手术的部位和手术方式；术中尽量减少不必要的组织损伤，充分止血；水密缝合结膜伤口以减少术后伤口渗漏；术中和术后辅助应用抗瘢痕化药物（氟尿嘧啶、MMC）；防止滤过道的过度愈合和瘢痕化，及时治疗术后并发症等。青光眼手术的成功以及功能滤过泡的形成有赖于术前正确的诊断和正确手术方式的选择、精细规范的手术操作、抗代谢药物的合理运用、术后并发症的处理，尤其是滤过泡的观察和处理。对已出现瘢痕化倾向的滤过泡，应及时拆除或松解巩膜瓣缝线，眼球按摩，及时追加抗代谢药物。只要及时处理，往往也可以逆转滤过泡的瘢痕化。

第三节　麻醉、术前准备和术后处理

一、麻醉

青光眼手术的麻醉与其他内眼手术的麻醉相同，成年患者可用局部麻醉，麻醉药物可选用 2% 利多卡因或 0.75% 丁哌卡因。麻醉前应用适量的镇静药。对儿童的青光眼手术，可选用氯胺酮作全身基础麻醉联合局部麻醉进行手术，更安全的是气管内吸入麻醉，有关麻醉方法的细节可参阅总论。

在青光眼手术的麻醉中，值得强调的是对晚期、小视野青光眼手术的局部麻醉方法。常规的球后麻醉有引起术中一过性黑矇的危险，原因是球后麻醉时麻醉剂误注入视神经鞘内或蛛网膜下，或者是注射到球后间隙的麻醉剂经硬脑膜鞘扩散，导致视网膜中央动脉痉挛而引起暂时性失明。尽管这种并发症经吸氧和给予血管扩张剂治疗后多能恢复视力；甚少造成永久性失明，但此种并发症一旦发生，直接威胁到手术的进行。因此，对晚期青光眼患者的局部麻醉尽量不要选用球后麻醉，最好的局部麻醉方法是改用球周麻醉。当手术者未能掌握球周麻醉方法时，进行球后麻醉时也要特别小心，球后注射时不要入针太深，一般不要超过 3.5cm，麻醉剂最好不要选用利多卡因，因为利多卡因对组织的穿透力强，扩散快而广，而且对脑神经有较强的阻滞作用，引起一过性黑矇的危险最大。此时可改用丁哌卡因或利多卡因和丁哌卡因的混合液作球后麻醉，且不要加用肾上腺素，以减少术中瞳孔散大及一过性黑矇等并发症的发生。

经过中山眼科中心数年的临床实践，发现结膜囊球结膜表面麻醉联合术区球结膜下浸润麻醉完全可以满足常规青光眼滤过手术的麻醉要求，尤其是对晚期、小视野患者的青光眼手术，表面麻醉的优点突出，避免了一过性黑矇的风险，缩短了手术时间。常用的表面麻醉剂有盐酸丙美卡因和盐酸奥布卡因。点眼后约 20 秒钟即可有充分的麻醉效果，可维持 15~30 分钟。于术前 3 分钟开始结膜囊内滴药，每隔 2 分钟滴眼一次，点眼 3 次后施行滤过手术可达到满意麻醉效果。需强调的是，手术者操作必须轻柔。当手术者不能熟练掌握滤过手术时，可改用球周麻醉，尽量避免球后麻醉。

二、术前准备

（一）采集与手术有关的病史、解释和指导

1. 采集病史和体格检查　包括与手术有关详细的眼部和全身的现病史和过去病史及其家族史。对患者全身状况的了解是眼科临床医师容易忽略的问题，因此应该强调术前的全身体格检查，尤其是对重要脏器如心、肺的检查及其功能的评价，特别是对合并有慢性全身疾病的中、老年患者，这是能否安全实施手术的关键。对于合并有全身疾病（如高血压、冠心病或糖尿病等）的患者，术前应先有效控制并在确保患者能耐受手术的情况下才进行手术。必要时应请有关专科医师协助指导治疗或监护下进行手术，尽量减少手术可能引起的全身并发症，提高手术的安全性。

2. 明确诊断和正确评价　根据病史、临床症状和眼部检查，特别是评估眼压水平、前房角开放或关闭及关闭范围、眼底视神经和视功能（视力、视野）损害程度，以明确青光眼诊断。青光眼诊断应包括青光眼的类型原发或继发、分期和可能的发病机制分类。手术前应重视对手术眼部情况的全面评价，如炎症、术前眼压水平、视功能状态（视力和视野）、手术眼的解剖特点（包括角膜大小、前房深度、前房角、虹膜、瞳孔大小、晶状体、眼底视盘和视网膜神经纤维层损害的程度），以及前房角残存在的房水滤过功能，对药物治疗的反应等。手术医师应该在对每一个手术病例的上述情况进行综合分析并做出正确判断后，为患者选择合适的手术方式。值得强调的是手术医师要特别注意手术眼是否存在影响手术效果或导致术中和术后并发症的危险因素，如存在这些危险因素，应该采取相应的预防或治疗措施。

3. 个体化治疗的评价　个体化治疗是目前医疗模式发展的趋势，面对青光眼类型、分期、视神经和视野损害程度、治疗期望值均不同的患者，必须针对每个患者的具体情况拟定个体化的治疗方案。决定治疗方案时应首先考虑患者治疗前的基线眼压、视功能状态、药物治疗的反应（包括降眼压效果和药物不良反应）、是否有青光眼手术史、患者的期望值和生活质量要求以及治疗的费用。个体化的治疗的原则包括：治疗前确认基础眼压水平，评估视野和视神经损害程度；确定目标眼压，根据所需要达到的目标眼压选择手术治疗方式；评估治疗的风险和收益；充分沟通和对患者进行基本的青光眼知识教育，提高正确患者依从性；青光眼最佳治疗方案应该是根据患者的眼压和视功能损害，衡量治疗的风险与收益后，制订个体化的治疗方案。

4. 解释和指导　这是术前必不可少的准备工作之一。术前应让患者充分了解自己所患的眼病及病变的程度，同时应向患者和家属充分说明手术的目的、预后和手术可能发生的并发症，以征得患者和家属的同意和合作。与眼部其他复明性手术相比，青光眼手术的主要目的在于控制眼压、防止病情特别是视神经损害的发展，术后即使眼压得到控制，对已经损害的视力和视野获得改善的可能性也较小，而且对已有白内障的患者，滤过性手术后由于白内障的发展加快还可引起视力的进一步下降。这些都应该在手术前

向患者解释清楚，如术前说明不足，则有可能使患者对手术效果误解或不满，尤其是晚期的青光眼患者。

由于青光眼手术多在局部麻醉下进行，因此术前应指导患者如何接受手术和其他眼部治疗，让患者充分了解手术时和手术后必须注意的事项，以获得患者对手术和手术后治疗的良好合作和配合。

（二）术前准备

1. 清洁结膜囊和控制眼部炎症　青光眼手术前结膜囊的清洁与其他内眼手术相同，所有青光眼患者均应常规使用抗生素清洁结膜囊。对伴有眼部炎症特别是眼内炎症的青光眼患者，如原发性急性闭角型青光眼、葡萄膜炎继发性青光眼、外伤性青光眼等。对这部分病例术前应在药物降低眼压的同时常规给予抗炎治疗，药物可选择局部滴用皮质类固醇眼药水，如新霉素 - 地塞米松或妥布霉素 - 地塞米松复合制剂滴眼液，一般应该在炎症控制或炎症静止后才进行手术。

2. 控制高眼压　原则上青光眼患者应该在眼压控制至正常后才能进行手术，手术时的眼压一般要求在 20mmHg 以下，因为高眼压下进行手术危险性大，而且术中和术后并发症较多，手术效果也较差。因此，对高眼压的患者术前应该尽量通过应用局部和全身的药物治疗，待眼压控制后才手术；如术前眼压仍然较高（超过 30~40mmHg），可在术前半小时快速静脉滴注 20% 甘露醇溶液后再行手术。对眼压可以控制的病例，术前应停用强缩瞳剂和碳酸酐酶抑制剂，因为两者可增加手术后的炎症反应和影响滤过性手术后前房的形成。

3. 止血药和镇静药的应用　对充血明显的患眼，如原发急性闭角型青光眼的急性发作眼，它眼手术时曾有眼内出血，或有出血倾向的患者，手术前一日及术前一小时应常规全身应用止血药，如卡巴克络 10mg，蛇毒凝血酶 1kU（如巴曲酶）或酚磺乙胺 500mg 肌内注射，以防术中出血。青光眼术前镇静剂的应用与其他内眼手术相同。

4. 紧急降压手术及其适应证　对于急性高眼压，如原发急性闭角型青光眼的急性发作，或玻璃体视网膜手术中眼后段填充物（长效气体或硅油）所造成的急性、持续性高眼压、药物无法控制者，由于其对视神经的损害和预后与高眼压的水平及持续时间密切相关。已有资料表明，当急性高眼压超过 40mmHg 时即可造成前段视神经缺血或视网膜中央静脉阻塞；当眼压超过视网膜中央动脉的收缩压（70mmHg）时，数分钟内即可引起视网膜中央动脉萎陷和阻塞。因此，对此类患者，应迅速应用局部和全身降眼压药物治疗控制眼压。如经足量的降压药物治疗数小时内仍不能有效控制眼压，即应进行降压手术以挽救和保护视功能。延误手术时机往往给患者带来不必要的痛苦和严重的不可逆性视功能损害，而且高眼压持续时间越长，手术的危险性越大，术中和术后的并发症较多，手术效果也较差，临床医师对这一点应有足够的重视。对于原发性急性闭角型青光眼急性发作持续高眼压患者，手术方式可先作一前房穿刺术降低眼压，12~24 小时后再施行滤过性手术，也可实施急诊滤过性手术，手术时应先作一前房穿刺，注意要缓慢逐渐地放出房水，降低眼压和软化眼球，切忌使眼压急骤下降。对于眼后段填充物所造成的持续高眼压患者，可作前房穿刺术，降低眼压，必要时减少应抽出部分后段填充物（长效气体或硅油）减少眼后段体积。

（三）术后观察和处理

1. 术后观察内容　青光眼术后应重点应观察眼压和前房的变化、滤过泡的形态和功能、前房深度（前房已形成或浅前房，以及浅前房的程度），另外亦应重视患者的症状，如明显眼痛，应注意葡萄膜炎、高眼压、感染的发生。术前已有白内障的滤过性手术者还应注意白内障是否加重。

2. 术后常规处理

（1）患者活动：青光眼术中和术后无特殊并发症的患者，术后第一天即可下床步行，不要过分限制患者的活动和强调卧床休息。但对有前房积血者则应卧床并采取半坐卧或高枕体位；对术后早期眼压过低（<5mmHg）的患者，也应限制活动并避免咳嗽和擤鼻等动作。因为在已有前房积血或眼压过低时，这些增加头部静脉压的动作，有增加或引起前房积血的危险。

（2）抗生素和皮质类固醇的使用：青光眼术后术眼应常规应用抗生素和皮质类固醇滴眼剂和眼膏，如新霉素 - 地塞米松或妥布霉素 - 地塞米松复合制剂滴眼（术后 1 周内每 2 小时 1 次，第 2 周起每天 4 次，逐步减量，连续用 4 周）。术后葡萄膜炎症严重者可全身加用皮质类固醇。

（3）散瞳：除了前房角切开术、小梁切开术和睫状体分离术术后早期应该应用缩瞳药外，其他青光眼滤过性术后均应常规散瞳。对术后前房形成良好的滤过性手术的患眼，应用短效的散瞳药如复方托吡卡胺眼药水每天滴眼 1~2 次，但对术后葡萄膜炎症反应重或浅前房者，应用作用强和持续时间长的睫状肌麻痹剂如 1% 阿托品滴眼，散瞳有助于减轻术后的炎症反应和促进前房的形成。

（4）对侧眼的治疗：青光眼术后不应只注意术眼而忽视对侧眼的监护，双侧眼青光眼患者的非手术眼应继续使用抗青光眼药物，尤其是原发性闭角型青光眼患者的对侧眼，应继续使用缩瞳剂以防止高眼压急性发作。如对侧眼的眼压可以局部用药控制，则停用口服碳酸酐酶抑制剂将有助于滤过性手术眼前房和滤过泡的形成。

（5）术后随访：青光眼术后早期的定期随访是形成功能滤过泡的保障，而术后的长期随访是手术成功的重要保障，务必向患者说明随访的重要性。青光眼术后随访观察的内容主要是观察眼压、前房、滤过泡、视神经和视野，目的主要是定期监测眼压、观察滤过泡形态和判断其是否有功能、观察视神经损害是否进展等。对滤过性手术的患者，因为术后滤过道的伤口愈合过程常持续至术后 3 个月或更长时间，在这一时期滤过泡变化较大，滤过道也容易发生瘢痕化。因此，滤过性手术术后早期（3 个月内）应严密观察滤过泡和眼压的变化，如果术后眼压升高或滤过泡有瘢痕化的趋势，即应加强滤过泡的按摩和（或）球结膜下（或滤泡旁结膜下）注射抗瘢痕化药物防止滤过泡瘢痕化，以保持滤过道通畅和它的引流功能。一旦术后眼压不能控制在理想的范围或视神经损害有进行性发展，即应对治疗做出相应的调整。即使青光眼术后眼压已得到满意控制，也应定期监测眼压和视神经损害的情况。

第四节　青光眼手术的结膜瓣制作

球结膜 - 眼球筋膜瓣(简称结膜瓣)的制作和缝合是滤过性手术的关键步骤。虽然功能性滤过泡形成受到多种因素影响,但滤过泡渗漏和瘢痕化是最常见的手术失败原因,应充分认识制作结膜瓣的操作技术直接影响手术效果。下面介绍常用的两种结膜瓣:以角膜缘为基底的结膜瓣和以穹隆部为基底的结膜瓣。

一、以角膜缘为基底的结膜瓣制作

【手术方法】

1. 开睑及固眼球　固定眼球的上直肌牵引线的位置要约距角膜缘 10mm。

2. 结膜瓣位置　通常选在正上方、鼻上或颞上方(相当于时钟 12∶00、10∶30 或 1∶30 方位),下文将以正上方位置举例描述。

3. 结膜瓣制作　于上直肌牵引线旁结膜下注入适量局部麻醉药,用小棉棒推压麻醉药向周围扩散。注意勿在滤过泡区域内注射,以免引起术后针孔渗漏。如麻醉药注射过多,亦会造成错估剪开位置及加剧术后组织反应。在上直肌牵引线前 1mm 处(肌止缘后),用无齿镊提起该处的结膜组织,剪尖紧贴镊子,垂直剪开一个水平小口,注意勿一次全层剪穿结膜下的眼球筋膜组织,以免损伤直肌止缘导致大出血。接着剪尖稍向前倾斜,在上直肌止缘前剪开眼球筋膜组织及暴露其下巩膜。存切口内沿巩膜表面 . 用剪刀向两侧作潜行钝性分离,再向两侧作弧形延长结膜切口 14~16mm,此弧形结膜切口两端至少应距角膜缘 5mm,其后继续用剪刀或结膜分离器向前分离到角膜缘(图 10-4-1)。当眼球筋膜与巩膜表层结缔组织牢固附着时,可在离角膜缘 3~4mm 处剪开巩膜表层结缔组织,继续向前作钝性分离。将分离后的结膜瓣反转到角膜上,并以湿棉片覆盖保护角膜。

结膜瓣制作的另一方法是分三个步骤剪开:①于上直肌牵引线前 1mm(在肌止缘后)剪开球结膜;②在球结膜切口前 2mm 剪开眼球筋膜(图 10-4-2);③距角膜缘 3~4mm 剪开巩膜表层结缔组织。术毕结膜瓣要分层缝合眼球筋膜及球结膜。此方法可以充分暴露术野,达到完整的原位缝合,防止切口渗漏。

4. 眼球筋膜的处理　对是否要剪除结膜瓣下的眼球筋膜仍有争议。对眼球筋膜特别厚的年轻患者,估计术后需要采用激光松解缝线,则可剪除眼球筋膜。

(1) 术区全层的眼球筋膜剪除:剪刀在球结膜和眼球筋膜之间,向前行钝性或锐性分离,于角膜缘的眼球筋膜附着处后方剪开眼球筋膜。在眼球筋膜和巩膜表层结缔组织之间,向后分离,直到返回最先剪开的结膜—眼球筋膜切口处,其后完全剪除结膜瓣下游离的眼球筋膜组织。

(2) 术区分层的眼球筋膜剪除:剪刀在眼球筋膜和巩膜表层结缔组织之间向前行钝性分离。于球结膜下轻轻撕脱一部分眼球筋膜组织,接着部分剪除此游离的眼球筋膜组织。作者喜欢在第一种方法的基础上,剪除经削薄了的眼球筋膜组织。如果球结膜下保留一薄层眼球筋膜,可保证结膜瓣作分层缝合和术后采用激光松解缝线,又可防止薄壁微囊状滤过泡形成。

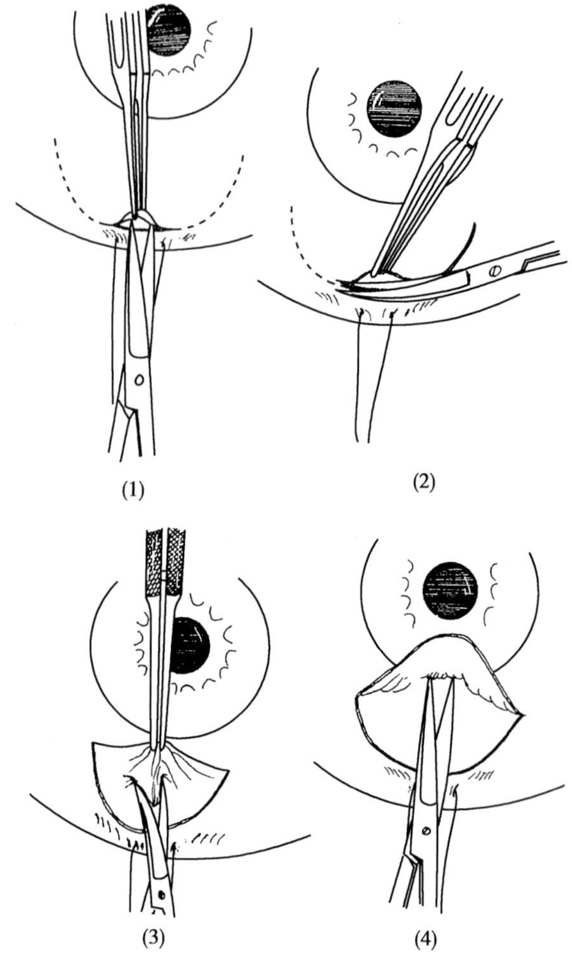

图 10-4-1　以角膜缘为基底的高位结膜瓣
(1)球结膜切开;(2)扩大结膜切口;(3)、(4)分离巩膜表层组织

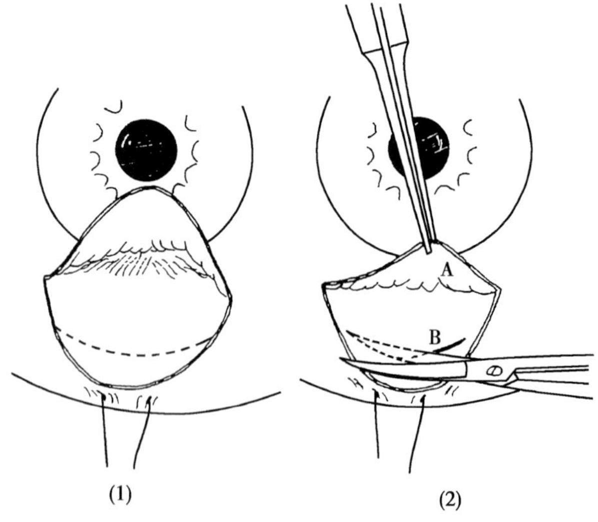

图 10-4-2　以角膜缘为基底的高位结膜瓣切 El 位置
(1)球结膜;(2)眼球筋膜

5. 结膜瓣的缝合　错位缝合结膜瓣将会影响滤过性

手术的效果，因此要原位分层缝合球结膜和眼球筋膜。眼球筋膜可用8-0可吸收线或10-0尼龙线作间断缝合3~5针，或以2~3mm的针距作连续缝合。若用尼龙线作间断缝合时，线结应尽量剪短，以免日后刺穿球结膜。球结膜可用8-0可吸收线或10-0尼龙线作连续缝合（针距应少于2mm）（图10-4-3）。

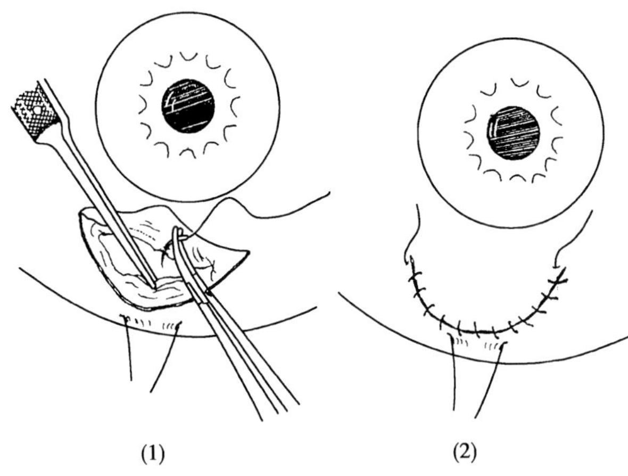

图10-4-3 以角膜缘为基底的高位结膜瓣缝合方法

（1）眼球筋膜的缝合；（2）球结膜的缝合

【手术要点和注意事项】

1. 首先需要有一个离角膜缘8~10mm的高位结膜瓣。如果球结膜有严重瘢痕形成、穹隆变浅或未能充分暴露上方穹隆结膜，宁可采用以穹隆为基底的结膜瓣。

2. 最低限度的组织损伤和尽量减少出血是滤过性手术结膜瓣制作的基本要求。因此，术中绝对不能用有齿镊夹持或电凝滤过区域内的结膜组织，尽量用钝性分离，以避免在结膜瓣上产生纽扣样裂孔。手术野内任何出血点均应彻底冲洗或电凝止血。

3. 结膜瓣的水密缝合至关重要。眼球筋膜应缝合在靠近上穹隆处，以便于退缩回穹隆部内。球结膜应保持原位缝合，针距要密，每针均要拉紧对合，不应有眼球筋膜组织嵌顿在结膜伤口内。缝合结束时，勿把两线端向下牵拉收紧，以免造成结膜伤口错位、结膜瓣堆积和下坠。

4. 术毕应从前房穿刺口注入平衡盐溶液，以核查结膜瓣有否渗漏。如果结膜伤口达到水密闭合，滤过区域应稍呈泡样隆起。

二、以穹隆部为基底的结膜瓣

【手术方法】

1. 开睑及固定眼球　缝线或开睑器开睑后，作上直肌牵引缝线，但该牵引线通常无须达到上穹隆部水平。

2. 弧状球结膜剪开于角膜缘后1mm处，用无齿镊提起球结膜一眼球筋膜组织，作长6~7mm球结膜弧形切口，闭合剪尖并伸入切口内，当剪尖越过眼球筋膜的止端后，张开剪刀作钝性分离并扩大筋膜切口，其后沿巩膜表面继续向前作潜行分离，向后分离时进入深度不宜超过6mm，以免撕裂上直肌止端。在切口一侧或两侧作小的放射状剪开，以便有助于术野暴露和增加结膜瓣的活动度。将分离的结膜瓣朝穹隆部方向推移，直到暴露约6mm×7mm巩膜术野。

3. 结膜瓣的缝合　手术将结束时，刮除角膜缘前1mm的角膜上皮，将结膜瓣牵引和前移到此处。然后在切口的拐角上，用1~2针间断的10-0尼龙缝线或8-0可吸收缝线，将结膜瓣的游离缘牢固缝合在浅层角膜缘组织上，而不是作单纯的结膜切口的边对边缝合。结膜瓣前缘应保持一定张力并覆盖1mm周边角膜，以出现一条角膜压痕线较为适宜。如果切口宽度超过6~7mm，可在切口边缘的中央加1~2针间断缝线，以防止结膜组织袋形下坠。亦有人提倡作连续缝合以达到可靠的水密闭合（图10-4-4）。

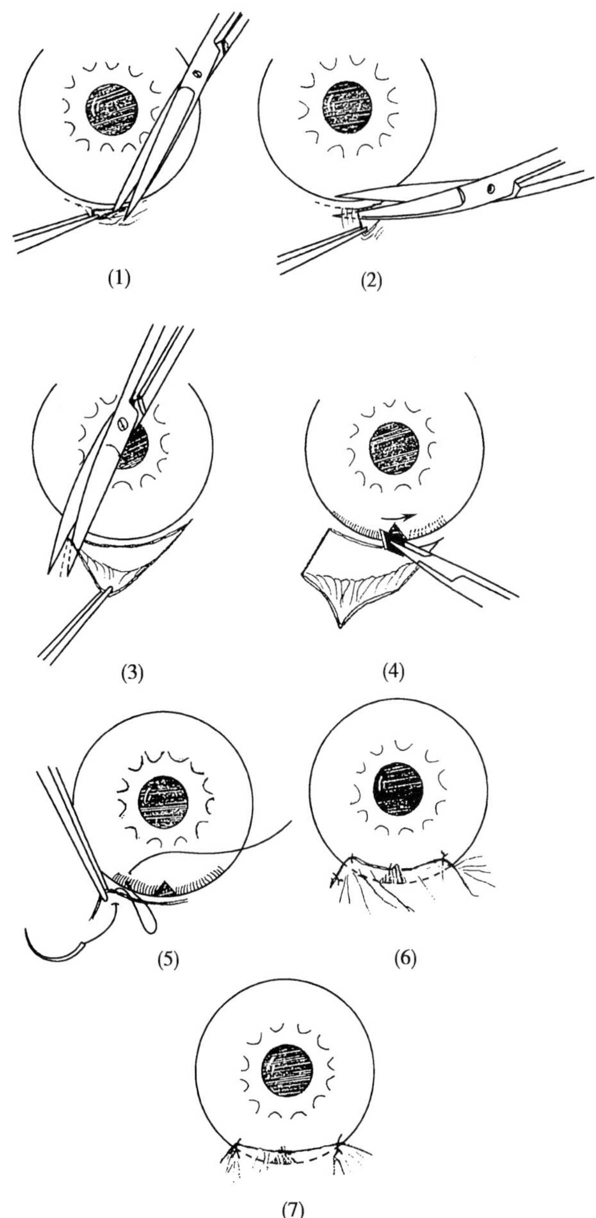

图10-4-4 以穹隆部为基底的结膜瓣切开和缝合

【手术要点和注意事项】

1. 作结膜瓣间断缝合时缝线应穿过1/2厚度的浅层角膜组织，牢固拉紧结膜并覆盖1mm周边角膜，以防止术后结膜瓣退缩、巩膜瓣切口外露和滤过泡前缘渗漏。

2. 作滤过性手术的巩膜瓣切口不宜太靠前，巩膜瓣两侧的切口缝线应尽量前置，以防止术后早期渗漏。

3. 避免结膜瓣下坠和覆盖过多角膜。

4. 术后早期(1~5 日内)避免作滤过泡旁按摩操作。

5. 前房极浅或有恶性青光眼倾向的闭角型青光眼患者,或需辅助应用抗代谢药物的患者,不宜采用以穹隆部为基底的结膜瓣。

三、两种结膜瓣的比较与选择

小梁切除术的两种结膜瓣比较研究,多数人认为两者有类似的术后眼压控制和手术成功率,但亦有相反的结果。以角膜缘为基底的结膜瓣其优点是安全可靠,允许与抗代谢药物联合应用和术后早期作滤过泡旁按摩。缺点是操作较困难,费时和伴有较高的包裹样囊状滤过泡发生率。以穹隆部为基底结膜瓣的优点是操作容易、省时和容易掌握。缺点是如术者经验不足则伤口渗漏,低眼压、浅前房等术后并发症的发生率较前者高。两种结膜瓣的选择参阅表 10-4-1。

表 10-4-1 结膜瓣的选择

以角膜缘为基底结膜瓣	以穹隆部为基底结膜瓣
传统、常规滤过性手术 期望产生一个较低水平眼压的显著滤过泡 联合使用抗代谢药物的滤过性手术	非滤过性或常规滤过性手术 白内障和青光眼联合手术 放置前房导管滤过性手术,如 Molteno 植入管 结膜瘢痕形成或再手术的患者 滤过泡修复术

第五节 青光眼虹膜手术

一、周边虹膜切除术

周边虹膜切除术对眼球的损害较轻,手术并发症较滤过性手术少,而且又能基本保持眼球原来的正常房水排出生理功能。因此,对条件适合的瞳孔阻滞性闭角型青光眼是较为理想的一种手术方式。在有激光治疗条件的医院,激光周边虹膜切除术应作为首选方式。

【手术原理】周边虹膜切除的目的是在虹膜的周边部,通过手术或激光切除一个小口,使后房水直接通过这个切除口流进前房,从而达到解除因瞳孔阻滞导致的周边虹膜向前隆起阻塞前房角,使原来前房角的排水途径恢复畅通的目的。

【手术适应证】

1. 原发性瞳孔阻滞性闭角型青光眼

(1) 原发性急性闭角型青光眼经药物治疗后,眼压恢复正常(停药或用药下),前房角重新开放,或少数的未经用药物治疗患者,但眼压自行下降至正常水平,前房角重新开放,或存留的前房角粘连闭合少于 1/2 圆周的患眼。

(2) 一只眼曾发生原发性急性闭角型青光眼,对侧眼又具有浅前房和房角窄者。

(3) 原发性慢性闭角型青光眼的临床前期、早期,或前房角粘连闭合范围少于 1/2 圆周,但杯盘比值、视野及房水流畅系数均正常者。

(4) 存在发生原发性闭角型青光眼的高危易感解剖因素——浅前房及前房角窄角Ⅱ度以上(Scheie 房角分类法)并有青光眼家族史或中央前房轴深在 1.5~1.6mm 以下,且又没有条件定期随访观察者。

2. 原发性非瞳孔阻滞性闭角型青光眼 即虹膜高褶型青光眼其房角粘连闭合少于 1/2 圆周、杯盘比值、视野及房水流畅系数均正常者。这类型青光眼,可先作周边虹膜切除,术后再滴低浓度的毛果芸香碱缩瞳眼药水。

3. 继发性瞳孔阻滞性青光眼

(1) 晶状体不完全脱位导致的瞳孔阻滞性青光眼,但又暂时不需要作晶状体摘出者。

(2) 白内障囊内摘出手术后的无晶状体眼,由于玻璃体前界膜前移,造成瞳孔阻滞及眼压升高者。

(3) 慢性葡萄膜炎所致的虹膜与晶状体或玻璃体粘连,瞳孔闭锁,虹膜膨隆,眼压升高者。

(4) 其他周边虹膜切除可作为各种类型的滤过性手术或白内障囊内摘出手术的组成部分。

【术前准备】

1. 术前用药

(1) 降低眼压药物的应用:手术前应尽量将眼压控制到正常的水平。对原发性急性闭角型青光眼,眼压较高者,可联合应用高渗脱水剂、碳酸酐酶抑制剂、肾上腺素能 β 受体阻断剂及毛果芸香碱等药物。

(2) 抗炎药物的应用:加强眼部抗炎的治疗,以便减轻术后的炎症反应。术前 2 天开始滴皮质类固醇眼药水。

(3) 缩瞳药物的应用:术前滴 1%~2% 的毛果芸香碱眼药水,将瞳孔缩小,以利于术中作周边虹膜切除时能更好地控制虹膜切除的位置及其大小和术中使虹膜容易复位。

(4) 抗生素药物的应用:术前 48 小时开始滴广谱抗生素眼药水,如氯霉素或新霉素眼药水预防术后眼内感染的发生。

2. 术前解释工作

(1) 要使患者了解到这种手术相对比较安全,手术时间短,痛苦少,使其减少对手术的恐惧心理,更好地配合手术。

(2) 要让患者知道,手术的目的只是防止或消除引起房角闭合的瞳孔阻滞因素,不能阻止瞳孔阻滞以外的其他机制所引起的房角闭合或眼压升高,如高褶虹膜综合征或混合性青光眼。因此,部分患者术后仍有发生眼压高的可能,应继续定期复诊。

【手术方法】

1. 麻醉原则上采用球后麻醉或球周麻醉,但也有采用眼球筋膜囊下麻醉及表面麻醉等方法。除个别过于紧张的患者外,一般不作眼轮匝肌麻醉。麻醉药物中不宜加入肾上腺素,防止术中瞳孔散大而影响对周边虹膜切除区大小的控制。

2. 开睑及固定眼球开睑器开睑或缝线开睑均可,并用 4-0 的黑丝线作上直肌牵引缝线固定眼球。

3. 结膜瓣的制作 在 5 倍手术显微镜下在颞上方或鼻上方位置,作以角膜缘为基底或以穹隆部为基底的小结膜瓣,宽约 5mm,切口一般在 12∶00 方位的鼻侧或颞侧位置,以便日后若再作小梁切除滤过性手术时,留下一个没有瘢痕的正常结膜区域。以穹隆部为基底的结膜瓣具有角膜缘标志暴露清楚,结膜伤口可烧灼闭合而不需缝合和操作

简便等优点，故为大多数手术医师所采用。

4. 角膜缘切口　在10倍手术显微镜下，于角膜缘后界稍前处（角膜缘后界前0.5mm处），用钻石刀或尖的剃须刀片，作与角膜缘平行并垂直于眼球壁的长3mm深达3/4角巩膜厚度的切口。用镊子将角膜一侧的板层切口夹住，且向外翻提起，使原切口分开以及让周边的虹膜组织与角膜背离开（也有人使用切口预置缝线代替镊子），避免切开前房时，刀尖刺穿虹膜，引起虹膜脱出困难，然后再切穿余下深层的1/4角巩膜组织进入前房。若内切口过小，则不利于虹膜脱出。此时应将刀刃翻转伸入前房，以向上剔切的方法扩大切口，使内、外切口基本一致（图10-5-1）。角膜缘切口位置准确与否十分重要。切口过于偏后，容易损伤虹膜根部或睫状体，引起出血；切口过于向前倾斜，则使虹膜脱出困难和虹膜切除区域偏向中幅而不是在周边部。值得注意的是，一旦切开前房后，操作应格外轻巧迅速，不要对眼球施加不必要的压力，防止房水过早流失，眼球变软，影响虹膜周边部脱出。

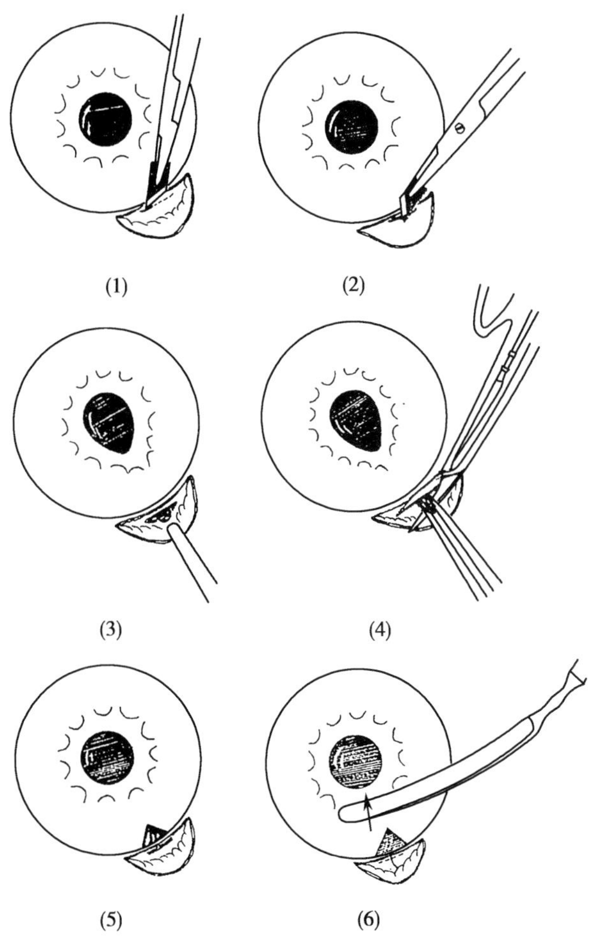

图10-5-1　周边虹膜切除术

5. 虹膜切除在10倍的手术显微镜下进行操作，由于前房和后房之间存在着一定的压力差，所以切开前房后周边虹膜一般容易自行脱出。如果切开前房后周边部虹膜不能自行脱出，可用虹膜恢复器慢慢轻压切口后唇［图10-5-1（3）］，绝大部分患者的周边部虹膜均可自行脱出。若极少数患者周边部虹膜脱出确实有困难时，就要仔细寻找原因，并作出相应的处理，以促进周边部虹膜顺利地脱出。经过各种相应的处理，周边部虹膜最终仍不能自行脱出者，则将原切口扩大，用光滑无齿的显微镊子夹住已嵌于切口内的周边虹膜，并拉出切口外。应避免将器械伸入前房；拉虹膜时，不可用力过大，防止造成根部断离及出血。

剪除脱出虹膜时，用显微镊子稍靠前抓住虹膜并将它向后上方提起。如果切口偏前（靠近透明角膜切口），则镊子稍靠后抓住虹膜并且稍向前上方提起。当向上提起适量的虹膜组织并准备剪除之前，应认真地通过透明角膜观察瞳孔缘上移的变化以及上方虹膜存留的宽度，以便保证所剪除的虹膜位置恰好位于基底部，从而避免因为剪除过多虹膜而引起双瞳孔。若虹膜组织上提后，瞳孔缘轻度上移并且存留较宽的虹膜，这就提示脱出的虹膜为周边部虹膜［图10-5-1（4）］；相反，瞳孔显著上移，甚至看不见中幅部虹膜，表明虹膜脱出太多。一经确定所要剪除的虹膜组织位置和大小均适合后，就将该虹膜组织置于虹膜剪刀或显微剪两叶交叉的中点处。剪除虹膜时，虹膜剪刀应平行并紧贴角膜切口，切除的范围应是2~2.5mm。大小的等腰宽底三角形为最适合［图10-5-1（5）］。如果剪除时虹膜组织远离虹膜剪两叶交叉的中点而靠近剪刀的刀尖处，则虹膜组织容易滑脱，致使切口参差不齐。图10-5-2表示虹膜剪的轴向和虹膜被抓住的位点不同时，就形成虹膜切除区的不同形态。其中图10-5-2（1）~（3）表示，当剪叶轴向与切口方向垂直，剪除的虹膜缺口呈窄而尖；图10-5-2（4）~（6）表示，当剪叶轴向与切口平行，剪除的虹膜缺口宽且靠周边部。图10-5-2（1）、（4）表示，虹膜被抓的位点靠近瞳孔缘（离瞳孔缘2mm）；图10-5-2（2）、（5）表示，虹膜被抓位点在基底部前2mm；图10-5-2（3）、（6）表示，被抓位点在靠近虹膜根部的周边基底部。

剪下来的虹膜组织应常规放在纱布上检查，如果未见有特别黑的色素上皮层，或通过同轴光源手术显微镜的后透照法检查没有发现虹膜剪除区出现视网膜红光反射，表示虹膜组织没有全层剪穿，有色素上皮层残留，可在其他部位重新作切口，另作周边虹膜切除；也可以留待术后采用激光将虹膜残留的色素上皮层击穿。

6. 整复虹膜　虹膜切除后如果不能自行复位，可用虹膜回复器，从切口前方的角膜表面向瞳孔方向轻柔按摩，直至瞳孔恢复到正常圆的状态及虹膜周边切除口出现［图10-5-1（6）］。也可以用细而钝的冲洗针头恰好放在切口内侧边缘上（绝对不能伸入前房或位于周切口区域），将平衡盐液缓慢冲洗，促使瞳孔回复正常位置。或用冲洗针头或斜视钩的弯曲部压在切口表面，使切口的内缘张开，嵌顿的虹膜组织松脱，再用该钩的圆头端在角膜表面向瞳孔方向按摩（图10-5-3）。

7. 切口缝合　用10-0的尼龙线间断缝合角膜缘切口一针，进针深度为切口的3/4厚度。然后拉紧和结扎缝线，并将线结埋藏于组织中。在结扎缝线时，松紧度应适合，过松会造成切口漏水。反之，过紧的结扎会造成散光，引起术后的视力下降。以角膜缘为基底的结膜瓣可用7-0丝线连续缝合球结膜；穹隆为基底的结膜瓣用8-0可吸收缝线缝合球结膜或直接用球结膜烧灼闭合法，但结膜必须覆盖住角膜缘切口。

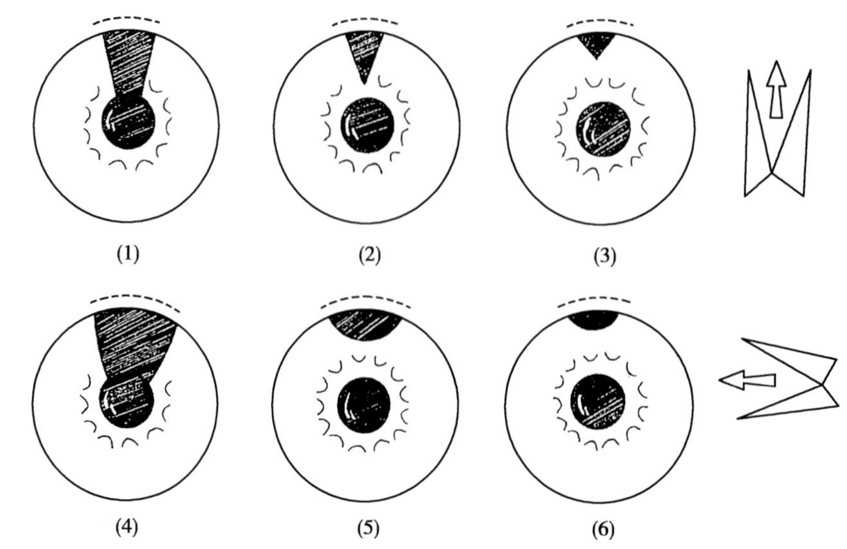

图 10-5-2　虹膜剪叶方向和抓持虹膜位点对虹膜切除形状的影响

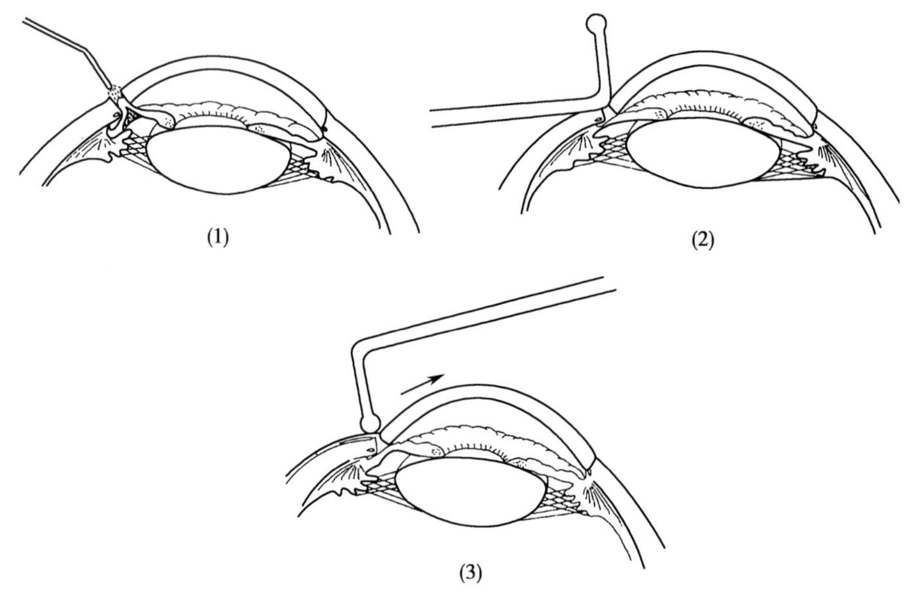

图 10-5-3　虹膜复位

8. 周边虹膜切除术的改良　其形式是经透明角膜作切口，即在角膜缘前界之前约 1mm（相当于角膜缘血管网前缘）处，采用钻石刀或显微刀切开前房。其手术步骤与有结膜瓣的角膜缘切口的操作方法相似。这种改良形式必须作预置缝线，否则虹膜脱出将发生困难。经透明角膜作切口的周边虹膜切除术，其优点是没有损伤球结膜，这有利于日后若作滤过性手术时，滤过泡没有受到结膜瘢痕组织影响。但不足之处是，由于切口过于偏前，容易造成虹膜自行脱出困难。

【术后处理】手术结束后，在 6∶00 方位球结膜下或球周注射妥布霉素 2 万 U 加地塞米松 2mg，用抗生素眼药膏包眼和加保护罩。不需要限制患者正常的活动。术后第一天检查，如果虹膜切除口通畅，周边前房加深，眼压正常者，可酌情滴去氧肾上腺素或托吡卡胺等作用时间较短的散瞳眼药水。以便防止虹膜后粘连，同时也可以作为检验是否存在高褶虹膜综合征的一种激发试验。并用抗生素 - 皮质类固醇眼药水持续每日 4 次，滴眼约 2 周。术后应经常定期追踪观察眼压变化，特别是对术前已有部分房角粘连的原发性慢性闭角型青光眼或手术后周边前房没有明显加深、房角没有增宽眼更应注意。因为许多作者发现少数患者，周边虹膜切除术后房角仍有继续发生粘连及眼压进一步升高的可能，这种情况通常见于具有混合发病机制的原发性慢性闭角型青光眼。术后如果需要行房角检查，最佳时间为术后第 2 周。

【手术并发症及处理】

1. 术中并发症

（1）前房积血：造成这种情况的原因多见于作角膜缘切开时切口偏后损伤了睫状体；虹膜不能自行脱出，用镊子伸入切口内抓拉虹膜时撕裂虹膜根部；或虹膜有新生血管形成等情况。前房内少量积血不必作特殊处理，多数几天内能自行吸收。极少数积血较多者，应作前房冲洗，以免发生继发性眼压升高和炎症反应加重。对虹膜有新生血管形成者,可用有绝缘及能电凝止血的虹膜剪刀剪除虹膜,从而达到预防出血的目的。

(2) 虹膜脱出困难:常见有以下六种原因:

1) 眼压过低:由于术前用降眼压的药物或术中对眼球的过度的加压按摩或切开前房后房水过早流失等造成眼压过低及眼球变软。处理的方法是,用镊子抓住切口的后唇并向后下方加压使创口哆开,或借助切口上的预置缝线张开切口,同时用虹膜镊子直接夹出卡在切口内缘上的虹膜组织,但要轻巧并严格控制进入深度。

2) 切口位置选择不适当:切口偏后则靠近睫状体。这种切口位置不但造成周边虹膜脱出困难,还容易引起出血。如果遇到这种情况,应该在切口两侧边缘向前扩大内切口,用光滑无齿显微镊子抓住并拉出嵌入创口内的周边虹膜组织予以切除。切口位置若过于偏前,则在前房切开后,房水就先缓慢地流出而造成周边虹膜难以脱出。处理方法是借助预置缝线,使切口哆开,再将嵌于切口中的虹膜拉出切口外切除。

3) 切口过小:凡是切口的内口小于 2.5mm,都会造成虹膜脱出困难。此时可用刀片将切口两端扩大至 3mm。

4) 切穿虹膜:作切口时虹膜被穿破后,后房水直接从破口流入前房,使前后房压力差下降或消失,后房没有足够压力推动虹膜脱出。处理的办法是,扩大切口用光滑的无齿镊将周边虹膜拉出切口外切除。

5) 周边虹膜前粘连:处理的方法是用虹膜回复器伸入前房将粘连的虹膜作局限分离。分离时应注意防止后弹力膜撕脱。

6) 虹膜与晶状体或玻璃体后粘连:如切开前房后虹膜周边部不能自行脱出,通常是扩大切口,再用光滑的虹膜镊将周边虹膜拉出切口外切除。

(3) 晶状体损伤:手术操作时损伤晶状体或使晶状体悬韧带断裂致晶状体不完全脱位。造成这种并发症是当虹膜脱出困难而用有齿镊子伸入前房抓拉虹膜时所致;或是周边虹膜剪除后,用虹膜回复器或冲洗针头进入前房整复虹膜时不慎损伤晶状体。

2. 术后并发症

(1) 术后眼压升高:周边虹膜切除术后眼压升高的常见原因有以下几种:

1) 虹膜切除口没有完全穿透:原因有下面两种:其一是手术时虹膜没有完全剪穿,残留色素上皮层;其二是切口被血块阻塞,这种虹膜切除区不通畅所引起的高眼压,多数为暂时性。前者应用激光将残留的色素上皮层击穿,后者多数能自行吸收,若确实不能吸收再用激光将血块击碎。

2) 高褶虹膜综合征:这种综合征属于非瞳孔阻滞性闭角型青光眼的范畴。这是由于周边虹膜切除术后包眼或滴散瞳药物,使瞳孔散大,虹膜堆聚引起房角阻塞,房水外流受阻,眼压升高。关于这种综合征的治疗,有条件的医院可作激光周边虹膜成形术;若没有激光设备,可以在周边虹膜切除术后的基础上长期滴毛果芸香碱缩瞳眼药水。

3) 混合性青光眼:即原发性开角型青光眼和原发性闭角型青光眼同时存在,对这种情况,可根据病情选用药物或作滤过性手术治疗。

4) 睫状环阻滞性青光眼:又称恶性青光眼,周边虹膜切除术后导致睫状环阻塞性青光眼的发生率极少。其治疗方法详见本章有关内容。

5) 残余性青光眼:这种情况是由于周边虹膜切除术前房角粘连闭合的范围可超过 1/2 圆周或小于 1/2 圆周。可根据病情分别选用药物治疗或滤过性手术。

6) 误诊:将房角较窄的原发性开角型青光眼或青光眼睫状体综合征误诊为原发性闭角型青光眼,而行周边虹膜切除。

(2) 前房积血:前房积血的发生率为 3%~5%,这些患者是指术后第一天发现的前房积血,积血通常在 2~5 天内自行吸收。

(3) 切口漏水:周边虹膜切除术后伤口漏水的眼部表现包括眼压过低、小滤过泡形成或前房变浅。若作角膜切口者,将 2% 的荧光素滴入结膜囊后,可见伤口表面的荧光素被房水冲流分开的现象。造成伤口漏水的原因包括切口不整齐、缝合不良、虹膜嵌顿在伤口中或术后眼压过高伤口重新裂开。对切口漏水者,如果眼压过低,应尽早处理,防止长期的低眼压影响眼内组织的代谢,导致白内障和黄斑水肿发生。漏水的治疗方法是重行缝合角巩缘切口。

(4) 瞳孔变形:瞳孔呈梨形,向虹膜周边切除口方向移位。其原因是术中没有完全将虹膜恢复正常,造成切口周边的虹膜嵌顿于巩膜切口中。通常不作特殊处理。

(5) 眼内感染:这种并发症发生率很低,治疗原则与其他眼内感染相似。

(6) 白内障的发生和发展:目前对周边虹膜切除术导致白内障的发生和发展问题,仍有不同看法。曾有几项研究指出,原发性闭角型青光眼,周边虹膜切除一段时间后,晶状体发生不同程度混浊,其中 1/3 的患者需要对白内障进行治疗。

(7) 角膜散光:角膜缘切口的缝线结扎过紧是引起角膜散光的根本原因。多数患者于 1~2 个月内能逐渐恢复,若散光度数过大又不能恢复可采用激光断线或将缝线拆除。

【手术要点及注意事项】

1. 角膜缘切口处必须充分分离和止血,角膜缘后界解剖标志辨认清楚是手术成功的关键。

2. 周边虹膜切除术尽可能在角膜缘作切口,因其较在透明的角膜内作切口的并发症少。手术切口偏向鼻上侧或颞上侧,球结膜瓣不超过 12:00 方位中线,就可以避免以后再作小梁切除时,滤过泡易形成瘢痕。

3. 角膜切口位置应准确并保持与眼球壁垂直。切口越倾斜,虹膜脱出越困难且虹膜切除后复位也较困难。

4. 对青光眼急性发作并伴有虹膜萎缩的患眼,周边虹膜切除应选择在没有发生萎缩的位置,因为萎缩的虹膜区弹性较差,虹膜切除后往往不容易复位。此外,若瞳孔散大,周边虹膜切除困难,则改作节段虹膜切除。

5. 手术过程中若虹膜脱出困难,应仔细检查原因,严禁一切手术器械进入前房,特别是周边虹膜已经切除后更应该避免,以防止损伤晶状体及睫状体。

6. 术后应迅速形成前房,若手术结束时前房仍未恢复,应认真检查原因。眼压低者,创口加固缝线并以平衡盐溶液重建前房;眼压高者,则应怀疑是否存在恶性青光眼或脉络膜渗漏与出血。

二、节段虹膜切除术

此手术适应证基本上同周边虹膜切除术，但对虹膜后粘连较严重，或急性闭角型青光眼充血发作，瞳孔极度散大且强直，作周边虹膜切除有困难时，则可改行节段虹膜切除。手术方法基本上同周边虹膜切除术，但角膜缘切口应大些，具体操作参阅虹膜手术章。

第六节　滤过性手术

滤过性手术是在角膜缘建立一条新的眼外引流途径（瘘），将房水自前房直接或间接引流至球结膜下间隙（滤过泡），然后经球结膜渗漏到泪膜或由周围组织吸收。此类手术的术式较多，但按其造瘘方式可分为两个基本类型，即全层巩膜滤过术和巩膜板层（巩膜瓣）下滤过术。每一基本类型按各自不同的造瘘技术，又可衍生出许多术式和改良方法，而前房引流植入管或调节阀则是其中一种特殊的滤过性手术。随着抗代谢药物和巩膜瓣可松解缝线或激光缝线拆除技术的应用，现代的滤过性手术实际上已发展成一种复合性手术。

一、全层巩膜滤过术与巩膜板层下滤过术

两种滤过性手术的选择，可根据手术者的经验和不同的青光眼类型做出选择。尽管两型手术具有相似的疗效，但较为一致的意见是：首先选择并发症较少的巩膜板层下滤过术；如果需要较大幅度眼压下降或小梁切除术失败，全层巩膜滤过术特别是巩膜灼滤术和巩膜切除术是可考虑的术式。比较两型手术的优、缺点，侧重点应放在青光眼控制和并发症两个方面。

（一）全层巩膜滤过性手术

常用的术式有巩膜灼滤术和巩膜切除术。这一类型手术亦可从外部或内部采用激光产生全层滤过口，或从内部采用自动环钻产生全层滤过口，这些都是新近开展的一些新技术。

全层巩膜滤过术眼压长期控制（包括加用局部降眼压药物）的成功率，通常在75%~95%之间。虽然巩膜灼滤术操作简单，但需要有实践经验。对初学者来说，切口后唇的巩膜切除术也许比巩膜灼滤术更易掌握。

目前此类手术已经较少采用。

（二）巩膜板层下滤过性手术

手术目的是利用浅层巩膜瓣覆盖瘘口，限制房水直接从前房大量流出，从而在一定程度上减少术后的低眼压、浅前房及其伴随而来的有关并发症。这一类型的典型术式是小梁切除术。这类术式的优点表现在以下两方面：①现代改良的或复合式的小梁切除术，其成功率接近于全层巩膜滤过术，而并发症则远比全层巩膜滤过术低，这就是大多数眼科医师仍然首选巩膜下小梁切除术的原因。②术后早期或晚期并发症均较少，尤其在具有巩膜瓣牢固缝合和延期松解缝线的小梁切除术。但在导致早期滤过泡失败的成纤维细胞反应或导致晚期滤过泡失败的滤过泡壁进行性黏多糖沉着方面，板层巩膜下滤过术与全层巩膜滤过术并没有显著差别。

二、小梁切除术

巩膜板层下滤过术的概念由Sugar（1961年）提出，并由Cairn（1969）推广，他们称此技术为小梁切除术（trabeculectomy）。这种基本的小梁切除术及随后的许多改良方法是最有代表性的防护性造瘘手术，几乎适用于各种类型青光眼。

（一）小梁切除术及其改良方法

【手术原理】最初认为本手术的原理是房水通过Schlemm管切除断端而达到内引流的目的，但随后的研究发现：①切开的断端多被纤维组织闭塞；②小梁切除标本内的Schlemm管或小梁网是否被切除与手术效果无关，因此，现在的小梁切除术已经不是传统意义上的小梁切除术；③大多数手术成功的病例存在功能性滤过泡。这些发现提示外引流是小梁切除术后眼压下降的主要原因。本术式术后的引流途径可能是：①经巩膜瓣的基质结缔组织；②经巩膜瓣边缘；③经新形成的房水静脉、淋巴血管或正常的房水静脉；④经Schlemm管的切断端；⑤经睫状体分离区。其中，前两者的引流作用取决于巩膜瓣缝合的牢固程度。

【手术适应证】

1. 确诊的原发性开角型青光眼，或用药下达不到目标眼压，视野仍呈进行性损害。
2. 原发性闭角型青光眼，房角粘连闭合≥180°。
3. 先天性青光眼。
4. 继发性青光眼。
5. 高眼压症患者用药下眼压持续超过35mmHg者。

【术前准备】

1. 术前解释应告诉患者术后有可能出现下列情况

（1）术后的眼压控制：无须用药者约60%；联合用药者为95%。

（2）中心视力突然丧失：晚期的青光眼患者，固视点隔绝者发生率约5%；固视点5°内受累者为10%；无固视点隔绝的管型视野可能性较少。

（3）白内障发展情况：术前已有白内障的老年患者，术后白内障发展可能加快，甚至需要白内障手术。

（4）术后浅前房：约占10%。

（5）前房积血：多数患者都会发生，大约10%患者的前房积血可持续1周。

（6）双眼患者需要先后接受手术，双眼不要同时手术。

2. 眼部术前准备应尽可能控制炎症，尽可能降低眼压。

【手术方法】

1. 麻醉　全身麻醉适用于儿童期。局部麻醉应包括：颜面或球后阻滞麻醉、球周麻醉、眼球筋膜下麻醉。球后或球周麻醉易引起球后出血，对有青光眼晚期视野改变患者有突然中心视力丧失的危险。可采用表面麻醉进行手术，能有效减少这种暂时性视力丧失的风险（参阅本章术中和术后并发症）。

2. 开睑及固定眼球　同周边虹膜切除术，上直肌牵引固定缝线应尽可能安置在肌腹处。

3. 制作结膜瓣　应在5~7倍的手术显微镜下进行操作。此步骤是滤过性手术的重要组成部分，可作以角膜

缘为基底或穹隆为基底的结膜瓣(图 10-6-1)。如作以角膜缘为基底的结膜瓣应采取高位结膜切口,即离角膜缘 8~10mm 处(参阅本章第四节)。

4. 制作巩膜瓣　应在 7~10 倍手术显微镜下操作。在选定的手术区,通常在正上方(11∶00~1∶00 方位)或鼻上方,用两脚规测量以角膜缘为基底的巩膜瓣大小。然后以 3~4 个轻微烧灼点标出 5mm×5mm 大小的方形巩膜瓣范围,在烧灼点稍内侧巩膜瓣部位(图 10-6-1)。先从巩膜瓣后缘开始,用 15°角的显微手术刀或剃须刀改制成的尖刀片沿标记的范围先作深达 1/2 厚度与角膜缘平行的巩膜切口。其后在该切口的两端作两个平行的垂直角膜切口,深度同第一个切口(图 10-6-1)。用无齿细镊提起巩膜瓣一个后角向前进行层间剖切,刀刃须与巩膜床剖切面平行,刀尖必须自始至终可见。剖切时要仔细观察巩膜瓣下外部的角膜缘解剖标志,直至剖切到白色巩膜带和灰蓝色小梁带交界处前 2.0mm,即相当于透明角膜内至少 1mm 处(图 10-6-1)。巩膜瓣切口边缘要垂直及整齐,巩膜瓣不要出现破口,其大小应与巩膜床边缘相吻合,因此如无特殊需要,应避免直接烧灼切口边缘。

5. 前房穿刺　在 10 倍手术显微镜下,于离巩膜瓣稍远位置的角膜缘或角膜缘血管前的透明角膜内 1~2mm 处,用 15°角的尖刀或巩膜穿刺刀或 25 号针头作前房穿刺(图 10-6-1)。前房穿刺的目的有二:一是缓解眼内高压;二是在手术结束时判断切口的滤过量和重建正常前房深度。

6. 切除小梁组织　在 10~15 倍手术显微镜下,于在巩膜床上用显微小刀划出待切除的小梁组织边界,巩膜瓣两侧与小梁切除区两侧边缘的覆盖范围分别为 0.5~1.0mm。前切口位于灰蓝色小梁带和透明角膜带交界处或透明角膜内,小梁的后切口位于白色巩膜带和灰蓝色小梁带交界处(图 10-6-1)。首先从前切口或两侧放射状切口开始用刀逐渐划开并进入前房,让房水缓慢渗出,让眼球略变软但前房不应消失。如前房消失,可从前房穿刺口注入消毒空气保持适当前房深度。扩大前切口或放射状切口的全层穿破口,直至切口能伸入小梁剪并完成前切口剪开;再向后沿每侧放射切口剪开直达小梁切除的后切口两端。反转此小梁组织瓣,于色素小梁网后方沿巩膜嵴切除该 2mm×2mm 小梁组织块(图 10-6-1)。操作期间,如虹膜脱出,可轻压已脱出的虹膜表面,让房水进一步流出;或在脱出虹膜的基底部,作一小切口,以降低前后房的压力差,促使虹膜复位。

7. 周边虹膜切除　在 10 倍的手术显微镜下,先将虹膜恢复至正常位置后,轻轻提起切口中央颜色较浅的周边虹膜组织(或邻近先前切开的虹膜小口处),注意切勿撕裂虹膜根部,以免引起出血。周边虹膜切除的范围不宜过小,基底宽度至少应有 2mm。为了保证作如此宽的基底切除,应提起虹膜组织并略移向术者左侧,虹膜剪在右侧先剪开 1/2 虹膜;其后将剩余的虹膜组织移向术者右侧并完成左侧

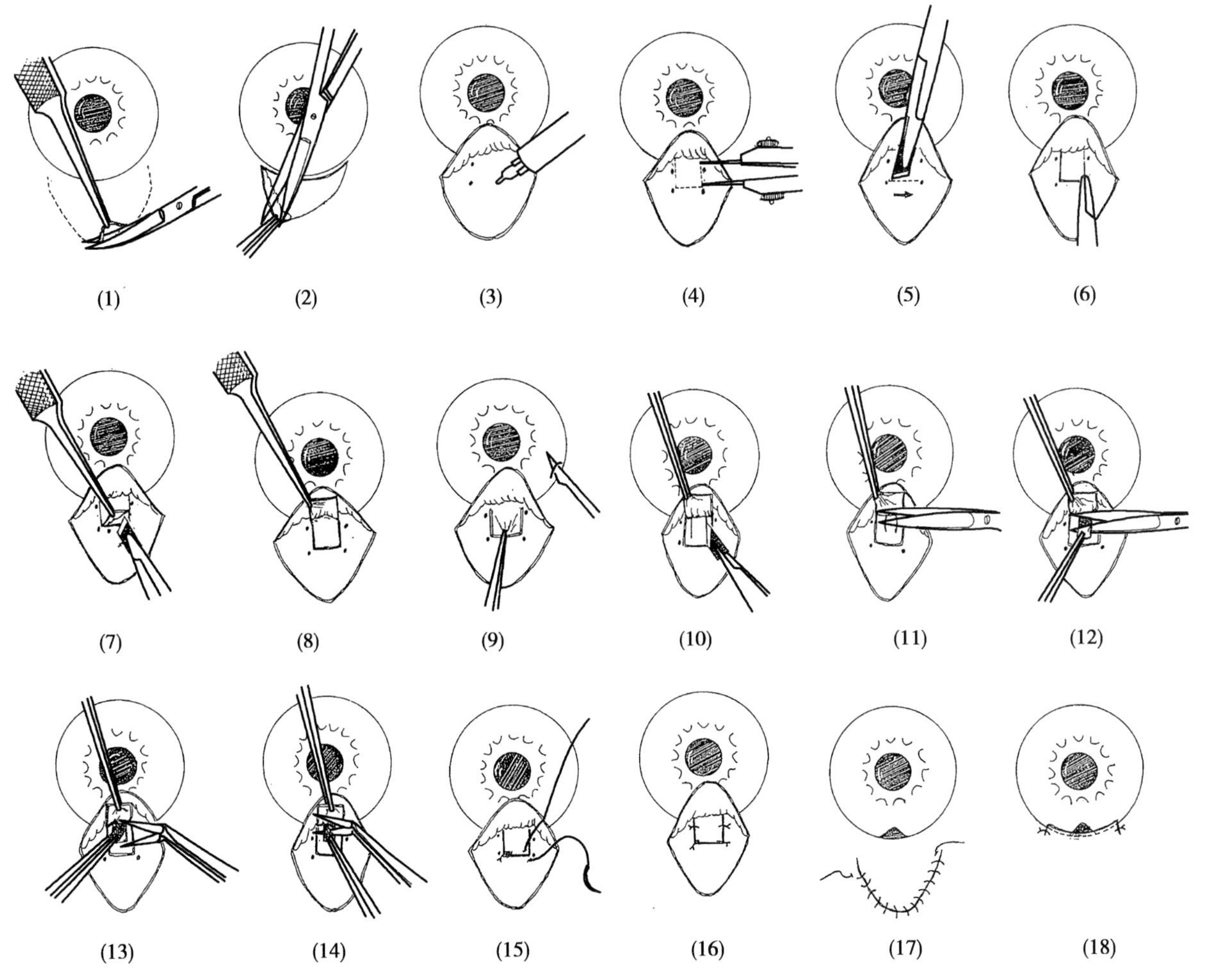

(1)　(2)　(3)　(4)　(5)　(6)

(7)　(8)　(9)　(10)　(11)　(12)

(13)　(14)　(15)　(16)　(17)　(18)

图 10-6-1　小梁切除术

1/2 的虹膜剪除，在剪除过程中要注意瞳孔缘的形状与位置变化[图 10-6-1(13)、(14)]。

8. 巩膜瓣缝合　在 5 倍手术显微镜下回复巩膜瓣后，在巩膜瓣和巩膜床的两个后角用 10-0 尼龙缝线各缝一针，缝合的张力要适度(图 10-6-1(15))。接着从前房穿刺口注入平衡盐溶液恢复前房，检查巩膜瓣边缘的渗漏功能，以确定是否需加做调整缝线。调整缝线应放在瓣两侧边缘的中央位置[图 10-6-1(16)]，所有线结均应埋藏在巩膜组织内。

9. 结膜瓣缝合　结膜瓣的水密闭合也是滤过性手术的一个关键步骤。为此应在 5 倍的手术显微镜下，使用 8-0 可吸收缝线或 10-0 尼龙线，按解剖层次逐层缝合[图 10-6-1(17)、(18)]，可望达到切口的水密闭合。

10. 恢复前房　在 5 倍的手术显微镜下，于前房穿刺口再次注入平衡盐溶液或黏弹剂重建前房，如无渗漏，随着前房形成，滤过区的球结膜应呈泡状隆起。

【改良的手术方法】随着标准小梁切除术的普及，许多改良术式先后问世。这些术式大体上可分为：结膜及巩膜瓣的切口式样和造瘘技术上的改良。

1. 切口上的改良

(1) 经结膜切口(角膜缘为基底或穹隆部为基底)和经角膜切口的小梁切除术。后者的手术原理主要是为了减少对结膜和结膜下组织的损伤，从而减少瘢痕形成，提高滤过性手术成功率。

(2) 巩膜瓣的改良

1) 形状：方形、长方形、半弧形或三角形，巩膜瓣的形状与术后眼压控制没有显著联系。然而三角形瓣的优点是操作简便，剖切面积较小并容许在其顶端上仅用单针缝线缝合。该单针缝线术后如能通过激光断线松解或外置缝线拆除，则能起到类似全层巩膜滤过性手术的效果。

2) 大小：期望大滤过量者，采用(2~2.5)mm×2.0mm 的短巩膜瓣；期望小滤过量者，则采用(6~5)mm×(5~4)mm 的较大巩膜瓣。为了保存更多的健全结膜组织，目前很少采用大于 4.0mm^2 的巩膜瓣。

3) 厚度：巩膜瓣的厚度与术后眼压控制存在密切关系，较薄的巩膜瓣能提供较大的滤过量和较低的术后眼压。闭角型青光眼则要求稍厚巩膜瓣；年轻的开角型青光眼或低压性青光眼要求稍薄的巩膜瓣(通常采用 1/2 巩膜厚度)。亦有应用双巩膜瓣、阶梯状或切除 2/4 夹层巩膜组织的巩膜瓣。

4) 缝合技术：过去有作者曾提倡采用巩膜瓣边缘轻微烧灼、剪除部分巩膜瓣组织(远端 1~2mm)或不缝合巩膜瓣，以试图加强滤过量。近年来，越来越多的作者主张采用水密巩膜瓣缝合(4~6 针)，同时联合外置的可调节缝线或巩膜瓣下排液线。

(3) 小梁组织切除的改良方法

1) 形状：方形、三角形、半圆形或圆形。

2) 大小：多用(4~1) mm×(1~2) mm，而很少采用大于 2mm×2mm 的小梁切除。

3) 边缘覆盖的范围：可以很窄或一侧甚至没有边缘覆盖区，亦可使用 1.5mm 宽的覆盖区，但通常的覆盖区为 0.5~1.0mm。

4) 位置：由于 Schlemm 管或小梁网是否切除与术后眼压控制无关，因此切除位置可以：①靠前仅切除角膜组织或前部小梁网(闭角型青光眼)；②将角膜 - 小梁网和 Schlemm 管切除(开角型青光眼)；③角膜 - 小梁网 - 巩膜切除，可以增加睫状体上腔引流作用。

2. 造瘘技术上的改良造瘘口可用巩膜咬切器、环钻、灼烙或植入物来改进；角膜小梁组织也可不切除，仅作成活瓣状(活瓣小梁切除术)或向前翻转嵌入前房或向后翻转嵌入睫状体上腔(小梁切除联合虹膜或睫状体后压术)；包括巩膜突在内的角膜 - 小梁 - 巩膜切除术，例如 Watson 的改良小梁切除术和尖端向后的倒置三角形深层巩膜切除术，两者同时具有睫状体分离作用；Schlemm 管切开术或非穿透性小梁切除术(留下最内面的薄层小梁组织)，后者可于术后结合 Nd:YAG 激光切开，本术式可用于无晶状体眼青光眼；较大的小梁组织切除同时作附近的巩膜非穿透性睫状体透热及宽节段虹膜切除的联合手术(术前虹膜新生血管可先作激光治疗)，这种术式曾用来治疗新生血管性青光眼。

【术后处理】主要是预防感染，控制前段葡萄膜炎症，维持适度瞳孔散大，避免并发症和促进功能性过滤泡形成。

1. 控制术后炎症反应　术毕结膜下注射地塞米松 1mg，妥布霉素 2 万 U。局部滴去氧肾上腺素或托吡卡胺眼药水散瞳，涂抗生素 - 皮质类固醇眼药膏，单眼包眼(加眼罩)，必要时绷带包扎。术后当日采取坐卧位或侧卧位。术后第一天拆除眼包或绷带，在裂隙灯下检查滤过泡形态、前房深度、前房内的炎症反应程度和测量眼压。术后常规应用抗生素 - 皮质类固醇眼药水，每天 4 次，2 周后逐渐停药，以免引起眼压升高及白内障。短效作用的散瞳 - 睫状体肌麻痹药例如：托吡卡胺、后马托品或无睫状体肌麻痹作用的散瞳药例如去氧肾上腺素，每天 2 次，持续 1~2 周，特殊情况可能需用强的睫状肌麻痹剂，如阿托品散瞳。

2. 滤过泡的观察及处理　术后早期最理想的情况是：①滤过泡结膜呈相对贫血状态，无明显局限边界，稍呈轻 - 中度隆起；②前房恢复到术前深度或稍浅；③眼压在 6~12mmHg 之间。如果前房变深、滤过泡平坦和眼压 ≥20mmHg，除非不期望产生滤过泡，否则应拆除可调整的巩膜瓣缝线或用激光断线松解巩膜瓣(通常在术后 4~15 日)，并在滤过泡旁按 Traverso 操作方法用玻棒在滤过泡旁向内轻柔地逐渐压迫巩膜，一旦结膜呈泡状隆起扩散或前房变浅，即应停止压迫巩膜。如果眼球筋膜组织较厚，结膜瓣或巩膜瓣下有血肿形成，经缝线松解或按摩后，滤过泡仍局限或不出现滤过泡，术后前 2 周内应尽早结膜下注射抗代谢药物如氟尿嘧啶。如果术后前房浅或消失，滤过泡高隆和眼压低于 6mmHg，应加强局部散瞳及抗炎(必须使用阿托品)，口服碳酸酐酶抑制剂和高渗剂，适度绷带加压包扎患眼。过度或不正确的加压包扎，尤其在滤过泡相应区域的眼睑处放置小棉垫进行加压包扎时，有时反而促使前房消失、眼压更低和晶状体 - 角膜内皮接触，故必须慎用和密切观察。通常只在白天加压包扎，8 小时后应解开观察，并判断加压包扎是否合适或是否需继续。

3. 术后疼痛一般不明显　如遇剧烈疼痛应注意是否眼压急性升高，常见原因是滤口阻塞、恶性青光眼、脉络膜渗漏或出血或感染(参阅并发症处理)。眼压升高可选用肾

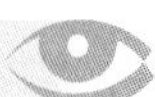

上腺素能β受体阻断剂或碳酸酐酶抑制剂，术后早期尽可能避免使用缩瞳剂。

4. 术后随访 术后第一周每天复查一次，第二周隔天复查一次，术后3个月内每1~2周复查一次。其后根据眼压、滤过泡性质、视盘凹陷与视野是否进展决定随访时间。眼压控制的合理水平应根据不同个体、不同疾病阶段，即视杯与视野损害程度而异。

【手术并发症及处理】与全层滤过性手术并发症相似，但较少发生低眼压、浅前房、滤泡破裂和眼内感染。白内障发展和恶性青光眼也相对较少见。参阅本章的术中和术后并发症部分。

【手术要点和注意事项】

1. 虽然小梁切除手术并不复杂，但操作上某种疏忽或失误，可能会导致滤过失败乃至发生严重并发症。术中应充分认识下列易被忽视而又极为重要的几个方面：

(1) 精细操作和缝合结膜瓣，使组织损伤和出血减少到最低限度。对术野内的出血灶应电凝止血和充分冲洗，防止血液流入前房。由于它们可导致滤过通道阻塞并促使成纤维细胞增殖，故关闭巩膜瓣和结膜瓣之前，应认真检查有否活动性出血点存在，以避免巩膜瓣或结膜瓣下的血凝块形成。

(2) 巩膜瓣至少应剖入透明角膜内1.0mm处，以避免切除小梁组织后睫状突阻塞瘘口。剪除小梁组织时，首先部分切口穿透全层深达前房，让房水缓慢地流出以便逐渐降低眼压及避免虹膜突然膨出、前房消失和虹膜-晶状体隔前移。其余的小梁切口边缘尽量靠前并与角巩膜面垂直，以保证小梁切除的内外口一致和不要遗留任何薄的底层角巩膜组织。

(3) 相应区域的周边虹膜切除应比小梁切除口的范围更宽，以免因术后浅前房、用强散瞳剂或滤过泡按摩时，易致虹膜挤入瘘口和虹膜切口出现粘连闭合。

(4) 术中切忌用任何器械进入前房，以免损伤眼内组织。

2. 术前应根据青光眼性质、视神经损害程度和个体特点制订手术滤过量，以期使眼压降低到合理及安全水平，阻止视功能进一步损害和最大限度减少术后浅前房发生。

(1) 前房极浅或疑有恶性青光眼倾向的原发性闭角型青光眼；疑有脉络膜渗漏或出血倾向的青光眼；术中发现老年人眼球筋膜薄者和视神经相对健全者，需要较少的滤过量。

(2) 难治性青光眼或低压性青光眼，视神经已严重损害，眼球筋膜较厚的婴幼儿和年轻患者，需要较大的滤过量。

上述两种情况主要通过控制巩膜瓣厚度、巩膜瓣缝线张力和数目、巩膜瓣缝线的松解或拆除，以及术中和术后应用抗代谢药物来达到。术中预作前房穿刺口，术毕经此穿刺口注入平衡盐溶液恢复前房，观察巩膜瓣的滤过量和结膜瓣闭合是否严密，显然有其优点。对于采用牢固缝合巩膜瓣和延期拆除缝线的小梁切除术，术中不需要作前房穿刺。现代的复合式小梁切除术，采用可松解缝合巩膜瓣和(或)术中应用抗代谢药物，可解决这两个差异悬殊的问题。

3. 对术中可能发生的意外情况，要有充分认识和应变能力。长期持续高眼压且术前眼压未能控制正常者；疑有恶性青光眼或脉络膜渗漏和出血倾向的患者，术中需预作前房穿刺口或在鼻下方角膜缘后5~6mm处预作后巩膜切口。术中尽可能保持正常前房深度(可从穿刺口注入消毒空气或透明质酸钠)，周边虹膜切除口要做得宽些。术中如出现眼压升高的体征，例如突然睫状突外翻、前房消失、虹膜-晶状体隔极度前移、眼球变硬，应迅速关闭巩膜瓣和加固缝合(最好做一对可拆除缝线)，并在下方作后巩膜切开或在原来预置的后巩膜切口探查并引流睫状体-脉络膜上腔的液体或血液，然后根据有否液体或血液存在，作进一步针对性处理(参阅本章的术中和术后并发症)。术中滤过口玻璃体脱出，需用剪刀或玻璃体切割器清除嵌顿在伤口内的玻璃体(参阅本章术中和术后并发症)。上述情况术毕均应用阿托品散瞳，静脉滴注高渗剂。

4. 术后2周是伤口愈合的重要时期，必须密切观察前房深度、滤过泡的变化和眼压，合理应用散瞳剂、皮质类固醇、加压包扎或按摩促使滤过泡形成。

三、复合式小梁切除术

复合式小梁切除术由下列2~3种技术联合组成，即标准小梁切除术+巩膜瓣调整缝线+抗代谢药物应用，标准小梁切除术见前。

【手术原理】

1. 通过相对牢固的巩膜瓣缝合，迅速恢复和维持正常的前房深度，防止术后早期(头3~4天)由于房水过度流出而引起的低眼压、浅前房及脉络膜脱离等并发症。

2. 术后2周内，如需要改善或增强滤过量，则可通过控制巩膜瓣缝线的松解或拆除的时间和拆线数目，使房水流出量合适，甚至达到类似全层巩膜滤过术样的效果。

3. 小梁切除术与抗代谢药物联合应用，能有效地抑制滤过区域的瘢痕形成。如果上述三种技术同时联合应用，将起着相互制约作用，有利于功能性滤过泡形成和理想的眼压控制。此外，抗代谢药物的应用，延长巩膜瓣缝线的松解或拆除时间，从而有利于睫状体功能和正常房水成分的恢复，将会间接地促进功能性滤过泡的建立。

【手术适应证】

1. 小梁切除与缝线松解或拆除手术方法联合的适应证 与基本的小梁切除术相同但更适合于下列情况：①前房较浅的原发性闭角型(急性或慢性)青光眼；②具有恶性青光眼倾向的闭角型青光眼；③晚期原发性开角型青光眼；④青光眼手术中出现高压征的患者；⑤青光眼、白内障或人工晶状体植入的联合手术。

2. 小梁切除术、缝线松解及拆除技术和(或)抗代谢药物联合应用的适应证 通常适用于：①无晶状体眼或人工晶状体植入术后的青光眼；②新生血管性青光眼；③眼球筋膜丰富的年轻开角型或闭角型青光眼；④炎症性青光眼；⑤外伤性青光眼；⑥既往滤过性手术失败(由于瘢痕形成)的再手术眼或2~3次小梁切开术失败的先天性青光眼等难治性青光眼。

【手术方法】

1. 小梁切除通常先在12点钟方位作以角膜缘为基底的高位结膜瓣，然后作1/2巩膜厚度的3~4mm^{2}的方形或4mm长的等边三角形巩膜瓣。如果联合应用抗代谢药物，则在结膜瓣和巩膜表面之间或在巩膜瓣下，放置经抗代谢药物浸泡的小块手术海绵或棉片 2~5 分钟(参阅本章应用抗代谢药物)。其后在巩膜瓣下切除 1.5~2.0mm^2 大小小梁组织。如果只采用一根可拆除缝线,则该缝线应位于具有较宽覆盖区的一侧;如果采用两根外表可拆除缝线,则具有最小覆盖区那一侧的可拆除缝线是决定滤过量的关键缝线,通常要最后才拆除。

2. 缝线松解或拆除可以采用以下两种术式

(1) 激光缝线松解术(断线术):眼球筋膜较厚的患眼应作部分筋膜剪除,以便术后容易发现黑色的尼龙缝线。三角形巩膜瓣应用 3~5 根 10-0 黑色尼龙缝线相对牢固缝合,尤其是顶角一针缝线要较牢固(关键缝线)。方形巩膜瓣则以 4~5 针 10-0 尼龙缝线缝合,但上方的两个顶角缝线结扎时要较牢固(关键缝线)。在术后 4~15 天期间,如前房恢复到术前深度、滤过泡平坦和眼压≥17.3mmHg 时,可在表面麻醉下应用 Hoskin 尼龙缝线激光镜或 Zeiss 房角镜行氩激光断线术。

1) 激光断线所用的参数:光斑大小 50~100μm,时间 0.1 秒,功率 0.4~0.8W。

2) 激光断线方法:表面麻醉后,先在球结膜囊内滴一滴 10% 去氧肾上腺素或复方萘甲唑啉眼药水使结膜血管收缩,将激光镜放在巩膜瓣缝线区域上加压 1~2 分钟,透过苍白结膜寻找须切断的黑色尼龙缝线,待结膜面准确聚焦后再稍向前推进即发射激光切断缝线。一旦缝线断端崩开即为有效,可见滤过泡隆起和扩大。若缝线断离后断端不崩开,可寻觅另一根缝线切断,原则上每次切断一根缝线为宜。如果眼压不太高,则先选择张力较小的两侧水平缝线;如眼压较高,则先切断张力较大的顶端关键缝线;如切断缝线后滤过量仍不足,可于 1~2 天后再行第二次激光断线。

(2) 巩膜瓣缝线外露拆除术:三角形巩膜瓣的顶角的一针缝线和方形巩膜瓣的两个顶角的两针缝线,用 10-0 尼龙缝线作较小张力缝合并埋藏于组织内。其后,在巩膜瓣两侧边缘(约在中央部)放置 1~2 根张力较大的可拆除缝线。这种可拆除缝线的具体操作方法如下:将带 10-0 尼龙线的缝针自角膜缘前方 1.0mm 透明角膜板层内进针,约在 1/2 角巩膜厚度水平潜行越过角膜缘和巩膜组织,并自巩膜瓣侧面切口(约在中央部)旁的巩膜处出针,接着缝针穿过侧面切口的内外边缘各约 0.5mm;最后将缝针从角膜缘后方巩膜处进针,约在 1/2 角巩膜厚度水平潜行越过角膜缘,并在其前方 1.0mm 透明角膜处出针。在透明角膜缝针的进、出口距离应相隔 1.0~1.5mm,以便术后松解可拆除缝线时,线端不会退缩入角膜组织内从而保证缝线完整除去。以相同操作步骤在巩膜瓣另一侧缝合可拆除缝线。在这些缝线系紧之前,经预作的前房穿刺口注入平衡盐溶液重建前房,调整缝线张力以产生适度的房水流出阻力和轻度的房水渗漏功能,最后在周边透明角膜面上将缝线结成蝴蝶结或半蝴蝶结的活结,以固定这两条可拆除缝线(图 10-6-2)。

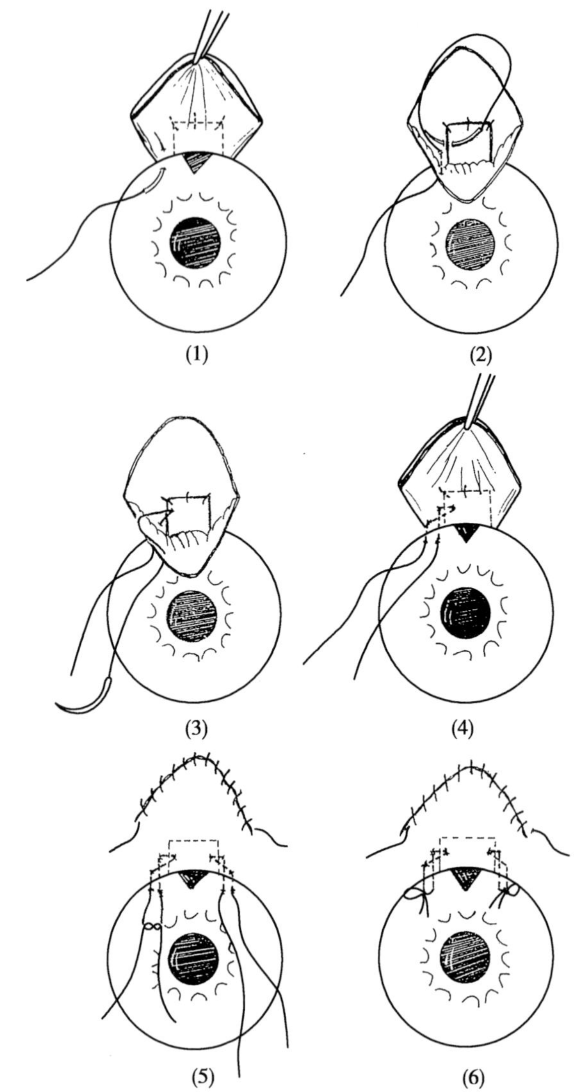

图 10-6-2 巩膜瓣缝线外露可拆除缝线

最近几年先后报道有几种类似的巩膜瓣可拆除缝线方法,它们的主要差异是活结的位置和引起刺激的外露线端的处理方法。

1) Shin(1987)法:该缝线的活结系在巩膜瓣边缘上,其线端经穹隆部的结膜穿出外露(图 10-6-3)。

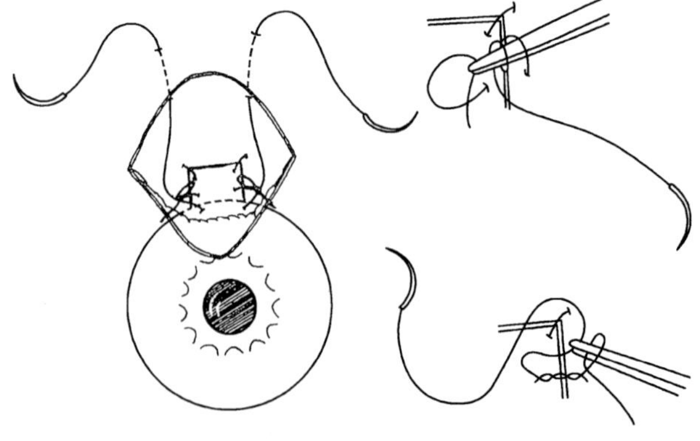
图 10-6-3 可拆除外露巩膜瓣缝线法(Shin 法)

2) Hsu 和 Yarng(1993)法:在角膜缘结膜附着处下方,缝针从外到内穿过角膜缘,继而从前到后穿过弧形巩膜瓣顶端及其上方的巩膜浅层组织;其后再经过该巩膜瓣顶端由后向前穿过并在靠角膜缘的结膜附着处的板层内从内到外穿过角膜缘表面,最后在结膜附着处前方的周边透明角膜上系一半蝴蝶结,此方法亦适用于青光眼白内障的联合术(图 10-6-4)。

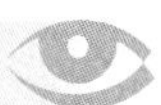

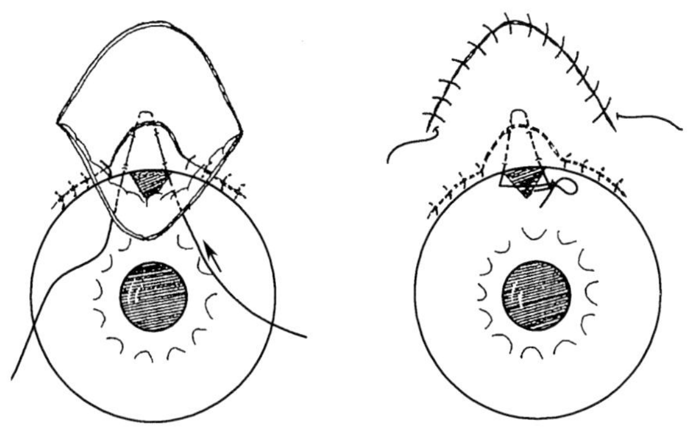

图 10-6-4　可拆除外露巩膜瓣缝线（Hsu 和 Yarng 法）

3）Johnstone 等（1993）可拆除巩膜瓣加压缝线方法：它是由靠近巩膜瓣后边缘上一根松弛缝合的水平褥式加压缝线和一根双臂外露可拆除缝线组成。可拆除缝线的左臂线袢跨过褥式加压缝线的后线袢，利用类似滑轮样效应，在向前拉紧可拆除缝线时，便牵引加压缝线的后线袢向前，由于此时原来松弛的扣压线袢变紧，于是缝线张力增加，这种张力周时就传到巩膜瓣表面上的前线袢，于是巩膜瓣向下扣压并紧贴着巩膜床。可拆除缝线的二线袢系结及埋藏线结在右侧角膜缘近出口处，术后需拆线时通过切断在周边透明角膜上的图 10-6-3 可拆除外露巩膜瓣缝线（Shin 法）外表线袢而将该线拔除（图 10-6-5）。

4）Kolker（1994）法：2 根可拆除缝线分别穿过巩膜床及巩膜瓣边缘，将一侧线端作成活结系在巩膜瓣边缘（通常在方形瓣的两顶角处），缝针从内向外穿过角膜缘结膜附着处下方并外置于周边透明角膜上，线端有少部分再次埋入角膜基质内，留下待拆除的外表线袢在角膜面上（图 10-6-6）。

5）Maberley 等（1994）可拆除的 U 形巩膜瓣缝合方法：两个活结系在巩膜瓣上方边缘处，连接两个活结的缝线呈 U 形外露于角膜面上，以后通过切断在周边透明角膜上的外露 U 形线袢而拆除巩膜瓣的缝线（图 10-6-7）。此方法亦适用于青光眼白内障联合手术。

6）Gross（1993）法：将 9-0 尼龙缝线或丝线环圈的部分暂时搁置在巩膜瓣下（即相应于角膜小梁切口和巩膜瓣两旁滤过区的潜在间腔内），线端分别从外侧结膜切口穿出结膜外打结固定该缝线。术后 1~3 周剪断并拉出此排液线以协助重新建立滤过通道（图 10-6-8），此方法可与巩膜瓣可拆除缝合技术联合应用。

3. 应用抗代谢药物　抗代谢药物因药物结构上与核酸相似，能竞争性干扰 DNA、RNA 蛋白合成或细胞分裂，非特异性抑制代谢活跃的成纤维细胞增生，因而能在伤口

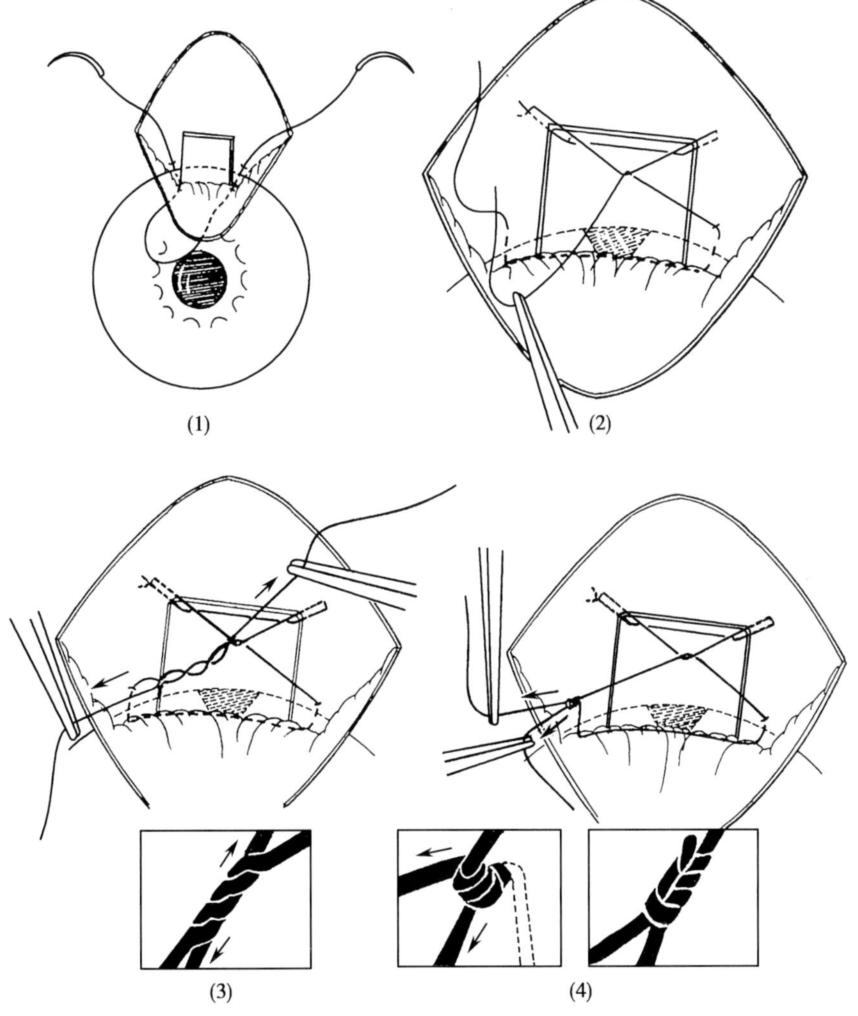

图 10-6-5　Johnstone 法

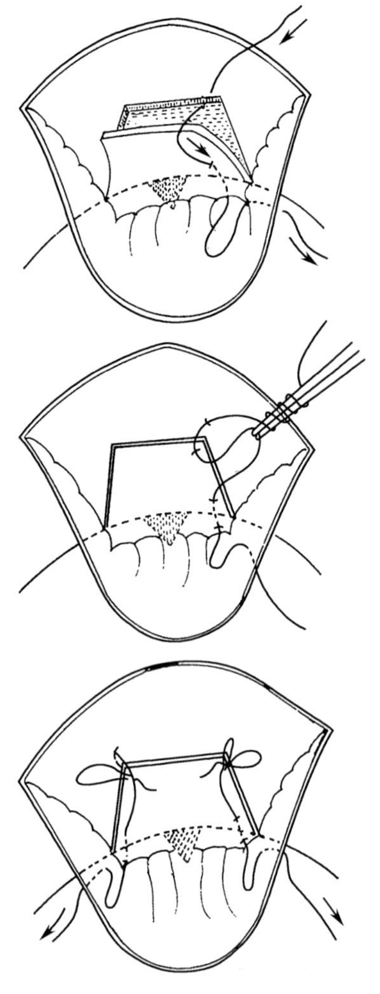

图 10-6-6 Kolker 法

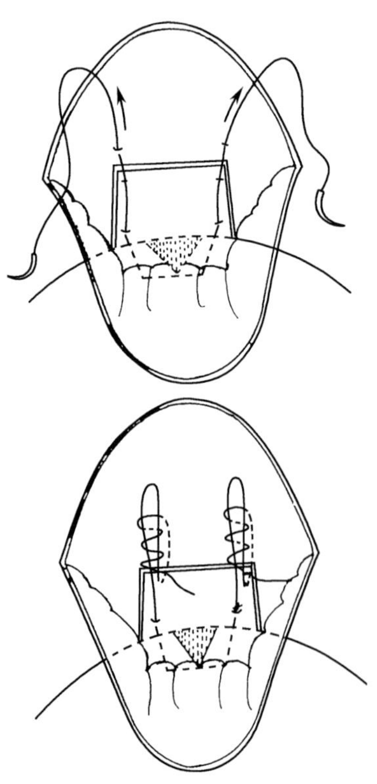

图 10-6-7 Maberley 法

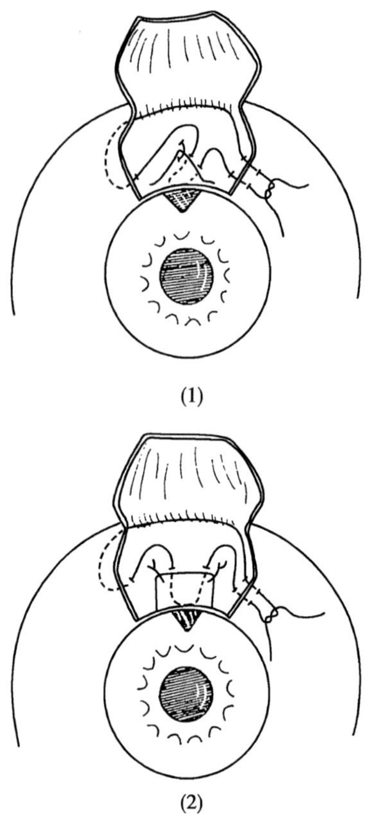

图 10-6-8 Gross 法

(1) 三角形瓣;(2) 方形瓣

愈合过程中抑制成纤维细胞增殖,减少瘢痕化和延缓瘢痕化进程。目前最常用的抗代谢药物有氟尿嘧啶和丝裂霉素 C(MMC)。

(1) 氟尿嘧啶:作用机制是竞争性抑制胸苷酸合成,阻断 DNA 合成,选择性作用于细胞周期 S 期,接触期结束后未处于 S 期的非主动复制 DNA 细胞仍可再生,因此临床上需多次应用;抑制成纤维细胞增生,减少胶原合成和瘢痕形成;但也能抑制角膜和结膜上皮细胞复制,因而角膜、结膜上皮细胞毒性是最常见的并发症。

1) 术中应用:取修剪成一定大小的消毒手术海绵块或消毒棉花,将其浸泡于 25~50mg/ml 的氟尿嘧啶药液。掀起预先制备好的结膜瓣或巩膜瓣,把含有上述药物的海绵或棉片置于结膜瓣下方(结膜与巩膜瓣之间)或结膜瓣下和巩膜瓣下,随后将结膜瓣和巩膜瓣复位并覆盖海绵或棉片,2~5 分钟后,掀起结膜瓣并除去海绵或棉片,用平衡盐溶液(150~200ml)反复冲洗角膜、结膜面和滤过区的残留药液(图 10-6-9)。

药物浓度的选择、海绵或棉片的大小、放置的时间、位置,应根据患者的个体情况包括年龄、疾病类型、结膜下筋膜囊组织的厚薄等情况综合评价后个性化使用。抗代谢药物应用强调用于难治性青光眼(如新生血管性青光眼、外伤性青光眼、葡萄膜炎继发性青光眼、先天性或青少年性青光眼、角膜移植术后的继发性青光眼、无晶状体眼或人工晶状体性青光眼、以往滤过性手术失败的青光眼、虹膜角膜内皮综合征、继发于视网膜或玻璃体手术的青光眼等)。一般情况下,可选择 25~50mg/ml,5 分钟,结膜

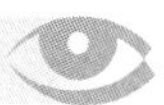

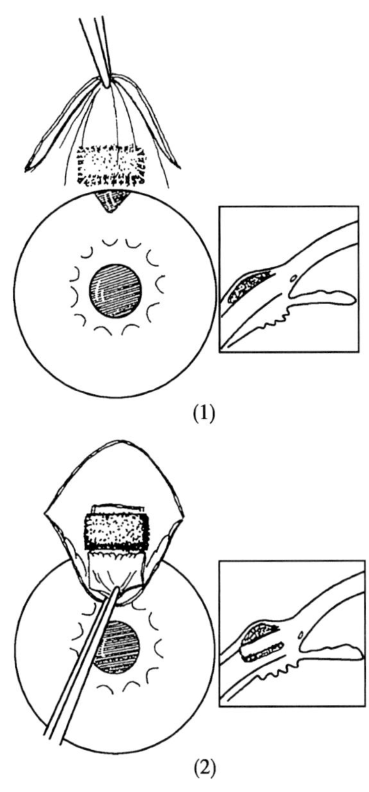

图 10-6-9　抗代谢药物的应用
(1)结膜瓣下;(2)结膜瓣下和巩膜瓣下

瓣下和巩膜瓣下都应用,海绵或棉片的大小要适度,稍大于巩膜瓣大小,如巩膜瓣大小为 4mm×3mm,那么海绵或棉片(5~6)mm×(4~5)mm 即可。如果年龄较大、结膜下筋膜囊组织薄,可以选择低浓度、短时间,或仅放置在巩膜瓣下。

手术结束时,于手术切口对侧距角膜缘 3mm 处的下方球结膜下,注射氟尿嘧啶 5mg /0.2ml 一次。

2）术后应用:术后 2 周内结膜下(对侧 180°)共注射 5~7 次,总剂量 40~75mg。有学者于术后第 1 周每天注射 1 次,术后第 2 周则隔天 1 次进行,总次数有 10 次之多。

(2) MMC:烷基化抗肿瘤抗生素,作用于全细胞周期,主动抑制所有细胞包括血管内皮细胞,一旦脱离接触细胞亦不能再生。MMC 起着与 DNA 交联及抑制 DNA 合成、抑制 RNA 依赖性 DNA 合成、抑制细胞减数有丝分裂和蛋白合成、减少胶原产生、具有血管内皮细胞和睫状体上皮细胞毒性等作用。MMC 抑制成纤维细胞增生效力比氟尿嘧啶高 100 倍,长时间抑制甚至引起细胞不可逆死亡。因此是最有效的抑制剂,但也具有严重的并发症。优点:较优的术后降压效应和较高的成功率;较少角膜上皮及内皮细胞毒性;无须每日结膜下注射,使用方便。方法:术中单次使用,浓度 0.2~0.3mg/ml(低 - 中剂量)。海绵或棉片的大小、放置的时间、位置同氟尿嘧啶术中应用,即药物浓度的选择、海绵或棉片的大小、放置的时间、位置,应根据患者的个体情况包括年龄、疾病类型、结膜下筋膜囊组织的厚薄等情况综合评价后个性化使用。同样强调用于难治性青光眼。海绵或棉片的大小要适度,稍大于巩膜瓣大小,如巩膜瓣大小为 4mm×3mm,那么可选择海绵或棉片(5~6)mm×(4~5)mm。结膜瓣下和巩膜瓣下都应用。一般情况下,可选择 0.25mg/ml,3 分钟;年轻患者,可以 0.3mg/ml,5 分钟;年长者、结膜下筋膜囊组织薄,可以选择低浓度 0.2mg/ml,1~2 分钟,或仅放置在巩膜瓣下。

【术后处理】复合式小梁切除术的术后处理上与基本的小梁切除术相似,不同之处在于:①控制巩膜瓣缝线松解或拆除的时间和数目:应根据术后眼压水平、滤过泡形态和前房恢复情况,通过控制缝线松解或拆除的时间(通常在术后 4~15 天)和数目,以产生理想的功能性滤过泡和控制术后眼压在正常范围。倘术后头 3~4 天眼压在 14~20mmHg 之间,原则上不松解或拆除巩膜瓣缝线而宁可首先在滤过泡上缘或两旁采用指压按摩。倘术后眼压超过 20mmHg 或经滤过泡按摩无效者,则考虑采用前面叙述的氩激光断线技术。如果采用巩膜瓣缝线拆除技术,则先拆除一侧缝线、然后再拆另一侧缝线或同时作两侧缝线拆除。通常先拆除一根缝线并轻柔按摩滤过泡,如滤过泡即隆起且眼压下降,则 1~2 天后再拆除另一根缝线;如拆除一根缝线后滤过泡仍未建立,则可同时拆除同侧的另一根缝线。②术中或术后应用抗代谢药物的患者:应密切观察有否角膜上皮损害和结膜房水渗漏(荧光素试验),房水渗漏多来自结膜切口,尤其在以穹隆部为基底结膜瓣的前缘,此外,可来自结膜上的纽扣样小孔或针孔和缝线的小孔。如巩膜瓣缝线松解或拆除技术与抗代谢药物联合应用,缝线松解或拆除时间可适当延长。

【手术并发症及处理】参阅本章的手术并发症及处理部分。

【手术要点和注意事项】

1. 与基本的小梁切除术相同　联合应用抗代谢药物的患者,尽量采用以角膜缘为基底的高位结膜瓣并且必须分层缝合眼球筋膜和球结膜。术中不慎撕裂球结膜或穿破巩膜时,原则上避免使用抗代谢药物。使用抗代谢药物时,要注意保护角膜,浸泡药液(尤其 MMC)的海绵或棉片大小适度,太长会产生较大的滤过泡,太宽会造成结膜伤口边缘与药棉接触并导致伤口愈合不良。

2. 采用经透明角膜作外露的巩膜瓣可拆除缝线时,需掌握好进针深度,进针过深会伤及虹膜和睫状体并引起出血或损伤晶状体,过浅会撕裂或穿破结膜。因此,应在手术显微镜下操作并应使用带 10-0 的黑色尼龙缝线的细铲形针。如果两侧缝线拆除后滤过泡仍未建立,余下两个顶角的尼龙缝线因其黑色易被显微镜窥见,可再用激光断线法松解。

3. 熟悉掌握松解或拆除巩膜瓣缝线时间的指征,而且最好分次断线或拆除缝线。

四、巩膜灼瘘术

巩膜灼瘘术(thermal sclerostomy)是在角膜缘切口后唇进行轻度烧灼,使切口皱缩哆开而形成一个直接或间接的持久眼外引流途径。临床上常用的是经 Scheie 改进的巩膜灼瘘术,它又可分为全层巩膜灼瘘术和板层巩膜下深层巩膜灼瘘术两个类型。

【手术适应证】

1. 以往 1~2 次小梁切除术失败的开角型青光眼(尤其年轻患者)。

2. 以往二次小梁切开术(包括小梁切开术联合小梁切除术)失败的先天性青光眼。

3. 无晶状体眼性青光眼。

4. 炎症性青光眼。

5. 全层巩膜灼瘘术不适合于任何类型的闭角型青光眼(尤其老年浅前房患者),但板层巩膜下深层巩膜灼瘘术除外。

【手术方法】

1. 作以角膜缘为基底的高位结膜瓣。

2. 角膜缘切开及烧灼　应在10倍的手术显微镜下,沿角膜缘后界或在其前界后1~1.5mm(12∶00方位),以烧灼器或烧热大头针尖端作一排5mm长弧形烧灼点,用剃须刀片或尖刀沿此线作深约1/3巩膜厚度及长3~4mm的垂直巩膜切口。再用烧灼器或烧热的针尖端伸入切口内烧烙切口后唇,烧灼量以巩膜组织略呈焦黄和轻度皱缩为宜[图10-6-10(1)、(2)]。用刀片的刀刃稍斜向前逐渐加深切口到2/3~3/4巩膜厚度,然后以相同方法再次烧灼切口后唇表层及深层,也可轻微烧灼切口前唇深层,以造成一个哆开宽度为1~1.5mm的切口内槽样深沟。再用刀片逐渐加深此切口,在未切穿前房之前再烧灼切口后唇或前唇深层(或在后唇再作弧形表面透热)[图10-6-10(3)]。最后切开前房,其内切口为3mm长并应位于角膜缘深部半透明带或透明带内[图10-6-10(4)]。在12∶00方位作宽基底周边虹膜切除[图10-6-10(5)]。为了防止术后引流过分,可在切穿前房之前在切口处预置一条可拆除的褥式缝线,该线两端在角膜缘结膜附着处前穿出并在结束手术时于透明角膜上打一活结[图10-6-10(6)]。

3. 在5倍手术显微镜下作眼球筋膜和球结膜分层缝合。

板层巩膜下深层巩膜灼瘘术是一种相对较为安全的改良术式。该术式采用(1~1.5)mm×5mm的巩膜瓣或其他形式的巩膜瓣,以加固滤过泡基底部的结膜并让房水向后引流,巩膜瓣不缝合或作1~2针缝合(图10-6-11)。巩膜灼瘘术(全层或板层巩膜下)亦可与抗代谢药物联合应用。

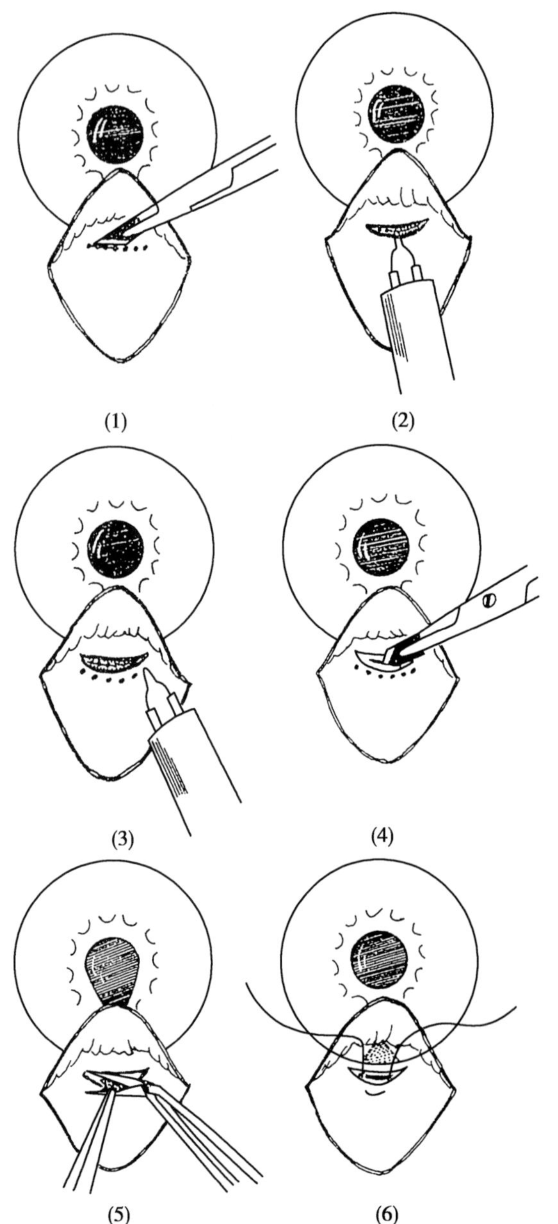

图10-6-10　全层巩膜灼瘘术

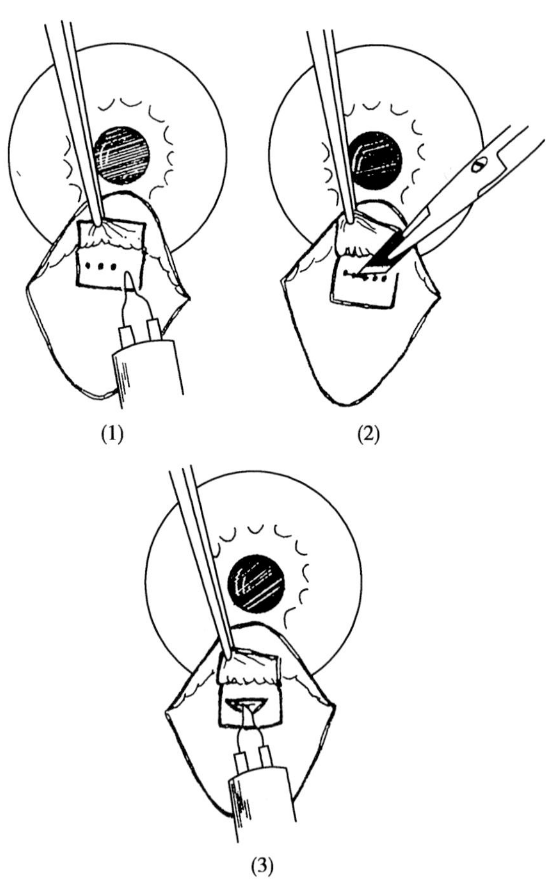

图10-6-11　板层巩膜下深层巩膜灼瘘术

【术后处理】同小梁切除术。该术式在术后早期滤过泡大而隆起,浅前房可持续1~2周,若术后头3天中央部(晶状体与角膜背面之间)前房仍存在,其预后通常良好。

【手术并发症及处理】参阅本章的术中和术后手术并发症有关部分。由于该术式早期常引流过畅和后期滤过泡多呈薄壁微囊状,因此术后浅前房、低眼压、脉络膜脱离、黄斑囊样水肿、白内障发生或加重、恶性青光眼、滤过泡破裂或感染,均较小梁切除术多见。

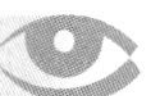

【手术要点和注意事项】

1. 角膜缘切口至少离前界后 1mm。如果切口靠近透明角膜则应避免烧灼前唇,否则会引起角膜浑浊和滤过泡侵入角膜;如果切口下方或两侧有周边虹膜前粘连(房角闭合)存在时。切口方向应稍斜向角膜。

2. 采取 2~3 次逐层划切及烧灼完成瘘口,保证烧灼效果达角膜缘深层组织,以便术后瘘口不易关闭并产生持久性外引流。

3. 当切穿槽状深沟的薄底部时,应轻巧地逐渐挑开切口,以免虹膜突然脱出。随着房水缓慢流出,周边虹膜通常逐渐脱出并嵌在切口内。如果刀尖不慎刺穿虹膜,房水过早流失将造成虹膜脱出困难。当内切口扩大到 3~4mm 后,周边虹膜未能自行脱出或在后唇边缘轻轻加压亦未能脱出时,应仔细检查原因及做出适当处理(参阅周边虹膜切除术)。

五、巩膜切除术

巩膜切除术(sclerectomy)是通过特制的巩膜咬切器切除角膜缘小块角巩膜组织,以建立一个直接或间接的持久性眼外引流途径,该手术分为前唇巩膜切除和后唇巩膜切除两种术式。对初学者而言,后唇巩膜切除较前唇巩膜切除安全。手术适应证同巩膜灼瘘术,尤其适用于开角型青光眼。亦可联合应用抗代谢药物。

【手术方法】

1. 作以角膜缘为基底的高位结膜瓣。

2. 角膜缘切口　在 10 倍的手术显微镜下操作,如计划作前唇的巩膜切除时,切口应作在角膜缘前界后方 1~1.5mm 并垂直于眼球壁;而作后唇巩膜切除时,切口则应靠近前界结膜附着处并稍向前倾斜,切口长度约 4mm。前房切开后,如有虹膜周边前粘连存在,应予分离。

3. 角巩膜组织切除　通常使用特制的巩膜咬切器[图 10-6-12(1)],如作前唇切除,咬切器的底叶应向前紧贴切口下面平伸入切口内,慢慢闭合咬切器使其上叶接近巩膜表面,准确校正所需切除的大小后再行咬切。若切除口过小,可在切口旁侧作少量补充切除,使切口成为 0.5mm×2mm 大小的半弧形切除口。注意咬切器顶端切勿咬住眼球筋膜和球结膜组织,也不要向前倾斜以免咬破结膜瓣或造成向后倾斜的切口。若作后唇巩膜切除,咬切器的底叶应向后,紧贴切口下方平伸入切口内,切除时注意勿损伤睫状体[图 10-6-12(2)]。切除 1mm×2mm 大小巩膜组织。此外,亦可在巩膜板层下施行类似的手术操作。

4. 在巩膜切除口处,进行宽基底周边虹膜切除。

5. 在 5 倍手术显微镜下,作眼球筋膜和球结膜分层缝合。

【术后处理、手术并发症及处理】同巩膜灼瘘术。

【手术要点和注意事项】

1. 分离结膜瓣和暴露角膜缘前界必须清晰,以避免在作前唇巩膜咬切时咬切器顶端咬住眼球筋膜和球结膜组织。

2. 切口应有 4mm 长度并确保全层穿透,以便咬切器容易平伸入切口下面。后唇巩膜切除切口稍向前倾斜,这样可防止咬切组织后遗留舌样底层巩膜组织。前唇巩膜切除的切口应垂直眼球壁,咬切器顶端勿向前倾斜以免咬破结膜瓣或造成向后倾斜的切口并遗留舌样底层巩膜组织。

3. 前房切开后如有虹膜周边前粘连存在,应先作粘连分离。咬切器底叶应紧贴切口下面,以免造成虹膜或睫状体损伤。

4. 切除巩膜后,注意检查切除口大小是否合适,边缘有否遗留底层巩膜组织并小心加以清除。

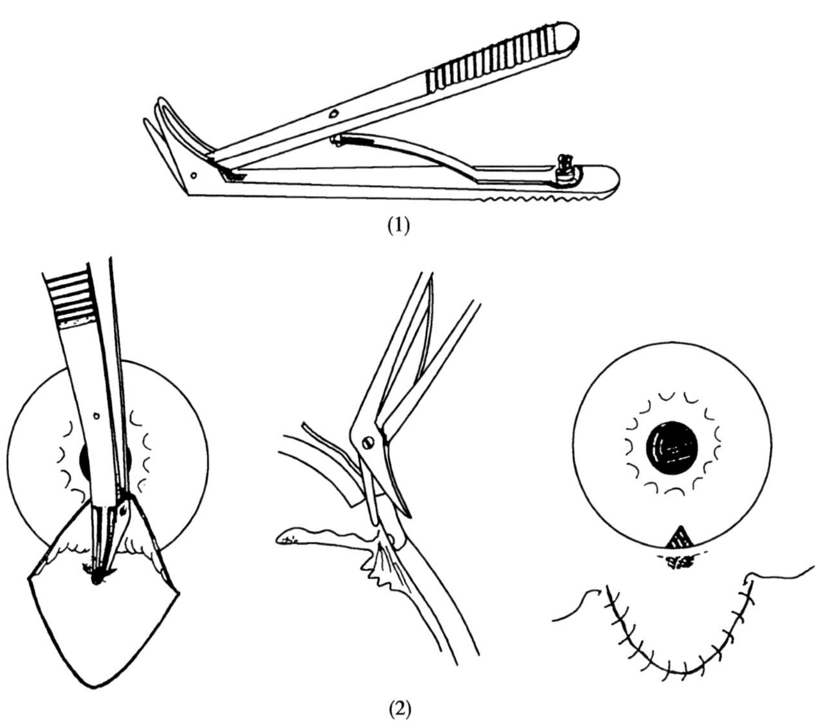

图 10-6-12　巩膜切除术(后唇)

(1)巩膜咬切器;(2)巩膜咬切时正确位置

六、激光巩膜切除术

现代激光治疗技术的发展,使激光与手术融合为一种新型的滤过性手术。激光巩膜切除术是采用不同的激光发生器例如中红外线段固体钬激光或铒激光以及远紫外线段气体准分子激光,通过套有导光纤维的探头,经内路或外路方法在角膜缘区域产生一个直接的眼外引流途径。这种具有临床应用前景的新技术将是安全、有效的全层滤过性手术手法(参阅第十九章第七节“激光在青光眼的应用”)。

七、术中和术后并发症

下面将提及的一些并发症可发生于所有类型滤过性手术,而另一些并发症则为近代滤过性手术所具有。在术中及术后处理中主要是预防和正确处理有关的并发症,这也是关系到滤过性手术成败的一个重要方面。

(一) 术中并发症

1. 结膜瓣撕裂或纽扣样裂孔形成　制备或缝合结膜瓣期间,结膜瓣组织不慎被撕裂或剪破多发生于如下情况:①过度向前分离结膜瓣导致撕裂球结膜附着处;②过多采用锐剪分离或剪除眼球筋膜组织时;③结膜组织牵拉太多或用力过强,尤其是用有齿镊子时;④结膜组织菲薄或既往有过炎症、外伤或手术史,以致与其下的巩膜组织粘连。预防方法是:术中尽量采用钝性分离,使用无齿小镊子轻柔牵拉结膜组织并细心分离,分离后的结膜瓣应反折在角膜表面上并以湿棉片覆盖保护。处理方法:①尚未制作巩膜瓣或切开前房前,宜采用带10-0尼龙缝线或可吸收缝线的圆形显微缝针作“8”字式或褥式缝合以便折叠小的裂孔,大的撕裂需作连续缝合;随后应将结膜切口向一侧扩大,并在离裂孔适当距离处作滤过手术切口。②倘已制备巩膜瓣或切开前房,如结膜裂孔较小且离滤过口稍远仍可按上述方法直接缝合;如在结膜附着处撕裂或在滤过口相应位置穿破,可把结膜自角膜缘环状切开,刮除切口前的角膜上皮,把拉下的结膜瓣直接缝合在刮去上皮的角膜面上;较大的结膜撕裂需将角巩膜切口、结膜裂孔及结膜切口缝合,并更换位置手术。

2. 结膜瓣过低　这种情况见于以角膜缘为基底的结膜瓣。预防及处理:①作直肌牵引固定缝线时尽可能作在肌腹处;②穹隆浅窄、结膜菲薄或作直肌牵引固定缝线,不合作患者宁可采用以穹隆为基底的结膜瓣;③结膜下注射局部麻醉药不宜过多,以免造成错估剪开位置;④要在原位对边缝合结膜瓣,缝合结膜伤口前缘组织时不宜带得过多以免缩小滤泡区的结膜面积;连续缝合时应逐针缝合及拉紧,缝合结束时切勿向下牵拉两线端使伤口密闭以免造成结膜瓣下坠。

3. 出血　长期应用抗青光眼眼药水的患者,术中浅层的巩膜血管出血较为常见,应在切开前房之前采用柔和冲洗及必要的局部烧灼电凝充分止血,以免血液流入前房。来源于虹膜根部、睫状体或脉络膜的出血(常为活动性出血),烧灼止血较困难且会引起反复出血。

常见的表现有以下几种:

(1) 前房积血:引起前房积血的原因:①角膜缘切口位置偏后误损伤睫状体;②周边虹膜切除太靠近根部或过度牵拉引起虹膜根部撕裂;③术前虹膜炎症存在明显的充血或新生血管;④来自浅层巩膜的出血流入前房。预防及处理:术前要彻底控制活动性虹膜炎,术中要操作轻巧和尽量减少组织损伤;前房切开之前必须制止所有出血。正确选择角膜缘切口位置。来自睫状体的出血可用湿透肾上腺素液的棉棒或海绵在滤过口上轻柔持续压迫止血,出血明显时可在前房内注入一个大的消毒空气泡或黏弹剂。少量前房积血多自行吸收,可不予处理,大量前房积血应作前房冲洗,或向前房内注入组织纤维蛋白溶酶原激活剂(tPA) 10~20μg 有助于血凝块溶解吸收和防止滤过泡瘢痕形成。

(2) 脉络膜上腔出血或暴发性出血:这是最具破坏性的术中并发症,发生率约为0.73%。常为眼压突然下降伴随脉络膜较大血管破裂的结果。它的危险因素包括:浅层巩膜静脉压升高、真性小眼球、长期持续高眼压或术前高眼压未能控制(伴有钝伤性晶状体脱位或葡萄膜炎性青光眼)、晚期婴幼儿型青光眼、无晶状体眼、高血压动脉硬化、血液病、高度近视和术中眼眶静脉压升高等。关于脉络膜上腔出血和眼内出血的术后处理参阅第九章白内障手术并发症相关内容。

(3) 眼底出血:由于眼压突然下降所致,未累及黄斑区的少量视网膜出血通常对视力预后影响不大,日后会自行吸收。

4. 脉络膜渗漏　滤过性手术中急性脉络膜渗漏的危险因素与脉络膜出血类似,尤其发生于具有显著浅层巩膜血管扩张(浅层巩膜静脉压升高)的患眼,例如Sturge-Weber综合征。临床表现亦类似脉络膜上腔出血,通过后巩膜切开检查引流的液体性质可作区别,后者为鲜红血液或血块。预防及处理同脉络膜上腔出血(参阅本章第十一节“青光眼术后并发症的手术治疗”)。急性脉络膜渗漏的液体含非常少量蛋白(血浆浓度为18%),提示这种渗漏液是因压力差而致液体和小分子蛋白从脉络膜毛细血管进入血管外间隙所致。

5. 先天性青光眼患者小梁切除可能发生玻璃体脱出。

6. 其他罕见的术中并发症

(1) 晶状体损伤与不全脱位:小的晶状体损伤术后可保持为局限混浊,大的晶状体损伤将在术后数天内迅速发展为白内障形成并伴有严重葡萄膜炎。如出现晶状体不全脱位应根据其原因及脱位情况处理。

(2) 后弹力膜撕裂:偶伴术后局限性或弥漫性后弹力膜脱离与角膜水肿。

(3) 暂时性失明:球后注射麻醉药物后,患者主诉光感丧失,多见于小视野的晚期青光眼、球后出血或精神紧张患者。可能的原因:①麻醉药中所含的肾上腺素引起视网膜中央动脉血管痉挛;②麻醉药(尤其是利多卡因)迅速阻断视觉神经纤维传导;③球后注射过深、过快或球后出血。处理:立即停止手术、吸氧,吸入亚硝酸异戊酯和舌下含亚硝酸甘油片,肌内注射B族维生素、三磷酸腺苷(ATP)、神经节苷脂等。多数患者在20~40分钟后恢复光感,有些在3~4小时后恢复,术后第一天基本恢复视力。数天后需再手术时,术前应给予镇静止痛剂,麻醉药内勿加用肾上腺素及不使用利多卡因作球后麻醉,并以球周麻醉或Tenon囊下麻醉代替球后麻醉。随着新型表面麻醉剂的问世,近年已

有采用表面麻醉进行手术,可以减少视力突然丧失的风险。

（二）术后早期并发症

滤过性术后最常见的早期并发症是浅前房和滤过泡失败。浅前房有下列五个主要因素:①滤过过强;②脉络膜脱离;③房水生成减少(低分泌);④瞳孔阻滞;⑤虹膜-晶状体隔前移(包括恶性青光眼)。每种因素可有多种原因或多种因素同时参与发生浅前房的机制。通过观察术后眼压水平,滤过泡性质,瞳孔与虹膜周边切除口是否通畅,静脉内注射荧光素测定房水流动性质,检眼镜及超声波检查了解有否脉络膜脱离,这些诊断手段对确定浅前房的原因颇有帮助。临床上把浅前房分为3型(参阅本章第十二节"青光眼术后并发症的手术治疗"的有关部分),这对浅前房的诊断及处理颇有意义,例如在具有虹膜-角膜接触的浅前房眼(Ⅰ或Ⅱ级)和具有晶状体-角膜接触的浅前房眼(Ⅲ级)之间做出鉴别极为重要。前者角膜保持透明,虹膜基质正常(弹性良好),随着时间推移前房逐渐变深,通常无须手术处理。

Ⅲ级浅前房可引起角膜内皮细胞数目减少、角膜水肿、后弹力层脱离、白内障、虹膜前或后粘连(顽固性前葡萄膜炎)和房角闭合和青光眼恶化,甚至发展为混合性闭角型青光眼或恶性青光眼。浅前房分为低眼压性和高眼压性。

1. 低眼压性浅前房　通常术后第一周的眼压水平应该低于手术天数(如第7天应为7mmHg或以下),随后的第2周内眼压应逐渐回升至14mmHg左右,前房亦逐渐回复到术前水平。低眼压性浅前房的直接原因是房水引流过畅,如结膜存在渗漏房水的缺口、滤过泡功能过盛等。如在手术期间仔细分离和缝合结膜瓣,牢固缝合巩膜瓣和延期松解或拆除缝线,术毕以平衡盐溶液或透明质酸钠重建前房,这些措施可预防低眼压性浅前房发生。多数作者发现术毕在前房内注入透明质酸钠并未能减低扁平前房的发生率,手术中应用透明质酸钠维持前房可导致术后较深的前房,然而也带来术后较高的眼压,这对小视野的晚期患者应慎用。下面介绍低眼压性浅前房的原因及其处理原则。

(1) 结膜缺口渗漏:结膜缺损所致的房水渗漏来源于:①术中发现并经修补的结膜撕裂口愈合不良;②术中忽略结膜存在的纽扣样小孔(剪尖穿破、注射针孔或巩膜瓣缝线外露的穿破孔);③结膜切口有眼球筋膜嵌顿而致愈合不良;联合应用抗代谢药物患者,上述情况更应高度重视。倘术后发生低眼压性浅前房(通常滤过泡扁平),首先应在裂隙灯下仔细检查滤过区结膜有否缺口渗漏存在,在结膜囊内或滤过泡处滴入2%荧光素钠溶液并轻微压迫滤过泡上缘,即可发现缺口处呈绿色溪流现象(Seidel试验)(图10-6-13)。

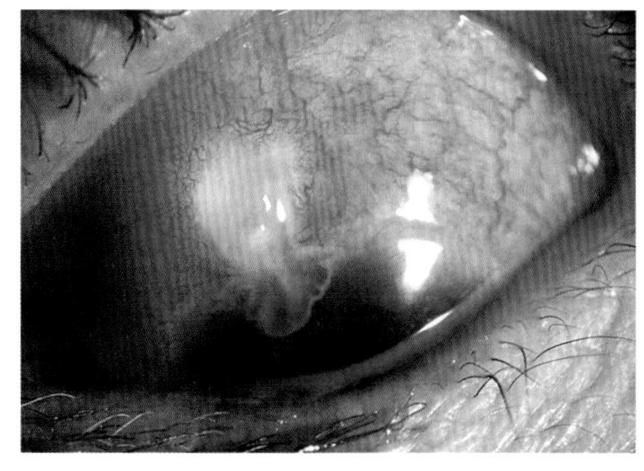

图 10-6-13　结膜缺口渗漏

预防:勿在滤过区域作结膜下注射,巩膜瓣缝线端应埋藏于组织下,以角膜缘为基底的结膜瓣应分层缝合;以穹隆为基底结膜瓣应向前覆盖到角膜缘切口前0.5~1.0mm处并以多针间断或连续缝线固定于角膜浅层。全层巩膜滤过手术或联合应用抗代谢药物的患者,原则上尽量采用以角膜缘为基底的结膜瓣。结膜缺口渗漏的处理方法如下:

1) 小的结膜裂孔或估计难以缝合的结膜缺损(如纸样菲薄的结膜),可采用下列措施:①于下穹隆部结膜下注射地塞米松,口服乙酰唑胺,局部滴噻吗洛尔眼药水并涂四环素可的松和阿托品眼药膏,注意阿托品仅用于扁平前房及虹膜周边切口足够宽敞的患眼;②于相应滤过区的眼睑上固定放置一块起填压作用的纺锤状棉条并用绷带作适度加压包扎。采用如此填压包扎技术的患者应在白天使用,健眼开放并向前直视,以避免睡眠时由于Bell现象使填压物压在角膜中央及逼使前房水排空和加速晶状体-角膜接触并导致角膜内皮或晶状体损伤。因此原则上Ⅲ级浅前房不采用此技术而改用其他方法。填压包扎后数小时(通常8个小时)应解开绷带检查,对结膜缺口已闭合(Seidel试验阴性)和前房加深者可继续多加压包扎1天,小的缺口加压24~48小时通常会愈合,第3天若缺口渗漏停止可停止包眼并局部滴素高捷疗凝胶和抗生素-皮质类固醇眼药水,只要有效可持续应用3~7天。

2) 较大的结膜裂孔或经上述处理后仍无好转的菲薄结膜裂孔,可试用Simmon巩膜罩外加压技术并保持该罩的突出部填压于缺损区约3天,每天更换并检查缺口愈合情况。如果失败可试用氰丙烯酸盐(cyanocrylate)组织黏合剂,或采用胶原盾或异体角膜固定缝合并覆盖在滤过区缺口处。

3) 手术修复:如果结膜渗漏位于角膜缘或结膜瓣伤口处,经上述填压包扎处理3~7天后无效,结膜不菲薄且估计容易修复,可用带10-0尼龙缝线圆形针作直接缝合,无须采用巩膜罩或胶原盾技术。如果裂孔在滤口结膜上、裂孔较大或结膜菲薄经上述技术处理失败且估计直接修复有困难时,应重新制作新的结膜瓣修复缺口。处理方法是沿原滤过泡周围将结膜剪开,充分游离其周围健康结膜组织以形成一个大而松弛的新结膜瓣。接着把邻近滤过区的角膜上皮刮掉,将游离的新结膜瓣拉下覆盖原滤过区,用10-0尼龙线作2~3针间断缝合将结膜瓣边缘固定于刮去上皮的角膜上。如果术毕浅前房仍未恢复应同时重建前房。

(2) 滤过泡功能过盛:这种房水引流过畅情况不是由于结膜缺损渗漏而是单纯滤过泡功能过盛所致。常见原因为过大的瘘口(全层巩膜滤过术),巩膜瓣薄而小或边缘对合不良甚至缺损,巩膜瓣缝线数目少而松弛甚至没有缝合,过早松解或拆除巩膜瓣缝线,抗代谢药物应用不适当,手术指征和手术滤过量的判断失误。滤过泡功能过盛的临床表现:低眼压、浅前房和异常高隆而弥漫的大滤过泡(图10-6-14)。

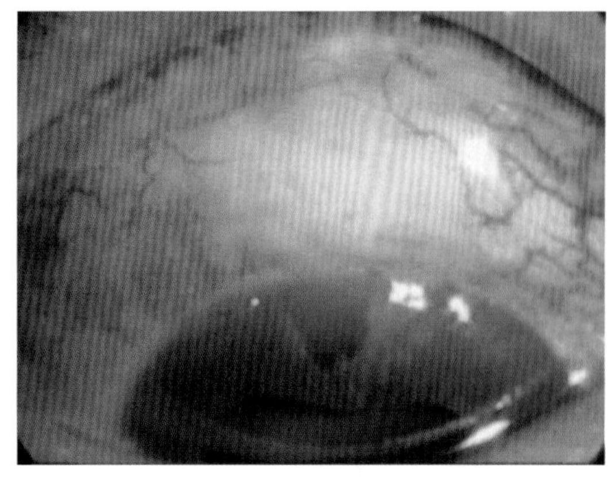

图 10-6-14 滤过泡功能过盛

治疗方法：①全层巩膜滤过性手术可暂时缝合一个具有填压作用的 Simmon 巩膜罩，亦可放置跨过灼瘘口外露于角膜面的褥式缝线；②巩膜瓣额外加固缝合，延迟或不作巩膜瓣的术后激光断线或外表缝线拆除。处理方法：①首先采用外加压式绷带包扎；②无效时亦可试用 Simmon 巩膜罩技术；③若经上述处理 3~7 天，浅前房未能恢复或恶化(由Ⅱ级至Ⅲ级)，存在角膜内皮或晶状体损伤威胁时，应选择手术处理。方法是应用平衡盐溶液、大的消毒空气泡或透明质酸钠重建前房；如合并较大的脉络膜脱离，则先作下方扁平部巩膜切开排出脉络膜上腔积液后再重建前房。

(3) 脉络膜脱离：脉络膜脱离分为下列两种类型：

1) 浆液性脉络膜脱离：具有特征性周边部眼底光滑球形隆起和浅棕色的外貌，通常伴有低眼压和浅前房。术中被引流出的淡黄色液体内蛋白含量高(67% 血浆浓度)，提示压力差引起含中及小蛋白分子的液体从脉络膜毛细血管进入血管外间隙。B 超可帮助诊断(图 10-6-15)。

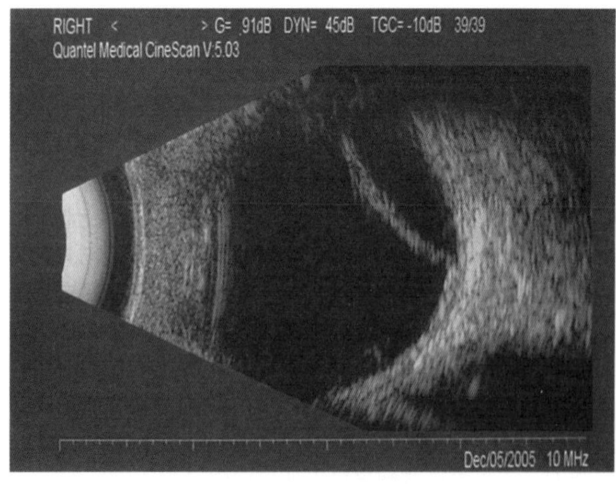

图 10-6-15 浆液性脉络膜脱离

2) 出血性脉络膜脱离：类似浆液性脉络膜脱离，不同之处是具有突然疼痛、视力减退、眼压升高。典型的表现具有中心接触(接吻式)的巨大暗红棕色球状隆起，可能是由于脉络膜毛细血管破裂所致。脱离有时需要作后巩膜切开引流并观察引流物是液体或血液方能鉴别。曾有报告 B 超和 CT 或磁共振有助于脱离的鉴别诊断和定位。大多数浆液性脉络膜脱离于手术后数天或数周，随着眼压回升而自然恢复。当伴随持续性浅前房并进一步加剧(由Ⅱ级至Ⅲ级)，晶状体(人工晶状体)或玻璃体 - 角膜接触，对角膜内皮或晶状体构成威胁，可能导致滤过泡变平或消失，或疑有巨大出血性脉络膜脱离时，通常需要经下方两个象限的扁平部后巩膜切开引流液体和重建前房(参阅本章第十二节“青光眼术后并发症的手术处理”)。

(4) 渗出性视网膜脱离：发生于滤过性手术后的渗出性视网膜脱离较为罕见，机制与脉络膜脱离相似且多为浆液性(非孔源性)，通常自行消退。

(5) 房水生成减少(低分泌)：可能的原因是眼压持续性低(<5mmHg)，睫状体水肿或脱离、睫状体炎症，术前长期应用房水生成抑制药物以及术中巩膜瓣下应用 MMC 等，都可引起房水生成减少。滤过性手术的成功与房水持续生成有密切关系。由于眼压也是反映房水生成速率的指征，因此术后眼压变化对判断房水生成是否受抑制具有帮助。如果术后第 3~4 天滤过泡高隆，眼压持续性下降(常 <5mmHg)，应考虑滤过引流过畅同时伴随有房水生成减少。如果滤过泡平坦但眼压低于 10mmHg，房水生成可能减少或房水从睫状体分离的裂隙排出；反之如果滤过泡高隆眼压大于 10mmHg，则房水生成功能尚好。眼压持续下降、浅前房进行性发展和滤过泡变平是房水生成减少的根据，也是考虑重建前房的指征。

(6) 虹膜睫状体炎：比较常见，尤其见于：①闭角型青光眼急性发作期或炎症活动期的葡萄膜炎性青光眼和新生血管性青光眼；②高眼压状态下施行手术；③术中操作对虹膜、睫状体刺激过多；④前房积血等。少数炎症反应较重并迁延不愈的患者，首先需排除其他原因如脉络膜脱离、晶状体损伤、交感性眼炎、异物存留及全身性原因。炎症轻者可局部滴去氧肾上腺素或托吡卡胺散瞳眼药水以维持瞳孔活动和防止虹膜后粘连，炎症重者可采用阿托品眼药水。皮质类固醇的应用可根据病情轻重，选用局部滴眼、结膜下注射、口服或静脉滴注。

2. 高眼压性浅前房　术后早期高眼压浅前房见于：恶性青光眼，瞳孔阻滞性闭角型青光眼和迟发性脉络膜上腔出血。

恶性青光眼：临床表现为术后发生高眼压(术后第 1 天眼压超过 10mmHg)、三级或四级浅前房，此即为恶性青光眼。预防及处理：采用阿托品眼药水或眼药膏充分散瞳，口服乙酰唑胺，局部滴用降眼压滴眼液，静脉滴注甘露醇，全身使用皮质类固醇。密切观察，如前房仍未恢复并提示睫状环阻滞尚未解除，应按标准的恶性青光眼常规保守治疗若干天，若无效或恶化则应采取手术治疗。

3. 术后高眼压　提示滤过通道引流不畅，见于：①瘘口内部阻塞；②瘘口外部阻塞和早期滤过泡失败(滤过泡平坦和包裹样囊状泡)。当术后高眼压深前房存在时，首先通过前房角镜检查以鉴别上述两种情况。

(1) 瘘口内部阻塞：内瘘口可被虹膜、睫状突、血凝块、遗留的底层角膜缘组织或后弹力膜、晶状体赤道部囊膜或玻璃体等阻塞。瘘口内部阻塞如未解除最终会导致瘘口外部滤过通道瘢痕愈合而使滤过泡失败。最好的预防方法是在手术显微镜下细致地执行前面介绍过的滤过性手术的正

确操作方法。处理:①如为虹膜或睫状突组织阻塞瘘口,可用低能量氩激光;②如为非色素性膜样组织阻塞,可用脉冲式激光如 Nd:YAG 激光等,从内部途径切开和重建瘘口与滤过通道;③如为晶状体或玻璃体阻塞,早期可试用高渗脱水剂(甘油盐水或甘露醇)、房水生成抑制剂(醋氮酰胺或肾上腺素能 β 受体阻断剂)、缩瞳剂(莫西赛利,tlaymoxamine)及皮质类固醇治疗;④上述处理失败,则需重新应用抗青光眼药物以控制高眼压,必要时需待炎症稳定后(通常 3 个月后)于新的手术位置重作滤过性手术。

(2) 早期滤过泡失败:术后数周滤过泡失败的原因见于:①内瘘口阻塞导致房水排出阻断;②巩膜瓣过早愈合,这可能由于巩膜瓣缝合过牢或巩膜瓣下血凝块导致房水排出阻断;③结膜瓣与其下的浅层巩膜瘢痕愈合(滤过泡平坦)和包裹囊状泡形成。滤过性术后伤口愈合是一个极其复杂化的过程,它涉及创口愈合的病理生理过程和许多影响愈合的因素。早期滤过泡失败可表现为下列两个预后和处理显然不同的类型。

1) 平坦滤过泡:术后早期滤过泡平坦(按摩后可稍隆起或扩散)、泡壁厚和显著充血、边缘逐渐局限、结膜下无微囊状改变,这种滤过泡失败倾向较大,随着时间将变为Ⅲ型(瘢痕)滤过泡。早期滤过泡瘢痕化或瘢痕倾向,多发生于术后 3 个月内(大多术后 2 周 ~1 个月),临床表现为滤过区扁平,局部有新生血管长入,滤过泡局限,按摩引流不畅,眼压 >21mmHg 或术后 2 周后眼压上升幅度大,房角镜下内口通畅或超声生物显微镜(UBM)检查检查内滤口通畅,但结膜组织密度高,没有或仅有极小的囊腔形成(图 10-6-16)。

在术后滤过区增殖活跃期(术后 14 天以内,因用抗代谢药物,增殖活跃期延长至术后 3~4 周)采取积极措施仍有恢复功能性滤过泡的可能。这些有效措施包括:早期拆除或用激光松解巩膜瓣缝线,加强滤过泡旁指压按摩,用皮质类固醇局部滴眼或结膜下注射;抗代谢药物如氟尿嘧啶结膜下注射;结膜下注射组织纤维蛋白溶酶原激活剂治疗结膜下或巩膜瓣下血凝块阻塞;联合应用氟尿嘧啶的滤泡针刺修复术(见下面介绍);滤过泡手术探查修复等。上述方法失败时,须重新应用抗青光眼药物治疗;若需再手术,应在新的手术位置进行并联合应用抗代谢药物,其成功率仍然较高。

2) 包裹囊状泡:在单纯小梁切除术后发生率为 8.3%~28%,术中用 MMC 者为 4%。多发生于术后 2~6 周,表现为滤过泡局限,圆顶状隆起,布满充盈血管,泡壁厚,张力大,UBM 检查见结膜下形成包裹囊腔,边界清楚,其内充满液体(图 10-6-17)。

包裹性囊状泡可以联合应用氟尿嘧啶进行滤泡针刺修复术。

滤泡针刺修复术亦称滤泡针刺分离术,主要用于上面所述早期滤过泡瘢痕化或瘢痕倾向以及包裹性囊状泡的处理。操作前,局部使用表面麻醉和血管收缩剂如复方萘甲唑啉眼液。可先在滤过区旁注射 0.1ml 利多卡因,然后用 1ml 注射针经此进入滤过区,对于早期瘢痕化或瘢痕倾向的滤过泡,因滤过区顶壁与巩膜面粘贴紧密,可以边进边推

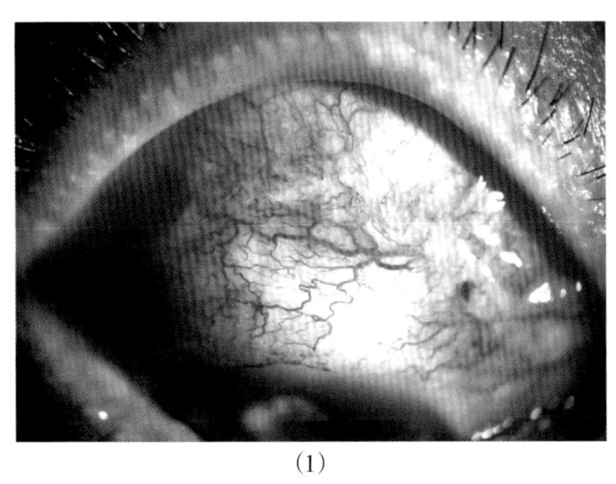
(1)

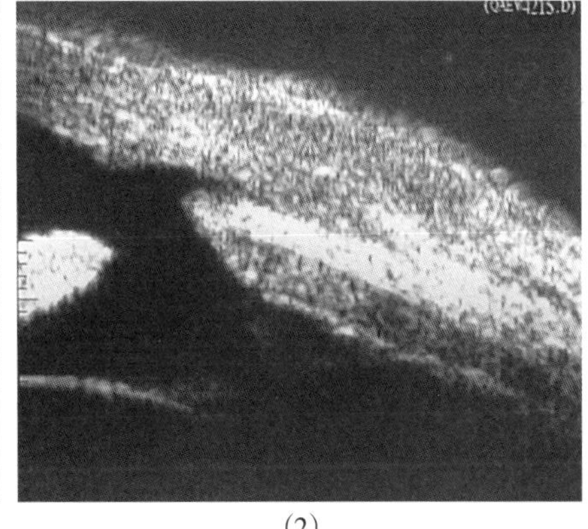
(2)

图 10-6-16　平坦滤过泡

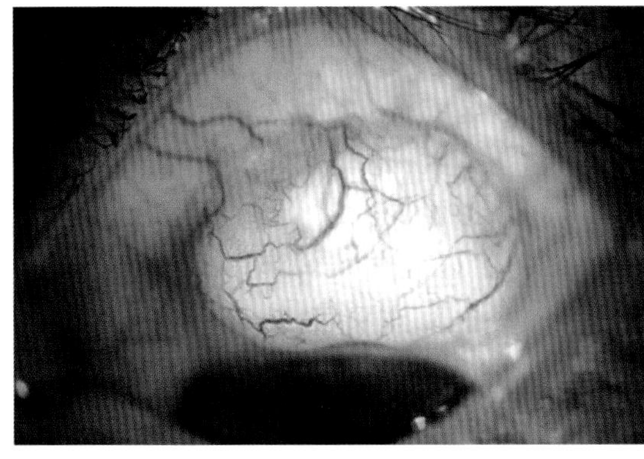

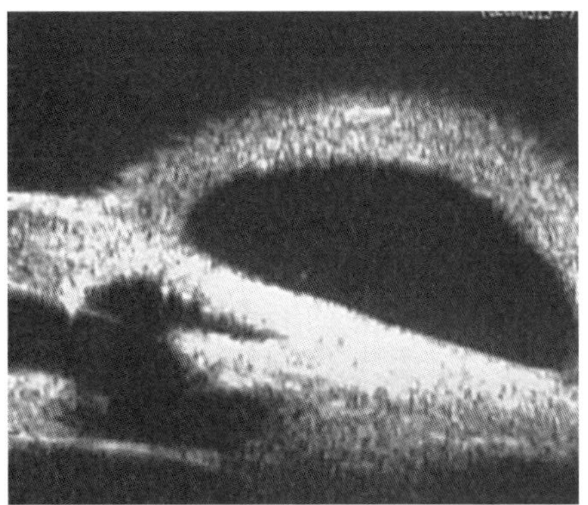

图 10-6-17　包裹囊状泡

注生理盐水边小心分离粘连组织；对于包裹性囊状泡，因滤过区内囊腔大，针头进入较安全、一般很少会刺穿滤过泡顶壁，不必推注生理盐水，可以直接深入到对侧的囊壁，利用针刃刮离纤维组织；一侧分离完毕，用同样方法从该侧滤过区旁进针，分离另一侧囊壁纤维组织。如果分离有效，可以见到高隆的囊腔塌陷、房水向两旁结膜下分流。进针口应当强调在滤过区旁，切勿在滤过区（即滤过泡顶壁），防止滤过泡渗漏、愈合不良。术毕，在滤泡旁注射 0.2ml 氟尿嘧啶（5mg），或 0.1ml MMC（0.01~0.02mg/ml）。氟尿嘧啶和 MMC 必须注射在滤过区旁，防止药液进入前房对眼内组织产生毒性。注射后要滴抗生素眼药水，并小心冲洗渗漏出来的抗代谢药。滤过泡针刺分离，可以挽救一部分濒临失败的滤过泡（图 10-6-18，图 10-6-19），但强调要早期发现、早期治疗。分离后，仍需密切观察，加强按摩，根据情况连续或 3~5 天注射上述药物 2~3 次，其滤过泡的伤口愈合调控同复合式小梁切除手术。

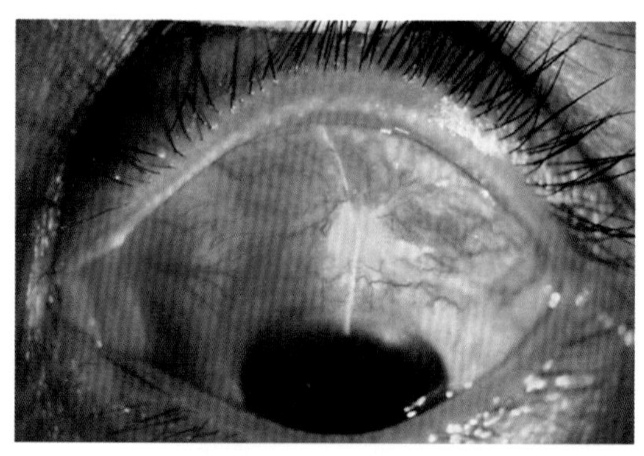

图 10-6-18　失败的滤过泡

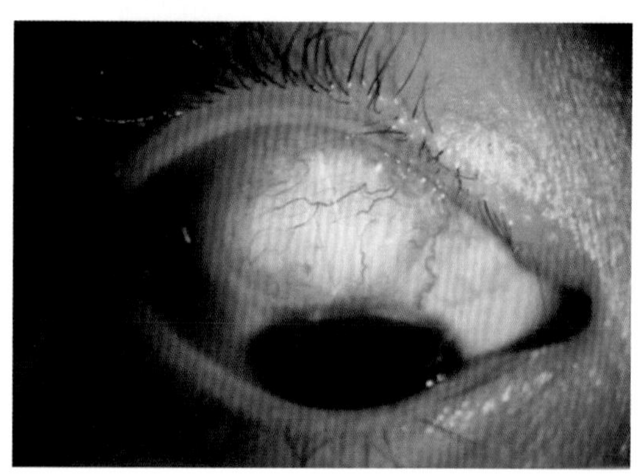

图 10-6-19　失败的滤过泡

4. 其他术后早期并发症

（1）葡萄膜炎和前房积血：前者采用散瞳和皮质类固醇治疗；后者采用抬高头位和限制活动（尤其眼压低于 5mmHg 时）。

（2）角膜 Dellen 干燥斑：位于巨大或悬垂滤过泡邻近的周边角膜上，可发生于术后早期或后期，少数患眼发展成周边部角膜溃疡。处理：局部滴用人工泪液眼药水或涂促进角膜上皮愈合的眼药。

（3）小的中央视岛丧失：晚期青光眼患者低眼压可造成中央视岛丧失。

（4）后弹力膜脱离：青光眼或白内障术后局限性或广泛性后弹力膜脱离曾间有报道，多见于伴有术后浅前房患眼。近代应用超声乳化术、小切口或角膜切口囊外晶状体摘出及人工晶状体植入术，后弹力膜脱离发生的危险性增多。原因可能与手术操作的损伤、扁平前房和角膜内皮功能不良有关。

（5）术后角膜散光：青光眼术后角膜散光会影响视力恢复。中山眼科中心在对常规小梁切除术后角膜散光变化的一项研究中，发现早期为小于 2D 循规性散光，2 个月后与术前无显著差异。

（三）术后晚期并发症

1. 后期滤过泡失效这是滤过性手术晚期最常见的并发症，占 10%~30%，可发生在术后数月或数年期间，术前与术后活动性炎症可能对本并发症起着重要作用。滤过泡失效的原因包括：内瘘口被肉芽组织阻塞、巩膜瓣或结膜瓣与其下方巩膜组织瘢痕愈合和包裹囊状泡复发。临床表现为Ⅲ型的平坦（瘢痕）滤过泡（图 10-6-16）或包裹囊状滤过泡（图 10-6-17）并伴随眼压失控。Ⅲ型瘢痕滤过泡的组织病理学改变：术后头数月滤过泡内的组织呈显著炎症反应，大量成纤维细胞增生和有丰富的新胶原沉积；较后期的滤过泡呈现相对正常的结膜上皮和眼球筋膜组织，但在其下方有一厚层（含有非常少量细胞）纤维组织囊。这种晚期失效的滤过泡通过前房角镜检查如证实内瘘口为膜样组织阻塞，可从内部途径采用刀或针切开该组织或采用不同的激光系统重建滤过通道。对于瘘口外滤过通道的瘢痕阻塞通常需要在新的位置重作滤过性手术，并且联合应用抗代谢药物。复发性包裹囊状泡也是手术切除修复的适应证。

2. 滤过泡渗漏　巨大或局限的薄壁微囊状滤过泡房水容易经结膜上皮或细的破孔渗漏，引起周期性滤过泡或继发眼内感染，局限薄壁滤过泡比弥散的薄壁滤过泡更易破裂和发生感染。滤过泡渗漏可通过荧光素染色诊断（图 10-6-13）。小的缺损可通过组织黏合剂、绷带加压包扎或胶原盾等方法让其自然愈合。上述方法失败、反复破裂或有过感染史及巨大薄壁渗漏滤过泡，需移植一块游离结膜或异体巩膜覆盖。渗漏滤过泡的组织学研究发现从滤过泡表面到表层巩膜存在有上皮细胞衬里的小道，因此新的结膜瓣覆盖之前应切除或冷冻渗漏处的滤过泡组织，以防止上皮细胞向内生长（上皮植入）。应用抗代谢药物，尤其应用高浓度、长时间丝裂霉素 C 是引起薄壁渗漏滤过泡最常见的原因，滤过泡渗漏会引起持续性低眼压，造成低眼压性黄斑病变，视力下降；也可导致浅前房；合并感染严重者则可引起化脓性眼内炎。因此必须强调要规范化、合理化使用抗代谢药。

3. 化脓性眼内炎　滤过泡感染或化脓性眼内炎与薄壁微囊状渗漏泡有密切关系，多见于全层巩膜滤过术或联合应用抗代谢药物的滤过性手术。具有渗漏的薄壁微囊状滤过泡应密切观察其破口及继发感染的可能性，术后经常局部应用抗生素眼药水对预防感染有帮助。一旦这些患眼发生急性结膜炎应采取积极的抗感染治疗。如果滤过泡周围结膜经常充血、苍白的泡壁变浊（图 10-6-20）且表面有分泌物、结膜渗漏、前房突然变浅和房水呈现细胞反应，提示为早期眼内感染并应紧急处理。滤过泡破裂继发的化脓性

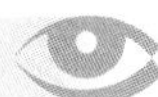

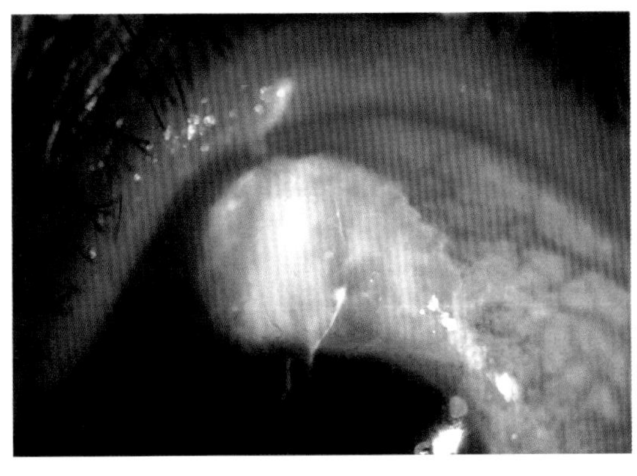

图 10-6-20 滤过泡感染

眼内炎多为致病力较强的细菌引起，如革兰阴性杆菌、链球菌和葡萄球菌。处理：①立即抽取房水和玻璃体作涂片检查和细菌培养加药物敏感度试验；②培养结果尚未出来之前，首先在眼表面、结膜下及经非肠道途径全身应用高剂量广谱抗生素，其后根据培养结果及细菌对抗生素的敏感性选择最有效的药物；③排除真菌感染后，眼部或全身应用皮质类固醇药物；④玻璃体受累者，应进行治疗性玻璃体切割术。

4. 白内障　滤过性手术后白内障发生或加剧约占 1/3 患眼(2%~53%)。发生的危险因素包括：年龄、术前已存在白内障、使用缩瞳剂时间、手术操作、术后虹膜炎症、长期低眼压或浅前房、营养改变等。关于术后白内障的发生据报道在浅前房者约占 61%，低眼压者为 30%；未经手术的青光眼患者仅 8% 发生白内障，而滤过性手术后则有 30%。最近在两个小梁切除术后白内障发生率的研究中，随访 6 个月的研究并未发现白内障有增加；而随访 20 个月的研究则发现 7% 术前没有白内障和 35% 术前已存在白内障的青光眼患者，术后发生白内障和原有的白内障加剧，提示术前已存在白内障的青光眼患者术后白内障更可能进一步发展。青光眼术后白内障的手术处理参阅白内障手术章。

第七节　前房角手术

一、前房角切开术

【手术原理】前房角切开术由 Barkan(1938) 设计，又称内路小梁切开术。手术设计是基于婴幼儿青光眼的房角组织学检查以及房角镜检查的解剖分类情况。在胚胎 5~6 个月时，虹膜基本成形，但它附着于房角的位置较成人偏前。在胚胎 9 个月时，虹膜根部位于 Schlemm 管后的后部小梁上。出生后的最初几年，虹膜根部继续往后移。虹膜根部这种进行性向后移位使前房角间质组织变稀疏、萎缩，重新排列，而不是引起组织裂开。因此婴儿的前房角与成人不同，其虹膜附着和虹膜基质与葡萄膜小梁有较广泛的接触。用房角镜及病理切片检查观察到先天性青光眼患者自前房角的前境界线开始有一层中胚叶组织构成的半透明的非穿透膜(又称 Barkan 膜)覆盖于小梁表面。该膜止于巩膜嵴，延伸至虹膜周边部，因而阻碍房水的正常循环，导致眼压升高。本手术的原理是在房角处切开一个通道，使房水流入 Schlemm 管，将靠近 Schwalbe 线的小梁网前面的残存中胚叶组织膜切开，使虹膜后退，并解除睫状体纵行肌对小梁纤维的牵拉，减少对小梁的压力，增加房水排出而降低眼压。

【手术适应证】主要适用于先天性青光眼患儿，尤其是前房角发育为单纯性小梁发育不良且角膜仍较透明者。也有报道前房角切开术用于治疗原发性或继发性儿童期青光眼及用于预防先天性无虹膜继发青光眼。对于年龄较大之儿童，角膜直径超过 14mm，角膜已明显混浊者不宜作此手术；出生后角膜即为白色混浊的患者不能进行此手术，原因是这种患儿的 Schlemm 管可能缺乏或已萎陷，况且角膜不透明，手术刀刺入前房后不能准确在前房角内进行操作，故手术难以成功。

【术前准备】

1. 术前需行全面的儿科检查，以排除由于全身的综合征并发先天性或发育性青光眼。

2. 术前需在麻醉或镇静下行全面的眼科检查，包括眼压、角膜直径、前房、虹膜及瞳孔形态、晶状体透明程度及位置、眼底情况、眼轴等。

3. 患儿要在全身麻醉加局部麻醉下手术。

4. 为准确了解术前患眼的眼压，所有患儿在手术前，应在服用水合氯醛或在基础麻醉下测量眼压。除氯胺酮(ketamine)外，几乎所有的全麻药物均能降低眼压，麻醉越深，眼压越低，甚至可下降 10~20mmHg，所以当婴儿刚进入麻醉时要立即测量眼压，以免出现假阴性的眼压结果。相反，如果麻醉较浅，由于患儿处于麻醉兴奋期，会造成假性眼压升高。

5. 全麻用药时不要加用肌肉松弛剂，如琥珀酰胆碱等，以免引起眼外肌收缩，造成假性眼压升高。

6. 氯胺酮可引起轻度眼压升高，所以在氯胺酮麻醉下测量的眼压正常，则提示没有高眼压，但使用时要注意氯胺酮有引起呼吸暂停的危险，必须予以预防。

7. 要征得患儿家长的理解，了解手术的必要性，解除对手术的恐惧心理且不可延误手术时机。在基础麻醉下首先应检查眼压、角膜直径、房角及眼底 C/D 比率，一旦检查清楚，诊断明确，即行手术，免致重复麻醉可能发生的意外。

8. 术前用药

(1) 术前用抗生素眼液点眼，预防感染。

(2) 如角膜上皮水肿，可滴消毒甘油数次或将角膜上皮刮去。

(3) 如瞳孔较大，术前可用 1% 毛果芸香碱缩瞳，以防止术中角膜切开刀损伤晶状体。

(4) 降低眼压，使角膜变清晰，便于手术，常用的药物有：

1) 1% 毛果芸香碱眼药水滴眼，每 6 小时 1 次。

2) 1% 布林佐胺眼液滴眼，每 8~12 小时 1 次。

3) 口服乙酰唑胺 5~10mg/(kg·d)，每 6 小时一次，此剂量对婴儿是完全可耐受的。

4) 加强止血剂的应用，如维生素 K、卡巴克络、6- 氨基己酸等，术前可用血凝酶或邦亭(白眉蛇毒凝血酶) 0.3~1.0kU 肌内注射。

5) 由于低浓度的噻吗洛尔滴眼液可引起婴幼儿明显的全身副作用(有报告可引起新生儿呼吸暂停)，故先天性青光眼（尤其1岁之内的婴幼儿）要慎用噻吗洛尔滴眼液。

【手术方法】

1. 固定眼球　应将患儿头部向手术者的相反位置转45°，助手用有齿镊在球结膜上固定上、下直肌止端，或用牵引缝线固定患眼处于手术位置。对睑裂过小者，可暂时切开外眦。

2. 放置前房角镜　供手术用的前房角镜有Worst和Barkan前房角镜[图10-7-1(1)、(2)]。将前房角镜置于角膜偏鼻侧部分，用手指或角膜镊固定，暴露颞侧部分角膜，以便进刀[图10-7-1(3)]。

3. 进刀　在手术显微镜下进行，房角切开刀在颞侧角膜缘内1~2mm处斜行刺进前房后，手术刀与虹膜面平行越过瞳孔至对侧房角[图10-7-1(4)]。注意入刀后勿让房水流失，或用特制的房角刀，其刀柄中空，带有注水管，可以随时补充平衡盐溶液，维持前房深度。如术中房水流失，可在前房注入黏弹剂维持前房。

4. 切开　将手术显微镜放大倍率调整为10~16倍，在前房角镜下看清房角结构后，用刀尖对准并紧靠Schwalbe线下面的小梁网慢慢切开60°范围的组织，继而反转刀刃（有双刀刃的Swan房角切开刀则不需反转）切开相反方向的60°小梁组织[图10-7-1(5)、(6)]。第一次房角切开从颞侧进刀切开鼻侧120°小梁网，第二次房角切开则从鼻侧进刀切开颞侧120°小梁网。

5. 退刀　切开房角后，在房角镜下可见到一条白色的细的小梁组织分离线，此时可见到周边虹膜后退，房角隐窝加深，即可退刀。退刀时刀要平稳而迅速退出，刀刃要与虹膜面平行以便避免触及晶状体。刀退出前房后房水流出，前房变浅，此时可用一扁头冲洗针注入平衡盐溶液以恢复正常前房深度，如有前房积血或前房注入黏弹剂者则应同时用平衡盐溶液将前房血液或黏弹剂冲洗，继而轻轻按摩角膜切口令其自行闭合，一般不必缝合。但如果闭合不佳，房水仍不断外渗，则可用10-0尼龙线间断缝合1针。

【改良手术方法】

1. 改良式房角切开术　手术方法是用一连接空心管的刀，其后端经胶管连接盛平衡盐溶液的注射器。刀的斜面向下，在进入前房时助手注入平衡盐溶液以保持前房正常深浅，当刀进入到对侧房角后，放上Swan-Jacob前房角镜（图10-7-2），同时注入少许平衡盐溶液使前房稍变深，然后作房角切开，在保持前房稍深的情况下缓慢退刀，其余步骤与前述的传统前房角切开术相同。但此法操作较简便，随时保持前房深度，并有减少出血及眼内组织损伤等优点。

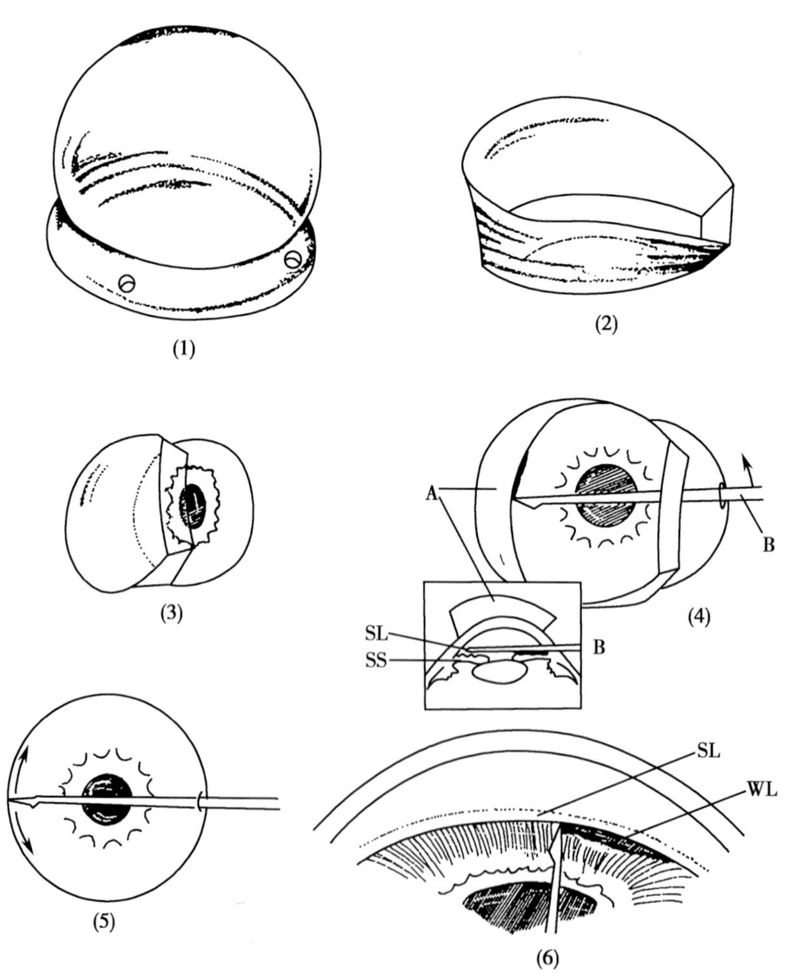

图10-7-1　前房角切开术

A：手术用前房角镜；B：前房角切开刀；SL：前境界线；SS：后境界线；WL：前部小梁网内白色切开线

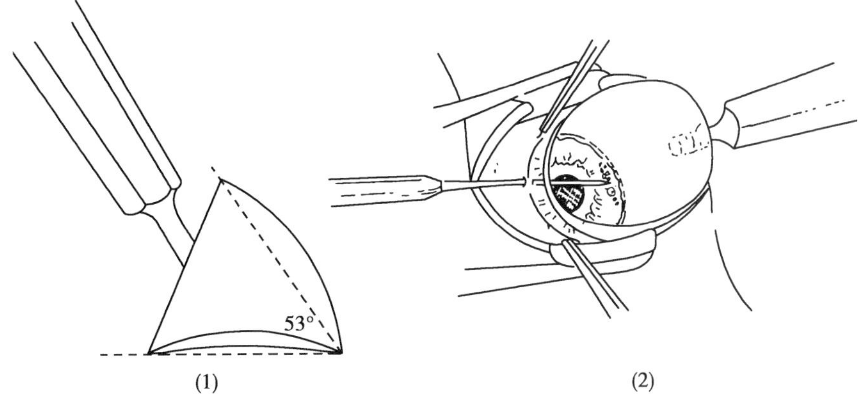

图 10-7-2 Swan-Jacob 前房角镜下房角切开
(1) Swan-Jacob 前房角镜;(2) 在房角镜直视下手术

2. Fernander 改良术　本法适用于角膜水肿看不清前房角的病例,先在角膜缘处作 1.5~2mm 切口直接进入前房,助手拉开切口边缘,术者在直视下将房角切开刀对准小梁,切开 Schwalbe 线下方的小梁。手术并发症包括虹膜根部断离、小范围睫状体脱离、术后出血及小范围周边前粘连等。

3. 前房角穿刺术　本手术主要用于标准房角切开术失败的患儿。术中先用盐水注入下方角膜缘的眼球筋膜囊下以形成一个泡,接着用 Scheie 刀经角膜缘进入前房并斜向下方前房角,用刀尖刺破小梁网和角膜缘组织直至眼球筋膜下可见刀尖(图 10-7-3),然后退刀,形成前房。

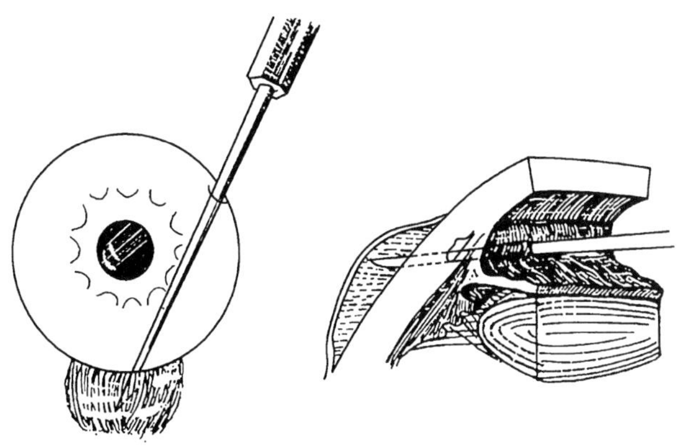

图 10-7-3 前房角穿刺术

4. 小梁分离术　这一改良手术是用房角切开刀的平坦面将小梁网从巩膜嵴刮下,这一方法对合并炎症的青光眼尤为有用,可能是这些病例的小梁组织脆弱易刮脱。组织学检查表明这一手术能在前房和 Schlemm 管之间直接建立通道。

【术后处理】术毕,局部应用抗生素眼药膏,加上保护眼罩,患儿的头部应转向小梁分离区对侧,使房角切开的部位于患眼的上方,以便有少量前房积血时,可引流到对侧房角而不致堆积在手术区引起虹膜前粘连。前房积血通常在 3 天内自行吸收。为了扩张房角切口,术后数日宜用强效缩瞳剂;为了防止小梁分离的切口发生粘连,术后早期可局部应用皮质类固醇治疗。

【手术并发症及处理】

1. 房角切口位置错误　如切口位置偏后,会伤及睫状体及虹膜动脉大环并引起严重的眼内出血,以及引起虹膜根部离断和睫状体分离。如伤及晶状体会导致白内障。若穿破巩膜就有出血及纤维增殖而致手术失败。如前房角切开的切口偏前到 Schwalbe 线则无降压效果。因此应在较大放大倍率的手术显微镜下看清房角结构方可切开小梁网。

2. 术中前房变浅或消失　这一并发症往往是过度牵拉眼球,切开刀挤压角膜使刀口哆开或由于灌注前房不足所致,此时应暂停手术操作,立即退刀,前房注入黏弹剂,恢复前房后再进行下一步的操作,以免损伤眼内组织。

3. 前房积血　术后由于低眼压而发生微量的前房积血通常是难以避免的,许多学者均认为是有益的体征,表明切口位置正确,这种少量积血可自行吸收,术毕向前房注入气泡或黏弹剂可减少出血和粘连。

【手术要点和注意事项】

1. 至少要保持房角切开刀的 4/5 留在前房,仅刀尖部(刀的 1/5)切入小梁组织内,以免过深刺穿巩膜。

2. 切开前房角时不应有抵抗感,如果刀锋切开组织时有手触摸栅栏的感觉,则表示切口过深。

3. 要在手术显微镜直视下操作,观察前房角时显微镜放大倍率要够大,要看清及看准切口位置,切在紧靠 Schwalbe 线以下的小梁网上。

4. 术中要保持前房深度,防止房水从刀口外溢,否则手术难于进行,可选用 Swan 房角切开刀,这种刀的刀柄薄、直、呈箭杆样,越近柄部越粗,可防止术中的前房消失。另外可用黏弹剂注入前房,保持在深前房状态下进行前房角切开手术。术毕仍保留少许黏弹剂在房角切口处以保持前房角的张开,减少粘连和出血。

【手术转归】对于先天性青光眼(或婴幼儿型青光眼),房角切开术的手术成功率为 33%~94%,绝大部分手术成功率在 72%~94% 之间。有报道指出,对于全科眼科医师来说,房角切开术的手术成功率为 53%。对于生后 1 个月之前或 1 年以后才诊断的青光眼,房角切开术的效果不佳。另外,房角切开术的成功率很大程度上取决于青光眼的类型(表 10-7-1)。

表 10-7-1　房角切开术的预后

术前诊断	手术预后
原发性先天性开角型青光眼	预后好(成功率 >75%)
青少年型开角型青光眼	
青光眼并发前葡萄膜炎	
青光眼合并 Rubinstein-Taybi 综合征	
青光眼合并先天性风疹综合征	
先天性无虹膜合并青光眼	
青光眼合并 Axenfeld 异常	预后尚可(成功率约 50%)
青光眼合并 Lowe 综合征	
新生儿先天性青光眼	
青光眼合并 Sturge Weber 综合征	预后不佳(成功率 <25%)
青光眼合并先天性毛细血管扩张症	
获得性无虹膜青光眼	
青光眼合并虹膜发育不良	
神经纤维瘤病继发青光眼	
青光眼合并虹膜角膜发育不良及色素膜外翻	
先天性白内障术后继发开角型青光眼	

二、小梁切开术

小梁切开术又称外路小梁切开术。它同房角切开术一样用来治疗婴幼儿型先天性青光眼，尤其是房角呈现单纯小梁发育不良型者，有良好效果，成功率高达 90%，是婴幼儿期各种抗青光眼手术中疗效最佳的。小梁切开术与房角切开术的疗效相当，但小梁切开术对病情严重、角膜混浊看不清房角及较大的婴幼儿可取得更好的效果。由于在操作方面有相当部分和常规的小梁切除术相似，又不需要房角切开术所应用的特殊前房角镜，所以近年来被眼科医师乐于采用。

【手术原理】手术的原理是从外路切开小梁网和 Schlemm 管内壁，在前房和 Schlemm 管之间建立直接通道，以利房水排出。

【手术适应证】

1. 房角具有单纯性小梁发育不良的婴幼儿或青少年型先天性青光眼。

2. 有角膜水肿、角膜瘢痕混浊，仍能窥清前房的先天性青光眼。

3. 两次房角切开术失败的先天性青光眼(指具有房角单纯性发育不良者)。

【术前准备】与房角切开术相同。

【手术方法】小梁切开术按照手术材料不同，分为两种基本类型：其一用小梁切开刀完成，另一种用韧性较高的缝线完成。小梁切开刀的优点在于只需一个切口即可完成手术步骤，其缺点在于小梁切开刀的弧度和长度是固定的，不能满足所有手术者的需求。尼龙线或聚丙烯线可穿入 Schlemm 管内，小梁切开的范围可根据需要而决定，其缺点在于需控制缝线的两端，需要 2~3 个手术切口，或全周 360° 穿入缝线，使缝线从同一个切口出入。

手术需在手术显微镜下进行。

(一) 标准小梁切开术(用小梁切开刀完成)

1. 开睑　开睑器或缝线开睑，睑裂较小者可作外眦切开。

2. 固定眼球　作上直肌牵引缝线固定眼球。

3. 作结膜瓣　小梁切开术的结膜瓣有两种：以角膜缘为基底或以穹隆部为基底，如果为单纯小梁切开，术中不放置抗代谢药物者一般行穹隆部为基底结膜瓣，其操作简单，术野暴露清楚；如术中需放置抗代谢药物一般选择以角膜缘为基底结膜瓣。

(1) 穹隆部为基底结膜瓣：在 5 倍手术显微镜下，于上方角膜缘 11 点 ~1 点方位剪开球结膜，11 点行放射状剪开，向后方和两侧分离球结膜下组织，然后在巩膜面用烧灼器充分止血。

(2) 角膜缘为基底结膜瓣：在 5 倍手术显微镜下，于上方角膜缘后 8~9mm 平行角膜缘剪开球结膜及眼球筋膜囊，长 8~10mm，用剪刀沿着巩膜面向前分离直至角膜缘，结膜瓣约为 10mm×10mm，然后在巩膜面用烧灼器充分止血。

4. 作巩膜瓣　在 10 倍手术显微镜下，于 12∶00 方位作以角膜缘为基底的长方形或三角形的巩膜瓣，大小为 3mm×3mm，瓣的厚度为 3/4 巩膜厚度，然后向前分离进入透明角膜 1~1.5mm 以助识别角膜缘的解剖境界，术中一旦估计难以成功时也可临时改作小梁切除术。

5. Schlemm 管定位　本手术步骤应在 16~25 倍手术显微镜下进行。

(1) 巩膜切口：在巩膜瓣下，于角膜缘间蓝灰色移行带中间作一垂直于角膜缘的角巩膜板层切口，使切口分别向前及向后各切开 1mm，缓慢地加深切口，并把巩膜纤维向切口两旁推移，细心寻找深层的黑色点，此即为 Schlemm 管的断端。如在黑点处有少量房水或淡的血水渗出，则表示 Schlemm 管外壁已被切开[图 10-7-4(1)~(4)]。

(2) Schlemm 管定位：用一条 5-0 尼龙线(其尖端修成斜面)，或用小梁切开刀，轻轻将 5-0 尼龙线或小梁切开刀插入 Schlemm 管的切口两断端，如定位准确，则尼龙线或小梁切开刀会容易地沿着 Schlemm 管管径徐徐插入。此时，可用房角镜检查证实尼龙线是否在管内或将尼龙线暴露部分向前后弯，注意放松时该线是否回复到与管平行的位置，如果未回复到此位置则提示尼龙线可能进入到前房或睫状体上腔[图 10-7-4(5)]。

6. Schlemm 管切开　当确定 Schlemm 管后，拔出插入管内的尼龙线或小梁切开刀，用显微小梁剪分别沿 Schlemm 断口的左右两端剪开 Schlemm 管 1mm [图 10-7-4(6)、(7)]。

7. 小梁切开　在 5 倍手术显微镜下施行，要用特制的 Harms 或 Mcpherson 小梁切开刀[图 10-7-5(1)]，这种小梁切开刀，每套有两把，分别作左、右切开用。该刀有两刃，两刃间距离为 1mm，长 10mm，直径为 0.2mm，一刃插入管内作切开小梁用，另一刃在管外作为操刀时起引导作用。先把小梁切开刀的一刃插入 Schlemm 管内，沿角膜缘方向徐徐推进 9~10mm，如有碰到管内瓣膜的轻阻力感时，继而旋转刀柄转向前房方向并平行虹膜面，在虹膜与角膜之间操刀切开 Schlemm 管内壁和小梁网，最后小心撤刀。更换另

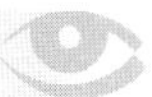

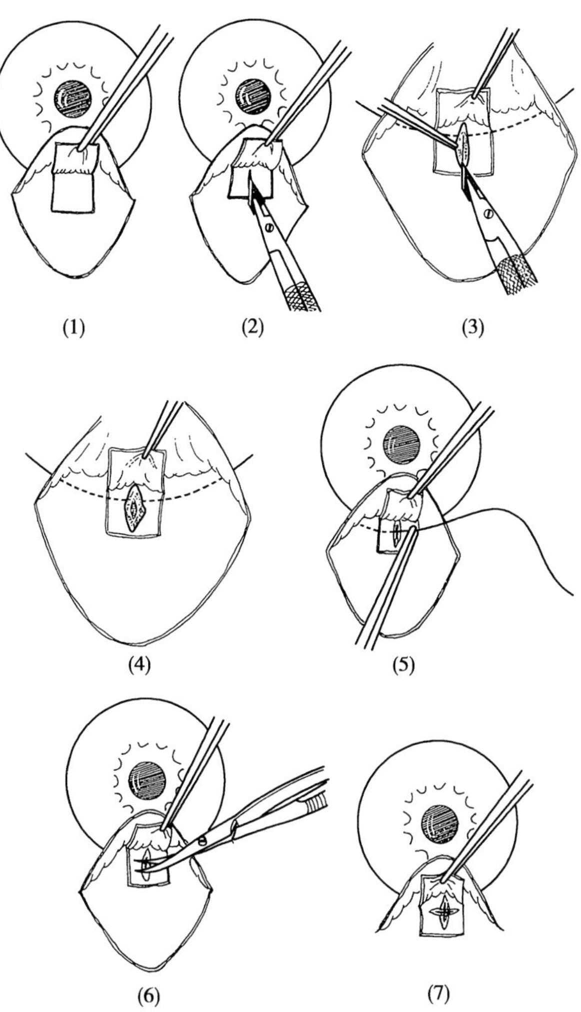
图 10-7-4　小梁切开术

一小梁切开刀以同法切开另一端的 Schlemm 管内壁和小梁网（共切开 120°）[图 10-7-5（2）~（4）]。

8. 缝合巩膜瓣　用 10-0 尼龙线间断缝合巩膜瓣 4 针（长方形巩膜瓣）或 3 针（三角形巩膜瓣），角巩膜的放射状切口可不缝合（除非切口过长过深）。

9. 结膜瓣缝合　以角膜缘为基底结膜瓣可用 8-0 可吸收缝线（或 5-0 丝线）连续缝合，以穹隆部为基底结膜瓣则作间断缝合。

（二）360°缝线小梁切开术（图 10-7-6）

1. 开睑　开睑器或缝线开睑，睑裂较小者可作外眦切开。

2. 固定眼球　作上直肌牵引缝线固定眼球。

3. 作结膜瓣　与标准小梁切开术相同。

4. 作巩膜瓣　与标准小梁切开术相同。

5. Schlemm 管定位　与标准小梁切开术相同。

6. Schlemm 管穿入缝线　准备一段长 65~80mm 的 6-0 聚丙烯缝线，将缝线缓慢插入 Schlemm 管切口断端，房角镜下观察缝线插入的位置（在房角镜下，可见到蓝色的聚丙烯缝线位于 Schlemm 管内，但角膜混浊非常严重者难于观察）。若缝线位置确切，但插入有困难，可在前房内注入少许黏弹剂后，沿着 Schlemm 管继续插入缝线，至缝线从原切口穿出。若 360°插入缝线有困难，也可从 Schlemm 管切口的两个断端分别插入两根缝线，下方再作一 Schlemm 管切口，使两根缝线从下方切口穿出。

7. Schlemm 管钝性分开　当缝线已 360°插入 Schlemm 管内，缝线两个断端都在同一个 Schlemm 管的切口内穿入和穿出，在 10 点方位近角膜缘角膜作前房穿刺口，前房内注入缩瞳药和黏弹剂，用镊子夹紧缝线的两端，从向心方向拉紧缝线，使缝线穿出 Schlemm 管壁进入前房。

8. 取出缝线，关闭切口同标准小梁切开术。

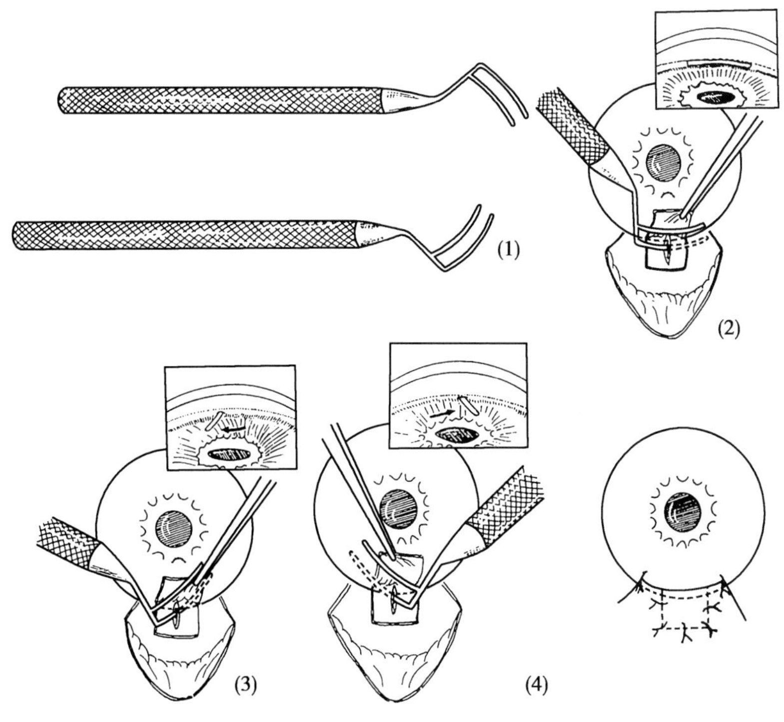
图 10-7-5　小梁切开术

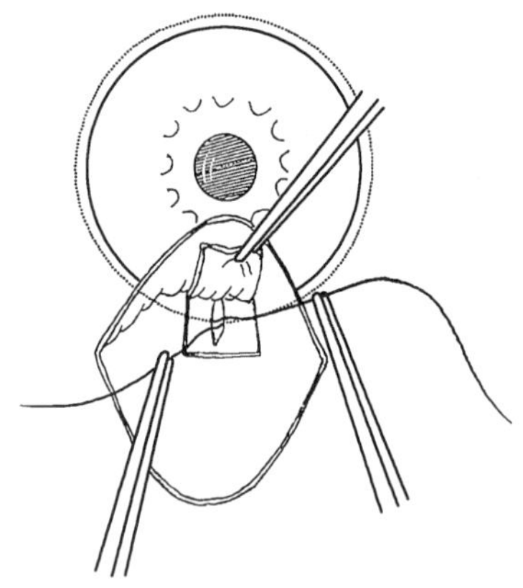

图 10-7-6　360°缝线小梁切开术

（三）小梁切开与小梁切除联合手术

一般认为房角切开术和小梁切除术对单纯小梁网发育不良的先天性青光眼效果较好，成功率可达 90%，而对于小梁和周边虹膜发育不良或小梁、角膜、虹膜发育不良的病例，成功率却只有 30%。对角膜直径大于 14mm，角膜混浊、角膜缘异常增宽、Schlemm 管萎缩者，单纯小梁切开术不能控制眼压者，可行小梁切开联合小梁切除术。

手术时先行小梁切开术，完成标准小梁切开术手术步骤（1）~（7）后于 Schlemm 管剪开之两断端向角膜缘剪开，剪下 2mm×2mm 包括小梁在内的角巩膜组织，继作周边虹膜切除。再完成巩膜瓣缝合（可以缝合可控制缝线），结膜瓣缝合。也可在小梁切开之前，于结膜瓣或巩膜瓣下放置丝裂霉素、高三尖杉酯碱或氟尿嘧啶棉片（见小梁切除术），以利术后滤过泡形成。

【术后处理】与房角切开术的处理相同。

小梁切开术和房角切开术的患儿术后 4~6 周均应在基础麻醉或镇静下复查眼压、角膜直径、房角改变和眼底 C/D 比率等。若病情控制，可在 2 个月后再复查，以后每 3~4 个月复查 1 次，第 2 年复查 2 次，第 3 年后每年复查 1 次。如果复查发现眼压升高至 18mmHg 以上，伴有角膜水肿或者角膜直径增大，C/D 增大则提示需要改换位置并及时再作小梁切开术。

【手术并发症及处理】

1. 前房积血　同房角切开术。

2. 虹膜根部断离　由于小梁切开刀未正确插入 Schlemm 管内，而在切开小梁进入前房时刀尖向后把虹膜卷缠，使虹膜根部撕裂。所以在切开小梁时要密切注意有无虹膜随着刀切开时出现移动现象。如有虹膜移动则提示切开刀缠住虹膜，会发生虹膜根部断离，此时需退回切开刀，调整方向重新插入操作。虹膜根部的断离会引起前房大出血及继发性青光眼，如果眼压正常出血不多可等待出血自然吸收；如眼压升高，不能用药物控制则须作前房穿刺排出积血。

3. 形成假道　如未确认 Schlemm 管即进刀，可形成假道，靠后假道进入睫状体上腔，引起睫状体分离，可发生前房积血。

4. 角膜后弹力膜撕脱　因切开刀靠前进入角膜产生假道所致，此时可见角膜变形、塌陷，角膜板层间出现小气泡，应及时退回切开刀，重新再插入。

5. 晶状体损伤　当小梁切开刀旋转进入前房时，若刀的偏转方向太后则可损伤晶状体。

6. 结膜滤过泡形成　10% 病例术后可出现滤过泡。这可能是由于巩膜瓣缝合复位不牢所致，有人认为这也许有利于眼压的下降。

7. 巩膜葡萄肿形成　因巩膜瓣缝合不牢，术后眼压仍然高可形成巩膜葡萄肿。

8. Schlemm 管定位困难　角膜直径 >14mm 的病例 Schlemm 管较难定位。在病情严重的病例，由于角膜缘异常增宽，巩膜变薄，Schlemm 管畸形、萎陷，则定位更难。如不能定位，可临时改行小梁切除术。

【手术要点和注意事项】

1. 先天青光眼眼球扩大，眼球壁比正常者薄，因此作巩膜瓣时应谨慎、小心剖切，避免穿破巩膜瓣。

2. 巩膜瓣的厚度要比小梁切除术的巩膜瓣厚，这有助于更好识别巩膜瓣下角膜缘的解剖结构，但剖切巩膜瓣时注意勿穿破原已较薄的角巩膜环带。

3. Schlemm 管定位是手术成功的关键步骤，需用较大放大倍率的手术显微镜，除上述刀法外，尚有三种方法有助于 Schlemm 管定位。

（1）白色巩膜与半透明灰蓝色区之间的交界为巩膜嵴，Schlemm 管恰在巩膜嵴之前。

（2）剖切巩膜瓣后，在巩膜瓣床面上睫状前静脉穿透支的最前一支渗血点恰在 Schlemm 管之前。

（3）术中作巩膜放射状切口后，作前房穿刺，可见 Schlemm 管充血或断端有淡血水渗出。

4. 小梁切开刀向前房方向旋转时，有轻阻力是正常的，若遇到较大阻力则表明离前房太远可能误插到巩膜组织内，此时需退刀后重新进刀。

5. 术中如不能确定 Schlemm 管，则改行小梁切除术。

【手术转归】对于原发性先天性青光眼（或婴幼儿型青光眼），小梁切开术的成功率在 40%~100% 之间，绝大部分在 70%~90% 之间。对于刚出生到 1 岁以内的婴幼儿，小梁切开术疗效很好。360°缝线小梁切开术的手术成功率与标准小梁切开术相当。有研究发现，360°缝线小梁切开术的手术成功率和视力恢复程度优于房角切开术。对于较严重的原发性先天性青光眼（或婴幼儿型青光眼），小梁切开联合小梁切除和术中应用抗代谢药物的手术成功率较单纯小梁切开术高。

对于婴幼儿期发生的青光眼合并其他眼部或全身先天异常（如无虹膜、Axenfeld-Rieger 综合征和 Struge-Weber 综合征等），标准小梁切开术的手术成功率较原发性先天性青光眼低，360°缝线小梁切开术并不能增加手术成功率。对这些患者可行标准小梁切除术。

三、房角粘连分离术

【手术原理】1957 年 Shaffer 首先提出术中应用房角镜观察周边虹膜前粘连情况，以评价手术房角粘连分离术的疗效，并首次描述了应用睫状体分离铲进行房角粘连分离术。1984 年 Campbell 描述了前房用黏弹剂维持后，在房角镜直视下应用注水铲进行房角粘连分离术。Shingleton 报

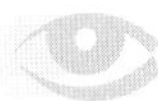

道了15例患者应用这一手术操作后成功减少了房角粘连，且眼压控制良好。

近年来，房角粘连分离术得到进一步的改良，部分作者将房角粘连分离联合超声乳化白内障吸出术用于治疗原发性闭角型青光眼。在原发性慢性闭角型青光眼中，房角粘连分离术可联合激光周边虹膜切除术、激光周边虹膜成形术、超声乳化白内障吸出联合人工晶状体植入术。

【手术适应证】当周边虹膜前粘连超过1/2圆周房角，且粘连闭合时间在6个月或以内，房角粘连分离术的疗效较好，可较有效地恢复小梁功能，控制眼压。但是，房角粘连闭合时间较长也不是此手术方式的禁忌证。房角无慢性炎症及内皮化时，房角粘连分离术的疗效较好。

房角粘连分离术的手术禁忌证包括继发于眼内肿物或虹膜红变的房角关闭，时间较长的原发性慢性闭角型青光眼，慢性前葡萄膜炎合并房角内皮化及非获得性房角异常。

【术前准备】

1. 术前需用前房角镜仔细检查前房角，对于小儿，需在全身麻醉下仔细检查前房角，以了解周边虹膜前粘连的位置和范围。

房角粘连分离术可在表面麻醉、局部麻醉或全身麻醉情况下完成。

2. 术前需停用散瞳药。

3. 术前可局部用盐酸阿拉可乐定(apraclonidine hydrochloride)眼液预防术中出血。

4. 术前局部应用缩瞳药缩瞳、增加虹膜张力。

【手术方法】

1. 固定眼球　上、下直肌牵引缝线固定眼球。

2. 手术切口　在拟行房角粘连分离部位的对侧作透明角膜切口。切口隧道应足够长，可保证切口不漏水，也可保证按压切口后唇时房水可从前房或后房顺切口流出。若房角粘连范围较广泛，可作多个手术切口。

3. 放出前房及后房的房水　轻压切口后唇，放出前房及后房的房水。可用斜视钩按压角膜缘，使房水从后房流入前房。放干净房水的目的是使黏弹剂更好地充填前房，使前房足够深。

4. 前房注入黏弹剂　加深前房。

5. 房角粘连分离　在显微镜下行房角粘连分离术，术中应用消毒好的直接房角镜观察房角情况。可用钩、针头或房角切开刀进行手术。看清房角结构后，在房角粘连与房角开放的交界点开始，顺着小梁网的弧度用刀尖划开周边虹膜粘连的部位，反复以上步骤，使房角粘连分离较确切。术中需注意进刀深度，勿导致睫状体分离。

6. 清除前房内黏弹剂　用平衡盐溶液抽吸置换前房内黏弹剂。

7. 缩瞳　前房内注入缩瞳剂，维持虹膜张力，减少虹膜向房角堆积。

8. 关闭角膜切口　透明角膜隧道切口一般可自闭，若有漏水，可用10-0尼龙线间断或8字缝合一针。

【术后处理】

1. 术后早期需观察眼内炎症反应情况、前房积血情况及眼压，若术后早期眼压仍高，则可能前房仍有黏弹剂，可用全身脱水剂降低降压。

2. 术后用药包括局部抗生素及激素治疗，术后眼压高可酌情加用降眼压药物。

【手术并发症及处理】

1. 前房积血　术后少量前房积血一般可自行吸收。注意前房积血尽量勿下沉在房角粘连分离的部位。

2. 眼压控制不良　对于长期房角粘连的病例，房角粘连分离可能无法恢复长期粘连关闭的小梁网的功能，术后如眼压仍高，需酌情加用降眼压药物治疗。

四、睫状体分离术

睫状体分离术是一种内滤过手术，尤其适用于无晶状体眼或联合白内障摘出术的患眼。

由于本手术效果不确定(尤其对年轻患者)、术后常见并发症(前房积血、角膜后弹力层脱离及低眼压等)以及改良的小梁切除术及引流管手术的出现提高了手术安全性及可靠性，本手术趋于少用或仅作为联合手术的一个组成部分。

【手术原理】手术是使睫状体从巩膜突处分开，使前房和脉络膜上腔形成直接的通道，通过增加房水从脉络膜上腔流出的通道而降低眼压；也有人认为是通过减少房水的生成(由于睫状体的解剖位置发生改变)，而降低眼压。成功的睫状体分离术可能包括这两方面的机制。

【手术适应证】

1. 玻璃体前界膜尚完整的无晶状体性青光眼。

2. 由虹膜前粘连(炎症应基本消退)或无虹膜所致的继发性青光眼。

3. 眼压不十分高或合并有高度近视、玻璃体液化的开角型青光眼。

4. 虹膜有明显萎缩或新生血管(前房角无新生血管)、手术不宜涉及虹膜的青光眼患者。

5. 作为其他手术不能完全控制眼压时的补充手术。

【手术方法】

1. 固定眼球　可在角膜缘作牵引线或利用直肌牵引线固定眼球。

2. 切口　切口位置可在任何象限，但为了方便暴露，避免损伤睫状后长动脉，容易保留分离区的腔隙开放及减少出血在腔隙内积聚的危险，通常多选在颞上象限，其次是颞下象限。

离角膜缘6~8mm平行角膜缘剪开结膜及眼球筋膜囊，长8~10mm，沿巩膜面分离结膜至接近角膜缘处，然后在角膜缘后3.5mm作一平行角膜缘的巩膜切口，长约3mm，切口宜略向前倾斜。巩膜切开后应预置一针缝线。

3. 分离睫状体　助手利用巩膜缝线提起切口前唇，术者用睫状体分离器或较窄的虹膜复位器自切口伸入，在巩膜与睫状体之间进行分离[图10-7-7(1)、(2)]。分离的方法可以分次由后向前作放射形分离[图10-7-7(3)]，也可以把分离器先推向一侧，然后再转向前房作横向分离[图10-7-7(4)]。分离的宽度为睫状体的90°~120°。

4. 冲洗　为了防止分离腔内积血影响手术效果，分离完毕后，可用冲洗针头由切口进入原分离道内进行冲洗并恢复前房深度。拔针后，即结扎切口缝线。

5. 结膜缝合　用8-0可吸收缝线或5-0丝线连续缝合

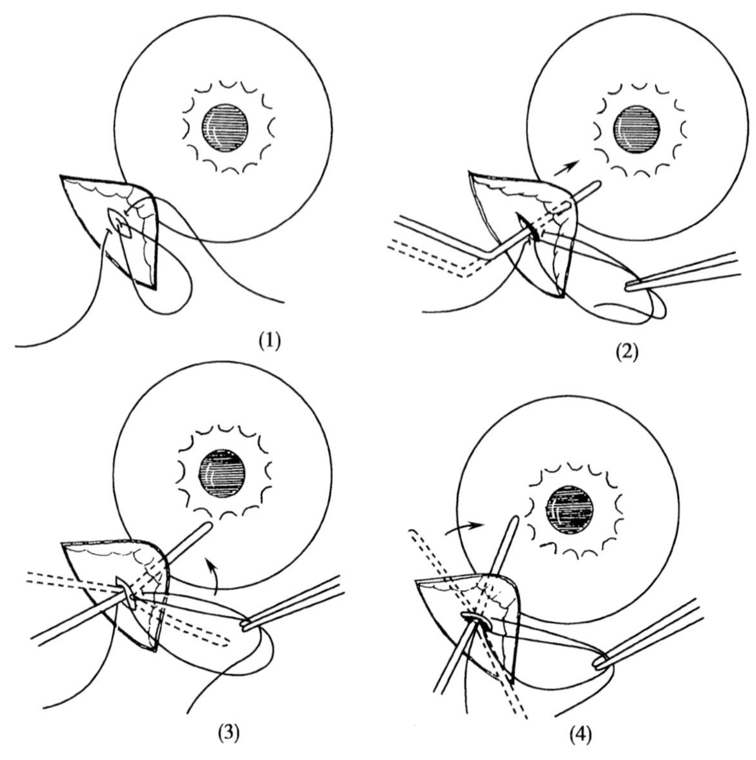

图 10-7-7 睫状体分离术

球结膜切口。

【术后处理】术后涂抗生素眼药膏及单眼包封。嘱患者卧向非手术侧，以防血液积聚在分离腔隙内。通常术后3日内使用缩瞳剂，但也可每日滴托吡卡胺或去氧肾上腺素；使瞳孔运动，以防发生虹膜后粘连。若有明显虹膜炎，可用2%后马托品液散瞳。1周后可小心检查前房角有无裂隙形成。

【手术并发症及处理】

1. 出血 是最常见的并发症。巩膜切口宜靠前，以便避开睫状前动脉，分离时器械要紧贴巩膜内表面，以避免穿破睫状体。发生出血时可用平衡盐溶液冲洗，或在前房内注入大的空气泡或黏弹剂，可促使出血停止，并防止血液在前房或分离腔隙内凝固。

2. 分离器位置不当造成周围组织损伤

(1) 前房角如有周边虹膜前粘连时，器械未能分开粘连部分，或器械进入前房太前及插入角膜后弹力层和实质层之间，则会发生后弹力层撕脱，甚至持续性角膜水肿。

(2) 如分离器械进入的位置太后，且未贴紧巩膜，可撕裂睫状体或虹膜，损伤晶状体或穿破玻璃体前界膜，引起玻璃体丢失。

3. 虹膜睫状体炎 手术时如损伤虹膜、睫状体等，术后可发生炎症，并由此导致虹膜后粘连。故术后除用糖皮质激素控制炎症外，应注意在早期使用缩瞳剂的同时，适当交替使用短效散瞳剂，使虹膜活动，避免出现后粘连。

4. 低眼压 是常见的术后并发症，往往伴有视力下降。其原因是房水生成受到抑制，随后眼压通常会逐渐回升。如眼压未回升，可用穿透性睫状体透热术或睫状体冷凝术关闭裂口，但效果不肯定。此时，可用氩激光照射睫状体分离的裂口可使其关闭。所用的激光参数为时间0.2秒，光斑100μm，功率500~600mW，接近50次照射可获成功。也可用缝线闭合睫状体分离口。

5. 眼压控制不良 通常是由于睫状体分离裂口关闭所致。这可能是由于严重出血、炎症或手术中分离裂口不够大所致。应用缩瞳剂使睫状体收缩，可促使睫状体分离裂口开放并可减少这一并发症。

6. 晶状体混浊 术后发生白内障也较多见。它同年龄及术前晶状体状态有密切关系，年龄大及术前已有晶状体混浊者，术后晶状体混浊多数加重。术前晶状体透明者，术后亦可发生晶状体混浊，可能与房水生成受抑制或房水成分改变有关。对术后发生的白内障以后可手术摘出，摘出时切口位置宜离开原手术分离区。

【手术要点及注意事项】

1. 作巩膜切口时，所有巩膜切口内的纤维均须切断，以便有利于睫状体分离器进入，但切开时勿损伤睫状体。

2. 分离睫状体时需注意下面几点

(1) 切口处先彻底止血，并把出血拭净。

(2) 插入分离器械时，必须确认是在睫状体与巩膜之间。

(3) 分离器械要紧贴巩膜壁内面前进，如果预计分离器械的尖端进入深度应已到达前房，但在相应的前房角处仍看不到器械的前端，即表示器械不是在睫状体与巩膜间进行，而是穿到睫状体后面，对此应退出分离器械并另行插入，不要盲目进行分离操作。

(4) 当分离器械前端进入前房后，不要再前进，以免损伤角膜内皮及后弹力层。在进行横向分离时，当分离器械的尖端出现在前房时，要先适当使分离器械略后退，然后再作横向分离操作。

第八节　前房手术

一、前房穿刺术

前房穿刺术可达到暂时性降低眼压，扩张视网膜血管，冲洗前房内异常房水、积血，抽取房水检查以及形成前房等目的。

【手术适应证】

1. 急性闭角型青光眼药物治疗眼压不降，术前可先行前房穿刺降压。

2. 视网膜中央动脉阻塞前房穿刺可降低眼压及扩张视网膜血管。

3. 冲洗前房积血、积脓及化学伤的房水内有害物质。

4. 外伤或内眼手术后浅前房或前房延缓形成，需注入空气、生理盐水或黏弹剂形成前房。

5. 抽取房水作生化或其他检查。

【手术方法】

1. 麻醉　在表面麻醉和局部麻醉下（如为前房冲洗，宜加球后麻醉）施行手术。

2. 开睑　用开睑器开睑。

3. 固定眼球　用固定镊子在穿刺点（通常选在颞侧）对侧的角膜缘固定眼球。

4. 如作为抽取房水、注入空气、生理盐水或黏弹性物质的穿刺口要小，以免房水流失。

角膜组织较韧，当穿刺针不易进入时，可用15°角的狭小尖刀片先在角膜缘内1mm的透明角膜上作一小切口，再进穿刺针。狭小尖刀片可平行虹膜面插入角膜，稍左右摇摆刀柄缓缓刺进前房（勿用暴力垂直刺，以防失控，伤及虹膜、晶状体），在刀尖刚刺穿角膜时即退刀，改用穿刺针（针头斜面向下）或冲洗针头经切口进入前房（图10-8-1），抽取房水或注入空气、生理盐水或透明质酸钠（Healon）。如为抽取房水，应采用1ml注射器；如为注入空气或生理盐水，可改用2ml或5ml注射器。

5. 排出房水　此时的穿刺口应略大些，用小尖刀或前房穿刺刀在角膜缘内1mm处切开角膜约3mm后退刀，轻轻压迫切口后唇，使房水慢慢流出，如需反复放出房水，可在12~24小时后再压迫切口后唇，放出房水。

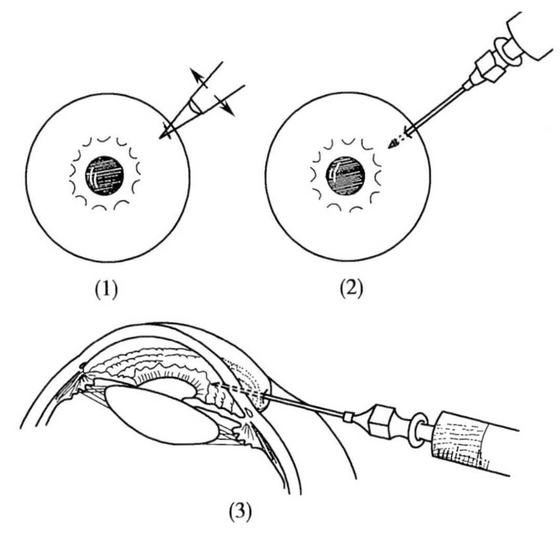

图10-8-1　前房穿刺术

6. 冲洗前房　角膜或角膜缘切口，穿刺口要更大些（4~5mm），以便冲洗物容易排出，必要时还可使用镊子夹出冲洗物。

【术后处理】术后涂抗生素眼药膏，单眼包眼（若为前房积血可包扎双眼），每天换药，注意有无新鲜出血及眼压情况。

【手术并发症及处理】

1. 周边虹膜前粘连　经角膜缘穿刺比经透明角膜穿刺更易发生虹膜前粘连，且会有少量血液进入前房，故目的为检查房水者，应经透明角膜进入前房。

2. 虹膜嵌顿于伤口　若穿刺口过大，房水急速流出，可造成虹膜嵌顿于伤口，术时宜按摩角膜或用虹膜复位器使其分离复位，并形成前房。4mm以上较大的穿刺口，宜用10-0尼龙线间断缝合伤口一针。

3. 眼内组织损伤　用小尖刀片或前房穿刺刀切开角膜时，如用力过甚或前房较浅，则易伤及虹膜甚至晶状体，因此在切开角膜时，不要用暴力，有突破感时即退刀，可避免伤及眼内组织。

二、前房形成术

扁平前房或前房延缓形成是内眼手术（如角膜移植术、白内障手术、眼外伤和青光眼手术）术后常见的并发症。多数是由于伤口渗漏、脉络膜脱离和房水错流等原因造成。持续的浅前房通常导致角膜水肿、周边虹膜前粘连和白内障。因此当内眼手术术后出现浅前房时，应积极寻找病因，给予相应治疗。若经保守治疗7~10天前房仍不形成或出现角膜水肿，应进行手术治疗，形成前房。

第九节　睫状体手术

本手术是通过不同方式破坏睫状体功能使其房水生成量减少，从而达到降低眼压的目的。这类抗青光眼手术通称为睫状体破坏手术。

睫状体破坏手术根据所选用的能源种类以及能源作用于睫状体的途径分为不同类型。

用于睫状体破坏手术使用的能源有：热能（电凝）、电化学能（电解）、放射能（β射线）、光能（激光）以及超声波、微波、冷冻等。早期使用的电凝，电解以及β射线，由于具有严重的并发症，目前已很少使用。

能源到达睫状体的途径有：直接经巩膜到达睫状体，或经眼内直视，如采用眼内镜直视、借助反射镜通过散大的瞳孔到达睫状体等途径。

一、睫状体冷凝术

【手术原理】睫状体冷凝术通过人工制冷产生的低温效果，直接破坏睫状体上皮及其血管系统，从而减少房水产生。

冰冻低温导致细胞死亡的机制和组织缺血梗死有关，组织在处于低温状态时，微循环内因血栓形成导致微循环阻塞使组织细胞发生缺血性死亡。

低温导致睫状体上皮细胞损害的主要机制为两方面：电解质浓缩的毒性作用和细胞内冰晶的形成，而细胞内冰晶的形成对组织细胞具有更强的致死作用。

由于睫状体冷凝术要求达到睫状体上皮细胞中等度坏死，且术后仍需保持一定水平的房水生成，以维持眼的主要生理功能，因此睫状体冷冻温度应控制在一定范围，否则有发生眼球萎缩的可能。当睫状体组织内的温度为 -5~-15℃时，组织细胞则发生轻到中等度坏死，如果超过 -20℃则会发生中度以上的严重坏死，一般组织内 -20℃的温度被认为是细胞轻度坏死和严重坏死的分界线。

用电子温度计探测结果表明，当冷冻头温度为 -80℃时，睫状体温度在 20~30 秒钟即达到最低点，平均为 -7~-10℃并维持在这一水平，不再继续下降。这由于睫状体内的血流起到了绝缘效应所致。当冷冻头温度为 -100℃时睫状体内温度为 -9~-18℃，平均 -13℃，当冷冻头温度超过 -120℃时睫状体温度可达 -15℃以下，睫状体上皮则遭严重破坏，并可产生晶状体混浊，悬韧带断裂。

在睫状体冷冻手术时由于球结膜、筋膜、巩膜组织的隔离作用以及睫状体内血流的绝缘效应，冷冻持续 20~30 秒钟后，睫状体内温度才开始下降。并且冷冻头温度保持 -80℃时睫状体内温度才能达到 -10℃左右，这一温度则是导致细胞轻度损伤所需的温度。

睫状体冷冻手术除了破坏睫状体上皮功能的作用外，冷冻治疗时可导致角膜缘处神经组织破坏，从而对于一些绝对期青光眼具有缓解疼痛的效果。

冷冻后睫状体病理变化十分明显。早期表现为基质充血水肿，睫状体上皮脱离，出现囊样变性，继之上皮细胞核固缩，细胞死亡。冷冻术后 3 个月，睫状突变萎缩变平，毛细血管消失，成纤维细胞和色素细胞增生。在冷冻区附近的角膜可产生内皮细胞损伤、消失。周边部虹膜基质萎缩，并出现局限性晶状体混浊。

【手术适应证】

1. 穿透性角膜移植术后青光眼。
2. 无晶状体眼青光眼。
3. 新生血管性青光眼。
4. 继发性闭角型青光眼。
5. 多次抗青光眼手术失败后青光眼。
6. 外伤性房角后退性青光眼。
7. 人工晶状体植入术后青光眼。

睫状体冷凝术作为一种相对安全的睫状体破坏手术，主要用于绝对期青光眼的治疗。但由于睫状体冷冻术后患者疼痛明显，且可引起慢性葡萄膜炎，目前睫状体冷凝术主要用于其他治疗措施无效的晚期青光眼患者或已有严重视力损害又无法进行激光治疗的青光眼患者。有报道称睫状体冷凝术可能对慢性闭角型青光眼疗效较好。由于经巩膜睫状体光凝大大减轻了患者术后疼痛，以及内镜下睫状体光凝的精确定位技术，因此目前睫状体冷凝术应用较少，在没有激光治疗条件的情况下可行睫状体冷凝术。

【术前准备】睫状体冷冻手术时不需切开巩膜，故属于相对安全的抗青光眼手术，术前眼部消毒准备同一般内眼手术。

1. 术前用药　为了预防术后早期一过性高眼压及早期的葡萄膜炎，术前 3 天，眼局部可使用皮质类固醇、前列腺素抑制剂。术前 4 小时、0.5 小时分别给阿司匹林 0.5g 口服，若术前眼压水平过高，术前可给甘露醇静脉滴注。

2. 麻醉　按内眼手术作球后麻醉，由于这类患者往往长期处于高眼压状态，眼部组织充血，对疼痛反应相当敏感，表面麻醉及结膜下浸润麻醉往往效果不佳。

3. 冷冻器械

(1) 制冷源：目前常用的致冷源有液氮、二氧化碳，要求制冷温度必须低于 -80℃

(2) 冷冻系统：选用的冷冻系统应装有温度显示器及自动计时器。

(3) 冷冻头：冷冻头直径一般为 2.5mm。特殊设计的直径为 3.0mm，长 6mm 弧形(弧度和角膜缘弧度一致)冷冻头，可一次完成较大范围的冷冻，从而减少冷冻次数和时间。

4. 试机　术前一定要预先调试冷冻系统。打开开关后，冷冻头应立即结霜，温度显示必须低于 -80℃以下。

5. 其他　有条件时可准备一手术用前房角镜，以利术中观察睫状体冷冻效果。

【手术方法】

1. 开睑器开睑，用固定镊向冷冻部位对侧牵引眼球，暴露拟冷冻部位。

2. 冷冻头定位　睫状体冷冻手术时，冷冻头的中心应恰好位于睫状体的睫状突处。睫状突的前缘位于 Schlemm 管之后约 0.28mm，由于角膜缘各部位的宽窄不一，因此，如以角膜缘为标志，在颞侧、鼻侧及下方象限内冷冻头时，冷冻头的前缘应离开角膜缘 1.0mm，在上方象限冷冻时，冷冻头的前缘应离开角膜缘 1.5mm［图 10-9-1(1)］。对一些角膜缘解剖标志不明显的病例(如牛眼、高度近视、血管翳、老年环)可采用巩膜透照法确定睫状体位置。

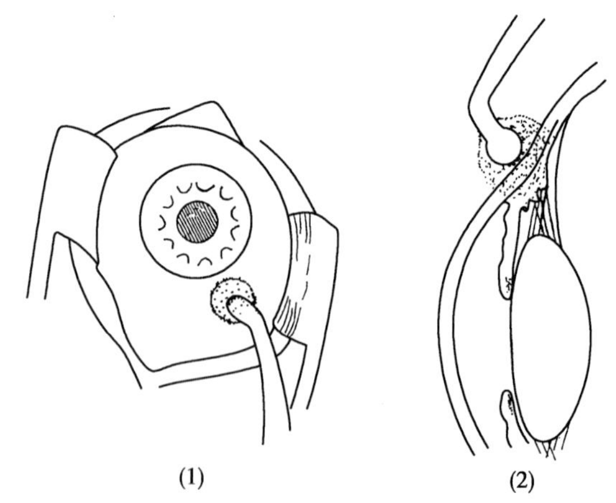

图 10-9-1　睫状体冷冻术

3. 冷冻方法　作睫状体冷冻时，如果能确保冷冻机的冷冻温度合乎需要，一般不需切开球结膜，但要吸干球结膜表面的液体，定位后将冷冻头紧压在球结膜上，保证冷冻头和组织完全接触。如前述睫状体内的血流具有温度绝缘效应，影响低温传导，故冷冻头在球结膜面作适当的加压，一方面保证冷冻头有充分的接触面积，另一方面可减少该区域睫状体的血流，从而减少血流的温度绝缘效应。

打开冷冻器开关后大约 15 秒钟，冷冻头表面开始结霜，最低温度可达 -60~-80℃。有效冷冻时间应从放置冷冻头之后20~30秒钟开始计算。一般要求冷冻温度在 -80℃左右，每一冷冻点总的冷冻时间要持续 40~60 秒钟（有效冷冻时间约为 40 秒钟）。若冷冻头温度为 -60℃，冷冻时间可延长至 90 秒钟。

冷冻头周围的结膜及巩膜逐渐发白，形成一个 3~4mm 的冻结区，这时开始计算时间，到达要求时间关闭开关，待冷冻头周围的冰球逐渐融化。温度回升至 0℃以上时冷冻头与组织自行分离，这时需要揩干冷冻头准备作下一次冷冻。

4. 冷冻范围　冷冻范围通常为 2 个象限，每个象限作 2~4 个冷冻点。降眼压效果和冷冻范围有关，冷冻范围越大，降眼压幅度越大，但发生眼球萎缩的可能性也同时增加。一般主张第一次冷冻手术，冷冻范围限于 180°范围内，如眼压控制不佳，以后再行冷冻手术，但总的冷冻范围绝对不能超过周长的 300°。

另外，确定冷冻范围时还应考虑到青光眼的类型、术前眼压水平、睫状体冷凝术的次数，以及年龄等因素。一般来说，年轻患者需要的冷冻范围往往大于老年患者。

5. 操作要点　①冷冻头升温时，组织冰球融化较慢，冷冻头与结膜间的冻结尚未完全分离，若急于取下，可能会将冻结在冷冻头上的小片结膜一同撕下。若向冷冻头处滴盐水以加快冷冻头周围冰球的融化，可引起球结膜吸收大量水分而出现球结膜水肿，使以后冷冻点的冷冻效应越来越低，故上述方法不可取，正确的操作应耐心等待自然升温。②冷冻头向巩膜加压时应指向眼球中心方向。斜向加压，一方面造成冷冻头平面和巩膜接触不完全，另一方面冷冻头有可能在眼球表面滑动，改变冷冻位置，导致拟冷冻点冷冻效果不佳；冷冻头如太靠近角膜缘可致角膜内皮损伤，且低温也会被循环着的房水吸收，使冷冻效果降低。③与电凝头的电凝效果不同，因冷冻头周围形成的冰球水平直径大于冷冻头，而深度小于水平直径，故真正达到睫状突的冷冻部分不是整个冰球下方而是局限于冰球下方的中央区[图 10-9-1(2)]。④随着冷冻点的增多，反复地压迫眼球，使眼压降低，眼球变软，如再继续冷冻，冷冻头会陷入凹陷的结膜及巩膜内，这样既损伤周围组织，又使冷冻温度被周围组织吸收，影响冷冻效果。此时可用棉签压迫眼球另一侧，以便升高眼压，使冷冻区巩膜膨隆，有利于提高冷冻效果。⑤室内温度过高，冷冻头外露部位会结大量冰球，也会降低冷冻效果，故行睫状体冷凝术时室温应控制在适当水平以确保冷冻的疗效。⑥术中尽量避免在眼表面滴水，冷冻时应揩干结膜表面液体，否则也会影响冷冻效果。

6. 再次手术的问题　虽然按照标准操作行睫状体冷冻手术，但由于患者青光眼类型、年龄、睫状体解剖以及功能上的差异等原因，有些病例可能出现降眼压效果不理想，对这类患者则需再次行睫状体冷凝术。再次手术的时间应在第一次手术后 1 个月进行。再次冷冻手术范围应包括第一次冷冻手术的范围在内但不能超过周长的 300°，再次手术时掌握冷冻的时间及控制范围十分重要，否则易导致冷冻过度，甚至发生眼球萎缩。

【手术并发症及处理】

1. 一过性眼压升高　一过性眼压升高可发生于手术中，也可发生在术后早期，眼压升高时可达 60~80mmHg，这对于已处于晚期的青光眼患者的视神经构成极大威胁。

术中发生的一过性眼压升高可能和冷冻时低温造成的巩膜急骤收缩及眼内容积突然减少有关。如术前用降眼压药物，术中采用球后麻醉，冷冻时，各冷冻点间隔时间延长均可减少这类并发症的发生。

术后早期一过性眼压升高多发生于术后 6 小时，一般认为和术后早期眼前节炎症反应有关。故术后早期应常规给降眼压药物，必要时可静脉滴注甘露醇。

2. 葡萄膜炎　术后所有患者均发生不同程度的葡萄膜炎，且往往可见前房内有纤维素性渗出。为减轻术后葡萄膜反应，术后可常规服用阿司匹林及皮质类固醇，眼局部使用吲哚美辛。

3. 疼痛　术后早期多数患者发生剧烈的眼球疼痛，有些病例可持续数天，这种疼痛往往和术后一过性眼压升高，以及葡萄膜炎有关，经上述处理后可缓解，个别严重病例可加用镇静剂或作用较强的镇痛剂。

4. 前房积血　前房积血并不罕见，特别是新生血管性青光眼患者术后更常见。这种积血往往是一过性的，通过保守治疗可在数天内吸收。

5. 低眼压及眼球萎缩　过量冷冻往往导致低眼压，甚至眼球萎缩。为了防止这一严重并发症发生，除了按照前述的标准进行冷冻操作外，对于术前估计可能发生低眼压及眼球萎缩的患者，术中要严格控制手术量，可采用小量多次，较长的冷冻治疗时间间隔（1 个月以上）的方式进行睫状体冷冻手术。术后使用皮质类固醇可减少这类并发症发生的机会。

6. 眼前段缺血　表现为虹膜萎缩、虹膜后粘连、白内障、低眼压、角膜混浊及新生血管形成。尽管这类并发症较少发生，但也是一种严重并发症。对于具有动脉硬化、血管炎、高黏滞血症等易发生眼前段缺血者，冷冻治疗前应慎重制订手术方案。

7. 其他　其他较少见的并发症有晶状体不全脱位、交感性眼炎、脉络膜脱离、黄斑水肿、视盘水肿等。此外值得一提的是术后 2 周内，巩膜硬度往往低于正常，2 周后开始逐渐恢复正常，故术后 2~4 周作眼压测量时应注意正确判断所得的结果。

二、睫状体高强度聚焦超声波术

高强度聚焦超声波（高聚超声波）是 20 世纪 80 年代初开始用于难治性青光眼治疗的一种方法。由于治疗过程中因操作失误可损伤正常眼部组织，导致多种并发症，且术后视力下降的风险较高，据 Burgess 等报道用超声波术治疗后 40% 的患眼出现不同程度的视力下降，小部分患者视力降至无光感，以及睫状体光凝技术的发展和完善，近年来研究此类技术应用于青光眼治疗的文献报道较少。

【手术原理】热能的产生是超声波穿透组织过程中的一个重要生物物理特性：超声波在穿透组织过程中，其强度不断衰减，其中部分声能转化为热能被组织吸收。组织中声能转换为热能，可由下式定量评价：

产热率 = 0.55aI（cal/cm3s），（卡 / 厘米 3 秒）

式中，a 为吸热系数（db/cm，分贝 / 厘米），其大小由声频率和组织特征决定；I 为单位时间内平均超声强度（W/cm^2，瓦 / 厘米^2）。当转化的热能使组织内温度升至 40~45℃时，开始出现生物热效应；温度超过45℃，即可造成组织损害和变性。因此适当控制高聚超声波的能量，可在超声能量聚焦区的一定体积组织内产生热效应，从而造成独特的组织破坏作用。目前认为高聚超声波治疗降低眼压的机制，不仅是睫状体功能破坏，使房水产生减少，另外还有两个更重要的作用，经高聚超声波治疗区的巩膜变薄，房水通过变薄的巩膜流到结膜下，从而建立了房水的外引流途径；治疗区巩膜瘢痕形成导致巩膜和睫状体分离，从而增加了房水从脉络膜上腔引流。由于这些特点，所以它的降眼压效果明显优于前面介绍的各类睫状体破坏手术，此外，这类手术不仅是睫状体破坏手术，而且同时具有内、外引流手术的特点。

【手术适应证】鉴于高聚超声治疗对眼部组织有一定的破坏作用，它仅适应于治疗各种继发性青光眼，如新生血管性青光眼、葡萄膜炎性青光眼、无晶状体眼青光眼，以及一些反复多次手术失败的原发性青光眼和先天性青光眼。另外，也用于滤过术后巩膜瓣广泛瘢痕形成或巩膜和球结膜广泛粘连的患眼，高聚超声治疗可改变巩膜胶原的结构而使粘连分离，以及使巩膜瓣变薄，从而重开滤过通道或使巩膜瓣渗透能力增加。

【术前准备】术前准备工作基本同睫状体冷冻手术。

【手术方法】

1. 手术设备　高聚超声治疗仪与一般超声诊断仪的不同之处，是它具有一个特殊的换能器。新型的超声治疗仪不单能适当控制能量在组织内产生热效应，而且还可将聚焦区控制在很小范围。它可精确定位于眼球表面或眼内任何深度和任何部位，且可穿透不透明的介质，如巩膜、白内障、积血的玻璃体而聚焦；另外，它不同于激光不依赖组织的特殊光学性质如色素含量来吸收能量。

2. 技术要求　超声波应用于眼部最好以水作媒介，通常用水浴隔离法。治疗时通过诊断性换能器对治疗组织定位后，即把换能器对准并将瞄准光束集中在指定的治疗部位（巩膜），距离准确，换能器的聚焦定位精确，即可用超声能作适当时间的透射。

3. 超声强度　目前临床应用的超声强度，一般在10mW/cm^{2}以内，超声频率为4.6MHz透射时间5秒。

4. 透射部位及点数　实施睫状体高聚超声治疗时，所选择的部位同睫状体冷凝术（图10-9-2）。透射的点数通常为6~7个。术前眼压超过35mmHg者，点数可适当增加，治疗反应为透射部位结膜变白和水肿隆起，治疗效果与透射次数有关。

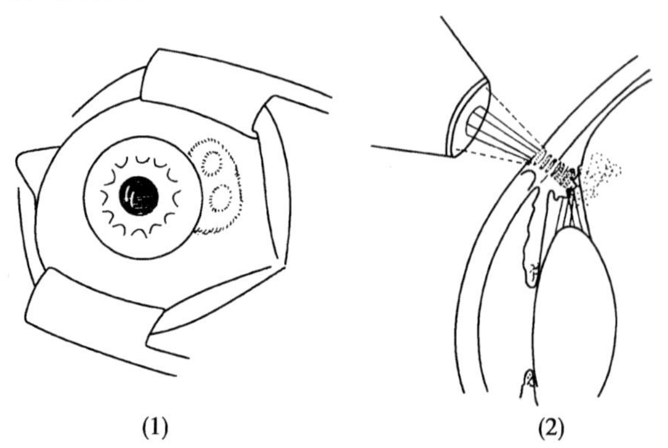

图10-9-2　睫状体高强聚焦超声治疗

5. 治疗效果及追加治疗　高聚超声治疗成功者术后第一天即表现眼压下降，但超声治疗效果随时间延长而降低，对首次失败的病例仍可重复治疗，再透射治疗一般选用较首次较低强度的超声能量，可在术后1周以后进行，再透射治疗最多者可达3次。

【术后处理】术后处理原则同睫状体冷凝术。

【手术并发症及处理】高聚超声作为一种对组织有一定破坏作用的治疗方法，其手术并发症与其他睫状体破坏手术的并发症类似，程度较其他手术明显轻，另外高聚超声治疗时声束方向的错误又可引起眼部其他组织的损伤，所以和其他睫状体破坏手术相比它可增加操作失误导致的并发症。

1. 术后早期一过性眼压升高　术后10%~65%的患者在24小时内发生眼压升高，一般往往较治疗前基础眼压升高10mmHg左右，这种一过性眼压升高和术后早期葡萄膜炎有关，术后眼局部使用皮质类固醇治疗，术前口服乙酰唑胺有助于防止这类眼压升高。

2. 葡萄膜炎　也是常见的并发症之一，几乎所有患者治疗后都有短暂而轻微的葡萄膜炎，表现为轻度的房水闪光及细胞漂浮。术前一天及术前10分钟术眼局部点0.1%地塞米松和1%吲哚美辛可减少这类并发症的发生。术后眼局部常规皮质类固醇应用，必要时加用睫状肌麻痹剂。另外，少数患者术后可能发生较严重的迁延性葡萄膜炎（迁延时间超过3个月）严重者最终导致眼球痨发生。这类葡萄膜炎的发生可能和过量治疗有关，一般透射点在4~6个以下以及采用前面介绍的能量者较少发生，所以控制治疗量是预防这类葡萄膜炎的重要手段。

3. 巩膜变薄及巩膜葡萄肿　治疗区巩膜组织变薄是这一手术的特点，但少数患者治疗区巩膜变薄并透见葡萄膜，严重者甚至发生巩膜葡萄肿或巩膜穿破。这种并发症多见于前巩膜组织已有病理变化的青光眼，如先天性青光眼、高度近视眼、眼部已反复多次进行过青光眼手术。所以这类青光眼是高聚超声治疗的相对禁忌证。对于手术后已发生这类并发症的患者，往往需进行手术修补。

4. 低眼压和眼球萎缩　高聚超声治疗后部分患者可出现暂时低眼压（<5mmHg）但一般不超过1个月，眼压可自行缓慢回升，对这类病例则无须处理。如果低眼压时间超过1个月，则有可能最终导致眼球萎缩，一旦发生这种情况，几乎无法挽回这一结果，为了避免这一灾难性的并发症，同睫状体破坏手术一样最重要的是根据青光眼类型、术前眼压等慎重选择治疗点数和治疗能量，宁可小量多次追加治疗，也不作一次过量的治疗。

5. 由于操作失误造成的并发症　在治疗过程中由于技术失误导致超声声束方向偏差而造成的眼部损伤，目前报道的有眼睑烧伤、角巩膜缘烧伤、角膜烧伤、晶状体损伤。这类并发症的发生一方面和操作者的技术娴熟程度有关，另一方面则和患者的合作程度有关。

为了避免这类并发症的发生需强调治疗时应先使用超声诊断探头对组织定位并使超声声束垂直于治疗区的巩膜，另外患者术眼应采用球后麻醉。

眼睑烧伤及角膜损伤皮质类固醇治疗后一般不留瘢痕，角膜可恢复透明，而晶状体损伤则可致晶状体混浊视力下降。

6. 其他罕见并发症　已报道的其他罕见并发症有结

膜感染、前房积血、脉络膜脱离、黄斑水肿等。前房积血经保守治疗可吸收,伴有浅前房的脉络膜脱离保守治疗无效者则需行后巩膜切开脉络膜上腔引流术。

三、透巩膜微波睫状体破坏手术

微波技术先被用于眼内肿瘤治疗,随后又被用于睫状体破坏手术。微波作为一种高频电磁波,它可在组织内产生可控制的高温,从而达到组织的破坏作用,手术适应证同其他睫状体破坏手术。微波头为直径 3mm 的盘状探头,能量为 4.6GHz,组织内温度为 60℃,治疗时间 30~60 秒。初步应用报道这种治疗比超声波较少造成结膜和巩膜的损伤(与组织含水量有关,含水量相对少者热损伤小)。

四、睫状体切除术

睫状体切除术主要用于多次手术治疗无效的继发性、无晶状体眼闭角型青光眼。术前准备同滤过手术,采用球后麻醉。将 Fleringa 环缝于巩膜上,作上方以角膜缘为基底的结膜瓣,结膜切口距角膜缘 8mm,范围 150°,在结膜瓣下作宽 4mm 以角膜缘为基底,厚 2/3,范围为 60°宽的板层巩膜瓣。在该瓣下的巩膜床内距角膜缘 1~3mm 处作一全层全长的“工”字形切口,形成具有前后唇的巩膜活瓣。完成上述步骤后作前房穿刺降低眼压。打开巩膜活瓣暴露睫状体,对准备切除的睫状体进行烧灼止血。然后用虹膜剪剪除该区域睫状体。完成上述步骤后分别用 10-0 尼龙线缝合深层巩膜活门切口及板层巩膜瓣,最后用 8-0 可吸收缝线对筋膜囊及结膜分层连续缝合。术中参考术前眼压决定睫状体切除范围为 60°~90°不等。术中使用 Fleringa 环及预制前房穿刺口是预防玻璃体脱出的重要措施,睫状体的充分烧灼是预防术中出血的重要环节(图 10-9-3)。

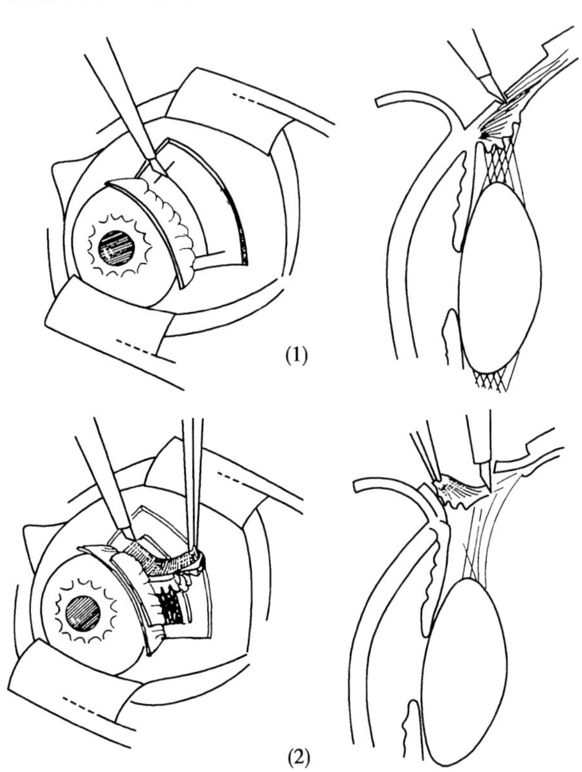

图 10-9-3 睫状体切除术

第十节 前房引流装置植入手术

难治性青光眼的治疗一直是眼科临床工作中的棘手问题之一。1969 年 Molteno 发明了现代青光眼引流物植入术治疗难治性青光眼,其原理为通过一人工引流装置将房水引流到赤道部的结膜下间隙,以期获得新的房水外引流通道。在 Molteno 引流装置的基础之上,一些新型的现代前房引流物不断问世,其制作材料、制作工艺及手术方法不断改进,目前手术的并发症明显减少,手术成功率也显著提高。

(一) 现代房水引流装置的特点

现代房水引流装置和早期设计使用的相比主要有以下几方面改进:

1. 材料 现代房水引流装置所选用的材料多为医用高分子化合物,如:聚丙烯、硅胶、聚甲基丙烯酸甲酯等。这些材料的生物相容性好,对眼组织刺激性小,引流盘周围炎症反应轻,因此可减少瘢痕的形成。

2. 引流盘的位置 现代房水引流装置的引流盘位置已从眼球赤道部之前改为赤道部之后。这种改变有许多优点:①赤道部以后的球结膜及眼球筋膜具有很好的扩张潜力,易于引流盘的植入和存留,并可在引流盘周围形成一个表面积与引流盘外表面积相同的纤维性囊腔;②在赤道部后引流盘周围形成的纤维囊腔储液间隙由于远离前房,减少了眼前段的炎症反应;③由于该区域的筋膜组织较厚加强了对引流盘的保护,减少了后期引流盘暴露的可能性;并且减少了滤过泡相关并发症如滤过泡渗漏、滤过泡感染以及眼内炎的发生。

3. 制作工艺 现代房水引流装置的设计工艺有了很大改进,如压力敏感性活瓣开关的设计,保证了在一定压力下房水的单向流动,减少了术后早期浅前房的发生率;并可根据要求设计不同降眼压水平的引流装置,术后易获得所需眼压控制水平。所以这类引流装置又被称为青光眼减压阀、青光眼眼压调节器、青光眼房水分流泵等。

(二) 房水引流装置的构造及降眼压机制

房水引流装置通常由两部分组成。一是引流管,它将前房水引流到远端的引流盘处;二是引流盘,一般引流盘要达到一定面积(≥135mm^2),引流盘植入后在盘周围可形成一个和引流盘表面积相应的纤维性储液间隙。房水在压力作用下通过引流管被引流到这一储液间隙,再经其囊壁被动扩散或被毛细血管和淋巴管吸收,眼压因此下降。因此,眼压控制水平取决于纤维性储液间隙的大小及该间隙囊壁对房水排出的阻力大小。

(三) 常用的现代房水引流装置

目前临床上常用的各类房水引流装置都是在 Molteno 设计的房水引流装置的基础上改良的。本文将对 Molteno 房水引流装置作详细介绍,而其他改良的房水引流装置则只介绍它的改良部分及特点,以便临床医师可根据不同需要合理选择合适的房水引流装置。

1. Molteno 房水引流装置 经典的 Molteno 房水引流装置为长引流管单盘型:它由一条外径为 0.63mm、内径为 0.3mm、长 21mm 的硅胶引流管与一直径为 13mm、面积为 $135mm^2$ 的丙烯酸甲酯引流盘联结组成。引流盘为圆形凹盘与眼球表面弧度一致，两侧各有一带孔小耳。用于缝合固定引流盘。该盘向巩膜面一侧边缘有一隆起的嵴，由于它的存在使得引流盘和巩膜之间形成一腔隙。此后 Molteno 又先后设计了长管双盘及长管单盘双室引流装置。前者由于增加了一个引流盘，所以降眼压效果优于单盘引流物；后者将一单盘分为一小一大两室，房水先进入前部小室，然后再缓慢流向后部的大室，结果限制了房水排出的速度．减少了术后早期浅前房的发生［图 10-10-1］。

近几年来许多学者为了减少房水引流物植入手术的并发症，提高它的降眼压效果，在 Molteno 设计的房水引流物基础上改良设计了许多不同房水引流装置，本文将目前临床上应用较多的几类房水引流装置的特点作简要介绍。

2. Schocket 房水引流装置　该引流装置的特点是通过植入到前房内的引流管将房水引流到和它相联结的巩膜环扎带的腔隙内，以便在眼球的中纬线环扎带周围形成一包裹区，造成房水从此包裹区向眼后部弥散而被吸收［图 10-10-1(2)］。

3. Hoskins-Drake 蝶翼状房水引流装置　它的远端引流盘被改良为蝶翼状，这样一方面增加了房水在眼球筋膜下的引流面积，增强了降眼压效果，另一方面这种蝶翼状设计的引流盘本身具有类似活瓣的作用，当前房压力降低时引流盘的两个翼和巩膜表面贴紧，减少房水引流间隙，使房水引流量减少；当前房压力增加时引流盘两翼伸展使得引流盘和巩膜表面之间的间隙增大，使房水引流量增加。另外，它的引流盘由含钡的硅胶制成，有利于术后用 X 线检查观察引流盘位置(图 10-10-1)。

4. Whites 青光眼房水分流泵(Whites pump shunt)　该引流装置的特点是在引流管和引流盘之间增加了一个特殊的储液池。该储液池入口和出口处各有一单向(离开前房方向)活瓣，它们在特定压力条件下才开放。该储液池的顶是由富有弹性的薄硅胶制成，在扩张条件下可贮存 0.4ml 房水。由于这一储液池的特殊设计，当患者瞬目活动时通过眼睑对储液池顶部的压迫作用，使储液池压力增高，储液池外口的活瓣开放房水排向远端引流盘。这一引流物的最大特点是可人为通过增加瞬目次数或采用指压法调整房水排出量(图 10-10-2)。

5. Ahmed 青光眼引流阀(Ahmed glaucoma valve)　该装置采用文丘里(Venturi-Flo)系统，提供限制房水外流阻力的单向压力敏感阀门，该阀门在前房压力超过 1.07~1.33kPa(8~10mmHg)时开放，房水以 2~3μl/min 的速度缓慢排向引流盘，可减少术后早期严重的低眼压和浅前房的发生(图 10-10-3)。此外其硅胶弹性引流管可提供抗渗漏的紧密性及充足的引流容量；其引流盘与眼球曲率一致易于在眼外肌之间插入，仅占据赤道部区域的一个象限，有利于减少手术创伤；由于具有较大的表面积($184mm^2$)，增大了巩膜表面包裹形成的表面积，从而能够更有效地降低眼压。

近来新型 FP7 型硅胶 Ahmed 青光眼引流阀已应用于临床，与传统 S_2 型聚丙烯青光眼引流阀相比，其组织相容性较好，厚度更薄，外形呈渐变细窄的形状，引流盘具可弯曲性，并且没有后嵴，因此 FP7 型青光眼阀更易于植入，更利于切口关闭，利于形成更扁平更薄的滤过泡，术后炎症反应轻微，远期眼压控制良好。

6. OptiMed 青光眼压力调节器(OptiMed glaucoma pressure regulator)　这种房水引流装置由两部分组成，引流管前端由聚甲基丙烯酸甲酯制成，质硬，在术中易于植入前房；引流管后端由硅胶制成，质软，在术中易于调整引流块的位置。该引流装置的最大特点在于和引流管相连的不是引流盘而是一块由聚甲基丙烯酸甲酯制成引流块。

该引流块构造极为特殊，为内部含有 180 个左右微型孔道的长方形块状物，房水经过这些微型孔道时由于微孔直径的影响使阻力增加，流速减慢，同时这一海绵状结构为房水储存提供了一较大的间隙。所以设计者根据控制微型

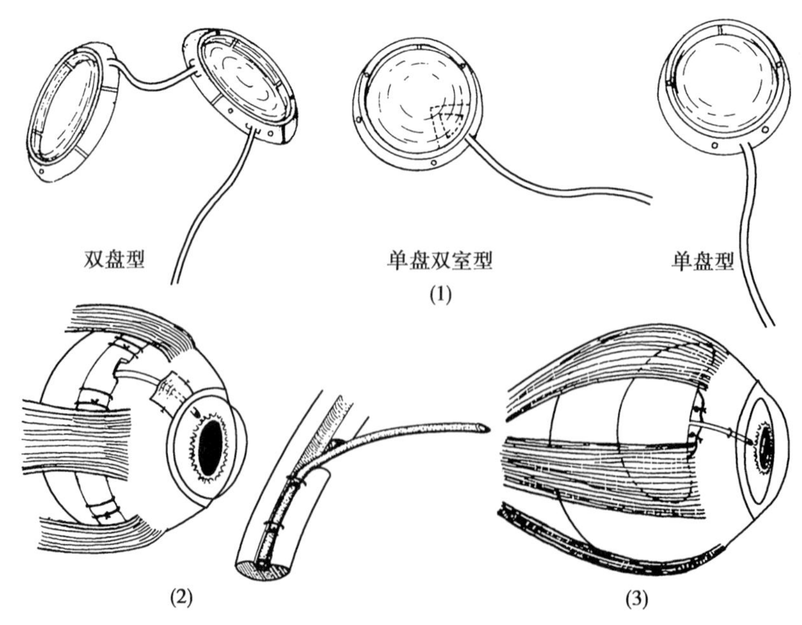

图 10-10-1　现代人工前房引流物手术

(1) Molteno 长引流管；(2) Schocket 长管环带引流物；(3) Hoskins-Drake 蝶翼引流物

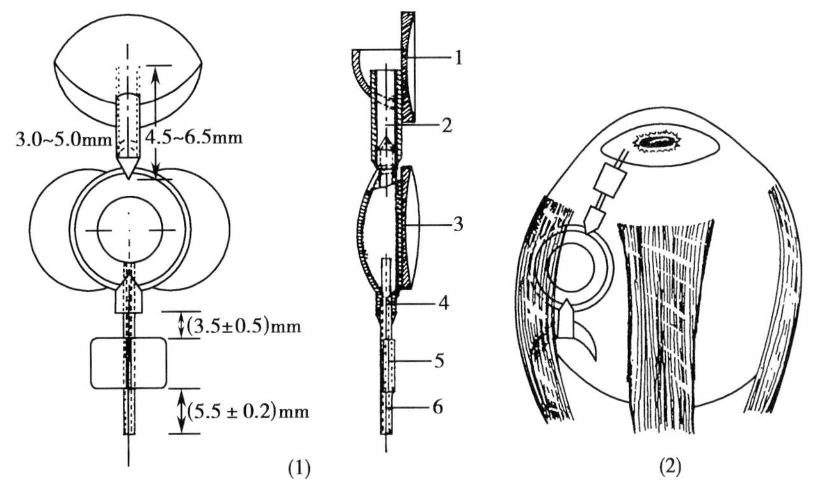

图 10-10-2 White 房水分流泵

(1)标准型 White 青光眼房水分流泵;(2)房水分流泵植入后示意图

1. 固定物;2. 引流管;3. 储液池;4. 主体;5. 固定翼;6. 前房植入管

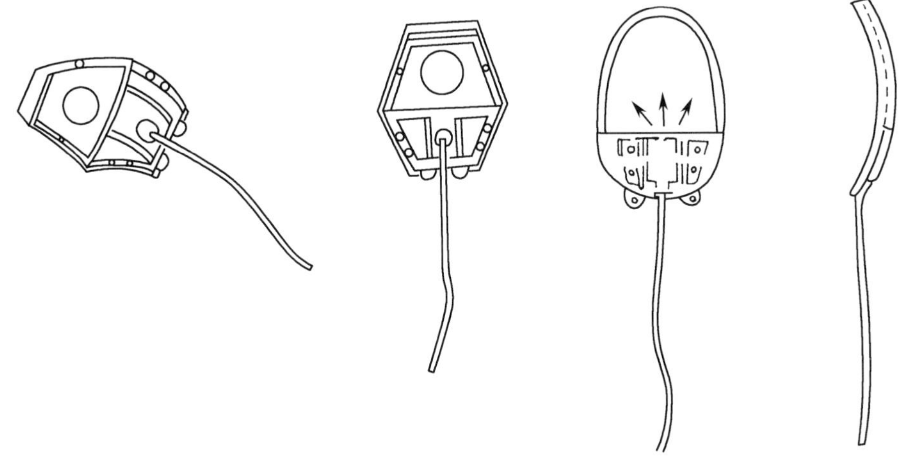

图 10-10-3 Ahmed 青光眼减压阀

孔道直径及引流块体积设计了适合各种降眼压要求的引流装置。此外,这种引流装置没有机械性压力活瓣,而是通过改变微孔直径达到活瓣作用使房水引流排出调节成一持续过程,克服了机械性活瓣间歇性开放和关闭的效应(图 10-10-4)。

【手术适应证】青光眼房水引流物植入手术主要适用于眼压无法控制而尚有一定的视功能且常规滤过性手术成功率低的难治性青光眼,并且随着这一技术的发展及引流装置工艺设计的完善,目前这类手术适应证有扩大趋势,对于新生血管性青光眼、虹膜角膜内皮综合征患者甚至可考虑作为首选术式。

1. 新生血管性青光眼。
2. 无晶状体眼青光眼或人工晶状体植入术后青光眼。
3. 多次滤过手术失败的青光眼。
4. 虹膜角膜内皮综合征。
5. 先天性青光眼或青少年型青光眼。
6. 葡萄膜炎继发青光眼。
7. 角膜移植术后继发青光眼。
8. 外伤性青光眼。

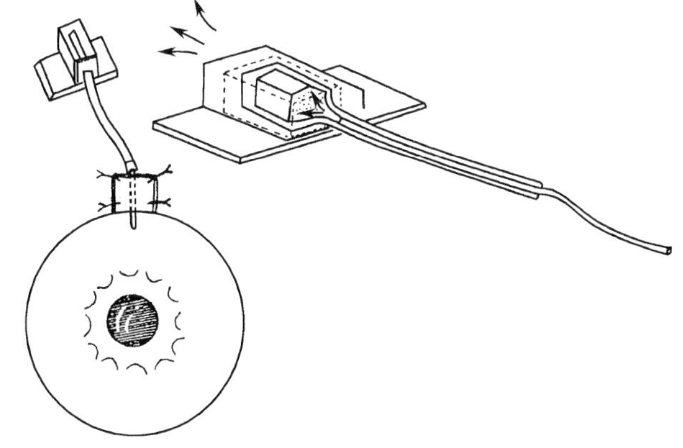

图 10-10-4 OptiMed 青光眼压力调节器

9. 无虹膜或 Sturge-weber 综合征继发青光眼。
10. 视网膜或玻璃体手术后继发青光眼。

【术前准备】

1. 全身准备 由于接受这类手术的青光眼患者(例如新生血管性青光眼、葡萄膜炎继发青光眼)可能同时患有糖尿病、高血压、肾病等，所以术前患者的全身准备十分重要，例如：控制血糖、血压等。有葡萄膜炎者术前应给予皮质类固醇激素和非甾体类抗炎药物治疗。有出血倾向者术前数天开始使用止血剂。

2. 眼部准备　注意眼部原发病的治疗，例如眼底血管病变引起的新生血管性青光眼应在术前尽可能行全视网膜激光光凝治疗，并对拟行引流管植入处的虹膜房角组织新生血管行氩激光漂白；葡萄膜炎继发青光眼患者则应加强眼部的抗炎治疗。

由于术中引流管植入时需作前房穿刺，故术中有发生眼压突然下降从而导致晚期青光眼患者出现视力丧失的可能，为此，术前应给予降眼压药物，对晚期青光眼应给予血管扩张剂及视神经损伤拮抗剂。

3. 房水引流装置的选择　根据患者病情及引流装置的特点选择合适的引流装置是十分重要的术前准备工作，从患者病情考虑，要注意以下几点：①术后需要控制的眼压水平；②眼部条件应包括术前前房深度，可行引流物植入的位置及可利用的结膜范围；③是否同时需行视网膜脱离复位手术或玻璃体切除手术。介绍的几类房水引流物根据眼压控制要求均设计有不同眼压控制水平的型号的房水引流装置，临床医师可根据需要进行选择。在这几种房水引流装置中以 Hoskins-Drake 蝶翼状引流装置的引流盘面积最大。由于术中需将该引流装置植入在两条相邻直肌之下，所以要求可利用的手术区域较大。Schocket 房水引流装置由于引流管和视网膜脱离复位术中的硅胶带相连，手术范围大，故用于同时需作视网膜脱离复位或玻璃体手术者最为理想。OptiMed 眼压调节器体积最小，适合于可利用手术区很小的病例。Ahmed 青光眼减压阀由于特殊的阀门设计术后早期浅前房发生率低，有发生术后浅前房综合征的病例可考虑选择此类引流装置。Whites 房水分流泵由于在术后有人工控制眼压的特点，适合于具有高度纤维组织增生的特殊病例。介绍的上述原则仅仅是在可获得各类引流物条件下供选择时参考，事实上临床上有时可获得引流物的种类有限，所以引流物的选择只能酌情而定。

【手术方法】

1. 麻醉　因为手术时需穿刺前房并可能接触虹膜组织，故成人的麻醉应采用球后或球周麻醉联合表面麻醉，儿童则采取基础麻醉。

2. 手术部位　在可选择的条件下通常手术选择在颞下象限，由于可能损伤上斜肌导致假性 Brown 综合征，因此鼻上象限一般较少选择。但往往由于患者接受多次手术造成结膜及结膜下组织瘢痕化，故可选择的手术区域受到限制，此时只能选择在可利用的象限内，但手术区一定要位于两条相邻的直肌之间。

3. 几种房水引流装置的植入

(1) Molteno 房水引流装置植入术

1）结膜瓣的制作：以颞下象限部位手术为例，在 5~7 倍手术显微镜下，于 6：00~9：00 方位作以穹隆为基底的结膜瓣，并在结膜下及筋膜下沿巩膜表面向后分离至离角膜缘 20mm 处。分离暴露下直肌并用斜视钩勾起该肌后，在肌下穿过 4-0 丝线牵引固定眼球并暴露术野[图 10-10-5(1)]。

2）引流盘植入：在 5 倍手术显微镜下用平镊夹持引流盘，另一手用镊掀起结膜和筋膜瓣，将引流盘插入已分离好的筋膜下间隙，使引流盘前缘距角膜缘 9~10mm，用 8-0 丝线穿过引流盘两侧固定孔及浅层巩膜并打结将引流盘固定于巩膜表面[图 10-10-5(2)、(3)]。

3）引流管植入：在 7 倍手术显微镜下，于引流管对应的角膜缘后方，作 6mm 宽及 8mm 长，1/3 厚度及长轴与引流管平行的巩膜瓣。采用 19~20 号锋利的注射针头，在巩膜床前界巩膜瓣下沿虹膜平面作穿刺口进入前房，制成引流管植入通道。一般要求引流管植入前房内的长度为 2~3mm，为了确定这一长度可将引流管先摆放在角膜表面，然后从角膜缘测量确定引流管植入前房内所需的长度，接着用组织剪剪断引流管，要求引流管断端斜面向上呈 45°的斜口。沿预先穿刺的通道将引流管用无齿镊抓住植入前房内。如果植入过程中发生前房消失，一定要用生理盐水或黏弹剂再形成前房后才将引流管植入[图 10-10-5(4)~(8)]。引流管植入前房后应观察该管的位置是否合适（不要与虹膜及角膜内皮接触），管口是否被虹膜组织、血凝块、玻璃体等阻塞。

待引流管植入前房后可采用 10(9)-0 的尼龙线在原位间断缝合巩膜瓣切口 4~6 针，位于巩膜瓣后的引流管则采用 8(6)-0 可吸收缝线作褥式缝合固定于巩膜面[图 10-10-5(9)]。有些病例由于多次手术后，巩膜变薄，不宜作巩膜瓣者也可采用异体巩膜制成 6mm×8mm 大小的巩膜片，间断缝合固定于引流管上，防止引流管外露。

4）结膜切口缝合：在 5 倍手术显微镜下，将结膜瓣复位用 8-0 可吸收缝线原位间断缝合结膜切口 2~4 针[图 10-10-5(10)]。

5）在远离手术部位的结膜下注射抗生素及地塞米松，包扎术眼。

(2) Schocket 房水引流装置植入术

1）结膜瓣制作：在 5 倍手术显微镜下，作环角膜缘 360°结膜切口，沿结膜及筋膜与巩膜之间向后分离达角膜缘后 14mm 左右，用缝线牵引各直肌。

2）硅胶带植入：将硅胶带从四条直肌下穿过，该带的槽面向巩膜面并环绕眼球赤道部一周，两末端留在颞上或鼻上象限，并将两端用 6-0 丝线间断缝合联结。在直肌之间四个象限内用 6-0 丝线将硅胶带缝合固定于赤道部巩膜面，使硅胶带前沿离开角膜缘 12~14mm。

3）引流管的植入：在 7 倍手术显微镜下，于引流管所在的象限作 4mm×4mm 或 4mm×6mm（长轴平行于引流管）1/2 巩膜厚度及以角膜缘为基底的巩膜瓣。巩膜瓣剖至角膜缘内 1mm，在此处采用 23 号针沿虹膜平面穿刺进入前房，再沿此通道将房水引流管植入前房内，要求引流管进入前房内 2~3mm，断端斜面向上。

4）巩膜瓣及结膜瓣缝合：在 5 倍手术显微镜下，采用 10-0 尼龙线间断缝合巩膜瓣，原位间断缝合筋膜及球结膜切口。

5）于下穹隆处结膜及筋膜下注射抗生素及皮质类固醇，包扎术眼。如果患者为视网膜脱离环扎术后的患者，则可利用原有环扎带固定植入装置，其余手术操作同上。

(3) Hoskin-Drake 蝶翼状房水引流物植入术：手术操作与 Molteno 房水引流装置植入术基本相同。

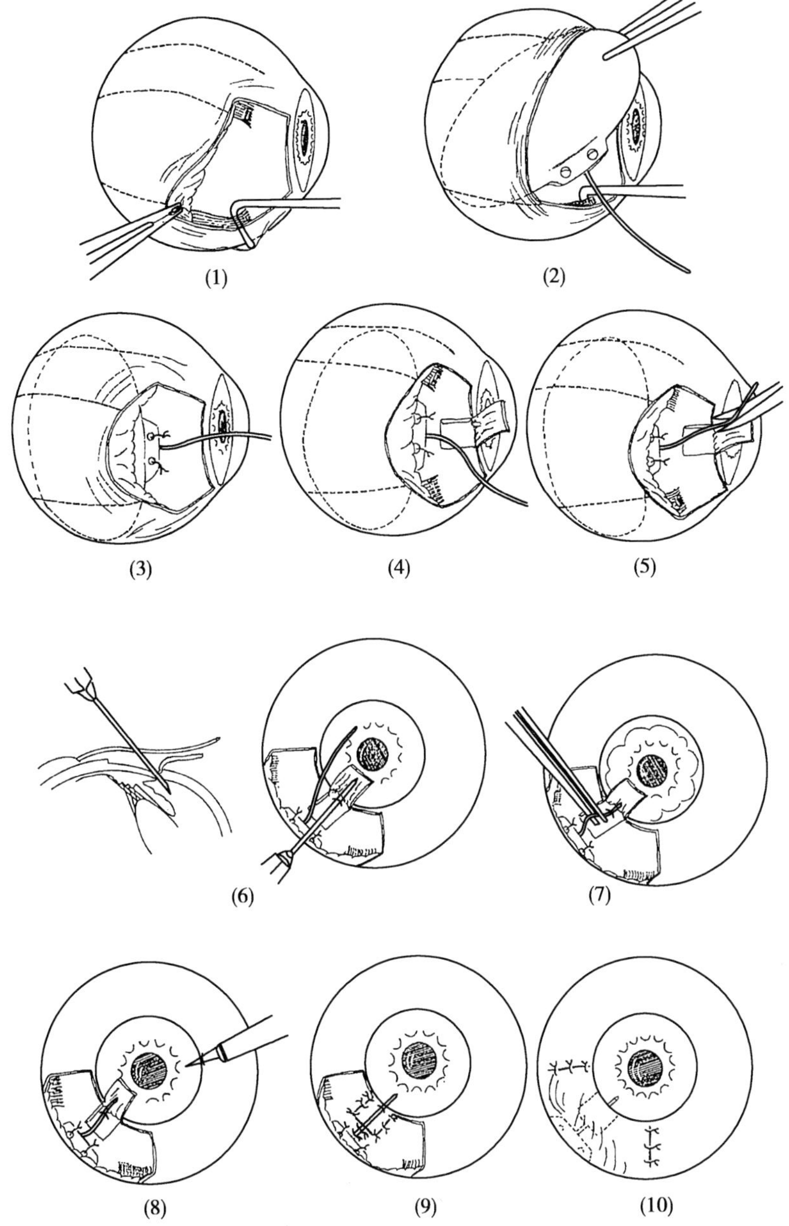

图 10-10-5　Hoskin-Drake 蝶翼状房水引流植入技术

(4) Whites 青光眼房水分流泵植入术：由于 Whites 房水引流装置的特殊构造，故其植入方法同其他引流装置植入有所不同。

1) 结膜瓣制作：在 5 倍手术显微镜下，作以角膜缘为基底的结膜瓣，切口一般离开角膜缘 10~12mm，呈平行角膜缘的弧形切口，周长 80°~90°（手术部位的选择原则同 Molteno 引流装置植入），沿筋膜下向前钝性分离至角膜缘，向后分离至赤道部巩膜。

2) 引流盘的植入：作 4mm×6mm（长轴和引流管平行）1/2 巩膜厚度及以角膜缘为基底的巩膜瓣。巩膜瓣剖至角膜缘后界为止不要进入透明角膜。用 30 号针沿引流管入口向分流泵内注入平衡盐溶液，达到冲洗及排出泵内空气的目的。用无齿镊抓住分流泵前部引流盘的两固定翼，将引流盘植入到已分离好的手术部位的筋膜下，使分流泵的后部引流盘保持在眼球赤道部，引流盘前界离开巩膜剖切床后界约 2mm。用 7-0 的可吸收缝线采用间断缝合通过引流盘前部固定缘部分巩膜浅层组织缝合固定。

3) 引流管的植入：在 7 倍手术显微镜下采用 23 号注射针头在巩膜床角膜缘后界沿虹膜平面方向穿刺进入前房。测量需植入的引流管长度后按 Molteno 引流管植入同样的要求作好引流管断端，用无齿镊抓住引流管断端沿穿刺通道将引流管植入前房。检查引流管在前房内的位置、长度是否正确，开口处有无被组织、出血及玻璃体阻塞。通过两侧的固定翼用 10-0 的尼龙线间断缝合固定引流管于巩膜床上。

4) 巩膜瓣及结膜瓣缝合：巩膜瓣缝合应在 5 倍手术显微镜下，用 10-0 尼龙线于原位作间断缝合 4~6 针。接着用 8-0 可吸收缝线间断缝合筋膜，最后用 8-0 可吸收缝线连续缝合球结膜切口。

(5) Ahmed 青光眼减压阀植入术：Ahmed 青光眼减压

阀外形和 Molteno 房水引流装置相似，但引流盘呈纵椭圆形，总面积较 Molteno 引流物的引流盘面积略小。手术操作要求和 Molteno 单盘引流装置植入基本相同。

(6) OptiMed 青光眼压力调节器植入术：该房水引流装置的引流管为 PMMA（聚甲基丙烯酸甲酯）制成的硬管，而引流块面积较以上的任何一种引流物的引流盘面积都小，所以操作略有不同。

1）结膜瓣制作：可参阅 Whites 青光眼房水分流泵植入术。

2）引流块的植入：如果巩膜条件许可，做类似 Whites 房水分流泵植入术相同的巩膜瓣，如果条件不许可不作巩膜瓣。用无齿镊抓住引流块一侧边缘，将引流块沿已分离好的部位的巩膜表面植入到赤道部眼球筋膜囊下，调整引流块的位置，保证前部引流管超过角膜缘后界前 3mm，引流管居于巩膜床正中，并和巩膜床长轴平行。采用 8-0 可吸收缝线经引流块的两翼作间断缝合两针，将引流块固定于巩膜表面。

3）引流管的植入：在巩膜瓣下，相当于角膜缘后界处采用 22 号注射针头平行虹膜平面穿刺进入前房，再将引流管沿此穿刺通道植入前房内。由于该引流管为硬管，且平行眼球于表面的弧度，故引流管植入后一定要注意调整它的方向使弧面和眼球表面一致。同时，检查进入前房内的引流管的长度是否在 2~3mm 之间，有无和虹膜及角膜相贴，管口有无组织、血凝块、玻璃体阻塞。如果患者巩膜条件差不宜作巩膜瓣，则在拟植入引流管部位角膜缘后 2mm 处采用 21 号注射针先刺入巩膜板层内，然后沿巩膜弧度方向向前穿刺达角膜缘处，接着转成水平方向刺进入前房，然后将引流管沿此隧道植入前房内。

4）巩膜瓣及结膜切口的缝合：巩膜瓣缝合方法同 Whites 房水分流泵植入术。对未作巩膜瓣的病例，则取异体巩膜制成 4mm×6mm 大小巩膜片，然后用 10-0 尼龙线间断缝合覆盖于引流管上，注意异体巩膜瓣长度一定不能超过引流管硬管部分的长度，否则可造成对引流管软管部分的压迫导致房水引流受阻。眼球筋膜及结膜作分层缝合，缝合技术同 Whites 房水分流泵植入术。

【手术要点】

1. 术中联合使用丝裂霉素　引流盘周围结膜过度纤维化以及纤维包裹的形成是引流物植入术失败的主要原因。术中可根据患者年龄、Tenon 囊厚度，于拟放置引流盘处巩膜表面以浸有 0.25~0.33mg/ml 丝裂霉素的棉片处理 3~5 分钟，之后除去棉片以平衡盐溶液冲洗。由于植管术后早期赤道部引流盘周围房水引流量较低，巩膜表面缺乏房水的冲刷作用，术中应用丝裂霉素则起到抑制成纤维细胞增殖、防止术后早期引流盘周围纤维化的作用，并且丝裂霉素应用于远离角膜缘的赤道部，减少了丝裂霉素相关并发症的发生。

2. 术中必须对引流装置进行灌注冲洗　通过灌注冲洗，一方面可排出引流装置管腔内的气体，另一方面可确保引流装置的活瓣开放。最后通过对引流装置的灌注冲洗可检查引流管腔是否通畅。

3. 引流管植入时所作的前房穿刺口一定要大小合适　一般选用和引流管外径大小一致的穿刺针最为理想，如果穿刺部位较后及穿刺路径较长时，宜选用稍大于引流管外径的穿刺针穿刺。引流管植入口周围一定要密闭，如有房水经植入管周围渗漏应在术中修补渗漏口以便达到水密状态。

4. 联合黏弹剂的使用　难治性青光眼患者术前往往处于长期高眼压状态，药物治疗效果不佳，术中前房穿刺进入前房时，眼压骤降易于导致脉络膜出血等严重并发症。于前房穿刺时注入适量黏弹剂，维持一定前房深度及适当的眼压，便于引流管的植入，并且术后黏弹剂可以在前房内停留 3~5 天，有利于稳定前房，从而减少术后早期低眼压和浅前房的发生。术中可于颞侧透明角膜作前房穿刺，便于术后根据眼压情况于此穿刺口放出适量黏弹剂以降低眼压。

5. 引流管可吸收缝线结扎法　尽管目前房水引流装置采用单向压力敏感阀门，一定程度上可限制房水的过度引流，但临床应用中其仍无法完全避免低眼压的发生。据此我们采用以 8-0 可吸收缝线于角膜缘后 3~4mm 结扎固定引流管于浅层巩膜 2 针，术后缝线逐渐吸收松解过程中房水引流量缓慢增加，至术后 3~4 周缝线完全吸收，引流管得以恢复开放时，引流盘周围的纤维包裹囊腔已经形成，对房水外流具有一定阻力，从而减少术后早期浅前房合低眼压的发生。其他类似原理的手术方法还包括有可松解缝线结扎、内部调节缝线法等。

第十一节　青光眼微型引流钉（Ex-Press）植入术

第一个经美国（FDA）和中国（CFDA）批准使用的不锈钢青光眼植入物 Ex-Press（图 10-11-1）是一个长 3mm、外径 400μm、内径 50~200μm 的管状物，前部 2.5mm 长。它有一个宽 75μm 的外突缘以阻止植入物植入过深，以及一个距状内突以阻止植入物被挤出。外突缘和距状内突设计呈一定角度，以符合巩膜相应部分的解剖，他们之间的距离与巩膜厚度相符，以便阻止该装置相对于眼球壁的移动。该装置在靠近末端处有 3 个侧孔，当虹膜阻塞主孔道时，侧孔可以确保房水流出。动物实验证明该装置在兔眼中引起最小的炎症反应和瘢痕反应，由于兔眼比人眼有较高的细胞增生和纤维形成能力，因此推测在人眼组织中反应会更小。

Ex-Press 引流钉植入术操作方法如下：

(1) 5% 爱尔凯因行眼球表面麻醉；

(2) 缝线牵引固定上直肌，于眼球上方行以穹隆部为基底的结膜瓣，分离球结膜和 Tenon 囊；

(3) 在角巩缘处 10 至 2 点方位，做 3.5mm×3.5mm 的约 1/2~2/3 厚度的正方形板层巩膜瓣，根据术前眼压及 Tenon 囊厚度的因素综合考虑，在巩膜瓣下或（和）结膜瓣下使用 0.2~0.4mg/mL 丝裂霉素 C 约 2~5 分钟，使用 50~100ml 平衡盐溶液冲洗；

(4) 1.5mm 角膜穿刺刀沿角膜缘行前房穿刺，注入适量黏弹剂以保持前房，便于引流钉植入；

(5) 25G/27G 针头沿巩膜瓣下角巩缘灰白交线处穿刺进入前房；

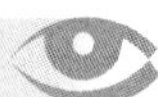

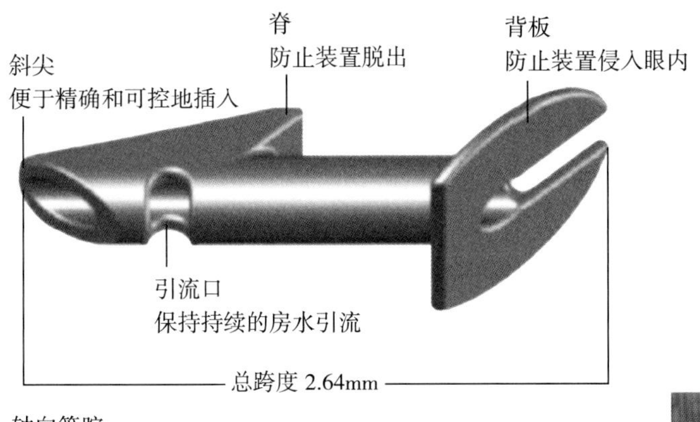

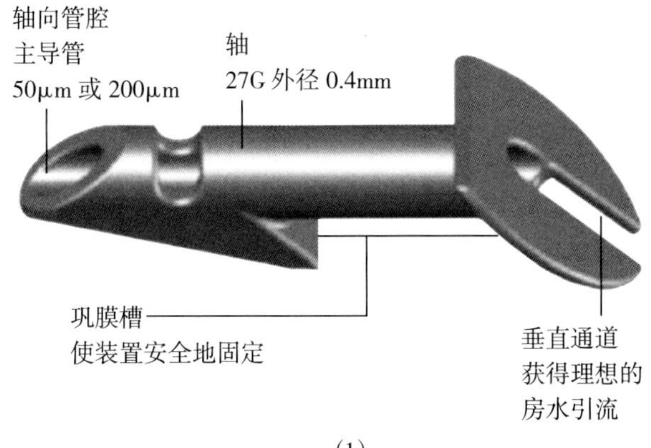

(1)

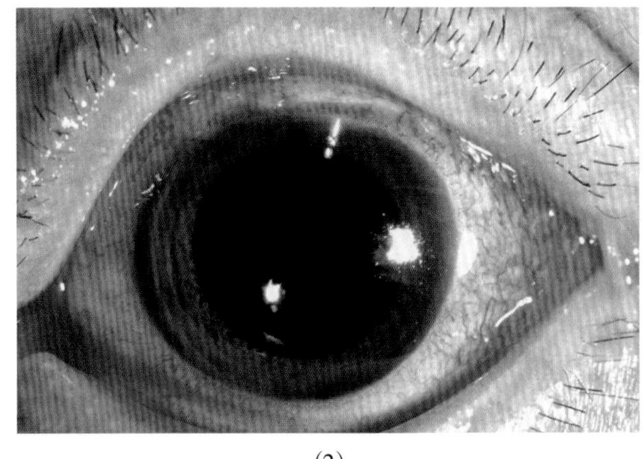

(2)

图 10-11-1 ExPRESS 微型青光眼引流钉

(1) ExPRESS 微型青光眼引流钉结构;(2) ExPress 引流钉植入前房

(6) 将 Ex-Press 引流钉沿角巩缘灰白交线处,穿刺口平行虹膜表面插入前房 0.5~1mm;

(7) 10-0丝线固定巩膜瓣2针,并另作2针可调整缝线,8-0 可吸收缝线对位缝合 Tenon 囊及球结膜。

Ex-Press 青光眼引流钉植入术具有安全有效、并发症少等优点,可以作为开角型青光眼患者的首选治疗方式之一。我们推荐选择 Ex-Press 引流钉植入的患者条件如下:内径为 200μm 的 P200 引流钉:患者年龄 <50 岁,术前眼压(用药后)>30mmHg、眼底杯盘比值 >0.8、预期将术后靶眼压至少降至基线眼压 20%~30%;内径为 50μm 的 P50 引流钉:患者年龄 >50 岁,术前眼压(用药后)20~30mmHg、眼底杯盘比值 <0.8。

葛坚等对 2012-2013 年住院接受 Ex-Press 青光眼引流钉植入术治疗的 75 例(75 眼)开角型青光眼患者临床资料进行了随访 1 年的回顾性分析,评价 Ex-Press 青光眼引流钉(P50 型和 P200 型)治疗开角型青光眼的初步临床效果。住院患者根据病型分为原发性开角型青光眼组、继发性青光眼组、青少年型青光眼组及难治性青光眼组,其随访时间为术后 1 天、1 周、1 个月及之后每月随访 1 次,末次随访在术后 1 年。发现 Ex-Press 引流钉 P50 型患者术前眼压(24.2±2.1)mmHg,术后末次随访眼压为(11.4±0.8)mmHg;P200 型患者术前眼压(31.8±1.7)mmHg,术后末次随访眼压为(10.1±0.6)mmHg,P200 型降压幅度(21.7±1.8)mmHg 大于 P50 型(12.8±2.3)mmHg,差异有统计学意义(t=9.06,P<0.05)。其中,青少年型青光眼及难治性青光眼组 P200 型较 P50 型降压效果更为显著(P<0.01);P50 型患者术前应用抗青光眼药物平均 3 种,术后应用抗青光眼药物平均 1 种,手术前后比较差异有统计学意义(Z=5.687,P<0.05);P200 患者术前应用抗青光眼药物平均 4 种,术后应用抗青光眼药物平均 1 种,手术前后比较差异有统计学意义(Z=5.532,P<0.05)。

Ex-Press 引流钉手术并发症主要包括术后浅前房、术后高眼压、结膜瓣渗漏及脉络膜脱离等,四种类型青光眼组使用两种型号引流钉并发症发生率差异均无统计学意义(P>0.05)。Ex-Press 青光眼引流钉 P50 型术后早期浅前房 4 例(4/25),P200 型术后早期浅前房 5 例(5/50),与文献报道的 POAG 组经典的小梁切除术后早期低眼压组浅前房发生率(22.7%)比较明显降低。

P200 型较 P50 型引流钉降眼压效果更强,而两者并发症发生率一致,故临床上对于青少年型及外伤性或开青光眼术后眼压不降等难治性青光眼患者,可首选应用 P200 引流钉。特别需要指出:Ex-Press 同样不能完全避免青光眼手术引起的诸如术后浅前房、脉络膜脱离等并发症(图 10-11-2),只是发生率降低,安全性更高而已;也不能克服青光眼术后滤过泡瘢痕化的问题。因此,人们继续寻找解决滤过手术瘢痕化的问题。

随着现代白内障摘除新技术的发展,抑制滤过通道创口愈合过程的抗纤维增殖药物的应用,以及巩膜瓣可拆除缝线与激光断线技术应用,使联合性手术的成功率显著提高,并发症大大减少。单纯白内障摘除术可使青光眼患者

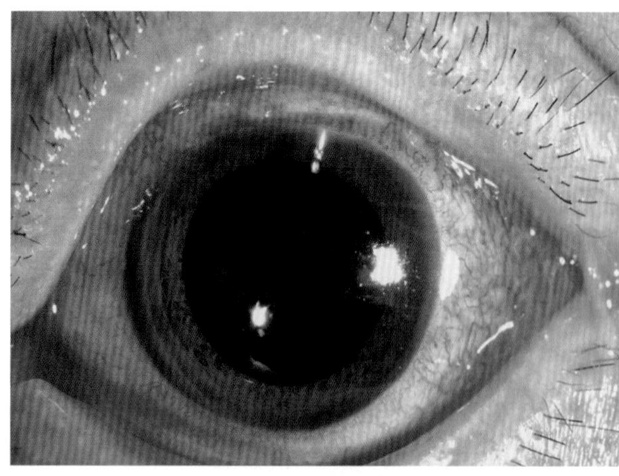
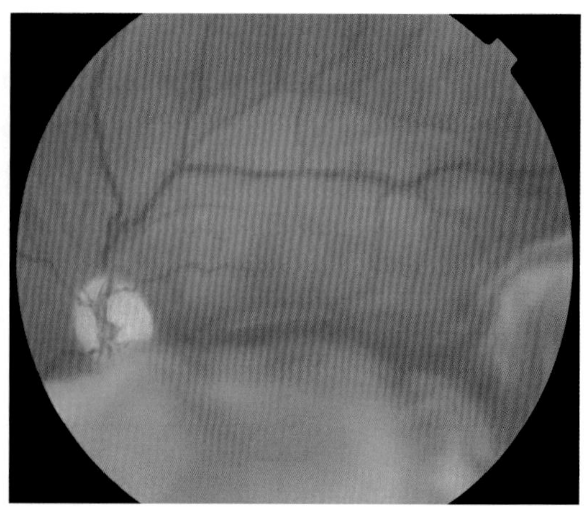

图 10-11-2 患者 ExPRESS 术后 1 周出现脉络膜脱离

的眼压下降 2~4mmHg，对于原发性闭角型青光眼患者的降眼压幅度比原发性开角型青光眼患者大。单纯小梁切除术的降眼压效果比小梁切除联合超声乳化白内障摘除术效果好，联合手术对术者手术技巧要求高，患者疼痛较单纯手术明显。以穹隆部或以角巩缘为基底的结膜瓣对联合手术的降眼压和提高视力方面效果相同。术中应用 MMC 可较单纯联合手术更好地降低眼压，但术后并发症也随之增加。对于高危病例，可延长术中 MMC 的应用时间。术者必须对滤过手术易失败的高危因素有充分的认识，例如年轻、葡萄膜炎继发青光眼、新生血管性青光眼等。总的来说，两方位超声乳化白内障摘除联合小梁切除术较一方位联合手术（相同切口的上方巩膜隧道超声乳化白内障摘除与上方巩膜瓣滤过手术）可减少滤过口的损伤。

青光眼联合白内障手术适应证包括：①药物治疗和（或）激光治疗后眼压仍未能控制的开角型青光眼且符合白内障手术指征的患者；②符合滤过手术和白内障手术指征的急性或慢性闭角青光眼患者；

下面介绍超声乳化白内障摘除联合 ExPRESS 青光眼钉植入术：

1. 手术步骤

（1）固定眼球：可在角膜缘作牵引线或利用直肌牵引线固定眼球。

（2）作结膜瓣：可作以穹隆部为基底或以角膜缘为基底的结膜瓣。

（3）作板层巩膜瓣：以角膜缘为基底，于 10 点至 2 点方位，呈正方形，大小约 3.5mm×3.5mm，结膜瓣和（或）巩膜瓣下放置 MMC 棉片，浓度 0.2~0.33mg/ml，放置时间 2~5 分钟，取出棉片后，BSS 冲洗液 50~100ml 冲洗干净。

（4）作颞侧透明角膜切口，长 3.2mm，及透明角膜辅助切口。

（5）前房内注入黏弹剂，连续环形撕囊，大小约 5mm×5mm，冲洗针头注入 BSS 行水分离及水分层。

（6）超声乳化吸出晶体核，I/A 抽吸残留晶体皮质。

（7）植入后房型人工晶体，清除前房内黏弹剂。如需缩瞳，可用 2% 毛果芸香碱缩瞳。为植入 Ex-Press 引流钉，可暂不清除前房黏弹剂，维持前房以便于 Ex-Press 引流钉植入。

（8）用匹配的 25G/27G 针头于原板层巩膜瓣下角巩缘后界（即透明角膜与巩膜交界）处，平行虹膜刺入前房，再将预装好的 Ex-Press 青光眼引流钉（P50/P200）沿原穿刺口平行虹膜植入，吸除前房内残留黏弹剂。

（9）回复巩膜瓣，10-0 丝线缝合 2 针，可调节缝线 2 针。8-0 可吸收缝线连续缝合结膜瓣。

术后当天用眼包包眼，第二天打开眼包，验视力、测眼压。术后常规用药包括：局部用激素滴眼液（如 Pred Forte）一天 4 次，持续 1 个月；局部用非甾体类抗炎药（如双氯芬酸钠）一天 4 次，持续 2~4 周；局部用抗生素一天 4 次，持续 1~2 周。

2. 提高 Ex-Press 引流钉植入手术疗效的体会

（1）手术适应证的选择至关重要：P200 的滤过量比 P50 多 4 倍或以上。对用药下眼压 >30mmHg，年龄小于 50 岁，眼底 C/D>0.8，目标眼压要求较低者，推荐使用 P200；对用药下眼压 <30mmHg，年龄大于 50 岁，早、中期的青光眼患者，我们推荐使用 P50。

（2）术中黏弹剂的使用，可加深前房，便于引流钉植入，减少术后浅前房发生率；特别提醒，在联合手术过程中，人工晶体植入后暂不吸出黏弹剂，引流钉植入后视情况抽吸 / 保留黏弹剂。

（3）术中可调节缝线可有效地调控眼压和前房深度。术后根据患者前房深度、眼压情况及滤过泡形态综合考虑，最短术后第 1 天即可拆除，而长者可于术后 3 个月拆除缝线。既有效地保证了患者术后前房的稳定，又可调节术后的眼压稳定；

（4）MMC 的应用必须遵循个体化原则，既要有效地抑制青光眼术后滤过泡瘢痕化的形成，又要降低过量使用 MMC 导致术后薄壁滤过泡及渗漏、低眼压、黄斑水肿、白内障甚至眼内炎的发生。MMC 的安全必须要遵循几个原则：①一般推荐最大剂量不得超过 0.4mg/ml，一般推荐最长使用时间不要超过 5 分钟；②要根据患者年龄，球结膜筋膜囊厚度，术区有无炎症和（或）新生血管采取个体化应用，时间可 1~5 分钟，剂量可选 0.25~0.4mg/ml，丝裂霉素棉片可单独置于巩膜下或结膜下，或结膜下巩膜下均放置。只有个体化应用丝裂霉素，才能达到理想效果。

Ex-Press 引流钉的临床应用为抗青光眼手术和青光眼

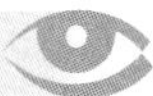

白内障联合手术提供了更为安全、简便的选择。根据我们初步的临床分析表明，Ex-Press 引流钉不仅仅可用于原发性开角型青光眼和其他类型的开角型青光眼，而且用于原发性闭角型青光眼并白内障需联合手术的患者亦有很好的疗效，这拓展了 Ex-Press 临床应用的范畴。青光眼患者的临床情况不一，治疗方式多种多样，现今并没有一种手术适合所有的患者。没有最好，只有合适。对于每一患者治疗方式的选择应建立在对具体患者目标眼压的认识、白内障程度及青光眼的损害程度上。简言之，应该个体化治疗。我们认为，白内障超声乳化吸除联合 Ex-Press 引流钉植入虽是一个简单有效的联合手术，但因其本质仍是外引流手术，仍然无法避免术后滤过泡瘢痕化问题。因此，以 MIGS（microinvasive glaucoma surgery，包括 iStent、CyPass）为代表的无滤过泡内引流手术，避免了术后滤过泡的产生。青光眼白内障联合手术加深了前房，更有利于 MIGS 手术的操作，将是未来更具发展前景的"生理性"抗青光眼手术。

第十二节　青光眼术后并发症的手术治疗

一、滤过术后浅前房的手术治疗

浅前房是青光眼滤过术后最常见的并发症。常由于滤过道渗漏、房水引流过盛、脉络膜脱离、房水分泌减少、房水逆流和晶状体 - 虹膜隔前移所致。根据其形态和预后不同可分为三种类型：第Ⅰ型（浅前房）：周边虹膜和角膜内皮接触，其余部分前房存在，或中央部前房比术前浅 1/2［图 10-12-1（1）］；第Ⅱ型（裂隙状前房）：除瞳孔区晶状体或玻璃体前表面（无晶状体眼）和角膜内皮之间存在裂隙状前房外，其他区域虹膜与角膜内皮接触［图 10-12-1（2）］；第Ⅲ型（无前房）：虹膜 - 晶状体或玻璃体前表面、人工晶状体前表面与角膜内皮之间完全接触，前房完全消失［图 10-12-1（3）］。

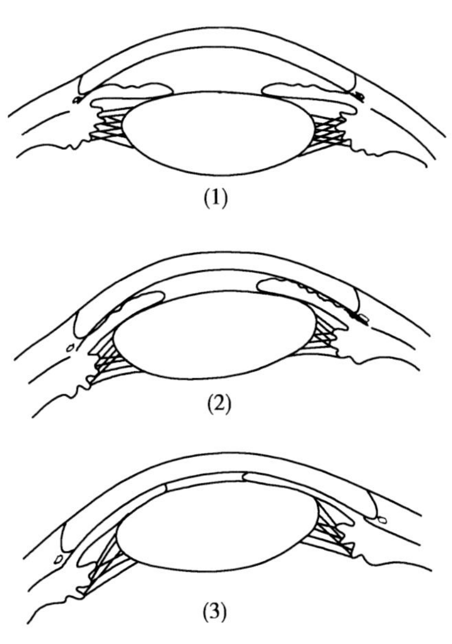

图 10-12-1　抗青光眼术后扁平前房（Spaeth 分型）

【浅前房的诊断特点】

1. 眼压水平　抗青光眼滤过术后第 3~4 天眼压相对不稳定，术后第 2~3 天通常比术后第 1 天低，当术后早期眼压在 5.0mmHg 以下，尤其术后第 3~4 天眼压呈进行性下降时，必然存在滤过道渗漏、房水过度流出和（或）房水形成减少，前房变浅。这种伴低眼压的浅前房，必须仔细检查有无滤过泡渗漏、滤过泡过大、脉络膜脱离和房水生成减少。如果伴有高眼压的浅前房，应注意有无瞳孔阻滞、房水错流和脉络膜上腔出血。

2. 滤过泡性质　术后早期滤过泡的形状、性质以及眼压水平有助于估计房水的流出率和鉴别浅前房的病因。

(1) 滤过泡渗漏：滤过泡渗漏可能是结膜切口裂开或眼球筋膜组织在切口处裂开、滤过区结膜撕裂或有小孔、注射针孔、缝线针孔和缝线线端外露，如果是做以穹隆部为基底的结膜瓣，则应注意角膜缘切口处是否有房水渗漏。这种滤过泡渗漏通常表现为滤过泡隆起不明显，Seidel 荧光素试验阳性，低眼压和浅前房。

(2) 弥散高隆的滤过泡：如此型滤过泡与低眼压和浅前房同时存在，提示房水经滤过口或巩膜瓣流出过度，处理上可用加压绷带包扎或在滤过区压一小枕头，以减少房水的过度流出。持续的房水渗漏和房水流出过度将导致脉络膜脱离和房水形成减少，故应及时处理。

(3) 滤过泡扁平：如与低眼压和浅前房同时发生，可能存在脉络膜脱离和房水生成减少；如低眼压而无浅前房，房水可能经其他路径（如睫状体分离裂隙）排出；如伴有高眼压和浅前房，可能是房水向前流动被阻（瞳孔阻滞）、向后错流（恶性青光眼）或脉络膜上腔出血；如高眼压而无浅前房，可能为手术区滤过道受阻（巩膜瓣缝合过紧，瓣下有纤维素凝块）或滤过口被虹膜、睫状突、晶状体或玻璃体阻塞。

3. 房水流动性质　可经静脉内注射荧光素钠，然后在裂隙灯显微镜下观察前房内有无荧光素。如无瞳孔阻塞或房水错流，静脉注射荧光素钠 30 秒后可见荧光素从瞳孔出现，常呈孤立的溪流；在瞳孔阻滞眼内，出现在前房内的荧光素减少，但即使是完全瞳孔阻滞眼，前房内也可见到荧光素出现；如为房水错流，则房水中的荧光素只积聚于眼后段玻璃体内。用此法可鉴别房水是向前流动受阻（瞳孔阻滞）引起的浅前房（常为Ⅰ、Ⅱ型）还是房水向后错流（睫状环阻滞）引起的恶性青光眼。如为瞳孔阻滞者，可行激光虹膜切开术。

4. 超声波检查　可区分脉络膜脱离或脉络膜出血。

【手术处理原则】

1. Ⅲ型浅前房　因其对角膜内皮及晶状体造成严重损害，影响视功能，故保守治疗无效后应及时行手术干预。

2. Ⅱ型浅前房　如常规保守综合治疗 5~7 天无效，伴有较重的葡萄膜炎并容易引起早期房角广泛周边前粘连；或Ⅱ型转为Ⅲ型者，应手术重建前房。

3. Ⅰ型浅前房　通常无须手术重建。但如持续低眼压、向Ⅱ型转变、滤过泡扁平、有严重脉络膜脱离和房水形成被抑制，为了恢复滤过泡功能，应引流脉络膜上腔积液和行前房形成术。

【术前准备】维持原浅前房的药物治疗，控制眼内炎症和高眼压，预防术中出血。

(一) 黏弹剂重建前房或联合巩膜瓣修补术

【手术指征】

1. 结膜无明显渗漏，由于单纯滤过过强引起的浅前房，保守治疗无效。

2. 脉络膜脱离范围不大、隆起不高，浅前房保守治疗无效者。

3. 若巩膜瓣渗漏明显，估计单纯前房形成术后前房仍可能变浅者，可联合巩膜瓣修补术。

【手术方法】

1. 前房穿刺口　在周边部透明角膜或角膜缘作前房穿刺口，如前次手术已作前房穿刺口则用显微颞轻轻将穿刺口表面上皮拨开探查穿刺口是否通畅。

2. 形成前房　将黏弹剂经角膜穿刺口缓缓注入前房，至前房深度较青光眼手术前稍加深。术中注意控制眼压，并注意防止虹膜嵌入滤过口。

3. 巩膜瓣修补　如前房注入黏弹剂后前房很快变浅，滤过泡明显隆起，表明滤过道滤过过盛，则拆除原结膜伤口缝线，暴露巩膜，检查巩膜渗漏情况，用10-0尼龙线缝合巩膜瓣至水密或接近水密状态。

4. 8-0可吸收缝线连续缝合结膜伤口。

【术后处理】局部继续应用皮质类固醇滴眼液，眼膏及阿托品滴眼液。如炎症反应重，可全身应用糖皮质激素。

(二) 组织黏合剂局部应用或联合黏弹剂重建前房

【手术指征】滤过术后早期滤过泡处结膜点状微渗漏，保守治疗无效。若同时合并有浅前房，且保守治疗无好转者，则可同时行黏弹剂重建前房。

【手术方法】

1. 前房重建　用黏弹剂重建前房[操作步骤同前(一)]。

2. 组织黏合剂应用　明确结膜渗漏点，用棉签保持渗漏点及周围结膜组织平整、干燥。用针头蘸取组织黏合剂(OB胶)，边擦干渗漏处结膜边蘸上组织黏合剂，直至结膜处渗漏点封闭。

3. 眼部包扎　加压包扎术眼。

【术后处理】

1. 术后应绷带包扎术眼4~5天，观察结膜无渗漏后改开放滴眼。

2. 局部应用抗生素滴眼液、表皮生长因子、非甾体抗炎药。

(三) 脉络膜上腔放液联合黏弹剂重建前房

【手术指征】脉络膜脱离范围较大、隆起较高，保守治疗无效者；若合并浅前房，保守治疗无效者，则联合黏弹剂重建前房。

【手术方法】

1. 巩膜切开　在5~7倍手术显微镜下，沿4:00至8:00方位角膜缘剪开球结膜，两端做放射状切开约5mm，亦可分别作两个小的放射状切口。其后分别在鼻下和颞下距角膜缘后3.5mm处烧灼巩膜表面作标记，约3mm长，后作巩膜放射状切口或L形切口，切口的中点位于角膜缘后3.5mm处[图10-12-2(1)]。

2. 前房穿刺口　在7~10倍手术显微镜下，用20G巩膜穿刺刀或15°角膜穿刺刀作周边透明角膜缘切口至前房，切口宽度以能伸入冲洗针头为宜。如前次手术已作角膜穿刺口则可利用此口注入黏弹剂，不必再作穿刺口。

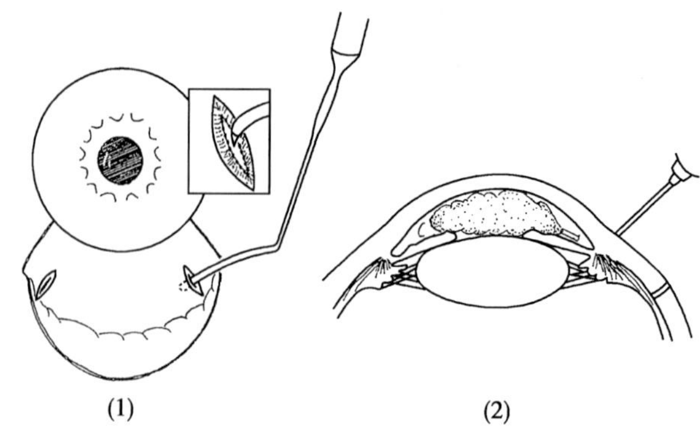

图10-12-2　脉络膜上腔放液联合黏弹剂重建前房

3. 引流脉络膜上腔液体　分别从鼻下和颞下巩膜切口，打开脉络膜上腔，探查并引流其下液体，并可伸入分离器仔细作0.5mm范围睫状体分离。如果有澄清或淡黄色液体(渗漏)渗出，则采用交替向前房内注BSS或黏弹性物质和引流脉络膜上腔液体的方法，直至眼压维持在接近正常水平，扁平部巩膜切口可不缝合(图10-12-2)。

【手术要点及注意事项】作巩膜切开时，应将巩膜全层纤维切断，才能放出脉络膜上腔液体，但应小心勿切穿脉络膜，以免导致眼内出血。

二、恶性青光眼的手术治疗

(一) 改良Chandle诊断性手术程序

【手术适应证】

1. 当浅前房原因未能确定而又必须重建前房时，可以进行诊断性手术探查。

2. 无角膜并发症，晶状体尚透明，用药物不能控制的恶性青光眼。

【术前准备】同滤过术浅前房的手术治疗。

【手术方法】

1. 脉络膜上腔放液联合黏弹剂重建前房　操作步骤见前。

2. 探查睫状体-脉络膜上腔　若睫状体-脉络膜上腔若无液体排出，用睫状体分离器或小虹膜回复器自两处巩膜切口分别伸入0.5mm行分离探查及排液，如仍无液体排除进入下一步骤。

3. 抽吸玻璃体　用一个附有2ml注射器的18号或22号针头，距尖端12mm处先用血管钳夹持，然后由颞下巩膜切口向视盘方向刺入12mm深：并前后移动针头，让玻璃体自动流入注射器内，与此同时由角膜穿刺口注入黏弹剂，边注入，边抽吸玻璃体，以避免眼球萎陷。抽吸玻璃体1.5~3ml后退出针头，缝合巩膜切口(图10-12-3)。

4. 前房形成　向前房注入黏弹剂维持前房，眼压控制在正常或偏高水平。

若术后仍无前房，可再从后巩膜切口抽吸玻璃体和从角膜穿刺口注入透明质酸钠，上述操作可重复2~3次。如依然无效，可行平坦部前段玻璃体切除或联合晶状体摘出术(详见后)。

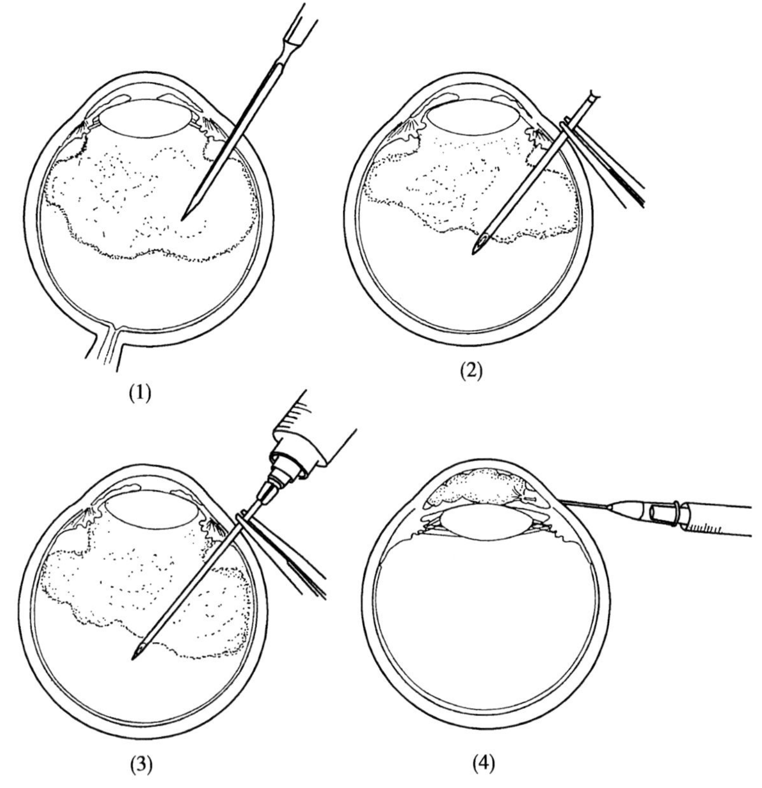

图 10-12-3 改良 Chandle 诊断性手术程序

【术后处理】

1. 局部继续应用皮质类固醇眼药水、眼药膏及阿托品眼药水。

2. 如炎症反应重,可全身应用皮质类固醇。

3. 眼部应长期应用睫状肌麻痹剂。

【手术要点及注意事项】

1. 抽吸玻璃体时要正确掌握进针深度,使用5~7号针头,针尖进入10~12mm为宜,经瞳孔或用直接检眼镜观察针头的位置,勿伤及晶状体或视网膜。

2. 形成前房时,使眼球恢复接近球形即可,但勿使眼球完全恢复至正常状态,以免引起眼压升高。

(二) 超声乳化晶状体吸出、人工晶状体植入或联合前段玻璃体切割术

【手术适应证】

1. 晶状体已混浊,用药物不能缓解的恶性青光眼。

2. 经睫状体平坦部玻璃体抽吸不能缓解的恶性青光眼。

【术前准备】

1. 维持原浅前房的药物治疗,控制眼内炎症和高眼压,预防术中出血。

2. 术前30分钟散瞳、甘露醇脱水浓缩玻璃体、控制眼压。

【手术方法】

1. 超声乳化晶状体吸出人工晶状体植入　按超声乳化白内障吸出术手术步骤行晶状体超声乳化吸出,囊袋内植入后房型人工晶状体(详见第九章"晶状体手术"有关部分)。白内障手术部位应避开原青光眼滤过手术区,通常行颞侧角膜透明切口,隧道切口勿太短,以免术中虹膜反复脱出和损伤虹膜。

2. 前房形成　植入后房型人工晶状体、I/A抽吸皮质后前房形成困难或仍偏浅,则应行前段玻璃体切割术。

3. 晶状体后囊撕开　在人工晶状体下注入少许黏弹剂,用撕囊镊行后囊撕开2~3mm或用破囊针头将晶状体后囊膜划破一小口[图10-12-4(2)]。

4. 前段玻璃体切除　将玻璃体切割头伸入人工晶状体后,达晶状体后囊膜破口处,行前段玻璃体切除术,见前段玻璃体进入切割头,虹膜塌陷、眼压下降前房加深即可[图10-12-4(4)]。

5. 清除前房玻璃体　退出玻璃体切割头后观察前房或角膜切口处是否有玻璃体残留,前房残留的玻璃体继续进行切割至干净,切口处的玻璃体可用囊膜剪剪除,彻底清除切口处玻璃体。

6. 关闭切口　前房注入BSS,观察角膜切口是否有渗漏,如不能自行闭合则用10-0尼龙线缝合,使前房形成。

若术中未行前段玻璃体切除,术后前房变浅,可行激光晶状体后囊切开或联合玻璃体前界膜切开术,前房可望恢复。

【术后处理】

1. 局部继续应用抗生素和糖皮质激素滴眼液、眼膏。

2. 如炎症反应重,可全身应用皮质类固醇。

3. 确定人工晶状体位置位于囊袋内,眼部继续应用睫状肌麻痹剂,甚至长期应用。

【手术要点和注意事项】

1. 手术前眼压持续升高者,在行白内障切口前于鼻下或颞下角膜缘后3.5mm处做放射状巩膜切口,于平坦部行玻璃体腔穿刺,放出部分玻璃体,减轻后房压力,以防驱逐

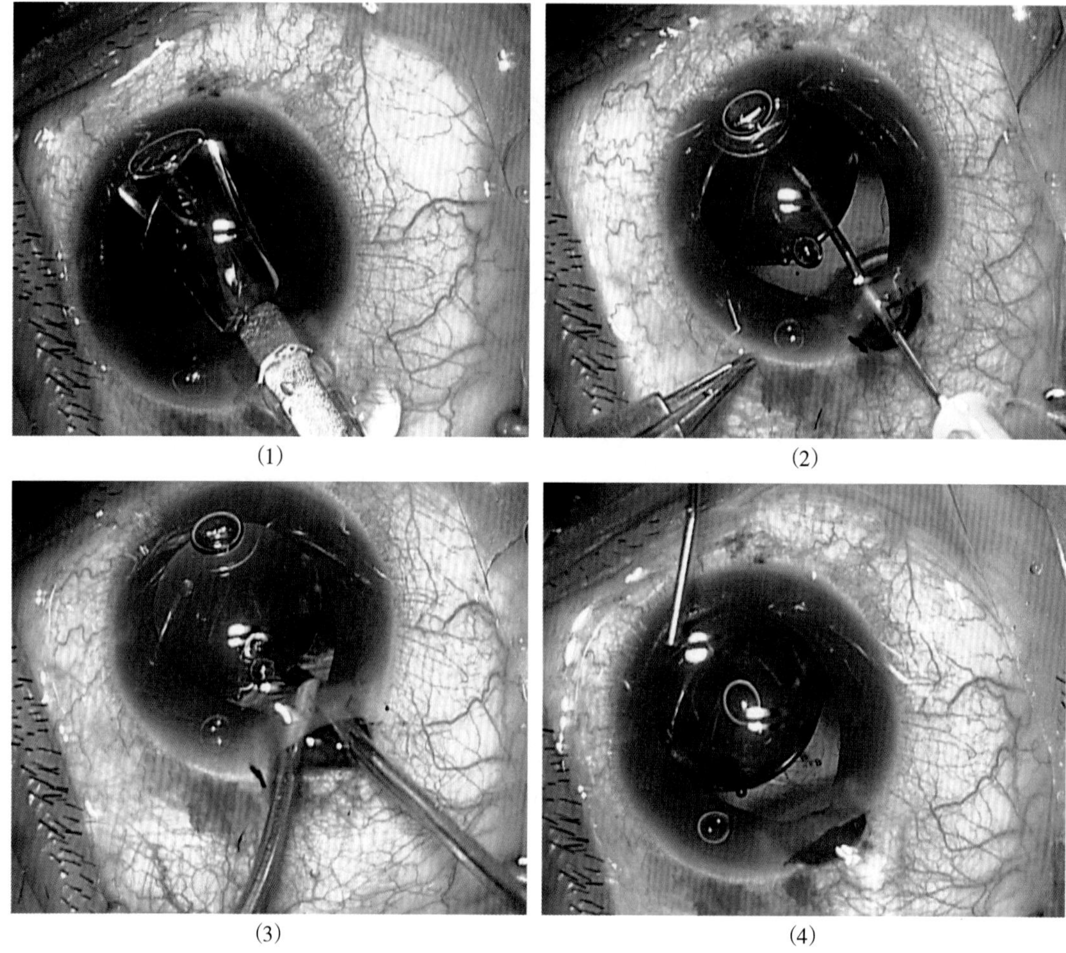

图 10-12-4　晶状体后囊膜切开前段玻璃体切割术

性脉络膜上腔出血。

2. 长期浅前房可造成周边虹膜前粘连，因而作白内障切口时，应先作一小切口，然后注入黏弹剂，形成前房后再扩大切口。

3. 在人工晶状体后行前段玻璃体切割时要控制进水量，可以降低液瓶高度，切割时注意观察玻璃体切除状况，切除至眼压略低，前房容易形成即可，注意保持眼压的平稳性。

（三）经睫状体平坦部玻璃体切除或联合晶状体咬切/超声粉碎术

【手术适应证】

1. Ⅲ型浅前房时间较长，估计术中难以行透明角膜或角巩膜切口进前房，及难以用黏弹剂形成前房者。

2. 药物治疗及上述手术治疗无效者，可用于有晶状体眼、术后无晶状体眼及人工晶状体眼患者。对于有晶状体眼且晶状体已混浊患者，需联合晶状体咬切或超声粉碎术。

【术前准备】

1. 维持原浅前房的药物治疗，控制眼内炎症和高眼压，预防术中出血。

2. 术前30分钟散瞳、甘露醇脱水浓缩玻璃体、控制眼压。

【手术方法】

1. 手术切口　按标准三切口玻璃体切割术手术步骤进行巩膜切口。

2. 晶状体咬切或超声粉碎　对有晶状体眼且晶状体已混浊患者，在完成标准三切口后，需先行晶状体咬切或超声粉碎术（详见玻璃体手术）。

3. 玻璃体切除　一般只行前段玻璃体切除，若为无晶状体眼或人工晶状体眼，在行前段玻璃体切除时需同时切开玻璃体前界膜和晶状体后囊膜，以保证前、后房及玻璃体有效地沟通。通常切除至虹膜塌陷，前房形成。

4. 关闭切口　用6-0可吸收线分别关闭三个巩膜切口，并形成前房。

【手术要点及注意事项】

1. 巩膜穿刺口需注意避开原来的滤过道（滤过泡）部位。

2. 术中应保持瞳孔尽可能散大，尽量清除晶状体周围的玻璃体。对于小瞳孔患者，术中可用黏弹剂形成前房后用虹膜拉钩拉开瞳孔。也可将其中一个巩膜穿刺口的位置作在虹膜周切口附近，以增加术中可视性，避免玻璃体切割器械损伤晶状体。

【术后处理】

1. 局部继续应用糖皮质激素滴眼液、眼药膏及抑制房水生成的眼药水。眼压下降后可停用降眼压药

2. 如无全身用药禁忌者可全身短期应用糖皮质激素。

3. 术后继续应用睫状肌麻痹剂。

【手术转归】经扁平部玻璃体切割术治疗恶性青光眼的手术并发症包括白内障形成(对于有晶状体眼且术中不行晶状体摘除患者而言,约为30%),视网膜脱离(约9.5%),浆液性脉络膜脱离(4.7%~8.3%),角膜失代偿(约25%)。有术中脉络膜上腔出血和一过性渗出性视网膜脱离的病例报道。

由于此类患者多为前房消失时间较长者,经扁平部玻璃体切割术成功形成前房的同时,滤过泡功能丧失情况也较常见,为12.5%~21%。

国外报道的经扁平部玻璃体切割术治疗恶性青光眼的手术成功率见表10-12-1。

三、脉络膜上腔出血的手术治疗

(一)术中脉络膜上腔出血的手术治疗

【手术方法】

1. 在行各种滤过性手术或青光眼白内障联合手术中如患者突然出现眼部剧痛、前房变浅、葡萄膜脱出、眼压升高应高度警惕脉络膜上腔出血。术中应尽早、迅速地做出准确的判断,这是抢救成功的关键。

2. 闭合切口　术中怀疑脉络膜上腔出血时应立即闭合切口,切口缝合宜用较粗的缝线(至少8-0丝线),如果缝线未准备好,可先用手指暂时压迫切口,然后迅速缝合及关闭切口。脱出的葡萄膜用器械回复。若眼压高,可静脉注射高渗剂。

3. 巩膜切开和脉络膜上腔排液　于颞下和鼻下距角膜缘3.5mm处行放射状巩膜切开,引流脉络膜上腔血液,切口无须缝合(详见本章第十一节中"滤过术后浅前房的手术治疗")。

4. 前房形成　一旦脉络膜上腔血液被引流,眼部出血停止,眼压下降,患者疼痛缓解,可经切口或角膜穿刺口形成前房。

5. 前段玻璃体切割　若为无晶状体眼,玻璃体脱出,或出血大量进入玻璃体腔时,应行前段玻璃体切除。玻璃体切除应经角膜缘或透明角膜切口进行。从平坦部行玻璃体切除易发生继发性出血。此外需从另一入口行前房灌注,维持恒定的眼压,减少进一步出血。

【术后处理】术毕涂抗生素眼药膏,单眼绷带加压包扎,加上保护眼罩。术后用止血药、抗生素。嘱患者安静休息,避免再次出血。

(二)迟发性脉络膜上腔出血的手术治疗

术后迟发性脉络膜上腔出血的处理原则为控制眼压,缓解疼痛。通常少量出血经保守治疗后可吸收。对于较大量的出血,可用超声波检查密切监测脉络膜上腔出血情况,观察脉络膜脱离情况及脉络膜上腔积液的反射性,新鲜出血常为较高反射团块,当反射减低说明血块开始液化。通常最佳引流时间为出血静止后10~14天,这时积血已基本液化,可通过后巩膜切开放出陈旧积血。

如果患者不能耐受疼痛,并出现持续浅前房、高眼压、脉络膜上腔大量出血使脉络膜脱离呈"接吻"状时需行后巩膜切开、脉络膜上腔排液。脉络膜上腔排液偶然可以由于眼压又一次降低引起进一步出血,因此手术时必须用恒定的灌注系统经角膜切口注水入前房,维持相对稳定的眼压,手术步骤与脉络膜上腔放液前房形成相同。

四、渗漏或功能过强滤过泡的手术修复

(一)手术中滤过区结膜撕裂的修复

手术区结膜撕裂或"针眼"常可造成术后滤过泡渗漏和浅前房,导致手术失败。术中结膜撕裂的主要原因有:手术野不清;使用能穿透组织的器械(如刀尖、剪尖、有齿镊或粗大缝针);由于过度烧灼较薄的结膜致组织坏死;分离结膜与上巩膜组织或巩膜粘连时穿破结膜;分离角膜缘结膜时造成结膜撕裂或缝合结膜时有筋膜组织嵌顿等。因此术中充分暴露手术野,使用无齿镊等钝性器械,分离结膜瓣时认真细致,避免过度烧灼结膜瓣是预防和避免结膜撕裂的重要措施。术中一旦发现结膜撕裂应根据撕裂的部位、性质进行不同的手术修复。

1. 结膜撕裂的检查　滤过手术中常规作周边角膜穿刺口,于手术结束前经此穿刺口形成前房,并注意观察滤过泡形态。若前房形成,但隆起滤过泡很快消失,前房变浅,可能存在结膜撕裂,此时应用干棉签将结膜表面擦干,再次形成前房,如结膜面有液体渗出即可确诊为结膜瓣撕裂。此外在未缝合结膜瓣前,也可在眼球筋膜内注射生理盐水,观察相应部位结膜有无液体渗漏。临床上可有不同类型的结膜撕裂或穿孔(图10-12-5)。

2. 不同类型结膜撕裂的修复方法

(1)垂直性结膜撕裂:常发生于以角膜缘为基底的结膜瓣,因结膜切口远离角膜缘,故结膜下的眼球筋膜较丰富,若裂口长度>2~3mm,可将结膜瓣翻转,在眼球筋膜面用10-0带针尼龙线作连续缝合,两端打结。缝合时,注意缝针勿穿破眼球筋膜囊[图10-12-6(1)]。小于2mm的结膜裂口,用小圆针在结膜面作直接缝合。

(2)圆或椭圆形结膜撕裂:撕裂<2mm可行褥式缝合。将结膜小心铺平,观察裂孔位置,若撕裂为全层,可在眼球筋膜面作一针褥式缝合,缝线不应穿破结膜面[图10-

表10-12-1　经扁平部玻璃体切割术治疗恶性青光眼的手术转归

手术方式	Weiss 等	Momoeda 等	Lynch 等	Byrnes 等	Harbour 等	Tsai 等
人工晶状体眼	100%(1/1)	/	100%(4/4)	90%(9/11)	90%(9/10)	67%(4/6)
有晶状体眼术中不行晶状体摘除	100%(2/2)	/	/	50%(5/10)	71%(5/7)	25%(1/4)
有晶状体眼术中同时行晶状体摘除	/	100%(5/5)	/	/	100%(7/7)	50%(5/10)
无晶状体眼	100%(6/6)	/	/	/	/	/

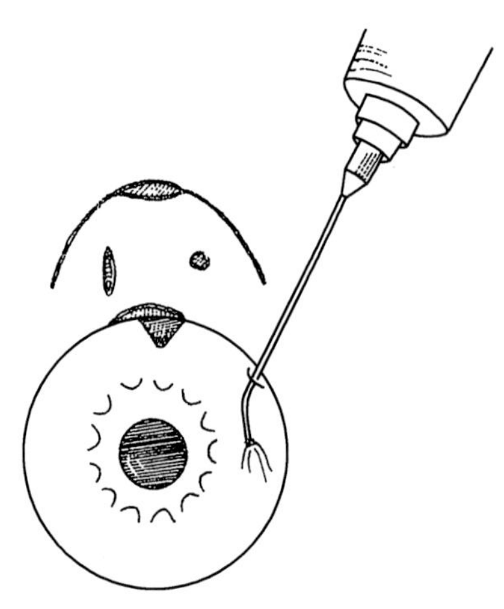

图 10-12-5　各种类型的结膜撕裂或裂孔

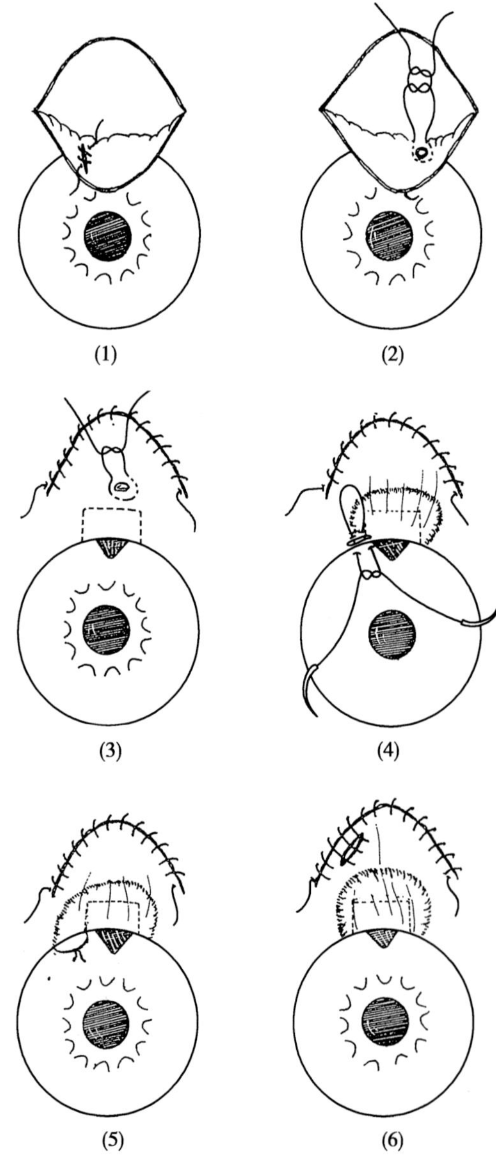

图 10-12-6　不同类型结膜裂孔的手术修复

12-6(2)]。当关闭伤口后发现结膜撕裂时,可在结膜面行褥式缝合[图 10-12-6(3)]。

(3) 单纯的结膜小洞:必须在大倍率手术显微镜下缝合,翻转结膜,缝针位于结膜深层,勿穿破结膜,用褥式缝合的方式关闭裂口。

(4) 角膜缘结膜撕裂:<2mm 时,用水平褥式缝合关闭裂口。最好用带双针的缝线,第一针从结膜表面进针,不穿破全层结膜,然后在角膜缘前 1~2mm 处进入角膜浅层,第二针缝合方法相同,在透明角膜上打结,将结膜拉下覆盖撕裂区[图 10-12-6(4)、(5)]。如果结膜撕裂 >2mm,可用多针褥式缝合或连续缝合,将结膜覆盖于角膜缘。

(5) 位于结膜切口 1~2mm 内的结膜裂口:可在缝合结膜切口时一并缝合[图 10-12-6(6)]。

3. 结膜裂口修复后要测试其是否呈水密状态,可将结膜瓣提起,在裂口相应部位的眼球筋膜内注水,观察结膜面是否漏水,如有漏水则应重新修复。

4. 预防结膜撕裂　对曾有眼部炎症、外伤或曾作内眼手术的患者,结膜与巩膜可能发生瘢痕性粘连,为了避免分离结膜时引起结膜撕裂,可用下列方法分离结膜。

(1) 将麻醉药注入拟手术区域的结膜下,观察结膜是否隆起,如球结膜隆起,则可在此区域行滤过手术。结膜无隆起时,应更换手术部位。若结膜广泛粘连,可改用以下方法作结膜瓣。

(2) 按滤过手术操作步骤距瘢痕远处剪开结膜,游离切口边缘,用无齿镊固定结膜边缘,然后用钝剪在结膜下作隧道式分离,剪刀应闭合,在结膜与其下方组织间轻轻推动,如果阻力大,应放弃此法,改用下法。

(3) 剪开球结膜后,用刀片连同结膜一起剖切较薄的浅层巩膜,剖切时用无齿镊固定游离结膜,并向前牵拉,半刮半切,剖下的结膜瓣含有结膜和浅层巩膜组织。此法可避免结膜撕裂,但易致明显的出血。

术后涂抗生素眼药膏,单眼绷带包扎。次日检查切口及行 Seidel 荧光素试验。如仍有渗漏,则继续单眼包扎至无渗漏,或用组织黏合剂黏合。

(二) 术后滤过泡渗漏的修复

1. 结膜切口裂开　可在表面麻醉下重新缝合结膜切口,用 10-0 尼龙线作褥式或间断缝合。

2. 角膜缘结膜渗漏口　沿角膜缘剪开结膜,切除不健康的结膜组织,向穹隆部尽可能游离并形成新的正常结膜-眼球筋膜瓣。去除角膜缘前方之周边部角膜上皮,并在相应方位作一槽状切口,用 10-0 尼龙线作褥式缝合将新结膜瓣固定于该角膜槽状切口内。如全层瘘口过大,可自上方作一薄层巩膜瓣,直接翻转覆盖于瘘口上,并适度缝合固定该巩膜瓣。

3. 滤过泡加固术

【手术适应证】

1. 其他部位结膜渗漏口。

2. 滤过泡过大引起相应方位严重角膜干燥斑,甚至发生角膜溃疡或小凹者。

3. 伴低眼压、黄斑囊样水肿或视盘水肿的薄壁、多囊样、功能过强滤过泡。

4. 滤过泡破裂伴浅前房或脉络膜脱离。

5. 反复有炎症与感染的滤过泡。

【手术方法】

1. 分离结膜　在滤过泡上方剪开球结膜，向后充分游离并重新作一以穹隆部为基底的结膜瓣。

2. 作角膜小槽　去除上方角膜缘前方之周边部角膜上皮，并在相应方位作一槽状切口，长度略超过滤过泡长。

3. 滤过泡冷冻　切除不健康的结膜（若不切除可用碘酊或三氯醋酸烧灼）或切除变性渗漏的囊样滤过泡组织，干棉签擦干滤过泡表面，当冷冻头开始结冰时，在滤过泡表面略加压，使相应部位巩膜也被冷冻。冷冻温度为 –50~–80℃，每点冷冻 20~30 秒。

4. 结膜瓣缝合　将结膜瓣两端做放射状剪，继续向上分离结膜瓣并充分游离，然后将新的结膜瓣拉向下方并覆盖于滤过泡区域上，将其缝合固定于预置的角膜槽上，两端结膜作间断缝合[图 10-12-7（1）~（3）]。如原滤过泡比较大或结膜瓣固定缝合后张力较大，可在穹隆部结膜做一减张切口，以减轻结膜张力，防止术后结膜后退。变性渗漏滤过泡或较大的功能过强滤过泡也可不切除，而采用直接冷冻整个滤过泡泡壁，然后将新的转位结膜瓣向下拉并覆盖在滤过泡上，或采用完全游离的自体结膜移植在滤过泡上，最后将其牢固缝合于预置的角膜槽处[图 10-12-7（4）~（9）]。

【术后处理】术毕涂抗生素眼药膏，单眼绷带加压包扎，加上保护眼罩。术后单眼绷带包扎连续 5~7 天，去除绷带后局部应用抗生素滴眼液、表皮细胞生长因子或成纤维细胞生长因子。

（三）功能过强滤过泡的修复

青光眼滤过术后，如果瘘口过大、结膜过薄或应用抗纤维抑制剂后，可出现薄壁、较大的囊状滤过泡。患者可出

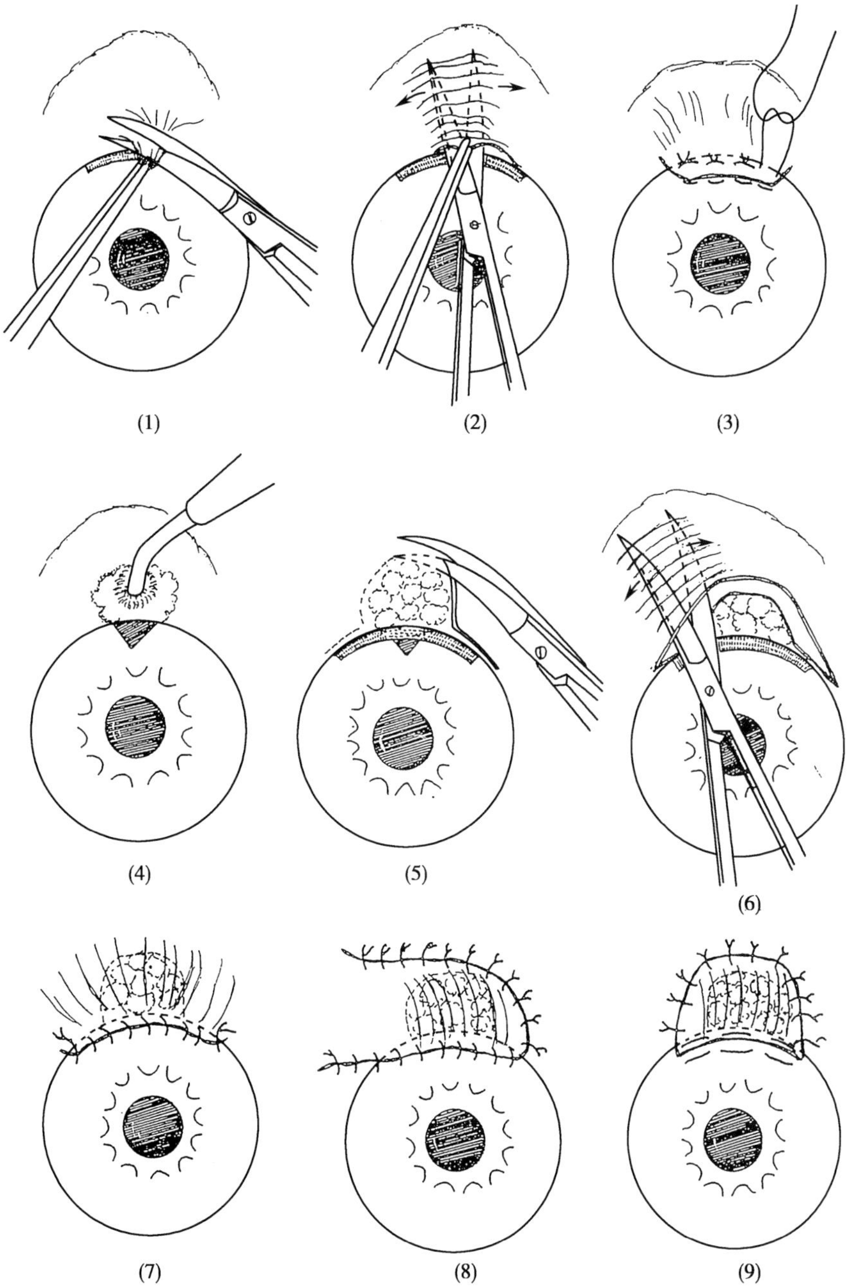

(1)　(2)　(3)

(4)　(5)　(6)

(7)　(8)　(9)

图 10-12-7　不同类型结膜裂孔的手术修复

现异物感、瞬目困难、不能配戴接触镜、单眼复视、视野明显缩小，以及眼红、疼痛、水肿（早期眼内炎）等症状。亦可引起邻近滤过泡处出现浅层点状角膜擦伤、角膜干凹斑、滤过泡渗漏、低眼压、黄斑水肿以及眼内炎。滤过泡修复术是在保证滤过泡仍有功能的前提下，用各种方法使部分结膜组织形成瘢痕或切除悬垂部分的滤过泡，从而缩小滤过泡，减少由其引起的一系列并发症。

【手术适应证】

1. 滤过泡过大引起相应方位严重角膜干燥斑，甚至发生角膜溃疡或小凹者。

2. 滤过泡渗漏。

3. 低眼压及黄斑囊样水肿。

【手术方法】

1. 激光治疗　对于上皮下仍有一薄层结缔组织较大囊状滤过泡可用氩激光光凝。其原理是通过激光的热作用使上皮下胶原蛋白变性或收缩，从而使滤过泡变扁平。具体方法如下：

(1) 在局部麻醉下进行操作。

(2) 用湿棉签轻轻擦去滤过泡上的结膜上皮，然后用孟加拉玫瑰红使滤过泡染色，以使表面组织能吸收激光能量。

(3) 激光参数：光斑大小 200~500μm，时间 0.2~0.5 秒，能量 300~500mW，每次光凝约 100 个点。

(4) 氩激光治疗后，在滤过泡上结膜非常薄或透明的区域可出现 Seidel 荧光素试验阳性，但大部分可自行闭合，或用加压包扎及服用碳酸酐酶抑制剂，加快其愈合。

2. 冷冻疗法　冷冻疗法的目的是在控制正常眼压的同时减轻患者的主观症状。术中应掌握冷冻量，可能需作多次治疗。具体操作如下：

(1) 麻醉：球后麻醉。

(2) 开睑：开睑器开睑。

(3) 冷冻：先用干棉签擦干滤过泡表面，当冷冻头开始结冰时，可在滤过泡表面略加压，使相应部位巩膜也被冷冻。冷冻温度为 -50~-80℃，每点冷冻 30 秒，可重复 2~3 次。冷冻点数取决于滤过泡的大小和希望能保留多少滤过功能。

(4) 术毕涂抗生素眼药膏：术后局部应用睫状肌麻痹剂和皮质类固醇眼药水，直至葡萄膜炎消退。

3. 手术修复　手术修复是通过切除悬垂于角膜面部分的滤过泡，减轻角膜刺激症状、角膜干燥斑和角膜溃疡的形成，也是维持滤过泡正常功能的主要治疗手段。方法如下：

(1) 麻醉：局部麻醉或表面麻醉。

(2) 开睑：开睑器开睑。

(3) 分离滤过泡：由于悬垂于角膜面的滤过泡与角膜未形成粘连，因此可将虹膜回复器插入悬垂滤过泡下方表面，在滤过泡与角膜之间进行钝性分离，并将其翻转至角膜缘。如果悬垂滤过泡与角膜有部分粘连，则可在悬垂滤过泡的前端作浅层角膜切口后再分离。

(4) 切除和缝合滤过泡：平行角膜缘切除悬垂部分的滤过泡，并用褥式或连续缝合闭合结膜切口。如果切除悬垂滤过泡后只有轻度房水渗漏，也可直接用组织黏合剂封闭渗漏口至无房水渗漏（图 10-12-8）。

(5) 滤过泡加固：如术中缝合结膜后滤过泡仍有明显渗漏或滤过泡壁薄及较大的微囊状滤过泡需结膜瓣加固，其手术步骤参阅滤过泡加固术。

【术后处理】与滤过泡加固术相同。

五、失败滤过泡的处理

(一) 早期失败的滤过泡

抗青光眼术后手术是否成功的重要标志之一是滤过泡的形成。Ⅲ型和Ⅳ型滤过泡为非功能性滤过泡。非功能性滤过泡常导致手术失败，其原因主要为滤过道的纤维瘢痕化，虹膜、晶状体或玻璃体等组织脱出并嵌顿于滤过口等。对早期失败的滤过泡，应详细查明原因，积极治疗，促使其向功能滤过泡转化。

1. 抗代谢药物的使用　术前对患者的手术预后应进行评估。对于青少年性青光眼、新生血管性青光眼、无晶状体眼青光眼、葡萄膜炎继发性青光眼、滤过术后失败的青光眼，以及眼部曾进行其他手术的难治性青光眼，若估计术后滤过道容易发生纤维瘢痕化，术中或术后早期应使用抗代谢药物。目前临床上常用的抗代谢药物主要有三种：氟尿嘧啶、丝裂霉素 C 和高三尖杉酯碱。

2. 内滤口阻塞的手术治疗　早期滤过泡失败可以分为两类，内滤过口阻塞和外部瘢痕形成。大部分失败病例是由于巩膜表面、结膜下瘢痕形成所致，有一小部分病例，用房角镜可见巩膜内口被阻塞而使滤过泡形成失败。造成内滤过口阻塞的原因很多，如在术前或术中发现，并作出适当处理，常可避免。

(1) 内滤口阻塞的预防

1) 术中玻璃体脱出：术中玻璃体脱出或术后玻璃体向前移均可阻塞滤过内口。有晶状体眼术中玻璃体脱出的发生率低（<0.5%）。玻璃体脱出常见于无晶状体眼、晶状体悬韧带断裂、玻璃体前界膜破裂、高度近视、曾行内眼手术，另一眼有玻璃体脱出以及眼眶压力增高者。滤过术中当出现虹膜脱出于切口，晶状体虹膜隔前移，伤口裂开，前房变浅和角膜出现张力线时，为玻璃体脱出的先兆。若行虹膜周边切除后，前房难形成，虹膜不易回复，则玻璃体即将脱出。由于玻璃体脱出可造成滤过内口阻塞，黄斑囊样水肿、白内障、玻璃体条索形成等并发症，所以术前应充分做好预防工作。对有上述危险因素者，术前应给予镇静剂，调整患者的合适体位，且术前全身应用脱水剂充分降低眼压。术前玻璃体已脱出在前房者，行滤过术时应经透明角膜切口或滤过部位行玻璃体切割术，应尽量将前房内玻璃体切除干净，以免引起内滤口阻塞。术中发生玻璃体脱出时，应停止手术操作，确定玻璃体脱出的原因。若玻璃体脱出发生于白内障青光眼联合手术时，应结扎预置缝线，关闭切口，同时排除脉络膜上腔出血。放松上睑及上直肌牵引线，若眶压高，可切开外眦，降低眶压。脱出的玻璃体应用海绵及剪刀或玻璃体切割器清除，然后用黏弹剂经角膜穿刺口注入形成前房，使玻璃体退回瞳孔后。如果进行了充分的玻璃体切除且无晶状体损伤，滤过部位仍可有较好的滤过功能，最好用 10-0 尼龙线关闭巩膜瓣；如不能行玻璃体切除，更换部位另行小梁切除术。

2) 虹膜嵌顿：虹膜嵌顿至滤过内口的原因有：虹膜周

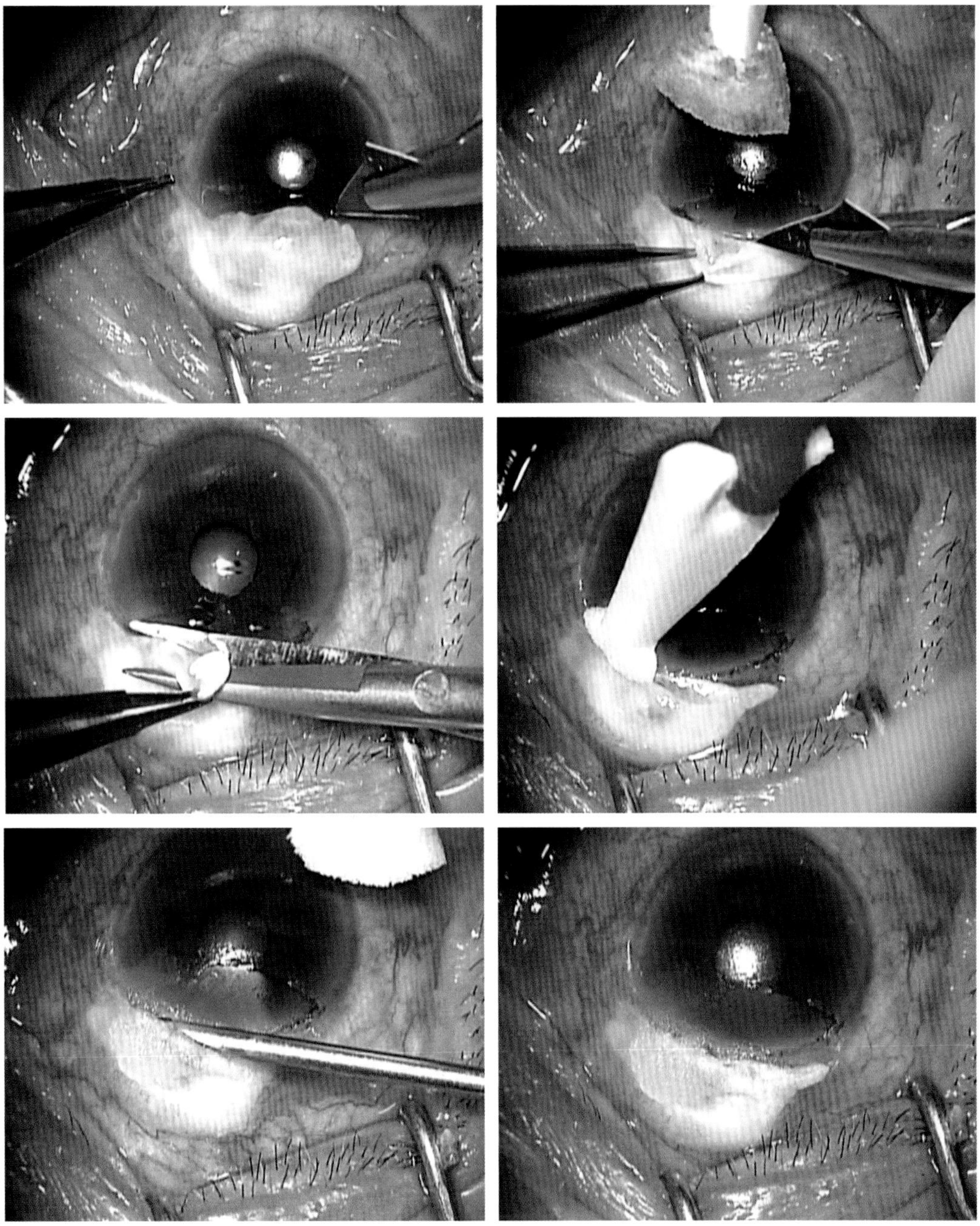

图 10-12-8　组织黏合剂封闭滤过泡渗漏

边切除口太小；浅前房后前房重建不及时；滤过泡扁平进行眼球按摩或一次进行多根缝线激光断线术或拆除多根可控缝线，房水突然较大量从滤过口流出时将虹膜带至滤过内口。为了预防虹膜嵌顿于滤过内口，滤过术中应作宽基底的周边虹膜切除，经小梁切除口应看不到虹膜根部；浅前房需散瞳时，避免用长效的强睫状肌麻痹剂；进行眼球按摩时用力要适当，宜在裂隙灯下观察滤过泡及前房的变化进行操作；激光断线或拆除可控缝线时，每次只断一根线或拆一根，以免过滤太强，前房变浅，出现虹膜嵌顿。当出现虹膜嵌顿时，可以用缩瞳剂缩小瞳孔，用虹膜回复器按摩滤过泡下缘，虹膜嵌顿可回复。如此法无效或虹膜嵌顿时间稍长，可以用激光将虹膜周切口粘连松解。

3）睫状突移位阻塞：睫状突移位也可阻塞滤过内口，尤其当滤过口窄小或靠后时更多见。因此术中小梁切除口不应太小，一般为 2mm×1.5mm，并尽量靠前，尤其是闭角型青光眼更要靠前。术中一般不切除睫状突，但如果睫状突肥厚阻塞滤过口，也可切除该处的 1~2 个睫状突，但必须先行睫状突烧灼再行切除，以免引起睫状体出血。

4）晶状体囊膜碎屑及后弹力膜阻塞：行白内障与青光眼联合手术时，较大的晶状体前囊碎屑可随房水流出阻塞内滤过口。此外由于后弹力膜很薄及透明，作小梁切除时，有时该处会残留后弹力膜组织。因此，术中应特别注意避免，一旦有残留的晶状体前囊碎屑及后弹力膜阻塞滤过内口，应及时除去。

5）血块和纤维蛋白凝块阻塞：血块和纤维蛋白凝块也是造成内滤过口阻塞的重要原因之一。如果处理不当常可造成滤过口纤维瘢痕形成,因此术中应充分止血。若术后发生前房积血,眼压不高者可采用头高体位,以免积血流入小梁切除口阻塞内滤过口;若眼压偏高则应积极降低眼压;保守治疗无效时,及时经角膜穿刺口行前房冲洗术。伴有血-房水屏障异常的疾病如葡萄膜炎、糖尿病或视网膜中央静脉阻塞伴虹膜新生血管形成者,由于术后炎症反应常较重,并可出现纤维蛋白凝块,对这类患者术后如无禁忌应积极抗炎,局部或全身应用糖皮质激素可有较好效果。

6) 各种增殖膜阻塞:在糖尿病和视网膜中央静脉阻塞时,若虹膜有新生血管,则术后内滤过口可有纤维血管膜增殖;虹膜角膜内皮综合征患者残余的后弹力膜可有内皮增殖,阻塞内滤过口。因此有虹膜新生血管者术前应尽可能行视网膜光凝、虹膜新生血管光凝,以减少术后纤维血管膜增殖。

(2) 术后内滤过口阻塞的治疗:术后早期滤过泡形成欠佳,经眼球按摩后滤过泡仍不形成,可用房角镜检查内滤过口,如内滤过口被阻塞,可进行氩激光或 Nd:YAG 激光光凝,否则,要再次手术打开巩膜瓣探查滤过道是否阻塞,是否进行修复。

1) 氩激光滤过道修复术:适用于有色素组织或纤维血管膜阻塞内滤过口的患者,对早期滤过泡失败或低功能性滤过泡有效。激光参数为光斑 50~100μm,能量 800~1200mW,时间 0.1~0.2 秒(参阅第十九章第七节"激光在青光眼的应用")。

2) Nd:YAG 激光滤过道修复术:适用于对氩激光治疗反应欠佳,非色素组织如后弹力膜、前粘连的虹膜组织、晶状体囊膜等阻塞内滤过口。此外,它亦可穿透半透明膜和玻璃体以及玻璃体条索,故也可应用于晚期滤过泡失败病例。激光参数为 0.1~8.5mJ。由于 Nd:YAG 激光无止血功能,因此若所需光凝部位有血管,可先用氩激光光凝处理新生血管,然后再用 Nd:YAG 激光进行光凝(相关内容参阅第十九章)。

3) 手术:手术可分为内路与外路滤过道修复术。①内路滤过道修复术是借助于手术前房角镜,用前房角切开刀从角膜缘进刀,经前房至原手术部位,刺穿被阻塞的内滤过口(参阅房角切开术);②外路滤过道修复术是重新打开原手术部位的结膜瓣和巩膜瓣,探查小梁切除之滤过口,清除所有阻塞物,然后重新缝合巩膜瓣和结膜瓣。手术应在术后 1 个月内进行。若内滤过口阻塞超过 2 个月,原手术部位已广泛瘢痕形成,则应在其他部位重行滤过手术。

3. 早期滤过泡失败的处理(参阅本章第六节"滤过性手术")

六、青光眼引流管暴露的手术治疗

青光眼引流管暴露是青光眼引流阀植入术常见的并发症之一,发生率多低于 6%。儿童发生率较高,为 10%~13%,糖尿病患者植管后暴露概率也较高。由于青光眼引流管暴露可大大增加化脓性眼内炎的发生概率,故需手术修复。若眼内炎已经发生,则需视眼内炎严重程度,酌情行手术修复或将引流管拔出、角膜缘伤口修补术及按眼内炎处理积极抗炎,以免炎症向眼内蔓延至玻璃体。

一般在巩膜表面走行的前段引流管需有植片覆盖,不能单纯由结膜覆盖。常用的引流管表面覆盖物包括自体巩膜瓣、异体巩膜瓣、异体角膜植片、异体心包片等,也可以用自体巩膜瓣联合异体巩膜瓣覆盖引流管。有作者认为,自体巩膜瓣覆盖在引流管表面可能引起引流管暴露的发生率较少;但更多作者认为,异体巩膜瓣、角膜植片或心包片可能更有效地降低引流管暴露的发生率。

引流管暴露的位置常位于距角巩缘 1~6mm 之间。通常暴露范围不超过 2mm 的,可打开球结膜后,观察引流管被原植片覆盖的情况决定。若引流管仍大部分被原植片覆盖,且原植片与引流管之间粘连较紧密,则可仅处理结膜瓣;若引流管表面已无植片覆盖,或原覆盖的植片已较松动,则需清除原覆盖植片,另取相应大小的异体巩膜瓣、角膜植片或心包片,覆盖于引流管表面,用 10-0 尼龙线缝合固定。引流管暴露范围超过 2mm 的,必须取出。

由于引流管暴露区位于原结膜瓣的中部,原结膜手术区通常有较广泛的瘢痕形成,结膜张力常较大。若行结膜瓣转位术,需仔细分离结膜下组织,充分游离结膜瓣,结膜瓣需固定在角膜缘,结膜的缝合口需避免在引流管表面,以免结膜后退或结膜伤口裂开。由于考虑到青光眼患者有可能再次手术的问题,通常应尽量少扰动患眼其他部位健康的结膜组织,可行羊膜移植或对侧眼自体结膜移植术。术后涂抗生素眼药膏,单眼或双眼绷带包扎 1~5 天。

七、抗青光眼术后的再手术

抗青光眼手术是治疗青光眼的重要手段之一,技术操作虽较简单,但手术及术后处理要求颇为严格。手术时不仅要尽量减少眼组织的损伤,而且还要保持术后良好的视功能及正常的眼压。如果抗青光眼术后眼压仍高而又不能用药物控制,视功能进一步损害,此时应考虑再次手术。造成抗青光眼术后眼压不降的原因主要有:术前未能发现小梁功能不良,而单纯行虹膜切除术;术中操作不当,如虹膜切除时色素上皮残留;小梁切除时后弹力膜残留及术中玻璃体脱出等;手术后因长期浅前房而形成广泛周边虹膜前粘连;手术引流口被组织碎屑、玻璃体或新生的纤维组织膜等阻塞;手术滤过道瘢痕形成。术后眼压不降如能早期发现,经适当处理,部分患者仍能形成有功能的滤过泡,眼压可以下降。如用药后眼压仍不能控制,则应考虑再手术。

(一) 周边虹膜切除术后再手术

周边虹膜切除术后眼压不降应根据不同的情况给予不同的处理。

1. 虹膜色素上皮层残留　作周边虹膜切除术时,如角膜缘切口偏前或偏后、眼压过低、切口过小、压迫切口后唇时虹膜难脱出,当用镊子将虹膜拉出剪除,容易造成色素上皮层残留;此时,如瞳孔阻滞仍未解除,术后眼压可升高。检查时用透照法未能经此切除区看见眼底红光。术后用裂隙灯显微镜或前房角镜检查虹膜切口可证实色素上皮残留,如有色素上皮残留,可用氩激光或 Nd:YAG 激光将其击穿。

2. 高褶虹膜综合征　术前诊断不明确的高褶虹膜综合征患者,虽经周边虹膜切除,其周边部虹膜仍堆积于前房角,术后眼压仍升高。对这类患者,术后应再进行 UBM 检查,可发现虹膜根部仍堆积,房角仍狭窄;如无 UBM 仪可作暗室试验,如暗室试验阳性,结合临床表现即可明确诊断。

处理上可用氩激光作周边虹膜成形术，使前房角开放。

3. 小梁功能不良　部分闭角型青光眼患者尽管房角粘连 <1/2 圆周，行周边虹膜切除术后眼压仍不下降。此类患者即使房角粘连 <1/2 圆周，但因存在小梁功能不良，故剩余的未粘连小梁不能起代偿作用。因此凡房角粘连接近 1/2 或为 1/2 圆周者，术前应停药 48 小时观察眼压、房水流畅系数（C 值）是否正常。如停药 48 小时后眼压又升高，C 值低，则应施行滤过性手术。如已行周边虹膜切除术，术后眼压不降，可行小梁切除术。

4. 混合型青光眼　青光眼患者如果房角粘连关闭为 1/4~1/2 圆周，但有明显青光眼性视盘改变，视野呈晚期青光眼表现，行周边虹膜切除术后眼压仍不降，应考虑为混合型青光眼；这种青光眼既有开角型青光眼成分，又有闭角型青光眼成分。因此术前应根据眼压、视盘及视野变化决定手术方式。如已行周边虹膜切除而眼压又不下降者，应考虑行小梁切除术。

（二）滤过术后再手术时机

滤过术后早期出现眼压升高，应根据不同情况设法使无功能的滤过泡恢复功能（参阅本节“失败滤过泡的处理”），而不应急于手术，术后 3 个月再考虑再次手术。再手术时，术式需根据患者的情况选择。

（三）抗青光眼术后的白内障摘出术

抗青光眼术后白内障摘出术详见白内障手术章节。但应注意如下几点：

1. 白内障切口应避开原青光眼滤过区。青光眼术后白内障摘除最好采用超声乳化白内障吸出联合人工晶状体植入术，切口宜在颞侧透明角膜，辅助切口应避开上方滤过手术的滤过泡，以免引起滤过泡渗漏。如不能开展超声乳化白内障吸出手术，则原滤过泡在上方者可在颞侧或下方作切口。白内障切口应较常规白内障切口靠前，以免切口偏后容易造成玻璃体脱出。如在原滤过区行白内障切口，则应在周边部透明角膜作切口，以避免损伤滤过泡。

2. 虹膜后粘连者切开前房后可注入黏弹剂，钝性分离虹膜后粘连，并注意中周部虹膜后粘连的分离。

3. 长期用缩瞳剂瞳孔不能散大时，术中应先作虹膜切开然后再行白内障手术。

4. 原为闭角型青光眼者，尽管眼压正常，术前仍需全身应用脱水剂，可保持术中前房稳定，手术操作顺利。

（四）其他青光眼的再手术

对滤过手术失败，已失明并伴疼痛的绝对期青光眼患者，为了减轻疼痛，可行球后注射无水酒精、氯丙嗪、苯酚，睫状体光凝、睫状体冷凝术或眼球摘除术。

1. 球后注射无水酒精　在球后注射 2% 利多卡因后，不拔针头，除去针筒，抽吸无水酒精接于未拔出的针头上，缓缓注入约 1ml，然后立即拔出针头，用纱布压迫眼球 5 分钟。在注药 2~3 分钟内患者常诉剧烈疼痛，但以后逐渐消失，如果发生轻度上睑下垂说明注射部位正确，术后止痛效果较好，多数在数周内上睑下垂自行消退。若在数月后再发生疼痛，可在原注射部位再注射同等量无水酒精。

2. 球后注射氯丙嗪　先在球后注射 2% 利多卡因 1ml，然后换用盐酸氯丙嗪 25mg（1ml）由原针头注入，拔针后压迫眼球 5 分钟。注射半小时后开始出现眼睑肿胀，结膜充血、水肿，眼球突出及活动受限等，3~4 天后上述病理表现减轻至全部消失。

3. 球后注射苯酚　患者仰卧，0.5%~2% 利多卡因 1.5ml 注射到球后间隙局部麻醉，再将 6.7% 苯酚 1.5ml 注射到球后。苯酚与酒精相比，注射时即可减轻疼痛，作用快，缓解疼痛的作用时间长，并发症较少，优于注射酒精。

4. 睫状体冷凝术　睫状体冷凝术的目的是破坏睫状体，使其分泌房水减少，从而减轻眼球疼痛，可用于滤过术后眼压不降的绝对期青光眼患者（参阅本章第九节中“睫状体冷凝术”）。

5. 睫状体光凝术　睫状体光凝术的目的与睫状体冷凝术相同，可以使房水分泌减少，可分为内路光凝和外路光凝（参阅第十九章“眼科激光手术”），一般睫状体光凝术的疗效优于睫状体冷凝术。

6. 眼球摘除术　经上述处理仍不能缓解疼痛的绝对期青光眼患者，均可施行眼球摘除术和（或）联合义眼座植入术（参阅第十六章“眼球摘除术”）。

第十三节　青光眼的联合手术

青光眼的联合手术是针对难治性青光眼或青光眼合并其他眼病（如白内障、角膜疾病等）而设计的手术方法。联合手术的方式很多，本节主要介绍青光眼联合白内障手术、青光眼联合玻璃体切除手术及青光眼联合穿透角膜移植及玻璃体切除手术。

一、设计联合手术的原理

（一）从解剖因素考虑

1. 闭角型青光眼患者同时联合白内障摘除可以明显加深前房，改善窄房角的解剖结构。

2. 同时可以使虹膜远离小梁组织，恢复全部或部分小梁功能，减少房水排出阻力，使术后眼压控制正常。

3. 白内障摘除后，消除了虹膜与晶状体的接触点，减少瞳孔阻滞。

4. 联合玻璃体切除，可减少睫状体后部的压力，缓解睫状环阻滞。

（二）从术后并发症考虑

1. 联合白内障手术，可以使术后浅 / 无前房的发生率明显降低。

2. 由于摘除了晶状体，术后可以解除晶状体 - 睫状环阻滞，从而减少恶性青光眼的发生。

3. 对于外伤后同时存在玻璃体积血、行前房引流物植入术的患者，必要时联合玻璃体切除，可从根本上治疗血影细胞性青光眼，并减少植入物内口被前房积血、渗出物或玻璃体等堵塞的并发症。

（三）从手术效果考虑

一次可解除多种青光眼的发病因素。如前房加深，解除瞳孔阻滞；房角增宽，解除房角阻滞；晶状体摘除，解除睫状环阻滞；对于外伤后有玻璃体积血的无晶状体眼，联合玻璃体及前房积血切除后，可减少植入物内口被血细胞堵塞；如有弥散的滤过，不仅可使眼压下降，且同时视力有所提高。从以上考虑，恰当的联合手术是快速降低眼压、保存或提高原有视力的有效办法。

（四）从选择手术入路难度考虑

1. 减少眼球表面瘢痕形成　多次手术可造成广泛的结膜瘢痕及手术部位新生血管的形成，对于眼压失控需再次手术的患者，选择合适的手术入路将是很困难的。而一次联合手术，可以避免在大量瘢痕组织上手术操作，而且减少眼内出血的机会。再者，术者选择手术方法及入路也会有很大的回旋余地。可以明显减少再次手术对眼组织的损伤，提高手术成功率。

2. 操作时合理安排各种术式的入路，可以减小手术对眼组织的损伤，对以后再次手术提供更多的选择余地。

（五）从患者接受治疗的角度考虑

1. 联合手术可减少患者对多次手术的恐惧心理、紧张情绪。

2. 减少患者多次承受手术的精神痛苦。

3. 减少多次手术的经济负担，缩短治疗时间。

二、青光眼联合手术的分类

现代各类手术方法随着各种手术设备的改进而不断变化，青光眼联合手术模式多根据临床疾病的具体情况而设计。现阶段常用的联合手术方法如下：

（一）青光眼白内障联合手术

1. 小梁切除联合现代白内障摘除术（超声乳化或囊外摘除）及后房型人工晶状体植入术。

2. 非穿透小梁手术联合白内障超声乳化吸出术及后房型人工晶状体植入术。

3. 眼内引流物植入术联合白内障摘除及后房型人工晶状体植入术。

（二）难治性青光眼的联合手术

根据实际情况，主要治疗眼部情况较复杂的各种难治性青光眼。

1. 玻璃体切除联合引流物植入术。

2. 穿透性角膜移植、玻璃体切除联合引流物植入术。

3. 晶状体、玻璃体切除联合后房型人工晶状体植入联合引流物植入手术。

三、青光眼与白内障联合手术

临床上经常会遇到青光眼和白内障两者同时存在。白内障可发生在青光眼手术前，也可发生在青光眼手术后。青光眼患者长期局部点缩瞳药，特别是强缩瞳剂后，可引起白内障；青光眼手术后，促使白内障发展加快；青光眼滤过手术后无前房时白内障可迅速发展；外伤后继发青光眼同时可以并发白内障等。

对于青光眼合并白内障的患眼选择什么手术方法，一直是有争论的问题。目前有下列三种手术方案可供选择：①单纯行白内障摘除术，术后可能仍需青光眼药物治疗或激光治疗；②分两期手术，先行抗青光眼手术，间隔一定时间后再行白内障摘除术；③白内障摘除和抗青光眼手术联合进行。作为眼科临床医师必须能够正确判断掌握，青光眼与白内障是分别手术还是联合手术。在选择手术方案时，应充分考虑到患者的青光眼类型及视功能损害的严重程度、患者的寿命概率及生存质量，以及所具备的医疗设施和术者的手术技术条件。其关键在于术后能否控制眼压和提高视力。

青光眼与白内障同时并存时，首先应明确两者的主次关系，也就是说必须明确患者视力下降的主要原因后，再选择合适的术式。原则上以治疗青光眼为主，白内障为辅。青光眼的视功能损害是不可逆的，所以青光眼手术必须在视功能损害以前进行，而白内障可根据视力减退的程度来决定手术时间。白内障处于初期阶段，以治疗青光眼为主；若白内障发展已很明显，则应考虑联合手术。

（一）单纯白内障摘除联合人工晶状体植入术

1. 手术适应证

(1) 对于开角型青光眼患者，用抗青光眼药物治疗能够良好控制眼压，在其预计生存期内，估计其青光眼视神经及视野损害无明显进展，而白内障是影响患者视力的主要原因。

(2) 对于闭角型青光眼患者，白内障程度较重，房角粘连闭合小于 1/2 周。

(3) 白内障是影响青光眼患者生活质量的主要因素。

植入人工晶状体可显著提高患者术后视力。随着近代白内障手术技术的发展，单纯白内障摘除联合人工晶状体植入术对术后眼压或对以后滤过手术的影响较小。单纯白内障摘除或后房型人工晶状体植入术后，大部分患者眼压恢复到术前水平，并对青光眼药物治疗的反应与术前相同；仅少部分患者眼压可能下降，对于闭角型青光眼，其原因可能与术后前房加深、瞳孔阻滞解除、房角开放范围增加有关；对于开角型青光眼，其原因尚不清楚。

由于白内障及人工晶状体植入术后 2~3 小时内有接近 1/2 的患者可发生一过性眼压升高，对于晚期青光眼患者（即使术前用药下眼压控制良好），应尽量避免选择这一方案，因为术后早期一过性眼压升高可能导致患者的残存视力突然丧失。

2. 手术方法　对于青光眼与白内障共存的患者，其单纯白内障摘除技术操作与现代一般囊外摘除术相同，但由于这类患者具有一定的特殊性，术中需注意以下问题：

(1) 强直性小瞳孔的白内障摘除：对于长期使用缩瞳药物、瞳孔呈强直性缩小的患者，手术操作详见白内障手术章节。

(2) 瞳孔固定扩大状态的白内障摘除：对于闭角型青光眼尤其是急性闭角型青光眼患者，由于瞳孔括约肌麻痹而致的瞳孔固定散大，手术操作详见白内障手术章节。

(3) 人工晶状体的选择：对具有恶性青光眼倾向的患者，应选择光学直径较小、晶状体袢角度较大的后房型人工晶状体；对前房炎症反应较重的患者，可选择肝素表面处理的人工晶状体。

(4) 尽量彻底抽吸干净残留在眼内的黏弹性物质，可防止术后一过性高眼压对晚期患者残存视功能的威胁。

3. 术后处理　术后处理同普通白内障手术，需注意术后早期一过性眼压升高。

（二）分期手术

1. 手术适应证　分期手术是指先行青光眼滤过术，再行白内障手术。手术适应证主要包括采用最大耐受抗青光眼药物治疗和（或）激光治疗后眼压仍未能控制，尤其眼压超过 40mmHg 的青光眼与白内障共存患者。

此手术方案的依据是单独行滤过性手术的成功率高于滤过术联合白内障手术的成功率，分两期手术可达到较好的眼压控制效果。在患者选择方面需考虑：①视力下降部分是由于缩瞳药源性瞳孔过度缩小所引起，滤过术后停用缩瞳药可能可提高视力；②患眼属难治性青光眼类型，采用一期联合手术其滤过手术方面的失败可能很大。

2. 手术方法　先行滤过性手术时，可人为控制好各种条件，为下一步行白内障手术作准备，其目的是建立一个能长期控制眼压的理想功能滤过泡，另一方面也为白内障摘除预留合适的手术位置，尽量减少对滤泡的影响。第一阶段的滤过手术位置可选择在稍偏鼻上方，第二阶段白内障摘除的切口位置则可选择在远离滤过泡的位置，如颞侧角膜缘切口或透明角膜切口，或经滤过泡前方的透明角膜切口，通常颞侧角膜缘切口或透明角膜切口操作较容易和方便。随着现代白内障技术的发展，第二阶段白内障手术切口的选择有较多的回旋余地，而且更多地取决于手术者的技术熟练程度和实践经验。

分期行白内障手术中需注意如下问题：

(1) 术后高眼压：在具有青光眼的患眼上，白内障摘除术后可能引起一过性眼压高峰；另外，有报道称 30%~50% 的患眼在白内障摘除术后滤过泡失败，眼压持续升高。其原因包括：手术操作太靠近滤过泡或直接破坏滤过泡，术后残留晶状体皮质、囊膜或玻璃体堵塞内滤口，术后炎症反应均会使滤过泡体积减小或消失。

(2) 瞳孔后粘连或瞳孔过小：见上文介绍。

(3) 术中要尽可能彻底抽吸清除晶状体皮质，特别注意原滤过泡的内滤口及周边虹膜切除口处不应有晶状体皮质、囊膜、血凝块堵塞，要保持原周切口通畅。如果术中发现晶状体后囊膜破裂口较大并有玻璃体脱入前房，应行前段玻璃体切除以防止玻璃体阻塞滤过口。

(4) 对于晚期小视野青光眼患者，应避免采用球后麻醉和肾上腺素类药物，以防止残存视功能突然丧失。

3. 术后处理　注意局部抗炎、抗感染治疗，并注意术后早期一过性眼压升高。注意滤过泡形态和眼压变化，如果术后 2 周发现眼压水平高于术前眼压水平，应开始使用抗青光眼药物治疗。

(三) 青光眼白内障联合手术

随着现代白内障摘除新技术的发展，抑制滤过通道创口愈合过程的抗纤维增殖药物的应用，以及巩膜瓣可拆除缝线与激光断线技术应用，使联合性手术的成功率显著提高，并发症大大减少。因此，目前联合性手术的适应证有逐渐扩大到分期手术适应证患者范围的趋向。

单纯白内障摘除术可使青光眼患者的眼压下降 2~4mmHg，对于原发性闭角型青光眼患者的降眼压幅度比原发性开角型青光眼患者大。单纯小梁切除术的降眼压效果比小梁切除联合超声乳化白内障摘除术效果好，联合手术对术者手术技巧要求高，患者疼痛较单纯手术明显。以穹隆部或以角巩缘为基底的结膜瓣对联合手术的降眼压和提高视力方面效果相同。术中应用 MMC 可较单纯联合手术更好地降低眼压，但术后并发症也随之增加。对于高危病例，可延长术中 MMC 的应用时间。术者必须对滤过手术易失败的高危因素有充分的认识：相对年轻、葡萄膜炎继发青光眼、新生血管性青光眼。总的来说，两方位超声乳化白内障摘除联合小梁切除术较一方位联合手术（相同切口的上方巩膜隧道超声乳化白内障摘除与上方巩膜瓣滤过手术）操作更容易，可减少滤过口的损伤。

1. 手术适应证　用最大耐受抗青光眼药物治疗和(或)激光治疗后眼压仍未能控制的开角型青光眼与白内障共存患者；房角粘连超过 1/2 周的原发性闭角型青光眼与白内障共存患者。

2. 术前准备　术前须详细检查双眼情况，特别注意瞳孔是否容易散大、是否存在晶状体晃动（旋韧带松弛或晶状体半脱位）。

术前需详细询问患者的局部及全身用药情况，使术者对术中可能出现的情况有详细认识（如华法林、坦舒罗新等的应用情况）。

准确测量眼轴、角膜曲率和屈光状态有助于更精确地计算人工晶状体的度数。

向患者说明手术目的、手术方式，术中有可能根据实际情况改变手术方式及术中、术后并发症，签署手术知情同意书。

术前 3 天内术眼局部用抗生素和非甾体抗炎药。术前半小时用 2.5% 去氧肾上腺素及 1% 托吡卡胺滴眼液散瞳，每 5 分钟一次，连续 3 次。

3. 青光眼白内障联合手术的类型　青光眼白内障联合手术方式有很多，包括以下一些类型：

(1) 白内障囊外摘除联合小梁切除术。

(2) 小切口白内障囊外摘除联合小梁切除术。

(3) 超声乳化白内障摘除联合小梁切除术（包括一方位、两方位和巩膜隧道）。

(4) 超声乳化白内障摘除联合非穿透小梁手术。

(5) 超声乳化白内障摘除联合 Ex-PRESS 青光眼引流钉植入术。

(6) 超声乳化白内障摘除联合内镜睫状体光凝术。

4. 手术方法　下面主要介绍常用的一方位和二方位超声乳化白内障囊外摘除联合小梁切除术。

(1) 二方位超声乳化白内障囊外摘除联合小梁切除或 Ex-PRESS 引流钉植入术

1) 固定眼球：可在角膜缘作牵引线或利用直肌牵引线固定眼球。

2) 作结膜瓣：可作以穹隆部为基底或以角膜缘为基底的结膜瓣。

3) 作板层巩膜瓣：以角膜缘为基底，于 12 点方位，呈方形，大小为 (3.5~4)mm×(3.5~4)mm，结膜瓣和(或)巩膜瓣下放置 MMC 棉片，浓度 0.2~0.33mg/ml，放置时间 2~5 分钟，取出棉片后，BSS 冲洗液 100ml 冲洗干净。

4) 作 3.2mm 颞侧透明角膜切口，及透明角膜辅助切口。

5) 前房内注入黏弹剂，连续环形撕囊，大小约 5mm×5mm，冲洗针头注入 BSS 行水分离及水分层。

6) 超声乳化吸出晶状体核，I/A 抽吸残留晶状体皮质。

7) 植入后房型人工晶状体，清除前房内黏弹剂，2% 毛果芸香碱缩瞳。

8) 于原板层巩膜瓣下切除角膜小梁组织约 1.5mm×

1mm，宽基底周边虹膜切除；或于巩膜嵴处使用配置的穿刺针头做穿刺口进入前房，使用P50或P200推注器沿此穿刺道植入Ex-PRESS引流钉，无须做小梁切除与虹膜周边切除。

9）回复巩膜瓣，10-0尼龙线缝合4针，其中可调节缝线2针。8-0可吸收缝线连续缝合结膜瓣；Ex-PRESS引流钉植入时可不做调节缝线。

（2）一方位超声乳化白内障囊外摘除联合小梁切除术

1）固定眼球：同二方位法。

2）作结膜瓣：同二方位法。

3）作板层巩膜瓣：同二方位法。

4）在颞侧或鼻侧作透明角膜辅助切口。

5）角膜隧道刀在原板层巩膜瓣下、虹膜面上作切口，穿入前房。

6）超声乳化白内障摘除步骤同前。

7）小梁切除步骤同前。

5. 术后护理　术后当天用眼包包眼，第2天打开眼包，验视力、测眼压。术后常规用药包括：局部用激素滴眼液1天4次，持续1个月；局部用非甾体类抗炎药1天4次，持续2~4周；局部用抗生素1天4次，持续1~2周。

术后患者应注意：①术后24小时内不要开车及饮酒；②术后3~4周内避免剧烈运动如打篮球，或极限运动如蹦极、过山车等；③术后1~2个月内避免接触性运动如拳击、自由搏击等；④术后2~3周内可用眼镜或护目镜保护术眼；⑤1~2周内勿弯腰过久或倒立；⑥勿戴接触镜、勿作眼部化妆（如文眼线等）；⑦眼红、痛、分泌物多或视力下降须及时就诊；⑧验光一般在术后4~6周进行。

6. 手术操作建议

（1）若术中用了可调整缝线，一般不要切除结膜下组织，特别是术中使用了MMC。若结膜囊充血、筋膜组织肥厚，可以适量剪除筋膜组织。

（2）小瞳孔：见第九章中白内障手术相关内容。

（3）人工晶状体类型：不同的人工晶状体有不同的组织相容性。有研究发现，与PMMA人工晶状体相比，一些硅胶可折叠人工晶状体使联合手术后的炎症反应时间延长。也有研究发现，与硅胶人工晶状体相比，一些丙烯酸人工晶状体可能与术后眼压升高有关。与PMMA人工晶状体相似，丙烯酸人工晶状体组织相容性也较好。

（4）MMC：术中应用MMC可提高青光眼白内障联合手术的成功率，尤其对于手术容易失败的患者。我们常规在青光眼白内障联合手术中放置MMC，因为白内障手术本身对滤过手术的成功率就有一定的影响。但应注意，术中应用MMC可能使滤过泡感染、伤口漏和低眼压的发生率增加。

（5）据我们观察，青光眼白内障联合手术后浅前房的发生率远低于单纯小梁切除术；无血管微囊状泡的发生率也远低于单纯小梁切除术。

7. 注意事项

（1）术中需小心地进行水分离，当囊袋内的水过多时，需稍微压一下核，以使水从囊袋内流入前房或从切口流出眼外。这可避免囊袋阻滞综合征和后囊膜破裂，假性剥脱综合征的患者由于悬韧带较脆弱，尤其需注意。

（2）对晶状体核进行超声乳化时，注意选用低能量、合适负压模式，在劈核前刻短而深的槽。这可避免扰动撕囊口边缘导致的囊膜撕裂。

（3）当怀疑后囊有裂口时，可注入少许黏弹剂，有助于封住裂口并阻止核下沉。若玻璃体已脱入前房，需进行前段玻璃体切除，并尽量保存足够多的囊膜。若囊膜足够完整，后房型人工晶状体仍可放入囊袋内或睫状沟。若人工晶状体需放在睫状沟，注意晶状体的直径需足够大。若囊膜缺损过多，需缝线固定后房型人工晶状体，因为前房型人工晶状体对青光眼患者并不是最好的选择。

（4）当晶状体核掉入玻璃体腔，切忌从前段切口行玻璃体切割术。需行标准三切口玻璃体切割术和晶状体切除术，最好请玻璃体视网膜手术医师处理。

（5）假性囊膜剥脱综合征：假性囊膜剥脱综合征往往引起青光眼，该类患者的晶状体悬韧带较脆弱，术中可植入张力环以稳定囊袋便于手术。

（6）术后早期眼压升高：通常与前房内黏弹剂残留有关，前房放液或眼球按摩通常可解决。急于拆除可调整缝线可能造成浅前房、低眼压。

8. 手术并发症　与一般滤过手术及白内障手术的并发症相同。

9. 手术转归　当青光眼和白内障同时存在，青光眼白内障联合手术可在有效、持续地降低眼压的同时提高视力。随访2年，青光眼白内障联合手术平均降眼压幅度为7mmHg。另一研究发现，随访2年，青光眼白内障联合手术的完全成功率是69%（即眼压<21mmHg，较基线眼压下降30%以上，不需用药或再手术），16%患者加一种局部降眼压药物。

MMC可用于术中或术后，可有效地降低眼压，减少术后用降眼压药物的比例。术中不用MMC的单纯青光眼白内障联合手术的降眼压幅度较小梁切除术小；而术中应用MMC的联合手术与小梁切除术的降眼压效果相当。但对于青光眼白内障联合手术的患者来说，术后用氟尿嘧啶并不能有效降低术后眼压。

但是，用MMC后手术并发症的发生率增加，包括低眼压、伤口渗漏和眼内炎。滤过手术的其他并发症包括前房积血、脉络膜渗漏/脱离、眼压升高、前房纤维素渗出等。

采用一方位或两方位联合手术是影响手术成功率的另一重要因素。一些证据显示，两方位手术较一方位手术降眼压幅度多1~2mmHg，且一方位手术术后需更多的降眼压药物维持眼压。可能的原因为两方位手术对小梁切除口的扰动较少，术后炎症反应和瘢痕化较少，因而滤过手术的效果也较好。

结膜瓣的类型（以穹隆部为基底或角膜缘为基底）对手术效果（包括视力、眼压或术后并发症）的影响不大。

小梁切除术的成功率与青光眼的类型有关，对于葡萄膜炎继发青光眼、新生血管性青光眼及外伤继发青光眼，青光眼引流阀植入术可能效果更好。

其他抗青光眼手术也可与超声乳化白内障摘除术进行联合手术，包括Ex-PRESS引流钉植入术、内镜睫状体光凝术、深巩膜切除术、黏小管切开术和小梁切开术。

最近的随机对照临床试验发现，超声乳化白内障摘除联合深巩膜切除术的手术成功率较单纯深巩膜切除术高，而超声乳化白内障摘除联合黏小管切开术的成功率与单纯黏小管切开术相当。截至目前，在各种青光眼白内障联合手术中，仍然以超声乳化白内障摘除联合小梁切除术联合术中MMC应用可获得最有效、最长久的降眼压效果。但在较高的手术成功率的同时，手术并发症也较多，如术后伤口漏、低眼压和前房积血。

患者的临床情况不一，联合手术的方式多种多样，应根据每个患者的情况进行个体化治疗。

四、难治性青光眼的联合手术

近年来，玻璃体切除手术取得了突破性的进展，应用范围也扩大到难治性青光眼的治疗，显著提高了手术治疗的成功率。

临床上，由于难治性青光眼病情复杂，术前需充分了解病史，详细检查，根据患者的具体情况设计联合手术的合适治疗方案。

（一）经扁平部玻璃体切割术联合玻璃体腔引流管植入术

传统的前房引流管植入术在前房至赤道部结膜下建立了一个房水流出的通道。但是，对于一些由于解剖因素影响或特殊病例，前房内植入引流管可能有困难，如广泛的虹膜前粘连或浅前房。另据报道，23%的前房引流管植入患者可出现引流管与角膜内皮接触。

基于上述原因，学者们提出了经扁平部玻璃体切割术联合玻璃体腔引流管植入术。

1. 手术适应证

(1) 浅前房或广泛房角关闭病例：包括眼前段劈裂综合征（如A-R综合征、先天性无虹膜）、虹膜角膜内皮综合征、上皮内生、新生血管性青光眼、浅前房的慢性闭角型青光眼、葡萄膜炎或眼外伤继发青光眼合并广泛周边虹膜前粘连、眼外伤后眼前段结构异常。

(2) 既往的前房引流管植入术，存在引流管腐蚀、引流管堵塞、角膜内皮失代偿等引流管相关的眼前段合并症，可将引流管从前房取出，于玻璃体腔植入新的引流管。

(3) 穿透性角膜移植术后或存在严重角膜疾病需要行穿透角膜移植术的患者（如无晶状体眼或人工晶状体眼角膜葡萄肿、外伤继发的角膜瘢痕、单纯疱疹病毒性角膜炎、角膜溃疡等），引流管植入玻璃体腔联合经扁平部玻璃体切割术可有效控制眼压，同时避免前房引流管相关并发症（如引流管与角膜内皮接触、角膜失代偿），因而也提高了角膜植片存活的成功率。

(4) 无晶状体眼或人工晶状体眼合并浅前房和（或）玻璃体脱入前房。

(5) 青光眼合并有经扁平部玻璃体切割术手术指征的病例：如黄斑皱褶、晶状体核掉入玻璃体腔、玻璃体积血等。

2. 操作步骤　我们主要使用Ahmed引流阀。其他的引流阀（如Molteno、Schocket、Baerveldt等）也有作者描述。

由于手术操作较复杂，我们建议由青光眼专科医师与眼底外专科医师共同完成手术。操作步骤如下：

(1) 固定引流盘：局部麻醉后，于颞上方（右眼3：30~5：30）距角巩缘5~7mm位置作以角巩缘为基底的结膜瓣。用23G针筒接引流管，平衡盐溶液注入引流管使液体从引流阀流出以开放阀门。将引流盘置于结膜瓣下，距角巩缘10mm，8-0丝线固定于浅层巩膜上。

(2) 经扁平部玻璃体切割术：标准三切口玻璃体切割术。

1）注水口：在有晶状体眼，注水口位置作在颞下方距角巩缘4mm的巩膜上，插入注水管，缝线固定，确定灌注头位于玻璃体腔后，可打开灌注。在无晶状体眼或人工晶状体眼，灌注头可作在颞下方角巩缘，将灌注头放入前房，前房内见到灌注头即可开水。

2）颞上方及鼻上方巩膜穿刺口：对于无晶状体眼或人工晶状体眼，穿刺口位于距角巩缘后3mm；对于有晶状体眼，穿刺口位于距角巩缘后4mm。由于做完玻璃体切割术后，引流管直接从颞上方的穿刺口植入玻璃体腔，故颞上方穿刺口位置需与引流管的位置对应，较普通玻璃体切割术的穿刺口位置更偏上方。

行玻璃体切割术中应注意完全切除引流管周围的玻璃体，以免使玻璃体堵塞引流管。玻璃体切除完成后，进行气液交换，这可使术后早期引流管内充满气，而避免残留的玻璃体堵塞引流管。

气体泵维持眼压，缝线封闭鼻上方穿刺口。

(3) 引流管植入玻璃体腔：用特制的扁平部夹（Pars Plana Clip™）将引流管入玻璃体腔的弓形部固定在颞上方巩膜穿刺口，引流管预留5mm植入玻璃体腔，减除多余长度的引流管。玻璃体腔植入引流管后，10-0尼龙线水密缝合巩膜穿刺口。扁平部夹锚住引流管，8-0丝线固定在浅层巩膜上。

(4) 关闭切口：异体巩膜覆盖Ahmed引流管和扁平部夹，10-0尼龙线将异体巩膜固定于浅层巩膜上，以避免术后引流管及扁平部夹暴露。

8-0可吸收缝线连续缝合Tenon囊和结膜瓣。结膜下注射激素加抗生素。

3. 注意事项

(1) 绝大部分此类患者已行多次手术，结膜及巩膜可能已广泛粘连，手术前应根据眼部情况选择打开结膜的部位及范围。

(2) 术前先设计好植入引流盘的部位，一般选在瘢痕相对较少的两条直肌之间，以防术后引流盘压迫肌肉引起复视或眼肌运动障碍。

(3) 在选择植入引流盘的部位，充分分离结膜下筋膜组织至赤道部，暴露结膜下与巩膜之间的间隙，并放置MMC棉片（0.33~0.4mg/ml）。

4. 手术转归与手术并发症　有关引流管植入玻璃体腔联合经扁平部玻璃体切割术的研究结果见表10-13-1。由于青光眼类型不同、手术成功的定义不一、手术技巧的差异及引流管类型不同，各家的研究结果有一定的差异。

此类手术与前房引流管植入术一样的术后并发症包括，由于低眼压继发的浆液性脉络膜渗漏出现在36%的手术病例中，而6%的手术病例出现脉络膜上腔出血。经扁平部玻璃体切割术特有的并发症则包括孔源性视网膜脱离，出现在6%~12%的病例中。因此，医师在术前必须详细告知患者术中及术后可能出现的并发症。

虽然此类手术的对象均为难治性青光眼，但术后眼压控制满意，完全成功率（术后不加抗青光眼药物）和条件成

表 10-13-1 引流管植入玻璃体腔联合经扁平部玻璃体切割术的手术转归与并发症

作者	眼数	青光眼类型	手术方式	引流管类型	眼压控制(%)	保持或提高视力(%)	随访时间(月)	并发症
Granham 等	20	新生血管性青光眼 无晶状体眼 / 人工晶状体眼青光眼	PPV+PPT 8 例 PPV+ACT 12 例	Molteno Schocket	75	65	4.2~28	
Smiddy 等	10	闭角型青光眼 先天性青光眼 房角后退性青光眼	PPV+PPT+ 引流管结扎	Molteno Baerveldt	90	70	3~24	浆液性脉络膜渗漏 20%
Varma 等	13	无晶状体眼 / 人工晶状体眼青光眼	PPV+PPT+ 引流管结扎	Baerveldt	100	69	12~28	无视网膜并发症
Kaynak 等	17	无晶状体眼 / 人工晶状体眼青光眼 房角后退性青光眼 Ⅱ度浅前房的闭角型青光眼	PPV+PPT	Molteno Schocket	94	88	4~71	低眼压 12% 浆液性脉络膜渗漏 6% 玻璃体积血 6% 孔源性视网膜脱离 12%
Luttrull 等	50	新生血管性青光眼 原发性开角型青光眼 慢性闭角型青光眼 葡萄膜炎继发青光眼 无晶状体眼青光眼	PPV+PPT+ 玻璃体腔注气	Baerveldt	94	72	3~41	浆液性脉络膜渗漏 36% 脉络膜上腔出血 4% 玻璃体积血 2% 孔源性视网膜脱离 8% 无光感 10%
Joos 等	9	出现眼前段并发症的前房引流管	PPV+ 引流管移位	Baerveldt	100	78	2~42	孔源性视网膜脱离 11%
Sidoti 等	34	慢性闭角型青光眼 原发性开角型青光眼 葡萄膜炎继发青光眼 新生血管性青光眼已行穿透性角膜移植术后或合并人工晶状体眼角膜葡萄肿	PPV+PPT±PKP	Baerveldt Molteno Ahmed	76	85	6~32	浆液性脉络膜渗漏 12% 脉络膜上腔出血 6% 玻璃体积血 6% 孔源性视网膜脱离 6%

功率(术后加用青光眼药物)可达 72.5%~94%。将引流管植入玻璃体腔可减少眼前段并发症,但由于切除了玻璃体,同时也增加了眼后段的并发症,因此术者在决定手术方式时,需仔细地权衡利弊。

(二) 晶状体、玻璃体切除联合引流物植入术

1. 手术适应证　需行玻璃体切除联合引流管植入术的患者,若合并晶状体混浊,可同时行晶状体切除术。

2. 手术方法

(1) 打开结膜,固定引流盘(同前)。

(2) 经扁平部玻璃体切割术:标准三切口玻璃体切割术(同前)。

(3) 经扁平部晶状体咬切或超声粉碎术。

(4) 引流管植入玻璃体腔(同前)。

(5) 关闭结膜切口(同前)。

(三) 穿透性角膜移植、经扁平部玻璃体切除联合引流管植入术

1. 手术适应证　存在严重的角膜疾病,需行穿透性角膜移植术,同时合并青光眼,药物控制不良,且不适宜行滤过手术的患者。

2. 手术方法

(1) 打开结膜,固定引流盘(同前)。

(2) 植入临时性人工角膜:7.0~8.5mm 环钻剪除患者全层中央角膜组织,植入临时性人工角膜,缝线固定于原位。若患者原角膜透明度足以完成经扁平部玻璃体切除,则此步骤可免去。

(3) 经扁平部玻璃体切割术:标准三切口玻璃体切割术(同前)。

(4) 引流管植入玻璃体腔(同前)。

(5) 穿透性角膜移植术:环钻取供体角膜,供体角膜直径需较受体角膜植床大 0.5mm,10-0 尼龙线间断缝合 16 针。

(6) 关闭结膜切口(同前)。

3. 手术转归与手术并发症　有关此类手术的研究结果见表 10-13-2。此类手术的并发症除了包括引流管植入术后并发症及玻璃体切割术后并发症外,还有角膜移植术后并发症,主要有移植物的排斥反应。

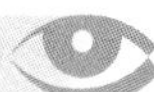

表 10-13-2 穿透性角膜移植联合引流管植入术后眼压控制情况与角膜植片存活情况

作者	眼数	前房引流管眼数(%)	后房引流管眼数(%)	联合手术眼数(%)	眼压控制率(%)	植片透明率(前房引流管)	植片透明率(后房引流管)
Ritterband 等	83	/	83(100)	83(100)	1 年 95% 2 年 83%	/	1 年 87% 2 年 59%
Johnson 等	18	/	18(100)	18(100)	94%(随访 4~32 个月)	/	50%(随访 4~32 个月)
Arroyave 等	72	54(75)	18(25)	47(65)	前房引流管 89% 后房引流管 100%	1 年 48%	1 年 83%
Sidoti 等	34	/	34(100)	34(100)	1 年 85% 2 年 62%	/	1 年 64% 2 年 41%
Kwon 等	55	55	/	23(42)	3 年 82%	2 年 70% 3 年 55%	/
Al-Torbak 等	25	25(100)	/	25(100)	1 年 92% 3 年 86%	1 年 92% 3 年 50%	/
Alveranga 等	40			23(58)	1 年 74% 2 年 63.1%	1 年 58.5% 2 年 25.8%	/

第十四节 青光眼手术的评价与发展趋势

大数据时代下的青光眼疗效的评估和估计，需要尽可能多地收集患者有价值的相关信息，因为人们必须用全新的思路和眼光对待信息数据，它会显著改变人们对事物，尤其对医学实践和临床研究的一些看法。最具代表性的是从以下三方面改变人们对医学临床研究的看法：第一，以总体数据取代随机样本的“全数据模式”；第二，强调混杂性优于精确性，强调宏观掌控高于微观分析；第三，因果关系让位于相关关系，我们不再考究事物的因果性，而是根据事物相关性进行有效预测。青光眼手术的评价和发展趋势预测，恰恰是大数据时代临床应用的良好范例。青光眼的病因复杂，手术种类繁多，手术疗效难以准确预计。以大数据时代对医学影响变革相关知识进行青光眼手术疗效评价和发展趋势预测。简言之，以宏观思想帮助进行微观个体分析和趋势预测。

一、青光眼手术的评价

青光眼治疗的目标是将患者眼压控制于“靶眼压”或较安全眼压范围，青光眼手术是当下最重要的降眼压治疗措施。药物治疗或许将持续患者终生，激光治疗则是必备的预防性辅助治疗手段。眼压是目前唯一经共识被认可的独立变量，即眼压控制于目标眼压值，则可延长患者的视力年，使患者在有生之年不致盲目。眼压是青光眼治疗重要的评估指标，必须了解眼压产生的机制、基线眼压、眼压波动、24 小时眼压监测、目标眼压等基础概念与知识，以便较为理性与准确地做出判断和评估，为患者创造一个较为合理、便捷、有效的治疗与随访计划，盖因青光眼患者需终生关注。有鉴于此，要较好地评估青光眼手术疗效及预测青光眼手术发展趋势，必须了解和知晓下列基本描述：

1. 房水产生循环与眼压　眼压产生和稳定取决于房水产生于循环路径间的有效平衡，房水经睫状突无色素上皮细胞经过主动转运、分泌等过程产生，由后房经瞳孔进入前房，再经房角、小梁网和 Schlemm 管流出至结膜下，由眼静脉系统回流，部分房水经由葡萄膜巩膜路径流出，还有小部分房水经玻璃体腔经由脉络膜吸收。目前临床抗青光眼术式的设计、降眼压药物的研发、激光治疗均以此作为依据，研发出日益丰富多样的有效、简便、微创的治疗方法，显著提高了青光眼手术治疗效果。

2. 基线眼压和平均眼压　基线眼压的确定至关重要，因为它是决定目标眼压或靶眼压的最基本参数。基线眼压有三种表现形式：①从未用过降眼压药物时的眼压；②使用降眼压药物洗脱后的眼压（一般为用任何一种降眼压药物后需洗脱 4 周）；③治疗下的眼压水平。按照美国、欧洲、日本、亚太地区及我国最新版青光眼共识要求，以基线眼压降 30% 可作为初始目标眼压，再经随访观察该初始目标眼压能减缓或阻断青光眼视神经功能损害的发展。平均眼压一般指患者 24 小时多次检测眼压后的平均测值。平均眼压往往会掩盖将眼压波动峰值，误导对患者病情的准确判断。

3. 24 小时眼压监测　24 小时眼压监测的重要性怎么强调都不过分。每个青光眼病人至少应该进行 1 次的 24 小时眼压监测评估。据文献资料报道，70%~80% 人群昼夜平均眼压波动曲线呈双峰正弦波型，即眼压峰值出现在晚上 10 时至第二天清晨 4~6 时左右，青光眼患者有 80% 左右用药后眼压再升高的时间也是在晚上 10 时至清晨 6 时之间，眼压升高的峰值与昼夜眼压波动差值恰恰是病情进展最重要的危险因素。眼压峰值 >21mmHg、昼夜眼压波动差值 >8mmHg 就是病情尚未控制好的重要指标。

4. 中央角膜厚度（CCT）　眼压计的系统误差与中央角膜厚度（CCT）也是影响眼压测量的重要因素。常用的非接触式眼压计虽在临床上使用便利，但误差较大，易受 CCT 等多种因素影响，产生数据误差。Goldmann 压平眼压计虽然测量精度更好，被称之为“金标准”，但需满足两个基本条件：①专用的荧光素条以保证合适的荧光素宽度；②每天需行专用校正杆校正。此外，无论目前使用的何种眼压计均会受 CCT 影响。据文献报道，CCT 每增减 40μm 左右，会影响 1mmHg 眼压测量值。这对于晚期青光眼患者目标眼压确定至关重要。

5. 视力年　视力年是指估算青光眼患者视功能 / 视力存在的年限。按照青光眼早期治疗研究（EMGT）和晚期青光眼干预研究（AGIS）证据呈现，如果未达到目标眼压，则原发性开角青光眼 / 正常眼压性青光眼视野以每年 0.6dB 损害速率发展；>16dB 损害的晚期青光眼患者的目标眼压应该在 12mmHg 左右；每增加 1mmHg 眼压值，则会增加 1 倍的视野缺损。举例来说，某 60 岁的开角型青光眼患者有 6dB 视野缺损，小梁切除术后眼压 18mmHg，还以 0.6dB/ 年缺损速率发展，至 75 岁时缺损值（dB）则可达 15dB；如果眼压降至 16mmHg 时，则可延长至 82 岁时才达到 15dB 值，则可令患者增加 7 个视力年，有望令患者的视力年 > 患者期望寿命，使患者在有生之年不致盲目。

6. 医患沟通　加强与患者的沟通交流，疏导恐惧紧张心理，让希望的阳光沁入患者心扉，让患者愉快地与青光眼共存至关重要。不要过度地改变患者的生活和工作习惯，嘱咐患者定期去“看医生”，而不是去“医院”。只有了解和关心，并为患者着想的“医生”，才能有效地为患者制订“三A”（Accountable、Accessible、Affordable，优质、简便、价优）的治疗原则。按照目前观点，与青光眼患者沟通交流并制订随访计划，就是治疗的开始和延续。

7. 青光眼滤过术后创口愈合　创口愈合可大致分为四个时期：①出血期（1~3 天）：在受伤的组织缺口出现局部出血和渗液，血液中的胶原蛋白促进凝血。从而伤口处会形成一个凝块，包含了血液的各种细胞及成分；②充血增殖期（4~7 天）：由于组织液中的化学物质或缺氧引起小动脉扩张，血液流量和淋巴液流量会增加起来，各种血液细胞及游走细胞将会进入损伤发炎的地方，进入发炎区域的巨噬细胞出来吞噬细菌；③肉芽肿期（7~9 天）：毛细血管的增殖使伤口潮红且隆起成为肉芽组织。在此肉芽期中会有自溶作用，坏死组织的移除以及组织再生作用均同时进行，上皮组织增生；④瘢痕收缩期（10~14 天）：此时期由于覆在伤口上的细胞成熟，而使伤口收缩，因此使得伤口的边缘靠近而愈合，最后形成瘢痕。从而使创面愈合。全过程大约 2 周左右完成。目前已有许多药物或手段用来调控伤口的愈合过程，使术后伤口愈合的过程得以延长（延长至术后 3~4 周，甚至 1~2 个月）、愈合的强度得以减弱，以预防滤过泡过早瘢痕化并改善功能性滤过泡的成功率。

8. 青光眼滤过泡　青光眼滤过手术的成功关键在于术后能否形成有功能的滤过泡。滤过泡的瘢痕形成，滤道被阻塞是导致手术失败的主要原因。对滤过泡形态正确仔细地观察、评价，更有利于临床医师对手术效果作出准确的判断。在滤过术后早期预测手术效果，及时给予相应处理，指导临床随访诊疗具有重要意义。滤过泡能长期存在的原因主要是由于房水的作用：一方面，房水可直接作用于既无内皮又无上皮保护的巩膜伤口，将其胶原纤维破坏，使巩膜伤口呈不规则的楔状缺损；另一方面，它又可以直接作用于成纤维细胞，使其生长和增殖的过程受到抑制。其结果导致滤过泡外观透明、表面缺乏血管而发挥良好的房水外引流作用。因此可以把滤过泡表面血管的有无当作其有无滤过功能的重要标志。一般来讲，如果术后在手术区局部先出现一个无血管的透明区，说明房水在结膜下发挥作用；反之，如果一个形成已久的滤过泡表面血管化，则意味着滤过功能的消失。目前滤过泡分型主要有以下几种方法：

（1）McCulloch 方法：①理想滤过泡，弥漫、无明显微囊样改变（Ⅰ型）；②囊性滤过泡，弥散、苍白和微囊样改变（Ⅱ型）；③包裹性囊性滤过泡且充血明显（Ⅲ型）；④扁平滤过泡（缺如）（Ⅳ型）。Ⅰ型泡获得目标眼压的机会较大，Ⅱ型泡可能产生病理性低眼压及其相关并发症，Ⅲ型泡难以获得目标眼压且会随着时间变为Ⅳ型滤过泡，Ⅳ型为滤过泡瘢痕化。

（2）Kronfeld 方法：Ⅰ型为微小囊泡型，薄壁无血管，多囊状的滤过泡；Ⅱ型为弥漫扁平型；Ⅲ型为失败滤过泡，滤过泡缺如或包裹。

（3）Migdal 方法：Ⅰ级缺如；Ⅱ级有隆起充血的结膜；Ⅲ级在充血的结膜中有苍白隆起的区域；Ⅳ级结膜缝合区周围的血管出现充血；Ⅴ级表现为苍白而弥散隆起的结膜；Ⅵ级有薄壁囊样的结膜隆起。其中，级数愈大其滤过泡功能的改善愈好，且低级别滤过泡的形成与炎症改变的程度有关。

（4）IBAGS 分类（Indiana bleb grading appearance scale）：IBAGS 系统包括四项指标：高度、广度、血管分布及 Shiedel 试验。此分级方法较易操作，变异性小，但由于分级较少（多数指标均分 3 和 4 级），精确性稍差，其缺点是仅对滤过泡区血管化程度进行分级，缺乏对滤过泡周边部的血管化状态的分级，而滤过泡周边部的血管化状态也是对术后眼压水平进行预测非常有效的指标。

（5）MBGS 分类（Moorfields bleb grading system）：MBGS 系统包括中央面积、最大面积、高度、中央血管分布、周边血管分布、无泡区血管分布和结膜下血管状态七项指标。滤过泡的每种检测方法都各有其优缺点，目前还不能确切的选择出单一的最合适的测量指标指导临床应用。

9. 青光眼滤过术后浅前房　临床上把浅前房分为三型：①Ⅰ级浅前房：周边部虹膜与角膜内皮接触，中央部前房较术前浅 1/2；②Ⅱ级浅前房：瞳孔区晶体与角膜内皮之间的前房仍然存在，但其余区域的虹膜与角膜内皮接触；③Ⅲ级浅前房：示虹膜、晶体和角膜内皮完全接触（前房消失）。通常Ⅰ或Ⅱ级浅前房无需手术处理，而Ⅲ级持续存在可引起角膜内皮细胞数目减少、角膜水肿、后弹力层脱离、白内障、虹膜基质平坦（弹性消失）、虹膜前或后粘连（顽固性前葡萄膜炎）和房角闭合、滤过泡失败和青光眼恶化、甚至发展为混合性闭角青光眼或恶性青光眼。通常滤过性手术术后第 2~3 天眼压较第 1 天为低且前房亦较浅，随后的第 2 周内眼压应逐渐回升到正常低眼压水平（10.0mmHg）左右，前房亦逐渐回复到术前水平。如术后第 3~4 天眼压持续进行性下降并低于 5.0mmHg，极易出现房水生成减少、睫状体水肿和脱离。房水生成少进一步使前房形成延迟或浅前房恶化。眼压是房水流出速率及房水生成速率的指征，临床上可根据眼压水平将浅前房分为低眼压性浅前房和高眼压性浅前房：

（1）低眼压性浅前房：各种原因引起的房水引流过畅，包括结膜伤口渗漏、滤过泡功能过盛、脉络膜脱离、渗出性视网膜脱离、房水生成减少（低分泌）、虹膜睫状体炎。

 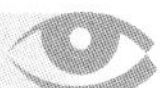

(2) 高眼压性浅前房：可见于恶性青光眼，术后瞳孔阻滞和迟发性脉络膜上腔出血。

(3) 高眼压性深前房：提示滤过通道引流不畅，见于瘘口内部阻塞、瘘口外部阻塞和早期滤过泡失败（滤过泡扁平 / 平坦和包裹样囊状泡）。

青光眼手术后的评估，应该根据患者术后眼压、滤过泡形态、前房深度及眼底情况进行综合判断。目前常用 McCulloch 方法及 Kronfeld 方法进行滤过泡的分类，Ⅰ型、Ⅱ型滤过泡预示着手术成功。此外，还可根据青光眼术后眼压波动情况预测和判断滤过手术成功与否。林明楷等收集中山眼科中心青光眼区收治的原发性青光眼病例（POAG 106 例 144 眼，PACG141 例 178 眼），所有患者均为原发性青光眼患者首次行小梁切除术或复合小梁切除手术。于术后 1 天、7 天、30 天、90 天、180 天进行早期眼压测量。其中，早期低眼压定义为早期眼压 <8mmHg；早期高眼压定义为早期眼压 >21mmHg；早期正常眼压定义为：8mmHg≤早期眼压≤21mmHg。对小梁切除术 3 个月以后眼压持续大于 21mmHg（至少连续测量 3 次），或者需要再次青光眼手术均视为手术失败，研究结果如下：

(1) 手术成功率：POAG 早期正常眼压组为 90%，早期低眼压组为 73.3%（P=0.038）；早期高眼压组为 76.7%（P=0.055）；POAG 早期低眼压组与高眼压组手术成功率比较无显著差异（P=0.935）；PACG 早期正常眼压组为 88.8%，早期低眼压组为 71.1%（P=0.030）；早期高眼压组为 74.3%（P=0.118）；PACG 早期低眼压组与高眼压组手术成功率比较无显著差异（P=0.798）。

(2) 术后视力：术后 3 个月，早期低眼压、早期高眼压、早期正常眼压组三组在 POAG 中各组视力降低的眼睛数所占百分率分别为 27.2%、20%、23.3%，各组视力降低率差异无统计学意义（P>0.05）；在 PACG 中视力降低眼数所占百分率分别为 31.1%、21.4%、22.9%，各组视力降低率差异无统计学意义（P>0.05）。

(3) 术后早期低眼压组主要并发症是浅前房，POAG 组与 PACG 组发生率分别为：22.7%、24.4%；早期高眼压组术后早期主要并发症是包裹囊状泡，POAG 组与 PACG 组发生率分别为：13.3%、17.1%。

青光眼术后主要评估的是并发症，主要并发症为三大类：

第一类为滤过泡壁薄、渗漏、巨大导致术后低眼压、睫状体和（或）脉络膜脱离、前房消失引起角膜水肿、白内障、黄斑囊样水肿；严重影响和干扰青光眼患者的视功能和术后生活质量。

第二类是青光眼术后滤过泡扁平、充血、包裹导致高眼压。如伴随浅前房，首先考虑恶性青光眼的可能。恶性青光眼定义由 Von Graefe（1869）首次描述，又称睫状环阻滞性青光眼、房水错流综合征。表现为术后前房消失或极浅，眼压升高或正常，其处理困难，预后差，是青光眼术后最严重的一种并发症。其临床特点包括：①中央和周边前房极浅或消失（扁平前房）；② 滤过术后早期（10 天以内）眼压超过 10mmHg，中后期可超过 21mmHg；③使用缩瞳剂后眼压不降或反而升高，前房进一步变浅；④超声波检查可发现玻璃体腔内有水囊形成；⑤ UBM 检查可观察到睫状体水肿、僵直、前旋形成睫状环阻滞；⑥ OCT 检查其与脉络膜水肿、增厚、渗出、囊肿等相关。葛坚曾对中山眼科中心青光眼病区治疗的 163 例（182 眼）恶性青光眼病例（表 10-14-1）进行分析后发现：①89.6%（163/182 眼）的恶性青光眼发生在 PACG 患者的小梁切除术后；②恶性青光眼发生时间跨度从术后 1 天到 4.5 年，中位数时间 7 天，其中术后 1 周以内发生的占 55.4%、术后 1 个月以内发生的占 62.5%、术后 1 年以内发生的占 78.6%；③大部分恶性青光眼是医源性的和可避免的，年轻的女性 PACG 患者在小梁切除术后更易发生恶性青光眼；④恶性青光眼治疗尽早使用阿托品以加深或保持前房；⑤对于年龄小于 45 岁的恶性青光眼患者，首选晶体摘除术；年龄大于 45 岁的恶性青光眼患者，首选前房形成术。

表 10-14-1 163 例（182 眼）恶性青光眼患者病因分析

病因		例	（眼）	患者比例
PACG 术后	小梁切除术	130	（149）	79.8%
	青光眼白内障联合术	7	（7）	4.3%
白内障术后		4	（4）	2.5%
缩瞳剂诱发		3	（3）	1.8%
眼挫伤		1	（1）	0.6%
葡萄膜炎		2	（2）	1.2%
先天性小眼球		6	（6）	3.7%
早产儿视网膜病变		1	（1）	0.6%
激光周边虹膜切除术		1	（1）	0.6%
周边虹膜切除术		2	（2）	1.3%
无明显原因		6	（6）	3.8%
小计		163	182	

第三类是青光眼滤过手术后的白内障。据文献报道，我国当前年龄相关性白内障患病率为 1.35%，而抗青光眼术后的远期白内障患病率约高达 7.6%~38%，因此，抗青光眼手术可加速白内障的发展，严重干扰患者残存的中央视力。根据 2014 年我国原发性青光眼诊断和治疗专家共识，青光眼患者行联合手术的指征：符合滤过性手术指征和白内障手术指征，其白内障手术指征可参照白内障手术适应证；青光眼患者单纯行白内障手术指征：符合白内障手术指征又需做虹膜周边切除术的原发性闭角型青光眼。具体来说，对于闭角型青光眼患者单纯行超声乳化白内障吸出术的眼部适应证是房角关闭小于 180 度，局部用两种以下的药物可以将眼压控制在正常范围，视力低于 0.4 者或影响工作生活质量；对于房角关闭大于 180 度，多种药物不能降低眼压，视力低于 0.4 者应实行青光眼白内障联合手术治疗。

青光眼滤过术的术后随访推荐为术后第 1 周每天复查 1 次，第 2 周隔天复查 1 次，术后第 2 个月每 1~2 周复查 1 次，术后第 3 个月 ~ 第 6 个月内每月复查 1 次。其后根据眼压、滤过泡性质、视乳头凹陷与视野是否进展决定随访时间。眼压控制的合理水平应根据不同个体、不同疾病阶段，即视杯与视野损害程度而异。

二、青光眼手术发展趋势

根据房水产生、循环以及房水流出道的研究结果，现代青光眼手术可以分为：①经典的外引流手术：其中以传统的滤过性手术即小梁切除术为代表，还包括了巩膜咬切术、非穿透小梁切除术和房水引流物植入术；②内引流手术：即促进房水从眼内流出的效率，包括虹膜手术（周边虹膜切除术、激光虹膜成形术）、房角手术（房角切开术、内路准分子激光小梁切除术（excimer laser trabeculotomy ab inteno，ELT）、Schlemm 管成形术、内路小梁切开术（trabectome）、小梁网分流装置植入术（trabecularbypass devices；iStent；Eyeppass）以及脉络膜上腔手术（睫状体分离术、脉络膜上腔引流术）；③减少房水分泌手术：睫状体破坏性手术（睫状体冷冻、微波、高频超声及激光睫状体光凝术）。新近又有人根据是否存在术后的“滤过泡”提出了如下的分类方式，即：①“滤过泡”手术（Bleb surgery）：以传统的小梁切除手术为主，亦包括经典引流管植入和 ExPRESS 微型引流钉植入术；②“无滤过泡”手术（B1eb-1ess Surgery）：包括 Schlemm 管成形术、内路小梁切开术（trabectome）、小梁网分流装置植入（iStent Eyepas）、显微金质引流器植入手术等。

为获得尽可能“完美”的青光眼术后滤过泡，平衡调控青光眼术后伤口愈合过程是青光眼抗瘢痕化的方向。目前在青光眼术后抗瘢痕化方面进行了很多发展：化学合成的靶向 IKK-β 的 siRNA 转染体外培养的人眼球筋膜囊成纤维细胞，细胞 IKK-β 的 mRNA 和蛋白表达水平均受到抑制，将丝裂霉素（MMC）与低密度脂蛋白（LDLr）壳聚糖纳米材料结合形成可降解抗瘢痕缓释药物（LDL-MMC-chitosan nanoparticles），具有较好抗瘢痕效果；温敏可降解材料联合 MMC 用于青光眼滤过术后滤过泡抗瘢痕治疗，产生更好的抗瘢痕化效果，维持滤过泡功能；将 2- 羟基甲基丙烯酸乙酯（PHEMA）凝胶负载缓释低浓度 MMC，发现空白 PHEMA 凝胶就有抑制细胞增殖的作用，在负载低浓度 MMC 后，能将其以活性形式释放，对体外培养的人成纤维细胞有抑制增生的作用；脂质体缓释 5-FU 组能够有效延长 5-FU 的作用时间，使眼压降低，减少瘢痕生存量。

当下，经典小梁切除手术与微创手术进行交互配合。复合小梁切除手术仍作为治疗青光眼的经典手术，其目的是建立一个经过巩膜引流房水至前部结膜下的通道，即中等度隆起、较弥散、无瘢痕形成的滤过泡。应该重视小梁切除术以下八项要点：①明确青光眼诊断和手术方案的选择是手术成功的前提；②眼球固定呈现由直肌缝线固定法向透明角膜缝线固定法转变的趋势；③眼球筋膜囊组织的修剪与否取决于患者的具体情况；④巩膜瓣的制作应该根据患者的具体情况调整；⑤抗代谢药物和可调整缝线的应用是小梁切除术兴盛的主要因素；⑥虹膜周边切口基底应宽于小梁切除口；⑦术终应用黏弹剂填充或前房注水有利于前房形成；⑧术后观察和处理对于手术成功与否具有重要意义。

目前青光眼房水引流管（glaucoma drainage device，GDD）植入术已广泛应用于临床难治性青光眼的治疗，近期手术成功率在 40%~100% 之间，其手术适应证包括新生血管性青光眼、外伤性青光眼、葡萄膜炎继发青光眼、无晶状体眼或人工晶状体眼青光眼、Sturge—Weber 综合征继发青光眼、虹膜角膜内皮综合征、先天性青光眼、先天性无虹膜合并青光眼、角膜移植术后并发青光眼、角膜上皮内生继发青光眼、青光眼合并严重眼表疾病（如眼化学伤、类天疱疮等）。现代房水引流装置在结构上的共同特征是：一条柔韧的硅胶管和一个位于眼球赤道部的引流盘，在前房与结膜筋膜下建立一个永久性的房水引流通道。引流盘植入后在盘周围形成一个和引流盘表面积相同的纤维性储液间隙，这样就在赤道部后的巩膜外形成一个“房水蓄积池”，房水在压力作用下从前房通过硅胶管被引流到这一“ 房水蓄积池”，眼压控制水平取决于纤维性储液间隙的大小及该间隙囊壁对房水排出的阻力大小。滤过面积越大，则眼压下降越明显。

Ahmed 青光眼引流阀（Ahmed Glaucoma Valve，AGV）是目前引流物中的代表性植入物，也是目前国内青光眼引流管治疗最常用的植入物，其以独特的单向压力敏感控制阀门限制引流装置在眼压 8~10mmHg 的情况下开放，防止了房水的过度引流以及随之而来的低眼压、浅前房等术后早期或晚期并发症，提高了手术的成功率。Ahmed 阀（图 10-14-1）：由一条外径 0.63mm、内径 0.30mm、长 25mm 的硅胶引流管与一面积约为 184mm^2（13mm×18mm）的椭圆形聚丙烯引流盘相连构成。在硅胶管和卵圆盘连接处有一个硅胶弹性阀门，它是一个提供限制房水外流阻力的单向压力敏感阀门，开放压为 1.06~1.33kPa（8~10mmHg），可以在引流盘表面包裹形成之前防止房水过度引流。无需结扎引流管或进行两阶段植入，降低了手术难度和患者痛苦，避免了角膜缘滤过泡瘢痕化。目前，Ahmed 青光眼引流阀也可作为原发性开角型青光眼的首选治疗。

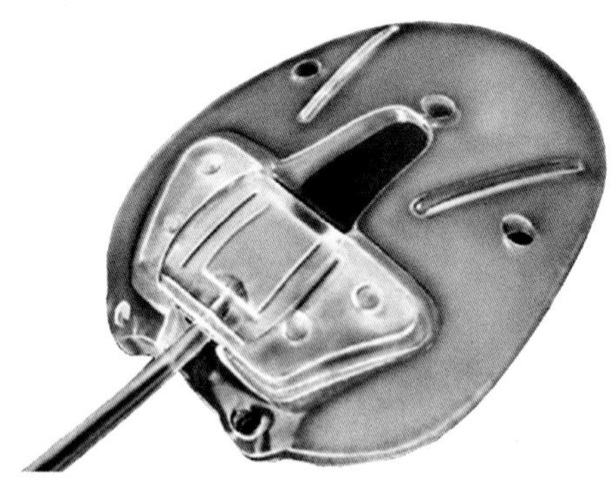

图 10-14-1　第三代 Ahmed 带阀门引流物

第一个经美国（FDA）批准使用的不锈钢青光眼植入物 ExPRESS（图 10-14-2）是一个长 3mm、外径 400μm、内径 50~200μm 的管状物，前部 2.5mm 长。它有一个宽 75μm 的外突缘以阻止植入物植入过深，和一个距状内突以阻止植入物被挤出。外突缘和距状内突是设计成一定角度的以符合巩膜相应部分的解剖，他们之间的距离与巩膜厚度相符。这样就可阻止该装置相对于眼球壁的移动。该装置在靠近末端处有 3 个侧孔，当虹膜阻塞主孔道时，侧孔可以确保房水流出。动物实验证明该装置在兔眼中引起最小的炎症反应和瘢痕反应，由于兔眼比人眼有较高的细胞增生和纤维形成能力，因此推测在人眼中组织反应更小。

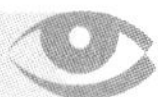

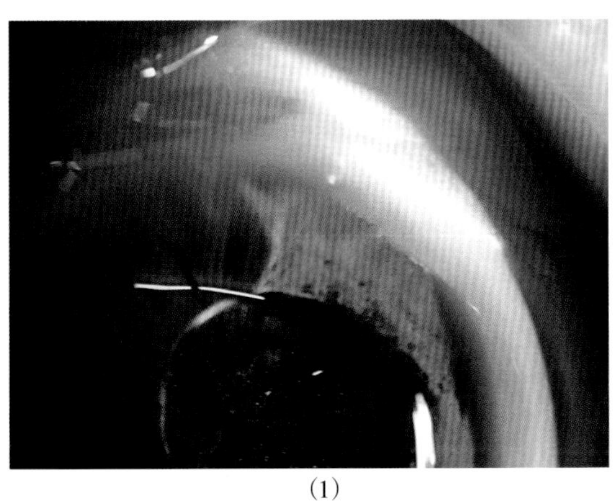
(1)

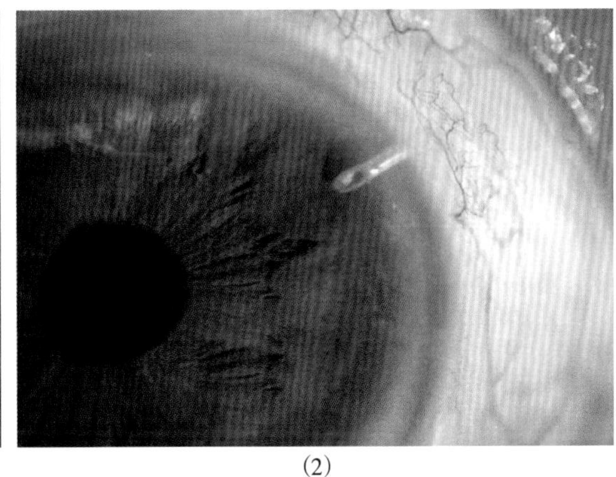
(2)

图 10-14-2　ExPRESS 微型青光眼引流钉

(1) ExPRESS 微型青光眼引流钉联合 IOL 植入术；(2) ExPress 引流钉植入前房

葛坚等通过对在中山大学中山眼科中心住院行 Ex-Press 青光眼引流钉植入术治疗的 73 例（73 只眼）开角型青光眼患者临床资料进行了随访 1 年的回顾性分析，评价 Ex-Press 青光眼引流钉（P50 型和 P200 型）治疗开角型青光眼的初步临床效果。住院患者根据病型分为原发性开角型青光眼组、继发性青光眼组、青少年型青光眼组及难治性青光眼组，其随访时间为术后 1 天、1 周、1 个月及之后每月随访 1 次，末次随访在术后 1 年。发现 Ex-Press 引流钉 P50 型患者术前眼压 (24.2±2.1)mmHg（1mmHg=0.133kPa），术后末次随访眼压为 (11.4±0.8)mmHg；P200 型患者术前眼压（31.8±1.7）mmHg，术后末次随访眼压为（10.1±0.6）mmHg，P200 型降压幅度 (21.7±1.8)mmHg 大于 P50 型（12.8±2.3）mmHg，差异有统计学意义（t=9.06，P<0.05）。其中，青少年型青光眼及难治性青光眼组 P200 型较 P50 型降压效果更为显著（P<0.01）；P50 型患者术前应用抗青光眼药物平均 3 种，术后应用抗青光眼药物平均 1 种，手术前后比较差异有统计学意义 (Z=5.687，P<0.05)；P200 患者术前应用抗青光眼药物平均 4 种，术后应用抗青光眼药物平均 1 种，手术前后比较差异有统计学意义（Z=5.532，P<0.05）。Ex-Press 引流钉手术并发症主要包括术后浅前房、术后高眼压、结膜瓣渗漏及脉络膜浅层脱离等，四种类型青光眼组使用两种型号引流钉并发症发生率差异均无统计学意义（P>0.05）。Ex-Press 青光眼引流钉 P50 型术后早期浅前房 4 例（4/23），P200 型术后早期浅前房 5 例（5/50），与文献报道的 POAG 组经典的小梁切除术后早期低眼压组浅前房发生率（22.7%）比较明显降低。

Ex-Press 青光眼引流钉植入术具有安全有效、并发症少等优点，可以作为开角型青光眼患者的首选治疗方式之一。我们推荐 Ex-Press 引流钉型号选择如下：P_{200} 引流钉：患者年龄 <50 岁，术前眼压（用药后）>30mmHg、眼底杯盘比值 >0.9、预期将术后靶眼压降至基础眼压 20%~30%；P_{50} 引流钉：患者年龄 >50 岁，术前眼压（用药后）20~30mmHg、眼底杯盘比值 <0.9。

P200 型较 P50 型引流钉降眼压效果更强，而两者并发症发生率一致，故临床上对于青少年型及外伤性或开青光眼术后眼压不降等难治性青光眼患者，可首选应用 P200 引流钉。特别需要指出：ExPRESS 同样不能完全避免青光眼手术引起的诸如术后浅前房、脉络膜脱离等并发症（图 10-14-3），只是发生率降低，安全性更高而已；也不能克服青光眼术后滤过泡瘢痕化的问题。因此，人们继续寻找解决外引流瘢痕化的问题。当下精密制造工艺和纳米材料的研发促进了微创青光眼手术（micro invasive glaucoma surgery，MIGS）的产生。

MIGS 对眼部损伤更小，且不会形成滤过泡，疏通房水流出的生理途径。按手术定位可分为两大类：①减少房水经小梁网途径流出阻力，扩展内引流，如小梁网 iStent、Hydrus Schlemm 管支架等；②通过前房与脉络膜上腔的连接装置增加葡萄膜巩膜通路引流，如 Cypass 引流器等，主要应用于开角型青光眼。

小梁网微型分流装置 iStent（图 10-14-4）是通过辅助房水流经阻力最大的临管组织以及 Schelemm 管，增强房水引流而达到降眼压的效果。现已获经 FDA 批准用于治疗轻到中度开角型青光眼患者；Hydrus（图 10-14-5）由高度弹性的镍钛诺制成，具有合金的生物相容性，绕过小梁网扩张 Schlemm 管 270°增加房水流出；CyPass 微支架（图 10-14-6）是在脉络膜周隙中创建一个控制房水流出的管道，避免了对虹膜和巩膜的刺激，使房水排出流入脉络膜周隙，是目前最有前途的青光眼微创手术；AqueSys 系统（图 10-14-7）是一种柔软灵活的胶原蛋白，植入物置于特殊的推进器中，穿过角膜缘植入对侧结膜下，构成一个房水外引流的旁路。

理想的抗青光眼手术应该是降眼压疗效确切、微创、易操作、成本低、并发症少、术后瘢痕化少的手术方法。每位医生在对患者进行“个性化”治疗时，必须根据患者的确切诊断、病情分期、预期目标眼压、年龄、手术史、长期用药史等方面对其进行综合评估，选择不同的手术方式。国外青光眼专家特别对各种手术方式的降压效果及手术风险进行了系统的评估，在各种手术方式中以滤过性手术（小梁切除手术以及引流物植入手术）疗效最明确，但风险较高；

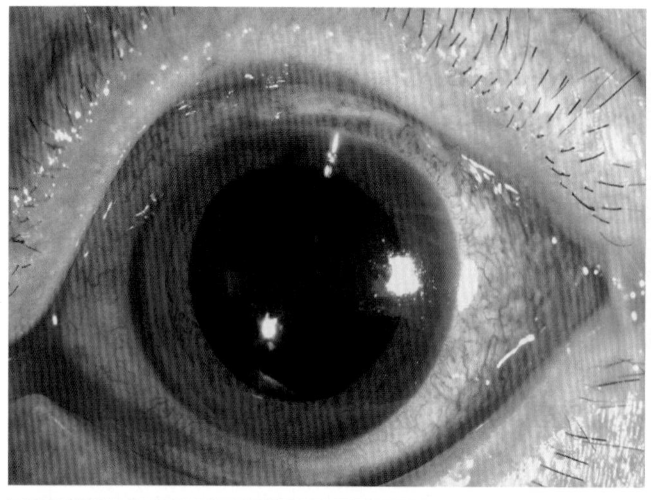

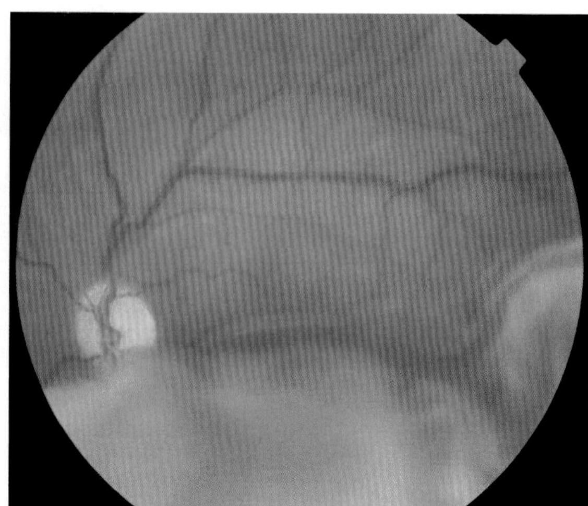

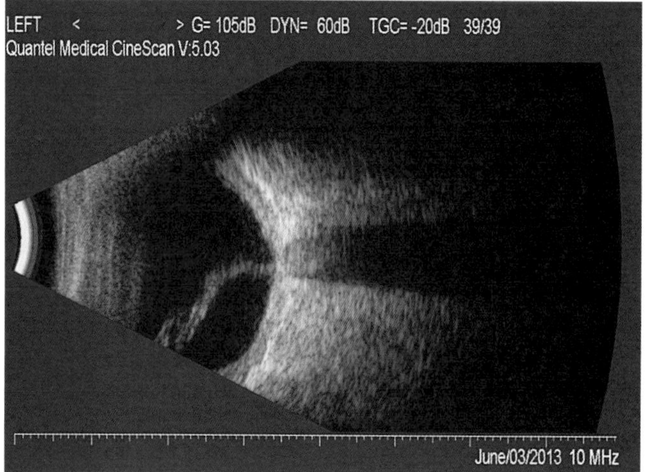

图 10-14-3 患者 ExPRESS 术后 1 周出现脉络膜脱离

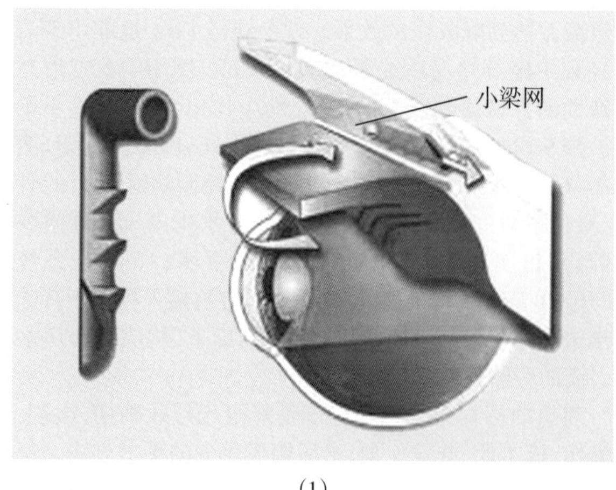

(1)

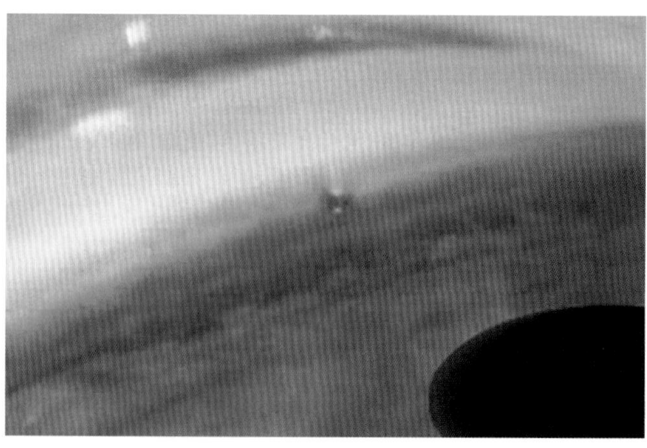

(2)

图 10-14-4 iStent 微型植入物

(1) iStent 作用原理;(2) iStent 植入 schelemm 管

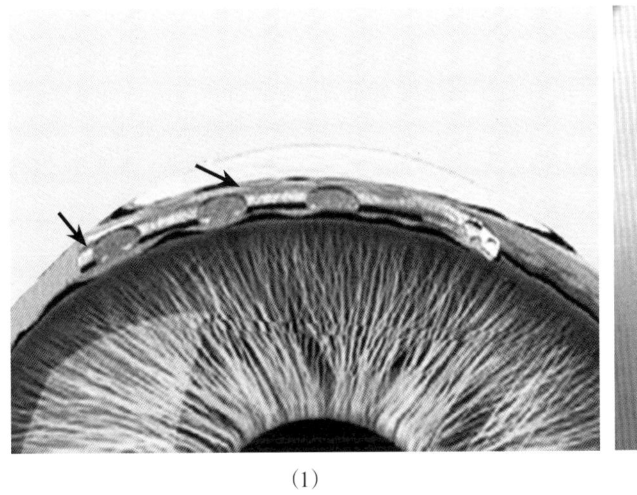

(1)

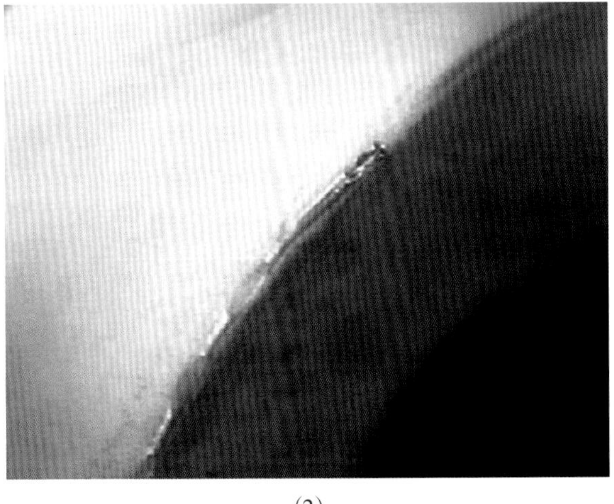

(2)

图 10-14-5　Hydrus 微型植入物

(1) Hydrus 模拟原理;(2) Hydrus 植入 Schelemm 管

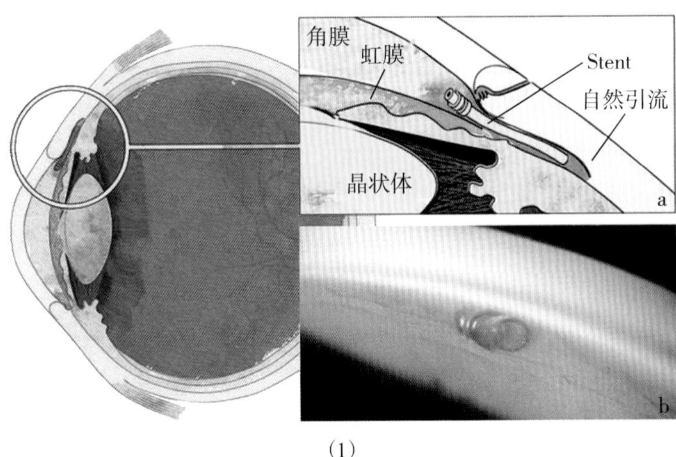

(1)

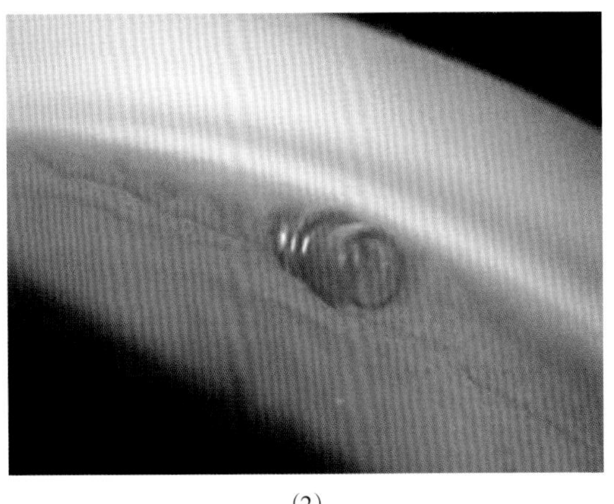

(2)

图 10-14-6　CyPass 微型植入物

(1) CyPass 微支架作用原理;(2) CyPass 植入脉络膜周隙

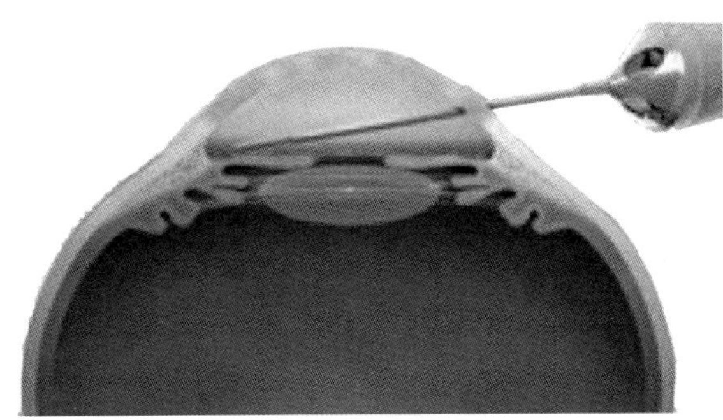

图 10-14-7　AqueSys 微型植入物作用原理

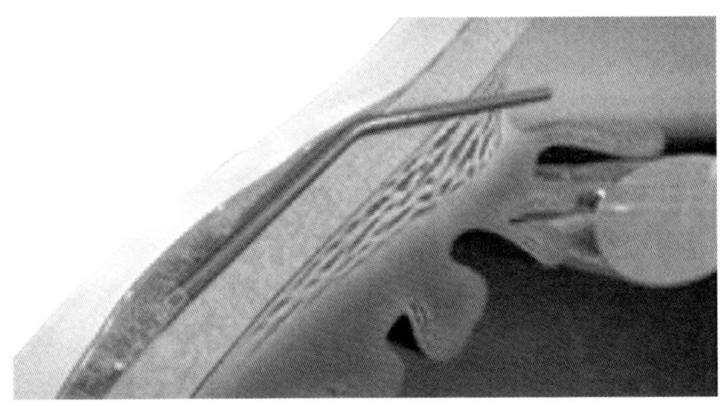

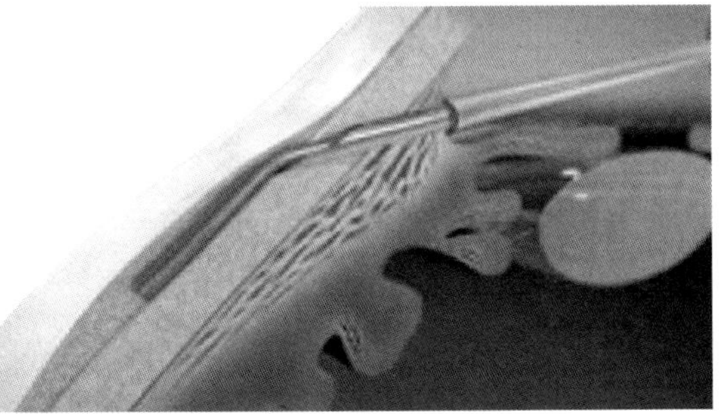

而药物的治疗危险性最小，但其降眼压疗效有限；介于中间地带的新型抗青光眼手术正努力将降低手术的风险与增加降眼压的幅度相结合，以期达到完美的手术境界。因此，没有最好的青光眼手术方式，只有最合适的青光眼手术方式。眼科医生只有将患者的“个体化需求”与合适的手术方式结合，或是小梁切除、或是引流管植入、或是 ExPRESS、或是 MIGS 手术，或是联合手术控制眼压，达到个体的靶眼压水平，保护视功能，降低青光眼致盲率。

（刘杏　余敏斌　张秀兰　卓业鸿　凌运兰　彭寿雄　葛坚）

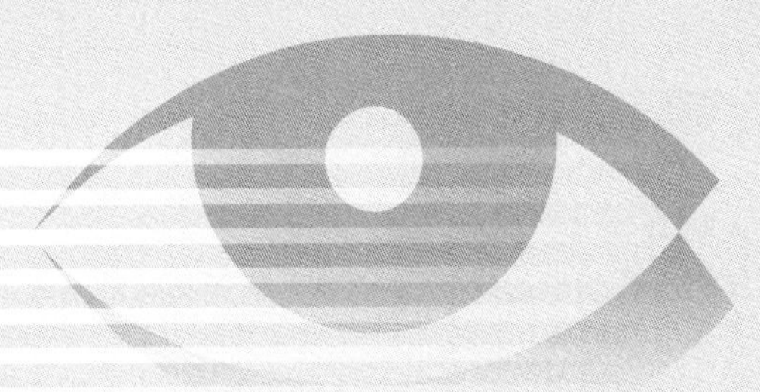

第十一章 » 斜视手术

第一节 概述

1838年Stromeyer在矫形外科杂志的专题文章中首次描述了他在尸体上施行眼外肌断腱术，而且预言如应用于斜视患者将获得成功。1839年柏林的外科医师Dieffenbach报道了为一个斜视患者施行内直肌断腱，成功矫正了内斜视。此后，斜视手术逐渐在世界各国开展起来，由于大多数患者在断腱手术后都出现过度矫正，其效果也不可靠，因此，大多数人更喜欢采用加强肌力的术式。近代眼科医师已经遗弃断腱术，而且不断推出了许多种斜视矫正术式，例如边缘肌切开术、直肌后退术、直肌缩短术、直肌折叠术、直肌移位术、直肌联结术、斜肌的断腱和后退术、斜肌折叠术和斜肌转位术等，但直肌后退和直肌缩短这两种术式仍是现代斜视矫正手术最基本、最有效和最常用的方法。本章重点介绍各种斜视的主要特征和治疗原则，各种矫正术式的特点、适应证、优缺点、操作方法与技巧和有关注意事项。

一、眼外肌局部解剖与特点

正确的手术操作必须有良好的解剖基础，对眼外肌及其与眶内筋膜等重要结构的关系全面正确的了解，是做好斜视手术、提高手术效果及避免不应有的手术意外的重要因素。

(一) 眼球筋膜囊(Tenon's囊)

可分为前筋膜囊和后筋膜囊，前筋膜囊包着眼直肌的前2/3段及肌间膜，至角膜缘处则与结膜融合。在肌止端前，前筋膜囊与结膜及巩膜之间均有潜在的间隙。后筋膜囊由肌鞘与肌间膜组成。在前筋膜囊与肌鞘之间有纤维附着，称为节制韧带(图11-1-1，图11-1-2)。在内外侧眶缘与前筋膜囊之间亦有纤维附着，亦称节制韧带。此外，直肌与斜肌肌鞘之间，上、下直肌肌鞘与上、下结膜穹隆之间均有纤维联系。手术时必须分离好这些节制韧带和与周围联系的纤维，才能获得满意的手术效果。

因直肌是在前筋膜囊之下，和后筋膜囊处在同一水平，故手术时必须剪开结膜及前筋膜囊才能抵达直肌。在退后或缩短肌肉时，必须注意适当分离肌间膜、节制韧带与肌鞘间的联系，方能解除牵制，避免手术给眼位、睑裂大小和泪阜等带来的不良影响。同时须注意勿过分伤害筋膜囊，保持肌鞘的完整，以减少术后瘢痕形成，避免由此而引起的眼球运动障碍。

半月皱襞在内直肌后退时必须仔细分离，否则会被牵

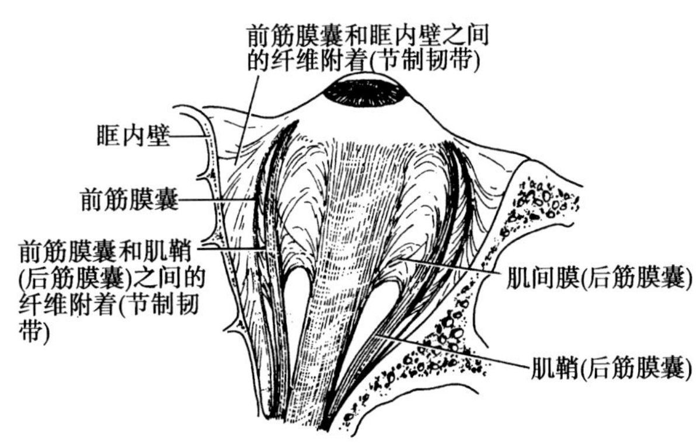

图11-1-1 眼球膜囊

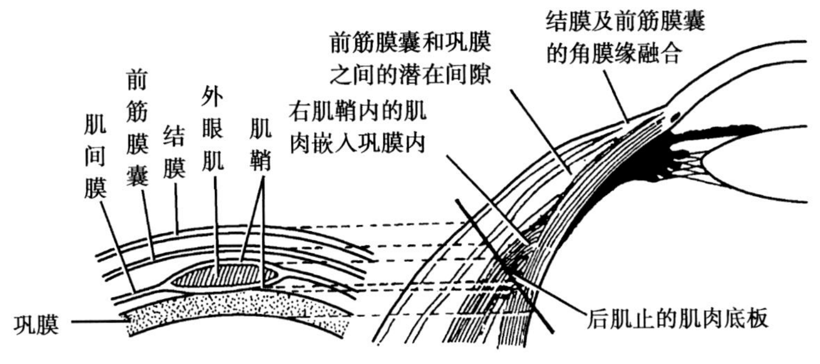

图11-1-2 眼球盘膜囊

入眶内，变成义眼样外观。缝合此处结膜切口时，应避免把皱襞当作切口边缘缝合，否则术后因切口的结膜内卷而愈合不良或裂开。

上下直肌与上下睑间有纤维联系，在上下直肌手术时必须在直肌与上或下睑间做较充分的钝性分离，否则易引起睑下垂或退缩，导致睑裂大小的改变。

(二) 六条眼外肌的解剖与功能

每一眼球的眼外肌(除下斜肌外)均起自眶尖部视神经孔周围的 Zinn 总腱环。实际上该环并非一个完整的环，而是由两个凹面相对的半弧形韧带组成。上半弧为眶上腱，上直肌全部、外直肌与内直肌的一部分起自此处。下半弧为眶下腱，是下直肌全部、外直肌与内直肌的其余部分的起端。上斜肌起于眶尖 Zinn 总腱环的内侧，即总腱环与眶骨膜之间。各条眼外肌从眶尖开始前行，走向各自附着点，在眶内眼球后部由肌间膜联结形成肌肉圆锥。

1. 内直肌　内直肌起自眶尖 Zinn 总腱环内侧偏下方，附着于距角膜缘 5.5mm 之巩膜面上。全长 40.8mm，在四直肌中为最重、最厚、最强之肌肉。肌腱长 3.7mm，宽 12.3mm。内直肌与眼球的接触弧为 6mm。内直肌的节制韧带不是单一的膜，而是由多叶筋呈扇状附着于眶骨膜上。内直肌的节制与外直肌相同亦呈楔状，底部附着于眶内壁泪后嵴的后方，并且附着于眶隔泪阜及内眦穹隆部结膜。内直肌节制韧带前后宽 8~10mm，比外直肌的节制韧带(6~8mm)宽，其厚度为 1.0~1.5mm，比外直肌的薄，其长度为 15~18mm，比外直肌的(18~20mm)短，其前部 1/3 内有平滑肌纤维，内直肌节制韧带的弹力组织比外直肌的多。

内直肌的平面及牵引方向与眼球视轴一致，在第一眼位，内直肌收缩只引起眼球内转而不合并眼球的其他的转动作用。

内直肌由第Ⅲ对脑神经动眼神经支配，在距 Zinn 总腱环 15mm 处从内面进入肌肉。内直肌的血液由眼动脉的下肌支供给。

2. 外直肌　外直肌起自 Zinn 总腱环的上外方，沿眶外壁向前外方走行，附着于距角膜缘 6.9mm 的巩膜面。其长度为 40.6mm，肌腱长 8.8mm、宽 9.2mm。外直肌与眼球的接触弧长是 15mm。外直肌的节制韧带为一楔形结构，其底部垂直附着于上颌骨膜上，背部附着于外眦韧带内面，尖端融合于外直肌鞘上，外直肌的节制韧带比内直肌的明显。外直肌的节制韧带之前后宽度为 6~8mm，但从其附着于眶骨膜之前端开始到与肌鞘相连之后部的距离为 18~20mm，其最厚部位距其眶附着处后 3~6mm，此韧带由很多平行纤维束构成，大部分组织是弹力纤维，其间被若干小脂肪组织块、小静脉和泪腺小叶分隔，韧带后 2/3 与肌鞘密切结合；前 1/3 内常含有平滑肌纤维。外直肌节制韧带大部分附着于外侧眶壁，还有一些纤维附着于外眦韧带与外眦结膜穹隆部。

外直肌的平面与牵引方向和眼球视轴一致，当眼球在第一眼位时，外直肌收缩只引起眼球外转，无其他次要的作用。

外直肌由第Ⅵ对脑神经支配，该神经自距 Zinn 总腱环 15mm 处进入肌肉。其血液供给来自泪动脉。

3. 上直肌　上直肌起自眶尖 Zinn 总腱环上方，在眼球与提上睑肌之间向前、向上、向外走行，附着于眼球垂直经线上方距角膜缘 7.7mm 之巩膜面上，其附着线不与角膜缘平行，而是鼻侧端比颞侧端靠近角膜缘，整个附着线略偏于眼球垂直轴鼻侧，即上直肌的肌长轴与视轴成大约 23°的夹角。肌肉长度为 41.8mm。肌腱长 5.8mm，宽 10.6mm。上直肌与眼球的接触弧长为 8.4mm。上直肌鞘与其他直肌相同，但无节制韧带。提上睑肌起点恰居于其上，两者靠得很近。胎生时，提上睑肌从上直肌鼻侧分裂出来，以后逐渐移至其上方，因此，二肌肉在眶后部共居于一个肌鞘内，到前部始分成两个鞘膜。上直肌鞘上方与提上睑肌鞘下方间有许多纤维小带相连，在鼻侧缘联系更紧密。它与提上睑肌鞘紧密结合，而提上睑肌鞘又与眶上壁骨膜及上睑板相联系。上直肌鞘借纤维带与球结膜及上穹隆相联系。提上睑肌筋膜向两端伸展与内、外侧眶骨膜相连。上述这些联系既可以认为是提上睑肌的节制韧带，也可以间接起到上直肌节制韧带的作用。由于上直肌与提上睑肌之间紧密联系，两者神经核又非常接近，所以两者经常同时受累，其中之一麻痹时另一个也会显示不同程度的功能不足。

上直肌的主要功能是上转，而内转及内旋为上直肌的两个次要功能。由于上直肌附着在眼球上方，旋转中心前方，所以在第一眼位，上直肌收缩时其主要功能是使眼球上转。又由于上直肌附着点偏于旋转中心鼻侧，上直肌向前外方走向其附着点，其肌肉长轴与视轴夹角约 23°，所以可产生眼球内转；同时由于直肌牵引力方向与视轴存在角度，故还可以产生令角膜垂直径线上端倒向鼻侧的内旋作用。上直肌由第三脑神经上支支配，此神经先到达提上睑肌，然后由眶面进入上直肌。上直肌是神经从眶面进入肌肉的唯一眼外肌。上直肌从眼动脉的上肌支获得血液供应。

4. 下直肌　下直肌起自眶尖 Zinn 总腱环之下方，沿眶下壁向下、向外、向前走行，最终附着于下方距角膜缘 6.5mm 之巩膜面上。和上直肌相同，其附着线鼻侧端比颞侧端更近角膜缘；其附着线之中心点略偏眼球垂直径线鼻侧，其肌肉长轴与视轴夹角约 23° (在第一眼位时)。肌腱长 5.5mm，宽 9.8mm。肌肉全长 40mm。下直肌与眼球的接触弧长为 9mm。下直肌鞘与其他直肌相同，只是其在前方分成二叶，上叶与眼球筋膜相延续最后附着于角膜缘；下叶附着于下斜肌鞘后缘然后与下方支持韧带融合。眼球下方的 Lockwood 支持韧带的一部分由下直肌与下斜肌鞘在交叉部增厚而成。下直肌鞘与支持韧带及下斜肌鞘后缘之间有明显的纤维带相连，这些纤维带包括下方支持韧带均起到下直肌节制韧带的作用。作下直肌后退手术时，如不分离此联系则很难达到充分矫正效果。

下直肌的主要作用是使眼球下转；因其附着点偏于垂直径线鼻侧，故有内转作用；又因该肌肉牵引方向与视轴成 23°的角度，故又有使角膜垂直径线上端倒向颞侧外旋之作用。下直肌由第Ⅲ对脑神经分支支配，于肌肉前 2/3 与后 1/3 交界处进入肌肉。其血液循环既来自眼动脉下肌支，又来自眶下动脉。

5. 上斜肌　上斜肌起于眶尖 Zinn 总腱环内侧的总腱环与眶骨膜之间，约相当于内直肌起点之水平面部位。上斜肌沿眶上壁与眶内壁交角处前行，在将达眶缘处变为肌腱，并通过由纤维组织形成的滑车，离开滑车后，肌腱转向后外方向，在上直肌之下，横过眼球顶部，附着于眼球旋转中心后外方之眼球上方巩膜面上。实际上滑车是上斜肌鞘的一个特殊组成部分，它是一弯曲有沟的透明软骨组织，被细纤维带固定于额骨膜上，管内通过上斜肌腱。

上斜肌腱在通过滑车时为一纤维带状，在向后外走行时呈圆柱形，但以后逐渐变宽，最后在近附着点时变成薄的扇形腱膜。全部肌腱表面均覆盖以从眼球筋膜扩展来的网状纤维组织，自滑车向后包绕肌肉即成上斜肌鞘，此鞘在滑车前 8~10mm 比较明显，其后部 2/3 即变得不清楚，与肌肉被膜不易分清。上斜肌腱有很厚的鞘膜，肌腱与鞘膜间有一潜在的间隙，两者之间有许多小带相连。此鞘膜在眼球上方与上直肌、提上睑肌有广泛的纤维带相连。鞘膜之延伸部包绕滑车，且与眶隔及内侧眶骨膜连续。因此，在作上斜肌鞘内断腱时，肌腱不致后退太多。肌鞘与周围的联系如过分紧密，会限制下斜肌上转功能，成为上斜肌鞘综合征。

上斜肌全长 60mm，肌肉部分长 40mm；肌腱部分即滑车到其肌止端的长度为 18~20mm。上斜肌附着线有非常大的个体差异，可以说上斜肌附着线呈一个弓形，凸面向后，上斜肌肌止线平均长度为 10.8mm，其前缘距上直肌附着点的颞侧缘 4.5mm，偏鼻侧 0.5mm。其鼻侧缘即后缘在上直肌附着点鼻侧后方 13.6mm，偏鼻侧 2mm。其鼻后端距视神经 6.5mm。在第一眼位时，上方涡静脉居于其附着线中点稍后数毫米处。上斜肌的反转腱与眼球接触弧长为 5mm。

在第一眼位上斜肌的主要功能为内旋；次要功能为下转及外转。从机械学的观点来分析上斜肌的作用，由于上斜肌在离开滑车后，其肌肉的长轴向与视轴约成 51°角，可以认为是从滑车开始的，故在第一眼位时，其主要功能是旋转眼球，即当上斜肌收缩，角膜垂直径线上端倒向鼻侧即内旋。但由于该肌在眼球上方，附着于旋转中心之后，所以它将眼球后极牵引向上，使眼球前极向下转。又由于它的附着点靠眼球上部后外方，收缩时也将产生一定的外转。

上斜肌由第Ⅳ对脑神经支配，该神经自眶内方横过肌肉，于距起点 12mm 处进入肌肉。其血液供应来自眼动脉之上肌支。

6. 下斜肌 其起端跟其他眼外肌不同，并不起自眶尖，而是起始于眶骨内下缘稍后之骨质浅凹处。从此点水平横行向后外方及上方在下直肌之下走向眼球后外象限，止于外直肌后部之巩膜，其附着处大约居于视网膜黄斑部之同一水平，该附着线在外直肌覆盖下几乎呈水平形，其前端在外直肌附着点下缘后 9.46mm，高于外直肌下缘 2mm，其后端在视神经前方 41.5mm。下斜肌附着线宽约 9.58mm。下斜肌几乎全由肌肉构成，只在附着点处有少许肌腱组织（腱长 1mm），肌肉的全长为 37mm。下斜肌与眼球接触弧长为 17mm，其节制韧带起自肌肉起点后 8~10mm 处之肌鞘前缘，方向为斜向前、外及下方与肌鞘呈 110°角。此韧带长 10~12mm，实际上是由筋膜构成的网状结构，附着于距眶前缘 4~5mm 处。据认为此韧带有使下斜肌走行方向之斜度减少的作用，特别在眼球内转时增强其上转作用，此点可用来解释下斜肌过强时内转眼出现的上转现象。下斜肌鞘的外叶扩展部从起点到下方支持韧带处两者紧密融合在一起，肌腱随鞘膜内叶前行在外直肌穿过支持韧带，与眼球筋膜处之后外方穿通上述组织，到达黄斑部附近之巩膜附着点。在下斜肌附着点附近之筋膜向前与外直肌鞘融合；向后与视神经之硬脑膜融合，前一种联系有时较紧，有时较松；后睫状动脉与神经穿过筋膜后部和巩膜进入眼球，这两个联系对在下斜肌附着点施行手术的术式，均非常重要，必须注意，小心操作。下斜肌的作用是外旋、上转和外转，下斜肌的肌肉长轴方向与视轴成 51°角，其主要作用在第一眼位为使角膜垂直径线上端倒向颞侧即外旋，同时也有使眼球上转的次要作用。由于其附着点偏于旋转中心后外方所以也有一定外转之次要作用。但亦有人认为其附着点偏于旋转中心之前，因此有一定内转作用而不是外转作用。

下斜肌由第Ⅲ对脑神经分支支配，该神经支从下斜肌横过下直肌下方到达其颞侧缘处进入肌肉。下斜肌血液供应来自眶下动脉和眼动脉下肌支。

术者只有熟悉各条眼外肌的作用及其作用的方向（图 11-1-3），才能正确判断麻痹性斜视的麻痹肌，正确地选择手术肌肉。

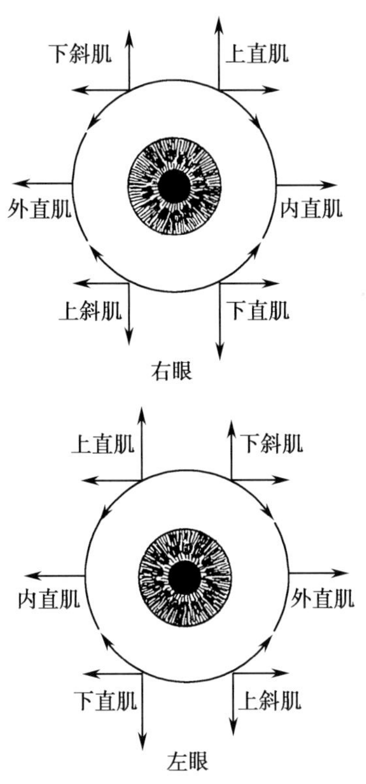

图 11-1-3 各眼外肌的作用方向

四条直肌肌止线围绕角膜缘构成一螺旋形弧线（Tillaux 螺旋），其距角膜缘距离以内直肌起向下向外顺序为 5.5mm、6.5mm、6.9mm 及 7.7mm（可简化为 5mm、6mm、7mm、8mm 记忆）（图 11-1-4）。四条直肌肌腱宽一般为 9~10mm。肌肉总长约为 40mm。在做肌缩短时不应超过其长度的 25%（即 10mm），以免引起眼球后退及使对抗肌的运动受到限制。

从表 11-1-1 可见有关肌肉的长度、肌止缘附着位置、神经支配点及肌腱长、宽度。

表 11-1-1　眼外肌参数和神经支配(单位:mm)

肌肉名	长度	附着位置	神经支配点	肌腱长、宽度
内直肌	40	角膜缘后 5.5	动眼神经下支,离肌止 26	长 3.7　宽 10.3
下直肌	40	角膜缘后 6.5	动眼神经下支,离肌止 26	长 5.5　宽 9.8
外直肌	40	角膜缘后 6.9	外展神经,离肌止 26	长 8.8　宽 9.2
上直肌	40	角膜缘后 7.7	动眼神经上支,离肌止 26	长 5.8　宽 10.8
上斜肌	60	前端角膜缘后 13,与上直肌外缘交界	滑车神经,滑车后 26	长 30　宽 9.4
下斜肌	36	前端外直肌下缘下离肌止约 12	动眼神经下支,下直肌止外侧缘之后 12	长 1.0　宽 9.4

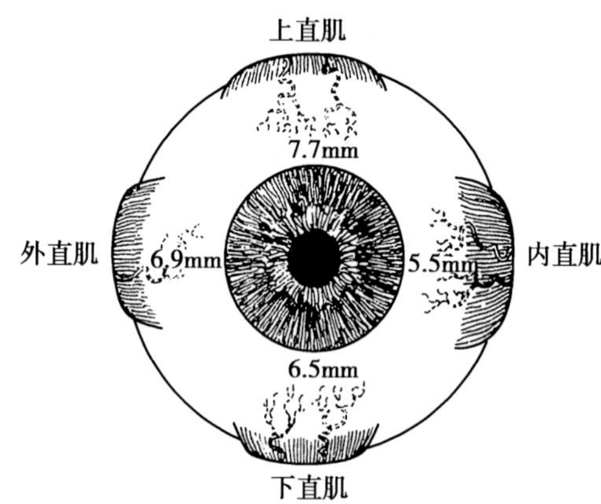

图 11-1-4　眼球四条直肌肌上缘及其伴随的睫状前动脉

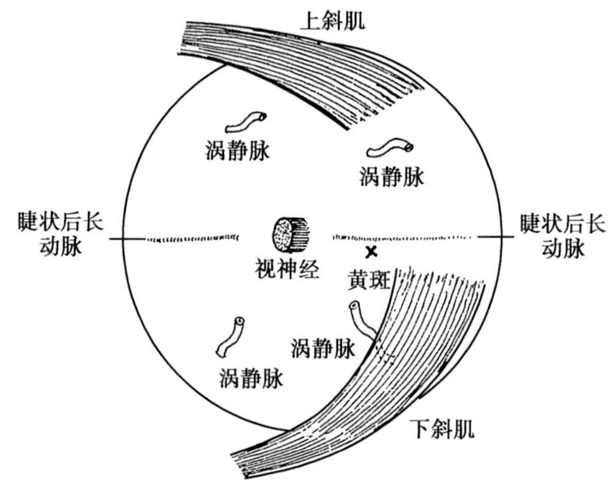

图 11-1-5　上斜肌及下斜肌止缘与涡静脉

(三) 眼外肌与眼前段供血关系

眼球的四条直肌中有来自眼动脉的肌支,这些动脉分支向前行穿肌腱形成睫状前动脉,睫状前动脉共 7 条,外直肌只有 1 条,其他直肌各有 2 条(图 11-1-4),在直肌内从后向前行,在肌止缘附近距角膜缘后 4mm 穿入巩膜,在睫状体内与来自鼻侧和颞侧的睫状后长动脉(或称虹膜鼻侧和颞侧动脉)吻合形成虹膜动脉大环,分布到睫状体和虹膜及脉络膜的前部。我们在为斜视手术患者分离睫状前动脉时,发现其变异较大,睫状动脉或 1~2 条,或多达数条,每条血管在肌止缘处或稍前处分成很多分支,像一树枝向前行,在角膜缘后 3~4mm 处穿进巩膜。有的与肌纤维关系密切,较难分离,有的在肌纤维表面,较易分离,为了避免发生眼前段缺血,每次手术不应切断 2 条以上直肌。在复杂的斜视手术,可行直肌睫状前血管分离和保留,以减少手术次数或减少手术间隔时间,避免发生眼前段缺血的危险。在成年人或年纪大者更易发生眼前段缺血,尤需注意。由于涡静脉位置常变化较大,在剪断上、下斜肌肌止端时,在手术量大,需剪肌间膜较偏后时,均须仔细操作,以防伤及颞侧涡静脉(图 11-1-5)。

(四) 缝合与巩膜的关系

在直肌肌止缘后的巩膜较薄,作直肌后退术新肌止缝合时,如进针不小心极易割破巩膜或刺破眼球。持针钳应靠近针尖的 1/4 处夹针体,使进针作用力方向与针尖至针钳间轴线较一致,用手腕小旋转力,慢慢一点点进针,而且以能透见巩膜下的针体作为适当深度,此操作是很安全的。由于眼肌很薄,在作肌缩短时,如用缝线把肌断端直接缝于肌止残端,便容易发生脱线。肌止缘前巩膜较厚,而肌止缘后巩膜薄(只有 0.3mm),如缝合时缝针能紧靠肌止缘后部进针,使缝线经过肌止缘前的浅层巩膜,则缝线便牢固可靠。

斜视手术常用的缝针为铲针、圆针和角针。铲针的针尖及其侧刃较锋利,可在巩膜层间分开,而不易刺穿巩膜,故用作缝新肌止缘时,较为安全而且较易操作。圆针只有穿刺而没有切割作用,用在斜视缝合巩膜,尤其在高度近视的斜视患者,是较为安全的,但圆针缝过巩膜时较钝,而显得较难操作。角针前部的两侧有割切刃,其上或下也有割棱,更易穿巩膜和角膜组织,同时也较易穿破角巩膜,如用在斜视手术需特别小心操作。

缝线常用不吸收缝线和可吸收缝线两类。不吸收缝线有丝线或尼龙线等。丝线较柔软,线结的线头刺激小,其编织线易藏细菌,引起线头感染和上皮沿缝线生长,结膜下埋藏的丝线尤其是黑丝线常致肉芽肿。尼龙线具有坚韧、光滑、组织耐受性好、组织阻力小、上皮细胞不会沿缝线生长等优点,缺点是较坚硬,打结易滑松。可吸收缝线有羊肠线、鼠尾韧带纤维制的缝线和各种合成的缝线,前两种均较硬,吸水后胀,线结易松脱,术后反应强,吸收时间不定。新合成的可吸收缝线的坚韧性能好,抗原性小而术后反应小,没有细胞沿缝线生长,故术后线结仍较滑,常用作可调整缝线术式以利于 24 小时或 48 小时后,据眼位等情况调整手术量,还可用于后退术或缩短术及结膜切口等的缝合;可吸收缝线术后反应也较轻。

二、斜视手术前检查与准备

斜视手术目的有两个。一是功能治疗,通过手术矫正斜视并促使患者建立或恢复正常的双眼视觉,消除复视和眼肌性视疲劳。二是美容目的的治疗，通过斜视手术矫正眼位和代偿性头位，对单眼视力差的患者矫正斜视后获得美容上改善。为达此目的，术前必须做如下的检查与准备工作，才能制订出合理、可靠的手术方案。

（一）详细的病史询问

了解发病年龄、诱因、发病情况、过去治疗情况以及有关的全身病的病史。

（二）视力及屈光状态的检查

应尽可能早检查视力和散瞳检影，及时配戴眼镜，了解有无弱视及调节因素，有弱视的应先治疗弱视，以利于恢复双眼视觉及防止继发性斜视。

（三）准确测量斜视角

常采用角膜反光法、三棱镜角膜反光法、视野弧法、三棱镜加遮盖法、三棱镜加马氏杆法、同视机等检查法，应该检查远（5m）与近（33cm）的斜视角，以及各诊断眼位的斜视角。部分调节性斜视者，应增加检查戴镜下的远距离和近距离的斜视角。一般根据术者习惯选上述2~3种检查法即可满足手术需要。

（四）眼球运动的检查

包括单眼的和双眼的六个诊断眼位的运动，了解各条眼外肌的功能状况，是不足或亢进。黑斯屏（Hess' screen）检查的图形可判断肌肉功能的亢进或不足，可作为诊断和选择手术肌肉的根据之一。Pasks 三步法即利用遮盖法及歪头试验（Bielschowsky 试验）可逐步排除不相关的肌肉而找出麻痹肌。

（五）眼球被动运动试验

表面麻醉下或局部麻醉下用镊子镊住角膜缘旁的球结膜或肌附着处，牵拉眼球向麻痹肌及其拮抗肌作用方向转动，了解是否有阻力，借以判断是否有眼外肌痉挛或其他限制因素存在，对诊断和手术肌肉的选择有参考意义。

（六）复像检查（烛光红玻璃试验）

对诉说有复视的患者，尤其是早期的麻痹性斜视患者，复像检查对确定麻痹肌肉的诊断是很有帮助的，有时利用这简单易行的方法，即可作出麻痹肌的诊断。但在病久患者或麻痹肌多条者，复像检查常不准确。检查法要点是：红玻璃放在右眼，检查距离在六个诊断眼位位置均应保持1m，烛光在每诊断眼位位置均应保持离原位点（即第一眼位）40cm，患者头保持不动，让患者回答复像是水平还是垂直、是同侧还是交叉、六个诊断眼位中哪个位置的复像距离最大、是红像还是白像远离中央（即周边像是哪只眼），记录上述三点答案，以此判断麻痹肌肉。

（七）双眼视功能的检查

主要有同视机检查、立体视锐度检查、三棱镜融合储备力检查、Worth 四孔灯试验、$4^{\triangle}$底向外三棱镜试验等。前三种是常用的检查法，同视机和立体视锐度法可作出定量的检查结果。

（八）判断术后是否发生复视的检查

手术后是否出现复视，是患者非常关心的问题，同时也是手术者应该了解的术后情况，医师应估计患者手术后是否出现复视及是否为融合无力性复视，从而决定患者能否手术。另一方面可使患者了解及体会术后复视的感受，便于减轻患者术后的精神紧张和易于克服与消除术后矛盾性复视。但儿童患者的双眼视功能正在发育或发育尚未完善，手术后即使出现复视，只要眼位正位，患者较易建立新的视网膜对应，恢复正常的双眼视功能，而复视也往往容易消失，所以儿童患者斜视术前不必作判断复视的检查。如一只眼视力很差，两眼视力相差很大的斜视患者，双眼视网膜影像必是一清一朦，常为单眼视觉抑制，故手术后常常不会出现复视或即使有复视也容易消失，故也可免作判断复视的检查。判断术后复视与否的方法如下：

1. 三棱镜耐受试验　嘱患者看眼前的物体（远和近的），在患者的眼前加三棱镜片（内斜视者三棱镜底向外；外斜视者三棱镜底向内），如所加的三棱镜度已等于患者的斜视度，复视不消失而且又变为相反方向的复视，此为矛盾性复视。如所加三棱镜度等于其斜视度时患者复视消失，则再增加三棱镜度数直至出现相反方向复视为止，两次三棱镜度的差值即为患者的融合力，该差值愈大，其融合力越好，术后较少发生复视。如差值小，即增减很少的度数都出现复视，其融合力差，术后可能出现融合无力性复视。必要时可按其斜视度在眼前加相应的三棱镜，让患者体会术后复视的感受。

2. 角膜缘牵引缝线试验　在主斜眼角膜缘做一缝线，把眼球拉至正位，如患者自觉复视，但相距较大，能分虚实像且无不适，能忍受，是矛盾性复视，术后易于克服，可以手术。反之，如两像很近且一样清楚，甚至有头晕、恶心呕吐、脸色苍白、出冷汗等不适症状，是融合无力复视，应慎重考虑，一般不宜手术。必要时可用胶布将眼球拉至正位的缝线固定在眼的内或外眦旁的皮肤。让患者下地自由活动，体验复视的感受。

本试验应注意：一定要仔细观察到斜眼已被拉到正位，要患者分别看近的和远的视标（33cm 和 5m 距离），询问和记录患者看远的和看近的感受及症状体征，尤其是有无复像、两像的距离和清晰度。

3. 同视机检查了解患者是正常视网膜对应还是异常视网膜对应，如果是正常对应，融合范围如何，如融合范围较大，可放心做手术，如融合范围很小，术后可能出现难以忍受的融合无力性复视，应避免手术，可先行训练，增加融合力后才考虑手术。如为异常视网膜对应者，术后可能转变为正常对应，也可能产生单眼抑制或形成新的异常视网膜对应。该检查也有助于医师了解手术后患者能否恢复双眼视觉。

（九）全身有关检查或有关专科会诊

麻痹性斜视患者的病因涉及广泛范围，除了眼部及眼周病变外，还应注意全身疾病，如脑外伤与肿瘤、脑血管疾病、内分泌疾病、神经系统疾病等，为了作出麻痹性斜视的病因诊断，必须尽快作上述相关的检查，必要时极需其他相关的专科会诊检查，以便能进行正确、及时的病因治疗。

三、麻醉及注意事项

（一）局部浸润麻醉

目前国内较常用局部麻醉，其优点是可以在术中观察和调整术量，可提高一次手术成功率，下列是常用的方法：

1. 结膜表面麻醉　0.5% 丁卡因液滴眼3次。

2. 结膜下浸润麻醉　2% 普鲁卡因或利多卡因 0.3~

0.5ml 作肌肉前的结膜切口处的结膜下注射，需注意不能注射太多或太靠后，以免麻醉药作用于肌肉，而影响术中观察矫正效果及调整术量。

3. 球后麻醉　用于一些恐慌害怕疼痛的精神紧张的患者或为预防眼心反射者，但失去术中观察和调整机会，只能以调整缝合法留在术后 24 小时观察调整。

(二) 全身麻醉或基础麻醉

由于手术中不能观察眼位，要求术前准确测量斜视度，准确计算所需手术量，术者应具备斜视矫正术的经验，早期仅用于儿童患者或某些不能接受局部麻醉手术的成人患者。由于术后利用调整缝线把直肌向前拉而减小手术量，比把直肌向后退去增加手术量容易操作，所以应增加手术量 1~2mm，便于术后调整，实际上这种做法在术后很少需要调整，即可得到正位。

现在大多数的斜视矫正术都会选择全身麻醉，这样术中肌肉比较松弛，易于操作，手术量与术前计算的量更贴近；并且患者没有疼痛感，眼心反射发生的概率低，更加安全。

四、手术肌肉的选择

主要根据斜视类型及远近距离的斜视度，两眼的斜视度、眼球运动情况和视力等来选择手术肌肉。可以分为对称性手术和非对称性手术两种。①双眼对称性手术：即在双眼上平均安排对称同名肌手术且手术量相等或相近。凡双眼视力接近或相等、双眼运动较协调的如交替性斜视、集合过强内斜视、分开过强型外斜视和 A-V 征者较适合采用双眼对称性手术，以利于保持眼外肌间的平衡和有利于恢复或建立正常的双眼视觉，同时也较符合两眼生理运动协调。例如一个患者内斜视 20°，最好选双眼内直肌各后退 3~4mm。但实际上并非上述的斜视类型的全部患者都能应用，例如当斜视度较大时(超过 25°)，两条直肌后退的量是有限的，往往斜视度矫正不足而需另在第三条直肌上安排手术量，例如患者内斜视度 25°~30°时，如安排双眼内直肌后退，必然不能完全矫正，如选一只眼的内直肌后退(3~4mm)加外直肌缩短(7~8mm)，手术效果会更好。因此是否采用对称性手术，除了根据视力、斜视类型和眼球运动外，还应根据斜视度大小等全面综合考虑来选择。②非对称性手术：在一只眼上安排两条直肌手术量或两只眼三条直肌上手术。凡一眼视力差、单眼性斜视、双眼运动不对称者宜采用非对称性手术。尤其在斜眼视力很差者，应尽可能在斜眼上安排手术，有时如斜度较大还可作超常规量的后退或缩短，有的作者主张在视力极差的内斜眼作内直肌小超量后退加外直肌超常量的缩短，视力极差的外斜眼在外直肌超常量后退加内直肌超量缩短，尽可能在斜眼上安排矫正量，不过对内斜视者应保留 5°，而外斜视者应过度矫正 5°左右，以防术后出现知觉性外斜视。

(一) 内斜视的手术肌肉选择

近距离的斜视度 > 远距离的斜视度(后称为近 > 远)，AC/A 高者，为集合过强型，施双内直肌后退；近 = 远，AC/A 正常者，为基本型，在主斜眼施内直肌后退和外直肌缩短术；远 > 近，AC/A 正常者，为分开不足型，施双外直肌缩短术。

(二) 外斜视的手术肌肉选择

外斜视度远 > 近(≥15$^{\triangle}$)，AC/A 高者，为分开过度，施双眼外直肌后退术；远 = 近，AC/A 正常者，为基本型外斜视，在主斜眼施外直肌后退和内直肌缩短术，近 > 远(≥15$^{\triangle}$)，AC/A 低者，为集合不足型，施双内直肌缩短术。

(三) 麻痹性斜视的手术肌肉选择

一般的原则是减弱直接对抗肌或配偶肌，加强受累肌或间接对抗肌。这四条肌肉手术选择的先后及其矫正效果的评价仍存在争论，麻痹性斜视常继发直接对抗肌或配偶肌的机能亢进，在这两条肌肉手术常能得到较好的矫正效果，故不少作者喜欢采用减弱直接对抗肌或(和)减弱配偶肌，例如上斜肌麻痹时这种选择常取得满意的效果。选择麻痹肌加强术在理论上是合理的术式，尤其是直肌麻痹者，如斜视度较小，作麻痹的直肌缩短常常即可矫正，有时水平直肌部分麻痹者可作水平直肌的后退与缩短，常获得令人满意的效果。但在斜肌麻痹者加强麻痹肌的术式效果很不明显，此时应根据患者的眼位是旋转斜还是垂直斜为主，是哪一条肌肉继发过强，如旋转斜度大，应首选斜肌的手术，例如患者为上斜肌麻痹，旋转斜度大及下斜肌功能亢进，应选下斜肌减弱术及(或)上斜肌折叠术；如上斜肌麻痹上斜视度大，应增加其配偶肌即健眼下直肌减弱术，有时患眼上斜视度数较大，作患眼上直肌后退术，效果或许更好。

(四) 共同性斜视伴有垂直斜视时的手术设计

这里可能有两种情况，即水平斜视明显而垂直斜度较小，垂直斜视度及水平斜视度均较大两种，这些患者常是具有麻痹因素的继发性斜视，究竟首先作哪一种斜位手术，应依具体情况而分析决定。垂直斜度较小而水平斜度大的患者先作水平斜位的矫正术，术后可能垂直斜位消失或不明显，如果是美容目的可以不需再处理，如患者具有或估计可能恢复双眼视觉者，可在水平斜矫正术后再作垂直肌手术或戴三棱镜矫正，也可考虑先作垂直肌手术后才作水平斜视度的矫正(因垂直肌手术后会改变水平斜视度数)。第二种情况就应该先作垂直肌的手术，矫正完垂直斜视度后才作水平斜视的矫正。如果先作水平斜视矫正术，则在后作的垂直斜视矫正术后，由于垂直肌的后退或缩短除了矫正上或下斜视度外，还会改变水平斜视度，因此术后又出现水平斜视，也许需要再次手术。我们推荐对水平斜视伴有垂直斜视者，如其垂直斜视度大到需手术者，应该首先安排矫正垂直斜视，后作水平斜视矫正术。

如果某一侧方注视时斜视角比第一眼位大，则可能有麻痹因素，手术设计应使其该侧产生较大的效果。例如一外斜视患者斜视度如下：第一眼位时外斜 25°，左转 15°时外斜 35°，而右转 15°时外斜 20°，即左侧视野的斜角大于右侧视野的斜角。手术设计应使左侧产生较大的效果，才可能使患者术后获得眼球运动协调性，可采用：双眼外直肌后退，但左眼手术量大于右眼的手术量；左外直肌后退和内直肌缩短。

五、手术量的设计

当一个眼科医师打算给一个斜视患者作矫正术时，尤其是年轻医师，总希望有一个公式来计算手术量，但临床上的实践经验已证明，斜视手术量的设计不能单纯以数学公式来决定，手术效果容易受很多因素影响，例如：患者的年龄、两眼视力、两眼屈光状态、斜视发病诱因和双眼视功能的差异、采取的术式、分离和暴露肌肉的方法、节制韧带是否充分地分离、缝线的位置等因素均与术后的效果有密切的关系。此外，手术者的经验和技巧，术后组织粘连因素等差异均可影响手术效果。每一个医师必须根据自己通常使用的手术方法的效果不断总结出自己的成功经验，才能不断地提高其斜视手术成功率。由于某些机制、知觉或一些不稳定因素的变化均可影响手术的预后，即使大多使用的技术是标准化的，术者也非常有经验，同一个手术者对条件相同的患者施行相同的手术，这些患者的手术效果可能仍然相差甚大。

尽管如此，百多年来斜视术者总结出来的经验性的规律对设计每一患者的手术量仍然是有很大帮助的。直肌减弱手术（如后退术）常比加强肌力术式（如缩短术）能获得更好的矫正效果。直肌后退 + 缩短术的矫正效果较大。同一种手术在不同肌肉上效果也不一样，例如后退术在内直肌比外直肌的矫正效果大，缩短术则外直肌效果比内直肌的大。年幼患者，其矫正效果比成年人同等手术量的效果大。肌肉不平衡时间短，手术效果较显著。斜视度越大，手术效果越显著。斜视度波动越大，其效果不确定。视觉状态是手术设计的一个重要因素，例如患者有良好的视功能状态，有可能恢复双眼视觉的条件者，只要手术量合适，就能得到外观和功能上均治愈；如果患者有较深的异常视网膜对应，无恢复双眼视觉的可能，则手术量应尽量偏小，以期获得一个外观满意的残余斜角和单眼视觉，并通过异常视网膜对应获得周边融合功能。对较重的单眼弱视者，常规手术量往往不够，许多患者或多或少会退回到原来的位置，另一些患者则是过矫，这就需要术者根据自己经验在常规手术量基础上增加或减少手术量，使患者在术毕时原内斜视者留 5°的内斜视或原外斜视者过矫成 5°的内斜视，以免日后继发外斜视。

在不考虑各种因素情况下，通常可按下面公式来初步估计手术量：直肌后退量 + 缩短量 =（斜视度 ÷5）× 2mm。此公式是假设眼球直径 23mm，即其圆周弧长为 72mm（23π），每改变位置 1mm（眼球在圆周上 360° ÷ 72°）大约为 5°即后退和缩短各 1mm 大约可矫正 5°，此公式只较适用于 20°~30°的内斜视，其他的斜视情况常显不足，较小或较大斜视度及外斜视者应酌情增减。中山眼科中心临床病例总结，得出手术量关系如下：在儿童内斜视者，内直肌每后退 1mm 可矫正 2.32°，后退加缩短各 1mm 矫正 4.4°；外斜视者，后退加缩短每 1mm 可矫正 2.08°，单纯外直肌后退每 1mm 可矫正 1.93°，总平均每 1mm 矫正 2.01°。我们注意到，在较小斜视度者，其手术量常比计算的量大些；外斜视者，其手术量常需比计算的量增加 4~6mm。因而，如果在全麻下手术，应采用可调整缝线，其手术量为上述的计算量再增加 1~2mm，以便在术后第一天观察眼位，再调整手术量，由于术后调整时把直肌向前拉而减少手术量比增加后退量容易，故术中宁可预算大一些手术量。如是局部麻醉，应在术毕坐起观察及调整术量，直至正位为止，最后结扎好缝线。表 11-1-2 是中山眼科中心的手术量设计的参考表。

Von Noorden 认为任何每毫米手术量的矫正量的公式都是无用的，但临床经验性的规律仍是很重要的，例如在一只眼上同时施后退与缩短联合手术最小矫正量为 $20^{\triangle}$~$25^{\triangle}$，最大矫正量为 $40^{\triangle}$~$60^{\triangle}$ 的内斜视或外斜视；双眼的直肌后退最小矫正 $15^{\triangle}$~$20^{\triangle}$，最大矫正量为 $50^{\triangle}$ 内斜视或外斜视；每条直肌后退或缩短术的最小和最大矫正量是：内直肌后退最小 3mm，最大 6~8mm，缩短最小 4mm；外直肌后退最小 5~6mm，最大 10~12mm，缩短最小 4mm，最大 10mm；上直肌和下直肌后退最小 3mm，最大 5mm，缩短 2~5mm。斜视手术并非一定在一次手术中全矫正。有些病例有时需分次来安排手术，以期达到完全正位，因而就不必强求一次手术在 3 条甚至 4 条直肌手术直至正位才结束手术。关于各条直肌的手术量，术者必须清楚各条直肌的手术极量。眼外肌缩短极量是基于缩短超过 25% 肌长度将引起肌肉麻痹的因素，所以内、外直肌缩短量为 5~10mm；上、下直肌缩短量 2.5~5.0mm。肌肉后退极量则由其跟眼球接触弧决定，并认为肌肉后退至眼球赤道部后，其功能将不足或丧失，故内外直肌后退量分别为 3~5mm 和 5~7mm；上下直肌后退量 2.5~5.0mm。过去认为一条肌肉后退的最大限度取决于该肌肉跟眼球的接触弧，Urist（1954）提出“眼球有一条垂直于眼眶轴的功能赤道”。Folk 认为眼球存在功能赤道，一条肌肉可以退后到解剖赤道以后，只要不超过功能赤道，将不引起该肌肉的功能障碍。Schwarte 引用 Tour 的意见，“只要肌肉的作用方向位于该肌肉与眼球接触弧的切线上，该肌肉将继续存在其功能作用，除非肌肉后退至功能赤道之后，否则是不会产生明显的眼球运动障碍的”。近年来有作者在直肌后退量方面打破传统的后退极

表 11-1-2　共同性斜视的手术量表（mm）

斜视度（°）	内斜视			外斜视		
	双内后	双外缩	单内后 + 外缩	双外后	双内缩	单外后 + 内缩
10	单眼 3~4	/	/	单眼 6~8	单眼 5~6	/
15	3	4~5	3+5	8~9 单	7~8 单	5~6+5
20	4~4.5	5~6	3+6	6~7	4~5	6+6
25	5	6~7	3+7	7~8	5~6	7+7
30	/	7~8	4+8	8~9	6~7	8+8
35	/	8~9	5+9	9~10	7~8	9+9
40	5+ 单外缩 6~8		/	11~12	/	或双后 9+ 单缩 7
45	5+ 单外缩 7~9		/	12~13	/	或双后 10+ 单缩 8
>45	5+ 单外缩 8~10 或 4 条直肌上手术		/	/ 或 4 条直肌上手术	/	双后 11+ 单缩 9

量，并且取得满意的效果。如 Dias 等在 85 例伴有双侧外转障碍的早期内斜视者施行双内直肌后退 6~8mm，术后内转及集合均没有明显的障碍。Folk 等在矫正不足的内斜视患者再次手术时，也把内直肌后退至角膜缘后 13.5mm。考虑到患者的集合功能，对于内直肌的大量后退，我们仍持慎重态度，极少做内直肌后退量超过 5mm 以上。Schwarte 等(1980)给 22 例大度数外斜视患者施双外直肌超常规量后退术(8~14mm)，术后引起的外转不足为 3~6mm 且与手术量无关，获得满意的效果，使那些原来需在 3~4 条直肌上手术的大度数外斜视(>25°)患者可在 2 条直肌上一次手术成功。Folk 外直肌后退量也定为 8~12mm，美国眼科教科书(1982)对弱视眼的外斜视手术的外直肌后退 8~10mm。Rayner 等认为对成人的大角度外斜视合并弱视者需特殊处理，例如把外直肌后退到赤道部、颞侧球结膜后退，以防外斜视的复发。中山眼科中心(1984)在 37 例大度数外斜视患者施外直肌超常规量后退(8~12mm)，一次手术成功率比对照组明显提高，术后外直肌的外转功能不足较轻，并不产生明显的肌肉功能障碍(外转不足 <6mm)，且没有因此产生复视等问题。临床实践证明上述理论是可行的。

总之，必须根据斜视的状态、视觉状态及肌力平衡的原则设计合理准确的手术量，合理地安排在不同的肌肉上。我们对手术量的极限量的态度是内直肌和下直肌的手术量应严格控制，除非是特殊病例的需要，都不应超过常规量，以免影响患者的正前方和前下方视野的功能需要，但对于上直肌和外直肌的后退量则放宽，只要手术需要，上直肌可后退至 8mm，外直肌可后退至 14mm，这样就可在病例需要时尽量地减少被手术肌肉条数而达到矫正的目的。

第二节　斜视手术方法

斜视矫正手术方式繁多，但其原理不外是通过减弱、加强某组肌肉或设法改变某些肌肉的作用方向，以达到矫正斜视的目的。当一斜视患者经术前详细检查后，手术者应根据临床检查资料，选择合理手术方案，在诸多手术方式中选择最合理的方法。

一、结膜切口的选择

斜视手术的结膜切口有多种方式。完美的结膜切口，需具备如下条件：①能充分暴露手术肌肉和手术野；②切口简洁、容易操作；③术后瘢痕细小、隐蔽、无碍美容；④术后创口与其他组织粘连轻微。

目前，较常用的结膜切口有四种：

(一) 肌止缘后切口

一般在肌止缘后 1mm、平行肌止缘，作长 8~10mm 结膜切口。如为内直肌，则应在半月皱襞外侧 2~3mm 处剪开[图 11-2-1(1)]。这种切口优点是暴露肌肉充分，简单易行，尤其在作肌肉缩短(切除)术时，不至因过多结膜组织滞留肌肉侧而妨碍手术进行，但瘢痕接近眦部，有碍于美容；且术后切口两侧结膜常因眼球运动的张力导致结膜退缩而裂开，术者应注意预防。缝合切口时，避免结膜内卷，必须使结膜创面相互对合，以连续缝合法缝合为佳。

(二) 角膜缘梯形切口

在距角膜缘后 1~1.5mm，用剪刀剪开结膜和 Tenon's 囊，作平行角膜缘的长 5~7mm 的弧形切口，切口上下端呈放射状向后伸展 5~7mm 成梯形[图 11-2-1(2)]。术后创口可作间断缝合，如作肌肉后退术，结膜可同时后退 4~5mm，这样可更好保证后退手术效果。此种切口创口愈合平坦，瘢痕常不明显，但在肌肉加强术时，过多结膜组织滞留于手术肌侧会影响手术进行。

(三) 平行肌肉切口

在角膜缘后约 4mm 沿手术肌上缘或下缘作与肌肉相平行的结膜剪开，宽 7~8mm [图 11-2-1(3)]。由于切口方向与手术肌运动方向相同，切口不会因眼球运动的张力而致早期裂开。但因术野暴露欠佳，此方式较少使用。

(四) 近穹隆部切口

对于某些肌肉附着点较靠球后部的肌肉(如上、下斜肌)手术，上述方式的结膜切口往往不能适合手术需要，而较常选择近穹隆部结膜切口。方法是在颞下、鼻下方，距角巩缘 10~12mm 处近穹隆部结膜作平行于角巩缘的长 6~8mm 弧形切口，切口应与穹隆结膜皱襞相平行，贯穿结膜、Tenon's 囊及肌间膜，直至巩膜表面[图 11-2-1(4)]。术后可作 1~2 针间断缝合，如创口宽度较小，则作结膜原位对合而不作缝线缝合。该切口的优点是切口比较隐蔽，无碍美容，但操作比较困难。上、下斜肌的矫正手术常用此切口。而目前，在仅做内、外直肌的矫正手术中，也有越来越多的手术医师选择此切口。

手术要点：①作结膜切口时，应避免损伤切口深部肌肉组织，可先将结膜用镊子夹起，使结膜组织与肌肉分离，再用剪刀剪开，然后再作上下(或左右)扩大；②不同的肌肉或不同的手术方式，术者应根据本人习惯采用适合要求

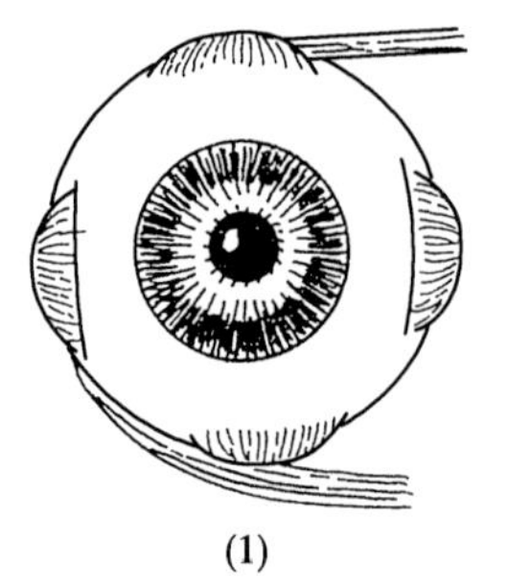
(1)

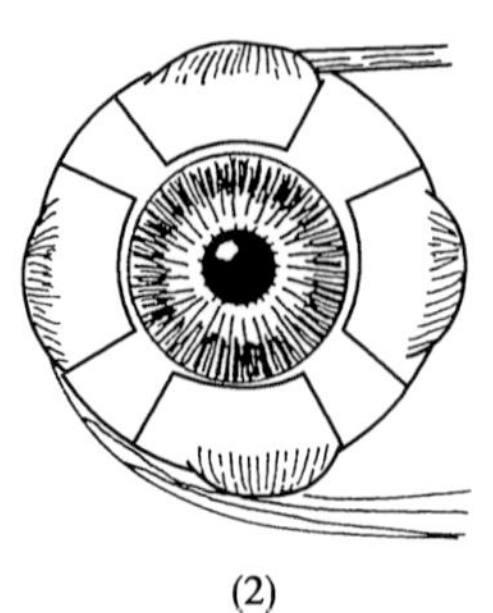
(2)

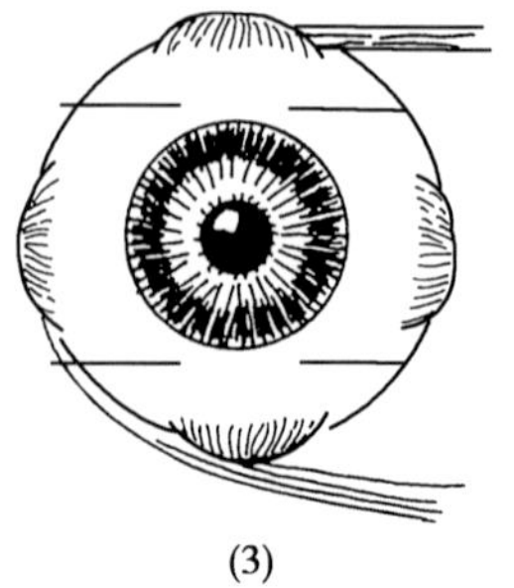
(3)

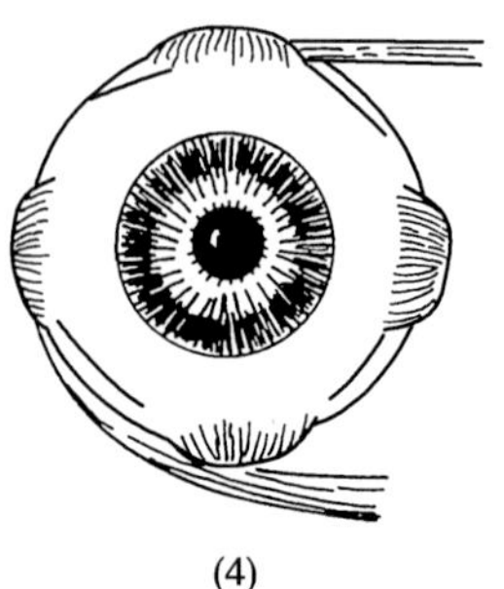
(4)

图 11-2-1　结膜切口

(1)肌止缘后切口；(2)角膜缘梯形切口；(3)平行肌肉切口；(4)近穹隆部切口

的切口方式；如为多条肌肉手术，有时可采用联合结膜切口，如同一眼外直肌后退 + 下斜肌部分切除术，常采用外直肌肌止缘下端近穹隆部切口。

二、肌肉的分离与暴露

斜视手术效果的好坏，术肌能否充分暴露与分离是一个重要因素，因此术者必须熟悉眼肌组织生理与解剖结构，术中要求层次分明，尽量避免无故翻弄肌肉，甚至将肌肉误作筋膜而损伤或剪断，或因组织层次不清而致寻找肌肉困难，这种情况在斜肌手术时更应注意。

(一) 球结膜与肌筋膜之分离

在正常状态下，球结膜与前部眼球筋膜是融合在一起的。在作结膜下浸润麻醉时，注射液往往仅注射于结膜与筋膜之间，当剪开结膜切口时，将可见一层薄薄呈白色稀疏膜样组织覆盖于巩膜和肌肉表面，常因此导致寻找肌肉困难，有时甚至将此筋膜组织误作肌肉。较正确方法是在作结膜下浸润麻醉时，应先用镊子将结膜及筋膜轻轻提起，注射针头斜刺向筋膜下之巩膜表面注入麻醉药，使筋膜与巩膜分离，然后用剪刀将结膜与筋膜同时剪开，并向后分离，使肌肉组织获得充分暴露[图 11-2-2(1)]。

(二) 分离节制韧带

节制韧带是肌鞘膜与眼球筋膜间的纤维组织，为使带有肌鞘膜的肌腱组织获得充分暴露，应以尖剪刀靠近筋膜囊侧作锐性分离[图 1-2-2-2(2)]。一般分离至肌肉后 8~10mm。

节制韧带分离不充分不但会影响手术进行和手术效果，甚至可造成泪阜和眼睑形态的改变。

(三) 肌间筋膜的剪除

肌间膜与肌鞘组成筋膜囊，在作直肌的后退和缩短术时，必须适当地离断肌间膜，解除肌腱与筋膜囊之间的联系和牵制，方能保证手术进行和术后有良好疗效。

在肌止缘后 1~2mm、肌腱上、下缘分别用小镊子提起肌间膜，用尖剪剪一小口直达巩膜面，由一侧剪口伸入斜视钩，紧贴巩膜横过肌底部从对侧剪口穿出[图 11-2-2(3)]，使肌肉完全被斜视钩钩住，再沿肌肉上、下缘剪开肌间膜，直至预计的肌肉后退或缩短范围后方 1~2mm 处[图 11-2-2(4)]。在剪开肌间膜时要注意勿伤及肌鞘膜或肌肉，尤其要注意切莫伤及邻近肌肉，如作外直肌或上、下直肌手术时容易误伤斜肌。

(四) 带肌鞘与不带肌鞘的肌肉暴露

直肌手术的肌肉暴露方法有带肌鞘与不带肌鞘法。两法各有利弊。主张不带肌鞘法者认为，在术中缝合肌肉时，缝线可能仅缝在肌鞘，肌肉往往容易被遗漏或滑脱；主张带肌鞘法者认为，不带肌鞘法，术后手术肌容易与邻近组织粘连，而影响远期效果。大部分学者认为，带鞘法遗漏肌肉问题在缝合肌肉时稍注意是可以避免的。故目前带肌鞘法受到多数人的欢迎。

1. 带肌鞘法　在剪除肌间膜、分离节制韧带后，不作肌鞘膜剪开，此时带肌鞘的肌腱组织已暴露无遗。

2. 不带肌鞘法　用剪刀沿肌肉轴向剪开肌鞘膜，使肌肉完全暴露，剪刀不宜过深，注意勿伤及肌肉和血管。

三、直肌减弱术

包括直肌后退术、肌腱延长术，直肌断腱术、后部固定缝线术及直肌后退调整缝线术。

(一) 直肌后退术

直肌后退术是临床常用手术，通过肌肉附着点的后退而减弱该肌作用力，达到矫正斜视目的。

【手术方法】在充分分离和暴露肌肉后，在肌止缘后 1~1.5mm 之肌腱之上下缘，以 4-0 缝线分别作两针间断或双套环缝线[图 11-2-3(1)]，缝线包绕上下缘肌肉各 3~4mm，最好将肌肉睫状前动脉包在线圈内，收紧和结扎缝线后，用剪刀齐肌止缘剪断肌腱[图 11-2-3(2)]，用两脚规量好后退量，按原肌止缘宽度平行后退至后退点，横经

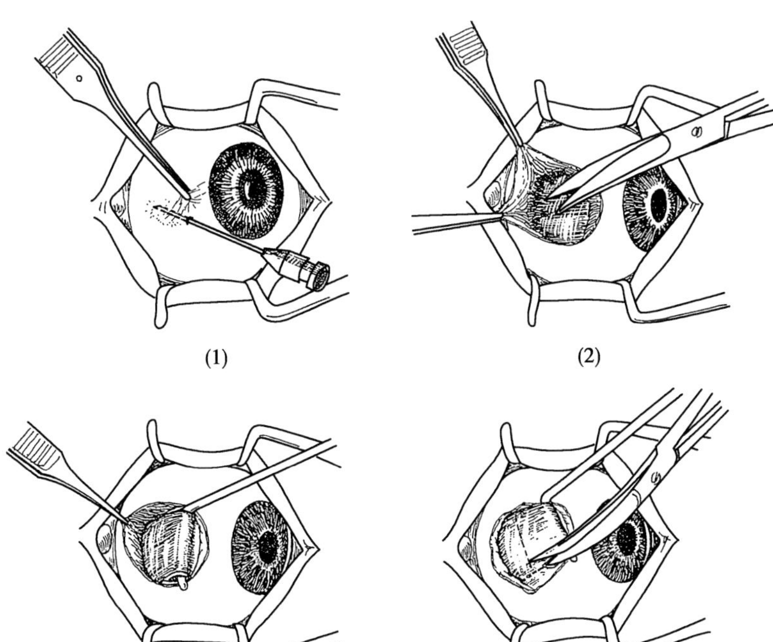

图 11-2-2　分离与暴露肌肉
(1) 用镊子提起结膜及筋膜作浸润麻醉；(2) 分离节制韧带暴露肌肉；(3) 剪开肌间筋膜钩住眼肌；(4) 延长肌间筋膜切口

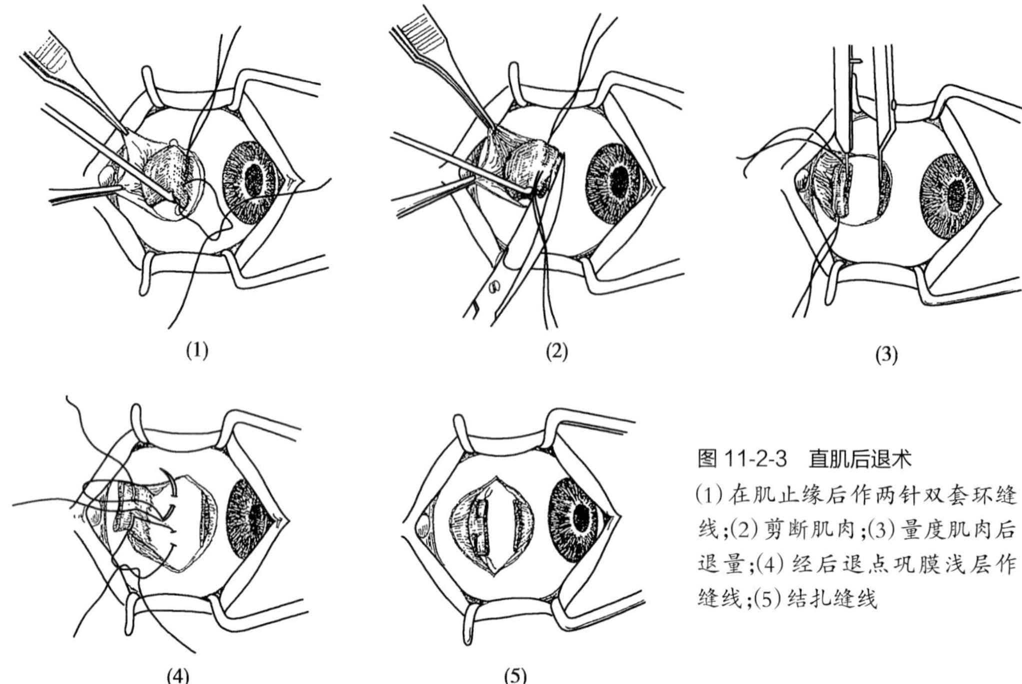

图 11-2-3　直肌后退术
(1)在肌止缘后作两针双套环缝线;(2)剪断肌肉;(3)量度肌肉后退量;(4)经后退点巩膜浅层作缝线;(5)结扎缝线

巩膜浅层作间断缝合[图 11-2-3(3)]。注意缝针不要过深，以确实穿过巩膜表层组织而仍隐约透见缝针为度，跨度约 1.5mm 即可[图 11-2-3(4)]。缝好后可分别结扎，或暂以活结结扎，待检查已符合矫正度要求后再作结扎。如稍有欠矫可考虑放松缝线至适度再行结扎[图 11-2-3(5)];明显过矫，则应松去缝线，再向前移至适度再作缝合。

或者，在充分分离和暴露肌肉后，在肌止缘后 1~1.5mm 之肌腱中央 1/3 全层结扎，然后分别在肌腱上下缘作单套环缝线，缝线包绕上下缘肌肉各约 1/3 宽度，收紧缝线后，用剪刀齐肌止缘剪断肌腱，然后将缝线穿过肌止缘，用尺子量好后退量，在肌止端前缘结扎缝线。此方法容易操作，并且由于中间结扎 1/3 肌宽，保证了肌肉是平行后退。

【手术要点】

1. 术中要充分分离节制韧带和肌间筋膜，以保证肌肉后退效果。内直肌手术时要注意充分分离泪阜与直肌肌鞘间联系，以免产生泪阜退缩现象。

2. 新的肌肉附着点必须与原附着点平行后退，避免产生异常的垂直斜位出现，新肌肉附着点宽度亦应相近于原肌宽度。

3. 术后检查眼球运动功能，如因过度后退，导致肌肉功能过弱，可以作适当调整。

(二) 肌腱延长术

肌腱延长术是借助切除两边缘部分肌腱，使肌腱延长，以达到减弱肌力目的，是一种适合任何直肌的减弱术。

【手术方法】肌肉分离和暴露后，以一对斜视钩，由巩膜面通过肌底，钩住肌肉，两斜视钩分别向相反方向将肌肉张开，用止血钳先夹压拟作肌肉切口处，以防止出血(图 11-2-4(1)]。根据术前检查斜视度的大小，决定切口宽度与切口数量。一般切口深度为肌腱宽度 1/3~1/2，先由 1/3 开始，逐步加深至适度[图 11-2-4(2)]，切口数量可为单个，甚至 4 个[图 11-2-4(3)]。切口不宜太靠近肌止缘，否则术后可因肌肉附着点移位而产生眼球内旋或外旋，影响术后双眼视觉恢复和出现异常头位。

肌腱延长术方法简单，无埋藏缝线，术后反应轻。但据临床观察，近期疗效较佳，远期效果不稳定，可能是由于肌肉切口瘢痕形成或与肌周组织粘连所致，故术后回退明显。因此，有人主张本手术法不适于大角度斜视患者，比较适合于尚有一定融合力的小角度斜视患者。

(三) 直肌断腱术

直肌断腱术是一种古老的直肌减弱术。方法是在肌肉暴露分离后，将肌腱自附着点完全剪断而不加任何固定缝合，断端完全处于游离状态。此方法最大的缺点是手术效果不稳定，由于断端的游离，有可能与附近眼球筋膜或巩膜表面粘连产生新的肌附着点而最后产生斜度欠矫;断腱后，肌肉功能丧失，容易导致出现过度矫正而导致继发性斜视。尤其在儿童期作内直肌断腱术后，该患者从此丧失集合功能，日后出现继发性外斜视可能性更大。因此，近年来这种方法亦已为肌肉后退术或超常量后退术所代替，而仅在某些特殊病例，如固定性斜视、因斜度极大、肌肉挛缩，肌肉难以施行后退时偶有采用。

(四) 后部固定缝线术

后部固定缝线术为 1974 年 Ctippens 首先报告的一种新的肌肉减弱术。1978 年著名学者 von Noorden 对本手术作了某些改进后，正式命名为“后部固定缝线术”(posterio fixation suture)。本手术不剪断肌肉，而是用缝线将位于赤道后部的肌肉缝合固定于相应巩膜上，使该肌有效接触弧减少，从而达到削弱该肌的杠杆作用，以达到减弱该肌收缩时力量的目的。一般的肌肉大量后退手术的缺点是会引起主动肌与拮抗肌间平衡改变，当眼球运动时，某些方位会发生肌力的亢进和不足，后部固定缝线术优点是它仅减弱该肌收缩时的力量，而不影响主动肌与拮抗肌的平衡。例如上直肌后固定缝线术可以减弱该肌上转时收缩作用，但在第一眼位及下转位时上直肌和其拮抗肌下直肌之间平衡保持不变[图 11-2-5(1)]。

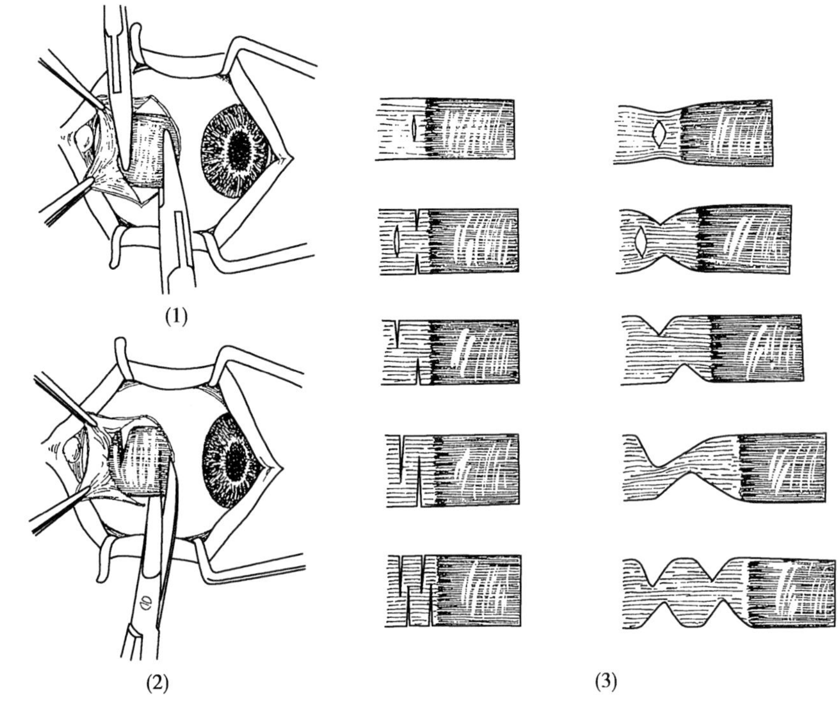

(1)　(2)　(3)

图 11-2-4　肌腱延长术

(1)用止血钳夹压肌肉切口处;(2)用剪刀作对等剪开;(3)不同的肌腱延长方法

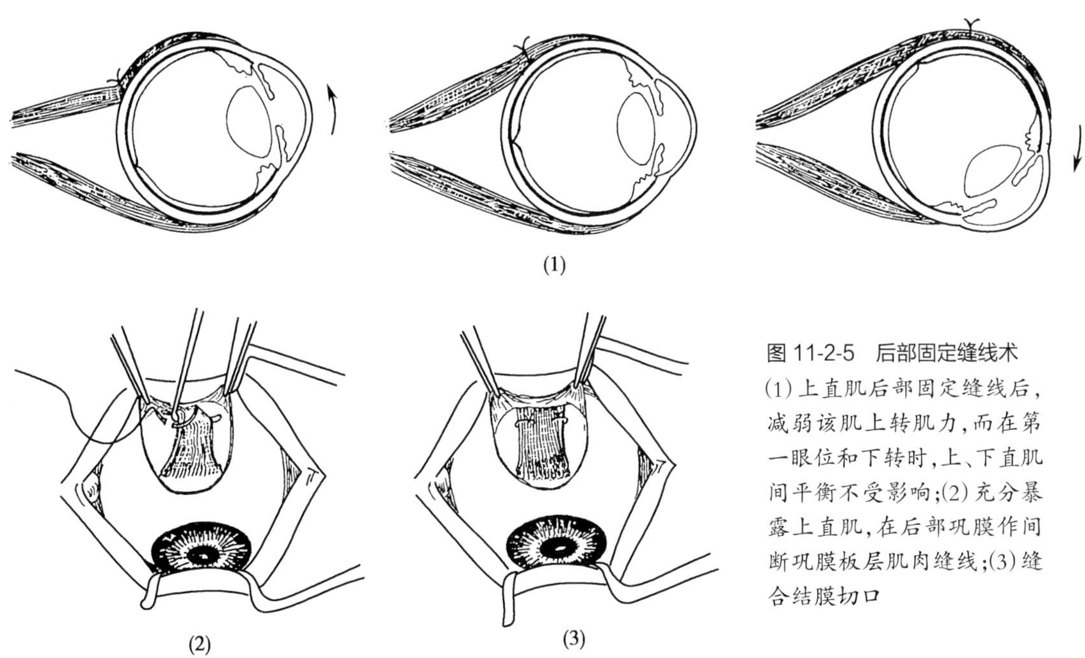

(1)　(2)　(3)

图 11-2-5　后部固定缝线术

(1)上直肌后部固定缝线后,减弱该肌上转肌力,而在第一眼位和下转时,上、下直肌间平衡不受影响;(2)充分暴露上直肌,在后部巩膜作间断巩膜板层肌肉缝线;(3)缝合结膜切口

【手术方法(Von Noorden 改良法)】以上直肌后固定缝线为例:结膜切口、肌肉分离与暴露方法与上述相同,所不同的是分离肌间膜与节制韧带要向后扩大至肌腱附着点后 15~16mm,在分离时应用深部拉钩和牵引眼球使术野充分暴露,以 4-0 或 5-0 缝线在肌附着点后 12~16mm 处肌肉两侧作套环缝线,并分别于相应处与浅层巩膜缝合,使肌肉固定于巩膜上[图 11-2-5(2)],最后缝合结膜切口[图 11-2-5(3)]。von Noorden 建议 4 条直肌作后固定缝线时距肌止缘后位置为:内直肌 12~15mm,外直肌 13~16mm,上直肌 11~16mm,下直肌 11~12mm。本术式适用于分离性垂直偏斜(DVD)、先天性眼球震颤、Duane 综合征等。

【手术要点与注意事项】

1. 手术区域近球后部,手术难度较大,术中要暴露充分,缝合巩膜时要细心,注意不要伤及上斜肌和缝穿巩膜。

2. 在分离肌周组织时,过多的创伤会导致术后出现上睑下垂、涡静脉出血、视神经萎缩、玻璃体积血等并发症。

(五) 直肌后退调整缝线术

一些在全麻下手术的儿童和一些较复杂的非共同性斜视和继发性斜视,手术时未能确定是否获得满意矫正,需在术后清醒状态或经 1~2 天观察后方能检出,一旦发现过矫或欠矫，可以在表面麻醉下，通过调整缝线增加或减小手术矫正量，这种方法大大保证了手术成功率，也减少了儿童全麻次数。

【手术方法】目前较流行的是Jampolsky术式，不少术者根据此术式原则，在缝线方法上有各种改良术式。主要用于水平肌减弱术，间亦用于上、下直肌手术。作角膜缘梯形结膜切口，分离与暴露肌肉。用5-0至6-0可吸收缝线，或用3-0白丝线，表面涂以消毒骨蜡，以增加缝线润滑度，在肌止缘后1.5~2mm处上、下两侧各做一套环缝线，然后在紧贴肌止缘处剪断肌肉[图11-2-6(1)]。分别将肌肉上下两端缝线由原肌止缘上下缘后侧穿入，从前侧穿出，上下两针隧道缝线入口相距5~6mm，出口相距则为2~3mm[图11-2-6(2)、(3)]。为使缝线在隧道滑动自如，可用缝线多次往返牵引以扩大隧道。在测量好肌肉后退量后，将出口处两组缝线用黑色6-0丝线既要牢固结扎又可保持肌肉缝线滑动，以便于次日调整。为了便于调整时寻找线结，可用线结下方的3-0黑丝线穿过线结作一松动单结或作肌止缘牵引缝线以作标志。术后将结膜瓣后退至覆盖肌止缘为度。有作者认为，通过原肌止缘的4条隧道缝线，除了给术后调整带来困难外，还导致切口臃肿和反应加重。因此，建议改用双针缝线缝合肌肉的改良方法(图11-2-7)。上、下端间断缝合固定于巩膜表层。

术后第一天，术眼给以0.5%丁卡因作充分表面麻醉，嘱患者自由活动眼球，分别以角膜映光法和棱镜片遮盖法测量第一眼位看远看近斜度。如果矫正适度，可原位结扎肌肉缝线，拆除黑色标志缝线，如过度矫正或矫正不足，可根据情况，拆除活结后作适当前移或放松线结至适度为止。

调整缝线术，解决了儿童全麻下斜视手术准确度难以落实的难题，大大提高了一次手术成功率。但通过临床观察，本术式仍存在两个不足处。正常直肌宽度平均为10mm，而调整缝线后，两隧道入口仅为5~6mm，即后退后新肌止较原肌止宽度缩小5~4mm；此外当作肌肉较大量后退，如外直肌后退8~9mm时，肌肉断端与原肌止线仅以两针缝线相连，术后当患者眼球稍长时间上、下转位时，此时肌肉断端可能下移或上移，并有可能与此处表层巩膜粘连，导致术后产生异常旋转眼位。为此，中山眼科中心对原术式作出如下适当改良：

肌肉缝线术肌充分暴露后，用眼肌夹于肌肉附着点后2mm夹紧肌肉，并于紧贴肌止缘处剪断肌肉，断端用电透热器充分止血[图11-2-8(1)]。用5-0或6-0可吸收缝线在断肌后1~1.5mm，穿过肌肉断端中央部作一间断结扎缝线[图11-2-8(2)]，缝线一端通过中央线结底部，穿过全层肌肉于上方边缘穿出，并在肌肉上方1/3肌宽作一套环缝线[图11-2-8(3)]，以同样方法，缝线另一端作肌肉下方套环缝线，最后拉紧缝线并去除肌肉夹[图11-2-8(4)]。在作原肌止缘隧道缝线之前，在术肌后退有效量(如内直肌后退为3mm、外直肌后退为5mm)处之浅层巩膜作肌肉上下两针隧道缝线，两针间距离，入口为8~100mm、出口为4~6mm[图11-2-8(5)]。最后，按上述方法作原肌止缘巩膜隧道缝线。测量后退距离后，缝线作活结结扎[图11-2-8(6)]。这

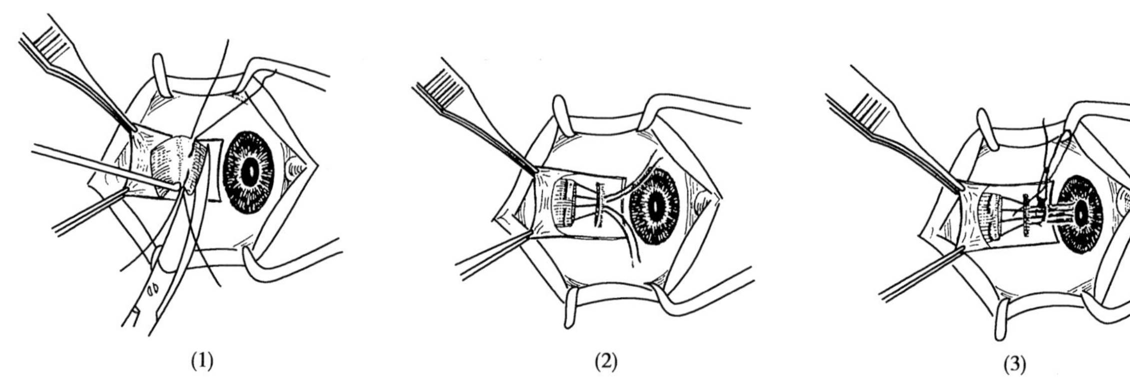

图11-2-6 直肌后退调整缝线术

(1)用可吸收缝线作两针缝线后剪断肌肉；(2)缝线穿过原肌止缘作隧道缝线；(3)测量所需后退量后，以滑结结扎

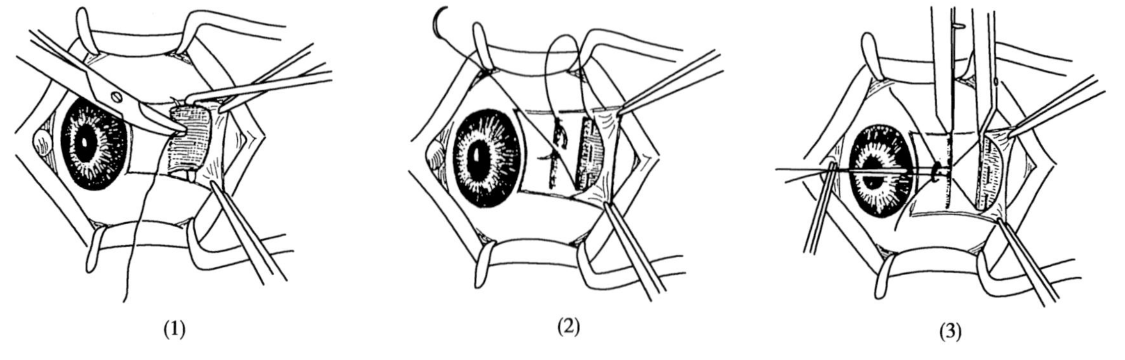

图11-2-7 肌肉缝线的改良

(1)作肌肉缝线；(2)剪断肌肉，作肌止缘隧道缝线；(3)测量后退量后结扎肌肉缝线

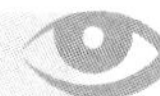

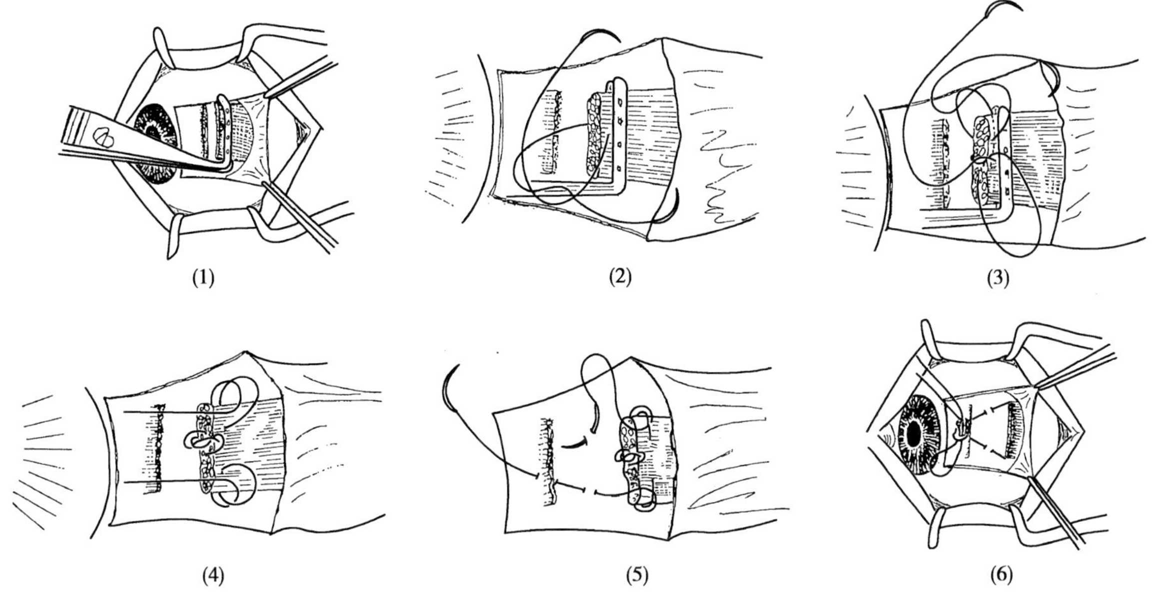

图 11-2-8 改良调整缝线术

(1)剪断肌腱;(2)肌腱中央作间断缝线;(3)肌腱上方套环缝线;(4)肌腱缝线完成,拉紧缝线除去肌夹;(5)作巩膜隧道缝线;(6)测量需要肌肉后退量后作活结结扎调整缝线

样既可保证肌肉原来宽度,又可防止因眼球上下转动可能带来的肌肉上下移位。

【手术要点】

1. 术前检查要细致,强调要制订较准确的手术计划,尽量接近所需矫正量,避免术后作过多的调整,或超常规量的调整。

2. 熟悉调整缝线作法,缝合要紧凑可靠,避免肌肉滑脱。

3. 调整缝线时间要在术后第 1~2 天,调整前在充分表面麻醉下,观察眼位和测量欠矫或过矫度,确定调整量,反复调整至满意为止。

四、直肌加强术

包括直肌缩短(切除)术、直肌折叠术和直肌前移术。

(一) 直肌缩短(切除)术

当术肌暴露后以斜视钩钩取肌肉,在缩短量不大时,可以直接在肌面量度所需缩短肌肉量,如缩短量较大时,可用眼肌夹在估计缩短处之前面将肌肉夹紧,然后离肌止后 1mm 剪断肌腱,使肌肉松弛后量度所需缩短肌肉量[图 11-2-9(1)]。缝合肌肉缝线,一般使用 4-0 丝线,也可用 5-0 尼龙线。

缝合肌肉方法有多种,但无论何种办法,最重要的是缝合的牢靠性,因肌肉缩短后张力加强,如作简单的间断缝合,则有肌肉滑脱的危险。使用双套环缝线或褥式缝线[图 11-2-9(2)]比较牢靠。根据量出缩短肌肉量布置缝线,在穿经肌止缘时,缝线应紧靠肌止残端穿入,经肌止缘表层巩膜穿出[图 11-2-9(3)]。

结扎缝线时,助手应用镊子牵拉断肌至缝线接近原肌止缘位置,再由术者慢慢收紧缝线[图 11-2-9(4)],这样就不易拉断缝线。结扎缝线后为防止肌肉断端滑脱,可在缝线前 2mm 将肌肉剪除,如肌肉中段对合不佳,可以作一间断缝线以作补充[图 11-2-9(5)]。最后缝合结膜切口[图 11-2-9(6)]。

(二) 直肌折叠术

直肌缩短术是将缩短之部分肌肉切除后,再缝回原肌肉附着点处,而直肌折叠术则是将部分肌肉折叠在一起,使肌肉缩短以达到增加肌张力的效果。当肌肉被分离暴露后,用斜视钩钩取肌肉,并将肌肉上提成等腰三角形的两边,移动斜视钩,以两脚规量出由肌止缘到计划折叠距离,以 4-0 丝线在肌肉两侧 3~4mm 宽度作两针间断对合缝线,为使缝合牢靠,最好使缝线缝合于近肌止缘处(图 11-2-10),折叠肌肉的顶端的 1~2 针间断或褥式缝合于肌肉的后面(图 11-2-10)。本手术与缩短(切除)术原理相同,但由于肌肉折叠后,肌肉本身加厚 3 倍,术后手术区域内显得肥厚臃肿,尤其内直肌手术更为明显,常带给患者不适且碍于美容,故本术式在近年均被肌缩短(切除)术所代替。

(三) 直肌前移术

将一部分肌腱或肌肉切除并将肌肉附着点向前移,借此加强单纯直肌缩短术效果。手术方法与直肌缩短(切除)术式相同。不相同的是在切除(缩短)部分肌肉后,断端不是缝合于原肌止缘处,而是前移至肌止缘前 2~3mm(图 11-2-11)。在缝合时要求缝线必须稳固地穿过巩膜表层,为了使肌肉更容易在新附着点巩膜愈着,有人主张先用刀片在该区巩膜表面反复搔刮,使表层组织粗糙后再作缝合。本术式由于肌肉附着点的前移,经常使角膜附近球结膜充血、隆起而有碍美容,同时,前移之肌肉底面容易与原肌止缘切口愈着,这样肌肉的牵引着力点仍将是原肌附着点,故肌前移术作用不明显。此外,肌前移后,肌张力增大,常导致缝合巩膜困难和术后肌肉滑脱。鉴于上述各点,近年来较少人采用。

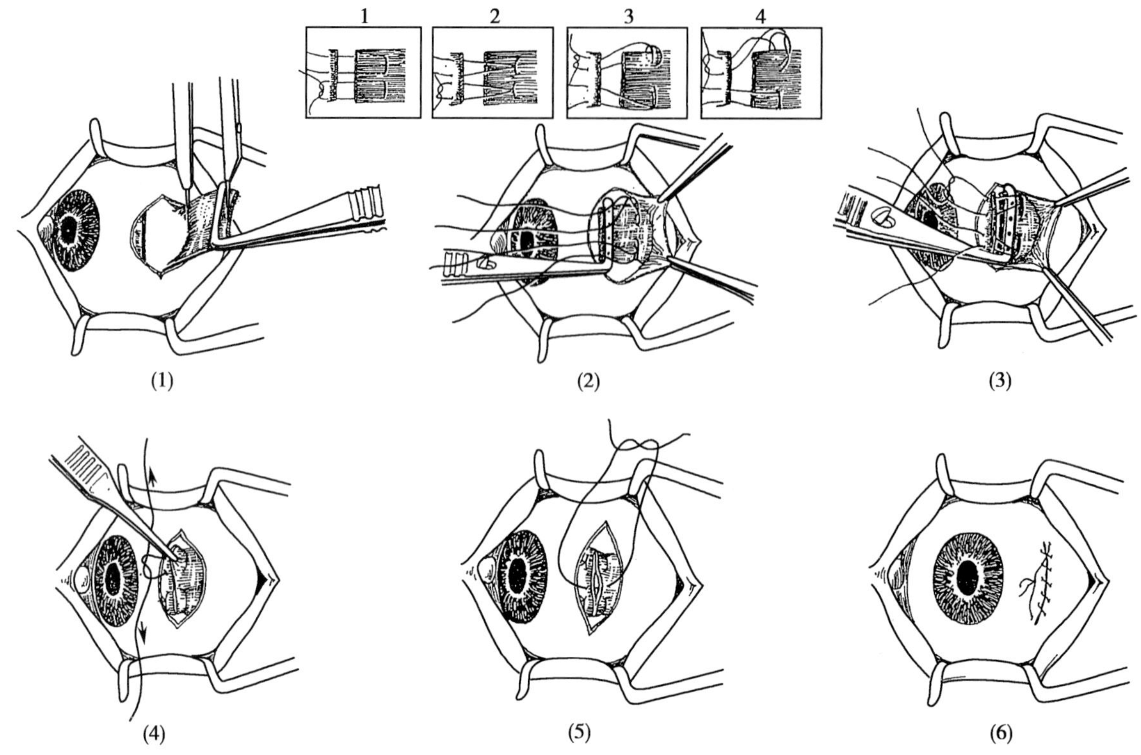

图 11-2-9　直肌缩短术

(1)量度肌肉缩短量;(2)在缩短处作双套环缝线;(3)缝线经肌止缘前浅层巩膜穿出;(4)牵引断肌至肌止缘结扎缝线;(5)作补充缝线;(6)连续缝合结膜切口

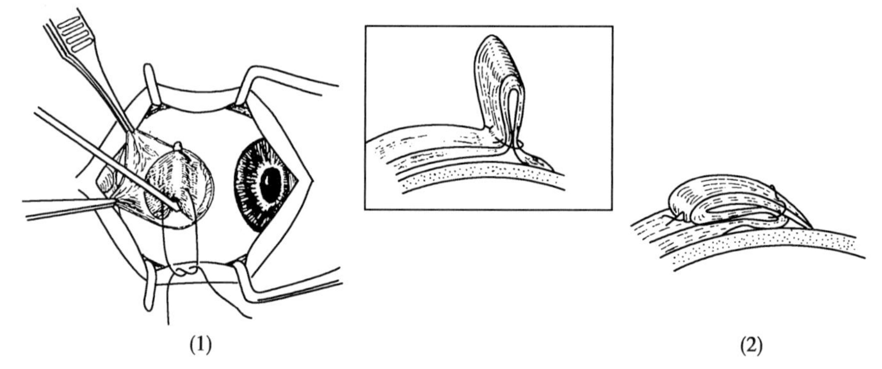

图 11-2-10　直肌折叠术

(1)近肌止缘处在肌肉两侧 3~4mm 宽度作间断对合缝线;(2)折叠肌肉顶端缝合于肌肉后面

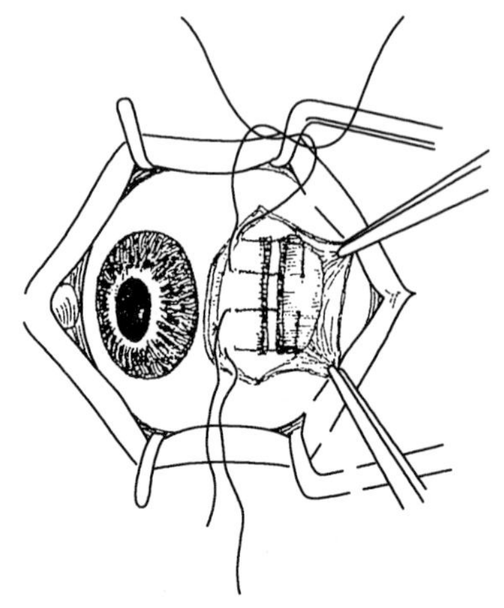

图 11-2-11　直肌前移术

五、水平肌的垂直移位

在 A 征或 V 征中,如无垂直肌功能过强或不足,通过水平肌的垂直移位可以较有效的矫正。移位方向原则上内直肌应移向 A 征或 V 征的闭合端:外直肌则移向 A 征或 V 征的开口端。在内斜时,根据斜度大小,可选择一眼内直肌后退 + 移位和外直肌缩短术,亦可作双眼内直肌后退 + 移位;外斜时,亦可同时作后退移位和缩短术。内斜 A 征将内直肌后退,并将肌向上移位。移位幅度最小为 5mm(约相当于肌宽的 1/2),最大为 10mm(相当于全肌宽度)。注意肌附着点移位后,移位后断端缝合于与角膜缘相等的距离。内斜 A 征时内直肌后退,肌肉向上移位[图 11-2-12(1)]。内斜 V 征时内直肌后退,肌肉向下移位[图 11-2-12(2)]。外斜 V 征时外直肌后退,肌肉向上移位[图 11-2-12

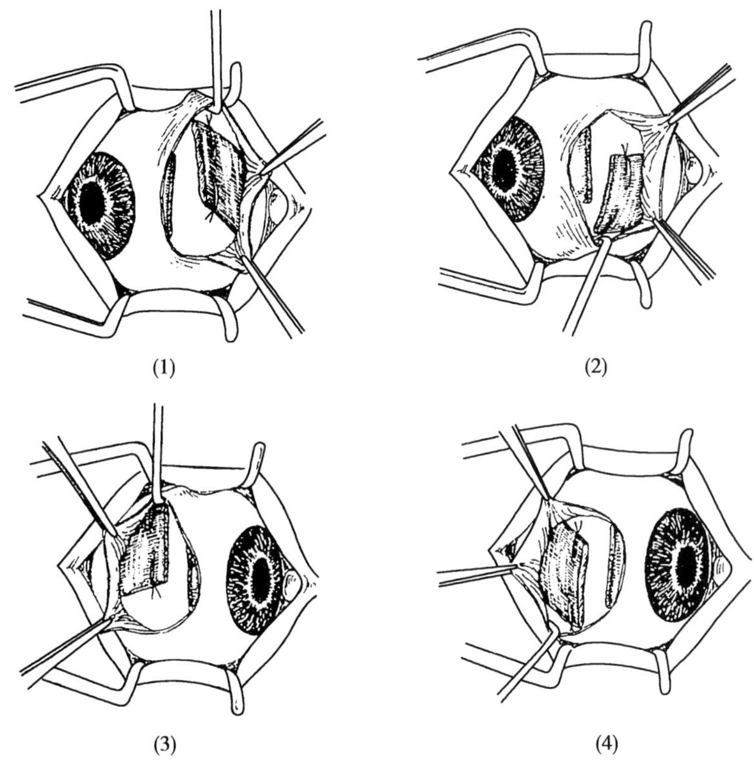

图 11-2-12 水平肌的垂直移位

(1)内斜 A 征时,内直肌后退及向上移位;(2)内斜 V 征时,内直肌后退并向下移位;(3)外斜 V 征时,外直肌后退并向上移位;(4)外斜 A 征时,外直肌后退并向下移位

(3)]。外斜 A 征时外直肌后退,肌肉向下移位[图 11-2-12(4)]。手术要点:水平肌垂直移位术仅适用于无垂直肌异常的 A-V 征患者;本术式仅解决 A-V 现象,内外斜视手术矫正量应根据第一眼位时斜视度大小设计;肌垂直移位范围是 5~10mm。移位范围过小矫正 A-V 现象不明显,过大则会导致眼球旋转运动异常。术者应根据术后眼球运动情况作好适当调整。

六、斜肌手术

(一) 下斜肌减弱术

下斜肌减弱手术方式有下斜肌部分切除术、下斜肌后退 + 前移位术及下斜肌断腱术等。

1. 下斜肌部分切除术

【手术方法】取外下侧近穹隆部结膜切口,长约 8mm,以尖剪分离眼球筋膜,直达巩膜面。然后用剪刀顺着巩膜面向后分离巩膜与下斜肌间纤维带[图 11-2-13(1)、(2)]。用镊子拉开球结膜,以小斜视钩钩尖对向下直肌,平贴巩膜向后伸入 14~15mm,翻转钩尖向上钩住并拉出下斜肌[图 11-2-13(3)]。用剪刀剪开钩尖顶起的肌肉筋膜[图 11-2-13(4)],然后多伸入一小斜视钩,钩尖由已剪开肌间膜小口穿出,两斜视钩分别向肌肉两方向钝性分离肌间膜,使之露出一段约 5~8mm 长的下斜肌[图 11-2-13(5)]。用两个蚊式止血钳夹住疑切除肌肉的两端,两钳相距约 5~8mm,用剪刀将两钳间肌肉剪除[图 11-2-13(6)]。为彻底止血,肌肉两断端可用电透热止血或两端作结扎缝线,然后松离血管钳。结膜可以不作缝合,亦可作数针连续缝合。

【手术要点】由于下斜肌止端后缘接近眼球后极部,钩取下斜肌时往往有小部分残留,肌纤维未被全部切除而影响手术效果,故手术应在直视下检查是否完整切除。但目前已不再切除而只是断开肌肉,使其松弛不粘连即可。此外,肌肉切除量为 5~8mm,太小会影响效果。手术完成后,用有齿镊牵引眼球内上转动,使下斜肌两断端退缩分离,避免断端间近距离粘连,影响远期效果。

2. 下斜肌后退 + 前移位术

【手术方法】结膜切口,分离暴露下斜肌方法与下斜肌切除术相同。在分离和暴露肌肉后用两斜视钩分别向外上牵引外直肌和向内下方牵引下斜肌,以 4-0 丝线于近外直肌下缘处的下斜肌两侧作两针套环缝线,在缝线外侧剪断下斜肌[图 11-2-14(1)]。断端前角间断缝合于下直肌附着点外侧 2~4mm 巩膜表层处。后角则固定缝合于下直肌附着点后 7~12mm 巩膜表层上[图 11-2-14(2)]。有时,将断端前后角一起缝合于下直肌附着点后外侧各 1mm 处,高低在 8°~10°之间。

【手术要点】本术式对下斜肌明显亢进病例效果较好,可以根据亢进程度选择不同的术式。对斜肌亢进明显、第一眼位有明显垂直高位时,可以考虑作下斜肌部分切除 + 后退前移位术,效果会更好。

3. 下斜肌断腱术 下斜肌暴露后,于近肌止缘处完全剪断肌肉,两断端可不作缝合任由断端自由退缩(图 11-2-15)。

本方法操作简单迅速,但由于术后断端附着点无法控制,当术后包扎双眼,在眼球运动减小情况下,两侧断端相

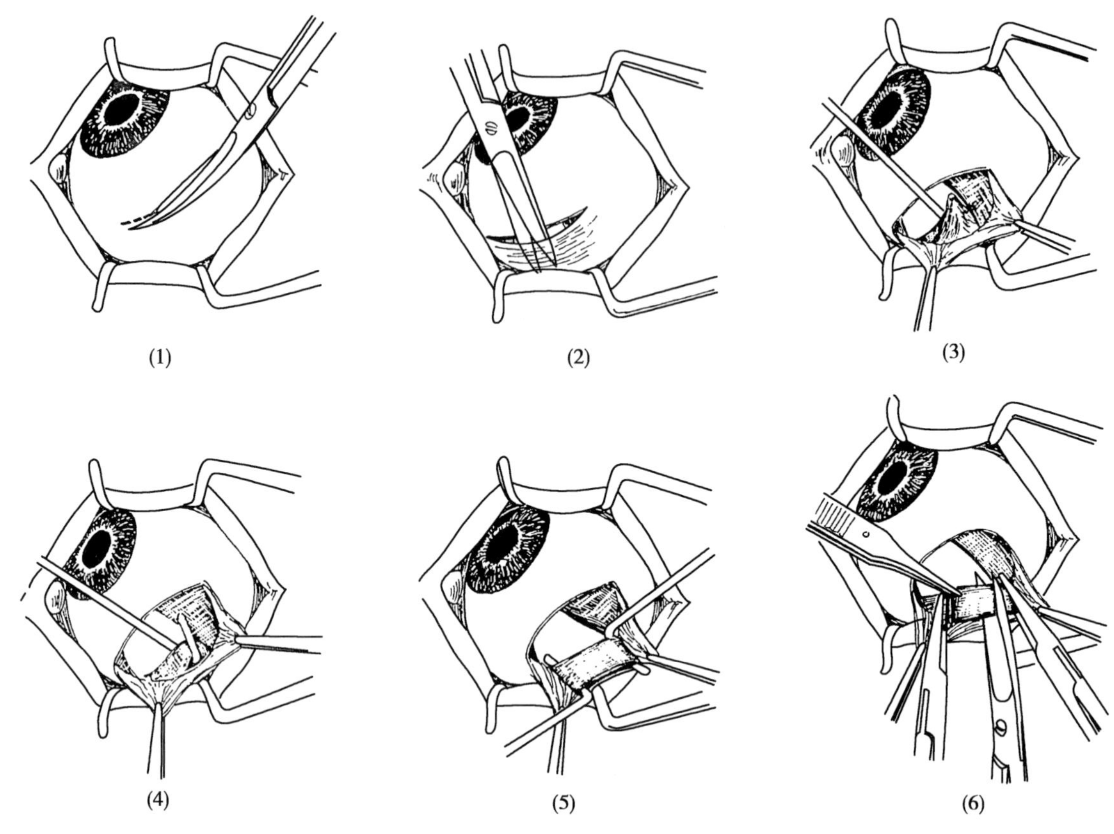

图 11-2-13　下斜肌部分切除术

(1)剪开结膜及筋膜囊;(2)分离巩膜与下斜肌间的纤维组织;(3)用斜视钩钩出下斜肌;(4)剪开肌间筋膜后,斜肌落于斜视钩上;(5)用斜视钩分离肌间筋膜;(6)剪除一段下斜肌

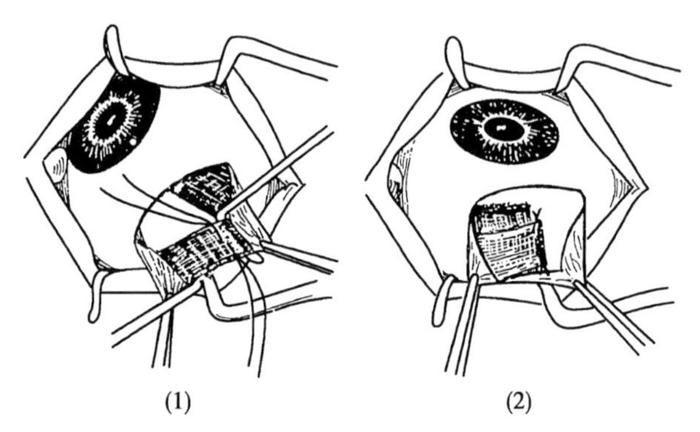

图 11-2-14　下斜后退 + 前移位术

(1)分离及暴露下斜肌并在近肌止侧作两针间断缝线;(2)将下斜肌游离端缝合于下直肌止缘外侧

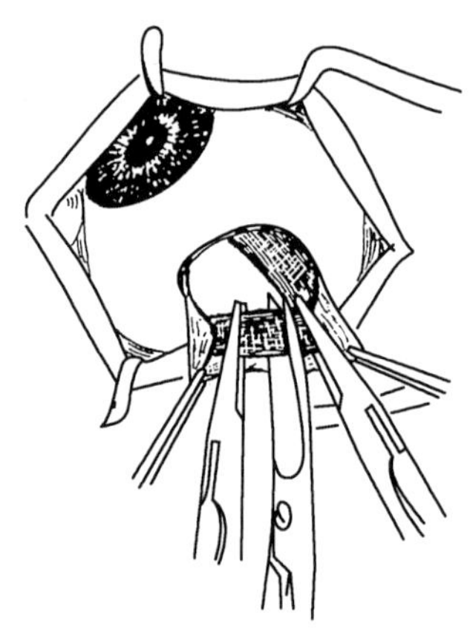

图 11-2-15　下斜肌断腱术

对靠近,容易在此处形成新附着点或瘢痕粘连,这是导致本术式远期疗效不佳的重要原因。

（二）下斜肌加强术

下斜肌手术常用下斜肌减弱术。下斜肌加强术(包括折叠术、单纯前移术)因效果不理想,手术适应证不多,近年极少使用。

下斜肌折叠术:结膜切口,钩取下斜肌和分离肌周筋膜方法同下斜肌减弱术。

分离外直肌与下直肌间 10~12mm 一段下斜肌,放入折叠器(或用斜视钩及镊子代替),对折叠下斜肌 5~8mm,并缝合固定(图 11-2-16)。

（三）上斜肌断腱术

是较常用的上斜肌减弱术式。虽然也可作肌后退术,但因肌止缘特别靠后,除非切断上直肌,否则难于满意暴露,故通常用鞘内断腱术兼作部分肌肉切除术式代替。断腱的位置,越靠近滑车则减弱的作用也越强,故人认为可以通过选择不同断腱位置,以达到不同手术效果,而无须兼作肌切除术。

【手术方法】在上直肌肌止缘内侧端开始,平行角膜缘向鼻侧作近穹隆部结膜切口,剪开结膜及筋膜囊,直达巩

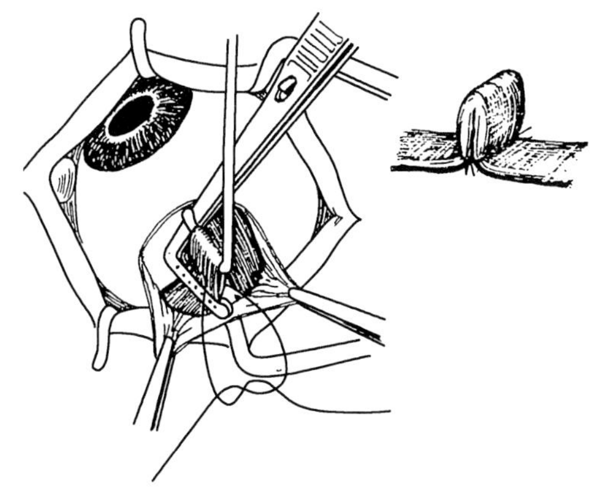

图 11-2-16　斜肌折叠术

膜，切口长 8~10mm［图 11-2-17(1)］。分别用两个小斜视钩伸入上、内直肌肌底部，张开球结膜切口及向内下牵引眼球。再用一斜视钩将切口后唇结膜及肌间膜揭起［图 11-2-17(2)］。此时可从前筋膜囊下间隙看到白色的上斜肌腱膜。顺着巩膜面平伸入第四个小斜视钩，至越过斜肌肌腱时(肌腱直径约 3mm)，钩尖即向上转并略推向眶顶方向钩住上斜肌肌腱［图 11-2-17(3)］。如钩取肌腱不成功，可以从切口顺着巩膜进入约 10mm 钩尖略靠向鼻上方钩取。在钩取肌肉时应注意不要钩得过深及过高，以免扯伤提上睑肌内角，致使术后上睑内侧下垂。钩取肌肉后，用剪刀剪开并分离钩尖处筋膜囊及肌间筋膜，使带肌鞘的肌腱完整落在斜视钩内［图 11-2-17(4)］。此时可撤离上、内直肌斜视钩，再用一小斜视钩伸入上斜肌腱后方，用此两斜视钩张开肌腱，然后在计划断腱的位置沿肌肉纵轴切开一段肌鞘［图 11-2-17(5)］。由切开的肌鞘中伸入斜视钩分离肌鞘后，钩住肌腱［图 11-2-17(6)］；撤离两侧斜视钩，加伸入另一斜视钩径切开的肌鞘内钩住肌腱。将此两斜视钩张开，即可伸入剪刀剪断肌腱［图 11-2-17(7)］。断腱后，肌腱即退入肌鞘内。嘱患者作眼球内上转运动，或用镊子夹住内上方角膜缘处结膜作被动内上转运动，使断腱两端远离。术后连续或间断缝合结膜。

（四）上斜肌折叠术

为了加强上斜肌，虽然也可以作缩短术，但因其肌止缘太靠后，需将上直肌暂时切断方能得到适当暴露，故常用肌折叠术代替。

【手术方法】结膜切口与断腱术相同，如选上直肌外颞缘作折叠，可从上直肌旁开始向颞侧平行角膜缘剪开球结膜、前筋膜囊及肌间筋膜 8~10mm。钩取上斜肌时如从上直肌鼻侧钩取，方法同上斜肌断腱术。如从上直肌颞侧缘钩取上斜肌时，则应用两个斜视钩钩住上直肌肌止缘及结膜切口的内上缘(图 11-2-18(1)］。再用另一斜视钩，从上直肌颞侧缘近肌附着点附近伸入，紧贴巩膜向后稍靠鼻侧钩取上直肌下的上斜肌腱当肌腱被钩住后［图 11-2-18(2)］，分离肌鞘的连系，即可进行折叠。用折叠器依术前计划折叠量收紧上斜肌肌腱。如无折叠器，可用有齿肌肉夹子代替［图 11-2-18(3)~(5)］。关于折叠量估计，折叠 5mm 可矫正 $5^{\triangle}$ 高低位，8mm 可矫正 $10^{\triangle}$。亦有人认为不能简单用折叠量大小来计算矫正量，而应根据垂直偏斜度大小和

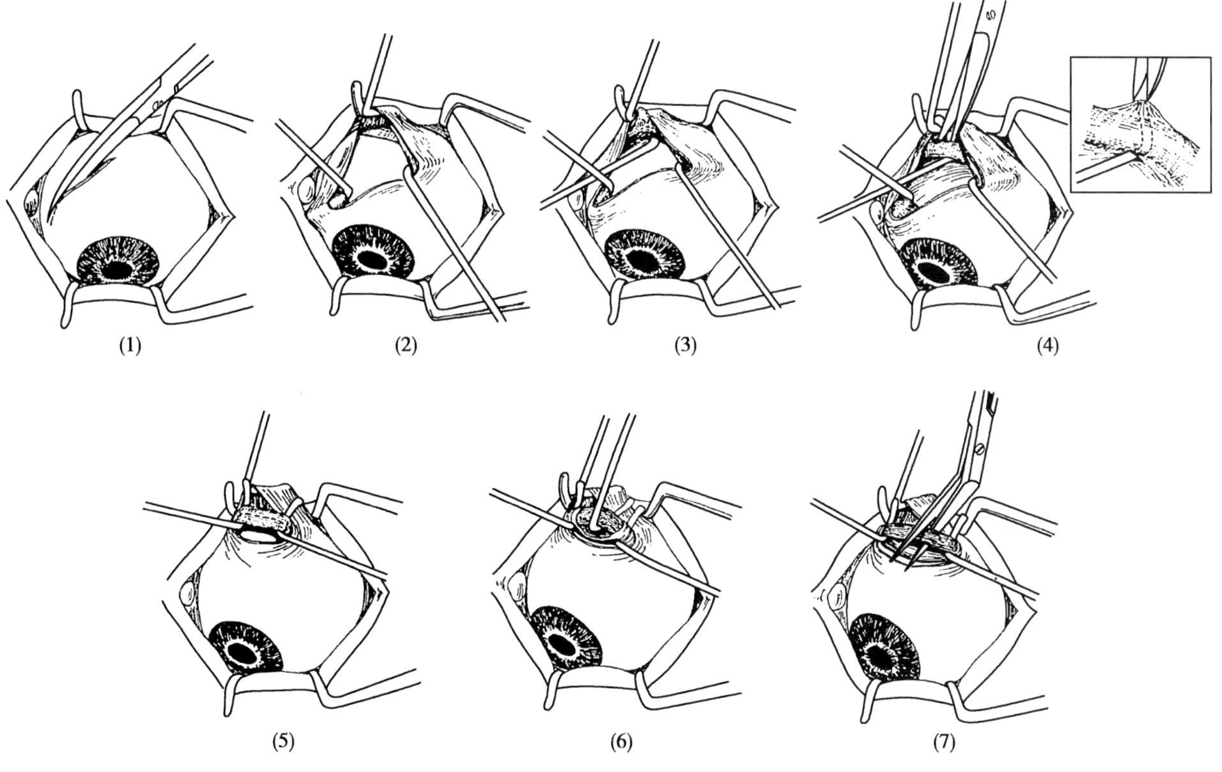

图 11-2-17　上斜肌鞘内断腱术

(1)剪开结膜及筋膜囊；(2)暴露上斜肌腱；(3)用斜视钩钩住肌腱；(4)剪开并分离肌间筋膜；(5)平行肌腱切开一段肌鞘；(6)钩住肌鞘内的上斜肌腱；(7)剪断肌腱

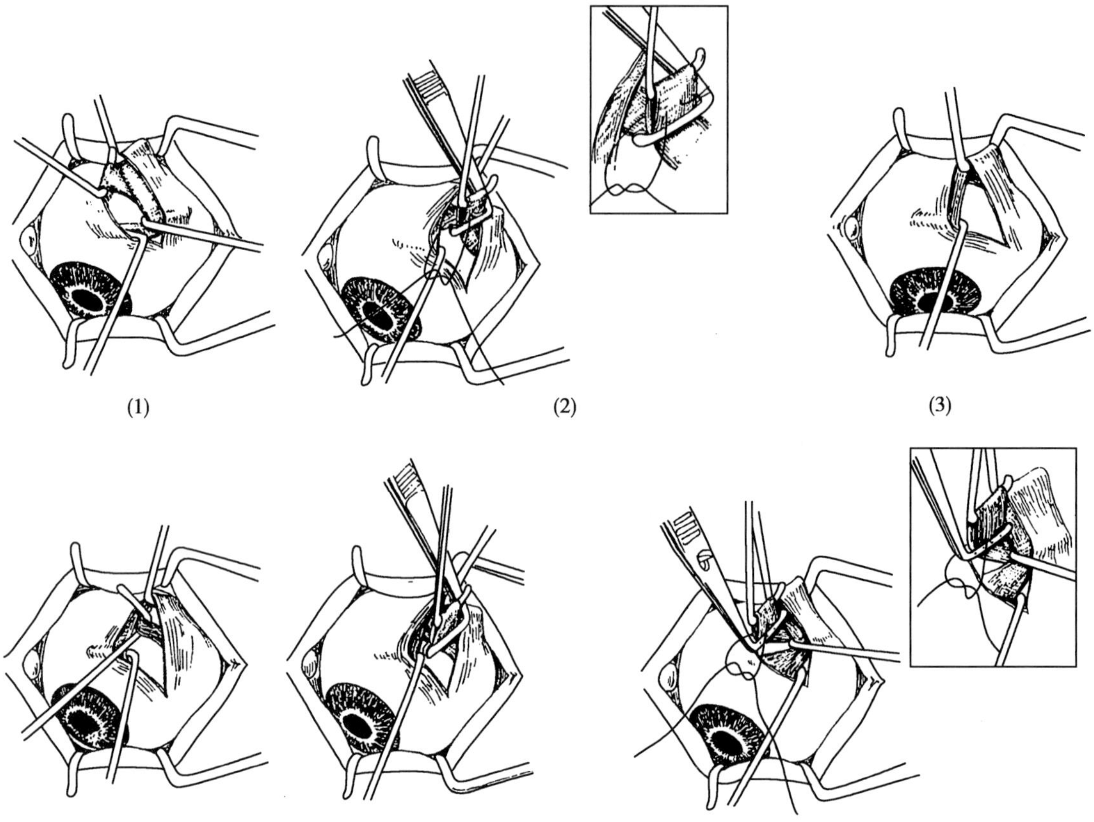

(1) (2) (3)

(4) (5) (6)

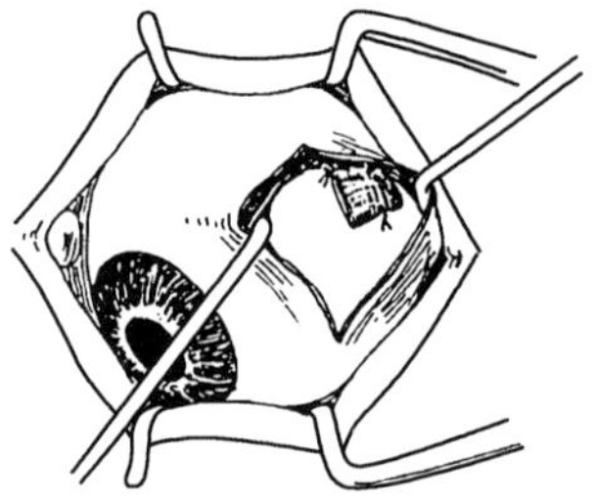

(7)

图 11-2-18 上斜肌折叠术

(1)从鼻上方钩取上斜肌;(2)在上直肌鼻侧作上斜肌腱折叠;(3)也可在上直肌颞侧缘暴露上斜肌腱;(4)用斜视钩钩取上斜肌;(5)在上直肌颞侧作肌腱折叠;(6)在折叠的肌腱下作缝线缝合固定;(7)将已折叠的上斜肌以缝线固定于巩膜面上

上斜肌松弛度作出决定。根据临床经验,多数是折叠不足而不是过量。定好折叠量后,用缝线对缝肌腱底端,加以固定[图 11-2-18(6)]。如为上直肌外侧折叠时,可把已折叠肌腱翻向外侧,再用一针缝线固定于巩膜表面。如为内侧折叠,则可把折叠肌腱弯向鼻侧固定[图 11-2-18(7)]。该处巩膜较薄,注意切勿穿破眼球。

【手术要点】折叠的位置只能在肌止缘至接近上直肌内侧缘一段,如果过于靠近鼻侧,肌腱已成索状腱,不适合折叠了。因此,折叠术最好在上直肌外侧缘附近施行。一般来说,以靠近上斜肌止缘的效果好些,术后因粘连而发生的合并症也少些,但越近肌止线位置更为靠后,手术操作困难,术者应根据经验选择适当手术位置。

七、直肌移位术与连结术

当某一眼外肌完全麻痹而丧失功能时,用一般肌缩短或折叠方法很少或不可能增强此麻痹肌功能。但通过将邻近正常肌肉的一部或整条肌肉移位或连结到麻痹肌止缘,这样则有可能使异常眼位或肌肉功能获得部分的改善。如外直肌麻痹,可将上、下直肌外侧 1/2 肌肉移位缝合于外直肌止缘或上下直肌外侧 1/2 肌肉与外直肌上、下 1/2 肌肉分别连结在一起,有使眼位恢复正常范围的可能。

(一) 直肌移位(移植)术

此术式为 Hummelsheim(1907)报告,继其后虽有多种改良方法,但目前人们仍喜欢采用本术式。

【手术方法】以外直肌麻痹为例:

在上直肌肌止缘区作平行角膜缘之肌止缘后结膜切口或角膜缘梯形切口,分离筋膜及肌间膜,充分暴露上直肌[图 11-2-19(1)]。沿上直肌颞侧缘剪开肌间膜长 12~15mm,停入斜视钩横过上直肌底部,确认上直肌全宽度后,在颞侧肌止缘用剪刀剪开肌止缘 1/2 宽度,并在断肌侧作双套环预置缝线,再向上沿肌肉纵轴剪开肌肉约 12mm(超过此长度会伤及神经支)[图 11-2-19(2)]。以同样方法分离下直肌,并对半剪开肌肉[图 11-2-19(3)]。

最后分离外直肌。延长上直肌外之结膜切口,暴露外

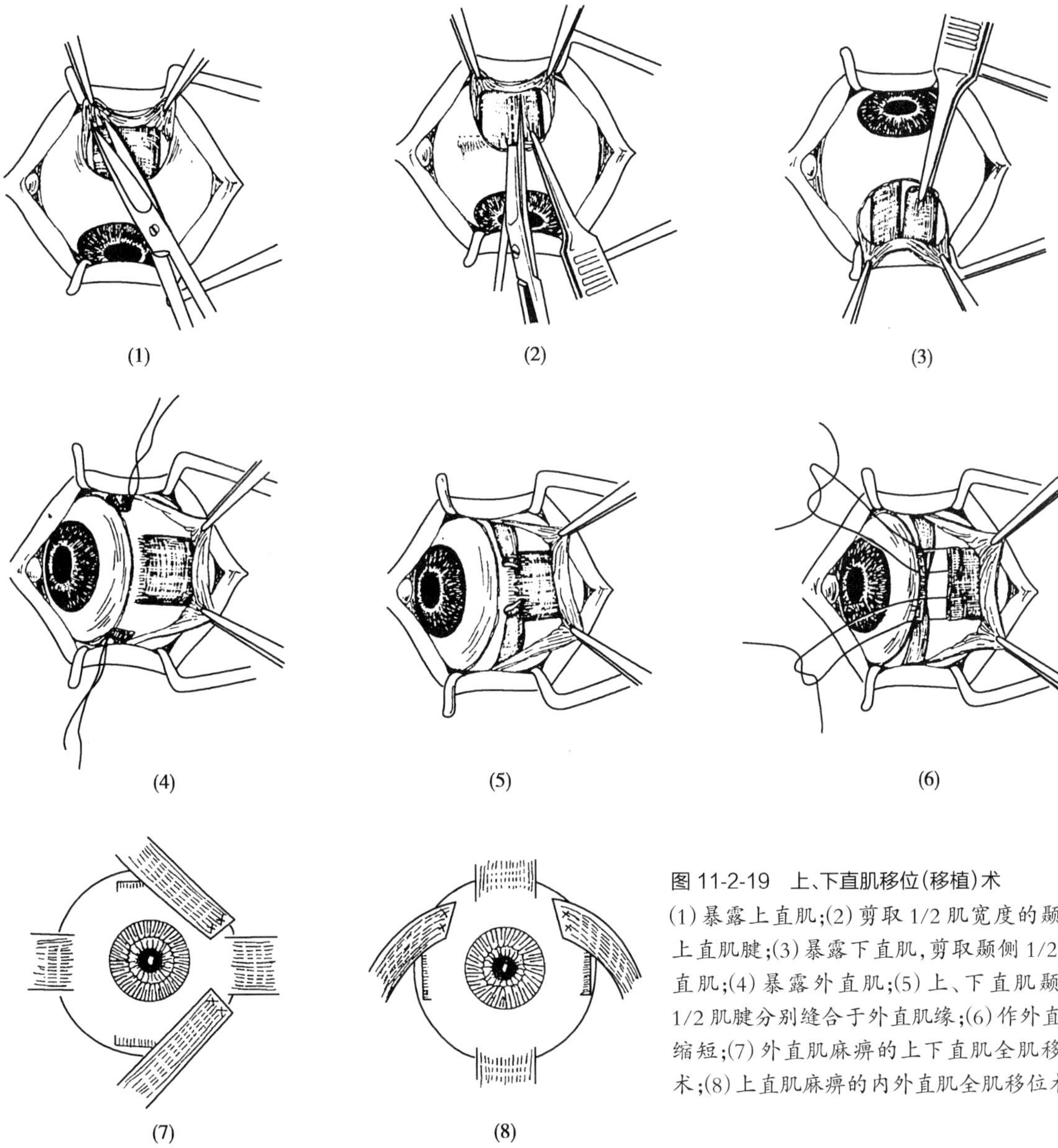

图 11-2-19　上、下直肌移位(移植)术

(1)暴露上直肌;(2)剪取 1/2 肌宽度的颞侧上直肌腱;(3)暴露下直肌,剪取颞侧 1/2 下直肌;(4)暴露外直肌;(5)上、下直肌颞侧 1/2 肌腱分别缝合于外直肌缘;(6)作外直肌缩短;(7)外直肌麻痹的上下直肌全肌移位术;(8)上直肌麻痹的内外直肌全肌移位术

直肌[图 11-2-19(4)]。将上、下直肌颞侧一半肌腱分别缝合于外直肌肌止缘上、下方表层巩膜上[图 11-2-19(5)]。如果同时作外直肌缩短术,应在缝合外直肌前,先作肌移位术,以外直肌将移位肌肉缝线覆盖,使创口平整光滑[图 11-2-19(6)]。

【注意事项】Hummelsheim 直肌移位术适宜于外直肌麻痹,其次为内直肌麻痹。有作者主张为了保证效果,最好同时作内直肌后退。但是,同时作四条肌肉手术,睫状前动脉破坏过多,影响眼球前段血液供应,最好分二期手术,相隔时间 2~3 周较为安全。另外,有学者主张将上、下直肌剪断,全肌移位至外直肌肌止缘上、下方[图 11-2-19(7)]。如上直肌麻痹可将内外直肌移植至上直肌的方法[图 11-2-19(8)],术者可根据实际情况选择不同方法。

(二)肌连结术(Jensen 术)

本术式由 Jensen 于 1964 年首次报告,是直肌移位术的一种改良方式,其原理和适应证与肌移位相同,其优点是不断离肌肉,减少损伤睫状前动脉可能,操作亦较简单,常用于外直肌麻痹或其他直肌麻痹。

【手术方法】以外直肌麻痹矫正为例。

距角膜缘 7~8mm 作平行颞侧半周结膜切口,分离结膜、筋膜囊及上、下直肌与外直肌肌间筋膜,暴露上、下直及外直肌。用小斜视钩及钝剪由肌肉端向后将上、下直肌与外直肌沿肌肉纵轴对半分离至 14~15mm [图 12-2-20(1)]。

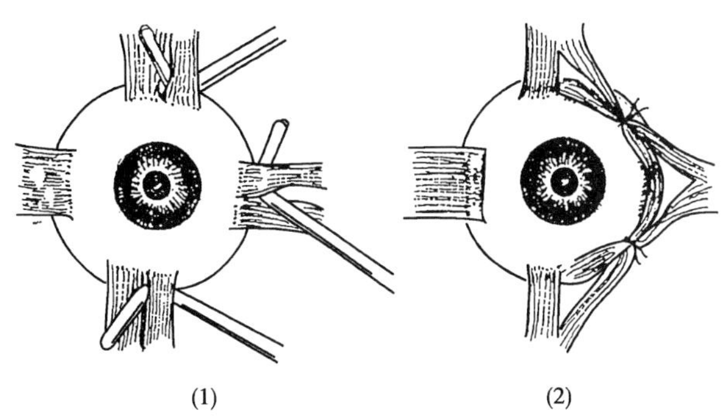

图 11-2-20　肌连结术(Jensen 术)

(1)将上、下及外直肌沿纵轴作对半分离;(2)结扎肌肉

用1-0白丝线分别将外直肌上1/2与上直肌颞侧1/2肌肉、外直肌下1/2肌肉与下直肌颞侧1/2肌肉相连结，并用力结扎[图11-2-20(2)]，术后连续缝合结膜。

【手术要点】

1. 本手术适宜肌肉全麻痹患者，尤其外或内直肌全麻痹，效果较好。

2. 术前应作被动运动试验，充分证明肌肉麻痹，而不是拮抗肌异常痉挛或筋膜变性所致。如不能排除此种情况，手术后非但不能满意矫正，反而导致眼球后退。

3. 肌移位与肌连结术各有缺点。肌移位术反应轻、效果较好，但术中损伤肌肉和血管，故四条直肌同时手术时有一定危险，应慎用；肌连结缺点是术后反应较重，优点是损伤肌肉和血管较轻，故常可同时作内直肌后退。

4. 手术效果与暴露肌肉是否充分、组织分离是否彻底有关。肌连结的缝线结扎部位应尽量靠后，结扎连结线时要紧凑，但不能过度，过紧会影响该肌血液循环，以两肌已相互接触为宜。

第三节　共同性斜视的手术

一、共同性内斜视

经配戴合适的矫正眼镜6~8个月或以上，排除调节性内斜视，而且中、重度弱视在经过弱视治疗达到轻度或治愈，如果其斜视度>12$^{\triangle}$者给予手术。手术原则：根据斜视偏斜度的大小以及远近斜视度的差异，选择不同的手术方式。斜视度小或集合过强型常作单眼或双眼内直肌后退术。如果斜视度数很大时，需增加外直肌缩短术。

（一）调节性内斜视

1. 屈光性调节内斜视　此类型斜视是由于远视性屈光不正未经矫正，过度使用调节，引起调节性辐辏过量所致，好发于2~3岁，常常为中、高度远视，配戴矫正眼镜可达到正位眼位，禁忌手术。

2. 非屈光性调节性内斜视　好发于1~4岁，其偏斜与屈光因素无关，屈光状况可以为+1.5~+3D的远视或正视或近视，AC/A通常在6以上，看近的斜视度往往大于看远的斜视度，随着病程的推移，看近的偏斜用调节视标可以引出，而非调节视标如手电光则不易引出。处理可短期用缩瞳剂（已少用），主要是配渐进多焦眼镜或双焦眼镜，少部分患者可能变成恒定性内斜视，戴镜仍不能矫正，做单或双眼内直肌后退术，斜视度大的则做内直肌后退加外直肌缩短术。

3. 部分调节性内斜视　其偏斜一部分是由于调节因素所引起，另一部分可能由其他因素如解剖异常所致。戴镜矫正屈光不正后，斜度减少，但不能完全消除偏斜，AC/A值多为正常，可以合并DVD（垂直分离性偏斜）或隐性眼球震颤，也可以单眼或双眼的下斜肌或上斜肌亢进，表现或不表现为A-V征。待戴镜稳定半年以上者，其残余的斜视度给予手术矫正。

（二）非调节性内斜视

1. 先天性（婴幼儿型）内斜视　这类斜视是指在出生6个月内发生的斜视，其特点之一是斜视度大，多数大于40$^{\triangle}$，不受调节因素和注视距离的影响，屈光状况多为轻度远视，配戴眼镜不能矫正眼位。另一个典型特点是外展功能减弱，但患者的外展基本都超过中线。有可能是因为交叉注视，因此少使用甚至不使用外展而只是改变注视，致使外展功能减弱。常规斜视术后，这些患者便可以充分外展双眼了。关于婴幼儿内斜视手术时机，主要有两种观点：第一种观点主张在早期手术，在2岁甚至1岁前手术。如von Noorden认为手术年龄越小，术后双眼视功能恢复可能性越大。近年来国内诸多同行也提出此观点，理论依据是双眼视的发育有可塑期，通常3岁以前是可塑的关键期，在此期内手术有恢复双眼视的希望，我们亦观察到这样的效果。甚至有学者认为即使手术未能完全矫正斜视度，但把大的斜视度矫正至剩下小或微小斜度后，相当部分的患者能产生异常的Ⅰ度双眼视。另一种观点认为先天性内斜视患儿其双眼视功能为先天缺乏，即使早期手术也不可能恢复，同时婴幼儿年幼检查不合作，斜度难以准确测量，术后常出现过度矫正或矫正不足，故主张迟些手术。我们赞成前一种观点，应尽可能早地给儿童斜视作斜视矫正手术，不过术者应根据医院的技术设备条件、术者的手术技术经验等情况决定儿童斜视的手术年龄。中山眼科中心一组4岁至成年患者的斜视手术资料显示：术后双眼视功能的恢复率仍达51.5%（内斜视158/307）、45.5%（外斜视196/431），其中恢复立体视者18.5%，因此，不要认为成年人的斜视手术仅仅是美容性的手术，仍有必要尽力矫正，使其中近半青年患者重新获得不同程度的双眼视功能。如果术者对儿童斜视矫正把握性不大，可把手术年龄推后至合作检查时。对那些内斜视又有远视者，一般先戴全矫正度眼镜以排除调节性因素，如有弱视，先治疗弱视后才手术。下列情况可尽快手术：①斜视度大且已稳定；②斜视度与屈光因素无关；③弱视治疗后视力改善且能交替注视；④能配合检查斜视度数，已明确了有无垂直分离性偏斜（dissociated vertical deviations，DVD）和A-V征斜视等。有的患儿在半岁或小于半岁已经可做出上述检查，有的需到2岁甚至大于2岁才可以。手术常选主斜眼的内直肌后退和外直肌缩短术，不足时再做另一眼的内直肌后退或（和）外直肌缩短。von Noorden近年采用内直肌后退5~8mm，减少了手术次数，且一次手术成功率达73%~84%，而且不影响内转功能。人们一直认为一条直肌后退的最大限度取决于该肌肉跟眼球的接触弧，后退到功能赤道之后会产生眼球运动障碍。考虑到人的集合功能，对于内直肌的超量后退，我们仍持慎重态度，极少做内直肌后退量超过5mm以上，除非特殊病例需要。

总之，先天性内斜视应尽早手术，早期手术有望术后获正常视力和正常双眼视功能。

2. 后天性非调节性内斜视　本型多在幼儿早期发病，屈光状况无明显远视，有时可有近视，戴镜不能矫正斜视，斜视度大且稳定，单眼恒定性斜视多伴有弱视。根据临床特征可分为：

（1）基本型：本型斜视其远、近斜视度几乎相等，无明显的屈光不正，与调节因素无关，AC/A值正常。建议在治疗弱视后尽快手术治疗，Danrer认为术后有轻度外斜视比正位或欠矫者更易恢复融合功能。

(2) 集合过强型：本型看近的斜视度大于看远的斜视度，看远时可以是正位或小度数内斜，屈光状况多为低度远视或正视，调节功能正常，AC/A 值正常或偏低。手术行双眼或单眼内直肌后退(3~5mm)，或加后部巩膜固定缝合术。

(3) 分开不足型：本型特点是看远的斜视度大，看近的斜视度小甚至是正位，可无屈光不正或低度远视或近视，远、近距离的分开性融合范围下降，AC/A 值低，眼球运动可表现外转功能的轻度不足。手术行单眼或双眼外直肌缩短，在选择行一眼的内直肌后退 + 外直肌缩短时，应适当加大外直肌的缩短量。

(三) 继发性内斜视

1. 知觉性内斜视　指婴幼儿时期一眼视力障碍如角膜薄翳、晶状体混浊、眼外伤、视网膜母细胞瘤、视神经萎缩等引起知觉融合障碍而形成的内斜。常需手术治疗，做斜眼的内直肌后退 + 外直肌缩短。但手术效果不稳定，易欠矫或过矫。保留小度内斜视比外斜视好，另外由于斜眼视力差，术后有外斜倾向，所以手术量设计应比通常的斜视手术量小些。近十年来国内和国外都有学者推荐在视力好的眼做矫正术，一方面是认为不应再给有病变的眼再次创伤，另一方面是在健眼矫正眼位是通过共轭作用来实现，因而手术的效果可能会比较稳定，但不是所有的患者都能接受在健眼的手术，这一点必须和患者沟通取得同意。

2. 手术过矫所致的内斜视　首选原手术的外直肌前徙术或复位术，不足时才做内直肌后退。对手术欠矫的内斜视，如原手术眼仍有术量的余地，而且能足够矫正本次的偏斜度则可以在该眼完成，否则需在另眼手术。

二、共同性外斜视

(一) 间歇性外斜视

本型特点：斜视发病时间大多较内斜视晚，相当部分的患者可以产生知觉的适应，当眼位外斜时，发生颞侧半视网膜抑制，出现异常视网膜对应；当控制正位时则有正常视网膜对应，甚至有立体视。斜视度不稳定，常常在注意力不集中、疲劳、身体不适、强光下出现偏斜，小儿在强光下喜欢闭合一眼。对间歇性外斜视而言，哪些患者要手术、何时手术、做什么术式等的诸多问题，一直以来颇有争议。有人认为对间歇性外斜视不一定需要早期手术，因早期手术易过矫留下微小角度内斜视从而发生一眼弱视，或者相隔一段时间后出现残余外斜视。故可进行正位视训练，一面促进融合，维持双眼单视，一面等待到能合作并能比较准确测量斜视度时才给予手术。有人认为到 2~3 岁、7~10 岁或 10 岁以后才手术，其结果几乎相同，故到 6~8 岁手术为宜。但有人认为早期手术的预后比晚手术好，提倡尽早手术。von Noorden 认为手术的指征应根据融合控制的状态、斜视程度及患者的年龄而定。在出生或出生早期发生的外斜视，只要能获得可靠的、稳定的斜视度，患者能自主交替注视，斜视度 >20$^{\triangle}$者，应尽快手术，常在 1~2 岁手术，前提当然是能够配合斜视度的检查。对年龄较大或成年人者，当表现为外斜视或已没有双眼视功能时应尽快手术。斜视出现的频率也是帮助确定手术的指标，即观察斜视出现的时机是否更多于正位的时机，因为偏斜频率高者有可能双眼单视失代偿可能性大，斜视度的表现就可能较大；当正位的概率高时，维持或残留双眼单视的功能愈好，对偏斜度的显露会更隐匿，不易把斜度去除完全，对这类情况可视其双眼单视功能情况放宽观察期限，可配合做正位视训练。值得注意的是：如果患者无双眼同时视而单纯做集合功能的训练，有可能产生较强的集合功能而导致日后接受斜视矫正术时出现顽固的异常网膜对应，不利于正常双眼单视功能的恢复。我们还建议：如果成年人有明显的视疲劳现象，在确认其视疲劳由斜视引起的情况下，其融合功能确实较正常低下，即使患者有Ⅲ级双眼单视功能，亦是手术治疗的指征。当手术的目的是美容时，其斜视度 >20$^{\triangle}$时才予手术。如属恢复双眼视功能目的者，其远距离和近距离的斜视度均 >15$^{\triangle}$应手术。外斜视手术量的设计，许多作者主张适度过矫(10$^{\triangle}$~20$^{\triangle}$)，这样可诱发刺激融合具有治疗价值的复视，以稳定双眼视轴。我们亦观察到绝大部分外斜的患者术后远期的效果是衰退的，所以早期轻度过矫是必要的。对于成年人，多数人认为恢复双眼视的可能性不大，而以改善美容外观目的为主，故认为足矫或轻度过矫 6$^{\triangle}$~8$^{\triangle}$为好。因为过矫时的矛盾性复视会比较难受，甚至少部分患者的复视顽固难消或持续半年以上才消失。但对视功能未发育成熟的幼儿，则应避免过矫，否则会导致不良的后果。

(二) 恒定性外斜视

一旦确诊应尽快手术，术式同上。

(三) 继发性外斜视

1. 知觉性外斜视　由于斜眼视力较差，常无融合功能，术后常易复发，手术以过矫 15$^{\triangle}$左右为好，在斜眼上做外直肌后退 + 内直肌缩短。如斜视度数较大可作超常量的后退或缩短，以期尽可能减少手术肌肉条数。

2. 手术所致的继发外斜视　最好是把内直肌前徙，有时甚至需缝回原肌止处。有时需作外直肌后退术。

外斜视的手术的选择：①基本型外斜视，先作主斜眼的外直肌后退与内直肌缩短，如仍不足才在另一眼手术；②分开过强型外斜视，宜做双眼外直肌后退术；③集合不足型外斜视，如有内直肌力不足，做内直肌缩短为佳，如内直肌功能尚好则在单眼做外直肌后退与内直肌缩短；④成人的大角度外斜视合并弱视，需在弱视眼上做外直肌大量后退并做结膜后退 + 内直肌缩短至 10~12mm，这样可防止外斜视的复发，但部分患者术后会出现外转功能受限或不足；⑤Mitsui 等认为外斜视是由于主眼有一种异常的神经冲动传到从眼的外直肌，使该肌收缩，故发生外斜视，因此，主张在主眼手术(内、外直肌分担手术量)，临床实践取得较好的结果。但此术难被患者所接受，而且很多作者认为在斜眼上手术可同样获得一样好的效果，不必冒险在健眼手术。

第四节　麻痹性斜视的手术

一、手术治疗时机

1. 先天性(婴幼儿期)麻痹性斜视　指出生时或出生后 6 个月以内发病的麻痹性斜视者，病因可能是神经、肌肉或筋膜的发育异常，产伤或出生后不久的某些疾病引起的眼外肌麻痹。如病因已确定且已经不危及生命，麻痹肌已经明确者，已能检查斜视度数者，可给予手术治疗。

2. 后天性麻痹性斜视　经非手术治疗6~9个月仍有偏斜者、病因已经查明而且经治疗已经控制病情或已经解除者,病因对斜视程度已经不再有影响者。新鲜的眼外伤性眼外肌肉断裂者,通常需尽快手术治疗。

二、麻痹性斜视手术原则

因手术设计与注视眼有密切关系,故应先确定患者是健眼注视还是麻痹眼注视。健眼注视者,其继发受累肌是直接拮抗肌发生痉挛与挛缩。麻痹眼注视者,则继发受累肌常为麻痹肌的配偶肌痉挛与挛缩。

1. 垂直斜视的手术起点是$10^{\triangle}$,$10^{\triangle}$以下的垂直斜视又有症状者,可采用配戴三棱镜治疗,如在正前方和正下方两个功能眼位无症状,则不必处理。

2. 应尽量满足第一眼位和向下方视野的正位,故手术宜把高位眼降下来,尽可能不做或少做下转肌尤其是下直肌的减弱手术,以免影响下方视野的功能需要。

3. 有眼外肌痉挛或粘连牵引导致拮抗肌功能障碍者,应分离解除粘连去除牵引,减弱挛缩肌。

4. 应首选麻痹肌的直接拮抗肌的减弱,次选其配偶肌的减弱。加强麻痹肌的效果远不如前两者的效果。

5. 直肌手术一次不超过同一眼两条直肌,应尽量不在同一眼两垂直肌同时手术,否则有发生眼前段缺血的危险。垂直斜视的度数一般较小而且双眼视功能较好,所以垂直肌手术量应尽量控制在3~5mm,除上直肌的后退量在必要时可作5~8mm外,其他垂直肌不宜作超常规量后退或缩短。

6. 一条直肌完全性麻痹者,通常选择直肌联结术或直肌移位术和直接拮抗肌减弱术。

7. 垂直肌麻痹患者除了表现上斜视或下斜视为主外,还常伴有水平斜视,手术计划应先作垂直肌手术后作水平肌手术,解决上或下斜视后,最后矫正水平斜视。

三、动眼神经麻痹的手术

(一) 完全性动眼神经麻痹

累及3条直肌及1条斜肌和提上睑肌和瞳孔括约肌,表现为较大度数的外斜视和合并小角数的下斜视,上睑下垂和瞳孔散大。如动眼神经麻痹仅侵犯其上支,则只有下斜视和上睑下垂,而若仅侵犯其下支则主要是外斜视而没有上睑下垂,侵犯上支比下支多见。手术治疗非常复杂而且治疗效果较差,需计划分期分次手术,对上睑下垂的手术治疗也应该慎重考虑而且手术量要尽可能保守些,避免手术后并发暴露性角膜炎。应首先作斜视矫正术,最后才作上睑下垂矫正术。

动眼神经麻痹的手术应根据有无垂直斜视选择术式,轻度的外斜视,选外直肌后退术或加内直肌缩短术。较大度的外斜视,如视力差恢复双眼视觉无望者,可选外直肌超常量后退加内直肌超量缩短,如仍矫正不足可再作上斜肌转位术(把上斜肌缝合到内直肌肌止缘的上端旁);如斜眼视力仍较好,为了使双眼运动的平衡协调,不宜把手术量全集中在斜眼上,可行双眼外直肌后退加斜眼内直肌缩短,必要时再加斜眼上斜肌转位术。较重的上睑下垂可在斜视矫正后一段时间作较保守量的上睑下垂矫正术,以免因上直肌无力,无Bell现象,术后出现暴露性角膜炎。

(二) 单独一条肌肉麻痹

动眼神经麻痹只累及单一条肌肉者非常少见,内直肌、上直肌和下直肌的单独麻痹者,如斜视度小,可单纯作该麻痹肌缩短,常有其直接拮抗肌过强或痉挛,手术可采用直接拮抗肌减弱术,或加肌连结或直肌移位术。有时需选用上或下斜肌的减弱或转位术。

1. 内直肌麻痹　Barany等描述,先天性内直肌麻痹患者有一特殊现象,即协同的散开(偏斜)(bizarre phenomenon, synergistic divergence)现象,包括在企图从外侧注视进入麻痹肌作用方向视野时,每只眼同时发生外转作用。外斜视的度数较大者,可选超常规量的外直肌后退和内直肌缩短,如矫正不足则增加上斜肌转位术(缝在内直肌的止端上缘巩膜上)或下斜肌缩短并前移位到外直肌止端下缘;另一方案是外直肌后退加鼻侧半的上和下直肌移位术,如仍矫正不足则加上斜肌转位术。外斜视的度数较小者,可能只需作外直肌后退或(和)内直肌缩短。

2. 上直肌麻痹　除下斜视外还常伴真性或假性上睑下垂,此种患者须注意有无Bell现象,如无此现象者,上睑下垂手术应慎重。假性上睑下垂者,当用健眼注视时,麻痹眼上睑下垂;当用麻痹眼注视时,上睑开大,上睑下垂消失。上直肌麻痹需跟对侧眼的上斜肌麻痹鉴别,主要据歪头试验(Bielschowsky试验)阴性可排除上斜肌麻痹。如果是轻度上直肌麻痹,其斜视度很小,第一眼位5°左右,而在该肌最大作用方向上,即在该眼颞上方的斜视度小于10°者,可选麻痹肌加强术式即上直肌缩短4~5mm,既可获得正位,又有利于作上睑下垂矫正术。如果斜视度较大,直接对抗肌很强与配偶肌即健眼的下斜肌功能很强,则手术应选对抗肌和配偶肌减弱术,即患眼下直肌和健眼的下斜肌后退术,必要时再作麻痹肌的缩短。

3. 下直肌麻痹　多为先天性,下直肌麻痹时,其配偶肌即健眼的上斜肌功能亢进,健眼处于低位,引起假性上睑下垂。可选用上直肌后退,或健眼的上斜肌减弱术,如仍矫正不足,可加作下斜肌部分切除术或下斜肌转位至下直肌止缘的颞侧缘。必要时还可再作下直肌缩短。

四、展神经麻痹的手术

1. 先天性外直肌麻痹　是很常见的,仅次于上斜肌麻痹,多为单眼,患者可有面朝向麻痹肌的作用方向的代偿头位。

2. 后天性外直肌麻痹　由于展神经核的位置原因和神经在颅内行走长,易受神经所经部位的病变的影响或破坏,各种原因的颅内压增高、血管性疾病、头部外伤、肿瘤等均可致展神经麻痹。还有一种不易发现的原因是感冒伴发的周围神经性的展神经炎,如能及早诊断及有效治疗,效果仍是比较好的。

手术治疗应根据斜视度大小、外直肌功能情况即外直肌是完全性麻痹还是部分性麻痹和患眼视力等情况,选择下列术式:

(1) 轻度麻痹者,斜视度较小,可选内直肌后退或加外直肌缩短术,可矫正10°~25°的内斜视。

(2) 中度麻痹而斜视度也不大者,可选内直肌后退或

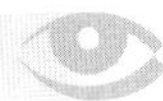

加颞侧半的上下直肌和外直肌的连结术。

(3) 完全性的外直肌麻痹，斜视度较大，成年人应首选较大量的内直肌后退术和颞侧半的上直肌与下直肌移位术，而对儿童患者，选择直肌连结术和内直肌后退。如仍有残余内斜视，第二期作外直肌缩短或健眼的内直肌后退术。如果预先作好计划，已在内直肌、上直肌和下直肌手术时分离和保留了直肌睫状前动脉，则该眼外直肌的手术可在术后1周观察后进行。

五、滑车神经麻痹的手术

1. 单眼上斜肌麻痹　上斜视为主，常是垂直性的复视。

(1) 先天性上斜肌麻痹：常有头位异常，垂直斜视为主，是先天性眼性斜颈的原因。歪头试验阳性是上斜肌麻痹的主要诊断依据。

(2) 后天性上斜肌麻痹：有突出的症状即复视，可能是旋转性复视，也可能是垂直性复视，常见的是垂直斜视与旋转斜视同时存在。上斜肌麻痹的手术方案主要根据先天性还是后天性、斜视度的大小和肌肉的功能状况设计，先天性上斜肌麻痹者重点是矫正头位异常，矫正垂直斜位。如下斜肌亢进而斜视度小者，作下斜肌部分切除；斜视度大者，除了下斜肌部分切除外再加上直肌后退。如下斜肌不亢进者，应选择上直肌后退术。后天性上斜肌麻痹者主要是消除复视，必须矫正旋转与垂直斜位，如患者主要为较大的旋转斜度，首选麻痹肌上斜肌加强术，最好是上斜肌前部前徙术；如垂直斜度大，则选患眼上直肌后退术，或还需联合上斜肌前部前徙术或下斜肌后退并前徙(缝到下直肌的颞侧旁)，也可选其配偶肌健眼的下直肌后退术。如旋转斜度小，可选健眼的下直肌后退术。

总的来说先天性上斜肌麻痹最有效的选择是患眼下斜肌减弱加患眼上直肌后退术，而以旋转斜为主的后天性上斜肌麻痹者首选上斜肌加强术。值得提醒一点是上直肌后退术，可能增加旋转斜或产生垂直斜的逆转，所以上直肌后退量应慎重而且需控制手术量。

有些患者的直接对抗肌即下斜肌功能非常亢进，表现为向上或向健侧注视时患眼上转很明显，但在第一眼位时患眼上斜视度很小，手术选患眼的下斜肌减弱术，往往可获得满意的效果。

2. 双眼上斜肌麻痹　较单眼上斜肌麻痹者少见，常为先天性而且两眼的程度不一，有时因较重的一眼掩盖较轻眼而误诊为单眼麻痹者，如此者常在较重的那一眼手术后才发现，另一眼上斜肌麻痹的表现不一定有上斜视，因此有学者统计发现双眼上斜肌麻痹远远多于单眼性上斜肌麻痹。

(1) 注意下面的特征及检查即可作出本病诊断

1) 双眼下斜肌功能亢进。

2) 侧方注视时两眼垂直斜呈逆转现象，即双眼向右侧转动时，内转眼位的左眼上斜增加；双眼向左侧转动时，右眼上斜增加，此又称为上斜颠倒(a reversal of hypertropia)。

3) 歪头试验(Bielshowsky 试验)有逆转现象，即头歪向两侧均呈阳性，即向右或左侧歪头时，该侧的眼上斜视度增加。

4) 向右侧下方注视时(左眼上斜肌作用方向)左眼上斜视增加，反之向左侧下方注视时，右眼上斜视增加。

5) 可能有较大度数的V征斜视和外旋斜，如果眼底检查见黄斑中心凹低于视盘下缘的水平线，可证实为外旋斜，或同视机检查也可作出诊断。

6) 单眼上斜肌麻痹者，如术后表现为过矫者，就应该考虑另一眼可能也存在上斜肌麻痹。在双眼隐性上斜肌麻痹者，这种情况尤为突出。

(2) 手术治疗可选择下列术式

1) 双眼下斜肌减弱术(后退术或部分切除术)，第一眼位时眼位高的眼手术量应比低位眼的大4mm左右。

2) 非对称的双眼上斜肌折叠术，第一眼位时高位眼的折叠量应较低位眼的大，如斜度较大可增加高位眼的上直肌后退或低位眼的下直肌后退。

六、双上转肌麻痹的手术

单眼的双上转肌麻痹(即下斜肌和上直肌麻痹)多为先天性而且患眼常常有严重的弱视，患眼的外上转运动和内上转运动明显障碍，通常没有代偿头位。临床上常表现有以下三种情况：

1. 健眼上斜视患者常以麻痹眼作为注视眼而表现出健眼上斜视，此类型较多见，麻痹眼视力往往是好的。手术应选在上斜眼进行，斜眼的上直肌后退加下斜肌切除术或移位至下直肌止缘旁，如仍不足可加作斜眼下直肌缩短术。尽量不选麻痹眼进行手术。

2. 麻痹眼下斜患者的麻痹肌的直接对抗肌功能明显亢进甚至痉挛，治疗应以麻痹眼的下直肌后退为主，如下斜视度大而一条下直肌后退矫正不足时，应首先作内直肌和外直肌联结或移位术加上斜肌减弱术，第二期才作下直肌后退，这样可更有利于根据余下的斜视度控制调整后退量，如先作下直肌后退，则最后作的肌移位是不能根据余下的斜视度来控制手术量的。

3. 麻痹眼下斜且合并上睑下垂其表现与第二类相似，但治疗略不相同，除第一期或第二期手术与第二类的相同外，还需在患眼下斜矫正2个月后才最后作上睑下垂矫正术以免发生暴露性角膜炎。

七、双下转肌麻痹的手术

是指单眼的下直肌和上斜肌同时麻痹者，单眼的双下转肌麻痹较少见，多为先天性，后天性者常常是外伤和炎症等所致，主要表现是患眼内下转和外下转明显障碍，患眼上斜视，其中一部分患者表现为以麻痹眼作注视眼，而健眼呈现下斜视，或还伴健眼假性上睑下垂。手术治疗：减弱麻痹肌的直接对抗肌即上直肌和下斜肌，必要时加内直肌和外直肌的下半移位到下直肌肌止旁。如合并内或外斜视，则应在垂直斜矫正后第二期再作内或外直肌手术来矫正。健眼的假性上睑下垂往往矫正眼位后自然消失，千万别急于手术。

八、先天性下直肌缺如

患者的患眼视力常极差而且斜视度极大，应尽量在患眼上手术，包括：

1. 肌移位　内直肌和外直肌下半移位至下直肌位

置处。

2. 上转肌减弱 包括:①上直肌后退术(必要时作超常量后退,3~8mm 或到 8mm);②下斜肌部分切除或后退;③下斜肌转位术,即把下斜肌缝合到下直肌位置处巩膜面,必要时还可把下斜肌缩短 4~6mm 并缝在下直肌处,此时减弱了下斜肌外旋和外转作用,而且使下斜肌的上转作用转变为下转作用,故对矫正上斜视有较好效果。

为了预防眼前段缺血,上述手术宜分期进行,先作肌移位术或及下斜肌减弱术,第二期作上直肌后退术,此时可根据余下的上斜度决定上直肌后退量,如此往往获得很满意的效果。如果作了直肌睫状前血管分离保留,就可以一期完成手术。

单独的下斜肌麻痹较少见,多为先天性,可表现为患眼下斜,也可能以旋转斜为主,患眼的上斜肌明显亢进。诊断时应与上斜肌鞘综合征相鉴别。如果是下斜视为主,首选减弱其配偶肌,即健眼的上直肌后退,和(或)加强配偶肌的对抗肌即健眼的下直肌缩短。如是旋转斜度较大垂直斜小,选择患眼的上斜肌减弱术,必要时可作患眼的下直肌后退或者健眼的上直肌后退术。

九、外伤性眼肌断裂

眼部外伤有时可致各条眼外肌单条或多条的断裂,比较常见的有下直肌和内直肌断裂,外伤史及随之发生的复视、眼位偏斜及眼球运动障碍,局部的球结膜下出血,眼球内陷,头颅 X 线照片或 CT 扫描可发现颅底或眼眶壁的骨折等均是诊断的有力证据。新鲜的一般的眼部外伤和眼眶爆裂伤,应尽早手术,早期手术易操作,预后好。没有眼眶骨折者,通常采用结膜切口,由于肌肉与其周围的节制韧带及肌间膜与眼球筋膜的相互联系,肌肉断裂之后往往后退不远,此时只要小心分离结膜下组织,用生理盐水冲洗创口,洗净血块,就可较易发现黏着结膜或筋膜的肌肉断端,镊住肌肉并缝回原肌止缘。如不能见到肌纤维,可提起结膜切口后唇,用镊子向后伸入筋膜囊下,如镊住的组织为淡粉红色而且有张力,疑为断裂的肌肉则即作缝合两针,然后令患者向该直肌作用方向转动,如感觉有牵拉,即可把该处组织缝合回原肌止缘。

如有眼眶骨折者,常在眶下壁的眶下裂处发生骨折,下直肌和下斜肌及其周围组织钳进眶骨壁破裂口,表现为患眼下斜,患眼的上转和下转运动均受限,眼球被动运动试验呈阳性,眼球可能出现内陷,但在早期由于眼眶内组织水肿充血,不但可能无眼球内陷,还可能有轻度的眼球突出。关于手术时间问题,各家有不同意见,较多学者主张应首先处理促进眼眶组织水肿和出血的吸收并抗感染,保守治疗两周左右才手术。另有不少人主张受伤早期保守治疗,观察半年左右,仍有斜视和眼球内陷,才给予手术治疗,主要是基于以下原因:因眼眶内水肿与出血不易操作、术中易伤及视神经、术后中央动脉栓塞等并发症。

总之,对此类患者的手术时机及手术方法应全面考虑,权衡利弊,慎重处理。手术可采用从眶路或鼻窦路进口的手术,结膜或皮肤切口,分离暴露眶缘,整复破裂移位的骨片,解除嵌顿的眼肌,如肌肉断裂则把断裂的眼肌两断端接叠缝合。如此时眼位仍有残留斜视,可留待观察一段时间,才决定再次手术的方案,因为肌肉受伤后其功能往往不是马上全部恢复的,需经一段时间渐渐恢复,所以术毕如残留小度数斜视,不必即刻增加手术量,以免过矫。

如是伤后较久,由于周围组织粘连或瘢痕牵拉等影响,找回断裂的眼肌很困难,需仔细分离,解除粘连并清除限制的瘢痕组织,发现可疑的肌肉组织则缝回原肌止缘,必要时再作麻痹肌的直接拮抗肌或配偶肌减弱术,或作肌移位术。

第五节 A-V 征斜视的手术治疗

A-V 征是指斜视患者第一眼位时水平斜度与向上、向下方注视时斜度有明显差别的一种现象,这种上下注视时的变化,使两眼位置的改变类似字母 A 或 V,故称为 A-V 综合征。A 征的临床特点:水平斜视在第一眼位可能是内斜或外斜,在向上或向下注视时水平斜视度的变化差异 $\geqslant 10^{\triangle}$。内斜 A 征其内斜视在向上注视时内斜度更大或向下注视时斜度减少。外斜 A 征其外斜视在向下注视时的外斜度比向上更大或向上注视时外斜度减少。患者可能有代偿头位,即内斜 A 征下颌上抬,外斜 A 征下颌内收,以此来减少水平偏斜的大小。V 征的临床特点:这一类型的斜视其向上注视和向下注视时的水平偏斜度相差 $\geqslant 15^{\triangle}$,类似字母 V,在第一眼位可能是内斜或外斜。内斜 V 征其向下注视时的内斜视度增加或向上注视时内斜视度减少。外斜 V 征其向上注视时的外斜视度增大而向下注视时的外斜视度减少。患者可能采取的代偿头位即内斜 V 征下颌内收,外斜 V 征下颌上举。A-V 征是一种病因复杂的临床现象,即众多学者共识的:A-V 综合征是水平斜视的垂直性非共同性现象。迄今为止,对其病因目前尚无一致看法,一般认为有三种可能:①水平肌学说:Urist 认为内斜 V 征的内直肌功能亢进引起下转时集合加强;外斜 V 征的外直肌过强,引起上转时外斜加大;内斜 A 征是因外直肌功能过弱所致;外斜 A 征是内直肌功能过弱所致。Postic 发现水平肌肌止点异常可引起 A-V 征。Breinin 通过眼外肌肌电图检查证实水平肌异常不是 A-V 征的唯一原因。②垂直肌学说:Brown 认为 A-V 征可以由原发性的垂直直肌异常引起。如:上直肌功能不足,其向上看时的内转作用弱,而向下看时下斜肌继发作用过强,使得眼位外转,造成上、下的水平斜度不平衡。后天性垂直直肌麻痹,可以引起继发性水平斜视与 A-V 征,亦证实了垂直肌异常是 A-V 征的另一种原因。③斜肌学说:A-V 征的主要原因是斜肌功能的不足和亢进。上斜肌的作用为内旋、下转、外转,如果它麻痹,在其下转最大作用力位置的外转力减弱,使得拮抗的内转力相对加强,从而产生 V 征。即使上斜肌功能可能恢复,其继发的下斜肌功能亢进亦会使眼位在上转时外转作用加强,出现 V 征。同样,上斜肌功能亢进与下斜肌功能不足会产生 A 征。大量患者在斜肌手术后 A-V 征消失证实了这一点。A-V 征斜视手术方式的选择应根据术前细致检查与临床特点,术中注意肌肉有无上、下移位,肌肉附着点有无倾斜等情况,确定患者属何种病因,根据不同病因选择适当手术方法:

一、无垂直肌异常的A-V征斜视

对于一些无明显垂直肌异常，眼球向上、下注视时斜度相差不明显或仅为临界状态的A-V征患者，可作水平肌加强或减弱术，临床一定程度上已证实，内、外直肌功能的加强与减弱不仅影响第一眼位的斜度，同时也能改变这种少许的上、下偏斜度差异。对于明显的A-V征患者，我们可选择以下的手术方式：

(一) 水平直肌止端倾斜术

以对水平斜视合适的矫正手术量后退/缩短内、外直肌时，将后退的肌肉的上下端移位到离原肌止不同距离的位置上，一般肌肉的上下缘离原肌止的距离差异为2~3mm（即倾斜2~3mm），再通过浅层巩膜固定缝合。这种肌止的倾斜重置，我们认为优于肌止端的上、下移位，因为它减少了旋转的危险性和可能性。上下边缘差异2mm，可解决A或V征的差异15$^{\triangle}$；上下边缘差3mm，可解决A或V征的差异20$^{\triangle}$~25$^{\triangle}$。具体方案是：

1. 内斜A征　后退双内直肌或内直肌后退/外直肌缩短术。将内直肌的上缘后退缝合在比下缘力量更弱的位置上。

2. 外斜A征　后退双外直肌或外直肌后退、内直肌缩短，将外直肌的下缘后退到比上缘力量更弱的位置上。

3. 内斜V征　后退双内直肌或内直肌后退、外直肌缩短，将内直肌的下缘后退到比上缘力量更弱的位置上。

4. 外斜V征　后退双外直肌或外直肌后退/内直肌缩短，将外直肌的上缘后退到比下缘力量更弱的位置上。

(二) 水平肌的垂直移位术

水平肌向上或向下移位。换句话说，外直肌总是远离A征或V征的顶点移动，内直肌总是向A征或V征的顶点移动。

1. 内斜A征　两眼内直肌后退+肌止端上移。
2. 外斜A征　两眼外直肌后退+肌止端下移。
3. 内斜V征　两眼内直肌后退+肌止端下移。
4. 外斜V征　两眼外直肌后退+肌止端上移。

对于第一眼位的水平偏斜度，当双内直肌或双外直肌后退不足需要矫正时，就要在单眼行水平肌的后退/缩短术。肌止端的移动方向仍遵行上移或下移同一眼的两条直肌的规则。但有可能出现不需要的旋转，最好行肌止端的倾斜减弱术。通常上移或下移1/2肌止端高度，可矫正10$^{\triangle}$的差距；上移或下移1个肌止端高度，可矫正20$^{\triangle}$的差距。

二、垂直肌异常的A-V征斜视

(一) 斜肌手术

以我们以往的经验，通常斜肌功能亢进进行减弱术的效果比斜肌功能不足行加强术的好，故极少行斜肌功能的加强术，也只有在合并斜肌功能异常的A-V征患者，才考虑在斜肌上进行手术，否则就不能选择斜肌手术。我们观察到外斜A征患者，大多有上斜肌功能亢进；外斜V征大多有下斜肌功能亢进；内斜V征大多有下斜肌功能亢进；内斜A征有许多是有上斜肌功能亢进。在减弱这些亢进的斜肌功能后，绝大部分患者的A-V征消失，这说明斜肌减弱术在A-V征治疗中的重要作用。

(二) 垂直肌减弱或加强术

垂直肌手术在A-V征的治疗中的作用是较小的，绝大多数的A-V征患者在行斜肌或水平肌手术后均得到了满意的矫正，很少需要垂直肌手术，况且如在一眼已行水平肌的后退/缩短术后，垂直肌的手术在该眼是第三条肌肉，顾虑到眼前段缺血的情况，必须得分期才能完成。或采取直肌睫状前血管的分离和保留术，以免眼前段缺血综合征的发生。

(三) 垂直肌的水平移位术

Willer首先提出，上或下直肌向鼻侧移位可增强内转力，向颞侧移位则减弱内转力。垂直肌移位对第一眼位的水平斜视无影响，通常移位的大小是半个至一个肌止。行双眼同名肌的同时向鼻侧或颞侧移位，如双上直肌同时向鼻侧移位。矫正A-V征的机制：例如在内斜V征，下直肌向颞侧移位后，向下注视时内转力减弱，外旋力增强，使双眼向下时向外，矫正了原来向下时的过度内斜，从而使得内斜V征消失。垂直肌移位的手术原则：

1. 内斜A征　上直肌向颞侧移位。
2. 内斜V征　下直肌向颞侧移位。
3. 外斜A征　下直肌向鼻侧移位。
4. 外斜V征　上直肌向鼻侧移位。

同样，为矫正其水平偏斜，须行内、外直肌的手术，注意预防眼前段缺血征的发生，必须分期手术或行直肌睫状前血管的分离和保留。

第六节　特殊类型斜视的手术

一、分离性垂直偏斜

分离性垂直偏斜（dissociated vertical deviation，DVD），表现为一种可变的非固视眼上飘，常常在后天疲劳时或注意力不集中时出现。后天极少主诉复视，而且常意识不到这种运动，或只在照相使用闪光灯后阅照片时发现一眼上斜，但对观察者来说可能是明显的。当交替遮盖双眼检查时，被遮盖眼上斜。目前对病因未全明了，可能是一种核上性异常，也许是抑制隐性眼球震颤的一种机制，也可能是上直肌与下直肌肌力不平衡所致。这种双眼交替遮盖时遮盖眼都呈上斜状态的现象与眼运动神经支配法相矛盾。遮盖眼上转的程度变化不定，而且可以两眼不对称上转，以外主导眼的上转现象更明显，也可以只单眼发生，很难准确测定上斜度。DVD可以单独发生，也可合并其他斜视存在。

【手术原则】

1. 上斜不明显　这类小度数的上斜，美容上可以接受者，无须手术治疗。对某些双眼显著上斜不对称的病例，可通过增加或减少眼镜度数使斜度小的眼视力变模糊一些，促使使用斜度大的眼做固视眼，以改善上飘的症状而无须手术。

2. 双眼上斜度明显　手术的目的是消除眼球上飘，可作双眼上直肌的等量或不等量减弱术，根据双眼上飘的程度决定。抑或行下斜肌前转位术。

3. 一眼上斜度明显，另一眼上斜度小者可先做上斜度大的眼，另一眼可观察，根据上飘的程度，再决定是否需手术，另外择期进行。

4. 合并有水平斜视者，先治疗斜视明显者，后做容易定量的肌肉。例如，DVD的上飘与水平斜度相近或相等时，先矫正上飘，再做容易定量的水平肌手术。如果上斜很轻微，水平斜视明显者，先矫正水平斜视。待手术效果稳定后，再视上斜情况做上飘手术矫正。

【常用手术方法】

1. 上直肌减弱术　单纯上直肌后退术、上直肌后退加后固定缝线术、单纯上直肌后固定缝线术。

(1) 单纯上直肌后退术：对于上斜≤10°者后退5mm，10°以上上飘者，上直肌后退需6~8mm。

(2) 上直肌后退加后固定缝线术：通常上直肌后退4~5mm，后固定在肌止后12~15mm。

(3) 单纯上直肌后固定缝线术：远期效果观察不能充分解决分离性垂直性偏斜。

2. 下斜肌前转位术　当DVD和下斜肌亢进同时存在时，此方法尤其适用。在单有DVD时也可选择此方法，因为下斜肌前转位有较好的长期稳定性。

二、眼球后退综合征

又称Duane综合征，病因尚不明确，可能与眼外肌组织结构异常和神经支的异常有关。临床表现为眼球运动障碍伴随水平转动时睑裂的变化。常常有内转位时眼球迅速上转或下转。患眼集合功能下降或消失。Duane综合征分为三型：

1. Duane Ⅰ型　外转明显或完全受限，内转正常或轻度受限，内转时睑裂缩小，眼球后陷，外转时睑裂开大增宽。

2. Duane Ⅱ型　内转明显受限或完全受限，外转正常或轻度受限，内转时睑裂缩小，眼球后陷。

3. Duane Ⅲ型　内、外转均不能或明显受限，内转时睑裂缩小，眼球后陷。

以第Ⅰ型最常见。第一眼位可有或无斜视，内斜、外斜均可见于各型，而内斜多见于Ⅰ、Ⅲ型，外斜多见于Ⅱ型。患者多数有代偿头位：脸面转向眼球运动明显受限侧，视线转向运动正常或受限轻的一侧。

【手术治疗原则】

1. 第一眼位为正位者，原则上不予手术。

2. 外斜视患者做外直肌后退即可矫正或减轻原在位的外斜视，也可减轻内转时的睑裂变小、眼球后陷。

3. 伴内斜视患者，可做患眼内直肌后退。因患眼内转常常受限，不提倡超量的内直肌后退，必要时可做另一眼的内直肌后退术，禁行或尽量不做外直肌缩短术，以免加重眼球后陷。对侧眼的内直肌后退，有助于患眼的外转。对外转明显受限或不能者，可行上、下直肌转位至外直肌肌止端，同时注射肉毒素至患眼内直肌。

4. 内转位时急速上转或急速下转者，考虑这种异常的垂直运动是由于纤维化的无弹力的外直肌紧张造成眼球赤道部的“缰绳作用”引起向上、向下滑动迅速，可行患肌外直肌后退或患肌外直肌后固定缝线术，后者尤其适于原在位没有水平斜视的患者。也有作者将外直肌后段分为上、下两半，将其分别固定在颞上与颞下方的赤道部巩膜。如果此内转位时的迅速上转或下转考虑是由于上、下直肌同时收缩所致者，可做上或下直肌后退术，后退量均为3mm。

三、固定性斜视

由于先天或后天因素致某一组拮抗肌高度挛缩或纤维变性导致一眼或双眼固定于某一斜位上，不能向其他方向转动的一种特殊现象(临床上以固定性内斜视多见)。做被动牵拉实验时有极大的抵抗力，不能将眼球拉至正位。在先天性者多为先天性眼外肌纤维化引起，而后天性病例则多数与高度近视有关，且患者基本未戴过矫正眼镜。高度近视者发病晚，多在40岁以后，双眼先后发病，病情缓慢，斜度逐渐加大，运动受限由轻至重，最后固定在内下方。几乎所有固定性斜视的偏斜角度都大于45°。

【常用手术方法】

1. 水平肌后退加缩短术　方法是将挛缩肌肉彻底分离，这类病例其节制韧带及肌肉周围的组织常常均有纤维化，亦要注意分离彻底，后行正常后退或超常后退。内直肌的后退缝合在巩膜上通常较难，可用调整缝线悬吊法后退，让助手将该眼向眶外侧最大限度牵拉，然后使缝线松弛后退到不松不紧的位置，再将缝线打结固定。如内直肌的钩取有困难可作肌肉完全断腱，并将球结膜及肌周组织一并后退。受累肌之拮抗肌则根据情况作大手术量缩短术。术后最好在受累肌侧角膜缘作一牵引缝线，使眼球向斜视反方向一侧固定，并尽量使之过度矫正。牵引线保留5~6天，至球结膜拆线时一并拆除。

2. 眶缘固定术与眶骨膜锚定术　对于内斜度较大患者，如果采取内直肌后退(或断腱术)加外直肌缩短术仍未能给予基本矫正，可用本法作为上述式补充。在作外直肌缩短术后，用1-0或3-0丝线，作外直肌止缘缝线通过结膜下固定于眶缘骨膜，使术眼眼球受牵拉至正位或轻度过矫，7~8天后拆除。

由于缝线容易撕裂骨膜或松脱，效果常不理想，中山眼科中心对此进行了改良，用自身眶外侧缘带蒂骨膜作为牵引，效果明显改善。近年因其操作复杂且创伤大，已少用。

3. Jensen肌连结术　由于影像学的飞速发展，功能性核磁共振检查技术已能较好地观察眼外肌的位置，了解其作用功能的改变。已发现一些大角度固定性内斜视，常出现外直肌向下方、上直肌向内移位。因为眼轴极长，过度的内斜使得眼球的后极向外向上“翘”，外直肌、上直肌与眼球的接触弧面发生改变。经检查上、下直肌功能尚正常者，有作者报告采用上直肌与外直肌连结术可取得较满意效果。方法是：在上直肌、外直肌各离肌止后12mm处缝合，将肌肉牵拉回复到正常位置后，缝合固定在巩膜上，将上直肌、外直肌联结后，再在离角膜缘15mm处过浅层巩膜固定。使翘起的眼球后极“翻筋斗”回位。

四、Brown上斜肌鞘综合征

是一种多发生于14岁以下儿童的，极少发生于成人的综合征，可能是由于上斜肌鞘发育异常，抑或上斜肌肌腱异常所致，下斜肌及邻近结构的瘢痕形成也可限制患眼内转时的上转运动。部分病例继发于上斜肌手术，如上斜肌折叠术后。如第一眼位基本正位，且双眼单视功能存在及无明显代偿头位者，无须手术治疗；相反如有明显下斜视、双眼单视功能消失及代偿头位明显则应考虑手术。

常用手术方法有上斜肌肌鞘分离术，但效果不理想。目前较多学者主张采用上斜肌断腱或上斜肌部分切除术，术者根据具体情况作出选择。

五、Graves 病

Graves 病是一种与自身免疫甲状腺疾病有关的自身免疫性眼眶病变，称之为“甲状腺相关眼病（thyroid associated ophthalmopathy，TAO）”。该病几乎不侵犯眼球，而累及所有眼眶软组织，包括眼外肌组织，造成眼外肌运动失调，产生一种限制性的眼球运动障碍，部分因眶压高压迫威胁到视力。

甲状腺眼病包括两个阶段：第一个阶段是炎症期，眼外肌被炎症细胞浸润，使组织增生、肿胀，肌肉弹性下降；第二阶段是瘢痕期，肌肉挛缩、纤维化、瘢痕化，可累及所有的眼外肌，而通常最先影响下直肌，其次是内直肌、上直肌，最后是外直肌。斜肌受累极少产生临床征象。

【临床特点】两个阶段都有类似的临床表现，严重程度从非常轻微到严重都有。有双侧眼或单侧眼发病，有可能非常不对称，共有体征：

1. 眼睑征 上睑退缩、迟落。
2. 球结膜充血、水肿、眼干涩不适、刺激症状。
3. 眼球突出 影像学检查发现眼外肌在肌止点不增厚，在肌腹增厚至梭形，后期纤维化。
4. 复视、眼球运动障碍 主要是运动限制，且呈渐进性加重。
5. 睑裂闭合不全，角膜病变。
6. 视力受损 受累的眼眶软组织、增粗的眼外肌直接压迫视神经，或造成眶压增高压迫了视神经。

【治疗原则】

1. 非手术治疗

(1) 如果患者甲状腺功能异常，先稳定甲状腺功能。

(2) 减轻复视：使用三棱镜或肉毒杆菌毒素注射眼外肌，既矫正斜视也减轻或消除复视。

(3) 在炎症期，注意视功能的监测，全身或局部免疫抑制剂治疗。局部还可眼眶放疗。

(4) 在瘢痕期，免疫抑制治疗基本禁用，肉毒杆菌在此期作用较小。小斜度可用三棱镜矫正。大斜度则考虑手术治疗。

2. 手术治疗 病因已控制、病情进入瘢痕期、病情稳定半年以上，眼位明显偏斜、眼球突出不明显，眶压不高，被动运动试验无对抗者可按麻痹性斜视手术方法处理。值得说明的是，手术难以重新获得全部视野的双眼单视功能，但手术尽可能使第一眼位以及向下方注视的双眼单视区域（无复视区域）达到最大。可适当牺牲向上注视的双眼单视区域。值得注意的是，由于病情的多变性，部分患者的垂直斜视在中到长期过程中会出现斜视的反转，故应使垂直斜视低矫。基于保护或改善视功能以及美容效果的目的，选择手术的次序是：眶减压术、眼肌手术、眼睑手术。

(1) 眶减压术：眶压过高，眼球明显外突，眼球运动障碍，眼球固定，如病因已控制，可作眶减压术，部分病例可恢复部分眼外肌功能（术式详见眼眶手术）。

(2) 眼肌手术：多数采用后退肌肉，可使用调整缝线悬吊术。少或不要缩短肌肉。

(3) 眼睑手术：Müller 肌切除术、提上睑肌延长术、下睑缩肌延长术、睑裂缩短术、睑裂缝合术。

六、爆裂性眶骨骨折

患者有眼或眶缘区域面部的钝挫伤史，外伤后立即出现复视，眼球运动表现为限制性的运动受限，拮抗肌没有或轻微的运动亢进，眼球内陷。无复视的眼眶骨折，不一定需要手术，另外，外伤所致的肌肉或神经损伤、眶内出血、水肿导致的眼球运动障碍，在保守治疗后如果炎症消退，眼球运动恢复正常亦不需要考虑手术治疗。但如果影像学检查报告眼外肌嵌顿在骨折处或眶纤维隔膜嵌顿在骨折处，则需早期考虑眼眶手术。

【手术治疗原则】

1. 损伤后 2~4 周，经治疗眼球运动障碍仍不恢复，出现复视。
2. 有嵌顿的证据，如被动牵拉试验阳性或影像学证据。
3. 影像学检查有大的眼眶骨折。
4. 伤后 2 周明显的眼球内陷而且持续存在。

对眼眶壁的修复手术，通常可与耳鼻喉科或颌面外科联合进行。

眼外肌的手术治疗通常在外伤后 6 个月或经更长时间观察后才进行，以确保偏斜恢复或稳定。被动牵拉试验必须在所有病例都执行，以辨别被动限制的类型。因为手术方法的选择取决于第一眼位的位置以及眼对运动限制的类型。

【眼外肌手术方式选择】

1. 第一眼位下斜视 由于下直肌的限制，上转受限。行下直肌后退（可使用调整缝线）。

2. 向下看受限 由于下直肌麻痹。

(1) 第一眼位轻度或无垂直偏斜

1) 如果全下方注视野均转动一致的力弱，可行对侧上斜肌后部肌腱断腱和对侧下直肌后固定术。

2) 如果只是外下转力弱，则行对侧上斜肌后部断腱术。

3) 如果下转明显障碍，则应行内、外直肌的部分移位术，因此造成的垂直偏斜出现的话，日后再另行矫正。

(2) 第一眼位上斜

1) 该眼下直肌转动轻微不足，行同侧上直肌的调整缝线后退。

2) 该眼下直肌中等转动不足，可行同侧上直肌后退加下直肌缩短术。

3) 向下转动完全障碍，行该眼内、外直肌的部分移位。

3. 向上看受限 第一眼位无偏斜的，通常不予处理。

眼外肌手术的目的是增加双眼单视视野的大小，尤其向下方的功能区域使用极多。眶底修复术后严重的并发症为视力丧失，可因眶内出血、视网膜中央动脉阻塞、手术损伤视神经等引起。另外还有植入物的脱出、下睑外翻等等。

第七节 斜视手术并发症

斜视手术和其他眼部手术一样,有时难以避免某些并发症的出现。术者必须熟知何时可能会出现何种并发症和它的处理原则,在术时和术后加以预防。一旦出现某些并发症要及时和正确地给予处理,将并发症引起的不良影响减小到最低限度。术前耐心向患者作好解释,作细致术前检查及制订合理手术方案,术中熟练和一丝不苟的操作,往往可减少或避免并发症的出现。

一、术中意外和并发症

1. 虚脱 除儿童患者必须在全麻下手术外,绝大多数青少年、成人均可在局部麻醉下进行。在清醒状态下,不同神经类型患者对手术环境、耐受力均不同,部分人情绪紧张、惊慌,在麻醉不充分、粗暴牵拉眼球肌肉时,个别患者出现面色苍白、冷汗淋漓和呼吸困难等虚脱状态;这种状态与心眼反射有所不同,前者心率可能加快,后者心率则明显缓慢。大部分患者经安慰或稍休息后,仍可继续进行手术,仅个别人抗拒手术或症状无改善需暂时终止手术。

对某些患麻痹性斜视或固定性斜视的年龄偏大患者,术前必须作好充分解释工作,注意心血管情况,最好在心电监护下进行手术,术中严密观察心电图和血压变化,以免出现严重意外情况。

2. 出血 在结膜切开、分离节制韧带和肌间膜或肌肉剪断时,都有可能创伤血管导致出血。出血不但使手术难以进行,且术后常会产生不同程度血肿而致影响手术效果。表浅组织的毛细血管出血,常用电透热止血或用棉签蘸 1∶10 000~1∶100 000 肾上腺素溶液压迫止血;深层或肌肉较粗大血管出血则可用止血钳压迫止血或以套环缝线结扎止血。

在作斜肌手术时,应尽量避免因手术野暴露困难而误伤肌肉,在剪断肌肉前,在断端两侧用止血钳夹压肌肉或以套环缝线结扎,以避免术时或术后出血。斜肌手术有时可能误断涡静脉,如不及早止血常会引起眼眶出血及眶前部血肿,严重影响手术效果。一旦出现涡静脉出血,应迅速行压迫止血,如无必要尽量不采用烧灼法止血。

3. 肌肉迷失 结膜切口选择失当、结膜下浸润麻醉时药量过多,穿刺过深或手术时过多翻弄组织使组织肿胀出血等原因,常导致术中找不到肌肉,尤其在作上、下斜肌手术时,由于肌肉解剖标志不清,更容易误伤肌肉或找不到肌肉。遇到此种情况时,术者应冷静地解除眼球一切牵引,使眼球尽可能恢复原位,认清眼球方位和解部标志,有层次逐步寻找,如确有困难,应暂时终止手术,待适当时机再行手术,切忌胡乱翻弄,使更多组织受创而导致以后手术更困难。

缝线方法不当,如断端过短,线结结扎松弛,不慎剪断肌肉缝线或肌肉退缩,缝线仅结扎部分肌鞘等原因亦可使肌肉滑脱而至迷失;眼球的钝挫伤,肌肉断裂退缩,常会导致肌肉迷失。一旦发现肌肉迷失,术者切忌惊慌失措,应保持冷静,嘱患者不要过多转动眼球,在助手协助下暴露术野,在良好照明和直视下,用生理盐水冲洗创面组织后,用镊子沿迷失肌方向的巩膜面,由前到后逐层寻找,如发现白色肌鞘或红润肌肉组织时,应用镊子夹紧肌肉,并令患者向该肌作用方向转动,如有明显牵拉力,则为该肌肉无疑。在寻找肌肉时,操作必须有计划,轻巧地分段进行,切莫胡乱翻弄和不必要牵拉,以免给进一步寻找带来困难和术后组织广泛粘连。如果多方寻找均未如意,可将该肌周围的筋膜组织成束缝合于该肌肌止缘处,期望能部分补偿迷失肌肉功能,或待后期再作肌移位术矫正异常眼位。

肌肉迷失是斜视手术中最严重的并发症。其产生原因主要是术者经验不足,手术操作失当或手术器械和缝线质量不佳。一般选择优质缝线,细致和精确的手术操作是可以避免和减少这种并发症出现的。

4. 巩膜穿通 在作肌肉后退和缩短等手术时,需作巩膜缝线,由于某种原因,在缝合时不慎使缝针穿通全层巩膜,致使眼球穿通,继而产生眼球出血、玻璃体脱出,后期甚至出现视网膜脱离或眼内感染。这种并发症虽然极少见,但必须提高警惕,切勿大意。导致缝穿巩膜主要原因是术者操作不当,在作巩膜浅层缝线时未能控制缝针角度和缝针深度,或操作粗暴、用力过大所致。在缝合时,应使持针手腕部固定,不能悬空,缝合巩膜深度应以缝针在巩膜浅层穿过时,仍能隐约看到缝针走向为宜,过深容易穿通巩膜,过浅则缝线不牢靠;缝针尖利或过钝均容易穿通巩膜,前者难以掌握用力度,后者用力过大而致失去用力控制;此外,缝针弯度要适宜,过直或过弯的缝针深度均难以掌握。术者在手术前必须作检查和选择。

缝针在巩膜浅层穿过时是有一定阻力的,如果突然觉得缝针毫无阻力如进入一个空间,表示巩膜可能穿通,此时应立即退出缝针。如伴有出血或璃体脱出,则是巩膜穿通无疑。一旦出现巩膜穿通,应按眼球穿通作常规处理,如有玻璃体脱出应剪除,局部作电透热或冷凝,最后将缝针重新按手术要求,离开穿孔区另作巩膜缝线。术后常规予广谱抗生素静脉滴注,如有出血则使用止血剂。术后要定期追踪,注意视力和眼底改变。

5. 眼心反射 牵拉眼外肌可使心率减缓,这种现象首先为 Aschner 和 Dagnin 于 1908 年所发现,以后人们把加压眼球和牵拉眼外肌引起心率减缓现象称为眼心反射。如加压眼球或在牵引眼外肌前后心率每分钟减缓 10 次以上者称为阳性,严重者每分钟可减缓 60 次,甚至停止心跳而死亡。近年国内外大量文献报道斜视手术可引起相当高的眼心反射发病率和死亡率,这是值得我们警惕的。

一般来说,儿童发病率明显高于成人;全麻的明显高于局部麻醉;牵拉内直肌和下斜肌的发病率明显高于其他眼外肌。

术前了解患者心功能状况是预防严重眼心反射的最重要环节,对儿童和老年人应作心电图检查,个别患者应作系统心功能检查,凡心功能不全者或先天心脏病患者应取得专科医师同意或周全监护下方能进行手术。全麻下手术儿童和局部麻醉下年龄偏大成年人必须在心电监护下进行手术;术者不要过多或粗暴牵拉肌肉,尤其在作内直肌和下斜肌手术时,手术要做到轻巧、准确和快捷,如果发现严重的眼心反射,必须立即停止手术,注意监测心率、呼吸和心电反应,如病情并无改善且有所发展,应立即按每公斤体重

0.01mg 静脉推注阿托品，如发现心跳停止应作心外按摩或人工呼吸，必要时应用静脉滴注肾上腺素。

6. 角膜上皮剥脱　手术时过多滴用表面麻醉药物如丁卡因等、角膜暴露过长、手术误伤均可引起术中角膜上皮剥脱。患者表现为眼痛、异物感等不适。适量使用表面麻醉药滴眼，术中以生理盐水棉纱覆盖角膜或滴用生理盐水，保持角膜湿润，手术操作轻巧熟练，角膜上皮剥脱是可以预防的。

发现角膜上皮剥脱时，术毕要预防角膜感染，局部使用广谱抗生素眼膏，以加压绷带包眼，减少眼球活动。如无特殊，1~2 天后角膜上皮可以良好愈合，症状亦随之消失；如发现角膜感染，应按角膜炎处理，及早进行治疗。

7. 错误缝合相邻眼外肌　当手术野暴露不充分，组织层次分离不清时，在作外直肌或上直肌大手术量的后退或缩短手术时，极容易误将其相邻下斜肌或上斜肌缝合折叠在一起，从而产生诸多不良后果。在缝合肌肉时，尤其作外直肌和上直肌缩短术时，如发现结扎肌肉缝线时张力过大、结扎困难时，应检查有无上述情况出现，及早纠正错误缝合。术后眼球出现异常眼位，眼球运动明显异常且不能以原手术效果所解释，应重新作原创口探查，拆除错误缝线，重新缝合肌肉。

二、术后并发症

1. 结膜水肿与结膜囊肿　斜视手术后 2~3 天，术眼充血、结膜轻度水肿伴轻微疼痛属正常现象。如果水肿十分明显，结膜隆起呈囊泡状，当眼睑闭合时，甚至嵌顿于睑裂外，难以消退，可用针头挑破或用尖刀切开小口释放液体，常可在 1~2 天内平伏消退。如囊样水肿反复不退，应考虑可能为缝合结膜时创口内残留结膜上皮断片所致的结膜囊肿。如放液不能奏效，应拆除结膜缝线，消除创口内残留结膜组织。这种并发症多见于内直肌加强术和取用肌止缘后结膜切口，其他肌肉手术较少见。细致的创口缝合或作结膜后退缝合，可减少此并发症出现。

2. 缝线肉芽肿　常见于使用丝线，尤其以较粗丝线作为肌肉缝线的肌肉加强术患者。术后 6~8 周术眼结膜充血不退，新肌止缘结膜下，有一淡红色小肿块，裂隙灯下见结膜下有肉芽样结缔组织包裹的线结，或见结膜表面部分外露线结。这种现象多为缝线所致慢性过敏反应的非炎症性肉芽肿。部分患者在不知不觉中排出线结后，症状消失。部分症状较重患者则应剪开结膜，拆除线结，清除肉芽组织后方可愈合。取用人造纤维缝线（如尼龙、可吸收缝线）可以避免此并发症发生。

3. 角膜干凹斑　又称 Dellen 斑，是斜视手术后较常见的并发症。一般出现于手术后第 2~7 天。常发生于缩短手术肌肉一侧透明角膜缘，外观呈 1~3mm 大椭圆碟形小凹，早期需经仔细检查才能发现，极易漏诊，当病情进一步发展时，荧光素可染色。角膜干凹斑一般在数天内消失，且不留痕迹，重症者可持续 1~2 周，有时可留下淡薄混浊的小斑。缝线的刺激及球结膜水肿隆起影响该区泪膜形成可能是本并发症的原因。细致的结膜缝合、早期使用抗生素和人工泪液滴眼，可预防和避免此并发症出现。如有球结膜水肿隆起，必要时可作穿刺放液，使其平复，病变可在数天内痊愈。

4. 眼内感染　由于斜视手术导致眼内感染（眼内炎）较罕见，但一旦发生，必然产生严重后果，甚至失明。近年国内外陆续有报道，术者必须保持高度责任心，杜绝此类并发症发生。

发生眼内感染主要原因是肌肉缝线时，缝针穿破眼球，或作肌肉加强术时在肌止缘处剪破巩膜，细菌或真菌由破口侵入而造成感染。一旦发生眼球穿破要积极进行治疗，局部作电透热或冷凝术。术后静脉滴注广谱抗生素，加强术后追踪观察。如出现眼内炎症状，应进行积极正确处理（见“眼外伤手术”章）。

5. 眼前段缺血　睫状前动脉一般有 7 个分支，其中上、下直肌和内直肌均有 2 支，而外直肌仅有 1 支。这些分支先供应肌肉后在肌止缘稍前方垂直进入眼球，供应虹膜睫状体、角膜缘和前部球结膜。在作眼外肌手术时常会伤及这些分支，当一眼同时作了 3 条或 3 条以上的直肌手术时，受创伤睫状前动脉分支超过半数，这样就有可能令眼前段组织血液供给不足，从而产生一系列病理改变。眼前段缺血症状往往出现于术后 2 周后或更长时间。斜视术后如出现角膜雾状或纹状水肿、房水混浊、瞳孔变形及虹膜萎缩等现象，应是眼前段缺血表现。此时应迅速给予充分散瞳，全身及局部应用皮质类固醇激素治疗，适当用血管扩张剂等。减少睫状前动脉分支的创伤是预防本并发症的最主要手段。在每一眼上每次至多只能切断 2 条直肌，若非在一眼作 3 条以上肌肉手术不可，应待 6 周后再考虑行另一肌肉手术。

6. 复视　共同性斜视矫正术后可能出现复视，特别是内斜视、双眼视力较好而又有异常视网膜对应的患者更容易出现，术者必须有所重视，术前向患者及其家属作好解释，使他们有充分的思想准备。术后复视有两种，一为矛盾性复视，另一种为融合无力性复视。不论在性质、症状和预后，两者均有不同。

异常视网膜对应是产生矛盾性复视的主要原因。在斜视早期，由于眼位偏斜破坏了正常双眼单视功能而出现复视，复视导致知觉代偿，重新建立异常的视网膜对应关系，双眼取得新的共同视觉方向而使复视消失。斜视矫正术后，这种新的视网膜对应关系受到破坏，无异于将一正位眼变为斜位而出现的复视。这种复视特点是内斜视术后出现交叉性复视或外斜视术后产生同侧复视，与正常视网膜对应情况相反，故称矛盾性复视；由于术后其异常视网膜对应未改变，当两眼同时注视一物体时焦点并非同时落在双眼黄斑中心凹上，故两眼物象并非同样清晰而是一清晰一模糊；此外不论远近距离，复像均同样存在。部分矛盾性复视患者因眼位矫正后逐渐形成正常视网膜对应而重新获得不同程度双眼单视功能，另一部分患者则重新产生新的视觉抑制，复视最终也获得消除。

部分内斜视患者，尤其双眼视力较好或相近的内斜视，由于过度减弱内直肌功能或术后轻度过度矫正，这部分患者在术后一旦重新获得正常视网膜对应，由于集合功能降低等原因而使融合范围缩少，将导致融合无力性复视。这种复视特点是近距离复像明显，两像清晰度相近，而同视机检查融合范围大大低于正常值。融合无力性复视的年轻患者早期可作同视机融合功能训练或戴基底向内三棱镜矫正，同时应尽量减少远视镜片度数。对明显过矫的内斜视，经治疗无效，3~6个月后考虑作外直肌后退术或内直肌前移术。

术前的视力检查和角膜缘牵拉试验对于术后产生复视和复视性质的估计有重要意义，尤其对双眼视力良好或相近的双眼性内斜视患者更为重要，对于可能产生融合无力性复视患者，术前应反复说明，劝告其不作手术。如患者坚持手术要求，术前应作好手术方案，避免过多减弱内直肌功能或明显过度矫正。

7. 矫正不足与过度矫正　斜视治愈标准有两个，一为美容治愈，一为功能治愈。美容治愈指无双眼单视、眼位基本矫正；功能治愈要求远近距离均正位，有正常视网膜对应，足够大的融合范围及立体视觉。我国赫雨时把5°以内的过度矫正和矫正不足量作为基本正位眼的标准。

轻度的矫正不足和矫正过度，早期应继续观察，部分调节性斜视在打开双眼后戴镜观察，往往在打开双眼后，此类患者常可变成满意正位眼。明显矫正不足或矫正过度患者，经调整眼镜屈光度和观察1~3个月，估计第一次手术效果稳定后再行第二次手术。

（邓大明　林小铭　康瑛）

第十二章 视网膜脱离手术

临床上所指的视网膜脱离是视网膜神经感觉层与色素上皮之间的分离，而不是视网膜(包括色素上皮层)与脉络膜之间的分离(图 12-0-1)。视网膜脱离是常见而严重的致盲眼病之一。临床上分为原发性及继发性两大类。由视网膜裂孔所致的称为原发性裂孔性视网膜脱离，由炎症、外伤、肿瘤、增殖性病变以及某些全身性疾病等引起的，称为继发性视网膜脱离。继发性视网膜脱离主要分为渗出性视网膜脱离和牵拉性视网膜脱离。

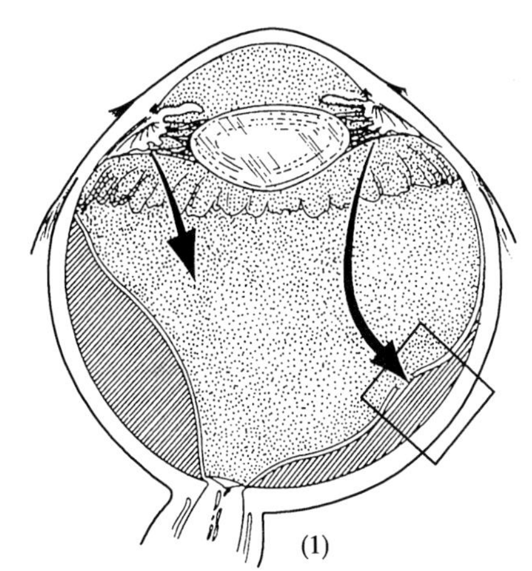

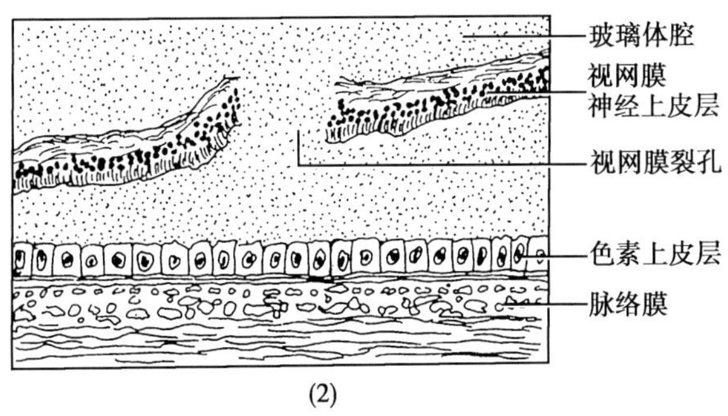

图 12-0-1 裂孔性视网膜脱离

液体由玻璃体腔经视网膜裂孔进入视网膜下腔视网膜感觉层与色素上皮层均属于神经外胚叶组织，在胚胎期，分别由眼杯的内、外板发育形成。正常情况下，通过多种因素而使这两层组织互相黏附在一起。归纳起来，这些因素包括：①玻璃体的流体压力；②横向通过视网膜的液体流动力[图 12-0-2(1)、(2)]；③神经感觉层外节段与色素上皮细胞微绒毛间的交错镶嵌状态[图 12-0-3]；④细胞间质中各种黏附分子的作用；⑤色素上皮细胞的主动转运作用，使视网膜下腔处于脱水状态。

任何破坏这些作用力的因素，并达到一定强度时，都可导致视网膜脱离。

裂孔性视网膜脱离多见于 20~50 岁的青壮年，尤其是伴有高度近视及眼部外伤者，其发病率为 0.05‰~0.1‰。当第一只眼发生视网膜脱离后，5 年内有 20%~50% 患者另一只眼亦会发生视网膜脱离。在临床上，根据其严重程度，可大致将裂孔性视网膜脱离分为简单型及复杂型(困难型)两大类，大部分不合并有增殖性玻璃体视网膜病变

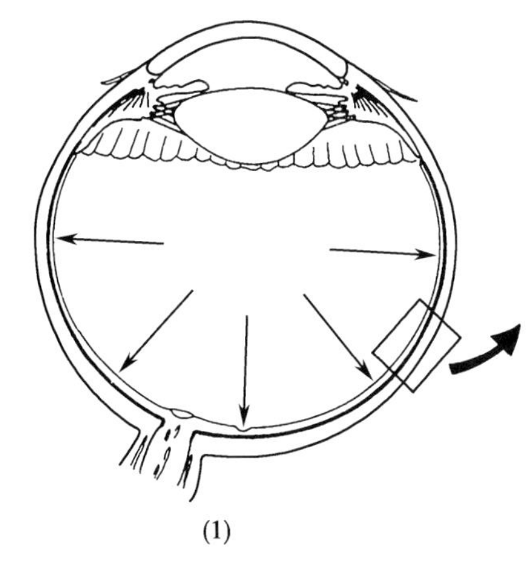

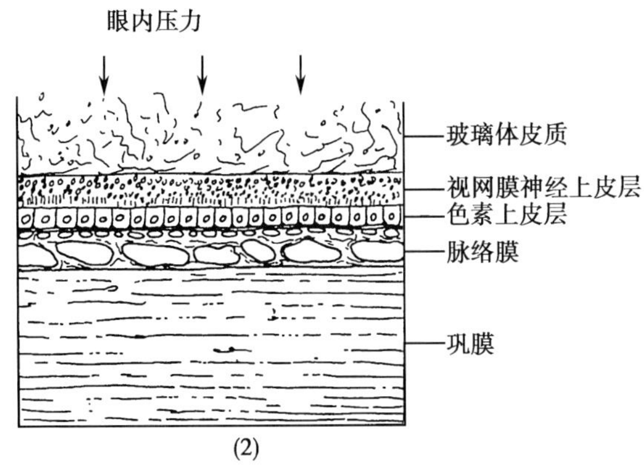

图 12-0-2 横向通过视网膜的液体流动力

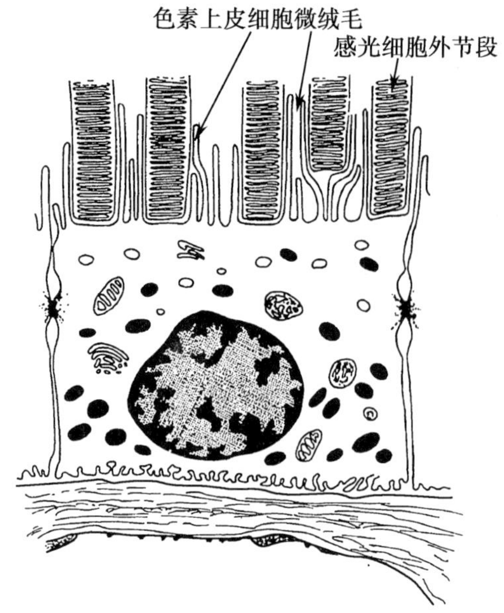

图 12-0-3　视网膜神经感觉层外节段与色素上皮细胞微绒毛之间的镶嵌状态

(proliferative vitreoretinopathy，PVR)的裂孔性视网膜脱离均属简单型，其临床表现为后缘无翻卷的单个(或一组)马蹄形裂孔(小于2个钟点范围)，网格样变性区内的萎缩性圆孔等引起的视网膜脱离。复杂性视网膜脱离是指那些无法用常规巩膜扣带术治疗以及以往认为无治疗希望的视网膜脱离，临床表现为多发性或大马蹄形裂孔，高度近视性黄斑裂孔，巨大裂孔以及伴有增殖性玻璃体视网膜病变的视网膜脱离。另外，增殖型糖尿病性视网膜病、穿透性眼外伤以及晚期早产儿视网膜病变等引起的牵引性视网膜脱离亦属此类，不在本章讨论范围，请参见眼外伤及玻璃体手术。对于黄斑裂孔性视网膜脱离请参见黄斑部手术章。简单型视网膜脱离经常规的视网膜脱离手术治疗，绝大部分患者可以治愈，而对复杂型视网膜脱离，则需要联合玻璃体视网膜显微手术。本章主要介绍简单型裂孔性视网膜脱离的常规手术治疗方法。常规的视网膜脱离手术是指在眼球外通过填压、填充、冷凝、电凝以及排出视网膜下液等方法，使脱离的视网膜回复原来的位置，并与脉络膜形成永久瘢痕，目的是封闭视网膜裂孔。常用的手术有巩膜外冷凝、硅胶填压(包括环扎)、放出视网膜下液，根据需要还可以进行眼内注射(如空气)及术后激光光凝。随着诊疗技术及认识水平的不断提高，对视网膜脱离的治疗已取得较满意的疗效。

自从1923年Gonin首先使用烧灼的方法封闭视网膜裂孔来治疗视网膜脱离以来，尽管手术方法及仪器设备有了很大的进步，但是封闭裂孔仍是视网膜手术成功的关键，其他措施如巩膜外加压、放出视网膜下液及玻璃体腔内填充等则是缩小眼内容量，放松玻璃体牵引以促进视网膜的复位。因此，裂孔性视网膜脱离的手术原则是封闭裂孔，促进视网膜复位，并使之牢固地与色素上皮及脉络膜黏合。故手术时应选择手术量最小、组织损伤最少，而又能达到手术目的的手术方案。

第一节　视网膜的局部解剖、生理及病理

眼球近似球形，前部1/6为角膜，其曲率半径小而略为突起，后部5/6为巩膜，其半径略大。眼球表面及内面有一些特殊的解剖标志及结构，熟悉这些标志和结构，对视网膜手术者很有必要。

一、眼球大小

正常人眼球各径线的大小略有不同，前后径(外轴)平均为24mm，水平径平均23.5mm，垂直径平均为23mm，球内轴长平均22.6mm，赤道部周长平均74.7mm；眼球容积约6.5ml，玻璃体腔容积约4.5ml(图12-1-1)。

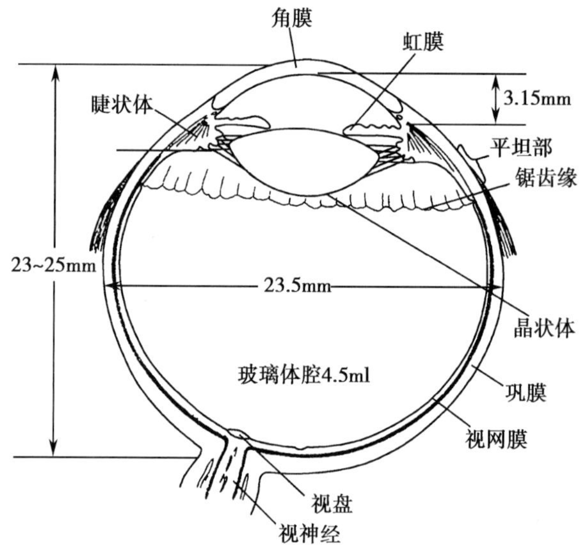

图 12-1-1　正常眼球的解剖结构

二、眼球各主要结构至角膜缘的距离

1. 四条眼外直肌止缘　内直肌5.5mm，下直肌6.5mm，外直肌6.9mm，上直肌7.7mm。

2. 锯齿缘鼻侧7mm，颞侧8mm。

3. 睫状体平坦部为锯齿缘前4.5mm之带状部。

4. 赤道部距角膜缘14.5mm处称赤道，其前后2~3mm之带状部称赤道部。

5. 涡状静脉上下共两对，内上支距角膜缘20.5mm，位于上直肌内缘；外上支距角膜缘22.5mm，位于上直肌外缘旁2mm；内下支距角膜缘20.5mm，位于下直肌内缘旁1mm；外下支距角膜缘20mm，位于下直肌外缘深面。涡状静脉进入眼球后，在巩膜内约有2mm的穿行路径。

6. 黄斑部在巩膜表面的位置可有两种定位标记：一是在下斜肌止缘的鼻侧缘向后上方2.2~4mm处；二是睫状后长动脉颞侧支进入巩膜处之下方(图12-1-2)。第一种定位可有较大的个体差异，特别是在高度近视患者，黄斑部在巩膜表面的位置可位于下斜肌止缘内上方4~6mm处，而第二种定位则变异不大，较恒定。

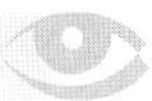

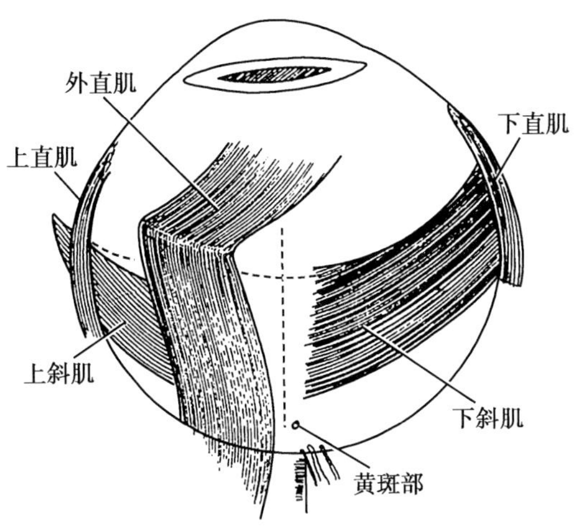

图 12-1-2　黄斑部在巩膜表面的标志

7. 玻璃体基底部　位于锯齿缘前 2mm 至锯齿缘后 1mm。在该区域内玻璃体与周边部视网膜及睫状体上皮紧密粘连(图 12-1-3)。

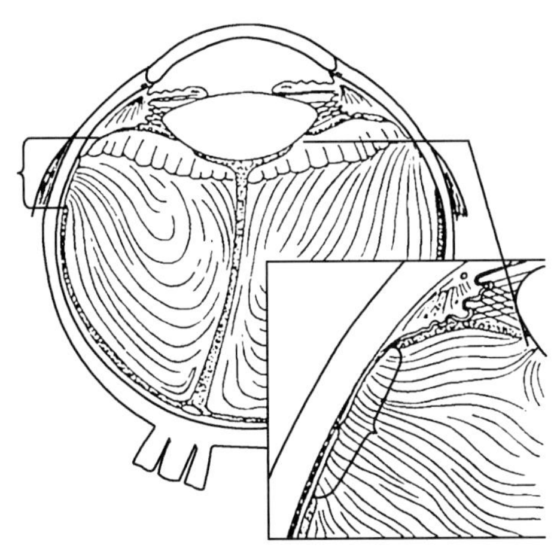
图 12-1-3　玻璃体基底部

三、眼球壁的厚度

1. 巩膜　各处的巩膜厚度略有不同(图 12-1-4)。

2. 脉络膜　前部脉络膜厚度约为 0.1mm,该处之脉络膜血管较细小;后部脉络膜厚约 0.22mm,血管较多、较粗大。

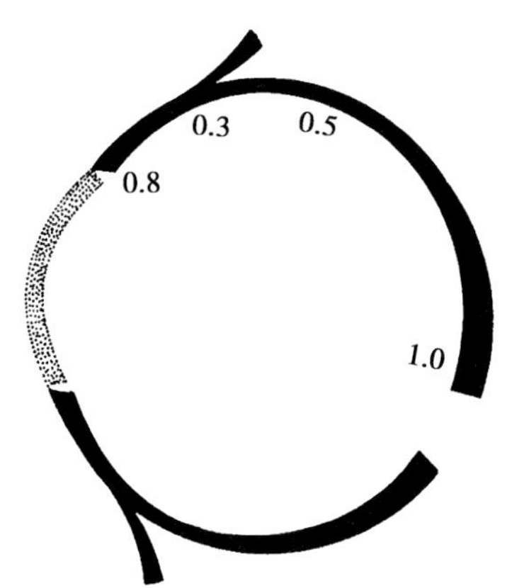

图 12-1-4　各处巩膜厚度(mm)

3. 视网膜　位于锯齿缘处的视网膜最薄,向后逐渐增厚。由于周边部的视网膜薄、血液供应差,且易发生终末小血管闭塞,因而容易发生变性及萎缩,加上玻璃体的牵拉,故大多数视网膜裂孔位于周边部。

四、视网膜变性

常见的视网膜变性有:网格样变性、囊样变性、霜样变性、铺路石样变性、蜗牛迹样改变、色素性变性以及蜂窝状变性等,其中网格样变性及囊样变性与视网膜脱离关系较为密切。视网膜变性过程相当缓慢,发展到一定程度时,在某些因素的作用下,如玻璃体牵引或外力作用,可以产生视网膜裂孔从而导致视网膜脱离。在此仅选与视网膜脱离关系较密切的两种视网膜变性作一简单叙述。

(一) 视网膜网格样变性

多见于颞上象限的视网膜周边部,与锯齿缘平行,亦可见于其他象限。其发生率约为 10%,当一眼发生网格样变性后,另一眼的发生概率接近 50%。病变特点为在病变区内有白色线状或呈树枝状交叉构成的网格样改变。其形态多样,可呈圆形、椭圆形、梭形或长条形。变性区内可见团块状或弥散性色素沉着,有时亦可见黄白色斑点状脂质沉着以及圆形萎缩性小孔(图 12-1-5)。网格样变性内萎缩性小孔的发生率约为 20%,一般认为这类萎缩孔引起视网膜脱离的危险性不高。但也有报道显示 2%~13% 裂孔性视网膜脱离由这类萎缩性小圆孔引起。组织学研究表明,变性区内的视网膜血管硬化,玻璃样变性以及闭塞;白色条纹多为神经胶质增生或结缔组织增生,部分为闭塞的视网膜血管;视网膜组织变薄,神经节细胞消失,仅残存小量胶质细胞。由于毗邻玻璃体基底部,故多与该处变性、浓缩的玻璃体紧密粘连。在视网膜变性变薄的基础上,在眼球的运动或外伤外力的作用下,玻璃体的粘连及牵拉容易造成撕裂性裂孔,亦就是我们在临床上常见的马蹄形裂孔,从而导致裂孔性视网膜脱离,尤其是当网格样变性区位于玻璃体基底部的交界区时。

(二) 视网膜囊样变性

视网膜囊样变性好发于赤道部与锯齿缘之间,较多见于颞下象限。其临床特点为:该处视网膜失去正常视网膜色调,较混浊,表面不破损,较平滑,稍隆起状,可见多个小囊集中在一起而呈蜂窝状的改变,有时还可见到由细小白色条纹形成的小圆圈图样。组织学检查显示变性区内视网膜的内外颗粒层及神经节细胞层发生空泡样变性。空泡进一步扩大将形成视网膜囊肿或劈裂。一般情况下,囊样变性不至于产生裂孔及视网膜脱离,但当玻璃体浓缩或形成条索或伴有增殖性病变时,并与该处视网膜粘连牵拉时,则可产生视网膜裂孔及视网膜脱离。

另外,视网膜囊样变性还可见于黄斑部。此时黄斑部呈蜂窝状改变,其外观与黄斑裂孔相似,但光学切面不中断(图 12-1-6),眼底荧光造影所见基本正常,个别患者可呈轻度高荧光。当病变继续发展而使局部组织进一步变性、萎缩,尤其与玻璃体紧密粘连时,将很容易发生黄斑裂孔,此时,光学切面中断,荧光造影显示高荧光改变。此类患者如果是单纯性萎缩性黄斑裂孔,则可维持多年而不发生视网膜脱离,但如果伴有明显的玻璃体牵引,则大多会生视网膜脱离。

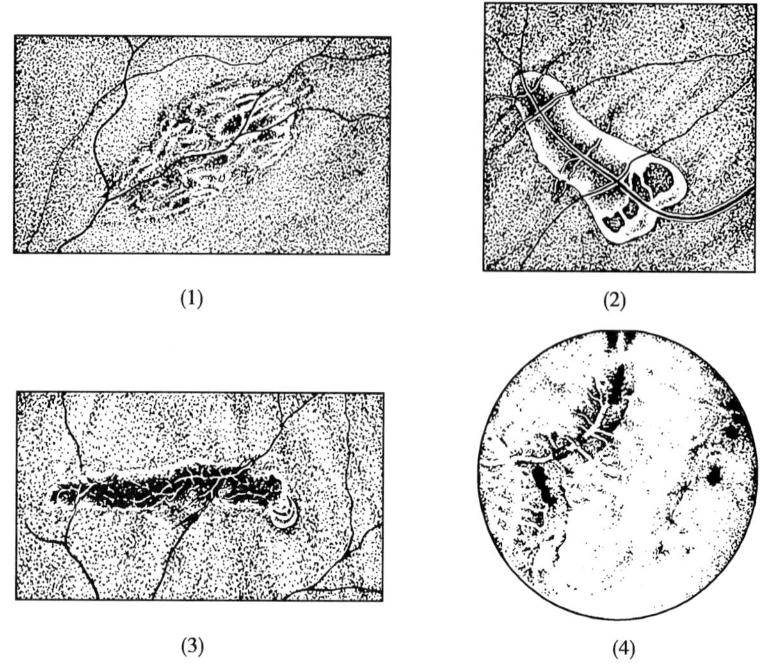

图 12-1-5 视网膜网膜网格样变性可分四期

(1)早期呈所谓"蜗牛迹"样斑;(2)变性区内视网膜血管出现白鞘可以在变性区的一端发生裂孔;(3)典型的网格样变性;(4)范围更扩大色素明显沉着

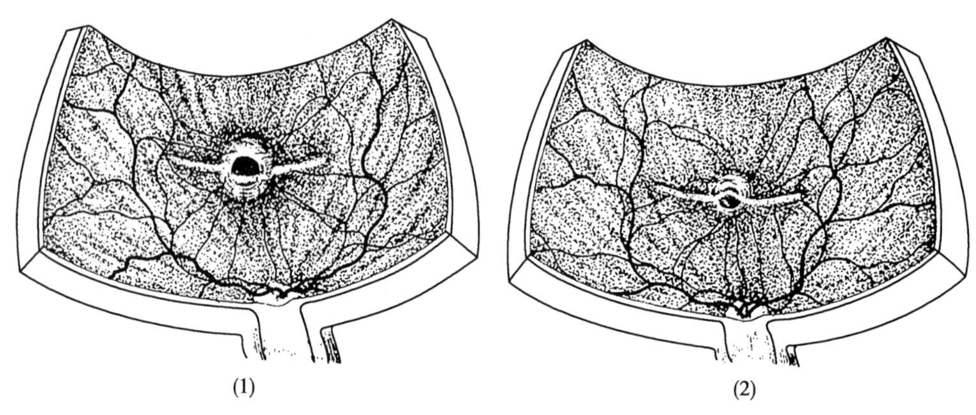

图 12-1-6 黄斑裂孔与黄斑囊样变性的鉴别

(1)黄斑裂孔;(2)黄斑囊样变性

五、玻璃体病理改变

正常眼的玻璃体是一种透明的胶样物质,是由胶原样原纤维构成网状支架,在其上面附有透明质酸分子,后者结合大量的水分子从而形成这种具有黏弹性的胶体。玻璃体腔的容量约为4.5ml,玻璃体的屈光指数为1.337,前面与晶状体相贴,后面大部分与视网膜连接,在其基底部、视盘边缘及黄斑部周围与视网膜紧密粘连。现代观点认为,玻璃体的变化明显地影响到视网膜脱离的程度、手术方式的选择以及预后。因此,对玻璃体尤其是玻璃体的各种病理性变化,必须有充分认识并给予足够的重视。

(一) 玻璃体浓缩与液化

玻璃体浓缩与液化同时存在,随年龄的增长而发生。单纯的玻璃体液化对视网膜脱离的影响不大。

玻璃体浓缩是玻璃体严重变性的一种,与视网膜脱离密切相关。浓缩的玻璃体失去其固有的胶体特性,变性脱水形成冻胶状。其发生率在30岁年龄组约为13%,而在80岁组则为70%,说明与年龄有关。此外,玻璃体浓缩还常见于近视患者,以及炎症、外伤、玻璃体视网膜病变等。广泛而严重的玻璃体浓缩还见于玻璃体大量出血,多次反复视网膜脱离手术后,以及广泛而过重的巩膜电凝或冷凝后。此时玻璃体与视网膜广泛粘连,使视网膜形成广泛性的固定皱褶,从而加重了视网膜脱离的复杂性及治疗难度。玻璃体浓缩表现为不同程度的混浊、活动度变差,眼球运动时,浓缩的玻璃体如同冻胶状抖动,而玻璃体液化则表现为在玻璃体内形成一个或数个透亮区(图 12-1-7)。

(二) 玻璃体后脱离

玻璃体后脱离是指后部玻璃体与视网膜分离(图 12-1-8),

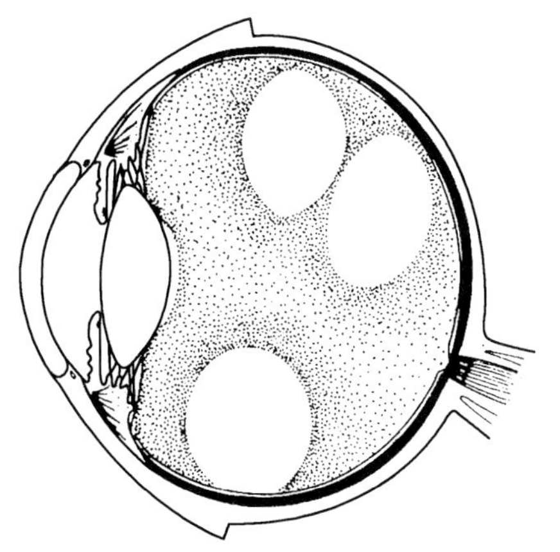
图 12-1-7 玻璃体液化

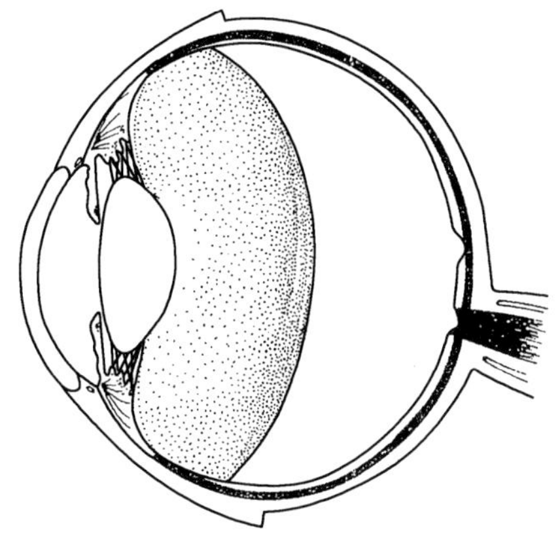
图 12-1-8 玻璃体后脱离

随着年龄的增加,其发生率亦增加。

Favre 和 Goldmann 报告显示,在 10 岁到 45 岁之间没有发现玻璃体后脱离;在 46 岁到 65 岁,约有 6%;66 岁至 86 岁,则有 66% 发生玻璃体后脱离。

在另一份临床报告中亦显示在 50 岁以上的年龄组中 53% 有玻璃体后脱离。玻璃体后脱离通过检眼镜检查或裂隙灯检查容易看到,表现为在视盘前下方玻璃体腔内见到环状或不规则的混浊物,此称视盘前环;或可见到收缩、前移的玻璃体后界膜。大部分的玻璃体后脱离没有明显的主观症状,少部分人可以看到眼前有小黑影飞动,类似"飞蚊症",以及闪光感。黑影多是由玻璃体内的混浊物引起,这可能是视盘前环、收缩的玻璃体后界膜、撕脱的视网膜组织、渗出物或出血。闪光感则提示视网膜受到牵拉刺激,一般无危险性,但亦可能是引起视网膜裂孔的先兆症状,应予重视。闪光感在视野中的位置,可以帮助了解视网膜被牵拉的部位,如鼻侧视野的闪光提示颞侧视网膜受刺激。对急性症状性玻璃体后脱离患者,要散瞳仔细检查眼底,注意有无视网膜裂孔。据报道,该类患者中,8%~15% 发现有视网膜裂孔,个别报告提示甚至高达 46%。

(三) 玻璃体机化及增殖性改变

这是很严重的玻璃体病理性改变,可对视网膜造成严重的损害,通常由外伤、出血、炎症等引起。常见于眼球穿破伤、增殖性玻璃体视网膜病变、全葡萄膜炎、增殖型糖尿病视网膜病变、视网膜静脉周围炎以及视网膜中央静脉阻塞等。增殖的纤维性玻璃体条索牵拉视网膜,引起视网膜裂孔或牵引性视网膜脱离;紧贴视网膜表面的增殖膜又称视网膜前膜或视网膜上膜。它们的收缩,形成视网膜皱褶,使视网膜僵硬、固定。玻璃体增殖膜,包括视网膜前膜的产生机制复杂,涉及多方面的因素,而且很多尚未清楚,一般认为是由于玻璃体腔的屏障被打破,外来细胞及某些因子,包括各类炎症细胞、免疫细胞、视网膜色素上皮细胞及纤维细胞等进入玻璃体腔并在那里增殖所致。玻璃体机化及增殖使视网膜脱离复杂化,增加了手术的难度,明显地影响术后的疗效。

六、其他因素

包括高度近视、外伤、过度疲劳、剧烈运动以及发育方面的因素等。尤其是高度近视,它与视网膜脱离的关系是明确的。在原发性裂孔性视网膜脱离中,接近 50% 以上为近视眼患者;在这类患者中 40% 将会发生双侧性视网膜脱离。因此,对高度近视者要定期散瞳检查眼底,以便及早发现问题,作出相应处理。

第二节 术前检查及准备

一、详细询问病史

视网膜脱离患者常有如下的自觉症状:

1. 先兆症状 很多患者在发生视网膜脱离时有先兆症状,主要为闪光感及眼前黑影增加。

(1) 闪光感:变性的玻璃体在与视网膜粘连的部位发生牵拉,刺激视网膜从而产生闪光感觉。这种闪光感一般是无害的,仅仅是提示视网膜受到刺激,尤其在玻璃体后脱离的患者,约 50% 诉有闪光感,但也有可能是发生视网膜裂孔,以致视网膜脱离的征象。因此,要予以重视,闪光的方位可以提示视网膜受刺激(或裂孔)的部位,如在视野的下方出现闪光,则有可能上方发生视网膜裂孔。

(2) 眼前黑影:可以活动的黑影多为玻璃体混浊或玻璃体后脱离所致。如为轻度、细小的黑影,且其大小、数量经久不变,则问题不大。但是,如果黑影突然增多并伴有视力下降,则可能发生视网膜裂孔或视网膜脱离早期使玻璃体混浊加重。如果眼前黑影是固定的,由某一方位开始逐渐扩大,由浅变深,并伴有视物变形,则提示已发生了视网膜脱离。黑影开始的方位,提示其相对应方位的视网膜开始发生脱离。

2. 视力下降 视网膜脱离的视力下降可以是突然的严重下降,亦可是渐进的逐步损害。这与引起视网膜脱离的裂孔发生的部位及其大小、形态、有无明显牵引和视网膜脱离的部位等有关。如发生在上方,尤其是颞上方的马蹄形裂孔性视网膜脱离多引起急骤而严重的视力下降,而位于下方象限的萎缩性小圆孔引起的脱离则较缓慢。实验研究表明,视网膜脱离后感光细胞在短时间内就可发生变性,这个过程目前称为细胞凋亡。因此,当发生视网膜脱离时,视力下降的原因除了外界的物像投射到这部分的视网膜上不能形成清晰的影像而致视物不清外,主要还有因为视网膜感光细胞发生变性而使视功能受损。

如果黄斑部视网膜受累，中心视力将严重下降，就算视网膜能成功地再复位，视力亦不能恢复到原来水平。因此，当发生视网膜脱离时，应尽快就医、尽快手术，甚至作为急诊处理。

3. 视物变形　因视网膜隆起，表面不规则导致投射到其上面的影像变形时，尤其在黄斑部脱离的早期，视物变形的感觉较明显。

4. 视野缺损　视野缺损发生在视网膜脱离的相对部位，如下方视网膜脱离，则上方视野缺损，并逐渐扩大，直至累及黄斑部而使中心视野缺损。

二、眼部常规检查

裂孔性视网膜脱离是一种非感染性非炎症性疾病，由于眼内组织的破坏(裂孔形成)，在许多患者都存在不同程度的继发性葡萄膜炎症改变，如房水闪辉、角膜后沉着物(KP)及虹膜后粘连等。此外，一些长期视网膜脱离患者还可出现并发性白内障，给检查带来困难。

检查视网膜脱离患者要在充分散瞳的状态下进行。

1. 直接检眼镜　此法的优点为所看到的影像为正像，放大倍数较大(16 倍)，可以较清楚地看清病变的细节，通过调节其上面透镜的度数，可以了解视网膜脱离隆起的高度。缺点是可见范围小，仅可看到赤道部后的范围，并且不能一次看到整个病变的全貌。

2. 间接检眼镜　此法的优点是：①可见范围广，结合巩膜压迫器，可以看到锯齿缘的病变；②立体感强；③可以看到病变的全貌，有利于确定裂孔的位置与周围组织的关系。缺点是所看到的影像为倒像，即上方病变位于影像中的下方，且颞侧病变位于影像中的鼻侧，反之亦然(图 12-2-1)，这对于初学者不太好掌握，对已习惯于使用直接检眼镜的检查者开始时也不太适应。另外，间接检眼镜所看到的影像较小(仅 4 倍)，不易发现一些细小的病变。

3. 三面接触镜检查　三面接触镜共有 4 个镜：中央接触镜、梯形镜、长方形镜及半间接检眼镜的后成像圆镜，各个镜的倾斜度不同，可以检查眼底的不同范围(图 12-2-2)。

(1) 中央接触镜：为 −58D 的凹透镜，用于检查眼底后极部 30° 以内的范围。

(2) 梯形镜：倾斜 73°~75°，用于检查眼底 30°~60° 的范围，相当于角膜缘后 13~17mm 的部位。

(3) 长方形镜：倾斜 66°~67°，可检查眼底大于 60° 的范围(赤道前)，为角膜缘后 10~15mm 的部位。如嘱患者眼球向检查的方向转动或加上巩膜压迫器可以看到更前的部位，甚至可看到睫状突。

(4) 半圆镜：倾斜 59°，用于检查前房角、锯齿缘或更前的部位。

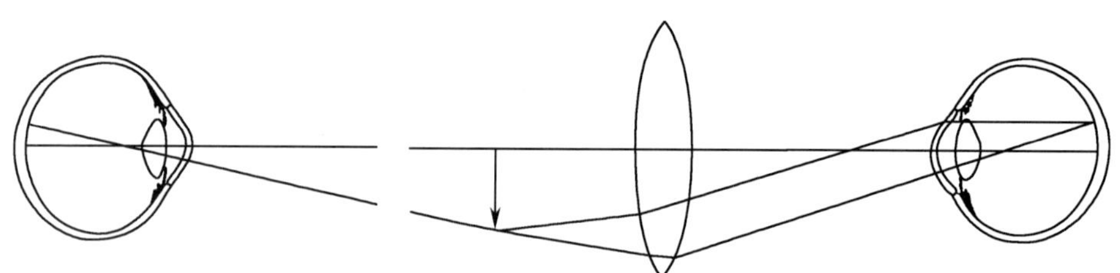

图 12-2-1　间接检眼镜的后成像

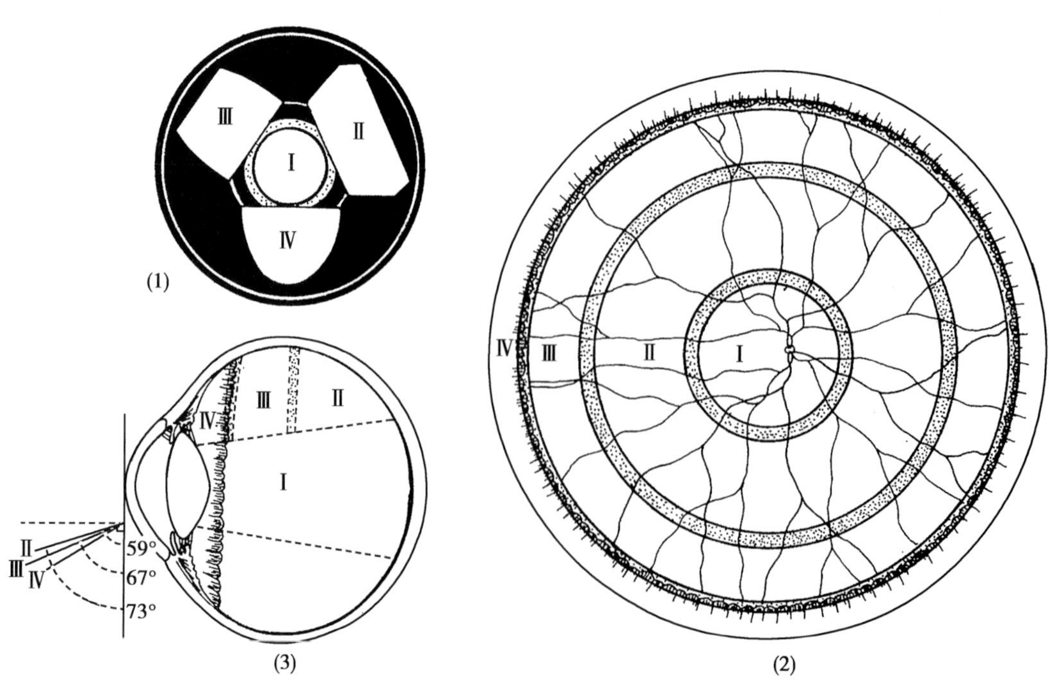

图 12-2-2　通过三面镜能窥见的眼底范围

三面镜检查可以较全面地了解眼底的病变情况，可以比较准确地确定视网膜裂孔的位置。除了中央接触镜外，各反射镜所看到的为其对侧部位的影像，作记录时，要记病变实际所在的部位，如位于 6：00 方位的反射镜内见一裂孔，其实际位置在 12：00 方位。

视网膜脱离的眼底表现：脱离的视网膜向玻璃体腔方向隆起，呈灰色或青灰色；隆起的视网膜有多种形态，可呈扁平状、山冈起伏状、斜坡状以及半球状；随着眼球的运动，视网膜还可以有波动感；视网膜血管呈弯曲爬行或路径中断等改变；视网膜表面可呈波纹或脑回状，或有皱襞形成。在大多数裂孔性视网膜脱离患者都可发现一个或多个裂孔，裂孔呈暗红色，边界清晰，其周围隆起的视网膜则为灰或青灰色，形成一较鲜明的对照（图 12-2-1）；视网膜裂孔可有多种形状，最常见为马蹄形或新月形，还有圆形、椭圆形、梭形或不规则形；裂孔的大小不等，由针尖样到数个视盘径；裂孔可为单个分布，亦可数个聚集在一起；有些马蹄形裂孔可见血管横跨，有这种情况，较易发生不同程度的玻璃体积血（图 12-2-3）；有时在裂孔附近的玻璃体腔内可以看到游离的裂孔盖。

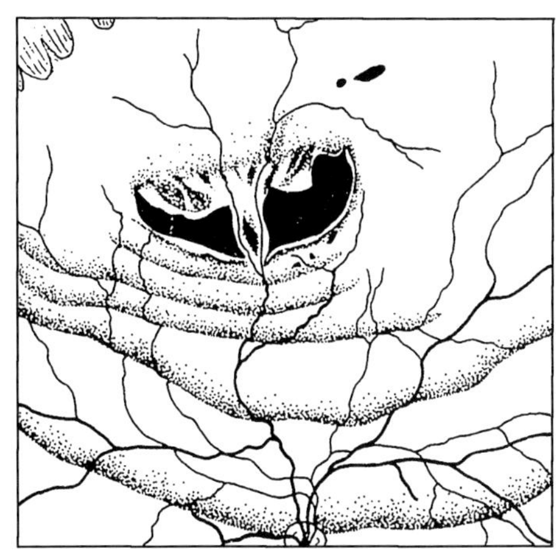

图 12-2-3　视网膜血管横跨视网膜裂孔

玻璃体改变如前面提到过的，玻璃体的改变与视网膜脱离的关系紧密，并在很大程度上影响病变的严重程度、手术方式的选择及患者的预后。常见的玻璃体改变有混浊、浓缩、液化以及增殖（纤维膜形成）。其中以后者最为严重，由此可以引起视网膜表面皱褶和视网膜固定皱襞，使视网膜僵硬、固定等。因此，1983 年国际视网膜学会术语委员会将伴有玻璃体改变的裂孔性视网膜脱离命名为增殖性玻璃体视网膜病变。

增殖性玻璃体视网膜病变的分类及分级，目前临床上常用的分类法为 1983 年国际视网膜学会术语委员会制订的分类法。

由于裂孔性视网膜脱离、眼内液更多地通过色素上皮细胞而进入脉络膜，因此大多数视网膜脱离患者的眼压偏低；另外，少数患者可以伴有脉络膜脱离，表现为在眼底周边部见一个或多个棕色半球形隆起，且较固定，没有波动感。

三、特殊检查

1. 超声波　包括 A 型及 B 型超声波检查法，对一些伴有屈光间质混浊，如角膜混浊、严重白内障、玻璃体明显混浊或出血的患者，超声波检查可以帮助了解有无视网膜脱离，视网膜脱离的范围、形状，以及脉络膜脱离和玻璃体的改变等。

2. 超声生物显微镜　超声生物显微镜（ultrasound biomicroscope，UBM）可方便地观察睫状体、玻璃体基底部和周边部视网膜，并且不受屈光间质的影响，通过 UBM 可以了解有无视网膜锯齿缘截离，用于检查未发现明确视网膜裂孔的视网膜脱离患者以帮助发现周边部视网膜裂孔；了解有无睫状体脉络膜脱离的存在及累及的钟点，以及前段增殖性玻璃体视网膜病变情况等以指导治疗、手术方案和估计手术预后。

3. 视觉电生理　主要包括眼电图（EOG）及视网膜电流图（ERG），前者反映视网膜色素上皮的功能状态，后者则可反映视网膜感光细胞的功能。临床上，ERG 较常使用，帮助我们了解视网膜脱离视功能受损的严重程度以及对预后的估计。视网膜脱离患者，其 ERG 多有不同程度的下降。ERG 的严重下降或熄灭，多提示其预后不良。

4. 眼底彩色照相　如果条件许可，我们主张每个患者都做眼底彩色照相，并尽可能照到周边部，以便准确、客观、全面地记录眼底改变，并有助于以后随访观察。

四、查找视网膜裂孔

查找视网膜裂孔并找到所有裂孔是手术治疗视网膜脱离的关键。裂孔性视网膜脱离的发生发展以及其临床表现有一定的特征和规律，在进行间接检眼镜及三面镜检查等检查时，对其充分认识，有助于我们查找裂孔。

（一）裂孔性视网膜脱离的临床特征与规律

1. 患者最初的视力障碍及视野缺损部位常提示其对侧的视网膜首先脱离，而裂孔多位于该部位，例如上方裂孔引起的上方视网膜脱离，必然引起下方黑影及视野缺损，反之亦然。

2. 视网膜脱离的形态对推测裂孔的位置有十分重要的意义

（1）上方某象限的视网膜脱离，裂孔常在脱离区的上部[图 12-2-4（1）]；如果脱离超过一个象限，裂孔多在较宽的一侧。

（2）上方对称性脱离，裂孔多在 12：00 方位[图 12-2-4（2）]。

（3）下方视网膜脱离，裂孔常在脱离范围较高一侧的上部[图 12-2-4（3）]。

（4）下方对称性脱离，裂孔常在 6：00 方位或为黄斑裂孔[图 12-2-4（4）]。

（5）后极部或下方浅脱离，可能是黄斑裂孔引起（图 12-2-5）。

（6）有分界线（又称积水线）的脱离，裂孔常在分界线以内（图 12-2-6）。

（7）视网膜全脱离，裂孔可在眼底任何部位，但多在上方周边部，尤其是颞上方。

3. 裂孔的分布亦有一定的规律性，以颞上象限最多见，依次为颞下象限、鼻上象限及鼻下象限。最后，不要忘记检查黄斑部。

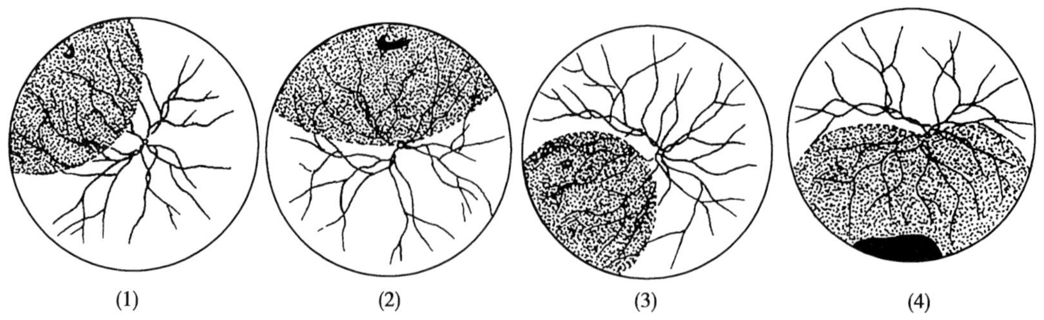

图 12-2-4　视网膜裂孔与视网膜脱离形态的关系

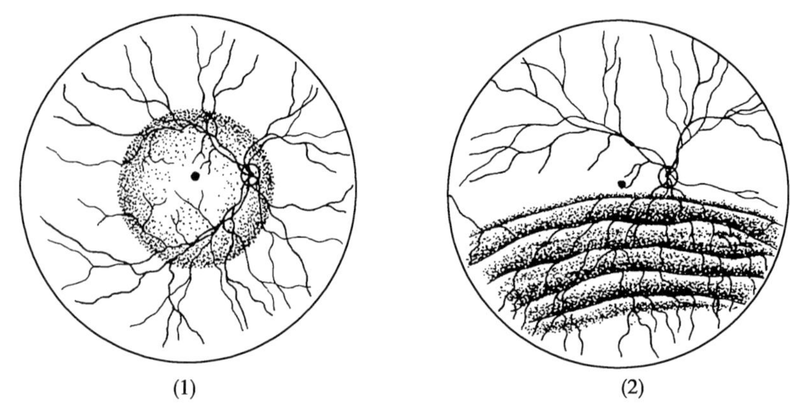

图 12-2-5　黄斑裂孔引起的视网膜脱离

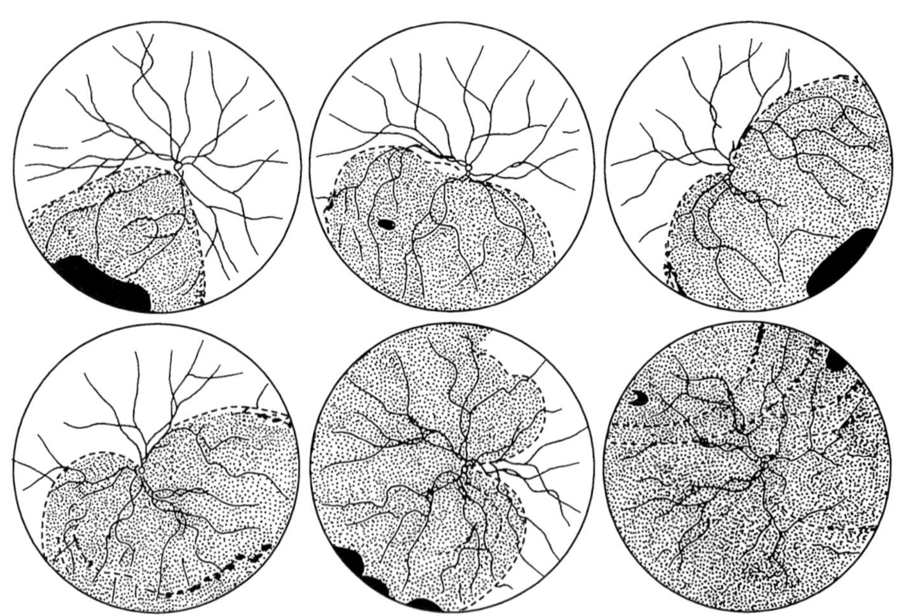

图 12-2-6　视网膜裂孔与积水线的关系

4. 有明显眼球钝伤史者，要注意有无锯齿缘截离及黄斑裂孔。

5. 如在玻璃体腔内看到游离的裂孔盖，则提示裂孔在其附近。

6. 马蹄形裂孔多引起隆起较高半球形脱离，且发展迅速；而萎缩性圆洞引起的脱离多为浅脱离，且发展较缓慢。

7. 老年女性患者，要注意有无黄斑裂孔。

8. 裂孔多与视网膜变性区有关。

(二) 间接检眼镜检查

如上所述，双目间接检眼镜的可视范围广、景深大、立体感强、光照足，有时屈光间质比较混浊也可以检查。其检查方法为：检查在充分散瞳的状态下进行，患者可取卧位，亦可取坐位。检查者带好头镜、调好瞳距，左手拇指和示指持 +16D 或 +20D 的凸透镜，镜的底部朝向患者，中指及

无名指分开被检眼上下睑或用右手协助分开上下睑，头镜的光源与透镜的距离约为 40cm，检查时先将透镜靠近被检眼，此时可以看到眼底红光反射，然后逐渐将透镜向后移，即可看到清晰的眼底图像。如果透镜反光强烈，可将其轻轻倾斜便可避免反光的干扰。检查时，先嘱患者向正前方注视，以全面了解后部及中周部视网膜的情况，然后嘱患者转动眼球或检查者移动头位，按顺序检查各个象限的周边部视网膜，患者眼球转动的方向要朝向被检查的象限并与检查者的视线同一方向。结合巩膜压迫器，可以检查较周边的视网膜直至锯齿缘的病变(图 12-2-7)。如无正规的巩膜压迫器，亦可用其他钝性器械，如斜视钩或足够坚硬的棉签。压迫巩膜可隔着眼睑，亦可直接压迫在球结膜上，但要作表面麻醉以及要消毒压迫器。检查时应注意压迫器头端对巩膜压迫力量的方向与眼球呈切线方向，而不要对眼球正面垂直加压，以免引起患者疼痛而不能坚持检查。压迫器的轴向应与被检查的方向一致，以免对压陷的部位判断不准确。检查时还可不断地轻轻移动巩膜压迫器，以进行动态观察，并可改变光线的反射方向，使裂孔看得更清楚并有助于发现小裂孔。

(三) 裂隙灯三面反射镜检查

裂隙灯三面镜检查可以清楚地观察视网膜脱离及玻璃体的改变，比较容易地找到视网膜裂孔并能较准确地确定裂孔的位置。此外，通过光学切面可以判断裂孔的真假，以及全层裂孔或板层裂孔。目前，在临床上对视网膜脱离患者的检查，最常用的检用器械是三面镜，每个患者均应常规进行。

检查时，被检眼应进行表面麻醉，瞳孔充分散大，三面镜上滴 1%~2% 甲基纤维素溶液，调整好患者的坐位，因检查时间较长，患者应坐得舒服以利于配合检查。然后调好裂隙灯，嘱患者眼向下转，检查者左手持三面镜、右手用棉签分开被检眼上睑，将三面镜套在角膜上，接着嘱患者向前注视。裂隙灯一般从 5°~10° 夹角的方向投照，裂隙宽度一般为 1mm，亮度要充足。检查要按一定的顺序进行，一般先用中央接触镜检查后极部，要注意有无黄斑裂孔，接着检查玻璃体的情况；然后用梯形镜先检查裂孔最多见的部位颞上象限，然后按顺序检查颞下象限、鼻下象限及鼻上象限，各象限之间要重叠、反复检查，接着用长方形镜再按上述顺序检查一遍。检查时，可以嘱患者眼球朝被检查的方向转动以及稍倾斜三面镜，这样能够检查更周边的部位。

(四) 角膜前置镜检查

该检查不需表面麻醉、不接触角膜，因而不会对角膜上皮造成损伤，亦不易发生交叉感染。如果能熟练使用，可以检查到赤道前较周边的视网膜。其检查原理与间接检眼镜相似。因而获得的影像是一个倒像，与间接检眼镜获得的一样，所不同的是所用的透镜为 +78D 或 +90D，并在裂隙灯上检查。

被检眼瞳孔要充分散大，患者舒服地坐在裂隙灯前，检查者左手拇指及示指持 +78D(或 +90D)透镜，肘部枕在依托上，右手操作裂隙灯，置于 0°(正中)位置，裂隙宽约 1mm，通过裂隙灯看清患者角膜后，左手将透镜置于被检眼角膜前，距离为 2~3cm，然后将裂隙灯慢慢向后拉，直到看清眼底为止，此时看到的影像为倒像，即上下、左右位置互换，在影像内、下方的情况实际为眼底上方的情况，颞侧的情况实际为眼底鼻侧的情况。检查技术熟练后，可嘱患者朝欲检查的方向注视，此时在镜中所见眼球向相反方向转动，例如，当要检查上方周边视网膜时，嘱患者向上注视，而在镜中看到其眼球向下转动，此时，透镜要轻轻作相应移位，同时轻轻向相反方向倾斜透镜，可以检查较周边的视网膜。

以上为目前在临床上常用的查找视网膜裂孔的方法。许多裂孔性视网膜脱离患者往往不止一个裂孔，而是多发性的，而且可以分布在多个象限，因此，不能只满足于找到一个裂孔，重要的是找到所有的裂孔，故有时需要反复仔细检查。因为很多复发性视网膜脱离或手术失败就是因为查漏了裂孔所致。目前，随着检查技术的进步与熟练以及仪器设备条件的不断改善，95% 以上的视网膜裂孔都能被检

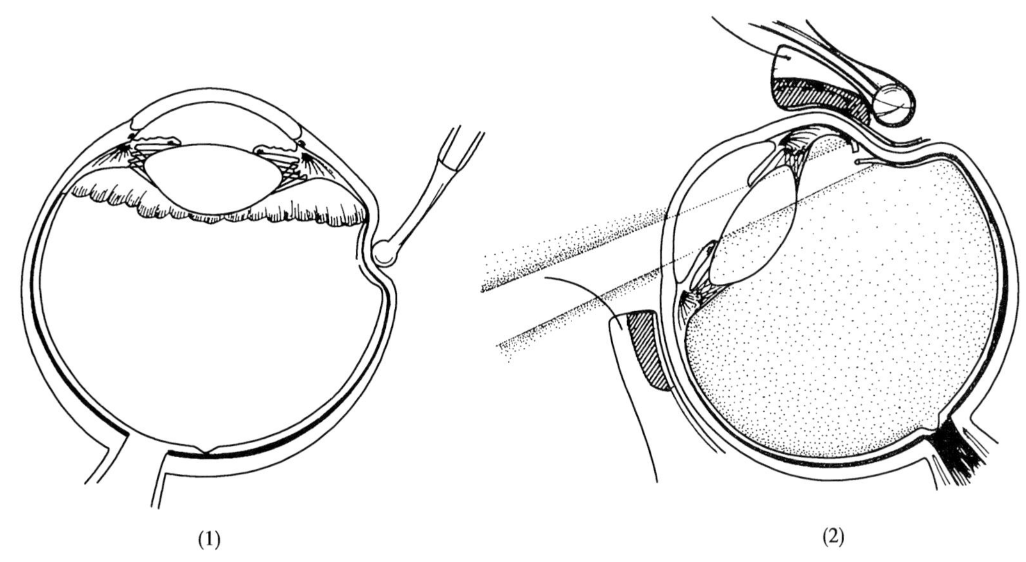

图 12-2-7 间接检眼镜

(1)视网膜裂孔定位；(2)通过巩膜压迫器查找周边部裂孔

查出来,但有少数患者的裂孔始终未能找到,以下为其常见原因以及相应的处理方法:

1. 屈光介质混浊　如合并白内障或玻璃体混浊。如果只是赤道部的局部晶状体混浊,可留待做视网膜脱离手术时,放出视网膜下液,眼球变软后,再次压陷巩膜来检查该部位有无裂孔;如果晶状体已明显混浊,晶状体已无保留价值,可同时做白内障摘出术和视网膜复位术。在白内障摘出术后,用间接检眼镜结合巩膜压迫法来寻找视网膜裂孔。如果该患者需要做玻璃体手术,则可通过眼内照明及巩膜压迫法来查找。一般不必分两步手术。对于玻璃体混浊,如果是新鲜的少量出血,可嘱患者取半坐卧位,并包双眼休息,待血液下沉后再检查;如果是反应性炎症性玻璃体混浊,应积极抗炎治疗,玻璃体在数天后多能变清,然后再详细查找裂孔。如果上述情况很严重,则需做玻璃体手术,在术中通过眼内照明查找。

2. 瞳孔散大困难　有些裂孔性视网膜脱离患者葡萄膜炎症反应较重,甚至合并有虹膜后粘连,瞳孔不易散大,此时应嘱患者充分休息,局部或全身抗炎治疗,联合应用两种散瞳剂,如1%阿托品加5%去氧肾上腺素(新福林),如仍不能散大,则要结膜下注射散瞳合剂。如果发病时间不长,经上述处理多能使瞳孔散大。

3. 有些患者的视网膜脱离隆起很高并形成皱褶,裂孔可能隐藏在皱褶内或被高度隆起的视网膜遮挡,不易被发现,此时应包扎双眼卧床休息2~3天结合抗炎治疗,使视网膜平坦后,再做检查。

4. 位于锯齿缘部的裂孔不易被查出,应结合应用睫状体镜或巩膜压迫法进行检查。

对少数病例,经反复检查始终未能找到裂孔,此时如能排除肿瘤等引起的非裂孔性视网膜脱离,则应根据病史及视网膜脱离的形态特征来设计手术方案或采用玻璃体手术术中查找裂孔,及时进行治疗,不能因为未找到裂孔而无限期地拖延手术时间,以致失去手术机会,导致不可挽回的损失。

五、视网膜裂孔的定位

找到视网膜裂孔后要将每个裂孔在眼底的位置准确定位,这样才能在手术中,以最小的手术量获得最确实的裂孔封闭,提高手术的成功率。目前在临床上对视网膜裂孔的定位包括术前定位及术中定位。

(一) 术前定位

1. 直接检眼镜定位法　利用直接检眼镜所能看到的范围以及视盘直径来测量裂孔与视盘的距离或与角膜缘的距离来确定裂孔的位置。一般来说,充分散瞳后嘱患者向前注视,用直接检眼镜可以看到的裂孔,通常在40°范围以内,此时可以用视盘直径来测量裂孔与视盘间的距离;如果要尽力向周边看以及嘱患者眼球向被检查方转动才能看到的裂孔,一般在60°~70°范围,距角膜缘11~13mm。由于裂隙灯三面镜检查和间接检眼镜检查的广泛使用,目前该定位方法已较少采用。

2. 裂隙灯三面镜检查定位　根据三面镜中各镜所能看到的范围来估计裂孔的位置,如在梯形镜所看到的裂孔通常位于赤道后;用长方形镜才能看到的裂孔,多位于赤道或赤道前;通过巩膜压迫才能看到的裂孔,位于锯齿缘附近。在确定裂孔的前后位置的同时,也要确定裂孔所在的钟点位置。

另外,还可用手持弧形视野计定位法,但该法目前在临床上已不多用,在此不再作介绍。

3. 作详细及准确的眼底记录　详尽的眼底记录对于视网膜脱离手术具有重要意义。为了形象、明了、容易观看,眼底记录多以绘图的方法表示,并使用专门设计的眼底记录图。眼底绘图要尽可能反映:①视网膜脱离的范围、部位及形态;②裂孔的大小、形状、数目、部位以及裂孔的边缘尤其是后缘的情况,如有无翻转与卷缩;③裂孔附近的标志如血管、色素、出血等,以便于手术时裂孔的定位;④视网膜固定皱褶的数量、部位及范围;⑤视网膜变性的类型、部位及范围;⑥玻璃体改变的情况、注意有无混浊、出血及牵引等。为了把各种眼底改变标记得更清楚,常常需要使用各种色彩表示,国外及国内的习惯用法为:

(1) 红色:平伏的视网膜(浅红),视网膜动脉及视网膜出血(深红);

(2) 蓝色:脱离的视网膜及视网膜静脉;

(3) 加蓝边的红色:视网膜裂孔;

(4) 黑色:视网膜及脉络膜色素沉着;

(5) 黄色:视网膜及脉络膜渗出,黄斑水肿;

(6) 棕色:通过脱离的视网膜看到的脉络膜;

(7) 绿色:各种玻璃体混浊。

绘图时要注意真实性,并表示出一定的规律性,同时,各结构及各种改变之间要有适当的比例。此外,绘图时亦要注意一定的艺术性,使绘出的眼底图既详细、清晰、形象,又不致过于呆板。

(二) 术中定位

尽管在手术前已做了定位,但因为体位和眼位及视网膜隆起的关系,以及眼的个体差异,手术时不能仅仅依靠术前的定位而进行手术,在手术台上还要再次定位。术中定位在剪开结膜,暴露了巩膜后直接在巩膜表面上进行。常用的定位方法有:

1. 直接检眼镜定位法　用一有齿镊或裂孔定位器(图12-2-8),在术前定位的位置压陷巩膜,通过检眼镜观察压陷的最高点与裂孔的关系,然后调整定位器,直到压陷的最高点正好在裂孔处为止(图12-2-9)。由于裂孔定位器末端已有一小尖突起,压陷巩膜时,可以在巩膜表面留下一机械印记,当然亦可用甲紫在巩膜表面作一标记,然后测量该点到角膜缘的距离。由于间接检眼镜检查的广泛使用,目前该定位方法已较少采用。

2. 间接检眼镜定位法　方法基本同前,也是用一裂孔定位器或有齿镊,在术前定位的位置压陷巩膜,在间接检眼镜下观察压陷而隆起的最高点与裂孔的关系,当压陷点正好在裂孔处时,立即在巩膜表面作出标记。由于间接检眼镜所见的范围广、亮度强,更容易看清眼底的情况,尤其是裂孔与周围的关系。所以,间接检眼镜定位更清晰、更准确。

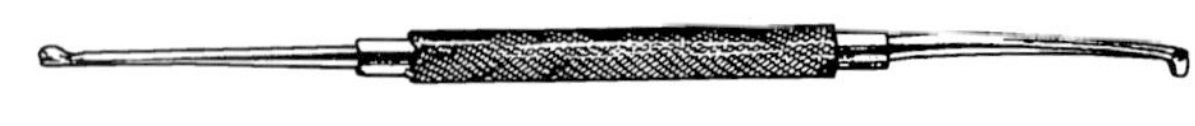

图12-2-8　裂孔定位器

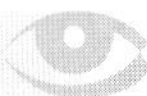

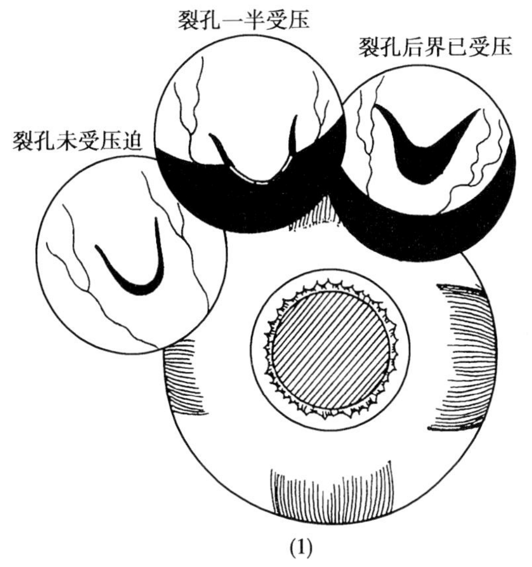

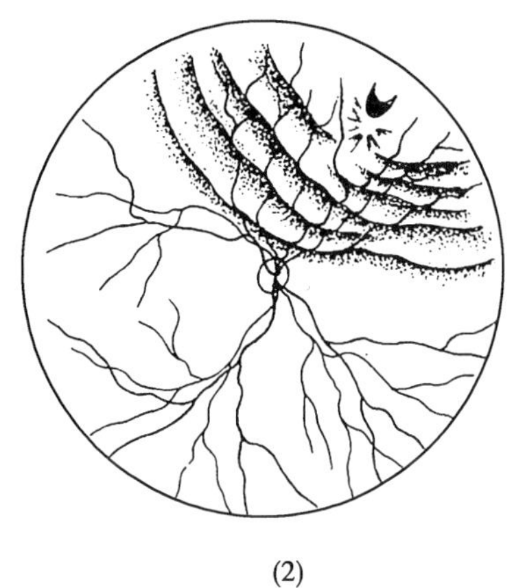

图 12-2-9　直接检眼镜

(1)通过检眼镜观察压陷点与裂孔的关系;(2)视网膜裂孔定位

唯一的缺点是所看到的是倒像,初学者不太容易掌握。另外,用间接检眼镜定位,还可以直接用冷凝器来代替定位器,这样既可以作裂孔定位,又可以在直视下进行裂孔冷凝,不但保证了裂孔定位的准确性,而且保证了裂孔冷凝的效果,还大大地缩短了手术时间。这是一种值得推荐的方法。

3. 手术显微镜直视下定位法　该方法首先需要排出视网膜下液或通过前房穿刺放出部分前房水以降低眼压,使眼球变软利于巩膜压陷。操作时术者一只手用眼科有齿镊夹住一侧眼外肌帮助固定和调整眼球位置,另一只手持冷凝器头在术前定位的位置压陷巩膜,通过手术显微镜直视下进行裂孔定位并可同时进行裂孔冷凝。该方法的优点是通过手术显微镜的放大作用而且是正像,视网膜裂孔和变性区能清楚观察到,不需要变换手术者体位就能完成360°眼底的检查和操作,并且助手能同时观察和配合操作。缺点是定位前需要将眼压降至足够低,从而容易发生脉络膜上腔出血和视网膜下出血等并发症,而且该方法无法观察后极部视网膜。

4. 巩膜透热定位法　按术前确定的裂孔位置,在巩膜表面用甲紫作出标记,然后用球形电极在该处作透热电凝,用检眼镜观察视网膜透热斑与裂孔位置关系是否符合(图12-2-10),如不符,可用视盘直径来测量两者间距离,以确定裂孔的位置。当视网膜隆起很高,视网膜下液很多时,透热斑不易出现。另外,透热强度亦不易掌握,并受视网膜隆起高度的影响。过强,对巩膜组织损害太重;过轻,不易产生透热斑。该法目前已较少应用。

临床上,在国外普遍使用间接检眼镜定位法。在国内,间接检眼镜定位法也逐步被广泛使用。

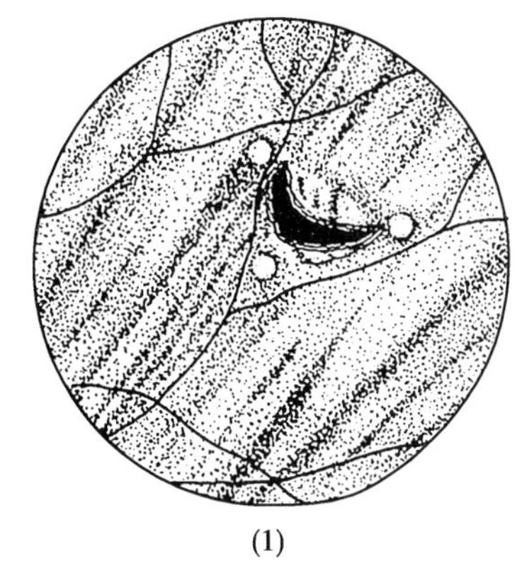

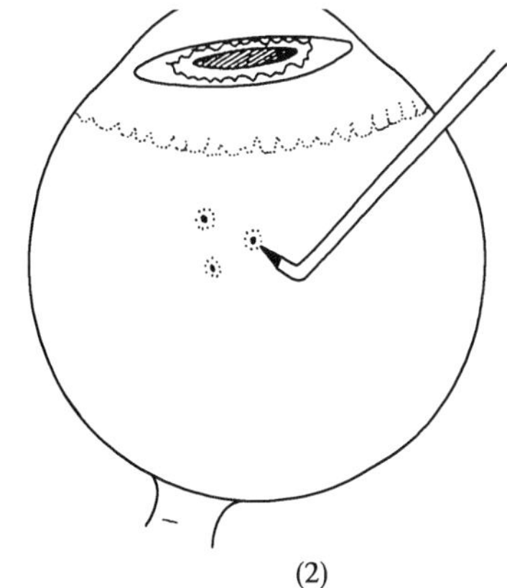

图 12-2-10　巩膜透热定位

(1)电凝斑位于裂孔缘后并呈灰白色为合适;(2)在相应的巩膜的电凝标记

六、术前处理

在做好上述术前检查等准备工作后,在手术前还要做以下工作:

(一)全身情况处理

对于手术患者,要全面了解其全身健康情况,做必要的体格及实验室检查,包括血、尿常规,肝肾功能,血生化,X线胸部透视、心电图等,还要询问患者有无特殊全身病史,以及药物过敏史,如糖尿病、高血压、心脏病等,如有,要作相应处理,必要时请内科医师会诊。手术前一晚及术前给予镇静剂,使患者能得到充分的休息及在术中保持安静。

（二）精神及心理准备

在手术前，尽可能让患者对该病及其治疗有充分的认识，详细解释手术情况，交代治疗效果及预后，讲清楚术中、术后可能发生的并发症以及相应的处理措施，让患者有充分的心理准备，这样才能很好地配合治疗。另外，还要征得患者的知情同意，并签字。

（三）卧床

过去认为视网膜脱离患者术前要卧床休息3~5天，目的是使视网膜平伏，以利于手术。

但目前认为，卧床除了易引起一些并发症，如心肺疾病、精神压力过重等外，还会延迟视网膜复位的时机。因为实验研究证明，视网膜脱离后感光细胞在短时间内就可发生变性（凋亡），时间越长，程度越重，而且是不可逆转的。所以，目前对视网膜脱离患者主张尽快手术，甚至进行急诊手术，尤其是累及或即将累及黄斑部的新鲜脱离，更应尽快手术。但在以下情况，仍可考虑卧床：①上方脱离，威胁黄斑部，此类患者一经诊断，需要严格休息，并尽快安排手术；②视网膜脱离较高，影响查找裂孔，可卧床2~3天，使视网膜较平伏，尽快查找裂孔；③玻璃体反应较重、混浊较明显，可卧床3~5天，同时全身及局部用皮质类固醇等抗炎药物，使玻璃体变清，同时亦可减轻术后反应。

（四）常规眼科检查

包括裸眼远、近视力，验光及矫正视力，眼压，泪道及眼前段的生物显微镜检查。如有异常，要作相应处理。

（五）详细检查对侧眼

对侧眼应散瞳并用三面镜作详细检查，如发现有干性裂孔、明显的格子样变性，尤其是伴有玻璃体牵引者，应作激光凝固。

（六）局部处理

1. 保持瞳孔散大，常规给予1%阿托品及5%去氧肾上腺素（新福林）滴眼，以便于检查，有禁忌证除外，如闭角型青光眼等。

2. 抗生素眼药水滴眼，每天4~6次。

3. 手术前洗眼2次。

七、视网膜脱离手术方法的选择

原则上来说，视网膜脱离一旦确诊应尽快手术，在某种意义上应将其当作急诊手术来对待。因为视网膜脱离的时间越长，视细胞破坏越重，视功能损害越大，恢复也就越困难，尤其是累及黄斑部的患者，更应尽早手术。在临床上，为了达到最小的手术量、最少的组织损伤，取得最好疗效的原则，要对不同的患者采取不同的手术方法。为了方便临床观察、手术方法的选择以及预后的评估，临床上一般可将视网膜脱离分为简单型与复杂型两大类，但往往在二型之间，尚有一些中间型，可将其列为比较复杂型。

（一）简单型视网膜脱离

视网膜裂孔较小，常小于一个视盘径，单个或数个聚集一起，其边缘无翻卷，玻璃体无明显牵引；视网膜脱离范围局限，隆起不高，表面无固定皱褶形成；玻璃体无明显浓缩或条索形成，属于PVR分级的B级以内。常见于新鲜脱离或发展较缓慢的病例。这类患者的手术方法简单，可选用巩膜冷凝、硅胶填压及放视网膜下液术，多能获得成功且预后良好。

（二）比较复杂型视网膜脱离

多发性视网膜裂孔分布在两个象限以上，裂孔较大，常常超过两个视盘径，裂孔后缘常有翻转及牵引；视网膜脱离范围广泛，甚至全脱离，表面有皱褶形成；玻璃体浓缩明显，并有条索形成牵引视网膜。此类病变属于PVR分级中的B级到C_1级。对这类患者可选用巩膜冷凝、环扎、硅胶填压及放视网膜下液术，部分病例还要考虑眼内气体填充。这类患者的玻璃体改变如果不再加重，手术多能获得成功。由于这类患者的视网膜脱离多已累及黄斑部，脱离时间亦相对较长，即使手术成功，视网膜复位，视力恢复也不会太理想，多介乎0.1至0.4之间。

（三）复杂型视网膜脱离

多发性、散在分布的大裂孔或形成巨大裂孔，裂孔边缘明显卷缩；视网膜多个象限的固定皱褶形成；甚至视网膜全脱离，并呈漏斗状；玻璃体明显增殖、牵拉视网膜。此类患者属PVR分级的C_2级以上，用常规的视网膜脱离手术方法已不能治疗，必须联合玻璃体手术及眼内填充，必要时作眼内长期填充，如硅油的应用等。这类患者的预后较差，尤其PVR分级D级以上的，即使手术成功，视网膜复位，视力亦很少能恢复到0.2以上。少数病例因时间太长，病变过于严重，最终无法治疗。

对于视网膜脱离的手术治疗，除了强调所有患者都应尽早手术外，我们着重考虑其病变的严重程度及复杂性和我们的手术条件。有少数患者因为各种原因延误手术时机，就诊时视网膜脱离已数月，甚至数年，此时只要患者仍有光感，光方向基本准确，眼底病变不至于过于严重，眼球未发生萎缩，患者又无其他禁忌证，仍应争取治疗，不轻易放弃，部分患者可因此而获得有用视力。尤其对独眼患者来说，只要条件许可，仍应积极争取手术。

第三节　视网膜裂孔封闭与视网膜复位方法

一、封闭视网膜裂孔及产生视网膜脉络膜瘢痕的方法

如上所述，封闭裂孔是视网膜脱离手术成功的关键，视网膜与脉络膜之间的瘢痕形成是维持视网膜长期复位的重要因素。目前在临床上常用的方法有冷凝、电凝及激光光凝等，目的是使裂孔周围脉络膜产生炎症反应，造成视网膜与脉络膜之间瘢痕粘连而封闭裂孔。各种方法各有其优缺点，应根据具体情况选择使用。

（一）冷凝

冷凝法用于视网膜脱离手术最早由Bierti于1934年首先应用。目前在国内、国外的视网膜脱离手术中广泛及常规使用。

当组织被冷凝时，细胞内的液体被凝固结成冰晶，使组织脱水、电解质浓缩，接着由于膜蛋白的变性而导致细胞死亡。组织学上，冷凝后巩膜胶原束移位，接着有白细胞浸润及色素细胞移行，这与临床上所见的巩膜组织变软及肿胀改变相一致。这些改变并不是永久性的，在几个月内将

消失，回复正常。脉络膜的改变表现为脉络膜毛细血管层充血增厚，冷冻区域的边缘色素沉积，而中央脱色素，白细胞浸润，几周后毛细血管层萎缩，而大血管仍然存在，一般来说，Bruch 膜保持完整。视网膜的改变首先是色素上皮层的破坏，色素释放，然后被吞噬，色素吞噬细胞聚集，从而形成典型的色素性改变，接着在冷凝区形成一色素环，并逐渐向中心扩展，此时开始发生脉络膜视网膜间的粘连，时间为 7~10 天。视网膜其他细胞亦发生细胞收缩、坏死，在冷凝后 24 小时内，神经纤维层发生水肿，接着坏死、破坏、消失，1~2 周后，发生全层的视网膜萎缩，并伴有明显的胶质增生；视网膜毛细血管及静脉发生栓塞，血管壁细胞坏死，在血管周围有白细胞浸润及色素细胞分布，从而使冷凝瘢痕表现为典型的虎斑状改变。

目前在临床上常用的致冷源有两种，一为压缩（固态）二氧化碳，其冷冻头的温度可低至 -80℃，视网膜脉络膜可在很短时间内冷至 -30~-40℃（图 12-3-1）；另一种为一氧化二氮，俗称笑气，其冷冻头的最低温度可达 -90℃。冷冻方法及注意要点为，暴露巩膜后，用棉签轻轻拭干表面，在已确定的视网膜裂孔的位置，将冷凝头轻轻压陷巩膜，脚踏控制开关，开始冷冻，使冷冻头与巩膜凝固、粘连，形成冰球，范围约为 1mm，时间为 4~5 秒；此时如用间接检眼镜观察眼底可以看到冷冻点变白，即可松开脚踏开关解冻，接着作下一个点的冷冻，点与点之间冷冻的范围要相互连接，冷冻的范围一般是围绕裂孔冷冻一圈（图 12-3-2）。

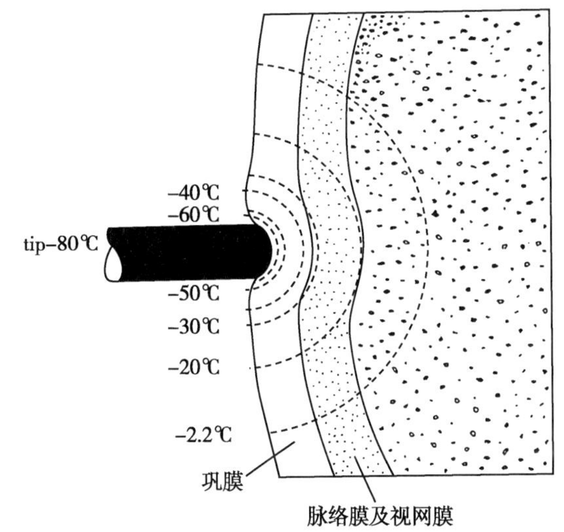

图 12-3-1　冷冻在组织中的传播

如果有明显的视网膜网格样变性，最好亦同时冷冻。在作冷冻时，要注意以下几点：①避免重复冷冻，因为重复的冷冻会使冷冻量过重，加重术后反应，加重玻璃体的改变，促进 PVR 形成；另外，过重的冷冻容易发生脉络膜大出血。因此，建议在双目间接检眼镜直视下做冷冻，同时要记住各冷冻点的位置。②在解冻时，要等完全解冻才能移动冷冻头，再作下一点的冷冻，不能在冰球完全溶解前强行拉起冷冻头，如果这样，除了破坏巩膜表面的冰球外，还同时破坏了脉络膜及视网膜形成的冰球，很容易引起脉络膜出血及产生新的视网膜裂孔。③在视网膜高度隆起的患者只要看到色素上皮结冰即可，不要试图等到视网膜也结冰，如果这样冷冻就过度了。视网膜冷凝的缺点是在短时间内术后观察眼底反应不明显，不能清楚地看到冷凝的程度和范围，因而就不能准确评估手术的反应情况；其次，如果冷凝过重，会引起脉络膜出血，引起严重的色素细胞游离，加重玻璃体的浓缩及增殖，促进视网膜表面皱褶形成，最后导致手术失败。因此，冷凝要适度。

（二）电凝

在 Gcrain 烧灼术的基础上，Heim 和 Weve 于 1930 年分别发展了电透热技术用于治疗视网膜脱离。电凝所用的电流为一种高频交流电（0.5~13MHz），当这种高频交流电中的电子及组织中带电的分子，称为双极子，在组织中振动及来回旋转时，其能量发生衰减，同时产生了热量，由此而使组织凝固。由于电流的强度在电极与组织接触处最高，在此产生的热量亦最大，并逐渐向组织内传播，距离越远，电

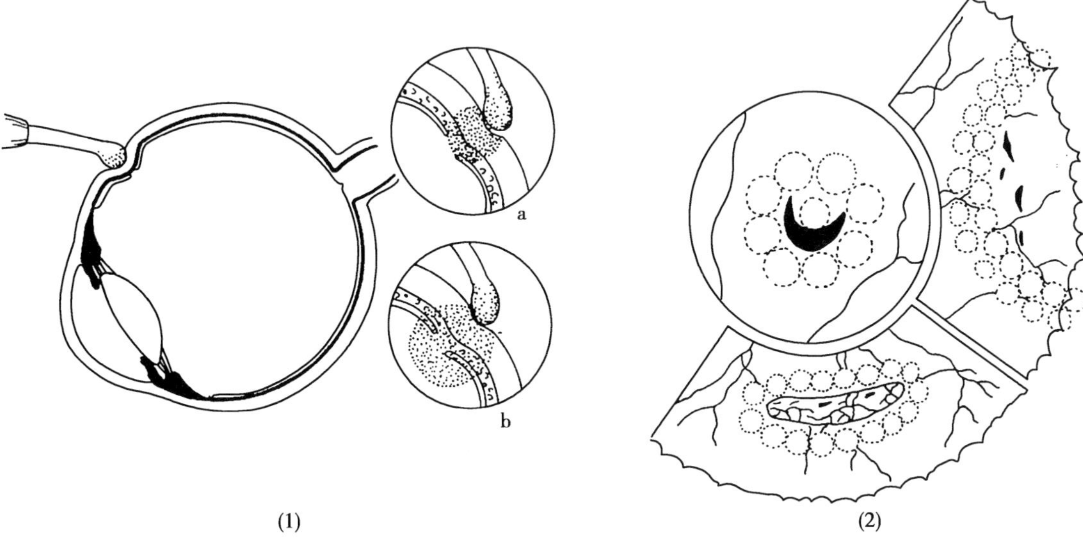

图 12-3-2　冷凝封闭视网膜裂孔

a. 冷凝头压陷巩膜不足；b. 压陷良好

流越小，温度亦就越低(图 12-3-3)。如果要使在脉络膜及色素上皮层达到有效温度，巩膜表面的温度必定很高，这将损害巩膜组织，所以要尽可能缩短电极接触点到效应组织的距离，也就是要将巩膜板层剖开，在层间作电凝，这样可以以较小的电流量、较低的表面温度，达到引起脉络膜视网膜粘连瘢痕形成的目的，而组织损伤又较少。因此，电凝术较适应于巩膜较薄或行巩膜板层剖开术者。

近年来，在视网膜脱离手术中，电凝已逐渐被冷凝所取代。

(三) 光凝

即激光凝固。最早使用激光来封闭视网膜裂孔者为 Meyer-Schwickerath。他于 20 世纪 50 年代首先使用碳弧光束来凝固视网膜裂孔。目前临床上常用的激光为氩离子激光，近年新发展的还有固体倍频激光及二极管激光。激光用于视网膜凝固主要是由于激光被色素上皮或脉络膜色素吸收，产生热量而使组织凝固，瘢痕形成，从而封闭裂孔，使视网膜与脉络膜粘连。临床上，除了玻璃体手术联合作眼内光凝外，激光光凝一般不与视网膜脱离手术同时使用，而多在术前或术后应用。其在视网膜脱离的主要临床适应证如下：①干性裂孔，无伴视网膜脱离；②裂孔较小，视网膜浅脱离并局限于裂孔周围；③视网膜脱离手术后，视网膜已复位，但裂孔封闭不可靠，或者冷凝或电凝反应不够；④巨大裂孔性视网膜脱离患者，做了常规巩膜冷凝、环扎及硅胶填压术后，作补充光凝。

激光在其他视网膜病变的应用及具体操作技术详见第十九章。

二、促进视网膜复位的方法

通过冷凝或电凝来刺激色素上皮细胞及脉络膜产生反应后，视网膜必须复贴到色素上皮上，才能尽快地产生脉络膜视网膜瘢痕。临床上，常用的促进视网膜复位的方法有：巩膜外加压，包括单纯填压、单纯环扎及两者联合；巩膜缩短，包括单纯缩短及板层巩膜填充缩短；排出视网膜下液；眼内充填物；眼内手术解除玻璃体牵引。后者将在有关玻璃体手术的章节介绍。

(一) 巩膜外加压术

又称巩膜扣带术，包括单纯填压术、单纯环扎术及环扎联合填压术。其目的是通过压迫巩膜，使眼球壁内陷，在眼内形成隆起(称手术嵴或巩膜嵴)，一方面可以使脱离的视网膜与色素上皮相贴，另一方面可以封堵视网膜裂孔，再就是可以缓解病变的玻璃体对视网膜的牵拉。巩膜外加压物有硅橡胶、硅海绵以及气囊等，目前最常用的为硅橡胶，它对组织无毒性，引起瘢痕反应小，填压确实、持久。品种有各种规格，有圆形、椭圆形、长方形及带槽的带状或车轮状等。使用时，根据裂孔的大小、形态、排列等，决定所用硅胶的大小、长短及放置方向。

填压物的大小取决于：①裂孔的大小，外加压所形成的手术嵴必须有足够的宽度和长度，最佳的效果是使裂孔位于嵴的前坡近顶峰处和手术嵴边缘之间至少有 1~1.5mm 的距离，以保证裂孔能牢固封闭(图 12-3-4)。②裂孔的数量及分布，如多个裂孔聚集在一起，则按一个大裂孔处理，填压一块足够长和大的硅胶(图 12-3-5)；如两个裂孔分布在相邻的两个象限，分别作两个硅胶填压或可考虑以一条长的硅胶填压(图 12-3-6)；如两个裂孔分布在相对的两个象限，可分别做两个硅胶填压，亦可做巩膜环扎加硅胶填压(图 12-3-7)。③玻璃体的牵引情况，如牵引明显，可选用较大的硅胶，做成一个大而高的手术嵴，尽可能松解玻璃体的牵引。

填压物的放置方向，一般都与角膜缘平行，因为大多数裂孔的长轴都是与角膜缘平行的，而且许多裂孔两端多有视网膜变性区，填压时可以一并填压，以作预防措施。但是，有些情况下亦可考虑将硅胶块垂直(放射状)放置，如：①裂孔呈放射状；②术前在裂孔处存在放射状的视网膜皱襞，估计术后裂孔有变成鱼嘴状的危险者；③马蹄形裂孔，其后唇有较明显玻璃体牵引者。当然，如果多个裂孔分布于同一个象限内可做一个较长的硅胶填压在特殊位置，如在直肌下，尤其是在上、下直肌下；如裂孔位置较偏后，因有上、下斜肌肌止缘，不容易放置硅胶块；其次，在涡静脉前，

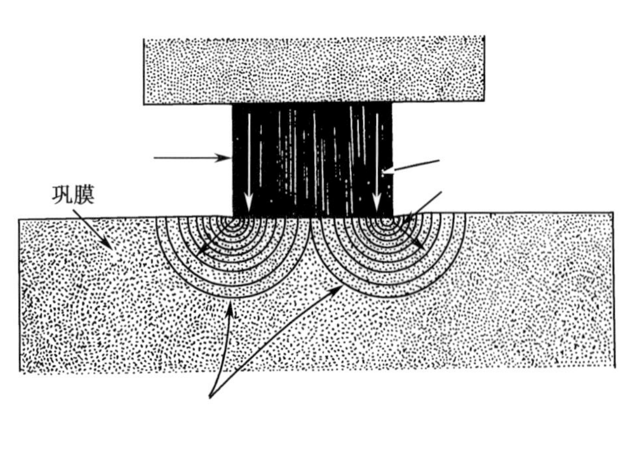

(1)

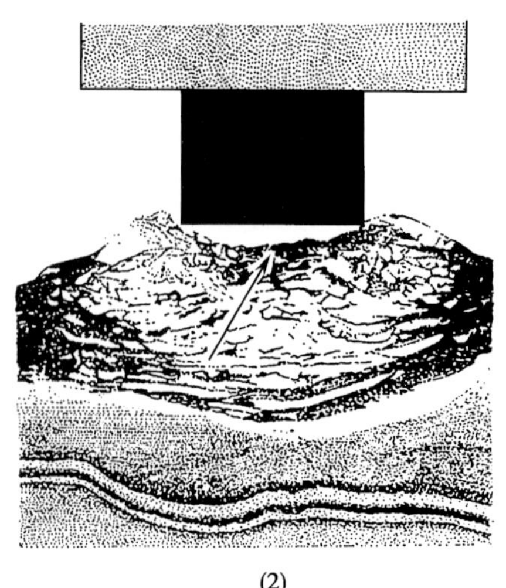

(2)

图 12-3-3 电凝的热效应

(1) 电凝的热效应在组织中的传导；(2) 电凝的热效应在组织中的组织反应

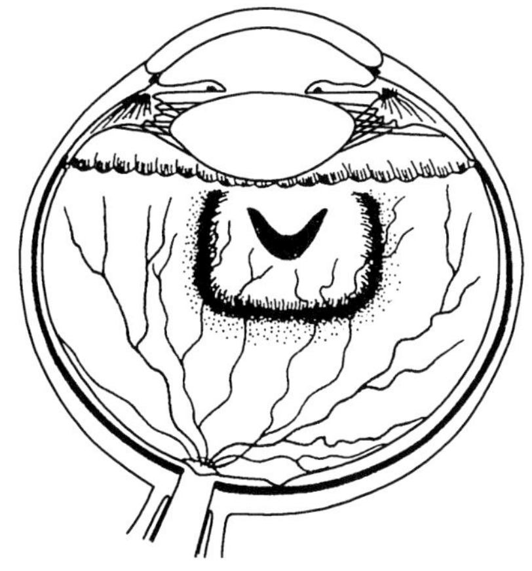

图 12-3-4　裂孔位于手术嵴的前坡上，裂孔上下两端需有足够的长度保证能牢固封闭裂孔

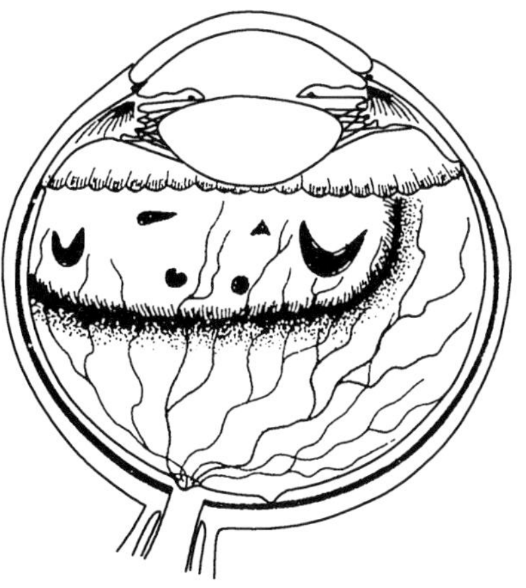

图 12-3-5　多个裂孔分布于同一个象限内，可做一个较长的硅胶填压

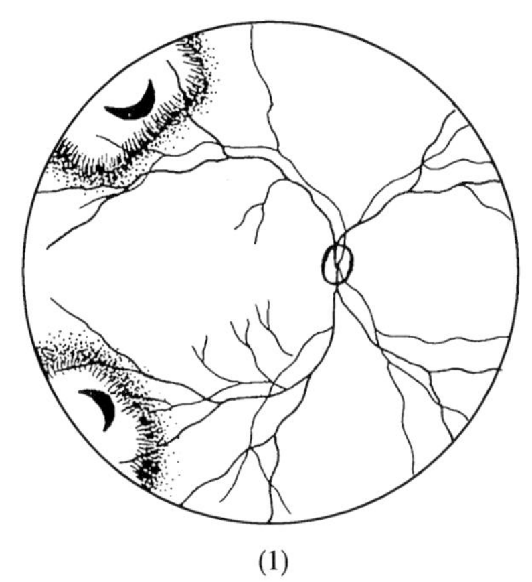

(1)

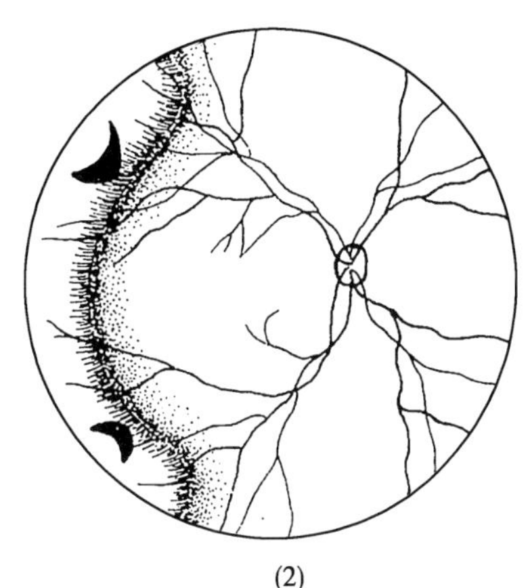

(2)

图 12-3-6　不同裂孔分布的硅胶填压

(1)两个裂孔分布于两个象限，分别作两个硅胶填压；(2)亦可作一个长的硅胶填充

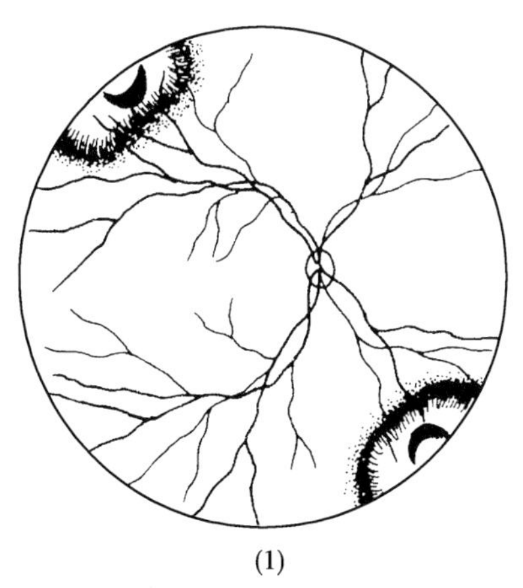

(1)

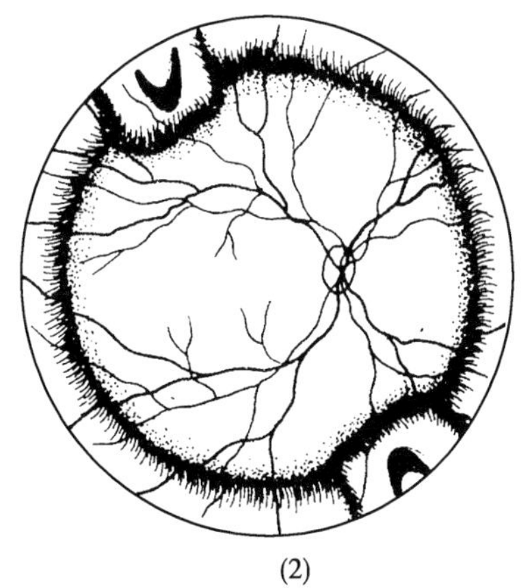

(2)

图 12-3-7　裂孔分布较分散的硅胶填压

(1)分布在相对的两个象限的两个裂孔可分别作两个硅胶填压；(2)亦可作环扎加局部硅胶填压

如放射状放置，则会直接压迫涡静脉，影响回流，这样，亦可改为平行放置。硅胶块垂直放置还有较容易引起角膜散光及硅胶块较容易向前滑脱和外露的缺点。

巩膜环扎术形成一个 360° 的手术嵴，使眼球周径缩小，眼容积变少，因而较适合于：①玻璃体浓缩及牵引较明显者；②分布在多个象限的小裂孔；③查不到裂孔，或因瞳孔散不大，屈光介质较混浊而无法查到周边裂孔者。缺点是，对较大的裂孔，单纯的环扎不足以封闭裂孔，另外，环扎亦较易引起眼前段缺血、眼压升高等并发症。临床上，环扎术多与局部填压术同时使用。

(二) 巩膜内填充术

是指在巩膜板层填充及巩膜缩短术。巩膜缩短可以减少玻璃体腔容积，缓解玻璃体的牵引，较大范围的巩膜缩短还可以缩短眼轴长度，因而适合于玻璃体牵引较明显者及伴有高度近视者。而此类患者多采用玻璃体视网膜手术治疗，故该手术方法已基本不使用了。

（三）排出视网膜下液

以往，对于需不需要排出视网膜下液存在较大的争论。许多作者认为，只要裂孔封闭，视网膜下液多可自行吸收，不需排出。因为以往排视网膜下液的方法损伤较大，可引起一些严重并发症，如脉络膜大出血及损伤视网膜等。但是临床观察表明，不排出视网膜下液可导致许多问题。如：①视网膜隆起太高，手术时不易准确定位；②由于视网膜下液存在，不易封闭裂孔；③不排出视网膜下液，降低眼压，很难形成一个理想的手术嵴；④常常会引起眼压增高，导致继发性青光眼等。随着技术的不断改进，现在做视网膜下液排出术，已很少引起并发症。排出视网膜下液，促使视网膜贴伏到色素上皮及脉络膜上，是目前视网膜复位手术的重要步骤。但在以下情况可考虑不排出视网膜下液：①视网膜下积液很少，放液有一定危险者；②上方裂孔，下方积液不多，估计能在3~7天吸收；③裂孔周围的积液很少，经过冷凝加压后手术嵴清楚，该区已无积液。

目前临床上广泛使用眼科电凝排液机作视网膜下液排出，方法简单、安全、有效，不必作巩膜切开，不需缝合伤口，不要做预防性处理（如冷凝或电凝）。只要使用得当，很少发生并发症。具体操作方法如下：该机有两个电极，即阳极和阴极。阳极为铅板，置于患者臀下，阴极做成针状，弯曲成90°，弯头长约1.5mm，脚踏板控制开关，电流调到180mA位置。排液位置原则上选择视网膜隆起最高的地方，但要避开血管及神经的路径。助手协助暴露排液位置的巩膜，拭干表面，把排液用的针状电极垂直于巩膜表面，脚踏开关接通电源，使电极针缓慢刺入巩膜，此时看到巩膜被烧灼，冒出白色烟雾，并闻到焦味，继续进针，一旦刺穿脉络膜，接触到视网膜下液体，会发出稍为响亮的“叭”的声音，并看到火花闪亮，紧接着有浅黄、略为黏稠的视网膜下液流出。轻轻挤压眼球并用一玻璃吸管吸引，帮助液体排出，要尽量排干视网膜下液，使视网膜尽快复位。用本方法进行视网膜下液排出很少发生并发症，不过有时会引起脉络膜出血，此时，不必压迫出血点止血，也不需电凝，但可压迫眼球其他部位，以提高眼压，防止血液流入视网膜下腔。另外，在极少的情况下可能会穿破视网膜，引起新裂孔，如视网膜浅脱离，或进电极针时过度压陷放液部位的巩膜，使脉络膜过于靠近视网膜等。有时视网膜下液未能放出，而玻璃体样透明的水珠却堵于牵制口上；此时可轻度电凝穿刺口周围（电流量为40~50mA），使水珠退缩而视网膜下液可排出，或用尖剪剪去突出水珠。为了尽量避免并发症的发生，在操作中要注意以下几点：①进针时，手一定要稳，不能抖动，以免伤口过大；②电极针要垂直于巩膜面缓慢进针，听到“叭”的一声响并看到火花闪亮时，立即断开电源，垂直退出电极针；③电流不能过强，因为太强的电流不仅不能止血，反而会引起出血，最好先以较低的电流试一下，逐步加强，直到合适为止；④穿刺口必须远离涡静脉，防止损伤涡静脉而引起大出血。

本方法可以反复进行，一处放液后，观察眼底，如在另一处仍有隆起较高的视网膜，可在该处再次放液。

另外，目前临床上也经常使用注射器针头巩膜穿刺法排出视网膜下液。具体操作是取26或27号的注射器针头，以45°角刺入巩膜2~3mm后拔出，视网膜下液即自针眼自动流出，压迫巩膜尽量放净视网膜下液。这是一种安全、简便、有效的方法。为避免损伤涡状静脉，最佳放液部位应选在内、外直肌上下缘和上、下直肌的下方以防止出血，巩膜穿刺部位尽可能选在视网膜脱离最高处，以防止发生医源性视网膜裂孔或嵌顿。

此外，还有切开法排出视网膜下液，其放液点亦一般选在视网膜隆起最高处，用刀片在与角膜缘垂直的方向作一长约3mm的巩膜切口，深度达巩膜厚度的4/5，用5-0丝线作闭合切口时预置缝线，用镊子夹住缝线两侧将切口轻轻拉开，用钝头电极轻轻电凝切口两侧的边缘，使切口收缩并呈梭形张开，利于暴露脉络膜。然后仔细地切开剩余的薄层巩膜，显露出黑色的脉络膜，轻轻进行电凝以封闭脉络膜血管，并轻轻压迫切口旁的巩膜，使脉络膜稍为向外凸出，用锐利的针头或电极针斜行刺穿脉络膜，视网膜下液缓慢自行流出。可用棉签轻压眼球，尽量排干净所有视网膜下液。结扎切口的预置缝线关闭切口。

该方法由于操作复杂、耗时，对巩膜、脉络膜损伤大，并较易引起并发症如脉络膜出血，容易产生玻璃体条索，损伤视网膜，甚至发生视网膜嵌顿等，尤其在较后极部放液时缝合困难，故目前在临床上已很少使用。

（四）眼内填充物

眼内（玻璃体腔）填充有助于某些视网膜脱离的复位及裂孔封闭。不过，一般不单独使用，而多与其他技术如巩膜填压术联合应用，但也有人用单纯气体眼内注射治疗某些黄斑裂孔性视网膜脱离。

常用的玻璃体腔填充物包括生理盐水、过滤空气、惰性气体（六氟化硫SF_6和全氟丙烷C_3F_8）及硅油等。在手术中要根据不同的情况选用相应的填充物。

1. 生理盐水　生理盐水眼内注射主要用于：①视网膜脱离手术中，由于大量排出视网膜下液后眼压过低，眼内注射生理盐水以恢复眼压，可止脉络膜出血或脱离；②对于有固定皱褶的视网膜脱离，眼内注射生理盐水，对部分病例可以展平视网膜。生理盐水的表面张力低，对裂孔几乎没有封闭作用，故在临床上应用不多。

2. 气体　包括过滤空气及惰性气体。最早用气体眼内注射治疗视网膜脱离由Ohm于1911年首先报告。气体眼内注射具有推压视网膜协助其复位及彻底排出视网膜下液，分离、展开已有皱褶形成的视网膜以及封闭裂孔的作用。在视网膜脱离手术中适用以下情况：①上方裂孔及脱离，放液后视网膜仍不能贴伏，裂孔仍不能被封闭；②上方大裂孔，手术后有形成鱼嘴状现象及漏水倾向；③后唇无明显翻转、蜷缩的巨大裂孔，如无玻璃体手术条件，可用巩膜填压术联合气体填充进行治疗；④黄斑裂孔或其他后极部裂孔，无伴增殖性玻璃体视网膜病变和玻璃体条索牵引；⑤视网膜高度隆起或全脱离，放液后视网膜仍不能完全复位，眼压偏低，眼内注气有助于视网膜复位，彻底排出视网膜下液，效果理想。

空气与惰性气体的作用一致，但空气较易被吸收，在眼内停留时间短，注入 1ml 空气，5 天后基本被吸收，注入 2ml，则可保持 7~10 天。惰性气体是一类可以膨胀的气体，在眼内吸收很缓慢，它们在眼内可以吸收血液中的氮气而膨胀。目前在临床上较常用的主要有 SF_6 及 C_3F_8。

由于它们的分子中的硫或碳为氟所包围，因而化学性很不活跃，故称惰性气体。它们均无毒性，且无色无味。SF_6 的膨胀倍数约为 2 倍，维持时间为 10~14 天；C_3F_8 的膨胀倍数为 4 倍，维持时间为 50~60 天；它们的纯度均可达到 99.7% 以上。临床上，几种常用气体在不同病变中的选择见表 12-3-1。

表 12-3-1　常用气体在不同病变状态中的应用选择

病变状态	空气	SF_6	C_3F_8
简单视网膜脱离无 PVR	1	1	2
黄斑洞视网膜脱离		1	1
巨大裂孔		1	2
较复杂视网膜脱离伴 PVR		2	1
*PDR 视网膜脱离	1	1	

*PDR：增殖性糖尿病视网膜病变

1：首选；2：次选

气体眼内注射的方法及操作注意要点：①过滤空气：可通过 0.2μm 空气滤过器获取，如无过滤器，亦可用消毒纱布 6~8 层包着注射器针头抽取，一般抽 2~3ml，然后更换 10 号针头（或一次性 OT 针头）。注射位置通常选在颞上或颞下象限，距角膜缘 3~3.5mm，右手持针，针尖对着眼球的中心，并与眼球表面垂直刺入眼内，直到通过瞳孔看到针尖位于中央为止，然后略后退，开始注气，注气动作要连续、缓慢，气体进入玻璃体腔后多可形成一个大气泡，一边注气一边用左手手指探测眼压情况，直至眼压略高于正常（约 30mmHg 或 4kPa）。注气口不需缝合。②惰性气体：如为瓶装的未消毒气体，一般通过一过滤器吸取，如为已消毒的袋装气体，则可直接抽取，然后与过滤空气按 50%（SF_6）或 25%（C_3F_8）混合，注入方法同空气，但因惰性气体可以膨胀，故注入量可以略少。

眼内注射气体的术后处理：①患者体位：由于气体比重轻，它上浮的力量有推压视网膜及封闭裂孔、阻断玻璃体内液体进入视网膜下腔的作用，因此，要根据视网膜裂孔及脱离的位置嘱患者采取相应的体（头）位，在术后 7 天内尤为重要，如上方裂孔，则取坐位或半坐位；后极裂孔或黄斑裂孔，则取俯卧位（或头低位）；颞侧或鼻侧裂孔，则分别采取裂孔一侧在上方的侧卧位。患者的体位要求保持至气泡变小，无推压作用为止。②观测眼压：尤其使用了惰性气体时，由于它们的膨胀作用，会使眼压明显增高，这往往发生在术后 6~8 小时，因此，要密切观察眼压情况。为了防止眼压增高，在术后 3 天内可以预防性地使用 0.5% 噻吗洛尔眼液，每天 2 次，以及口服乙酰唑胺 0.25g，每天 2 次。测量眼压时，最好使用压平眼压计。③眼部检查：尤其要注意前房情况，由于气体的推压作用，将晶状体虹膜隔向前推，在原来浅前房的患者，很容易使房角关闭，诱发青光眼；另外，要注意检查眼底情况，看裂孔与气泡的关系，以便随时作体位调整；此外，还要注意有无引起新裂孔等。

气体眼内填充可能会引起的并发症包括：①眼压升高：注入气体过多或惰性气体的浓度过高都可以导致眼压升高，前者可以立即发生在术后，后者则多发生在 6~72 小时内（气体膨胀期）。眼压如在 30mmHg 内，可不必处理；如过高，则要降压处理，甚至要从眼内抽出部分气体。②前房变浅：多由于注入气体过多或患者仰卧使晶状体虹膜隔前移所致。对有青光眼体质者，较易诱发青光眼发作，处理可使用降压药及嘱患者避免仰卧位。③晶状体后囊混浊：尽管所用各种气体均无毒性，但是由于气体与晶状体后囊的接触，部分患者可出现晶状体后囊混浊，多表现为菊花状或羽毛状改变，大部分在气体吸收后都会渐渐消失。④气体进入视网膜下腔：并不多见。多见于裂孔较大如巨大裂孔，而注入气泡较小者，可通过改变体位使气体从原裂孔排出。⑤大泡性角膜病变：偶见无晶状体眼者，气体（主要为惰性气体）长期与角膜内皮接触所致，这些患者的角膜原来存在某种病变或受多次眼内手术打击。对这些患者，术后要特别注意体位，避免气泡进入前房接触角膜内皮。

第四节　视网膜脱离的几种常用手术

对于不伴有增殖性玻璃体视网膜病变（PVR）的所谓简单型视网膜脱离或伴轻至中度 PVR 者，根据视网膜裂孔的大小、数量、分布以及视网膜脱离的范围和程度等，目前在临床上主要选用以下几种技术之间的组合术式进行手术：巩膜冷凝、外填压、环扎、放视网膜下液、眼内填充等，个别情况还可应用巩膜电凝、巩膜缩短及巩膜内填压术，但该手术方式目前已较少使用，部分患者术后可补充激光光凝，而常用的手术方式组合为：①巩膜冷凝、硅胶填压及放视网膜下液术；②巩膜冷凝、环扎、硅胶填压及放视网膜下液术；③巩膜冷凝、眼内气体填充及放视网膜下液术；④巩膜缩短、电凝、层间填压及放视网膜下液术。在上述术式组合的基础上，视具体情况可联合眼内填充（主要为气体眼内注射）及术后补充激光光凝。现分别介绍如下：

一、巩膜冷凝、硅胶填压及放视网膜下液术

【适应证】

(1) 较新鲜的视网膜脱离。

(2) 裂孔分布较集中的 1 个或多个裂孔，一般不超过 2 个象限。

(3) 一个或多个象限的视网膜脱离，视网膜隆起不太高。

(4) 无明显的玻璃体浓缩、牵引等病理性改变。

(5) 无视网膜固定皱褶。

【麻醉】一般采用局部麻醉，取 2% 利多卡因 5ml 及 10% 丁哌卡因 5ml 混合作球后、上下睑眼轮匝肌及球结膜下浸润麻醉。个别特殊情况可行全身麻醉。

【手术步骤】

(1) 开睑器开睑。

(2) 剪开球结膜，暴露巩膜：多采用以穹隆部为基底的角膜缘切口，根据术前设计的手术部位及范围，剪开球结膜并分别于两端作放射状剪开，钝性分离筋膜囊，直至赤道

后，用0号丝线分别悬吊该象限的两条直肌以作牵引线，例如手术野为颞上象限，则作上直肌及外直肌的牵引线。除非裂孔位于直肌位置并靠近后极部，一般不需要切断肌肉。

(3) 裂孔定位：详细方法见本章“术中裂孔定位”部分。我们主张采用间接检眼镜定位法。但是，亦可用直接检眼镜定位法。对于较小的裂孔，一般要求作裂孔后缘定位即可，但如果是较大的马蹄形或新月形裂孔，则要作三点定位，即裂孔后缘及裂孔两端，然后用在巩膜表面作标记(图12-4-1)。要求将术前检查所见的所有裂孔及有穿破倾向的变性区作定位。

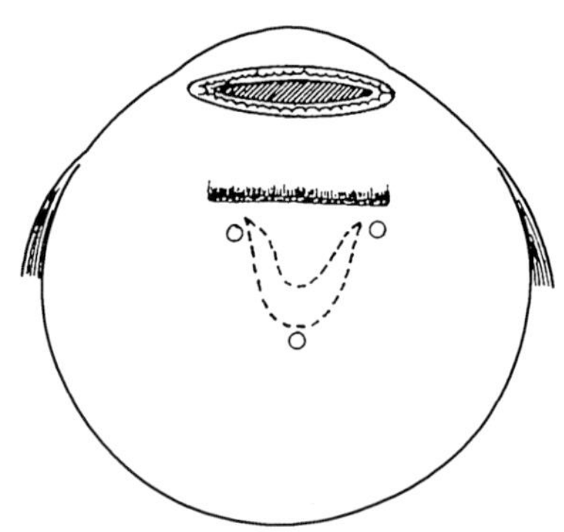

图 12-4-1　对较大的裂孔要作三点定位

(4) 巩膜冷凝：因为不需剖切巩膜，故经全层巩膜进行冷凝，详细方法见本章“冷凝”部分。最好能在间接检眼镜直视下进行冷凝。冷凝范围要包括所有裂孔附近的网格样变性区。如果裂孔过大，尽量不要直接冷冻裂孔的中央区域，以避免视网膜色素上皮层反应过重，使大量的色素上皮细胞向玻璃体内移行，这将有可能引起术后严重的增殖性玻璃体视网膜病变，最终导致手术失败。

(5) 预置巩膜缝线：通常采用5-0丝线或带铲形针的5-0尼龙线，这两种缝线拉力强，易打结且不易滑扣，组织反应不重，尤其是尼龙线。缝线方法采用褥式缝合或X字形缝合。缝线时，助手把手术野巩膜充分暴露清楚，擦拭干净，手术者一手持有齿镊抓住相应部位直肌的止点，向相反象限方向牵拉眼球，另一手持针线，针尖斜行以45°方向进入巩膜厚度的1/2左右即可。如太浅，结扎时容易撕裂巩膜；如太深，稍不小心则会刺穿眼球，视网膜下液流出，眼球变软，不易继续缝线，也可能会伤及脉络膜血管引起出血。故以进针1/2巩膜厚度为宜，然后改变针尖方向，使之与巩膜表面平行，继续前进1.5~2mm之后出针(图12-4-2)。缝线的跨度取决于裂孔的大小，外加压物的大小和厚度，以及需要形成的手术嵴的高度等。一般来说，缝线跨度比加压物的宽度宽2mm，形成较低矮的手术嵴，较适合于萎缩性圆形裂孔或较小的马蹄形裂孔；跨度比加压物宽3~4mm，可形成较高的手术嵴，可适用于较大的马蹄形裂孔。但是，如果跨度过大，则会引起视网膜皱襞。如加压物为5mm宽、厚2mm的硅胶片，缝线跨度以8~9mm为宜。最后缝线结扎时的松紧度也会影响手术嵴的高度，结扎紧些，手术嵴就会高些。两针缝线之间的距离为2~3mm，对一般的小裂孔，置两针缝线即可，如裂孔较大，或多个裂孔，则要缝3~4针或以上。

(6) 外加压物：目前临床上用得最多的是硅胶，一般厚度为2mm，使用时根据裂孔的大小、形状来决定所用硅胶片的大小和放置方向。如前面所说过的，硅胶的大小要前后均超出裂孔2mm。硅胶放置方向可根据裂孔的情况选择垂直或水平位置。不过，临床上多采取平行于角膜缘的位置，少数情况可呈放射状放置。硅胶片的位置可略后于裂孔的位置，这样手术后裂孔正好位于手术峭的前坡上(图12-4-3)，裂孔的后唇被牢靠顶压住，不易形成鱼嘴样张开或后滑。

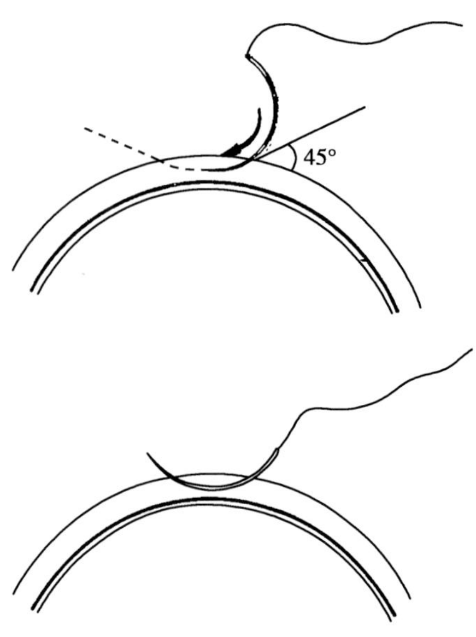

图 12-4-2　预置巩膜缝线时，进针的角度及深度

(7) 放出视网膜下液：大多数情况下均主张放视网膜下液，除非很扁平的脱离，恐伤及视网膜，可以不必排放视网膜下液。排放视网膜下液的方法如前所述。

(8) 结扎巩膜缝线：放出视网膜下液后，结扎巩膜缝线。一般先结扎视网膜裂孔附近的那一针，因为这时眼球放液后变软，结扎缝线可以形成较高的手术嵴，利于顶压裂孔。

最后结扎硅胶两端的缝线。结扎时，第一个结要绕持针器两周，以防线结松脱，如只绕一周，则要助手用镊子夹紧第一个线结，再打第二个线结，一般要做三个线结。缝线的收紧程度以中偏紧为宜。过松，未能形成有效的手术嵴，起不到顶压作用；过紧，特别是在缝线跨度大，或靠近角膜，或硅胶呈放射状放置时，容易引起视网膜皱襞、角膜散光或眼压升高，过紧的结扎亦容易导致固定点的巩膜撕裂，损伤巩膜及不能形成巩膜嵴而导致手术失败。

(9) 检查眼底：结扎完缝线后检查眼底，如裂孔位于手术峭的前坡上，视网膜平伏，尤其是裂孔周围的视网膜贴覆在手术嵴上，便可达到手术目的。如有问题，比如硅胶位置不正确或视网膜隆起仍高，则要作相应处理。

(10) 眼内填充，主要为眼内气体填充：结扎缝线后如眼压仍过低，尤其为上方裂孔者，则可作眼内气体(过滤空气或惰性气体)填充，这样一方面提高眼压，另一方面有助于视网膜复位及裂孔封闭。具体方法如前所述。

(11) 缝合球结膜，结束手术，涂1%阿托品眼膏及抗生素眼膏，用眼垫包单眼，不需绷带包扎。如作眼内气体填充，则加抗生素及皮质类固醇球结膜下注射以防止感染

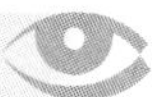

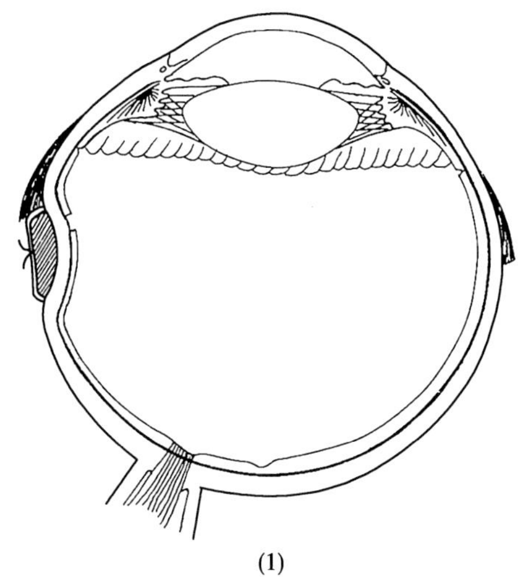

(1)

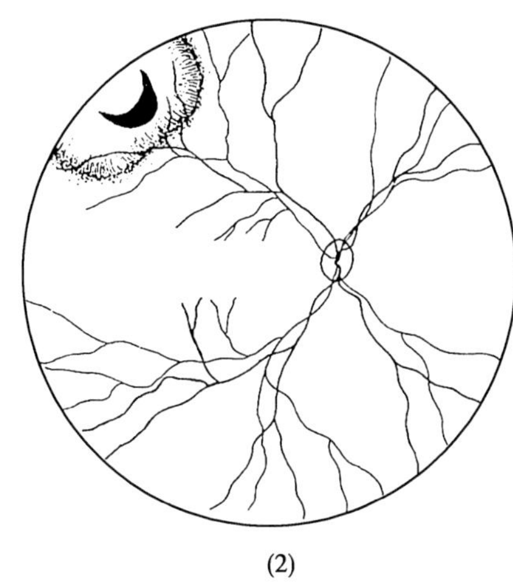

(2)

图 12-4-3　手术后裂孔位于手术嵴的前坡上

及帮助消炎。

二、巩膜冷凝、硅胶填压联合巩膜环扎及放视网膜下液术

如前所述，对一些比较复杂的病例，如多个分散分布的裂孔，视网膜广泛或全脱离，伴有较明显玻璃体浓缩、增殖等，则要选择外加压联合环扎术。具体手术方法如下：

【手术步骤】

(1) 麻醉方法同前。

(2) 沿角膜缘 360° 剪开球结膜及筋膜囊，用小弯剪分离出巩膜及各直肌，置四条直肌的牵引线。

(3) 裂孔定位：定出所有裂孔的位置并作标记，具体方法同前。

(4) 巩膜冷凝：方法同前。

(5) 预置巩膜缝线：在裂孔的位置，视裂孔的大小及范围，先置 2~3 针硅胶填压的缝线。然后在其他象限，每个象限置一针环扎带固定缝线(图 12-4-4)。

(6) 环扎带及外加压物：常用的环扎带为 120mm × 2mm × 1mm 的硅胶带，通常在手术中剪成 75mm × 2mm × 1mm 再用。如无，亦可用其他材料，如自体组织像宽筋膜和异体巩膜等。常用的外加压物为车轮状的硅胶圈，其中

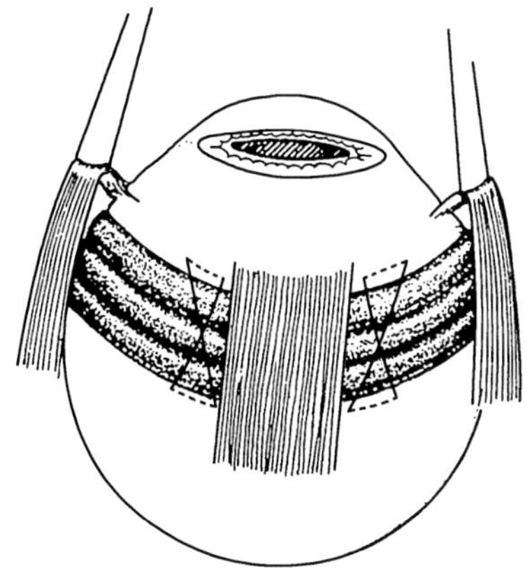

图 12-4-4　每象限缝一针固定环扎带缝线

央有 2mm × 1mm 的凹槽，正好让环扎带通过(图 12-4-5)。

(7) 硅胶填压的位置与单纯硅胶填压术的方法相同，而环扎带的放置位置，则要根据不同的目的而不同，若是为了松解玻璃体牵引的，则环扎位置选在眼球的最大径线处即赤道部，或略靠前，接近玻璃体基底部；如为了封闭裂孔(只适合于较小的裂孔或萎缩性圆洞)，则环扎带宜置裂孔的后缘，这样结扎缝线形成巩膜嵴后，裂孔正好位于前坡上。如果某一处硅胶填压需要偏后，环扎带跟着后移，则相对应另一侧的环扎带的位置要相对前移，以保持环扎带位于眼的最大径线处，一般置于赤道部为宜。

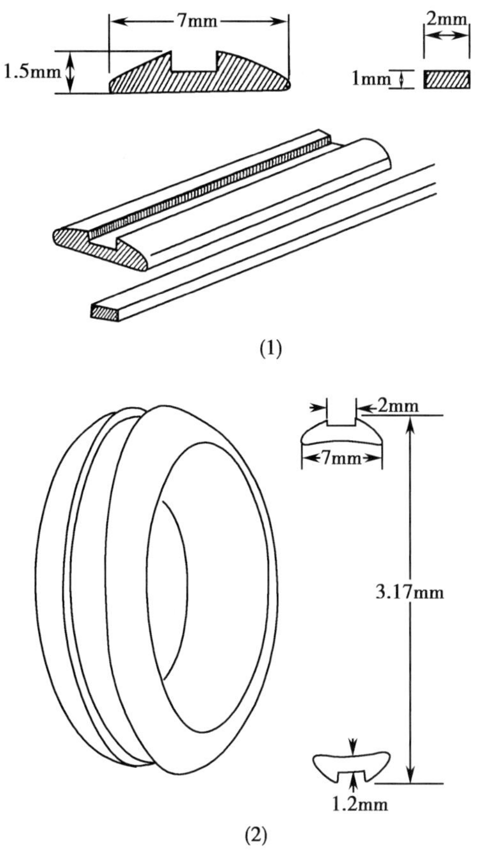

图 12-4-5　不同型号环扎带
(1) 有槽硅橡胶；(2) 环扎带

(8) 放出视网膜下液：将硅胶片及环扎带置于固定缝线内后即可进行视网膜下液排出。

具体方法同前。

(9) 结扎巩膜缝线：先结扎硅胶填压处的缝线，然后再结扎其他缝线。结扎环扎带的固定缝线时不宜太紧，以便在缩短环扎带时仍可活动。

(10) 结扎、固定环扎带的两端：结扎环扎带两端的方法有多种，常用的为缝线结扎或硅胶套管固定(图 12-4-6)。用缝线固定时，嘱助手持两个有齿镊抓住环扎带的两端，牵拉使之交叉重叠，使环扎带缩短，术者用 1-0 丝线将重叠的环扎带缝合、结扎，一般结扎两针，剪去多余的环扎带即可。如用套管固定，则将环扎带穿过套管，然后抓住环扎带的两端用力牵拉，使之重叠至所需的长度即可。将多余的环扎带剪除。

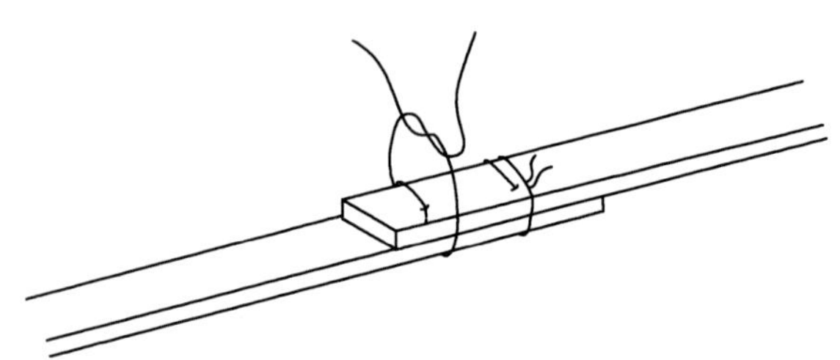

图 12-4-6　将环扎带头重叠，用两针缝线结扎

(11) 一般 75mm 的环扎带缩短 10~13mm 为宜，此时环扎带为 62~65mm，此即缩短后的眼球周长。不应因为放视网膜下液后眼球变软而过度缩短环扎带。此时仍应按上述长度缩短，如眼压仍低则可作眼内气体填充，有利于促使视网膜复位及封闭裂孔。

(12) 检查眼底。

(13) 缝合球结膜，涂 1% 阿托品眼药膏及抗生素眼药膏包单眼。

三、改良式充气性视网膜固定术

【适应证】

(1) 较新鲜的视网膜脱离。

(2) 位于上方的分布较集中的一个或多个圆形裂孔。

(3) 位于上方的一个或多个象限的局限性视网膜脱离，视网膜隆起不太高。

(4) 无明显的玻璃体浓缩、牵引等病理性改变。

(5) 无视网膜固定皱褶。

【手术步骤】

(1) 麻醉方法同前。

(2) 沿角膜缘剪开球结膜及筋膜囊，剪开的范围主要是要便于暴露巩膜以行穿刺排出视网膜下液及巩膜外冷凝，通常无须 360° 剪开。

(3) 放出视网膜下液：对于视网膜下液较多的病例使用注射器针头巩膜穿刺法排出视网膜下液，既有利于术中对裂孔准确定位，也能减少视网膜下液的残留，提高手术复位率。巩膜穿刺法排出视网膜下液的具体方法如前所述。

(4) 裂孔定位：定出所有裂孔的位置并作标记，具体方法同前。

(5) 巩膜冷凝：具体方法同前。

(6) 眼内气体填充：于角膜缘后 3.5mm 处，用 30 号针头向心性穿通全层眼球壁，观察针头在玻璃体腔内后，迅速注入 0.3~1.0ml 的 50% C_3F_8(依据术中眼压而定)，拔针时用棉签稍按压注射点。指测眼压为中等，如眼压较高，可作前房穿刺放出前房水以降压。

(7) 缝合球结膜，涂 1% 阿托品眼药膏及抗生素眼药膏包单眼。

四、巩膜缩短及巩膜层间填充术

如前所述，巩膜缩短是为了减少玻璃体的容积，缓解玻璃体对视网膜的牵引，巩膜层间填充加压则可以形成手术嵴，帮助视网膜复位及顶压裂孔。但是由于该术式对眼球组织损伤大，容易引起一些较严重的并发症，而巩膜冷凝加巩膜外填压术手术简单，对眼组织损伤少，并足以解决临床上常见的病例，因此，巩膜缩短及层间加压术已渐渐被外填压术所替代而较少应用。如无冷凝设备，裂孔较小仍可应用该术式，故将具体手术操作步骤扼要介绍如下：

【手术步骤】

(1) 麻醉方法同巩膜硅胶外填压术。

(2) 开睑器开睑。

(3) 沿角膜缘剪开手术范围的球结膜，分离筋膜囊，暴露巩膜，悬吊相近的两条直肌。

(4) 裂孔定位：按术中定位法进行定位，如裂孔较大，则最好作裂孔三点定位，即裂孔的后缘及两端，做好标记。

(5) 剖切巩膜瓣：将裂孔所在的巩膜区域分成前、中、后三部分，用刀片于中、后部 1/3 交界处与角膜缘平行的方向切开巩膜，深度为巩膜全层的 1/2~2/3，术者一手持有齿镊提起切口边缘，另一手用巩膜铲或刀片沿同一层次剖切，巩膜床底部要尽量均匀一致(图 12-4-7)。剖切时，要注意

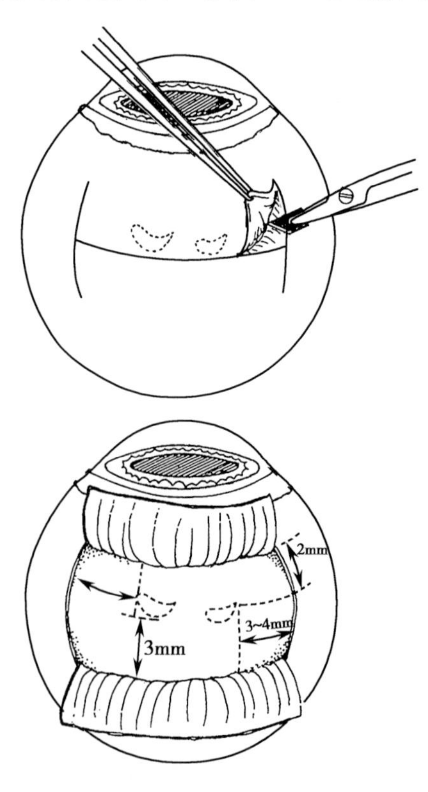

图 12-4-7　板层巩膜剖切

裂孔的位置，剖切范围要超过裂孔的 2~3mm，一般在裂孔后缘向后剖切 3~4mm，向前剖切 2mm，在裂孔两端向外剖切 3mm（图 12-4-8）。至于巩膜剖切的形状，如果取为单一的裂孔，可采用开窗状；如果多个裂孔连在一起或裂孔两侧有明显的变性区，则做成梭形或新月形。

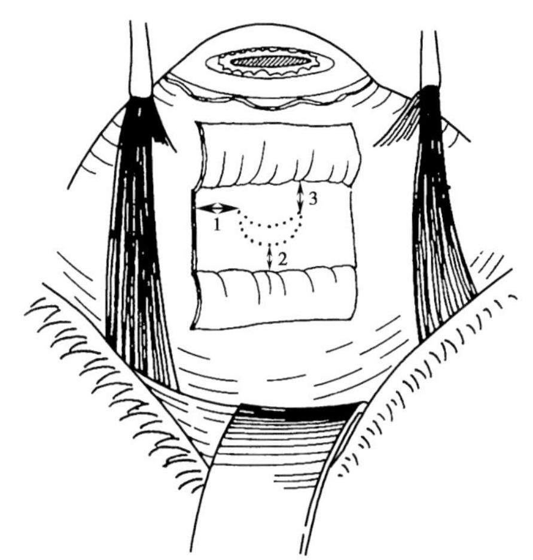

图 12-4-8　巩膜剖切的位置及范围

（6）预置巩膜缝线：用 1-0 丝线或 5-0 尼龙线作巩膜缝线。从一侧巩膜瓣的根部外面进针，再从另一巩膜瓣根部外面出针，做成褥式缝合（图 12-4-9），然后先打一个活结，以免缝线多时容易混淆。每个缝合之间相距 3mm。

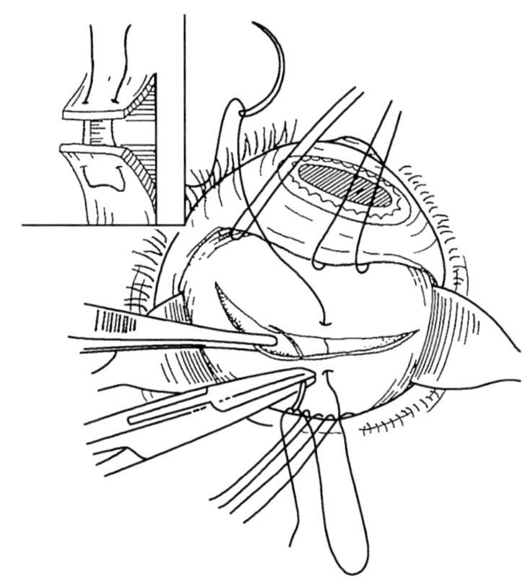
图 12-4-9　预置巩膜缝线

（7）巩膜层间电凝：详细方法及注意事项见本章“电凝”部分。在巩膜层间亦可进行冷凝，但是因为巩膜已经变薄，故冷冻时间要相应缩短，即 -50~-60℃冷冻 2~3 秒即可。

（8）放视网膜下液：可于层间巩膜后瓣根部用电极针直接穿刺放液（图 12-4-10）。但是，如果巩膜剖切处视网膜隆起不高，而其他地方隆起最高，如颞上方裂孔，裂孔部位的视网膜隆起不一定高，而在颞下方或下方视网膜隆起最高，此时，可用本章介绍的放液方法在隆起最高处进行放视网膜下液。

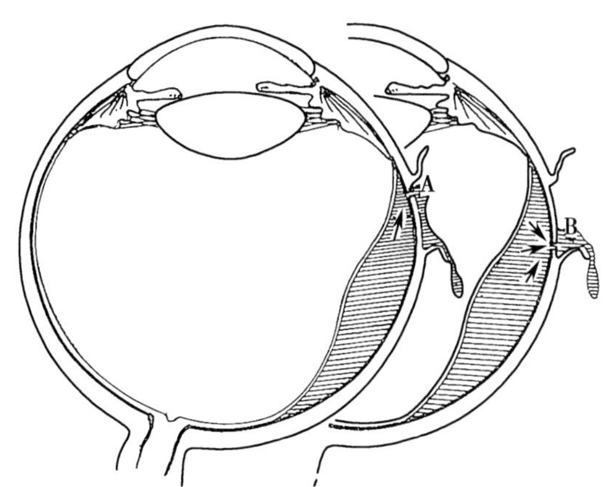

图 12-4-10　作巩膜缩短及巩膜层间填充术时放视网膜下液的位置选在巩膜瓣后瓣根部（B），如选在前瓣的根部（A）放液，则流出的视网膜下液会影响操作，特别是影响此后的层间电凝

（9）层间填充物：多用异体巩膜及自体真皮。将填充物按所需要的大小及形状裁剪出来，穿过巩膜缝线下面，置于巩膜床上。

（10）结扎缝线：先拉紧并结扎裂孔处的缝线，然后逐一结扎其他缝线。必要时，可先打成活结，观察眼底，看巩膜嵴的位置是否合适，如不合适，可进行矫正。结扎时，用力要均匀，避免用力过猛，以免撕破巩膜瓣。

（11）检查眼底：以视网膜复贴，手术嵴明显，裂孔位于手术嵴的前坡上，如做电凝，在裂孔周围见电凝斑为理想。

（12）缝合球结膜：1% 阿托品眼药膏及抗生素眼药膏包眼。

第五节　几种特殊类型视网膜脱离的手术

在临床工作中还常常见到以下几种特殊类型的视网膜脱离，它们包括：黄斑裂孔性视网膜脱离、巨大裂孔性视网膜脱离、锯齿缘离断性视网膜脱离、合并白内障的视网膜脱离、无晶状体眼的视网膜脱离以及合并脉络膜脱离的视网膜脱离等。上述情况有别于常规的裂孔性视网膜脱离，因此，在治疗上有一定的特殊性。

一、黄斑裂孔性视网膜脱离

黄斑裂孔性视网膜脱离常见于以下人群：高度近视者、高龄女性以及有眼球挫伤史者。近年来，国外许多学者注意到玻璃体与黄斑裂孔的关系，玻璃体皮质与黄斑部紧密粘连，眼球运动时，玻璃体的运动会牵拉黄斑部，或当发生玻璃体浓缩、收缩时，特别是发生不完全后脱离时，对黄斑部的牵拉更为明显，长时间的牵拉作用，会使黄斑区视网膜发生水肿、变性，最后形成裂孔。这种情况目前称为玻璃体黄斑牵引综合征。

黄斑裂孔分板层裂孔及全层裂孔，它们的临床表现及检查方法在前面已有介绍，这里不再重复。

关于黄斑裂孔的治疗，详见第十四章“黄斑部疾病的手术治疗”。

二、巨大裂孔性视网膜脱离

巨大裂孔性视网膜脱离是裂孔性视网膜脱离一种严重而预后欠佳、治疗困难的特殊类型，通常是指大于90°范围的裂孔。巨大裂孔多发生于赤道部前方的视网膜周边部。靠近锯齿缘，可有明显的眼球钝伤史。也可为特发性，部分可见于眼球穿破伤后玻璃体明显增殖引起的牵引性视网膜脱离。巨大裂孔性视网膜脱离发病突然，进展迅速，常伴有明显的玻璃体浓缩、混浊、增殖，对视网膜明显牵引，尤其是牵引裂孔的后唇，常使之翻转、卷缩，增加手术的难度。

对于巨大裂孔性视网膜脱离的手术治疗，要根据不同的情况而采取不同的术式。从大量的临床治疗观察的结果来看，常规的巩膜填压（包括巩膜外及巩膜层间）术联合冷凝（电凝）、放视网膜下液以及眼内气体填充术仅适合于下列情况的巨大裂孔性视网膜脱离：①90°~120°范围的裂孔，因为大于120°的裂孔，浓缩、增殖的玻璃体多已进入裂孔内，且裂孔后唇多已翻转、卷缩；②新鲜发病者；③玻璃体无明显改变，或仅为PVR-B级以内者；④裂孔后唇无翻转或卷缩。超过上述情况，常规的外路手术多难以成功，必须进行玻璃体手术，严重者要作硅油眼内填充。

对于适合作常规视网膜脱离手术的病例，常用的手术方式为巩膜冷凝、环扎、硅胶填压、放视网膜下液及眼内气体填充。手术时要注意以下几点：①要尽早手术；②手术嵴要尽量够高、够宽、够长，要超过裂孔两端起码3~4mm以上；③要严格掌握冷凝的程度，切忌过重，范围过大；④如条件许可，术后最好补充较大范围的光凝；⑤如作气体眼内填充，术后一定要注意让气体正确地顶压住裂孔的部位。

但巨大裂孔性视网膜脱离多由于玻璃体牵拉所致，如不解决牵拉问题，很难使视网膜复位，故必须合并玻璃体手术。具体操作请阅玻璃体手术章。

三、锯齿缘截离

锯齿缘截离又称锯齿缘离断，是裂孔性视网膜脱离的一种特殊类型，裂孔发生在锯齿缘部，较常见于青少年。锯齿缘截离多见于颞下象限，进展较缓慢，早期常不引起患者的注意，因未影响视力，故当视力明显下降时，可能已发生相当长的一段时间，并可能已累及黄斑部。其眼底改变常常不像一般裂孔性视网膜脱离那么明显，多为颞下方的浅脱离。因此，对于颞下方或下方的视网膜浅脱离，伴有外伤史，一般检查未发现裂孔，此时应想到锯齿缘截离的可能，应充分散瞳，用三面镜或间接检眼镜详细检查周边部视网膜。

锯齿缘截离发生的原因，一般认为一方面可能与组织发育因素有关，另一方面与外伤因素有关，大量的临床资料显示锯齿缘截离者多有眼钝伤史，且常见于青少年。颞下象限暴露于外，受伤的机会较其他象限为多。

对于锯齿缘截离的治疗，如果是发病时间短，没有或者范围很小的视网膜浅脱离，可以考虑用冷凝或激光光凝治疗。如果已有较大范围的视网膜脱离，则需手术治疗，以往的手术为将手术嵴做成弧形的围堤状，称拦截术。现在则多用巩膜冷凝硅胶填压术，如视网膜下液较多，则加放视网膜下液。手术嵴直接顶压在截离处。手术时要注意，手术嵴要够高，两端一定要够长，以往许多手术失败多是由于手术嵴不够长，一端或两端漏水所致。如果截离范围较大（>60°）或时间较长，伴有玻璃体增殖改变，则要联合玻璃体手术。

四、无晶状体眼视网膜脱离

无晶状体眼视网膜脱离在视网膜脱离中并不少见，据统计资料显示，白内障摘出术后视网膜脱离的发生率约为2%，高度近视无晶状体眼或术中有玻璃体脱出者，视网膜脱离的发生率明显增加，可达20%~30%，甚至40%。老年性白内障术后发生的视网膜脱离一般在术后1年左右发生，而先天性白内障术后发生的，则时间较长，大多在10~20年后发生。

无晶状体眼视网膜脱离在某些方面与常规的裂孔性视网膜脱离有所不同，归纳起来，其特征如下：①多见于男性患者；②鼻侧裂孔明显比有晶状体眼裂孔性视网膜脱离为多；③裂孔多较小，常为圆形或卵圆形；④有相当一部分患者（约近20%）找不到裂孔；⑤有明显的前段玻璃体浓缩及机化等改变，对视网膜有明显的牵引。

无晶状体眼视网膜脱离的发生与多种因素有关。其发生机制可能为晶状体摘出后，玻璃体突然前移，由于玻璃体与视网膜的粘连从而同时对视网膜产生强烈牵引，术后眼压降低使玻璃体对视网膜的支撑力减弱，加上手术并发症如玻璃体脱出等，加强了上述影响，久而久之，就会使视网膜产生裂孔而脱离或发生牵引性视网膜脱离。如果视网膜原来存在某些病理性改变，则更容易发生脱离。

无晶状体眼视网膜脱离的治疗，术前要在三面镜下详细检查，尽可能找齐视网膜裂孔，同时要注意玻璃体浓缩、增殖及视网膜受牵引和固定皱褶形成等情况。如果找到裂孔，而玻璃体改变不明显，可选择巩膜冷凝、硅胶填压和放视网膜下液术；如有玻璃体浓缩及牵引，则要加做巩膜环扎术；如有明显固定皱褶形成，则要联合玻璃体手术。

五、合并白内障的视网膜脱离

视网膜脱离合并白内障主要见于以下三种情况：①合并先天性白内障：多发生于婴幼儿或青少年，多为双眼发病（可先后发病），视网膜裂孔周围伴有广泛的变性，可伴有其他方面的先天异常；②合并并发性白内障：可见于高度近视引起的并发性白内障，亦可由于视网膜脱离后长期炎症反应引起，后者多伴有较混浊的玻璃体；③合并老年性白内障：见于老年患者。

无论上述哪种情况，晶状体混浊对视网膜脱离的影响主要是影响术前查找视网膜裂孔，以及术后视网膜复位情况的观察。

部分的晶状体混浊，仅影响到部分的眼底观察，在充分散瞳后详细检查能排除可见部分眼底视网膜裂孔存在的情况下，一方面要根据视网膜脱离的形态及范围特征设计手术方案，另一方面集中对看不见的眼底部分进行冷凝及外加压。对部分混浊的晶状体，不必急于手术，留待视网膜复位后，根据情况需要再择期做白内障手术。

对已经明显混浊的晶状体，严重影响眼底观察，我们主张在做视网膜脱离手术的同时，摘出白内障，而不主张分两次手术，即先摘出白内障，使伤口愈合牢固后再做视网膜脱离手术。因为，这样会延长视网膜脱离时间，况且白内障术后的炎症反应以及无晶状体眼状态会加重玻璃体的改变，促进 PVR 的形成及发展，进一步增加视网膜脱离手术的难度。视网膜脱离与白内障同时手术，也要根据不同情况采取不同的手术方式，而在手术前做详细的 A 型及 B 型超声波检查，了解患眼玻璃体及视网膜脱离的情况，如患者为年轻人，玻璃体无明显改变，视网膜为局限性脱离，则可采用经角巩膜的小切口白内障抽吸术，然后进一步散大瞳孔，用间接检眼镜详细检查眼底，根据所见情况决定做何种视网膜脱离手术，如巩膜冷凝加硅胶填压和(或)环扎术；如玻璃体明显改变，视网膜广泛脱离或呈漏斗状脱离，则可采用经睫状体平坦部的晶状体切割术，然后做巩膜环扎术及玻璃体切割术，如术中通过眼内照明发现视网膜裂孔，可做眼内水下电凝，亦可做巩膜外冷凝及环扎术，加局部硅胶填压。如果患者为老年人，晶状体核已较硬，不能通过抽吸术或经睫状体平坦部切割术摘出白内障，此时可先作超声乳化白内障吸除术或通过经睫状体平坦部晶状体超声粉碎术并行玻璃体切割术，术中眼内照明检查眼底，视网膜脱离手术亦多采用环扎术联合玻璃体切割术，发现裂孔者，在局部加硅胶填压。

六、视网膜脱离伴脉络膜脱离

裂孔性视网膜脱离合并脉络膜脱离占裂孔性视网膜脱离的 2%~8.6%。其临床特点为患眼眼压较一般视网膜脱离更低，有不同程度的葡萄膜炎，玻璃体混浊明显，眼底周边部见一个或多个棕色的半球形隆起，实性感，表面光滑，一般通过低眼压，局部表现及超声波检查可以作出与脉络膜肿瘤的鉴别诊断。

脉络膜脱离的发病原因一般认为与视网膜脱离后形成的低眼压状态有关。在低眼压状态下，脉络膜毛细血管扩张，通透性增加，通过血管内压与眼压间的压力差，过量的血管内液体成分渗漏到脉络膜上腔而致脉络膜脱离。脉络膜脱离常常伴有睫状体脱离或水肿，使房水生成减少，眼压进一步降低，而低眼压更促进脉络膜脱离，如此形成恶性循环。

对合并脉络膜脱离的视网膜脱离的治疗，术前要控制葡萄膜炎及促进脉络膜脱离的吸收及复位。方法为静脉滴注大剂量皮质类固醇 5~7 天，阿托品散瞳，包双眼(不必加压)，充分卧床休息。经上述处理炎症多能控制，脉络膜脱离消失，玻璃体变清。此时再详细检查眼底，根据裂孔情况、视网膜脱离情况及玻璃体情况来决定手术方式。由于伴脉络膜脱离者，病变多偏重，故多需要做环扎术加硅胶填压术，原则上所有患者都应放视网膜下液，且尽量排放干净，因为这类患者的视网膜下液吸收往往较缓慢。对于经处理脉络膜脱离仍未能消失者，如能找到明确的裂孔，应进行手术，不能无限期地等待。在这种情况下，在置好巩膜缝线及硅胶条后，先用电凝针在脉络膜脱离处放出脉络膜下液，此时脉络膜多能变平伏，然后再作巩膜冷凝，结扎缝线后，如眼压偏低，最好作眼内气体填充，有助于进一步排出脉络膜下液。术后继续静脉滴注皮质类固醇 5~7 天，然后减量并改为口服，维持 2~3 个星期。

七、找不到裂孔的视网膜脱离

如前所述，尽管随着检查设备的不断改善以及检查技术的进步与熟练，绝大多数的病例都能找到裂孔，从而能有目的地进行治疗。但仍有极少数患者术前始终未能找到裂孔，原因是多方面的，比如屈光介质混浊、瞳孔不能充分散大、视网膜皱褶形成遮盖了裂孔，或裂孔太小、位置靠近锯齿缘等，给手术治疗带来了困难。对于经过积极处理最终都未能找到裂孔的视网膜脱离，在排除了肿瘤及炎症性渗出性视网膜脱离的可能后，要根据病史、发病情况，视网膜脱离的范围、形态等方面的特征进行手术，为了避免遗漏，故手术方式多采用环扎术，在裂孔可疑部位加巩膜冷凝及硅胶填压，尽可能排干净视网膜下液，如眼压许可，作眼内气体填充。另外，也可采用玻璃体手术，在术中通过内路查找并处理视网膜裂孔。

第六节　视网膜脱离手术的常见并发症

视网膜脱离手术范围广、操作步骤多，对眼球干扰较重，因此有可能发生各种各样并发症。对此，术前要作详细的检查，选择合理的手术方式，术中操作要细心，遇到问题要正确处理，术后要密切观察，术后处理要恰当，这样许多并发症是可以避免及治疗的。

一、术中并发症

1. 出血　①损伤涡静脉：往往在暴露巩膜、分离筋膜囊时，分离得太靠后而伤及涡静脉或在缝巩膜缝线时伤及涡静脉。此时，不要用电凝止血，不要压迫出血点，让其自行止血；如果眼压偏低，可压迫出血点对侧的巩膜以提高眼压，通过内压迫的方法使其止血。②放视网膜下液时出血，主要是由于伤及脉络膜大血管或过于靠近涡静脉而伤及涡静脉壶腹部，故放液点应选在两条直肌之间，不要正对涡静脉，另外，用电凝穿刺放液的电流强度过高亦会引起出血。出血时，亦不要直接压迫出血点，以免引起眼内出血，如眼压太低，可压迫远离出血点的部位，最好是对侧，以提高眼压，多能很快自行止血。

2. 穿破眼球　在置巩膜缝线或作巩膜板层剖切时不慎穿破眼球壁，使视网膜下液过早地流出，眼球变软，增加预置巩膜缝线的难度或影响巩膜电凝。处理方法：如为缝线时穿破，则拔出缝针重新缝置，穿破处不必处理，如流出液体过多，眼压过低，无法预置缝线，可经睫状体平坦部向玻璃体腔注入生理盐水或平衡盐溶液提高眼压再缝。如为板层剖切时不慎切穿，伤口往往较大，需在局部作电凝，然后缝合穿破口。

3. 视网膜损伤或穿破　往往发生在视网膜下液不多的视网膜浅脱离，而作视网膜下液排出时穿刺过深所致。如穿破口较大，可有玻璃体溢出，但如果放液处正好对着较大的视网膜裂孔，玻璃体也有可能溢出，故应检查眼底，判断是何种情况。如为放液时穿破，而位置又不是在硅胶压迫的位置，则要在局部作相应的处理，如冷凝，然后加硅胶填压。

4. 眼压升高　多发生在以下两种情况：①巩膜环扎术加硅胶填压时。现在作视网膜脱离手术一般都放视网膜下液，故单纯的环扎术或单纯的硅胶填压术一般不会引起眼压明显升高，只有当两者联合时，形成的手术嵴较高，尤其当视网膜下液不太多时，较易引起眼压升高。此时，结扎巩膜缝线时，要边结扎、边观测眼压情况，如指测眼压，观察眼底，看视网膜中央动脉有否搏动，询问患者有无光感或手动等，结扎缝线亦不宜太紧，如不能一次结扎完全部缝线，稍待片刻或作前房穿刺降低眼压后再结扎。②玻璃体腔内注气过多。

注气时要一手注气，另一手测试眼压的高低。如眼压过高，要放出一些气体或作前房穿刺，同时亦要询问患者有无光感或手动，注气后的眼压以稍高于正常为宜。

5. 形成新裂孔多发生在玻璃体条索对视网膜牵引较明显而眼内注气较多者。这类情况多在术后才发现，再次手术时，要将新裂孔封闭。如玻璃体牵引明显，多需作玻璃体手术。

二、术后并发症

(一) 术后早期并发症

1. 骤盲　很少见，多在术后第二天早上换药时发现，一般认为是发生中央动脉阻塞的结果，为术后眼压突然升高所致。故对眼内注气，尤其是注惰性气体者要特别注意，也有部分患者查不出原因。该类患者的治疗效果不理想，可能是因为发生中央动脉阻塞到发现及治疗时间间隔已太长。

2. 感染　通常发生在术后1周以内，可以是眼内感染，亦可以是眼外感染。眼内感染即为化脓性眼内炎，可以是由眼外感染通过放液口蔓延至眼内，也可以由玻璃体内注射引起，多发生在术后1~3天内，部分患者更可以发生在术后数小时。首先表现为前房水闪辉或积脓，玻璃体黄白色反光，接着结膜明显充血、水肿、眼睑水肿加重；患者自觉眼痛、头痛、视力锐减等。眼外感染的发生亦是急性起病，主要表现为结膜充血、水肿、黏液脓性分泌物以及进行性眼睑水肿等。眼外感染通常是由于巩膜内填充物或外加压物未能完全彻底的无菌消毒引起，尤其是异体组织如巩膜等较易发生。在目前的视网膜脱离手术中眼内外的感染已很罕见，一旦发生，则属严重并发症，要及时积极处理，立即局部及全身应用大剂量抗生素，如为填充物或加压物引起，应立即拆除，并作细菌培养及药敏试验。化脓性眼内炎者，还应及早做玻璃体切割术联合眼内注射抗生素。

3. 反应性葡萄膜炎　大多数视网膜脱离手术后都有不同程度的葡萄膜炎反应，这是由于手术创伤或刺激所致，尤其是术中冷凝或电凝过重，范围过大，炎症反应更明显。通常在术后第一天即可出现，也有的数天后出现，表现为眼痛或头痛加重，眼球压痛明显，视力不恢复或下降，混合性充血，房水闪辉，不同程度的玻璃体混浊。处理：①包眼，安静休息；②局部或全身应用皮质类固醇，如2.5mg地塞米松结膜下或球周注射，10mg地塞米松静脉滴注等；③1%阿托品散瞳。一般经过1周左右的治疗多能好转或消失。

4. 脉络膜脱离　多数为放视网膜下液时损伤脉络膜大血管或放液后眼压太低而发生脉络膜出血所致，部分亦可以是严重的术后炎症反应引起的炎症性渗出性脉络膜脱离。脉络膜脱离可发生在术中或术后24~48小时内，表现为眼底周边部棕黑色球形隆起，如为炎症渗出性，则多伴有玻璃体混浊，主诉眼痛加重，多数患者眼压偏低，个别患者眼压可升高。处理：安静休息、散瞳，加强抗炎及止血。出血性脉络膜脱离一般要数周后才能消失，而渗出性的，经治疗，1~2周后多能消失。

5. 眼前段缺血　多发生于环扎带缩短过多的环扎术后，是由于睫状前动脉和睫状后长动脉受压，灌注不足或涡状静脉血液回流受阻所致。一般发生在术后2~5天。轻者可见角膜轻度水肿，房水闪辉，虹膜节段性萎缩，瞳孔对光反应迟钝或瞳孔不圆；严重者角膜明显水肿，知觉消失，前房有纤维素性渗出，大量角膜KP，广泛虹膜萎缩，瞳孔散大变形，甚至出现睫状体区巩膜坏死、变薄，暴露色素膜，眼压下降，晶状体混浊，最终眼球萎缩。

虹膜荧光造影对前段缺血的早期诊断及鉴别诊断有积极意义。对眼前段缺血的患者要及早发现，及时采取措施改善眼部血液循环，如降低眼压，扩张血管，应用皮质类固醇等，对严重者，除了上述治疗外，必要时拆除或松解环扎带。

6. 青光眼　视网膜脱离术后发生青光眼者约为1%。多为闭角型，个别可为开角型。常发生在环扎术联合硅胶填压术后，尤其是当患者原来有浅前房或晶状体膨胀等因素时，高度隆起的巩膜嵴迫使晶状体虹膜隔向前移而使房角关闭，发生青光眼。另外，过量的玻璃体内注气，尤其是注射惰性气体时，更易使晶状体虹膜隔前移，使原来已经窄的房角关闭，继而诱发青光眼。处理：①眼内注气的患者应避免仰卧位，而应取面朝下的俯卧位，使气体离开晶状体虹膜隔；②给予房水生成抑制剂及高渗剂降低眼压；③应用皮质类固醇积极抗炎；④闭角型者局部滴用缩瞳剂，开角型者，滴用噻吗洛尔类药，或两者联合应用；⑤经上述积极处理眼压仍高，则应考虑经睫状体平坦部放出气体，甚至要松解或拆除环扎带。对于术前有所谓青光眼体质的患者，如浅前房、窄房角、小角膜者，在选择手术方式时，应尽量避免应用环扎术及过高的手术嵴，玻璃体内注气的量要适度，对无晶状体眼更应注意。所有注气者术后均应尽量避免仰卧位，这样可以大大减少青光眼的发生。

7. 白内障　主要见于玻璃体内注气的病例，多为后囊下的混浊，呈菊花样或羽毛状，待气体吸收后多可自行消失。

(二) 术后晚期并发症

1. 填压物脱出　个别患者由于巩膜缝线崩裂而使巩膜加压物如硅胶或硅海绵脱出，位于结膜下或甚至穿破结膜而暴露在外。此时，患者常有疼痛、脓性分泌物、结膜充血或结膜下出血等。对于这类患者，如视网膜裂孔已封闭，视网膜平伏，则可拆除已不起作用的硅胶。如视网膜仍未复位，则要重新手术。

2. 屈光不正　巩膜环扎术通常或多或少使眼轴变长，从而使近视度数增加；单纯巩膜填压术，如果位置较前，例如做锯齿缘截离手术时，可产生一定度数的散光；较大范围的巩膜缩短术可使眼轴缩短，故可以减少近视度数。

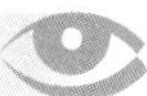

3. 复视 由于术中过度牵拉肌肉或曾切断肌肉，或因为手术量过大而使肌肉严重粘连等原因所致。因此，手术量特别是冷凝或电凝要适度。对于已发生复视的患者，一般不需特殊处理，大多能逐渐自行消失。如6个月后仍不消失，可先试用棱镜片矫正，严重者才考虑手术矫正。

4. 黄斑前膜形成 临床观察表明，视网膜脱离术后，有5%~8%会发生黄斑前膜，多在术后1~2个月开始发生，患者中心视力下降，伴有视物变形。眼底表现为中心光反射消失，呈水肿状改变，黄斑区出现波浪样皱纹，接着见灰白色膜形成，出现放射状皱褶，周围的小血管被牵引向该膜样组织，严重时引起局部视网膜浅脱离。黄斑前膜形成多见于以下情况：①术前及术后葡萄膜炎反应较重者；②手术时过度的冷凝或电凝；③伴有黄斑裂孔者。治疗方法需作玻璃体手术，剥离视网膜前膜。

第七节 术后处理与再次手术

一、术后处理

1. 视网膜脱离手术结束后，如术中未作眼内注射，则需涂抗生素眼膏及1%阿托品眼膏，包单眼（无须绷带包扎）；如作过眼内注射，则给予皮质类固醇及抗生素（地塞米松2.5mg，妥布霉素2万单位）结膜下注射。

2. 卧床及头位 患者术后数小时后多有眼痛，少数人还会有轻度呕吐。故术后1~2天需多休息，但不用绝对卧床。患者的头位，如果未作玻璃体内注气的患者不受限制；对玻璃体腔注气的，则应将裂孔位置处于高位，如上方裂孔，则取坐或半坐位；后极裂孔，则取面朝下的头低位；两侧裂孔，则取侧卧位。头位要求至少3~5天，巨大裂孔最好达7天以上。注气者，无论何种情况都应尽量避免仰卧位，以防诱发青光眼和白内障。

3. 饮食 术后食欲较差，故应给予半流质饮食1~2天，且宜少吃多餐，以后根据情况再改为普通饮食。

4. 全身用药 ①抗生素：视网膜脱离术后一般不必常规给予抗生素，手术时间过长或曾作过眼内注射的患者才给予抗生素，可口服先锋霉素Ⅳ 0.25g，每日4次，亦可肌注妥布霉素8万单位，每日2次，一般用3~4天即可。②镇静止痛：术后多有不同程度的眼痛或头痛，可给予口服或肌注镇静镇痛剂，让患者得以更好休息，有利恢复。③降眼压药：术中眼压升高或注气较多，尤其是注惰性气体者，术后要给乙酰唑胺及高渗脱水剂1~2天，观察处理至术后3~5天。④皮质类固醇：如为简单的单纯巩膜外填压术，一般术后不必应用。如手术量较大，尤其是术前或术后有明显葡萄膜炎反应者，应局部或全身给予皮质类固醇，以减轻炎症反应。⑤止血药：如术中或术后有出血者，术后应给止血药3~4天，观察无继续出血或出血开始吸收后停用。

5. 术后每天换药，第一次检查在术后第一天换药时，玻璃体注惰性气体者，术后根据情况，可随时检查眼压及有无光感。术后第一次检查应粗略了解视功能情况，角膜、前房及眼底情况。以后每天检查，注意有无出血、感染以及视网膜复位和裂孔封闭情况。

6. 术后5天拆除结膜缝线，然后给予抗生素和皮质类固醇滴眼剂局部滴眼。一般术后7~10天可以出院。

7. 随访与复查 出院后仍需休息2~3个月，此期间应注意避免剧烈活动或运动，不要跑步，避免重体力劳动，3个月后可恢复非重体力工作。出院后1周复查，以后2周~1个月复查1次，直至4~6次，以后每半年至1年复查一次。术后3~6个月后可验光配镜。

二、手术失败及再次手术

视网膜脱离手术失败通常是指手术后裂孔未能封闭，手术嵴不正确，裂孔周围的视网膜未平伏，或隆起越来越高，范围越来越广。

（一）常见的手术失败的原因

1. 原裂孔未能封闭 原因包括：①手术嵴的位置不正确，太前、太后或太偏的手术嵴都不能严密地将裂孔封闭（图12-7-1）；②冷凝或电凝的位置不对、强度不够、范围不够等均不能将裂孔封闭，尽管手术嵴位置正确及填压范围够宽，但不能形成永久的瘢痕粘连，除非术后及时补充光凝；③形成鱼嘴状裂孔：常见于较大的马蹄形裂孔，后唇有玻璃体牵引者（图12-7-2）。

2. 遗漏视网膜裂孔 包括两种情况，一是术前未能找

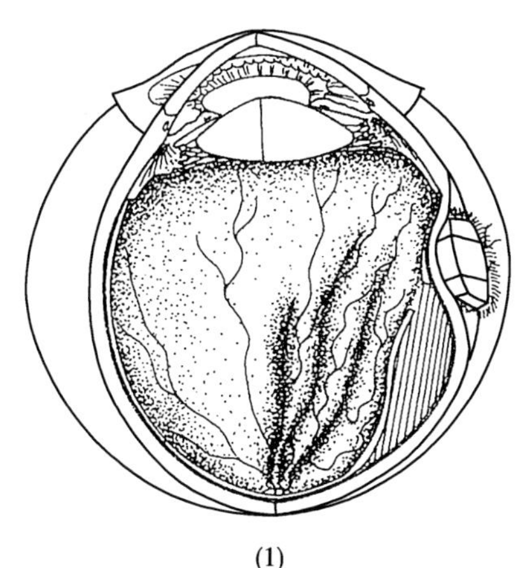
(1)

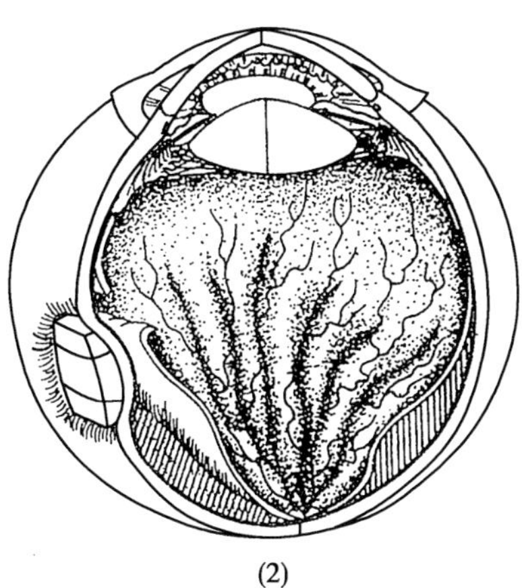
(2)

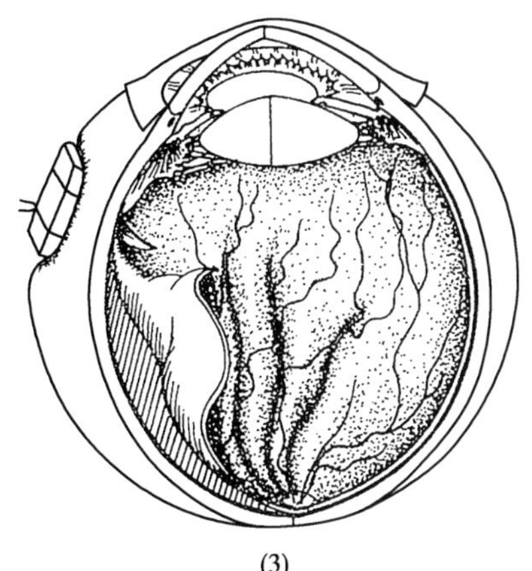
(3)

图12-7-1 手术嵴位置不当导致手术失败
(1)手术嵴太前；(2)手术嵴太后；(3)手术嵴太偏

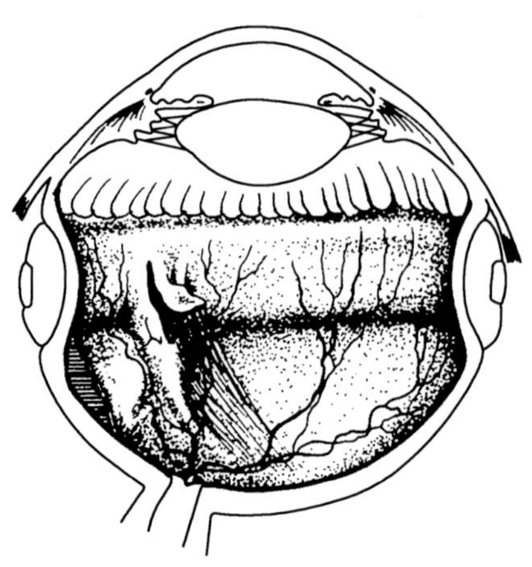

图 12-7-2 较大的马蹄形裂孔，后唇有变性玻璃体牵引而形成鱼嘴状张开

齐所有裂孔而造成遗漏；二是手术时未将所有裂孔封住。

3. 形成新的裂孔手术操作 如放视网膜下液时或作巩膜板层剖切时，或眼内气体填充时等均有可能引起新的视网膜裂孔而导致本次手术失败。此外，原来已存在的较明显的视网膜变性，本次手术未作处理，术后由于玻璃体改变，牵引加重，亦可在某一时间内发生新的裂孔。

4. 发生严重的增殖性玻璃体视网膜病变 患者术前已存在较严重的增殖性玻璃体视网膜病变，如 PVR-C 级以上，本次手术未能松解，致视网膜未能复位；或术中过度、大范围的冷凝或电凝，以及反复多次的手术都会引起术后严重的玻璃体增殖性改变从而导致手术失败。

5. 其他因素 比如术后过早的重体力劳动、剧烈运动或者外伤等都可以导致手术失败。

（二）再次手术

在确定本次手术失败并找出失败原因后，就要考虑再次手术的问题。在上述的失败原因中，除了发生严重的增殖性玻璃体视网膜病变外，其余均可用常规的视网膜脱离手术方法再次手术。再次手术时主要考虑何时手术及用何种术式两个问题。

1. 再次手术的时间选择 视网膜脱离手术失败后再次手术，在时间上可以分为早期手术及延期手术。早期手术是指在第一次术后 2 周内就发现手术失败并马上进行再次手术；延期手术是指尽管在 2 周内发现手术失败，不过由于各种原因未能马上再次手术而将手术推迟，或第一次手术 3 周以后才发现失败，此时眼部组织正在修复愈合，又软又脆且血供丰富，手术操作困难，出血较多，不适宜手术而将再次手术推迟到 6~8 周以后再进行。术后 2 周内由于第一次手术的冷凝或电凝反应仍未静止，再次手术时只需补充较少的治疗量就可产生瘢痕粘连，况且 2 周内原切口仍未牢固愈合，组织包裹不明显，容易分离，操作较容易。6~8 周以后，瘢痕已形成，血供减少，再次手术时出血不多，巩膜组织已恢复原状态，缝合不易崩裂。缺点是瘢痕组织粘连较牢，操作较困难，另外视网膜长时间脱离，加重感光细胞变性，不利于视功能的恢复。因此，我们主张尽量争取早期手术，找到失败原因后立即手术。

2. 再次手术的术式选择 再次手术时，要根据具体的失败原因而选择相应的术式，如冷凝不够，则补充冷凝加放视网膜下液，放液后眼压低者加玻璃体内注气；手术嵴位置不正确，则要调整手术嵴的位置；裂孔较大而填压物较小，则要换一足够大的填压物，或在原填压物的后面再加一块；遗漏裂孔或新裂孔形成，如果位置与原裂孔相邻的，则换一块足够长或足够大的填压物，对新裂孔要作相应的冷凝或电凝处理；如遗漏的裂孔或新形成的裂孔距原裂孔较远，甚至在对侧，视网膜隆起较高、范围较大者，应改原来的单纯填压术为环扎术加填压术。近年来所提倡的巩膜冷凝加巩膜外填压术为再次手术提供了极大的方便，操作容易而且很安全。

3. 再次手术要注意的问题 再次手术的手术原则与第一次一样，同样是封闭裂孔及促进视网膜复位，不过手术操作要比第一次复杂及困难，况且患者及医师的心理负担加重，因此，再次手术时要注意以下几点：

(1) 术前及术中视网膜裂孔要准确定位：定位时，可利用第一次的手术嵴作为标记，这样就可以准确地将遗漏或新形成的裂孔定位。

(2) 一般采用原结膜切口，不宜再做新的切口，以免对结膜过多的破坏。另外，再次手术时结膜组织已较脆弱，用镊子夹结膜或分离时，动作要尽量轻，避免撕裂结膜。

(3) 在作肌肉牵引线时，由于已有瘢痕组织与肌肉粘连，往往比较困难，要分清肌肉组织与瘢痕组织，不要贸然分离，以免损伤肌肉。此时，最好先找到第一次手术的填压物如硅胶块或环扎带，然后将它与肌肉分离，再用斜视钩勾起肌肉，穿过牵引线。

(4) 如果初次手术做的是巩膜缩短及巩膜内填充，再次手术时要特别小心，因为此时巩膜较脆、较薄，或已发生坏死，操作要特别地轻巧，尽量避免锐性分离，以免穿破眼球。对于这类患者我们主张不必拆开原来手术部位的巩膜缝线，而在新裂孔处作冷凝和硅胶外填压。

(5) 由于已有瘢痕形成，故在分离时，要注意不要伤及涡状静脉。

(6) 对于原来冷凝或电凝不足的患者，再次手术时冷凝或电凝要适度，宁可略轻，而不要过度，不要矫枉过正，因为只要手术嵴位置正确，视网膜平伏后，即使冷凝或电凝的反应稍有不足，术后也可以补充光凝；而过度、反复的冷凝或电凝引起的问题要多得多和严重得多。

(7) 再次手术时，巩膜组织多已较脆弱，故预置缝线时，进针宜略深及在巩膜内潜行略宽一些。同时，结扎缝线时用力要均匀及缓慢收紧，避免猛烈用力，以防撕裂巩膜组织。

第八节 裂孔性视网膜脱离外路显微手术

视网膜脱离外路显微手术（external microsurgical approach for retinal detachment）是在显微镜下完成全部巩膜加压（scleral buckle）手术步骤的技术。所谓外路手术是相对玻璃体手术在眼内做视网膜脱离复位手术而言，巩膜加压手术均在眼球外的巩膜表面完成。最常用硅胶填压（简称：硅压）或联合环扎术（encircling）的术语来表示。视网膜脱离外路显微手术在手术原理上和传统巩膜加压手术相同，没有区别。然而，因全部手术过程是在显微镜下完成，其手手技术与双目间接检眼镜下视网膜脱离外路手术有着很大的不同，在术前检查和手术方案的设计方面也有着一套相应的理论，以下将分别叙述。

一、外路显微手术和间接检眼镜下手术比较

简单裂孔性视网膜脱离外路显微手术的适应证与间接检眼镜下外路视网膜脱离手术适应证没有本质性区别，两种手术方式的区别在于术中观察眼底的方式不同而决定了手术设计、手术技巧和手术步骤上的根本不同。

1. 术前检查和设计　传统视网膜脱离手术依赖术中仔细的裂孔和变性区定位。视网膜脱离外路显微手术要求术前详细检查眼底，并通过三面镜检查定出玻璃体混浊情况、视网膜脱离范围、视网膜变性范围、视网膜裂孔数目、位置和大小，并已经绘制了详细的眼底图，根据眼底检查的情况而设计好一整套手术方案，术中按设计方案有计划地进行。

2. 观察眼底方法比较　间接检眼镜因其观察范围大，相对不受屈光间质混浊影响，成像清晰，是视网膜脱离医师必须掌握的技术。然而，间接检眼镜为倒像，放大倍数小，要想熟练地掌握和得心应手地应用必须经过长时间的训练，积累丰富的经验，学习周期较长。因此，间接检眼镜至今在我国还难于得到普及应用。相反，手术显微镜在我国已相当普及，很多县级基层医院都成功地开展了眼科显微手术。视网膜脱离外路显微手术是正像，仅是在以前观察晶状体的位置上再向后一些就观察到了视网膜。只需稍加系统培训就能熟练掌握，学习周期短。该手术方式已在全国各地医院广泛开展，说明它是一种容易掌握的手术。

3. 手术步骤　传统的视网膜脱离手术的基本步骤是：麻醉→开睑→结膜剪开→4条直肌牵引线→暴露巩膜→裂孔定位→视网膜冷凝→预置硅胶缝线或加环扎带→放视网膜下液→结扎预置硅胶缝线和缩短环扎带→核实裂孔位置→眼内注气→关闭结膜切口。术中裂孔定位、视网膜冷凝和核实裂孔位置是在间接检眼镜下完成，至少需两次戴取间接检眼镜，详细检查眼底需围绕手术台转大半圈。

视网膜脱离外路显微手术的基本步骤是：麻醉→开睑→结膜剪开→暴露巩膜→预置硅胶缝线或加环扎带→放视网膜下液→视网膜冷凝→结扎预置硅胶缝线→核实裂孔位置→缩短环扎带→眼内注气→关闭结膜切口。本手术在开大眼睑后全部在手术显微镜下完成，术者和助手不需变换任何位置。

由于简化了手术步骤，不需反复取戴间接检眼镜，缩短手术时间，提高了手术效果。视网膜脱离显微手术的一些步骤名称虽和间接检眼镜下手术相同，然而，其操作技术却有着本质上的不同，后面将分节段详细叙述。

4. 观察范围和清晰度　间接检眼镜放大倍数低，不易看到细小的裂孔；对睫状体上皮裂孔也不易发现。因间接检眼镜是一种亚显微手术，观察冷凝反应的层次欠清楚。显微镜下手术可任意放大倍数（但一般用最低倍数），很容易发现从睫状体平部到赤道部稍后视网膜的任何病变，包括针尖样的裂孔。视网膜冷凝时可清楚地观察到冷凝的层次由脉络膜→视网膜色素上皮（RPE）→视网膜的逐步变化过程，可做到精确地掌握视网膜冷凝。

5. 外路显微手术固有特点　需眼压降至较低后才能压陷巩膜，深压陷巩膜才能观察眼底，已不能看到静态下视网膜脱离隆起的最高处。所以，术中还不能通过显微镜观察确定排视网膜下液部位，必须是术前确定好排视网膜下液部位，但也可通过压陷评价排液是否干净。一般手术显微镜也不能观察到离角膜缘20mm以后的视网膜情况，但这并不影响该手术方式的开展和应用，因为20mm（涡静脉）以后属于后极部视网膜，后极部的视网膜裂孔常需要玻璃体手术。

从以上比较可以看出，视网膜脱离显微手术步骤和操作技巧在很多方面都与间接检眼镜下手术不同。下面就按照实际显微手术步骤分别介绍。

二、视网膜脱离手术前检查

视网膜脱离术前检查需要充分散大瞳孔。快速散瞳液1%复方托吡酰胺滴眼液和5%去氧肾上腺素滴眼液交替滴眼各3次每次间隔5分钟，滴药后用棉签按住泪囊区15~30分钟，瞳孔散大后进行眼底检查。

（一）直接检眼镜检查

直接检眼镜检查眼底是临床上最常用的一种方法，使用方便，容易掌握，观察眼底为正像，放大倍数大。在瞳孔极度散大的情况下能看到接近锯齿缘的视网膜。然而，直接检眼镜容易受到轻度屈光间质混浊的影响，每次观察的范围有限。目前，仅用于不能配合检查的患儿和偶尔为了确定视网膜隆起高度才使用。

（二）双目间接检眼镜检查

双目间接检眼镜照明度强，不受轻度屈光间质混浊影响，观察眼底视野宽阔，成像清晰，并且是立体视觉。可用于玻璃体视网膜手术前检查、手术中检查和直视下处理眼底病变，是国内外最常用的眼底检查工具。

间接检眼镜检查的物像是倒像，检查后需将图像反转成正像，经过一定的临床训练，可完全熟练地掌握这种检查技术。在儿童和不配合的患者，在全麻后做眼底检查或做眼底激光光凝，用间接检眼镜特别有效。

（三）前置镜检查

间接检眼镜检查有许多优点，但需要专门的设备和长时间的训练。最近发展起来的前置镜检查是一种不需特殊设备和不接触患者眼球就能进行全眼底检查的技术。在用裂隙灯显微镜检查眼前节后，接着在裂隙灯下用前置镜就能完成眼底检查，同样具有方便、快速、观察眼底范围广、放大倍数高和立体视觉等优点，特别适合术后快速检查眼底。

1. 前置镜（anterior placement lens）　有+78D、+90D和Volk Super field NC（Mentor，OH，USA）三种（图12-8-1）。三种镜所见眼底范围不同，+78D观察范围最小，+90D和Super field NC观察眼底范围最大，两者相似。但Super field NC几乎类似三面镜观察的范围，所见物像大小也类似三面镜的观察，所以十分适合与三面镜比较裂孔所在的位置。前置镜类似间接检眼镜，所见到的物像为全倒像，这一点与三面镜不同（见三面镜的描述）。

2. 检查方法　患者坐在裂隙灯显微镜前，下巴放在下

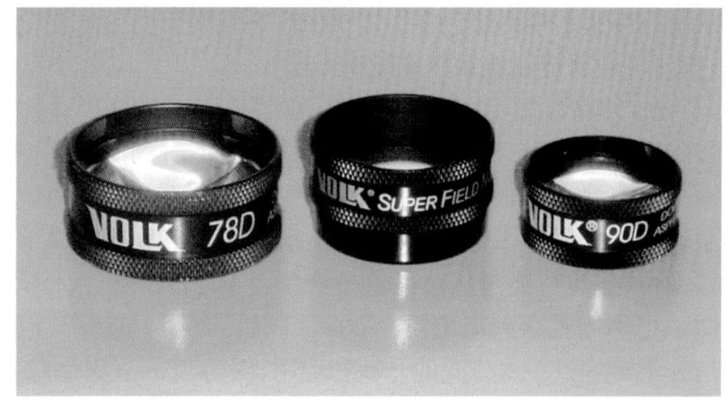

图 12-8-1　前置镜

Volk 公司前置镜，从左到右是 +78D 镜、Super field NC 和 +90D 镜

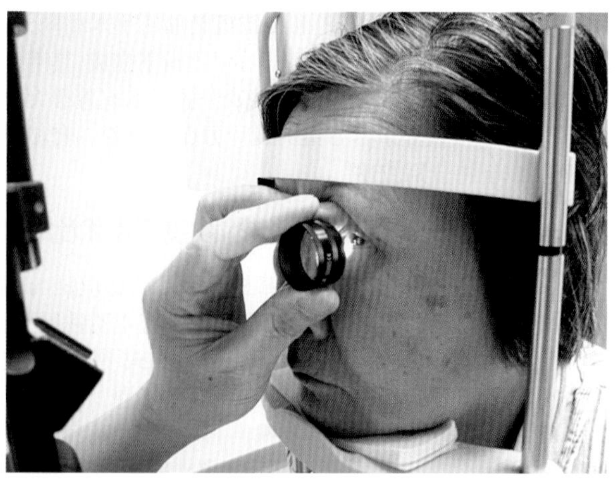

图 12-8-2　前置镜检查

颌托上，头靠在额带上固定头部。医师坐在裂隙灯显微镜另一侧，左手拿前置镜放在患者眼前约 4mm 处，右手握住裂隙灯手柄，由远向近移动显微镜直到看清眼底(图 12-8-2)。调整前置镜与眼球的距离可改变观察眼底的范围，离眼球越近所见眼底范围越大。先检查玻璃体、后极部视盘和黄斑，然后嘱患者转动眼球，依次检查上方、左上、左侧、左下、下方、右下、右边和右上八个方位的周边眼底(顺时针方向检查)，就不会漏掉整个视网膜的检查，但前置镜不能看到锯齿缘区视网膜和前房角是其缺点。

(四) 三面镜检查

老一辈视网膜脱离手术专家吴启崇教授最先总结出三面镜定位视网膜裂孔的方法，以准确的数字(mm)代替了传统三面镜的大概检查范围。在此基础上，能对视网膜裂孔进行准确定位，从而指导手术方案的设计。

1. 三面镜　Goldmann 三面镜(Goldmann three mirror contact lens)是最常用于寻找和定位从后极部到锯齿缘视网膜裂孔的工具，必须熟练掌握。实际上有四个镜面(图 12-8-3)，镜面Ⅰ是接触镜；镜面Ⅱ是梯形镜；镜面Ⅲ是长方镜；镜面Ⅳ是舌面镜(半圆形镜或前房角镜)。它们各自检查视网膜的范围如下(表 12-8-1，图 12-8-3)，在巩膜表面的投影均是直线距离，并非弧线距离。

(1) 接触镜(contact lens)：-58D(相当眼球的总屈折力)，检查眼底后极部 30° 范围，能把眼底像放大。患者转动眼球，能见到后极部 60° 的范围。

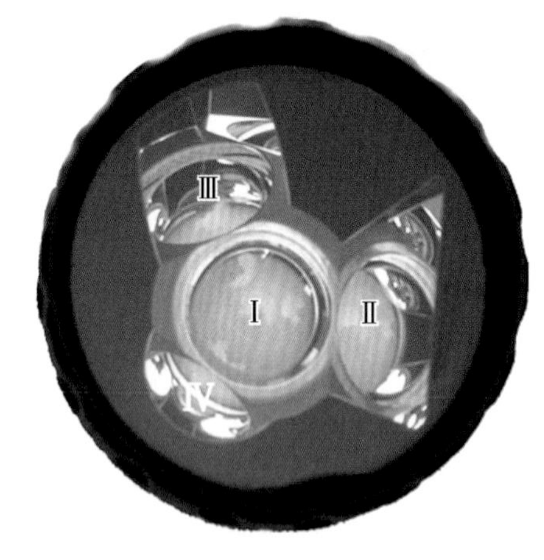

(1)

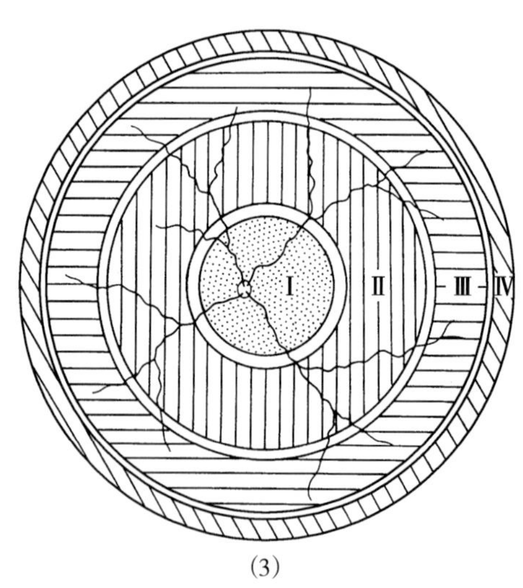

(3)

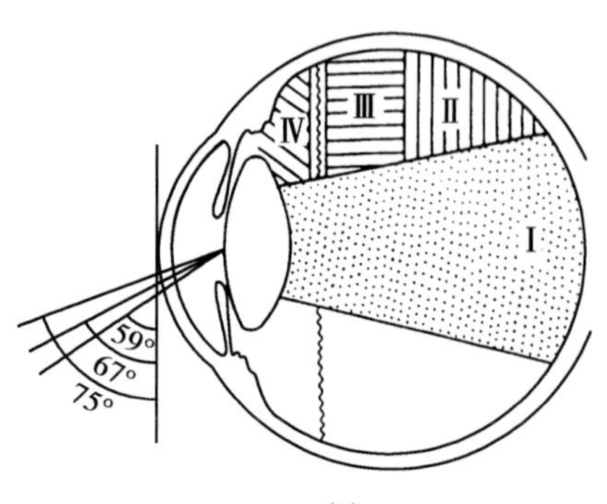

(2)

图 12-8-3　三面镜检查眼底范围

(1)为三面镜，从Ⅰ~Ⅳ分别代表接触镜、梯形镜、长方镜、舌面镜。(2)和(3)图相对应，从侧面和正面示意 4 个镜面各自检查眼底的范围，黑点区是Ⅰ号接触镜检查的范围，垂直条纹为Ⅱ号梯形镜检查的范围，水平条纹为Ⅲ号长方镜检查的范围，左斜条纹为Ⅳ号舌面镜检查的范围。白色圈为两个镜面观察眼底重叠区域

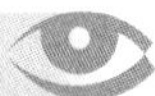

表 12-8-1 三面镜检查距角膜缘后的眼底范围

三面镜	静态*	动态[†]
接触镜	后极部 30°范围，18mm 后	后极部 60°范围，16mm 后
梯形镜	13~17mm	11~19mm
长方镜	10~15mm	8~17mm
舌面镜	9mm	7~11mm

*静态指两眼向前方正视的解剖体位；[†]动态指患者眼球向各个方向转动时或检查者倾斜三面镜时的检查

(2) 梯形镜(oblong-shaped or equatorial mirror)：倾斜 75°，检查眼底 30°~60°之间的范围，为角膜缘后直线距离的 13~17mm，眼球转动或倾斜镜面可扩大观察范围到角膜缘后 11~19mm。

(3) 长方镜(square-shaped or peripheral mirror)：倾斜 67°，检查眼底 60°以前的范围，为角膜缘后直线距离 10~15mm 的范围，眼球转动或倾斜镜面可扩大观察范围到角膜缘后 8~17mm。

(4) 舌面镜(dome-shaped or gonioscopy mirror)：倾斜 59°，检查锯齿缘和前房角，为角膜缘后 7~9mm 的范围。

2. 检查方法 散大瞳孔后，滴 0.5%~1% 丁卡因 3 次，每次间隔 2~3 分钟。患者坐在裂隙灯显微镜前，下颌放在下颌托上，头靠在额带上固定头部。检查者左手拿三面镜，接触镜朝上，滴 1%~2% 甲基纤维素或抗生素眼药水在接触镜上，嘱患者眼球向下转，检查者右手拿棉签轻轻扒开患者上睑，先将接触镜的下缘放入下穹隆，迅速向上翻转三面镜，接触镜的凹面扣在角膜上。再让患者向正前方看(解剖体位)，观察接触镜凹面内无气泡即可进行检查。右手调整裂隙灯的位置，一般将裂隙灯放在检查者右侧 10°~30°。当检查患者的眼底左边时，裂隙灯放在 5°~10°位置；当检查患者眼底右边时，裂隙灯放在 15°位置，检查上下方视网膜时，裂隙灯可放置在 10°~30°的任何位置。

将显微镜焦点由前向后，通过Ⅰ号接触镜检查玻璃体，让患者上下左右转动眼球可观察到玻璃体的混浊、液化和后脱离。再向后可依次检查视盘、视网膜血管、黄斑区和后极部视网膜，嘱患者转动眼球可扩大观察后极部视网膜的范围。然后，让患者恢复向正前方注视，在接触镜保持在角膜正中位置上(图 12-8-4)，依次通过梯形镜→长方镜→舌面镜检查赤道部视网膜和周边部视网膜，每个镜面都必须旋转一周，就不会漏掉阳性体征。最后用舌面镜检查前房角，观察房角宽窄和开闭，同时进行前房角色素沉着分级。在宽角病例，用长方镜观察前房角更方便。因视网膜脱离多见于近视眼，在散瞳情况下也能看到巩膜突和睫状体带。如果散瞳情况下辨别房角开闭有困难，就待瞳孔缩小后再查房角。

用梯形镜、长方镜和舌面镜观察眼底为倒像，但与间接检眼镜不同，它并不是全倒像。记录时请记住，与镜面成放射方向的物像是颠倒的，镜面两侧方向的物像并不交叉。如观察上方和下方眼底时，上下物像倒置，但左右不交叉，也就是左边的物像还是位于左边，右边的物像还是位于右边[图 12-8-5(1)]；当观察鼻侧或颞侧眼底时，左右颠倒而上下不交叉[图 12-8-5(2)]；当观察其他方向眼底时，以此

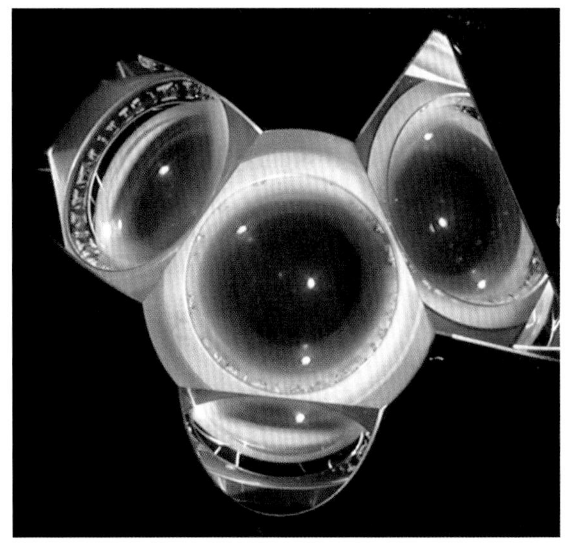

图 12-8-4 三面镜检查
接触镜放置在角膜中央位置

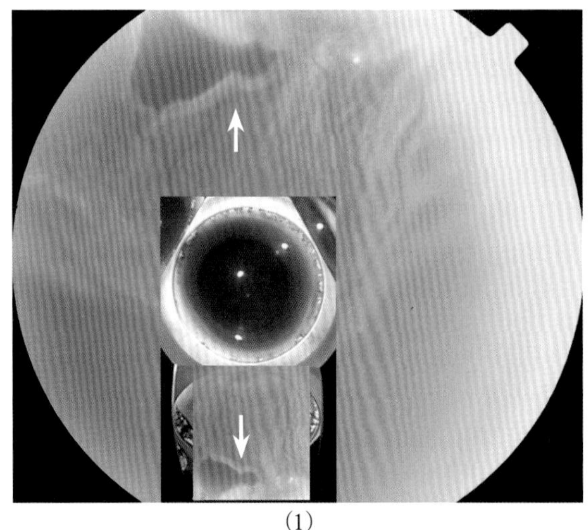

(1)

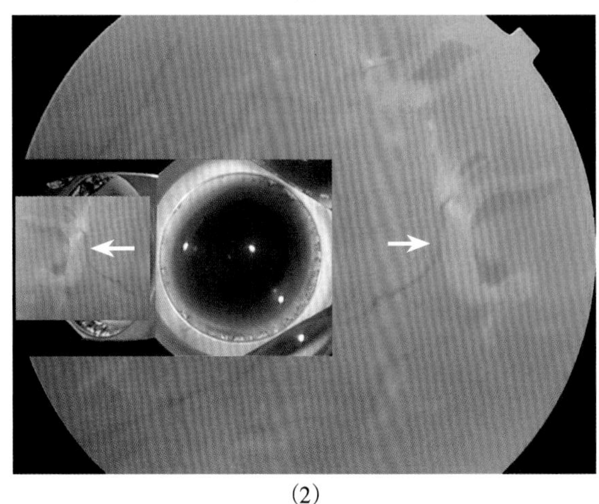

(2)

图 12-8-5 三面镜检查眼底的方向
(1) 上方裂孔性视网膜脱离，插图表示三面镜检查时，镜面位于下方才能见到裂孔，但图像上下颠倒(箭)，裂孔的左右方向并不改变；(2) 位于水平方位的裂孔(箭)，插图内三面镜所见裂孔左右方位颠倒，但裂孔的上下方位并不改变

类推。

3. 准确定位视网膜裂孔　术前定位视网膜裂孔是指用三面镜检查的方法，将视网膜裂孔以及其他眼底病变投影到巩膜表面的特定位置，指导术中巩膜加压的检查技术。术前能准确定位视网膜裂孔位置的益处显而易见，它可提高手术的预见性，减少术前和术中的盲目性；减少术中定位视网膜裂孔的时间，提高手术效率。以往定视网膜裂孔是通过直接检眼镜和间接检眼镜进行初步检查，裂孔的准确位置在术中确定，只有三面镜能在术前将裂孔准确地定位到巩膜表面。

(1) 定裂孔前后位置(纬线位置)：嘱患者眼向正前方注视，接触镜中心与角膜中心相重叠，通过三面镜的每个镜面能定出裂孔离角膜缘的大概位置。如用接触镜见到的视网膜裂孔几乎都是后极部的视网膜裂孔。用梯形镜能见到裂孔的后界，说明裂孔后界在角膜缘后 13~17mm。但在用长方镜检查时也能见到裂孔的后界，梯形镜和长方镜相互重叠的检查范围是 13~15mm，这样就能准确地将裂孔的前后距离定在角膜缘后 13~15mm，误差不超过 2mm 的范围内(见图 12-8-3 垂直线和水平线重叠区)。同样，裂孔后界用长方镜和舌面镜均能见到，那么裂孔后界就在角膜缘后 9~10mm 之间(见图 12-8-3 水平和斜线重叠区)。

(2) 定裂孔的钟点位置(经线位置)：前面已经定出了视网膜裂孔的前后位置，然而定出视网膜裂孔的经线位置也十分重要，只有准确地定出裂孔和变性区的钟点范围，才能进行有效的冷凝和硅胶填压。定位方法是在找到裂孔后，旋转裂隙光带的方向，使之与镜面底部平面的中点垂直，在角膜中点上的光带成一条直线，并对准裂孔的位置，光带指向裂孔的方向换算成钟点位即可(图 12-8-6)。

值得注意的是，除了定出裂孔后界的位置，还应该通过目测与视盘相比，定出裂孔前后和环形方向的大小，以视盘直径(disk diameter，DD)表示。如果裂孔较大，除了用 DD 表示外，还用钟点位表示，从几点到几点。不要忘了同时定出视网膜变性的位置及钟点，在冷凝和硅胶填压时，对这些病变进行准确的处理同样重要。

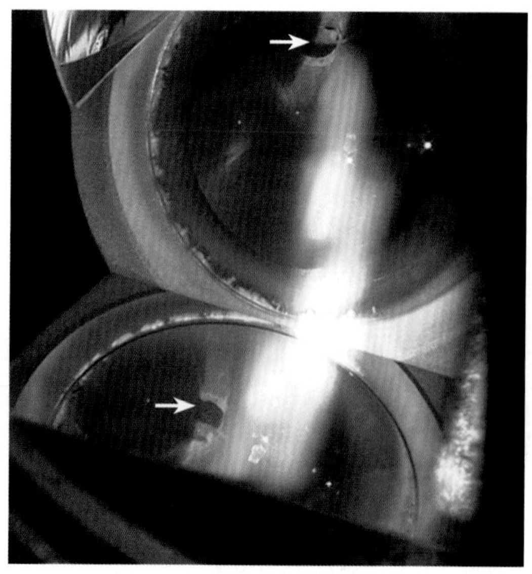

图 12-8-6　定位视网膜裂孔的钟点位

裂隙光带与镜面底部垂直，通过角膜中心指向裂孔(箭)的方向是 12∶30 方位，即裂孔的一边位于眼球的 12∶30 方位

4. 三面镜定位视网膜裂孔的临床意义　经过三面镜的对视网膜裂孔和变性区的准确定位(经线和纬线位)，已准确地将这些病变标志在了眼球表面。根据这些裂孔和变性在巩膜表面的位置和大小，设计硅胶填压的位置、术中放液和视网膜冷凝的部位(详细见后面)。

尽管三面镜检查眼底能做到比较准确地定位，但三面镜需要接触眼球，显得既不方便又不容易消毒；尤其是担心通过接触传播经血液和体液感染的病毒性疾病。因此，在检查每个患者后需用肥皂水仔细清洁接触镜面，并用流动水清洗干净，或用环氧乙烷气体消毒后再给另一患者检查。

(五) 压陷单面镜检查

压陷单面镜(depressed single mirror contact lens)实际上只有一个舌面镜，其对侧附有一个压陷头(图 12-8-7)，压陷单面镜的接触镜较普通三面镜大，在压陷头的一边设计有一切迹以便压陷头顶压巩膜。所以，在放置压陷单面镜时较难，接触镜容易漏水和进气泡。放置压陷单面镜的步骤同普通三面镜，只是要先将接触镜的切迹朝上，以减少气泡进入，接触镜面用浓度高的黏弹剂也可减少气泡进入。正位时，压陷单面镜观察范围正好在锯齿缘，动态情况下观察的前后范围增加。如向远离压陷方向转动镜子或患者向压陷侧转动眼球，可观察睫状体平部的大部分；在瞳孔极度散大和在无晶状体眼有时可见到玻璃体手术的巩膜穿刺孔内口。如向压陷方向转动镜子或眼球转向镜面，可见到锯齿缘附近的周边部视网膜。

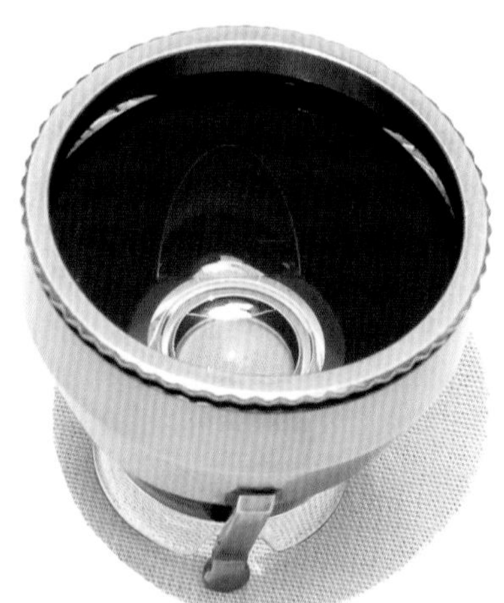

图 12-8-7　压陷单面镜

只有一个舌面镜，在其对侧接触镜的边缘有一切迹，供压陷头顶压巩膜

在压陷单面镜下观察睫状体平坦部呈深棕色，锯齿缘视网膜白色，其后眼底为橙色，脱离的睫状体非色素上皮呈灰白色，裂孔也呈深棕色，与脱离的睫状上皮分界明显(图 12-8-8)。

(六) 绘图

在仔细检查眼底后，应立即详细绘制眼底病变图，按位置、大小、比例记录视网膜裂孔和视网膜脱离范围，同时标出眼底其他病变(图 12-8-9)。然后根据检查的结果制订

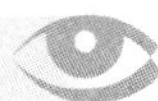

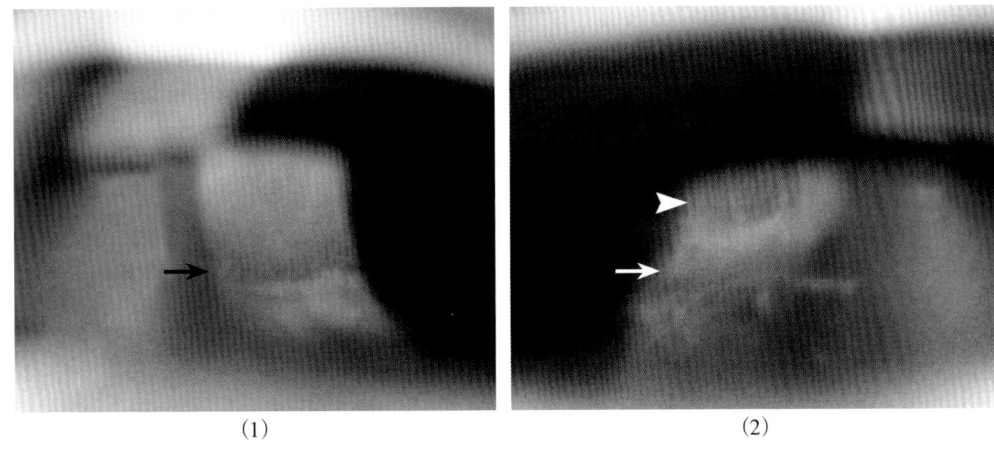

图 12-8-8　压陷单面镜检查

(1)睫状体呈棕色，锯齿缘为灰白色(箭)；(2)睫状体上皮裂孔呈棕色(箭头)，脱离的睫状体上皮呈灰白色，箭指锯齿缘

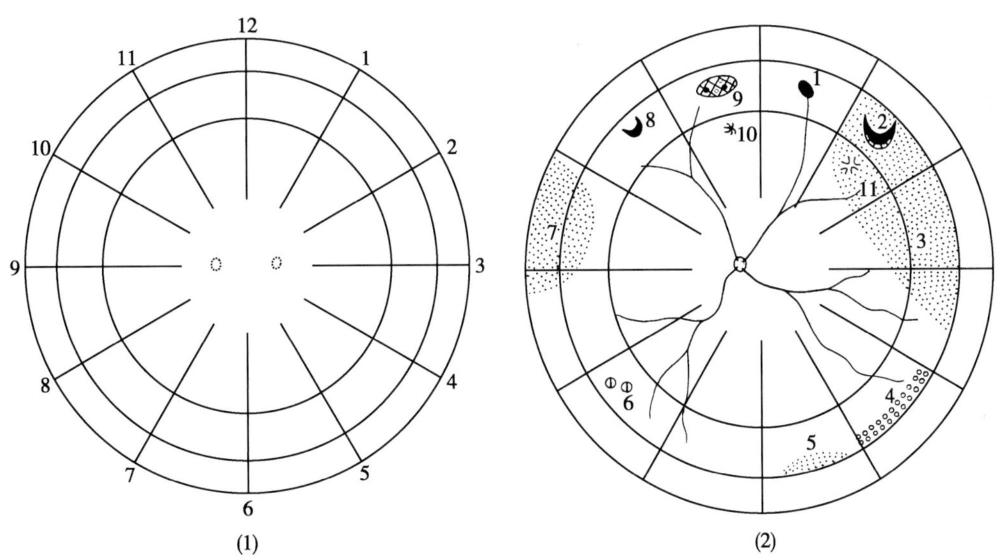

图 12-8-9　眼底病变绘图

(1)眼底基本图样，图中用 12 条放射线代表 12 个钟点，用 4 个同心圆代表眼底不同解剖位置，由内向外，最内的小圈是视盘(两个分别代表左右眼)，第 2 个圈是眼底赤道部，第 3 个圈是锯齿缘，第 4 个圈是角膜缘；(2)各种眼底改变示意图，1. 圆形裂孔，2. 马蹄形裂孔伴后唇卷边，3. 视网膜脱离，4. 囊样变性，5. 锯齿缘离断，6. 铺路石样变性，7. 脉络膜脱离，8. 干性马蹄形裂孔，9. 格子样变性及囊样变和圆形裂孔，10. 窝静脉，11. 视网膜固定皱褶

手术方案。

绘制眼底图应注意以下几点：

1. 真实性　把眼底病变的实际情况表现出来。

2. 科学性　视网膜脱离的发生、发展过程和视网膜裂孔位置关系密切，有时从脱离的形态、范围就可以知道裂孔所在位置。所画线条的粗细和形状、异常表现的形态都应该表现视网膜脱离的规律。

3. 符合比例　例如正常视网膜动脉和静脉有一定的比例和行程走向，视网膜脱离后，血管行径显得更弯曲、突出，但仍是静脉粗和动脉细。还要注意血管与病变比例合适。

4. 颜色　为了把眼底改变标志得更清楚，常常需要使用各种色彩，按国际惯例用不同颜色表示眼底病变类型(图 12-8-9)，简单介绍如下。

(1) 红色：正常视网膜用浅红色，出血用深红色，边界不清；裂孔深红色有蓝边。动脉用红色线条表示，但一般不画，对有特别意义的重要病变才描绘出来。

(2) 蓝色：静脉、视网膜脱离，格子样变性区内蓝线叉，变薄区内斜红线。

(3) 黑色：脉络膜出血和色素增生。

(4) 棕色：脉络膜脱离。

(5) 黄色：视网膜下或视网膜渗出物。

(6) 绿色：玻璃体混浊物(包括玻璃体积血和异物)。

如果正面图表示病变不满意，要用侧面图帮助说明。

在其他难以用颜色表示的病变,可用一般方法绘图后,加上文字解释。

三、外路显微手术技术

(一) 开睑术

视网膜脱离手术和玻璃体手术的开睑不同于其他眼科手术,术中要求眼球充分暴露以方便手术操作。一般选择有固定螺丝的眼科开睑器(adjustable speculum),不使用弹性开睑器和缝线开睑。如果患者睑裂较小,眼球暴露不够充分,可做外眦部剪开。外眦部剪开方法:先放置开睑器,在外眦部皮下注入少许局部浸润麻醉药,用一弯血管钳一头伸入上下睑缘交界的外眦部穹隆部,平行夹紧血管钳,立即松开并取走血管钳,此时见外眦皮肤留下一凹陷的血管钳压痕。取一把弯眼科剪,沿压痕剪开外眦皮肤和睑结膜。因外眦部穹隆浅,又有眶缘阻挡,外眦部剪开多在 5mm 左右,但已足够扩大睑裂。此时将开睑器螺帽旋松,重新张开开睑器并旋紧螺帽开大睑裂。外眦部剪开口不用缝合,术后常自行闭合,不留下明显瘢痕。

(二) 结膜切开术

结膜切开(conjunctival opening)的范围依赖病情和手术医师的习惯,但一般原则是尽量少损伤球结膜,术毕仔细对位缝回结膜。

1. 部分球结膜切开　该切开球结膜方法适合于单纯硅压的病例。一般选择在 4 条直肌之间的 1∶30、4∶30、7∶30 或 10∶30 点做放射状球结膜剪开。左手持眼科有齿镊提起近角膜缘的球结膜,右手拿眼科弯剪刀与角膜缘呈放射状垂直剪开球结膜和筋膜,向后剪开约 10mm。用弯尖剪刀分离与巩膜粘连的筋膜,再环形剪开角膜缘处的球结膜。在单纯硅压病例可仅做一个象限的部分球结膜剪开,也可根据需要剪开两个或三个象限的球结膜。

2. 环形球结膜切开　需要做环扎的病例必须做角膜缘环形球结膜切开。在鼻上和颞下做两个放射状球结膜剪开,再沿着角膜缘剪开全周球结膜。提起结膜和球筋膜,用弯尖剪刀将肌止端以前巩膜表面筋膜分离。

(三) 暴露巩膜术

与间接检眼镜下视网膜脱离手术不同,显微镜下视网膜脱离手术不用直肌牵引缝线来暴露巩膜,这样避免了太多的缝线干扰。要求第一助手用斜视钩和拉钩帮助暴露巩膜,熟悉手术步骤,熟练和默契地配合术者操作。

在两条直肌之间,将眼科弯尖剪刀放射状沿巩膜表面向后伸入眼球赤道部,展开剪刀分离巩膜表面的筋膜及肌间的筋膜,同样的方法分离其他直肌间的筋膜组织。然后,助手用斜视钩(muscle hook)沿巩膜表面向后滑到肌止端的后面,勾住直肌止端,拉肌止端向前。从肌肉下间隙穿过斜视钩应该没有任何阻力,如果感到阻力较大,意味着没有在巩膜表面通过,应退出从巩膜表面重新放斜视钩。在钩住肌止端后,助手的另一只手用眼科拉钩顺着钩住眼外肌的斜视钩,从巩膜表面勾住结膜和筋膜向后拉,充分暴露巩膜。此时,可进行在巩膜表面的操作,如:放置环扎带和硅胶块、缝合固定环扎带和预置硅胶块的缝线、放视网膜下液和裂孔定位等。预置上半象限硅胶块巩膜缝线时,只牵拉上直肌,预置下半象限硅胶块巩膜缝线只牵拉下直肌,斜视钩柄所在的一边就是眼科拉钩放置的位置。

上斜肌腱位于上直肌止端外侧缘后 3~5mm,无论是从鼻侧还是从颞侧勾上直肌时,斜视钩的位置不能放得太后,否则有可能钩住上斜肌的肌腱。

在暴露 4 个象限巩膜时,应仔细检查巩膜表面,观察有无巩膜变薄迹象、巩膜葡萄肿或异常的涡静脉,记住它们异常的位置,在缝合硅胶固定缝线、压陷巩膜、放视网膜下液和视网膜冷凝时应特别小心,避免引起出血和穿破巩膜。巩膜变薄呈灰蓝色,有时伴明显的扩张,不明显的变薄呈放射状灰线。巩膜变薄可发生在任何部位,但最常见于颞上方。

(四) 巩膜硅压术

局部硅压可以是环状方向或放射状方向,如果需要更广泛的硅压,可考虑联合两种方式或联合环扎。对于单个 <1 个钟点的视网膜裂孔,PVR≤B 级病例,单做巩膜硅压就能解决。

1. 放置硅胶块位置计算　以 276# 硅胶块为例,放置硅胶块在巩膜表面的位置按公式:

$$L_1=B-1/2S-1$$

$$L_2=B+1/2S+1$$

式中,L_1 是硅胶块前面缝线离角膜缘的距离,L_2 是硅胶块后面缝线离角膜缘的距离,B 是三面镜检查估计的视网膜裂孔后缘离角膜缘的直线距离,S 是所用硅胶块的宽度,1/2 是硅胶块宽度的一半,1 是预留硅胶块凹陷的宽度,即硅胶块前后宽度各多 1mm。两针之间的间距和结扎缝线的松紧度决定巩膜嵴的高度,术中可用米尺或卡尺测量缝线两针间距的宽度。一般来说,比硅胶块宽 1~2mm,形成低度巩膜嵴;宽 2~3mm 形成中度巩膜嵴;宽 4~6mm 形成相当高的巩膜嵴。

除注意硅胶块的前后位置外,裂孔两边也应压在手术嵴上,一般应超过裂孔边缘约 2DD,也就是超过 3mm 或半个钟点的宽度。

选择硅胶块时,应考虑硅胶块的形状会对手术嵴的轮廓产生影响。如果用的是 277# 硅胶块环形硅压,形成的手术前后坡一样宽,均为 3.5mm 长[图 12-8-10(1)];如果用 276# 硅胶块做环形硅压,形成的手术嵴前坡宽而平缓,4~4.5mm 长,后坡要短而陡,约 2.5mm 长[图 12-8-10(2)]。当硅胶块的凹槽内放置环扎带后做单纯硅压,277# 和 276# 两种硅胶块形成手术嵴形态相似[图 12-8-10(3)]。在环扎联合硅压时,环扎带的缩短是在环扎带前后跨度的中间形成手术嵴的顶,那么形成的手术嵴形态类似凹槽内不放环扎带的单纯硅压的手术嵴形态。所以,在后面步骤中顶起硅胶块核对裂孔位置与手术嵴顶的关系时,没放环扎带的硅胶块应夹住跨过硅胶块凹槽缝线的中间顶压;在环扎和硅压病例,应夹住跨过硅胶带缝线(或硅胶带前后宽度)的中间顶压;如果是放置了硅胶带的单纯硅压,就要夹住硅胶块前后跨度的中间顶压。

2. 预置固定硅胶块缝线　巩膜表面的硅胶块必须通过板层巩膜缝线来固定和形成巩膜加压效果,以交叉褥式方式缝合。按术前三面镜检查的视网膜裂孔位置,或者有时按在术中估计的裂孔位置,用 5-0 白色聚酯线的铲形针先缝近角膜缘侧一针,再缝远侧一针。术者一只手用眼

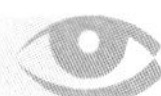

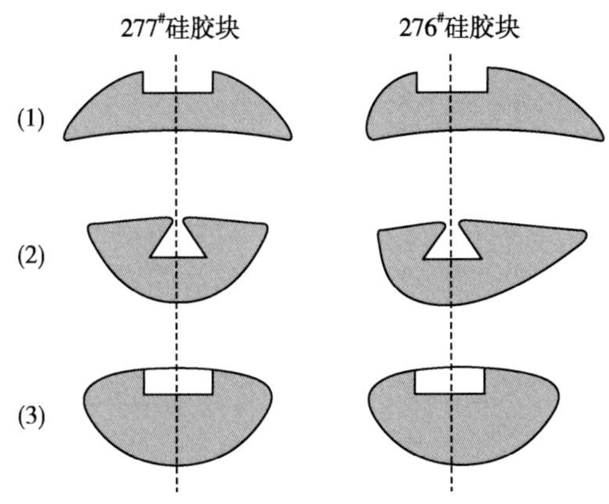

图 12-8-10　硅胶块类型与手术嵴形状的关系

(1)两种常用的硅胶块;(2)两种硅胶块单纯硅压形成的手术嵴形态,两者不同;(3)凹槽内放置环扎带后单纯硅压形态,两者相似

科有齿镊夹住肌止端固定眼球或提高眼压,另一只手持缝针与角膜缘平行并平放在巩膜表面,轻轻向下加压,在针尖处形成凹陷的巩膜阶梯,然后顺势平推缝针穿过巩膜的1/2~2/3厚度,以能透见模糊的针柄为合适厚度(图12-8-11)。在穿过3~5mm巩膜后,翘起针尖穿出巩膜,持针器松开针柄,夹住针尖顺着缝针弧度拉出缝针。前后两针之间的跨度为硅胶宽度再加2mm(如7mm宽的硅胶跨度是9mm)。在同一象限预置两根这样的褥式固定缝线,距角膜缘的距离相同(图12-8-12)。在缝后面一针时,应注意避开涡静脉及其分支,实在需要在涡静脉处缝合时,可采用跨越式缝合,即在涡静脉两边各穿过较短的板层巩膜,并不穿过涡静脉处的巩膜。每个缝线打一个结,方便辨认。在完成

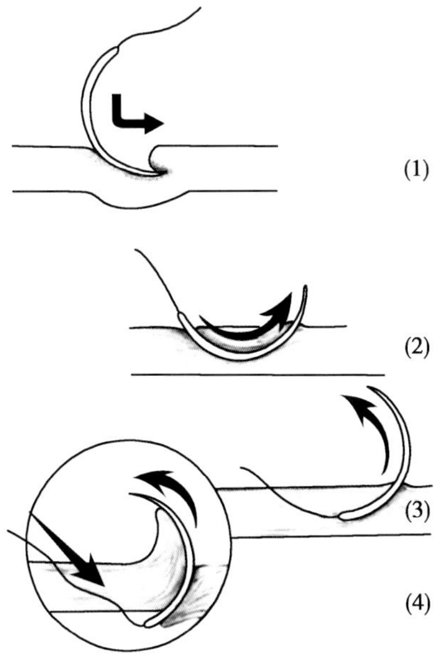

图 12-8-11　巩膜缝针和用力方向(箭)

(1)缝针平放在巩膜表面,轻轻下压缝针,在巩面形成凹陷阶梯,平推缝针,穿过1/2或2/3板层巩膜;(2)和(3)顺着缝针的弧度穿过巩膜,宽度为3~5mm;(4)插图表示斜行向下刺入缝针,很容易穿透巩膜

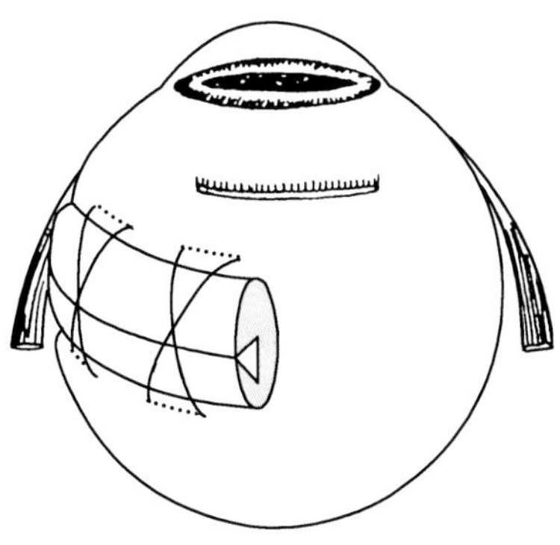

图 12-8-12　环形硅压

在眼球前后方向先预置2根固定硅胶缝线,在完成冷凝操作后再放置硅胶块,扎紧预置缝线

放视网膜下液和视网膜冷凝以后,再接着做下面步骤。

3. 结扎预置硅胶缝线　此步骤在冷凝操作后进行。在预置的缝线内放入设计好长度和宽度的硅胶块(凹槽内不放硅胶条),将两根预置缝线一一结扎。结扎缝线的松紧度以缝线拉起的巩膜高度与硅胶边缘表面相平齐,连续打3个死结后剪断缝线,线头留3~4mm长。

仅预置2根缝线,而不是1根或多于2根缝线是基于以下理由:①一根缝线无法固定好硅胶块;②两根线能很好地固定硅胶块;③三根线来暂时固定硅胶已属浪费时间,过多的结扎缝线提高眼压太多,不利于压陷巩膜定位裂孔,当要调整硅胶块前后位置时,三根线都得剪掉。在结扎预置巩膜缝线后,通过压陷巩膜检查确定裂孔位于手术嵴前合适位置时,或者通过向前、向后调整硅胶块到合适的位置后,再完成以下步骤。

4. 补加硅胶缝线　为了使巩膜嵴高而牢固,常需在预置的两根缝线之间再补1~2根缝线。补加缝线也有一定技巧,如果裂孔位置在嵴前坡正好,就按原跨度补针;如果裂孔稍微偏前或偏后,可通过最后2针向前或向后稍微移动少许硅胶位置,使裂孔的位置更加合理。

5. 复杂位置的硅胶缝线　复杂位置特指直肌止端后和斜肌下的巩膜缝线。

(1) 直肌止端下缝线:多见于锯齿缘裂孔和睫状体上皮裂孔需要将硅压块尽量前移,但受到眼外肌止端的限制,硅胶块又只能固定到最前的位置——眼外肌的止端后。在眼外肌止端后缝针时,助手用斜视钩和眼科拉钩深入直肌下帮助暴露巩膜,也可术者自己用眼科有齿镊提起肌止端,助手用斜视钩或眼科拉钩暴露巩膜,缝针从肌止端后的巩膜平行穿过,再缝肌肉下硅胶块后面一针。注意:穿过肌止端巩膜要浅,基本上能清楚透见缝针的柄,通常缝得较宽(3mm)来增加强度。

(2) 斜肌下的巩膜缝线:有时近侧或远侧的一针需要缝在上或下斜肌所在处的巩膜上,缝合方法有二:①用有齿镊或斜视钩提起或勾开斜肌,暴露其下的巩膜进行缝合;②将要缝针处的斜肌锐性劈开后,暴露巩膜进行缝针。

6. 并列硅压　对裂孔前后跨度>3DD的病例,用7mm宽的硅胶块显然不能全部顶住裂孔在嵴前坡,可通过重叠硅胶块增加巩膜嵴高度来解决。但是,过高的巩膜压陷引

起显著的角膜散光。另一办法是增加硅胶块的宽度来解决。目前,最宽的硅胶块是10mm,平均前后手术嵴高度各自可达到≥5mm。由于较宽的硅胶块厚度增加,顺应性减低,也形成了没有必要的后坡宽度。采用7mm宽的硅胶块,在其前并列一块硅胶块的方法,形成的手术嵴后坡短而陡,前坡宽而缓。因为前后跨度大的裂孔意味着玻璃体牵拉较重,一般不单独使用并列硅压,常联合环扎。

术前估计好裂孔的前后跨度来决定术中所用硅胶块的宽度。如裂孔前后跨度是4DD(6mm宽),选用7mm宽的硅胶块作为主硅胶块,另取适当长度的另一条硅胶块,将凹槽较陡的一边缘剪掉,形成Z形,用5-0白聚酯线将主硅胶块较薄的一边缝合在副硅胶块凹陷处,缝两针将副硅胶块固定在主硅胶块上(图12-8-13)。拼接后的硅胶块宽约10mm,预置巩膜缝针的跨度是12mm,形成的前坡约7.5mm宽(后坡宽度没变),足够将4DD的视网膜裂孔全部顶在嵴前坡(图12-8-14)。环扎带经过主硅胶块的凹槽后,手术嵴是后坡陡,前坡宽而平缓,气体容易压迫裂孔。

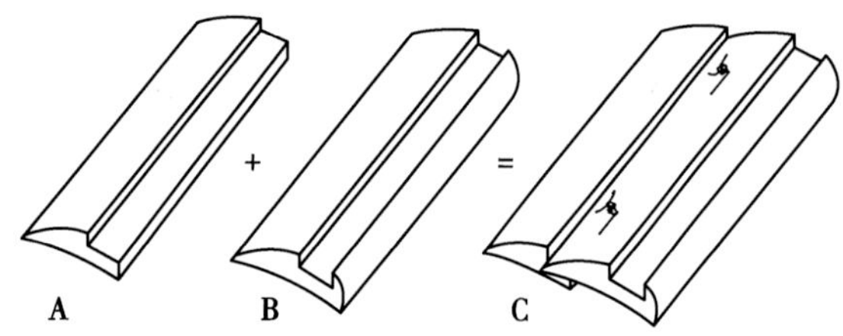

图12-8-13 硅胶块的并列

半块硅胶(A)缝合到整块硅胶上,(B)有效地增加了硅胶块的宽度,(C)环扎带经过后面硅胶凹槽,可显著地增加手术嵴前坡的宽度

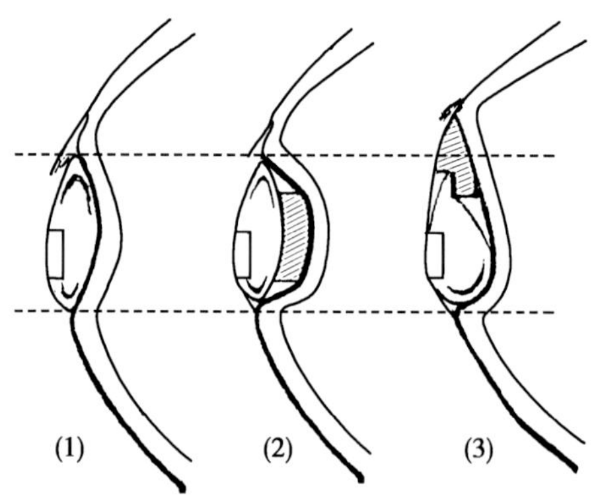

图12-8-14 环扎和硅压

(1)常规硅压形成的手术嵴;(2)在常规硅胶块下重叠一小块硅胶使手术嵴的前后坡高度均增加;(3)用并列硅胶块后,形成前坡宽而平缓、后坡陡而短的手术嵴

7. 重叠硅压 在有些特殊病例,如:下方较大的裂孔和增生牵拉较重的病例,或者裂孔前后排列间隔>3DD,以及裂孔前后跨度大于3DD,用一般宽度的硅胶块(宽7mm)还不足于将裂孔全部压在嵴前坡,或者考虑一般手术嵴的高度又不足于缓解玻璃体条索的牵拉(环扎也不能完全解决时),就需要通过在硅胶块下再加一块硅胶垫高手术嵴来解决。补加的硅胶块比主要硅胶块窄和薄,长短可根据需要垫压的范围而定,一般宽度在2~4mm,厚1~1.5mm,可增加>1DD的高度。在巩膜面预置缝线的跨度要比设计增宽1~2mm,为增高的巩膜凹陷留下空间(图12-8-14)。

在放置重叠硅胶块时,还可通过调整重叠硅胶块的前后位置对手术嵴顶的位置产生影响。如将硅胶块向前放,嵴顶也向前移;硅胶块向后移,嵴顶也向后移;放正中,嵴顶位置不变。从而将裂孔调整到嵴前的最佳位置。

8. 放射状硅压 以上讲的均是环形硅压,也就是平行角膜缘放置硅胶块,是作者最喜欢用的一种方式。除外,放射状硅压也是一种选择的手术方式,在有些专著书被列为首选方式。临床上,如果遇到裂孔偏后(角膜缘后>18mm),裂孔又≤2DD,且是单个(如外放液引起的医源性视网膜裂孔);或者环扎联合环形硅压后难于同时压住单个较后的裂孔,可做放射状硅压。

根据裂孔大小决定硅胶的宽度和长度,原则是将裂孔的中心放在手术嵴的最高处,裂孔边缘均在手术嵴上。在裂孔投影巩膜的表面环形预置2根褥式缝线,宽度是硅胶块的宽度加2mm,如硅胶宽7mm,缝线跨度是9mm。在完成对视网膜冷凝后,将硅胶块的平面朝向巩膜放置,结扎预置缝线(图12-8-15)。

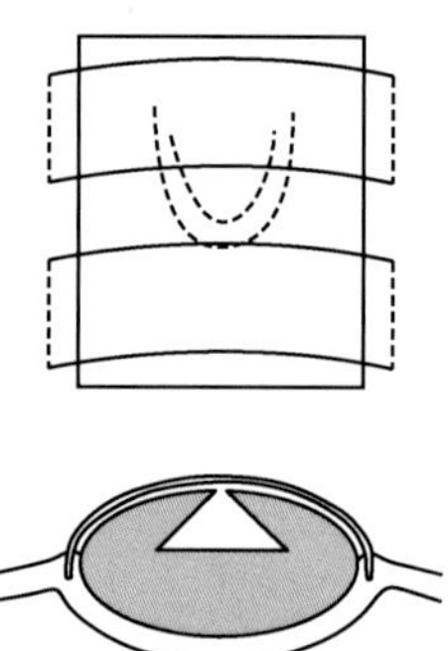

图12-8-15 放射状硅压

2根环形褥式缝线固定硅胶块,将马蹄形裂孔压在正中位

(五) 巩膜环扎术

尽管硅压可有效地关闭单个视网膜裂孔,但对其他部位的视网膜没有作用,特别是远离硅压部位存在玻璃体视网膜牵拉时,当视网膜复位后,玻璃体被绷紧,可形成新的视网膜裂孔。由于单纯硅压的作用有限,在以下情况应尽可能地联合环扎:①在不同象限的多个视网膜裂孔;②无晶状体眼;③人工晶状体眼;④广泛的玻璃体视网膜病理改变,如广泛的格子样变性或玻璃体视网膜变性;⑤PVR≥C级;⑥在裂孔以外有视网膜下条索增殖。除大的裂孔用硅压外,环扎带也能用于加压小裂孔、格子样变性或明显的玻璃体视网膜牵拉,将它们尽可能压在环扎嵴前坡。如果没有特殊的病理改变,环扎带就放置在玻璃体基底部后周边视网膜处。前面一针在角膜缘后10mm,后面一针缝在角膜缘后13mm处。

巩膜环扎过程分两步:第一步是预置环扎带;第二步是在做完放视网膜下液、视网膜冷凝、硅压和核对视网膜裂孔位置后,再扎紧环扎带。

1. 预置环扎带 取一条2.5mm宽、长85mm的硅胶带(编号:240#),带子的一端剪成斜面。由助手按顺序钩住上直肌→左侧直肌→下直肌→右侧直肌，并用眼科拉钩分别暴露直肌间的巩膜。术者左手拿眼科直有齿镊帮助右手操作，右手拿眼科弯有齿镊，夹住环扎带斜面的一端，按顺序将环扎带穿过各眼外肌。环扎带的两端一般在颞下汇合，因颞下容易暴露巩膜，较好做结扎的操作；也可放在其他象限。此时，助手暴露颞下巩膜。术者右手拿套有4~5mm长袖套的弯血管钳，撑开袖套，左手拿有齿镊夹住右端环扎带，将环扎带的末端从后面插入袖套，抽出6~7mm。再将有斜面的环扎带端从已插入硅胶带的上面插入撑开袖套内，从袖套的另一端插出；闭合血管钳将有斜面的环扎带末端挤出钳喙，术者用镊子夹住翘起的斜面末端向反方向牵拉袖套脱离血管钳喙，环扎带重叠约10mm。然后，在不需要放置硅胶块的象限先用5-0白聚酯线平行角膜缘"8"字缝合，跨度约4mm，结扎固定环扎带。在需要放置硅胶块的象限按术前计算硅胶块放置在巩膜表面的位置预置固定缝线，每个象限预置1针。

2. 扎紧环扎带　扎紧环扎带几乎是手术的最后步骤，因为太早结扎环扎带后，眼压升高，在后来做视网膜冷凝和裂孔定位时无法满意压陷巩膜，所以仅在眼内注气或者关闭结膜切口之前才扎紧环扎带。术者两手拿眼科有齿镊分别夹住环扎带的两端反向牵拉，缩短环扎带量用米尺测量重叠的环扎带的长度算出，一般重叠20mm左右，也就是眼球赤道周长约75mm，环扎带缩短到大约10mm。如果是环扎位置偏前(玻璃体基底部或刚好在肌止端后)，可多缩短2~3mm。然后，剪掉袖套两侧多余的环扎带。

3. 调节环扎嵴的高度　有两种方法获得环扎嵴的高度。

(1) 环扎量的调节：对一般简单裂孔性视网膜脱离，将85mm长的环扎带缩短20mm在大多数病例能获得满意的环扎嵴而不出现视网膜鱼嘴现象，也不会遇到眼前段缺血坏死病例。如果在术中发现眼球周径过大或联合硅压快超过30mm长(硅压>1/2眼球周径)，可适当减少环扎的量。如果患者有视网膜环形收缩或(和)准备做玻璃体手术，先缩短环扎带约20mm或不缩短，待术中调整环扎带的松紧以达到合适的手术嵴高度。环扎获得的手术嵴的高度和宽度与环扎带缩短的量成线性关系，缩短得多，手术嵴就高和宽，反之就低和窄。然而，环扎带缩短的太多可引起视网膜放射状皱褶和视网膜裂孔鱼嘴现象，也可改变眼轴长度。

(2) 增加硅胶块的厚度和宽度：在硅压节已经介绍了重叠和并列硅胶块可增加手术嵴的高度和宽度。通过增加缝线的跨度，将眼球前后经线缩短，也可形成更高的手术嵴，而不会引起眼球周径缩短，也不会引起眼轴长度增加，实际上还可减少眼轴长度。在每个象限放置两对褥式缝线可取得缩短眼轴的效果。

(六) 排放视网膜下液术

放或不放视网膜下液(简称：放液，drainage of subretinal fluid)一直存在争议。不放液的最大优点是避免了放液引起的并发症，不过不放液也存在几个方面的不利：①眼压不降低不容易硅压和环扎；②很难压陷巩膜观察眼底；③直视下冷凝位置不易掌握；④术中视网膜裂孔不复位；⑤术中眼压高，眼内注气困难。尽管许多文献报告不放液，仅做环扎和硅压、冷凝裂孔周视网膜就行。但在临床上常常见到，不放液不仅存在视网膜不复位的危险，甚至放液不充分，尽管已经充分冷凝和将裂孔压在手术嵴上，但是残留的视网膜下液还有可能引起裂孔封闭不良。经验告诉我们，不放液所冒的风险高于放液。即使不放液，也应尽可能向眼内注气，尤其对位于4~8点的下方视网膜裂孔。

视网膜脱离外路显微手术本身需要软化眼球，才能有效地压陷巩膜，进行显微镜直视下观察眼底，而放液就是一种软化眼球的最佳选择。所以，一般情况下都放液。

1. 适应证和禁忌证

(1) 放液的指征：前面已经讲了不放液的缺点，在下列情况下应该放液。

1) 泡状视网膜脱离：放液后，视网膜裂孔接近脉络膜，能够准确地围绕裂孔周冷凝。不放液，高度隆起的视网膜，无法准确地定位冷凝部位。泡状视网膜脱离常需要多次放液和眼内注液(气)，才能排干净视网膜下液。

2) 下方视网膜裂孔：由于眼内气体不容易填充到下方视网膜裂孔，下方视网膜裂孔比上方视网膜裂孔更难复位。排液有利于视网膜裂孔贴回RPE。

3) 增生性玻璃体视网膜病变：因为PVR牵拉视网膜裂孔，影响视网膜复位。在PVR为B~C_2级的视网膜脱离，应常规放液。

4) 慢性视网膜脱离：因为视网膜下液往往很黏稠，视网膜下液的高渗透性减缓了RPE的排液过程。放液后有利于视网膜早日复位。

5) 高度近视眼：高度近视眼的玻璃体常常凝缩，RPE功能不良，容易导致手术失败。

6) 无晶状体眼和人工晶状体眼：玻璃体凝缩、液化和后脱离，容易导致视网膜不复位。

7) 不能耐受持续高眼压的眼：不放液压陷巩膜冷凝、硅压或环扎、眼内注气，这些步骤均引起眼压显著升高。如果原先已经存在眼内血管功能不全(如青光眼)，这种高眼压状态将严重损害视功能。

(2) 不放液的指征：仅在以下几种情况下不放液。

1) 视网膜极浅脱离：放液极有可能损伤视网膜。

2) 视网膜萎缩性圆孔：视网膜下液不多，估计硅压后能顶住裂孔。

对不放液的病例，也要通过放前房水的方法软化眼球(见后面描述)。

2. 放液的部位　一般认为，放液位置应选择在视网膜隆起最高处，最好是位于内外直肌的上或下缘处。因为考虑视网膜隆起最高处最容易放出视网膜下液，且不易伤到视网膜。然而，在眼外肌之间的巩膜深层常有较大的脉络膜血管，不管哪种方式放液均容易伤及这些血管引起出血，严重者可引起视网膜下出血，或脉络膜上腔出血，即使不流到视网膜下或脉络膜上腔，出血形成的血凝块也容易阻塞放液孔使放液失败。因此，放液部位并不一定选在视网膜脱离的最高处，而是能安全地进入视网膜下腔的部位。

(1) 直肌下：放液位置应避免选在邻近涡静脉处、大的视网膜裂孔处和已经冷凝过的区域。解剖上，涡静脉位于上下直肌两边，在上下直肌下的正中是涡静脉的分水岭，血管细小或无血管，将放液孔选在这些部位引起较少的出血。因此，将放液处尽量选在眼球表面的6点和12点的位置，可减少放液引起的出血并发症。但在3点和9点位置，因有睫状后长动脉和睫状长神经通过，放液的位置可偏离正中半个钟点，也就是内外直肌的上下缘的稍内侧。除外，放液孔离角膜缘的距离也很重要，一般选在角膜缘后13~15mm处，太前和太后都有不利的地方。如：裂孔位于赤道部，一般是在赤道部和赤道部以后的视网膜隆起最高，而逐渐接近锯齿缘隆起高度减低，放液位置选择在角膜缘后10mm左右的话，可能出现两种结果，一是排出少量视网膜下液后放液自动停止，视网膜塞住了内放液孔，再用力挤压或重复按压放液孔引起视网膜嵌顿或视网膜穿孔；二是无视网膜下液流出，直接看到微黄的视网膜嵌顿，探查内口能证实视网膜放射状嵌顿在放液孔内口处。放液孔太后将导致操作不便且万一出现并发症不易处理。

(2) 无脉络膜血管处：有时4条直肌下因无视网膜脱离或脱离极浅，不适合作为放液位置，这种情况一般见于视网膜脱离较浅或范围较小时，可通过术前观察视网膜脱离区下面脉络膜血管的分布，以视网膜裂孔为参照物，选择脉络膜血管小或无的部位作为放液点。

(3) 裂孔附近：放液孔应避开视网膜裂孔，但与裂孔位于同一平面(纬线)的位置最理想，在环扎和硅压后放液孔位于嵴前坡上。然而，有一种情况例外，对位于锯齿缘的裂孔和睫状体上皮裂孔所致的视网膜浅脱离，放液孔就不能太靠前，否则会排不出视网膜下液，反而引起视网膜嵌顿，宁可不放液或放液孔选在角膜缘后13mm处(在赤道部稍前)。当巩膜较薄时，应该斜形切开巩膜(刀片放液口长0.5~1.5mm)，当放液口不能自行密闭时，需要缝合一针帮助闭合伤口，以免做巩膜压陷时将视网膜和玻璃体从开放的切口挤出，引起医源性视网膜裂孔和玻璃体脱出的严重并发症。遇到巩膜较薄的病例，可选25号针头斜行穿刺放液。

3. 放液方法　外放液的方法有很多，但目前最常用的是针头斜行穿刺放液，其次是刀片斜行穿刺放液，其他方法因烦琐或并发症多已经很少用，在此就不介绍。放液时均需要助手配合用斜视钩和眼科拉钩暴露直肌下放液处的巩膜。

(1) 尖刀片斜行穿刺放液法：是一种可调控自封闭的放视网膜下液切口，方法简单、方便、快速和十分有效。手拿11号尖刀片，在要放液的部位，以放射状方向，与巩膜成45°倾斜刺入巩膜1~2mm(图12-8-16)，退出刀片即见视网

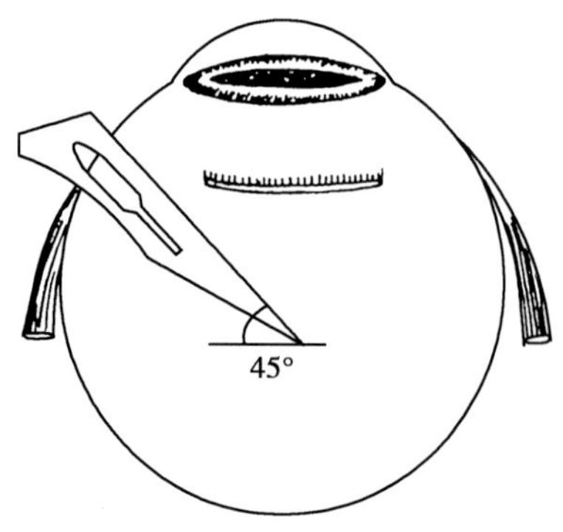

图12-8-16　尖刀片斜行穿刺放液
用11号尖刀片，刀刃朝下，与眼球壁成45°角度，呈放射状切口刺入巩膜内

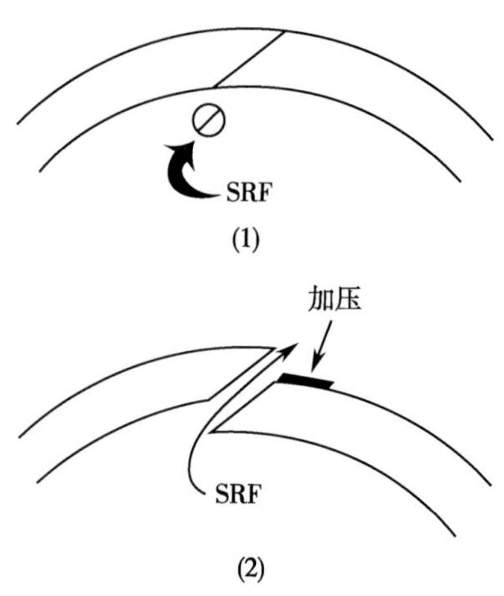

图12-8-17　按压巩膜切口下唇放液
(1)斜行整齐切口，自行闭合，视网膜下液(SRF)不能流出；(2)用刀片加压下唇，视网膜下液从活瓣状裂口流出

膜下液流出，用刀片压住巩膜切口下唇使视网膜下液持续缓慢地流出(图12-8-17)，助手用斜视钩轻压肌止端巩膜，可升高眼压，有助于视网膜下液排出。当有色素颗粒从放液孔流出时，说明视网膜下液已接近排除干净，不能继续用力加压，以免引起视网膜嵌顿或视网膜穿孔。停止按压切口下唇时，放液孔立即被封住，无视网膜下液流出。该切口是一次完成，因此十分整齐，是一种自封闭切口，不需缝合。术中，大多数放液内口不能见到，部分术后可见到白色点状脱色素区。

放液过程中，可不必急着一下将所有视网膜下液都排净，留部分视网膜下液维持眼压，最终这部分视网膜下液将在压陷巩膜冷凝时自动排出。

刀片放液仍然有缺点，如果倾斜过度或眼球较软，需要刺入较深才能刺穿脉络膜，可导致巩膜切口过长(>1.5mm)。过长的切口容易视网膜嵌顿或穿孔。可采用斜行切开巩膜针头放液法，先用尖刀片刺穿巩膜，外口≤1mm，如果仍没视网膜下液出来，换25号一次性针头顺着巩膜隧道刺穿脉络膜进入视网膜下腔。这种切口内口常常见不到，外口也小，既保留了切口的活瓣功能，小的针口又不容易堵塞，比起单纯刀片放液要更加安全。

(2) 针头斜行穿刺放液法：术者手持25号针头(一般是一次性5ml注射器针头)，在预计放液处与巩膜成45°的角度插入眼球壁内1.5~2mm，拔出针头即见到视网膜下液流出，继续压迫针眼的下缘，直至见到色素颗粒流出为止。

4. 放液注意事项　在穿刺放液过程中，如果选择的位置正常，刀片插入一定深度后仍然没有视网膜下液流出，最大可能是没有穿透脉络膜，多次尝试穿透脉络膜增加出血并发症的危险。第二个可能是出血堵塞放液口。以上两种原因可试行用刀尖或25号针头再插入约2mm一次，仍没有液体流出的话，应放弃在该处放液。第三个可能因素是视网膜下液位置发生了改变，应放弃在该部位放液。如果已有部分视网膜下液排出后突然停止放液，多是视网膜嵌顿在放液内口处，这种情况下应先压陷巩膜检查放液口内口。如果发现视网膜下液仍然很多和没有视网膜嵌顿，可尝试再次探通放液口；否则，在同一放液点应避免任何形式

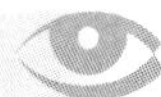

的进一步操作，如压迫眼球和再次穿刺等。如果此时降低眼压的目的已经达到，可不必在其他部位继续放液。如果术前检查视网膜下液很多，但排出的并不多，可通过探查眼内情况后，选择视网膜下液较多处的直肌下做第 2 个放液孔。如果压陷巩膜观察视网膜下液已大部分排出，或没有把握选择第二放液处，对眼压仍高的患者，最好做前房穿刺排出房水降低眼压。可避免进一步放液可能出现的并发症。

如果存在两个独立的视网膜脱离区，分别由各自的裂孔引起，可分开放液。先排出脱离范围较小的视网膜下液，此时，眼压降低，直接排另一处视网膜下液有困难，刀片很难刺穿低眼压的眼球壁。可向玻璃体腔内注入平衡盐溶液提高眼压后，再用尖刀片或针头排出另一处视网膜脱离的视网膜下液。

不要追求放视网膜下液是否已经充分，显微镜下手术首先考虑的是眼球是否足够软化，能否容易地压陷巩膜将视网膜顶起，并在显微镜直视下看到视网膜和视网膜裂孔。如果眼压已经足够低，并不担心残留视网膜下液，这是基于以下几个方面的考虑：①已有很多报告论述不排视网膜下液的巩膜加压术就能取得手术成功，在已经排出了相当的视网膜下液，而且冷凝十分可靠、硅压位置也定位得十分准确时，没有理由术后视网膜不复位。②对待较大的马蹄形裂孔和术毕眼压较低的病例，一般选择玻璃体腔内注入过滤气体或膨胀气体。通过气体顶住裂孔后，视网膜下液能自行吸收。③在大部分病例，是在看到有较多色素颗粒流出后才停止放液，所以视网膜下液已经基本上排出干净。

放液偶尔会过量，尤其在玻璃体液化和大的视网膜裂孔患者，大量液化的玻璃体通过视网膜裂孔进入视网膜下腔而排出。一般发生在高度近视眼的老年患者。可通过选择远离视网膜裂孔处排视网膜下液，通过压陷裂孔处的巩膜关闭视网膜裂孔，防止玻璃体腔的液体通过裂孔进入视网膜下腔。一旦发生放液过多引起的眼球塌陷，应继续压迫眼球维持正常眼压。一是扎紧预置的环扎带（预计的缩短量），二是从巩膜压陷的对侧睫状体平部穿刺，向玻璃体腔注入平衡盐溶液，提高眼压。

在放液降低眼压后，术者或助手应继续用棉签压迫或用有齿镊夹住直肌止端压迫眼球，维持眼压，直到开始视网膜冷凝时，术者自己双手配合，交替压陷巩膜维持眼压。不让眼球有长时间的低眼压状态，防止眼内出血和脉络膜脱离。

（七）视网膜冷凝术

视网膜冷凝（retinal cryotherapy）是促进视网膜裂孔与脉络膜产生永久性粘连的方法，由于对巩膜几乎没有破坏作用，也不影响涡静脉、睫状后长动脉和神经的功能，并且疗效可靠，是目前临床上最常用的视网膜黏结技术。

1. 冷凝后组织反应　冷凝以后的组织学反应依赖冷凝的深度。与透热和光凝相比，冷凝能够治疗尚未复位的视网膜是它的一大优点。如果术中冷凝的深度仅仅达到 RPE，没有到视网膜，在视网膜复位后，形成 RPE 和视网膜的粘连，RPE 增生和视网膜外节丧失，在正常视网膜和 RPE 间的微绒毛的交叉对插消失。如果 RPE 和视网膜同时被冷凝，视网膜复位后在 RPE 和视网膜之间形成细胞连接，由视网膜胶质细胞和 RPE 间形成的桥粒组成，或由视网膜胶质细胞和玻璃膜的直接连接组成。

2. 视网膜冷凝方法　当前使用的冷凝设备是通过高压 CO_2 气体在冷冻头膨胀，产生低于 −70℃的温度。由于冷冻笔的杆部被塑料套隔离，有效低温仅限于冷冻头，其直径在 2~2.5mm。冷凝视网膜裂孔和视网膜病变必须准确放置冷冻头，手术者应先在显微镜下观察眼内隆起组织是用冷冻头顶起而不是用冷冻杆，将头和杆两者混淆会意外地冷凝其他部位。为了减少这种并发症，手术者必须仅用冷冻头压陷巩膜(图 12-8-18)。在冷凝其他部位以前，先在病变的最前端试着冷凝一下，以估计冷凝的位置和强度。

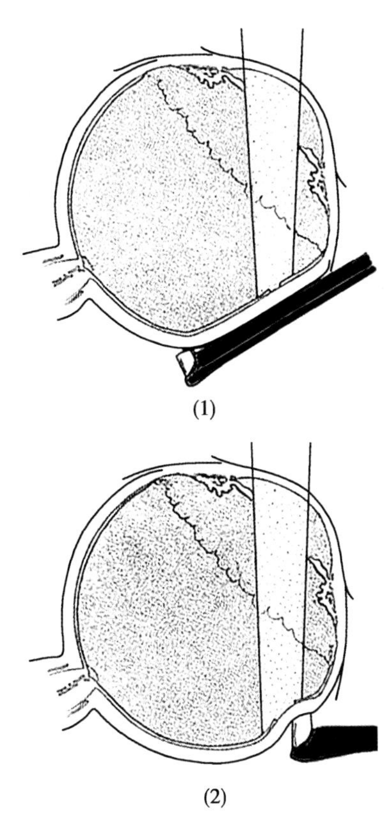

图 12-8-18　正确视网膜冷凝方法

(1) 不正确的视网膜冷凝，冷凝头的杆压在视网膜裂孔处，冷凝头将冷凝非裂孔处；(2) 正确的冷凝位置，冷凝头顶在视网膜裂孔处

如要冷凝患者右侧视网膜裂孔和变形区，术者左手拿眼科有齿镊，夹住 3 点眼外肌止端帮助固定和转动眼球，向上提起转向对侧；右手拿冷凝笔，在巩膜面滑动（图 12-8-19），伸入预置好的缝线区顶起巩膜，寻找视网膜裂孔，同时冷凝裂孔周视网膜，一见视网膜发白即停止冷凝（图 12-8-20）。如要冷凝患眼左侧的视网膜裂孔和变性区，换成左手拿冷凝笔，右手拿眼科有齿镊夹住 9 点肌止端。

显微镜下冷凝视网膜可以清楚地看到以下过程，脉络膜由深棕褐色变成红色→色素上皮变白→视网膜外层变白→视网膜表面变白或出现冰碴子。当视网膜表面出现冰碴子时，说明已经冷凝到玻璃体，属过度冷凝，术后可能反应重，甚至可出现玻璃体混浊或 PVR 发生。如果可能，一

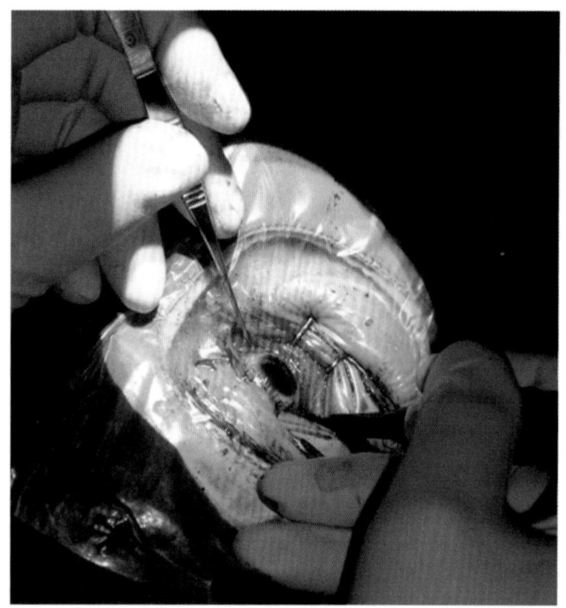

图 12-8-19 视网膜冷凝

左手用眼科有齿镊夹住眼外肌止端帮助固定和转动眼球，右手拿冷凝笔，压陷巩膜寻找视网膜裂孔

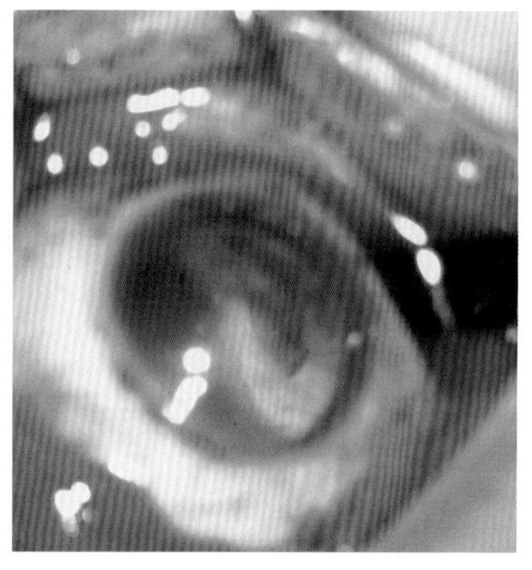

图 12-8-20 视网膜冷凝

显微镜下视网膜冷凝，可清楚地见到 7~8 点方位的裂孔，视网膜已冷冻变白

般应冷凝到外层视网膜，这样比单冷凝到 RPE 能产生更强的粘连。冷凝后立即可见到视网膜稍微变白一些，可帮助估计冷凝过的范围，但多数情况下这种现象并不明显。如果视网膜高度隆起，不能冻到视网膜，也可单做 RPE 层的冷凝，或者进一步排出视网膜下液后，再冷凝。

对小的裂孔，一次冷凝可覆盖整个裂孔和周边的视网膜；对大裂孔，需一个冷凝点接一个冷凝点环绕裂孔一周(图 12-8-21)，仅一排即够。在大裂孔最宽的后缘冷凝斑后增加 1~2 个冷凝点，防止术后因后缘翘起或后退致冷凝不足。对没有明显翘起前瓣的视网膜裂孔，冷凝时裸露的色素上皮也要冷凝，因为裂孔盖复位后可与色素上皮粘连，封闭裂孔(图 12-8-22)，不会引起和加重 PVR。

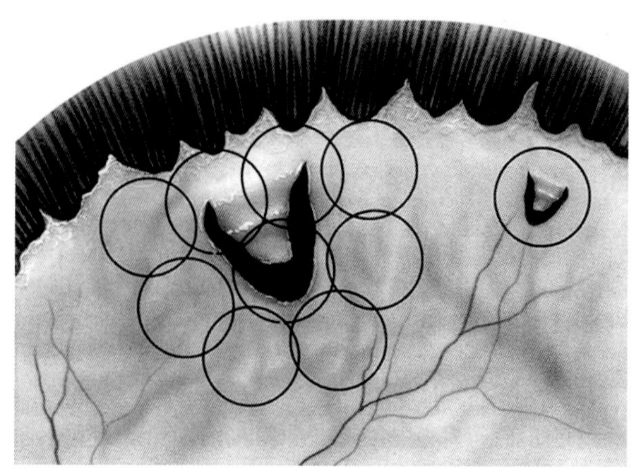

图 12-8-21 冷凝视网膜裂孔范围

对于右边小裂孔，一个冷凝点足够，对左边大裂孔，围绕着裂孔冷凝一周，冷凝点之间相重叠，裂孔盖本身也要冷凝(中央圈)

3. 冷凝注意事项

(1) 维持眼压稳定：整个冷凝过程中应注意维持眼压平衡，既避免不恰当地压迫眼球引起眼压过高，又要避免不压迫眼球，出现低眼压的状态。所以，术者必须通过双手配合、交替加压和放松加压眼球。如冷冻头没有压陷巩膜，另一只手持有齿镊夹住肌止端压迫眼球维持眼压，当冷凝头开始压陷巩膜时，夹住直肌的手需要放松，提起和旋转眼球方便冷凝。这样双手交替，始终维持正常眼压。当术者准备交换器械时，助手要用棉签帮助压住 6 点睫状体平部，保持眼压正常。

(2) 冷凝的顺序：应该最先冷凝未脱离区视网膜病变和裂孔，再冷凝视网膜脱离的变性区，最后冷凝视网膜脱离区裂孔。对每个患者都应用冷凝头压陷巩膜，仔细检查 360° 周边视网膜、锯齿缘和睫状体平部，以免遗漏应该冷凝的病变。

(3) 巩膜压陷和回位：在冷凝过程中，应避免粗暴地压陷巩膜，应轻轻地压陷和慢慢地放松。视网膜裂孔犹如一个风口，过快地压陷巩膜，残留视网膜下液通过裂孔涌入玻璃体腔，可将大量的色素细胞带入玻璃体腔，成为术后 PVR 的潜在因素；过快地松手，巩膜靠本身的弹性回缩力迅速扩张，在视网膜下腔产生负压，玻璃体腔的液体可通过裂孔涌入视网膜下腔，加重视网膜脱离。

(4) 冷凝技巧：放液降低眼压有助于压陷视网膜冷凝，然而一些小的技巧可以使观察眼底更加容易。①充分麻痹眼外肌，使转动眼球变得容易。眼球转动分上下左右转动和旋转眼球，前者是将角膜转向裂孔方向，后者是将眼球旋转向方便顶压巩膜和冷凝裂孔的方位，如颞下或鼻下。②转动头部，使要冷冻的一侧处于较低位置。③调整显微镜的角度，显微镜的轴可远近倾斜，如想使看下方的视网膜容易些，可将显微镜的物镜端倾向远侧，目镜转向近侧(手术者一侧)；反之，可将显微镜物镜端倾向近侧。不过，一般显微镜没法左右倾斜，还有术中常需要检查 360° 范围的视网膜，显微镜轴不垂直将不容易有效地检查四周视网膜，所以一般情况下，显微镜的轴定在垂直位。

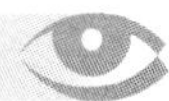

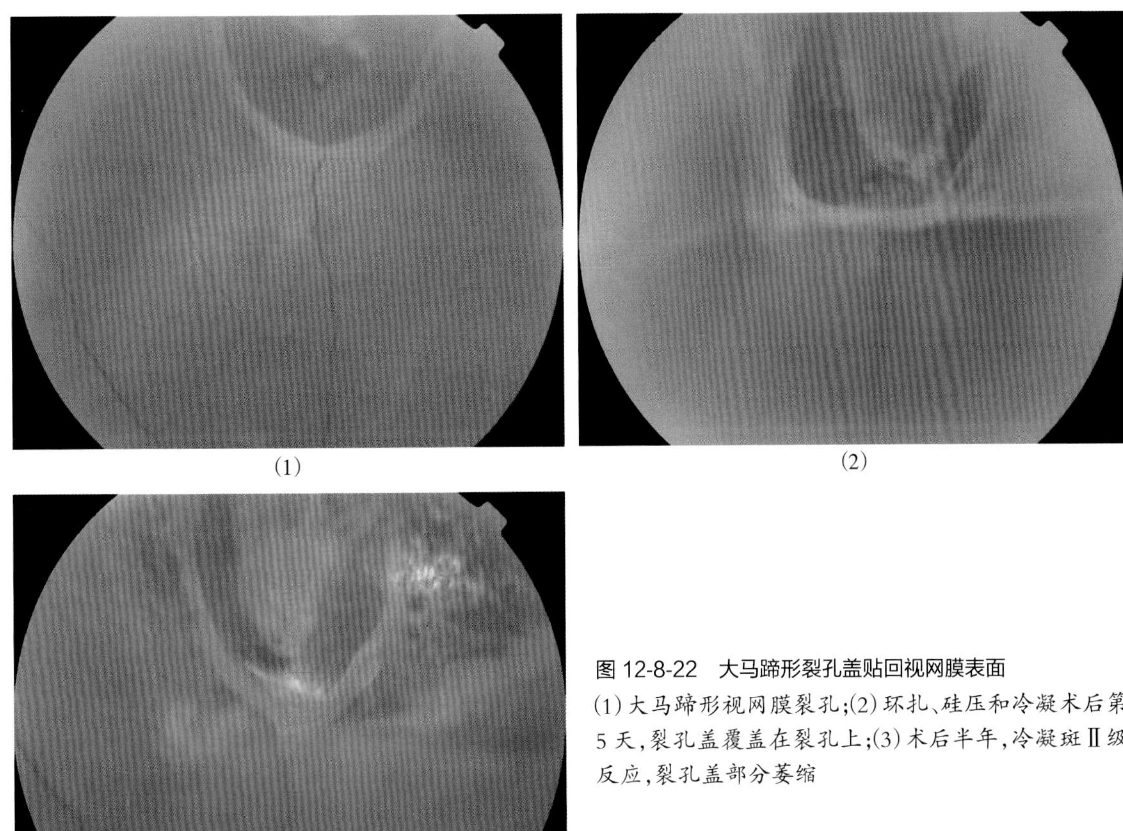

(1)　(2)　(3)

图 12-8-22　大马蹄形裂孔盖贴回视网膜表面
(1)大马蹄形视网膜裂孔;(2)环扎、硅压和冷凝术后第 5 天,裂孔盖覆盖在裂孔上;(3)术后半年,冷凝斑Ⅱ级反应,裂孔盖部分萎缩

(5) 避免损伤组织:视网膜冷凝时注意保护周围组织,用带塑料套的冷冻头可有效地避免冻伤周围组织。冷冻时,一见视网膜发白就中止冷凝,待冷凝头的冰球融化后再移动冷凝头,避免强行移动未解冻的冷凝头。在很多情况下,解冻后的冷凝区与周围未冷凝的区域没有明显的区别,容易导致在同一部位重复冷凝,应该努力避免这种过度的治疗。冷凝点不相连,会产生不适当的视网膜黏结,导致术后裂孔封闭不良。这样,手术医师必须形成一种最佳视觉成像,精确界定前一次冷凝的界限和一些参照物,掌握这种技术需要相当的经验。

(6) 正确压陷巩膜:没放视网膜下液而视网膜有高度隆起时,显微镜下观察裂孔会产生视差(parallax),此时冷凝,会产生冷凝位置的异常(图 12-8-23)。当放液后视网膜下液仍然残留时,巩膜和视网膜之间会产生一种相对的移动,压陷巩膜直视下冷凝裂孔或定位视网膜裂孔,也产生一定的视差,如图 12-8-24(2)(向前抬起巩膜)产生裂孔位于顶起嵴后坡的假象;图 12-8-24(3)(向后推巩膜或硅胶块)产生裂孔位置位于顶起嵴前坡的假象。因此,在顶压巩膜和硅胶块时,只有向眼球正中央方向的顶压所见到的裂孔位置才是裂孔的实际位置[图 12-8-24(1)]。

视网膜冷凝时,眼压高不易压陷巩膜看到视网膜裂孔,同时眼压高还强行压陷巩膜可立即引起角膜雾状混浊,使得眼底观察不清。解决办法是放出部分前房水。

(八) 核实裂孔位置

核实视网膜裂孔在手术嵴上的位置十分重要,包括所有变性区的位置。因为在此步骤以前所有操作都是按理论计算而进行的,本次手术设计和这些步骤的操作是否达到了预期的目的就靠核实裂孔的位置来检验了。在显微镜下用眼科有齿镊夹住硅胶块凹槽前后宽度的中间,或环扎带的中间(一般是夹住固定硅胶块的缝线),垂直巩膜向眼球中央顶起硅压块,检查裂孔位于嵴前坡和硅胶块左右与裂孔的位置。显微镜下仅能见到手术嵴前坡,不能见到嵴后坡,前坡和后坡的转折处,也就是顶起的手术嵴最高处,叫手术嵴顶(图 12-8-25)。裂孔位于前坡上最佳位置是裂孔后缘离手术嵴顶 1/2~1DD 的距离,裂孔前缘也在手术嵴的前坡上(图 12-8-25)。裂孔的左右边缘也必须顶压在手术嵴上。裂孔位于手术嵴前坡上并且平伏,可结束手术。如眼压低或裂孔呈鱼嘴状,从角膜缘前界后 4mm 处注入过滤空气,提高眼压和压平裂孔。也可注入 100% 浓度的 C_3F_8 气体≤0.7ml,注入太多会引起术后难以控制的青光眼。

应该特别注意的是,有齿镊夹住的应是硅胶块凹槽前后宽度的正中位置,偏硅胶块的前缘和后缘均会导致顶起的手术嵴顶位置偏离正中,得出错误的判断。另外,在没有明显视网膜下液残留的情况下,顶起硅胶块不会产生裂孔与手术嵴顶位置的视差。如果仍有视网膜下液,视网膜没

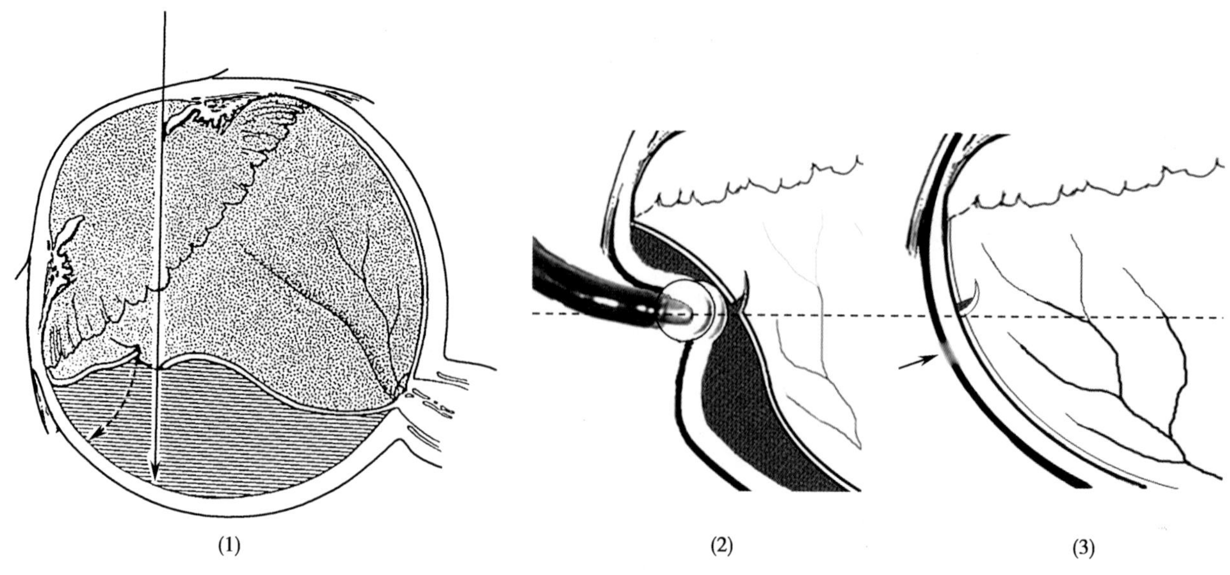

图 12-8-23 视网膜脱离的视差

(1)没有放视网膜下液或放视网膜下液不充分，术中观察裂孔时，产生视差，通过显微镜看到裂孔投影到赤道部(实线箭)，而裂孔复位后将位于赤道前(虚线箭)；(2)为了冷凝到视网膜裂孔，必须从见到裂孔投影处高度顶起巩膜；(3)视网膜复位后，冷凝部位(箭)与裂孔的位置并不一致，未冷凝到裂孔

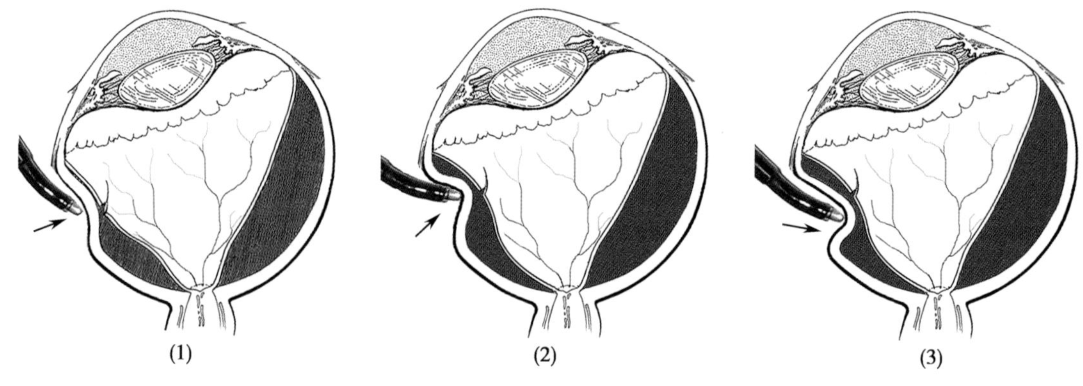

图 12-8-24 冷凝位置异常

(1)冷凝视网膜裂孔的正确方法，向眼球中央顶起巩膜(箭)，冷凝脉络膜位置与裂孔位置相一致；(2)在高度隆起的视网膜裂孔，必须高度压陷巩膜才能达到视网膜裂孔，容易产生从后向前顶起巩膜(箭)，造成冷凝位置偏后；(3)如果是从前向后推压巩膜(箭)，可产生冷凝位置偏前

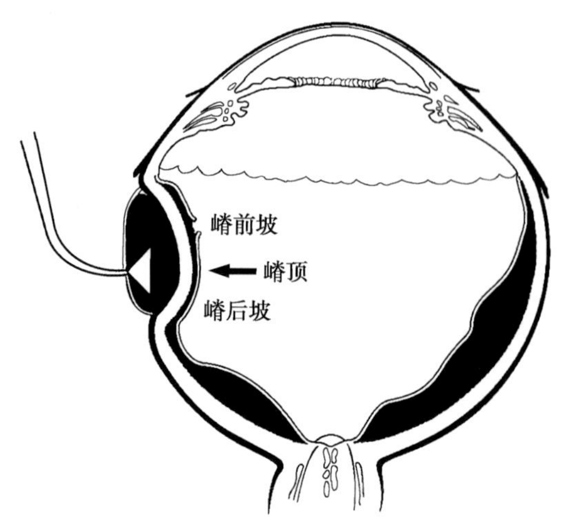

图 12-8-25 手术嵴分区

有贴回 RPE，顶压的手术嵴与裂孔之间可产生视差，如图 12-8-26 所示，图(1)表示顶压硅胶块时向前抬起，造成裂孔后缘位于手术嵴后坡的假象，或位置本来是偏前的裂孔显得正好在手术嵴前合适的位置；图(3)表示顶压巩膜时向后移，造成裂孔后缘位置偏前的假象，或位置本来是偏后的裂孔显得正好在手术嵴前合适的位置；图(2)表示正确的顶起硅胶位置，向眼球中央顶起硅胶块，裂孔位于嵴前坡最合适的位置。

最易产生视差的其他情况是：①眼压较低，容易压陷硅胶块而前后移动；②裂孔位置偏后，试图看得清楚手术嵴而不知觉将硅胶块向前抬起；③虽然是向眼球中央顶起硅胶块，可为了看清手术嵴的位置，产生硅胶块向前旋的动作，结果硅胶块的后缘顶起巩膜高度隆起，形成假的手术嵴顶(图 12-8-27)；④裂孔处硅胶块没有缝线，但夹住裂孔处的环扎带检查，可出现硅胶块前后滑动现象，以致定位裂孔

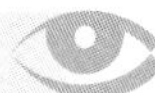

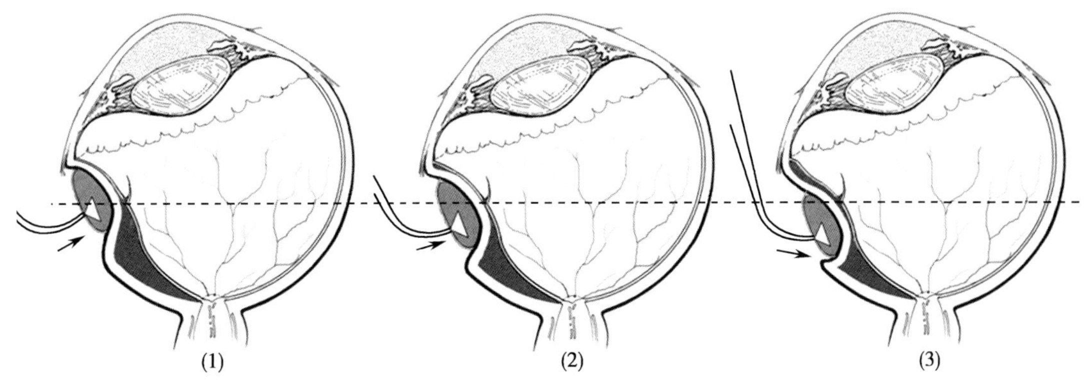

图 12-8-26 顶压硅胶块的不同方法对视网膜裂孔位置的影响

(1)向前抬起硅胶块,造成裂孔位置偏后的假象;(2)向眼球中心顶压硅胶块,裂孔位置正常;(3)向后顶压硅胶块,造成裂孔位置偏前的假象

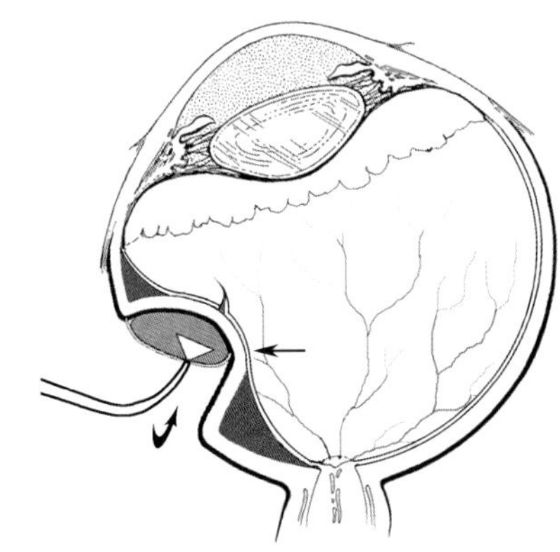

图 12-8-27 顶压硅胶块异常

在眼压很低或裂孔偏后的病例,容易产生向前或向上顶起硅胶块(弧形箭),导致硅胶块下缘旋转,凸向眼球中央,形成假性手术嵴(箭)

出现误差,尤其在环扎带较松时容易发生。所以,最好在裂孔所在处缝合固定硅胶块的缝线,既方便夹住缝线压陷硅胶块,又不会造成硅胶块前后移动。

视网膜下液残留较多时,无法将视网膜顶起,裂孔后视网膜仍呈一种前后平直状态,难以准确核对裂孔位置,可进一步排出视网膜下液后再判断裂孔位置是否合适。如果顶起放液孔处巩膜,发现仍然残留有较多视网膜下液,且放液孔内口处没有出血块堵住时,助手用斜视钩和拉钩暴露放液孔并用斜视钩加压巩膜提高眼压,术者用刀尖压住放液孔下唇,如果没有下液流出,轻轻加压几次,一般可见到视网膜下液流出。如果仍然没有下液流出,可用刀尖或针头顺原切口向眼内插入 1~2mm,退刀后,见下液流出,压住下唇直到有色素颗粒流出才停止。如果经以上方法仍然不能成功,再次检查放液孔内口有无并发症和其他视网膜下液较多的部位,一般在较低位置残留视网膜下液较多(如原12 点放液,可能在 3 点或 9 点仍有较多的视网膜下液),可在接近 3 点或 9 点视网膜下液较多处用 25 号一次性针头斜行穿刺眼球壁放液。此时,因眼压已经较低,刺穿脉络膜和顺利放液都有一定困难。如果眼压过低,可先向玻璃体腔内注入 BSS 或过滤空气提高部分眼压后,再次检查视网膜下液残留部位和残留量以后,决定是否需要放液和放液部位。

遇到既有视网膜下液残留但又排不出视网膜下液的困境时,要靠丰富的经验判断裂孔是否位于嵴前合适位置。因为此时眼压低,视网膜没有充分展平,视网膜固有的收缩或玻璃体的轻度牵拉,顶起巩膜时见到裂孔前视网膜呈波浪状,引起裂孔的位置向前移位。可根据视网膜隆起的高度推算裂孔复位后的位置:①如果视网膜下液排除充分,顶起硅胶块见到裂孔在嵴前的位置,术后该位置变化不大。一般是萎缩性裂孔和 <1DD 的马蹄形裂孔。②裂孔处视网膜下液较多,顶起巩膜后,虽然能同时见到视网膜和手术嵴,但两者不能相遇。可前后移动手术嵴判断嵴顶与裂孔后界的关系。如果向眼球中央顶起,裂孔后界离嵴顶约1DD,术后裂孔后界可能在嵴顶和嵴前 1/2DD 处;如果嵴顶在裂孔后界后 1.5~2DD,可能术后裂孔后界位于嵴顶前1~1.5DD 处。③可根据裂孔旁视网膜较浅脱离处手术嵴顶的位置或与裂孔位于同一平面的病变,参照判断裂孔位置是否已经在合适部位。④如果视网膜下液很多,根本无法同时看到裂孔和顶起的手术嵴,应该继续排出视网膜下液后再定位。

一般来说,硅压应该将裂孔全部顶在嵴前坡,以排除眼内液流的撞击和玻璃体对裂孔的进一步牵拉力(图 12-8-28)。

(九) 调整硅胶位置

如果通过顶起硅胶块证实视网膜裂孔位置合适,就没有调整硅胶位置这一步。只有通过核实视网膜裂孔位置发现裂孔偏前或偏后,才调整硅胶块的位置。如手术嵴偏后或裂孔位置偏前,裂孔后缘离嵴顶≥2DD,或裂孔前缘达到手术嵴底部,应撤掉缝线,前移硅胶块,重新缝合。如手术嵴偏前见不到裂孔或裂孔骑跨在嵴顶,见不到裂孔后缘,应根据术中所见,估计裂孔大小和与嵴顶的位置,向后移动硅胶块。前移和后移硅胶块一般按 1DD=1.5mm 计算。

单纯硅压撤一针,缝一针。保留剪断的原巩膜缝线残端作为调整硅胶块的参考线,助手暴露巩膜,术者用有齿镊推开硅胶块,在重新算好的固定硅胶块位置缝合,跨度与原跨度相同。重新缝合两针和结扎后,再核实裂孔位置直到位置合适为止。环扎和硅压的病例,需将硅胶块的缝线全部剪断后,再重新缝合,缝合方式类似单纯硅压。

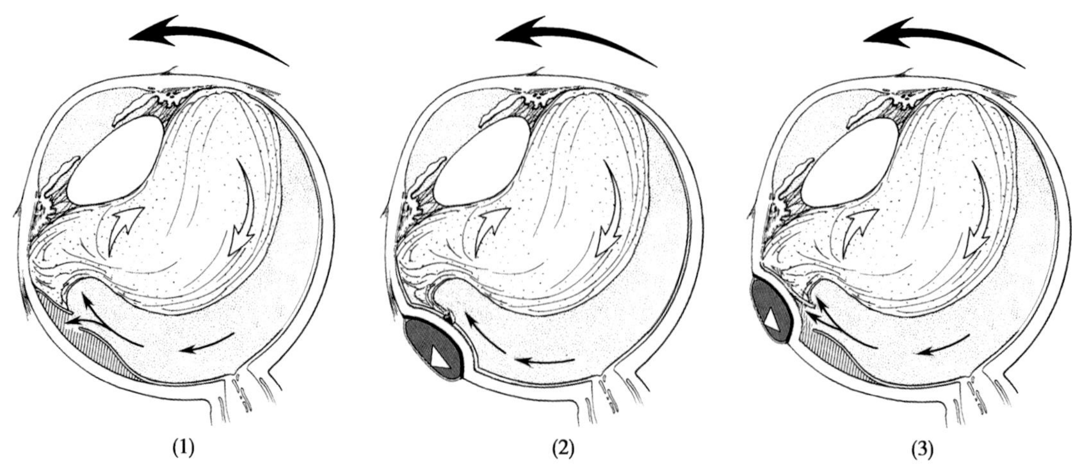

图 12-8-28　硅压封闭视网膜裂孔

(1)当眼球转动时(大黑箭),由于眼内液体和玻璃体的惯性(小黑箭和空心箭),产生与眼球转动向反方向的运动,冲击玻璃体后脱离的后面,在与视网膜牢固粘连处拉出视网膜裂孔和脱离;(2)硅压术后,缓解了玻璃体的牵拉,裂孔位于嵴前坡,能有效避免玻璃体液的冲击,视网膜复位;(3)硅压位置偏前,裂孔位于嵴后坡,玻璃体液体冲击裂孔,将裂孔前瓣掀起,玻璃体液持续进入视网膜下腔

(十)玻璃体腔内注液和注气术

玻璃体腔内注液和注气术是选择步骤,不作为常规。注气术常在关闭结膜切口前进行,注气的目的是提高眼压和用气体封闭裂孔。

1. 玻璃体腔内注液术　玻璃体腔内注液术主要用于眼压太低的情况,如术前有脉络膜脱离和术中需要排出脉络膜上腔液体或积血,泡状视网膜脱离术中放液过多产生眼压过低和眼球塌陷的患者,此时需要玻璃体腔内注入平衡盐溶液,提高部分眼压,使眼球成形(但不必达到正常眼压),以方便压陷巩膜。其他病例如放液后眼压过低,但需要继续放液的患者,也需要向玻璃体腔内注液提高眼压后,再次放液。因眼球塌陷,晶状体后移,视网膜隆起,仍按常规球内注射的话,可能伤及这些组织。预防方法:助手用棉签压迫下方巩膜,提高眼压,角膜和晶状体恢复原位,上方巩膜饱满后,从上方角膜缘后 4mm 向眼球中心穿刺进入玻璃体腔,注射 BSS。但针头不可刺入过深,准确看清下方压迫巩膜隆起的视网膜位置后再进针,看到针头后才注射,以免碰到晶状体或伤到眼内隆起的视网膜。

2. 玻璃体腔内注气术

(1) 玻璃体腔内注入过滤空气适应证:①术毕眼压低;②手术嵴上视网膜裂孔呈鱼嘴状,通过松解环扎带仍不能解决者;③视网膜裂孔周有玻璃体增生牵拉者,包括裂孔边缘卷边;④巨大裂孔和多个象限视网膜裂孔;⑤排液后眼压过低,可直接向眼内注气提高眼压,术后能保持足够的气体顶压视网膜裂孔,但气体注入不能超过 1ml,否则将影响术中观察眼底。术中可通过转动眼球将气体离开想要观察的眼内结构,进行眼底观察。

(2) 注入膨胀气体适应证:巨大裂孔,裂孔 >3DD 并有裂孔后缘卷边,周边视网膜裂孔合并黄斑裂孔,下方大裂孔但术中排液不充分,有脉络膜脱离患者。

(3) 注气方法:注气位置一般选在上方,操作方便。如果上方有睫状体上皮脱离,穿刺位置就要选择没有睫状体上皮脱离的部位,以免引起睫状体上皮裂孔性视网膜脱离。如果有裂孔前盖,注气部位应选择在裂孔前盖所在的经线,气体由前向后推压裂孔盖,可促进裂孔盖的复位。取 5ml 的注射器,用 12 层纱布罩住针尖,抽吸约 3.5ml 的过滤空气。取下大针头,换 30 号一次性针头,推针筒芯致气体到 3ml 处。用卡尺测量角膜缘前界后 4mm 处垂直巩膜面向眼球中央进针,直视下见到玻璃体腔内针头后,注入气体(图 12-8-29)。

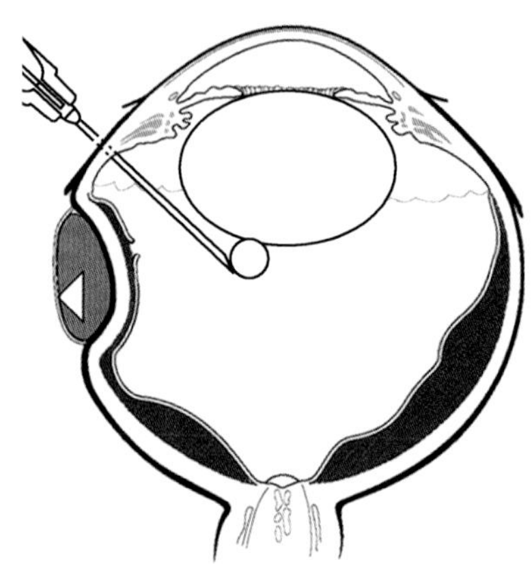

图 12-8-29　玻璃体腔内注入气体

气体注入量的多少并无统一规定,原则上以注入气体后仍有光感为合适。但对老年人、糖尿病患者和有其他眼底血管性疾病的患者,注入气体不能太多,眼压应 <30mmHg。注射 100%C_3F_8 气体的量也不能太多,一般不超过 0.8ml,不够的气体用过滤空气替代。

空气注入后,第 3 天已变得很小,不起太大的作用。长效气体在第 2~3 天膨胀体积最大,持续作用时间 >1 周。

(十一)前房穿刺放液术

前房穿刺放房水不是必做的步骤,仅在不放液病例和放液后眼压仍然很高,压陷巩膜困难,不容易观察到视网膜

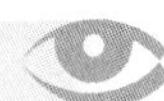

裂孔时才必须放房水。所以，前房穿刺放房水一般都在视网膜冷凝以前进行。或者，术毕眼压不低，但为了注入气体，必须先减少玻璃体腔容积。

放房水方法：用 1ml 一次性注射器，抽出针筒芯不要，套上 30 号针头，针尖斜面朝上，在 10 点不透明角膜缘处向下斜行刺入到针尖斜面一半进入前房，立即有前房水被动缓慢流入针筒，用左手轻压 3 点处巩膜可协助排除更多的房水，当前房变浅，针尖触及虹膜时立即拔出针头，待前房加深后，可重复放前房水。一次可放出 0.3ml 左右房水，已足以软化眼球。这种排前房水的方法可避免抽吸引起前房迅速变浅，伤到虹膜和晶状体，而且针筒上的刻度可准确地告诉排出前房水的量。这种方法可用于有晶状体眼和人工晶状体眼。

在无晶状体眼的玻璃体嵌入前房时，穿刺排房水可引起玻璃体嵌顿在针头或伤口内。可从睫状体平部穿刺到前房放房水，也可直接做单切口部分玻璃体切除减少玻璃体腔容积。但这两种方法都极少使用。

（十二）关闭结膜切口术

关闭结膜切口是所有视网膜脱离手术的最后一步，仍需认真对待。显微镜下缝合结膜增加了结膜伤口对合的准确性。

最常采用的方法是间接加连续缝合的方法。找到放射状切口和角膜缘切口的转角处球结膜，用 8-0 可吸收缝线先穿过一侧转角处结膜，缝过角膜缘的巩膜浅层，再穿过对侧转角处结膜，打 3 个圈结扎，不剪断线，连续缝合放射状切口 4~5 针，密闭伤口。在穹隆部不用打结，剪掉角膜缘和穹隆部多余缝线，如果穹隆部结膜张力高，就要结扎末端或锁边缝合（图 12-8-30）。这种缝合方式伤口对合整齐，缝角膜缘浅层巩膜的一针避免了结膜来回移动，伤口愈合快，不用撤线。也可采用间断缝线，用 8-0 可吸收缝线在球结膜的转角处和放射状切口间断缝合 3~4 针。

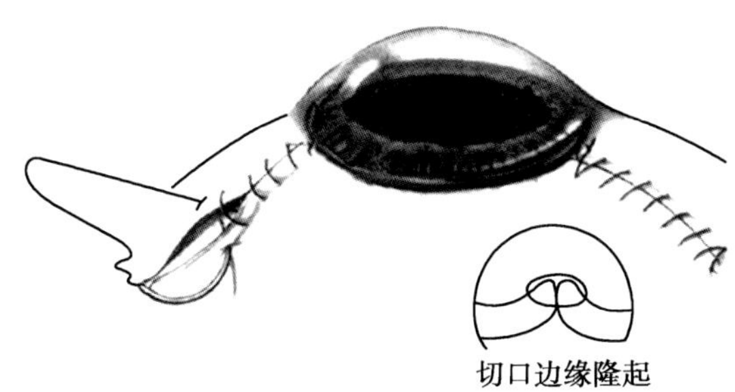

图 12-8-30 间断加连续缝合结膜

单纯缝合放射状的切口，仍会出现其他部位的结膜前移，遮盖部分角膜，以上方结膜最明显。轻度结膜前移位日后会自动复位，严重移位的结膜不但干扰术后眼底检查，而且会影响角膜上皮正常愈合，甚至发生结膜和角膜粘连。因此，除固定放射状结膜切口外，还要将其他象限的显得多余的结膜在角膜缘固定一针，防止术后球结膜移位遮盖角膜。

四、术后处理

术后处理包括手术结束时的处理和离开手术室以后的处理。

（一）术毕处理

1. 球结膜下注射药物　简单视网膜脱离显微手术虽属于外路手术，但排视网膜下液和前房穿刺放液术均进入了眼内，所以术毕常规球结膜下注射抗生素和肾上腺糖皮质激素类药物，以预防术后感染和术后早期的炎症反应。

方法：1ml 一次性注射器，吸地塞米松 2.5mg 和妥布霉素 2 万单位，刺入上或下穹隆部结膜下，挑起针尖见针尖位于结膜下，将上述药物全部注入。挑起针尖观察针尖位置十分重要，因一次性针头很锋利，盲目向结膜下刺入，可误入眼内。

2. 眼膏　术毕要常规用抗生素眼膏，但散瞳眼膏不作为常规。视网膜脱离外路显微手术后前房反应很轻，甚至无前房反应，因此，术毕不用阿托品或后马托品类长效散瞳眼膏，以免瞳孔散大固定，出现周边虹膜前粘连或瞳孔缘后粘连。术后检查用快速散瞳剂，如复方托吡卡胺散瞳，以保持瞳孔经常处于活动状态，防止后粘连。

3. 包眼　术毕用眼垫包术眼，盖一眼罩，防止患者无意识揉眼引起眼部并发症。加压包扎单眼或双眼没有必要。

（二）术后体位

视网膜脱离外路显微手术后，除限制患者剧烈活动 1~3 个月外，一般室内生活行动并不受到限制。眼内没有注入气体的患者，术后体位应该保持裂孔位于最低位。在术后 1 个月内都不提倡仰卧位，提倡侧卧位，以防仰卧时炎性渗出物沉淀到黄斑处不易吸收，日后引起黄斑前膜形成。对眼内注入气体后的患者，在术后早期常要严格限制体位，尽量少下床活动。

气体比水轻，具有上浮力和表面张力，可利用气体这种特性顶压和封闭视网膜裂孔。临床上常用的体位有 4 种：面朝下体位、半靠位、侧卧位和头低位。为了准确指导患者术后体位，不要使用模棱两可的名词，如俯卧位和半卧位。实际上患者和一般人在理解这两种体位时均只强调了躯干的“卧”，而没注意“头”的位置。如图 12-8-31，患者虽然是俯卧位，但头几乎是立着，起不到气体顶压后极部视网膜的作用；图 12-8-32 患者半卧位，气体向上顶在晶状体后，不起任何顶压上方视网膜裂孔的作用。因此，下面介绍的 4 种体位对准确理解术后体位十分重要。

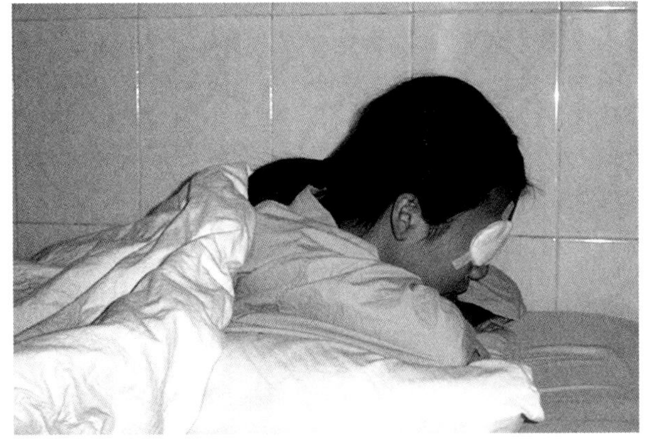

图 12-8-31 术后不正确体位

患者虽然是俯卧位，但头却是立着，起不到气体顶压后极部视网膜的作用

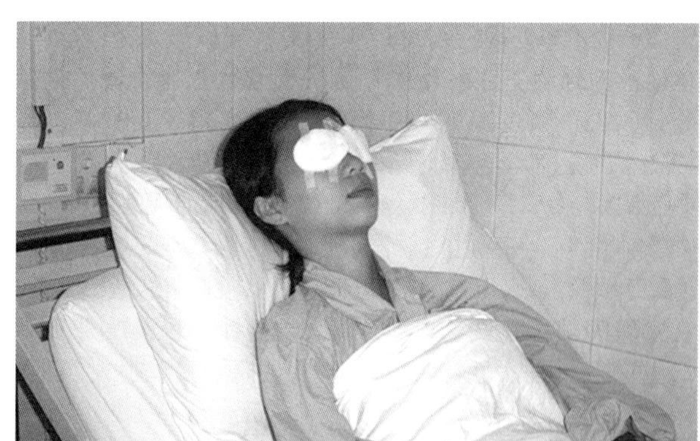

图 12-8-32　术后不正确体位
患者半卧位，气体顶在晶状体后，既起不到顶压裂孔的作用，又容易引起气体性白内障

1. 面朝下体位　患者面部平面与地平面平行，既可俯卧在床上（图 12-8-33），也可坐在床边（图 12-8-34）。适合于后极部视网膜裂孔或 4 个象限均有病变需要气体或硅油顶压的病例。

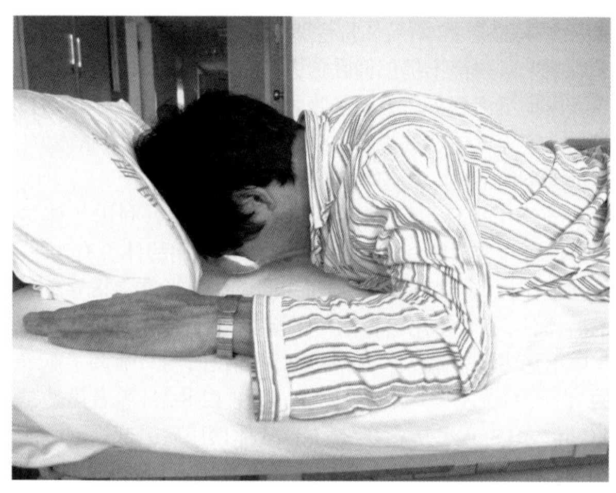

图 12-8-33　面朝下体位（卧式）
患者俯卧，胸部垫一枕，面朝下与地面平行

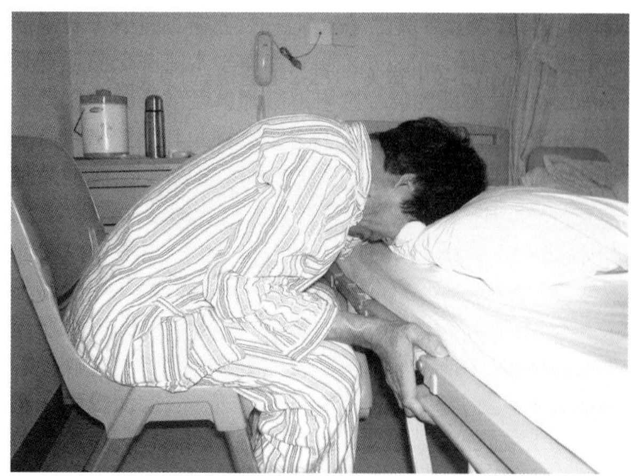

图 12-8-34　面朝下体位（坐式）
患者坐在床边，额头枕在枕头上

2. 半靠位　患者头的纵轴线与地平面的夹角≥75°（图 12-8-35），适合上方 10~2 点的裂孔，也可头向一侧倾斜，让裂孔位于最高处，如 10~11 点的裂孔或 1~2 点裂孔，患者头向左侧或向右倾斜。

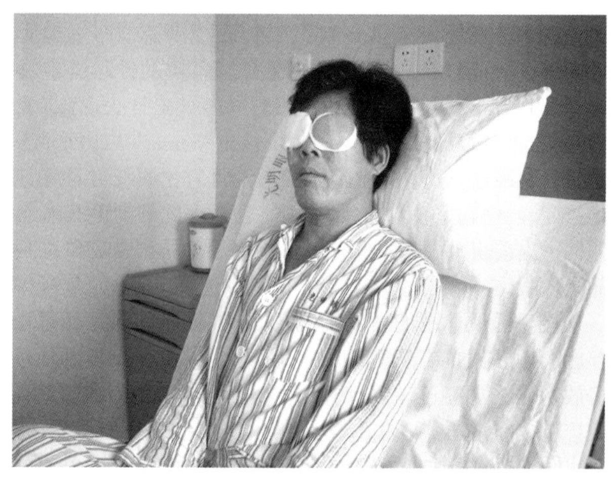

图 12-8-35　半靠位
患者靠床，头保持直立或低头位

3. 侧卧位　患者侧卧任何一边，头部垫一枕头，侧面与地面平行，适合 2~4 点和 8~10 点方位的裂孔。如裂孔位于 2~4 点，患者向右侧卧位（图 12-8-36）；裂孔位于 8~10 点，向左侧卧（图 12-8-37）。也可根据裂孔部位不要枕头或垫高枕头，如裂孔位于稍上方的 2~3 点范围或 9~10 点的范围，枕头可稍垫高些，位于 3~4 点范围的裂孔或 8~9 点范围的裂孔，可不垫枕头。

4. 头低位　患者俯卧，胸部垫高，呈胸高头低的倒置头位（图 12-8-38）。适合 4~8 点方位的裂孔。对上下均有视网膜裂孔的病例，因为上方的裂孔较易在正常体位下得到气体的顶压，应以下方裂孔为主，采取交换头低位和面朝下体位各数小时（4 小时交换一次）。24 小时以后的体位应根据检查裂孔封闭的情况而定，如下方裂孔已经封闭，而上方裂孔封闭不良，可改成半靠位或侧卧位。

眼内注气后不注意体位将起不到顶压裂孔的作用。因此，术者应特别注意，术后应亲自到患者床边教患者采取正

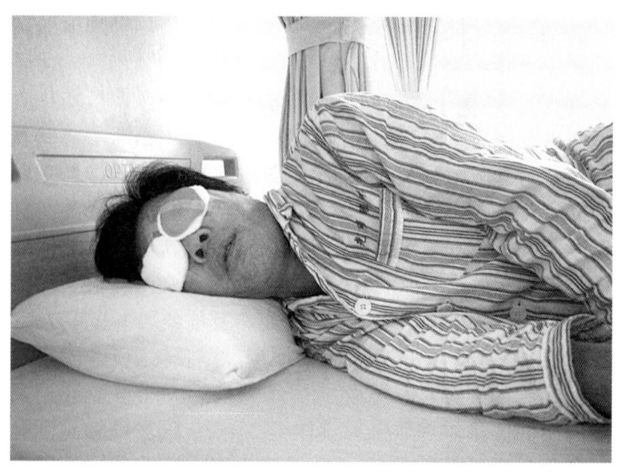

图 12-8-36　右侧卧位

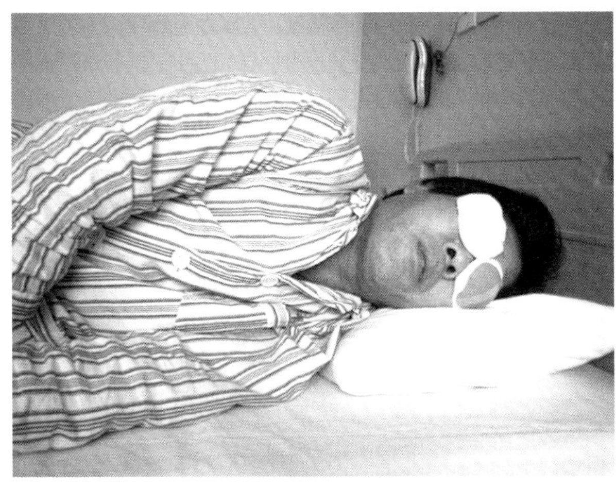

图 12-8-37　左侧卧位

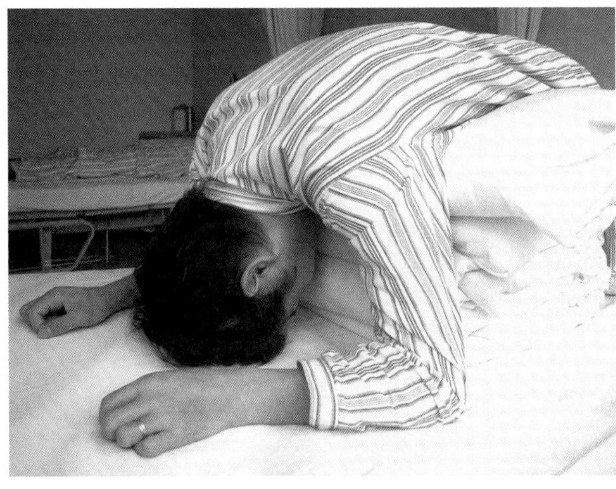

图 12-8-38　头低位

确体位，并交代注意事项。术后第 1 天发现裂孔未闭，视网膜未复位，只要裂孔位于嵴前坡，气泡体积又足够大，仍然可尝试通过体位促使裂孔封闭和视网膜下液吸收。手术 3 天后，冷凝反应的最佳时机已过，如果气泡体积已变小，再通过体位的方法已不起太大作用。

（三）术后处理

1. 饮食　术后患者胃口较差，应给半流质饮食 1~2 天，宜少食多餐，以后根据患者具体情况改为普通饮食。

2. 眼痛和呕吐　术后 1~2 小时，麻醉药物的作用消失后，患者可感觉眼部疼痛和头痛，可给予口服或肌内注射镇静镇痛剂，让患者更好的休息，有利于术后恢复。口服索米痛片 0.5g 或肌内注射罗通定 60mg。如果患者术后有呕吐，可肌内注射甲氧氯普胺 10mg 一次。

3. 抗生素　无菌手术不作为常规用药，如果手术时间较长、器械进入眼内和手术区有污染，术后立即口服、肌注或静脉滴注抗生素，选用抗 G^+ 菌的广谱抗生素 3 天，没有感染迹象，可停药。术后第一天，加用抗生素滴眼剂，每日 4次，预防手术伤口被感染。可吸收缝线要 20~30 天才吸收，因此，抗生素的用药时间一般是 1 个月左右。常用的抗生素滴眼剂有新霉素、氯霉素、氧氟沙星（泰利必妥）和环丙沙星等。

4. 抗炎剂　视网膜脱离手术后眼部的充血和眼内组织的水肿、渗出反应主要是一种非感染性炎症反应，局部和全身使用抗炎剂，可有效此抑制炎症反应，促进视功能的恢复。

（1）肾上腺糖皮质激素（简称皮质激素）：术后可静脉滴注地塞米松 10~15mg 或甲泼尼龙 100~500mg 3 天，加强抗炎作用。如果全身大剂量用药时间长，应避免突然停药，可改为泼尼松 30~50mg 每日 1 次顿服，3 天减量 10mg，直到停止。全身大剂量用药应注意皮质激素的全身和局部副作用（请参照相关专业书籍）。术后第 1 天，术眼用含皮质激素的眼药水滴眼，每日至少 4 次，如果前房或玻璃体内炎症反应重，或有脉络膜脱离，应增加滴药次数，可每 2 小时 1 次。常用含皮质激素滴眼剂有复方地塞米松、复方托布霉素或妥布霉素地塞米松滴眼液（典必殊）和 1% 泼尼松龙。出院后继续使用直到结膜充血消失。长期用含皮质激素滴眼剂可引起皮质激素性青光眼，应注意和炎症及眼内膨胀气体引起的青光眼相区别（请参阅第十章“青光眼手术”相关内容）。

（2）非甾体类抗炎药物：是通过抑制前列腺素的合成而减少眼部的炎症反应。常用的滴眼剂有吲哚美辛、双氯酚酸钠（迪非）、普拉洛芬（普南扑灵）、氟比洛芬钠（欧可芬），每日滴眼至少 4 次。因长期使用非甾体类抗炎药物并不引起眼压升高，所以可长期局部用药，特别适合长期有前房水闪辉和浮游细胞的患者。

5. 止血药　止血药不是术后用药常规，但在术中发现有眼内出血情况时，术后早期常用一些止血药。如口服卡巴克洛每日 3 次，每次 5mg，或肌注酚磺乙胺每日 2 次，每次 0.5g。严重的眼内出血、视网膜下出血或脉络膜上腔出血，应加用抗纤溶剂，如氨甲苯酸 0.6g 或 6- 氨基己酸 6g 静脉滴注，每日 1 次。出血稳定 3 天，没有再出血，可逐步停药。

6. 降眼压药物　手术中眼内注入空气后，尽管术毕眼压可高达 60~70mmHg，但术后眼压自行下降很快，2 小时后已经达到正常。眼内注入 C_3F_8 气体的患者，也要看注入量的多少决定是否用降眼压药物。眼内注入膨胀气体的病例，因术后 24 小时是气体膨胀最快的时间，无论注入浓度和用量多少，只要术毕眼压较高，在手术后就要立即口服乙酰唑胺（diamox）0.25~0.5mg 一次，或局部滴 2 种降眼压滴眼剂，预防眼压增高。第二天根据眼压测量情况再决定是否加用其他抗青光眼药物或停止降眼压药物。应避免术后眼压降得过快和过低，引起脉络膜脱离。

7. 辅助用药　术后第 1 天，患者角膜上皮完整，可开放滴眼药，如角膜上皮未愈合，可包盖术眼滴眼药。另外，角膜上皮未愈合可加用促进上皮愈合滴眼剂，每日 4 次，如表皮生长因子和成纤维细胞生长因子。对单纯角膜上皮水肿（无青光眼或感染），可用高渗剂滴眼，每日 4~6 次，如 20% 葡萄糖复合维生素 B 和 5% 氯化钠滴眼剂。

8. 热敷　在角膜上皮完整和没有活动性眼内出血患者，术后早期可进行眼部热敷，改善眼部血液循环，促进眼部的炎症产物吸收。热敷方法：用拧干的热毛巾放在手术眼的皮肤面，毛巾转凉再用开水加热；或用热水袋隔着湿手绢热敷术眼，每日 3 次，一次 30 分钟。每日热敷，直到眼部无充血表现为止。

9. 其他　视网膜脱离解剖复位后，视功能的恢复就是最主要的问题。所以,早期可用改善视网膜微循环的药物和神经营养药物。如复方血栓通胶囊具有促进血块溶解、抗血栓形成、扩张血管、增加血流量、改善微循环和益气养阴的多种作用,对恢复视功能有帮助。口服,每次2片,每日3次。

(四)术后检查

术后第1天,仔细检查患者非常重要。应简单了解患者视力和矫正视力,视力明显提高,说明手术成功,视力不提高,可能有并发症出现,包括:屈光异常、前房渗出物、玻璃体混浊和视网膜未复位;或者是眼内气体遮挡。在常规裂隙灯显微镜检查结膜伤口愈合情况和眼球前段后,用短效快速散瞳剂散大瞳孔,在前置镜下检查玻璃体和眼底,特别注意视网膜是否复位、手术嵴是否明显、裂孔位于手术嵴上的位置等。

1. 裂孔位置　一般以手术嵴最高点(嵴顶)为界,观察并判断裂孔后界与嵴顶的位置,将裂孔距离嵴顶的距离以视盘直径(DD)为单位划分为手术嵴前坡、嵴顶前、跨手术嵴和嵴后坡4种类型(图12-8-39)。①嵴前坡:裂孔后界位于嵴顶前1/2~1DD,前界也位于前坡上,是最佳裂孔位置;②嵴顶前:裂孔后界位于嵴顶前,有可能硅胶块自动前移致裂孔滑到嵴顶后,是一种较合适的位置;③嵴顶上:裂孔骑跨在嵴顶上,因后界已经位于嵴后坡,有可能引起视网膜再脱离,是一种不合适的位置;④嵴后坡:裂孔完全位于嵴后坡,常常引起视网膜再脱离,是一种硅压失败的表现。

2. 冷凝反应　术后第一天判断早期冷凝反应,冷凝区视网膜和脉络膜可出现以下反应:①视网膜脉络膜颜色正常,可能是尚未出现反应或冷凝不足的表现;②脉络膜颜色较非冷凝区稍淡,但裂孔边缘模糊,冷凝反应良好;③脉络膜充血,颜色鲜红,为冷凝后的正常反应;④视网膜灰白,微隆起,是视网膜水肿的表现,可能为冷凝过度。随后,脉络膜充血持续存在或出现脉络膜充血,视网膜裂孔边界逐渐变得越来越不清楚。一般在1个月左右,脉络膜色素增生和(或)脱色素,裂孔形态消失,到术后3~6个月,冷凝反应基本稳定,可进行最后的冷凝反应分级。冷凝区反应分为3级:Ⅰ级:无任何冷凝反应,视网膜颜色与正常视网膜相似;Ⅱ级:色素沉着和(或)脱失,单纯色素沉着为Ⅱa,既有色素沉着又有色素脱失为Ⅱb级;Ⅲ级:冷凝区视网膜前膜形成。如冷冻区出现两种以上反应,以较重反应进行统计(图12-8-40)。Ⅰ级为冷凝不足,Ⅱ级为冷凝良好,Ⅲ级为冷凝过度并发症。

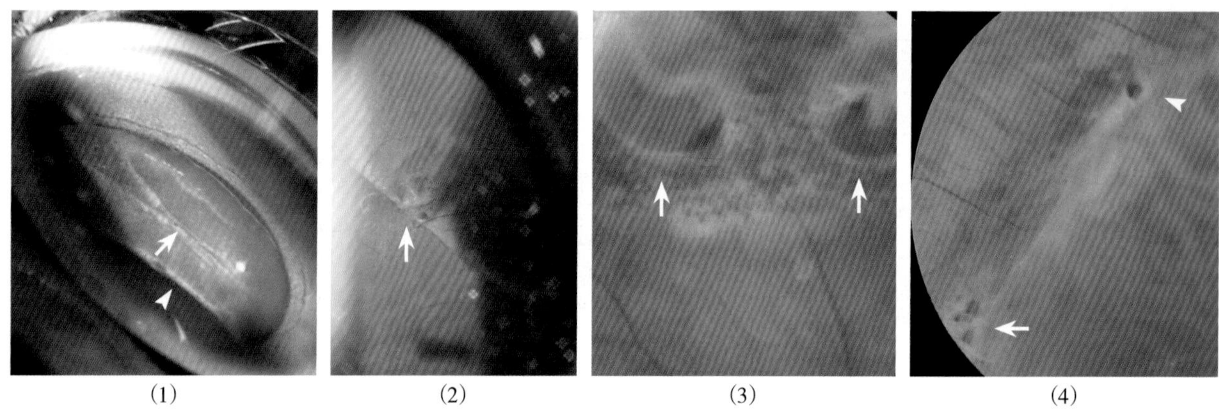

(1)　(2)　(3)　(4)

图12-8-39　裂孔位于手术嵴上的位置

(1)嵴前坡,锯齿缘裂孔后界(箭头)位于嵴顶(箭头)前约1DD的嵴前坡合适位置;(2)嵴顶前,裂孔后界刚好位于嵴顶前(箭头);(3)嵴顶上,裂孔跨在嵴顶,有补充的激光斑围绕(箭头);(4)嵴后坡,裂孔后缘位于嵴后坡(箭头),另一圆孔位于嵴顶(箭头)

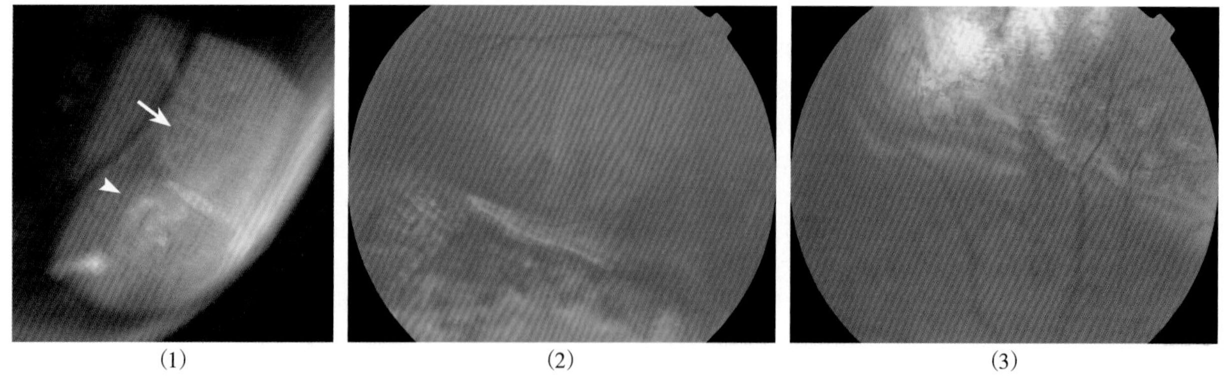

(1)　(2)　(3)

图12-8-40　视网膜冷凝后反应分级

(1)冷凝不足,裂孔一边冷凝反应Ⅰ级(箭头),裂孔另一边没有见到冷凝后的反应(箭头);(2)冷凝反应Ⅱa级,冷凝处色素增生,裂孔形态消失;(3)冷凝反应Ⅱb级,冷凝处色素沉着和脱失同时存在,裂孔消失

3. 观察眼压　术后第一天起，连续观察3天眼压非常重要，间接判断手术效果和指导治疗。每日用非接触式眼压计测量眼压，3日内眼压均正常可暂停每日测量，以后在出院前再次测量眼压。眼压正常或高于正常，一般是视网膜成功复位的一种表现。当眼压高于30mmHg，应该局部或联合全身用降眼压药物。如眼压不正常或在用降眼压药物，应继续每天测量眼压一至数次。如眼压低于正常，是一种预后不良的表现，有可能视网膜未复位、脉络膜脱离和眼内炎症反应过重，应针对性地加强抗炎治疗或再次手术治疗。

4. 早期手术疗效判断　术后第1天，视网膜复位，裂孔位于嵴顶前并平复，是手术成功的标志。如果视网膜未复位或裂孔边缘仍翘起，应注意和术后第2天比较；如果视网膜下液逐渐减少和裂孔边缘逐渐平复，也是手术成功的一种表现。如果视网膜下液逐渐增多和裂孔不闭合，多半是手术失败，如果视网膜脱离累及黄斑，观察裂孔漏水无缓解，应早日再次手术。根据视网膜条件，决定再次外路手术还是玻璃体手术。

附：助手配合

视网膜脱离外路显微手术中，助手的配合显得十分重要，术中暴露手术野，止血和器械的准备均由助手协助完成，因此，第一和第二助手应该有明确的分工合作，共同协助手术者完成手术。下面是第一、二助手的分工和合作。如果没有第二助手，第一助手应承担所有助手的工作。

第一助手的工作：主要协助术者，递给术者手术器械，暴露巩膜，维持手术野的干净整洁。

第二助手的工作：主要协助第一助手，术中准备手术器械，保持手术台的整洁。蘸干净出血，湿润角膜，协助术者固定第一个结，剪线。

五、各种简单裂孔性视网膜脱离的处理

所谓简单裂孔性视网膜脱离是指增生性玻璃体视网膜病变（PVR）分级≤C_2、玻璃体增生不严重、脱离的视网膜活动良好、屈光间质清晰的病例。但可伴有视网膜下增生，包括了索状和虫蚀样视网膜下增生，不包括餐巾环样视网膜下增生。

（一）手术适应证

手术方式的选择取决于PVR分级、裂孔的大小、裂孔形态和位置以及裂孔前期病变的范围及位置。

1. 单纯硅压适应证　萎缩性裂孔、单个马蹄型裂孔≤3DD和萎缩性圆孔位于两个不同象限。

2. 硅压联合环扎适应证　睫状体上皮裂孔、巨大裂孔后瓣无翻转和锯齿缘巨大裂孔、格子样变性和萎缩性圆孔位于多个象限、在2个及多个象限的大马蹄形裂孔和位于4~8点的≥2DD的马蹄形裂孔。有时，尽管是小裂孔，但视网膜下膜呈晾衣绳状，也要用环扎缓解周边的下膜对视网膜的牵拉。

3. 裂孔前期视网膜病变　和单个裂孔连在一起，用硅压处理，在不同象限的变性用环扎加硅压术。

（二）手术方案设计

1. 硅胶填压在眼球表面位置设计　在手术中，按预先设计好的手术方案预置硅胶块和（或）环扎带，并指导探查裂孔在巩膜表面的相对位置。例如：经术前检查，裂孔后界位于角膜缘后14mm，计算7mm宽的轮状硅胶块（276#）应放置在巩膜表面的位置是，前界位于角膜缘后=14mm−7mm×1/2−1mm=9.5mm；后界位于角膜缘后=14mm+7mm×1/2+1mm=18.5mm。公式中的1/2是将7mm宽硅胶块平分成两部分，也就是手术嵴的前和后坡，得出缝线前后的跨度是9mm。按该方案设计的手术结果，视网膜裂孔后缘正好位于嵴顶前。如果裂孔前后径跨度在2DD（约为3mm），7mm宽硅胶块形成的前坡至少有4.5mm宽，足以将裂孔全部压在手术嵴前坡上。依次类推，只要术前定出裂孔的后界距角膜缘的距离和裂孔的大小，按此公式均能准确地放置硅压的位置。

2. 影响手术方案设计的因素

（1）视网膜脱离高度：视网膜脱离的高度大体分为三种类型：浅脱离、中度隆起和高度隆起。浅脱离的视网膜弧度与眼球壁平行；高度隆起一般位于上半的裂孔，视网膜脱离呈吊兜状，隆起最高处将后面的部分眼底遮住看不到；中度隆起是介于浅脱离和高度隆起之间的病例。当三面镜的三个镜面均能看到视网膜裂孔时，不要认为视网膜裂孔位置就偏前，因为舌面镜仅能见到锯齿缘附近的视网膜裂孔，该处视网膜伸展有限，不会隆起到长方镜甚至梯面镜都能见到的程度。实际上是赤道部或接近赤道部的裂孔高度隆起并有一定的前移造成的假象。应按长方镜和梯面镜见到的实际距离来估计裂孔距离，或术前初步定位后，通过术中反复放视网膜下液，视网膜平复后仔细核对裂孔位置。

（2）屈光不正：在高度轴性近视眼，眼球前后径较正常人长，横径也扩大；而在远视眼，眼轴变短。临床上，最常见的是高度近视眼视网膜脱离，患者眼球的解剖标志均发生变化，如睫状体平部较正常人宽，赤道部也后移。所以，在三面镜检查裂孔的后界位置后，计算硅压位置时，应加上矫正值。一般增加矫正值如下：①<−6.00度近视，裂孔后界位置按实际数计算；②近视−6.00~−10.00度，将裂孔后界后移1mm后计算；③>−10.00度，将裂孔后界后移2mm后计算。

（三）小于3DD的裂孔

包括萎缩性圆孔、马蹄形裂孔、锯齿缘裂孔和睫状上皮裂孔。这类裂孔较小，一般硅胶块的宽度（7mm宽）就能把裂孔压在嵴前坡。只要术前检查裂孔位置准确，按视网膜脱离外路显微手术常规处理，就能取得很高的成功率（图12-8-41）。

（四）大于3DD的裂孔

1. 环形方向大于3DD而前后方向小于3DD的裂孔比较好处理。在得出裂孔前后大小和后界距离后，根据前面讲述的公式计算硅胶块放置的前后位置，根据裂孔环形方向的宽度放置适当长度的环形硅胶块，将裂孔压在巩膜嵴的两端之内。如环形方向裂孔宽1个钟点（约4DD，宽约6mm），放置10mm长的环形硅胶块。小于3DD的裂孔前后距离小于4.5mm，常规7mm的硅胶块形成大于4.5mm的嵴前坡，只要裂孔前后定位准确，就能有效地顶压住裂孔（图12-8-42）。

2. 环形方向小于3DD而前后方向大于3DD的裂

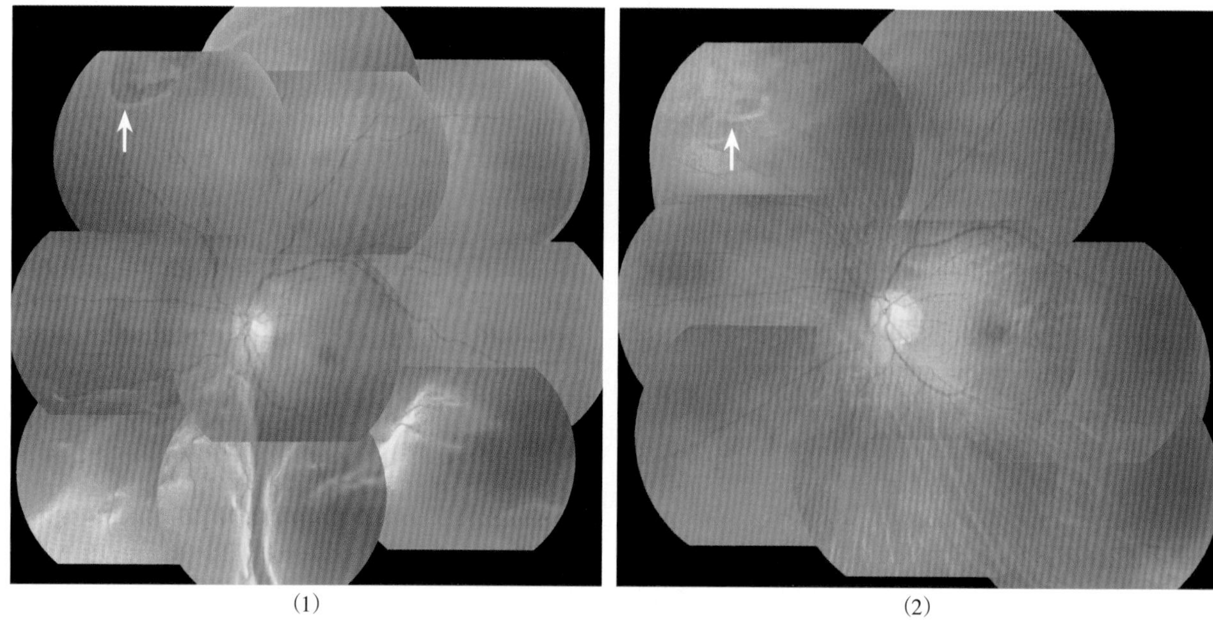

(1) (2)

图 12-8-41 单纯硅胶填压术

(1)格子样变性一端马蹄形裂孔(箭头)引起视网膜全脱离,PVR 分级为 B 级;(2)硅压、放视网膜下液、冷凝和注气术后 15 天,视网膜复位,裂孔后界位于嵴顶前 1DD 处,形态已不清(箭头),术后半年视力矫正到 0.3

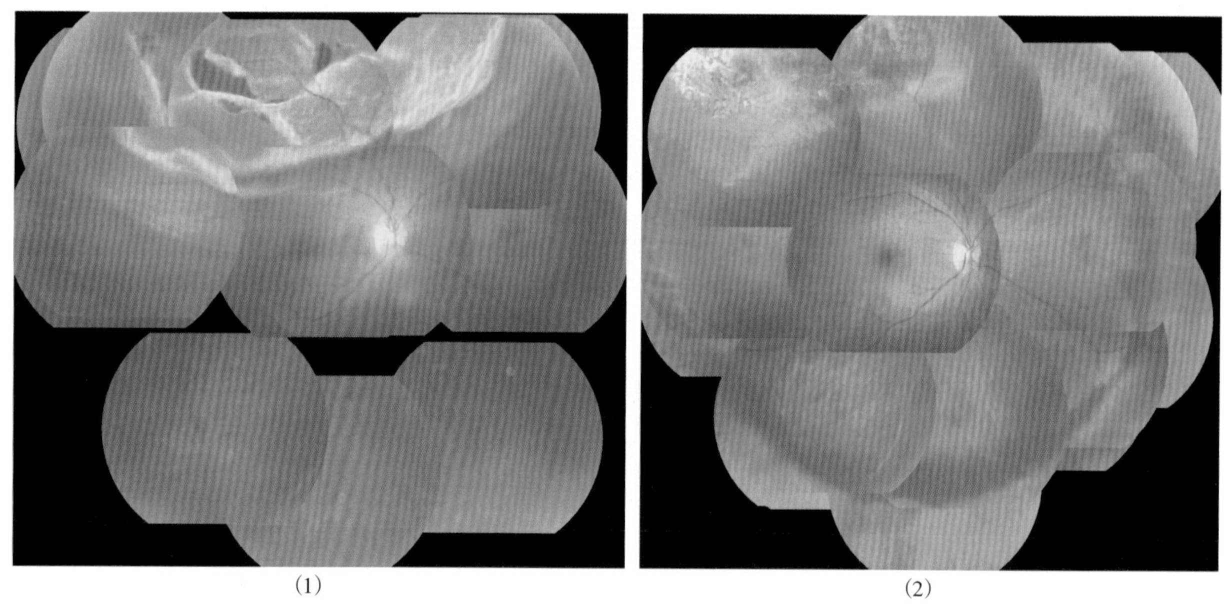

(1) (2)

图 12-8-42 环扎和硅胶填压术

(1)上方大马蹄形裂孔,约 3.5DD × 2DD 大小,位于 11∶00~12∶00 赤道部,引起 10∶00~1∶30 视网膜泡状脱离,PVR 分为 B 级;(2)环扎、硅压、放视网膜下液、冷凝和注气 1.1ml 术后 7 个月,视网膜复位,冷凝斑Ⅱ级

孔 此时因裂孔后缘的位置偏后,比较难处理。可采用加宽硅胶块前后宽度的方法来增加手术嵴前坡的宽度,将裂孔全部压在嵴前坡。如果裂孔前后距离大于 3DD,而环形方向≤1.5DD,也可单用 7mm 宽的硅胶块,将裂孔顶压住(图 12-8-43)。太宽的马蹄形裂孔,单用 7mm 宽的硅胶块,裂孔前缘已位于手术嵴前坡的底部,顶压不实容易漏水致手术失败。

(五) 锯齿缘裂孔

一般情况下,锯齿缘裂孔位于颞侧角膜缘后 8mm 和鼻侧角膜缘后 6mm。就是说,基本上与外直肌的止端相重合。术中,因眼外肌止端的限制,硅胶块不能压陷太前,前面一针缝线最多只能缝到角膜缘后 6mm 处。术前可通过计算裂孔前后距离,选用最佳硅胶块宽度将裂孔顶在嵴前合适位置。如裂孔表面有增生或卷边,致裂孔后缘后退,前后宽度 1~1.5DD,用 4mm 宽的硅胶块足以将裂孔压在嵴前最佳位置(图 12-8-44)。如果硅胶块太宽,裂孔位置常常位于手术嵴前的中下坡,但对锯齿缘裂孔也能有效封闭。

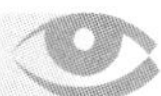

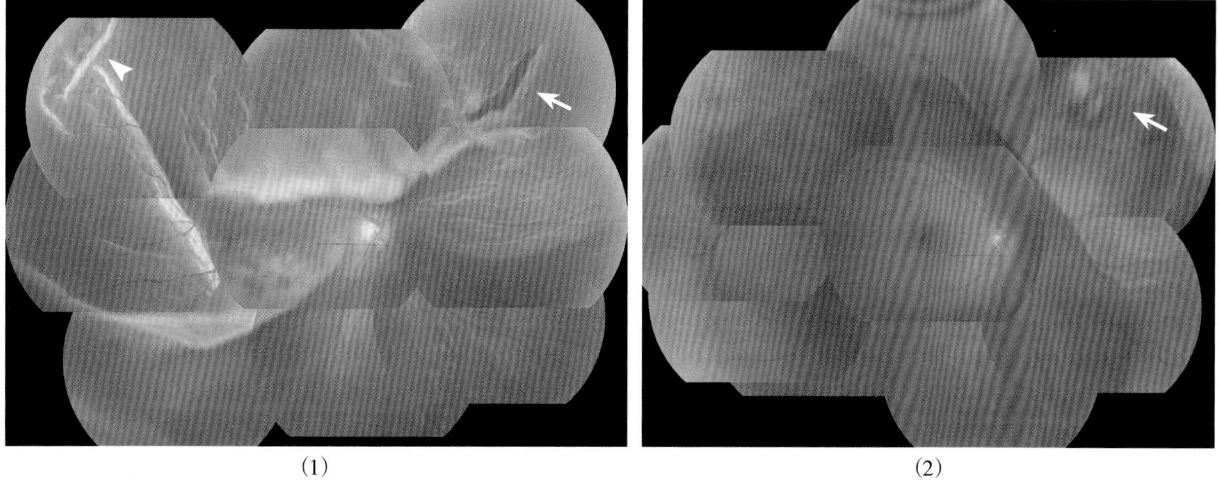

(1)　　(2)

图 12-8-43　放射状大裂孔手术

(1)鼻上方大裂孔,前后跨度有 3.5DD×1.5DD(箭),颞上方见格子样变性,引起 7:00~3:00 视网膜脱离,PVR 分为 B 级;(2)环扎、硅压、放视网膜下液、冷凝和注气 1.4ml 术后第 3 天,视网膜全复位,手术嵴明显,裂孔位于嵴前坡,裂孔后界离嵴顶约 1.2DD(箭)。术后随访 10 个月,视网膜复位,裂孔形态消失,矫正视力 1.0

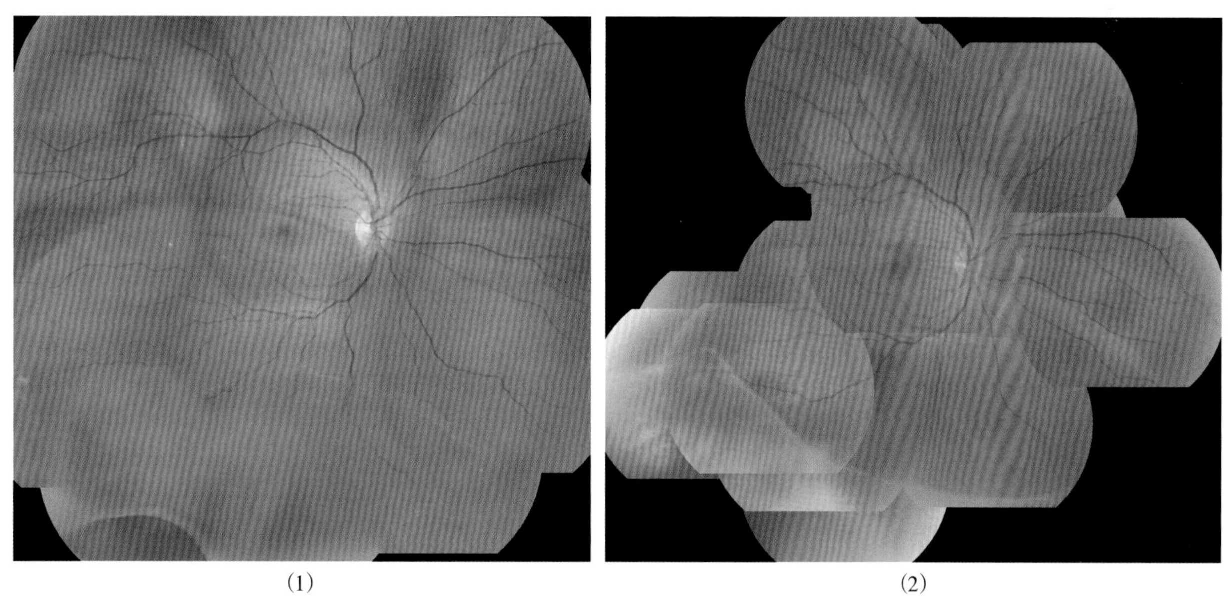

(1)　　(2)

图 12-8-44　锯齿缘离断视网膜脱离手术

(1)术前手术前;(2)环扎、硅压、放视网膜下液、冷凝术和玻璃体腔注气术后,视网膜复位

(六)泡状视网膜脱离

泡状视网膜脱离(bullous retinal detachment)是视网膜高度脱离并下垂,看不到脱离高峰后边的部分眼底(图 12-8-45)。由于视网膜高度隆起,视网膜裂孔远离眼球壁,术前和术中检查存在视差(parallax),检查看到的裂孔距离比真正裂孔的位置要偏后,导致术前视网膜裂孔的定位不准确和术中无法准确地预置巩膜缝线。在术前检查时,有些线索可提供定位泡状视网膜脱离裂孔,如脱离边缘处视网膜变性,提示裂孔可能位于同一纬线;如果在裂孔下面 RPE 存在色素上皮增生可能是原来裂孔所在的位置。

术中因泡状视网膜脱离放视网膜下液太多引起眼压过低,给后来的操作带来不便,也容易出现低眼压并发症。有时,即使放出大量的液体,视网膜下液仍然很多,冷凝和定位裂孔均不准确。遇到这种情况,可采用反复玻璃体腔穿刺注入 BSS 和反复放视网膜下液的方法充分排出视网膜下液。利用尖刀片或 25 号针头做可调控自封闭的排视网膜下液切口,先排出部分视网膜下液,眼压下降,扎紧环扎带到预计量提高眼压(如果是单纯硅压,就向玻璃体腔内注 BSS)。再压排液孔排除视网膜下液至眼压下降、眼球变软,才开始冷凝。如果视网膜下残留液仍较多,从 8 点方位角膜缘后 4mm 睫状体平部穿刺,向玻璃体腔注入 BSS,提高眼压至正常后,再按压自封闭排视网膜下液切口的下唇,继续排出视网膜下液,当眼压变软时,再次检查眼内情况,如此可反复多次,直到视网膜下液基本排尽为止。这时再冷凝和定位视网膜裂孔就非常准确。最后应检查排液内口,以防有穿刺孔并发症出现。通过这种反复眼内注入 BSS

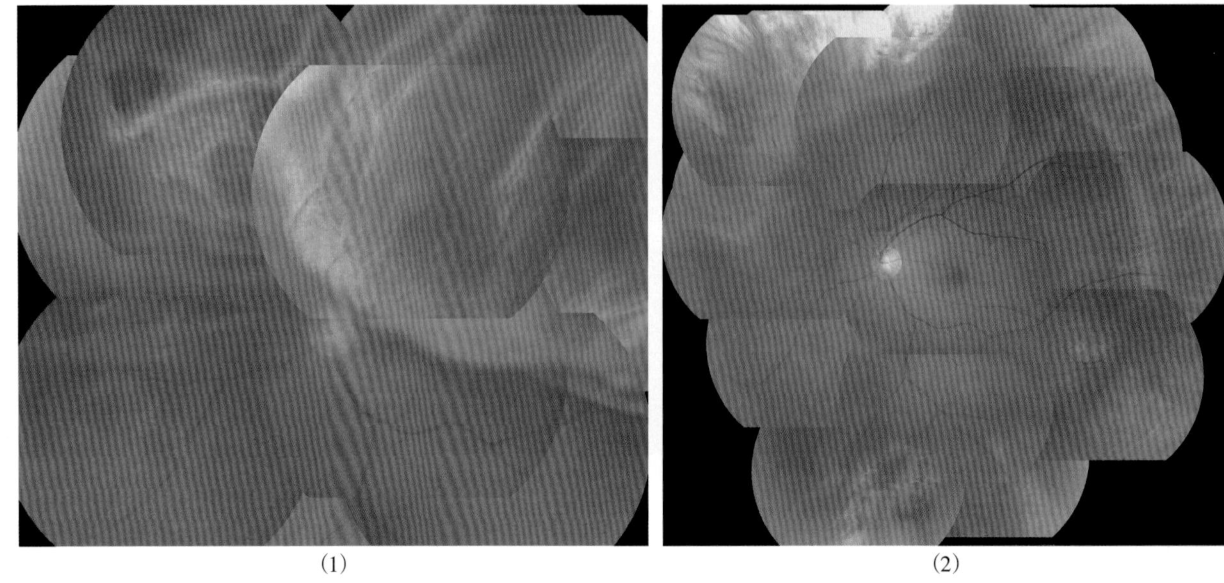

(1)　　　　(2)

图 12-8-45　泡状视网膜脱离

(1)上方马蹄形裂孔，引起上半视网膜泡状脱离；(2)环扎、硅压、放视网膜下液和冷凝术后 1 年，视网膜平复，手术嵴明显，冷凝斑Ⅰ~Ⅱ级，矫正视力 1.5

的方法，可将视网膜下液排得很充分。有时，尽管多次放液，但是仍可有视网膜下液残留，所以最后一次(一般是第 2 次)眼内注 BSS 可用过滤空气替代，向眼内控制性注入少于 0.8ml 气体，有利于术后空气顶压视网膜裂孔。而在冷凝和裂孔定位时，转动眼球，气泡上浮而离开视线，不至影响手术操作。如果眼内注入气体过多，挡住视线将看不清眼底，可抽出部分气体。

在反复放视网膜下液过程中，应始终保持有压力施加在眼球上，避免出现低眼压状态。当核对裂孔位于手术嵴上合适位置后，扎紧环扎带(如果先前没有扎紧的话)，一般用过滤空气填充。

(七) 手术结果

裂孔性视网膜脱离外路显微手术是一种全新的手术方式，自 1997 年中山眼科中心做第一例视网膜脱离外路显微手术起，到现在还不到 15 年时间。

刘文最早报告了 25 例(25 只眼)显微镜直视下定位和冷凝视网膜裂孔，那时预置缝线和放置硅胶块(带)还是在肉眼下进行。观察时间 15~132 天，平均 52 天。一次手术后视网膜完全复位 24 只眼(96%)，1 只眼经过再次外路手术后视网膜复位。视力提高 22 只眼、不变 1 只眼、下降 1 只眼。后来，全部手术过程均在显微镜下完成。与此同时，国内学者也报告了用这种方法所做视网膜脱离手术的结果，多个报告一次手术后的成功率在 88%~100% 之间，再次手术患者大部分视网膜复位。霍鸣报告了 46 只眼的手术结果，平均随访 6~36 个月，除 1 例颞上局限性视网膜脱离外，所有患者一次手术成功，术后视力均有提高，0.3 以上 14 只眼。张英报告了锯齿缘离断做视网膜脱离显微手术的结果，追踪观察至少 4 个月，一次手术后视网膜复位率是 96.7%，1 例再次术后也复位，最终复位率是 100%。最佳矫正视力 <0.1 4 只眼(13.3%)；0.1~0.4 13 只眼(43.3%)，≥0.5 13 只眼(43.3%)。

视网膜脱离外路显微手术并发症分为术中并发症和术后并发症。术中并发症包括：角膜上皮剥脱、前房纤维渗出物、放视网膜下液并发症(出血、视网膜嵌顿和穿孔)、视网膜下出血和脉络膜上腔出血、冷凝引起的视网膜表面出血。术后并发症包括：视网膜下液延迟吸收、脉络膜脱离、青光眼、视网膜前膜形成和视网膜再脱离。关于视网膜脱离外路显微手术的并发症发生机制和处理将请看外路手术并发症章节。

(刘文　唐仕波　黄永盛　梁小玲)

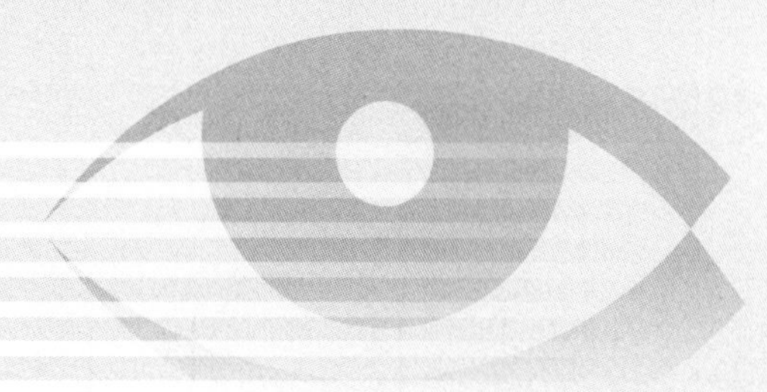

第十三章 》 玻璃体手术

玻璃体手术是20世纪70年代兴起的一种新型显微手术。其中闭合式玻璃体手术对眼的损伤小，在手术显微镜、角膜接触镜或全视野镜及导光纤维配合下，能达到眼内照明、放大、立体视的效果，可以完成各种以往不能进行的手术，救治了许多“不治之症”。20余年来，随着眼科器械的不断改进和操作技术的不断提高，手术方法的发展迅速，它不再局限于以清除玻璃体混浊为主的手术，而已发展到分离、清除视网膜前膜的膜剥离，从眼内途径进行视网膜凝固，气体、硅油等眼内填充，眼内排液及视网膜切开等操作，并进行视网膜下手术、视网膜色素上皮及视网膜移植等操作。现已成为眼科手术中不可缺少的重要组成部分，它是目前眼科领域最重要的进展之一。

一百年以前，曾有一些眼科学者试用手术方法治疗玻璃体疾病，包括玻璃体条索切断术、玻璃体抽吸术和玻璃体置换术等，由于当时人们对玻璃体的生理、病理认识很少，又缺乏精密的仪器和设备，手术仅能在直视下进行，局限于一些简单的手术探讨，如玻璃体混浊和眼内炎等，且手术并发症多、疗效欠佳，限制了手术的进一步开展。在相当长的一个时期，玻璃体曾被认为是眼科手术的禁区。直到20世纪60年代，美国Kasner对一例严重眼外伤的患者进行了大部分玻璃体切除并取得良好的效果，他指出：眼球可以耐受大部分玻璃体的损失而不致造成损害，玻璃体脱出的并发症不是由于损失了玻璃体，而是由于玻璃体黏着于创口或前房组织所致。在上述观点的指导下，提出了经角膜的玻璃体切割术，即开放式玻璃体切割术。此类手术虽然有不需特殊器械、操作简单、视野较宽等优点，但由于角巩膜切口过大，必须摘出晶状体，眼压的不稳定可能发生脉络膜下暴发性出血。所以，手术适应证受到一定限制。1971年Machemer首先设计了玻璃体切割器(vitreous infusion fuction cutter，VISC)，首创经睫状体平坦部的闭合式玻璃体切割术(pars plana vitrectomy，PPV或closed vitrectomy)，接着又生产了目前流行的玻璃体切割机，为照明、灌注和抽吸切割功能分开的三管系统，即所谓现代玻璃体手术阶段。其优点为手术在封闭的三切口状态下进行。切口小，操作方便，而且由于手术显微镜、导光纤维、角膜接触镜或全视野镜的联合应用，使手术适应证明显扩大，手术并发症显著减少，从而大大提高了手术效果。使玻璃体手术能广泛开展，确立了玻璃体手术的重要地位。

20世纪80年代中期后，由于显微外科技术的发展，显微器械的更新，尤其是对增殖性玻璃体视网膜病变的定义、命名、分类的进一步认识，更促进了玻璃体手术的发展。20世纪90年代中期，眼内填充物，包括空气、惰性气体、硅油和过氟化碳液体等的应用，眼内电凝、光凝、视网膜切开、切除及视网膜下手术的开展，进一步完善了玻璃体手术，为日益增加的增殖性糖尿病视网膜病变患者，提供了肯定的疗效，使玻璃体手术向更高、更难、更新的方向发展。同时为视网膜色素上皮移植、视网膜移植及人工视觉的探索提供了可能性。

第一节 玻璃体手术器械

现代医学的发展总是与仪器和器械的发展息息相关的。今天，玻璃体切割术能取得如此巨大的成就，与玻璃体手术器械，尤其与显微手术器械进一步的完善是分不开的。本节将讨论玻璃体切割机的结构和功能，对玻璃体切割机的使用方法及注意事项也作必要的说明。最后，简要介绍玻璃体手术的辅助器械。

一、玻璃体切割机的结构及原理

玻璃体切割机主要有四种功能：切割、抽吸、灌注和照明。早期器械是将四种功能融为一体，如：全功能玻璃体切割头(full-function probes)；以后将照明系统分离出来，玻璃体切割头具有切割、抽吸和灌注功能。而目前应用最多的是照明及灌注均分离，玻璃体切割头仅具有切割及抽吸功能。下面分别讨论玻璃体切割机的四种功能。

1. 切割功能　切割功能是依靠切割头的机械剪切作用及动力的驱动作用来完成。

(1) 切割头的机械剪切部分是切割器的关键部分。图13-1-1是几种典型的切割头，上排为往返式切割头，下排为旋转式切割头。

1) 旋转式切割头：种类繁多，都是由内外两根金属细管组成，外管上有一缺口，具有产生负压作用，可吸入待切物质，内管上有刀刃，通过往返运动或旋转运动产生剪切功能。刀刃的开口可以是一根细管上具有刀刃的圆孔(图13-1-l中Machemer所设计)，或是各种形态的刀叶。刀刃与外管必须紧贴才能产生最有效的切割作用。从工程技术角度来看，旋转式刀刃可以做得非常锋利，而且与外管内壁摩擦时，还具有自动磨刀的作用。但旋转时，有将眼内被切的坚韧组织缠绕在刀刃上的可能。

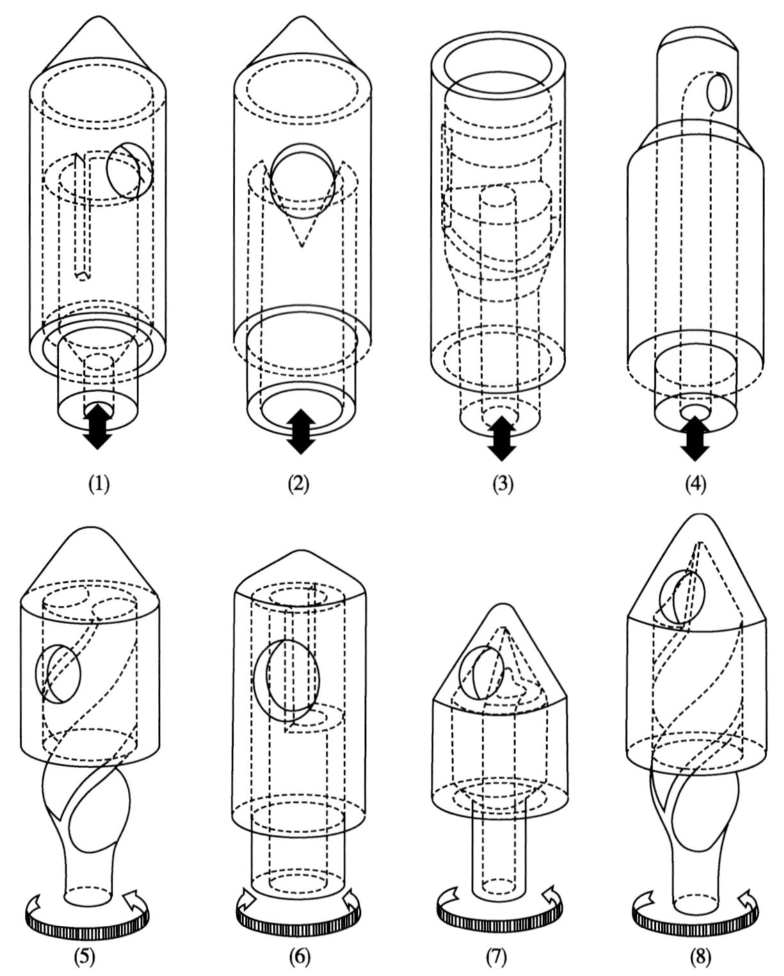

图 13-1-1　各种形式的切割头

(1) Peyman;(2) O'Malley;(3) Kreiger/Stratsma;(4) Klŏli;(5) Kaufman;(6) Douvas;(7) Machemer;(8) Henrig

2) 往返式(推进式):为了克服眼内坚韧组织被缠绕的缺点,科学家们设计了往返式切割头[图 13-1-1(1)~(4)]。它通过内管的上下往返运动,与外管产生剪切作用。往返式切割头可分为前进式(向前推进时产生剪切作用,图 13-1-l 中的 Peyman、O'malley、Kreiger、Stratsma 所设计的切割头)和后退式(内管向后退缩时产生剪切作用,图 13-1-1 中 Klŏli 所设计的切割头)。后退式切割头由内管产生负压,而且内管的往返运动伸于外管之外,故有两个明显的缺点:一是可将坚韧组织拉入上管内产生牵拉作用;二是内管运动时,由于其可露于外管外,可冲撞眼内其他组织。

综合上述,往返前进式切割头是一种较好的切割头,它安全,没有缠绕牵拉的危险,也不会冲撞眼内组织,便于操作。下面列出几种切割头的比较,见表 13-1-1。

目前常用的玻璃体切割头多为气动往复式,头端的直径为 0.89mm。例如,一次性 Storz DP 4801 往返前进式的玻璃体切割头。它的外形及内部基本结构如图 13-1-2 所示。

表 13-1-1　几种切割头的比较

种类	原理	制造	缠绕牵拉	撞击眼内组织
单向旋转式	向一个方向旋转时 内外管产生剪切力	容易 “自动磨刀”	很易发生	不会
双向旋转式	来回旋转时内外管 产生剪切力	容易 “自动磨刀”	时有发生	不会
往返后退式	内管后退时内外管 产生剪切力	不易制造 较难保持 刀刃锋利	时有发生	会
往返前进式	内管前进时内外管 产生剪切力	不易制造 较难保持 刀刃锋利	不会发生	不会

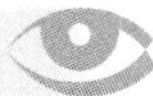

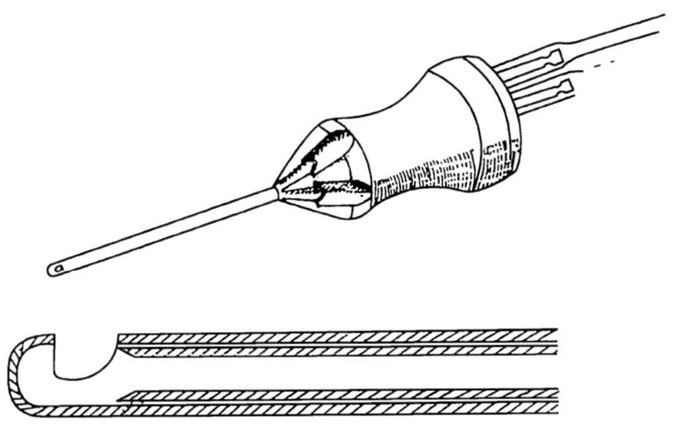

图 13-1-2 往返前进式切割头

玻璃体切割头的切除频率可根据术中需要进行调节。大体上，快速切除时，因切下的组织较小块且容易将眼内组织切断，对眼内组织的牵引作用较小，同时被切下的组织容易通过切割机内的吸引管道。

切除不同的眼内组织要选用不同的切除频率，并要与适当的吸引力合理配合。切除胶状的成形玻璃体时，宜用较快的切除频率(600~800 次 / 分) 和较低的吸引力(30mmHg)；切除液化的玻璃体，则用较慢的切除频率(400~600 次 / 分)和较强的吸引力。

在视网膜附近进行切割时，切割的频率要调高至 800 次 / 分以上，吸引力则要调低。

(2) 驱动器械的动力可由微型马达、直流电磁场、气压系统等动力系统提供。应用较多的是转化型直流电马达及气压系统作动力。对动力系统的要求是小巧、制动敏捷。当进行制动后，切割应迅速停止，否则会产生较严重的医源性疾患。例如，当视网膜被吸附于切口，尽管已进行了制动，但由于马达的惯性，切割机仍在运动，势必导致医源性裂孔。为此许多设计者在动力系统中装置了齿轮和弹簧，以便于迅速制动。

2. 抽吸性能 抽吸的作用在于：①使组织变形并吸入切割口，以便将吸入的小块组织从主体上切下；②吸出切割下来的组织。

吸入组织的多少，取决于眼压与抽吸管管内压之间的压力差及切割口的大小。眼压的控制较易，目前可通过脚控制板或协助手术人员调节，一般较为恒定。所以管内压与眼压的压差控制不好主要是由管内压（也就是切割速度与抽吸力）波动太大所致。

3. 灌注系统 灌注系统的目的在于用生理液体充入眼球内，维持眼压。同时，稀释玻璃体腔内的组织碎屑，便于抽吸。灌注系统主要有两大类，一类是将灌注系统套在切割和抽吸系统之外表[图 13-1-3(1)]，另一类是独立的灌注系统[图 13-1-3(2) 上方为灌注管，下方为灌注管插入眼球的示意图]。灌注管另一端可接吊瓶或输液泵。

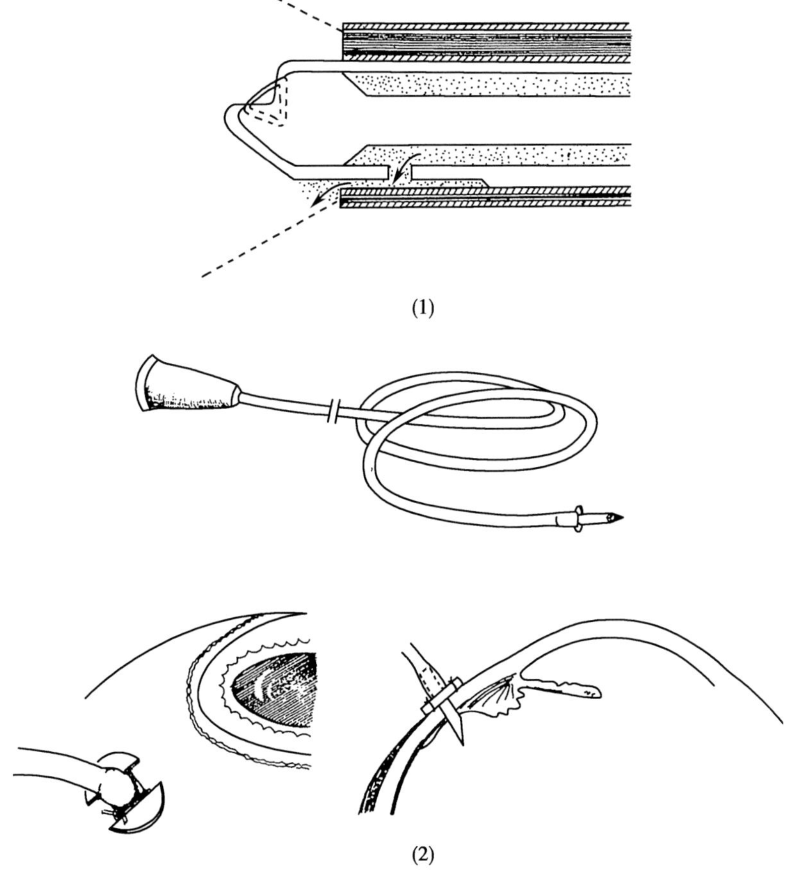

图 13-1-3 灌注系统

(1) 套在切割和抽吸系统的灌注系统；(2) 灌注管与灌注插入眼球示意图

使灌注系统独立的原因在于:①若灌注系统套在切割和抽吸系统之外表,则切割头直径必然增大,眼球上切口要随之增大,影响切口愈合,同时,较难达到完全闭合状态。②灌注口与切割口相似,若相靠太近,手术者难于辨认;若相距太远,因未切割的黏稠物质阻塞灌注口,影响灌注效果。③灌注时所产生的冲击力影响切割,并且会产生高速喷射湍流效应影响切除作用。

标准的灌注针头其直径为 0.89mm,插入眼内金属管的长度有 2.5mm 至 6mm 等多种规格(图 13-1-4)。儿童常采用 2.5~3.5mm 灌注针头;有晶状体眼而无睫状体脱离者采用 4.0~5.0mm 灌注针头;无晶状体眼或有睫状体脱离者选用 5.0~6.0mm 灌注针头,以防止灌注液进入脉络膜上腔或视网膜下,引起医源性脉络膜或视网膜脱离。这种灌注针头通常经颞下方平坦部切口进入眼球内,开口用缝合固定。也可以采用由套管和套针组成的灌注管,一次行巩膜穿刺同时置入灌注套管,再连接灌注管(图 13-1-5)。

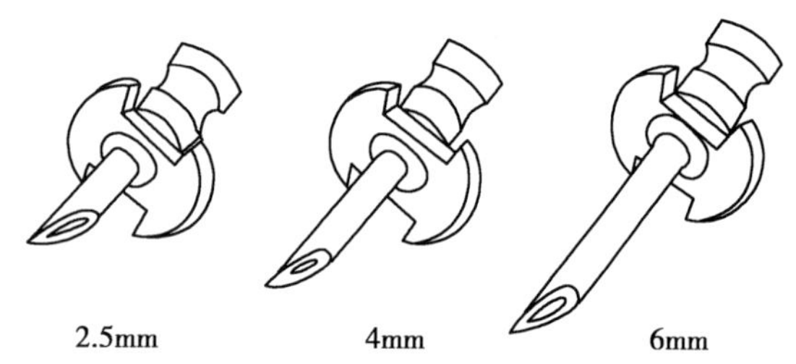

图 13-1-4 三种标准的灌注针头

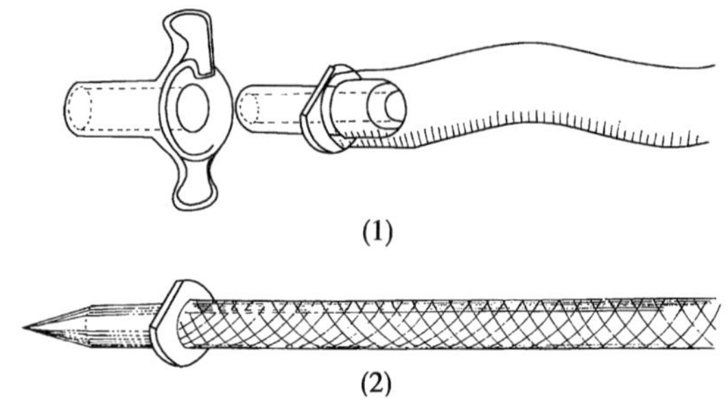

图 13-1-5 套管和套针

(1)套管(带硅胶管的灌注头);(2)套针

眼内灌注压力目前多通过灌注吊瓶的悬吊高度来控制眼压。两者的关系见表 13-1-2。

表 13-1-2 灌注瓶高度与灌注压力的关系

灌注瓶高度(cm)	灌注压力 kPa(mmHg)	灌注瓶高度(cm)	灌注压力 kPa(mmHg)
13.6	1.33(10)	54.4	5.32(40)
27.2	2.66(20)	68	6.65(50)
40.8	3.99(30)	81.6	8.16(60)

4. 眼内照明系统 眼内照明的方法主要有两类,一类是将导光纤维套在玻璃体切割头之上,另一类是独立的导光纤维系统。目前第一种方法已不再使用,而是在灌注头上或眼内镊子、剪刀上带有导光纤维。

临床使用的导光纤维有多种。常用的一种是前端平头的,眼内照明部位的光线均匀弥散,另一种前端带有不同角度铲钩(图 13-1-6)。其照明部位因受铲钩的弯曲部遮挡而出现暗影,但此种铲钩可作为分离视网膜前膜使用,应用方便。它的缺点是术者操作不当时易损伤视网膜产生医源性视网膜裂孔。

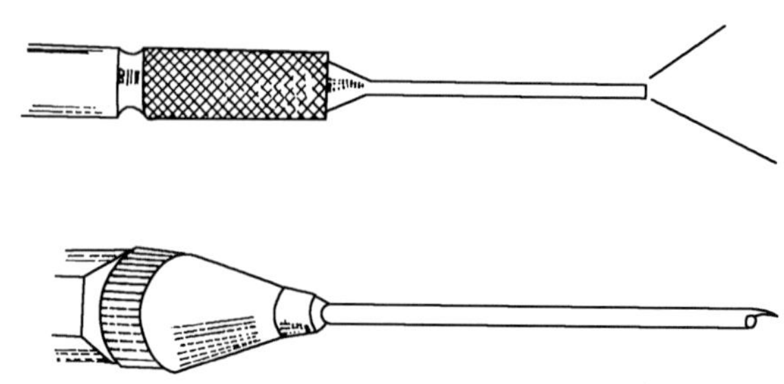

图 13-1-6 平头与带铲钩的导光纤维

眼内照明的亮度可按手术需要随意调整。玻璃体混浊严重者可增强照明亮度,反之可降低照明度。此外,术中使用眼内照明时应尽可能避开对黄斑区的直接照明,以减少强光对黄斑的损害。

二、玻璃体切割机的使用方法及注意事项

对于初学玻璃体手术的医师来说,首先应掌握玻璃体切割机的使用方法,以便尽量减少术中及术后的并发症。目前用的双器械操作是在睫状体平坦部进入眼球内。共有三个切口,上方两个切口分别进入切割头和导光纤维,颞下方切口进灌注导管。

1. 切割头的使用 切割头具有切割及抽吸功能,切割头的种类不同,其使用方法及注意事项也不同。因旋转式有缠绕机化条索的危险,应避免在有坚韧机化条索的玻璃体中使用,否则有导致牵引性视网膜脱离及视网膜撕裂的危险。后退式切割头行玻璃体切割时,不应太靠近眼内组织,以免撞击及损伤眼内组织,视网膜前膜的切除,不应使用后退式切割头。

任何切割头插入眼内之前,应在清水中试切以了解仪器性能。进入眼内后,先切掉中轴中部的玻璃体,以便看清切割头、导光纤维的位置,了解眼内的具体情况;然后切除灌注系统周围的玻璃体,以保持灌注液通畅进入眼内;接着切除切割头及导光纤维进出口附近的玻璃体,防止玻璃体嵌顿在切口处。切割视网膜前膜及机化条索时,应特别小心,切割时应避免边切边牵拉,而是在切割的同时,逐步靠近视网膜或条索的根基。

切割速度和抽吸负压甚为重要,靠近视网膜的切割,切割速度应快,负压要低。“切割速度慢才安全”的概念是错误的。因为切割速度慢不能迅速切断条索组织,持续的负压吸引反而产生牵拉作用。

靠近视网膜的切割速度应在 800 次 / 分以上,抽吸负压应为 3.99kPa(30mmHg)或更低。对于玻璃体组织或晶状体物质,可减慢切割速度并增加负压,负压可达 13.3kPa(100mmHg)以上。玻璃体切割完毕,可允许在玻璃体腔中用更高的抽吸负压吸出切下的漂浮碎屑。

由于抽吸管的内径较小,大的残屑易阻塞抽吸管腔,故进行一段时间的玻璃体切割后,应将切割头退出并伸入液体中,空吸清水数次,以保持切割头管腔通畅。此外,切割头的开口要保持在视野范围内,以便能直接了解切割口和组织之间的关系。

切割效率的高低是衡量一个医师水平的指标之一。掌握好切割头切口的方向,切割头与被切割组织的距离的适中选择,正确应用切割速度与负压等均能有效地提高切割效率。

2. 灌注系统的使用　首先应保持灌注导管已达玻璃体腔,在直视下可见灌注导管的出口,否则灌注导管的尖端若在视网膜下或脉络膜下腔,势必导致医源性视网膜脱离或脉络膜脱离。灌注系统的灌注量会影响眼压,是影响玻璃体切割术成败的较重要的环节。独立的灌注系统往往另一端连于生理盐水瓶或连于储存生理盐水自动调压装置上。前者可通过生理盐水瓶的高低来调控灌注量,从而达到控制眼压的目的。玻璃体切割术中眼压过高的临床表现是:角膜上皮水肿、伤口裂开漏水、眼底视盘的动脉出现搏动、血管萎陷。眼压过低的临床表现是:瞳孔缩小、角膜出现皱褶、周边或后极部视网膜呈实性隆起、眼内出血。

3. 照明系统的使用　现代的玻璃体手术均使用导光纤维作眼内照明。它可与切割头相互交换入口使用,使眼内玻璃体能达到完全切除的目的。用棉签或巩膜压迫器在眼球外顶压,可使眼内的死角得以照明,便于手术。照明的时间及强度应加以控制,以防视网膜的光损伤。

三、玻璃体切割术的辅助器械

1. 角膜接触镜　表面接触镜除了能帮助观察玻璃体病变外,还有扩大视野的作用。表面接触镜有三种类型:带边型、灌注型、普通型。对角膜接触镜的要求是:屈光度能符合手术要求;能平稳放置于角膜表面;不影响手术操作,可防止角膜干燥。角膜接触镜在手术中放置方法主要有:靠边缘的吸附力固定;缝合接触镜底座固定;助手手持固定。角膜接触镜的使用要求接触镜与角膜面接触良好、接触镜表面无水滴、无蒸汽。常用的角膜接触镜有以下几种:

(1) 平凹接触镜,上表面为平面,是玻璃体手术最基本的标准接触镜。

(2) Landers 双凹接触镜,供玻璃体腔充满气泡时使用。

(3) Marchemer 接触镜,上表面为轻度凹面,用于观察视网膜表面残留的病变组织。

(4) Pevmant 广视野接触镜,上表面为凸面,其观察范围达玻璃体腔赤道部。

(5) Tolentino 20°斜面接触镜,用于观察玻璃腔周边部。

(6) Tolentino 30°斜面接触镜,用于观察玻璃体腔更周边的部分。

(7) 带凹面的 Woldoff 30°斜面接触镜,用于观察玻璃体腔充满气体时的周边眼底。

(8) 全视野镜:可观察 130°范围的眼底。

2. 巩膜穿刺刀(巩膜刀)　刀尖锋利、刀头呈三角形、刀宽 1.4mm,用于穿刺巩膜及脉络膜,便于插入直径为 0.89mm 的眼内手术器械,它要求锋利,保证切口与器械插入的大小相吻合。巩膜穿刺刀有单刃及双刃两型,应注意保持刀刃的锋利。穿刺巩膜时,应将穿刺刀刀尖指向眼球中心,以防伤及晶状体及玻璃体基底。巩膜切口要求内外口足够及等大。

3. 眼内双极电凝器　又称水下电凝器,可应用射频能量,高电压和低电流量的发电机供应电流,通过插入眼内的电极发生凝固作用。全功能的玻璃体切割器附有眼内电凝装置,它通过一根导线引入眼内,其管径与玻璃体切割头一致,前端为钝头的电极。目前广泛使用的眼内双极电凝器,两电极在前端部分设计成同轴,外管和内芯分别为两个电极,内芯伸出外管口。通电时,在头端两极之间释出能量。电凝范围极限于器械前端附近,不累及周围组织。

4. 眼内冷凝器　常用的眼内冷凝器为 Keeler 冷凝器和 MIRA 冷凝器。冷凝头的直径与玻璃切割头等大。眼内多用直冷凝头。MIRA 的冷凝头尖端,术中直接由巩膜切口进入,操作方便。冷冻头端的直径为 0.6~1mm,制冷源常用 CO_2 或 NO_2。冷凝温度控制在 -65~-80℃之间。冷凝时间为形成冰球后不超过 5 秒。

5. 眼内光凝器　常用的眼内光凝器有氩离子激光器和二极管半导体激光器。后者体积小,携带方便,不需要特殊制冷设备,操作容易。眼内激光器的能量和曝光时间可根据视网膜的反应加以调整,一般曝光时间不超过 0.2 秒,能量以视网膜出现灰白色斑为合适。

6. 气体 / 液体交换器及油 / 液交换器　交换器将气体或硅油注入眼内,取代眼内的液体,以利于视网膜贴附于脉络膜。它可由手术者用压力注射系统控制注入,也可由主动吸引排出视网膜下液或玻璃体腔内的液体。采用 Stepper 电机针筒系统,由线性运动开关控制,使手术者具有最大的灵活性。灌注气压可随意调节,一般用 30~40mmHg 为宜。

7. 其他辅助器械　玻璃体手术还需配备以下辅助器械:

(1) 玻璃体剪刀:主要用于剪切玻璃体条索及膜样组织、分离视网膜前膜及切开视网膜等。为便于术中不同方向的操作,剪叶的设计有水平、垂直及斜面三种类型,其中水平剪的剪叶有不同倾斜角度及不同长度剪叶的设计类型;垂直剪则有左右及前后剪切功能两种。

玻璃体剪的驱动有手动控制和自动(气动或电动)两种。自动的玻璃体剪是将剪刀连于特制的手柄上,并由脚踏开关进行控制,避免了用手操作开闭时而发生的移动。手动控制者,要通过接受刀柄上安装的弹簧,使剪刀刃叶闭合。

1) 前后剪切的直剪:剪刀的刀叶与柄垂直。远侧的刀叶固定,近端刀叶向前推进时与远端刀叶起剪切作用(图 13-1-7)。这种剪刀用于剪切与视网膜表面平行的膜。

2) 左右剪切的直剪:剪刀刃叶与柄的走向平行,用于剪切玻璃体腔内各种膜与条索(图 13-1-8)。

3) 斜剪:剪刀的刀叶与柄呈不同的倾斜角度,主要用于分离视网膜前膜(图 13-1-9)。

(2) 视网膜镊:专为夹取或撕脱视网膜前膜或玻璃体增殖膜而设计。视网膜镊有垂直及不同倾斜角度。镊子的头端形状各异,有的镊子两叶尖端内侧面有唇;有的内侧面有步纹,有的头端弯成直角(图 13-1-10)。

(3) 眼内异物钳及眼内磁棒:眼内异物钳有两种类型,

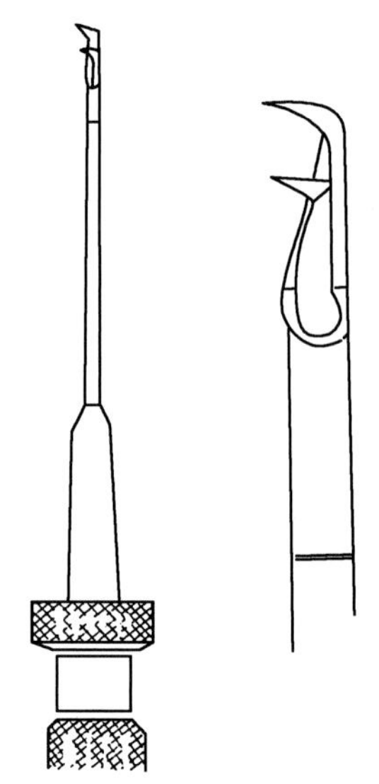

图 13-1-7　前后剪切玻璃体直剪

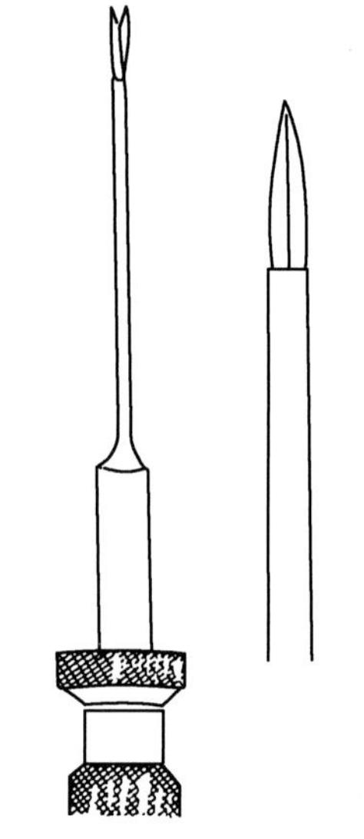

图 13-1-8　左右剪切玻璃体直剪

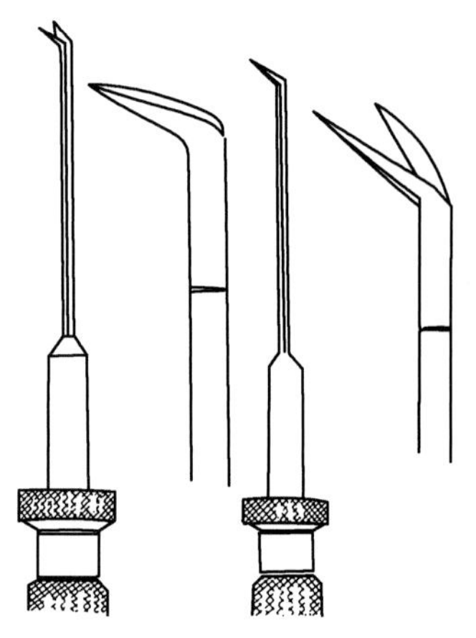

图 13-1-9　玻璃体斜剪

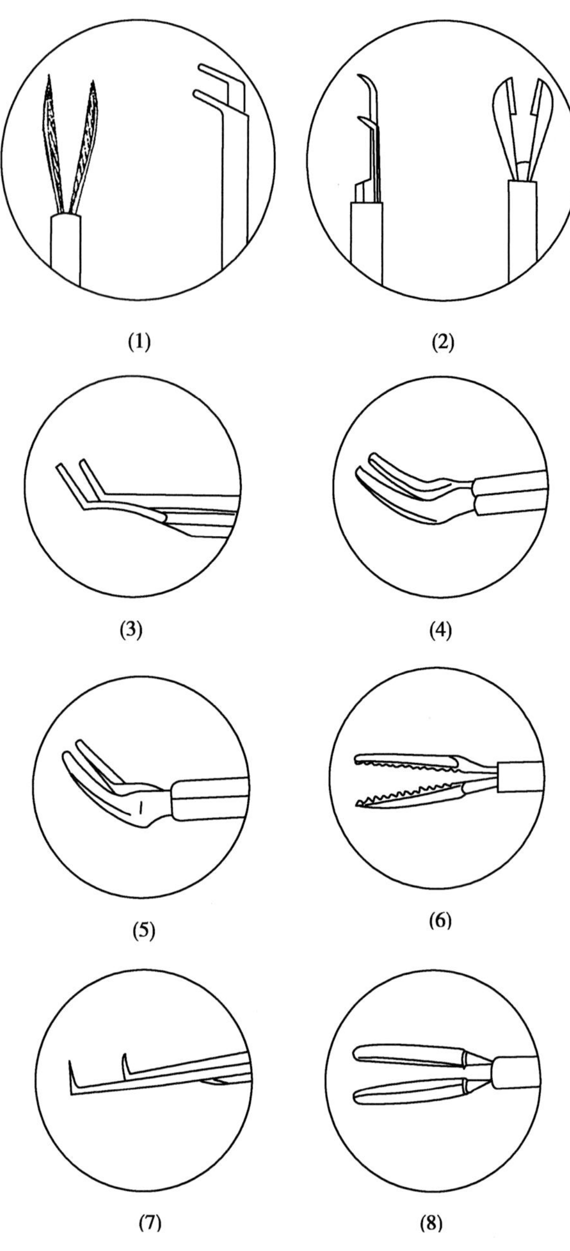

图 13-1-10　各类型视网膜镊

(1)供眼前部使用的视网膜镊;(2)带导光纤维的视网膜撕膜镊;(3)弯曲的膜剥离镊;(4)有钩的膜剥离镊;(5)铲及膜剥离镊;(6)有锯齿的视网膜镊;(7)有光滑平面视网膜镊;(8)有硅胶套的视网膜镊

一种尖端为平直结构的平钳,另一种为三爪或四爪钳,适用于摘出较大或光滑的异物(图 13-1-11)。眼内磁棒,其前端直径为 0.89mm,专用于摘出后极及玻璃体内磁性异物(图 13-1-11)。

(4) 视网膜前膜剥离器:为分离视网膜前膜时使用,也可用针头自制。其前端呈不同形式,有的呈铲形,有的呈钩形,粗细不一。膜钩可有 90°、130°、165°不同弯曲角度(图 13-1-12)。术中可根据视网膜前膜的厚度、范围、视网膜粘连的松紧度来选择不同的膜剥离器。视网膜前膜较薄(薄纱样)及粘连广泛者宜选用较锐的膜剥离器,反之选用较钝的铲形膜剥离器。

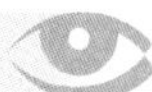

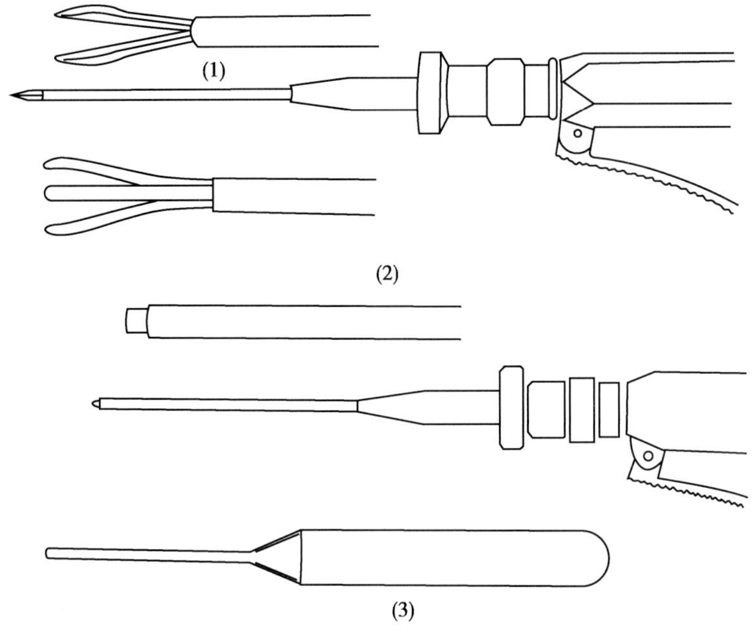

图 13-1-11 眼内异物钳与眼内磁棒

(1)异物钳;(2)三爪形异物钳;(3)眼内永磁棒

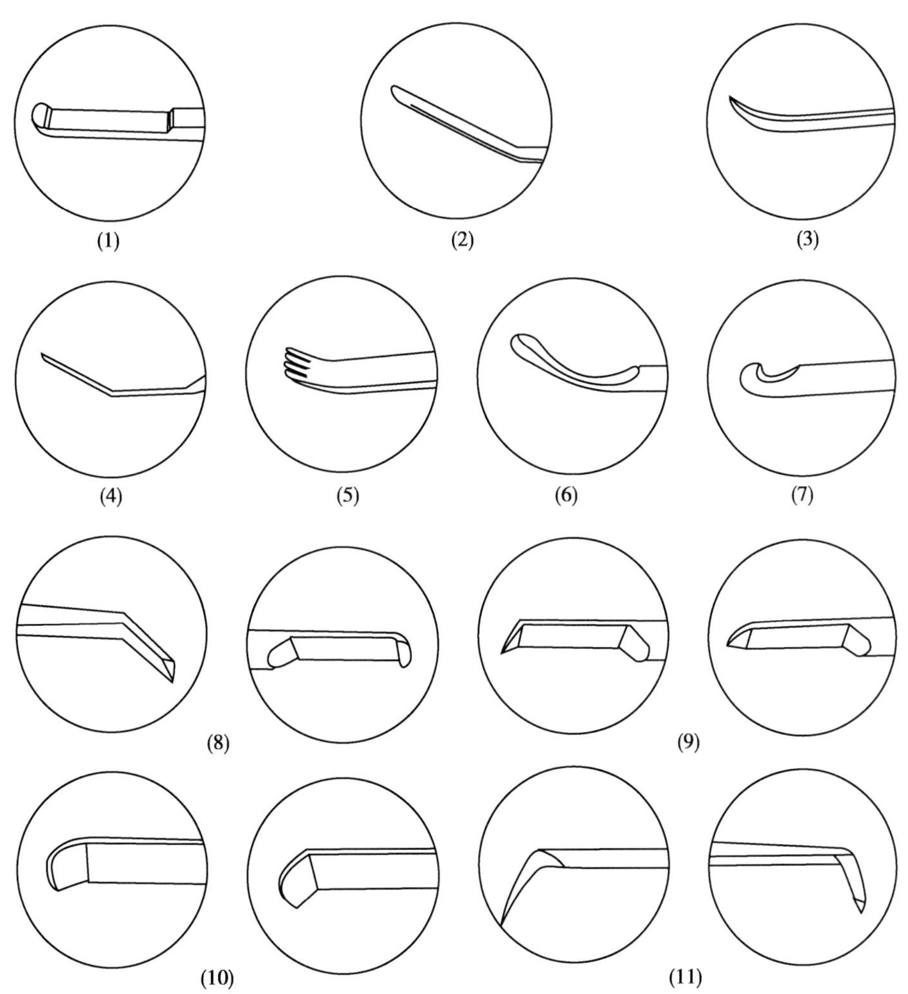

图 13-1-12 各种视网膜前膜剥离器

(1)膜剥离器;(2)曲的膜刮铲;(3)弯的膜刮铲;(4)膜刮刀;(5)膜抓爬器;(6)按摩视网膜的结节状刮铲;(7)带灌注的膜钩;(8)铲形剥离器;(9)铲形刮刀;(10)光滑刮刀;(11)钩膜针

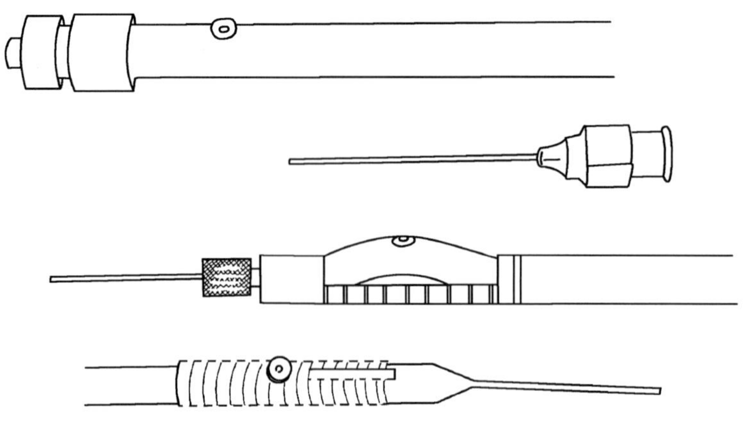

图 13-1-13　笛形放液针

（5）笛形放液针：在针的手柄上有一软管，带有小孔，在操作时，手指不断按压小孔，如同吹笛子的手法，故名笛形针。当 0.89mm 的针部插入眼内后，手指离开手柄上的小孔，眼内液在眼压作用下经针前端小孔引流出眼外。当手指压住手柄上的小孔时眼内液就不再流出。

笛形针用于经眼内排出视网膜下液，吸出视网膜表面的积血，进行气 / 液交换、硅油置换和排出术中使用的过氟化碳液等。笛形针前端可以带有软硅胶管，操作可以起到保护视网膜的作用，较安全。但由于前端有软胶管，软胶管的内经较小，操作的效率较低（图 13-1-13）。笛形针的针体部有不同形状及直、弯针等。针的管径也不相同，最细的管径为 0.41mm。

笛形针进入眼内时，应用手指封闭针体上的胶管出水口，保持眼压稳定。进入眼内后可以根据需要放开封闭出水口的手指，排除混浊的或血性的玻璃体腔液体。对于沉积或黏附在视网膜表面的积血等物质，可以通过反复挤压胶管出水口，通过液体的回流，冲洗视网膜表面的积血，所以笛形针也叫回流针（有人也将笛形针与回流针区别开来，定义笛形针为前端带有保护用的软胶管，通常要作视网膜表面的操作；回流针的操作，离视网膜远，前端不带软胶管，使得回流针的内经比带软胶管的笛形针大，便于液体有力的冲洗）。作气 / 液交换时，用手指封闭针体上的胶管出水口，进入眼内，然后放开手指即可，气体会慢慢进入眼内，玻璃体腔的液体，由于眼内的压力，会通过笛形针软管的开口排除。

（6）巩膜塞及其专用镊：巩膜塞呈光滑钝圆的铆针状，长度为 2~3mm，针部的管径为 0.89mm。夹取巩膜塞的专用镊子；其前端呈鸭嘴样弯头，前端两侧的内面，有相对应的椭圆形凹槽，当夹取巩膜塞时，塞子的铆钉状头端正好卡入镊子前端的凹槽内。巩膜塞常用于更换器械、气 / 液交换或缝合切口前临时封闭切口，以便眼内气体及液体溢（逸）出造成眼压降低及眼球塌陷。

（7）硅油注入装置：专为向眼内注入硅油而设计。一般用 10ml 玻璃注射器，在其两端装上金属套，针筒芯后方呈螺纹状。当顺时针转动针筒芯时，针的芯管向前推进，使针筒内的硅油向前排出。连接针筒的硅胶管为厚壁的硅胶管，两端均有金属固定，以便防止硅油注入时硅胶管自行滑脱（图 13-1-14）。目前的玻璃体切割都带有自动硅油注射

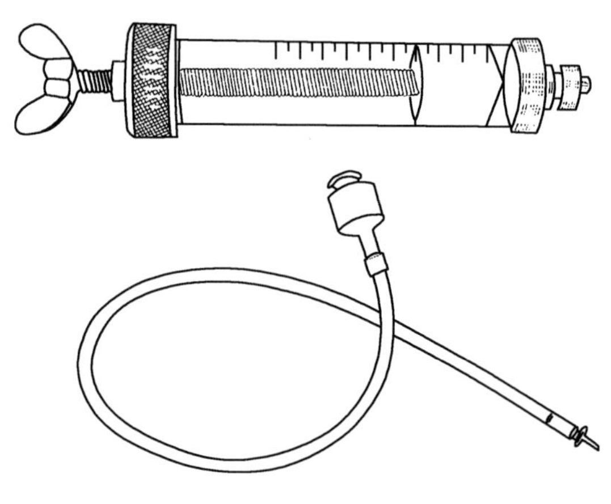

图 13-1-14　硅油注入装置

装置，使硅油填充变得方便易行。

8. 吊顶灯（PHOTON）　又称可引导激光光源机，它在眼科的应用源于玻璃体手术中双手操作的需求。吊顶灯由 2005 年成立的美国 Synergetics 公司生产，主要用于眼科和神经外科。

目前 PHOTON 的发展已进入第二代。第二代 PHOTON 具有两组输出光源，100W 新式黄绿汞灯照明，亮度持续可调，立体广角照明，光线自然且明亮，照明亮度是第一代的两倍（图 13-1-15，图 13-1-16）。第二代 PHOTON 保持了多种 20G 和 25G 多功能光纤设计。PHOTON 的导光纤维（图 13-1-17）可以单独作为光源，通过第四通道免缝线固定在睫状体平坦部（图 13-1-18），也可以复合 20G 或 25G 的灌注管进入玻璃体腔（图 13-1-19），另外 Synergetics 公司还研发出照明和激光同轴的光纤（图 13-1-20），方便周边部视网膜的光凝。需要注意的是，操作时在场者（除患者）必须佩戴安全眼镜或其他滤镜，不能直接看来自吊顶灯的照明光束或激光光束。

9. 高速玻璃体切割与双线性控制　为了减少玻璃体手术的并发症，玻璃体手术中需要控制恒定的眼压。切割速度与效率（流量或叫负压）存在着一定的关系。玻璃体切割速度快，玻切头切口开放时间短，必然效率低，但它对视网膜的牵引小，安全系数大。负压大，吸入组织多，切割效率自然高，但对视网膜的牵引增加，危险性增加。为了在提高效率的同时，降低手术的风险，工程人员设计了高速玻

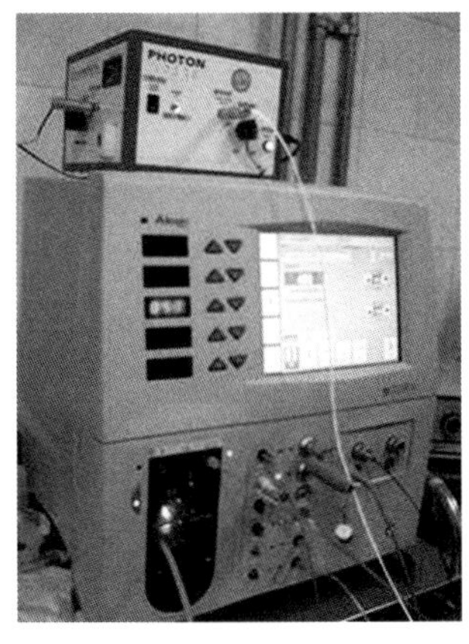
图 13-1-15 第一代吊顶灯

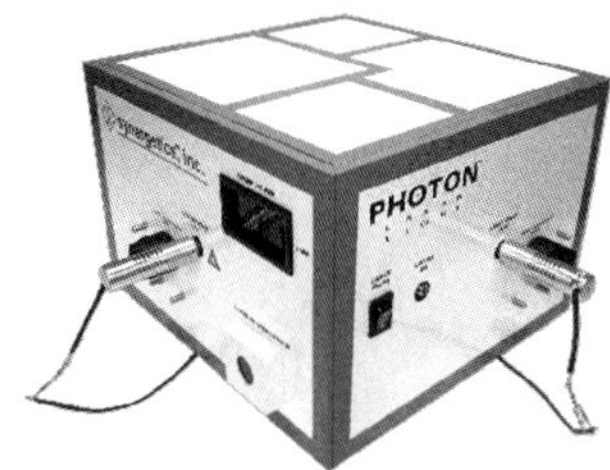

图 13-1-16 第二代吊顶灯

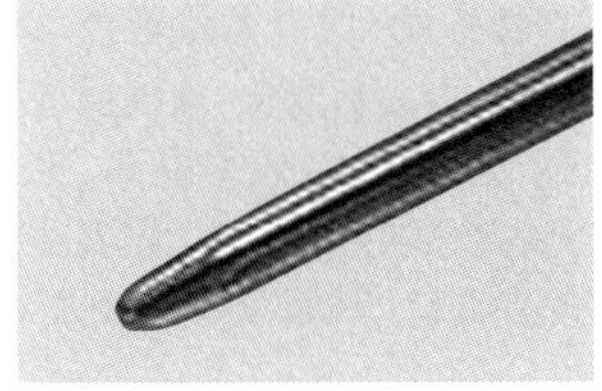
图 13-1-17 导光纤维

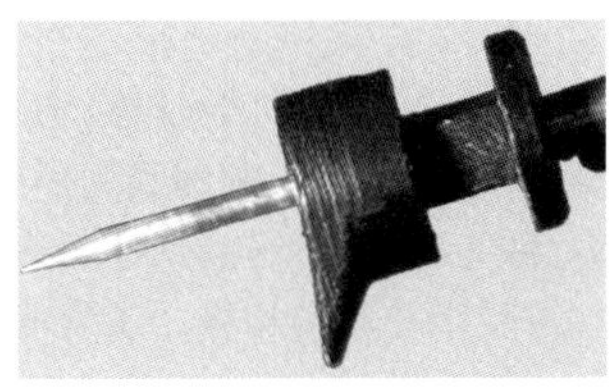
图 13-1-18 25G 无缝线吊顶灯

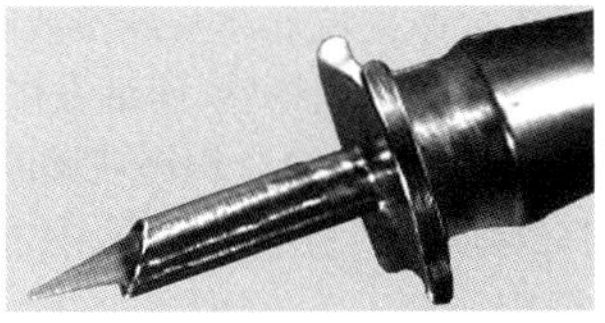
图 13-1-19 20G 照明灌注管

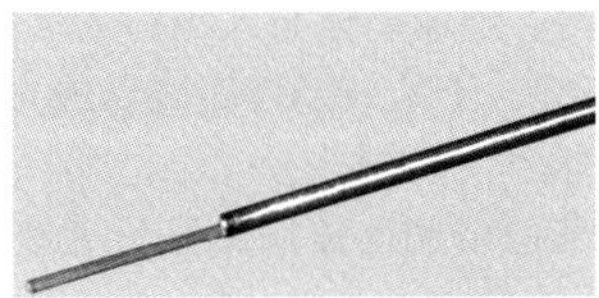
图 13-1-20 照明激光同轴光纤

切机。它能在高速切割的状态下(切割速度 >800 次 / 分)不降低效率,增加了玻璃体手术的安全性。目前新一代的玻璃体切割机都有高速玻璃体切割功能。双线性控制是指允许同时线性控制玻璃体切割功率(速度)和真空度(负压)。一般的玻璃体切割机,负压是相对固定的,双线性玻璃体切割机能通过脚踏板同时控制玻璃体切割的速度与负压。这使得玻璃体手术更加安全有效(图 13-1-21)。

自从经睫状体平坦部三通道闭合式玻璃体切割术应用以来,随着手术器械制造技术的革新,微创玻璃体手术开始得到快速发展。发展的方向主要在两方面:一是减少通道直径,实现微创;二是通过眼内照明及多功能眼内器械的革新,实现减少通道数目,或使双手操作得以实现。目前标准的玻璃体切割手术器械管径为 0.89mm(20G),临床上常用的微创系统有 23G、25G,甚至是 27G 经结膜无缝合系统。

(1) 25G 经结膜无缝合玻璃体切除手术系统:25G 经结膜无缝合玻璃体切除手术系统(25 gauge transconjunctival sutureless vitrectomy,TSV25)是 2001 年美国南加州大学 Doheney 眼科中心的 Fujii 博士和他的同事设计的,25G 微导管系统包括微套管、套管穿刺针、灌注管、套管塞及塞镊。穿刺口大小为 0.5mm。套管是一种聚乙烯亚胺管,长 3.6mm,内外径分别为 0.57mm 和 0.62mm。灌注管是一个长 5mm,内外径分别为 0.37mm 和 0.56mm 的金属管。灌注管及手术器械通过套管插入眼球,不需要缝线固定。玻璃体切除头和导光纤维的尖端直径为 0.5mm。TSV25 适应证为单纯的后极部玻璃体视网膜手术,如黄斑前膜、黄斑裂孔、玻璃体黄斑牵引综合征、无严重增生性糖尿病性黄斑水肿、单纯玻璃体积血等,也有部分学者用于玻璃体组织活检、脉络膜组织活检。

TSV25 的优点包括:①保护了球结膜。②节省手术时间。③术后炎症反应轻,舒适度好,无缝线刺激。④愈合更快,25G 巩膜穿刺口愈合的时间大概是 2 周,而 20G 切口的愈合需要 6~8 周。⑤减少因穿刺口引起的相关并发症。固定套管的应用,避免了手术器械反复的进出导致玻璃体基底部的牵拉,减少出血,炎性反应及周边部裂孔发生的机会;切口小,可减少玻璃体或视网膜组织嵌顿的概率。⑥眼球密闭状态好,眼压维持平稳。⑦减少术后散光,有助于提高视力。⑧可在表面麻醉下行 TSV25 玻璃体手术,进一步减少了手术时间和局部麻醉所致的并发症。

TSV25 存在的主要不足和尚待解决的问题:①套管尖端是平钝的,阻力较大,穿刺容易造成卷边。②导管纤细柔软,操作时容易折弯变形,甚至断裂;③灌注头易自行滑脱分离。④切割效率低。⑤管径纤细,易堵塞。⑥部分病例手术结束后有切口渗漏的情况,可能造成眼内炎,但眼内炎的报道不多见;切口渗漏多见于高度近视巩膜壁较薄或二次手术有巩膜瘢痕的患者;有报道存在术后早期一过性低眼压的情况。⑦手术器械不能有弯曲,否则不能通过固定套管。⑧手术器械价格昂贵,易损坏,增加医疗费用。

(2) 23G 经结膜无缝合玻璃体切除手术系统:23G 经结膜无缝合玻璃体切除手术是集合了 20G 和 25G 优点的玻璃体切除手术。目前为止,共有两代产品。Dorc 公司为代表的第一代及 Alcon 公司生产的第二代。第一代 23G 微导管系统包括压力板(铲形)、穿刺刀、钢制钝性植入器和

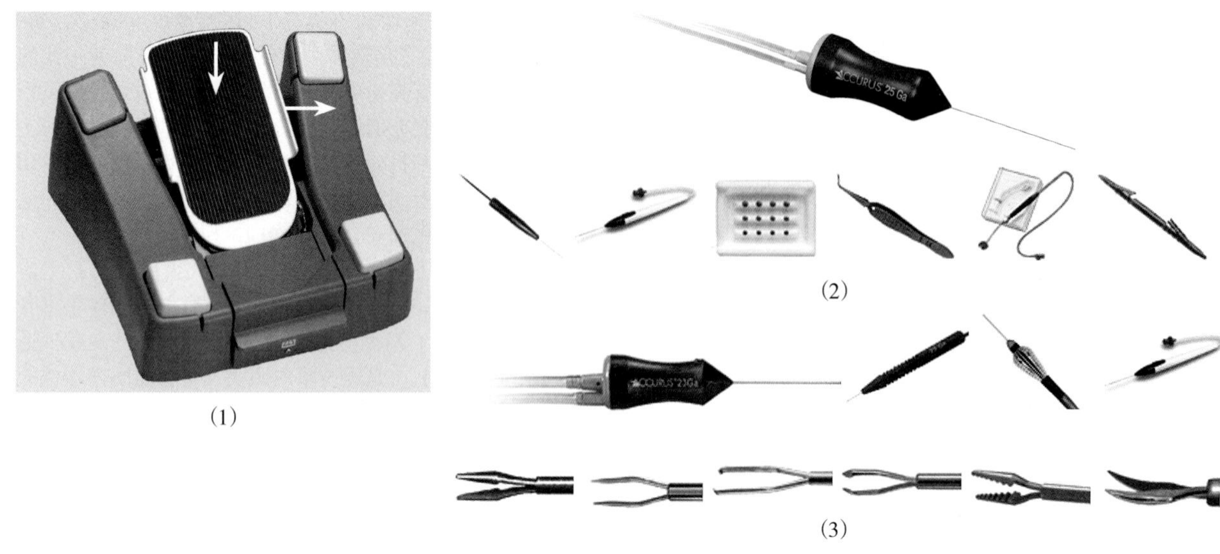

图 13-1-21　23,25G 经结膜无缝线玻璃体切除系统

套管、塞钉。手术器械包括玻切头、广角眼内照明、视网膜钩、视网膜剪、眼内光凝及电凝。穿刺口的大小为 0.72mm，套管长 4mm，内直径为 0.65mm，外直径为 0.75mm。具体的步骤为：用压力板推开球结膜定位切口；距离角巩膜缘 3.5mm 处，穿刺刀与巩膜成 30°~40°角，平行于角巩膜缘穿过结膜巩膜睫状体；带有套管的植入器进入巩膜切口后改变方向，垂直于眼球表面进入眼内；缓慢拔出植入器。除灌注管的套管外，另外两个套管的外口为漏斗状，方便手术器械的进出。该系统最大切割率为 1200r/min，最大吸率为 500mmHg。术后患者除球结膜下出血外，其术后炎症反应轻、舒适度好、切口闭合快等优点与 25G 相似。23G 术后球结膜下出血比 25G 多，主要是因为穿刺刀倾斜穿刺时损伤了巩膜表层血管，但一般出血很少，无须烧灼止血，术后几天可吸收。倾斜穿刺切口在眼压下能自动闭合，无须缝合。有学者研究发现倾斜穿刺比垂直穿刺及直接穿刺的切口闭合更快，手术结束切口即密闭。UBM 示术后第 1 天切口已愈合，内切口瓣对合良好，无睫状体脉络膜分离，无玻璃体嵌顿。

第二代 23G 微创玻璃体切除系统为 Alcon 生产。相比 Dorc 系统，进行了大量改进。Alcon 微套管系统包括穿刺刀、套管、巩膜塞。其套管“一步”进入眼内。套有套管的穿刺刀平行于角巩膜缘，与巩膜成 20°~30°角，穿过结膜巩膜及睫状体；当达到套管与穿刺刀接口时，穿刺刀改变方向旋后刺向后极部；缓慢拔出穿刺刀。Alcon 穿刺系统“一步法”之所以能比 Dorc “二步法”简便，主要与其器械特点有关：穿刺刀坚硬锐利，刀尖斜面设计，能减少穿刺阻力，刀尖长 9.6mm，套管长 4mm；套管为钛制，能减少器械与导管之间的摩擦，增加操作的精确性；套管毂长 1.5mm，设计了定位夹持槽，术中易于插拔器械，术后易于取下套管；套管能锁定在穿刺刀上，穿刺时不易滑脱。Alcon23G 与 Dorc23G 系统使用的套管管径一致，但是前者的灌注管能移至任意套管，手术时操作更灵活方便。Alcon23G 穿刺操作时应注意以下要点：①固定结膜很重要，利用对抗压力避免眼球旋转；②确保套管平行于角巩膜缘，倾斜进入，才能保证切口自动愈合；③插管的过程中力度和速率要均匀。Alcon23G 玻切头为 2500cpm 高速玻切。切割头重量轻，气动系统，管径比 Dorc 大，切割头的口径距头的距离比 Dorc 小，硬度增加，流量增加，与 20G 相似。

相比 25G 系统，23G 更具优势。它结合了 20G 和 25G 的优点：经结膜直接穿刺，切口无须缝合；快速建立及关闭切口，节省手术时间；术后恢复快，炎症反应轻，患者舒适度高；器械硬度更高，管径更大，流率提高，照明更亮，眼内操作类似 20G，因此病例适应证更广。需要注意的是，无缝线系统始终存在感染风险，不如 20G 系统安全，应谨慎选择患者。

第二节　玻璃体的解剖、生理和病理

玻璃体是一种无色透明的凝胶体，占眼球内容积的 4/5。它位于以晶状体、睫状体及视网膜为界的玻璃体腔内，前面呈碟状凹陷，称为碟状窝，与晶状体后囊相贴。后面呈球形，与睫状体、视网膜及视盘相接。正常成人玻璃体的体积为 4~4.5ml。

一、玻璃体的解剖

人眼的玻璃体由原始玻璃体及继发玻璃体发育而成。其中原始玻璃体演变为玻璃体管，而继发性玻璃体则发育为成人玻璃体的主要组成部分。根据玻璃体的结构密度不同，可将成人的玻璃体分为玻璃体皮质、中央玻璃体及中央管三个区（图 13-2-1）。

1. 玻璃体皮质　玻璃体皮质是指下沉与周围组织相贴的玻璃体部分。它是由玻璃体胶原纤维密集而成，而不是真正的膜结构。当玻璃体与周围的组织分离后，由于胶原纤维进一步密集，于是玻璃体表面表现为有一定程度完整性的膜状结构。

根据解剖部位玻璃体皮质又可分为玻璃体后皮质及玻璃体前皮质两个部分。

玻璃体后皮质前方起于锯齿缘，后方止于视盘边缘。

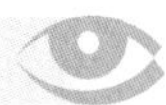

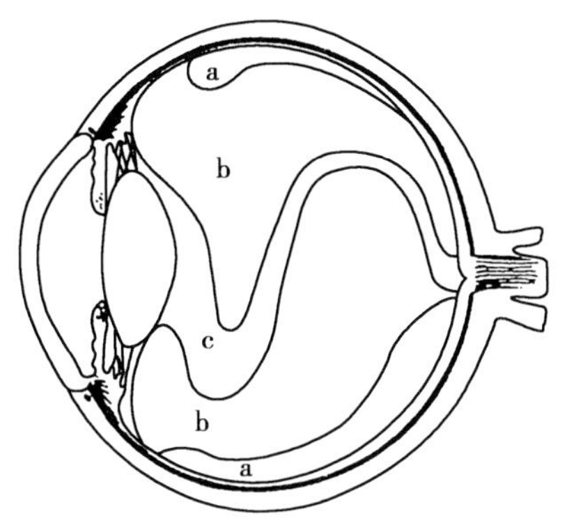

图 13-2-1 玻璃体分区

a. 玻璃体后皮质;b. 中央玻璃体;c. 中央管

玻璃体后皮质比较厚,为 2~3mm。它由许多致密的薄膜形成。这些薄膜与玻璃体后皮质的表面平行,且薄膜之间有放射纤维联系,并与视网膜内界膜相连,在玻璃体的基底部,胶原纤维最浓密,且与周边视网膜呈垂直方向走向,接近视盘则变稀薄。在致密的玻璃体后皮质中,存在一些机械性和光学性的低密度区,此低密度区是玻璃体皮质的薄弱部位。它们的位置分别是视盘前、黄斑中心正前、锯齿缘不规则的子午线嵴上及视网膜血管前。

玻璃体前皮质是位于晶状体后面薄而致密的一层胶原纤维组织,用低倍显微镜观察它是一层薄膜,用高倍显微镜观察它是由许多各自分离的板层组成。玻璃体前皮质经过晶状体边缘向睫状体伸展,在睫状体后部附于睫状体上皮。

2. 中央玻璃体 中央玻璃体是指玻璃体皮质和中央管之间的玻璃体。其前面和睫状体及玻璃体前皮质接触。中央玻璃体是液状的,裂隙灯显微镜检查发现,它的组成是在透明光学空间内含有玻璃体束。这些玻璃体束形成漏斗状的精细膜状系统,从视盘开始向前到在玻璃体前皮质。其中,周边束为视网膜前束,它是玻璃体皮质的内缘,前端附着锯齿缘。靠内的玻璃体束是玻璃样束,前端附于晶状体后囊的边缘。在上述两条玻璃体束之间,还有一些较精细的膜,其中较明显的是附着于睫状体平坦部中间的中间束及附着于睫状冠及悬韧带的冠状束(图 13-2-2)。

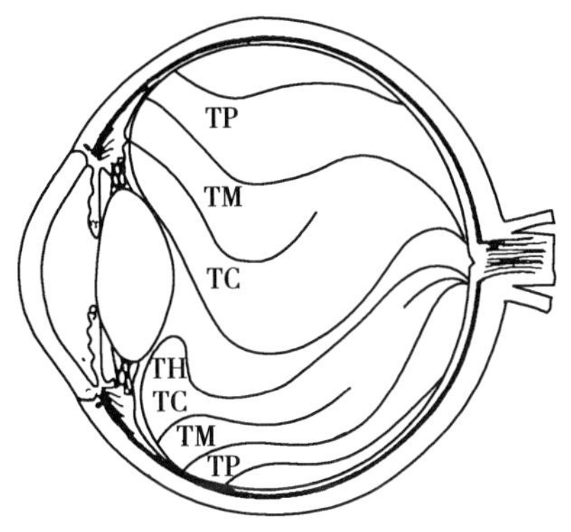

图 13-2-2 玻璃体的结构

TH:玻璃束;TM:中间束;TC:冠状束;TP:视网膜束

3. 中央管 为玻璃体的中央空管,它是原始玻璃体所在之处,又称 Cloquet 管,可见有半透明的永存玻璃体动脉。中央管呈漏斗状,近视盘端窄,近晶状体后面宽,呈盘状。两者之间的界线并非真正的管腔,而是由于两者组织结构的致密程度不同所致。在中央管内没有膜状结构,仅有一些单一的纤维排列,这是 Cloquet 管退化而残留的组织。随着年龄的增长,中央管呈 S 形弯曲,先在晶状体后降落,在玻璃体中央部向颞上方赤道骤升,最后垂直伸向视盘。

在健康年轻人的玻璃体皮质外层与视网膜之间,靠单位面积内少数的玻璃体胶原纤维和 Müller 细胞的基底膜作疏松粘连,形成视网膜的内界膜。在某些部分玻璃体与毗邻的组织间粘连紧密,特别是玻璃体基底部及视盘周围。这种牢固的粘连还见于视网膜网格样变性区及视网膜脉络膜瘢痕区。正常玻璃体在以下几处与眼球壁比较紧密相连:玻璃体基底部、视盘周围、中心凹部和视网膜的主干血管。

4. 玻璃体的附着处

(1) 玻璃体前皮质附着处(图 13-2-3,图 13-2-4):位于睫状体平坦部、晶状体悬韧带、晶状体后囊之后的薄层玻璃

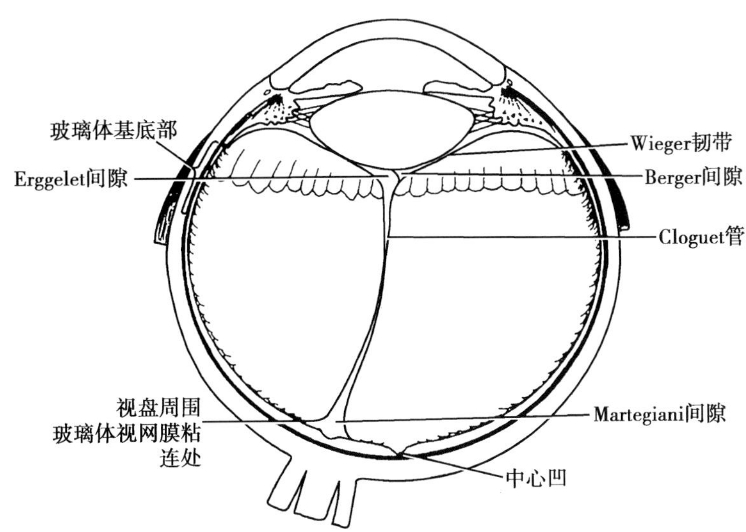

图 13-2-3 玻璃体的附着处及毗邻关系

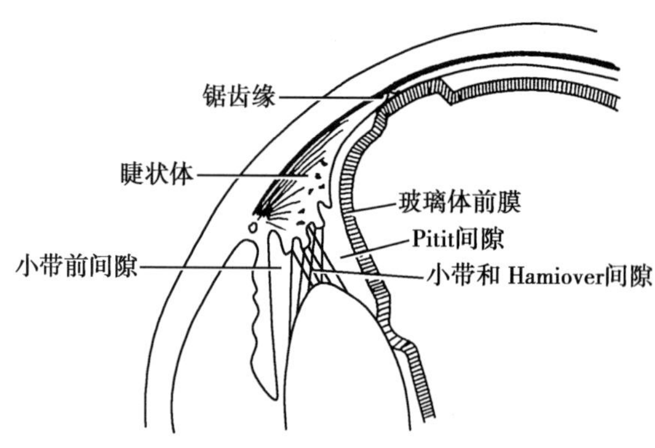

图 13-2-4 玻璃体前部与晶状体悬韧带和睫状体的关系

体致密胶原纤维又称玻璃体前膜。在锯齿缘和晶状体中间的玻璃体，多向前凸。该处的玻璃体前膜亦作为后房的后界。晶状体后囊和玻璃体前膜的粘连随着年龄的增长而逐渐减弱和松弛，故老年性白内障囊内摘出术容易成功。

(2) 玻璃体后皮质附着处：玻璃体后皮质附着处除了在锯齿缘、视盘周围、较大的视网膜血管附近、黄斑部中心凹周围之外，玻璃体少与视网膜内界膜粘连，即使有些粘连也是细小而易分离的。

玻璃体组织在视盘周围与视网膜内界膜紧密附着。视网膜内界膜在视盘上变薄，玻璃体后皮质在视盘边缘处转向前，形成 Cloquet 管的附壁。而在视盘处的 Cloquet 管的底部称为 Martegiani 区。它是以覆盖在视盘上的神经胶质细胞上的薄层视网膜内界膜为附壁的。有时此处粘连相当牢固，以致手术时会发生视盘上毛细血管破裂出血。在一些伴有视网膜前纤维血管增殖性病变(如糖尿病)，这个黏着的紧密区就成为血管增殖的发源地，此处的玻璃体后界膜为组织增生提供方便的支架作用。

在视盘颞侧，黄斑部中心凹的周围，玻璃体在视网膜内界膜上有一个附着处，此附着处的黏着较视网膜后部其他黏着稍强，但比视盘周围的黏着要弱，在黄斑部中心凹开始凹入时，视网膜内界膜突然由厚变薄，在中心凹的坡面及底部仅有薄层的内界膜和少量的玻璃体纤维。玻璃体在黄斑中心凹的四周附着形成一个直径 2~3mm 的小环。此附着处随年龄而有所变化。一般在少年、青年时存在，在成人即消失(图 13-2-5)。故黄斑部的玻璃体手术时，要在此处认真进行分离。

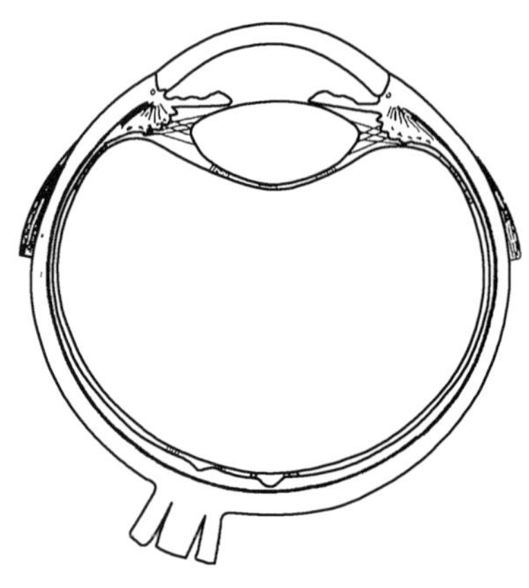

图 13-2-5 玻璃体附着处

(3) 玻璃体的侧方附着处：玻璃体侧方附着处与后附着处不同，其附着相当牢固，玻璃体组织从锯齿缘后的数毫米的周边部视网膜内面开始，向前越过锯齿缘，沿着睫状体无色素上皮的游离面，在睫状体平坦部的中央附着突然中断。这个牢固附着的区域称为玻璃体基底部。Eisner 将玻璃体基底区分为与解剖部位相应的“解剖学玻璃体基底部”与视网膜紧密附着的功能性基底部两部分。玻璃体基底部随年龄增长向后伸展，年龄越大向后与视网膜的附着越紧、越难分离(图 13-2-6)。在基底部的玻璃体胶原纤维更密集，而且此处的纤维与多层的基底膜和细胞突起相互编织，故黏着特别牢固。

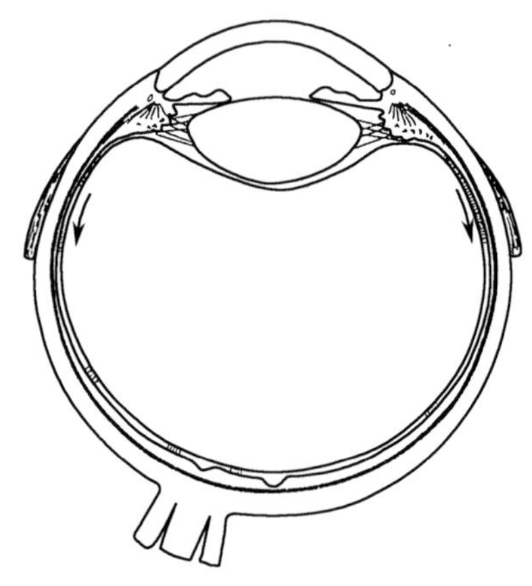

图 13-2-6 玻璃体基底部随年龄增长向后伸展

从临床角度来说，重要的是功能性玻璃体基底部。在玻璃体发生脱离时，它的前缘即玻璃体前膜的附着处，后缘即玻璃体后膜的附着处，功能性玻璃体基底部的范围是因眼而异的。

用生物显微镜检查玻璃体前和后膜的附着线，发现功能性玻璃体基底是一个可变范围，其最大宽度与组织学发现相同，包括锯齿缘前 1~2mm 和锯齿缘后 2~3mm 之间的一个区域。由于颞侧的睫状体平坦部较鼻侧宽 1.5mn，故该处的玻璃体基底比鼻侧偏后。在个别病例，玻璃体膜的附着线可以位于解剖学玻璃体基底部的任何部位，在锯齿缘，内聚力甚强，眼内一般的牵引力量不能使其分离，因此前或后脱离几乎不能越过锯齿缘形成的边缘。只有在严重的病理情况下，即在强的牵引力作用下，玻璃体才从这个特殊的粘连部位脱离，因此有人将锯齿缘描写为“绝对”玻璃体基底部。

玻璃体基底部的牵引可引起其后缘发生视网膜裂孔。挫伤瞬间引起眼球赤道部突然向后的牵引力，可能造成玻璃体基底部撕裂，同时累及其下的睫状上皮和视网膜组织。此外，玻璃体基底部解剖的正确认识，对玻璃体手术特别重要。当手术切口位置不当及从锯齿缘附近进出器械时，可能会在邻近引起视网膜裂孔。由于玻璃体的一端总是与基底部紧密粘连，故眼内的玻璃体牵引性病变均会造成基底部的牵引性损害。

二、玻璃体的化学成分和理化性质

玻璃体是一种凝胶状高亲水性胶体。玻璃体经离心处

 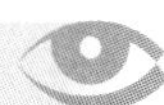

理后，其液体部分的成分和房水相接近，它比血清含水量为高，其重量的99%为水，其余则为胶原、透明质酸，以及葡萄糖、尿素、抗坏血酸、氨基酸和某些电解质，干燥沉淀物含量17μg/100ml。

玻璃体有三大主要特性，即黏弹性、渗透性和透明性；黏弹性可减轻眼球的震动，使晶状体和视网膜保持稳定的位置；渗透性使眼球有必要的眼内液和营养物质；透明性能将外界光线清晰地聚焦到视网膜。据Balazs的意见，玻璃体具有4种基本理化特性：①阻尼作用（friction damper interaction）：玻璃体主要由2种细胞间质构成。胶原细纤维随机排列成立体网状，不交联，电中性，使玻璃体能膨胀，具有可塑性。而透明质酸为海绵状的多聚体螺旋团，带大量负电荷，当物理化学环境变化时，体积可以发生很大的变化，具有黏弹性。两种间质形成稳定的系统，能抵抗分解力，而单独一种成分则难以对抗。这种由两种成分相互作用使系统稳定的作用称为阻尼作用。②膨胀和收缩作用：正常玻璃体含有Na^+、NaCl分子和带正电的蛋白分子，可中和带负电的透明质酸，如果正电荷增加，透明质酸的螺旋交联会使凝胶收缩。使用高渗剂如尿素、甘露醇、甘油等可使玻璃体的体积减小。如果玻璃体的离子减少，Na^+等即不能防护透明质酸的负电，其螺旋体互相排斥，使玻璃体膨胀。③“排外”作用：细胞和大分子物质不能进入玻璃体内，原因是玻璃体皮质部的胶原纤维致密，有效地阻止大分子通过。透明质酸分子呈球形，大小为0.2~0.4μm，能阻止其他大分子通过，同时玻璃体的胶原-透明质酸基质通过占据有效玻璃体腔也可有效地阻止细胞、蛋白和其他大分子物质进入。④分子筛作用：玻璃体皮质不仅阻止大分子的流动，这种分子筛作用还能阻止某些低分子通过，甚至水在通过时它流速也被减慢到原来的1/1000。带正电荷的离子更难通过，因为在玻璃体皮质会遇上胶原纤维网的障碍，接着又遇到透明质酸以阴离子链形成的静电场的影响。此外皮质部玻璃体的屏障作用由于玻璃体视网膜之间内界膜存在而增强，它又阻止大于15~20μm直径的分子通过。

以上特性综合表现为：①玻璃体凝胶具有刚性、黏性和弹性；②体积可以变化；③细胞仅分布于皮质内；④透明性。

玻璃体的生理功能大致归纳如下：

1. 在胚胎阶段对视网膜血管系统和晶状体的发育和生长起重要作用；出生后眼轴的增长主要由眼后节决定。

2. 保持玻璃体腔透明，因而几乎能使光线全部透过，仅余1%呈颗粒随机分布的固体成分产生少许光的散射作用。

3. 对晶状体和视网膜等周围组织有支持、缓冲和减震作用。玻璃体的液化、萎缩、变性及增殖会使视网膜、晶状体组织的稳定性下降并可直接引起病变。此点依赖于玻璃体凝胶的刚性及黏弹性。

4. 代谢作用　有主动转运机制存在，营养物质可从睫状体弥散到视网膜，并能将大量其他有机负离子向外转运，保持透明质酸的负离子环境。玻璃体内的代谢主要位于皮质部，玻璃体细胞可产生透明质酸。

5. 屏障作用　细胞和大分子不能侵入玻璃体（“排外”和分子筛作用）。大于150~200nm的物质也不能透过基底膜。它对维持玻璃体透明性和容积的稳定起保护作用，但也影响治疗用药进入眼内。

6. 其他作用　如正常玻璃体可含有新生血管或细胞增长的抑制因子，在离体实验中能抑制视网膜上皮或成纤维细胞的增殖。此外，由于玻璃体容积的不变性，故对眼内容积有一定调整作用。

三、玻璃体的病理

玻璃体的病理改变主要包括先天异常、变性及损伤等。

临床上常见的玻璃体先天异常有永存原始玻璃体增生症、先天性玻璃体囊肿等。

1. 玻璃体变性　随着年龄的增长，玻璃体有发生变性的倾向，主要表现为凝缩和液化，它是黏多糖解聚的结果。液化和凝缩是同时进行的，也就是在凝缩的部位密度增高，在液化的部位玻璃体结构解体，形成充以液体的光学空间。

玻璃体的皱缩常是玻璃体凝缩的进一步发展，多见于高度近视、葡萄膜炎、玻璃体积血、眼外伤及巩膜过度电凝或冷凝。此处的玻璃体常与视网膜粘连，易导致视网膜撕裂。液化与凝缩的玻璃体容易发生后脱离。本节仅介绍几种玻璃体变性及玻璃体后脱离：

(1) 老年性变性：在老年人，玻璃体常有不同程度的变性。主要变化是玻璃体正常结构破坏伴有液化和产生内源性混浊。多数主诉眼前有小黑点飘动，但无炎症病变或视力障碍，且很少或无进一步发展。

玻璃体老化是一种随年龄变化的退行性变性，它包括Cloquet管渐下移、玻璃体基底部向后伸展、渐进的液化以及萎缩性玻璃体后脱离。在老年人是渐进的液化发展到萎缩性后脱离。后极部因玻璃体脱离可产生“老年性环状混浊”，视盘附近小的环状混浊可能是玻璃体胶质从视盘边缘处脱离产生的结果。

(2) 近视性变性：高度近视眼的玻璃体变性与老年性变性相似，均是由于胶质的破坏、液化和内源性混浊的结果。液化多在后极部，胶质凝集常在玻璃体基底及前部。在晶状体后常可发现多数不规则纤维，结节状增厚，典型的方向是垂直方向，病理上无特征性变化，表现为点状、细丝状的凝固和少数细胞成分。

此外，尚有点状闪辉症、闪辉性玻璃体液化症及玻璃体淀粉变性症等。

2. 玻璃体脱离　为玻璃体皮质与周围组织（视网膜、睫状体、晶状体）之间分离。基底部前为前脱离，其底部后为后脱离，基底部者为基底部脱离。在后脱离中全部与视网膜分离者为完全脱离；部分地区脱离者为不完全脱离。

(1) 玻璃体后脱离：多见于正常的中老年人。在年轻人多见于近视眼。此外，葡萄膜炎、视网膜脉络膜炎、外伤及视网膜脉络膜变性也可产生，但不受年龄限制。

后脱离发生时，因对视网膜产生牵拉故可出现闪光感。合并黄斑水肿、出血、玻璃体混浊时，可有飞蚊症、视物变形及视力减退等症状。当牵拉减轻或解除，症状可减轻或消失。

裂隙灯显微镜检查可见点状、线状混浊，一般为凝缩的玻璃体纤维、玻璃体动脉残片及出血。另外，在相当视盘及黄斑前方的玻璃体中，可见后部玻璃体从视盘表面粘连处撕脱而造成的不正圆形环，亦称之为玻璃体后裂孔。这是玻璃体后脱离的证据。玻璃体发生后脱离后，在玻璃体腔后部，充满透明液体，裂隙灯下呈光学真空。

玻璃体后脱离的发病原因有二：一为玻璃体液化；二为玻璃体纤维网状结构的收缩。而重力和眼球运动只是一种诱发因素。

尽管60岁以上的人多发生玻璃体后脱离，但发生视网膜并发症的较少。由玻璃体后脱离诱发视网膜裂孔者占10%~15%，但以视网膜裂孔为基数统计，约80%的视网膜裂孔由后脱离诱发。后脱离有时尚可引起黄斑水肿、出血及视网膜前膜。

(2) 基底部玻璃体脱离：见于高度近视眼、外伤，前者脱离的玻璃体表面光滑，后者脱离的玻璃体表面不平有皱纹，且伴有视网膜和睫状上皮破裂，玻璃体皮质被撕裂时，可牵拉视网膜和睫状体上皮向下垂于玻璃体中。

(3) 玻璃体前脱离：较少见，可见于外伤，包括医源性玻璃体内注入时损伤、视网膜脱离、玻璃体收缩等，多合并基底部玻璃体脱离，裂隙灯下可见前部玻璃体皮质与晶状体、悬韧带分离的现象。

3. 玻璃体积血　不论何种原因造成的玻璃体积血，均可使屈光间质混浊，影响光线到达视网膜而损害视力。而且积血可使玻璃体本身发生变性，并对眼部组织产生严重破坏作用，导致永久性视功能障碍。

(1) 玻璃体积血的原因：任何原因引起的视网膜、葡萄膜出血和新生血管破裂，都可形成玻璃体积血。它可以于外伤或内眼手术后发生，也可因全身性血管或血液病，或于颅内蛛网膜下腔出血时发生，而更为常见的是眼本身疾病，主要的原因有：增殖性糖尿病性视网膜病变、视网膜中央静脉阻塞、视网膜静脉周围炎、视网膜裂孔、老年性黄斑变性、外伤。

此外，高血压视网膜病变和视网膜动脉硬化、镰刀状细胞病、Coats病及早产儿视网膜病变等也可发生玻璃体积血。

(2) 玻璃体积血的症状、转归及预后：少量的玻璃体积血时，患者可有飞蚊症，玻璃体积血前有对视网膜牵引或刺激性病变时，会有闪光感；出血量多，可出现自觉暗点及虹视症，大量玻璃体积血会严重影响视力直至光感消失。

少量的积血、前界膜下出血以及在液化玻璃体腔中的积血易于被吸收，使玻璃体恢复透明；大量的积血，尤其是侵入凝胶性玻璃体中的积血，则较难吸收；玻璃体内反复多次的积血最后可转化为致密的膜，同时有来自视网膜血管的新生血管长入，这些膜的收缩牵引可造成视网膜脱离、并发性白内障以至眼球萎缩。大量玻璃体积血后，不仅破坏血-房水屏障，而且变性红细胞进一步发展成血影细胞(ghost cell)，可阻塞小梁网导致眼压升高，形成血影细胞性青光眼。

4. 增殖性玻璃体视网膜病变　增殖性玻璃体视网膜病变(PVR)是一种由于病理性细胞在玻璃体后表面和视网膜内外两侧广泛增殖和收缩而形成视网膜前膜、视网膜下膜及横跨玻璃体腔的膜状病理改变。它可作为裂孔性视网膜脱离的并发症的原因，也是视网膜脱离复位手术失败的主要原因之一。

过去，不同学者基于对PVR不同认识曾给予不同的名称，如广泛性玻璃体收缩(MPR)、广泛性视网膜周围增殖(MPP)，也有称之为视网膜前膜(ERM)、黄斑皱褶(macular pucker)等十余种名称。1978年，国际视网膜学会命名委员会提出采用“增殖性玻璃体视网膜病变”的命名及临床分类分级法。采用PVR的名称强调此病理过程的增殖性特征，并指出其来源包括神经胶质细胞、视网膜色素上皮细胞、肌纤维母细胞及成纤维细胞样细胞、巨噬细胞和玻璃体细胞等。移行的细胞在视网膜的两面和玻璃体的后表面增殖，发展成膜，膜的收缩形成视网膜皱褶、固定及玻璃体膜变硬，最终导致牵引性视网膜脱离。上述过程中，细胞增殖起主要作用。而临床上，各病种间的不同表现是由于增殖的解剖部位不同和严重程度不同所致。

PVR的临床表现由膜的位置决定。玻璃体后表面的细胞增殖和收缩形成一层崩紧的经玻璃体腔的膜，通常位于赤道或赤道前。此膜经玻璃体牵拉仍附着视网膜的周边玻璃体，可使视网膜出现新的裂孔，或使已经手术封闭的裂孔再裂开。

视网膜内表面的膜收缩引起视网膜的扭曲或皱褶、裂孔的后缘翻转或卷曲，局限性视网膜前膜早期形成星状固定皱褶，随着病变扩展，引起视网膜全脱离，严重的视网膜扭曲及固定，可表现为漏斗样视网膜全脱离。

细胞增殖也可出现在视网膜外面(或视网膜下腔)，也称视网膜下膜或视网膜后纤维化。

临床上，在视网膜下可见树状纤维条索和环行膜样条索。这种条索可以从视网膜外层部分游离的细胞层卷曲而成。常见于视网膜脱离时间较长的患者。

值得注意的增殖过程中另一重要特征是PVR生物学时间进程。这在视网膜脱离后出现局限性视网膜前膜的眼内最易观察。如术后的黄斑皱褶，约在6周内视网膜前膜收缩造成的视网膜扭曲往往加重，而后前膜因胶原进一步分泌而逐渐明显，而视网膜扭曲看起来却保持不变。从临床观察得出增殖活动主要阶段在症状出现后持续4~6周，以后细胞增殖和收缩看起来相对静止。认识这种生物学活动时间进展的特征对制定治疗计划、选择手术时机是极有帮助的。伴有增殖性玻璃体视网膜病变和裂孔性视网膜脱离相类似，增殖型糖尿病性视网膜病变及眼外伤引起的玻璃体增殖最终也导致牵引性视网膜脱离。玻璃体内增殖条索有三种形式的牵引，均可导致视网膜脱离：①前后方向的牵引：即内后方视网膜面向玻璃体基底部延伸的玻璃体增殖膜或条索的牵引，或白内障手术切口及角膜裂伤处的玻璃体嵌顿(图13-2-7)。②切线方向牵引：主要由视网膜表面的膜增殖、收缩引起，临床上表现为视网膜血管的扭曲、出现皱纹，视网膜裂孔后缘的翻转，视网膜固定皱折、僵硬、缩短，甚至后极部发现漏斗状脱离(图13-2-8)。③向心性的横跨玻璃体腔的膜(图13-2-9)。

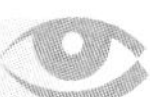

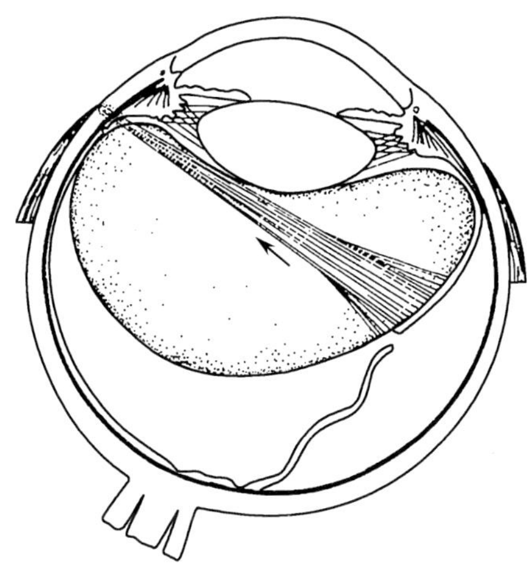

图 13-2-7　玻璃体条索的前后牵引

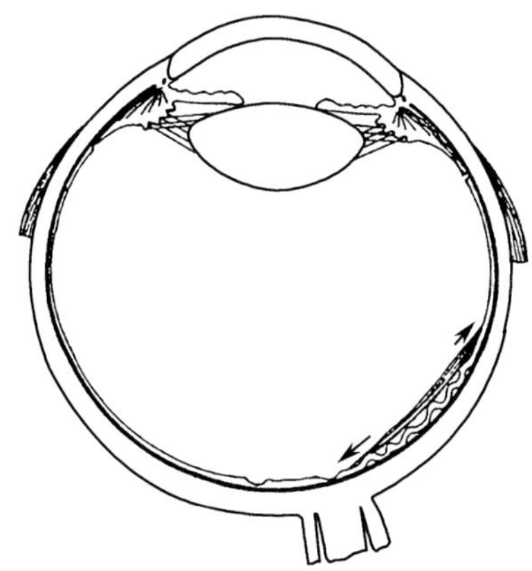

图 13-2-8　玻璃体条索的切线向牵引

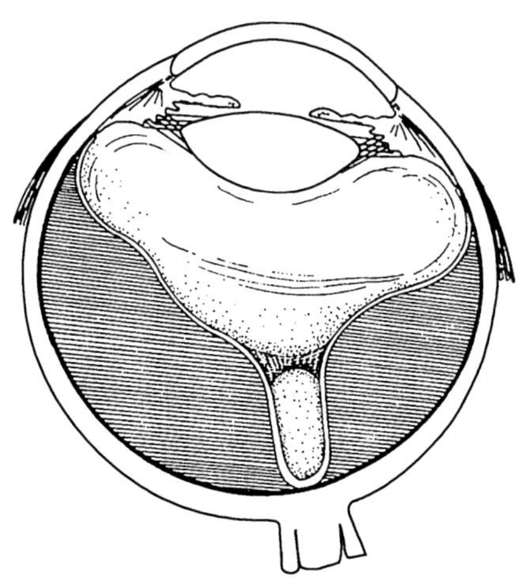

图 13-2-9　向心性的玻璃体膜

第三节　玻璃体手术的术前检查

术前检查对手术适应证的选择、手术方式的确定及手术效果的预测极为重要。

一、常规检查

1. 病史的询问　了解眼病的起因、发展和目前情况、主要症状及视力的变化、治疗经过，尤其了解前次手术的情况和有关全身性疾病资料。

2. 眼部检查

(1) 裂隙灯显微镜检查：瞳孔应充分散大，除作常规眼前段检查外可联合应用前置镜、接触镜及 Goldmann 三面镜，可观察玻璃体前段、后极及视网膜情况，必要时在三面镜上附上巩膜压迫器，可观察眼底周边部，锯齿缘等部位病变。

(2) 检眼镜检查：检查玻璃体疾患以间接检眼镜更佳，因其光亮度较强，可以穿过一定程度混浊的屈光间质，窥及眼底情况，且立体感较好。眼底检查时要注意视盘色泽、血管分布情况、视网膜玻璃体增殖变化和新生血管情况，并注意视网膜隆起的形态，裂孔的位置、大小、网格样变性区的范围及玻璃体牵引的程度，对眼外伤患者还要注意有无眼内异物存在及其位置。

二、超声波、OCT 及 UBM 检查

(一) B 型超声波扫描检查

超声波检查是从形态学对术前的玻璃体、视网膜状况进行初步探测，当玻璃体混浊、眼底不能窥见时，超声波检查能使眼科医师了解屈光间质混浊眼的内部形态及协助诊断。

1. 玻璃体的超声波诊断　主要在于判断玻璃体混浊的程度及其部位；玻璃体内有否条索、膜形成及其部位；有无视网膜脱离及玻璃体内有否异物存在及位置；是否有视网膜下及玻璃体腔的占位病变等。

(1) 玻璃体混浊及部位：当超声波的光点或光团充满整个玻璃体腔内，表示全玻璃体混浊；如果光点和光团在玻璃体腔的前段或后段，则分别表示前段玻璃体混浊和后段玻璃体混浊(图 13-3-1)。玻璃体混浊多数因积血或炎症所引起，两者均可以在玻璃体内形成弥散的团块状回声，这应结合临床作出鉴别；当玻璃体积血为不凝结的血块时，则超声波检查积血呈现暗区，积血的界面上可表现为厚的、光滑的膜样回声，可随患者的体位改变而改变。

(2) 玻璃体后脱离：完全后脱离呈与视网膜不相连的光带，后运动呈现绸缎样飘舞(图 13-3-2)。若玻璃体后界膜增厚，则光带增粗，后运动稍弱，有时可与视网膜相连，呈 V 字形，易与玻璃体混浊、脉络膜脱离与视网膜脱离声像相混淆。

(3) 玻璃体机化条索：呈现为粗细不均，较强直的光带，可与球壁相连，后运动较弱，有时也易与视网膜脱离相混淆。

2. 视网膜的超声波诊断　广泛的视网膜脱离呈现 V 形光带，后运动不强，光带后面往往呈现液性暗区，如视网膜脱离是由玻璃体条索牵引所致，则可见与牵引光带相连的反 V 字形的视网膜脱离光带(图 13-3-3)。若视网膜脱离仅局限在某一区域，则仅见片段带状的视网膜光带。

糖尿病性视网膜病变牵引性视网膜脱离主要有两种类型，一是帐篷样视网膜脱离(tent-like)，另一是平台样视网膜脱离(table-top)。超声波检查可帮助判断这两类脱离的类型。

永存原始玻璃体增生症(persistent hyperplastic primary

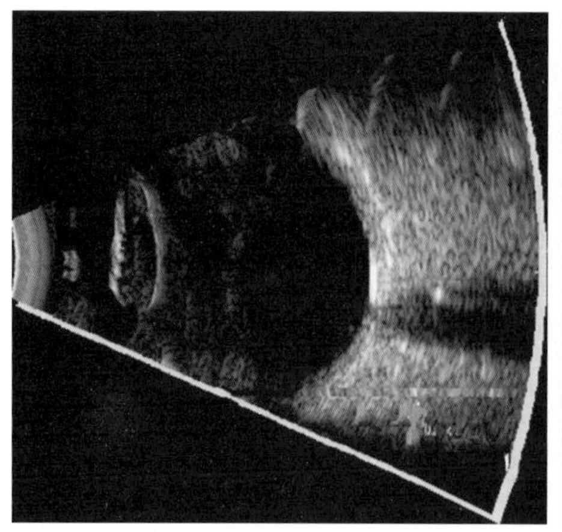

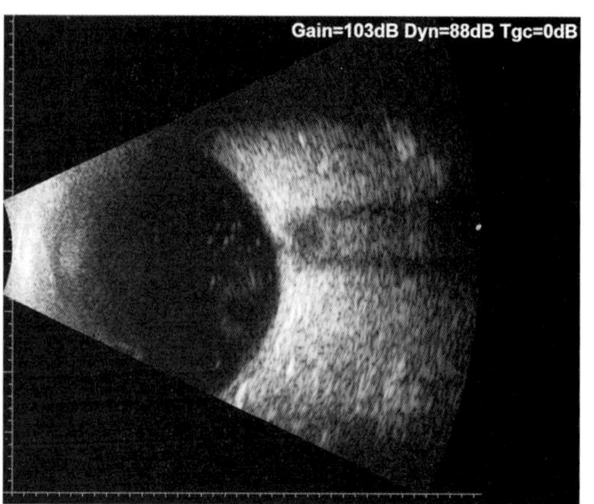

图 13-3-1

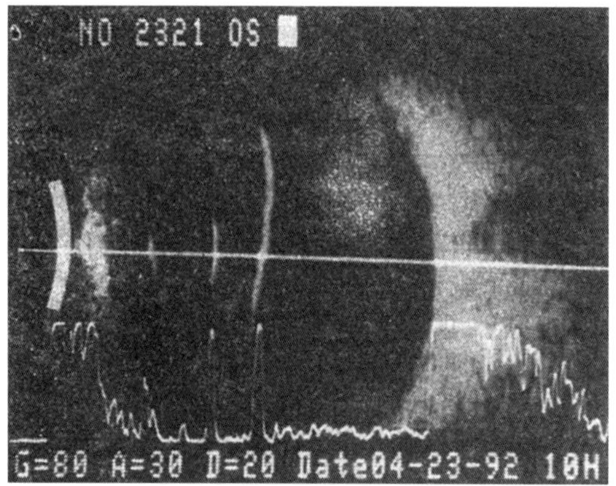

图 13-3-2 玻璃体后脱离

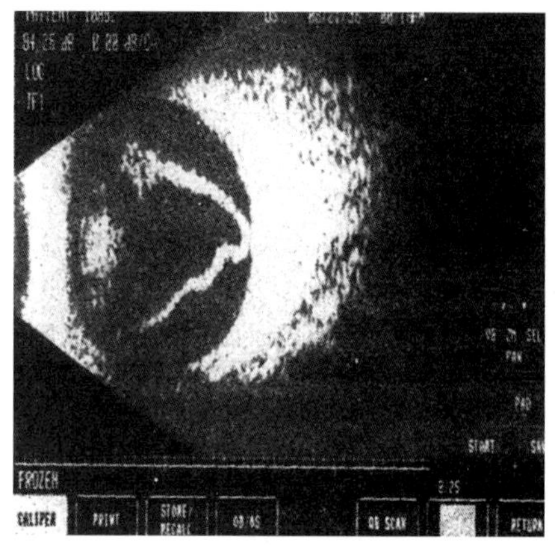

图 13-3-3 广泛的视网膜脱离呈 V 形光带

vitreous，PHPV）通常伴有小角膜及睫状突肥厚。超声波检查可见眼球较正常小，晶状体后囊不规则，晶状体较正常薄，晶状体视网膜之间有片状亮区为膜形成。也可见呈牵引性视网膜脱离的波形。PHPV 的超声波诊断应注意与视网膜皱襞相鉴别。

视网膜撕裂往往有牵引条索并存，B 型超声波检查可见粘连于视网膜撕裂瓣的强回声带并伴玻璃体条索回声带。

3. 脉络膜的超声诊断　脉络膜脱离较易与视网膜脱离及玻璃体内增殖膜相鉴别（表 13-3-1）。脉络膜脱离的超声波检查表现为眼周边部出现光滑的、厚的、圆顶样膜状物。当波及 360°范围时，呈现多个泡状隆起。当脉络膜脱离严重时，泡与泡之间连接，出现接吻征（kissing），泡状隆起可波及视盘边，但绝不波及视盘（图 13-3-4）。脉络膜脱离几乎没有后运动现象。

（二）光学相干断层成像（optical coherence tomography，OCT）检查

OCT 是一种高分辨率、非接触性的生物组织成像技术（图 13-3-5）。OCT 的基本工作原理是：把光束射到将要被成像的组织或标本上，光束被不同距离上的纤维结构反射，通过测量反射光的时间延迟，可以无创地测量组织或标本的纵向内部结构。在不同的横向位置上进行连续的纵向距离测量，然后把获得的信息显示为二维的横截面图像。OCT 经过 4 代的发展，已进入三维 OCT 的推广使用阶段。软件的发展赋予了机器更强大的图像分析处理能力，三维成像给人更直观的印象。

相比其他检查手段，OCT 的优势主要是能够获得接近病理切片分辨率的局部组织切面图像，因此 OCT 主要应用于黄斑部疾病的诊断以及视网膜神经纤维层分析排查青光眼，除此之外，OCT 对其他眼底及眼前段疾病的诊断也有

表 13-3-1 玻璃体、视网膜和脉络膜病变的超声诊断特性

病种	图形	定量	动态
视网膜脱离	光滑或皱折，开斗或闭斗，可起源于视盘	陡直的饱和峰波（包括上方锯齿缘）	中度运动或不运动
脉络膜脱离	光滑圆顶样不直接起源于视盘	陡直的饱和峰波、厚、可呈双峰波	轻微运动或不运动
玻璃体后脱离	光滑开斗，可粘于或不粘于视盘	不饱和波	明显运动或中度运动
眼内增殖膜	不光滑，可或闭斗，可粘于视盘	峰波饱和或不饱和，变化多样	中度运动严重者不运动

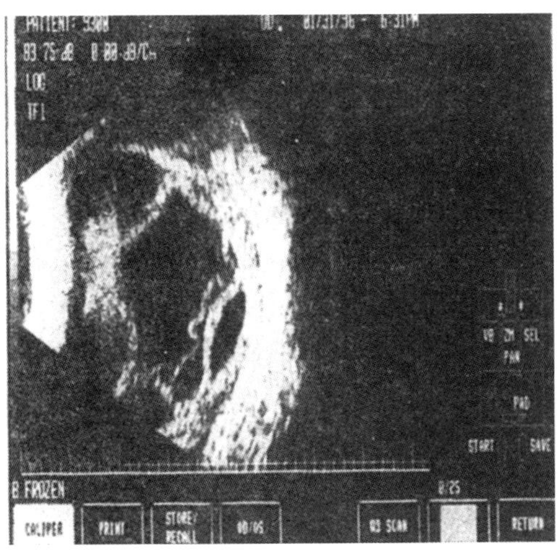

图 13-3-4 脉络膜脱离严重时出现的“接吻征”

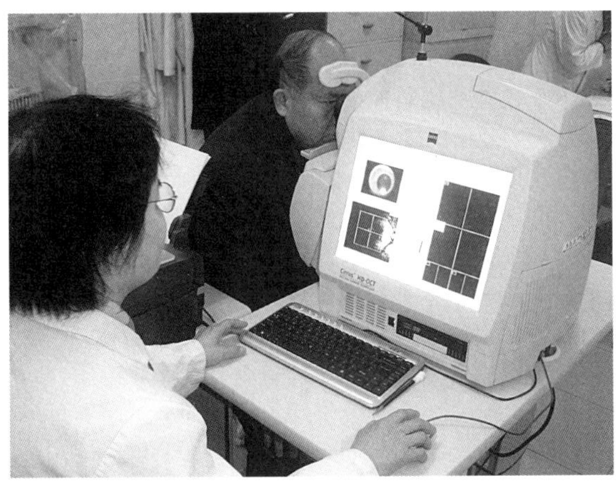

图 13-3-5 光学相干断层成像检查

帮助。

OCT 在玻璃体手术前主要应用于：

1. 黄斑裂孔和玻璃体黄斑牵引 特发性黄斑裂孔的 OCT 分期有 4 期，1 期黄斑孔又分 1a 和 1b，1a 期表现主要是中心凹变浅，1b 期为中心凹凹陷基本消失；2 期为全层裂孔，直径 <350μm；3 期是裂孔直径 >350μm，玻璃体不全后脱离；4 期是裂孔直径 >350μm，玻璃体完全后脱离。玻璃体黄斑牵引综合征的 OCT 图像表现为玻璃体不全后脱离，但中心凹处仍有玻璃体附着从而引起黄斑持续牵引，可继发黄斑囊肿、劈裂或裂孔形成。玻璃体术后通过 OCT 的对照可以客观地反映黄斑裂孔的解剖复位情况（图 13-3-6）。

2. 高度近视视网膜劈裂 OCT 显示高度近视继发的黄斑劈裂大部分发生在视网膜外层，表现为视网膜外层较宽的无反射区，中间可见柱状组织连接，视网膜色素上皮高反射带前可见中等反射光点。部分患者同时发生多处内外层劈裂。另外部分患者同时伴有玻璃不全后脱离黄斑牵引。高度近视继发的视网膜劈裂在检眼镜下常常呈黄斑裂孔样外观，但 OCT 扫描下却发现内界膜仍完整，OCT 对高度近视黄斑裂孔与黄斑劈裂之间的鉴别有重要意义。

3. 黄斑部视网膜前膜 黄斑前膜的 OCT 的共同特征是视网膜内层高反射光带。如伴有黄斑水肿，OCT 则表现

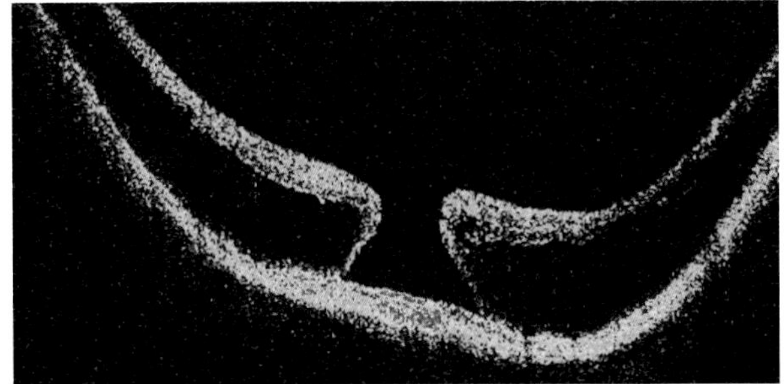

图 13-3-6

为中心凹变浅或消失，伴神经上皮下方暗区或神经上皮囊样改变；如有假性黄斑裂孔，OCT 则表现为黄斑裂孔样外观，但裂孔边缘锐利陡峭，周围视网膜厚度明显增加，中心凹厚度不变；如伴有板层黄斑裂孔，OCT 则表现为黄斑区裂孔样外观，且中心凹变浅。

4. 黄斑水肿 黄斑水肿见于多种视网膜血管阻塞性疾病及炎症性疾病，因明显影响术后视力恢复而受到临床的重视。以糖尿病视网膜病变为例，黄斑水肿的 OCT 表现主要有两种类型：第一是海绵状视网膜水肿，表现为广泛视网膜厚度增加并伴有视网膜神经上皮层间反射减低，低反射区扩大；第二是黄斑囊样水肿，表现为黄斑区视网膜层间囊样腔隙形成，轻者如蜂窝状，重者小囊腔可融合成大囊腔。OCT 记录手术前后黄斑水肿情况，是手术是否有效的重要依据。

（三）超声生物显微镜（ultrasound biomicroscopy，UBM）检查

1991 年，加拿大医师 Pavlin 利用高频超声设计了 UBM。UBM 的构成与传统 B 型超声相似，除频率较高外，实际上是数字扫描超声诊断装置。UBM 拥有近乎光学显微镜的分辨率（20~60μm），但提高分辨率的代价是穿透性的损失。目前常用的 UBM 探头频率为 50MHz，因为这个频率可以同时提供合理的分辨率和穿透性。UBM 因为具有实时、无创、高清晰度以及不受混浊角膜影响的特点，弥补了其他眼科检查设备的不足，能为眼前节疾病提供客观的形态学依据，所以在临床得到广泛应用（图 13-3-7）。

UBM 在玻璃体术前的主要应用：

1. 房角检查 传统的房角评价建立在房角镜的检查

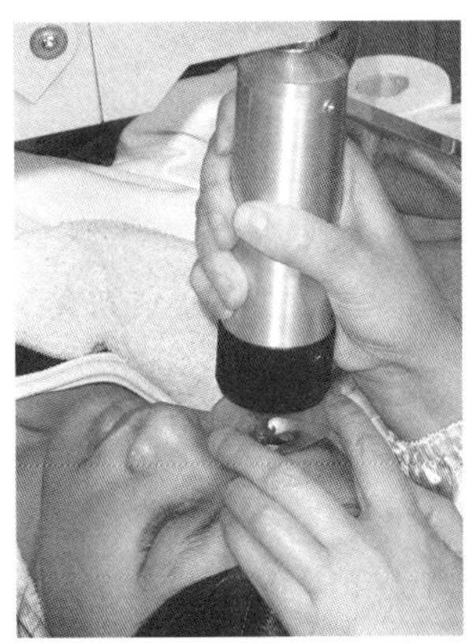

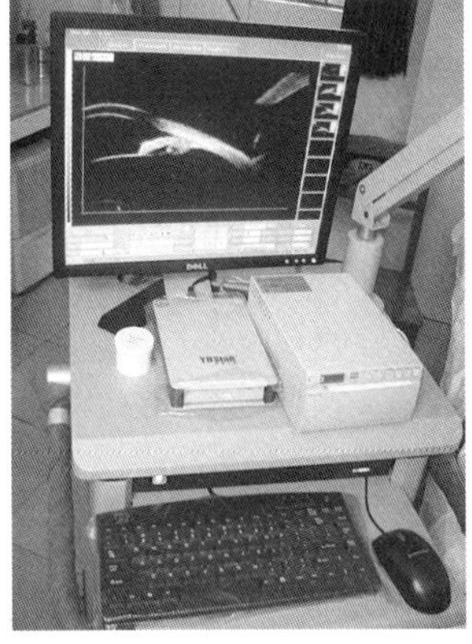

图 13-3-7

或病理解剖学基础上，UBM 作为一种新的检查技术，与房角镜相比各有优缺点。第一，两者判别周边虹膜的形态结果不一致，房角镜只能观察到虹膜表面，而 UBM 能观察到虹膜后表面的弧线，因此 UBM 较为准确。第二，两者对房角入口及虹膜根部附着位置的测量有较大差别，UBM 观察到的是自然状态下的房角，而房角镜检查受光线及机械压力干扰，房角状态已发生改变。第三，窄房角条件下对于房角顶点的判断，房角镜存在误差，静态条件下房角镜看不到后部小梁网和巩膜突，因此所获得的房角入口是假想的房角入口，通常比 UBM 观察到的房角入口大。第四，极窄房角下房角镜难以观察到房角深度，而 UBM 不受影响。两种检查方法的优缺点总结如下(表 13-3-2)：

表 13-3-2 UBM 与房角镜比较

UBM	房角镜
实时、无干扰	伴照明光及机械干扰
定量	半定量、定性
不受屈光间质透明度影响	受屈光间质透明度影响
仅能卧位检查	能卧位或坐位检查
不能提供色泽信息	可提供色泽信息

2. 对睫状体疾病的诊断　第一，有效筛查出其他检查难以发现的轻度睫状体脉络膜脱离，为玻璃体手术前治疗及手术方式的选择提供重要参考。第二，发现睫状体的占位性病变，如睫状体囊肿或睫状体肿瘤。第三，为恶性青光眼的诊断提供客观依据。其 UBM 表现为晶状体虹膜隔前移，瞳孔阻滞，睫状体肿胀，部分患者有睫状体上腔渗液。第四，UBM 对中间葡萄膜炎的早期诊断有重要作用。典型的 UBM 表现为睫状体水肿，某些切面呈现“雪堤样”回声。第五，可发现睫状体肿大、萎缩或发育不良。

三、玻璃体视网膜术前视功能检查

对于屈光媒质混浊的眼睛，进行视功能的评价是很重要的，而玻璃体混浊的患者往往看不到眼底，故更显得必要。临床医师全面准确地评价这类患者的视功能，可以从以下几方面进行。

1. 临床检查　首先要详细检查患者的视力、屈光状态及矫正视力。此外，比较重要的还有瞳孔的对光反射，直接对光反射的消失是视网膜或视路严重损害的有效指标。例如，黄斑区正常的患者，即使有广泛的视网膜损害，也仍可保持灵敏的瞳孔反射。而且瞳孔对光反射也受虹膜本身状态的影响，在外伤或炎症粘连患者，常受到限制。另外在老年人和糖尿病患者，瞳孔的对光反射往往不明显。

2. 心理物理学检查

(1) 光定位检查：粗略反映周边部视网膜功能和视路损害。然而这种检查在屈光间质混浊较致密时，往往不能正确反映眼的视功能，尤其是对于玻璃体积血的患者。

(2) 激光视网膜视力：其原理是在视网膜上用两条光束产生干涉条纹。Green 发现 Snellen 视力表的视力和激光视网膜视力之间有着线性关系，有很多研究者发现激光视网膜视力与 Snellen 视力表的视力比较，相对受屈光间质混浊程度、屈光不正、角膜面不规则、光感受器的空间定位等影响小。

(3) 黄斑光阈值测定：应用 Humphrey 自动视野分析仪，测定黄斑区的光阈值，对玻璃体混浊患者其光阈值明显升高，这种升高在黄斑区是较均一的等级的改变，不同于黄斑病变等变化为非均一的，并通过计算机可获得黄斑区光阈值三维图像，较全面反映黄斑光阈值变化的情况。

(4) 对比敏感度：通常用于青光眼和视神经疾患的早期检查，在屈光间质混浊方面，也有不少应用。屈光媒质混浊的患者，由于混浊的不均匀，也增加了眩光的影响，故可以通过测定眩光敏感度(glare sensitivity，GS)来估价视功能。Elliott(1989) 发现在 10.6CPD、4CPD 和 2CPD 处，对比敏感度与视力显著相关，在 1CPD 处对比敏感度与视力无相关。也有作者发现，屈光间质混浊可以使 GS 上升，视神经病变并不能使 GS 上升。

另外潜视力仪(potential acuity meter)通过投射 Snellen 视力表在视网膜上来检查视网膜视力。同激光视网膜视力一样，在屈光媒质不完全混浊时，可以对视力进行预测，但当混浊比较浓厚时，易出现假阴性结果。

以上检查都属心理物理学的范畴，都要依靠患者的辨别和带有主观性的缺点，准确判定患者的视功能，可使用客观的方法即电生理检查。能对视功能进行直接测定，在视功能评价方面，具有不可代替的作用，是最为有力的说明。

3. 视觉电生理检查　近年来随着检测方法的改进，电生理检查越来越多地应用于屈光媒质混浊眼的视功能评价，它是评价眼部视功能、监测疗效最客观的指标。

通常应用于眼科的电生理检查有视网膜电图(electroretinogram，ERG)、视觉诱发电位(visual evoked potential，VEP)和眼电图(electrooculogram，EOG)等。较多应用的有 ERG 和 VEP。其中，闪光 ERG 和闪光 VEP 在屈光媒质混浊眼的视功能评价方面应用得最为广泛。

对眼屈光间质混浊的患者，常需要检查视锥细胞功能、黄斑部功能和视神经有无病变，来判断手术疗效及预后。

(1) ERG 对屈光媒质混浊眼视功能的评价：对视锥细胞的功能评价，可以在明适应的条件下，记录单次标准闪光的反应来判断，当屈光媒质混浊还不是十分严重的情况下，b 波振幅正常或轻度降低，一般玻璃体视网膜手术后的效果较好，如果 b 波振幅中度或重度降低，或潜伏期延迟，则表明视网膜受损严重，手术预后较差。近年来，由于计算机平均技术的引入，使得稳态诱发反应的记录和分析较为准确快捷，因此也可以在 5~10ftL 持续背景光照明条件下，通过记录 30Hz 标准闪光 ERG 来分析。目前已认识到玻璃体混浊所致 ERG 的变化与病种有关，如外伤性的、葡萄膜炎及老年黄斑变性所致玻璃体混浊或出血，ERG 反应多数较差，手术预后不佳，而静脉周围炎等，ERG 反应多数较好，术后视功能恢复也较好。尽管 ERG 能反映视锥细胞的功能，但是对黄斑的功能评价却受限制。黄斑中心凹对视力的影响极为重要，然而仅占视网膜约 5% 的黄斑中心凹部位仅含有视锥细胞总数的 1.5%，即使视锥细胞的功能下降 10%，ERG 也不会出现明显的改变，因此局限于黄斑中心凹的损害，例如黄斑囊样水肿、早期的营养不良、早期老年黄斑变性等通过 ERG 就不一定能够检查出来，而对于较明显的黄斑部异常，如黄斑盘状变性、近视性黄斑变性，明视

ERG 则会出现降低。单次闪光 ERG 在玻璃体积血极为严重的患者有时记录不到。有作者对 194 名眼外伤患者术前测定 ERG,发现 ERG 是术后视力最有效的视力预测指标。对于糖尿病患者,分析 ERG 时除了考虑屈光间质混浊的影响,还必须注意视网膜是否曾受过光凝治疗,视网膜光凝可以使闪光 ERG 的振幅降低,a 波和 b 波的比值也会减少甚至颠倒。但潜伏期是否延迟则有争议。玻璃体腔内充填塞物如硅油、惰性气体等时难以记录到 ERG 的反应,这主要是由于这些物质的绝缘效应引起,是否对视网膜有毒性作用仍需进一步研究。通常在视神经受损的情况下,闪光 ERG 可能正常,因为闪光 ERG 不同于图形 ERG,它并不起源于神经节细胞,只要光感受细胞、双极细胞及周围结构正常,就可以得到正常的 ERG。所以,单纯用 ERG 仅能评价屈光间质混浊眼的视网膜的视功能状况。

(2) VEP 对屈光间质混浊眼视功能的评价:视觉诱发电位主要用来评价视网膜黄斑部和视神经的功能。其中图形诱发的反应即图形 VEP(PVEP)对于屈光间质混浊不十分严重、尚能辨认图形,而且可以看到一部分眼底的患者比较适宜。因为在中枢视觉系统的信息处理过程中,用有适当方向的棒状或条状光或者有锐利边缘的光刺激视觉皮层最理想。如果使用闪光刺激诱发的 VEP 或 ERG 判断检查结果和视力的关系就显得比较粗略。然而当屈光媒质混浊比较明显,首选是闪光刺激诱发的 VEP,即使这时使用图形刺激,得到的反应也只是单纯光刺激的结果。使用光刺激诱发的反应,通常分为单次闪光刺激诱发的闪光 VEP(FVEP)和多次闪光刺激诱发的稳态闪烁光 VEP(steady-state flicker VEP)。单次闪光 VEP 常因波形和潜伏期的正常值变异过大及假阴性率较高而使其应用受限。当刺激的频率高于 8Hz 或刺激间隔少于 125 毫秒时,同时扫描时间是刺激间隔期的几倍长时,则能记录到稳态 VEP,稳态闪光 VEP 能弥补视力严重损害患者进行图形 VEP 检查时不能辨认目标的缺陷,也适用于图形 VEP 检查不合作的患者。闪烁光 VEP 主要反映视网膜中央 6°~12°的功能。

黄斑部和视神经的损害都可以引起其振幅降低。闪烁光 VEP 常使用的刺激频率是 10Hz、20Hz 及 30Hz,有报道认为 10Hz VEP 的振幅受黄斑部的影响较大,而 20Hz 和 30Hz VEP 更受视路完整性的影响。对稳态 VEP 的分析,借助于计算机,提取各次谐波,测量谐波的幅值及相位。玻璃体混浊眼或白内障眼,术前稳态 FVEP 正常或轻度下降,多数术后视力可达到 0.4 以上。稳态 FVEP 其操作简单,不必散瞳,省时准确,越来越多地被推广应用。

联合使用 ERG 和 VEP 对玻璃体混浊的患者进行检查优越于任何一种单一的检查。可以得到更多的有关视功能的信息。联合使用闪烁光 ERG 和闪烁光 VEP 的方法,不仅独到地阐明所得波形的特征值(振幅和相位)的意义,而且对于术后视力预测能在更准确的范围。

因此联合应用闪烁光 VEP 和 ERG 可以对黄斑部有损害的患者进行视神经功能评价。因而全面评价屈光间质混浊眼的视功能,ERG 和 VEP 的联合检查具有任何单一检查不可比拟的优越性。

第四节 闭合式玻璃体手术适应证

随着眼科检测方法现代化的发展对玻璃体的解剖、生理、病理的知识进一步丰富,以及手术器械的不断改进,玻璃体手术的适应证也日益扩大。前段玻璃体手术已在白内障、虹膜、青光眼各章节介绍,请参见有关各章节。本节重点介绍后段玻璃体手术的适应证。

1. 玻璃体混浊 玻璃体混浊可由出血、炎症、变性或先天性眼病引起。恢复其屈光间质的透明性,改善视功能以及预防某些并发症,是玻璃体手术的最佳适应证。

(1) 玻璃体积血:玻璃体积血不仅造成屈光间质混浊而影响视力,而且出血后的机化、增殖、牵拉可造成视网膜脱离而损害整个眼球。出血的原因很多,可由眼部本身病变、全身性疾病、甚至头颅外伤蛛网膜下腔出血等引起,常见原因如下:①增殖型糖尿病性视网膜病变;②视网膜静脉阻塞;③老年黄斑变性;④ Eales 病;⑤视网膜裂孔;⑥视网膜血管炎或 Coats 病;⑦眼外伤病;⑧高血压性视网膜病变等。

(2) 炎症性混浊:包括葡萄膜炎性玻璃体混浊,或细菌性、真菌性、寄生虫性、晶状体溶解性眼内炎所致的玻璃体混浊。

(3) 玻璃体变性:如淀粉样或结晶样玻璃体变性,严重影响视力。

(4) 先天性眼病变:如永存原始玻璃体增生症。

2. 视网膜脱离

(1) 屈光媒质混浊、瞳孔不能散大的视网膜脱离。

(2) 伴增殖性玻璃体视网膜病变的视网膜脱离。

(3) 后缘翻转巨大裂孔性视网膜脱离。

(4) 黄斑裂孔性视网膜脱离。

(5) 后极部裂孔性视网膜脱离。

上述类型的视网膜脱离不能用巩膜扣带术治愈,而玻璃体手术为其提供了理想的、合乎逻辑的、有效的治疗手段,其作用在于:①增进眼底的可见度,便于发现裂孔,并能改善术后视力;②解除玻璃体对视网膜的前段和后段的牵拉,松解视网膜固定皱褶,恢复视网膜的活动性,为其复位提供可能性;③形成玻璃体内的液体腔,提供气体、液体、硅油交换等眼内填充、眼内排液的可能性;④提供眼内操作,如:膜剥离、条索剪切、眼内冷凝、电凝、光凝、视网膜切开、切除等操作的可能性。

必要时,视网膜脱离的玻璃体手术,可与硅胶外垫压或环扎术联合应用。

3. 增殖性糖尿病视网膜病变 随着糖尿病的高患病率,糖尿病视网膜病变需要行玻璃体手术的患者越来越多,其主要指征有:

(1) 糖尿病视网膜病变所致的玻璃体积血:反复出血 2 次以上,影响激光治疗者;大量的视网膜前出血;伴有明显牵拉玻璃体视网膜的积血;伴有视网膜脱离的玻璃体积血;严重玻璃体积血估计短期不能吸收者;出血 3 个月不吸收者。

(2) 明显的增殖膜形成。

(3) Ⅵ期增殖性糖尿病视网膜病变。

(4) 明显的糖尿病黄斑病变。

4. 黄斑部病变(见第十四章)

5. 严重眼外伤玻璃体手术　处理严重眼外伤,其目的在于:去除混浊的屈光间质及脱位到玻璃体腔的晶状体,直视下取出眼内异物,松解及切除增殖性玻璃体膜,处理牵引性视网膜脱离,切除眼内炎症病灶,控制眼内炎。

(1) 外伤性白内障或外伤性晶状体脱位:在切除破裂、混浊或脱位晶状体同时,切除前段玻璃体以防止并发症。

(2) 外伤性玻璃体积血:原则上应早期进行玻璃体手术;特别是眼球穿破伤所致的玻璃体积血,则应尽早手术。

(3) 外伤性增殖性玻璃体机化物所致的牵引性视网膜脱离。

(4) 眼内非磁性异物(见第十八章"眼外伤手术")。

(5) 外伤性眼内炎(见第十八章"眼外伤手术")。

6. 眼内炎　不论感染性或非感染性、内源性或外源性、或是眼科手术后的眼内炎症,不论儿童或成年的葡萄膜炎等,所有这些均是玻璃体手术的最佳适应证。玻璃体手术的作用在于:①清除玻璃体腔内的炎症病灶;②术中取标本作病理活检或作病原体培养检查,明确诊断;③可作玻璃体腔内抗生素灌注;④消除紊乱的玻璃体组织结构,增进屈光间质的透明度,改善视力;⑤减少白内障、视网膜脱离、眼球萎缩等并发症的可能性。

7. 其他

(1) 某些先天性眼病,如:未成熟儿视网膜病变等。

(2) 眼内寄生虫。

(3) 玻璃体活体组织检查。

第五节　玻璃体手术的操作技术

一、玻璃体手术的常规操作

1. 麻醉　多数手术可在局部麻醉下进行,按常规作球后麻醉和面神经阻滞麻醉,所用药物及方法同一般内眼手术。小儿可采用基础麻醉加局部麻醉。

2. 先在术眼表面贴外科手术薄膜,在睑裂处剪开薄膜后置开睑器开睑。

3. 球结膜切口　玻璃体手术的球结膜切口,有以下两种方式:

(1) 在巩膜切口的部位角膜缘处或距角膜缘 2mm 处作 180°的不完全环形球结膜切口,适用于不需做巩膜环扎的玻璃体手术[图 13-5-1(1)]。

(2) L 形或 T 形球结膜切口。在鼻上、颞上及颞下方准备做巩膜切口的部位,做三个 L 形球结膜切口[图 13-5-1(2)]。

如果同时联合巩膜外视网膜复位术,则宜作沿角膜缘的 360°环状切开,于鼻上及颞下相对应处放射状切开[图 13-5-1(3)]。

选择在角膜缘后 2mm 处切开球结膜的优点是:①血液不易渗入角膜接触镜下;②缝合后的球结膜切口闭合好,巩膜外加压物和巩膜切口缝线均不易暴露;③术后不会出现球结膜覆盖到角膜上;④术后容易戴软性角膜接触镜。

4. 巩膜切口

(1) 经睫状体平坦部作三管式玻璃体切割术的三个巩膜切口分别在颞上、颞下和鼻上象限。

(2) 成人的巩膜切口一般距角膜缘 3.5~4mm,小儿的巩膜切口位于角膜缘后 2.5~3mm。切口过前或过后可能导致损伤晶状体、视网膜或眼内出血。若为无晶状体眼或作晶状体切除术,则巩膜切口可适当靠前(图 13-5-2)。

(3) 巩膜切口的方向一般与角膜缘平行,常用刀宽为 1.4mm 的特殊玻璃体手术巩膜穿刺刀(Greaf 刀),其刀腹和切开巩膜切口的长度,正好与直径为 0.89mm 的玻璃体切除刀头、导光纤维照明头及眼内手术器械的大小一致。切口过小可能使手术器械进入玻璃体腔困难,而且强行进出有可能导致术后视网膜锯齿缘断离。切口过大眼球不能在密闭状态下手术,常因眼压过低导致出血、脉络膜脱离、视网膜脱离等并发症。进刀的方向必须朝向眼球的中心,直至经瞳孔看到巩膜刀尖为止。

(4) 颞下象限的巩膜切口一般安置灌注导管,鼻上及颞上巩膜切口分别为导光纤维及切割刀的入口,两切口相距约为 150°,这样有利于切除上方周边玻璃体。

(5) 巩膜切口预置及关闭切口的缝线采用 6-0 或 7-0 可吸收缝线较好,过细的缝线不能牢固固定灌注导管头,过粗的缝线术后可能引起异物感或排斥反应(图 13-5-3、图 13-5-4)。

二、灌注导管头的放置与选择

1. 一般在颞下象限巩膜切口处放置灌注导管,根据患眼的需要可选择长度为 2.5mm、4mm、6mm 不同型号灌注导

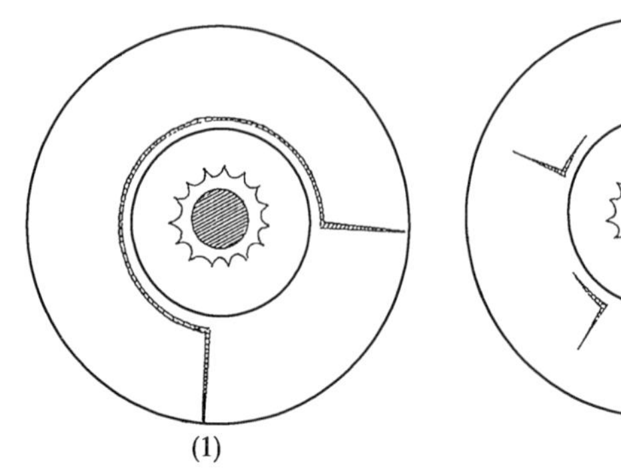
(1)

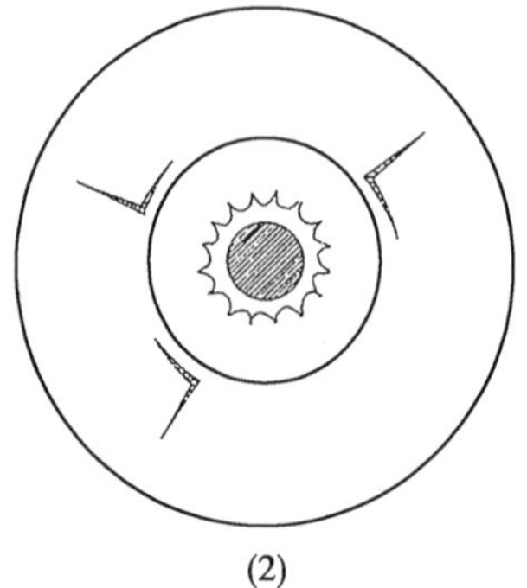
(2)

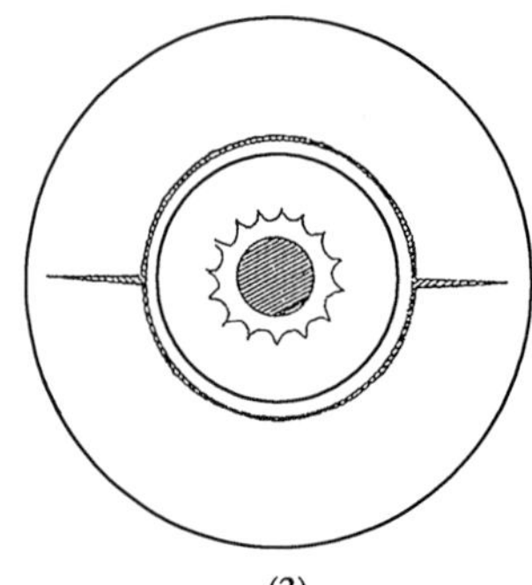
(3)

图 13-5-1　球结膜切口形式

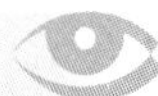

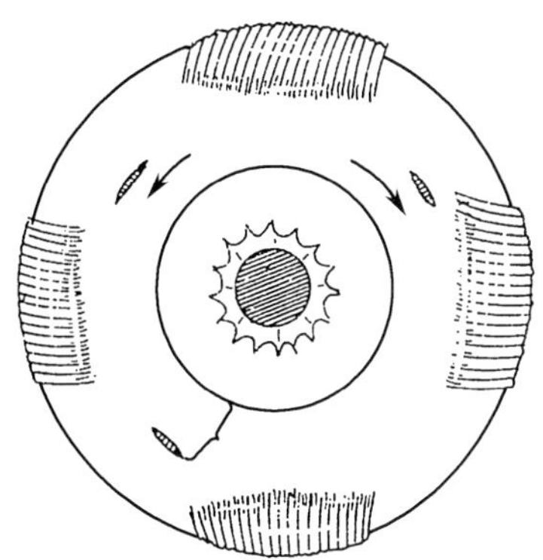

图 13-5-2　巩膜切口

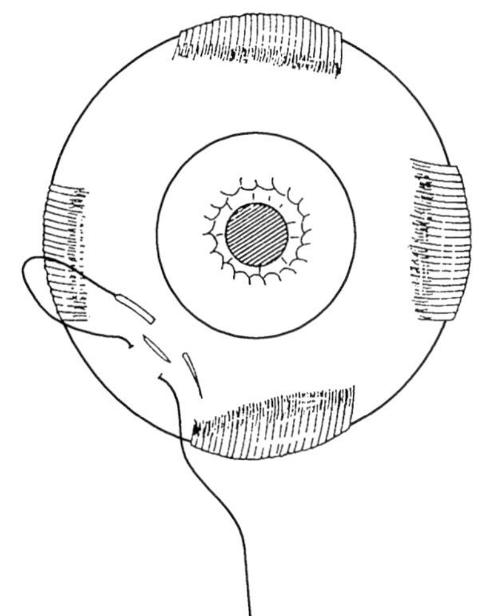

图 13-5-3　预置固定灌注管头的缝线

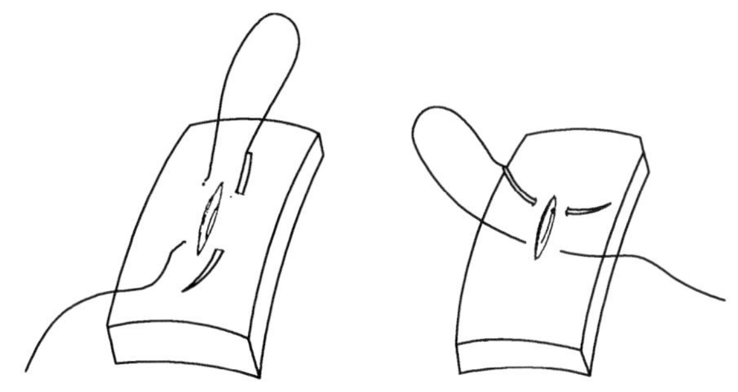

图 13-5-4　固定灌注导管的巩膜缝线宽度与巩膜切口的长度一致

管头，巩膜切口靠前的有晶状体眼者，可选用短针头；对巩膜切口靠后的无晶状体眼或玻璃体混浊浓密、估计睫状体较厚者可选用较长灌注导管头（图 13-5-5），一般常用 4mm 的灌注管。

2. 在巩膜切口的两侧预置巩膜切口固定缝线后，置入灌注导管头必须通畅，一定见到灌注导管的尖端真正进入玻璃体腔内，用预置缝线固定灌注导管后，才开始向眼内灌注。若其尖端被睫状体或睫状膜阻挡，则可用进入切口的玻璃体切割头或导光纤维将其推开（图 13-5-6），但如为有晶状体眼，该动作较易损伤晶状体，故最好退出灌注管，用巩膜刀再次穿刺后，重新安装或改用较长的灌注管。

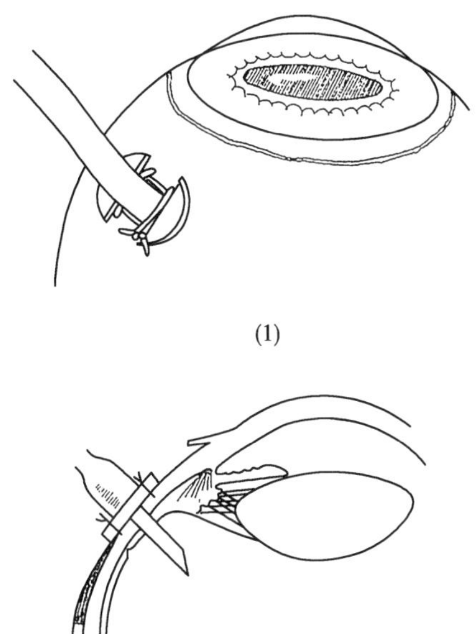

(1)

(2)

图 13-5-5　灌注管头的放置

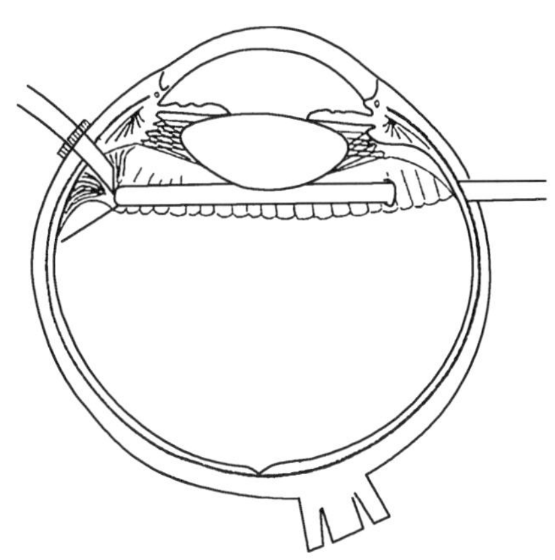

图 13-5-6　以导光纤维协助灌注导管头的进入

三、眼内灌注液的选择与应用

闭合式玻璃体手术是一个集眼内灌注、抽吸、切割、照明为一体的手术。灌注与抽吸保持动态平衡能维持一定的眼压，有利手术的进行。被切除的玻璃体必需有灌注液填充，但灌注液绝非人工玻璃体，是一种玻璃体的代替品。常用的灌注液有以下几种：生理盐水、林格液、葡萄糖 - 碳酸氢钠 - 林格液（平衡盐溶液，BSS）和谷胱甘肽 - 碳酸氢钠 - 林格液（GBR），临床常用平衡盐溶液。如无禁忌证，灌注液可以加入适量的肾上腺素、抗生素、激素。若为眼内炎症，灌注液中可加入规定浓度的抗生素（见第十八章第五节眼内炎有关部分）。

四、眼内照明与观察

闭合式玻璃体手术是一种眼内显微手术，必须在手术显微镜下和眼内导光纤维照明下观察进行。如进行后部玻璃体手术，必须加用角膜接触镜（图 13-5-7）。周边眼底观察则用带斜面的接触镜（图 13-5-8）。

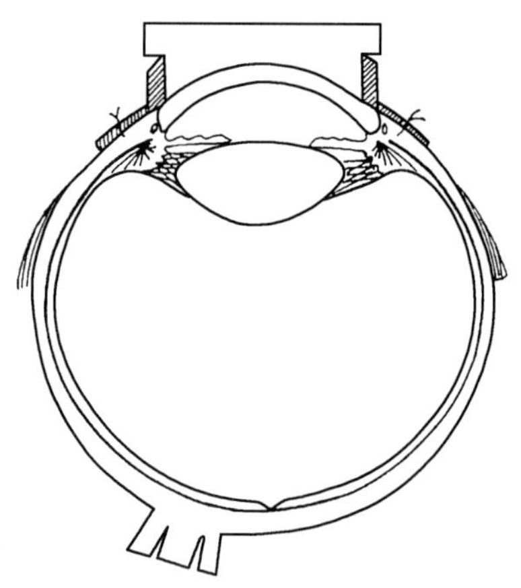

图 13-5-7　装置金属环固定的角膜接触镜

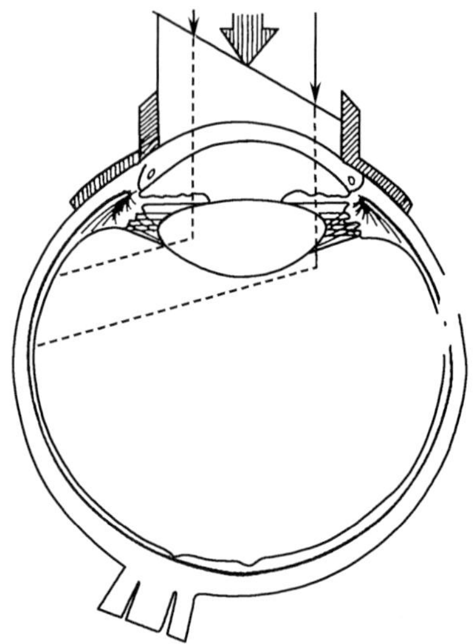

图 13-5-8　带斜面接触镜观察周边部眼底

1. 手术显微镜的应用　进行玻璃体手术的术者具有一个良好的立体感觉和适当放大倍数的主刀镜，这对靠近晶状体后囊和进行视网膜前及下手术时尤为重要。手术显微镜的脚踏开关必须有能控制手术显微镜的 X-Y 轴控制杆，同时要具有可以调焦和调倍的功能，最好配备能同时连接眼内光凝的装置。

2. 导光纤维的眼内照明是手术不可缺少的部分，不但可避免各临界面的反射光，获得清晰照明。导光纤维必须是冷光源，照明亮度要能调节，一般照明亮度为 500lx，不能过高以免损伤视网膜。如导光纤维头联合膜剥离术装置，使一手多用可更满意地完成眼内操作的要求。

为达到最佳的玻璃体切除效果，应用最理想的照明方式：

(1) 直接照明：光束直接照在器械前端的功能部分，以便获得最好亮度。这种照明方式用于切除浓厚的玻璃体积血、剪除玻璃体条索或膜状组织及在视网膜前操作时。

(2) 间接照明：借助侧方的弥散光对被手术的组织照明。主要用于辨认较透明的玻璃体及半透明的增殖膜等。

(3) 后部反光照明：光束照射于被操作组织方向的视网膜上，借助其反射光进行照明切口，此法用于辨认透明或半透明的组织特别有用(图 13-5-9)。

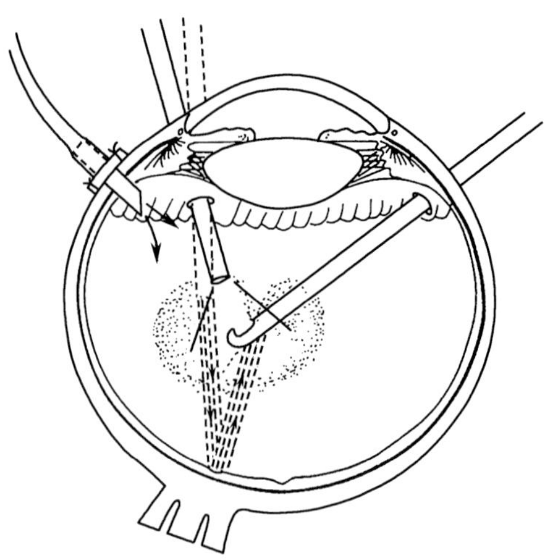

图 13-5-9　导光纤维的眼内照明

3. 吊顶灯　它的优势在于复杂的玻璃体视网膜手术可以进行双手操作，譬如糖尿病视网膜病变术中电凝止血，视网膜前或视网膜下增殖膜的剥除，周边部视网膜光凝或基底部前段玻璃体增殖的清除等，从而减少了对手术助手的依赖。传统的玻璃体手术是一手照明、一手操作。部分手术医师利用导光纤维辅助剥除增殖膜，就是双手操作的雏形。在复杂的增殖性玻璃体视网膜病变手术操作中，如果能进行真正的双手操作，就可以大大提高手术的效率，缩短手术时间，并提高安全性。通过第四通道进行眼内照明或研制复合有眼内照明功能的多功能眼内器械就是解决双手操作的办法。

五、玻璃体手术器械进入眼内方法

玻璃体器械进入眼内部分最大的直径为 0.89mm，与 1.4mm 宽巩膜刀所作的巩膜切口形成的孔径相一致，从而保证术中切口不出现渗漏。但不同的手术器械其前端的形状各异，为避免器械进入切口时引起眼组织损伤，必须正确掌握各种器械进入切口的方法。

1. 顶端齐平的器械如眼内导光纤维及眼内磁棒等，其前端齐平，呈小圆柱体，进入切口时，先将前端向切口垂直方向倾斜 45°，让顶端的部分圆柱先进入切口，使切口部分开放[图 13-5-10(1)]。接着以进入切口的顶端部分作为支点，使器械前端转动 90°，令切口完全张开，器械前端同时完全进入切口[图 13-5-10(2)]。最后通过令器械自转逐渐进入眼内。

2. 顶端圆钝的器械(如玻璃体切割头)其顶端圆钝部分较易进入切口，但切割口的朝向在进入和退出切口时，必须与切口的长轴方向相一致，以减少对葡萄膜和玻璃体基底部的损伤(图 13-5-11)。

3. 前端成角弯曲的器械常见的有玻璃体剪、视网膜镊、异物镊和铲等。它们进入切口的方法如下：先将玻璃体剪及视网膜镊或眼内异物镊前端的两叶闭合，然后让器械的尖端与切口呈垂直方向进入眼内。当器械的前端弯曲部分完全进入切口后，再让器械的杆部与切口呈垂直方向向眼内往复旋转的同时缓慢推进，以便器械成角弯曲的部分在玻璃体腔内作轻度来回摆动前进，减少对眼内玻璃体条索或增殖膜的牵引(图 13-5-12)。

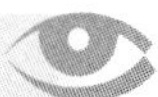

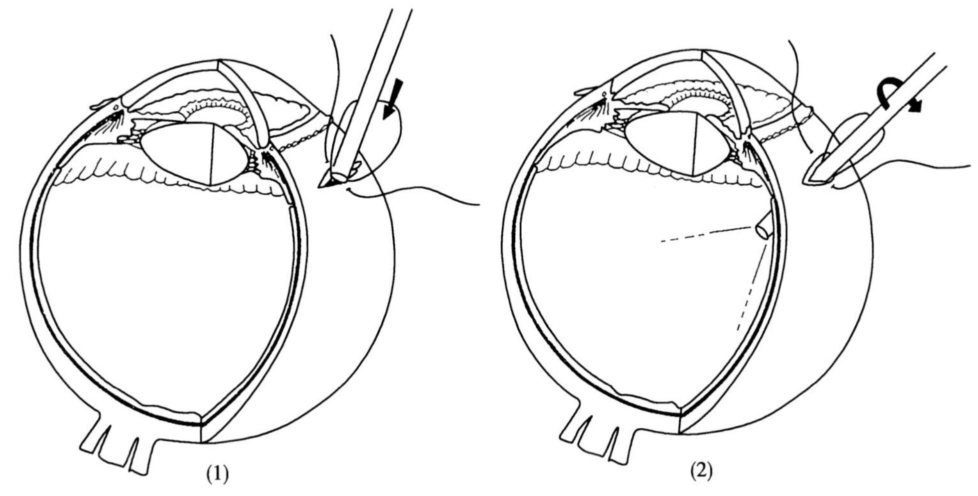

图 13-5-10 顶端充平的器械进入眼内方法

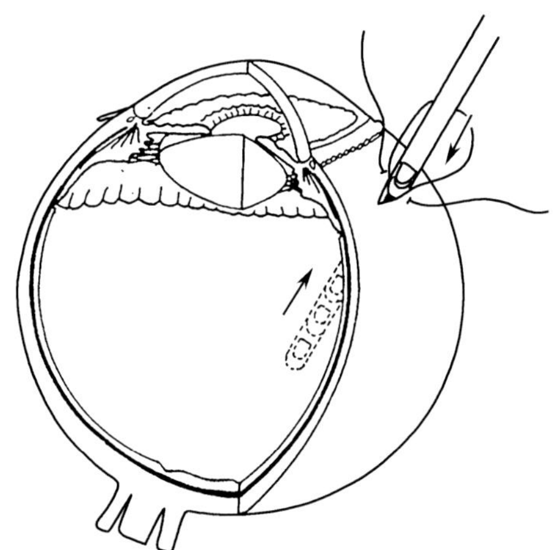

图 13-5-11 顶端圆钝的器械进入眼内的方法

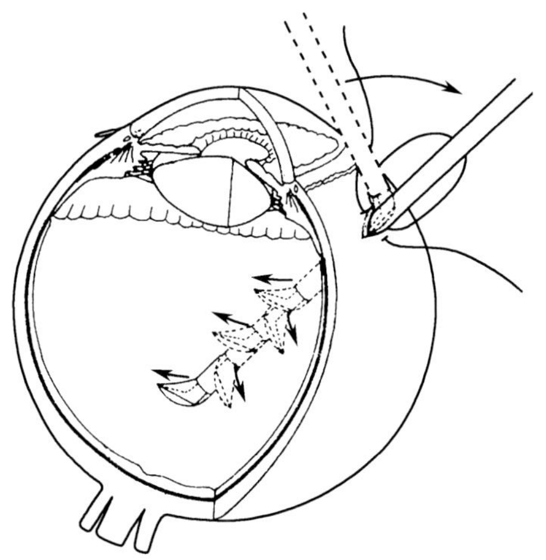

图 13-5-12 前端弯曲的器械进入眼内的方法

六、玻璃体切除的操作

切割头插入方向应朝向玻璃体腔中央，必须在导光纤维照明下进行。切除玻璃体的顺序通常是先切除前部玻璃体，然后是中部与后部玻璃体，并吸除玻璃体后间隙的积血，接着切除脱离的玻璃体后皮质、周边部玻璃体及玻璃体基底部。切除混浊的玻璃体时，先作中心部局部切除，即先切除视轴区，然后在中央偏下方切除混浊玻璃体的后界膜，待观察到视网膜后再扩大切除范围。切割时，切割频率一般为400~800次/分，最大抽吸负压为26.6~33.2kPa(200~250mmHg)；如靠近视网膜，则切割率提高到800次/分以上，负压减为13.3~20kPa(100~150mmHg)。

1. 前部玻璃体切除　此时要避免损伤透明晶状体的后囊，操作时，先将手术显微镜对焦在晶状体后囊上，看清后囊与切割头位置的关系，然后再开始切割，或在玻璃体切割头前端进入眼内前，应从灌注导管注入一个小气泡，该气泡停留在晶状体后表面，以帮助术者确定晶状体后囊膜的位置。

切除前部的玻璃体，可采用同轴照明的手术显微镜，使眼内照明效果更好，一般不必使用角膜接触镜。为了切除紧靠晶状体后表面的混浊玻璃体，又不损伤晶状体后囊膜，需采用以下方法：

(1) 采用后部反光照明法对前部玻璃体进行照明。

(2) 先在前部玻璃体中央进行切除，形成一个透明腔，以便容易看清晶状体后的一层混浊玻璃体。

(3) 增加手术显微镜的放大倍数，切割头顶端靠近玻璃体前表面，但切割刀口转向侧方，与晶状体后表面呈90°角切除玻璃体。

(4) 切除的频率和吸引力应随部位进行调整，一旦晶状体后玻璃体被切除，切割头端同后移动，要减慢切除的频率并适当增加吸引力。

2. 中央部玻璃体切除

(1) 要放置角膜接触镜，此时观察的视野范围扩大，但物像缩小，故需增加显微镜的放大倍数。

(2) 眼内导光纤维照明玻璃体切割头在玻璃体腔内要协调移动，从一侧到另一侧，从一个平面到另一个平面，且手术显微镜的焦点及X-Y轴的位移装置要同步进行调整。

3. 后部玻璃体切除　应根据术前超声波检查有无视网膜脱离和玻璃体后脱离，采用不同的手术方法。

(1) 无视网膜脱离和玻璃体后脱离：切割头在接近视网膜时，需把切割刀口背向视网膜，避免伤及视网膜。通过逐步增加负压吸引，使玻璃体后皮质在视盘区先产生后脱离，再逐步扩大玻璃体后脱离的范围。后部玻璃体切除直至视网膜结构清晰可见为止。

在视网膜附近切除胶性玻璃体皮质时，切割头前端的运动方向应逐渐缓慢靠近视网膜，而不是离开视网膜，否则可产生对视网膜的牵拉(图 13-5-13)。如出现对视网膜牵拉，绝对不能把玻璃体切割头前端后退，而应立即停止吸引，保持该器械不动，单独作切除动作，使牵引消失。

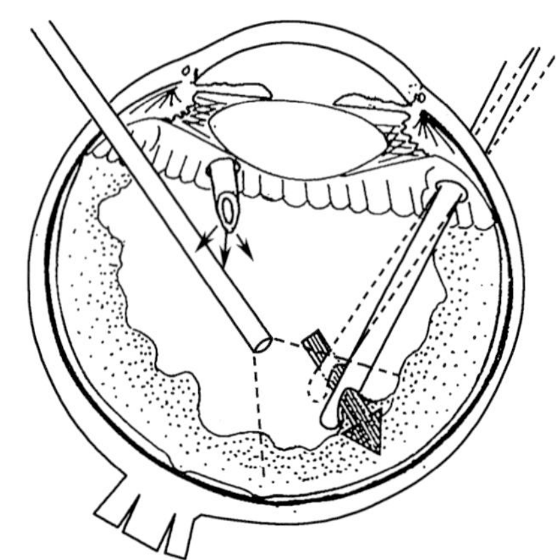

图 13-5-13　切割头靠近视网膜切除胶性玻璃体皮质

(2) 有完全性玻璃体后脱离伴视网膜前积血：在切除后部玻璃体时，暂不要切除玻璃体后皮质，以免视网膜前的积血弥散到整个玻璃体腔内，影响手术野的观察。此时，可先降低灌注瓶的高度，退出玻璃体切割头，改插入笛形针。插入时用示指按住针杆中段处硅胶管上的小孔，在导光纤维照明配合下，将笛形针前端经后皮质孔插入玻璃体后间隙。此时，应提高灌注瓶的高度增加眼压，同时移开放在硅胶管小孔上的示指，让视网膜前的积血经笛形针管道自行排出眼外(图 13-5-14)。如视网膜前的积血出现沉积，难被吸出，应再降低灌注瓶高度，用示指按住硅胶管上的小孔，同时挤压硅胶管，利用针端射出的液流，将沉积的血液驱散后，再按前法吸出。

当视网膜前的积血被吸除后，再切除脱离的玻璃体后皮质。

(3) 有视网膜脱离：切除后部玻璃体要格外小心，应先切除无视网膜脱离区的后部玻璃体，当眼底可见时，改用导光纤维前端去探明玻璃体与视网膜的粘连、牵引膜、视网膜前膜、纤维血管膜及视网膜裂孔等，以便作进一步手术处理。切除胶性的玻璃体皮质后，使视网膜前膜的剥离及分割变得容易进行。此时，切割头的刀口应背向视网膜或视网膜前膜，灌注压力要低，并用低负压吸引及快速的切除频率进行玻璃体切除操作。必要时，用重水辅助。

4. 周边部和玻璃体基底部切除　周边部玻璃体切除的干净与否，是玻璃体手术成败的关键，其切除技术另行介绍。

为使玻璃体切割头充分发挥它的切除功能，可令切割头在玻璃体腔内作以下不同方式移动：自身旋转、蚕蚀、内外移动、内收及外展移动及水平旋转移动。

(1) 自身旋转技术：这是以切割头的长轴为轴心使切

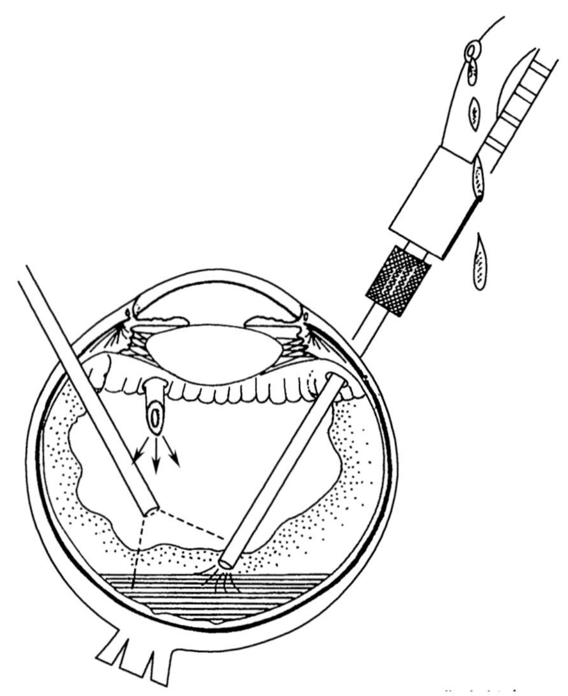

图 13-5-14　利用笛形针管道排出视网膜前积血

割头的切割刀口绕轴心作转动，以便保证每次切割动作均有混浊的玻璃体进入切割刀口内，充分提高切割效率。本法常用于切除玻璃体腔内浓密混浊的玻璃体(图 13-5-15)。

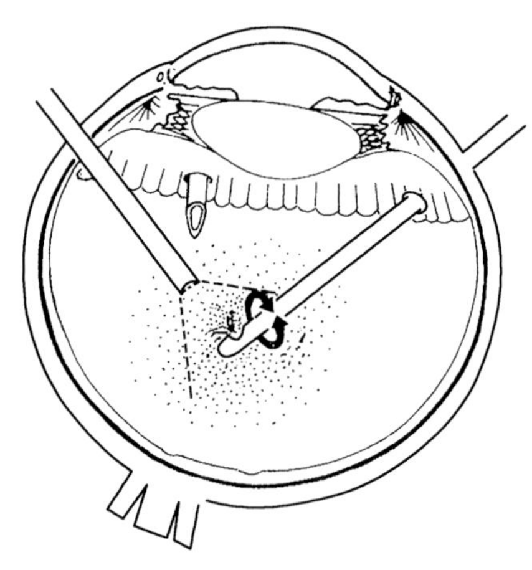

图 13-5-15　利用切割头的旋转切除浓密的玻璃体

(2) 清扫技术：本法又称倾斜移动。它以巩膜切口为支点，让切割头的切割刀口像扫地一样做幅度不大的上下及左右缓慢摆动，以便切割头刀口始终与混浊的玻璃体或病变的眼内组织接触。常用于切除玻璃体中央及前部的泥沙样混浊玻璃体或稀薄的玻璃体积血(图 13-5-16)。

(3) 蚕蚀技术：如同蚕吃桑叶一样，先在待切除的病变玻璃体或增殖组织处用切割头的刀口打开一个缺口，逐渐向缺口周围扩大，分别将不同部位的病变组织切除，有时可采用分割切除。这种技术是玻璃体切除基本操作的核心，应用最广泛，如能熟练掌握可减少或防止许多并发症。常用于切除周边部的玻璃体，较小的玻璃体增殖膜及条带、视

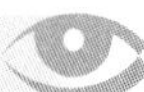

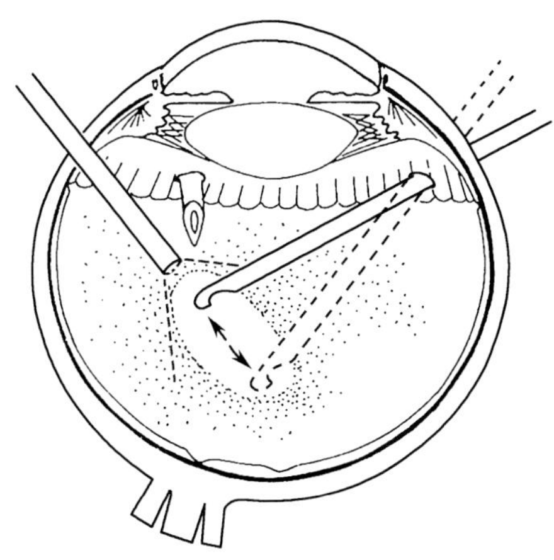

图 13-5-16 切割头的倾斜移动切除病变的玻璃体

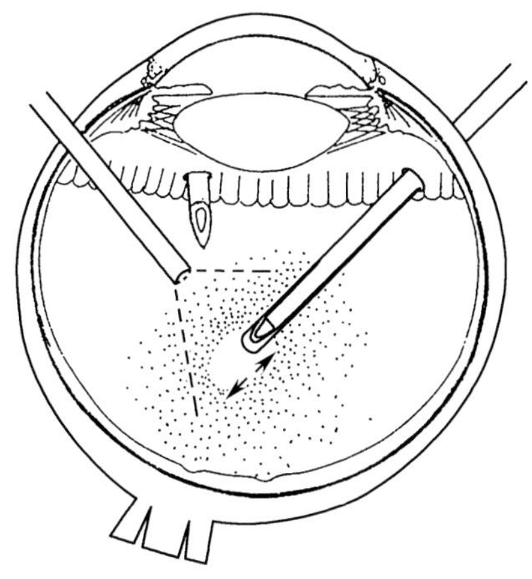

图 13-5-18 利用切割头的前后小范围的移动切除病变玻璃体

网膜前膜，在靠近视网膜和视盘操作时，必须耐心及细致，切忌急躁及操作不当（图 13-5-17）。

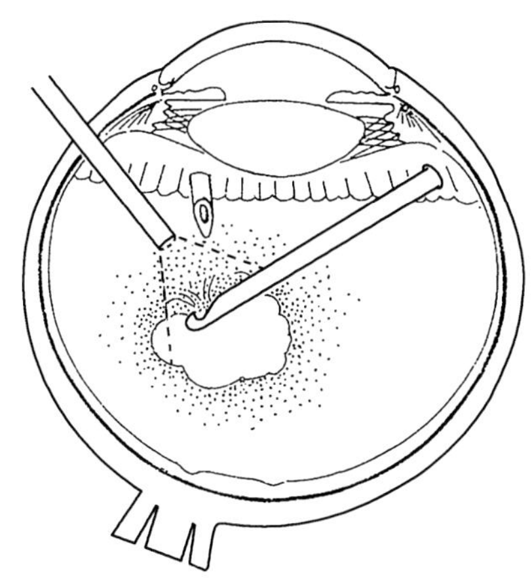

图 13-5-17 用切割头打开一缺口逐渐向周围扩大

（4）前后移动技术：这是一种常用的操作方法，根据玻璃体病变的位置及欲切除的部位，将切割头的刀口作向前或向后的小范围缓慢推拉移动，如切口偏小，最好采用摇摆动作推进切割头，以免引起眼球变形及碰伤视网膜。这种技术常用于由玻璃体中央向周边或由周边向玻璃体中央的切除操作时（图 13-5-18）。

（5）水平旋转移动技术：它是应用切割头杆部带动眼球围绕眼球前后轴作内或外旋转移动。这种操作时眼球会随切割头的摆动而作较大幅度的旋转。这种操作仅用于晶状体及前部玻璃体切除。此外，操作时照明必须充足及视野范围要较大。

玻璃体切割头要充分发挥其效率，除掌握上述操作技术外，尚需眼内导光纤维照明的完美配合，才能达到最佳的切除作用，并使并发症减少到最低限度。玻璃体切割头与导光纤维的配合操作常有以下三种方式：

1）上下移动：两器械配合使眼球向上或向下转动，以便更清晰显示下方 5：00~7：00 方位或 11：00~2：00 方位的周边部玻璃体。同时配合使用 20°~30° 的斜面角膜接触镜，使周边部玻璃体病变充分暴露并被彻底切除。此外，要注意导光纤维探头的光照角度，并及时调整显微镜的 X-Y 轴及焦距，以防止碰伤晶状体后囊。

2）进退移动：两器械同时向眼内推进或向眼外退出，双手互相配合，有利于显露巩膜切口附近的玻璃体病变。当需要两器械交换位置，推进及退出器械要准确稳妥，循序渐进，切除动作宜采用蚕蚀技术。

3）水平方位旋转移动：两个器械配合，互为支点，围绕眼球前后轴作水平方位旋转移动，以便迅速将晶状体及前段玻璃体切除。

4）在靠近脱离的视网膜附近进行切割时，导光纤维置于切割头的前方，挡住视网膜，防止其被吸入切割头内。

七、玻璃体基底部的切除技术

锯齿缘前后各 2mm 范围的玻璃体基底含有更丰富的胶原纤维，较容易发生粘连和增殖。当其增殖、收缩及前移时，会引起周边部视网膜的放射状固定皱褶，增殖的组织可从周边视网膜延伸到睫状体平坦部、睫状突、虹膜背面或瞳孔缘，形成与锯齿缘平行的环形皱襞，这是临床上常见的前部增殖性玻璃体视网膜病变。复杂性视网膜脱离手术后失败的常见原因。因此玻璃体切割术中，切除基底部的玻璃体十分重要。

操作要点如下：

1. 术前充分散大瞳孔，术中要使用 20° 或 30° 的斜面角膜接触镜观察玻璃体基底部。

2. 应用导光纤维与玻璃体切割头两个器械配合移动技术，上下及左右转动眼球，充分暴露整个玻璃体基底部。

3. 对有晶状体眼，可让助手用棉签或斜视钩在巩膜外加压，使玻璃体基底部清晰暴露，然后应用蚕蚀技术将其切除（图 13-5-19）。

4. 当一侧的玻璃体基底被切除干净后，应将切割头与导光纤维交换位置，进一步切除干净另一侧的玻璃体基底部。

5. 对严重的玻璃体基底部增殖，如暴露及切除有困难时，可同时作晶状体咬切术或切开瞳孔缘，以便于尽可能完全地清除病变组织。

6. 存在玻璃体基底部前移及环形增殖者，先行晶状体切除，应用膜钩或玻璃体剪，在玻璃体前界膜前将睫状突或虹膜粘连处分开，剪断增殖条索，应用蚕蚀技术将增殖组织

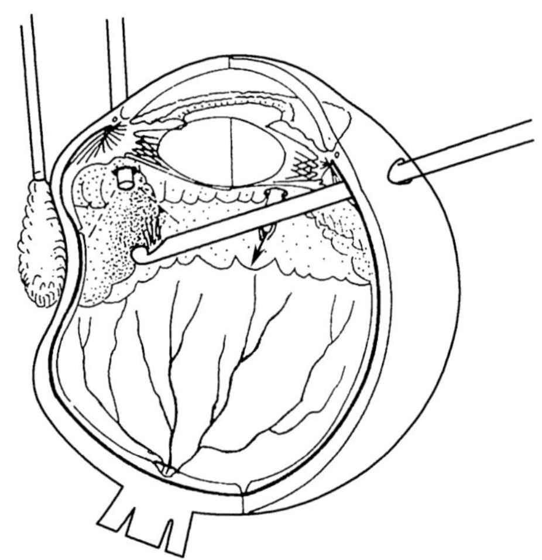

图 13-5-19 巩膜外加压下作玻璃体基底部的切除

切除，彻底松解视网膜粘连。

7. 如玻璃体基底部彻底切除干净后脱离的视网膜仍不能复位，或视网膜缩短、僵硬无法复位者，应考虑作放射状或环形松解性视网膜切开术，同时辅以巩膜环扎术、眼内激光、气液交换以及硅油填充术。

八、玻璃体增殖条索的切除方法

眼外伤、Eales 病及糖尿病玻璃体视网膜病变增殖形成的玻璃体条索切除，需借助玻璃体剪、锐利的镰状刀和膜镊才能完成此项操作。

操作要点如下：

1. 对玻璃体内相对固定粗大的增殖条索，需应用蚕蚀切割技术，先切断条索周围的膜，以便松解条索周围的张力，减轻对视网膜的牵引，然后再剪断或切除条索。

2. 对较细及软的条索，以及蜘蛛网状的玻璃体内增殖，可从其边缘切割。首先找到一粗糙面，将其吸入切割刀口内，然后视实际需要作间断或连续切除。

3. 对粗及崩紧的条索或厚膜，如条索内有新生血管者应先应用水下电凝器进行电凝，然后用玻璃体剪在靠近视网膜处剪断或用膜钩勾开一个个缺口，再应用蚕蚀技术将其切除（图 13-5-20）。

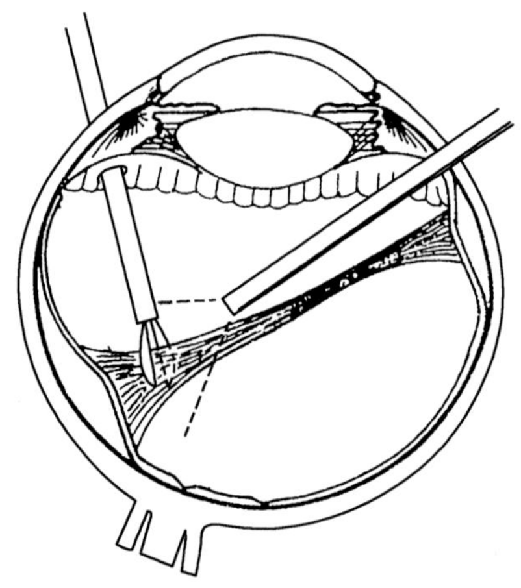

图 13-5-20 用玻璃体剪在靠近视网膜处剪断条索

4. 条索与视盘相连或靠近视网膜进行操作时，要降低吸引力并加快切除的频率，同时宜采用间歇性切除，以免过度牵引视盘引起大出血。

5. 对既有向心牵引（前后方向的牵引），又存在切线方向牵引的玻璃体条索牵引，应先切断或切除向心性牵引，消除向心牵引力造成的漏斗状视网膜脱离，然后再分离和松解切线方向的牵引（图 13-5-21）。

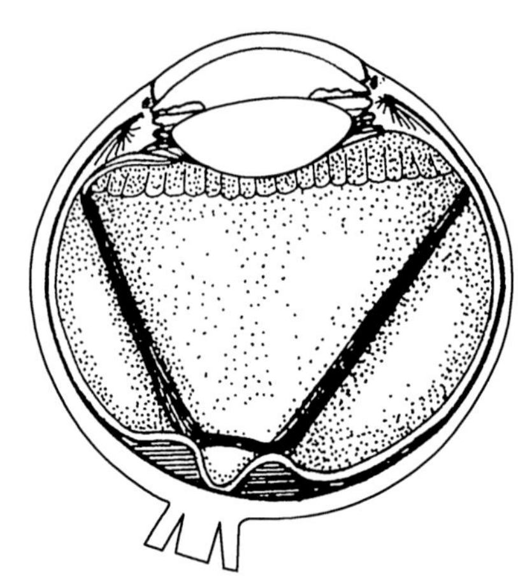

图 13-5-21 玻璃体条索向心性牵引造成漏斗状视网膜脱离

九、玻璃体后脱离技术

玻璃体后脱离技术是玻璃体手术成功的关键之一。该技术的发展，改变了一些手术理念，譬如以往严重玻璃体积血的患者需等两周后玻璃体收缩自发脱离后才进行手术，现在则可考虑马上手术。

熟练的玻璃体手术医师，玻璃体后脱离只需导光纤维和玻璃体切割头完成。在导光纤维的辅助下，先切除视轴中混浊的玻璃体，然后把玻切头伸到视盘前方，使用抽吸功能，逐步增加吸力吸住玻璃体往上拉，在侧照下可见一玻璃体分离的界面。如玻璃体切割机具有双线性功能，则在提拉的同时开始切割玻璃体，玻切头开口背向视网膜。多次重复这一抽吸 - 提拉 - 切割的动作，并沿着玻璃体后脱离的界面，从后极向周边逐步切除玻璃体。如周边视网膜漂浮，可在清除干净后极部视网膜前玻璃体皮质及增殖膜的情况下使用重水辅助切除周边玻璃体。

十、膜剥离与切除技术

膜剥离术是玻璃体手术的一个重要组成部分。由于视网膜前膜的存在而导致视网膜固定皱褶形成，使视网膜僵硬固定不活动。广泛的视网膜前膜引起不同程度的漏斗状视网膜脱离，影响视网膜复位，故必须行膜剥离术，膜剥离的干净程度直接与手术效果有关。

膜剥离的方法通常在完成玻璃体切除后，必须在导光纤维照明下，用特制的膜剥离铲、钩或眼内显微手术剪刀和镊子进行膜剥离。膜剥离的方向应由后向前，由后极向周边进行，剥离时的用力方向要与视网膜表面呈切线关系。

临床上，视网膜前膜可分为两种，一种为薄纱样膜，半透明，无血管，如蚕丝样广泛附于视网膜表面，术中需调整导光纤维的照明角度才能发现，往往存在于视网膜固定皱

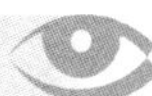

褶的凹陷处;另一种较厚,可能伴有新生血管,呈片状或索状分布,附于视网膜表面引起明显的固定皱褶或令视网膜僵硬。这种膜在术中易发现,有一定硬度易被膜钩勾起或被玻璃体剪剪除。膜剥离的手法有勾膜、分离、撕膜、撬膜、切膜及碎膜等。

1. 勾膜及膜分离　应采用 22 号膜钩(以 90°~130°角的膜钩较好)或直角的玻璃体剪,如无专用膜钩,可用 20 或 22 号注射针头弯成各种角度作为代用品。勾膜的方法:选择膜边缘疏松处或增厚处,如膜与视网膜之间有间隙存在,可先从此处进钩。先勾起膜外缘的线状粘连,待周围松解后,再勾起膜的中央,使膜完整分离[图 13-5-22(1)]。如呈索状走行的膜,因视网膜固定皱褶较多,故勾膜时宜先从固定皱褶的凹陷处开始,当该膜粘连较紧,应改用玻璃体剪分段剪开(图 13-5-23),然后再分离切除[图 13-5-22(2)]。

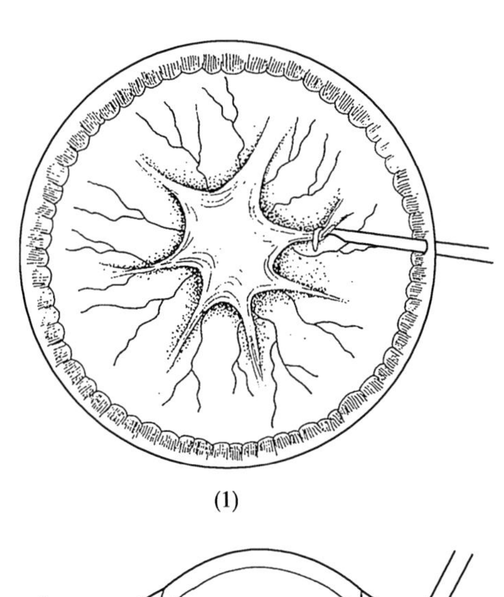

(1)

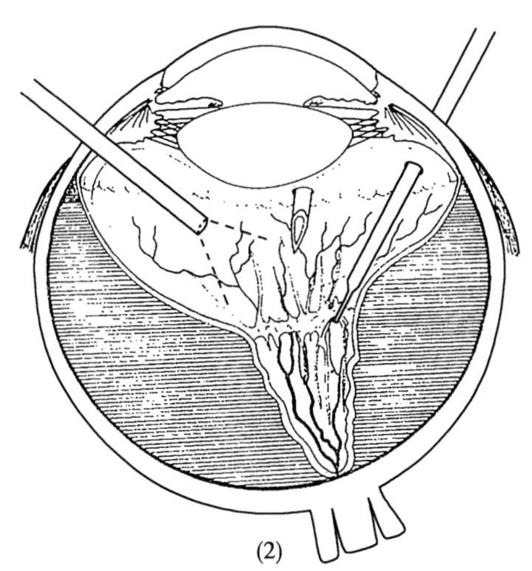

(2)

图 13-5-22　用膜钩勾膜

2. 撕膜　对较厚及增殖广泛的膜,分离一定范围后可应用视网膜镊夹住并与视网膜面呈切线方向逐片小心将视网膜前膜撕下及取出。当撕膜时有视网膜跟着移动,可用导光纤维头协助作前膜分离(图 13-5-24)。

3. 撬膜　对较厚、基底较宽的血管性增殖膜或眼球穿孔伤、球内异物造成的瘢痕性膜往往需用撬膜技术才能将膜剥离。方法是应用 130°~150°角的铲形膜剥离器伸入膜与视网膜之间沿着膜延伸的方向作左右摆动或上下移动,

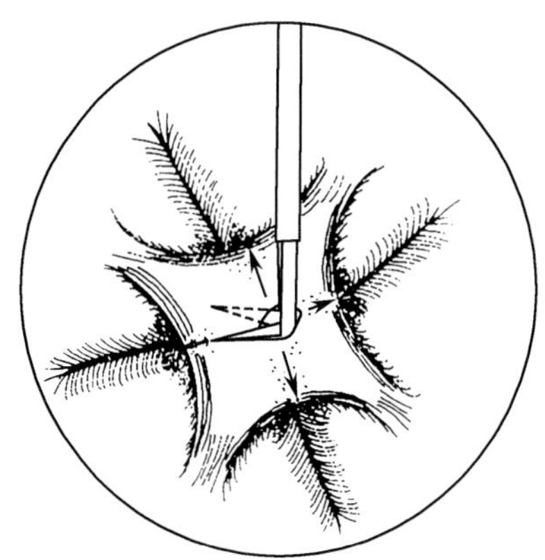

图 13-5-23　膜的分离

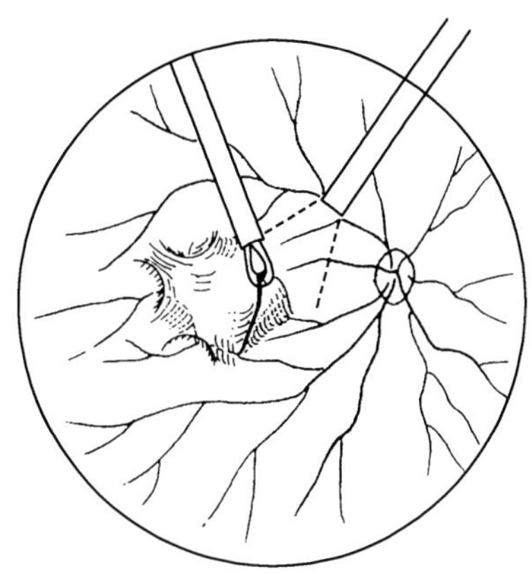

图 13-5-24　用膜镊撕膜

使膜与视网膜分离。操作的同时要应用导光纤维前端协助顶压视网膜才能将这种膜撬起(图 13-5-25)。

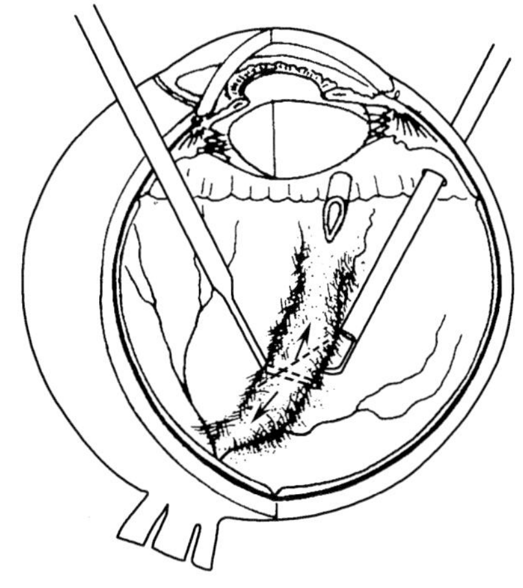

图 13-5-25　以铲形膜剥离器上下移动将膜撬起

4. 切膜　对薄纱样的视网膜前膜可先用膜钩作反复多点的搔爬动作,特别是在固定皱褶的凹陷处,使丝状粘连处断开或促其松解成絮状的漂浮在玻璃体内,待视网膜牵引和粘连完全解除后,应用蚕蚀切割技术将分离的前膜组织切除。对较厚的增殖膜可先用玻璃体剪分段剪断后再切除,或将切割头放视网膜前膜下或其边缘部,让刀头的前部

盲端靠近视网膜面，切割刀口朝向玻璃体腔，使切割刀口与膜样组织直接接触并作连续或间断的切除，这样可以避免损伤视网膜(图 13-5-26)。

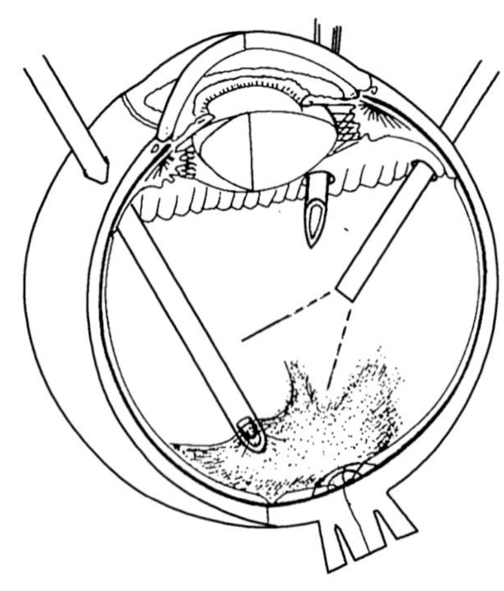

图 13-5-26 切膜

5. 碎膜术 这是应用玻璃体剪将视网膜前膜先剪成碎片，然后逐片将碎膜撕下及切除。适用于无法完整分离的较厚及难分离的盘状膜，采用这种技术时，要应用不同角度的玻璃体剪，同时注意掌握剪刀操作的正确深度，避免损伤视网膜(图 13-5-27)。

膜剥离与切除技术完成的好坏，不但看视网膜前膜是否剥离干净，而且要注意被扭曲的血管是否恢复正常的走向，以及视网膜皱褶是否恢复平坦，僵硬的视网膜是否恢复其活动性。

视盘表面及后极部的新生血管膜有其解剖部位及病理的特性。新生血管膜常分布在视网膜血管弓周围并沿血管弓向周围延伸，血管膜常与纤维组织混杂在一起，故分离时要注意以下操作要点：

(1) 原则上只切除视盘周围与玻璃体粘连的膜，让视盘表面的血管膜被孤立，使其尽可能缩小，不宜强行剥离，以免引起严重并发症(图 13-5-28)。

(2) 对血管粗大，血管膜的颈部较宽及视盘面呈喇叭形向玻璃体内延伸者，不要试行完全切除，应距视盘 5mm 处先行眼内电凝，然后再小心用玻璃体剪剪断血管膜与视盘的联系，再分别将其切除(图 13-5-29)。残留的颈部组织会逐渐萎缩。

(3) 对黄斑周围膜的处理，应先用玻璃体剪做 360°剪开，使黄斑区的纤维膜游离，然后切除黄斑周围膜及粘连的玻璃体。最后再小心剥离黄斑区表面的膜，此时可应用膜钩或直角玻璃体剪伸入膜与视网膜之间分离，完整分离后再将其剪成小片状或条状，应用切割头将其逐个切除(图 13-5-30)。

对黄斑有脱离者，因其缺乏弹性和韧性，且多有囊样变性，分离时极易撕破，故做膜剥离时应格外小心。

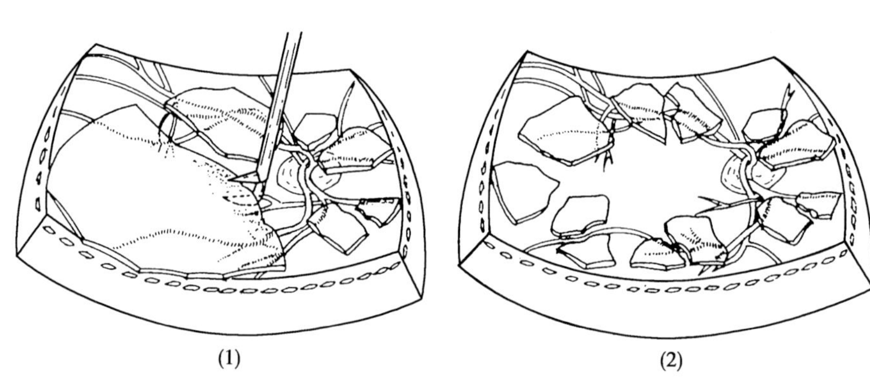

(1) (2)

图 13-5-27 用玻璃体剪将膜剪成碎片后撕下或切除

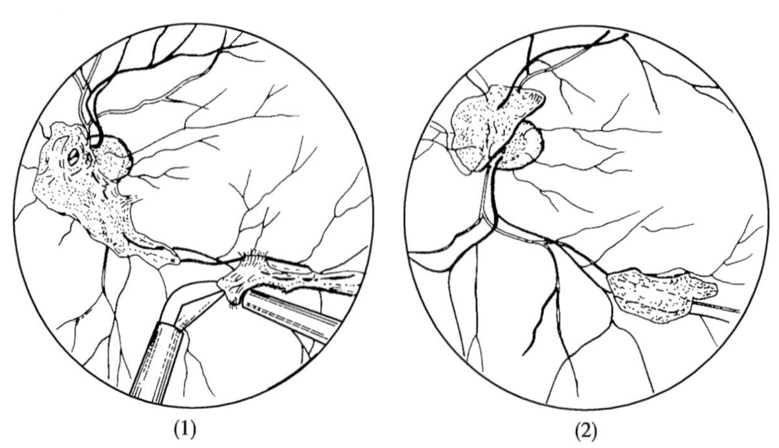

(1) (2)

图 13-5-28 视盘表面的血管膜只能缩小，不宜强行剥离

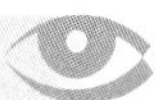

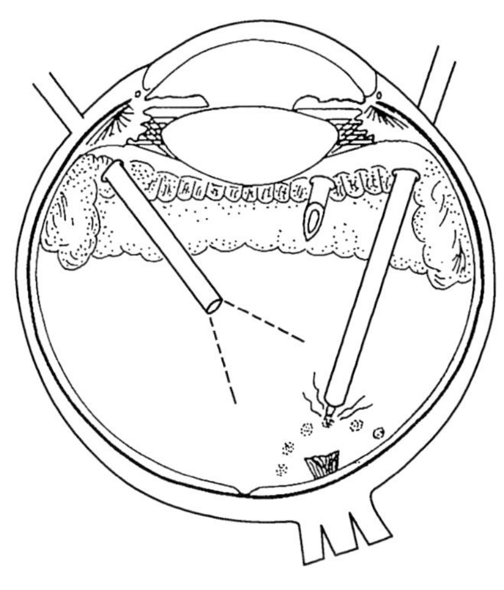

图 13-5-29　先作电凝再用玻璃体剪剪除视盘面的血管膜

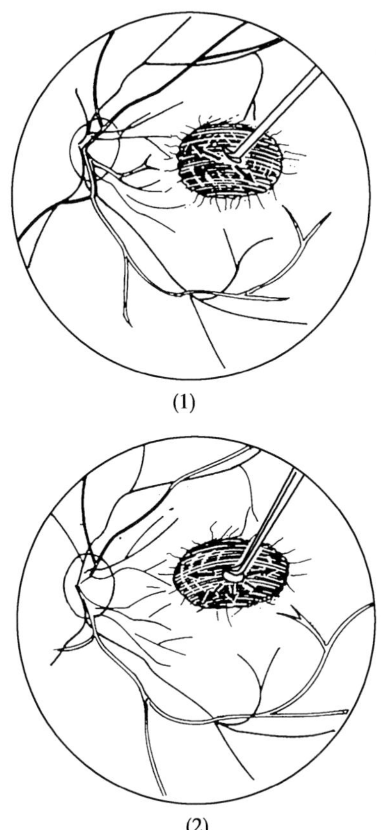

(1)

(2)

图 13-5-30　黄斑周围膜切除

十一、视网膜内界膜的剥离技术

视网膜内界膜的对黄斑的切线方向牵引力被认为是引起特发性黄斑裂孔的主要原因，同时与高度近视黄斑裂孔的形成有关，剥离内界膜是治疗黄斑裂孔的重大手术进展。剥离内界膜可以在染色剂或曲安奈德辅助下进行，也可以在常规照明下直接进行。在染色剂帮助下剥膜快，但染色剂对视网膜有一定毒性；而直接剥膜速度稍慢，会导致光毒性损害加大。术者应根据自己实际情况选择手术方式。

操作要点：

1. 制造完全玻璃体后脱离，后极部不要残留玻璃体皮质。

2. 黄斑区前注射少量黏弹剂覆盖黄斑直径约 1PD，0.125% 的吲哚青绿或台盼蓝进行内界膜染色。

3. 用视网膜钩，或用 7 号针头的针尖轻微弯曲约至 145°角，在血管弓附近靠黄斑侧轻轻挑起内界膜一角，然后用内界膜镊夹住内界膜瓣，以黄斑为中心环形撕除内界膜，范围到血管弓处，半径 1.5~2PD。也可直接用视网膜镊直接捏起内界膜，逐步撕除。

在后极部注射黏稠的曲安奈德药液可辅助内界膜瓣的制作及观察其位置，达到类似染色剂的功效，而没有染色剂的毒副作用。

无辅助下剥离内界膜相比上述方法较困难，操作时主要靠内界膜的反光做参照物，如能熟练掌握则是最佳方案。

内界膜剥离术的难点在内界膜瓣的制造，手要轻、稳，钩子进入视网膜稍深即有出血，此时出血影响视野，应更换位置操作。

十二、视网膜下增殖组织的切除方法

视网膜下增殖组织可分为：干树枝状增殖、晒衣杆状增殖、环状增殖及盘状增殖四型（图 13-5-31）。由于视网膜下纤维增殖形成，使常规的玻璃体视网膜手术难以成功，往往需作视网膜切开，去除视网膜下的增殖组织才能令脱离的视网膜复位。但这种操作的技术精确度要求高，需要完善的玻璃体手术设备，术者必须具有丰富的临床经验及熟练的手术技巧，因此缺乏经验者不应进行此项操作，以免发生严重的并发症。

具体的操作要点如下：

1. 如视网膜下增殖的附近有视网膜裂孔，可经原裂孔进入玻璃体剪，剪断增殖组织后再使用视网膜镊将其取出（图 13-5-32）。

2. 如无视网膜裂孔，可在增殖组织附近较易操作部位行视网膜切开取出视网膜下增殖组织，但切开前必须在切开部位周围的视网膜作水下电凝，以防止切开时引起出血。

3. 对干树枝状增殖型，可将其主干切断，应用膜镊抓住轻轻牵拉或分离将其取出。

4. 晒衣杆状或环状增殖型如增殖组织走行距离过远，可行两个视网膜切口，切断增殖条索后，如脱离的视网膜能够复位，则不必强行取出视网膜下的增殖物，以免牵拉时引起脉络膜出血（图 13-5-33）。

5. 视网膜下盘状增殖组织最难取出，需要在其附近先切开视网膜，然后在关键的部位（顶起视网膜的最高处），行视网膜下条索剪断，使其变成一段或两段，然后根据条索周围粘连，视网膜能否复位及固定皱褶被松解等情况，判断视网膜下增殖组织能否取出，容易者尽量用膜镊取出。对粘连较重不易分离，可能引起较大损伤或造成难以处理视网膜裂孔者不宜强行操作，只要不影响视网膜复位者，不必完全取出，以免造成不可挽救的并发症。

十三、玻璃体腔灌洗技术

仅适用于玻璃体切割术后再发性玻璃体积血或视网

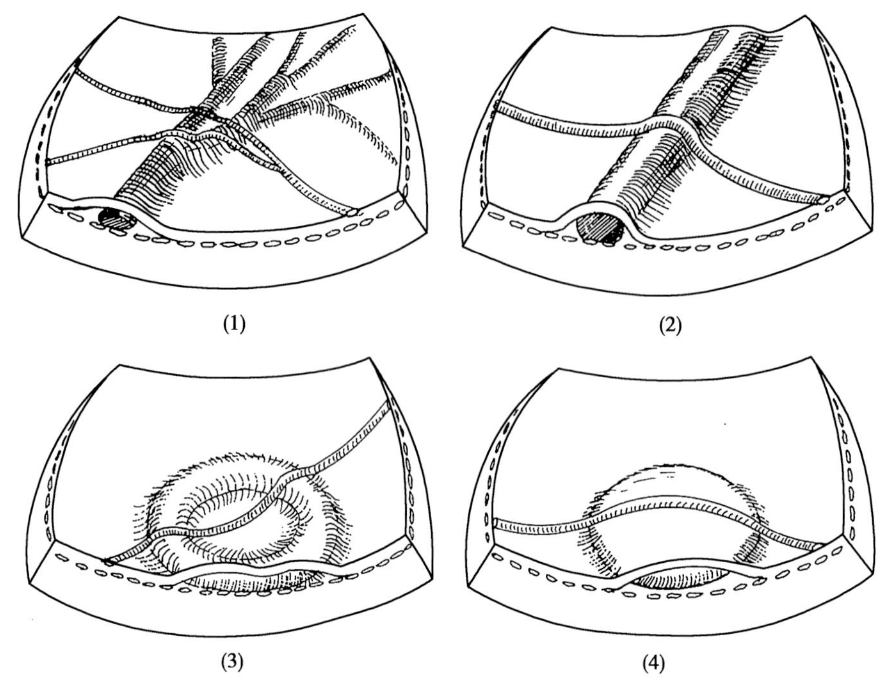

图 13-5-31　视网膜下增殖
(1)树枝状视网膜下增殖;(2)晒衣杆状视网膜下增殖;(3)环形视网膜下增殖;(4)盘状视网膜下增殖

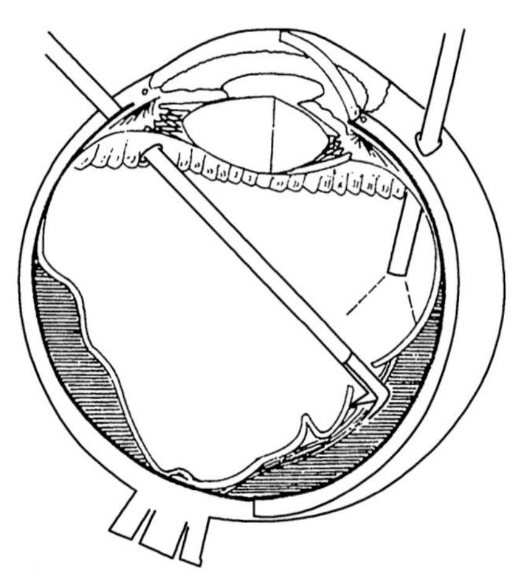

图 13-5-32　经原视网膜裂孔剪除视网膜下增殖组织

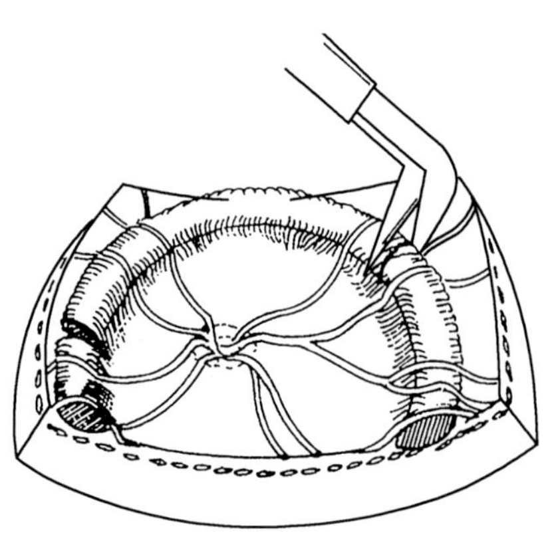

图 13-5-33　环状增殖条索的切断

膜下腔出血及浓厚的渗出。如大量积血 1 个月内仍未吸收,可采用玻璃体腔灌洗技术;眼挫伤所致的视网膜下腔出血及渗出,以及血管炎性疾病引起的继发性视网膜脱离,如范围大,又无视网膜裂孔,当渗出液不易吸收时可试用这种技术。

1. 玻璃体腔积血的灌洗操作方法

(1) 积聚于视网膜前的积血,可以在升高灌注瓶提高眼压的同时,用笛形针放在血液表面将其吸出(图 13-5-34)。

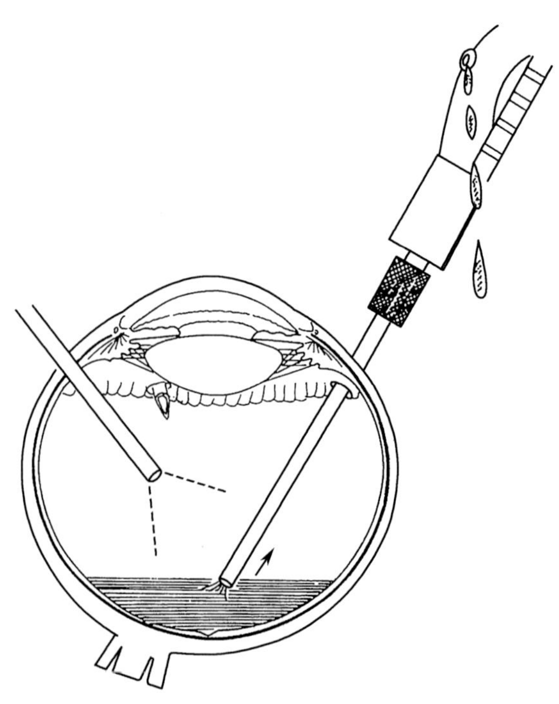

图 13-5-34　用笛形针吸出视网膜前积血

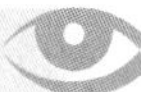

(2) 用22号钝头针放在眼内血液面上方，加以一定压力作直接灌注，将血冲击到玻璃体中央，再用切割头吸出(图13-5-35)。注意灌注及吸出速度要保持平衡。

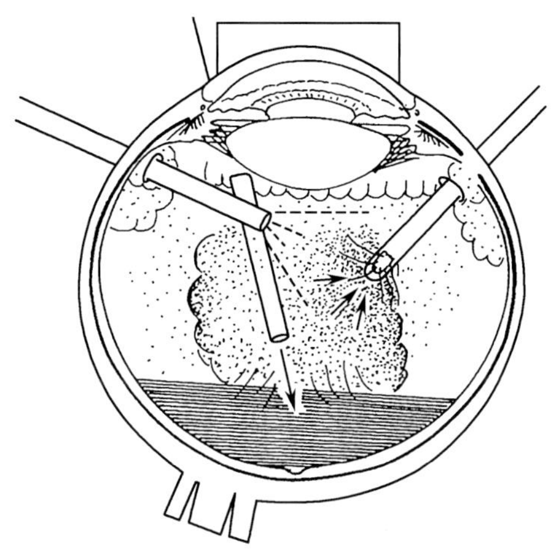

图13-5-35 加压灌注下清除玻璃体内血块

(3) 用22号钝头针直接放在积血内(不要触及视网膜)，靠眼内灌注加压，让血液从针管内自行流出眼外，术者可用手间接封闭针孔来控制血液的吸出量，或将针头连接一个注射器将血吸出。

(4) 切割头的刀口直接放在血液表面，作单纯抽吸。注意此时切割刀应倾斜45°，以便能在直视下看见血液如同烟雾样进入切割刀口内(图13-5-36)。

(5) 有较浓厚的积血或膜样组织存在时，可应用切割刀口同时进行切除及抽吸，但操作务必十分小心，要采用低负压抽吸，快速及间断切除的方法。

(6) 积血大部分清除后，对沉积在黄斑区的血液应用笛形针十分精确地放在中心近旁轻轻吸引，耐心地逐点将血液吸干净。

(7) 血液完全清除后，应及时选择性应用氩离子激光进行光凝，光凝的强度及范围根据病变的程度及性质而定。

2. 视网膜下腔出血或浓厚的渗出，可慎重采用以下的视网膜下灌洗法。

(1) 灌注时灌注针和灌洗针要密切配合，术者与助手

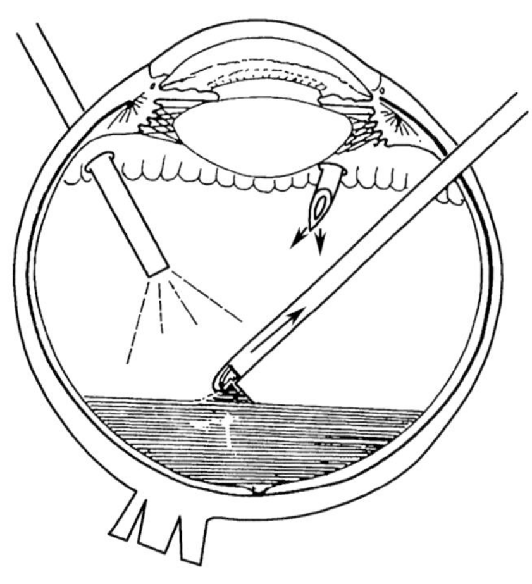

图13-5-36 抽吸血液时切割头应倾斜45°

密切合作。当位于玻璃体腔内的灌注针加压灌注时，位于视网膜下腔的灌洗针则向外吸液，使视网膜相对平伏。反之，当位于视网膜下的灌洗针进行灌注时，视网膜脱离隆起加剧，位于玻璃体腔内的灌注针则向外吸液(图13-5-37)。重复采用这种注吸方法，将视网膜下腔冲洗干净，最后视网膜下的灌洗针加大吸引，玻璃体腔内的灌注针加压灌注，使脱离的视网膜复位。

(2) 视网膜下腔灌洗法可将脂质及胆固醇类物质冲出，有利于视网膜复位。然而，新鲜的血液有时可凝固，往往只能冲洗出一部分，不要强行全部冲洗干净，以免引起脉络膜出血导致手术失败。

视网膜下灌洗仅适用于一些特殊情况，应严格掌握其适应证，以免引起严重后果。

十四、内排液技术

内排液是玻璃体视网膜手术中的一项重要操作。主要适用于后极部裂孔所致的视网膜脱离、后极部牵引性视网膜脱离。一般在气/液交换时进行。具体操作方法如下：

1. 在角膜上安置双凹角膜接触镜，然后进行气液交换。

2. 将笛形针尖插入至视网膜裂孔口平面处，以免针尖损伤脉络膜血管。

3. 操作时术者以右手示指盖住笛形针的排液外孔，以

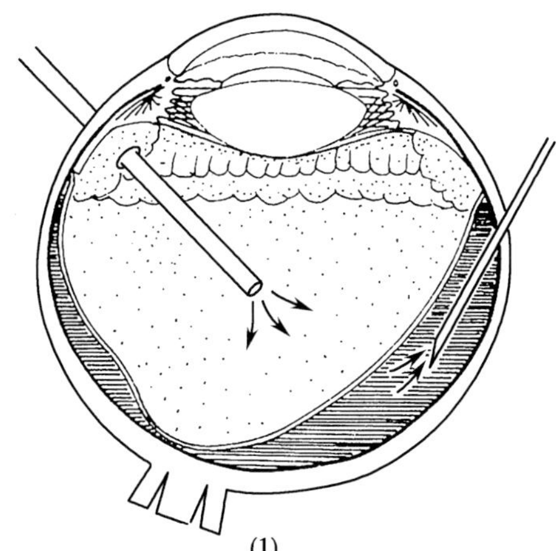

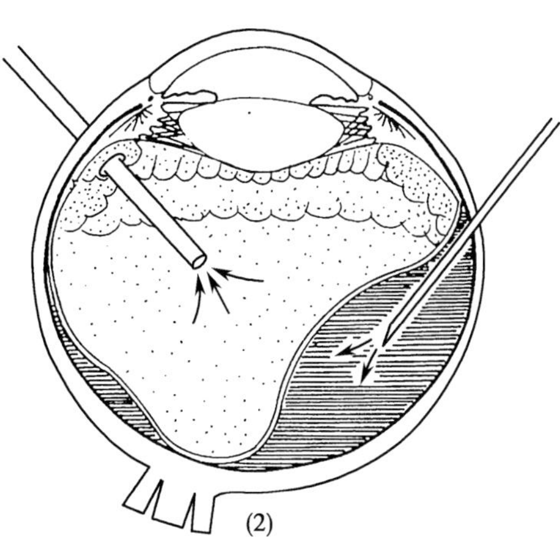

图13-5-37 灌注针与灌洗针的密切配合

便控制眼内液的排出速度，更好地显露视网膜和视网膜裂孔（图 13-5-38）。

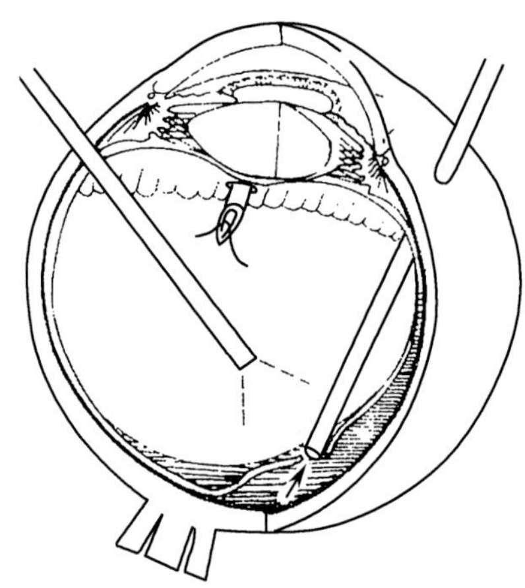

图 13-5-38　将笛形针头插至视网膜裂孔平面

4. 注气和排液的速度宜慢不宜快，尽量保持两者间的动态平衡。

5. 如用 20 号钝头针代替笛形针或用玻璃体切割头刀口直接放在裂孔处吸引时，宜用低负压吸液，以免视网膜被吸入切割头刀口内。

6. 对局限的牵引性视网膜脱离及无裂孔的后极部视网膜脱离作内排液时，一般选择在视盘的鼻上方后极部脱离的视网膜用眼内电凝器切开一小孔，然后行内排液及气 - 液交换术。

十五、眼内视网膜凝固术

眼内视网膜凝固术是玻璃体手术重要的辅助技术。它的优点是在直视下操作，病变显示清晰，定位准确，效果可靠，所用能量小，组织损伤局限在最小范围。

1. 眼内电凝　常用于增殖性玻璃体视网膜病变出现新生血管，新生血管出血，分离嵌顿于视网膜下的异物及作视网膜切开前的电凝止血或视网膜造孔及视网膜裂孔边缘电凝等。

操作要点：

(1) 选择合适的眼内电极：单极电凝头因为能量向周围扩散，损伤范围大，而双极电凝头电流局限在电凝头附近，损伤范围小，故目前广泛采用双极电凝头，特别在视盘及黄斑附近作电凝时。

(2) 使用合适的电凝量，这是作眼内电凝操作的要点，电凝量过小，起不到电凝固的作用，电凝量过大，则导致视网膜坏死穿孔。因此使用眼内电凝器时，要了解每种仪器的输出功率及手术目的所需要的电凝能量。一般使用前先调好电凝强度，以血管出现凝缩及周围组织呈灰白色为宜。一般电凝的最大输出功率为 7.5W，作为止血及视网膜电凝所需的能量为 0.5~0.6W；作为视网膜切开时为 0.75~1.0W。如切开伴有增殖组织的视网膜时，其所需的电凝能量要适当增加。此外，电凝器尖端与组织间的距离也会影响电凝的效果，距离越近其释放的能量越大，反之释放能量减少。

(3) 掌握正确的电凝时间：眼内电凝时电极与视网膜或新生血管轻微变白即可，接触时间过长可导致视网膜坏死或电极与视网膜黏着，加剧视网膜损伤。

(4) 电凝血管时，要从分支到主干，以避免突然的血流动力学改变引起周围血管自发破裂。

术中一旦发生电极与视网膜黏着，可用导光纤维头协助分离被粘连的视网膜，避免强行牵拉，以防撕裂视网膜。

2. 眼内冷凝　常用于后极部视网膜裂孔或多次手术后瘢痕粘连严重，巩膜菲薄无法从巩膜外冷凝的病例。它的优点是：①冷凝位置准确，效果确实可靠；②冷凝能量小，脉络膜反应轻；不损伤巩膜；操作方便。

操作要点如下：

(1) 通常选用直的显微冷凝头，前端的直径为 0.6~1.0mm，致冷源常用 CO_2 或 NO_2。

(2) 内冷凝的温度控制在 -65~-80℃之间较适宜。冷凝时间以前端形成冰球后不超过 5 秒。

(3) 具体冷冻操作有两种方式：一种在导光纤维引导下，先将视网膜裂孔的边缘推到与视网膜色素上皮接触处，然后开始冷凝，这种方式适用于扁平或局限的视网膜脱离（图 13-5-39）。另一种是先让冷凝器前端放在视网膜裂孔前的玻璃体内形成冰球，然后直接将视网膜裂孔边缘推至视网膜色素上皮处，待色素上皮及脉络膜出现淡白色的冷凝反应为止，适用于视网膜全脱离及视网膜下积液较多的患者（图 13-5-40）。

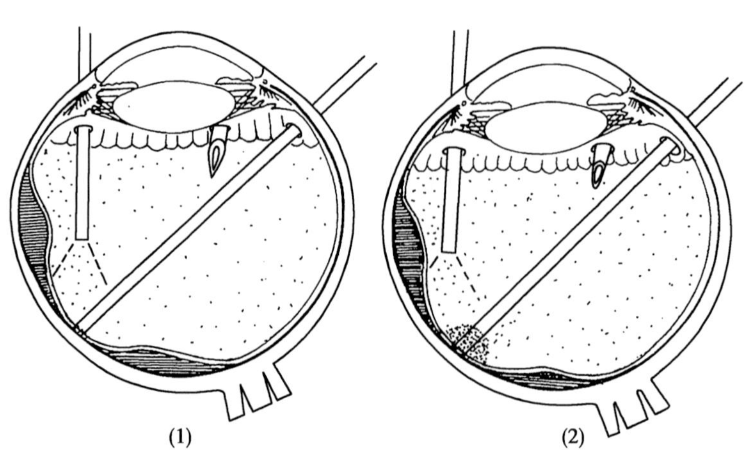

图 13-5-39　将裂孔推到与色素上皮接触后开始冷凝

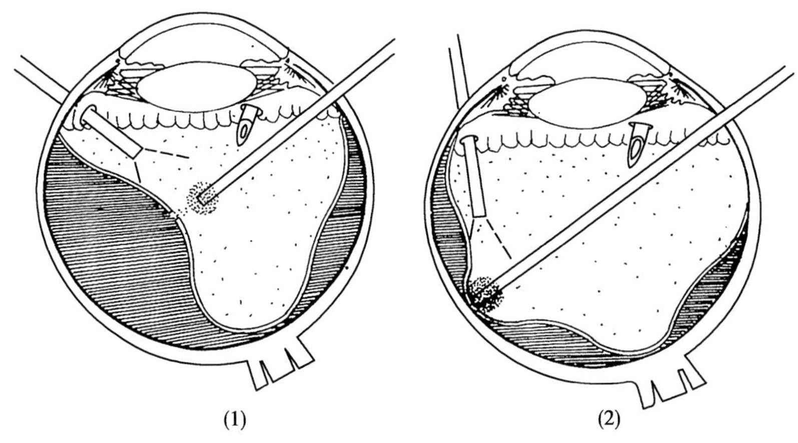

图 13-5-40 冷凝头形成冰球后将裂孔边缘推至色素上皮处

(4) 冷凝结束时，必须待冷凝头冰球融化后才缓慢退出，否则会因牵拉脉络膜而导致脉络膜下暴发出血。

3. 眼内激光光凝 目前常用的有氩激光、二极管激光和氪激光，后者主要用于黄斑区的光凝。

操作方法如下：

(1) 应用 20 号光凝头经巩膜切口进入眼内，在距视网膜裂孔 3~5mm 处，以瞄准光对准光凝部位。

(2) 光凝的输出功率控制在 0.2~0.5W，时间为 0.1~0.2 秒，光凝斑直径为 500μm，光凝斑应呈灰白色。如气下进行光凝时，由于激光遇到气化面的光学界面后会产生微爆破效应而消失一部分能量，因此要求激光头更靠近视网膜，并保持恒定的距离进行光凝，否则将出现治疗激光能量不稳定现象，术中发生视网膜穿孔或不出现光斑反应。

(3) 光凝斑及行距之间的距离应相隔 1~1.5 个光斑直径为宜。

(4) 视网膜裂孔应用 2~3 排激光斑封闭。

(5) 进行眼内光凝时，应将显微镜调至最低倍数，以避免光凝时失真使光斑的距离过小。

(6) 后极部的光凝要注意离开黄斑一定距离，必要时术后改用 100μm 的微光斑作补充光凝。

(7) 有新生血管的病变，先在无血管处进行光凝，以免因新生血管出血影响操作。

(8) 有视网膜脱离或玻璃体增殖者，应先行彻底的玻璃体切除，松解视网膜牵引，进行完全的气 - 液交换或注入过氟化碳液体，待视网膜复位后再行光凝，否则，在视网膜下有积液进行光凝时无光凝效应。

十六、眼内充填技术

眼内充填是玻璃体手术的一项重要辅助技术，它主要采用气体(灭菌空气、惰性气体)、玻璃酸钠、透明质酸钠及硅油等充填于玻璃体腔，以便封闭视网膜裂孔及增加视网膜脱离复位的机会。主要适用于黄斑裂孔、伴有增殖的视网膜脱离、视网膜巨大裂孔、后极部裂孔性视网膜脱离、增殖性糖尿病视网膜病变、眼外伤等。

1. 气 - 液交换技术 这是用气体取代玻璃体腔内的液体，达到封闭视网膜裂孔，提高眼压的目的或为硅油 / 气体交换做准备。

(1) 气体的种类：常用的有灭菌空气、长效气体(如六氟化硫、过氟丙烷、八氟环丁烷等)。长效气体注入眼内其体积变化不大或轻度增加，对眼压影响较少，又可比空气维持更长时间，故有其优点，值得推广使用。

(2) 气体注入方法

1) 加压注入法：过滤空气经玻璃体切割器的自动泵或特别的气体 - 液体交换器经灌注导管注入，气压一般为 35~45mmHg。此时将笛形针置在玻璃体腔内最低位置，使玻璃体腔内液体通过笛形针自行排出直到眼内液完全排出为止(图 13-5-41)。

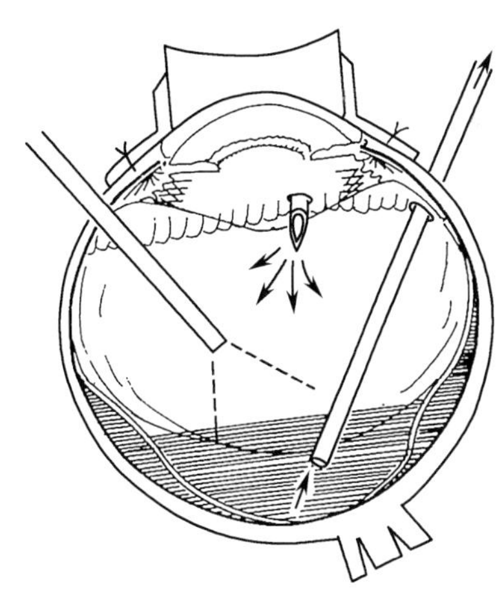
图 13-5-41 加压注入法

2) 气体浓度计算：长效气体可以根据其膨胀系数计算其眼压恒定的浓度。例如：C_3F_8 气体，它的膨胀系数是 4~6，膨胀时间是 72 小时。也就是说 C_3F_8 在 72 小时时，它通过吸收组织的 N_2 气膨胀到高峰，膨胀 4~6 倍。空气在眼内的半衰期是 1.6 天。假设一个容积为 4.5ml 的眼球，填充了 14% 的 C_3F_8，3 天后它的眼压是否会因为气体的膨胀而改变？14% 的 C_3F_8 中含空气 3.87ml，含 C_3F_8 0.63ml，3 天后空气经过 2 个半衰期，剩下 0.97ml。0.63ml 的 C_3F_8 3 天通过吸收组织的 N_2 气膨胀到 3.15ml，加上剩下 0.97ml 的空气，3 天后眼内还有气体 4.12ml，与 3 天前注入的 4.5ml 相差无几，也就是说，14% 的 C_3F_8 在眼内经过 3 天的代谢，仍然维持其体积不变,也即眼压无大变化,这种能保持眼压稳定的一定浓度的气体,称之为长效气体。

2. 油-气交换技术　它是在应用气-液交换技术后,再用硅油与眼内气体进行交换。

操作要点:

(1) 患者必须仰卧位,便于气体从另一切口排出。

(2) 因硅油黏度大,眼内注射时压力较大,故宜采用短而粗的注射器,注射针头和连接胶管必须牢固地连接。有条件者最好使用自动的油-气交换器注入硅油。

(3) 对巨大视网膜裂孔应先将其边缘复位及铺平后,再应用硅油加压,以免硅油进入视网膜下。

(4) 油-气交换应尽可能充分,将眼内气体全部排出,同时要避免硅油注入过量而导致眼压升高。

十七、视网膜切开及切除技术

临床仅用于一些极其复杂的视网膜脱离。视网膜切开的目的是为了到达视网膜下间隙,排除视网膜下积液或积血;去除视网膜下增殖条索及增殖膜;取出视网膜下异物及寄生虫;松解视网膜牵引,如视网膜嵌顿、视网膜纤维化或皱缩或僵硬等,以帮助脱离的视网膜复位,常用于前部增殖性玻璃体视网膜病变及严重眼外伤者。而视网膜切除是切除局部僵硬的视网膜裂孔边缘或清除周边纤维化的视网膜。

1. 切开的方式及范围　切开的方式可以是小孔性切开或线性切开。前者用于清除视网膜下积血及积液,方法与内排液技术基本相同,这里不再细述。后者为了去除视网膜下条索、摘出视网膜下异物及切除视网膜下肿物等,而作较大范围的视网膜切开。视网膜切开的范围可根据病变范围行局部切开 90°、180°甚至 360°切开,还可作放射状(纵行)切开。

2. 适应证

(1) 广泛的视网膜下增殖,视网膜无法复位者。

(2) 位于后极部的视网膜下寄生虫,无法从巩膜切口取出者。

(3) 嵌顿于后极部视网膜或视网膜下的异物,且异物被包裹或有牵引性视网膜脱离者。

(4) 眼球穿孔伤,色素膜和视网膜嵌顿于伤口,形成牵牛花样视网膜皱缩变短者。

(5) 新鲜非凝固性的视网膜下积血,可行内放液或玻璃体腔灌注;陈旧凝固的血块需行视网膜切开取出术。

(6) 基底部广泛增生的前部增殖性玻璃体视网膜病变引起的漏斗状视网膜脱离,同视网膜缩短无法复位者。

(7) 视网膜裂孔后瓣纤维化、僵硬或卷缩翻转的巨大裂孔,需行后瓣节段切开或视网膜切除才能使视网膜复位者。

(8) 陈旧或复发性视网膜脱离,因视网膜内胶质细胞增生致视网膜纤维化、瘢痕收缩,使视网膜皱缩,形成星形固定皱褶,需行视网膜切开者。

(9) 增殖性血管性视网膜病变所致的视网膜皱缩者。

3. 操作要点

(1) 先行彻底的玻璃体切除(包括玻璃体基底部),解除所有的视网膜牵引及剥离视网膜前膜,只有在视网膜的活动性不能恢复,以及视网膜缩短不可能贴附于视网膜色素上皮时,才考虑作视网膜切开或切除。切开前要在局部先作电凝,以防出血。然后用视网膜剪剪开视网膜。

(2) 视网膜纤维化、僵硬、缩短或星状皱襞不能复位者,需应用玻璃体剪根据缩短的方向及范围将视网膜切开,并注意避免损伤视网膜血管,掌握正确的切开深度,以免损伤脉络膜。

(3) 取出视网膜下增殖膜或视网膜下异物的视网膜切开一般采用线性切开,或根据病变的部位、程度、性质切开不同长度的视网膜。切开前先在切口周围的视网膜作 1~2 排电凝点,然后用 MVR 刀切开视网膜,切开的方向可以与视盘边缘呈同心圆或呈放射状(平行于视网膜血管走向)。完成视网膜下操作后,在切口的周围行包围式光凝 2~3 排,然后常规行眼内气体或硅油填充。

(4) 视网膜嵌顿及局部星状皱褶的视网膜切开的操作基本相似,对有皱褶的视网膜应先行电凝,然后切开电凝区内的视网膜,暴露皱褶深处的视网膜,再次作局部电凝及视网膜切开,以便保证被夹在视网膜内的视网膜血管被封闭止血。

(5) 巨大视网膜裂孔僵硬的后瓣,如作放射状切开仍不能复位或难以作放射状切开时,应作僵硬边缘的部分视网膜切除。

(6) 作视网膜切开或切除后,如有条件,最好接着在切开的边缘作 2~3 排眼内光凝。

第六节　眼内填充物在玻璃体视网膜手术中的应用

自 1911 年,奥地利 John 首先将空气注入眼内治疗视网膜脱离以来,眼内填充手术经历了许多波折。眼内填充的发展,经历了:单纯玻璃体腔注入空气;硅油填充的初步应用;长效气体的初步应用;硅油填充的完善及与长效气体的比较;到长效气体的广泛应用等阶段。

随着玻璃体视网膜手术治疗复杂性视网膜脱离的疗效得到进一步肯定,眼内填充物的应用也显得越为重要,提高了玻璃体手术的成功率,使手术更加完善,目前已成为玻璃体手术的一个重要组成部分。

一、眼内填充物应具备的性质

用于眼内填充的材料,必须具有以下特性:

1. 无毒性副作用。

2. 无色透明,屈光指数尽可能接近于玻璃体。

3. 有一定的表面张力,能封闭视网膜裂孔或展平视网膜固定皱褶。

4. 比重低者,可顶压上方视网膜裂孔;比重大于水者,可压平下方的视网膜裂孔。

5. 可代谢吸收,或永久存留无毒性。

6. 在眼内尽可能不发生乳化和分散。

7. 黏度适中,便于注入和吸出。

目前,尚无完全符合上述要求的眼内填充物。在临床玻璃体视网膜手术中应用的填充物有空气,惰性气体(SF_6、C_3F_8 等)、硅油、过氟化碳液体等。

二、常用的眼内填充物及其特性

(一) 气体

包括空气和惰性气体。

1. 空气　为最早应用的眼内填充材料，其优点为：材料易得，不需特殊装置，对眼内组织无毒性，且能很好地被眼内组织耐受，空气表面张力大，比重低，可顶压上方视网膜裂孔。其缺点为在眼内停留时间短，吸收快，注入4天后，气泡变小而失去填塞作用，且较强调术后需要特殊体位才能更好地发挥其填塞作用。

空气眼内填充目前应用位于8：00~4：00方位的马蹄形裂孔；排出视网膜下液后眼压过低者；无明显牵引的黄斑裂孔性视网膜脱离；以及在玻璃体手术中，作为硅油填充前的气-液交换起暂时性填充作用。

2. 六氟化硫(sulfur hexafluoride，SF_6)　为惰性气体，1973年由Norton首先应用，它在眼内无毒性，能被眼组织耐受，在玻璃体腔的膨胀系数是2~4。适用于较短时间的眼内填充。

3. 过氟化碳气体　含4个以下碳原子的过氟化碳在常温下为气体，注入眼内后可膨胀和保留较长时间，能有效地顶塞视网膜裂孔。临床上常用的有过氟丙烷(C_3F_8)，在玻璃体腔的膨胀系数是4~6，在眼内维持时间较长。适用于需要2周时间填充的患者。它可发生术后炎症反应及后囊下白内障，但尚未发现对视网膜的损害。

(二) 液体

作为眼内填充使用的有生理盐水、复方林格液、平衡溶液、透明质酸钠、聚乙烯醇人工玻璃体等。

1. 生理盐水、复方林格液、平衡盐溶液虽对视网膜无毒性，但无表面张力和黏度，注入眼内只能提高眼压而不能封闭裂孔，在眼内很快被代谢吸收，一般不作为视网膜脱离手术的眼内填充物。

2. 透明质酸钠具有良好的光学透明性和一定黏度，但几乎没有张力，且价格昂贵，偶尔用于低体重儿视网膜病变。

3. 人工玻璃体是用高分子材料聚乙烯醇(PVA)为原料，经^{60}钴射线辐照交联而成，具有无色透明、无毒、无刺激性、无抗原性等特点，理化性质很接近正常玻璃体，它在眼内排除缓慢，可望在玻璃体视网膜手术中提供较长时间的内充填作用，目前新型的囊袋式人工玻璃体正在处于临床研究阶段，有望部分替代硅油。

(三) 硅油

硅油的理化性质稳定、可以高温消毒、透明、屈光指数与玻璃体接近，应用时可选用不同比重，黏度大(1000~12 500CS)、在眼内不被吸收、具有一定表面张力的硅油，这样用于封闭视网膜裂孔时不易进入视网膜下。它与玻璃体手术结合使用，挽救了很多其他方法不能治愈的视网膜脱离病例。

(四) 过氟化碳液体

又称重水，因其独有的特性和较小的毒性作用，近年已成为玻璃体手术常用工具。手术中重水常用于压住脱离漂浮的视网膜，制造手术空间，辅助切除玻璃体、剥离增殖膜，以及为激光封闭视网膜裂孔提供条件。重水还常用于处理晶状体脱位、沉核等情况。使用重水后注意抽取干净，若重水残留会进入前房，对角膜、视网膜均有毒性。

三、眼内填充手术的适应证

可以说，只要进行了玻璃体切除，玻璃体腔就需要填充。但是，像单纯的玻璃体积血，玻璃体切割后就是用灌注的液体充填了玻璃体，临床上，我们称这种玻璃体腔“不需要填充”，也就是说，临床上玻璃体填充的概念是指除了灌注液以外的其他填充材料，主要包括目前应用最广泛的长效气体填充或空气填充；疑难病例用的硅油填充及偶尔用的黏弹剂。本节描述的眼内填充就是临床上眼内填充的概念。在下列情况一般需要眼内填充：

1. 特发性黄斑裂孔　特发性黄斑裂孔在进行玻璃体切除及内界膜剥离后，都要进行气体填充。目前，多数手术医师选用低浓度的长效气体进行眼内填充，也有医师认为空气填充也能达到目的。

2. 裂孔性视网膜脱离　裂孔性视网膜脱离需要行玻璃体手术的患者都需要眼内填充。目前流行在玻璃体切除联合眼内气体充填术后采用面向下的体位进行治疗。如使用惰性气体作眼内填充，因维持时间长，效果更佳。

3. 巨大视网膜裂孔　玻璃体手术使翻转的巨大裂孔的后瓣恢复活动并回复到正常位置后，如何使其永久固定是手术成败的关键。因视网膜脉络膜粘连一般需在2周后形成，在粘连形成前裂孔后瓣易受重力作用或本身收缩而发生滑脱，故必须有外力来支撑。在视网膜复位、激光固定视网膜裂孔后，C_3F_8、硅油都是巨大视网膜裂孔较好的充填物。

4. 严重PVR患者尤其是D_3级，广泛视网膜固定皱褶形成，视网膜僵硬、缩短者，应用玻璃体切除、膜剥离、松解性视网膜切开术后可使视网膜恢复活动，但由于长期视网膜脱离或多次手术使脉络膜抽吸功能减退，故这种病例需结合眼内填充来封闭裂孔，支撑视网膜。由于使用C_3F_8、硅油充填占据玻璃体绝大部分空间，故能机械地阻碍增殖细胞在眼内自由扩散，从而降低PVR复发率。

5. PDR牵引性视网膜脱离　此类视网膜脱离一般隆起度不高，但有新生血管增殖膜牵引，玻璃体手术解除牵引是治疗的关键，但易产生出血，这类患者手术中往往激光无法彻底进行，此时多可借助硅油充填。这样除有利于视网膜复位外，更主要是术中能起压迫止血作用，清除增殖组织及限制术后再增殖、再出血，手术后彻底的补充激光等。如果手术中激光已经很彻底，再出血的机会不大的患者，也可以选用气体填充。

6. 眼外伤　波及玻璃体的眼外伤，由于玻璃体的积血及大量的引起增殖反应的因子进入玻璃体腔，手术后很容易导致外伤性增殖性玻璃体视网膜病变，眼内填充的指征，尤其是硅油填充的指征应该放宽。

7. “硅油依赖眼”　眼球已无太大功能，依赖硅油维持眼球形状。

四、硅油在眼内填充中的应用

由于气体填充的不断完善，硅油填充越来越少。尽管近年来，多数成熟的玻璃体视网膜手术医师更青睐长效气体填充，但硅油手术对玻璃体视网膜手术发展的作用是巨大的，硅油在眼内填充的发展中起了里程碑的作用。对初学者来说，这是个有力工具。可以说没有硅油手术，就没有完善的玻璃体视网膜手术。

Cibis 等首先于 1962 年介绍了硅油玻璃体腔注射治疗复杂性视网膜脱离。在当时及随后一段时间曾引起视网膜学家的兴趣，但过后不久，因手术效果不理想，并发症多，以及某些学者提出了硅油对眼毒性的报告，使此方法一度几乎全部停止使用。自 20 世纪 70 年代玻璃体手术的兴起与发展，使复杂性视网膜脱离的手术虽有突破性进展，但仍有部分病例难以处理和术后复发。经使用硅油作为玻璃体腔内的填充物，使手术更完善，并提高了手术效果。目前硅油眼内填充已成为玻璃体手术的一个重要组成部分。

（一）硅油手术的原理及优点

硅油能够治疗复杂性视网膜脱离，其应用原理：

1. 硅油具有光学透明性　屈光指数与玻璃体接近，术时不会改变其屈光力，故不影响术中观察和操作，也不影响术后光凝治疗，且有利于术后视力的恢复。

2. 硅油有一定的黏度和表面张力　临床应用黏度为 0.1~0.5mm^2/s，1000~5000 厘泊，表面张力为 50 尔格 /cm^2。硅油能封闭裂孔，并不在于它的黏度，而在于它的表面张力。透明质酸钠虽有黏度，但无表面张力，所以不能封闭裂孔，且价格昂贵，而气体有表面张力但无黏度，且在短期内被吸收。

3. 临床上应用的硅油比重为 0.97　比重比水轻，作硅油 - 液体交换时，硅油缓慢向四周扩展，能逐步压迫隆起的视网膜，且不易经裂孔进入视网膜下。此外，也有应用比重为 1.24 的重硅油，它能保持在一定位置，对视网膜后极部裂孔较为有利。

4. 硅油不膨胀　术后发生急性眼压升高的机会较惰性膨胀气体少。

5. 硅油不溶于水　可限制玻璃体腔内的增殖细胞和生化介质的移动，故可防止增殖性玻璃体视网膜病变和虹膜红变，并且硅油具有机械性抑制增殖膜的牵引作用。玻璃体腔内稳定的硅油泡能使牵引视网膜的力由放射状变为平行于视网膜表面，这样使再脱离的视网膜仅呈扁平隆起或局限于周边部，而黄斑部是平伏的。

6. 止血作用　硅油把血液和纤维组织局限在硅油泡和视网膜之间，同时也有填塞正在出血血管的作用，可防止继发性出血。

7. 防止眼球萎缩作用　临床观察发现硅油的眼内填充使萎缩的眼球趋于稳定。

8. 术时患者取仰卧位术后也不强调特殊体位，术者可在正常体位进行手术。硅油与其他眼内填充材料优缺点的比较见表 13-6-1。

（二）硅油填充的适应证

1. 伴有增殖性玻璃体视网膜病变（PVR）的视网膜脱离　PVR 常见于陈旧的或长期的视网膜脱离、复发性视网膜脱离、合并葡萄膜炎或玻璃体积血的视网膜脱离、巨大裂孔的视网膜脱离及常规巩膜外加压术时过度冷凝或电凝所致的视网膜脱离。由于 PVR 的存在，全层视网膜形成固定皱褶，视网膜僵硬，从而降低了视网膜的活动性，并妨碍巩膜外加压封闭裂孔。这些患者往往需要进行视网膜切开。玻璃体手术联合硅油填充是一种缓解视网膜前膜、再建视网膜可动性和封闭裂孔的理想方法，不但能得到视网膜解剖复位，也有利于术后进行光凝治疗和术后视力的改善。

2. 增殖型糖尿病性视网膜病变（PDR）　由于新生血管、机化物、玻璃体积血、玻璃体内或视网膜表面的增殖机化膜收缩，导致牵引性视网膜脱离，视网膜活动度差，且常因屈光媒质混浊而使视网膜脱离的情况不能直接观察。手术操作极为复杂及困难，手术中激光无法彻底进行，同时可能的术后出血都严重地影响患者的预后。玻璃体切除联合硅油填充，有利于术后止血、防止进一步的增殖、也给术后激光带来了方便。硅油填充后，进行术后充分激光、眼底血管荧光造影，待视网膜血供完全改善后再取出硅油，可望挽救部分 PDR 患者的视力。

3. 严重眼外伤所致的牵引性视网膜脱离（外伤性 PVR 视网膜脱离）　严重的眼外伤，不论挫伤或穿破伤，常累及晶状体、玻璃体和视网膜。其后果往往引起纤维血管组织增生，玻璃体条索形成，视网膜嵌顿或牵引性视网膜脱离。玻璃体手术和硅油填充大大地改善其预后，尤其在松解性视网膜切开或固定皱褶切开后，使用硅油填充可保证手术最终成功。

4. 视网膜切开及切除　除了特别严重的 PVR 及 PDR 需行视网膜切开及切除外，视网膜下出血、视网膜下新生血管形成，均需行视网膜切开才能完成手术。这些手术中有些较大范围的切开，为防止发生视网膜脱离，硅油是最有效的眼内填充材料。

5. 需要坐飞机或去高原的患者　由于气体在高空会明显膨胀，气体填充的患者坐飞机或去高原，可能因为气体的突然膨胀，使得眼压急剧升高，往往导致血管阻塞而失明。这些患者可以进行硅油填充。

6. 独眼患者　气体填充后患者生活不便，可以选用硅

表 13-6-1　硅油与其他视网膜手术眼内填充材料的比较

材料	气体 六氟化硫 过氟化碳	生理盐水 林格液 平衡溶液	透明质酸钠	硅油
优点	表面张力高 封闭裂孔好	材料易得 操作容易 可提高眼压	有黏度 仅暂时压平视网膜	有黏度及表面张力，不吸收不膨胀，封闭裂孔好
缺点	短期内吸收 易复发及易发生继发青光眼	无黏度 无表面张力 不能封闭裂孔及易进入视网膜下	低表面张力 不能封闭裂孔 价格昂贵	有并发症 可能进入视网膜下，价格昂贵，需要手术取出

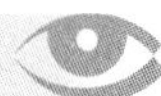

油填充。

7. 婴幼儿/儿童 这些患者手术后很难保持体位，而且，这些患者的玻璃体容易增殖，可以选用硅油填充。

（三）手术方法

硅油眼内填充在做完前述玻璃体视网膜手术后进行，可分别采用以下两种方式进行：

1. 先作气体/液体交换，然后再作硅油-气体交换法 玻璃体切除及膜剥离完成后，使视网膜完全松解，恢复活动度。此时先行气体-液体交换，即将灌注液改接装有过滤空气的自动注气管，同时将平凹角膜接触镜改为双凹接触镜，以便于观察气体充填后的眼底变化，并退出玻璃体切割头改用笛形针排液，将该针头放置于视网膜裂孔或视网膜切口处或视网膜表面，随着气体不断注入，视网膜下及玻璃体腔的液体会经笛形针流出眼外。当气体充满玻璃体腔，眼内液体被完全排除，视网膜随之平伏，然后用硅油注射器缓慢将硅油注入玻璃体腔，眼内的空气由笛形针排出，直至硅油充满玻璃体腔为止（图13-6-1）。此法分两步完成，操作虽略麻烦，但眼压控制较好，且可减少硅油进入视网膜下的机会。

2 硅油/液体直接交换 完成玻璃体切除及膜剥离后，此时无须更换角膜接触镜，但应将灌注管改接至硅油注射器，由助手将硅油缓慢注入眼内，术者用笛形针伸入液体平面下引流视网膜下及玻璃体体腔排液，随着硅油泡的逐渐增大，视网膜被缓慢展开直至完全平伏（图13-6-2），一般硅油注入量为4~5ml。

（四）注意事项

1. 硅油黏度大，向眼内注射时阻力较大，一般应采用短而粗的注射器，且针头和输入管的 连接处必须牢固。注射时宜缓慢用力。因硅油中混入空气易出现气泡，会影响手术的视野，故抽吸及注入硅油时均应小心避免让空气混入硅油内。目前，由于自动气体/液体交换、硅油/气体交换及硅油/液体交换机的出现，已使硅油注入大大简化。

2. 硅油应尽可能充满玻璃体腔，硅油/液体交换应尽可能充分及完全。术时尽量将视网膜下腔及玻璃体腔内的液体排出。改良的Charles排液笛形针有助于硅油/液体充分交换。另外，硅油/液体交换时，要注意观察视盘的颜色及动脉搏动情况，防止硅油注入过多引起高眼压。当发生视盘变白或动脉搏动时，说明眼压过高，应暂停注射，并迅速排出玻璃体腔内或视网膜下液体直至视盘颜色恢复及动脉搏动消失。

3. 为了防止无晶状体眼在硅油填充后引起硅油进入前房和因瞳孔阻滞导致青光眼，下方6∶00方位应常规作周边虹膜切除。因为硅油比重是0.97，比水轻，浮于玻璃体腔上方，玻璃体下方的液体可通过6∶00周边虹膜切除孔与前房的房水交通，又可防止硅油进入前房（图13-6-3）。

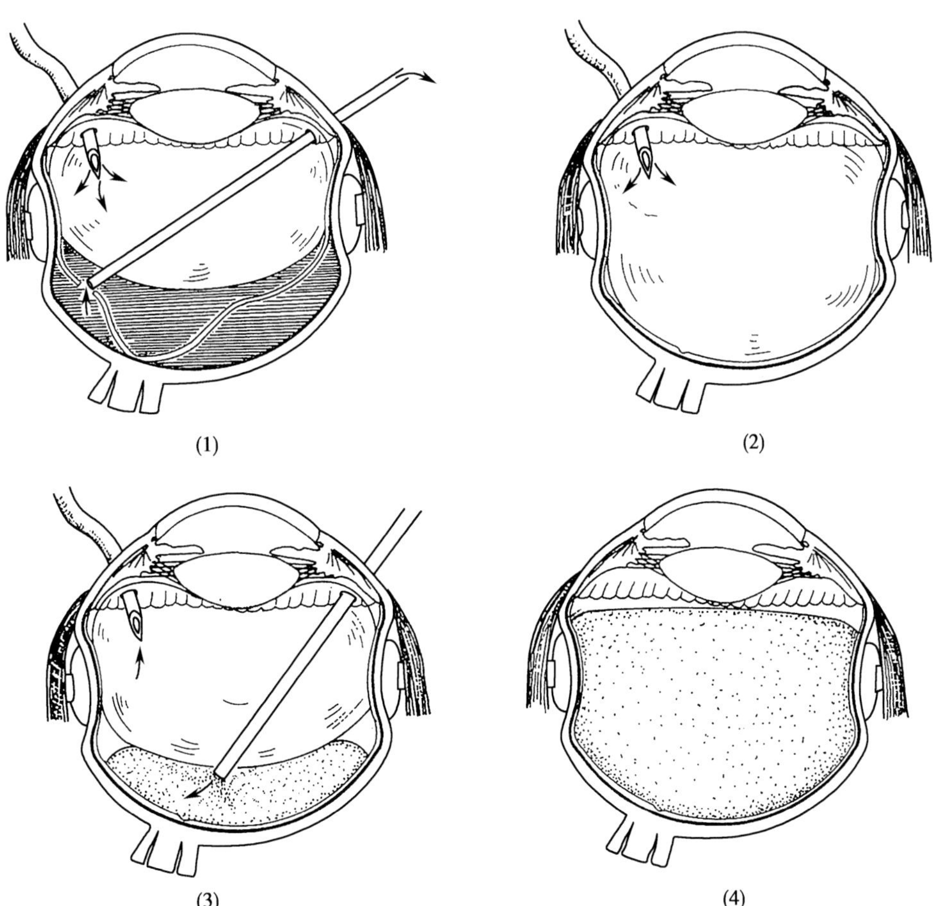

图13-6-1 空气/液体及硅油/空气两步交换法

(1)注入空气，吸出液体；(2)空气充满玻璃体腔；(3)注入硅油，排出空气；(4)硅油充满玻璃体腔，视网膜平伏

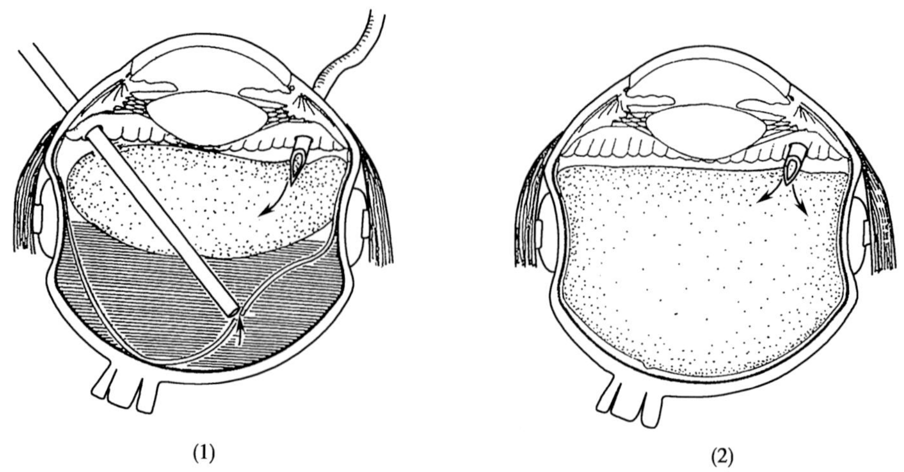

图 13-6-2　硅油 / 液体直接交换
(1)注入硅油，排出液体；(2)玻璃腔充满硅油，视网膜完全平伏

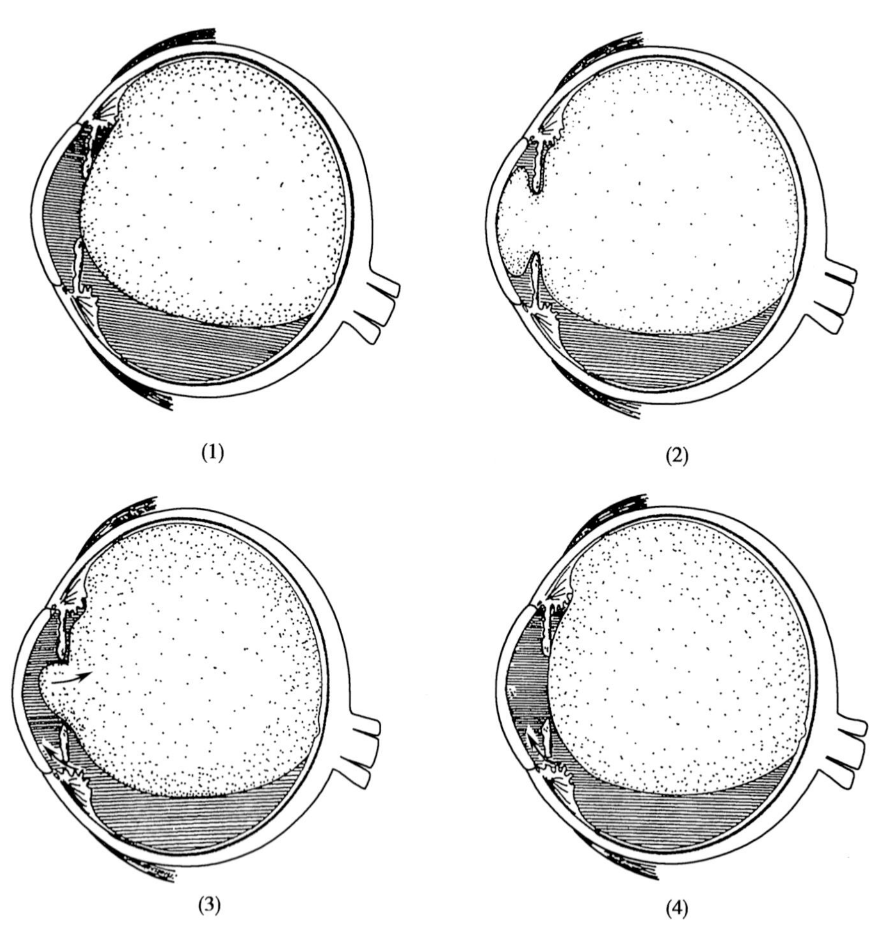

图 13-6-3　在无晶状体眼 6：00 方位作周边切除的作用
(1)未作周边虹膜切除、硅油引起瞳孔阻滞；(2)硅油进入前房；(3)下方周边虹膜切除后房水进入前房，硅油退出前房；(4)恢复房水交通防止硅油进入前房

(五) 硅油填充的并发症及处理

1. 术中并发症及处理

(1) 视网膜或视网膜下出血：主要是由于视网膜前膜剥离欠干净，当硅油填充展开视网膜时，损伤视网膜及血管所致。一般出血量不多，对手术及视力影响不大，可用增加眼压或眼内电凝止血。

(2) 医源性视网膜裂孔：可行冷冻或巩膜外加压。

(3) 硅油进入前房：发生率为 2%~24% 不等，主要发生在无晶状体眼，下方 6：00 方位作虹膜周切口可以防止或减少硅油进入前房的机会。

 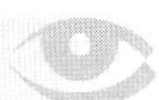

(4) 硅油进入视网膜下：由于视网膜裂孔过大，当后瓣翻转尚未复位时，硅油易进入视网膜下，或由于硅油黏度太低或由于灌注管进入视网膜下腔所致。预防方法是：①选用高黏度硅油；②待被翻转后瓣复位及展平后才可注入硅油，也就是说需要较彻底的膜剥离及有效的视网膜固定；③注射硅油应在裂孔对侧进行；④先行气体/液体交换，然后才作硅油/气体交换。注射前要确认灌注管在玻璃体腔内。

2. 术后并发症及处理

(1) 白内障：发生率在30%~100%，许多作者认为所有玻璃体腔内有硅油填充的有晶状体眼，均有可能发生白内障，即使晶状体透明的眼，且有时移去硅油也不一定能防止白内障的发生。

硅油引起的白内障可呈核性、后囊下性，晶状体可全部混浊或部分混浊。白内障的发生可能与硅油在眼内存留的时间长短有关。

硅油引起的白内障的机制尚不明了，一般认为主要与硅油接触晶状体，妨碍其营养代谢有关。一旦晶状体混浊已影响视力，可考虑经睫状体平坦部作晶状体切除术或晶状体囊外摘出术。虽然硅油填充后，白内障发生率高，但不影响视网膜复位，所以在目前尚无更理想的眼内填充材料的情况下，即使发生白内障应用硅油填充也是值得的。

(2) 青光眼：硅油填充导致青光眼的发生率为5%~15%。眼压升高的原因有：①硅油泡引起瞳孔阻滞；②硅油过度充盈玻璃体腔；③硅油泡或进入前房的乳化硅油影响房水循环；④硅油对睫状体的机械刺激引起房水生成增加等。采用了下方虹膜周边切除术或前房冲洗术，随着前房内硅油泡退回玻璃体腔或清除后，眼压随之下降到正常范围。

(3) 低眼压：国外报道，硅油填充后低眼压的发生较青光眼更常见，低眼压的原因尚不清楚，推测为：①多次，重复和玻璃体手术联合硅油填充，损害了房水产生机制；②硅油损害了睫状体上皮；③过度冷冻；④复杂病例硅油填充后，增殖过程累及睫状体上皮，随之房水生成减少，而相对排出增多，故眼压降低。目前尚无有效的治疗措施。

(4) 硅油在前房内引起的角膜内皮改变：角膜内皮细胞密度降低，内皮细胞形态、结构有明显的改变，部分病例可见炎细胞和死亡细胞。

(5) 硅油对视网膜的毒性：早期的动物实验发现视网膜组织内存在硅油颗粒，Meredith等把硅油注入兔眼，观察长达20个月，光镜和电镜检查未见硅油引起视网膜病变的依据。虽然不少作者在硅油填充的人眼视网膜巾发现硅油泡，但Laroche等提出硅油的广泛视网膜浸润并没有显示重要的副作用，除了轻度的视网膜神经胶质增生外，在视网膜的硅油乳粒周围未见有变性或其他组织反应。许多作者应用电生理方法检查硅油取出前后视网膜电位的改变来进一步探讨硅油对视网膜毒性的问题取得比较一致结果。硅油填充时，ERG表现为a、b波振幅的明显降低，甚至不可能记录到波形，硅油从玻璃体取出后，即使视网膜的解剖位置和视力都没改变，但a、b波振幅明显提高，填充时间的长短对振幅无明显影响。在取出硅油后不同时间进行随访，未见视力、视野、色觉的改变及a、b波振幅有意义的增高或降低。这些事实可以说明硅油有绝缘作用的物理特性。

(六) 硅油取出的指征和方法

许多欧洲学者从事硅油临床应用已二十余年，他们认为硅油在眼内填充即使有些并发症发生，也可通过适当处理加以克服。他们强调硅油的黏度和纯度可能与它的并发症有关。但考虑到硅油的并发症，目前越来越多的作者认为在适当的时机取出硅油甚为必要，其理由：①硅油只是起暂时的填充作用，待视网膜已黏附于视网膜色素上皮时，硅油在眼内的填充作用已无存在的必要；②硅油取出对预防白内障的发生似乎作用不大，但青光眼、低眼压、角膜变性的发生可能性将大大减小。

硅油取出的指征：①视网膜复位已稳定；②无纤维组织增殖迹象；③出现严重的硅油并发症；④术后视网膜脱离复发需再次手术；⑤眼球已无功能，当出现其他并发症时作为对症处理。

硅油取出后主要的并发症：①视网膜脱离复发；②眼球萎缩；③脉络膜下暴发出血。硅油取出手术后视网膜脱离复发可能与玻璃体增殖有关，其发生率为9%~13%。

硅油取出的方法：从一个睫状体平坦部的巩膜切口注入平衡盐溶液或林格液，但有晶状体眼可从另一个睫状体平坦部的巩膜切口抽出硅油(图13-6-4，图13-6-5)。

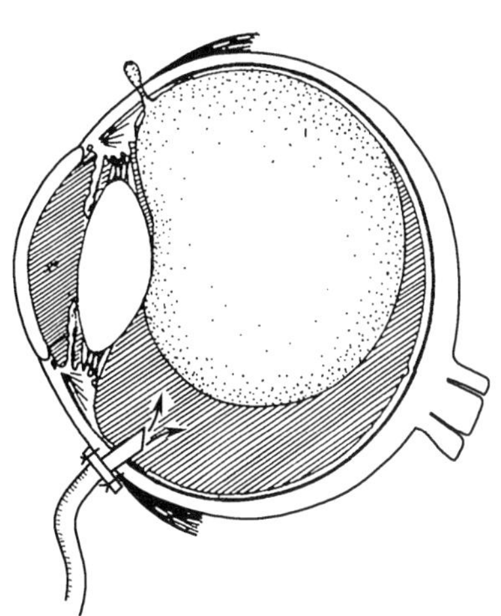

图13-6-4 有晶状体眼的硅油取出法

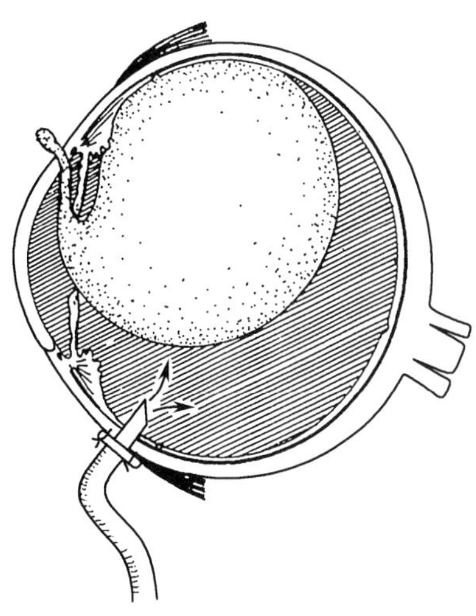

图13-6-5 无晶状体眼的硅油取出法

五、过氟化碳液体在眼内填充中的应用

过氟化碳液体(liquid perfluorocarbon, LPFC)因其独有的特性和较小的毒性作用,而被临床用作玻璃体手术中的“液体操作”工具。近年来,得到了推广和应用,并有望成为理想的眼内手术的辅助材料。

(一) 物理特性

目前已报告应用于临床的LPFC有四种:①过氟三丁烷胺($C_{12}F_{27}N$, perfluorotributylamine);②过氟萘烷($C_{10}F_{18}$, perfluorodecalin);③过氟辛烷(C_8F_{18}, perfluoro-N-octane);④过氟菲($C_{14}F_{24}$)。

其物理特性见表13-6-2。

表13-6-2 过氟化碳液体的物理特性

	过氟三丁烷胺	过氟辛烷	过氟萘烷	过氟菲
分子式	$C_{12}F_{27}N$	C_8F_{18}	$C_{10}F_{18}$	$C_{14}F_{24}$
分子量	671	438	462	624
比重	1.89	1.76	1.94	2.03
表面张力(Pa·s/cm^2, 25℃)	1.6	1.4	1.6	1.6
屈光指数	1.29	1.27	1.31	1.28
黏度(mm^2/S, 25℃)	2.6	2.8	2.7	8.03
沸点		215℃		

共同特点:

(1) 比重大:在1.76~2.03之间,可机械性压迫视网膜,使视网膜展平,减少术中损伤,简化手术操作。

(2) 黏度低:在眼内填充中易注入和吸出。

(3) 在水中表面张力大,有内聚倾向,可在玻璃体腔内形成大的透明泡顶压视网膜,与气体或其他液体(如灌注液或硅油)之间界面清楚,便于两者置换。

(4) 无色透明:屈光系数接近玻璃体,手术中不影响视线,便于观察眼底。

(5) 不溶于水和血液:在玻璃体腔形成大的透明泡,眼内出血时不影响手术操作。

(6) 沸点高:可在LPFC内进行眼内光凝、冷凝或电凝,不易发生汽化现象。

(二) 手术适应证

1. 巨大裂孔性视网膜脱离 采用高比重过氟化碳液可将视网膜下液由后极推向周边部并由周边裂孔排出,不用变换患者的体位和避免行视网膜切开内排液。LPFC压平视网膜使裂孔回复到正常位置,同时配合眼内光凝,及充分的玻璃体腔内气体填充和硅油填充,提高了手术的成功率,减低了手术难度,缩短了手术时间,避免了不必要的损伤。

2. 严重的PVR 严重的PVR,尤其是D级:视网膜僵硬、皱缩,广泛的视网膜固定皱褶。LPFC可以协助手术有效地去除前膜,松解牵引,使视网膜复位,这是目前任何一种填充物都无法做到的。在处理这类患者中,适度的玻璃体切除后,将LPFC缓慢注入视网膜后极部,因其重力机械性压迫视网膜使其后退,并将视网膜下液挤向前方,同时可松解部分牵引膜,暴露出残留的增殖膜,易于剥离切除(图13-6-6,图13-6-7)。因后极部视网膜平伏后,使周边部视网膜压向前方,从而暴露出玻璃体基底部,使前段增殖膜容易处理。值得注意的是在LPFC下进行膜剥离对视网膜产生的张力大,易引起医源性视网膜裂孔。所以要求术者要有足够的手术经验和灵活的操作技巧。

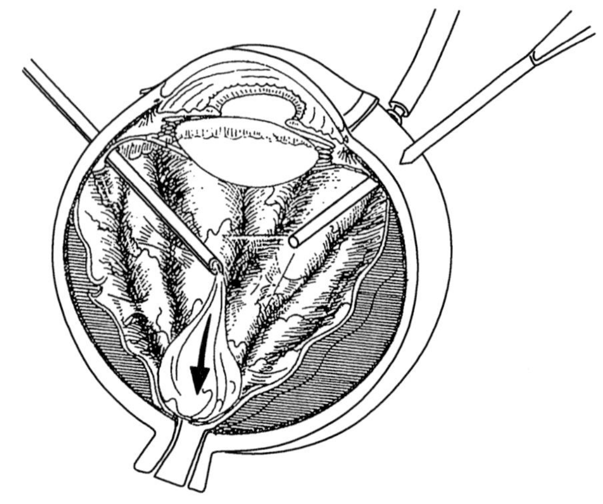

图13-6-6 完成玻璃体切除及部分膜剥离后,将过氯化碳液注入眼内

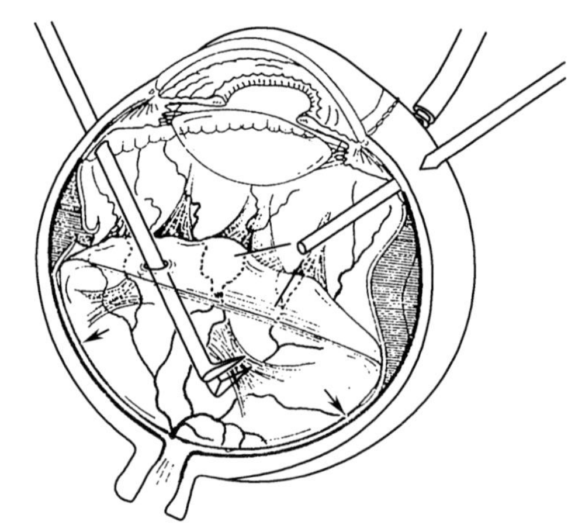

图13-6-7 后极部视网膜基本平伏,部分视网膜前膜被拉开后,再用器械将残留的前膜剥离

3. 外伤性视网膜脱离 LPFC可以进行充分的膜剥离和膜切除,可以尽量去除前段增殖膜。当后极部视网膜被压平后,如穿通伤口处的严重增殖组织不能从视网膜上分开时。需要行周边视网膜切开,以便达到视网膜复位的目的。而且此时必须在LPFC液面上方进行视网膜切开,以免LPFC进入视网膜下。LPFC还可以驱除后极部视网膜下积血,同时对切开视网膜造成的出血和脉络膜上腔大出血可起到压迫止血的作用。

4. 增殖性糖尿病性视网膜病变 LPFC用于增殖型糖尿病性视网膜病变也是利用其比重大,机械性压迫及展平视网膜,易于作膜剥离,充分松解牵引,并可同时进行眼内光凝的作用。因糖尿病性视网膜病变的增殖组织在术中易出血,LPFC可发挥压迫止血的作用,有其独特的应用价值。

5. 晶状体或人工晶状体脱位于玻璃体内　对脱位于玻璃体内的晶状体或人工晶状体，以往多采用双针固定、冷冻等方法摘出，手术难度大，并发症多。用 LPFC 将晶状体或人工晶状体浮起于虹膜下，在前房保持灌注下（因 LPFC 对角膜内皮有毒性，故避免让 LPFC 与角膜接触），从角膜缘切口摘出晶状体或将玻璃体内的人工晶状体升起后再直接进行睫状沟缝合固定，手术简便安全，并发症少。

（三）禁忌证

后极部大的裂孔在膜剥离不彻底时不宜使用 LPFC，以防 LPFC 进入视网膜下腔。但后极部小裂孔可以应用。因 LPFC 张力大且有内聚倾向，不易通过小裂孔进入视网膜下。

（四）应用方法

因 LPFC 黏度低，用 23 号钝针即可注入。首先将针头置于视盘前方的表面，缓慢注入 LPFC，保证针头始终在透明泡内，以便保证形成单一的泡（图 13-6-8），避免出现卫星小泡，注入的 LPFC 液面不要到达灌注管口处，以免被冲撞成大量小泡。因为这些小泡易进入视网膜下和附在玻璃体基底，不易看见，术后易残留，在眼内引起毒性作用。LPFC 平面不能超过视网膜裂孔后缘（图 13-6-9），尤其是前段增殖尚未完全清除，视网膜贴伏于手术嵴上时。在 LPFC 下进行操作时要谨慎及小心，防止发生医源性视网膜裂孔。

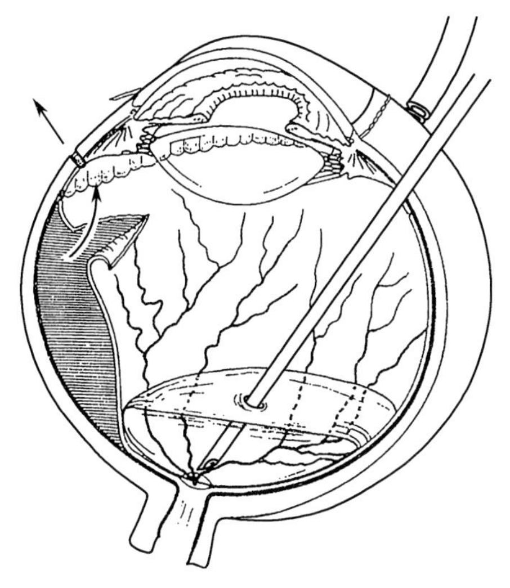

图 13-6-8　将针头伸入视盘前缓慢注入过氟化碳液

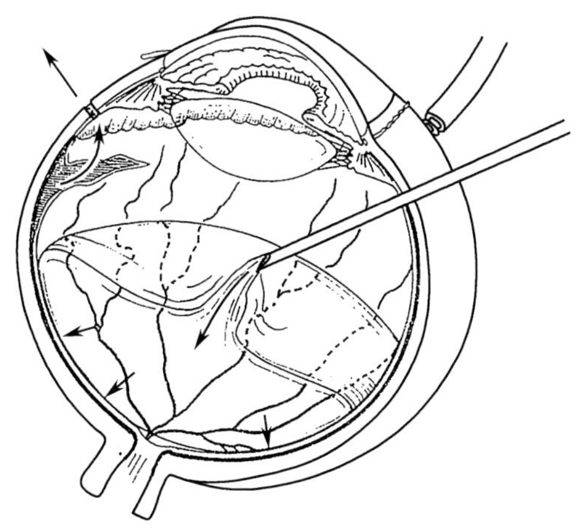

图 13-6-9　随着过氟化碳液注入量的增加，后极部视网膜被展平，翻转的裂孔后瓣复位，注入的过氟化碳液平面不能超裂孔后缘

LPFC 进入视网膜下时要立即用笛形针从原有裂孔处吸出或在适当的位置作新裂孔吸出。也可以在眼内保持持续灌注的情况下，通过外放液（放液口要尽可能靠后）而排出视网膜下的 LPFC。

手术结束前，做硅油或惰性气体交换（图 13-6-10），取出所有 LPFC。

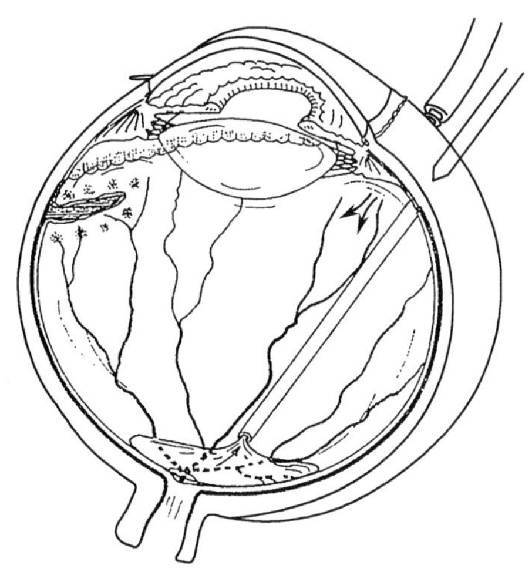

图 13-6-10　取出过氟化碳液并注入惰性气体或硅油

（五）LPFC 的毒性作用

在早期的实验报告中，过氟三丁烷胺在眼中存留 2 周以上，会引起分散乳化，出现泡沫细胞反应及光感受器外节“虫咬”状缺损。过氟菲进入前房会引起角膜内皮损害。所有动物实验表明，LPFC 在眼内存留 3 小时后经电镜检查未发现有视网膜毒性改变。在人眼临床应用中目前文章报告未发现任何眼内毒性。但若进入视网膜下则可引起明显的视网膜毒性。

（六）并发症

1. LPFC 进入视网膜下　这是因注入液量多，超过视网膜裂孔后缘，直接从裂孔进入视网膜下，或在膜剥离时经过医源性裂孔进入视网膜下。

2. 术后残留　气 / 液或油 / 液交换时，因眼内的折射影响观察，或术中乳化分散的小滴附在玻璃体基底部不易排出引起。

六、眼内（缓释）药物在玻璃体手术的应用

近年眼内药物在玻璃体手术中有较大发展，长效激素如曲安奈德在玻璃体腔注射治疗黄斑水肿及减低眼内炎症有明确疗效，抗 VEGF 药物如 Avastin（贝伐单抗）、Lucentis（雷珠单抗）玻璃体腔注射可以抑制视网膜新生血管增生。但以上药物在玻璃体腔浓度不稳定，作用时间短，需要反复注射才能在玻璃体腔达到稳定浓度，容易引起眼内出血，罕见眼内感染。眼内缓释系统可以解决以上问题，它具有一次给药、作用时间长、浓度稳定可靠的特点，所以眼内缓释系统是今后眼内用药发展的方向。

药物缓释系统由两部分组成，一是载体，二是药物。根

据给药方式和药动学的区别，载体又分为两大部分：一类是直接注射给药的延缓释放制剂，主要有脂质体和微球体，其释药速度不稳定，释药过程服从一级速率，即药物的释放速率与制剂所含药物浓度呈正比。另一类是植入型控释剂，又分为非生物降解型和生物降解型。其释药速度恒定，释药过程符合零级速率过程，即药物的释放速率在任何时候为恒定速率，且与制剂中药物的含量无关。它能控制药物释放速度，从而严格控制有效的药物浓度和有效的持续时间，属精密给药系统，故又称为理想的长效剂型。根据最新的工艺，可生物降解的高分子聚合物为膜材料包封药物，通过孔道释药，药物释完后聚合物基质自行降解，不需再次手术取出。常被选用的可生物降解聚合物为聚己酸内酯(PCL)。这种新设计集合了生物非降解型药物控释稳定、精确和生物可降解型的简便、高生物相容性的特点，所以理想的药物载体是储囊型生物降解型可植入载体。

药物方面应用于玻璃体视网膜病变的主要有三种：激素、免疫抑制剂及新生血管抑制剂，目前应用最广泛的是激素。国内有学者应用免疫抑制剂的缓释系统治疗葡萄膜炎，但仍处于临床试验阶段。国外已经有植入眼内的生物可降解激素缓释系统成熟的产品问世。目前第一个上市的产品是美国 Oculex 公司的 Surodex，这种药物是地塞米松的缓释微粒，可以安全放入前房或玻璃体腔，少有眼压升高的报道。另一产品是 Oculex 公司与 Allergan 公司合作开发的 Posurdex，该药是地塞米松的眼内植入剂，于 2003 年底启动Ⅲ期临床试验，前期试验用于治疗糖尿病视网膜病变、视网膜静脉阻塞、白内障手术、葡萄膜炎引起的持续性黄斑水肿，疗效显著。Posurdex 即将上市。

在玻璃体手术中，曲安奈德及 Avastin 等药物都有望直接通过合适的缓释载体植入眼内。眼内缓释系统在玻璃体手术中的应用前景广阔。

第七节　玻璃体手术并发症

玻璃体手术是一种涉及角膜、巩膜、晶状体、视网膜、脉络膜等组织的眼内显微手术，故术中及术后并发症相对较多，性质也较严重，若不及时发现处理，可导致失明。正确、及时和合理处理并发症，对患者的预后有较大的帮助。

(一) 术中并发症

1. 巩膜切口的并发症　根据统计，巩膜切口并发症的发生率占玻璃体手术的 1%~5%。巩膜切口过大或过小、位置偏前或偏后均可导致某些并发症。巩膜切口过小，则切割头难以进入玻璃体腔，若强行插入，可引起睫状体平坦部脱离(图 13-7-1)、虹膜根部断离及出血；巩膜切口过大，术中可出现玻璃体溢出、灌注液外溢、眼压难以维持稳定，视网膜及脉络膜容易出血等；巩膜切口偏后会损伤视网膜，而导致视网膜裂孔及视网膜脱离；巩膜切口偏前可伤及睫状突，而引起出血。

处理及预防措施：

(1) 选用大小合适的巩膜刀一次经巩膜插入玻璃体腔，巩膜刀的宽度造成的巩膜切口能恰好让直径约为 0.89mm 的玻璃体手术器械通过。

(2) 正确的成年人巩膜切口应作在角膜缘后 3.5mm，儿童则在角膜缘后 2.5~3mm 处，并与角膜缘平行。

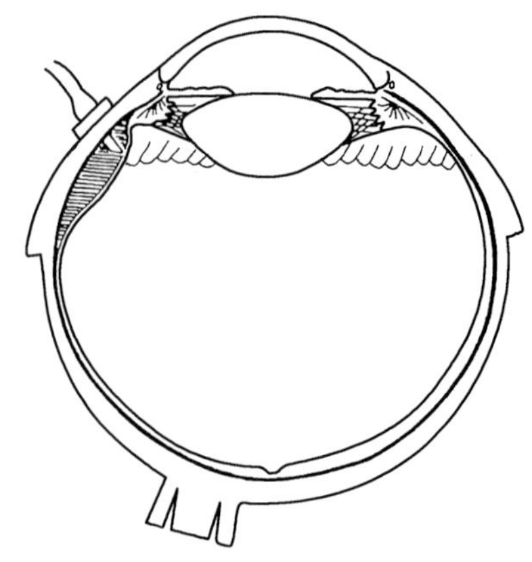

图 13-7-1　巩膜切口失当导致睫状体平坦部脱离

(3) 选用 7-0 可吸收缝线作巩膜切口的预置缝线，术中能固定灌注导管头，手术结束时可作巩膜切口的缝合，而且术后该缝线可被吸收，不引起排斥反应及异物感。

2. 灌注导管头的并发症　这类并发症主要是由于选择的灌注导管头的长短不合适而引起。如：灌注导管头太长超过(6mm)可直接损伤晶状体赤道部或后囊；灌注导管头过短则灌注的液体可能进入视网膜下或脉络膜下腔，导致视网膜脱离或脉络膜脱离。此外，插入灌注导管头的方向不当也可损伤晶状体。

处理及预防措施：

(1) 选择合适长度的灌注导管头，对无晶状体眼、前段玻璃体病变严重或睫状膜增厚者，应选用较长的灌注导管头。

(2) 灌注导管头应朝玻璃体腔中心方向插入，并通过瞳孔可以见到灌注导管头已真正进入玻璃体腔内；若见睫状膜厚，灌注导管头不能穿破时，暂不要进行眼内灌注，应等插入导光纤维并协助顶破睫状膜后才开始灌注。

3. 角膜上皮水肿与擦伤　术前频繁用表面麻醉药滴眼、术中一时性眼压升高、不适当的气 / 液交换或硅油填充后以及手术时间过长等，均可导致术中角膜上皮水肿，并影响术中的观察及眼内操作进行。此外，术者的显微手术操作不熟练，器械擦伤角膜上皮也时有发生，特别是糖尿病患者更易发生角膜上皮水肿及擦伤。

处理和预防措施：

(1) 术时尽量少用或不用表面麻醉药。

(2) 术中正确控制眼压。

(3) 若角膜上皮水肿严重，可局部使用灭菌的甘油脱水，或用刀片刮除水肿的角膜上皮，以便能继续手术。

4. 瞳孔不能散大或术中瞳孔缩小　作玻璃体手术的患者术前必须充分散大瞳孔，瞳孔的大小直接影响术中的操作。有时术中低眼压也可导致瞳孔缩小。

处理及预防措施：

(1) 对瞳孔不易散大的患者，术前需用长效、强的散瞳药散瞳。

(2) 术中器械不要触及虹膜，尽量减少对虹膜的刺激，并避免引起低眼压。

(3) 如无禁忌证，术中用 1∶1000 肾上腺素滴入结膜囊，或将1∶1000肾上腺素0.2~0.5ml加入500ml的灌注液中，这样可保持瞳孔散大。

(4) 对虹膜后粘连不能散大的瞳孔，若为无晶状体眼或准备作晶状体切除者，可切除部分瞳孔缘虹膜组织，使瞳孔区扩大。

(5) 某些无晶状体眼的瞳孔不能用药物散大者，可用缝线拉开瞳孔。

5. 低眼压　低眼压可导致眼球壁内陷，损伤视网膜及脉络膜，严重者可导致脉络膜下暴发出血，其原因有：①巩膜切口过大，术中眼内灌注与抽吸功能不能维持动态平衡；②术中未及时开放灌注液管，而术者已进行眼内切除操作；③气/液交换时突然关掉玻璃体切割机或未拔出注气针头即关闭玻璃体切割机。

预防及处理措施：巩膜切口大小必须合适，若巩膜切口过大而漏水时，可用缝线缝合切口，使基适当缩小；术中必须遵守先开放注液管，然后再作玻璃体切除操作的顺序；严格执行在拔出气/液交换的注气管后才行停机。

6. 晶状体损伤　绝大多数是由器械直接损伤晶状体所致，如巩膜刀作睫状体平坦部的巩膜切口或切割头、导光纤维头、注液针头直接损伤晶状体。器械损伤晶状体后，晶状体后部出现圆形或条形混浊，此时若不影响手术野的观察，可继续进行手术。此外，本并发症也可发生在切除前部或对侧周边部玻璃体时被玻璃体切割头损伤的晶状体。

预防及处理：

(1) 注意巩膜刀、玻璃体切割头及导光纤维进入眼内的方向，应朝向眼球中心及向后，即朝视盘的方向。

(2) 切除前部玻璃体时，尤其在接近晶状体后囊膜的玻璃体时，切割刀头的刀口切勿正对晶状体后囊，并且密切注意保持玻璃体切割头与晶状体后囊的正确关系，避免器械直接接触晶状体；若血性膜或增殖膜与晶状体后部紧贴时，不要强行切除。

(3) 若发现晶状体后囊有轻度损伤，而不影响手术野清晰度时，手术可以继续进行，晶状体混浊的程度待术后观察其发展，才作相应处理；若晶状体损伤严重，估计术后很快发展为全白内障，则可在术中同时作晶状体切除术。

(4) 前段PVR严重，为了彻底切除玻璃体，在眼内操作中器械常易碰伤晶状体，此时可先作晶状体切除。45岁以下者可直接作晶状体切除，45岁以上者因晶状体核硬化，可作超声乳化术摘除晶状体或经角膜缘切口作晶状体摘除术。

7. 玻璃体积血　术中玻璃体活动性出血有时使手术无法进行，而不得不中止手术。玻璃体积血原因主要是损伤新生血管、纤维膜或牵拉视网膜血管所致，多见于糖尿病性视网膜病变、视网膜静脉周围炎或眼外伤等增殖性玻璃体视网膜病变。在眼外伤的早期也可因组织的急性炎症、充血，进而容易发生玻璃体积血。

预防和处理：

(1) 对少量的眼内出血，首先可升高灌注瓶的高度，以提高眼压，使眼内出血停止。

(2) 在必须切除纤维血管膜之前，应先对其作眼内电凝，或用剪刀剪断玻璃体牵引条索后再将其切除。

(3) 术中发现眼内出血不止且看不清眼底时，可作持续的灌注抽吸，使因出血而混浊的玻璃体腔变清晰，并寻找出血的部位，再作眼内电凝止血。

(4) 若积血沉于视网膜表面，则可用笛形针靠近沉积的血液表面进行抽吸，也可用笛形针对着沉积于后极部的血液作间断"吹气"，将沉于视网膜表面的血液驱散飘入玻璃体腔，然后再进行玻璃体腔的灌注抽吸，使玻璃体腔恢复透明。

(5) 若术中无法控制眼内出血，且严重影响手术观察时，可停止手术，并嘱患者取半坐卧位体位，待眼内出血完全停止后，再进行第二次手术。

8. 视网膜裂孔及视网膜脱离　视网膜裂孔及视网膜脱离是玻璃体手术较常见又严重的并发症。发生原因为：器械直接损伤视网膜或切除视网膜；手术牵拉玻璃体视网膜粘连处导致医源性视网膜裂孔；手术牵拉玻璃体基底部及睫状体可导致巨大视网膜裂孔发生。过小的巩膜切口，器械强行插入眼内或器械反复进出巩膜切口可引起玻璃体基底部撕脱，导致锯齿缘断离或产生周边部视网膜裂孔。

预防措施：

(1) 高质量的手术显微镜和各种类型的角膜接触镜，使手术能在清晰的立体视下进行。

(2) 术者必须熟悉视网膜组织结构和丰富的手术经验，术中能严格区分各种不同组织。

(3) 玻璃体切除器械的切除速度要快，且刀口要锋利，以便切除玻璃体时不产生对视网膜的牵拉。此外，切割头切勿过分靠近视网膜及玻璃体的基底部。

(4) 巩膜切口大小要适当，玻璃体基底部要全部切穿，器械必须顺利进出，均可减少对玻璃体基底部的牵拉。

(5) 发生裂孔而无视网膜脱离者，可行光凝术或冷凝封闭视网膜裂孔。

(6) 作巩膜环扎术以预防视网膜脱离作用的发生。

(二) 术后并发症

1. 角膜并发症　术后角膜并发症多见于持续或复发性的角膜上皮缺损及基质层或上皮水肿。

糖尿病患者由于角膜上皮细胞基底层与Bowman膜黏着较疏松，术中角膜上皮有损害，而致角膜上皮缺损。缺损的角膜上皮首先由邻近的上皮细胞移行来修复，但要形成新的基底膜及与浅层基质黏着的固定纤维则需要一定的时间，故在这一阶段又可出现上皮的缺损。术后作双眼加压绷带包扎可促进角膜上皮的愈合。角膜上皮愈合的时间通常是3天左右，在上皮未愈合之前不宜过多局部用药。

角膜上皮愈合后仍然存在的角膜水肿多由于内皮损伤所致，它的损伤与下列因素有关：①眼内灌注液的成分、用量及流量；②超声粉碎的能量、晶状体碎片及手术器械的机械损伤；③角膜上皮愈合前局部使用去氧肾上腺素或前房内使用高浓度的肾上腺素对内皮的毒性损伤；④眼内气泡对内皮的机械性损伤。

在玻璃体手术开展的早期，术后角膜严重并发症发生率较高，糖尿病者为50%，如合并晶状体摘出其发生率高达75%。目前，发生率明显下降，且持续性的角膜损伤较少见。

预防和处理：

(1) 术中避免损伤角膜上皮。

(2) 术后促进角膜上皮的迅速愈合。

(3) 避免对角膜内皮的直接机械损伤。

(4) 使用符合生理状态的灌注液。

(5) 术中及术后角膜上皮有缺损时，不使用去氧肾上腺素。

(6) 肾上腺素前房内使用的浓度不应大于 1 : 10 000。

2. 晶状体并发症　晶状体并发症包括白内障形成和晶状体物质残留引起的眼内炎症或眼其他组织的机械性损伤。

造成晶状体混浊的原因是：①玻璃体手术器械的机械性损伤；②灌注液的毒性作用；③手术后玻璃体内气泡或硅油与晶状体的长时间的接触。当气泡与晶状体接触 24 小时后，晶状体后囊下皮质即可出现羊齿状混浊及小空泡，此后这种改变迅速转变为不可逆性。不涉及晶状体的玻璃体切割术，术后可见的晶状体混浊的发生率是 20% 左右。

不充分的经睫状体平坦部的晶状体切除术，可导致术后晶状体物质残留。依据残留物的类型、量及部位不同，其引起的并发症也不同。位于虹膜后方的晶状体皮质水肿、混浊可阻塞瞳孔，这种混浊的皮质常可自行吸收，使用皮质类固醇可以促进晶状体皮质的吸收过程。核性物质残留可引起长时间的炎症反应，这些碎片的浮动可导致视网膜及角膜的损伤。

预防和处理：

(1) 熟练的显微手术操作，良好的照明，分清术中的解剖层次，可减少这一并发症的发生。

(2) 选择合适的灌注液及合理的用量。

(3) 部分患者术后一过性的轻度晶状体混浊，经综合治疗，有望恢复晶状体的透明性。

(4) 若晶状体混浊严重，影响视力，可作晶状体摘出术。

3. 玻璃体积血　玻璃体积血不但是玻璃体手术中最严重的并发症，也是术后严重的并发症。尽管手术器械及手术技巧有了改善，但其发病率却有所增加，这可能与手术病例选择及手术方法不断变化有关。目前，对严重的眼内新生血管的病例也进行手术，且较以前更广泛地处理病变的组织。出血最常见起源于视网膜及新生血管组织。当纤维血管组织被切除、剪断或牵拉时，可导致出血。在处理新生血管组织前，先用透热凝固处理不正常的血管组织或用剪刀代替切割器处理邻近病变组织，可以减少对玻璃体视网膜粘连处的牵拉，从而减少出血的发生。凝固的血液常沉积于后极部的视网膜表面，术后可扩散到玻璃体腔内。中等量的玻璃体积血在有晶状体眼内需 6~16 周才能吸收，而在无晶状体眼只需 2 周血液便可吸收，可以重新看见眼底结构。

75% 增殖性糖尿病性视网膜病变的患者术后出现玻璃体积血，如果术中不处理纤维血管组织，这一并发症便明显减少。在其他原因所致的增殖性玻璃体视网膜病变中，术后玻璃体积血也较常见，有时高达 50%。这种积血多见于手术后早期且量较少，一般在 4~14 周自行吸收。

20% 糖尿病患者发生晚期玻璃体积血，而其他病例较少发生晚期玻璃体积血。晚期玻璃体积血的来源一般难以确定，可能是：①残余的后段新生血管组织；②脆弱的视网膜及睫状体血管；③巩膜切口部位的纤维血管组织增生；④虹膜的异常血管。

预防和处理：

(1) 用电凝或光凝术处理残存的视网膜新生血管可减少术后出血的发生。

(2) 有晶状体眼内玻璃体积血难以自行吸收者可通过第二次手术排除。

(3) 再次手术的时间与下列因素有关：①对侧眼的状态；②出血眼的视功能；③临床及超声波测定的玻璃体内积血量；④有无其他并发症，如视网膜脱离、虹膜红变的存在。

(4) 伴有视网膜脱离者，应早期行玻璃体积血灌洗及视网膜脱离复位术。

(5) 有广泛虹膜新生血管者应将玻璃体内的血液灌洗干净，并作眼内光凝，使前段新生血管退化。

(6) 在无其他并发症时，则应在 3~6 个月后，如积血仍不吸收应再次灌洗玻璃体内积血，如果积血反复发生，则应在灌洗积血的同时，经睫状体平坦部切除晶状体，以利于积血较快吸收。

玻璃体再积血为常见的并发症，尤其好发于糖尿病患者。血液大多数来自未完全封闭或新发生的新生血管、长入巩膜切口内的纤维血管组织或虹膜上的新生血管，有时术中未将玻璃体内的积血清除干净，积存于玻璃体基底部的陈旧血液，术后逐渐释放出来，引起玻璃体混浊，这也会误认为再出血；穿孔性眼外伤患者，血液也可来自伤口处的新生血管。

了解血液来源后，术中尽量去除玻璃体内血液、电凝新生血管止血，术中或术后及时作全视网膜光凝或补充光凝治疗，以及良好地缝合巩膜切口，都是主要的预防措施。

4. 视网膜脱离　视网膜裂孔和视网膜脱离不仅是术中严重并发症，而且在术后也很常见。术中器械的直接损伤及牵拉玻璃体、视网膜，可造成视网膜裂孔；有时术中未被发现或未作处理，则术后早期即可发生视网膜脱离。术后 1~2 个月内出现的视网膜脱离大多与玻璃体牵拉有关，在玻璃体基底部嵌入巩膜切口内、玻璃体增殖膜未被切除干净或术后增殖性玻璃体视网膜病变再发展等均可导致牵引性视网膜脱离。

玻璃体切割术后的视网膜脱离发展较快、隆起较高，一旦发现，则应尽早处理。

预防和处理：

(1) 术后 2 个月内应加强随访，及早发现和处理视网膜脱离。

(2) 裂孔性视网膜脱离可行巩膜外加压及冷凝术，上方裂孔可作玻璃体腔注气。

(3) 若伴有增殖性玻璃体视网膜病变再增殖，则需再作玻璃体切除、膜剥离术，以解除玻璃体的牵引。

5. 虹膜红变　虹膜表面及前房角新生血管形成是引起成功的玻璃体手术失败的常见术后并发症。这种并发症几乎都限于存在广泛毛细血管无灌注区的视网膜血管性病变的患者，无晶状体眼的发生率明显高于有晶状体眼。其发病机制尚未完全清楚，推测可能是缺血的视网膜组织释放新生血管因子，导致眼内邻近或远处组织的新生血管形成。

前房角新生血管形成可导致继发性青光眼，它多在玻璃体切割术后 2~12 周发生。前房角广泛阻塞后，这种类型的青光眼的治疗是相当困难的。全视网膜光凝可促使前段新生血管萎缩。虹膜新生血管的自然病程变化很大，并非所有的未治疗的虹膜新生血管均转变为青光眼，所以对全视网膜光凝的疗效的评价是较困难的。但目前认为前房角出现新生血管时，应在前房角广泛粘连前给予全视网膜光凝。

增殖性糖尿病性视网膜病变者玻璃体切割术后虹膜血管异常率为44%，无晶状体眼的发生率是有晶状体眼的两倍，因此，在增殖性玻璃体视网膜病变中，如果晶状体透明，应该尽可能予以保留。

6. 青光眼玻璃体切割术后的眼压增高

(1) 常见以下几种

1) 一过性前房角小梁水肿或炎症引起眼压增高，多见于眼外伤的晶状体切除，晶状体的组织碎屑及血细胞在前房角小梁网上的沉积，妨碍了房水的外引流，从而导致眼压升高。

2) 血影细胞性青光眼：常见于玻璃体积血患者实施玻璃体切割术后，立即或稍后的眼内再出血。由于手术对眼内的影响及玻璃体前界膜的破裂，变性的血细胞通过玻璃体前界膜的破口进入前房，并聚集于前房角中，妨碍了房水的流通。裂隙灯检查时，可在前房见到无数大小不一的棕色细颗粒，量多时它们可积聚于下方前房角，形似前房积脓，常被误认为眼内感染或葡萄膜炎，但本病缺少角膜后沉着物、无虹膜后粘连，且对皮质类固醇、抗生素治疗无反应。

3) 新生血管性青光眼：新生血管性青光眼可于术后任何时候发生，常见于各种视网膜血管性病变的术后，如：糖尿病性视网膜病变、视网膜静脉阻塞、视网膜静脉周围炎等眼病。玻璃体切除联合晶状体摘出者，其发生率增加，这可能因视网膜缺血而产生的新生血管因子，在无晶状体的情况下更易达到前房、刺激虹膜形成新生血管；此外，玻璃体切割术后若发生视网膜脱离，如未能及时手术复位，虹膜也易形成新生血管、导致新生血管性青光眼。本并发症的临床症状与非手术引起的新生血管性青光眼相同，其预后均险恶。

(2) 预防和处理

1) 一过性小梁水肿或炎症引起的眼压升高，经使用皮质类固醇、抗生素、降眼压药物后，一般于2~3周内眼压恢复正常，极少需要手术治疗。

2) 药物不能控制的血影细胞性青光眼，可行前房冲洗或玻璃体灌洗。

3) 顽固难治的新生血管性青光眼，如药物不能降低眼压，可行睫状体冷凝术或前房植入引流管降压，部分病例最终发展为绝对期青光眼或需作眼球摘除术。

7. 眼内感染　眼内感染的发生率虽然低，但其后果严重。主要原因有：器械进出眼内；灌注液进入眼内，且液体量大；玻璃体手术对眼组织的正常代谢有一定的干扰，眼部抵抗力下降；玻璃体本身抵抗感染的能力差。因此，术前严格的消毒和术中的无菌操作，术后结膜下注射抗生素，有时可以在玻璃体腔灌注液中放入一定量的抗生素。

8. 眼球萎缩　多发生于合并视网膜脱离及虹膜红变的糖尿病患者，以及严重眼外伤后合并增殖性玻璃体视网膜病变的视网膜脱离患者。玻璃体手术成功者极少发生眼球萎缩。眼内炎时视网膜、脉络膜及睫状体功能的严重破坏，玻璃体手术后也易发生眼球萎缩。

9. 交感性眼炎　一般认为该并发症罕见，据Gass的统计，单纯玻璃体切割术后，交感性眼炎的发生率约为0.01%，而眼外伤作玻璃体切割术后交感性眼炎的发生率则增加，约为0.06%。总之，在玻璃体手术后眼内炎症持续不消退的患者，眼科医师必须警惕可能发生交感性眼炎。

第八节　几种不同类型病变的玻璃体手术

一、先天性玻璃体视网膜病变

先天性玻璃体视网膜病变包括早产儿视网膜病变(retinopathy of prematurity，ROP)、永存原始性玻璃体增生、视盘小凹和牵牛花综合征等。其中，ROP应引起足够的重视。

早产儿视网膜病变原称晶状体后纤维增生症(RLF)，1942年由Terry首先报道，当时发现早产患儿晶状体后有白色纤维组织而命名。后来研究表明，本病与早产、低出生体重以及吸高浓度氧气有密切关系，是由于早产儿视网膜血管尚未发育完全，产生视网膜新生血管及纤维组织增生所致。

【病因及发病因素】ROP的确切病因仍未明确，目前公认的危险因素有低出生体重、早产、氧疗，其他还有高碳酸血症、高钠血症、低血糖、低血压、酸中毒、贫血、输血、高胆红素血症、败血症、光照、低体温、脑室周围出血、动脉导管未闭等。

1. 早产　低出生体重视网膜发育不成熟是ROP发生的根本原因，出生体重越低、胎龄越小，ROP发生率越高，病情越严重。王颖等对76例抢救成功的高危新生儿进行眼底检查，足月儿无一例发生ROP，12例ROP全部为早产儿，平均胎龄为31.75周。

2. 氧疗　近年极低出生体重儿(VLBW)和超低出生体重儿(ELBW)的出生率较以前增高，这些患儿大多采用过不同方式的氧疗。动物模型证实，生后1周的小鼠在75%高氧环境下生活5天，可成功地制备出类似人类ROP的模型。氧疗时间越长，吸入氧浓度越高，动脉血氧分压越高，氧疗>15天、CPAP>7天、FiO_2>0.6者，ROP发生率越高，病情越重。氧疗方式与ROP发生密切相关，用CPAP或机械通气者ROP发生率比头罩吸氧者高，可能是由于CPAP或机械通气时FiO_2较高。

但是，并非所有吸氧的早产低体重儿均发生ROP，适当供氧可以不发生ROP。有学者提出ROP的产生与“相对缺氧”有关，即高浓度给氧后迅速停止用氧，将造成组织相对缺氧，从而促进ROP产生，提示动脉血氧分压的波动对ROP进展起重要作用。

【发病机制】真正的发病机制尚未阐明。发育未成熟的视网膜血管对氧极为敏感，高浓度氧使视网膜血管收缩或阻塞，引起视网膜缺氧，由于缺氧而产生血管增生因子，刺激视网膜发生新生血管，ROP多发生在视网膜周边部，尤以颞侧周边部为著。先是视网膜内层发生新生血管，血管逐渐从视网膜内长到表面，进而延伸入玻璃体内。新生血管都伴有纤维组织增生，纤维血管膜沿玻璃体前面生长，在晶状体后方形成晶状体后纤维膜，膜的收缩将周边部视网膜拉向眼球中心，引起牵引性视网膜脱离，最后导致眼球萎缩、失明。

1. 新生血管形成　在 ROP 的发生中起主导作用，现已发现有多种物质参与血管生成：①血管内皮生长因子（VEGF）是血管内皮特异性的生长因子，大量研究表明它在血管生成的过程中起中心调控作用，是启动新生血管形成所必需的最重要、最有效的物质；②血管促白细胞生长素（ANG）也是血管内皮特异性的生长因子，发挥血管重建功能，增粗血管，稳定血管壁，减少渗出，使血管进一步成熟；③其他：碱性成纤维细胞生长因子（bFGF）、人表皮生长因子（EGF）、人血小板衍生的血管内皮生长因子（PD-VEGF）、G 转化生长因子（β-TGF）、肝细胞生长因子（HGF）、色素上皮衍生的因子（PEDF）。

新生血管的生成是一个复杂的众多血管因子之间相互作用、相互调节的结果。在正常情况下，血管生成物质与抗血管生成物质达到平衡时，血管生成的“开关”关闭；若这一平衡被打破，前血管生成物质占优势，“开关”打开，于是血管生成。

2. 氧自由基　氧疗致 ROP 的机制。除了上述的新生血管生成外，还有一种可能的原因，即氧自由基学说。过度吸氧可以形成大量氧自由基，组织内抗氧化防御机制无法同步解毒，从而造成视网膜组织损害，早产儿抗氧化系统存在缺陷，易遭受氧自由基损害。

【临床表现及诊断】随着 ROP 治疗技术的进步，早期得到治疗的患儿预后大为改善，合理地尽早进行眼底检查，成为诊断及治疗该病的关键。依据本病的发展过程，临床上将其分为急性活动期、退行期和瘢痕期。

1. 急性活动期　根据 ROP 的国际分类法（ICROP），本病活动期分期有 3 个基本概念：按区域定位，按时钟钟点记录病变范围，按疾病轻重分为Ⅰ~Ⅴ期。

(1) 分区：将视网膜分为 3 区，Ⅰ区：以视盘为中心，以视盘到黄斑中心凹距离的 2 倍为半径的圆内区域，ROP 发生在该区者最严重。Ⅱ区：以视盘为中心，以视盘至鼻侧锯齿缘距离为半径，Ⅰ区以外的圆内区域。Ⅲ区：Ⅱ区以外的颞侧半月形区域，是 ROP 最高发的区域。

(2) 分期：分 5 期。Ⅰ期：视网膜后极部有血管区与周边无血管区之间出现一条白色平坦的细分界线。Ⅱ期：白色分界线进一步变宽且增高，形成高于视网膜表面的嵴形隆起。Ⅲ期：嵴形隆起愈加显著，并呈粉红色，说明新生血管不仅长入嵴内且发展到嵴上。此期伴纤维增生，并进入玻璃体。Ⅳ期：部分视网膜脱离，又分为 A 与 B 两级。ⅣA 为周边视网膜脱离未累及黄斑，ⅣB 为视网膜脱离累及黄斑。视网膜脱离多属牵引性，但亦有渗出性。Ⅴ期：视网膜全脱离，常呈漏斗型，可分为宽漏斗、窄漏斗、前宽后窄、前窄后宽四种。此期有广泛结缔组织增生和机化膜形成，导致 RLF。

(3) 特殊病变

1) 附加病变（plus）：后极部视网膜血管出现怒张、扭曲，或前部虹膜血管高度扩张。附加病变是 ROP 活动期指征，一旦出现常意味预后不良。

2) 阈值病变（threshold ROP）：ROP Ⅲ期，处于Ⅰ区或Ⅱ区，新生血管连续占据 5 个时钟范围，或病变虽不连续，但累计达 8 个时钟范围，同时伴附加病变。此期是早期治疗的关键时期。

3) 阈值前病变（prethreshold ROP）：包括两种情况。若病变局限于Ⅰ区，ROP 可为Ⅰ、Ⅱ、Ⅲ期。

若病变位于Ⅱ区，则有三种情况：Ⅱ期 ROP 伴附加病变；Ⅲ期 ROP 不伴附加病变；Ⅲ期 ROP 伴附加病变，但新生血管占据不到连续 5 个时钟范围或不连续累及 8 个时钟范围。

4) Rush 病变：ROP 局限于Ⅰ区，新生血管行径平直。Rush 病变发展迅速，医务人员一旦发现应提高警惕。

2. 退行期　大多数患儿随年龄增长 ROP 自然停止，进入退行期。此期特征是嵴上血管往前面无血管区继续生长为正常视网膜毛细血管，嵴逐渐消退，周边视网膜逐渐透明，不留后遗症。但仍有 20%~25% 的患儿病情进展而进入瘢痕期。

3. 瘢痕期　因本病从活动期能很快移行至瘢痕期，活动期和瘢痕期病变常同时存在于同一病例，故一般把活动性病变消失时残留之不可逆性变化的时期称为瘢痕期。日本厚生省把瘢痕期分为 5 度：

1 度：眼底后极部无明显改变，周边部有轻度瘢痕性变化（色素沉着、脉络膜萎缩），大部分视力正常。

2 度：视网膜血管向颞侧牵引，黄斑偏向颞侧，色素沉着，周边可见不透明的白色组织块。若黄斑部健全，则视力良好；若病变累及黄斑，将出现不同程度的视力障碍。

3 度：视网膜皱襞形成，与病变玻璃体膜愈合并被血管包裹，向周边部延伸于白色组织块相联系。视力在 0.1 以下。

4 度：晶状体后部之玻璃体内，可见灰白色混浊物占据部分瞳孔领。

5 度：晶状体后纤维组织增殖，形成角膜混浊，并发白内障，常有眼球萎缩，视力丧失。

4. 眼底检查

(1) 第一次检查时间：有效的筛查既要及时检测出早期 ROP，又要减少不必要的检查次数。目前，国内外大部分学者主张对胎龄 <32 周，出生体重 <1500g 的早产儿，在生后 4 周开始进行眼底检查。

(2) 随访检查：根据第一次检查结果而定，如双眼无病变或仅有Ⅰ期病变，可隔周复查一次，直到 ROP 退行，视网膜血管长到锯齿缘为止。如有Ⅱ期病变或阈值前病变或 Rush 病变，应每周复查一次，随访过程中若 ROP 程度下降，可每 2 周检查一次，直至病变完全退行。若出现Ⅲ期病变，应每周复查 2~3 次。如达到阈值水平，应在诊断后 72 小时内进行冷凝或激光治疗。

(3) 检查方法：检查前半小时充分散大瞳孔，检查时用行眼球表面麻醉，然后用开睑器将眼睑分开，用间接检眼镜和屈光度 20~30D 的透镜进行眼底检查。检查过程最好在护理人员、新生儿医师、眼科医师的共同协作下完成，应同时监测生命体征，以防止发生眼心反射所致的心动过缓。为减少乳汁吸入，检查后 30 分钟 ~2 小时方可进食，体重越轻者禁食期越长，但要防止低血糖的发生。

【治疗】ROP 并非都无休止地从Ⅰ期进展到Ⅴ期，多数

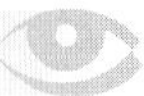

病变发展到某一阶段即自行消退而不再发展，仅约10%病例发生视网膜全脱离。因此，对Ⅰ期、Ⅱ期病变只需观察而不用治疗，但如病变发展到阈值期则需立即进行治疗。所以，早期发现、及时治疗阈值ROP是治疗本病的原则。目前国际上仍以手术治疗为主。

手术治疗

1. 冷凝治疗　CRYO-ROP小组研究表明，对阈值ROP进行视网膜周边无血管区的连续冷凝治疗，可使50%病例免于发展到黄斑部皱襞、后极部视网膜脱离、晶状体后纤维增生等严重影响视力的后果。冷凝治疗通常在全麻下操作，全麻可能发生心动过缓、呼吸暂停、发绀等。冷凝的并发症有球结膜水肿、出血、撕裂、玻璃体积血、视网膜中央动脉阻塞、视网膜出血等。目前，ROP冷凝治疗的短期疗效已得到肯定，但远期疗效还有待进一步确定。

2. 激光光凝治疗　近年，随着间接检眼镜输出激光装置的问世，光凝治疗早用ROP取得良好效果。与冷凝治疗相比，光凝对Ⅰ区ROP疗效更好，对Ⅱ区病变疗效相似，且操作更精确，可减少玻璃体积血、术后球结膜水肿和眼内炎症。目前认为，对阈值ROP首选光凝治疗，国外多主张用二极管激光治疗，二极管激光属红光或红外光，穿透性强，不易被屈光间质吸收，并发症少。也有作者尝试用经巩膜的810nm激光代替冷冻方法，并发症明显减少。

3. 玻璃体切除手术　巩膜环扎术失败及Ⅴ期患者，只有做复杂的玻璃体切除手术。手术效果以视网膜脱离呈宽漏斗型最好，约40%视网膜能复位，窄漏斗型最差，仅20%。玻璃体切割术后视网膜得到部分或完全解剖复位，但患儿最终视功能的恢复极其有限，很少能恢复有用视力。

【预后】

1. 视力减退　冷凝或激光治疗虽然可阻止ROP致盲，但付出的代价是使最佳视力受损，故对未到阈值ROP的轻-中度ROP应严密观察而不应过早积极手术。

2. 视野缺损　由于冷凝或激光手术定位在周边部视网膜，因此不可避免地要影响到视野。Q-finn等用Goldmann视野计测定6~11岁ROP患儿视野，证实冷凝治疗可使视野范围轻度缩小。

3. 屈光异常　晚期ROP患者，40%近视>-4.00D，60%近视迅速增加>2.00D，35%有屈光参差，22%有弱视，47%有斜视，弱视者大多同时伴屈光参差和斜视。

4. 其他　包括眼前节异常（如小角膜、前房变浅、闭角型青光眼）、白内障、黄斑变性、眼底色素改变、视网膜裂孔、孔源性视网膜脱离。

二、增殖性玻璃体视网膜病变

增殖性玻璃体视网膜病变（PVR）是裂孔性视网膜脱离的常见并发症及视网膜脱离复位术失败的主要原因。它以视网膜前、后及玻璃体腔内的细胞性膜性增殖为特点，目前受到眼科学者的广泛重视。

【病因及病理】本病确切的病因及发病机制尚未清楚。大量的研究表明，PVR的发生发展与多种因素有关，包括视网膜色素上皮细胞的作用、巨噬细胞的作用、生长因子的作用以及免疫和炎症反应等。

视网膜裂孔使视网膜色素上皮细胞暴露，巩膜的冷凝、电凝可使视网膜色素上皮细胞进入玻璃体腔，色素上皮细胞进入玻璃体腔后可发生形态及功能的变化，成为具有分泌生长因子的吞噬细胞。生长因子进一步促进细胞的迁移，细胞可合成胶原纤维，从而形成具有细胞成分的模样结构。该膜固定于视网膜前及后，当纤维收缩时使视网膜产生固定皱褶。

由于重力的作用，在下方的增殖性玻璃体视网膜病变更常见。

从上述病理机制可知，巨大视网膜裂孔、冷凝及电凝过度、反复的手术、视网膜脱离伴有炎症反应、其他原因使血液中的血浆因子进入玻璃体腔等均是增殖性玻璃体视网膜病变的病因。

【分类及分级法】1983年美国视网膜命名委员会公布了经典PVR分类及分级法（图13-8-1）。这一分类法目前在临床广泛应用，临床疗效基本与PVR级别正相关。但该分类法的缺陷在于对前段PVR认识不足，有一定玻璃体手术经验的医师知道，后段的PVR，哪怕是D3级，仍可取得明显的解剖学成功率，而前段PVR，目前仍未有特效处理方法。1991年Machemer等对PVR重新进行了分类及分级，目前某些学者推荐的PVR分级为A、B、C三级制，分级见表13-8-1、表13-8-2。

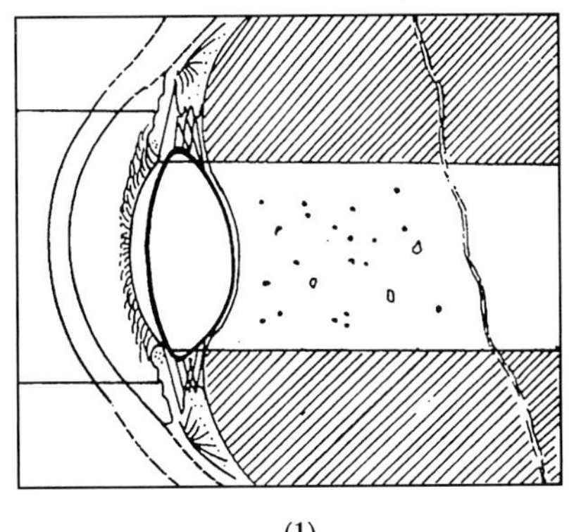

(1)

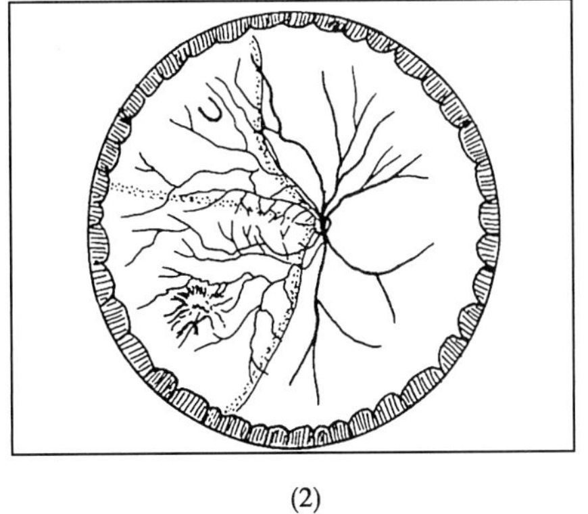

(2)

图13-8-1　增殖性玻璃体视网膜病变的分级法

(1)A级：玻璃体出现小团块；(2)B级：视网膜表面皱褶

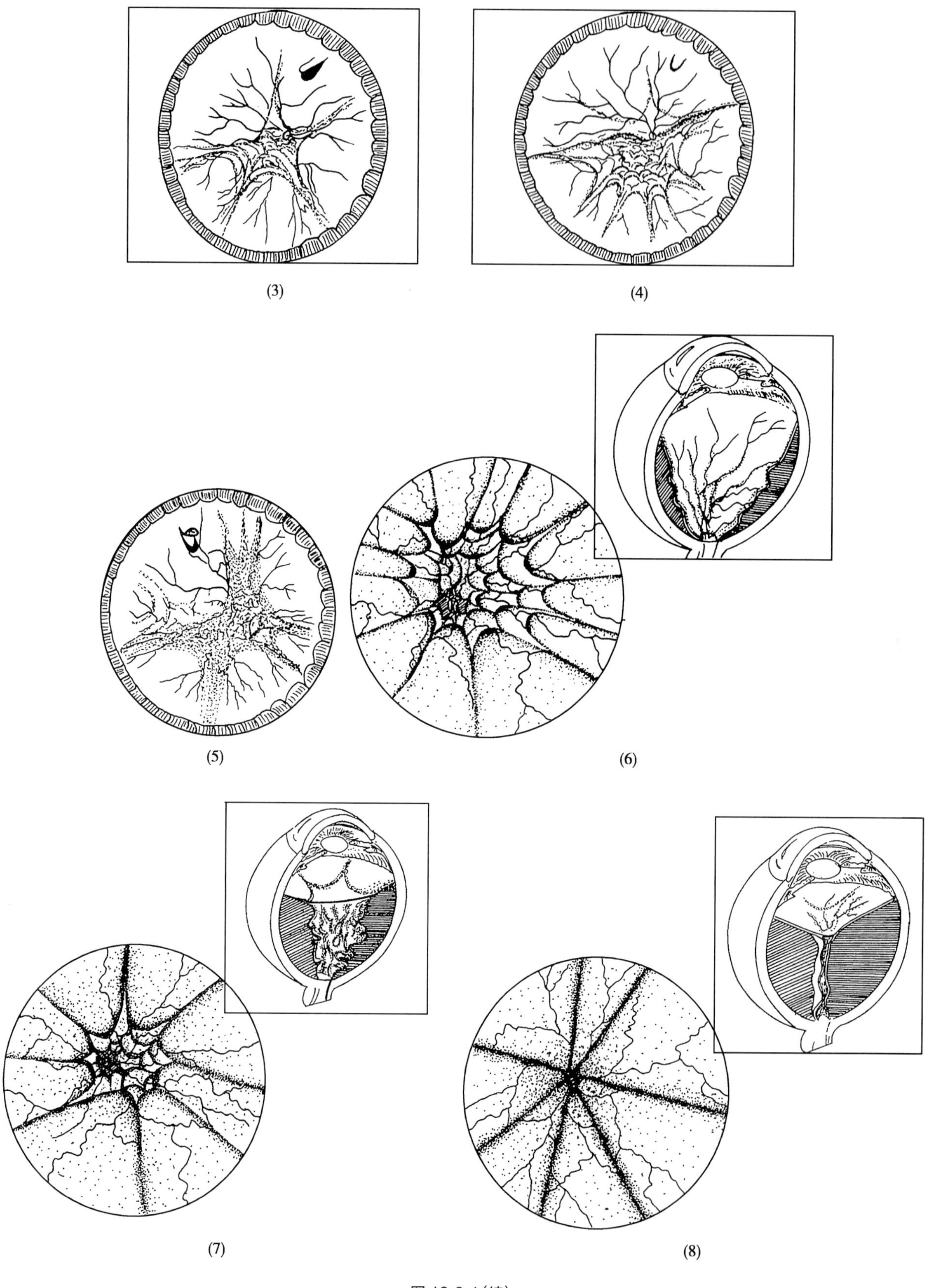

图 13-8-1（续）

(3) C_1 级：全层皱褶波及一个象限；(4) C_2 级：全层皱褶波及两个象限；(5) C_3 级：全层皱褶波及三个象限；(6) D_1 级：宽斗状视网膜脱离；(7) D_2 级：窄斗状视网膜脱离；(8) D_3 级：闭斗状视网膜脱离

表 13-8-1　PVR A、B、C 三级分类法

级别	特征
A	玻璃体呈烟雾样混浊，有小色素团块，下方视网膜色素簇集
B	视网膜内层皱褶，裂孔卷边，血管扭曲增加，视网膜僵硬，玻璃体活动度差
CP	病变位于赤道后：病变部位可为局限、弥漫或环形全层皱襞 *；视网膜下条索
CA	病变位于赤道前：局限、弥漫或环形全层皱襞；视网膜下条索；前移位；浓缩的玻璃体伴有条索

* 用受累范围的钟点数目表示

表 13-8-2　C 级 PVR 的各种收缩类型

类型	病变部位	特征
局限	后部	玻璃体基底后部星状皱襞
弥散	后部	玻璃体基底后部融合的星状皱襞。视盘可不能看见
视网膜下	后部 / 前部	视网膜下增殖、近视盘的环形条索；线样条索
环状	前部	虫蛀样薄膜，沿玻璃体基底后缘收缩伴有视网膜向中央移位
向前移位	前部	周边视网膜被牵引；后部视网膜呈放射状皱褶、玻璃体基底组织被增殖组织向前牵拉；周边视网膜呈凹沟；睫状突被牵引，也可被膜覆盖，虹膜后粘，眼球萎缩

【治疗原则】

1. 解除牵引力前段病变分离近基底部的玻璃体　在残留玻璃体基底部处作巩膜环扎作松解性视网膜切开后段病变，除去视网膜前膜视网膜切开，去除视网膜下增殖。

2. 封闭视网膜裂孔　使用长效气体或硅油等眼内填充物或巩膜外加压用激光光凝、冷凝或视网膜凝胶。使复位后的视网膜固定。

3. 恢复眼内组织正常的解剖位置　恢复视网膜的正常位置，恢复黄斑的正常位置。

【手术时机】 手术时机尚存在有争议，Michels 提倡作分开的手术方式，他强调高而宽的巩膜环扎重要性，认为巩膜环扎在手术中起关键性作用，对于玻璃体腔内的细胞增殖，待其静止后才行处理。该作者建议：如果 PVR 新近发生，不处理 PVR，仅行巩膜外加压术，封闭视网膜裂孔；如果 PVR 已发生一段时间，可联合巩膜环扎术加玻璃体手术；如果 PVR 活动，在没有牵引性视网膜裂孔的前提下，推迟手术，待 PVR 收缩静止后再行玻璃体手术。该手术方法的优点是：①某些进展期的 PVR 可单纯通过巩膜环扎术解决；②成熟的增殖膜可完全去除；③周边的牵引可通过高的环扎带使其缓解；④即使是视网膜表面不平，视网膜复位后也有助于血 - 眼屏障的建立。该手术的缺点是：①裂孔往往被藏在视网膜皱褶内而影响观察，尤其是下方；②高的环扎带不一定能缓解前段的牵引；需再次手术，不但对眼组织有一定的损伤，而且经济负担重；③增殖细胞的沉积会导致眼内持续的炎症及增殖；④黄斑长期处于不正常位置，即使以后去除视网膜前膜，黄斑区的结构及功能也难恢复。

另有人主张行一次性手术。Zivojnovic 等强调玻璃体手术的重要性。其优点是：①黄斑很快得到复位，保护黄斑感光细胞的功能；②迅速去除炎症及增殖刺激，即时恢复血 - 眼屏障的功能；③更容易检查视网膜的所有裂孔，及时进行玻璃体基底分离；④更便于使用眼内激光与冷凝治疗；⑤防止再次巩膜环扎术的并发症。其缺点是：①难于剥离不成熟的视网膜前膜；②增加纤维渗出及炎症反应的机会；③眼内再增殖及手术失败的机会大。

对于这两种观点，每个手术医师可以根据自己的临床经验而定。

【PVR 的手术方式】

1. 作标准的经睫状体平坦部三切口的玻璃体切割术，特别要注意基底部玻璃体的清除，若有必要，在下列情况下可同时将晶状体切除：前段 PVR 严重，不摘出晶状体难以将其清除；晶状体混浊明显，影响视野；晶状体已受不可逆的损伤。

2. 去除增殖组织，剥离视网膜前膜，解除视网膜索引。

3. 进行气 - 液交换或注入眼内填充物（如过氟化碳液体），排出视网膜下液。

4. 眼内光凝。

5. 眼内填充，气体或硅油。

6. 必要时外加压或环扎。

【手术并发症】 见玻璃体手术并发症。

PVR 所致的牵引性视网膜脱离，目前由于具有有效的眼内填充物，疗效较好，只要视网膜得到复位，患者在术后都可获得一定视力。过氟化碳液的应用，以及视网膜切开及切除、眼内激光光凝、眼内排液的应用可使增殖性玻璃体视网膜病变所致的牵引性视网膜脱离的解剖复位成功率达到 90% 以上。前段 PVR 及 PVR 复发往往是手术失败的原因，所以，对 PVR 的根本防治还在于对 PVR 的药物治疗。

三、外伤性视网膜脱离

【病因及病理】 外伤是一种破坏正常眼组织的独立刺激因素，外伤对眼的损害包括两方面，一是外伤对眼的直接损伤，二是外伤后的并发症对眼的破坏。眼内发生创伤愈合反应，实际上是发生牵引性视网膜脱离的过程。导致牵引性视网膜脱离的眼外伤主要包括眼球挫伤及眼球贯通伤两大病因。

1. 眼球挫伤　眼球挫伤还可导致血 - 眼屏障的破坏，玻璃体积血及血 - 眼屏障的破坏是玻璃体产生增殖性病变的主要因素之一。血液中的某些生长因子或血块的降解产物可因玻璃体积血进入玻璃体腔或通过血-眼屏障的破坏进入玻璃体腔。而这些物质可刺激细胞(主要是由色素上皮转化而来的吞噬细胞)的增殖及迁移。这些吞噬细胞可以加工、激活增殖因子,使玻璃体腔内的增殖性病变产生恶性循环。细胞的迁移、增殖及炎症的渗出使玻璃体腔内形成膜,细胞的收缩又导致增殖膜的收缩。

2. 眼球贯通伤　眼球贯通伤往往伴有玻璃体积血及血-眼屏障破坏。眼球贯通伤中无玻璃体积血与有玻璃体积血的预后大不一样,前者可不发生视网膜脱离,后者73%的伤眼发生视网膜脱离。对有玻璃体积血的病例,如2周内实施玻璃体手术清除积血可终止增殖性眼内病变的产生。眼球贯通伤增殖细胞的来源可能是多源性的,外伤后头24小时,玻璃体腔以多核细胞的侵入为主,外伤后1周则以吞噬细胞为其特征。巩膜及脉络膜伤口处的纤维细胞可移行入玻璃体腔,其形态可发生变化,类似成纤维细胞。视网膜的色素上皮细胞因视网膜的损伤也可进入玻璃体腔,它可发生转化,变成吞噬细胞等。这些细胞均与玻璃体腔内的增殖有关。

【手术时机】玻璃体手术的开展大大改善了严重眼外伤的预后。然而由于眼外伤本身的复杂性、各个作者研究病例的不一致性,使玻璃体手术治疗眼外伤的手术时机、手术方式不完全相同。

目前玻璃体手术处理严重眼外伤的手术时机主要存在两方面的意见,一些有经验的玻璃体手术医师主张手术在伤后48~72小时进行。认为此时手术可以预防严重眼内感染的发展,控制眼内无菌性炎症降低眼内增殖的危险性,并可尽早修复明显的视网膜裂孔及视网膜脱离,从而改善它的预后。另一些学者根据动物实验的结果,倾向于在受伤72小时后手术。延迟手术有可能对患眼作更精确的诊断性检查,玻璃体后脱离往往发生在此期,故此时手术容易,危险性小,而早期手术有严重玻璃体积血的可能。中山眼科中心曾对伴有视网膜脱离的严重眼外伤病例及不伴有视网膜脱离的外伤性玻璃体积血病例进行了研究,出现伴有视网膜脱离的严重眼外伤应早期手术,目的在于尽早清除玻璃体积血,控制眼内炎症,防治牵引性视网膜脱离,使受伤的视网膜及时复位及恢复它的功能。对于不伴有视网膜脱离的眼外伤,可推迟手术,减少手术并发症。已有牵引性视网膜脱离的病例应及时行玻璃体手术。

【手术方式】

1. 麻醉后首先探查及修补伤口。
2. 接着做三切口玻璃体切割术,若晶状体破裂,应行晶状体超声粉碎或晶状体咬切。
3. 剥离视网膜前膜。
4. 检查及寻找视网膜裂孔。
5. 对视网膜裂孔进行光凝、冷凝。
6. 气体-液体交换,或重水填充,排出视网膜下液。
7. 若有必要,应作视网膜切开及切除。
8. 眼内填充物(惰性气体或硅油)。
9. 必要时外加压或环扎。

将玻璃体基底部尽量彻底切除干净及寻找视网膜裂孔是手术成功的关键。巩膜外加压及斜面接触镜的应用可较彻底地清除前段玻璃体,间接检眼镜的应用有助于寻找视网膜裂孔。术中避免引起出血、防治晶状体及视网膜的机械损伤、彻底地剥离视网膜前膜及有效的眼内填充均是手术成功的保障。

【手术并发症】

1. 医源性视网膜裂孔及视网膜脱离　易发生在玻璃体视网膜牵引处,应按孔源性视网膜脱离处理,术中常规放置巩膜环扎带。行异物取出时,异物掉在视网膜上也可导致视网膜损伤,镊取异物时应确认镊牢,取出异物后才行后段彻底的玻璃体切除,这样可防止异物掉落时引起视网膜损伤。

2. 术中及术后出血　由于外伤后眼部血管充血,部分新生血管形成,易发生术中及术后出血,它是眼外伤玻璃体手术的严重并发症。术中出血妨碍手术进一步进行,应迅速作眼内电凝或暂时的气体-液体交换或血液-气体交换,出血被控制后再进行手术。术后出血的处理包括限制眼球活动,应用止血药物,仍无效者可考虑作血液-气体交换。

3. 晶状体损伤　由于外伤眼角膜条件差,妨碍晶状体后囊的观察,术中容易损伤晶状体,因此手术技巧熟练、在晶状体后放置小气泡可防止术中晶状体的损伤。

4. 术中角膜上皮水肿　眼外伤行玻璃体手术时容易发生角膜上皮水肿,手术时间长,在无晶状体眼进行手术更容易发生。缩短手术时间,术中注意保护角膜可防止角膜水肿发生,若发生角膜水肿,可刮去中央角膜上皮,继续手术。

严重眼外伤的手术疗效有待进一步提高,眼外伤所致的牵引性视网膜脱离较增殖性玻璃体视网膜病变所致的牵引性视网膜脱离预后差,它所引起的牵引性视网膜脱离的解剖成功率在70%左右,功能成功率仅40%~50%。

四、后瓣翻转的巨大裂孔性视网膜脱离

巨大视网膜裂孔(giant retinal breaks,GRBs)是指引起视网膜脱离的裂孔范围达到90°或90°范围以上(图13-8-2)。

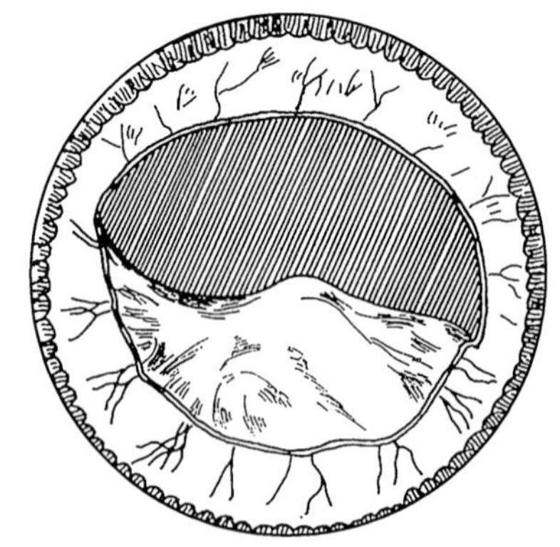

图13-8-2　后瓣翻转的巨大裂孔性视网膜脱离

据Freeman资料,巨大视网膜裂孔占孔源性视网膜脱离患者的0.5%,其中双眼发生者占13%。包括两种类型:第一型称视网膜撕裂(giant retinal tears,GRTs)表现为裂孔后缘隆起,半数病例的裂孔位于水平线上方,撕裂线靠近锯齿缘,前缘轻度隆起,后缘由于玻璃体组织的附着和视网膜

前膜的生长、收缩及重力作用，使裂孔后瓣翻转、固定而不能活动，该型病例手术成功率低及预后差。第二型称锯齿缘断离（dialysis），其前缘为锯齿缘，后缘仅轻度隆起，既无玻璃体组织附着，也无视网膜前膜生长牵引，断离之后唇可以活动，与视网膜撕裂之后唇固定不活动有明显区别。所以锯齿缘断离可用常规的巩膜外加压术治疗（图 13-8-3、图 13-8-4），预后较好。区分这两种不同类型是极其重要的。虽然两者均可自发产生或由外伤引起，但手术方法是不同的。GRTs 的治疗必须采用现代玻璃体手术，并有严重并发症的可能。总之，对手术方法的选择、预后的估计都有重要意义（表 13-8-3）。

【术前检查】巨大视网膜孔源性视网膜脱离，术前必须作详细的检眼镜和裂隙灯三面镜检查。其目的是：①了解巨大视网膜裂孔后瓣是否活动，能否被摊开展平及复位；

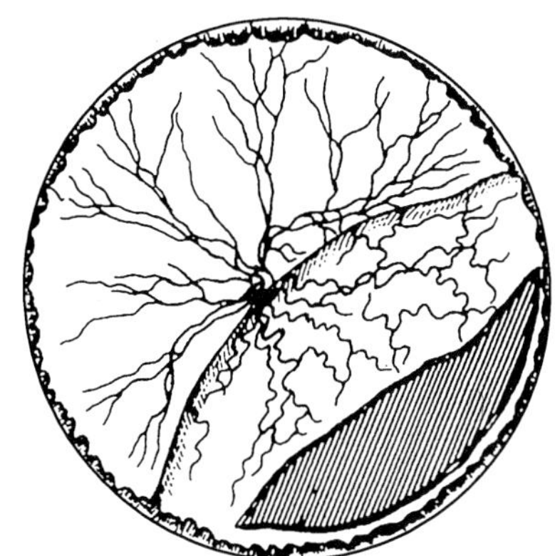

图 13-8-3　锯齿缘断离

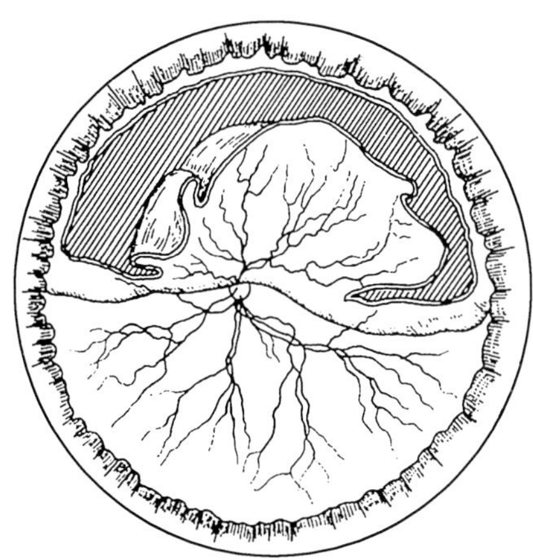

图 13-8-4　视网膜撕裂

②了解玻璃体的改变，包括玻璃体液化、浓缩、牵引，及视网膜前膜和 PVR 等情况。这些改变和视网膜裂孔的发生、后瓣翻转的程度及后瓣能否被展平有直接关系。

裂隙灯三面镜检查了解下列玻璃体情况：

1. 玻璃体液化　玻璃体腔内，液化的玻璃体形成玻璃体“空腔”，故不能支持上方巨大视网膜裂孔的后缘，而易向视盘方向翻转。

2. 广泛的玻璃体脱离　并不常见，通常尚有薄层玻璃体皮质仍粘贴于视网膜和裂孔后瓣，因为它薄而透明，又常被翻转的后瓣遮盖，所以不易见到。

3. 沿着巨大视网膜裂孔前缘的玻璃体基底浓缩、收缩、牵拉裂孔前缘朝向晶状体，导致锯齿缘和睫状体平坦部脱离。许多病例，锯齿缘及睫状体平坦部的脱离超过裂孔的末端。有些病例，前部玻璃体的浓缩产生平行赤道的膜，这种横跨玻璃体腔的膜伸入玻璃体基底部后部，并与浓缩的玻璃体相连。

4. 少数病例玻璃体皮质广泛脱离，分隔着含有少量积血的玻璃体腔，前部膜位于赤道，而后部膜位于脱离的后皮质，并粘连于巨大视网膜裂孔的后缘。

【手术的原则和方法】

1. 使翻转、固定、不活动的巨大视网膜裂孔后瓣恢复活动性　过去部分学者曾令患者采用特殊的体位法，以便依靠重力作用使翻转的裂孔后瓣展平、复位。然后进一步采用固定复位的视网膜技术治疗本病。1965 年 Schepens 首先介绍旋转手术台的应用，通过手术台旋转使患者采用特定的体位而达到令翻转的裂孔后瓣复位的目的。但由于巨大裂孔后瓣与视网膜之间的粘连、玻璃体条索的牵引和裂孔下浓缩玻璃体积聚等因素的影响，以及特殊体位下医师手术操作困难，故这种方法往往难以完成，而不能达到后瓣复位的目的（图 13-8-5）。

当前，近代的玻璃体手术是达到此目的最理想和合乎逻辑的手术方法。其作用包括：①切除病变的玻璃体胶质，尤其要切除翻转的裂孔后瓣前和裂孔下浓缩的玻璃体；②切断玻璃体条索以解除对视网膜的牵引；③分离并剪断裂孔后瓣和视网膜之间的粘连及视网膜前膜；④造成一个置换玻璃体的液体腔，以便能进一步进行眼内手术操作和眼内固定以及填充技术。

巨大裂孔玻璃体切除的手术方法：经睫状体平坦部的三管系统玻璃体切割术，手术应在手术显微镜、导光纤维、角膜接触镜配合下进行，首先彻底切除玻璃体，尤其要切除裂孔区和翻转后瓣前面的浓缩玻璃体，对视网膜前膜可借助眼内显微镊子、剪刀、膜钩及铲等器械进行膜剥离操作。

表 13-8-3　锯齿缘断离及视网膜撕裂的区别及处理

锯齿缘断离	视网膜撕裂
无玻璃体附着无前缘、后缘隆起	后瓣与玻璃体附着
无视网膜前膜	可见前后唇的边缘有视网膜前膜
后瓣可翻转或不翻转，可活动	后瓣翻转并有放射状的视网膜撕裂口，固定不动
	严重者可遮盖黄斑及视盘
无玻璃体后脱离	常伴玻璃体后脱离，黄斑皱褶
预后好	预后差
巩膜外加压术，视网膜凝结术治疗	玻璃体手术治疗

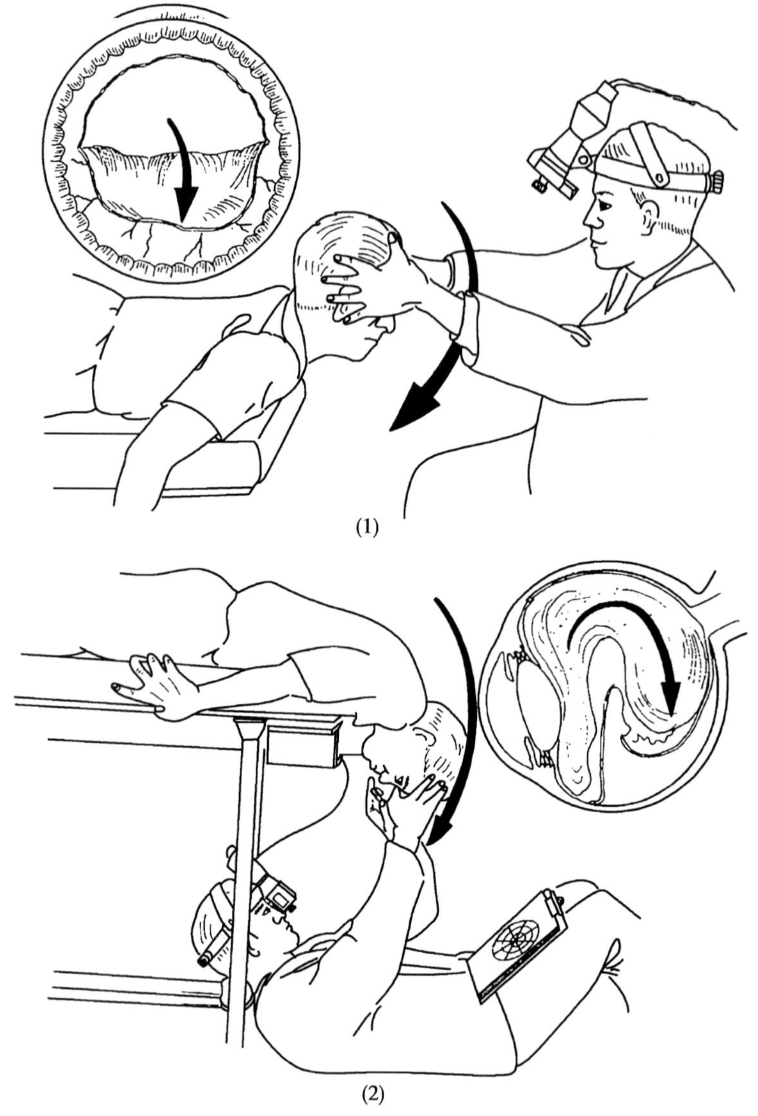

(1)

(2)

图 13-8-5　旋转手术台使翻转的裂孔后瓣复位

膜剥离必须在手术显微镜、角膜接触镜和导光纤维的良好照明和立体视下进行，术者必须有良好的显微手术基础，必须耐心细致，切勿用力过猛，损伤或误伤视网膜。

2. 视网膜复位　切除病变的玻璃体和分离视网膜前膜后，翻转、固定的裂孔后瓣即能恢复其活动性，此时可用笛形针吸住翻转后瓣的边缘，并在导光纤维杆的协助下将裂孔后瓣回复原位(图 13-8-6)，或注入过氟化碳液体，使视网膜展平并排出视网膜下液，只有这样，才可进行下一步永久固定裂孔后瓣的操作。

3. 固定暂时复位的裂孔后瓣　目前多用激光固定视网膜，尽量减少冷凝。

4. 眼内填充

(1) 自动液 / 气交换与惰性气体填充术：最好预先在灌注管上连接一个三通管，此时只需将开关扭到通气位置即可，如无三通管，亦可直接将注气管接到灌注管上，气压一般选在 40mmHg 左右。液 / 气交换彻底后，行惰性气体填充。

(2) 眼内硅油填充术：如果在行液 / 气交换时，视网膜后瓣后滑，意味着激光固定无效，这时可重新用重水压平视网膜，改用油 / 液交换，行硅油填充。

【对侧眼的处理】Freeman 曾报道一组非外伤性巨大视网膜裂孔的对侧眼视网膜裂孔的发生率为 51%。其中，13% 为不伴脱离的巨大视网膜裂孔，视网膜撕裂为 12%，视网膜裂孔为 10%，锯齿缘断离为 0.4%，16% 为由视网膜撕裂、裂孔或锯齿缘断离而发生视网膜脱离。从诊断非外伤性巨大视网膜裂孔至对侧眼发生巨大裂孔的平均潜伏期为 3.5 年。所以，对巨大裂孔对侧眼的追踪观察至少 6 个月一次，并持续 5 年。发现对侧眼有上述病变者，可选用以下方法进行处理。

巨大视网膜裂孔对侧眼的治疗包括：

1. 冷凝术　位于赤道前的视网膜撕裂、裂孔、锯齿缘断离，可在局部麻醉下行经结膜的冷凝术。

2. 光凝术　位于赤道后的视网膜裂孔和小的撕裂，可采用光凝治疗。

3. 巩膜外加压术　巩膜外加压术和环扎术适用于大的视网膜撕裂，多发性的视网膜撕裂和由于视网膜撕裂引起的玻璃体积血。

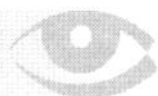

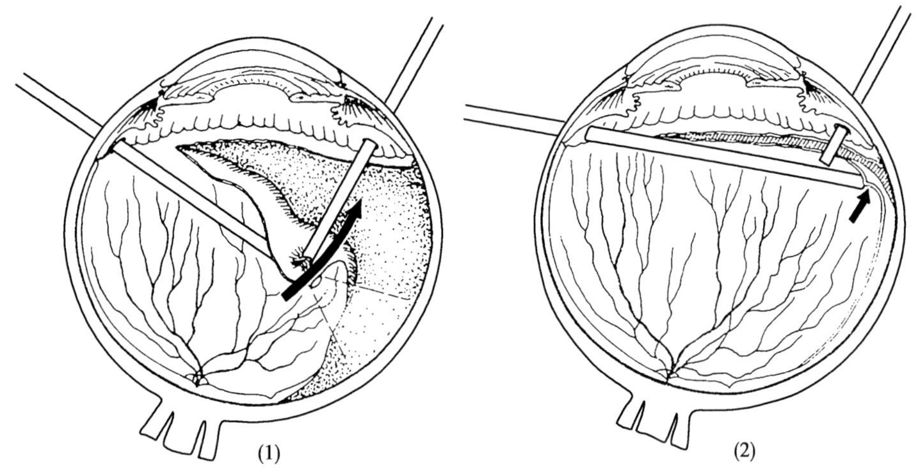

图 13-8-6　在导光纤维杆的协助下，用笛形针将裂孔后瓣复位

对侧眼若为高度近视眼、网格样变性，或伴明显的玻璃体基底部浓缩，通常认为是容易发生巨大视网膜裂孔的高度危险眼，一般可采用光凝、冷凝或巩膜外加压术作预防性处理。

五、脉络膜脱离型视网膜脱离

【概述】孔源性视网膜脱离伴有睫状体、脉络膜脱离是一种特殊类型也是较复杂的视网膜脱离，称脉络膜脱离型视网膜脱离。本病起病急，发展迅速，有严重的葡萄膜炎和低眼压。如治疗不及时，可迅速导致玻璃体和视网膜周围增生，故预后较差。此型视网膜脱离在临床上并不少见，占视网膜脱离的 1.5%~18.4%。

【发病机制】基本过程为视网膜裂孔 - 视网膜脱离 - 脉络膜脱离 - 低眼压。脉络膜循环障碍引起低眼压是本病发生的基本因素。液化玻璃体经裂孔进入视网膜下，刺激脉络膜血管扩张，血管通透性增高，液体渗出到脉络膜及睫状体上腔，发生脱离。同时，睫状体水肿致房水生成减少，引起明显的低眼压。低眼压又加重了脉络膜血管扩张，液体渗出加重，脉络膜脱离发展，形成恶性循环。葡萄膜炎反应一般认为是由于视网膜下的液化玻璃体刺激了色素上皮、脉络膜，使其发生渗出；以及视网膜下和脉络膜上腔液中含有的组胺等引起的毒性反应所致。另外，高龄和高度近视也是促发因素之一。

【临床特点】本病多见于老年人、高度近视、无晶状体眼、“牛眼性”先天性青光眼者。无明显性别差异。

1. 视网膜脱离和裂孔的特点　多发性裂孔和视网膜脱离范围一般较大，多在 3 个象限以上。脱离范围虽大，但是当伴有脉络膜脱离时，视网膜脱离为浅脱离，伴有小的皱褶，裂孔常隐藏其中，不易发现。有作者解释脉络膜脱离就像一个塞子或扣带将视网膜裂孔封住，不使它向高处发展。用糖皮质激素治疗后，脉络膜脱离好转，视网膜隆起度也增加。晚期病例可见到视网膜有广泛的固定皱褶、视网膜僵硬等表现。视网膜裂孔多位于后极部，以黄斑裂孔和马蹄形裂孔多见。

2. 葡萄膜炎是本病的重要特征之一　患者可主诉眼痛。检查时可有眼球触痛、睫状充血、房水闪光强阳性、同心圆改变及瞳孔广泛后粘连等。玻璃体可有混浊和膜形成。常误诊为葡萄膜炎而延误手术。角膜后壁有时可见少许色素颗粒，但无灰白色角膜后沉着物，眼底无脉络膜炎或视网膜炎等改变可与原发性葡萄膜炎鉴别。

3. 低眼压　低眼压也是本病主要特征之一，眼压多在 3mmHg 以下。三面镜检查眼底时常因角膜出现皱褶而影响检查。前房加深，虹膜出现同心圆式皱褶，虹膜震颤和晶状体晃动。由于睫状体的脱离不但房水分泌减少，眼压降低，还引起 Zinn 小带松弛，晶状体和虹膜后移。

4. 睫状体和脉络膜脱离　视网膜脱离 1~3 周或更长时间后可发生睫状体和脉络膜脱离，两者不一定同时存在。睫状体脱离一般在瞳孔充分散大的情况下可以见到。有时不需压迫巩膜就可清楚地见到隆起的锯齿缘的结构。脉络膜脱离形态和范围各异，可表现为周边的扁平状脱离，或占据多象限的球形隆起，向前发展与睫状体脱离相延续。隆起部分呈棕灰色，有实性感，貌似脉络膜黑色素瘤。如果有涡静脉或睫状长神经经过，则呈多个球形。UBM 检查能明确脉络膜脱离的程度（表 13-8-4）。

表 13-8-4　脉络膜脱离的初步分型

	轻度	中度	重度
诊断依据	UBM	B 超、UBM	三面镜、B 超、UBM
眼压（mmHg）	多数 >8	4~8	≤3
脉脱部位	可有单纯睫状体脱离	睫 + 脉脱	睫 + 脉脱
脉脱范围	1~4 个象限	2~4 个象限	4 个象限
脉脱角度	<12°	12°~22°	>22°

5. 如未能及时积极治疗，可迅速发展成增生性玻璃体视网膜病变。表现为玻璃体混浊、浓缩、增殖膜形成。视网膜上下广泛增生，形成大量的固定皱褶等。增生性玻璃体视网膜病变的发生和葡萄膜炎及低眼压有关。由于脉络膜毛细血管扩张、渗出，渗出液中生长因子、细胞因子等刺激细胞增殖，促使了视网膜周围增生及玻璃体膜的形成。明显的增生性玻璃体视网膜病变是本病的特点之一，也是治

疗困难和手术失败的主要原因。

脉络膜脱离型视网膜脱离与普通孔源性视网膜脱离的比较见表 13-8-5。

【手术时机】轻度的脉络膜脱离，可早期手术，中、重度的应先行全身激素治疗，1 周后再考虑手术治疗。

【手术方法】

1. 采用标准的三切口前段玻璃体切除，为避免晶状体损伤，晶状体后的前段玻璃体可不必像 PVR 术中那样完全清除干净。

2. 后段玻璃体切除时应用低吸引力及高频率。

3. 去除增殖组织，剥离视网膜前膜，解除视网膜索引。

4. 进行气 / 液交换或注入过氟化碳液体，排出视网膜下液。

5. 作眼内光凝。

6. 眼内填充，长效气体或硅油。

7. 重度脉络膜脱离需做巩膜外环扎。

六、增殖型糖尿病性视网膜病变

【病因及病理】本病的病变过程涉及三个方面：血 - 视网膜屏障发生改变、新生血管形成以及玻璃体牵引。其发病机制尚未清楚，可能与各种生长因子、免疫过程、遗传因素以及机体代谢等有关。

血糖的改变使视网膜循环系统发生改变，使视网膜处于缺血状态，视网膜新生血管形成。新生血管沿着玻璃体视网膜表面形成固定的玻璃体视网膜粘连，纤维血管膜收缩，引起玻璃体视网膜皱缩，因而发生索引性视网膜脱离。

玻璃体脱离在本病发病机制中起重要作用，临床可观察到部分玻璃体脱离将刺激新生血管组织增殖，玻璃体胶质不断地皱缩牵拉薄壁的新生血管，使之出血，出血又加重了炎症反应并进一步使玻璃体胶质退缩，形成恶性循环。部分玻璃体脱离伴有持续性玻璃体牵拉是预后欠佳的征象。但若玻璃体完全脱离则可减轻增殖性糖尿病视网膜病变。所以，在新生血管开始生长之前诱发完全的玻璃体脱离可能是预防牵引性视网膜脱离的新的突破点。

糖尿病性视网膜病变的分类及分级：近年来根据视网膜有无新生血管及黄斑部受累程度分为三种类型：

1. 单纯型　此型多见，病程进展缓慢，主要表现为视网膜静脉扩张，微动脉瘤形成，小灶性视网膜出血，视网膜水肿和渗出斑块。

2. 增殖型　除具有单纯型眼底病变外，主要特点是视网膜和(或)玻璃体的新生血管和(或)增殖膜形成，易发生反复的玻璃体积血，牵引性视网膜脱离。

3. 糖尿病性黄斑病变　因黄斑与视功能的关系密切，它的病变直接影响患者的视力，故单独分开，它可与前两型并存，但黄斑病变显著(见黄斑手术)。

我国的糖尿病性视网膜病变的统一分类标准见表 13-8-6。

【手术目的】增殖性糖尿病视网膜病变是玻璃体手术的主要适应证之一。1976 年《美国眼科杂志》报道 900 例玻璃体切割术，50% 是增殖性糖尿病视网膜病变。美国糖

表 13-8-5　脉络膜脱离型视网膜脱离与普通孔源性视网膜脱离的比较

临床特点	普通孔源性视网膜脱离	脉络膜脱离型视网膜脱离
眼红，眼痛	无	有
葡萄膜炎	无或轻度	较重
角膜皱褶、同心圆改变	无	有
虹膜震颤，晶状体晃动	无	有
低眼压	无或轻度	多数 <3mmHg
脉络膜、睫状体脱离	无	有
视网膜裂孔发现	易	难
玻璃体视网膜增生	较少见	常见
手术前皮质激素治疗	不需	必须
手术时间	及早	谨慎，适当延迟
手术成功率	75%~95%	<70%
视力预后	较好	差，一般低于 0.1

表 13-8-6　糖尿病性视网膜病变分类

分期	视网膜病变	分期	视网膜病变
Ⅰ	有微动脉瘤及小的出血点	Ⅲ	有白色“软性渗出”，可有出血斑
	(+)出血点较少，容易数清		(+)出血斑较少，容易数清
	(++)出血点较多，不易数清		(++)出血斑较多，不易数清
Ⅱ	有黄白“硬性渗出”，可有出血斑	Ⅳ	眼底有新生血管，可有玻璃体积血
	(+)出血斑较少，容易数清	Ⅴ	眼底有新生血管和纤维增殖
	(++)出血斑较多，不易数清	Ⅵ	眼底有新生血管和纤维增殖，并发视网膜脱离

注：增殖性糖尿病性视网膜病变是指上述分期中Ⅳ期以上的病变

尿病视网膜病变玻璃体手术研究小组（diabetic ritinopathy vitreous surgery，DRVs）进行了一系列多中心的前瞻随机研究，认为玻璃体手术使增殖性糖尿病视网膜病变有了切实可行、收效迅速的疗效，减缓和防治了增殖性糖尿病视网膜病变引起的失明。玻璃体手术的目的在于：①去除混浊的屈光间质，防止纤维组织增殖，增进视力，为视网膜光凝治疗创造条件；②解除牵引，防止黄斑水肿，防止视网膜脱离；③去除后极部玻璃体皮质，破坏新生血管的生长支架；④防止玻璃体内的血液对视网膜的毒性；⑤形成液体腔，便于眼内操作及眼内填充，同时加速以后玻璃体积血的吸收。

【手术适应证】玻璃体手术治疗增殖性糖尿病视网膜病变的适应证有：①玻璃体积血；②牵引性视网膜脱离累及黄斑区；③广泛牵引性或孔源性视网膜脱离；④进行性纤维或胶质组织增殖；⑤明显的糖尿病黄斑病变。

【手术时机】

1. 反复的玻璃体积血应积极手术。大量的玻璃体积血，估计不能吸收的也应积极手术，初发的小量的玻璃体积血，可以保守治疗。

2. 牵引性黄斑脱离应立即手术。

3. 牵引性视网膜脱离或孔源性视网膜脱离立即手术。

4. 局限性视网膜前增殖可观察，不必手术，若进行发展迅速，可考虑手术。

5. 明显的黄斑水肿，其他治疗方法无效的，可以考虑手术治疗。黄斑前大量出血的，可以手术。

【手术方法】

1. 采用标准的三切口前段玻璃体切除，为避免晶状体损伤，晶状体后的前段玻璃体可不必像 PVR 术中那样完全清除干净。对增殖性糖尿病性视网膜病变，为防止手术后新生血管加速，宜尽量避免行晶状体咬切或晶状体粉碎术。

2. 后段玻璃体切除时应用低吸引力及高频率。

3. 分离视网膜前新生血管膜，要求解除牵引，并避免视网膜的机械损伤，前膜不一定要彻底清除，可用分割术、分离术、块状切除术及改良块状切除术。

4. 如有视网膜裂孔，和（或）视网膜脱离，作眼内激光及填充。

【手术并发症】

1. 医源性视网膜裂孔　往往在分离视网膜前膜时发生，行前段周边玻璃体切除时，由于牵拉也可发生视网膜裂孔。发生率为 1%~14%。其处理按视网膜裂孔处理原则。

2. 眼内出血　可以是新生血管的出血，也可以是视网膜血管损伤的出血。术中的出血，迅速作眼内电凝或气体 / 液体交换有助止血。术后的出血可行血液 / 气体交换。

3. 晶状体损伤　包括机械损伤及灌注液影响。精细的操作、灌注液中加入一定的葡萄糖可降低晶状体混浊的发生率。

4. 虹膜红变及新生血管性青光眼　术中切除晶状体，术后视网膜脱离或低眼压是该并发症发生的主要原因，宜对症治疗。

七、黄斑裂孔性视网膜脱离

按黄斑裂孔产生的原因分类，将黄斑裂孔分为：

1. 外伤性黄斑裂孔　常发生于眼球挫伤，早期先表现为黄斑囊样水肿、囊样变性，最后穿破成为黄斑裂孔，也可以一开始即穿破成为黄斑裂孔，此类裂孔可伴有视网膜脱离，并见于各年龄组。

2. 炎症性黄斑裂孔　见于眼内炎症性疾病，多发生黄斑囊性水肿及变性，然后穿破形成黄斑裂孔。

3. 萎缩性黄斑裂孔　常发生于高度近视眼，由于眼球逐渐扩大，黄斑区变性及变薄，且由于局部营养障碍而发生穿孔，多见于中年妇女，且常发生视网膜脱离。

4. 视网膜脱离源性黄斑裂孔　先发生视网膜脱离，然后由于黄斑区缺乏营养供应或玻璃体牵引而穿破。

5. 特发性黄斑裂孔　见第十四章“黄斑部手术”。

【手术原理】黄斑裂孔性视网膜脱离的发生率占孔源性视网膜脱离的 1%~10%。玻璃体牵引在大多数黄斑裂孔视网膜脱离中起重要作用。通过玻璃体切割术，解除切线方向和前后方向的玻璃体对黄斑区的牵引；然后靠术后采用的面向下体位利用眼内的充填材料（根据不同情况可选用空气、惰性气体或硅油）顶压封闭黄斑裂孔，使其依靠色素上皮及脉络膜的吸引力维持视网膜复位。

【术前准备】

1. 全身检查及眼部检查同其他玻璃体手术。

2. 向患者解释手术原理，并示范术后需采用的面向下体位。

【手术方法】

1. 麻醉　能配合的患者可采用局部麻醉，小儿或其他不能配合的患者应用基础麻醉或全身麻醉。常规作球后、眼轮匝肌及球结膜下麻醉，然后用开睑器开睑。

2. 结膜切开　沿角膜缘剪开球结膜，从颞下方至鼻上方（以右眼为例），并在此两点处作放射状球结膜切口，向后将眼球筋膜与巩膜面分离至角膜缘后 4~5mm 处。

3. 分别在颞下方（7：00 方位）、颞上方（10：00 方位）及鼻上方距角膜缘 3.5mm（无晶状体眼为 3mm）处巩膜表面烧灼止血后，用特制巩膜刀垂直球壁作向心性穿透性切口。一般先作颞下方切口，放置灌注导管，并用褥式缝合将灌注导管固定于巩膜切口内。然后作颞上方及鼻上方巩膜切口，分别向眼内插入导光纤维及切割刀头。

4. 在手术显微镜下先切除前 1/3 的玻璃体，再放置半凹角膜接触镜作后 2/3 的玻璃体切除，切净混浊浓缩的玻璃体及玻璃体膜，尤其是牵拉黄斑区的条索。将玻璃体后界膜与视网膜完全分离并切除，接着除去视网膜前膜，并松解视网膜固定皱褶（图 13-8-7）。

5. 剥离内界膜。

6. 玻璃体切除完成后改用双凹角膜接触镜行气体 / 液体交换　灌注导管改接自动气 / 液交换机，退出切割头改用笛形针进入，一边排出眼内及视网膜下积液，一边向眼内灌注滤过气体，直至视网膜平伏和眼内充满气体为止（图 13-8-8）。

7. 检查周边，如有裂孔或变性，激光光凝。

8. C_3F_8 填充。

附：如周边部视网膜有变性、裂孔、前段玻璃体增殖较严重者，可结合放置巩膜环扎带，然后进行玻璃体切除及气体 / 液体交换术，如视网膜增殖广泛，尤其是黄斑区，则须行硅油填充术。

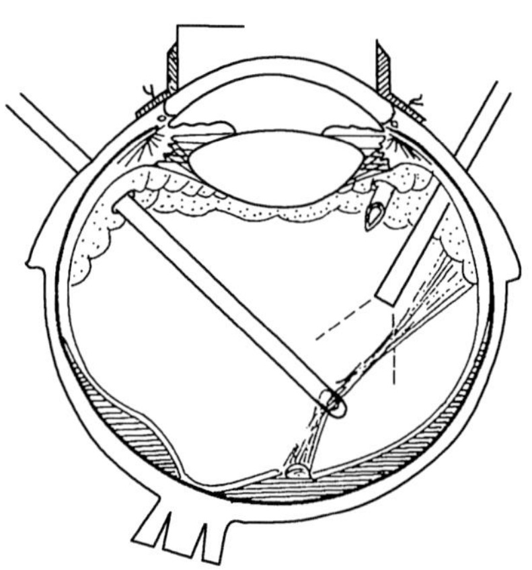

图 13-8-7　除去视网膜前膜，松解视网膜

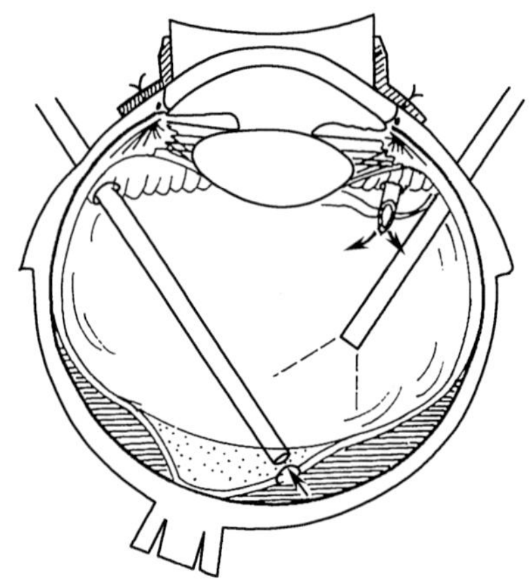

图 13-8-8　作气体 / 液体交换

【术后处理】

1. 术后用药　按眼内手术后常规静脉滴注抗生素和皮质类固醇 3~5 天，并给予止血药及神经营养药，以及对症处理。

2. 术后体位　术后须取面向下体位，每天维持 12~16 小时，持续 5 天，以便利用眼内的气体上浮及表面张力顶压封闭黄斑裂孔（图 13-8-9）。

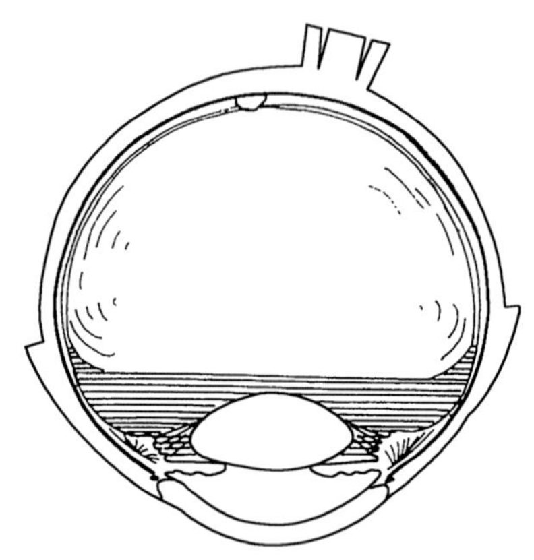

图 13-8-9　术后取面向下体位气体上浮顶压黄斑裂孔

3. 如果黄斑裂孔较大，边界清楚，可考虑补充作氩激光光凝术。

4. 每天常规换药，开放滴眼药水。

【手术并发症及处理】见玻璃体手术并发症。

（吕林　李永浩）

第十四章 » 黄斑部疾病的手术治疗

第一节 黄斑部解剖、生理和病理

一、黄斑部的定义

黄斑部，临床上又常称黄斑区，或简称黄斑。黄斑部是视网膜的一个重要部位，关于其定义多年来没有统一的标准，在实践中存在着临床概念和解剖学概念混淆使用的情况。本章中提到的“黄斑”、“黄斑区”均指黄斑部。为便于理解与统一，各节中关于黄斑部的名词均指解剖学概念。

黄斑部（macula，macula lutea）是位于视盘颞侧，水平线略偏下，直径约为5.5mm的视网膜圆形区域。在组织学上，这是视网膜中唯一包含两层以上节细胞的区域。由于该区的外核层、外丛状层中含有高浓度的叶黄素（xanthophyll），在新鲜尸体眼上呈黄色，故得此名（图14-1-1，表14-1-1）。

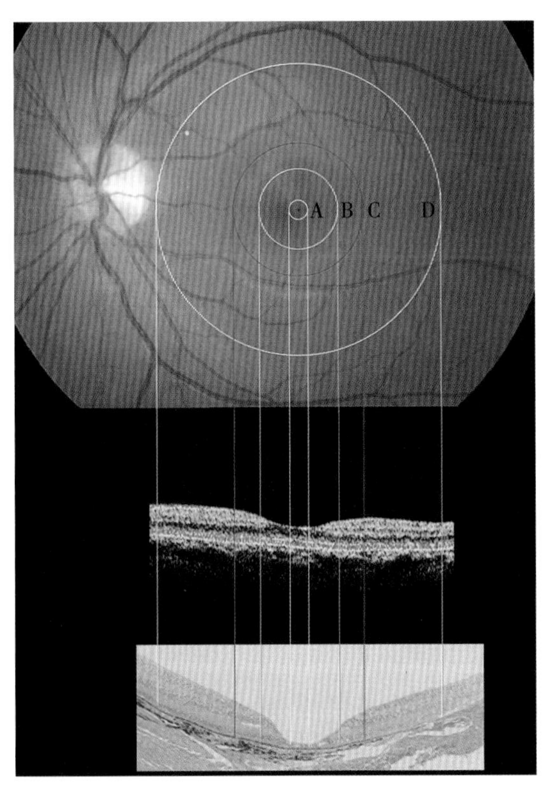

图14-1-1 正常眼底图组合

中心凹（fovea，fovea centralis）是位于黄斑部中央的浅漏斗状凹陷区，直径约1.5mm，其侧面称为斜坡（clivus）。中心凹的组织学特征是此部位视锥细胞密集，而其中心0.5~0.7mm直径范围内完全无视杆细胞。检眼镜下年轻人可见到一圈椭圆形的反光，是由于旁中心凹的视网膜和内界膜增厚所致。

中央小凹（foveola，fovea pit）是中心凹的中央部位，直径约0.35mm。组织学上该部位视网膜最薄，视锥细胞外节排列拥挤，细长，没有节细胞（图14-1-2）。因此，当视网膜中央动脉阻塞时，中央小凹处仍可透见其下方的正常脉络膜颜色，与周边水肿的视网膜对比，形成所谓“樱桃红点”。

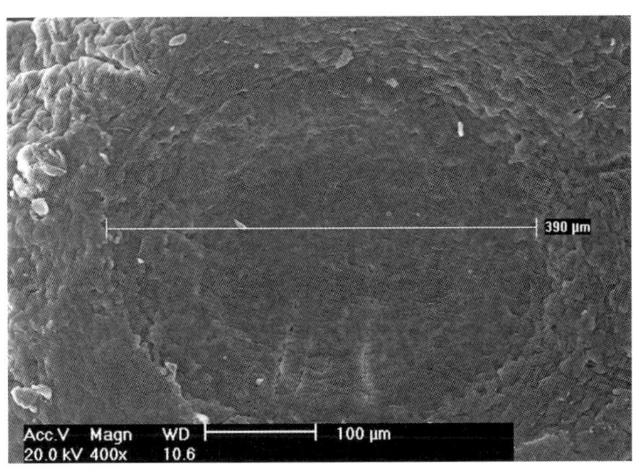

图14-1-2 扫描电镜下的中心小凹

中心凹无血管区（foveal avascular zone，FAZ，capillary-free zone）直径约0.5mm，与中央小凹大小接近，检眼镜下难以区分两者，但荧光血管造影检查可清楚显示FAZ的大小（图14-1-3）。确定FAZ的大小对某些眼病的治疗和预后判断有重要的临床意义。例如，糖尿病视网膜病变的患者如果眼底荧光血管造影显示FAZ扩大、破坏、血管闭塞，则提示黄斑部缺血，不宜激光光凝，也说明最终的视力预后差；而视网膜中央静脉堵塞黄斑水肿的患者若存在FAZ破坏，黄斑部缺血，则对抗VEGF治疗的效果差，易反复（图14-1-4）。

旁中心凹区（parafoveal area）为环绕中心凹的0.5mm宽的环形区。此处神经节细胞丰富，有6~8层，内核层及外丛状层也最厚。该部神经纤维增厚，尤其是乳头黄斑束。

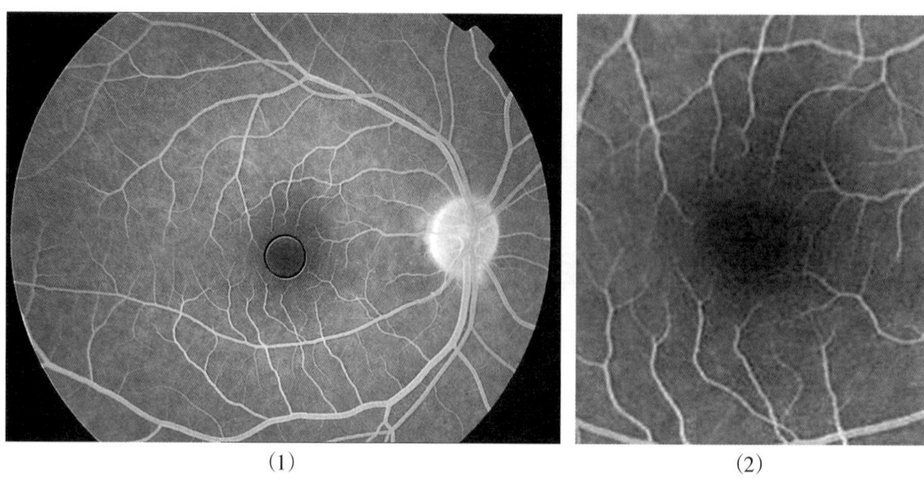

图 14-1-3
(1) 中心凹无血管区;(2) 中心凹无血管区放大图

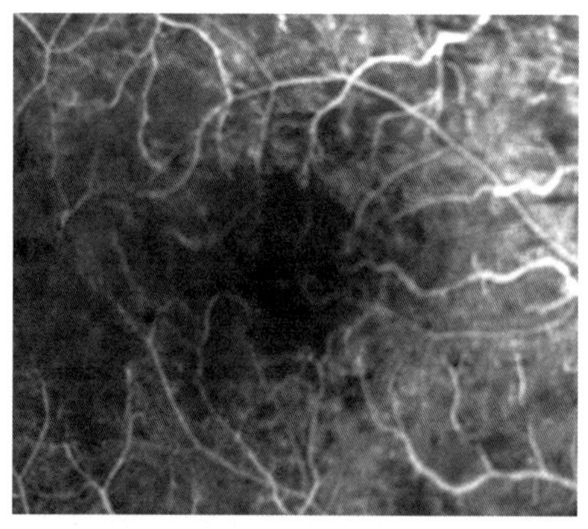

图 14-1-4 视网膜中央静脉堵塞所致 FAZ 破坏,该患者先后接受 6 次抗 VEGF 治疗,水肿仍反复

内界膜从旁中心凹向中央小凹方向过渡时迅速变薄。

中心凹周围区(perifoveal area)是指围绕旁中心凹区的 1.5mm 的环形区域,组织学上该区域节细胞逐渐减少至单层,与视网膜周边部相同。

二、与黄斑部手术相关的解剖及组织学

(一) 黄斑部视网膜的组织结构

视网膜位于眼球内层,由视网膜色素上皮层和神经感觉层构成,它包括三级神经元:光感受器细胞(视锥细胞和视杆细胞)、双极细胞和神经节细胞。光学显微镜下视网膜分为 10 层结构,由内向外依次为:内界膜、神经纤维层、神经节细胞层、内丛状层、内核层、外丛状层、外核层、外界膜、视锥和视杆细胞层及色素上皮细胞层(图 14-1-5)。黄斑部是视网膜的特殊部位,组织结构也有别于视网膜的其他区域,如在中央小凹仅有内界膜、感光细胞及色素上皮细胞。

1. 内界膜 内界膜为一均质薄膜,超微结构分析显示内界膜的外部主要由 Müller 细胞的基底膜形成,内部由玻璃体原纤维和黏多糖组成。免疫组化研究显示其成分包含层粘连蛋白、基底膜蛋白多糖、纤维连接蛋白、I 型胶原、Ⅳ型胶原。内界膜由外至内分为 3 层,即外板层、实质层和内板层(图 14-1-6)。

表 14-1-1 黄斑部的定义

解剖学定义	临床常用名称	组织学特点
黄斑部 颞上、下视网膜动脉之间直径约 5.5mm 区域	黄斑区、黄斑	包含两层以上节细胞的区域
中心凹 黄斑部中央的浅漏斗状凹陷区,直径约 1.5mm	黄斑、黄斑部	视锥细胞密集,其中心 0.5~0.7mm 直径范围内完全无视杆细胞
中央小凹 中心凹的中央底面,直径约 0.35mm(0.3~0.4DD),大约相当于视网膜无毛细血管区	中心凹	视网膜最薄的部位,内核层及节细胞层缺如,光感受器全部为视锥细胞
中心凹无血管区 直径约 0.5mm		无视网膜血管
旁中心凹区 围绕中心凹的 0.5mm 宽的环形区		包含有整个视网膜中最大量的神经元,其外围是节细胞层、内核层及 Henle 纤维层最厚处
中心凹周围区 由旁中心凹区最外围至黄斑最外围 1.5mm 的环形区域		从节细胞层有 4 层的部位开始,终止于周边部节细胞减少至 1 层处

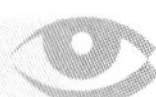

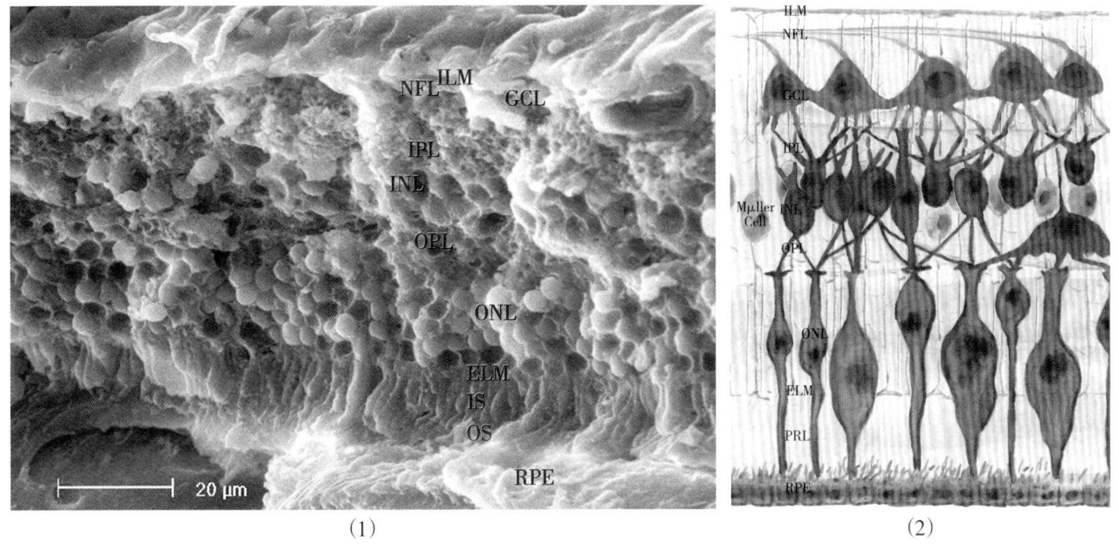

图 14-1-5
(1)视网膜的结构;(2)视网膜 10 层结构示意图

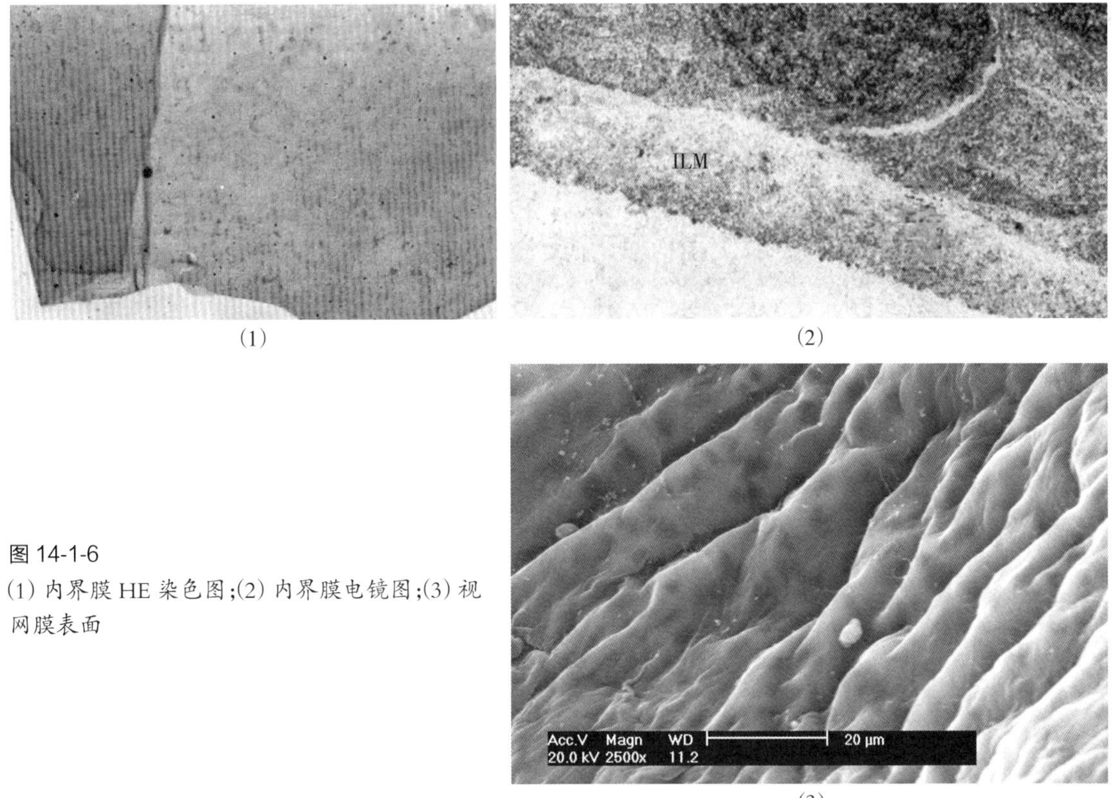

图 14-1-6
(1) 内界膜 HE 染色图;(2) 内界膜电镜图;(3) 视网膜表面

内界膜覆盖了视网膜的整个内表面,包括中心凹。它向前延伸超越锯齿缘,覆盖睫状上皮;向后到达视盘边缘。视网膜不同部位的内界膜厚度不同。在玻璃体基底部,内界膜仅 50nm 厚;在赤道部,增厚至 306nm;到了中心凹旁,内界膜厚度可达到 1887nm;但在中央小凹,由于 Müller 细胞在此的密度减低,内界膜变薄至仅 10~20nm。视盘处内界膜逐渐变薄,与视盘内的神经胶质相延续。而在主要的视网膜血管上,内界膜变薄甚至缺如。

视网膜和玻璃体均与内界膜附着。在视网膜面,Müller 细胞的终端(常称为脚板)形成与内界膜相连的不平滑但连续的边界。内界膜通过厚度的变化,填补了 Müller 细胞不平滑的表面,形成了光滑的内表面。然而,即使在电子显微镜下也还未能找到玻璃体凝胶、纤维与内界膜之间的确切联系,推测这种联系可能存在于分子生物学水平上。只有在视网膜周边部可见玻璃体纤维插入内界膜。

用检眼镜检查眼底时,射入眼内的光线到达细微不平的内界膜时发生散射,引起反光,眼底各部位内界膜的光滑度直接影响该处的反光。中心凹反光细腻而较暗,配以中央小凹处明亮的反光点形成黄斑部特殊的反光。在中心凹边缘，由于斜行的 Henle 纤维的影响，形成一个较大的反光轮。婴儿黄斑部常轻度隆起，故见不到中心凹反光。相比之下，视盘附近因内界膜较粗糙且神经纤维有部分隆起，故可见到金属样反光，并在视盘鼻侧常有平行的条纹状反光。年龄、屈光状态及眼疾，均可影响眼底反光。

2. 视网膜感光细胞　视网膜含有两类感光细胞：视杆和视锥细胞。人眼共有约 9200 万视杆和 500 万视锥细胞。视杆与视锥细胞内含有视色素，能吸收光并引起神经电冲动。视杆细胞负责对比、明暗和运动感觉；视锥细胞负责精细感觉、空间感觉和色觉。视杆细胞仅有一种生理类型，其包含的视色素是视紫红质。而视锥细胞则可分为三种类型，各包含不同的光敏感性蛋白质。三种蛋白质吸收的波长峰值大约在 420nm（蓝色）、531nm（绿色）及 588nm（红色），并形成了相应的视锥细胞对不同波长的敏感性。为简便起见，可分别称为蓝色、绿色及红色视锥细胞。视杆、视锥细胞的密度在视网膜的不同区域存在差异。周边部视网膜以视杆细胞为主（30 000 个 /mm^2），而在黄斑附近视锥细胞密度增加，中央小凹处仅有视锥细胞。在中心 0.01mm^2 区域内蓝色视锥细胞缺如。这种分布状态代表了为达到最大视锐度的一种进化策略。

每个感光细胞都包含细长的胞体和内、外节，并以连接部相连。内外节与胞体间以外界膜分隔。细胞核位于视网膜的外核层，轴突延及外丛状层，与双极细胞及中间神经元（水平细胞）形成突触终末。视杆、视锥细胞的外节形状正如其名，并与 RPE 细胞呈犬牙状互相交错。内节由椭圆体部和肌样体部构成，其中椭圆体部通过连接部与外节连接，而肌样体部在内节的内侧与外核层相连接。中心凹处的视锥细胞形态与别处的不同，非常纤细，且明显延长（图 14-1-7）。新一代频域 OCT 上已能清晰显示外界膜层和视网膜感光细胞内外节层，正常情况下显示为一细一粗高反射强度的连续光滑光带。

3. 视网膜色素上皮细胞　视网膜色素上皮（retinal pigment epithelium，RPE）位于视网膜最外层，为单层六角形细胞，彼此间以终末带紧密连接，由视盘边缘延伸至锯齿缘，并与睫状体色素上皮连接。RPE 的基底面与 Bruch 膜相接；顶端含有大量微皱襞和微绒毛突起（图 14-1-8），包绕着光感受器细胞的远端。黄斑部的 RPE 细胞密度在出生后 6 个月内逐渐增加，而视网膜其他区域的则在出生后 2 年内逐渐下降。黄斑部 RPE 细胞与其他部位的有所不同，较窄（10~14μm）、较高（14~16μm），大小和形态都很一致，且细胞内含有较多的黑色素和脂褐质，加上黄斑部外丛状层叶黄素浓集和无毛细血管区的存在，使荧光血管造影时黄斑部形成特征性暗区。黄斑部 RPE 随年龄增长而变高。但在 90 岁后，随着细胞的减少，黄斑部 RPE 又变得宽而扁。

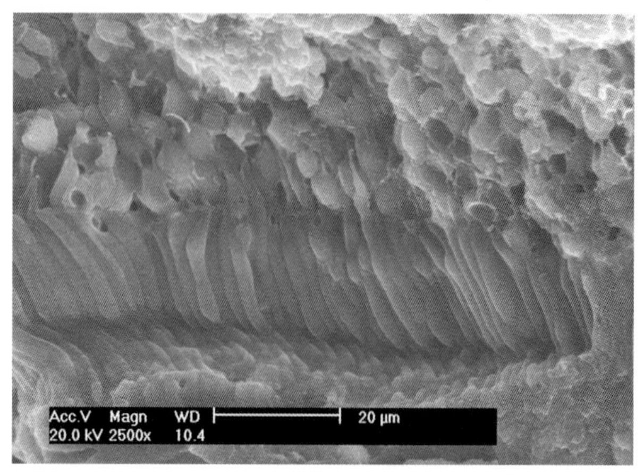

图 14-1-7　中心凹结构

（二）黄斑部的解剖学分区

如前所述，黄斑部是视网膜感觉最敏锐的部位，在解剖学上可分为中心凹、旁中心凹区和中心凹周围区。其组织结构也有一些特点：

1. 中心凹　中心凹的凹陷形成是由于视网膜内层的细胞均由此处向外侧偏移，仅余感光细胞位于其中央。此处视网膜厚度仅为其他部位视网膜厚度的 1/2。位于中心的小窝为视网膜最薄处，仅 0.10~0.13mm 厚。该区视网膜层组成和排列独特，以利于获得最佳的视力和色觉效果。中心凹的视锥细胞密度最高，为 100 000~234 000 个 /mm^2，

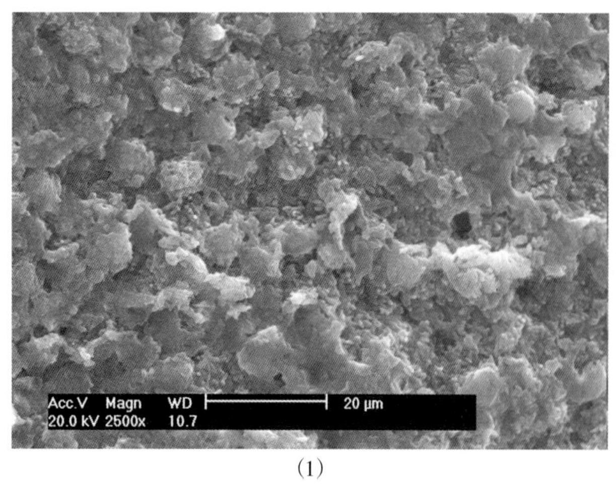

(1)

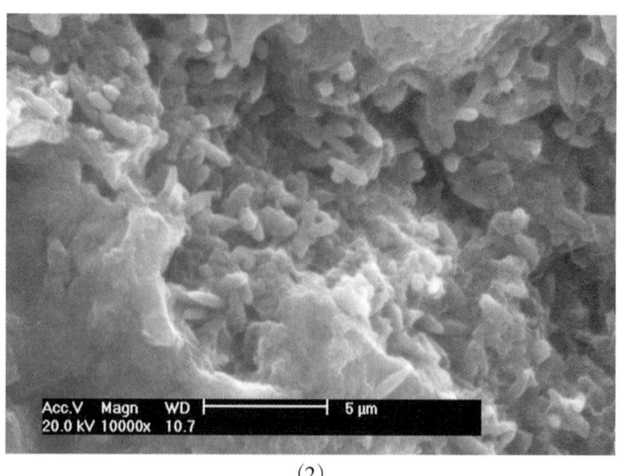

(2)

图 14-1-8
(1)RPE 上面观；(2)RPE 细胞微绒毛

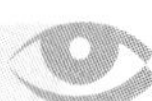

占了视网膜总视锥细胞数的10%。中心凹处每个视锥细胞仅和一个双极细胞、一个神经节细胞相连，故视敏度高，成像清晰。

中央小凹处无视杆细胞及蓝色视锥细胞，而仅含有红色视锥细胞和绿色视锥细胞。这两类细胞相互平行并垂直于视网膜表面呈直线排列，以获得最高的光敏度。此外，这里的视锥细胞与视网膜其他部位的视锥细胞不同，它们形态像视杆细胞，较细长，横径约1.5μm，长约80μm，细胞核较大，约7μm。

为尽可能地减少视锥细胞表面组织对光的散射，中央小凹处的视网膜内层结构（神经纤维层、神经节细胞层、内丛状层、内核层）缺如，仅含外层结构。中心凹区的外丛状层结构独特，视锥细胞的轴突以接近垂直的角度离开中心凹，与旁中心凹区的视锥和视杆细胞的纤维聚集，一起平行于视网膜走行，形成黄斑的Henle纤维层。走行短距离后，这些纤维转为垂直走行，以便与上方的双极细胞的树突形成突触联系。中心凹区域光感受器与双极细胞的突触联系最先出现在中央小凹外0.2mm处。外丛状层的这种结构特点使黄斑在囊样水肿时显示出花瓣状外观。

2. 旁中心凹区　旁中心凹区节细胞层和内核层细胞丰富，含有整个视网膜中最大量的神经元。黄斑光感受器轴突也在此聚集，形成增厚的Henle纤维层。因此该区域是视网膜最厚的部分，约0.23mm。此处感光细胞层厚度为40~45μm，视锥细胞密度较中心凹低，约100个/μm，内节之间分隔1~3μm。视杆细胞开始出现，在接近旁中心凹区外侧缘，外核层已主要被视杆细胞核充满。视杆细胞密度最高处位于视盘颞侧的旁中心凹区，约170 000个/mm^2。此处内核层致密，细胞多达12层。神经节细胞在中心凹边缘也形成了紧密的7层细胞。神经纤维层在黄斑鼻侧最厚（即乳头黄斑束），而在黄斑颞侧较薄。

3. 中心凹周围区　中心凹周围区从节细胞层有4层核的部位开始，终止于周边部节细胞减少至1层处。检眼镜下，中心凹周围区是距离中心凹1.25~2.75mm的环形区域。该区与旁中心凹区的区别在于其视锥细胞外节排列较为疏松。视杆细胞密度增加，邻近的视锥细胞之间平均有2个视杆细胞。中心凹周围区的外核层与旁中心凹区相似，含有高密度的视杆细胞核。但是外丛状层和内核层厚度在该区变薄，这是由于该区没有中心凹的视锥细胞轴突，而双极细胞的密度也减低。相反，该区的内丛状层轻微增厚，节细胞也略微增大。

（三）黄斑部的血液供应

黄斑部内层（由内界膜至内核层）的血液供应来源于视网膜中央动脉颞上支和颞下支的血管分支，呈放射状走行，在到达旁中心凹时血管分支互相交织成双层的毛细血管网。这些血管网在中心凹和中央小凹之间的区域彼此联结成完整的单层血管拱环分布于内核层，中央的区域无血管分布，从而形成了中心凹无血管区（FAZ）。血液经毛细血管回流入毛细血管后小静脉和集合小静脉，其数量与小动脉大致相等，为5~6支，与动脉相间排列如车轮状，动静脉行走过程中常彼此交叉。最后，血液被分别引流到视网膜中央静脉颞侧上、下支（图14-1-9）。约20%的人存在一支或多支睫状视网膜动脉，供应乳头黄斑部的一部分或整个黄斑部（图14-1-10）。

中心凹无血管区位置大约与中央小凹相同，但大小和

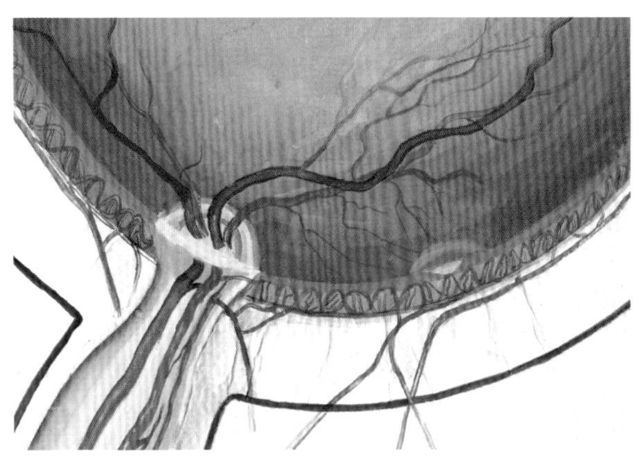

图14-1-9　黄斑部血液供应

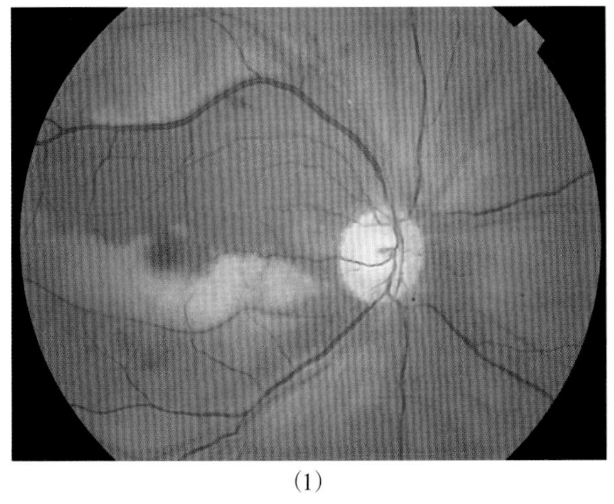

（1）

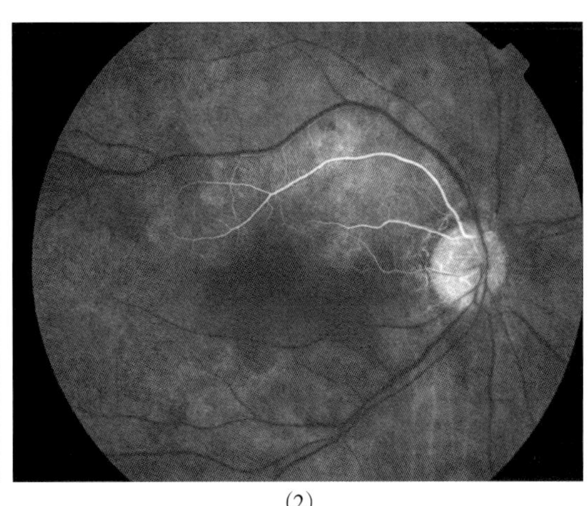

（2）

图14-1-10

（1）视网膜动脉阻塞患者，黄斑下半部水肿，可见半圆形樱桃红点，视盘颞上方可见视网膜睫状动脉供应黄斑上半部；（2）荧光造影早期见视网膜睫状视网膜动脉充盈

形状随个体而有很大不同，大多数呈不规则形，直径可从0.25mm到0.6mm或更大。以往一般采用眼底荧光血管造影来测量其直径和面积，近来也有人运用共焦激光扫描显微镜来观察，测得FAZ的平均直径为(0.54±0.15)mm。有实验室证据表明，在视网膜的胚胎发育中，该区域是正常血管化的，但是在接近出生或刚出生后出现自发的毛细血管闭塞，从而形成了无血管区。中心凹无血管区是诊断黄斑疾病的重要荧光造影标志。此外，该区既无血管又无淋巴管，被认为是免疫赦免区，从而为黄斑移植手术的开展提供了可能性。

视网膜外层的营养由脉络膜毛细血管供应。脉络膜毛细血管是紧邻Bruch膜的一层连续排列的毛细血管网。毛细血管管径较大，直径20~25μm。毛细血管由具有窗孔的内皮细胞构成，大部分窗孔位于RPE面。这些窗孔直径700~800nm，造影时可容许荧光素染料渗漏通过。以往认为脉络膜毛细血管全部呈小叶结构排列，小叶的中央为毛细血管前小动脉，而周边为毛细血管后小静脉。各小叶功能独立。但近年来有人提出视网膜不同部位的脉络膜毛细血管结构并不相同。视盘旁及黄斑下的脉络膜毛细血管呈致密蜂窝状单层排列，毛细血管相互交错，不形成明显的小叶结构。而所谓的小叶结构出现在距黄斑颞侧、上方、下方1mm外的后极部，一直延伸至赤道部。

黄斑下的区域由8~16支向心排列的睫状后短动脉供应。脉络膜动脉环围绕黄斑部。这些动脉均呈放射状走行并延伸至脉络膜周边。黄斑下脉络膜由多支动脉和静脉供血和引流，保障了血流由大动脉直接快速注入黄斑下血管，并迅速流入静脉，该处的血流速度是体内所有组织中最快的。这一特点保证了黄斑部高能量的新陈代谢需要，可迅速缓解光照引起的温度升高，同时还具有调节眼压的作用。

三、黄斑部生理和年龄相关改变

黄斑部的结构和生理特点与视网膜其他部分有所不同，因而成为一些疾病特定的发病部位，如特发性黄斑前膜、黄斑裂孔、老年性黄斑变性(age-related macular degeneration，AMD)等。本节主要论述与这些疾病发生相关的黄斑部生理。

(一) 玻璃体黄斑界面

玻璃体由透明质酸网和少量的胶原纤维网的支架构成。生理情况下玻璃体后皮质和黄斑部视网膜内界膜黏附，共同构成玻璃体黄斑界面。在视网膜不同部位内界膜的厚度有差异，较薄的区域包括中心凹、视神经、视网膜血管、前部视网膜及睫状体平坦部，而这些区域也是玻璃体视网膜黏附最为紧密的部位。年轻时玻璃体的结构是均一的。随着年龄增长，中央玻璃体缓慢地发生变性和液化。胶原支架崩解，皮质层更加清晰可辨。逐步脱水浓缩的同时，玻璃体内的透明质酸分子的浓度降低，构型发生改变。玻璃体浓缩与后脱离之间存在正性相关关系。后玻璃体的液化导致黄斑前形成一个液性的玻璃体光学空隙，称为黄斑前囊(premacular bursa)。眼球运动时，玻璃体和黄斑前囊的移动可能在PVD、黄斑前膜及黄斑裂孔的发生中起一定作用。

研究发现自发性PVD后，44%的患眼中心凹表面可见到玻璃体残迹，其形态有多种，可以是以中央小凹为中心、直径约500μm的盘形(50%)，也可以是直径约500μm黏附在中心凹边缘的圆环(30%)，或者是跨在中央小凹上方的200μm左右的浓缩玻璃体圆盘(20%)。中心凹前玻璃体皮质及视网膜在结构和黏附性上的差异在特发性黄斑裂孔的发病中有重要意义。

PVD常由后极部开始，首先在黄斑部的玻璃体皮质自发性地形成一个裂孔；液化的玻璃体随即通过裂孔，引起玻璃体与内界膜的分离。通常玻璃体皮质与视网膜的分离是由黄斑部开始，然后扩展到下方，一直到达玻璃体基底部后缘。一经分离，玻璃体皮质即发生浓缩，形成后玻璃膜。通常情况下，玻璃体与视网膜的分离平滑而迅速，在此过程中可能出现闪光感和飞蚊症。裂隙灯下常可见到视盘前玻璃体纤维浓缩形成的Weiss环，沿视网膜血管的牵拉可能引起出血。

许多研究均证明，PVD的发生率随年龄的增长而增长。但是，对于各年龄段人群中PVD的发生率，不同的研究者得出的结果并不一致。早年的裂隙灯检查得出的一项结果显示，PVD的发生率在50岁以上人群中达到53%，而近年来采用B超、OCT等手段得到的数据普遍比这一数据低。最近一项大规模的前瞻性研究显示，在20~49岁的受检者中，PVD的发生率为0.4%，在50~59岁中为7.2%，在60~69岁中为22%，超过70岁者为60%。此外，屈光状态、眼部疾病(如前部缺血性视神经病变、无晶状体眼)均为PVD发生的相关因素。

(二) RPE生理与年龄相关改变

RPE对维持黄斑的功能主要具有以下几方面的作用：①形成脉络膜毛细血管与视网膜神经感觉层的血-眼屏障；②吞噬视锥、视杆细胞外节；③在视网膜与脉络膜间转运离子、水及代谢产物；④参与维生素A代谢。

RPE细胞具有高度发育的溶酶体系统，终生吞噬及降解光感受器外节顶端脱落的膜盘。视锥及视杆细胞的外节远端根据光照变化有节律地脱落，脱落的外节碎片被RPE顶端突起的伪足包围，由RPE的吞噬体包裹并消化。在吞噬体消化过程中，内容物变形并压缩，同时向RPE基底部移动。未消化的部分在RPE内聚集形成脂褐质(lipofuscin)。RPE内脂褐质随年龄增长逐渐增多，在70岁前呈线性升高，之后有所下降。不同部位的RPE细胞内脂褐质的含量有差别：黄斑部常较周边部高，但中心凹又偏低，且呈不对称分布。体外研究发现脂褐质具有光毒性，在一定波长照射下可引起RPE的脂质过氧化、蛋白质氧化、溶酶体完整性破坏、胞质空泡变性等改变直至细胞死亡，最终导致光感受器损伤。故认为脂褐质的积累可能与年龄相关的视网膜功能改变及变性性疾病，如老年性黄斑变性(ARMD)的发生有关。许多未完全消化的膜盘和吞噬体被排出到Bruch膜，并沉积于RPE基底细胞膜及基底膜之间。这些改变在黄斑部较赤道部及周边部更广泛。

RPE内还含有黑色素，其分布由赤道部至后极部递减，但在黄斑部数量增加。黑色素可能的生物作用包括：吸收光、清除自由基、转运电子、结合药物与金属等。RPE内溶酶体逐渐消化黑色素，因此黑色素浓度随年龄的增长而减少，其消化产物——黑色素溶酶体、黑色素脂褐质复合颗粒则相应地随年龄的增长而增多。黄斑部复合颗粒的数量较

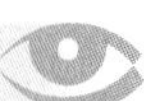

其他部位更多。而黑色素的减少可能造成 RPE 对光损害和自由基损害的抵抗力下降。研究发现黑色素的含量与 ARMD 的发生率之间呈负性相关。

年轻时，中心凹 RPE 呈六角形，排列较紧密。而年龄增大后，中心凹 RPE 的六角形消失，失去了其独特的形态学特征，变得与中心凹外的细胞相似。此外，RPE 细胞数目也随年龄增长而逐渐减少，每年大约损失占总数 0.3% 的 RPE 细胞。

（三）Bruch 膜生理与年龄相关改变

Bruch 膜由衍生于脉络膜毛细血管和 RPE 的物质组成，分隔 RPE 与脉络膜毛细血管，平均厚度约 2μm，但在不同区域存在差异：在视盘附近厚 2~4μm，至周边部逐渐变薄至 1~2μm。光镜下为一层 PAS 阳性、无细胞成分的玻璃样膜。电镜下包含 5 层结构：RPE 的基底膜、内胶原层、弹性纤维层、外胶原层、脉络膜毛细血管内皮的基底膜。因最内层属于 RPE，最外层为脉络膜毛细血管的一部分，故确切地说 Bruch 膜仅包含中间的三层结构。

Bruch 膜的特殊位置决定了其重要地位。它介于 RPE 和代谢活跃的光感受器与它们营养的来源——脉络膜毛细血管之间。除了充当 RPE 的支持成分和附着部位，Bruch 膜还提供了具有半通透性的滤过屏障，营养成分从脉络膜毛细血管进入光感受器和 RPE，而细胞崩解产物则由相反的方向排出。各种物质通过 Bruch 膜的弥散程度取决于局部无机盐、葡萄糖的浓度和 pH 值。最大弥散发生在膜等电点为 pH5 时。在生理性 pH 值时，存在负电荷，这可导致对负电荷大分子通过的电阻抗。任何 Bruch 膜的结构或成分改变都可能影响其弥散特性并最终影响 RPE 及视网膜外层的功能。

随着年龄的增长，后极部与周边部的 Bruch 膜在厚度、超微结构及组织化学上都有所改变，以后极部更明显，继而引起 RPE 和光感受器的营养变化和功能异常。这些改变对多种黄斑疾病的发生和转归都有着重大影响。来自 RPE 的碎屑逐渐沉积于 Bruch 膜，这种碎屑 10 岁左右仅散见于内胶原层，20 岁后开始增多，逐渐见于弹性纤维层、外胶原层，最后为毛细血管间结缔组织。推测是由于 RPE 以凋亡或胞质物质脱落的方式进入 Bruch 膜，可能是一种处理陈旧或受损细胞膜或细胞器的方式，类似于光感受器外节的更新。巨噬细胞或脉络膜毛细血管周细胞随之清除这些碎屑。但当产生速度超过清除速度时，这些物质就沉积下来，形成位于 RPE 基底膜和内胶原层之间离散的隆起，即临床所见的玻璃膜疣（drusen）；也可导致 Bruch 膜内层弥漫性增厚，称为基底线性沉着（basal linear deposits）及弥散性玻璃膜疣（diffuse drusen）。Bruch 膜增厚、透明样变和斑片状嗜碱性变等改变在黄斑部及视盘旁较为显著（图 14-1-11）。

研究证实 Bruch 膜厚度与 RPE 细胞的改变之间存在直接关系，可用线性回归模型来描述。但是，同样年龄的供眼标本间还存在极大的变异，可能是基因和环境因素对老化过程的影响的多样性所致。

四、黄斑部疾病的病理生理学改变

黄斑部组织结构纤细娇嫩，血液供应特殊，这使它在许多脉络膜视网膜病变中均可受累。黄斑部组织病变主要表现为水肿、渗出、出血、组织增生、新生血管形成、玻璃膜疣和营养不良性病变。

（一）水肿

1. 黄斑部水肿的分类和特点

（1）细胞性水肿和细胞外水肿：黄斑部水肿与视网膜其他部位类似，可分为细胞性水肿与细胞外水肿两型。视网膜中央动脉血流中断而致缺血缺氧，引起视网膜内层双极细胞、神经节细胞以及神经纤维层混浊、水肿，为细胞性水肿。黄斑区视网膜薄，中心凹处没有神经节细胞及神经纤维层，因而细胞性水肿较轻。若视网膜毛细血管的内皮细胞受损，血 - 视网膜屏障受到破坏，血浆经管壁的损害处渗漏至视网膜神经上皮层，为细胞外水肿，表现为视网膜模糊，失去正常光泽。眼底荧光血管造影可以见到视网膜毛细血管管壁有荧光素渗漏，后期管壁染色，其附近视网膜呈强荧光。我们通常所说的黄斑部水肿是指黄斑中心部位神经上皮层细胞间的液体积聚，属细胞外水肿。

（2）囊样水肿和弥漫性水肿：从荧光造影结果来看，黄斑部水肿又可分为囊样水肿和弥漫性水肿：若液体呈囊样

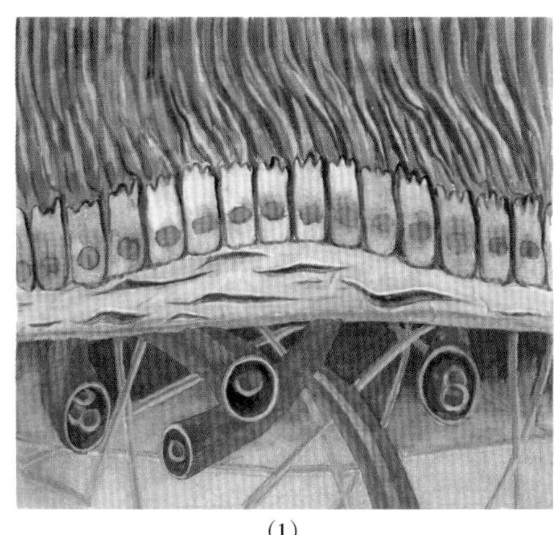

(1)

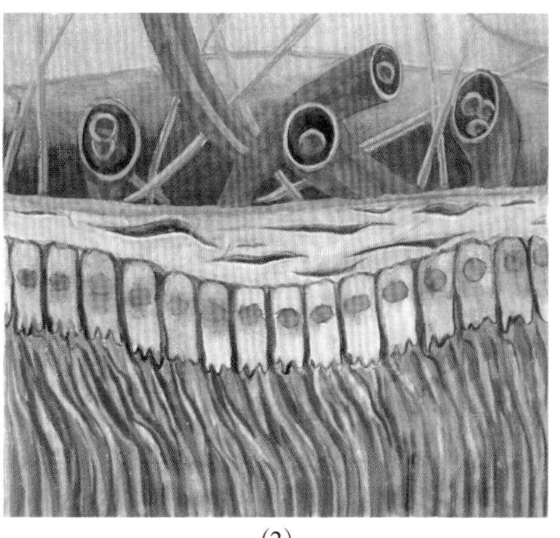

(2)

图 14-1-11
（1）玻璃膜疣示意图；（2）玻璃膜疣示意图

积聚于中心凹旁视网膜的内核层和外丛状层，称为黄斑部囊样水肿[图 14-1-12(1)]；若液体广泛积存使视网膜呈弥漫性增厚，范围达 2PD 以上并累及中心凹无血管区时，称为弥漫性黄斑部水肿[图 14-1-13(1)]。眼底荧光血管造影时，前者早期可见囊腔内暗区，静脉期可见毛细血管扩张，黄斑区呈强荧光，后期荧光素积存于各囊腔内，因中央区间隙较大，周围较小，而形成典型的花瓣状荧光[图 14-1-12(2)]，后者则表现为不规则渗漏，无固定囊腔出现[图 14-1-13(2)]。

近年来应用光学相干断层成像术(optic coherence tomagraphy，OCT)检查，实现了病理与临床的结合。OCT 虽不如病理学检查精细，但能在活体上观察黄斑部水肿的程度和范围，弥补了病理检查受材料限制的缺点。老年性黄斑变性的黄斑部水肿呈现多样性，多表现为外丛状层及内颗粒层的无反射囊腔并延伸至内界膜，视网膜色素上皮层/脉络膜毛细血管层中断(图 14-1-14)。视网膜中央静脉阻塞黄斑部水肿多为典型的囊样水肿，尤以外丛状层积液明显(图 14-1-15)。糖尿病黄斑部水肿可有多种形态，如弥漫性黄斑水肿、囊样黄斑水肿、黄斑水肿伴有视网膜前膜、黄斑水肿伴有玻璃体牵引等(图 14-1-16)。白内障术后黄斑部水肿的程度往往较轻，表现为黄斑部神经上皮层增厚，中心凹神经上皮内小暗区。

2. 黄斑部水肿的发病机制　目前，对黄斑水肿的发病机制尚不十分清楚，多认为由血 - 视网膜内、外屏障功能损害引起。血 - 视网膜屏障分内屏障和外屏障。内屏障由视网膜毛细血管内皮细胞及其细胞间紧密连接构成；外屏障则由色素上皮细胞及其细胞间紧密连接构成(图 14-1-17)。生理情况下，血 - 视网膜内、外屏障能有效阻止血管内的大分子物质向外渗漏，阻止细胞外液积聚在视网膜内。倘若视网膜毛细血管发生异常，内皮细胞间紧密连接结构遭到破坏，血管内的液体和大分子物质即可向外渗漏，积聚在视网膜神经上皮的内核层和外丛状层的细胞外间隙，形成视网膜水肿。这种水肿特别容易发生在黄斑区，主要因为：①中心凹处视锥细胞密度大，代谢功能旺盛，对缺氧等因素最敏感；②中心凹 0.4~0.5mm 范围为无血管区，液体难以吸收，且容易继发变性，损害视力；③中心凹处视网膜内界膜较薄，对来自玻璃体的机械性牵引和炎性产物、毒素等的刺

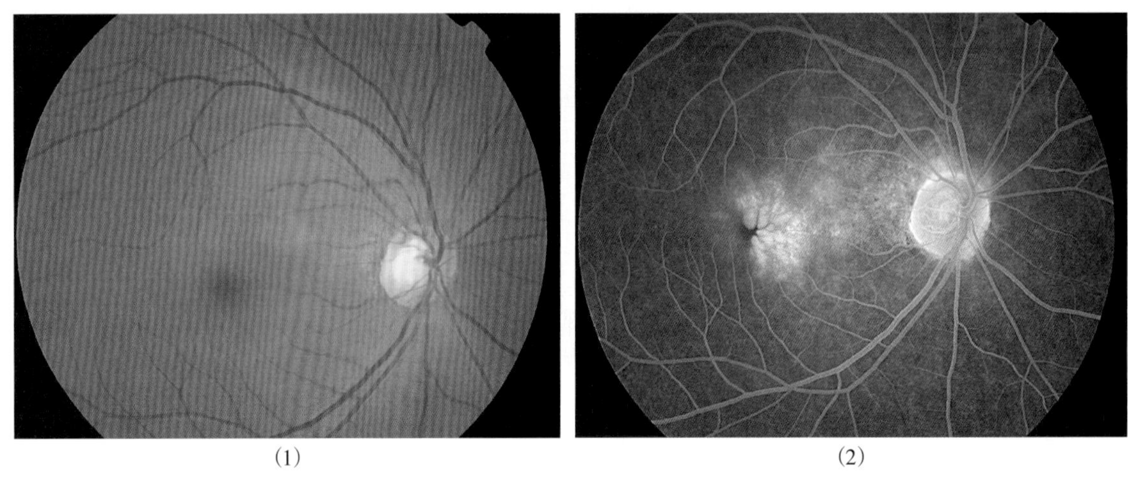

(1)　　(2)

图 14-1-12
(1)黄斑囊样水肿；(2)黄斑囊样水肿

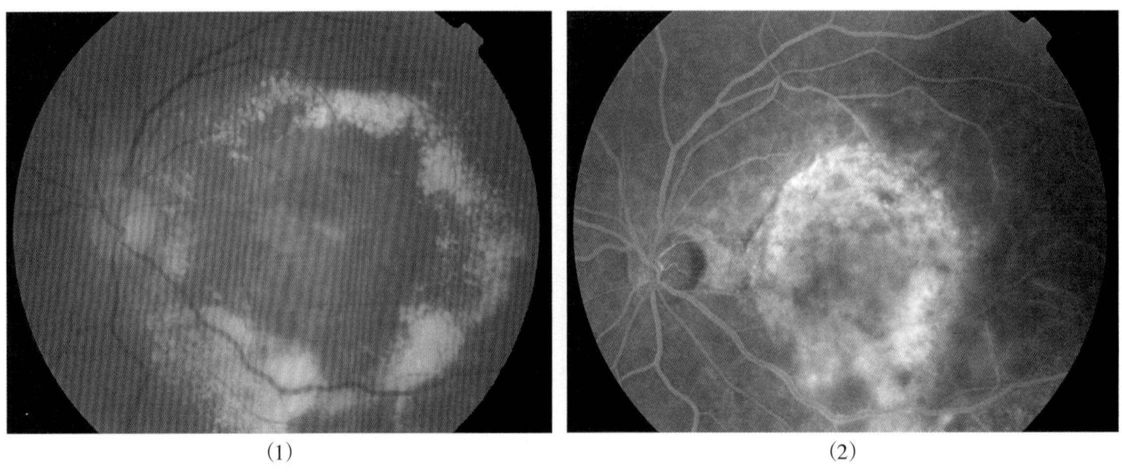

(1)　　(2)

图 14-1-13
(1)弥漫性黄斑水肿；(2)弥漫性黄斑水肿

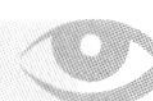

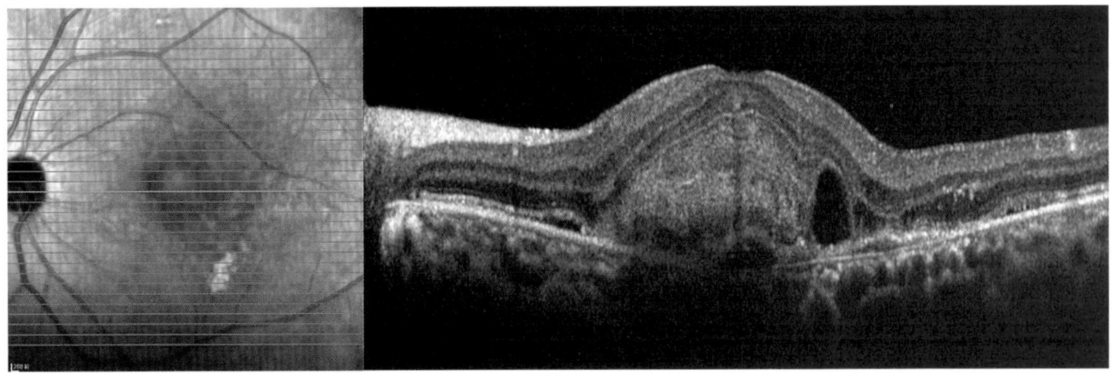

图 14-1-14　AMD 所致黄斑水肿

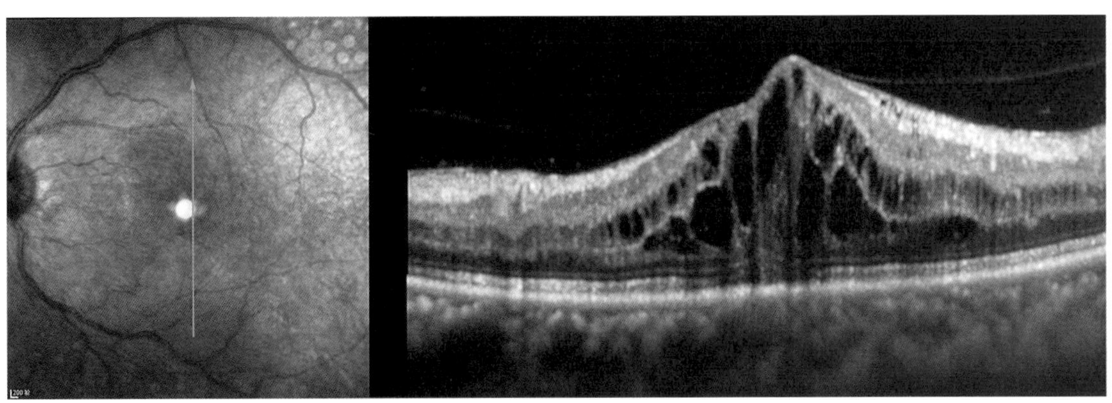

图 14-1-15　CRVO 所致黄斑水肿

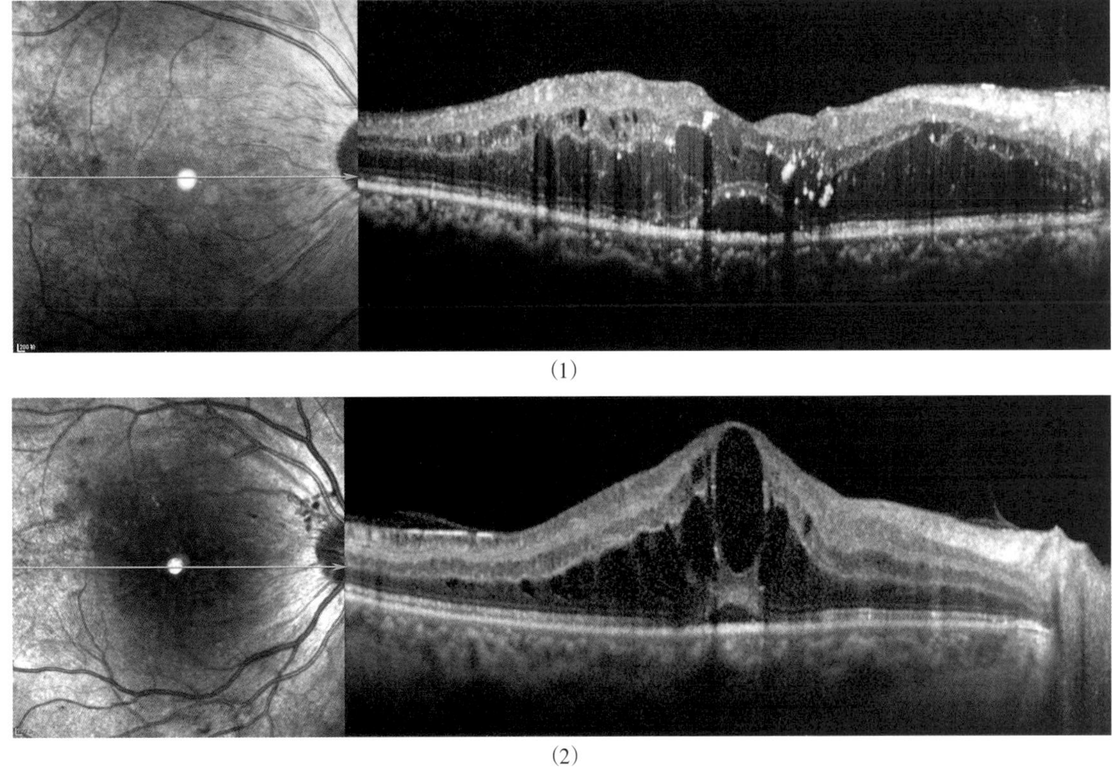

(1)

(2)

图 14-1-16

(1) DME 弥漫性水肿伴神经上皮脱离;(2) DME 囊样水肿

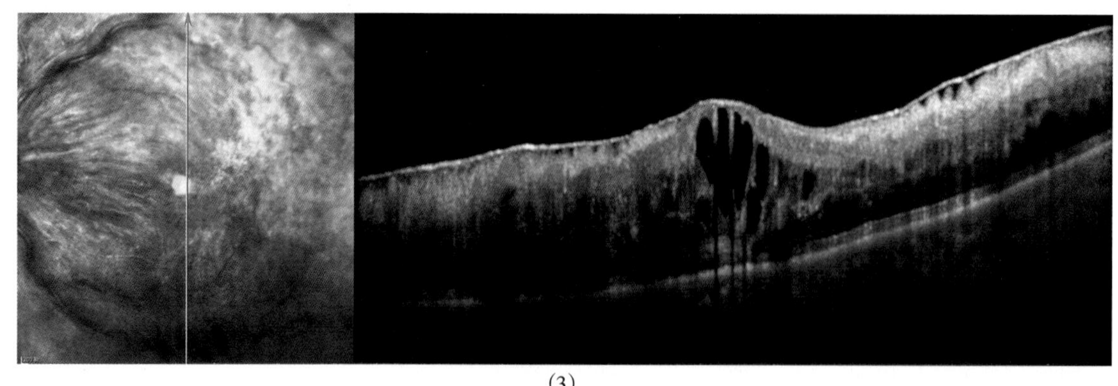

(3)

图 14-1-16(续)

(3)DME 弥漫性水肿伴前膜

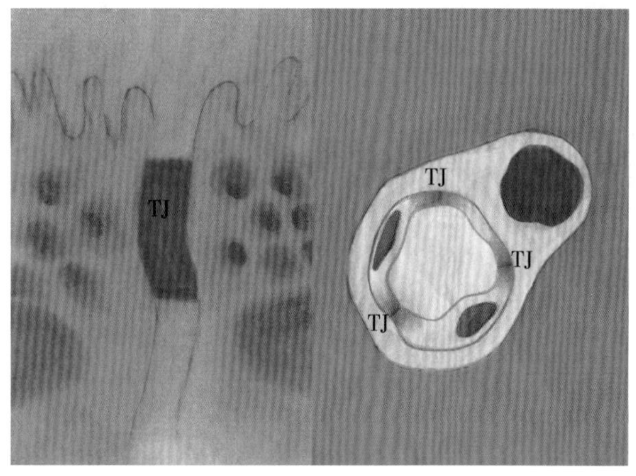

图 14-1-17　内外屏障

激极为敏感;④ Henle 纤维较疏松,抵抗力弱,病变时液体易积存于 Henle 纤维之间,并向中心凹处积聚。

黄斑部水肿可发生于多种引起视网膜内、外屏障损害的疾病,如糖尿病性视网膜病变、视网膜血管炎、黄斑部视网膜前膜、视网膜静脉阻塞、葡萄膜炎、外伤、高血压、脉络膜肿瘤、白内障术后(特称 Irvine-Gass 综合征)等,偶尔也可见于烟酸中毒、青年性视网膜劈裂、Goldmann-Favre 综合征等。黄斑部水肿有的以内屏障破坏为主,有的以外屏障破坏为主,有的则内外屏障同时受累。但无论哪种情况,都要经过同样的途径,只是启动因子的作用强度和时间不同而已。有关的致病因素主要包括机体代谢异常、视网膜缺血、视网膜血管阻塞性病变、玻璃体机械性牵引及眼内炎症介质的作用和毒性因素等。

(1) 机体代谢异常糖尿病患者血糖代谢异常,可引起血 - 视网膜内屏障的破坏。黄斑部水肿的发生与选择性毛细血管周细胞丧失、微血管瘤形成和毛细血管基底膜增厚等病理改变有关。关于周细胞丧失的机制目前还不清楚,但有研究表明其凋亡与肌醇代谢有关。高糖抑制了周细胞对肌醇的摄取和合成,造成肌醇磷脂前体的减少和代谢异常,因而周细胞 DNA 合成降低,细胞增殖活力下降,最后死亡。周细胞的丧失引起了代谢性血管内皮缺陷,内皮细胞间紧密连接受损,形成毛细血管的节段性扩张和微血管瘤。毛细血管通透性异常导致了蛋白性液体由毛细血管和微血管瘤渗出到细胞外间隙而引起视网膜水肿。

(2) 缺血视网膜毛细血管无灌注常引起近端毛细血管扩张,而致血 - 视网膜屏障破坏,常见于糖尿病视网膜病变和静脉阻塞性疾病。脉络膜缺血性病变,表现为脉络膜血管呈小叶状无灌注,可引起相应部位的视网膜色素上皮功能损害,导致血 - 视网膜外屏障功能障碍,继而引起视网膜浆液性脱离和黄斑部水肿。

(3) 血管静态压改变,视网膜血管两侧的压力差增大(血管内压力与眼压之差值),可引起血 - 视网膜屏障的破坏。静脉阻塞性病变引起毛细血管床压力的提高,严重高血压患者的小动脉静态压升高,低眼压时眼压的减低,均可使压力差增大,引起血 - 视网膜内屏障破坏,血管内浆液性物质渗漏到周围视网膜中,引起视网膜内出血、硬性渗出、神经纤维层梗死和黄斑部水肿。

(4) 机械性牵拉力黄斑部前膜收缩可产生中心凹切线方向的拉力,引起视网膜血管扭曲和黄斑水肿。玻璃体后脱离不完全时,可造成旁中心凹处玻璃体和视网膜前后方向的粘连和牵拉,继而引起毛细血管渗漏而致黄斑部水肿。

(5) 炎症反应是机体的自我保护机制,其反应程度和外界刺激程度成正比。外来或自身的多种刺激如手术、葡萄膜炎等都会使眼内分泌和释放一些炎症介质,从而触发炎症反应。已有研究证实,前列腺素在旁中心凹区毛细血管通透性改变的机制中起着相当重要的作用,其他炎症介质如肿瘤坏死因子 -2(TNF-2)和白介素 -1(IL-1)对黄斑部水肿也有一定的作用。临床上运用甾体类或非甾体类抗炎药物如前列腺素抑制剂能减轻水肿程度也证实了这种关系。

黄斑部水肿是白内障术后的常见并发症,最早由 Irvine 于 1953 年记述,Gass 和 Norton 在 1966 年系统阐述了其病理、临床和荧光造影表现,故称之为 Irvine-Gass 综合征。目前认为主要因素有:①玻璃体牵引是目前认为的最主要因素;②手术引起的眼组织创伤;③人工晶状体对虹膜和睫状体的继发性刺激;④ RPE 的光损伤;⑤药物诱导。虹膜是一种非常敏感的组织,虽然其刺激因子(手术创伤)是短暂的,但术后还可继发性地释放一些炎症因子,需要依靠机体的愈合过程来慢慢控制炎症反应。据统计,术后 1 年,78%

的黄斑部水肿可自愈；术后 2 年，94% 可自愈。

(6) 毒性因素：无晶状体眼局部使用肾上腺素类药物可引起血 - 视网膜内屏障的破坏，导致黄斑部水肿。如 β 受体阻滞剂可引起黄斑部水肿，前列腺素拟似剂如拉坦前列素使用后黄斑部水肿和前葡萄膜炎的发生率相对较高。肾上腺素能引起前列腺素的产生和释放，故认为其机制可能与前列腺素通路有关。

(二) 渗出

黄斑部渗出按其性质、所在部位及形状，可分为以下两种：

1. 硬性渗出　黄斑部硬性渗出位于视网膜深层，沉积于 Henle 纤维间，以黄斑中心凹为中心呈放射状排列，不完全型的则呈扇形，亦可呈环状或弧形排列，有的融合成片(图 14-1-18)。硬性渗出系因视网膜毛细血管发生病变后，液体和类脂质渗出，液体吸收后剩下类脂质沉积在视网膜内。组织学上可见视网膜外丛状层内遗留下的一些较难吸收的脂质及变性的巨噬细胞等沉着物，因此又可称为视网膜脂质沉着。由于外丛状层为无血管区，脂质排出较困难，所以硬性渗出的吸收过程非常缓慢，可存在数月至数年。

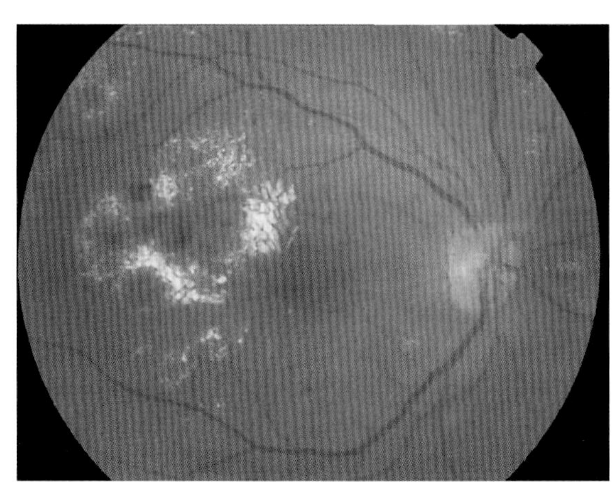

图 14-1-18　硬性渗出

2. 棉絮状渗出　眼底表现为形态不规则、大小不一、边界不清的灰白色的棉花或绒毛状斑块，也称为软性渗出斑或棉绒斑(cotton wool)，多分布在视盘周围，可以单独存在或相互融合(图 14-1-19)。该病变实际上不是一般概念的渗出，而是由于视网膜毛细血管前小动脉阻塞，致使该支小动脉所供应的视网膜发生局部缺血，引起视网膜神经细胞的微小梗死而发生细胞性水肿，进而导致神经纤维的轴浆运输发生阻断，轴浆及变性的细胞器在此聚积而形成。在病理切片上表现为肿胀的神经纤维层内小动脉闭塞及神经纤维肿胀，轴索断开，形成许多细胞样体。棉绒斑经过数周至数月可逐渐吸收，也有的存留较长时间。吸收时边缘先消退成灰色斑，后分解成颗粒斑点，最后完全吸收。棉绒斑吸收后，相应区域的神经纤维和节细胞萎缩。

(三) 出血

黄斑出血在临床上颇为多见，出血来自周围的视网膜或脉络膜血管。常见原因有外伤、炎症和血管病变。积血可位于视网膜前、视网膜内或视网膜下。黄斑出血具有视

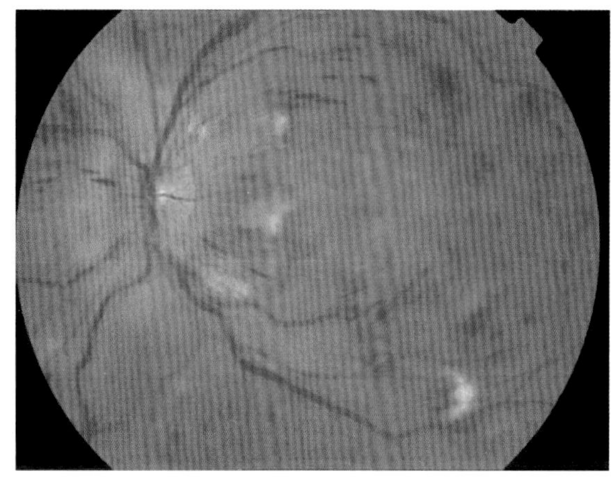

图 14-1-19　棉絮斑

网膜出血的一般特征，又由于其解剖结构的特殊性，具有一些特性。

1. 视网膜前出血　眼底表现为暗红色半圆形血块，上缘隐约有一液平面。因红细胞下沉，血浆和白蛋白位于上部，故通常上部颜色稍淡而下部较浓。早期出血往往积聚于视网膜内界膜下，后期内界膜分离或破裂，出血才积于视网膜内界膜和玻璃体后界膜之间。血液位于视网膜内界膜和神经纤维层之间时，表现为有整齐液平面的扁平出血，紧压在视网膜表面，不能移动，内无松动的小气泡；而位于内界膜和玻璃体后界膜之间时，出血空隙内常有小气泡形成，血液会因头位变动而移动(图 14-1-20)。

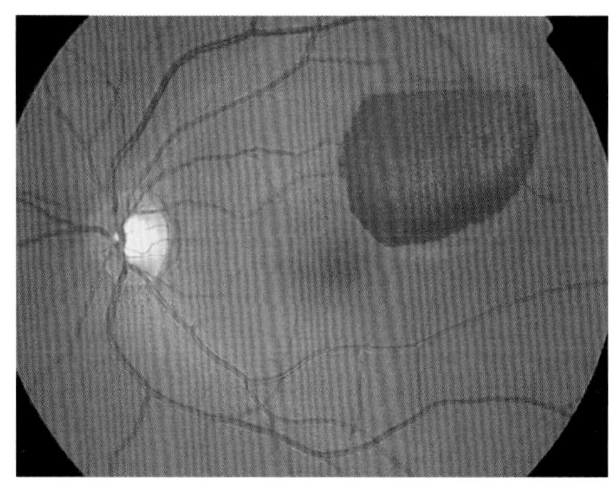

图 14-1-20　视网膜前出血

2. 视网膜内出血　视网膜中央血管系统的毛细血管网在视网膜内分为浅层和深层，不同部位的出血临床表现不同。视网膜浅层出血位于神经纤维层，色泽较鲜红，位置表浅，沿神经纤维行径分布，呈线状、条状或火焰状，常见于视盘附近视神经纤维比较浓密的部位[图 14-1-21(1)]。深层出血位于视网膜内、外核层之间，颜色深红，位置较深，出血较为局限，故呈点状或斑状[图 14-1-21(2)]。出血少时呈均匀红色，出血多时中央呈蓝灰色。视网膜内出血吸收较慢，常继发色素或结缔组织增生。黄斑部出血吸收后多有瘢痕形成或色素沉着，有时因胆固醇及类脂质在黄斑部

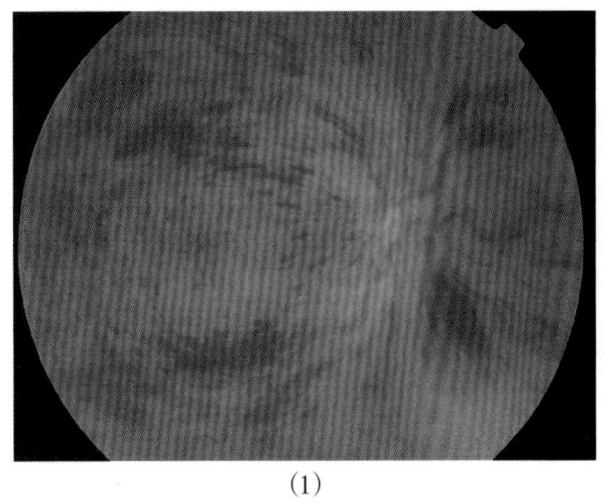

(1)

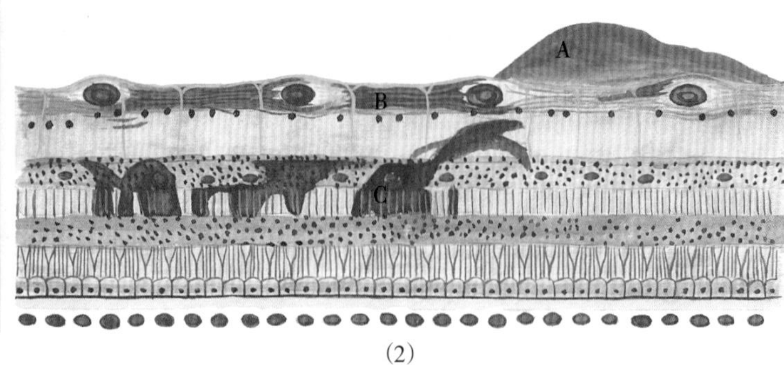

(2)

图 14-1-21　视网膜内出血

的囊样腔隙内沉积，表现为白色点状沉积物。

3. 视网膜下出血　黄斑部视网膜下出血可继发于很多全身或眼局部疾病，最常见的为老年性黄斑变性、组织胞浆菌病、高度近视、血管瘤破裂等。血液穿破 Bruch 膜，渗透到 RPE 和 Bruch 膜之间或 RPE 和视网膜之间，分别称为视网膜色素上皮下出血和视网膜色素上皮上出血（图 14-1-22）。视网膜色素上皮下出血边界清，色暗，很易被误诊为脉络膜肿瘤。视网膜色素上皮上出血由于表面无色素上皮遮盖，眼底检查呈红色盘状，边界清晰，有时可出现类似视网膜前出血的液平面。

（四）新生血管形成

视网膜是新生血管好发部位，如发生在黄斑部，常造成严重和不可逆的视力损害。与身体其他部位的新生血管形成相类似，其生长过程基本分四步：①基底膜降解：小静脉内皮细胞基底膜在纤溶酶原激活剂的参与下降解；②新生血管芽形成：内皮细胞发生趋化、迁移，通过基底膜间隙伸出胞质芽并延长，在趋化因子导向下与另一胞质芽相接，形成内皮性新生血管芽；③管腔形成：内皮细胞通过有丝分裂形成血管芽，开始为内皮细胞形成的实心柱，后逐渐相互连接成襻，继之实心柱逐渐扩张形成小管腔；④周细胞环绕：周细胞由原来的静脉沿新生血管环迁移，在新的基底膜上完成周细胞环绕，构成新生血管。目前的研究已证实，有多种生长因子参与新生血管形成过程，其中已经纯化的生长因子包括：血管内皮生长因子（VEGF）、胰岛素样生长因子（IGF）、血小板源性生长因子（PDEF）、成纤维生长因子（FGF）、肿瘤坏死因子 -2（TNF-2）等，它们都参与了新生血管的形成和生长，并在多方面发挥作用。

视网膜新生血管可根据其发生的部位不同而分为三类，即视网膜内新生血管、视网膜前新生血管和视网膜下新生血管。

1. 视网膜内新生血管　视网膜内新生血管常见于糖尿病性视网膜病变、镰状细胞性视网膜病变、视网膜分支静脉阻塞等，是视网膜局部缺血、营养不足或代谢产物积聚导致血管生长因子过度释放的结果。新生血管一般从静脉端长出，位于神经纤维层及内丛状层，可呈发夹环状、芽状或海绵状。血管芽穿透视网膜内界膜，达到玻璃体后界面并蔓延生长。其生长方式有两种：一种是缺血区边缘长出新的血管芽，另一种则是原先退化关闭的毛细血管重新开放。

2. 视网膜前新生血管　视网膜前新生血管常见于糖尿病性视网膜病变、镰状细胞性视网膜病变、晶状体后纤维增生症、视网膜静脉周围炎（Eales 病）、视网膜静脉阻塞、类肉瘤病、某些血红蛋白病、全身性红斑狼疮、无脉症及一些原因不明的眼内炎性疾病，与视网膜缺血、局部引流不畅有关。

与视网膜内新生血管不同，视网膜前新生血管通透性高，质脆，附着在玻璃体后界膜上，可因玻璃体牵拉导致破裂出血，这可能与新生血管所处的微环境不同有关。在新生血管生长的同时，血管前有一纤维组织膜形成，其中有大量纺锤状成纤维样细胞，胞内糖原丰富，可以收缩而导致牵引性血管破裂或牵引视网膜产生裂孔或脱离。

3. 视网膜下新生血管　视网膜下新生血管来自脉络膜，大多数由毛细血管长出，少数亦可由脉络膜大血管长出，故又称脉络膜新生血管（choroidal neovascularization，CNV）。因黄斑部血供主要来源于脉络膜，此处对氧的需求

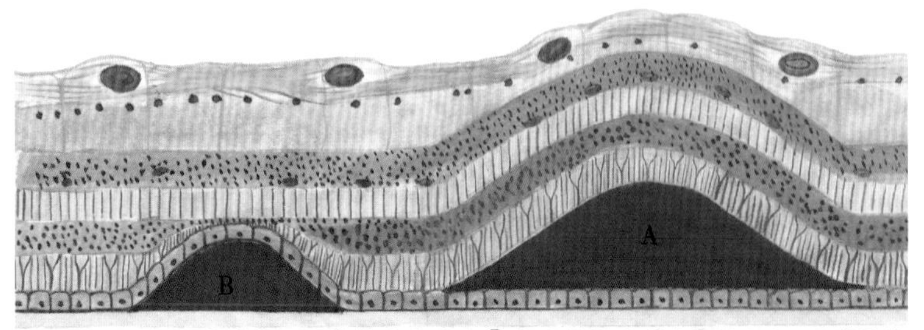

图 14-1-22　视网膜下出血

量高，因此黄斑部的新生血管多属此类。根据 CNV 的位置，可以分为视网膜色素上皮上新生血管和视网膜色素上皮下新生血管（图 14-1-23、14-1-24）。CNV 常见于老年性黄斑变性、高度近视黄斑部变性、外伤性脉络膜及 Bruch 膜破裂、激光照射后、中心性渗出性脉络膜炎、血管条纹症、组织胞浆菌病、脉络膜肿瘤、遗传性黄斑变性（如 Best 病、Stargart 病）等。

视网膜下新生血管的形成是人体试图修复黄斑区损伤的表现。在 RPE 和光感受器之内或其下的退行性改变，可以激发一种愈合性反应，包括纤维蛋白渗出、新生血管生长以及瘢痕形成等。组织病理学研究显示，除血管内皮细胞和周细胞外，新生血管膜的主要成分为 RPE 和成纤维细胞，其次是炎性细胞、红细胞、淋巴细胞、浆细胞、肌纤维母细胞等。实验和临床研究认为，CNV 的产生可能是由于细胞碎片在 Bruch 膜上堆积，使 RPE 变得脆弱，发生层间分离甚至断裂导致新生血管从这些裂口长入；也可能由于黄斑部新生血管膜的内皮细胞产生消化基底膜所需的酶使 Bruch 膜产生了裂口所致；或由于 Bruch 膜变性引起的肉芽肿性炎症反应，使巨噬细胞产生机械性突破、吞噬作用并分泌破坏 Bruch 膜的酶使之产生裂缝所致。

（五）组织增生

视网膜增殖性病变，可以发生在视网膜下、视网膜本身及视网膜前。视网膜下增殖膜主要发生于视网膜脱离后，由色素上皮细胞增殖形成，时间久后亦可有神经胶质细胞增殖加入。视网膜内增殖主要是神经胶质细胞的增生，见于视网膜炎症、糖尿病性视网膜病变、视网膜中央静脉阻塞等。危害性最大的是视网膜前膜，其收缩常可导致牵引性视网膜脱离；若新生血管破裂，则可致大出血。

黄斑部前膜是发生在黄斑部的一种视网膜前膜，可以是特发性疾病，也可以继发于其他眼内疾病，是增殖性玻璃体视网膜病变（proliferative vitreo-retinopathy，PVR）的一种特殊类型。有的前膜薄，如玻璃纸样，仅引起视网膜表面的微小波纹；有的前膜厚，可以遮挡视网膜血管，引起明显的视网膜皱褶。黄斑前膜轻者可无明显症状，重者可引起明显的视物变形和视力下降。它对视力的影响取决于前膜组织对黄斑牵引的程度、时间、视网膜血管渗漏情况、视网膜水肿以及黄斑是否已出现囊样变性等因素。

黄斑部前膜的主要成分　黄斑部前膜主要由细胞成分及由这些细胞所产生的胶原纤维共同组成。

1. 细胞成分　黄斑部前膜的细胞成分是多源性的（图 14-1-25）。经电镜观察可证实细胞类型有 4 种，即神经胶质细胞、色素上皮细胞、成纤维细胞和巨噬细胞。不同类型的前膜发病机制有所不同，与参与前膜形成的细胞成分不同

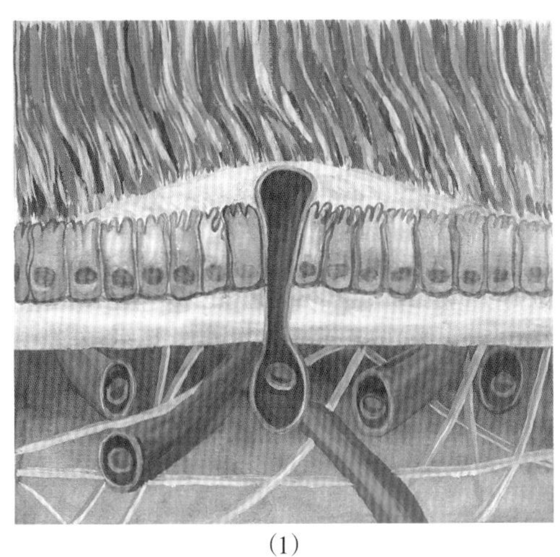
(1)

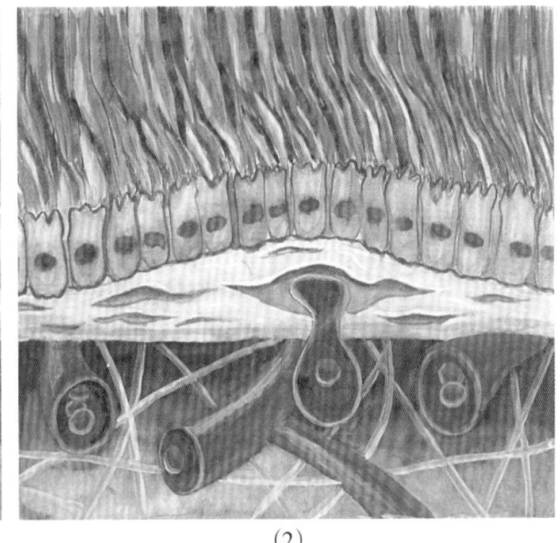
(2)

图 14-1-23
(1) CNV-RPE 上；(2) CNV-RPE 下

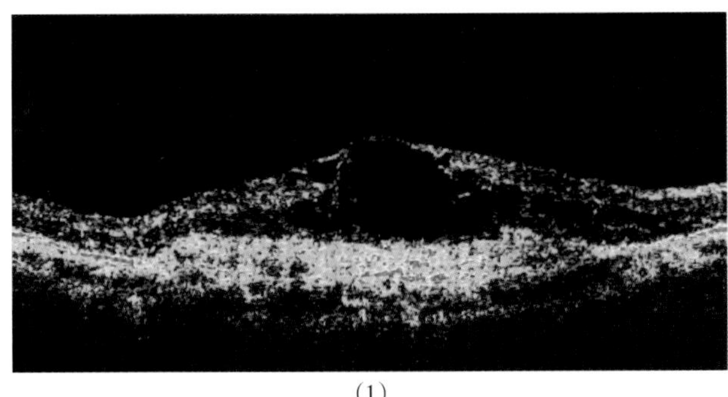
(1)

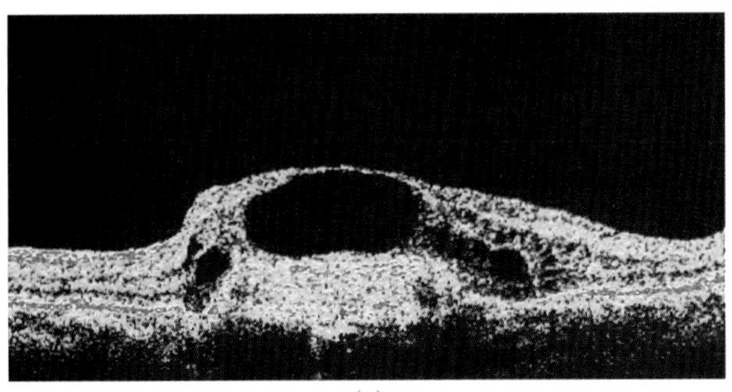
(2)

图 14-1-24
(1) RPE 上 CNV；(2) RPE 下 CNV

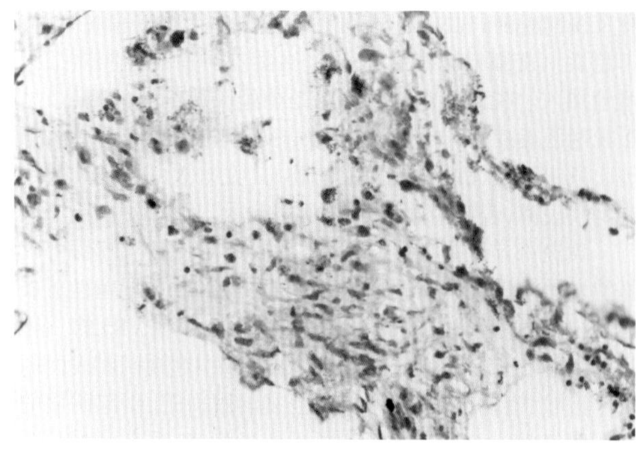

图 14-1-25 前膜病理图

有关。神经胶质细胞参与特发性前膜的形成，而色素上皮细胞和成纤维细胞则是构成继发性前膜的主要细胞，这两种细胞收缩功能强，易引起视网膜全层皱褶，严重的可引起血 - 视网膜屏障破坏，FFA 检查可见荧光素渗漏。

(1) 神经胶质细胞：是视网膜前膜中最常见的细胞成分之一。神经胶质细胞包括 Müller 细胞及星形胶质细胞，体积都较大。Müller 细胞核有突起，染色质浓，有极性，胞质中有丰富的胞质中间丝(10nm)，亦可有微丝，此外还可见到滑面内质网、糖原体、游离核糖体、线粒体及高尔基复合体等细胞器。星形胶质细胞核呈椭圆形，胞质有长的突起，胞质中亦可见主要的细胞器及丰富的中间丝，但滑面内质网较 Müller 细胞少。

(2) 色素上皮细胞：是继发于孔源性视网膜脱离的黄斑前膜中的主要细胞成分之一。前膜中的色素上皮细胞常呈立方形，单层生长，有极性，表面有较多微绒毛，底部有发育好的基底膜，靠近玻璃体处细胞间有连接复合物。该细胞核大，呈球形，常见双核仁，胞质中常有色素颗粒，有时吞噬体中亦含色素颗粒。此外，胞质中含丰富的粗面内质网、滑面内质网、游离核糖体及微丝。

(3) 成纤维细胞：是视网膜前膜中主要细胞成分之一，但其来源尚无定论，故常称为成纤维样细胞。有学者认为该细胞系神经胶质细胞或色素上皮细胞化生而来，也有学者认为是直接来源于视网膜血管周围的成纤维细胞。成纤维样细胞常呈纺锤状或风筝状，无极性，无基底膜，核不规则，胞质有丰富的粗面内质网和大量微丝(4~6nm)，有时表面可见内微丝形成的“应力索”。这种含有微丝或有应力索的成纤维样细胞，又称为肌成纤维细胞。

(4) 巨噬细胞：所有前膜的组织培养中均可见巨噬细胞存在，可能来源于单核细胞、视网膜色素上皮细胞、小胶质细胞等。显微镜下，可见胞质中含有次级溶酶体，其中有处于不同分解阶段的吞噬物及残余小体。有时在胞质中可见游离色素颗粒。巨噬细胞具有释放炎症调控因子的能力，因此对 PVR 的形成可能起着重要作用。

2. 细胞外间质　黄斑部前膜的细胞外间质主要含有大量直径为 20~25nm 的胶原纤维，它比正常的玻璃体胶原纤维要粗一倍左右，通常认为由前膜中的细胞产生。实验证实，视网膜色素上皮细胞、神经胶质细胞及成纤维细胞均可合成胶原纤维。此外，在细胞间质中还有其他蛋白质存在，其中最重要的是纤维粘连蛋白。经免疫组化染色证实，该蛋白在前膜中大量存在，可以由视网膜前膜中的细胞产生，也可以由于血 - 视网膜屏障破坏经血浆直接渗入前膜组织中，对细胞迁移、细胞互相识别、接触、蔓延及聚集均有重要作用。

第二节　黄斑部疾病的形态和功能学检查

黄斑部疾病的正确诊断及预后评价，有赖于全面的眼部检查。通过眼科常规检查，可全面了解眼前、后节情况。在此基础上，对黄斑部进行详尽的形态学检查，有助于发现阳性体征，为诊断提供重要依据。黄斑部疾病的形态学检查手段主要包括眼底检查、荧光素眼底血管造影检查、吲哚菁绿血管造影检查、光学相干断层扫描检查及超声检查等，功能学检查包括有视力、色觉、对比敏感度、视觉电生理、视野等检查。本章将就上述检查方法及其在黄斑部疾病检查中的应用展开阐述。

一、眼底荧光血管造影

眼底荧光血管造影(fundus fluorescence angiography，FFA)于 20 世纪 60 年代应用于眼科临床，经过近 40 多年的发展，已经成为最为重要的眼底检查手段之一。FFA 能显示活体眼视网膜血液循环情况，发现视网膜血管的早期病变，在眼底病的诊断和鉴别诊断方面有重要参考价值，此外还常用于眼底病的治疗指导和视功能预后评价。常见的黄斑部疾病的 FFA 改变有：

1. 渗出型老年性黄斑变性　渗出型以 CNV 形成为主要特点。根据 FFA 表现，CNV 可分为典型性(classic CNV)和隐匿性(occult CNV)两型。在典型的 CNV 中，FFA 造影早期即可显示新生血管，通常为花边样或车轮状，造影过程中荧光素从这些血管逐渐渗漏，但很少表现为弥漫性渗漏，晚期荧光素蓄积[图 14-2-1(1)]。隐匿性 CNV 有多个定义，美国黄斑光凝小组将具有以下两个特征之一的情形定义为隐匿性 CNV：第一个特征为纤维血管性色素上皮脱离，在立体 FFA 图像中的 RPE 不规则隆起，与典型性 CNV 的荧光素渗漏不同，在造影 1~2 分钟时出现片状的或斑片状的强荧光[图 14-2-1(2)]，10 分钟时荧光素持续染色或渗漏；第二个特征为 CNV 表现为无明确来源的晚期荧光素渗漏，在 FFA 造影晚期 RPE 水平出现异常荧光，渗漏通常呈弥漫性且边界不规则，使得病变的范围难以界定。隐匿性 CNV 也用以描述侵犯性更小的 CNV 病灶，FFA 图像表现为不同程度的不规则荧光。现在我们已经知道，相当部分的隐匿性 CNV 的患者通过 ICGA 检查，可确诊为息肉样脉络膜血管病变。另外，隐匿性 CNV 常被用于描述由于被出血、色素和渗出遮挡而不能明确分辨的无典型特征的 CNV。

2. 糖尿病视网膜病变　临床上最早见的 DR 改变为视网膜微血管瘤，FFA 检查表现为后极部多发性的小的强荧光点。微血管瘤的渗漏可导致视网膜水肿，常伴环形的脂质渗出，FFA 表现为逐渐增强的强荧光，通常以渗漏的血管瘤为中心。黄斑部毛细血管的广泛渗漏可导致弥漫性的黄斑部水肿。在 FFA 造影的晚期，可见弥漫性的强荧光逐

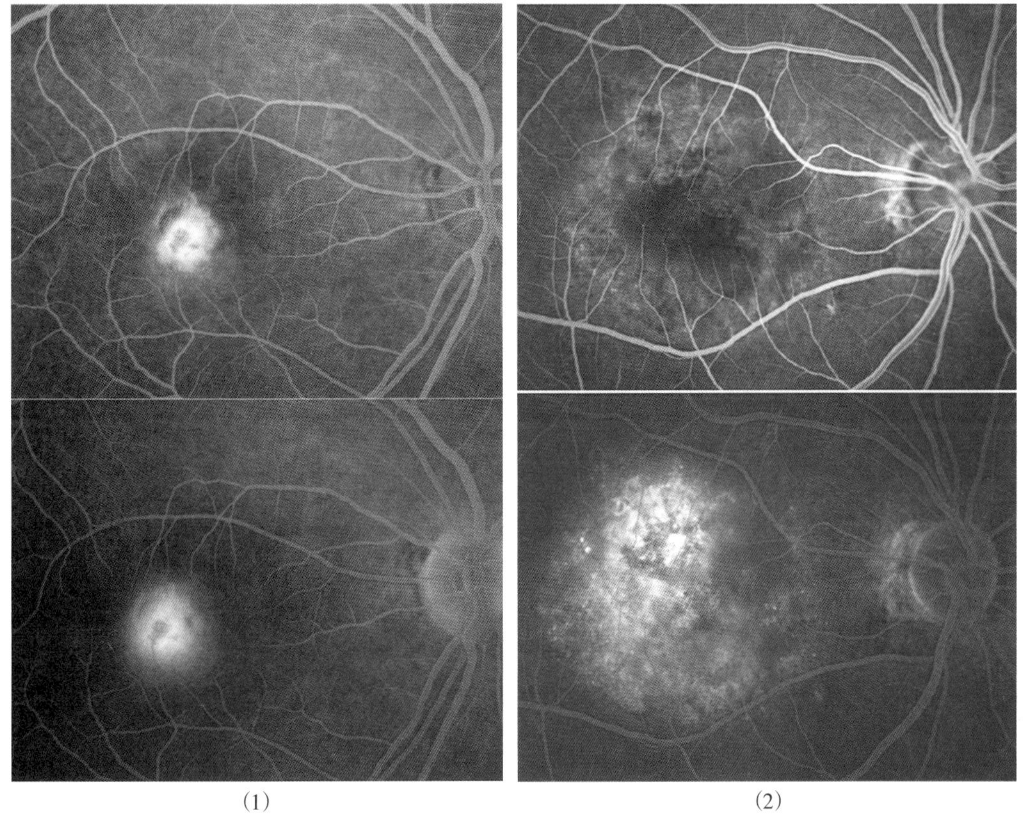

(1)　　(2)

图 14-2-1

(1)典型性 CNV;(2)早期出现斑驳状强荧光;晚期出现持续渗漏

渐扩展,其相对应的视网膜增厚,但通常与脂质渗出无关。长期渗出可导致黄斑囊样改变[图 14-2-2(1)]。

如果视网膜病变进一步发展引起血管闭塞,FFA 检查可显示中周部和周边部视网膜毛细血管无灌注区。视网膜毛细血管无灌注区为暗的、无特征性的、多形性的、被大的视网膜血管包围的区域。扩张的、不规则的毛细血管短路可穿过毛细血管闭塞区。这些区域周围的毛细血管形态不规则,伴有大量的毛细血管瘤,晚期出现轻度渗漏。新近发生的缺血可导致视网膜棉絮状斑形成,代表局部神经纤维层轴浆流的停止。进行性缺血的特征包括大片视网膜出血的发生,棉絮斑的大量出现,广泛周边毛细血管无灌注、静脉充盈、串珠样扭曲和视网膜内的微血管异常[图 14-2-2(2)~(4)]。

视网膜病变进入增殖期,来自于毛细血管前血管的新生血管可发生在视盘或沿血管弓生长。FFA 检查,早期可见花边样的血管腔,大量的荧光素经发育不成熟的新生血管渗入玻璃体腔,表现为团状强荧光。

3. 黄斑裂孔　FFA 检查,全层黄斑裂孔可表现为局部的强荧光,但大约 1/2 的假性裂孔也表现为强荧光,外层的板层裂孔 FFA 表现也可与全层裂孔相似。此外,单凭 FFA 检查也不能区分黄斑裂孔和视网膜前膜导致的黄斑囊样水肿。因此,在黄斑裂孔的诊断和鉴别诊断中,FFA 检查结果只能作为辅助参考(图 14-2-3)。

4. 视网膜前膜　轻度的玻璃纸样黄斑前膜,除非存在引起黄斑前膜的其他病变,FFA 改变通常不明显。而严重的"黄斑皱褶",可出现明显的视网膜条纹和隆起,邻近黄斑的血管可被前膜牵拉扭曲,黄斑囊样改变可引起视力下降(图 14-2-4)。

5. 中心性浆液性脉络膜视网膜病变　CSC 典型的 FFA 表现为 RPE"渗漏"所致的强荧光。最常见的类型是"墨渍样",表现为造影过程中一个或多个的局灶性的强荧光呈墨渍样扩大。"炊烟状"渗漏较少见,表现为伞状的强荧光区。FFA 造影晚期可显示继发的神经上皮层脱离,但绝大部分不能完全充盈,这一点有助于鉴别 CSC 与炎症、新生物或 CNV 所引起的神经上皮层脱离(图 14-2-5)。

6. 高度近视性黄斑病变　高度近视性黄斑病变的主要表现为视网膜脉络膜萎缩变薄、后巩膜葡萄肿、全层或板层黄斑裂孔、视网膜脱离、CNV 形成、出血、漆纹样条纹及黄斑前膜形成[图 14-2-6(1)]。

FFA 早期,因后极部视网膜萎缩变薄,部分病例可见睫状后短动脉显影。静脉期,视盘周围及后极部脉络膜萎缩病灶呈弱荧光,漆纹样条纹处则表现为强荧光,如合并视网膜出血,FFA 表现为弱荧光。造影晚期,如有新生血管形成,病灶处见强荧光渗漏、染色,后巩膜葡萄肿边缘也可见局部强荧光[图 14-2-6(2)、(3)]。FFA 在显示黄斑裂孔、视网膜脱离及黄斑前膜方面常不理想,OCT 检查对诊断有重要参考价值。

二、吲哚菁绿血管造影术

吲哚菁绿血管造影(indocyanine green angiography,

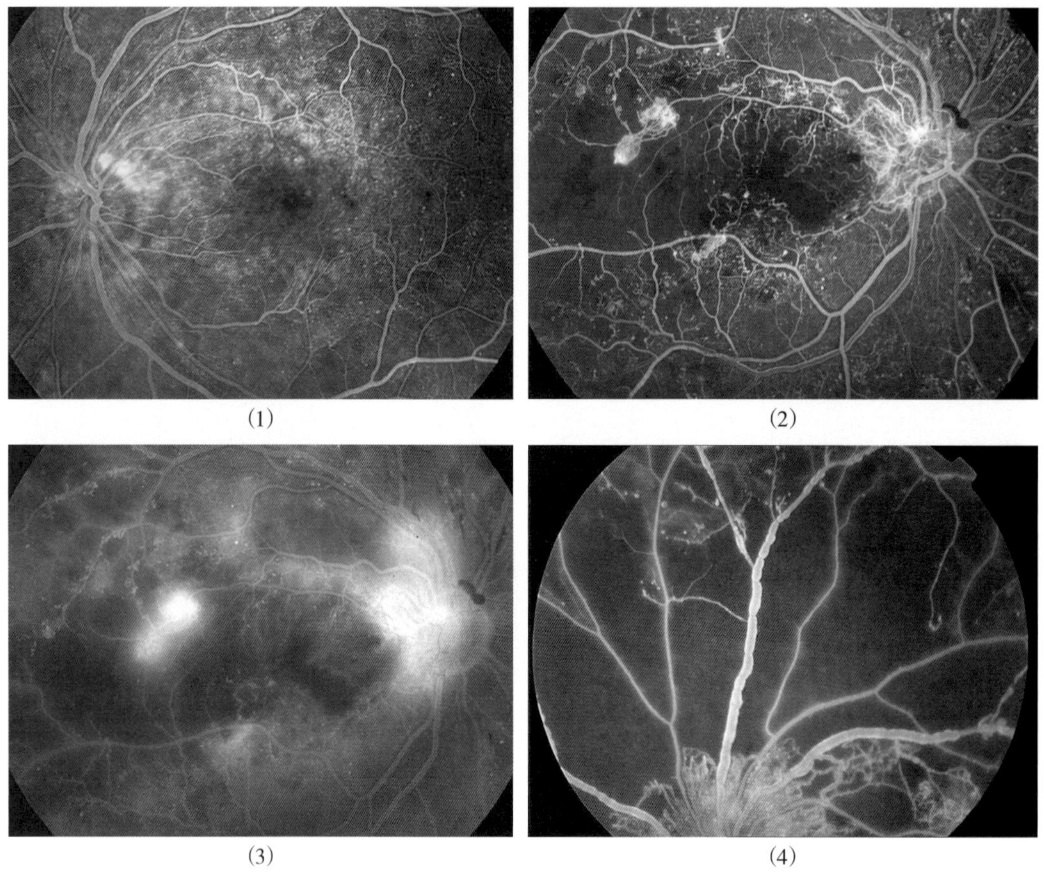

(1)　　(2)

(3)　　(4)

图 14-2-2

(1) NPDR 散在微血管瘤，后极部多发强荧光点，黄斑周围环形脂质渗出；(2) 视盘表面大量新生血管，黄斑部无灌注区；(3) 新生血管大量渗漏，晚期强荧光；(4) 视网膜静脉充盈，呈串珠样改变，大量无血管灌注区

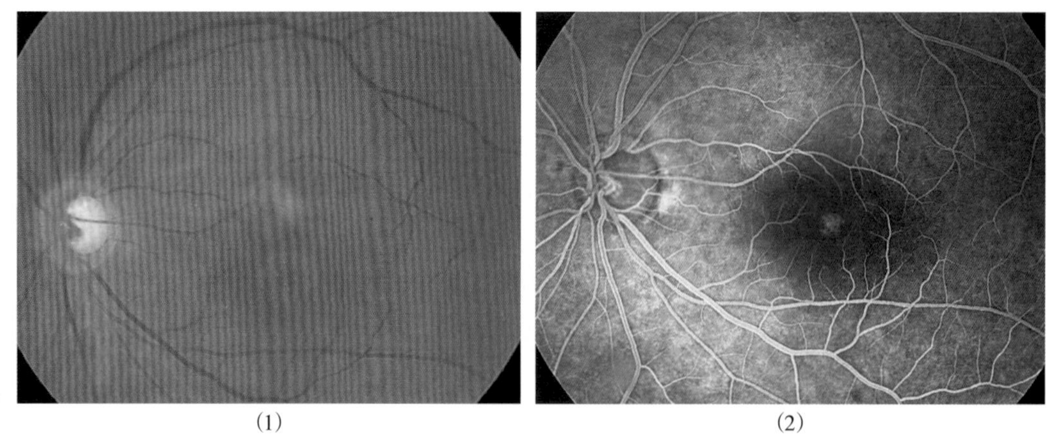

(1)　　(2)

图 14-2-3

(1) 黄斑部出现全层裂孔，约四分之一 PD 大小；(2) 黄斑中心凹局部强荧光

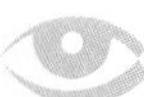

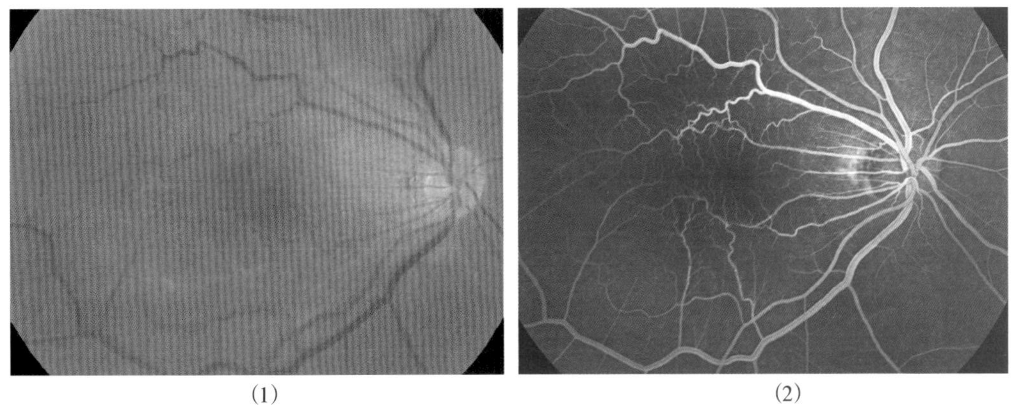

(1)　　(2)

图 14-2-4

(1) 黄斑部呈玻璃纸样反光，血管被牵拉扭曲；(2) 黄斑部血管被牵拉扭曲

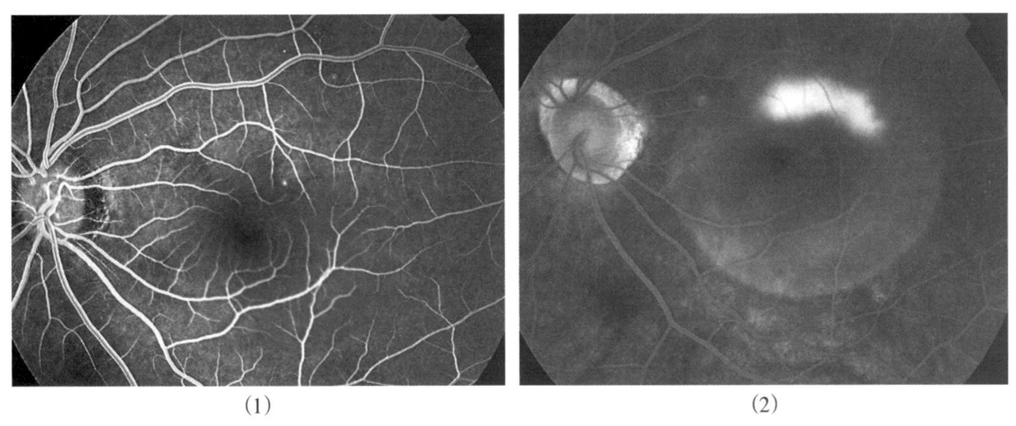

(1)　　(2)

图 14-2-5

(1) 中浆 RPE 渗漏所致强荧光；(2) 中浆后极部神经上皮脱离

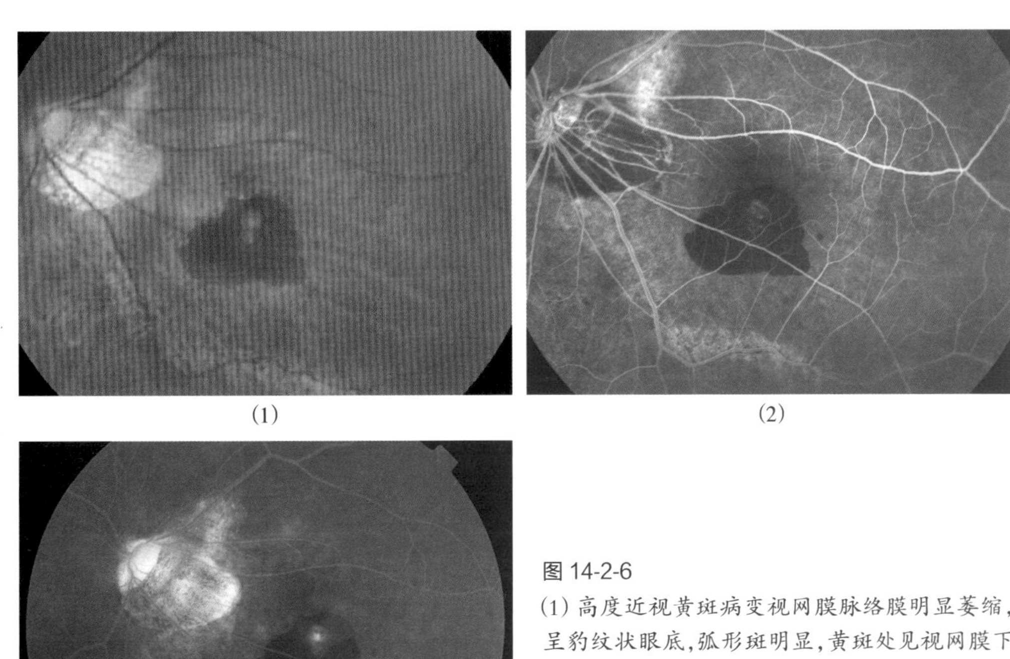

(1)　　(2)

(3)

图 14-2-6

(1) 高度近视黄斑病变视网膜脉络膜明显萎缩，呈豹纹状眼底，弧形斑明显，黄斑处见视网膜下出血；(2) 造影早期即可见新生血管强荧光，渗漏明显；(3) 新生血管渗漏明显，晚期荧光积存

ICGA)于20世纪70年代开始应用于脉络膜血液循环研究，随着技术的不断进步和临床经验的不断积累，ICGA已经成为重要的眼底检查手段之一，特别是在显示脉络膜血液循环方面，ICGA明显优于FFA。常见的黄斑部疾病ICGA表现有：

1. 渗出型老年性黄斑变性　渗出型AMD最具特征性的改变就是CNV的形成。ICGA能更好地判断CNV的位置和范围，显示出一些在FFA中无明确界限的局部的新生血管和隐匿性CNV，因此ICGA在CNV的诊断中的意义比FFA更大且更为确切。

隐匿性CNV的ICGA表现有两种类型。一种是局限性的强荧光病变，表现为直径约一个视盘直径或更小的"热点"(hot spot)。第二种是更弥散且范围更大的强荧光区，称为"盘状"，通常在造影晚期出现。这两种类型也可同时出现。有人曾提出"热点"代表活动性渗出病变，"盘状"代表非活动性病变。确实，许多"盘状"患者可长期保持良好的视力，临床表现改变极小。临床报道显示，ICGA中"盘状"表现的隐匿性CNV对应于RPE下或神经上皮层下的薄层的纤维血管组织，证实ICGA晚期染色为CNV(图14-2-7)。

2. 息肉样脉络膜血管病变　ICGA是PCV最好的检查方法，其特征性表现为：①血管网的边缘有与渗出和出血相关的血管扩张、膨大；②脉络膜内层血管呈网状分支。

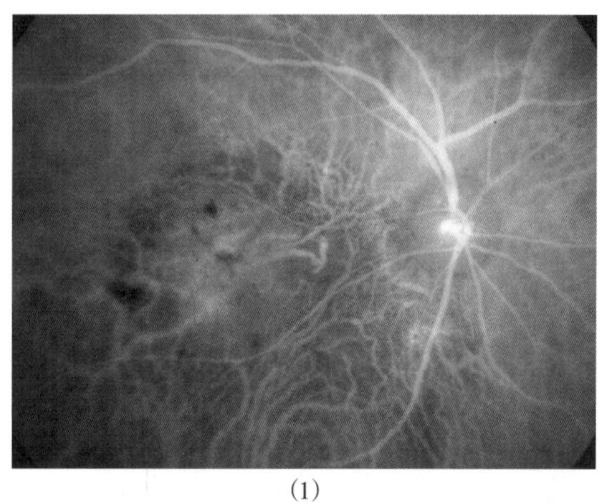

(1)

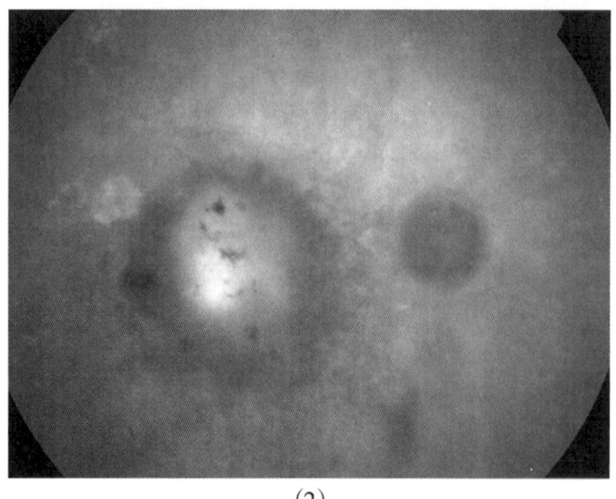

(2)

图14-2-7

(1) ICGA早期，可见黄斑部CNV形成；(2) ICGA晚期，视盘荧光消退，黄斑部CNV处荧光积存

在ICGA早期，病灶血管周围首先呈弱荧光，随后荧光逐渐增强，表现为伴随着脉络膜血管网荧光背景的强荧光圆形病灶，可因血管网充盈而显示出息肉样病变。随造影时间延长，活动性息肉样病变的渗漏可不断增加，在造影晚期，由于染料被带走，息肉样病变的核心变成弱荧光，但其周围仍保持强荧光。静止性病灶则晚期荧光减弱而显示出大的脉络膜血管负影。一般认为非活动性、无渗漏的息肉样病变表现为荧光素排出，而活动性病变表现为大量的渗漏和着色(图14-2-8)。

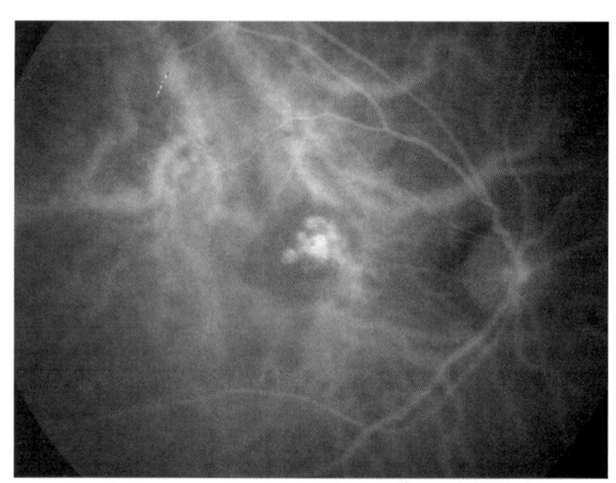

图14-2-8　ICGA早期表现为团簇状息肉样病变

3. 中心性浆液性脉络膜视网膜病变　CSC的ICGA可表现为造影中期的多发性强荧光区，提示该部位存在异常的脉络膜高渗漏，在造影晚期，强荧光播散，出现特征性的脉络膜大血管的轮廓。这些改变不仅可出现在典型的CSC和慢性弥漫性PRE病变中，甚至还可出现在无症状的对侧眼(图14-2-9)。

此外，ICGA可显示FFA未能检出的色素上皮脱离，表现为在造影晚期不同大小的强荧光环。因此，对于原因不明的视网膜下渗出，或者在液体吸收后出现在黄斑区的非特异性的、弥漫性的RPE改变，ICGA将有助于诊断，同时ICGA也有助于显示是否存在继发性的CNV。

4. 高度近视性黄斑病变　ICGA能更好地显示脉络膜及脉络膜血管萎缩，表现为视盘周围及后极部脉络膜血管数目减少，局部呈弱荧光病灶。与FFA不同，漆纹样条纹在ICGA中表现为弱荧光，代表Bruch膜的破裂。病灶处有出血遮挡时，ICGA通常能显现FFA不易发现的病灶。在部分患者中，ICGA可见睫状后短动脉显影(图14-2-10)。

三、光学相干断层扫描

光学相干断层扫描(optical coherence tomography，OCT)是目前评价活体视网膜结构最敏感的手段。由于其纵向分辨率高达10μm，可显示眼底组织的细微结构和病变。检查时采用近红外光进行扫描，患者无明显不适，不接触眼球，是黄斑部检查的有力工具。OCT成像原理与超声相似，是利用眼内组织光学反射的差异进行活体扫描检查，从而获得眼内组织的剖面图。OCT的核心部分是干涉测量仪，扫

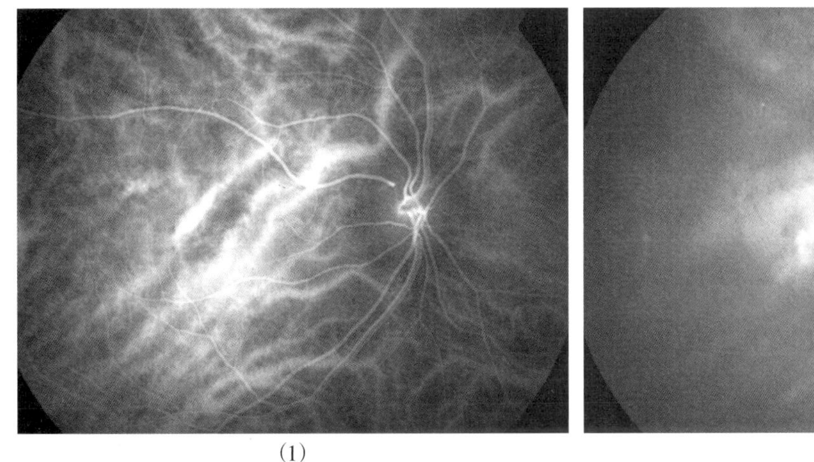

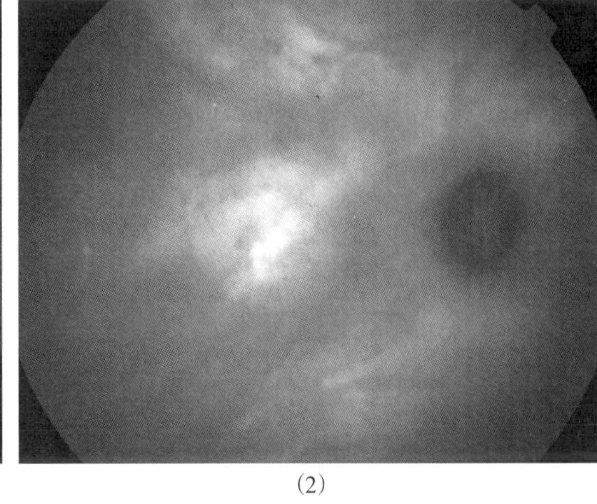

(1)　　(2)

图 14-2-9

(1)ICGA 早期，即可见黄斑部弥漫性荧光渗漏；(2)ICGA 晚期，显示病灶处圆形神经上皮脱离，有强荧光渗漏染色

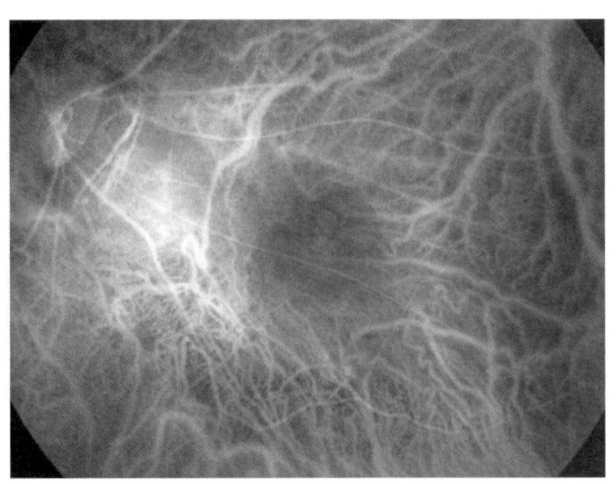

图 14-2-10　高度近视 ICGA 表现

描光源为波长 830~870nm 的低干涉光。扫描时扫描光线分别进入干涉仪的检查光路和参照光路，然后收集被检组织和参照镜面的反射光线，根据其干涉情况，获得组织反射的幅度和时间延迟信息，最终经电脑处理后成像。OCT 图像采用伪彩色表示不同的反射率，红色表示高反射，黑色表示低反射，中等的反射以黄色及蓝绿色表示。目前，在眼底病领域，OCT 主要应用于黄斑部病变的诊断和治疗，如玻璃体 - 黄斑牵引综合征、视网膜前膜、黄斑裂孔、脉络膜新生血管和息肉样脉络膜血管病变等。本节将就 OCT 在黄斑部疾病中的应用作一阐述。

新一代频域 OCT(亦称四代 OCT) 目前正在全世界范围内推广，它正在逐渐取代时域 OCT。频域 OCT 技术在扫描速度、分辨率等方面较时域 OCT 产生了质的飞跃，并使精确的三维 OCT 成像成为可能。在视网膜检查，尤其是黄斑活体解剖结构的检测、眼底疾病定位和定性等方面都起着更加重要的作用，同时，也加深了我们对于一些黄斑部疾病的发病机制或治疗效果分析等方面的认识。图 14-2-11 是正常人黄斑部视网膜和脉络膜的频域 OCT 扫描图。

常见黄斑部病变的 OCT 表现有：

1. 黄斑裂孔　OCT 检查可提供高分辨率的黄斑部图像，是黄斑裂孔诊断、分期和鉴别诊断的金标准。OCT 检查中，全层黄斑裂孔显示为中心凹处视网膜全层缺失，假性黄斑裂孔具有完整的神经上皮层的外层结构，板层黄斑裂孔表现为黄斑中心凹边缘更为陡峭，同时视网膜外层神经上皮层仍存在。通过测量黄斑中心凹厚度的变化，可以分辨假性和板层黄斑裂孔(图 14-2-12)。

2. 玻璃体黄斑牵引综合征(vitreomacular traction syndrome，VMTS)　OCT 检查可见与黄斑部视网膜内界面紧密相连的玻璃体皮质高反射光带，伴有视网膜脱离时，视网膜神经上皮层下可见无反射暗区；如出现黄斑囊样改变，可见视网膜神经上皮层内低反射暗区；严重者可见视网膜内发生劈裂，OCT 检查表现为视网膜神经上皮分为两层，之间可见呈高反射光带的桥状连接(图 14-2-13)。

3. 黄斑前膜　OCT 检查不仅能显示前膜本身，而且对于了解黄斑部视网膜的伴发改变也有很大帮助。黄斑前膜的 OCT 图像特征主要包括：①黄斑前膜伴黄斑水肿：OCT 检查显示中心凹凹陷变浅或消失，神经上皮层下方为一水肿暗区，视网膜内层见光带增强的前膜[图 14-2-14(1)]；②增生性前膜：OCT 检查显示黄斑中心凹厚度明显增加，神经上皮间或神经上皮下也可见水肿暗区，视网膜内层见光带增强的前膜，也可见前膜呈团块状向玻璃体腔凸起[图 14-2-14(2)]；③前膜伴假性黄斑裂孔形成：OCT 检查显示黄斑中心凹厚度增加或正常，中心凹呈陡峭状改变，周围视网膜厚度增加，可见光带增强的前膜[见图 14-2-12(5)]；④黄斑前膜伴板层黄斑裂孔形成：OCT 检查显示中心凹神经上皮层部分缺失，中心凹周围的视网膜内层可见光带增强的前膜[见图 14-2-12(6)]。

术后 OCT 检查有助于观察是否成功地去除了前膜组织，同时可定量观察视网膜厚度和视网膜内水肿的减少，对手术预后的判断亦有价值。

4. 湿性老年性黄斑变性　FFA 和 ICGA 是诊断湿性 AMD 的主要检查手段，OCT 可作为有益的补充。在 OCT 图像中，境界模糊的脉络膜新生血管膜表现为境界不清、弥漫的脉络膜高反射区域，它与正常的 RPE 反射光带混合在一起，以至于不能确定其明确的界限。OCT 在分辨新生血

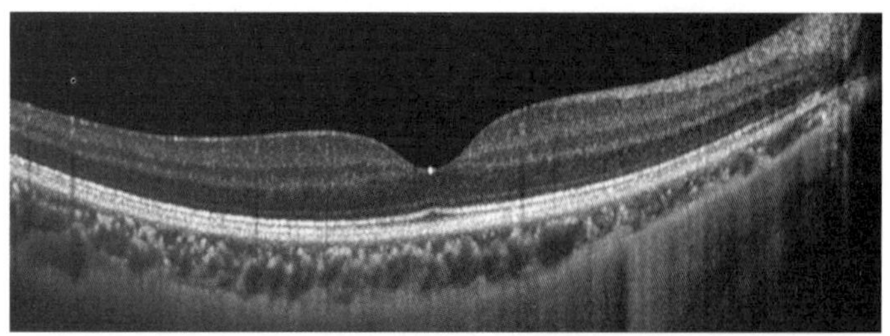

图 14-2-11　正常人 OCT 扫描图

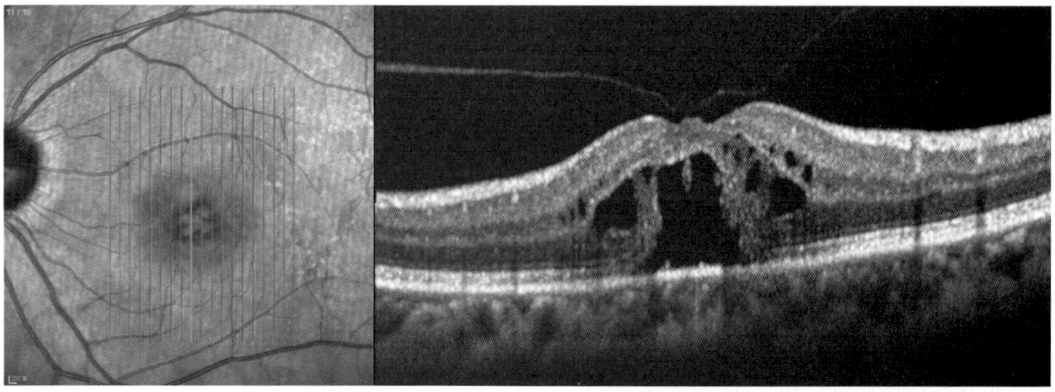

(1)

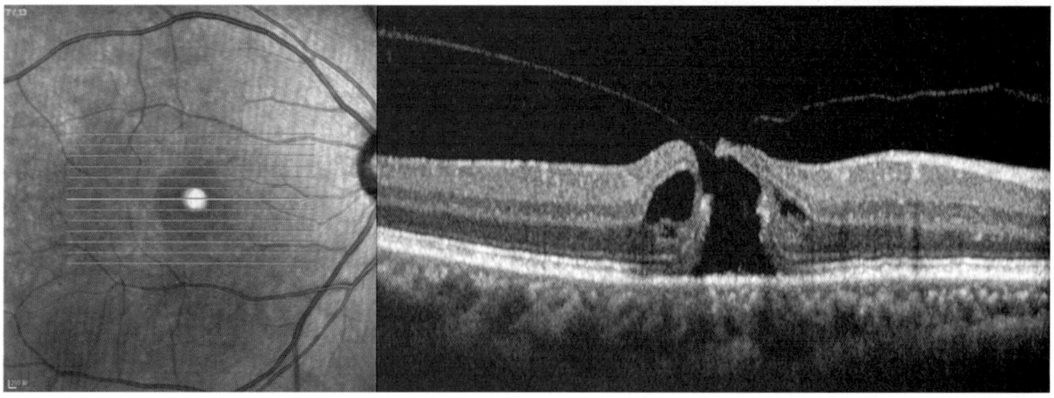

(2)

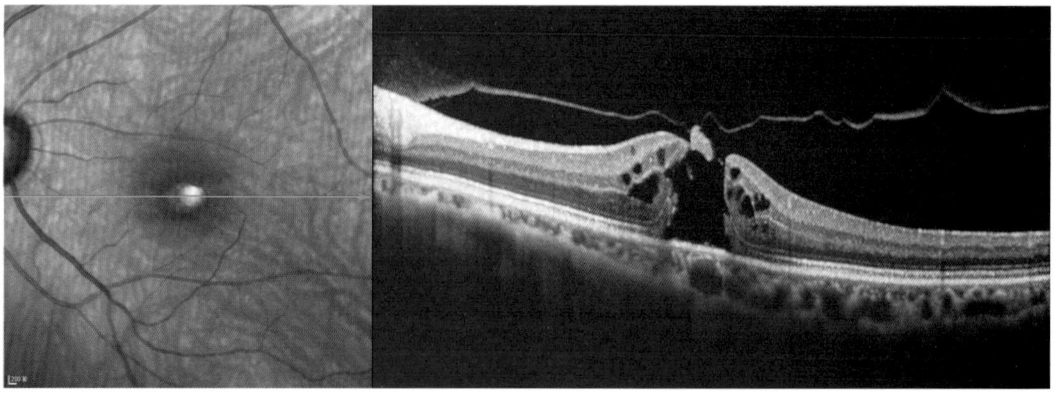

(3)

图 14-2-12

(1) Ⅰ期黄斑裂孔,OCT 显示正常黄斑中心凹消失,黄斑内层组织未见破裂,中心凹区域可见玻璃体牵引;(2) Ⅱ期 IMH,OCT 图像显示视网膜内表面破裂,伴小的、偏心的全层视网膜组织缺失;(3) Ⅲ期裂孔,显示为界限清楚的中心凹全层视网膜缺损,视网膜神经上皮层的边缘厚度增加,有玻璃体牵引

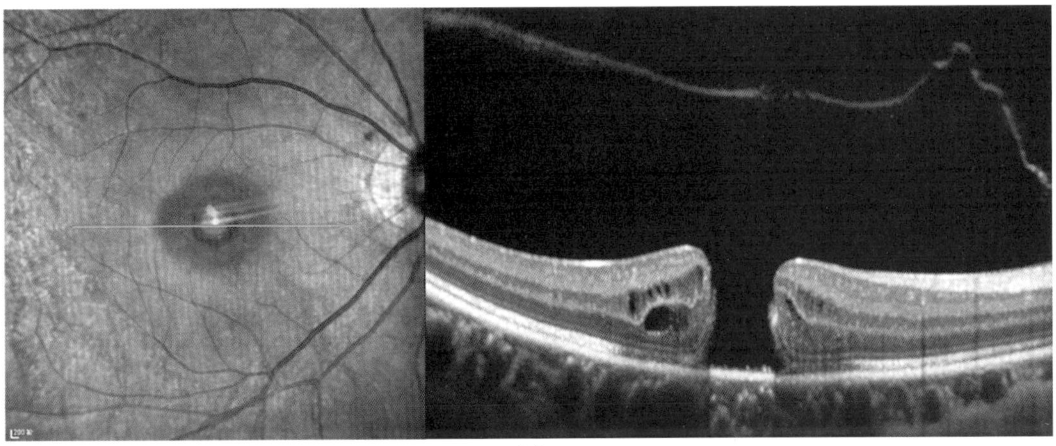

(4)

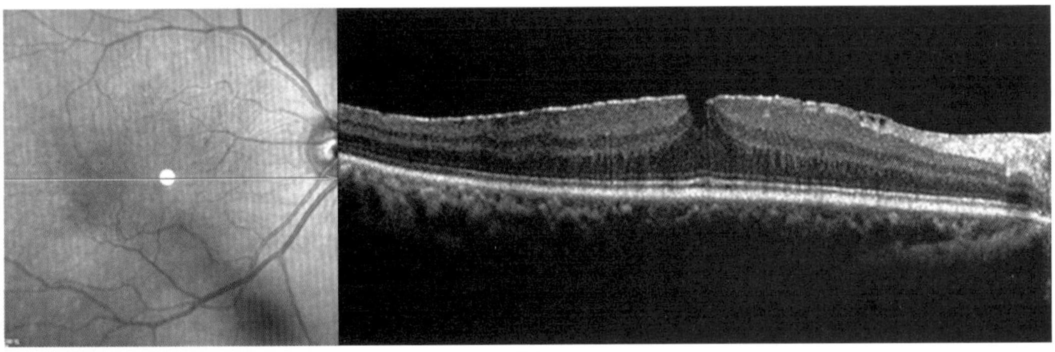

(5)

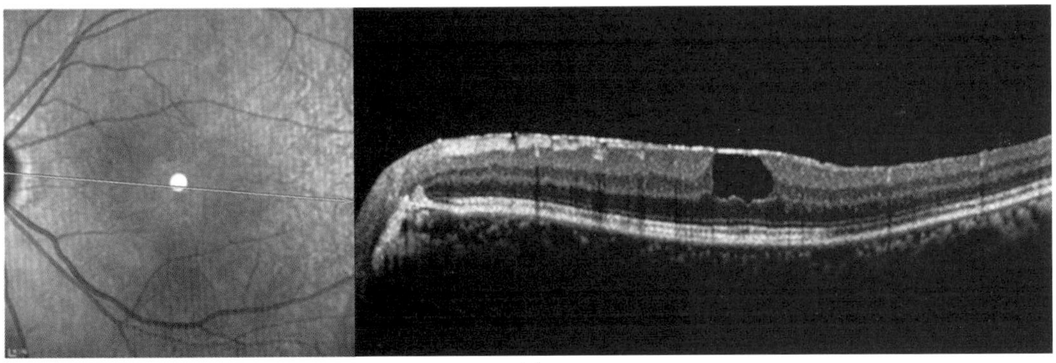

(6)

图 14-2-12(续)

(4)Ⅳ期裂孔，显示为全层黄斑裂孔形成，伴玻璃体从黄斑部和视盘完全脱离；(5)黄斑假孔，OCT 显示黄斑部视网膜神经上皮层完整存在；(6)板层黄斑裂孔，OCT 显示黄斑中心凹边缘陡峭，底部仍可见连续的神经上皮

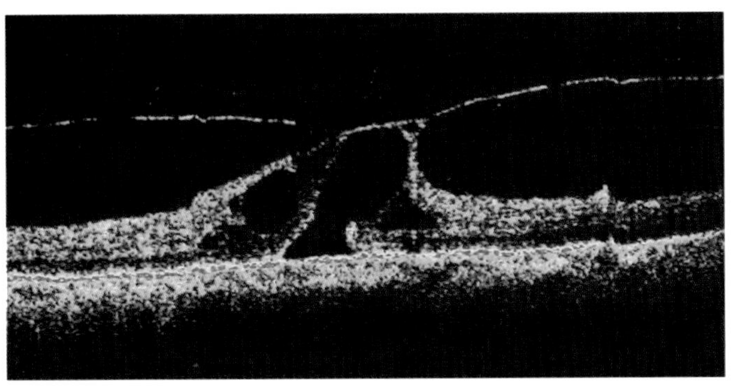

图 14-2-13　OCT 显示与黄斑部视网膜内界面紧密相连的玻璃体皮质高反射光带，神经上皮层见无反射囊样暗区

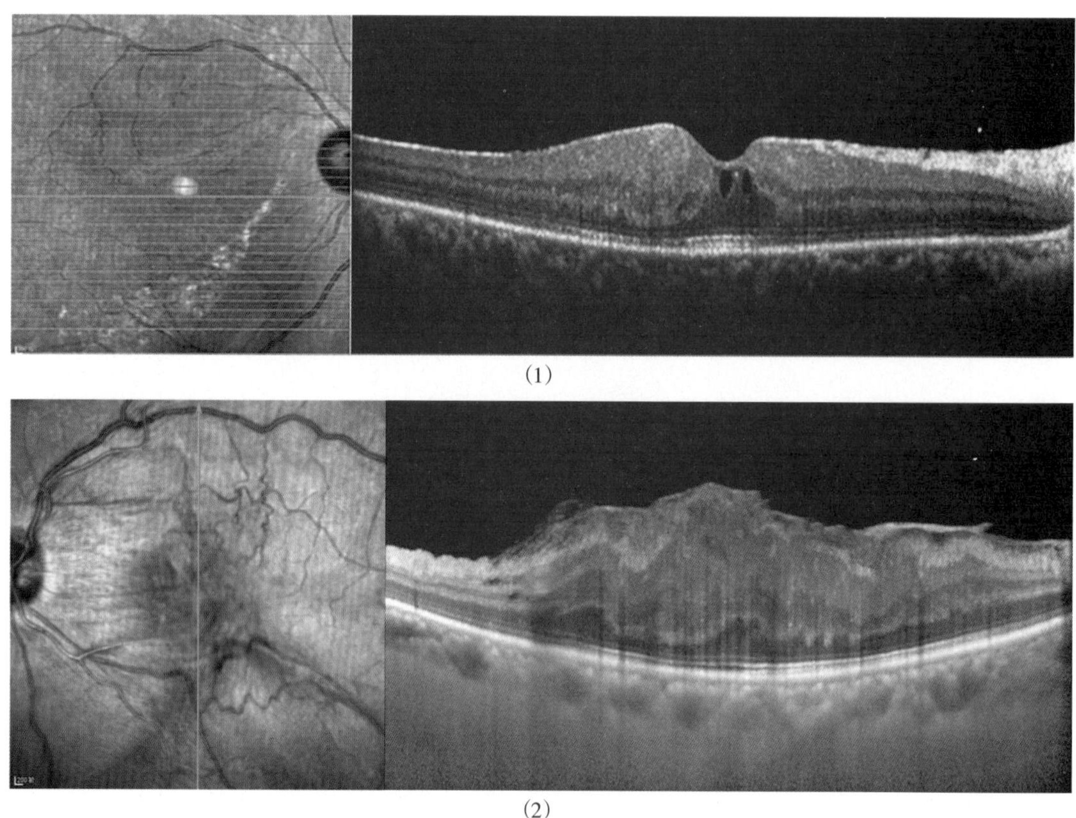

(1)

(2)

图 14-2-14

(1)黄斑前膜伴水肿，OCT 示中心凹凹陷变浅或消失，神经上皮层内见液性暗区，视网膜内层见连续的光带增强的前膜;(2)增生性黄斑前膜，视网膜弥漫性水肿增厚，视网膜内表面见光带增强的前膜组织，不均匀

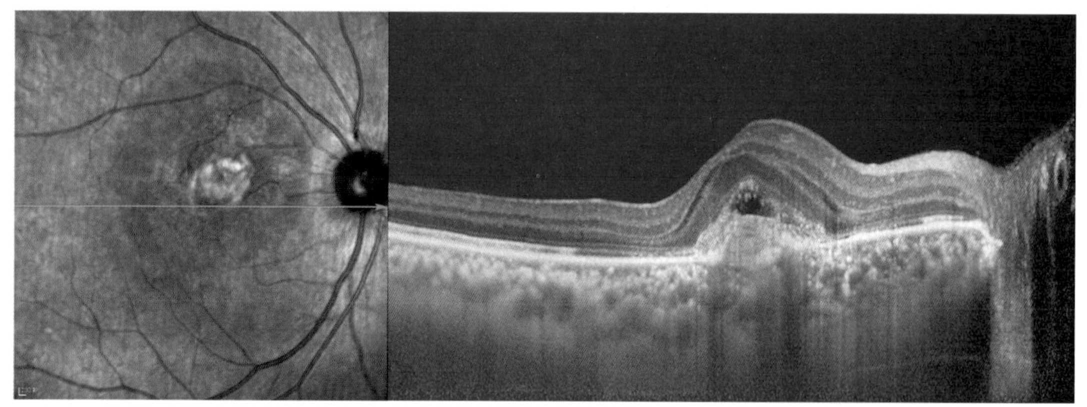

图 14-2-15　湿性 AMD，OCT 示 RPE、Bruch 膜不完整，可见新生血管膜，视网膜神经上皮层继发性水肿

管主要是位于视网膜下还是位于 RPE 下方，可能比血管造影更敏感。OCT 可清楚显示穿过 Bruch 膜裂口的单发或多发性的新生血管(图 14-2-15)。

5. 先天性视盘小凹　先天性视盘小凹(congenital pit of optical disc)是一种少见的视盘先天性发育异常。多在 20 岁左右发病，患者常因并发黄斑部浆液性视网膜脱离而引起视力急剧下降来诊。OCT 检查有时可显示出视盘小凹与浆液性黄斑脱离的关系，显示液体进入视网膜内或视网膜下的通路。但并不是在所有患者中都找得到(图 14-2-16)。

6. 中心性浆液性脉络膜视网膜病变　CSC 的 OCT 表现主要为神经上皮层脱离，可伴有或不伴色素上皮层脱离。OCT 检查，神经上皮脱离表现为神经上皮隆起，其下为液体积聚的无反射暗区，底部见一高反射光带，为视网膜色素上皮层。如伴有色素上皮脱离，表现为与神经上皮相连的高反射色素上皮光带向上隆起，与眼球轮廓间有液性无反射暗区(图 14-2-17)。

7. 高度近视性黄斑病变　OCT 在高度近视性黄斑病变的诊断中有重要应用价值。脉络膜视网膜萎缩区在 OCT 检查中表现为视网膜色素上皮和脉络膜毛细血管光带不均匀变薄，部分光带外侧可见虫噬样无反射暗区。如出现黄

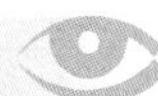

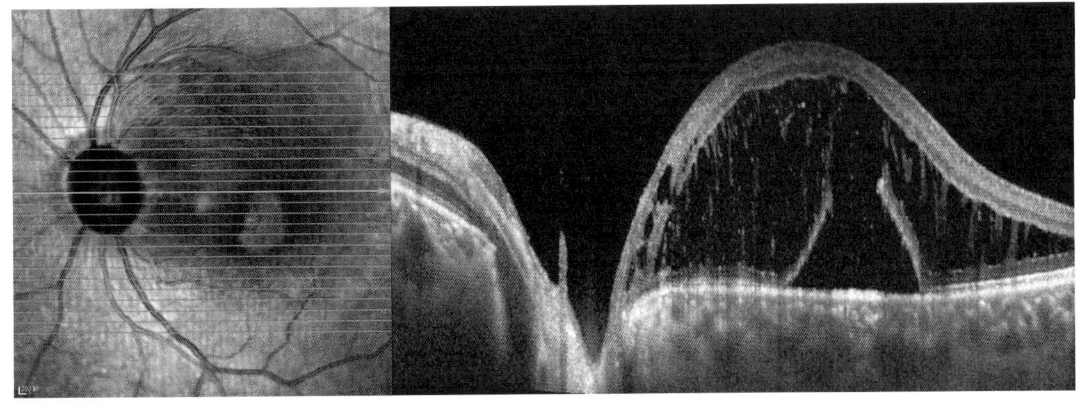

图 14-2-16　视盘小凹，可见视盘颞侧边缘凹陷，神经上皮层脱离伴有层间积液

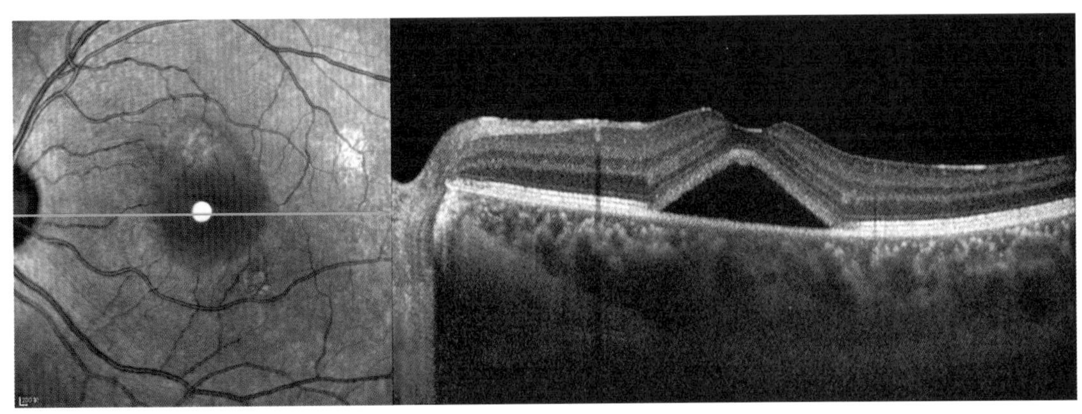

图 14-2-17　中心性浆液性视网膜病变神经上皮脱离，OCT 表现为神经上皮隆起，其下为液体积聚的无反射暗区

斑裂孔，OCT 图像表现为裂孔处视网膜反射光带完全缺失；伴视网膜脱离时，视网膜神经上皮和色素上皮反射光带间可见液性无反射暗区。高度近视黄斑部 CNV 在 OCT 检查中表现为 RPE 和脉络膜毛细血管光带水平出现不规则的黄绿色高反射团块。如伴有黄斑前膜，则在视网膜神经上皮层反射带内面出现厚薄不一的高反射光带。此外，高度近视可伴发视网膜劈裂，OCT 表现为神经上皮层间分离及囊样改变，中间有桥状视网膜相连(图 14-2-18)。

四、超声检查

超声用于眼科诊断始于 20 世纪 50 年代，最早主要采用 A 超进行眼内肿瘤的探查，随着 B 超用于眼科临床，超声检查在眼科得到了广泛应用。之后数十年间，先后又有 C 型超声诊断仪、超声多普勒诊断仪、彩色多普勒血流显像仪、M 型超声诊断仪、超声生物显微镜等先后用于眼科临床。其中 B 超应用最为广泛。作为一种简便、实用、安全、动态的非侵入性检查方式，B 超在眼后节检查中有重要应用价值。特别是在屈光间质混浊时，通过 B 超可以了解眼后节玻璃体及视网膜情况，为黄斑部手术提供有意义的帮助。

常见黄斑部病变的 B 超表现有：

1. 视网膜脱离　在 B 超检查中，脱离的视网膜表现为玻璃体腔内高回声的膜样结构，通常与视盘相连，后运动不明显。B 超图像表现与视网膜脱离的时间有关。新鲜的泡状脱离可能高度活动，陈旧的脱离视网膜则变得僵硬，伴随 PVR 发生，活动度进一步下降。超声可确定视网膜脱离的形态，可表现为浅或泡状脱离，也可表现为漏斗状。超声检查漏斗状视网膜脱离的影像取决于超声扫描的方向，横向扫描时，漏斗状脱离的茎部表现为相对应部位玻璃体的环形病变(图 14-2-19)。

B 超检查可以区分玻璃体后脱离与视网膜脱离。尽管在超声图像上两者均表现为相似的层状回声，但通过回声内部结构的不同可以将两者鉴别。与视网膜组织相比，玻璃体后皮质回声相对较弱，通常将超声的敏感性增益减少到 70dB 以下时，此回声会消失。而出现与视盘相连的薄片状回声界面，则提示视网膜脱离的可能性比玻璃体后脱离可能性更大，而且敏感性增益减少到 70dB 以下时，视网膜脱离的回声并不消失。不过，当玻璃体后脱离不完全时，可能与视网膜脱离发生混淆。此时，通过“动态扫描”评价眼球的实时运动尤其有帮助。在超声扫描时，要求患者随意地转动眼球，玻璃体的运动通常表现为突然的运动，而视网膜组织的运动则表现为更为平缓且伴波动的形式。

B 超检查还可以区分视网膜劈裂与视网膜脱离。视网膜劈裂多为双侧性，颞下象限居多，在 B 超下表现为平滑的圆顶样形态，且不与视盘相连，一般无运动的特征。

2. 脉络膜脱离　脉络膜脱离可以由出血或渗漏引起。在 B 超影像中，表现为平滑的向玻璃体腔的凸起。范围较大的脱离可出现与脉络膜相贴的 Kissing 征。在超声影像中，

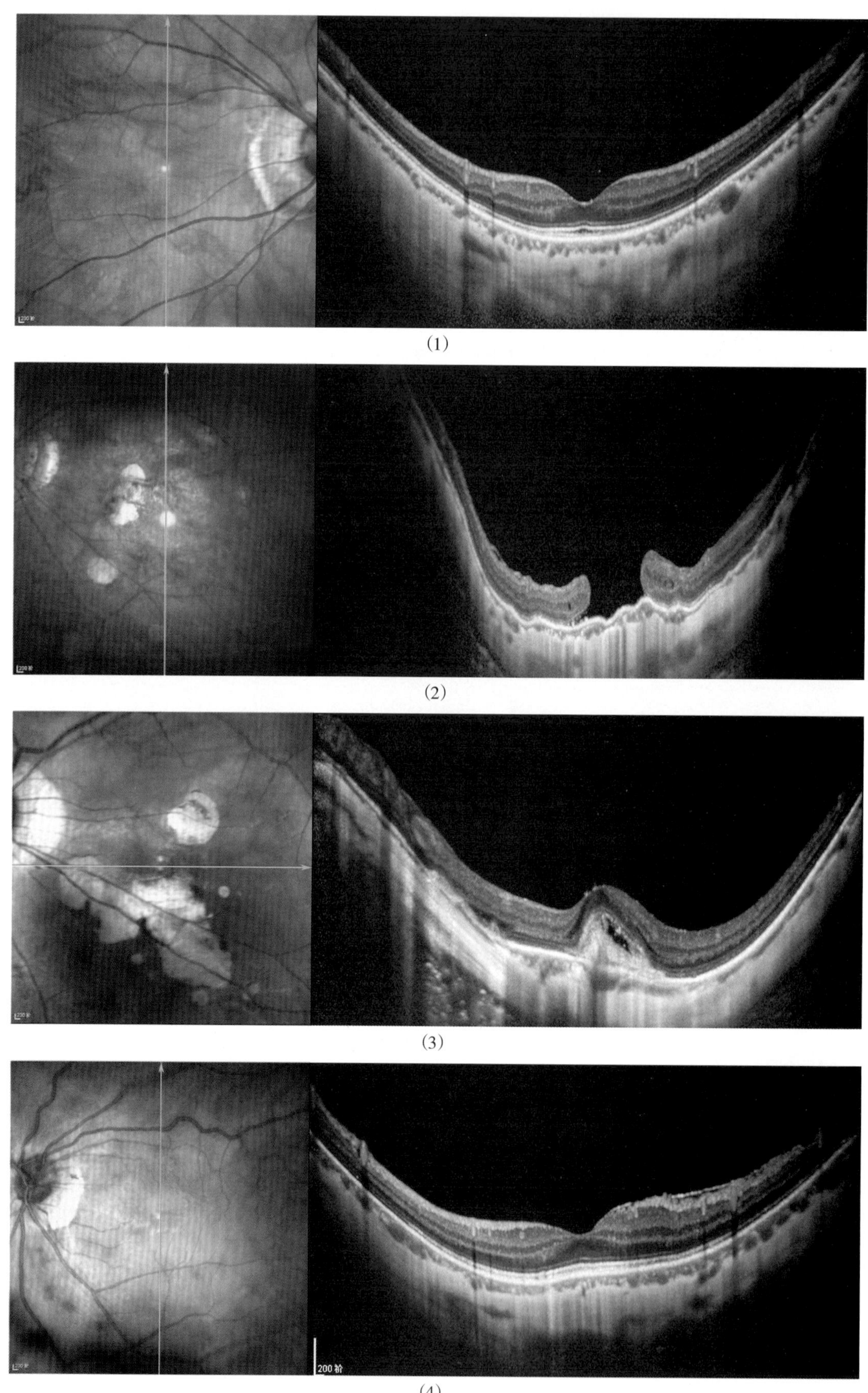

(1)

(2)

(3)

(4)

图 14-2-18

(1) 无眼底并发症 PM;(2) PM 伴 MH;(3) PM 新生血管;(4) PM 伴前膜

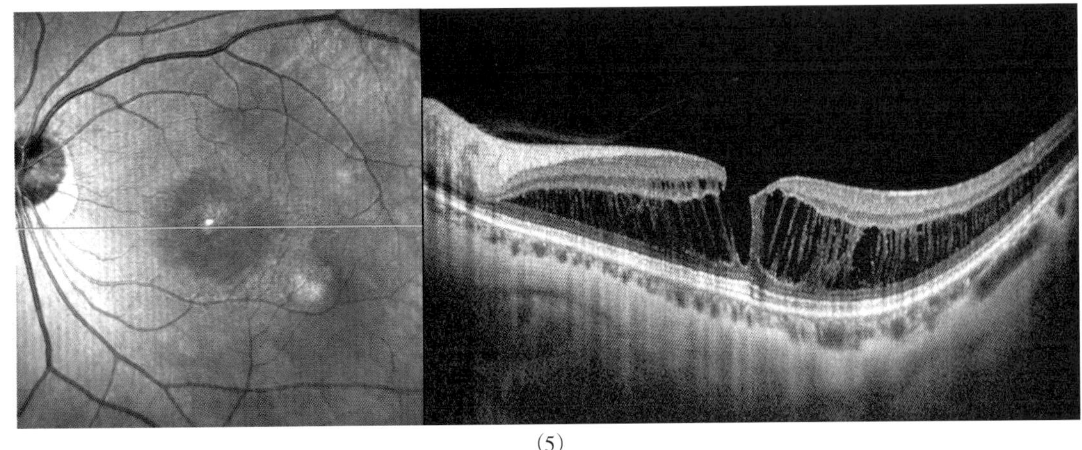

(5)

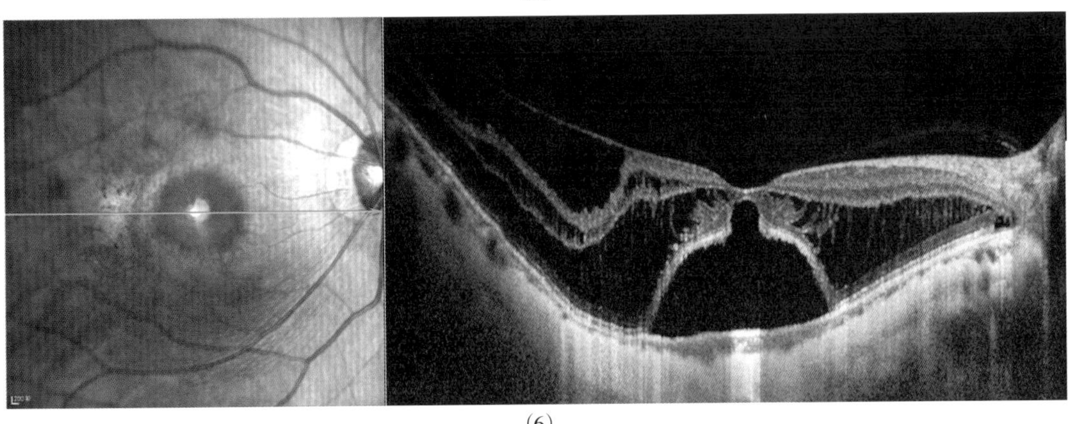

(6)

图 14-2-18(续)
(5)PM 黄斑劈裂;(6)PM 黄斑劈裂伴神经上皮脱离

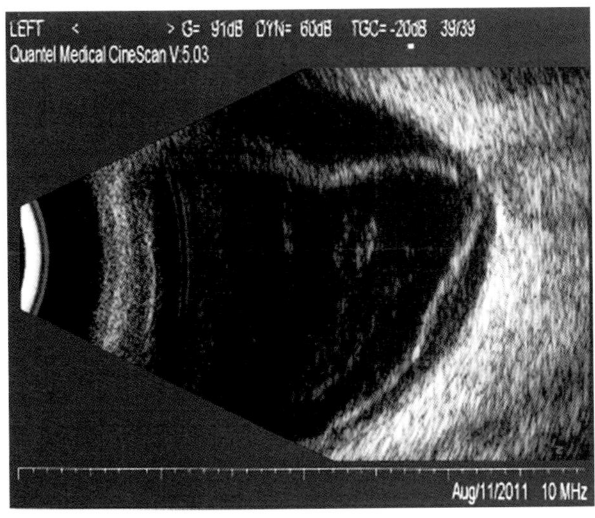

图 14-2-19　视网膜脱离,B 超示玻璃体腔内高回声的膜样结构,通常与视盘相连,后运动不明显

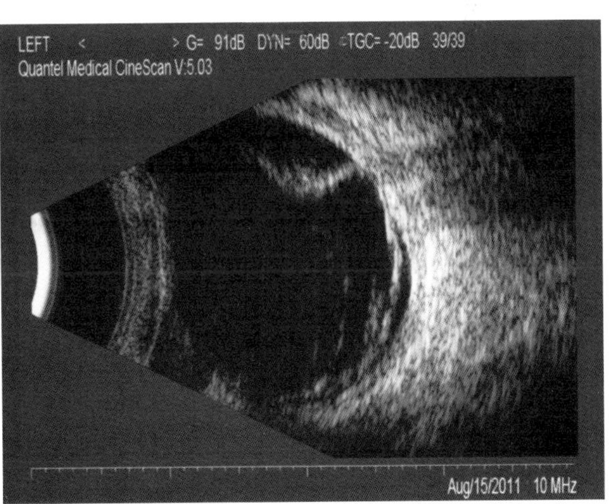

图 14-2-20　脉络膜脱离,B 超检查表现为赤道部与球壁相连的弧形强光带

脉络膜脱离比视网膜脱离更厚而且更向前,有时可与晶状体相贴,向后多邻近眼球赤道部。在脉络膜出血时,超声对确定出血是否液化,选择引流手术时机有帮助(图 14-2-20)。

3. PCV 引起的视网膜下出血　对于因各种原因引起的玻璃体积血不能看到视网膜时,超声检查尤为重要。临床上相当一部分老年人出现单侧眼玻璃体积血时,B 超检查可发现后极部黄斑区视网膜下实性病变,与球壁关系密切,视网膜浅脱离,据此可推测引起玻璃体积血的原发病可能是息肉样脉络膜血管病变引起的视网膜下出血,由此可对手术效果进行进一步的预测,并客观评价手术的预后和价值(图 14-2-21)。

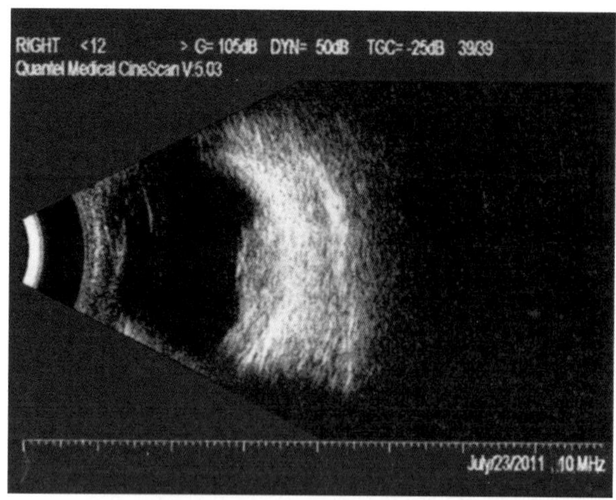

图 14-2-21 PCV 视网膜下出血，B 超示后极部黄斑区视网膜下实性病变，与球壁关系密切，必要时应与脉络膜肿瘤鉴别

4. 眼内肿瘤 超声可用于眼内肿瘤的诊断，特别是屈光介质混浊如晶状体混浊或玻璃体积血不能看到视网膜时，超声检查尤为重要。此外，超声有助于界定浆液性视网膜脱离下的新生物。

眼内肿瘤的超声检查涉及对实性包块局部形态及其内部回声特征的评价。只有当肿瘤组织大小超过 1.5mm，高度超过 0.4mm 时，才能被超声发现。在实际工作中，不能仅根据超声特征作出组织学诊断。这是由于不同的肿瘤组织，甚至相同的肿瘤组织内部的细胞成分不同，其声阻抗并不相匹配。尽管目前还未能建立 B 超影像与病理检查间的直接联系，但还是有一定的规律可循。

B 超检查，视网膜母细胞瘤表现为眼内实性肿物，其典型的 B 超特征为圆形、半圆形肿物，与球壁关系密切，边界不整齐，内回声强弱不等，可出现囊性暗区。如肿瘤内出现钙化，则表现为强回声后伴声影出现，这对视网膜母细胞瘤的诊断有重要参考价值。

脉络膜黑色素瘤 B 超图像特征为：①肿瘤回声呈半球形或蘑菇状。②肿瘤内部呈无回声暗区，表现为“挖空现象”。③肿瘤部位的脉络膜被瘤细胞浸润，与前部“挖空”区连接，形成局部脉络膜无回声，与轴位眼球壁相对比，有一盘状凹陷带，约 65% 患者可发现此征象。前部的脉络膜黑色素瘤此征象不明显。④声影：因声衰减显著，肿瘤较高时，眼球壁及球后脂肪回声较低或缺乏回声区；用低灵敏度检查，声影更易发现。⑤继发改变：可显示玻璃体混浊及继发视网膜脱离；肿瘤穿破巩膜后，可见相邻眶脂肪内出现脉络膜恶性黑色素瘤的低或无回声区（图 14-2-22）。

转移性肿瘤多累及后极部脉络膜，可为双侧多发性，其 B 超特征为宽基底的实性团块，内部呈中等回声信号，可伴浆液性视网膜脱离。

脉络膜血管瘤由于其内部的血管腔和血管团，B 超图像表现为显著的异源性回声，其基底部广泛且隆起较低，内部回声较强而且表现为实性。

超声检查对眼内肿瘤的诊断有重要参考价值，需结合临床表现及其他检查才能作出正确诊断。

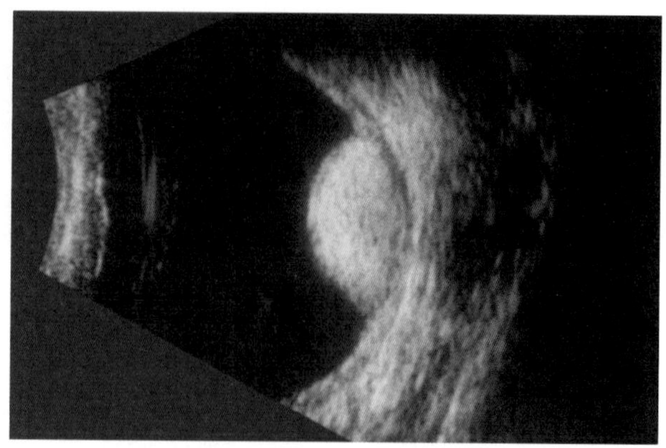

图 14-2-22 脉络膜黑色素瘤

五、视力

目前，国际通用的视力表有 Snellen 视力表、C 字视力表（Landolt ring）、Sloan 视力表。在此以临床上最常用的 Snellen 视力表为例说明其原理及记录方法。它基于字体线条宽度和间隔的空间宽度按一定比例制成，例如 20/20 的 E 字，在 20 英尺的距离（相当于 6m）时，字体的每条边对应 1′弧度视角，间隔的空间宽度也是 1′弧度视角，总计整个字体对应 5′弧度视角。传统上正常人的最小分辨视角为 1′弧度，但实际上，大多数年轻的正常人能区分 20/15 行以上的字母。Snellen 视力值用 Snellen 分数表示，例如 6/12，表示正常人在 12m 处可以识别的最小字体，被检者在测试距离为 6m 时方能确定。1979 年国际标准草案提出，采用 C 环，每行视标数≥5 个，每两行视标大小差异约为 26%（$\sqrt[10]{10}=1.2589$）。Bailey 和 Lovie 采用的最小分辨视角对数（log minimum angle of resolution，LogMAR）视力表和糖尿病性视网膜病变早期治疗研究组（early treatment diabetic retinopathy study，ETDRS）的视力表所采用的都是在 Sloan 视力表基础上改进的，都是最接近上述国际标准的视力表。目前我国主要用的是国际标准视力表和对数视力表。国际标准视力表按等级数排列，即从 0.1~1.0 每一行相差 0.1，其优点为小数整齐简单，便于记忆、记录和使用；缺点为从视角大小上看，每一行相差的比例不同，上疏下密，例如 0.1~0.2，视角大小相差一倍，只相差一行，而 0.5~1.0，视角也只是相差一倍，却相差 5 行。我国缪天荣提出了对数视力表，又称 5 分制对数视力表，将视力分成 5 个等级，1 分为光感，2 分表示手动，3 分相当于指数，4 分为 0.1，5 分为正常视力 1.0，在 4.0 分和 5.3 分之间，应用 E 字或 C 字作为视标，共分 14 行，视标每增加 1.2589 倍，视力减少 0.1log 单位，这样使各行之间的视角差距的比例相等，就能应用相差的行数直接进行视力比较（图 14-2-23）。

近视力表的原理类同远视力表，但将受检者的眼与视力表间的距离设为 30cm。近视力表有多种表示方式，例如用 1.5，1.2，1.0…0.1 表示，或用 J_1，J_2，…J_7 等，其中 J_1 是正常近视力，J_2 等均表示近视力有不同程度的减退。

六、对比敏感度

除了视力作为测定形觉功能的指标外，对比敏感度

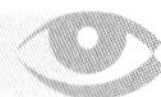

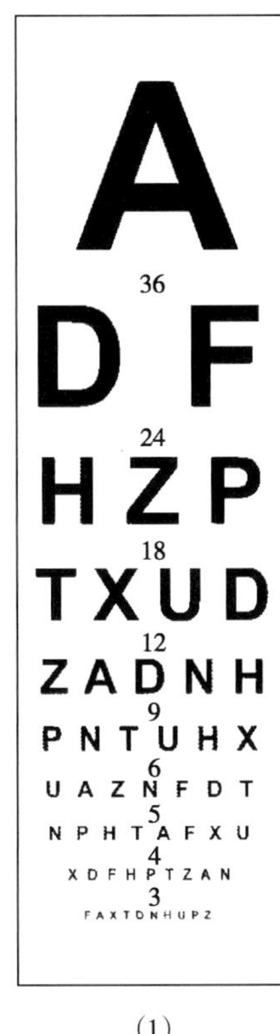
(1)

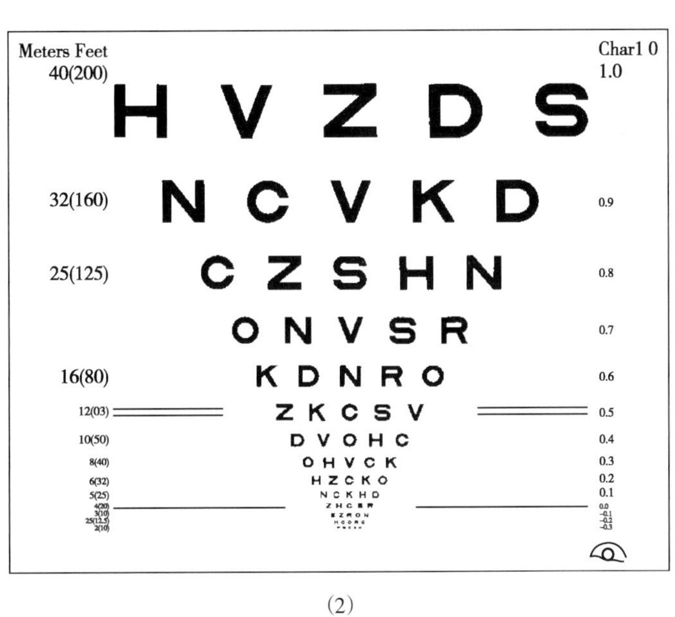
(2)

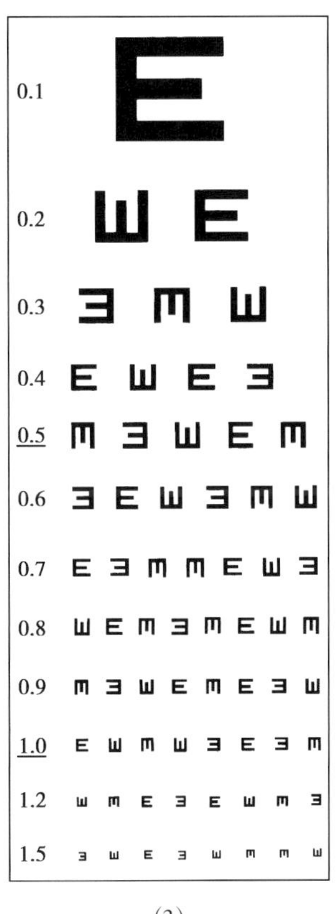
(3)

图 14-2-23
(1) Snellen 视力表(新);(2) ETDRS 视力表(新);(3) 国际标准视力表(新)

(contrast sensitivity, CS) 也是反映形觉功能的重要指标之一。一般我们所说的视力是指中心视力,实际上反映的是黄斑中心凹对高对比度的细小目标的空间分辨力。但在日常生活中,人们还需要分辨粗大及低对比度的目标,在临床上也常见到有的患者自觉视力下降,但测定其中心视力却正常。因此,要全面评价形觉功能,既要检测辨认不同大小物体的能力,又要检测辨认对比度不同的图形能力。

正常人眼的 CSF 呈带通型(band-pass type)(图 14-2-24),显示在低空间频率(0.5~1cpd)和高空间频率(11.4~22.8cpd)的对比敏感度下降;在中空间频率(3~6cpd)的对比敏感度最高,为 CSF 曲线的峰值。CSF 呈带通型的特性表明视觉系统观看粗、细条纹轮廓较困难,而观看中等宽度条纹(3~5cpd)的轮廓最容易,这种特性与视网膜的感受野的侧抑制及马赫(Mach)效应(轮廓强调现象)等密切有关,是视觉图像信息处理的重要特性之一。

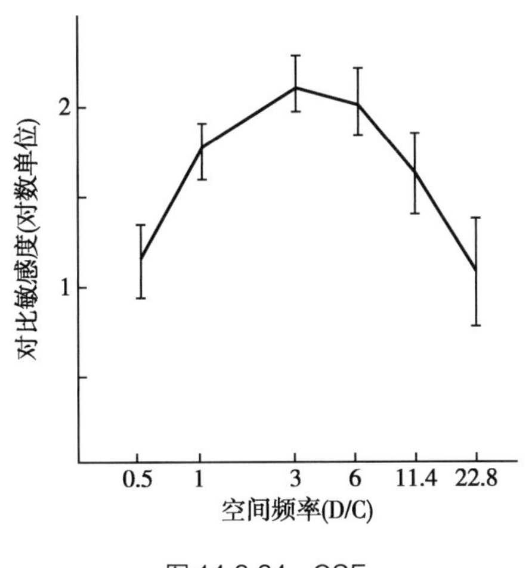

图 14-2-24　CSF

总体所见黄斑病变的 CSF 主要显示高空间频率处(≥8cpd)CS 降低。目前研究较多的是年龄相关性黄斑病变(age-related macular degeneration, AMD) 的 CSF 变化,图 14-2-25 显示不同视力老年黄斑变性患者平均 CSF 曲线,可见无论何种视力,老年黄斑变性的 CS 于各中、高空间频率均降低,而且于高空间频率降低得更为明显。低视力在 0.1~0.6 时低空间频率的 CS 也降低,视力越差,对比敏感度降低越明显。图 14-2-26 显示一组 AMD 患者与年龄相匹配的正常对照组于各空间频率的 CS 相比较的变化值,可以看到在各个空间频率 CS 均下降,其中在 8cpd 和 12cpd 处下降更为明显。图 14-2-27 显示一组 AMD 患者应用低对比度文字视力表测到的视力(用 logMAR 表示),可见年轻人在各种对比度时其视力 logMAR 均较高,老年组在同样对比度情况下,其 logMAR 有所下降。对 AMD 患者在 20%~100% 对比度时较年龄匹配的老年组均明显降低,而在低于 20% 对比度难以测到 logMAR,这反过来也表明 AMD 患者在有一定对比度情况下,其高空间频率的分辨率降低;当对比度降得很低时,全空间频率均受损。

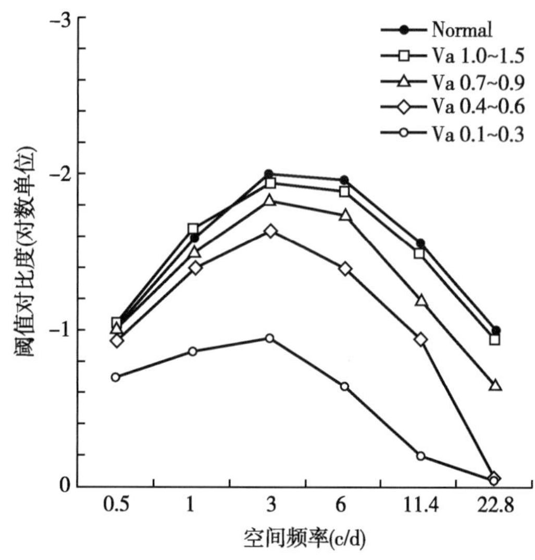

图 14-2-25 不同视力老年黄斑变性患者平均 CSF 曲线

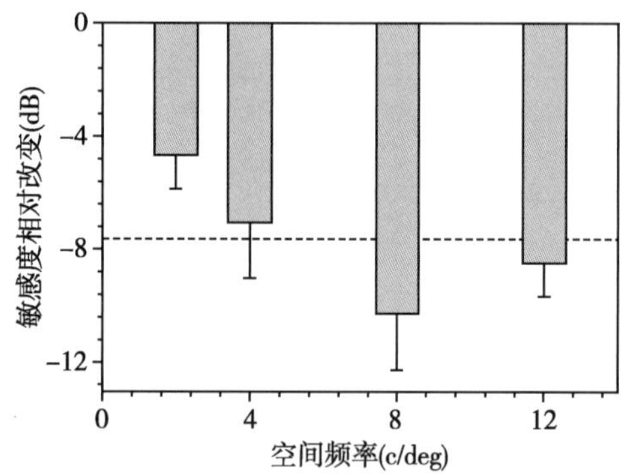

图 14-2-26 ARMD 患者与年龄相匹配的正常对照组于各空间频率的 CS 相比较的变化值

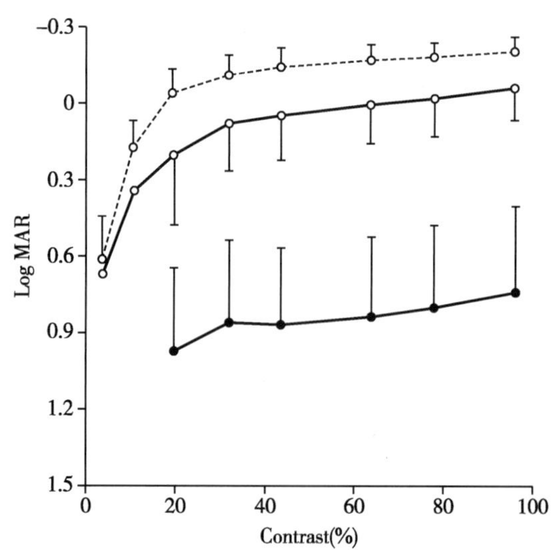

图 14-2-27 ARMD 患者应用低对比度文字视力表测到的视力(用 logMAR 表示)

七、色觉

色觉是人眼的重要视功能之一，黄斑区是色觉的敏感区，正常人眼可分辨的光谱区域 380~780nm 的电磁辐射波区域，此区域称可见光波段。不同波长代表不同颜色，由于颜色包含着色调、亮度和饱和度三特性，因此实际上人眼能分辨 13 000 多种颜色，因而人们感受到的是一个五彩缤纷的世界。

黄斑疾病的色觉改变以蓝 - 黄色觉异常为主。表 14-2-1 列出了几种黄斑病变的色觉变化特征。

表 14-2-1 各种黄斑疾病的色觉异常表

疾病	色觉缺陷
老年性黄斑变性	蓝 - 黄
Stargardt 病	红 - 绿
囊样黄斑变性	绿色盲
中心性浆液性视网膜病变	蓝 - 黄
青年型视网膜劈裂症	蓝 - 黄
病理性近视	蓝 - 黄和红 - 绿
中心性视网膜色素变性	红 - 绿和蓝 - 黄

八、视野

视野(visual field)是指当单眼或双眼固视正前方注视点时所能察觉到的空间范围。视野测定对疾病的早期发现、预后估计及随访都很有帮助。视路任何部位的异常都可能影响视野，视野缺损或异常对病变的定位有重要意义。

正常人双眼等视线大小大致相等，形态也基本一致，呈对称性。一般正常单眼视野的外界上方为 60°，下方 70°，鼻侧 60°，颞侧 100°，外界略呈不规则椭圆形，左右眼视野叠加构成双眼视野，其水平范围约 200°，垂直范围约 130°。正常生理盲点呈边界整齐的垂直椭圆形，垂直径约为 8°，水平径约为 6°(图 14-2-28)。除生理盲点之外，正常人超阈值光标在其等视线内的任何一点均应看到，若某点看不见，则表明存在视野异常。

常见黄斑部疾病的视野改变有：

1. 老年性黄斑变性(age-related macular degeneration，AMD) 老年性黄斑变性是引起中央暗点最常见的黄斑病变。该病早期用 Amsler 方格表可辅助发现中央暗点，并可查到患者视物变形的客观表现，如方格出现变形、线条扭曲等。中心视野检查在萎缩型早期可发现 5°~10°范围内的相对暗点(图 14-2-29)，晚期出现绝对暗点，在渗出型则一般表现为绝对暗点(图 14-2-30)。黄斑变性中心视力丧失者，如果固视中间标准 LED 困难，可以固视大的菱形目标来检查。计算机视野的许多程序都能用于测定老年性黄斑变性的黄斑阈值。

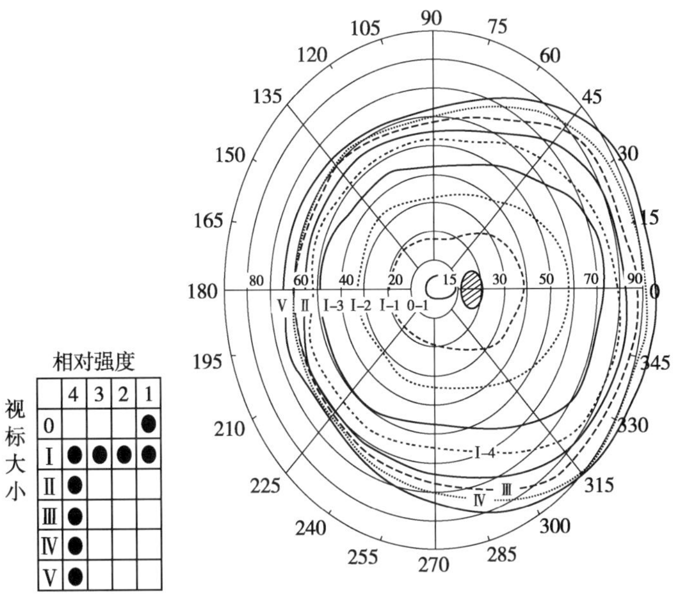

图 14-2-28　正常人视野图

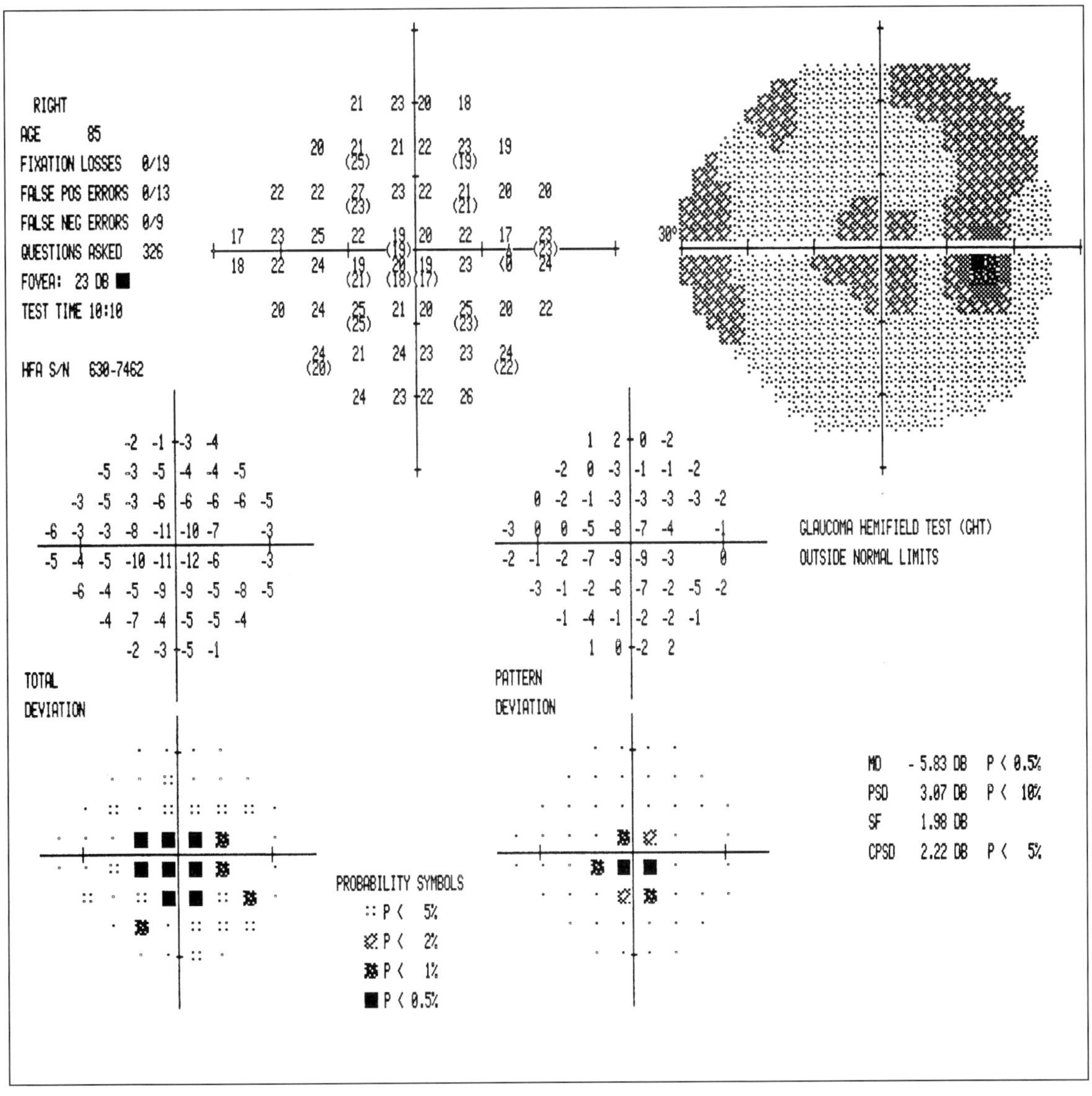

RIGHT
AGE 85
FIXATION LOSSES 0/19
FALSE POS ERRORS 0/13
FALSE NEG ERRORS 0/9
QUESTIONS ASKED 326
FOVEA: 23 DB ■
TEST TIME 10:10

HFA S/N 630-7462

-2 -1 -3 -4
-5 -3 -5 -4 -4 -5
-3 -5 -3 -6 -6 -6 -6 -5
-6 -3 -3 -8 -11 -10 -7 -3
-5 -4 -5 -10 -11 -12 -6 -3
-6 -4 -5 -9 -9 -5 -8 -5
-4 -7 -4 -5 -5 -4
-2 -3 -5 -1

TOTAL DEVIATION

1 2 0 -2
-2 0 -3 -1 -1 -2
0 -2 -1 -3 -3 -3 -3 -2
-3 0 0 -5 -8 -7 -4 -1
-2 -1 -2 -7 -9 -9 -3 0
-3 -1 -2 -6 -7 -2 -5 -2
-1 -4 -1 -2 -2 -1
1 0 -2 2

PATTERN DEVIATION

GLAUCOMA HEMIFIELD TEST (GHT)
OUTSIDE NORMAL LIMITS

MD -5.83 DB P < 0.5%
PSD 3.07 DB P < 10%
SF 1.98 DB
CPSD 2.22 DB P < 5%

PROBABILITY SYMBOLS
:: P < 5%
P < 2%
P < 1%
■ P < 0.5%

图 14-2-29　AMD 患者视野图

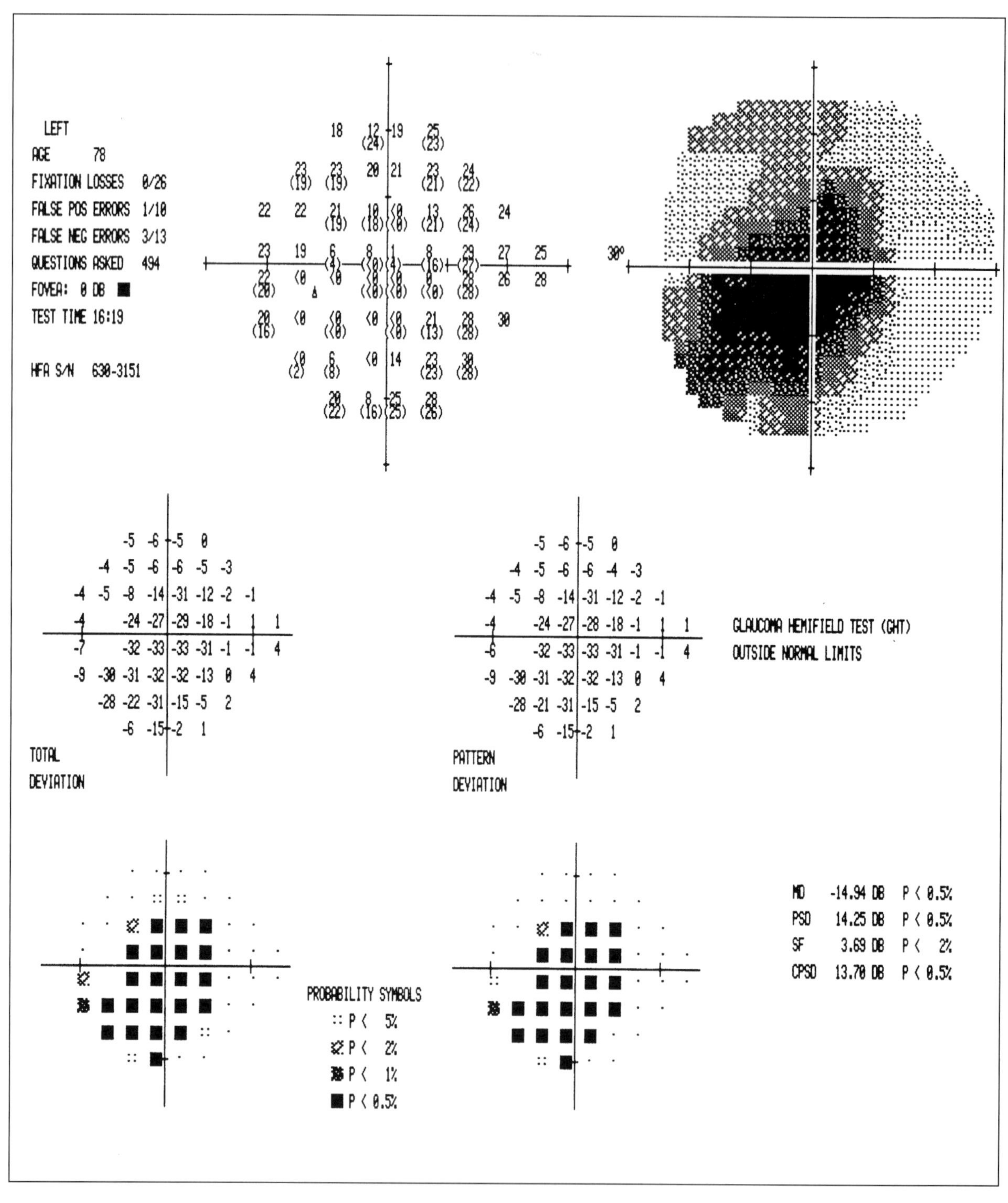

图 14-2-30　AMD 晚期患者视野绝对暗点

2. 中心性浆液性脉络膜视网膜病变（central serous chorioretinopathy） 中心性浆液性脉络膜视网膜病变会引起中心视功能下降，从而导致中心暗点（图 14-2-31）。视力通常中度下降，引起的视野缺损可以是离散的，仅在概率图中才能看出。在计算机视野检查可查出与眼底后极部病灶大小、形态大致相适应的圆形或椭圆形中央暗点，此暗点在强光刺激后更明显，在暗处及闭眼时都可看到，且可由于瞬目而使此暗点浓度加强。中心性浆液性脉络膜视网膜病变有色觉障碍，以蓝色最为显著，因此降低视野计背景亮度，用蓝色视标更易查出视野中的暗点。不同背景亮度检查时，所查的中心暗点面积不同，亮度小的暗点面积要大于亮度大的；同一背景亮度，蓝色视标查出的视野中心暗点较白色者明显扩大。

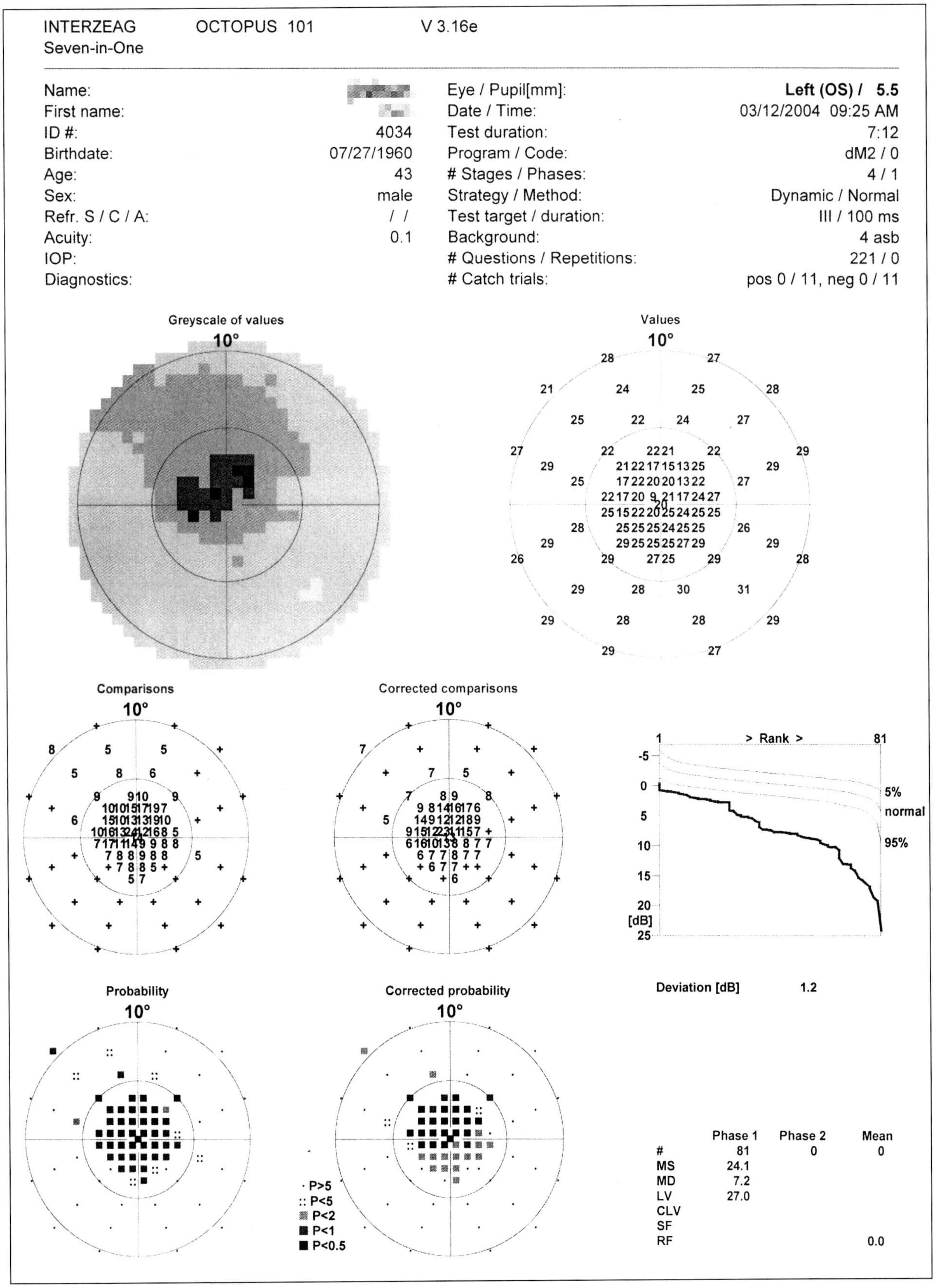

INTERZEAG　OCTOPUS 101　V 3.16e
Seven-in-One

Name:		Eye / Pupil[mm]:	**Left (OS) / 5.5**
First name:		Date / Time:	03/12/2004 09:25 AM
ID #:	4034	Test duration:	7:12
Birthdate:	07/27/1960	Program / Code:	dM2 / 0
Age:	43	# Stages / Phases:	4 / 1
Sex:	male	Strategy / Method:	Dynamic / Normal
Refr. S / C / A:	/ /	Test target / duration:	III / 100 ms
Acuity:	0.1	Background:	4 asb
IOP:		# Questions / Repetitions:	221 / 0
Diagnostics:		# Catch trials:	pos 0 / 11, neg 0 / 11

Greyscale of values

10°

Values

10°

28 27
21 24 25 28
25 22 24 27
27 22 2221 22 29
29 21 22 17 15 13 25 29
25 17 22 20 20 13 22 27
22 17 20 9 21 17 24 27
25 15 22 20 25 24 25 25
28 25 25 25 24 25 25 26
29 29 25 25 25 27 29 29
26 29 27 25 29 28
29 28 30 31
29 28 28 29
29 27

Comparisons

10°

Corrected comparisons

10°

> Rank > (1 – 81); 5%, normal, 95%; [dB] -5 – 25

Probability

10°

Corrected probability

10°

· P>5
:: P<5
▩ P<2
■ P<1
■ P<0.5

Deviation [dB] 1.2

	Phase 1	Phase 2	Mean
#	81	0	0
MS	24.1		
MD	7.2		
LV	27.0		
CLV			
SF			
RF			0.0

图 14-2-31　CSC 患者视野

3. 黄斑裂孔（macular hole） 黄斑裂孔患者的Amsler方格表检查大部分可以发现方格变形或暗点存在。计算机视野检查可发现2°~5°范围与黄斑裂孔相连的中心或旁中心暗点（图14-2-32）。黄斑专用程序和精确度为1的用户自定义程序可以发现较小的绝对暗点。

4. 黄斑部水肿（macular edema） 根据黄斑部水肿的范围、水肿程度及病程，视野检查可发现弥漫性或散在性相对或绝对中央暗点（图14-2-33）。

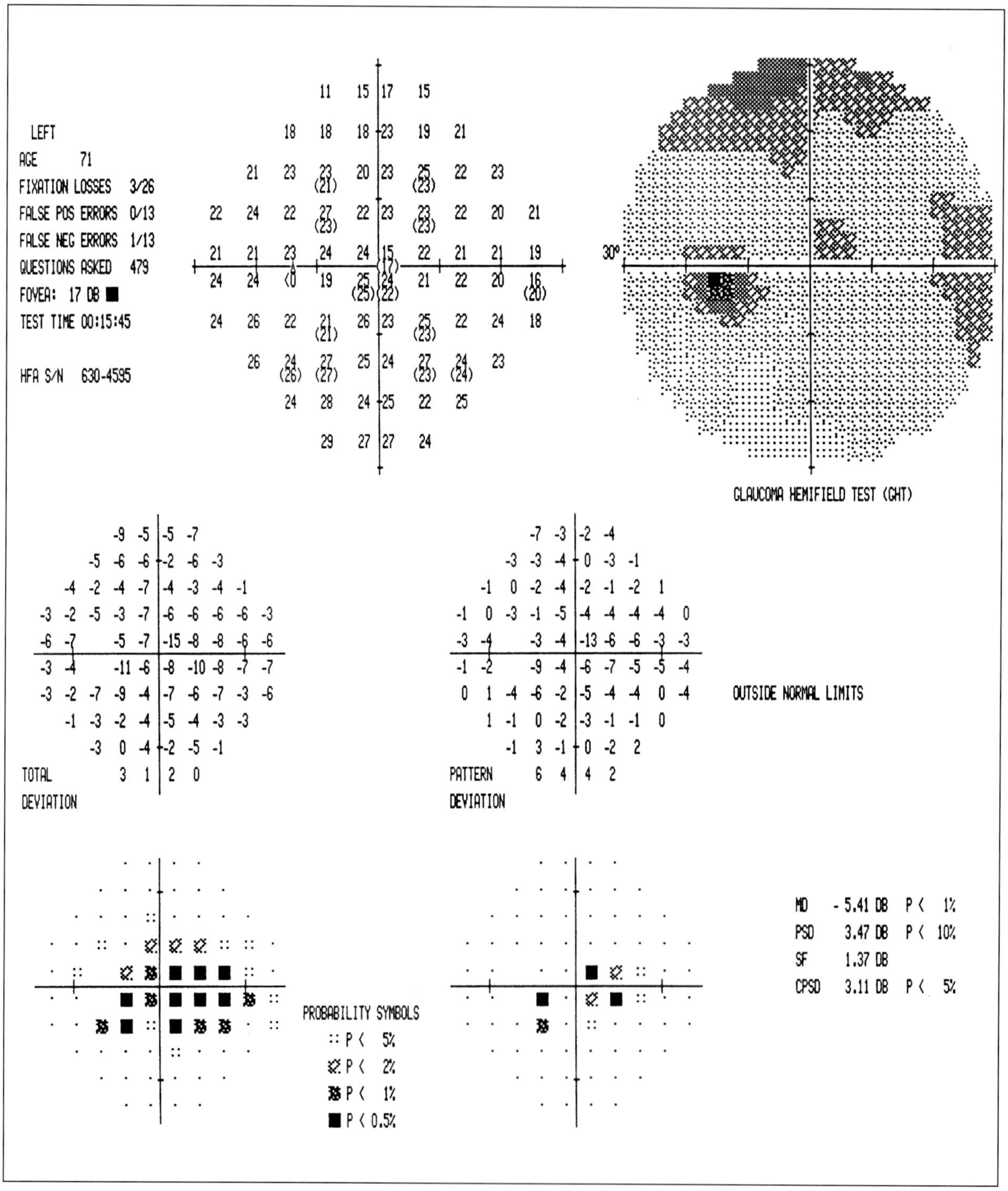

LEFT
AGE 71
FIXATION LOSSES 3/26
FALSE POS ERRORS 0/13
FALSE NEG ERRORS 1/13
QUESTIONS ASKED 479
FOVEA: 17 DB ■
TEST TIME 00:15:45

HFA S/N 630-4595

11 15 17 15
18 18 18 23 19 21
21 23 23 (21) 20 23 25 (23) 22 23
22 24 22 27 (23) 22 23 23 (23) 22 20 21
21 21 23 24 24 15 (17) 22 21 21 19
24 24 <0 19 25 (25) 24 (22) 21 22 20 16 (20)
24 26 22 21 (21) 26 23 25 (23) 22 24 18
26 24 (26) 27 (27) 25 24 27 (23) 24 (24) 23
24 28 24 25 22 25
29 27 27 24

30°

GLAUCOMA HEMIFIELD TEST (GHT)

-9 -5 -5 -7
-5 -6 -6 -2 -6 -3
-4 -2 -4 -7 -4 -3 -4 -1
-3 -2 -5 -3 -7 -6 -6 -6 -6 -3
-6 -7 -5 -7 -15 -8 -8 -6 -6
-3 -4 -11 -6 -8 -10 -8 -7 -7
-3 -2 -7 -9 -4 -7 -6 -7 -3 -6
-1 -3 -2 -4 -5 -4 -3 -3
-3 0 -4 -2 -5 -1
TOTAL 3 1 2 0
DEVIATION

-7 -3 -2 -4
-3 -3 -4 0 -3 -1
-1 0 -2 -4 -2 -1 -2 1
-1 0 -3 -1 -5 -4 -4 -4 -4 0
-3 -4 -3 -4 -13 -6 -6 -3 -3
-1 -2 -9 -4 -6 -7 -5 -5 -4
0 1 -4 -6 -2 -5 -4 -4 0 -4
1 -1 0 -2 -3 -1 -1 0
-1 3 -1 0 -2 2
PATTERN 6 4 4 2
DEVIATION

OUTSIDE NORMAL LIMITS

PROBABILITY SYMBOLS
:: P < 5%
P < 2%
P < 1%
■ P < 0.5%

MD -5.41 DB P < 1%
PSD 3.47 DB P < 10%
SF 1.37 DB
CPSD 3.11 DB P < 5%

图14-2-32 MH患者视野

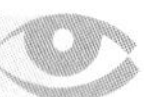

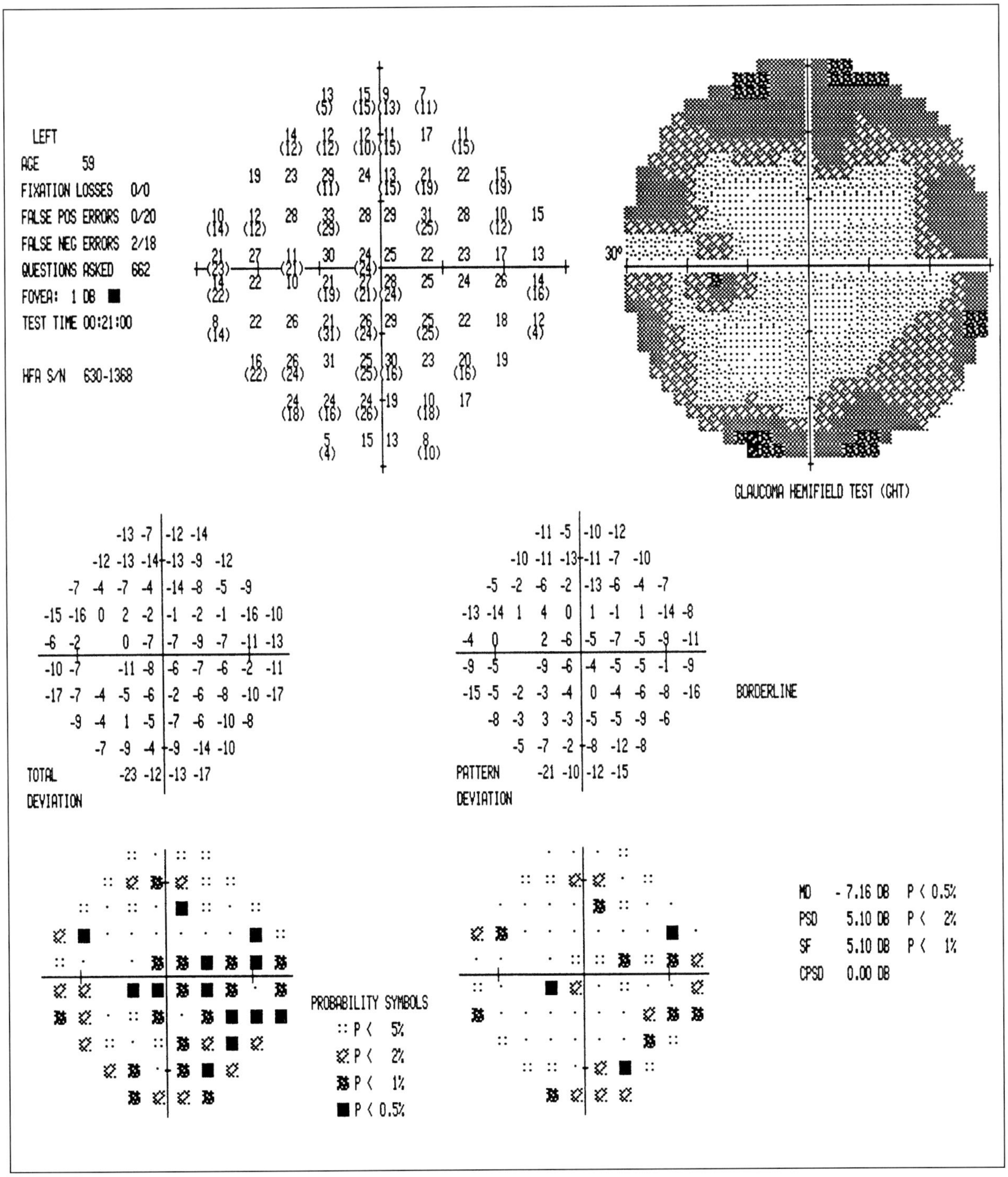

LEFT
AGE 59
FIXATION LOSSES 0/0
FALSE POS ERRORS 0/20
FALSE NEG ERRORS 2/18
QUESTIONS ASKED 662
FOVEA: 1 DB ■
TEST TIME 00:21:00

HFA S/N 630-1368

13(5) 15(15) 9(13) 7(11)
14(12) 12(12) 12(10) 11(15) 17 11(15)
19 23 29(11) 24 13(15) 21(19) 22 15(19)
10(14) 12(12) 28 33(28) 28 29 31(25) 28 10(12) 15
21(23) 27 11(21) 30 24(24) 25 22 23 17 13
14(22) 22 10 21(19) 27(21) 28(24) 25 24 26 14(16)
8(14) 22 26 21(31) 26(24) 29 25(25) 22 18 12(4)
16(22) 26(24) 31 25(25) 30(16) 23 20(16) 19
24(18) 24(16) 24(26) 19 10(18) 17
5(4) 15 13 8(10)

30°

GLAUCOMA HEMIFIELD TEST (GHT)

-13 -7 | -12 -14
-12 -13 -14 | -13 -9 -12
-7 -4 -7 -4 | -14 -8 -5 -9
-15 -16 0 2 -2 | -1 -2 -1 -16 -10
-6 -2 0 -7 | -7 -9 -7 -11 -13
-10 -7 -11 -8 | -6 -7 -6 -2 -11
-17 -7 -4 -5 -6 | -2 -6 -8 -10 -17
-9 -4 1 -5 | -7 -6 -10 -8
-7 -9 -4 | -9 -14 -10
TOTAL -23 -12 | -13 -17
DEVIATION

-11 -5 | -10 -12
-10 -11 -13 | -11 -7 -10
-5 -2 -6 -2 | -13 -6 -4 -7
-13 -14 1 4 0 | 1 -1 1 -14 -8
-4 0 2 -6 | -5 -7 -5 -9 -11
-9 -5 -9 -6 | -4 -5 -5 -1 -9
-15 -5 -2 -3 -4 | 0 -4 -6 -8 -16
-8 -3 3 -3 | -5 -5 -9 -6
-5 -7 -2 | -8 -12 -8
PATTERN -21 -10 | -12 -15
DEVIATION

BORDERLINE

PROBABILITY SYMBOLS
:: P < 5%
P < 2%
P < 1%
■ P < 0.5%

MD -7.16 DB P < 0.5%
PSD 5.10 DB P < 2%
SF 5.10 DB P < 1%
CPSD 0.00 DB

图 14-2-33　黄斑水肿患者视野

5. 黄斑部前膜（epiretinal macular membrane） 临床上常以视物变形为第一主诉。视力损害表现为缓慢视力下降，多为轻度。据统计，60% 患者视力大于 0.5。Amsler 表格检查可发现视物变大，视野检查大部分发现相对中心暗点，少数病例也可出现绝对中心暗点（图 14-2-34）。

6. 中心性渗出性脉络膜视网膜病变（central exudative chorioretinopathy） 视野检查可发现相对或绝对中心暗点（图 14-2-35）。

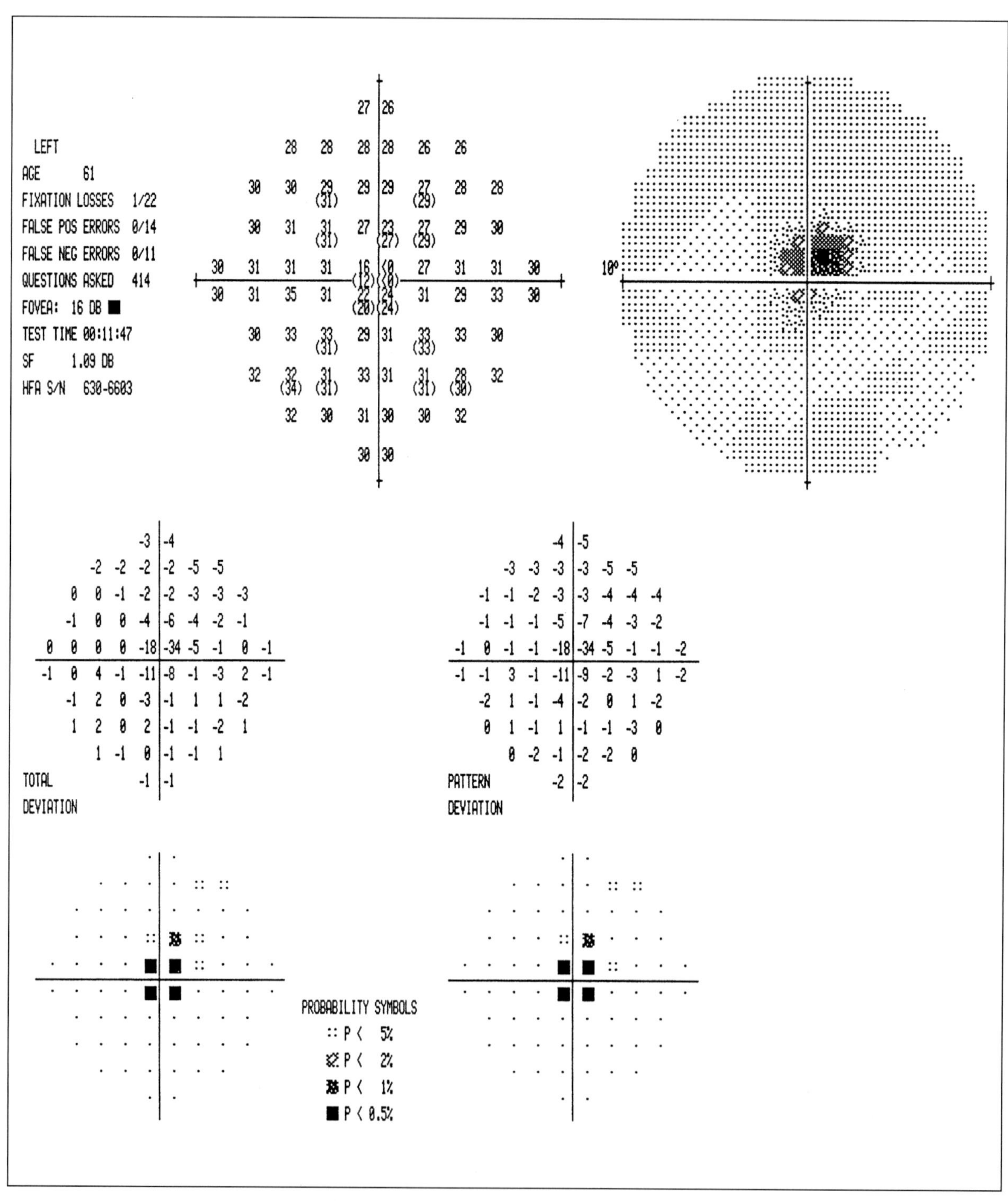

图 14-2-34 黄斑前膜患者视野

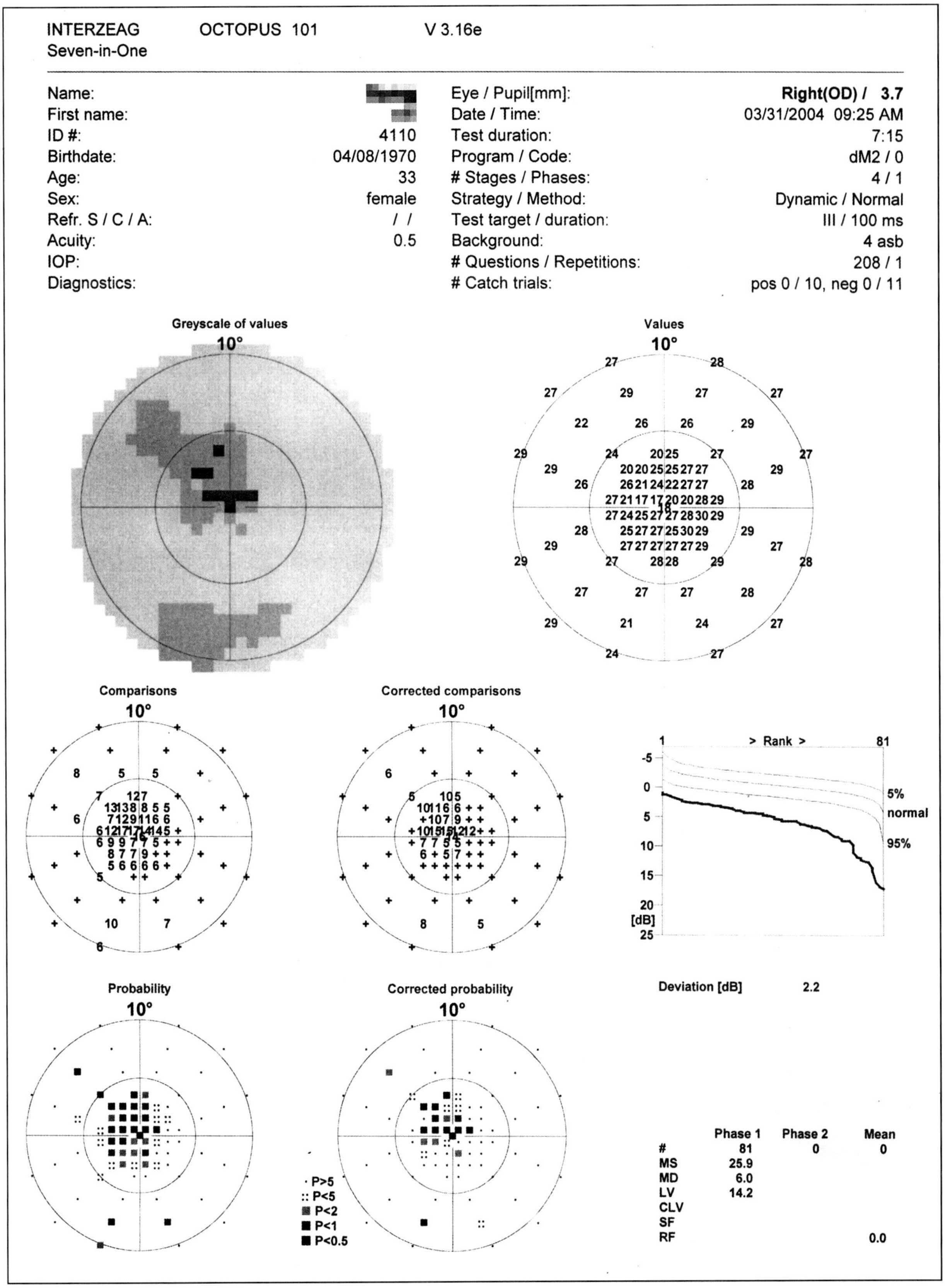

INTERZEAG　　OCTOPUS 101　　V 3.16e
Seven-in-One

Name:		Eye / Pupil[mm]:	**Right(OD) / 3.7**
First name:		Date / Time:	03/31/2004 09:25 AM
ID #:	4110	Test duration:	7:15
Birthdate:	04/08/1970	Program / Code:	dM2 / 0
Age:	33	# Stages / Phases:	4 / 1
Sex:	female	Strategy / Method:	Dynamic / Normal
Refr. S / C / A:	/ /	Test target / duration:	III / 100 ms
Acuity:	0.5	Background:	4 asb
IOP:		# Questions / Repetitions:	208 / 1
Diagnostics:		# Catch trials:	pos 0 / 10, neg 0 / 11

Greyscale of values 10°

Values 10°

Comparisons 10°

Corrected comparisons 10°

> Rank > (1 … 81); 5%, normal, 95%; [dB]

Deviation [dB]　2.2

Probability 10°

Corrected probability 10°

· P>5
:: P<5
▪ P<2
■ P<1
■ P<0.5

	Phase 1	Phase 2	Mean
#	81	0	0
MS	25.9		
MD	6.0		
LV	14.2		
CLV			
SF			
RF			0.0

图 14-2-35　中心性渗出性脉络膜视网膜病变患者视野图

九、微视野检查

微视野这一概念来源于20世纪90年代初的扫描激光检眼镜（SLO）微视野检查技术。它可以在直视眼底的条件下定性定量地检测中心40°范围内局部视网膜的功能，同时检测被检查眼的固视状况。MP-1微视野检查计是在此基础上的进一步发展，它可以在小瞳状态下进行眼底数码彩色照相，又可以进行自动微视野检查，并将两者结果叠加，实现形态和功能的结合，使视网膜光敏感度与眼底病变很好地对应起来，特别是一些微小的病灶能得到很好的定位，不仅可以发现绝对性暗点，还可发现相对性暗点，为临床视功能的评价提供更详尽的信息。

微视野作为一种新的视功能检查手段，目前已被越来越多地应用于黄斑病变的随访和治疗效果的评价。除了CNV患者的视功能检查、暗点深度测定、各种治疗方法（手术、PDT、TTT、药物等）的疗效判断外，其他的临床应用包括：黄斑裂孔的诊断及鉴别诊断、手术疗效的评估；中心性浆液性视网膜脉络膜病变、糖尿病性视网膜病变黄斑功能的检测与随访；青光眼患者神经纤维层的损伤程度检测等。而注视点的精确定位，不仅可以评价局部视野检查的可信度，也为避免注视点的医源性损伤提供帮助。微视野检查能定位定量，结果直观，比传统视野检查更精确，又是一项非损伤性检查，在临床上应用前景广。

十、视觉电生理

临床视觉电生理自20世纪40年代开始应用。全视野ERG能客观评价视网膜总体视功能，具有很大的临床应用价值。其中明视视锥反应、常规图形视觉诱发电位（排除视神经病变后）能估价黄斑区的功能，但不能明确定位。直到20世纪90年代初Sutter等研制了一种多焦（或称多刺激野）视网膜电图（multifocal electroretinogram，mfERG）和多焦视觉诱发电位（multifocal visual evoked potential，mfVEP），应用m系列控制伪随机刺激方法，可同时分别刺激视网膜多个不同部位，用一个常规电极记录多个不同部位的混合反应信号，再进行快速Walsh变换，把对应于各部位的波形分离提取出来，并将视网膜各部位的反应振幅构成立体地形图，从而可定量、定位并直观评价视网膜功能，为黄斑病视功能测定开辟了新方法。

mfERG/mfVEP通过在阴极射线示波器（CRT）或其他的显示器显示出多部位的刺激图形，实现对视网膜后极部多个小区域的功能测试，可选取61个、103个、241个六边形或更多，也可以选择其他刺激图形。以下为了叙述方便，均选用六边形作为刺激图形来说明。此方法应用伪随机二元m系列环（m-sequence cycle）控制，使刺激野各小区交替、重叠进行闪光或图形翻转刺激。在多焦电生理记录中，系统（指所研究的视觉系统）获得的输入信号是多通道的（每个通道的输入信号即为每个六边形小区域所接受的刺激），输出的信号是单通道（即从一个接触镜电极得到一个总的反应），从单通道的输出信号与多通道的输入信号中，通过互相关函数变换从同一记录中分离出各小区刺激对应的视觉系统反应。

如果应用互相关函数的计算，则需要花费很长的计算时间。在应用了m系列作为输入刺激的情况下，互相关的计算可以通过一种快速M变换（fast M transform，FMT）的方法，并将FMT转换成快速Walsh变换（fast Walsh transform，FWT），此方法比常规方法快15~30倍，大大节省了计算量。

多焦视觉电生理信号包含有多次反应成分的生物电信号，即包含一阶函数核（first order kernel，FOK）的线性成分和二阶函数核（second order kernel，SOK）等高次核的非线性成分。其中一阶函数核主要反映单个输入信号的独立脉冲响应，代表对刺激的平均亮度反应，以视网膜外层光感受细胞的活动为主，为视觉电生理反应的线性部分；而二阶函数核主要反映前一个基本间隔或前两个基本间隔时的刺激和当前一个刺激之间相互作用的脉冲响应，这些代表两次刺激相互作用的反应，以视网膜内层神经节细胞的活动为主，为视觉电生理反应的非线性部分。

mfERG对黄斑疾病功能异常的定位及治疗前后的随访是很有价值的，以下列举几种黄斑疾病的mfERG特点。

1. 老年性黄斑变性　老年性黄斑变性的多焦ERG改变与视网膜受损害的程度和范围有关。一般来讲，干性型AMD的视网膜损害较轻，因此多焦ERG的改变主要表现为整个刺激区的振幅不同程度的下降，中央高峰振幅降低，立体图与正常人的模式相似（图14-2-36）。湿性型AMD的

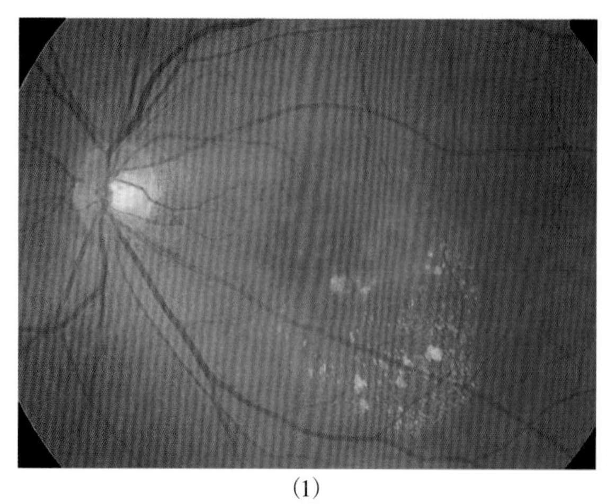

(1)

200nV
0　80ms

(2)

图 14-2-36
(1) 干性 AMD；(2) 干性 AMD

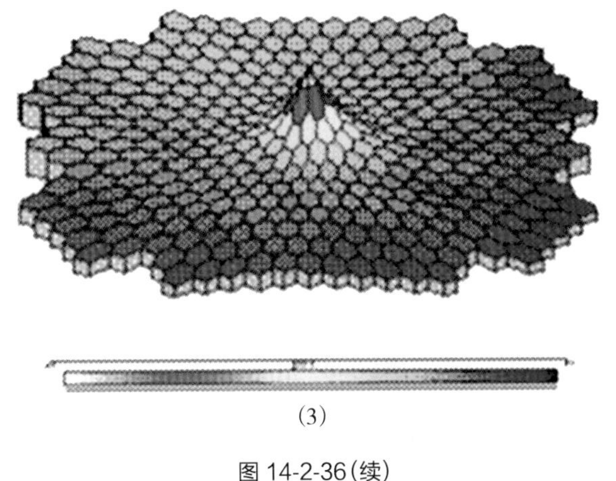

(3)

图 14-2-36(续)
(3)干性 AMD

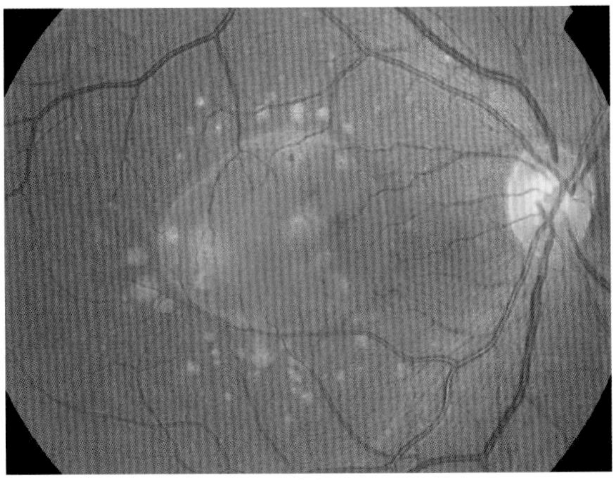

(1) 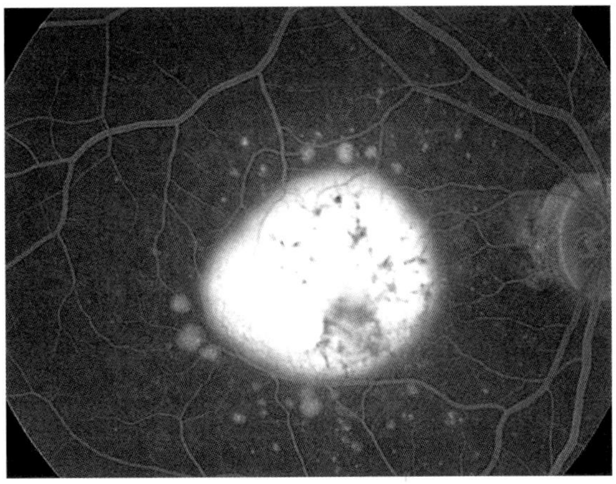　(2)

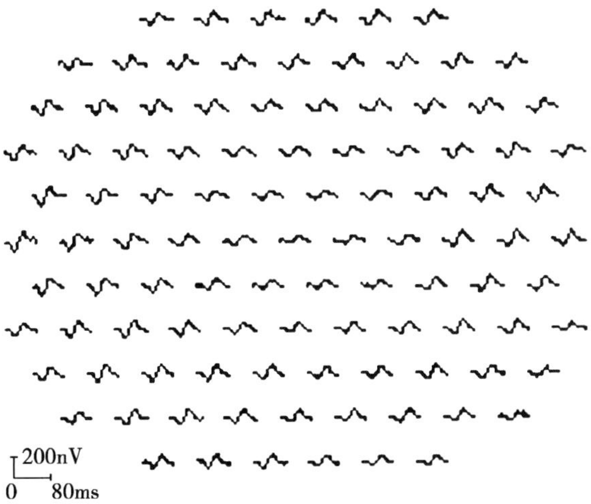

200nV
0　80ms

(3) 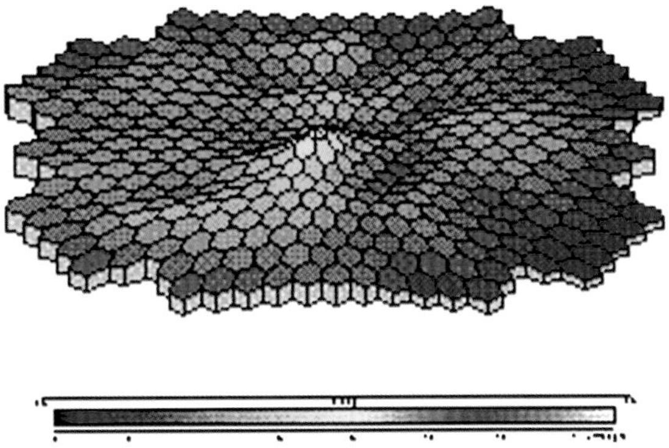　(4)

图 14-2-37
(1)湿性 AMD;(2)湿性 AMD;(3)湿性 AMD;(4)湿性 AMD

视网膜损害往往较重,相应于病变区的部位振幅明显下降,中央高峰缺如或明显降低,立体图相应于病变处呈现高低不平的不规则变化(图 14-2-37)。

2. 黄斑裂孔　黄斑全层裂孔一旦形成,中心视力就受到不可逆的严重损害。表现为中心视力突然明显下降,视野有绝对性中心暗点,mfERG 呈现中心凹 P1 波反应密度明显降低或平坦,并伴黄斑区的 P1 波反应密度降低(图 14-2-38)。

3. 中心性渗出性视网膜脉络膜病变　mfERG 的异常多数局限于黄斑区,呈现 P1 波反应振幅降低,潜伏期未见明显改变(图 14-2-39)。

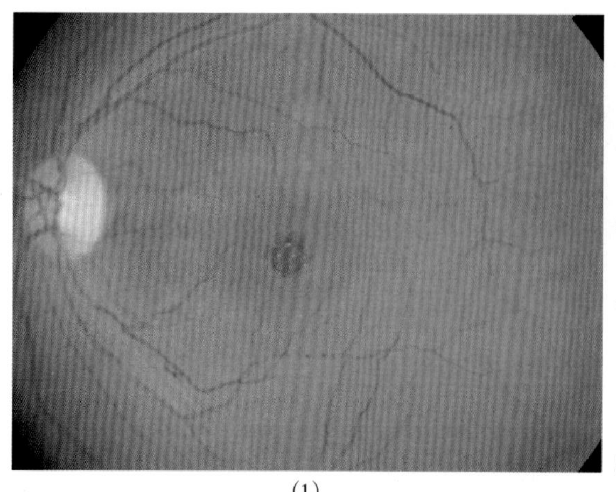

(1)

200nV
0 80ms

(2)

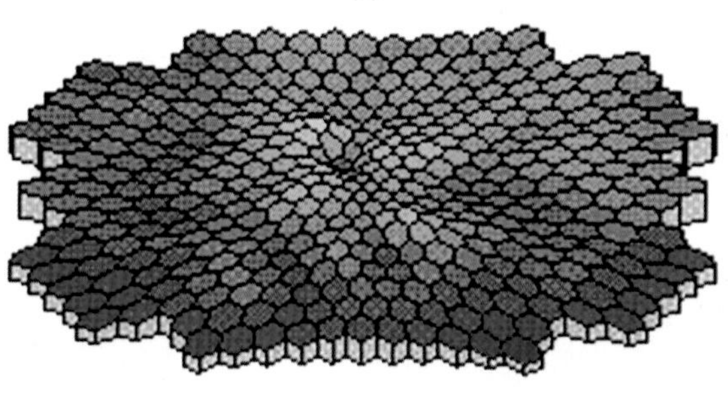

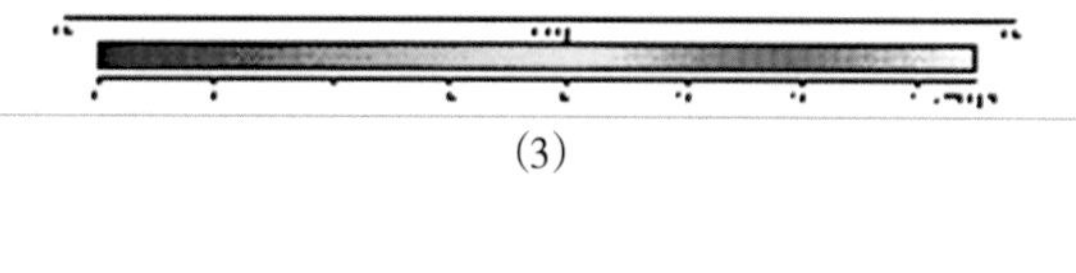

(3)

图 14-2-38
(1)裂孔;(2)裂孔;(3)裂孔

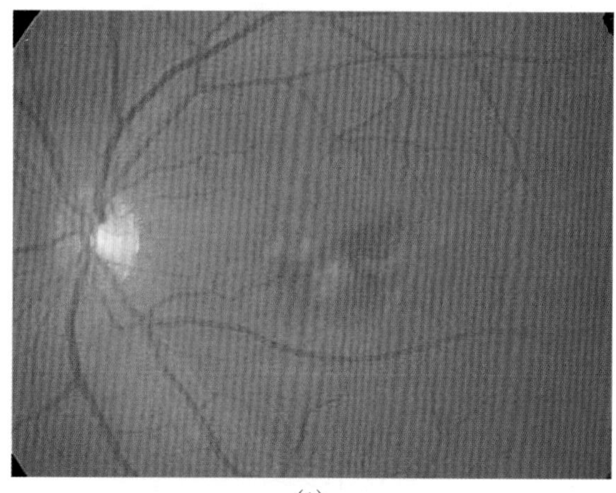

(1)

200nV
0 80ms

(2)

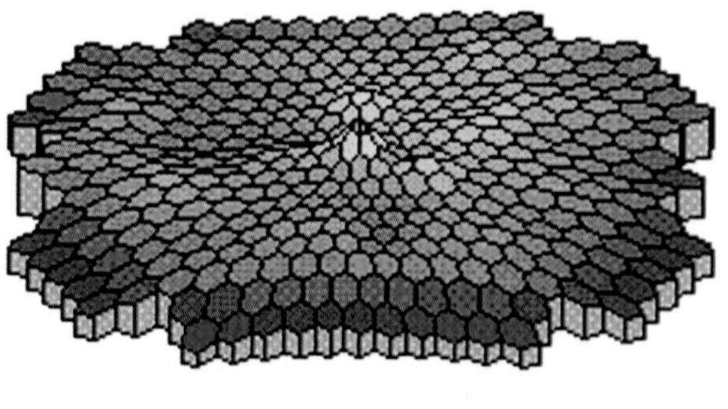

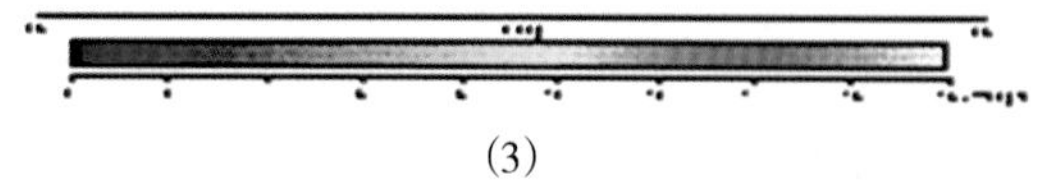

(3)

图 14-2-39
(1)中心性渗出性脉络膜视网膜病变;(2)中心性渗出性脉络膜视网膜病变;(3)中心性渗出性脉络膜视网膜病变

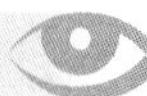

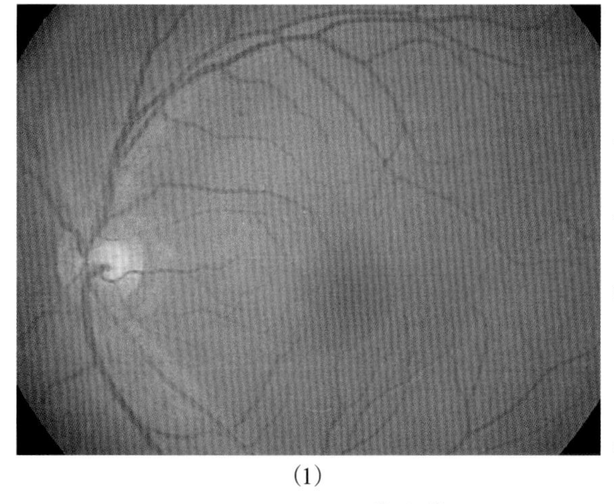

(1)

200nV
0　80ms

(2)

(3)

图 14-2-40
(1) 中心性浆液性脉络膜视网膜病变;(2) 中心性浆液性脉络膜视网膜病变;(3) 中心性浆液性脉络膜视网膜病变

4. 中心性浆液性脉络膜视网膜病变　按 103 个六边形,对应视野 25°分成 6 个环,则 1~2 环处的 N1 波和 P1 波平均反应密度值明显降低,其余各环的平均反应密度值与正常对照差异无显著性意义;1~3 环的 N1 波和 1~4 环的 P1 波潜伏期长于正常对照组,差异有显著性意义,其余各环各波潜伏期与正常对照组比较无显著性意义。中心性浆液性脉络膜视网膜病变恢复后,在脱离吸收处 mfERG 的 N1 波和 P1 波振幅明显增加,然而与正常人相比信号仍低或在正常低值。mfERG 的 P1 波潜伏期可改善到正常值的中间数值(图 14-2-40)。

第三节　黄斑部疾病手术基本操作技术

黄斑部手术是玻璃体视网膜手术的重要组成部分,由于黄斑部在解剖及功能上的特殊性,该部位手术操作要求更加精细。一方面,玻璃体视网膜手术的发展与完善是黄斑部手术产生的前提和基础;另一方面,黄斑部手术的进步和成熟丰富了玻璃体视网膜手术的内容。本章将就黄斑部疾病手术特有的基本操作技术展开阐述。关于玻璃体手术操作的原则均适用于黄斑部手术,详见第十三章,在此不再赘述。

一、黄斑前膜剥除

寻找黄斑前膜与视网膜分离的突破口是手术的关键步骤。通常用膜钩从黄斑前膜的边缘伸入前膜和视网膜之间的潜在间隙,将前膜挑起,逐渐扩大挑起的范围,然后用视网膜镊在靠近视网膜的部位夹住前膜,沿视网膜表面切线方向由内向外撕膜(图 14-3-1)。如果前膜面积较大,需要多次松开膜镊,然后再夹住靠近粘连部的前膜继续向外剥离膜。每次夹住前膜需要剥除时,动作要轻柔缓慢,先轻轻提取,明确没有夹住视网膜组织后再行撕除。若黄斑前膜的边界不清楚,可用膜钩在前膜最厚部位表面搔刮,挑起前膜;另一种方法是稍稍张开视网膜镊,再轻轻下压前膜,然后"捏"起前膜沿切线方向剥离。视网膜脱离时黄斑前增殖膜往往比较厚而局限,覆盖在黄斑皱褶表面。这种黄斑皱褶多数比较大而且深,不难将视网膜钩沿皱褶凹陷处伸入前膜和视网膜之间的间隙进行分离。

二、内界膜剥除

视网膜内界膜(internal limiting membrane,ILM)剥除术是黄斑手术特有的手术方式,也是近年来黄斑手术发展的最重要内容之一,因此将在第四节中详细阐述。

三、视网膜下病变组织的取出

要取出视网膜下病变组织,需要切开视网膜,故设计视网膜切口的位置很关键,需要考虑的因素有对视野损伤小、操作方便、病变组织的准确位置、激光瘢痕的位置、视网膜下操作所用器械的尺寸大小并避开大血管。通常右眼的视网膜切口在中心凹的颞上方,左眼则在正上方。需要取出的视网膜下组织包括视网膜下增殖条索、异物、肿瘤、寄生虫等。关于脉络膜新生血管膜(CNV)是否取出,取出后对患者的视功能恢复是否有帮助，是目前尚有争议的问题，但越来越多的眼科医师主张不行视网膜切开行 CNV 分离取出术，因为该手术对提高患者视力、改善视功能并无帮助，且手术并发症多，有时不可避免。在此仅做简介。

（一）黄斑下脉络膜新生血管膜

用尖端较锋利的视网膜钩避开大血管，沿神经纤维走向切开视网膜［图 14-3-2（1）］。切开之前不需要电凝，这样在操作过程中切口不容易撕裂或扩大。通常切开视网膜后不会出血，即使出血，量也很少，而且是自限性的。然后用细的冲洗针头经视网膜切口注入少量平衡液，造成局部视网膜脱离，用视网膜下膜分离器分离视网膜神经上皮层与新生血管膜的粘连［图 14-3-2（2）］。接着用视网膜下膜钩在新生血管膜的边缘轻轻拨动血管膜，逐渐伸入血管膜和 RPE 层的间隙，游离新生血管膜，然后用视网膜下镊夹出新生血管膜［图 14-3-2（3）、（4）］。如果患者术前曾接受过激光光凝治疗，往往在激光瘢痕处视网膜神经上皮与新生血管膜粘连牢固，这时需用水平视网膜下剪剪开。取出新生血管膜时常伴有少量出血，可以用笛形针吸出。如果出血量较大，则需要升高眼压，止血后逐渐降低眼压。手术器械在视网膜下操作时要特别轻柔，避免损伤 RPE 层及脉络膜。

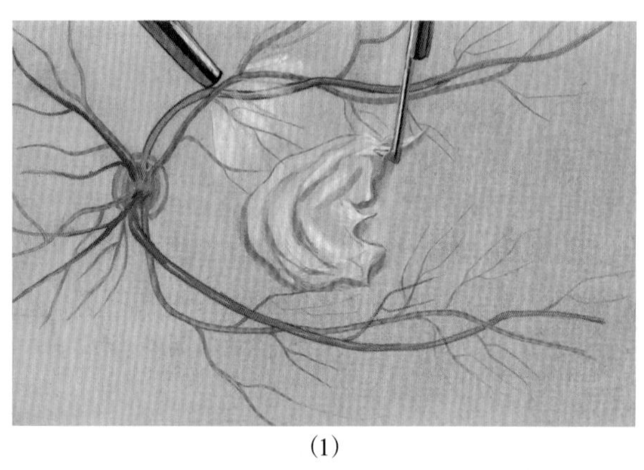

（1）

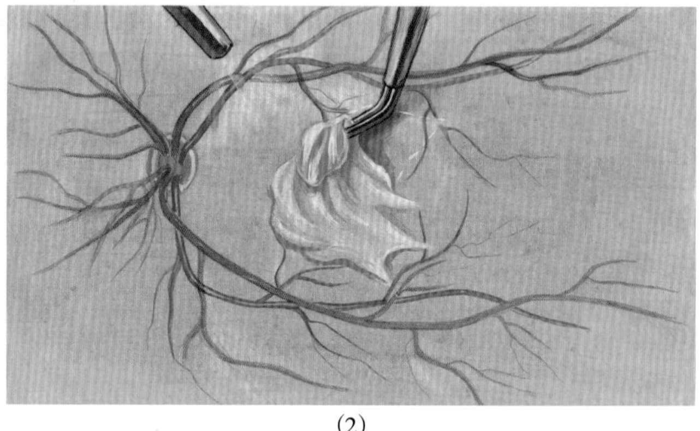

（2）

图 14-3-1　黄斑前膜剥除

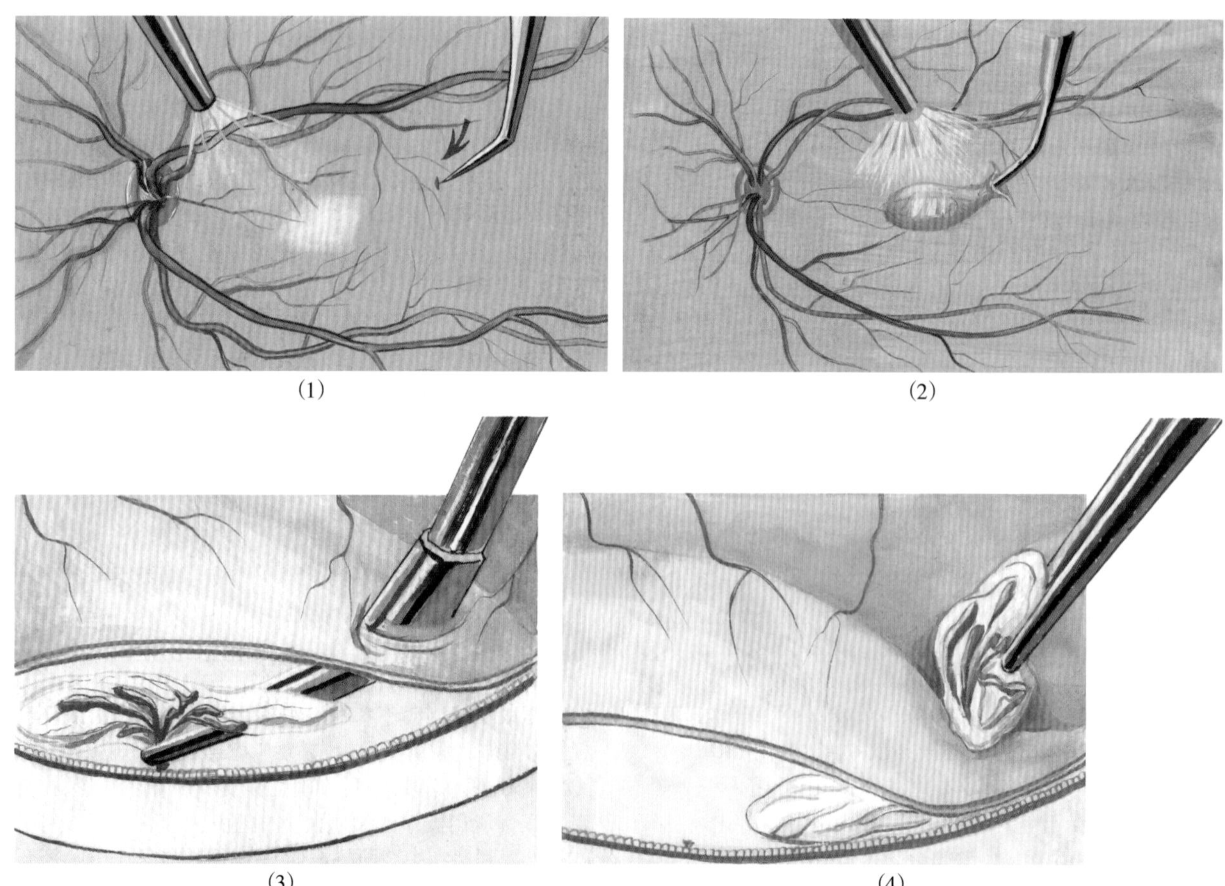

（1）　（2）　（3）　（4）

图 14-3-2　黄斑下脉络膜新生血管膜剥除

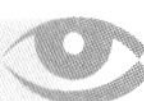

（二）黄斑部视网膜下出血

手术操作和取出视网膜下新生血管膜基本相似。如果积血未凝固，范围不大时可用笛形针反复吹散积血，然后吸出；范围较大时可以做两个视网膜切口，以利于眼内灌注液在视网膜下流出，置换出积血（图 14-3-3）。另外，还可应用 Lewis 视网膜下双腔灌注 / 抽吸管冲吸积血。血凝块可用视网膜下镊取出，或用笛形针吸住后取出。对于大的凝血块，可用组织纤溶酶原（t-PA）先溶解血凝块，然后再吸出，能减轻操作对外层视网膜的损伤。操作方法是：将 6~25μg/0.1ml 的 t-PA 注射到视网膜下腔血凝块的周围，等待 20~45 分钟至血凝块溶解液化，再吸出。也可利用重水将积血挤到周边部，然后再取出，这样可避免在黄斑部切开视网膜。

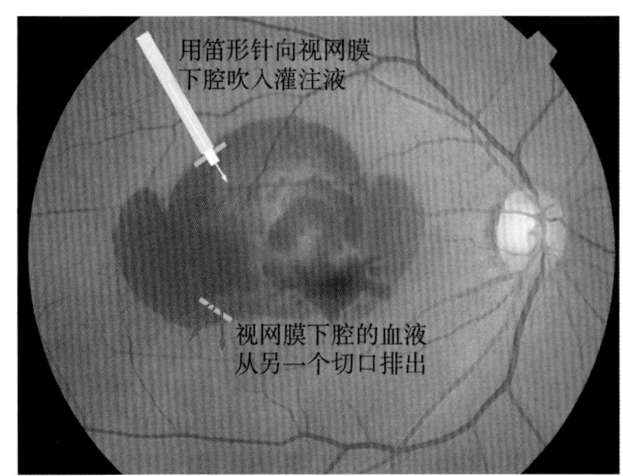

图 14-3-3 黄斑部视网膜下积血置换

四、眼内填充技术

玻璃体切割后，需要注入玻璃体替代物，一方面可以维持眼球容积及压力，另一方面还可用来封闭一定部位的视网膜裂孔。目前临床常用的眼内填充技术包括：气 - 液交换技术、过氟化碳液体（重水）注入技术、长效气体填充技术及硅油填充技术。

（一）气 - 液交换技术

气 - 液交换是用气体置换眼内的液体。有晶状体眼和人工晶状体眼需用双凹接触镜或广视野镜系统。将过滤空气经灌注头加压注入眼内，气压通常为 35~50mmHg。同时将笛形针放在视网膜裂孔处，利用虹吸原理，将视网膜下液和玻璃体腔内的液体经笛形针排出眼外。笛形针靠近视网膜时需特别小心，控制好吸引的流量，以免吸入视网膜产生裂孔。较安全的操作是在视盘前引流，切忌在黄斑中心凹处吸。如果需要彻底排出眼内液体，可以暂用巩膜塞关闭切口，约 10 分钟后待视网膜表面的液体完全流到后极部时，再次引流。在无晶状体眼，如角膜后弹力膜皱褶导致难以看清视网膜，这时可向角膜内皮冲少量平衡液，或者将黏弹剂涂在角膜内皮，有助于看清眼底。人工晶状体的后表面附着雾状小水滴时，可用相同的方法处理。

（二）过氟化碳液体（重水）注入技术

常用的过氟化碳液体有全氟三丁烷胺（perfluorotributylamine，$C_{12}F_{27}N$）、全氟辛烷（perfluorooctane，C_8F_8）、全氟萘烷（perfluorodecalin，$C_{10}F_{18}$）等。重水的临床应用，大大提高了玻璃体视网膜手术的成功率，其临床基本操作包括注入技术和吸出技术。

1. 过氟化碳液体的注入 在切除了后部玻璃体并剥除后极部的增生膜后，使用 5ml 注射针筒，将少量过氟化碳液体通过带 5 号钝针头的软硅胶或塑料管经巩膜切口于视盘前注入，以固定后极部视网膜。注入前注意先将针筒及针头中的空气排除。继续切除周边玻璃体并清除前部增殖膜后，再次注入过氟化碳液体促使视网膜完全复位。此时应将针头浸入已经注入的过氟化碳液体中，否则会形成许多小泡，容易进入视网膜下。过氟化碳液体不要一次注入太多，速度不要太快，特别是接近裂孔边缘时，应注意观察视网膜活动度。如果视网膜存在牵拉，过氟化碳液体容易经裂孔进入视网膜下，此时应立即停止注入，并用笛形针从裂孔进入视网膜下将其吸出。

2. 过氟化碳液体的吸出 主要是防止吸出过程中复位的视网膜再次脱离。具体操作方法参见气 - 液交换技术，此处不再赘述。由于过氟化碳液体长期滞留眼内将产生视网膜毒性，术中应彻底吸出。

（三）长效气体填充技术

常用的长效气体有 C_3F_8 全氟丙烷、C_2F_6 全氟乙烷、SF_6 六氟化硫，所用浓度分别为 12%~14%、20% 及 40%~50%。长效气体填充技术有两种：

1. 完成气 - 液交换后缝合一侧上方巩膜切口，另一侧切口预置缝线，暂不结扎。用 50ml 注射器将稀释的长效气体经灌注头注入眼内，空气从未结扎的巩膜切口溢出，置换约 40ml 长效气体后结扎巩膜切口。然后拉紧灌注头切口的预置缝线，由助手轻推注射器控制眼压。在助手拔出灌注头的同时迅速结扎缝线。

2. 完成气 - 液交换后缝合上方两侧巩膜切口，将眼压降至 20mmHg，用 33 号针经睫状体平坦部刺入玻璃体腔，从该针头注入约 40ml 的长效气体，空气及多余的气体从气 - 液交换管排出，然后同前述方法取出灌注管结扎巩膜切口。该方法的优点是眼压稳定。

（四）硅油填充技术

对无晶状体眼填充硅油时，首先要在虹膜周边 6 点方位做一个周切口，术后房水经周切口流进前房，经房角排出眼外，能防止硅油溢入前房，避免硅油接触角膜内皮发生角膜带状变性。常用注入硅油的方法有：

1. 油 - 气交换法 完成气 - 液交换后，将眼压降至 15~20mmHg，然后直接将硅油从上方巩膜切口注入玻璃体腔，硅油浸没灌注头后关闭气 - 液交换。分别关闭导光纤维切口及灌注切口，用 6-0 可吸收缝线预置硅油注入口，用笛形针排出残留气泡，缓慢注入硅油，调节眼压至正常范围，拔出硅胶管并关闭切口。

2. 硅油 - 重水交换法 本法特别适用于裂孔在周边部的视网膜脱离，尤其是巨大裂孔。先注入重水达周边裂孔，压平视网膜，排出后极部视网膜下液，然后将装有硅油的注射器经三通器和灌注头紧密连接，继续维持液体灌注。将导光纤维和笛形针插入眼内，手指堵塞笛形针的出液口，助手旋转三通器关闭眼内液灌注，同时接通硅油，经灌注头注入硅油。这时眼压可能会偏低，不要急于打开笛形针的出液口，宜快速注入适量硅油，待眼压上升后再引流。首先引流出重水前的眼内灌注液和硅油中的小气泡，然后将笛形针靠近周边视网膜裂孔，彻底引流干净周边部的视网膜下液。然后再将笛形针置于硅油重水界面下引流重水。硅油重水界面围绕笛形针向下方凹陷，很容易分辨。视网膜前的少量重水呈圆形水珠状，在导光纤维照明下清晰可辨，像荷叶上的水珠，应该全部吸出。

第四节　视网膜内界膜剥除术

内界膜（internal limiting membrane，ILM）位于视网膜的最内层，是一层 1~2μm 厚的无结构均质膜，由 Müller 细胞的基底膜、少量胶质细胞及玻璃体纤维组成，主要成分是Ⅳ型胶原，Laminin 及 perlecan 染色阳性。其作用可能为维护视网膜结构完整性及防止胶质细胞的病理性移行。其内表面光滑，与玻璃体皮质接触，外表面呈波形，与 Müller 细胞的纤维支架脚板相吻合。ILM 由视盘边缘向周边覆盖整个视网膜表面。黄斑区为视网膜最厚区域包围着最薄区域，该处的 ILM 较厚，约为 2.5μm，并与玻璃体皮质牢固粘连，但在黄斑中心凹又很薄，且缺乏细胞纤维脚板贴附。然而，在病理情况下，ILM 可成为色素细胞及纤维细胞增殖的支架。这就为 ILM 在玻璃体黄斑界面病变的发生发展中的可能作用提供了重要的组织病理学依据，特别是玻璃体 - 黄斑牵引综合征、黄斑裂孔、黄斑囊样水肿和黄斑前膜等。

内界膜剥除手术目的在于彻底地解除病变区内玻璃体视网膜界面的切向牵拉，以恢复黄斑区中心凹正常的形态。在视网膜血管性疾病如糖尿病视网膜病变导致玻璃体积血或者黄斑水肿的玻璃体手术中，可预防性地行内界膜剥除术，以去除新生血管增生的支架，达到预防或治疗黄斑水肿的目的。虽然对于内界膜剥离手术的可行性、合理性、必要性、适应证及远近预后等问题在基础和临床研究中仍处于探索阶段，尚未达成共识，但该手术目前已在临床中较多采用，并取得了良好的效果。

玻璃体视网膜手术联合内界膜剥除是近些年兴起的新技术，主要应用于牵引性黄斑病变的治疗，尤其是黄斑前膜、黄斑裂孔，目前已成为被广泛接受的标准化治疗方案。

一、视网膜内界膜剥除手术方法的提出

1991 年，Kelly 首先报道玻璃体手术治疗全层黄斑裂孔，几经完善后，Glaser 提出了标准的手术方式，经扁平部闭合式玻璃体切割 + 祛除玻璃体后皮质 + 眼内填充气体 + 俯卧位 2 周，使 IMH 手术后的裂孔闭合率达到 70%~80%，视功能改善率 55%~60%。此后国内外有大量文献报道了应用此方法治疗 IMH，有些学者在玻璃体手术结束时黄斑区加用自体血小板、自体血清等。尽管如此，临床上仍有 20%~30% 的黄斑裂孔不能闭合。在 IMH 的临床实践中，学者们发现：在 GassⅢ、Ⅳ期裂孔的患者中玻璃体已完全后脱离，但黄斑裂孔仍继续扩大，此时玻璃体对黄斑已无影响，一定有其他的原因导致裂孔的增大，由此推测 ILM 可能是引起黄斑裂孔增大的原因；在部分已经接受了玻璃体切割的患者，手术后也无玻璃体皮质牵引，但裂孔并不闭合，有的反而出现了黄斑脱离，说明除玻璃体以外，还有另外的“隐形杀手”牵引裂孔和视网膜。Yooh 对手术标本的病理解剖学研究发现，裂孔周围视网膜前膜早期多含玻璃体皮质及非细胞成分，GassⅢ、Ⅳ期则为分化增生的视网膜色素上皮（RPE）细胞和纤维细胞的 ILM 结构，提示裂孔形成后 RPE 细胞及神经胶质细胞迁移至孔周 ILM 内表面，其切线方向的收缩可能是造成裂孔扩大的最主要原因。由此，学者们推测：ILM 在病理状态下可以成为 RPE 细胞、Müller 细胞和星形细胞增生的支架，诱发黄斑前膜形成，同时它也是影响黄斑裂孔闭合，导致黄斑裂孔继续扩大的主要原因。于是，20 世纪 90 年代后期有学者开展了 ILMP 治疗 IMH 的临床研究，国内 2002 年以后亦开始出现相关报道。

二、视网膜内界膜剥除手术方法的临床应用

1. 特发性黄斑裂孔　2000 年，Mester 等做了相关的 META 分析，他综合了 36 篇黄斑裂孔的文献，其中行内界膜剥除（ILMP）的 IMH 221 例，裂孔闭合率达 96%，视力改善率 81%，远远高于未行 ILMP 者的裂孔闭合率 81% 和视力改善率 60%，并使患者手术后俯卧位 10 天缩短为 4 天，增加了患者术后舒适度。2001~2003 年的 28 篇文献中，21 位学者报道了 413 例 IMH 患者，认为剥除 ILM 有利于 IMH 愈合，裂孔闭合率均在 90% 以上，视力改善率也达 70% 以上。Foulquier 等采用 OCT 检查证实了黄斑裂孔的解剖愈合，ILMP 组为 90%，未剥除 ILM 组为 22%，视力提高 2 行或以上者 ILMP 组为 62%，而未剥除 ILM 组为 44%，统计学处理差异有显著意义。我们 2002 年率先在国内进行了这一术式在 IMH 患者中运用的探讨，观察了 41 例 IMH 患者进行玻璃体切割手术联合或不联合 ILMP 的效果，所有患者术后均保持面朝下体位 10~14 天。41 只眼中，单纯玻璃体切割的 19 只眼有 15 只眼黄斑裂孔闭合，闭合率为 78.9%，术后视力略有提高；玻璃体切割加内界膜剥除的 22 只眼中黄斑裂孔均闭合，闭合率为 100%，术后视力提高较单纯玻璃体切割组显著。

2. 黄斑水肿　之后，有些学者将 ILMP 用于其他黄斑部疾病的手术治疗中，如糖尿病性黄斑水肿和顽固的 Ivrine-Gass 综合征。刘哲丽等对 30 例（31 只眼）增生期糖尿病视网膜病变伴黄斑水肿患者行玻璃体切割治疗。患者随机分成两组，A 组 16 只眼，手术中行全视网膜光凝及 20% SF_6 眼内填充；B 组在增加 ICG 染色行 ILM 剥离。所有患者术后保持面朝下体位 10~14 天。患者定期随访 12 个月，单纯玻璃体切割的 16 只眼中，视力提高 2 行或 2 行以上 10 只眼（62.5%），黄斑水肿消退 9 只眼（56.2%），OCT 检查黄斑平均厚度为 393μm；联合内界膜剥除的 15 只眼中视力提高 2 行或 2 行以上 14 只眼（93.3%），黄斑水肿消退 14 只眼（93%），黄斑厚度平均 319μm，效果优于单纯玻璃体切割。Peyman 等观察了 2 例无前部玻璃体牵引因素的人工晶状体植入术后囊样黄斑水肿，进行内界膜剥离术，分别随访了 8 个月和 11 个月，发现患者视力恢复和解剖复位均理想。Aria 等将 ILMP 用于 BRVO 或者 CRVO 引起的黄斑水肿，在 BRVO 患者中，手术虽然能达到理想的黄斑水肿消退，但对改善视力而言，并不必单纯玻璃体切割更有优势。但在非缺血型的 CRVO 患者中，无论是术后解剖，还是视力恢复，均优于单纯玻璃体切割。

3. 黄斑前膜　刘玉莲等回顾分析了特发性黄斑前膜患者联合内界膜剥除术的疗效，单纯黄斑前膜剥除术及黄斑前膜剥除联合ILMP术比较，术前及术后3个月的视力、黄斑中心凹厚度、mERG的P波振幅及潜时均无明显差异。国外的报道却显示联合手术疗效优于单纯玻璃体切割。Bovey等观察了71只眼，联合手术后患者视力恢复较好，而且术后黄斑前膜复发率明显降低。

三、手术技巧

1. 内界膜（ILM）剥除术　先行标准的闭合式玻璃体切割术，并剥除玻璃体后皮质。在颞侧视网膜血管弓内、远离中心凹（至少1.5mm）处选择一开始点，且一尖端预先精确弯好的显微玻璃体视网膜刀（MVR）在该点的ILM上造一小口，掀起一小片膜瓣，再用末端开放的膜镊抓住，随后以中心凹为圆心，朝向孔缘方向，缓慢地行环绕孔周的连续曲线撕开。操作过程应谨慎耐心，尽量减少对下方视网膜血管和神经层的损伤。ILM剥离后的视网膜反光及点状出血状况，确定剥膜效果。最后，检查周边部视网膜后，以消毒空气和（或）惰性气体作眼内填压。术后保持俯卧位时间无须过长，5天左右即可。

操作技巧的关键是造成最初的ILM破口，同时不损伤视网膜神经纤维层。造成ILM破口的常用方法是在距离黄斑中心凹约1PD处避开血管用膜钩轻轻划开ILM［图14-4-1（1）］；或者用内界膜镊轻微下压ILM，使ILM突入镊齿之间，闭合内界膜镊，夹住ILM，然后提起撕破ILM；还可以用特制的细针将黏弹剂注入ILM下进行分离；或者用Tano钻石粉刷进行搔刮。形成ILM破口后，接着用内界膜镊轻压破口边缘的ILM，使ILM向上翘起，夹住ILM围绕中心凹环形剥离［图14-4-1（2）］。操作类似于白内障手术中的环形撕囊。剥下的ILM其外观也很像晶状体前囊，透明光滑，厚薄一致；有少量黄斑前膜附着时，则ILM的玻璃体腔面略显粗糙，透明度亦降低。剥离区域的视网膜无光泽，略微呈现灰白色外观，与未剥离区视网膜有清楚的分界线，容易分辨。

2. ILM染色技术　由于黄斑前膜及内界膜组织菲薄透明，术者只能根据反光情况及经验来识别，且其又与下面的视网膜组织粘连较紧，术野易出血，这些都无形中加大了手术难度，另一方面，不适当的剥离也会造成视网膜不必要的损伤。为了改变这一状况，内界膜染色技术随之诞生，目前常用的染色剂有吲哚菁绿（ICG）及曲安奈德。

吲哚菁绿（ICG+ILMP）作为眼底造影的静脉用药，安全可靠，现在又被应用于晶状体前囊和内界膜的染色，以提高术程中的直观可视度。尤其在涉及玻璃体黄斑界面的多种病变的手术中，吲哚菁绿染色有助于清晰分辨ILM与玻璃体变性粘连的后皮质、视网膜表面膜、下层视网膜组织的解剖关系，极大地提高了术者一次性彻底剥膜技术，方便了术中明确剥离的范围和程度，使安全高效、半定性定量、有预见性的剥膜术成为可能。临床研究至今尚未发现术中及术后并发症，也无临床或荧光眼底血管造影（FFA）证据显示其神经毒性或细胞毒性的存在。

应用吲哚菁绿可使黄斑部ILM被染成淡蓝色或淡绿色，有助于准确识别ILM，降低操作难度。操作方法是首先

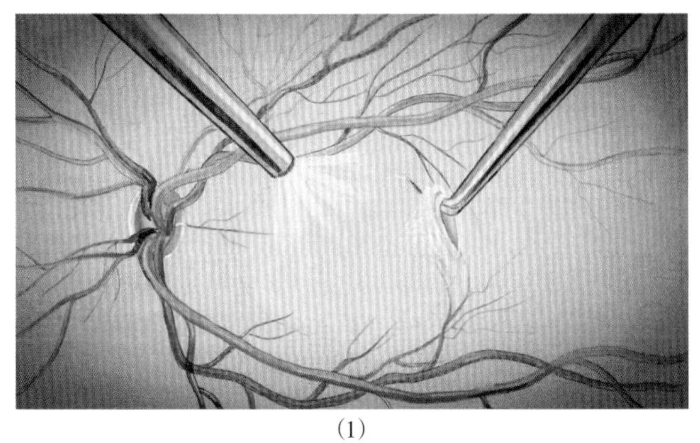

（1）

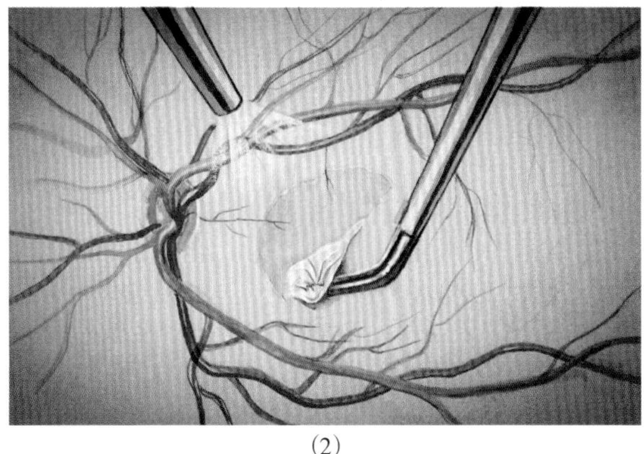

（2）

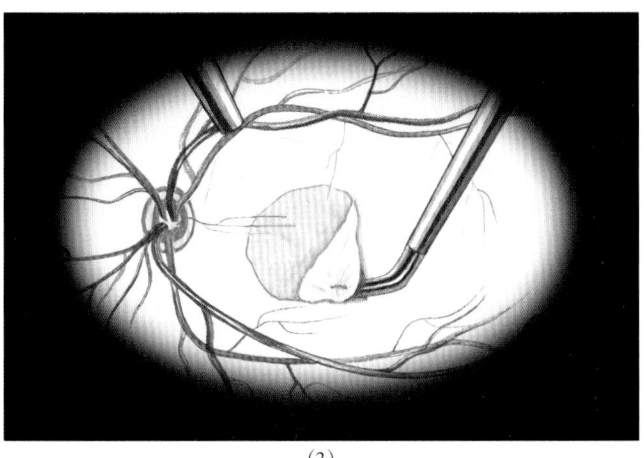

（3）

图14-4-1　内界膜剥除术

气-液交换排空玻璃体腔内的灌注液，然后注入适量的染色剂（0.1% 台盼蓝或 0.5% 吲哚菁绿 0.1~0.2ml），恰好覆盖黄斑部视网膜，染色时间 3~5 分钟，然后用笛形针吸出染色剂，接着开启眼内灌注液，持续灌注，冲洗出残留的少量染色剂，待视网膜清晰可见时进行剥离 ILM 的操作［图 14-4-1（3）］。方法同上。关于染料对视网膜的毒性作用，存在不同的争议，有待进一步研究。

曲安奈德（triamcinolone acetonide，TA）是一种非水溶性糖皮质激素，作为一种抗炎性反应药物已经在眼科临床中用于治疗多种疾病。2000 年开始被辅助应用于玻璃体切割术中，以显现透明的玻璃体和玻璃体后皮质。目前国外已有在玻璃体切割术中使用 TA 有助于辨认玻璃体后皮质的文献报道，其白色颗粒明显黏附于 ILM 上，方便了手术操作过程，有利于完整地剥离 ILM。

大多报道均未发现与 ILM 剥离有关的术中、术后并发症，视网膜少量出血、水肿也均可自行吸收，然而还不能排除亚临床的视野损伤和（或）视神经纤维层的远期损害。尽管尚无明确资料显示 ILMP 会造成黄斑区 RPE 细胞变性丢失，但 Terasaki 等[34] 通过对黄斑裂孔患者术前、术后黄斑局部视网膜电图（ERG）的分析，以及 ILMP 与非 ILMP 的组间比较后指出，ILM 剥离虽对视力预后无明显影响，但可致使黄斑局部（15°范围内）ERG 的 b 波恢复延迟且不完全，提示 ILM 剥离难以避免对产生 ERG-b 波的 Müller 细胞有一定损伤，对光感受器的影响尚不明显，因而有可能暂时性干扰黄斑局部视网膜的功能。

第五节　微创玻璃体视网膜手术

微创手术（minimally invasive surgery，MIS）的基本理念是以最小的局部与全身附加损害为代价，换取最好的治疗效果，这一直是各科医师持之不懈追求的目标。与传统的手术方法相比，微创手术更注意对病变区及其周围环境的保护，避免或最小化对患者全身的影响，降低并发症的发生率，缩短治疗时间，使患者尽早康复。在眼科玻璃体视网膜手术领域中，标准的 20G 三通道经平坦部玻璃体手术已开展了近 30 年。但是最大限度地减少手术对眼部的创伤，同时又能进行有效的治疗，一直都是玻璃体视网膜医师追求的目标。25G 及 23G 经结膜无缝线微创玻璃体切割系统为微创玻璃体手术的进行提供了可能。

1972 年 Machemer 首次介绍 17G 玻璃体切割，巩膜切口 2.3mm；1975 年 O'Malley 介绍了 20G 玻璃体切割，巩膜切口 0.89mm，并成为标准玻璃体方式一直沿用至今。在此基础上，de Juan 等于 1990 年设计出一系列 25G 的手术器械，经过多年不断改进开发出 25G Transconjunctiva Sutureless Vitrectome System，即 25G TSV 系统，由此拉开了微创玻璃体手术的序幕。这种创伤小、手术反应轻、愈合快的微创玻璃体切割系统很快引起人们的关注，但因其手术器械易弯曲、对周边部玻璃体视网膜处理困难，因此在手术适应证选择上有较大的局限性。随后，23G 和 27G 玻璃体手术方式相继问世，将微创玻璃体手术带入了新纪元。本节将对不同的微创手术方式的发展、优缺点等进行阐述和比较。

（一）25G 经结膜无缝合玻璃体手术系统

1. 手术设备　25G TSV 系统由美国南加利福尼亚大学的 Fujii 博士等设计，并于 2002 年在美国《Ophthalmology》杂志首次报道，这标志着微创玻璃体切割手术取得了突破性进展。该系统包括一个 25G 的微型套管系统和一系列专门为该系统设计的玻璃体视网膜手术器械，其中微型套管系统包括了套管、穿刺刀、灌注管、巩膜塞和巩膜塞镊。穿刺刀穿过结膜进入眼内，所有的器械包括灌注都通过一个微型套管进入眼内，无须缝线固定。穿刺口大小为 0.5mm，套管为聚乙烯亚胺管，长 3. 6mm，内外径分别为 0.57mm 和 0. 62mm。灌注管为长 5mm，内外径分别为 0.37mm 和 0.56mm 的金属管。玻璃体切割头和导光纤维的尖端直径均为 0.5mm。

2. 基本操作　插入套管的操作方法：①将颞下方切口部位的球结膜推向角膜缘，使球结膜与巩膜稍错位。②将已经预先套在穿刺刀上的套管连同穿刺刀一起垂直眼球壁刺穿球结膜和巩膜，使套管完全插入。用镊子固定套管，然后撤出穿刺刀，将套管留在切口内。③将灌注管插入套管，确认进入玻璃体腔后开启灌注。④适当升高眼压，同法在鼻上及颞上方插入套管。25G 的玻璃体切割头、导光纤维及视网膜镊等器械通过套管进、出眼内。25G 玻璃体切割头管径细，切割效率比 20G 玻璃体切割头低。应采用瓶高 50~70cm，负压 450~550mmHg，1500 次 / 分高速切割。需要保留基底部玻璃体，用以帮助堵塞切口。结束手术前应该检查周边部视网膜是否存在医源性裂孔。拔出套管的操作方法：①降低眼压，用镊子夹紧并拔出上方切口部的两个套管，用棉签短暂轻压切口；②关闭拔出灌注管，拔出颞下方的套管；③检查切口确保没有渗漏。

原有 25G 微创玻璃体切割手术中套管针直接垂直穿刺进入玻璃体腔，灌注管和手术器械均经套管进出眼球。拔管后切口多数自闭，免缝合。但是仍有少部分切口不闭合。Lopez-Guajardo 等将其改良为斜行巩膜穿刺技术，他们应用超声生物显微镜（UBM）研究 53 例患者的巩膜切口愈合情况，发现在 25G 微创玻璃体切割手术后 15 天，垂直和斜行巩膜穿刺在巩膜切口愈合中没有明显区别，而垂直巩膜穿刺术后因巩膜穿刺口渗漏而出现结膜滤过泡的发生率比斜行巩膜穿刺要多。

3. 技术特点　与传统 20G 玻璃体手术相比，25G 技术有其自身特点：①直接经球结膜穿刺，无须剪开球结膜，保存了眼的正常解剖结构，保护了球结膜或滤过泡，不影响治疗青光眼；②固定套管的应用，避免了手术器械反复的进出导致玻璃体基底部的牵拉，减少出血、炎性反应及周边部裂孔发生的机会，眼内感染的风险降低；③手术器械纤细，减少了对玻璃体视网膜的牵拉，在切口附近牵拉出视网膜裂孔的可能性降低；④操作简便，球结膜及巩膜切口微小，无须缝合，显著缩短制作及关闭切口的时间；⑤穿刺口无渗漏，眼球密闭状态好，手术器械内径细，容易实现注吸平衡，眼压维持平稳，切割速率高（1500r/min），减少了对视网膜的机械性牵拉，靠近视网膜操作更安全；⑥术后结膜切口愈合快，无缝线刺激，患者更加舒适满意；⑦术后早期角膜表面曲率和散光无明显变化，视力恢复快；⑧ 25G 玻璃体手术可于表面麻醉下进行，术中患者无痛苦，不需药物镇静，配合度好,进一步缩短了手术时间、减少了局麻所致的并发症。

Okamoto 等发现 25G 经结膜免缝合的玻璃体切割手术患者手术后角膜地形图检查结果未见明显变化,因而对角膜的光学性质影响最小。而 20G 玻璃体切割组手术后 2 周规则散光、不规则散光明显增大,手术后 1 个月才能恢复到手术前水平。但微创玻璃体切割手术用于高度近视眼患者可能会受到限制。为进一步明确 25G 手术切口与 20G 的区别,我们采用动物实验比较了 25G 经结膜无缝合巩膜切口与常规 20G 巩膜切口的愈合情况,从组织病理学角度说明了 25G 手术巩膜切口较 20G 手术创伤小、愈合快、炎症反应轻。实验采用的是版纳实验用小型猪,组织学结果显示 25G 巩膜切口明显小于 20G。术后第 1 天,20G 组结膜充血较 25G 组明显;25G 组的巩膜切口手术后 10 天已基本愈合,仅有少量炎症细胞;20G 组的巩膜切口在手术后 20 天仍未完全愈合,有大量的炎症细胞浸润。

4. 主要适应证　尽管现在 25G 经结膜无缝合玻璃体系统技术不断发展,手术器械不断完善,但是由于 25G 本身的缺陷不足,适应证的选择非常重要。25G 技术主要适用于黄斑部疾病手术治疗,包括:黄斑裂孔、黄斑前膜、黄斑水肿、黄斑部视网膜下出血、视网膜静脉阻塞、单纯玻璃体积血、简单的视网膜脱离、白内障术后玻璃体腔晶状体残留、玻璃体组织活检、脉络膜组织活检、4~5 期的早产儿视网膜病变、儿童后发性白内障等。不适用于严重增殖性玻璃体视网膜病变、严重增殖性糖尿病视网膜病变、严重眼外伤等。

我们在国内率先开展了 25G 微创玻璃体手术,并与 20G 玻璃体手术进行了比较,观察了 39 例黄斑部疾病的患者,包括黄斑前膜 6 例、黄斑裂孔 28 例、玻璃体积血 4 例、先天性视网膜劈裂 1 例。其中 20 例患者采用微创 25G 手术,19 例患者采用 20G 传统手术,两组患者术后视力均较术前显著提高,组间差异无统计学意义。在手术切口上,25G 达到了真正意义上的微创,无须剪开结膜、缝线固定关注管,手术结束拔出套管后巩膜切口可自闭,无须止血、缝合切口,简化了操作步骤,减少了缝线刺激及眼内炎风险,术后结膜充血水肿、前方闪辉、前方炎症细胞均明显少于 20G 组。

5. 主要不足　然而,25G 玻璃体手术亦存在许多不足:①用套管针行巩膜穿刺时,由于套管尖端平钝,阻力较大,套管前端进入有一定困难。②套管不是锁定在套管针柄上,容易滑脱。③切割刀头重,导管比较纤细柔软,操作时容易折弯变形甚至断裂。手术中需要它们来转动眼球时,操作比常规 20G 困难,周边部玻璃体切割较少。④玻璃体切割头较细,操作中必须使用高负压吸引,玻璃体切割效率较常规手术低,进行复杂的眼内操作较困难。在切割浓厚的积血和增生膜时,玻璃体切割头容易发生堵塞。2004 年 Inoue 等曾报告了 1 例 25G 玻璃体切割手术过程中因玻璃体切割头尖端过于纤细而出现断裂的病例报道。⑤部分病例手术结束后有切口渗漏的情况,多见于高度近视巩膜壁较薄或二次手术有巩膜瘢痕的患者。⑥结膜巩膜无缝合切口及保留部分基底部玻璃体防止切口渗漏,理论上提供了细菌进入眼内的通道,增加了导致眼内炎的危险。⑦经结膜巩膜穿刺可能导致结膜上皮细胞植入眼内,引起囊肿等并发症。⑧ 25G 笛针太短不能达到高度近视眼延长的眼球后部,所以在气液交换中不能完全清除液体。因此,这种笛针不适用于高度近视眼,尤其是眼轴在 31mm 以上的高度近视患者。⑨所需仪器设备及耗材费用高,患者经济负担重,推广受限。

6. 主要手术并发症　微创玻璃体切割手术的手术并发症主要包括眼内炎、手术中高眼压、玻璃体切割刀管阻塞、减压性视网膜病变等。

(1) 眼内炎:有文献报道 25G 玻璃体切割术后眼内炎的发生率明显高于 20G 组,有可能是因为结膜巩膜切口无缝合及保留部分基底部玻璃体所致。该结果仍需进一步临床研究证据支持。

(2) 手术中高眼压:25G 微创玻璃体切割手术插入套管针时,可能会导致暂时性眼压升高。

(3) 玻璃体切割导管阻塞:浓厚的玻璃体积血患者在应用 25G 玻璃体切割手术时,手术的导管容易被积血阻塞。

(4) 手术后低眼压和脉络膜脱离:在 25G 微创玻璃体切割手术中,手术后低眼压和脉络膜渗出性脱离的发生率较 20G 玻璃体切割高得多。Shaikh 等对两组各 129 只眼分别行 20G 和 25G 系统的玻璃体切割手术,手术后低眼压和脉络膜渗出性脱离在 25G 系统为 7.9%,而在 20G 组为 1.6%。

(5) 切口渗漏:一项回顾性研究比较了 300 只 23G 和 25G 系统治疗的眼,每组各 150 只。研究者认为拔出 25G 系统中的导光纤维后眼球上会有一个圆孔且有渗漏,而在使用 23G 系统切口呈隧道状且没有渗漏。孔的角度和形状比大小更重要,因而认为防止切口渗漏术后低眼压的关键是要做斜行手术切口。

(6) 白内障加重:这是一种较常见的并发症,Gupta 等在他们的报告中发现 70 只眼行 25G 玻璃体切割手术者中有 17 只眼发生白内障加重。白内障加重的原因及发生率与 20G 玻璃体切割组并没有明显的不同。

(7) 脉络膜上腔出血:这种并发症极少见,Kapamajian 等曾报告了 1 例 25G 玻璃体切割手术过程中发生的 1 例脉络膜上腔出血。

(8) 减压性视网膜病变:Rezende 等报告了 2 例 25G 玻璃体切割手术后发生的减压性视网膜病变,这 2 例手术都是复杂性白内障超声乳化手术后晶状体碎片残留进入玻璃体并导致眼压增高再行 25G 玻璃体切割手术的病例,手术眼压突然降低导致了减压性视网膜病变。典型临床表现为较多圆形视网膜出血点,其中有些具有白色中心的出血位于赤道后视网膜。

7. 不断完善中的 25G 玻璃体手术系统　近年新开发的 25G 套管针在套管材料、套管结构和针头斜面设计等方面进行了改进。原有 25G 套管针尖为单斜面,前端平钝,穿刺较困难,根据这一情况,现在开发了更为锋利的带三面刀刃的穿刺刀和前端为斜面的金属套管,便于穿刺,而且还能够高温高压消毒。原有套管针套管较松,容易从套管针上脱落,现在开发出了具有锁定装置的套管针。新一代的套管具有自闭功能,能有效防止灌注液外溢,故手术中无须使用防止灌注液外溢的套管塞子。

最初使用的25G玻璃体切割头为电闪动式，切割频率最高可达1500转/分钟。目前新一代高速玻璃体切割加速器系统（AVE系统）的气动玻璃体切割头的切割频率最高可达2500转/分钟。这种新的25G气动玻璃体切割头能够达到既有高切割速率又有高流速的理想目标，弥补了以往的25G玻璃体切割系统效率不足的缺点。这种玻璃体切割头效能更高，缩短了玻璃体切割这一步骤的手术时间。此外，还开发出了适用于眼轴较长患者（如高度近视）的加长版玻璃体切割头，较常规玻璃体切割头长5mm。Fang等报告了新一代小口径的玻璃体切割头的切割效率能够达到甚至超过大口径的玻璃体切割头效率。

经过数年的发展，25G系统配套器械也有明显完善，开发出了Tano钻石刷（DDMS）、新一代笛针、眼内电凝、25G Rice ILM剥膜器、25G钻石微锯弯防滑剪刀、Glaser耙等多种配套器械共80余种。Tano钻石刷由日本Tano教授设计，剥除视网膜内界膜和视网膜前膜更容易。Glaser耙由尼龙缝线制成，伸缩自如，易插入，有效拉起视网膜前膜边缘，可解除黄斑前膜和黄斑裂孔周围前膜的牵拉，有助于在剥除视网膜表面增殖膜，特别是未成熟膜的时候尽可能地减少创伤。2007年Sakaguchi等研制出了一种最新的27G显微镊子（直径只有0.4mm），这种27G微小镊子张开时，镊子头部的两尖端距离为750μm，使用这种镊子，能够剥除增生性ERM。

（二）23G经结膜无缝合玻璃体手术系统

针对25G器械纤细、易弯曲、手术中需要转动眼球等操作困难以及切割和灌注效率较低的缺点，现已研制出了23G（直径0.72mm）经结膜免缝合玻璃体切割系统。它具有一个专门设计的压力盘，能够使穿刺针和微套管插入结膜巩膜时使结膜牢固附着于巩膜。23G玻璃体切割系统的推出主要是用于解决第一代25G玻璃体切割系统切割效率不足的问题，而又能够保持免缝合、小切口、微创伤等特点。

1. 手术设备　23G系统集合了20G和25G玻璃体切割手术的优点。23G经结膜无缝合玻璃体切割手术孕育而生，目前共有两代产品。2005年Claus首次报道了使用DORC公司生产的第一代23G微创玻璃体切割系统的临床结果。此系统的微导管系统包括压力板（铲形）、穿刺刀、钢制钝性植入器、套管和塞钉。手术器械包括玻璃体切割头、广角眼内照明、视网膜钩、视网膜剪、眼内光凝及电凝。穿刺口的大小为0.72mm，套管长4mm，内直径为0.65mm，外直径为0.75mm。Alcon生产的第二代23G微创玻璃体切割系统进行了大量改进，其套管“一步”进入眼内。Alcon“一步法”穿刺系统比DORC“二步法”操作简便，主要与其器械特点有关：穿刺刀坚硬锐利，刀尖斜面设计，刀尖长9.6mm，能减小穿刺阻力；套管为钛制，长4mm，能减少器械与导管之间的摩擦，增加操作精确性，特别是在靠近视网膜时；套管毂长1.5mm，设计了定位夹持槽，术中易于插拔器械，术后易于取下套管；套管能锁定在穿刺刀上，穿刺时不易滑脱。第二代与第一代23G玻璃体切割手术系统使用的套管管径一致，但是前者的灌注管能移至任意套管，手术时操作更灵活方便。第二代23G玻璃体切割头为2500r/min高速玻切，切割头重量轻，气动系统，管径比第一代大，切割头的口径距头的距离比第一代小，硬度增加，流量增加，与20G相似。

2. 基本操作　第一代23G玻璃体切割手术的操作方法：用压力板推开球结膜定位切口；距离角巩膜缘3.5mm处，穿刺刀与巩膜成30°~40°角，平行于角巩膜缘穿过结膜巩膜睫状体；带有套管的植入器进入巩膜切口后改变方向，垂直于眼球表面进入后极部；缓慢拔出植入器。除灌注管的套管外，另外两个套管的外口为漏斗状，方便手术器械的进出。该系统最大切割率为1200r/min，最大吸率为500mmHg。

第二代23G玻璃体切割手术的操作方法（图14-5-1）：套有套管的穿刺刀平行于角巩膜缘，与巩膜成20°~30°角，穿过结膜巩膜及睫状体；当达到套管与穿刺刀接口时，穿刺刀改变方向刺向后极部；缓慢拔出穿刺刀。进行该种穿刺操作时应注意：①固定结膜很重要，利用对抗压力避免眼球旋转；②确保套管平行于角巩膜缘，倾斜进入，才能保证手术结束时，切口自动愈合；③插管过程中力度和速率要均匀。

3. 技术特点　与25G系统相比，23G更具优势。它结合了20G和25G的优点：经结膜直接穿刺，切口无须缝合；快速建立及关闭切口，对视网膜干扰危害少，节省手术时间；术后恢复快，炎症反应轻，患者舒适度高；器械硬度更高，管径更大，流率提高，照明更亮；眼内操作类似20G，可以进行晶状体切除，基底部玻璃体咬切和剥膜等复杂操作，因此极大地扩大了该手术的适应证范围。术后患者除球结膜下出血外，其术后炎症反应轻、舒适度好、切口闭合快等优点与25G相似，无球结膜下积气。23G术后球结膜下出血比25G多，主要是因为穿刺刀倾斜穿刺时损伤了巩膜表层血管，但一般出血很少，无须烧灼止血，术后几天可吸收。倾斜穿刺切口在眼压下能自动闭合，无须缝合。UBM示术后第1天切口已愈合，内切口瓣对合良好，无睫状体脉络膜分离，无玻璃体嵌顿。

23G经结膜无缝合玻璃体切割手术系统弥补了25G系统的缺点，兼备了20G和25G系统的优点，切割率更高，器械更硬，照明更亮，适应证更广，为微创玻璃体切割手术的新选择。25G和23G经结膜无缝合玻璃体切割手术因其创伤小，手术时间短，术后恢复快，相信在不久的将来会得到更广泛的应用，为玻璃体视网膜手术的开展提供了美好的前景。

（三）眼内照明技术的发展

随着玻璃体手术中小口径仪器和全景观察系统的发展，既能提供充足光源，又能达到宽角度景深观察的内照明系统就变得越来越重要。2003年，Eckardt研制出了一种25G双光纤树枝型吊顶灯眼内照明系统，使医师不需手持光纤，便于进行双手操作，对于处理糖尿病视网膜病变等复杂疾病特别有优势。缺点是插入复杂，光纤去除后需缝合巩膜。2004年Tano等设计了一种自持式25G单光纤树枝型吊顶灯眼内照明系统，插入容易，但在部分患者中，需缝合巩膜伤口以防止术后低眼压。在此基础上，2007年Oshima等研制了自持式27G经结膜全景树枝型吊顶灯眼内照明系统，光纤的尖端是27G（直径0.35mm），是目前口径最小的眼内照明系统。该系统使用氙光源，最大照明达

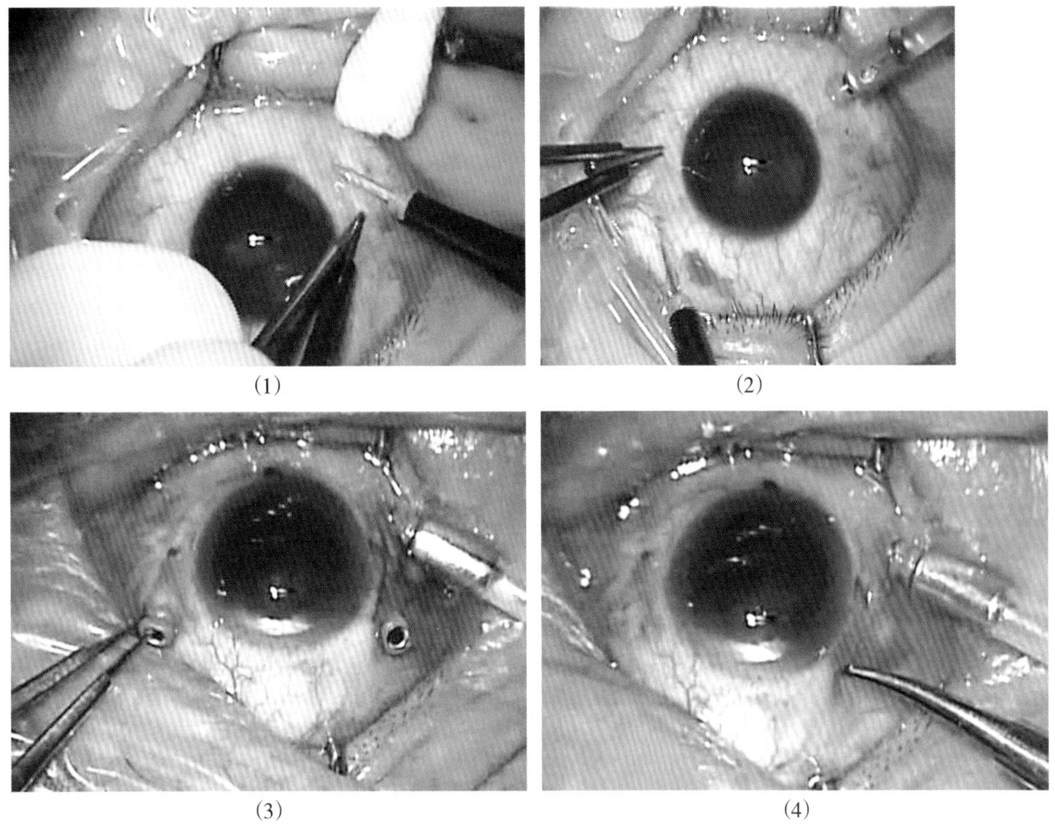

图 14-5-1

(1)斜行30°做巩膜隧道切口;(2)确认灌注管进入玻璃体腔后保证适当眼压,再行颞上或鼻上穿刺口;(3)术毕按原进针方向斜行取出套管;(4)套管取出后,如切口闭合不佳,可用镊子或棉签顺原隧道方向做巩膜按摩,帮助切口闭合

到251m,比以往照明(5~151m)亮得多。这种新照明系统具有以下特点:提供均一的广角度眼内照明,术中能够获得充足的光源、宽阔的视野;由于自持式特点使双手操作成为可能;并且手术后无须缝合巩膜和结膜。

（四）其他技术

1. 25G与23G微创手术的联合运用　2007年,Hubschman等开展了25G和23G联合的经结膜免缝合的玻璃体切割手术,这种技术既保证了切割速度,提高了切割效率,又不需要切开和缝合巩膜和结膜,克服了25G和23G玻璃体切割系统的固有缺陷。25G套管有充足的灌注和眼内照明,创伤小,切口自闭。23G套管系统切割的速度比标准的25G玻璃体切割系统要快,使增生膜剥除及其他复杂操作变得容易,并易于处理周边部视网膜玻璃体。

2. 无玻璃体切割的经结膜玻璃体手术　同年,Sakaguchi等报道了最新27G经结膜非玻璃体切割的玻璃体手术用于ERM剥除。他们研制出了一种最新的27G显微镊子(直径只有0.4mm),这种27G微小镊子足够小巧和坚硬,能够借助于眼内照明系统直接进入眼内进行剥膜,而之前并不需要玻璃体切割。这种手术是一种新的尝试,其有效性和安全性有待进一步研究。

3. 将微创概念用于传统20G玻璃体手术　25G玻璃体切割设备或者承担不了微创玻璃体切割手术费用的患者,Jorge等改进了原有20G玻璃体切割手术的操作技术,和传统的20G经睫状体平坦部玻璃体切割手术不同,不做球结膜环形切开,“三通道”也采用和25G玻璃体切割手术类似的经结膜巩膜穿刺技术,用双极电凝烧灼穿刺点的球结膜和筋膜,用一个19G显微玻璃体视网膜刀直接经结膜和筋膜穿刺巩膜进入眼内,再插入20G的灌注导管和玻璃体切割器械进行手术。手术后巩膜和结膜伤口只需用7-0 polyglactin缝线缝合1针,这样减少了组织损伤,手术后恢复快。

4. 酶辅助技术的发展　为了扩大微创玻璃体切割术的适应证,目前一些学者正在致力于能溶解或液化玻璃体的化学药物的研究,其原理是通过酶液化玻璃体并完整分离后皮质与ILM粘连,再行玻璃体切割,其意义在于用酶液化去除视网膜牵拉或使玻璃体易于切除避免物理损伤。这一方向的研究不仅对于扩大微创玻璃体手术具有重要意义,对于严重增殖性玻璃体视网膜病变患者的全玻璃体切割同样很有价值。目前,纤溶酶和透明质酸酶是研究的热点。我们在这方面也做了相关的研究,在兔眼玻璃体腔内注入透明质酸酶,行裂隙灯及UBM检查,取眼球标本行HE染色及基底部扫描电镜、透射电镜检查并观察基底部残余玻璃体,我们观察到透明质酸酶可成功诱导基底部玻璃体脱离,并且在250U/ml、500U/ml、1000U/ml各组中随着注入浓度的升高,脱离率随之增大。Tsukahara等研究5期早产儿视网膜病变的6只眼,应用自体血清纤维蛋白酶(AP)

辅助的玻璃体切割术取得了良好疗效。

5. 微创手术适应证不断扩大　自从23G玻璃体切割手术推出以来，经结膜免缝合的玻璃体切割手术的适应证明显扩大，比较复杂的玻璃体视网膜病变也成为了微创玻璃体切割手术的适应证。25G微创玻璃体切割手术可以联合进行超小切口的白内障摘除术。而应用25G微创玻璃体切割结合吊顶灯后部反光照明法可以用于角膜严重混浊的白内障手术患者。有研究表明，25G经结膜免缝合的巩膜穿刺技术用于取硅油也是有效和安全的。2007年Riemann等报告用25G玻璃体切割系统注入硅油是安全有效的，也能够应用于复杂的玻璃体视网膜疾病，例如：牵拉性视网膜脱离、巨大视网膜裂孔等疾病。

微创玻璃体手术具有损伤小、手术后反应轻、恢复快等优点，逐步被大家认可和接受。在仪器设备、手术操作技术、动物实验、临床应用、局限性和安全性评价等方面均取得了较大进展。尽管至今还存在一些不足，其确切的优势和安全性评价等方面均存在着争论，但是随着科学技术的发展，特别是微创玻璃体切割手术仪器设备的不断改进，操作技术和酶辅助技术的发展，微创玻璃体切割手术将日益成熟，因为它代表了玻璃体切割手术发展总的趋势。

微创给我们带来的不仅仅是小切口，它的核心是“以人为本”，目的是以最小的组织器官创伤，最轻的全身炎症反应，最理想的瘢痕愈合，达到最好的疗效。微创玻璃体视网膜手术也在不断改良之中，进一步提高切割效率，更完善的手术设备和更新的理念是将来的发展方向。

第六节　特发性黄斑前膜

特发性黄斑前膜（idiopathic macular epiretinal membrane，IMEM）是一种与年龄相关的增生性疾病，是由于视网膜胶质细胞、RPE的移行、增生而形成的纤维化膜，表现为黄斑部视网膜前膜形成及其收缩导致的继发性改变。由Anderson和Lyle首次描述为黄斑区的视网膜皱缩，后又被描述为特发性视网膜前黄斑部纤维化（idiopathic preretinal macular fibrosis）、自发性表面皱缩性视网膜病变（spontaneous surface wrinkling retinopathy）、原发性视网膜皱褶（primary retinal folds）、黄斑皱褶（macular pucker）、特发性视网膜前黄斑部胶质增生（idiopathic preretinal macular gliosis）、玻璃纸样黄斑病变（cellophane maculopathy）、内界膜收缩（shrinkage of the internal limiting membrane）以及黄斑前纤维增生（pre-macular fibrosis）等，现在统一称为“特发性黄斑前膜（IMEM）”。

IMEM在人群中的发生率为5.5%~12%，常见于50岁以上人群，80%以上患者的年龄超过50岁。且随着年龄的增长，发生率有增高趋势：50岁为2%，75岁提高到20%。男女都可发病，20%为双侧。20%~30%的患者双眼发病，但多数双眼临床表现程度不等。诊断IMEM前，需排除一些与视网膜前膜有关的疾病，如：眼部手术、眼内光凝、眼球挫伤或穿通伤、糖尿病视网膜病变、眼部炎症、视网膜血管性病变、视网膜裂孔或黄斑裂孔等。

IMEM患者多数无症状，少数有缓慢进展的视功能损害，一般起病隐匿，病情进展缓慢。当“突然”的视物变形或视力下降等症状出现后，经过短暂的时期，90%以上的患者视力开始稳定。少数呈进行性发展，视力严重下降。如果黄斑前膜自发地与视网膜分离，症状可以缓解，但发生率不超过1%。

一、发病机制

组织学上，特发性黄斑前膜主要由细胞和胶原成分构成（图14-6-1）。一般认为膜中细胞主要来源于视网膜神经胶质细胞，而视网膜色素上皮细胞（retinal pigment epithelial，RPE）则存在于视网膜裂孔或视网膜脱离等形成的继发性黄斑前膜内。但是，Smiddy等对101例特发性黄斑前膜标本进行组织病理学研究，发现50%以上的增生膜以视网膜色素上皮细胞为主，全部由视网膜色素上皮细胞构成者占25%。黄斑前膜中还可能存在其他类型的细胞，如：纤维星形胶质细胞、纤维细胞、肌纤维细胞、巨噬细胞、小胶质细胞以及玻璃体细胞。有人认为，特发性黄斑前膜可分为单纯性和进展性两种：只含有神经胶质细胞的称为单纯性；含有多种细胞成分的则称为进展性。由于进展性特发性黄斑前膜中的多种细胞成分具有增殖收缩能力，因而黄斑前膜组织不断增厚，且对周围组织造成牵拉。特发性黄斑前膜中的胶原构成也有很大变异，有的黄斑前膜含有全部Ⅰ、Ⅱ、Ⅲ、Ⅳ型胶原和纤维连接蛋白，有的则只含Ⅱ型胶原纤维。黄斑前膜的成分究竟与其临床表现有何联系，是否可以通过其组织病理学特征将特发性黄斑前膜进行临床分类，目前还不清楚，尚有待进一步研究。

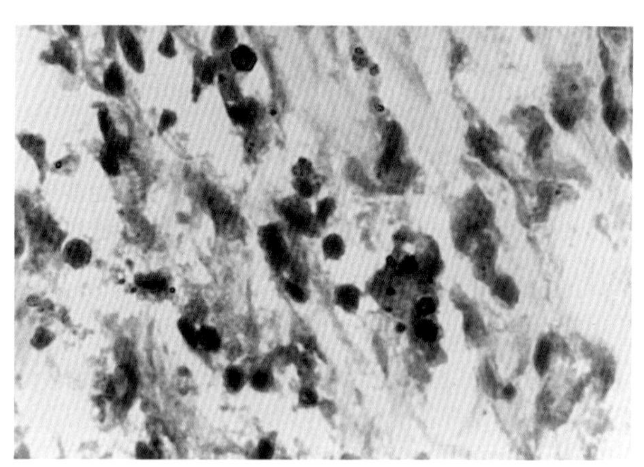

图14-6-1　前膜的组织病理图

二、临床特征

（一）症状

特发性黄斑前膜的常见症状有视力下降、视物变小、视物变形和单眼复视。

疾病早期可无症状。当黄斑前膜影响到黄斑中心凹时出现视力改变，通常为轻度或中度视力下降，很少低于0.1。当出现黄斑部水肿皱褶时，可引起明显的视力下降或视物变形，Amsler方格表可查出视物变形。当发生玻璃体完全后脱离、黄斑前膜与视网膜分离时，症状可以自行缓解，视力恢复，但这种情况比较少见。

视功能受影响的原因包括以下几个方面：①混浊的黄

斑前膜遮挡中心凹；②黄斑区视网膜受到牵引而变形；③黄斑部水肿；④由于黄斑前膜的牵引导致局部视网膜缺血。有人认为症状的严重程度与黄斑前膜的类型相关，如果黄斑前膜比较薄，95% 的患眼可以维持 0.1 以上的视力，通常在 0.4 左右。

（二）体征

特发性黄斑前膜的眼部改变主要在眼底黄斑部。多数病例伴有玻璃体完全性或不完全性后脱离。此外，特发性黄斑前膜多发生于老龄人群，常有不同程度的晶状体混浊或晶状体核硬化。

在疾病早期，黄斑前膜为一层透明的膜组织，附着在视网膜表面，表现为后极部一些区域呈丝绸状、闪烁或漂移的视网膜光反射。下方局部视网膜略水肿、变厚。此时，黄斑中心凹一般未受侵犯，多不影响视力。

当黄斑前膜组织增厚、收缩时，可牵引视网膜使其表面形成皱褶。这些皱褶形状不一，可以表现为纤细的线状条纹，由一个或多个中心放射状散开；也可以表现为不规则排列的宽带状条纹。增厚的黄斑前膜逐渐由早期的半透明状变为不透明或灰白色，呈团状或条带状爬行于视网膜表面。有时可见这些条带离开视网膜，悬浮于玻璃体后间隙内，或呈桥状黏着在远处的视网膜表面。

视网膜受到牵引后，可见视盘颞侧血管弓的小血管变形、扭曲，甚至血管弓向心性收缩，黄斑无血管区面积减小。晚期，视网膜大静脉可变暗、扩张或变形。有时，黄斑区视网膜还可见细小的棉絮斑、出血斑或微动脉瘤。如果黄斑前膜偏中心，其牵引将导致黄斑区移位。如果增厚的黄斑前膜不完整，可形成假性黄斑裂孔，缺损部位呈暗红色外观。

多数黄斑前膜都局限在视盘和血管弓范围内，极少数病例可超越血管弓，甚至达赤道部。

（三）眼底荧光血管造影检查

眼底荧光血管造影（fundus fluorescein angiography，FFA）能清晰地显示黄斑区毛细血管拱环的形态，病变小血管的变形、扭曲现象，以及来自病变区域的异常强荧光、荧光遮蔽或点状、不规则状的荧光渗漏。

在特发性黄斑前膜早期，眼底表现仅有玻璃纸或丝绸样反光，尚未出现视网膜被牵引造成的改变，这时荧光血管造影一般无明显异常改变。有时能发现 RPE 损害造成的窗样缺损。

随着疾病的发展，黄斑区视网膜被牵引而出现一系列的病理生理改变，荧光血管造影表现主要有：①黄斑区的小血管受黄斑前膜的牵拉，迂曲蛇行或变直。黄斑拱环变小、变形或移位（图 14-6-2）。根据血管被牵拉的程度，Maguire 等将特发性黄斑前膜的眼底荧光血管造影表现分为 4 级，所代表受影响血管范围分别为 1 个象限、2 个象限、3 个象限和 4 个象限。视网膜大血管很少有异常表现。②在进行性发展的特发性黄斑前膜中，由于膜的牵拉使血管屏障受损，出现染料渗漏，有时还可见膜染色。③有黄斑囊样水肿者呈星形或花瓣状渗漏。由于黄斑区被牵引，黄斑囊样水肿多不典型，呈不规则的荧光积存。④如果黄斑前膜较厚，可表现为不同程度的荧光遮蔽。极少数情况下，局部视网膜浅层伴随微小出血斑，也表现为荧光遮蔽。

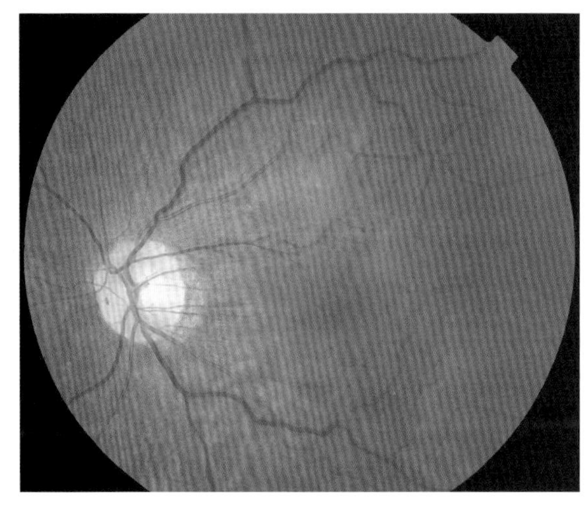

图 14-6-2　黄斑区的小血管受黄斑前膜的牵拉

（四）光学相干断层成像检查

OCT 检查是 IMEM 诊断的金标准。对于早期临床表现轻微，眼底检查仅出现玻璃膜样反光的黄斑前膜，有时 OCT 即能明确显示。IMEM 在 OCT 检查中其主要表现为：①与黄斑部视网膜内层相连的中高增强增宽的光带，有时前膜与视网膜内表面广泛粘连而难以分辨其界限，有时可呈团块状向玻璃体腔凸起；②视网膜增厚，如果伴有黄斑部水肿，可见中心凹凹陷变浅或消失；③如果黄斑前膜围绕中心凹，产生向心性收缩，中心凹呈陡峭状或狭小的外形，形成假性黄斑裂孔；④如果神经上皮层部分缺失，则形成板层黄斑裂孔。通过 OCT 检查还可以定量测量黄斑前膜的厚度。Wilkins 等对 169 眼黄斑前膜进行测量，平均厚度为（61 ± 28）μm；刘杏等测量 27 眼与视网膜内层分离的黄斑前膜，平均厚度为（43.25 ± 11.02）μm（图 14-6-3）。

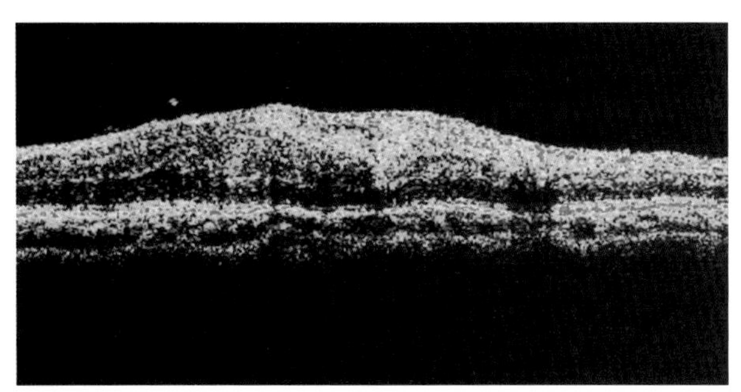

图 14-6-3　黄斑前膜厚度

（五）视野检查

视野检查作为一种心理物理学检查方法，通过对黄斑阈值的测定，可以较准确地反映黄斑部疾病的早期改变。利用自动视野计，可以根据黄斑病变范围进行相应的区域性光敏感度分析。早期特发性黄斑前膜可无视野异常，晚期的视野改变多数为不同程度的光敏感度下降，可能与视敏度差、视网膜水肿、光感受器排列紊乱、黄斑前膜遮挡、血管渗漏等有关。利用光敏感度及光阈值的波动，可以对特发性黄斑前膜的病程进展及手术效果进行视功能评价。

（六）视觉电生理检查

测定黄斑功能常选用的视觉电生理检查包括明视视网膜电图、暗视红光和明视红光视网膜电图、闪烁光视网膜电图、局部黄斑视网膜电图（local macular electroretinogram）、多焦视网膜电图（multifocal electroretinogram，mfERG）、视觉诱发电位等。其中多焦视网膜电图检查具有客观、准确、定位、定量的特点，能够更加精确、敏感、快速地测定后极部视网膜 23°范围内的视功能。特发性黄斑前膜对视网膜电活动影响不大，早期的视觉电生理检查一般无明显异常，晚期局部黄斑视网膜电图和多焦视网膜电图可出现不同程度的波幅降低，被认为可能与黄斑前膜对视网膜组织的牵拉，造成视锥细胞的排列方向发生改变，及屈光间质透明度下降等有关。这两项检查作为评价视功能的客观和较敏感的指标，对分析病情进展和手术效果有重要意义。

（七）特发性黄斑前膜的分期

根据其眼底表现、荧光造影特征以及视功能状况，1987 年 Gass 等将特发性黄斑前膜分为三期。国内张惠蓉、文峰等也对该病做了相应的分级，与 Gass 分期基本一致。现将 Gass 分期介绍如下：

0 期：玻璃纸样黄斑病变期（cellophane maculopathy），透明的膜在黄斑区形成，视网膜不变形，仅眼底检查显示有视网膜内表面玻璃纸样光反射。

1 期：有皱纹的玻璃纸样黄斑病变期（crinkled cellophane maculopathy），膜收缩，导致内层视网膜出现不规则的细小皱褶，形成不规则的、有虹彩的光反射，形似揉皱的玻璃纸。被膜覆盖的视网膜细小血管变模糊。膜周围视网膜细小的皱褶呈放射状向四周伸展。增生膜主要集中于中心凹旁区域，也可覆盖整个黄斑部。黄斑部毛细血管变形，如果增生膜足够大，可使黄斑周围小血管变形、向中心凹移位。视力一般不低于 0.5［图 14-6-4（1）］。

2 期：黄斑前膜期（macular pucker），膜增厚，呈灰白色，遮盖下方的血管，视网膜明显变形，出现大的皱褶。严重者伴随视网膜水肿、小出血斑、棉絮斑或局部浆液性视网膜脱离。荧光血管造影显示后极部小血管渗漏，视网膜水肿。视力明显下降，严重者低于 0.1［图 14-6-4（2）］。

三、手术治疗

（一）手术适应证及手术时机

特发性黄斑前膜的手术治疗并无统一标准。手术与否取决于患者症状、视力下降程度、视力要求、是否伴随眼部其他疾病、年龄以及对侧眼情况等。

手术适应证如下：

1. 视力在 0.1 或以下，不伴随永久性黄斑损害。
2. 视力 0.4 以上，但有严重的复视、视物变形等症状。
3. 视力较好，但荧光造影显示已有荧光素渗漏或黄斑部水肿。
4. 视网膜脱离术后的黄斑前膜应待其稳定，无活动性收缩后方可手术。

（二）手术操作及技巧

1978 年，Machemer 首次通过玻璃体手术切除视网膜前膜。以后黄斑前膜的剥除技术又有许多改进。特发性黄斑前膜的手术一般包括以下操作：

1. 术前准备　术前要以三面镜或间接检眼镜配合巩膜压陷法 360°范围详细检查全部眼底，包括锯齿缘。如果有视网膜格子样变性或小的视网膜萎缩孔或亚临床型视网膜脱离，要先行处理。

2. 闭合式玻璃体切割术　手术可在局麻下进行，基本的手术方式为标准三通道经扁平部玻璃体切割术。在避免损伤晶状体和对周边视网膜过度牵拉造成视网膜裂孔的情况下，应尽可能切除所有玻璃体。切除轴心部玻璃体后，玻璃体完全后脱离者可直接切除全部后部玻璃体。如果玻璃体后脱离不完全，要先分离所有造成前后或切线方向的牵引的玻璃体，必要时用带有软硅胶管的笛针或玻璃体切割头负压吸引，造成人工玻璃体后脱离。如果玻璃体与黄斑前膜粘连很牢固，不可强取，可用眼内剪解除牵引。

目前多采用 23G 微创玻璃体切割系统进行该病的 PPV 治疗。数个临床研究表明：微创手术用于特发性黄斑前膜的治疗具有手术时间短、术后恢复快、术后患者舒适度高、满意度高等优点。

3. 黄斑前膜的剥除

（1）手术操作：眼科医师可采用多种操作来进行剥膜，

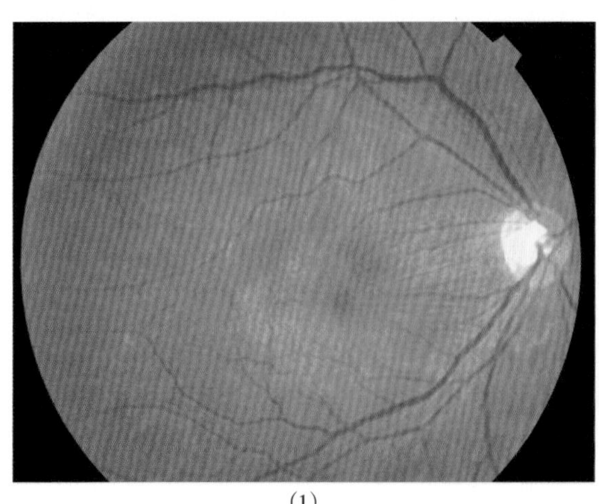
（1）

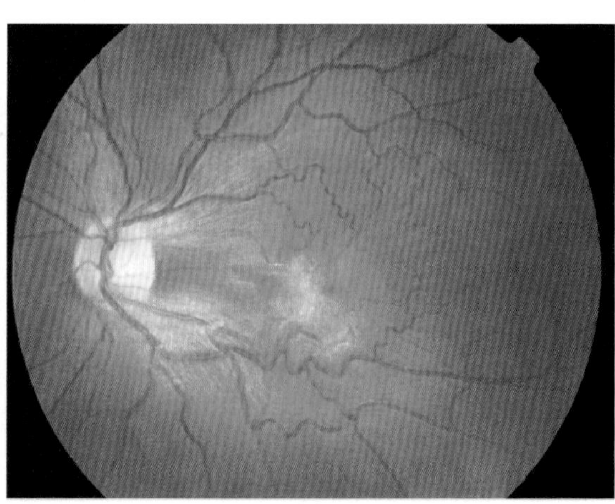
（2）

图 14-6-4　黄斑前膜的眼底表现

但必须先看清楚膜的边界，可通过不同的角度照明来仔细观察，协调地使用导光纤维和剥膜器械。一般来说，总能在膜的某一边找到轻微隆起的边缘。术者用视网膜钩或铲轻轻勾起膜的边缘并插入到膜的下方，提起膜，观察膜与视网膜的关系，以减少对视网膜的损伤。先将远离中心的膜分离，再用显微玻璃体钳夹住膜的体部撕下全部膜。

如果膜的边缘明显，可用针尖弯成钩形的23号针头或玻璃体视网膜钩尽可能多地钩住膜的边缘，沿切线方向轻柔地做往复运动，并轻轻上挑，分离与下方视网膜之间的细小粘连。然后用眼内镊抓住已经分离的边缘，沿切线方向，以黄斑中心凹为中心轻轻将膜呈环形撕下来。特别牢固的粘连，可以用眼内剪剪开或用玻璃体切割头切除(图14-6-5)。

如果不能看到明显的边缘，常用尖端弯有小钩的微型玻璃体视网膜刀(micro vitreoretinal blade，MVR)在增生膜和内界膜之间挑开一个平面。由于MVR的钩与刀片之间的弯曲面光滑，这一操作对下方视网膜组织损伤较小。操作时，在较厚的部位直接将MVR插入膜的边缘。

对较厚的膜，还可用头端柔软的20号套管，放在膜表面远离中心凹的部位，反复吸引，抽吸力量可达250mmHg，使增生膜抬起。如果粘连牢固或广泛，可在膜的不同部位交替抓起并松解。或者在膜的中央做一切口，然后用镊子抓住切口的边缘，沿切线方向由中心向周边撕膜。膜的中心一般在放射状视网膜条纹的中央，透明度最低，或位于视网膜隆起最高点。如果刀尖牵动膜时，可见增生膜与视网膜之间的相对运动，也可用尖端锐利的针在一个小的视网膜血管边缘切开。

要小心辨认黄斑前膜、内界膜和视网膜神经纤维层。黄斑前膜一般较光滑、不易切开；内界膜有光泽、具有延展性，容易切开；神经纤维层则多呈绒毛状，切破后常伴随点状出血。如果有视网膜内的细小的毛细血管性出血，说明已将膜穿透。

如果黄斑前膜特别薄，很难确定是否完整剥离，可在低的放大倍数下用眼内光源在视网膜前缓缓扫动，如有异常反光，代表有视网膜前膜的残留；也可用带软硅胶头的笛形针在视网膜表面轻轻刷动，如发现隆起，可能就是残膜的边缘。

伴黄斑囊样水肿或黄斑假孔的黄斑前膜，手术操作要特别小心，切除玻璃体时要避免对黄斑区造成牵拉。在黄斑区剥膜时，要沿着切线方向非常缓慢地从周边向黄斑中心施加向心力进行剥膜，不要在前后方向用力。中央小凹表面的膜切断即可，不必完整切除。

在一些伴有黄斑囊样水肿或黄斑弥漫性水肿的患者中，可考虑行黄斑部内界膜剥除术，有助于黄斑水肿的消退

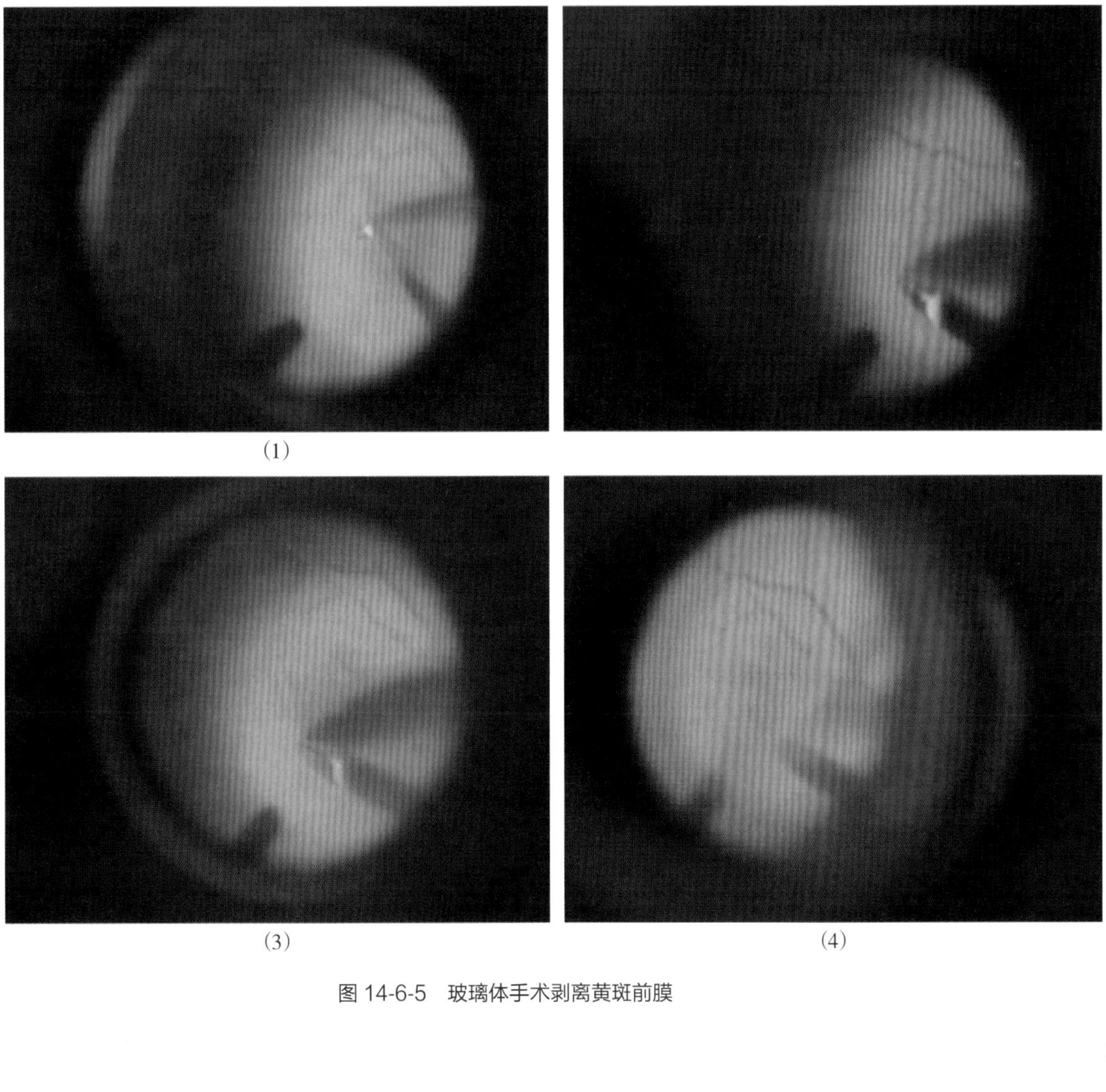

(1)

(3)　　(4)

图14-6-5　玻璃体手术剥离黄斑前膜

和视力的恢复。详细操作方法见本章第四节。

(2) 黄斑前膜的剥除范围：增生膜的范围一般比肉眼可见的范围大。膜的剥离范围并无统一标准，一般为颞侧距黄斑中心 2~3 个视盘直径，鼻侧达视盘，上下方达血管弓。原则上要将可以看到的膜全部剥除，允许少量残留。膜的范围特别大时，如果没有操作中过分牵拉而造成周边视网膜裂孔的危险，可剥离达赤道部。

(3) 黄斑前膜剥除后暴露的内界膜呈“皱褶状”，在开始进行膜剥离的位置，甚至有一隆起的嵴。这些组织被提起后，将呈线条状而不裂开；因轴浆流阻滞，视网膜神经纤维层常常变白，特别是厚的黄斑前膜剥除后；内界膜表面常常可见到一些小的出血斑，多出现于剥除较厚的黄斑前膜之后。

4. 黄斑前膜剥除后的处理　完成玻璃体切割和黄斑前膜剥除后，还要辅以巩膜压陷法等，详细检查眼底，及时发现并处理隐匿性或医源性视网膜裂孔，以及视网膜变性区域。如果存在后极部裂孔，需行眼内气体填充。周边部裂孔可行眼内光凝，一般不需联合冷冻和巩膜外垫压等。

5. 伴随白内障的处理　白内障的存在将影响术者的视线，可根据具体情况选择以下处理：①晶状体混浊较轻者，在全视网膜镜下操作。②晶状体混浊较重，影响操作时，联合白内障手术。联合常规的白内障手术时，虽然人工晶状体植入位置好，但术中虹膜色素播散、角膜散光等可能影响手术操作。如果联合经平坦部晶状体切除术，保留前囊，Ⅰ期或Ⅱ期植入人工晶状体，可避免这一问题，但人工晶状体需固定在睫状沟。③分期进行手术，先治疗白内障，约 3 个月后行黄斑前膜手术。

(三) 手术并发症及处理

1. 术中并发症及处理　决定剥膜是否成功的因素包括术者视野是否清晰、手术仪器、膜的边缘的位置、前膜和视网膜粘连程度。与剥膜有关的术中并发症发生率不高，严重威胁视力者更罕见。最常见的并发症是在处理黄斑前膜时损伤视网膜。

(1) 术中出血：剥膜的过程中常有出血斑出现，一般不需要处理。遇到黄斑血管破裂和明显的出血时，可以通过升高眼内灌注压来止血，通常奏效。黄斑部出血尽量避免电凝，以免产生永久性中心暗点。

(2) 视网膜裂孔：术中黄斑裂孔的发生率为 0~5%，多发生在厚的增生膜覆盖于晚期的薄壁囊样水肿区域边缘时。周边视网膜裂孔的发生率为 1%~6%，多数是因后部玻璃体切割或剥膜时对周边视网膜过度牵拉所致。若裂孔发生在黄斑区或其附近视网膜，不必用眼内激光或电凝封闭，将前膜完全剥离切除，玻璃体腔气 - 液交换后以 C_3F_8 气体进行眼内填充，术后保持俯卧位。较大的裂孔需要术中激光光凝或电凝。术后若裂孔封闭不理想，可追加激光光凝。周边裂孔以及因此造成的视网膜脱离，按常规视网膜手术处理。

2. 术后并发症及处理　除玻璃体切割手术常见的并发症以外，特发性黄斑前膜术后常见并发症还有：

(1) 白内障：白内障是最常见的术后并发症，发生率为 34%~68%。据报告术后 12 个月，发生率是 48%；术后 24 个月，发生率增长为 68%。另有报告术后 12 个月发生率为 65%，术后 18 个月为 71%，术后 24 个月为 87%，其中 40% 行二期白内障摘除术。白内障发生可能与手术操作、眼内灌注液等有关。可按相关白内障手术方式处理。

(2) 视网膜脱离：孔源性视网膜脱离的发生率为 1%~6%，多数是周边视网膜裂孔引起，发生于术后 1 个月内。可按常规视网膜脱离手术处理。

(3) 黄斑前膜复发：黄斑前膜复发率为 2.5%~7.3%。复发可能与残留膜的增生细胞再增生和术后炎症反应有关。复发性黄斑前膜通常比术前范围要小，只要不侵犯黄斑中心凹，一般不影响视力。可密切观察，不必急于手术。

四、预后及功能评价

手术治疗特发性黄斑前膜的预后一般较好。影响预后的因素包括术前已经存在的黄斑不可逆损害、术前视力、明显的视力下降和(或)视物变形等症状的出现及持续时间、是否存在黄斑囊样水肿、膜的厚度、膜的形态特征、有无晶状体、手术过程中有无损伤、膜的残留程度以及有无术后并发症等。

对特发性黄斑前膜手术前后的评价主要包括形态学评价和功能评价两方面。

(一) 形态学评价

黄斑部是视觉最敏锐的部位，正常解剖结构的维持是功能正常的前提。手术治疗特发性黄斑前膜的目的就是解除异常因素(牵引)对视网膜正常结构的破坏，促进其功能恢复。

用于检查黄斑部结构的方法有多种，单一的检查方法难以反映黄斑结构的全貌及术后黄斑解剖结构的恢复情况。因此，联合多种检查方法对黄斑部进行全面观察，评价术后黄斑结构的复原情况以及预测视功能的恢复具有重要意义。常用的检查方法包括 +78D/+90D 前置镜检查、三面镜检查、眼底照相、眼底荧光血管造影及光学相干断层成像检查。

检查的主要内容包括：黄斑区的位置；黄斑部视网膜的色泽、有无渗出或出血、有无水肿、有无萎缩；血管弓拱环的形态、血管走行、有无渗漏；色素上皮有无损害；视网膜神经纤维层有无变薄或缺损；玻璃体与视网膜交界面的情况；黄斑前膜有无复发等。

大多数特发性黄斑前膜术后黄斑的位置和结构恢复，视网膜水肿减轻或消失，黄斑中心凹正常的结构出现，原来的视网膜前膜消失和变形的小血管被展平。黄斑前膜的复发率较低。如果手术操作技术娴熟轻巧，黄斑前膜剥除后一般对视网膜神经纤维层影响不大(图 14-6-6)。

(二) 功能评价

1. 视力　特发性黄斑前膜术后 79%~90% 患者视力得到提高，部分术后视力可达 1.0 以上，视物变形症状明显改善。视力提高的幅度与术前视力水平相关。如果术前视力较好，代表黄斑部视网膜细胞受到的损伤较轻，或损伤时间较短，术后恢复的可能性较大。术前视力越好，其术后视力就越高，视力提高幅度越大，多数国内外统计结果都证实了这一点。

一般出现症状后 6 个月以内进行手术者术后视力恢复好。但一些患者有数年的病史，术后也能获得良好视力。伴有黄斑下视网膜色素上皮改变、严重的黄斑囊样水肿、黄斑前膜形成 1 年以上者，预后较差，术后视力多在 0.3 以下。

2. 视觉电生理检查　视觉电生理检查是评价术后视

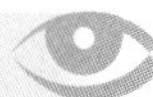

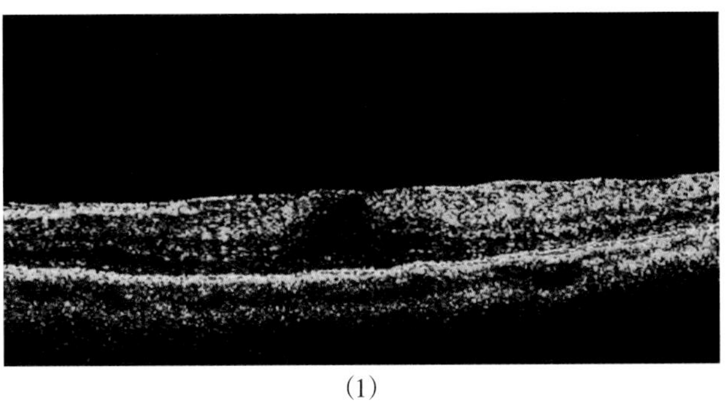
(1)

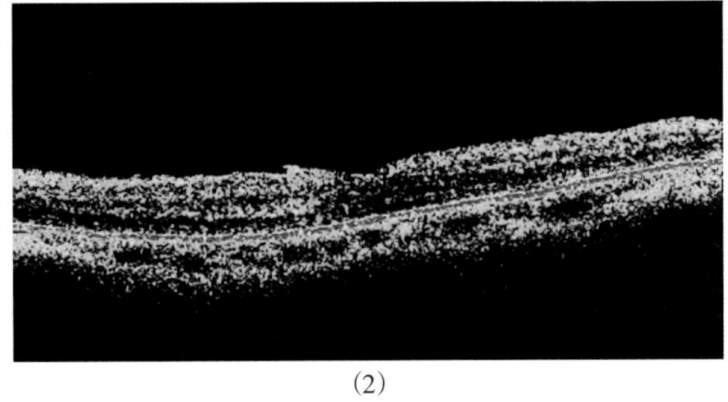
(2)

图 14-6-6
(1)黄斑前膜术前;(2)黄斑前膜术后

力的客观指标。特别是局部黄斑视网膜电图和多焦视网膜电图,能较敏感地反映黄斑区视功能的恢复情况,并作出定量分析。特发性黄斑前膜术后,多数病例的电生理结果有所改善。对于部分术后视功能无明显改善的病例,还可以通过电生理结果分析损伤的视网膜细胞所在的层次,指导临床治疗。

第七节　特发性黄斑裂孔

黄斑裂孔是指黄斑部视网膜神经感觉层全层发生穿孔,一般可分为特发性黄斑裂孔(idiopathic macular hole, IMH)和非特发性黄斑裂孔。IMH 多发生于 50 岁以上人群,但亦有个别为 40 岁以下患者,群体发病年龄平均为 57~66 岁,55 岁以上人群患病率约 3.3%。IMH 是指眼部无明显相关的原发病变,如屈光不正、眼外伤及其他玻璃体视网膜病变而自行发生的黄斑裂孔,最常见,占所有黄斑裂孔的 83%。对侧眼患病率为 3%~22%。女性明显多于男性,女性与男性比例约为 2∶1。

黄斑裂孔最初由 Knapp 和 Noyes 于 1869 年和 1871 年分别报道,并认为是外伤直接作用的结果。后来发现黄斑裂孔可发生在无屈光不正、外伤、眼内炎等病史的老年人,故称其为特发性黄斑裂孔。当时对 IMH 的发生机制不甚了解,许多人认为黄斑囊样变性、色素上皮改变、黄斑区退行性变薄是其危险因素,并认为高血压、动脉硬化、冠心病、子宫切除及全身性雌激素治疗史、高纤维蛋白原水平是发生 IMH 的全身易感因素。

尽管距首次描述 IMH 已经有 150 年,但受到研究条件的限制,IMH 的研究长期处于停顿状态。但随着世界人口老年化和我国老年人口比例的不断增加,近来 IMH 的研究日益受到重视,特别是近 10 余年来,对黄斑部病变的认识不断深入,令我们对 IMH 的发病机制与诊断治疗方面的认识也取得了长足的进步。

本章主要阐述 IMH 的临床特点和手术治疗,对于非特发性黄斑裂孔的内容将在本章第十节详述。

一、发病机制

1. 玻璃体前后和切线方向牵拉的作用　20 世纪 70~80 年代初,许多学者开始注意到黄斑裂孔形成与黄斑区玻璃体视网膜关系异常有关,认为该病与玻璃体的牵引有密切的关系。长时间的黄斑部玻璃体牵引导致视网膜水肿、变性,最后形成裂孔。当时认为,玻璃体对视网膜的前后牵拉是 IMH 形成的主要原因,玻璃体后脱离(posterior vitreous detachment, PVD)在 IMH 的形成中起着重要作用。在此后的很长一段时间里许多学者都支持这种学说。

但是,1988 年 Gass 等在对大样本 IMH 分析时发现,只有 12% 的患者发生 PVD,从而推测玻璃体对视网膜的前后牵拉不是 IMH 形成的主要原因,相反,PVD 的发生在一定程度上阻止了 IMH 的进一步发展。Gass 通过生物显微镜及眼底荧光血管造影对一组不同时期、症状明显的病例进行长期随访观察后指出:黄斑中心凹表面的玻璃体后皮质发生皱缩并产生切线方向牵拉是导致黄斑裂孔形成的重要原因。Guyer 和 Green 认为玻璃体对黄斑的切线牵拉造成黄斑裂孔,可能机制有三:眼内液体的流动、玻璃体皮质细胞的重新构形及细胞膜性成分对玻璃体内表面形成牵拉。

随着对 IMH 认识的不断深入,最近越来越多的临床观察表明玻璃体后脱离时产生的前后牵拉力在 IMH 的发生发展中还是有一定作用的。一些学者采用 OCT 超声和 HRT 对 IMH 玻璃体视网膜界面进行了详细的研究。Kim 等对Ⅱ期 IMH 进行了观察,认为Ⅱ期孔进展到Ⅲ或Ⅳ期孔的过程中,除单纯的玻璃体切线向牵拉以外,其他的斜向和前后牵拉力也起重要作用。Kishi 采用 OCT 研究了 82 例 IMH 患者 89 只眼在黄斑裂孔形成过程中的玻璃体的情况,发现大部分病例 IMH 始于视网膜劈裂或中心凹囊肿,囊肿的前壁可作为Ⅱ期孔的瓣和Ⅲ期孔的孔盖,小部分病例中心凹视网膜脱离是最初的改变,在这两种情况下均可观察到轻度脱离的玻璃体向前牵拉是 IMH 形成和发展的主要因素。Tanner 利用 OCT 检查发现在 IMH 的形成过程中有部分病例存在少许视网膜组织撕脱。Chan 等应用 OCT 观察了 IMH 对侧眼的情况,发现对侧眼存在严重的玻璃体视网膜界面异常者最终也发生全层黄斑裂孔,这些研究也证明了玻璃体牵拉在裂孔形成中的作用。Johnson 利用高分辨超声对黄斑玻璃体界面的观察表明黄斑前的局限性玻璃体脱离是 IMH 形成的始动因素,推测黄斑中心凹周围的玻璃体后脱离可对中心凹施加向前方向的拉力,眼球运动时可对中心凹施加局部动态的牵拉从而导致中心凹裂开。Bishop 采用 RTA 研究了Ⅲ、Ⅳ期 IMH 的形态,提出玻璃体后皮质牵拉形成的向前拉力是 IMH 形成的始动因素,而切向牵拉力则在裂孔的扩大中起重要作用。Ito 等采用 OCT

观察了不同时期IMH和玻璃体后界面的关系，证实玻璃体后界面的情况与不同时期的IMH密切相关，提示玻璃体后脱离与IMH的扩大密切相关。

2. 内界膜的作用　在不断的研究中发现仍有一些问题用Gass关于IMH发病机制的理论不能全部解释。如为什么有些Ⅳ期IMH患者发生玻璃体后脱离，黄斑裂孔仍继续扩大？为什么有些IMH患者手术后已经闭合的黄斑裂孔再次裂开？这些现象提示除玻璃体的作用以外，其他的因素也可能在IMH的发生和发展过程中扮演重要的角色。IMH伴发黄斑前膜的发生率超过65%，Blain发现在Ⅳ期孔的黄斑前膜的发生率(76.9%)明显高于Ⅲ期孔(24.6%)，认为黄斑前膜继发于裂孔形成，但对于裂孔的进一步扩大产生影响。在术中联合剥除黄斑前膜后，裂孔的愈合率比单纯玻璃体切割更高。联合剥除黄斑裂孔旁的视网膜内界膜，使IMH手术后的闭合率达到95%~100%。因此，在IMH的发展过程中，除玻璃体对视网膜的牵拉作用外，视网膜前膜内界膜也参与了IMH的发展过程，它的作用至少包括了：①充当了视网膜表面增生组织的支架；②内界膜自身的内在的离心性张力参与了裂孔的扩大过程。

3. 眼压的作用　视网膜和内界膜组织为弹性组织，易受压力影响发生伸展。为明确眼压对IMH的形成和发展的影响，我们曾采用猴眼进行动物实验，采用YAG激光切开猴眼黄斑区神经上皮层，制作黄斑裂孔模型，然后提高眼压至40~50mmHg，每天1小时。眼压升高2个月后，黄斑裂孔较对照组明显扩大，我们推测眼压也可能参与了IMH的形成和发展，但有待进一步证实(图14-7-1、14-7-2)。

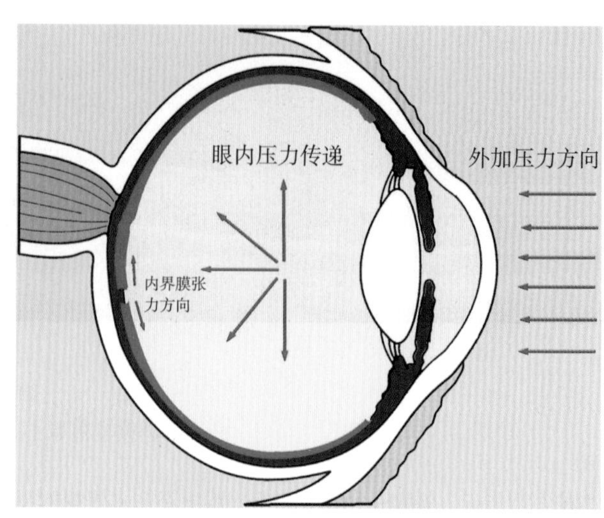

图14-7-1　眼压对黄斑裂孔的影响

4. 脉络膜血流的影响　近来，在频域OCT基础上发展起来的加强深度扫描(enhanced depth imaging，EDI)技术使我们对脉络膜的横切面信息有了一定的了解。我们通过对40例IMH患者患眼和对侧健眼的中心凹下脉络膜厚度的分析，发现IMH患眼的脉络膜厚度明显低于年龄、性别匹配的正常组，而且其对侧健眼的脉络膜厚度也是低于正常组的(图14-7-3)。这与Reibaldi等的报道是类似的。这就提示我们脉络膜厚度可能与黄斑裂孔有关，但到底是裂孔形成后的结果，还是裂孔形成的原因，目前还不得而知，还需要进一步深入研究。

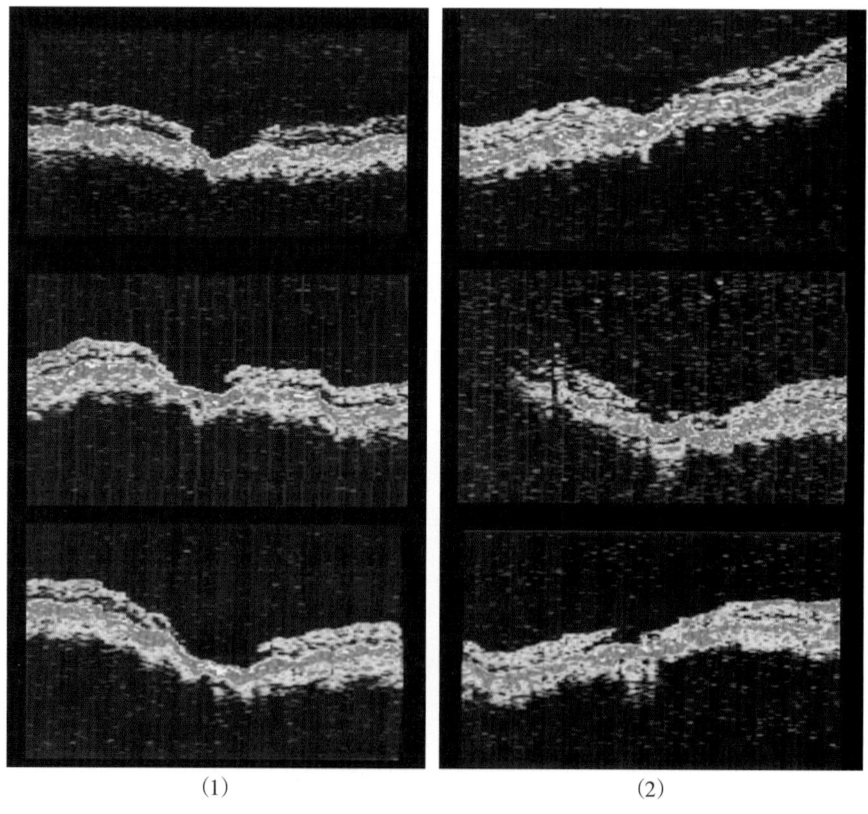

(1)　　(2)

图14-7-2　眼压在猴眼黄斑裂孔发展中的作用

(1) 40~50mmHg/h；(2) 不予加压

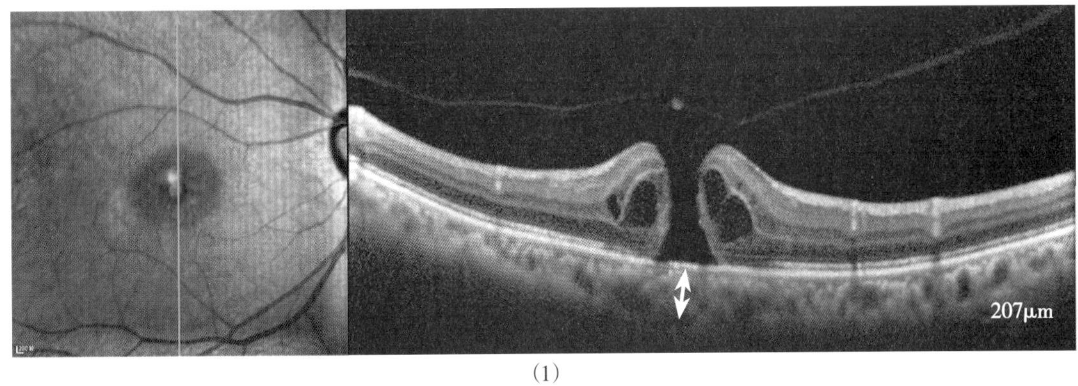

(1)

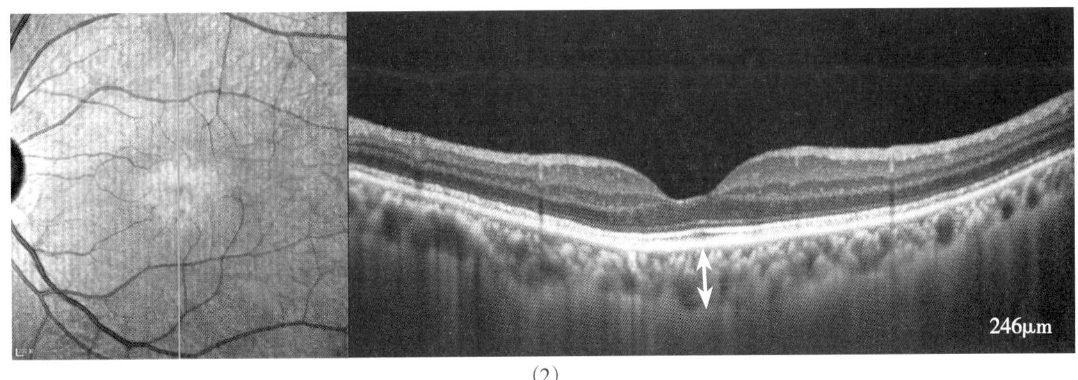

(2)

图 14-7-3

(1)黄斑裂孔患眼脉络膜厚度;(2)黄斑裂孔对侧眼脉络膜厚度

二、IMH 的临床特征及其分期

(一)临床特征

1. 症状　本病起病隐匿,病程进展缓慢,有时在另一眼被遮盖时才被发现。早期可无症状,随着病情的发展,不同期的临床表现有所不同,常见症状包括视力下降、视物变形等。视力常降至 0.05~0.5 不等,平均为 0.1。用 Amsler 方格表可查出视物变形及中心暗点。

视功能受影响的原因包括以下几个方面:①黄斑裂孔处无视网膜感光细胞;②黄斑裂孔周围视网膜浅脱离;③黄斑裂孔周围囊样水肿;④黄斑裂孔周围视网膜感光细胞凋亡。

2. 眼底检查　特发性黄斑裂孔的眼部改变主要在眼底黄斑部。多数病例伴随玻璃体不完全或完全性后脱离。此外,由于多发生于老龄人群,常有不同程度的晶状体混浊或晶状体核硬化。

IMH 不同时期的眼底表现各有特点。早期裂孔未形成时仅见黄斑区有黄色斑点和黄色环,有时可见玻璃体牵引和视网膜前膜存在。病情进展后形成黄斑裂孔,检眼镜下呈现基底为暗红色的圆形孔洞,也可为半月形或马蹄形,直径不等,但多为 1/4~1/2PD。若伴有裂孔周围囊样水肿,可表现为孔缘出现晕环。晚期有玻璃体后脱离或伴有游离盖[见图 14-2-3(1)]。

3. 眼底荧光血管造影检查　眼底荧光血管造影能清晰地显示黄斑区毛细血管拱环的形态,已发生病变的小血管的变形、扭曲现象,以及来自病变区域的异常强荧光、荧光遮蔽或点状、不规则状的荧光渗漏。

在特发性黄斑裂孔早期,眼底表现仅中心凹变浅,黄斑区黄色斑点,尚未出现色素上皮改变,这时荧光血管造影一般无明显异常改变。如病变进一步发展,则可发现因 RPE 损害造成的窗样透见荧光[见图 14-2-3(2)]。如孔周脱离明显,还可见中心强荧光外的环状低荧光区。

4. 光学相干断层扫描检查　OCT 检查对特发性黄斑裂孔的观察非常直观、确切,可以提供黄斑裂孔及其深部的视网膜切面特征,分析黄斑裂孔的位置、形态、大小、视网膜及玻璃体的关系,确定是否存在黄斑囊样水肿、黄斑区浅脱离及菲薄透明的黄斑前膜,并可清晰鉴别全层孔、板层孔或假性黄斑孔。对于单眼 IMH 患者,OCT 检查还可以用于评价对侧眼形成 MH 的风险,在一项研究中发现,21% 的患者对侧眼存在玻璃体黄斑异常。

5. 功能检查　视野检查作为一种心理物理学检查方法,通过对黄斑阈值的测定,可以较准确地反映黄斑部疾病的早期改变。利用自动视野计,能够根据黄斑病变范围进行相应的区域性光敏感度分析。早期特发性黄斑裂孔可无视野异常,晚期多数存在不同程度的光敏感度下降,可能与视敏度差、视网膜水肿、光感受器排列紊乱、黄斑前膜遮挡、血管渗漏等有关。利用光敏感度的变化及光阈值的波动,可以对特发性黄斑裂孔的进展及手术效果进行视功能评价。

测定黄斑功能常选用的视觉电生理检查包括明视视网膜电图、暗视红光和明视红光视网膜电图、闪烁光视网膜电图、局部视网膜电图(local macular electroretinogram)、多焦视网膜电图(multifocal electroretinogram,mERG)、视觉诱发电位等。其中 mERG 检查具有客观、准确、定位、定量的特点，能够更加精确、敏感、快速地测定后极部视网膜 23°范围内的视功能。特发性黄斑裂孔对全视网膜电活动影响不大，早期的视觉电生理检查一般无明显异常，晚期可出现不同程度的波幅降低。而多焦 ERG 的改变较为明显，表现为黄斑区细胞功能普遍降低，中心凹反应明显下降或消失（图 14-7-4），作为评价视功能的客观和较敏感的指标，对分析病情进展和手术效果有重要意义。

（二）特发性黄斑裂孔的分期

黄斑裂孔的分期非常重要，因为一般只有Ⅱ~Ⅳ期需要手术治疗。多年来，黄斑裂孔的分期一直在变化，目前最为常用的是 Gass 提出的分期方法。Gass 将 IMH 分成 4 期（见图 14-2-12）：

1. Ⅰ期　起病初期，玻璃体牵引导致中心凹变浅或消失，玻璃体透明、无后脱离，尚未形成裂孔，可有黄斑囊肿。该期又分为Ⅰ期 A：黄斑区有 100~200μm 直径大小黄色斑点和黄色环（为中央小凹脱离区的叶黄素收缩所致）；Ⅰ期 B：200~350μm 的灰黄斑块，环形周边放射状皱褶，有时可见玻璃体牵引和视网膜前膜存在，视力为 0.3~0.8。据统计，约 50%Ⅰ期患者会进展为全层裂孔，其余患者在发生中心凹处自发性玻璃体后脱离后自行缓解。黄斑区的黄色斑点和黄色环是发生裂孔的高危现象。

2. Ⅱ期　早期裂孔形成，即起病数周到数月，玻璃体切线方向进一步牵拉，出现中央小凹旁视网膜神经上皮全层破裂并逐渐扩大，一般孔径 <350μm，为一种小的偏心全层裂孔，形状有半月形、马蹄形或圆形，孔缘一般无晕环，裂孔下可见黄色玻璃疣状沉着物，视力降到 0.1~0.6，多数于年内进展到Ⅲ期。

3. Ⅲ期　病情进一步发展，经过 2~6 个月，全层黄斑裂孔形成，神经上皮全层破裂，裂孔进一步扩大成圆形，伴不同程度的裂孔周围囊样水肿，有或无游离盖，孔径大小在 500μm 左右，有玻璃体牵引但无玻璃体后脱离，视力在 0.05~0.3。据统计，此期约 40% 的患眼会进展到Ⅳ期，约 80% 患眼视力相对稳定，病程长者可发生视网膜前膜和视网膜色素上皮（retinal pigment epithelium，RPE）脱失。

4. Ⅳ期　在Ⅲ期裂孔的基础上，伴有玻璃体后脱离或伴有游离盖。

特发性黄斑裂孔发生视网膜脱离的机会很少。

（三）诊断与鉴别诊断

详细的眼底经检查，尤其是在裂隙灯下用前置镜观察，多能确立诊断。OCT 的出现为黄斑裂孔的诊断及鉴别诊断，提供了更客观、准确的依据，成为黄斑裂孔诊断及鉴别诊断的金标准。

1. 黄斑全层裂孔　黄斑区裂孔边缘锐利，裂隙灯下前置镜下光切线中断或错位，嘱患者注视光线可察觉光线中断现象，孔周有晕轮或局限性视网膜脱离，孔底可有黄白色小点，典型患者可见 1/2 透明的盖膜，与局部增厚的玻璃体后皮质界面粘连。OCT 图像中表现为黄斑区视网膜神经上皮光带全层缺损（有盖或无盖）。

2. 黄斑板层裂孔　裂孔边缘清晰，在裂隙灯下前置镜下光切线变细，但未见中断或错位现象。患者不觉光线有中断现象，孔周也没有晕轮，仅有明亮反光。OCT 图像中表现为黄斑区视网膜神经上皮光带部分缺损。

3. 黄斑假孔　视网膜前膜形成可使视网膜增厚，并向中心堆积，在检眼镜或眼底彩照下颇像黄斑裂孔。但在 OCT 图像上表现为中心凹呈陡峭的形态，视网膜神经上皮层光带完整。

4. 黄斑囊样变性　当小的囊腔破裂，形成大的囊腔时，检眼镜下可有类似黄斑裂孔的改变，但 OCT 图像可清晰显示完整的视网膜组织及囊腔形成。

三、手术治疗

1995 年，Gass 根据一些病织检查和玻璃体切割术后视

200nV
0　80ms

（1）

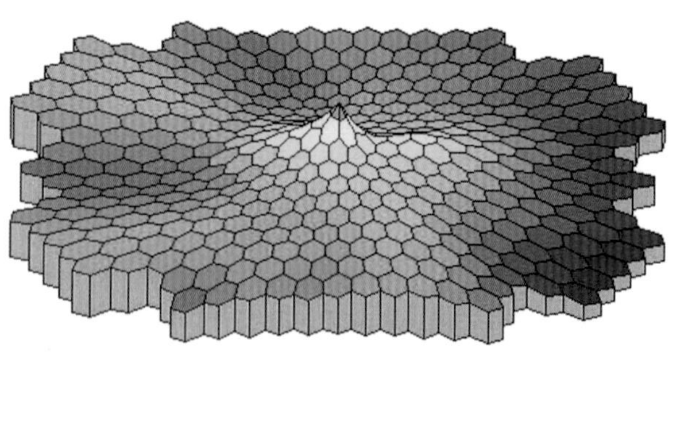

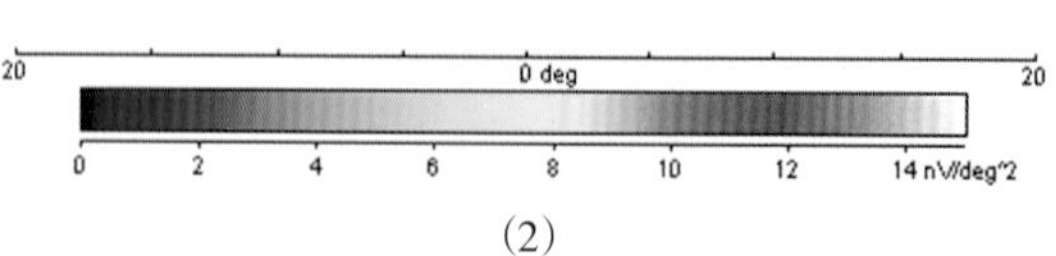

（2）

图 14-7-4
（1）e050404L-1TR；（2）e050404L-1PL

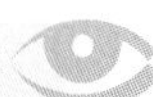

力得到良好恢复的现象指出，黄斑裂孔的发生是从中心凹视网膜最薄弱的区域开始裂开，在玻璃体皮质牵引作用下离心性收缩的结果，而大部分病例均无视网膜组织的缺失，即Ⅱ期黄斑孔被牵引离心性收缩扩大，一般在400~600μm基本稳定。如早期成功地解除玻璃体牵引，光感受器组织重新向心性聚缩，视功能便会有较大程度的恢复和提高。但是也有学者提出不同的看法。1997年，Ezra在对18例裂孔前区盖膜样物质的病理组织学检查中，发现7例有光感受器组织成分，说明在玻璃体突然的牵拉过程中可能有将视网膜组织撕脱下来的情况。此外，在裂孔边缘，往往有神经上皮的浅层脱离和水肿，进而发生变性坏死。因此，手术治疗的目的，不仅在于解除玻璃体牵引，防止裂孔进一步扩大，还可以促进裂孔边缘解剖复位，保存和恢复视锥细胞的功能。

（一）手术目的及时机

特发性黄斑裂孔一旦发生，对视力损害严重，随着发病年限的延长，裂孔会发展扩大，而且10%~20%为双眼患病。因此，目前多主张及时进行手术干预。IMH手术疗效在手术解剖成功率不断提高的情况下，视功能恢复效果由于裂孔分期和裂孔发生后持续时间的不同而有显著差别。从理论上讲，越早手术效果越好，但手术的选择取决于以下几个方面：①手术医师的技术水平；②手术设备；③患者症状、视力下降程度、视力要求、是否伴随眼部其他疾病、对侧眼情况等及患者对本病的认识程度。过去，由于对本病的认识不足及手术仪器设备的限制，多数采用保守治疗，手术治疗只在视力很差的患者（视力低于0.1）进行。近5年来，随着玻璃体手术技术的逐步提高，仪器设备的不断更新，对该病发生机制的认识提高，其手术适应证也不断扩大。目前特发性黄斑裂孔的手术治疗并无统一标准，一般Ⅱ~Ⅳ期裂孔患者均为手术对象。部分学者甚至提出对Ⅰ期裂孔进行玻璃体手术，及早解除玻璃体的牵拉，以预防黄斑裂孔的发生，即所谓的黄斑裂孔前期手术。但在此期手术风险大，必须与患者充分沟通，慎重选择。

（二）术前准备

包括全身情况和眼部的准备：全身情况主要进行内科检查，排除严重心肺疾病，控制血糖、血压等；眼部检查十分重要，术前要配合巩膜压陷法360°范围详细检查全部眼底，包括锯齿缘。如果有隐匿的视网膜裂孔或亚临床型视网膜脱离，要先行视网膜光凝处理。抗生素滴眼剂滴眼3天以清洁结膜囊。

（三）手术技巧

IMH手术基本操作：①玻璃体切割；②玻璃体皮质的分离与切除；③视网膜前膜和内界膜剥离；④完全性气-液交换；⑤促进裂孔愈合的辅助药物；⑥长效气体填充；⑦术后俯卧低头位1~2周。

1. 标准三切口经睫状体扁平部玻璃体切割术　基本的手术方式为标准三通道经扁平部玻璃体切割术。在避免损伤晶状体，或对周边视网膜过度牵拉造成视网膜裂孔的情况下，应尽可能切除所有玻璃体。于切除轴心部玻璃体后，玻璃体后皮质分离与切除是该手术的重要步骤。玻璃体完全后脱离者可直接切除全部后部玻璃体，但如果玻璃体后脱离不完全，则应先分离所有造成前后或切线方向的牵引的玻璃体，并造成人工玻璃体后脱离。其方法有：①玻璃体切割头切割；②软胶管笛形针吸引；③带负压吸引的眼内膜镊；④低能量眼内电凝头。其中较为常用的是使用带软硅胶管的笛形针。该笛形针可与玻璃体切割机的抽吸管相连，设定抽吸负压为150~250mmHg，将此抽吸笛形针软管头端在后极部视网膜表面1mm处来回轻轻扫动，如吸住玻璃体后皮质，硅胶软管将向下弯曲，即所谓的“鱼上钩征”（fish-strike sign），此时再从中央向周边部切线方向用力把玻璃体后皮质撕下并切除。如果玻璃体与黄斑前膜粘连很牢固，不可强取，可用眼内剪解除牵引。如果是有经验的手术医师，在良好的显微镜观察下，也可直接使用玻璃体切割头，在后极部靠近视网膜表面单独使用负压吸引，不使用切割，吸住玻璃体后皮质后，从中央向周边部切线方向用力，可将玻璃体后皮质撕下并切除。

对于是否需要切除所有玻璃体，目前学者们意见不一。大多数临床医师认为，没有必要做全玻璃体切割。对于周边部相对健康的玻璃体，可以留一部分。术后因玻璃体发生增殖而引起视网膜脱离的患者很少。切除周边部玻璃体的时候，最重要的是谨慎小心，切忌过度牵引视网膜引起视网膜裂孔。

2. 剥除黄斑前膜　相当部分IMH伴有黄斑前膜，手术中应予剥除。如果黄斑前膜的边缘明显，可用玻璃体视网膜钩或针尖弯成钩形的23G针头尽可能多地钩住膜的边缘，沿切线方向轻柔地做往复运动，并轻轻上挑，分离其与下方视网膜之间的细小粘连。然后用眼内镊抓住已经分离的边缘，沿切线方向，以黄斑中心凹为中心轻轻将膜呈环形撕下来。特别牢固的粘连，可以用眼内剪剪开或用玻璃体切割器切除。

如果不能看到明显的边缘，常用一尖端弯有小钩的巩膜穿刺刀（micro vitreous retina blade）在增生膜和内界膜之间挑开一个平面。由于MVR的钩与刀片之间的弯曲面光滑，这一操作对下方视网膜组织损伤较小。操作时，在较厚或折射力最大的部位直接插入膜的边缘。对较厚的膜，还可用一头端柔软的20号套管，放在膜表面远离中心凹的部位，反复吸引，抽吸力量可达250mmHg，使增生膜抬起。如果粘连牢固或广泛，可在膜的不同部位交替抓起并松解。或者在膜的中央做一切口，然后用镊子抓住切口的边缘，沿切线方向由中心向周边撕膜。膜的中心一般在放射状视网膜条纹的中央，透明度最低，或视网膜隆起最高点。如果刀尖牵动膜时，可见增生膜与视网膜之间的相对运动。也可用尖端锐利的针在一个小的视网膜血管边缘切开。

要小心辨认黄斑前膜、内界膜和视网膜神经纤维层：黄斑前膜一般较光滑、不易切开；内界膜有光泽、有放射状条纹具有延展性，容易切开；神经纤维层则多呈绒毛状，切破后常伴随点状出血。如果有视网膜内的细小的毛细血管性出血，说明已将膜穿透。

3. 剥除内界膜　内界膜剥除方法：于黄斑区外血管弓旁用钻石刷或锐利的视网膜钩钩起内界膜后，用内界膜镊夹住后如环行撕囊般把2~3PD范围大小的黄斑区视网膜内界膜剥除，有时不能一次完整撕下黄斑区内界膜，可重复几次完成；多数情况下，ILM很难分辨，可以在切除玻璃体后进行气/液交换，后极部注入0.3%的Vision Blue(台盼蓝)0.2ml，或0.05%ICG0.2ml，停留2分钟后用笛形针将染色剂排出，眼内换成液体，此时ILM被染成淡蓝色或浅绿色，容易辨认，再剥除ILM则可以减少视网膜的损伤。内界膜剥除后，局部视网膜略呈灰白色改变，黄斑区的微小皱褶消失(图14-7-5)。

台盼蓝及ICG染色的安全性至今仍有争议，也可使用曲安奈德(triamcinolone acetonide，TA)来进行内界膜的染色。白色的TA颗粒黏附在ILM上，使术者能分辨出ILM。但由于TA颗粒仅仅是黏附在ILM上，而不是染色，故亦较易被冲走或吸走，染色效果劣于ICG和台盼蓝。

4. 眼内填充　完全清除玻璃体皮质后，用广角的全视野镜或高斜镜，检查确认周边部无因手术造成的损伤，如周边部有视网膜裂孔，则先行激光光凝。如果无裂孔，则进行气-液交换，在视盘前用笛形针排液，然后等5~10分钟，使残留液体集中到后极部后再排出，最后予14%~16%C_3F_8填充。术后嘱患者保持头低位7~10天，使气泡顶压黄斑裂孔，有利于黄斑裂孔的愈合。

但是，临床观察表明眼内填充术后加速了白内障的发展，严重干扰术后视力的提高。以往都强调在玻璃体切割术后6个月以后再行白内障手术，最近Tornambe等对一组黄斑裂孔在玻璃体切割、气-液交换同时进行白内障摘除和人工晶状体植入术的研究结果显示，术后不必顾及填充气体对晶状体后囊的影响，不强调面向下体位，手术成功率也达到了79%。这种前后段联合进行的手术方法在处理眼外伤时也有应用，因此被提倡作为一种可选择的方法，使患者术后尽快获得满意的视力。

5. 辅助药物的应用　关于是否应用辅助剂的问题，存在很大争议。IMH辅助药物的应用常见TGF-β、纤维蛋白原和凝血酶、自体血清、浓缩自体血小板等。自1992年起，Glaser、Gdric、Ligget等分别报告在术中应用TGF-β、自体血小板浓聚物、自体血清，在完成气-液交换后，滴入裂孔区，以期促进裂孔愈合。在他们的报告中，治疗组手术的解剖成功率达96%~100%，但这些研究绝大多数没有设立相同条件下的对照，因此辅助因子的作用一直未得到证明。此外，由于生长因子的价格昂贵，重组转化生长因子疗效已证明与对照组无显著性差异并有升高眼压的作用，血液制品在制作过程中有容易受污染的危险，所以近几年随着手术设备和操作技术的不断完善和提高，一些学者在不使用生物辅助因子的条件下手术的成功率也达到95%以上。因而，渐渐地大多数学者已不主张在IMH手术中使用辅助药物。

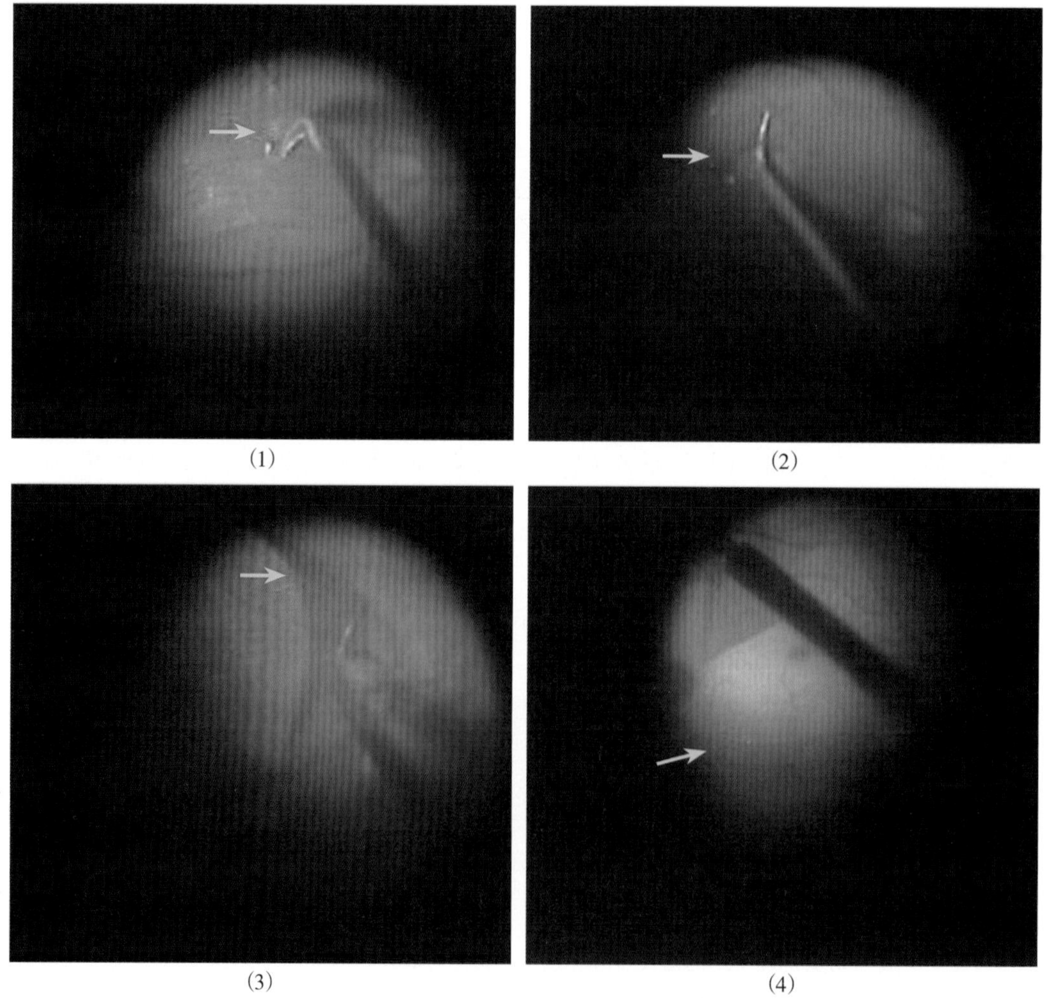

图14-7-5　黄斑前膜的台盼蓝染色

（四）手术并发症及处理

1. 术中并发症及处理

（1）术中出血：剥膜的过程中常有出血点出现，一般不需要处理。遇到黄斑血管破裂和明显出血时，可以通过升高眼内灌注压来止血，通常奏效。一般应尽量避免电凝，以免产生永久性的中心暗点。

（2）术中医源性视网膜裂孔：切除周边部玻璃体过程中，因玻璃体存在牵引，或视网膜本身有变性，容易导致医源性视网膜裂孔。如果出现裂孔，就要彻底清除裂孔周围的玻璃体，裂孔周围给予视网膜光凝，并填充 C_3F_8 长效气体，术后体位配合。

（3）晶状体损伤：多为器械直接损伤所致，如玻璃体切割头、注水针头和导光纤维等。操作时应注意器械指向眼球中心，避免向前伤及晶状体。轻的损伤可不作处理，重度损伤则可行联合手术，摘除晶状体并植入人工晶状体。

2. 术后并发症及处理　如上所述，黄斑裂孔的手术自20世纪90年代早期开展以来已经有了很大的进步，但多数文章均未提到手术并发症，这可能因为黄斑裂孔手术是一种新的手术，需要长的时间来观察、积累数据，以便阐述及研究其并发症的发生率。近年来，随着IMH手术的广泛开展，其手术并发症也日益增多。以下一些并发症分别从文献中获得，包括：色素上皮的异常、视网膜脱离、黄斑囊样水肿、视网膜下新生血管、眼内炎、免疫反应继发前房积脓、后期黄斑裂孔再裂开、眼压升高、视野缺损、白内障及视网膜光损伤等。

（1）白内障：白内障是最常见的术后并发症，发生率约为34%~68%。据报告术后12个月发生率是48%，术后24个月增长到68%。另有报告术后12个月发生率为65%，术后18个月为71%，术后24个月为87%，其中40%患者需行白内障摘除术。白内障发生可能与手术操作、眼内灌注液，特别是术后气体填充等有关。可按相关白内障手术方式处理。

任何玻璃体手术都有加速白内障发展的危险。玻璃体切割术后2年白内障出现率高达76%。一些学者报道黄斑裂孔术后，20%~33%的白内障需手术治疗。在已行玻璃体切割术的眼球上行白内障摘除术要复杂得多，因为没有玻璃体的支撑，晶状体后囊膜容易破裂，后囊破裂反过来又可增加黄斑裂孔再裂开的可能。

（2）黄斑裂孔再裂开：黄斑裂孔再裂开或扩大也是一个常见的问题。Banker等报道2%的病例黄斑裂孔再裂开，Park也报道有2%的患者黄斑裂孔再裂开，另有2%的患者黄斑裂孔扩大。在Duker等进行的前瞻性研究中，有4.8%的患者出现黄斑裂孔再裂开，发生时间为2~22个月，平均为12.5个月。这些患者经再次玻璃体手术及眼内充气后，黄斑裂孔均已关闭。Paques等报道黄斑裂孔裂开的发生率为6.9%，其发生时间平均为14.8个月。

黄斑裂孔再裂开的手术适应证有待确定，一般认为黄斑裂孔再裂开是因为手术后视网膜前膜形成，造成新的切线牵拉，把裂孔缘掀起。

（3）眼压升高：有人报道黄斑裂孔术后眼压升高占33%，而使用浓缩血小板组最高为50%。Thompson等认为眼压升高与气体种类无关，使用短效、中效及长效气体，术后眼压升高无显著性差异。但是，在使用牛TGF-β的眼中，术后眼压升高的机会明显增加，其机制可能是这些重组的TGF-β不纯引起眼内炎症而使眼压升高。

（4）视网膜裂孔、视网膜脱离：许多学者都观察到黄斑裂孔手术后可发生视网膜脱离，其报道也呈多样化。Sjaarda等报道的视网膜脱离发生率为5.5%。Banker和Freeman报道发生率为11%，多发生在手术后2~15周，平均为6周，累及黄斑的视网膜脱离占1/2，1/2以上为下方裂孔及脱离。Park报道了在一组黄斑裂孔伴前膜手术的患者中，术后视网膜脱离发生率为14%，其中有5%出现裂孔，作者认为可能是人工玻璃体后脱离时造成的视网膜裂孔；此外，如果玻璃体切割不完全而进行眼内充气，气泡向上运动时，可造成对下方视网膜的牵拉。Tabandeh等报道一组病例中视网膜脱离发生率仅为1.8%，脱离及裂孔主要在下方，他认为由于巩膜穿刺口在上方，在进行人工玻璃体后脱离时，下方操作方便，所以在下方操作的机会较多，他提出通过手术改良可以减少下方裂孔的产生，操作时应尽量贴近视网膜，把垂直方向的力变成切线方向的力。视网膜脱离发生率最高的是Smiddy报道的一组用浓缩血小板治疗的患者。

（5）视野损害：视野缺损是最近文献报道的黄斑裂孔手术后又一并发症。Pendergast和McCuen报道在他们的研究中，50例患者中16%出现有症状的周边视野缺损。Boldt等报道黄斑裂孔术后7%有视野缺损，其中89%为颞侧周边部致密的楔状视野缺损。Hutton等在一项前瞻性研究中发现，有13例患者主诉有视野缺损，检查发现颞下方视野绝对缺失。视野缺损与年龄、性别、黄斑裂孔的分期、术后眼压、高血压及冠心病等无关。确切原因目前尚不清楚，推测与手术时人工玻璃体后脱离对视网膜血管或神经纤维的损伤，气-液交换吸出视网膜下液时对视盘旁毛细血管的压迫有关，也可能与睫状后动脉阻塞、青光眼、眼压升高及光的毒性作用等有关。

（6）视网膜色素上皮损伤：文献报道视网膜色素上皮的丢失占5.3%~7.5%，而Banker等在最近的一项研究中报道色素上皮的异常占33%，他认为与术眼长时间面向下及术中光损伤有关。Park等报告色素上皮异常率为33%，在22眼中有65%可见确定的、局部的色素上皮改变或色素沉着。Smiddy等及Poliner等也观察到术后有色素上皮改变。多数学者认为光毒性作用是造成色素上皮的异常的主要原因，但Charles观察发现色素上皮及光感受器的损害发生在手术中排出大量的视网膜下液时出现。如不排出视网膜下液，则无色素上皮损伤，因此他认为手术损伤才是引起色素上皮损害的最主要原因。

（7）黄斑部水肿、脉络膜新生血管、眼内炎：黄斑囊样水肿较为罕见，在一组无晶状体眼黄斑裂孔的研究中，手术后黄斑囊样水肿的发生率为1%，而脉络膜新生血管的发生率也是1%。

任何内眼手术都有眼内炎的风险。Banker和Freeman的研究中1%患眼发生眼内炎，但培养为阴性。Park等报道的也是1%。Smiddy术中使用自家血制品作为辅助治疗，他的报道中眼内炎发生率略高。眼内注射一些辅助治疗物质有可能增加眼内炎的机会，但要与术后早期出现的非感染性前房积脓相鉴别。有学者观察到术中使用牛血栓素，8% 的患者术后第一天出现前房积脓，但未伴有眼部不适，用皮质类固醇治疗 48~72 小时后缓解。

四、预后

手术治疗特发性黄斑裂孔的预后一般较好。影响预后的因素包括术前已经存在的黄斑部不可逆损害、术前视力、明显的视力下降和(或)视物变形等症状的出现及持续时间、是否存在黄斑囊样水肿、裂孔大小、有无晶状体损伤、手术过程中有无视网膜损伤、病程长短以及有无术后并发症等。

1. 早期手术对预后的影响　目前认为早期手术解剖成功率和视功能恢复均优于晚期手术。Ryan 和 Gilbert 的治疗组中，裂孔发生时间在 6 个月以内的病例，Ⅱ期裂孔占 75%，最后解剖成功率为 94.4%，术后视力达 20/40 或以上者占 72.2%。其余 25% 为Ⅲ、Ⅳ期裂孔，解剖成功率为 66.7%，其中视力达到 20/40 者占 58.3%。持续时间 6 个月以上组，均为Ⅲ、Ⅳ期裂孔，术后解剖成功率 63.2%，视力达到 20/40 者仅有 10%。其他学者的治疗结果均表明，Ⅱ期黄斑裂孔、早期手术治疗视功能恢复效果最佳。在我们研究的一组(12 例)术前视力高于 20/40 的病例中，内界膜剥除术后裂孔全部闭合且黄斑中心凹厚度均在正常范围，绝大部分病例术后视力超过了术前视力，仅 2 眼维持术前视力，提示早期手术治疗更有助于术后功能的恢复。

2. 手术方式对预后的影响　在 IMH 的早期玻璃体手术治疗中，只是切除玻璃体后皮质解除玻璃体牵拉，此时的 IMH 的手术成功率为 60%~70%。后来发现 70%IMH 伴有不同程度的黄斑前膜，在剥除黄斑前膜后手术成功率提高到 80%。病理检查显示剥除的黄斑前膜组织中含有内界膜的成分，因此自 20 世纪 90 年代中、后期，临床上开始有目的地剥除内界膜。目前大量的文献报道，与不联合剥除内界膜相比，联合内界膜剥除显著提高了 IMH 术后的裂孔闭合率，达到 90%~100%。Castro 等比较了剥除内界膜和不剥除内界膜的两组裂孔的闭合率，前者达 100%，后者为 84%。Haritoglou 等报道了一组(99 眼)内界膜剥除治疗 IMH 长期随访观察，平均随访 32 个月，1 次手术解剖关闭率为 87%，两次手术成功率为 96%。术前平均最佳矫正视力为 20/100，术后平均最佳矫正视力为 20/40，两者间差异有显著性意义，94% 的患者视力提高，认为内界膜剥除治疗 IMH 的长期预后较好。Foulquier 等将 36 例 39 眼Ⅲ、Ⅳ期黄斑裂孔分成两组，其中一组 21 眼(53.8%)行内界膜剥除，另一组未剥除内界膜，两组的成功率分别为 90% 和 50%。在我们的研究中，联合内界膜剥除病例 78 例 78 眼术后长期随访 12~37 个月，一次手术成功率为 98.9%，第一次手术未闭合的 2 眼在第二次手术将内界膜完整剥除后裂孔闭合，使二次手术的成功率达 100%，术后最佳矫正视力 20/200~20/20，平均 20/50，术后最佳矫正视力提高两行或以上者 52 眼(66.7%)。综上所述，内界膜剥除治疗 IMH 的长期疗效是肯定的。

3. 裂孔愈合形态对预后的影响　多项研究表明，黄斑裂孔术后形态与术后视力有一定的相关性。OCT 可获得类似黄斑部组织切面的图像，使我们能更好地了解在手术后活体状态下 IMH 愈合的形态特征及其与术后视力的关系。

Kitaya 应用 OCT 对术后黄斑裂孔的愈合形态进行了观察，将术后的 OCT 形态分为“规则”和“不规则”两大类，“规则”指在视网膜色素上皮层上可见规则的光感受器层的回声，“不规则”指未见规则的光感受器层的回声，并认为不规则的光感受器排列影响术后视力改善。Takahasi 将黄斑裂孔早期闭合(1 个月)的 OCT 形态分为两种类型，即正常的中心凹形态(单纯闭合)和桥样结构(即内层视网膜组织越过 RPE，与中心凹视网膜脱离相似)，后者在视网膜平伏后视力可能提高。Kang 等采用 OCT 观察了 32 例 34 眼 IMH 术后裂孔关闭的形态，将其分为两种类型，Ⅰ型为裂孔关闭不伴感觉神经层的缺损(19 眼，61.3%)，Ⅱ型为裂孔关闭但中心凹处感觉神经层存在缺损(12 眼，38.7%)，Ⅰ型愈合的裂孔直径比Ⅱ型的大，并认为术后Ⅰ型愈合的视力比Ⅱ型好。Uemoto 等将闭合的黄斑裂孔的 OCT 形态特分为“好的形态(good shape)”(其特征为接近正常的黄斑中心凹形态)和“差的形态”(其特征包括：中心凹不正常，其边缘平坦或陡峭，视网膜增厚缺乏中心凹的形态)，但两种形态的术后视力差别无显著性意义，认为术后视力以及术后视力的提高与愈合形态无相关关系。Imai 等将闭合裂孔 OCT 形态分为 3 型：U 型(正常黄斑中心凹)、V 型(中心凹陡峭)、W 型(中心凹感觉神经层缺损)，术后视力与这三种形态相关，U 型最好，W 型最差。

由于术后黄斑裂孔关闭的 OCT 形态比较复杂，如果按上述简单分类尚不足以说明裂孔闭合形态的多样性。我们根据临床研究，认为至少主要表现为以下四种类型：Ⅰ型，黄斑中心凹形态恢复，伴局限性的色素上皮层或感光细胞层的缺损；Ⅱ型，黄斑裂孔缘视网膜桥状相连，呈神经上皮层脱离状态；Ⅲ型，黄斑中心凹形态恢复，但中心凹变薄；Ⅳ型，中心凹形态完全恢复，神经上皮层厚度在正常范围。在随访期间不同愈合形态之间互相转变。我们观察到，IMH 愈合早期 OCT 表现以Ⅰ~Ⅲ型为主，占 81.6%。此时尽管裂孔已闭合，黄斑中心凹恢复了其大体的形态结构，但仍伴随不同程度 RPE、神经上皮层外层(感光细胞层)的缺损或神经上皮层变薄。视力预后以Ⅳ型最佳，其余三型稍差(图 14-7-6)。

四代频域 OCT 的问世，使我们对于视网膜结构，特别是对于外层视网膜结构的认识，有了质的飞跃。在四代 OCT 中，外层视网膜可以清楚地分辨出外界膜层、内外节层(OS/IS 层)等。在部分 IMH 术后随访的患者中，我们发现内外节层结构的完整性是影响视力恢复的关键因素。部分患者裂孔愈合得十分理想，但 OCT 上可观察到内外层缺失的情况，这些患者往往术后视力提高有限，多数仅能维持在 0.1 左右(图 14-7-7)。另有一些患者，术后内外节层结构完整，随时间推移，内外节层在 OCT 的反射强度逐渐恢复，这些患者视力较理想，多数在 0.4 以上，部分可恢复 1.0 以上的正常视力(图 14-7-8)。

虽然目前的临床结果显示玻璃体切割联合内界膜剥除术提高了 IMH 的愈合率，但对于内界膜剥除对视功能恢复的影响的报道却还比较少，而且结果并不一致。此外，对于影响术后的视功能恢复的预测因素，目前我们还所知甚少，尚有待进一步的研究。

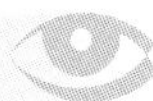

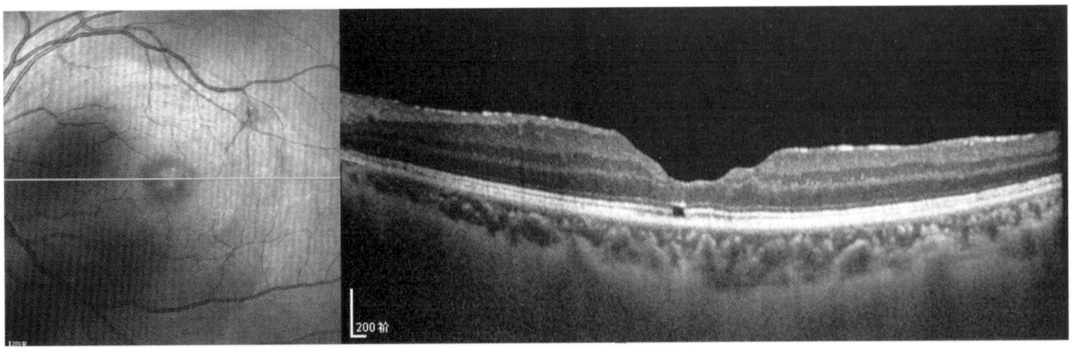

(1)

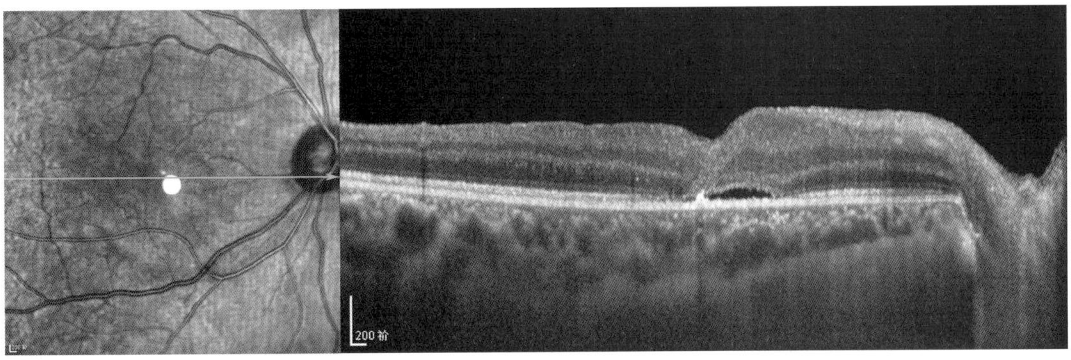

(2)

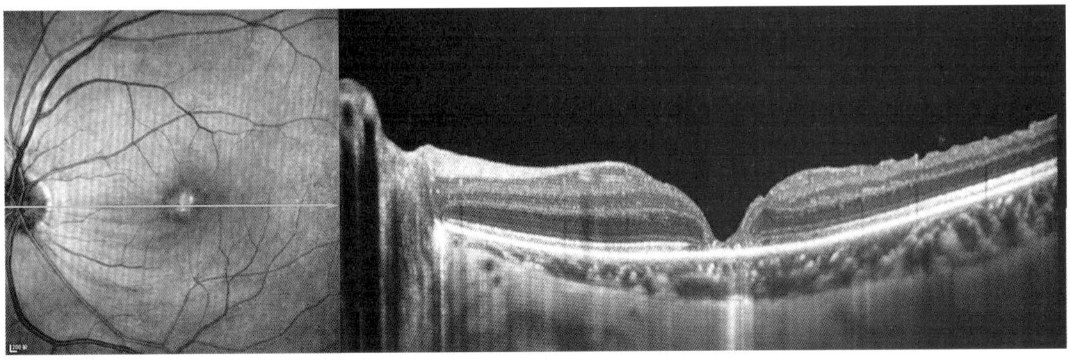

(3)

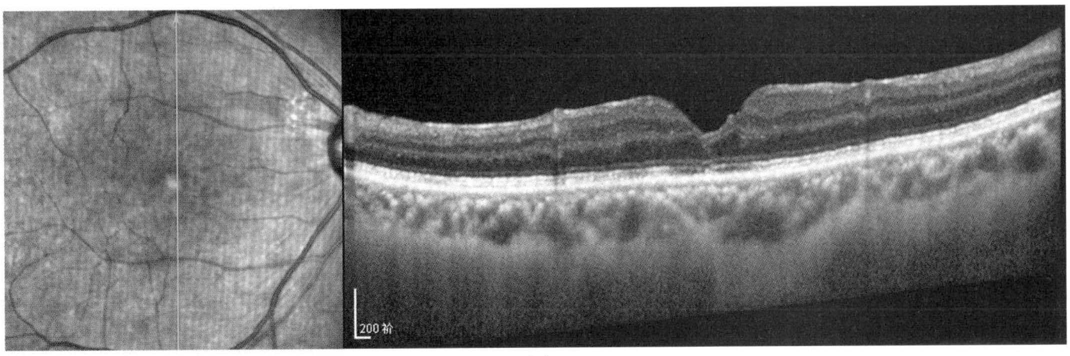

(4)

图 14-7-6

(1) Ⅰ型黄斑裂孔术后局限性内外节层缺失；(2) Ⅱ型黄斑裂孔术后神经上皮脱离；(3) Ⅲ型黄斑裂孔术后神经上皮层变薄；(4) Ⅳ型黄斑裂孔术后中心凹厚度在正常范围之内

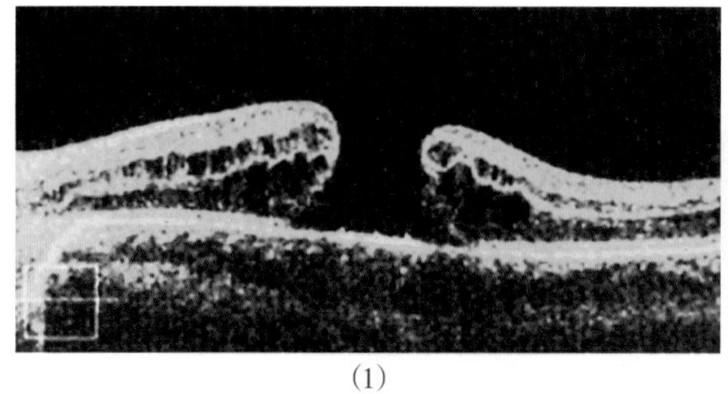
(1)

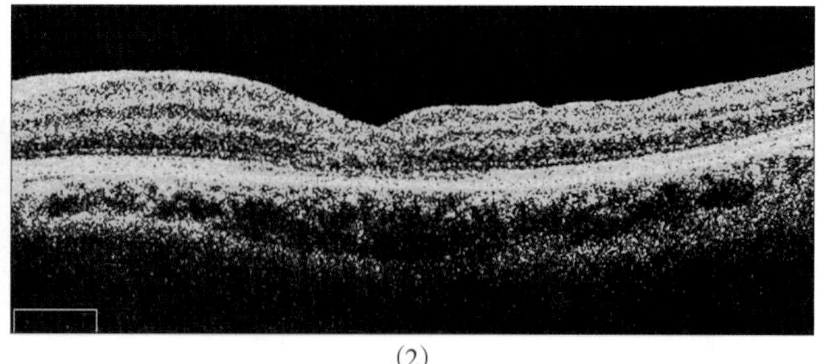
(2)

图 14-7-7

(1)术前 OCT 图,显示神经上皮层全层缺失,孔周水肿,视力 0.1;(2)术后 3 个月 OCT 图,显示裂孔闭合良好,视网膜内外节层缺失,视力 0.1

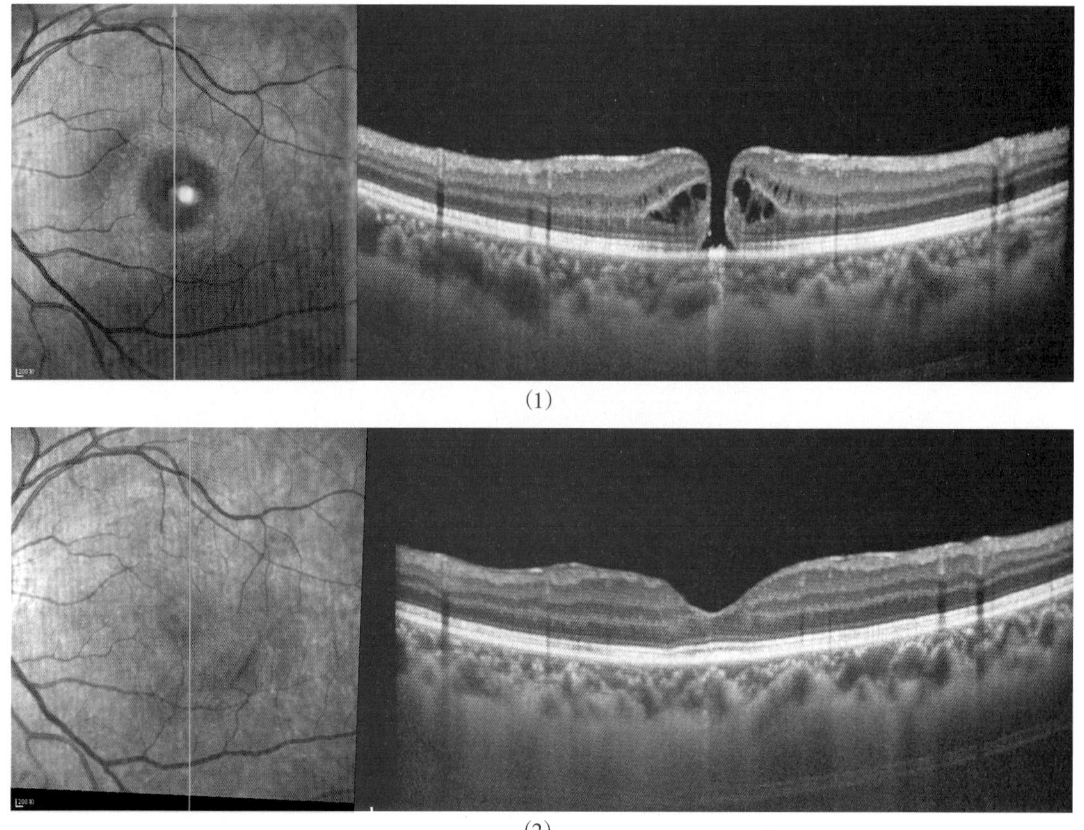
(1)

(2)

图 14-7-8

(1)黄斑裂孔术前,最佳矫正视力 0.1;(2)黄斑裂孔术后 6 个月,最佳矫正视力 0.6

第八节　黄斑裂孔性视网膜脱离

黄斑裂孔性视网膜脱离是一种特殊类型的裂孔性视网膜脱离,是黄斑全层裂孔形成后,液化的玻璃体经此孔到达视网膜神经上皮层下而造成的。临床上,特发性黄斑裂孔较少出现视网膜脱离,局限或广泛的视网膜脱离更常见于由高度近视和眼外伤引起的黄斑裂孔。本章重点讨论高度近视引起的黄斑裂孔性视网膜脱离的发病机制和临床特征、手术治疗及其预后和预防。

一、发病机制和临床特征

(一)发病机制

高度近视引起的黄斑裂孔性视网膜脱离,发病机制尚未阐明。目前认为其病因可能有玻璃体后皮质或黄斑前膜对黄斑部的切线牵引力、后巩膜葡萄肿和视网膜色素上皮及脉络膜萎缩等。其中,由黄斑区视网膜前膜(epiretinal membrane,ERM)收缩而引起的切线牵引力可能是引起该病的最主要因素,也是引起手术后黄斑裂孔重新开放的主要原因。高度近视常伴有后巩膜葡萄肿,后极部渐进性伸展，黄斑区域视网膜、脉络膜极度变薄，脉络膜毛细血管减少或丧失，引起视网膜组织萎缩和囊样改变，囊样变性破裂继而形成黄斑裂孔，此为裂孔发生的另一个因素。前后方向的玻璃体视网膜牵引可引起黄斑组织的缺损，中心凹前玻璃体的局部收缩也常发生。此外，玻璃体液化、玻璃体后脱离也可能对黄斑产生前后方向的牵引力。在玻璃体后脱离过程中，部分玻璃体后皮质与黄斑区周围的视网膜粘连，随着眼球的转动，飘动的玻璃体皮层对黄斑部产生前后方向及切线方向的牵引力。高度近视眼玻璃体腔扩大，玻璃体液化明显，眼球转动时玻璃体反向运动，对黄斑区产生牵引。

Akiba 等认为，在高度近视黄斑裂孔性视网膜脱离形成过程中，后巩膜葡萄肿和视网膜色素上皮及巩膜萎缩所起的作用比黄斑的切线牵引力更为重要。在有后巩膜葡萄肿的高度近视患者中，后巩膜向后增大，视网膜相对延伸不足，从而产生使视网膜神经上皮层与色素上皮层分离的矢力；后巩膜葡萄肿内脉络膜视网膜的萎缩及视网膜色素上皮细胞的缺失造成神经上皮与色素上皮层之间的黏附力减弱，从而造成广泛的视网膜脱离。

（二）临床特征

高度近视黄斑裂孔性视网膜脱离较多见于女性，发病年龄平均 55~60 岁，大多数为单眼发病，双眼发病者有明显的后巩膜葡萄肿，患者屈光度数多超过 -10D。临床表现为视力显著下降，视物变形，中心视野大片缺损。散瞳后通过裂隙灯显微镜联合 78D/90D 前置镜或三面接触镜检查可观察到黄斑区视网膜光带中断，裂孔区脉络膜裸露，裂孔周围神经上皮脱离、玻璃体液化以及玻璃体后脱离等情况(图 14-8-1)。眼底检查绝大部分可见明显的后巩膜葡萄肿，B 型超声波检查显示眼轴明显增长(图 14-8-2)。若黄斑区视网膜脱离程度不高，OCT 检查可以清楚地显示裂孔及玻璃体的情况，包括玻璃体液化腔隙、玻璃体后皮质与视网膜之间的残余粘连、黄斑区神经上皮层缺失、视网膜神经上皮层与色素上皮层 / 脉络膜毛细血管层之间出现低反射区、视网膜内表面强反射光带(提示视网膜前膜的存在)等(图 14-8-3)。临床上，根据视网膜脱离的范围，将黄斑裂孔性视网膜脱离分为三种类型：Ⅰ型，视网膜脱离局限于黄斑周边区；Ⅱ型，视网膜脱离扩展到赤道部但未达视网膜锯齿缘；Ⅲ型，视网膜脱离至少有一个象限已达锯齿缘。

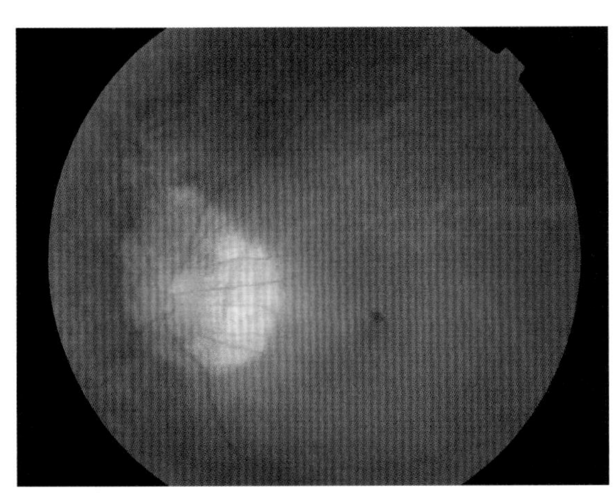

图 14-8-1　高度近视黄斑裂孔性视网膜脱离

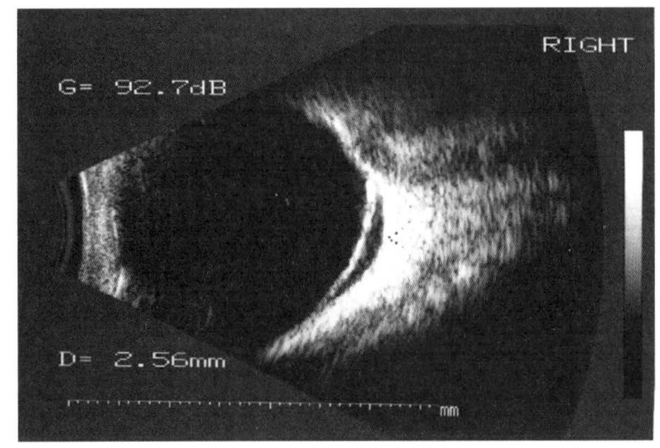

图 14-8-2　高度近视黄斑裂孔视网膜脱离 B 超显示后极部视网膜脱离及后葡萄肿

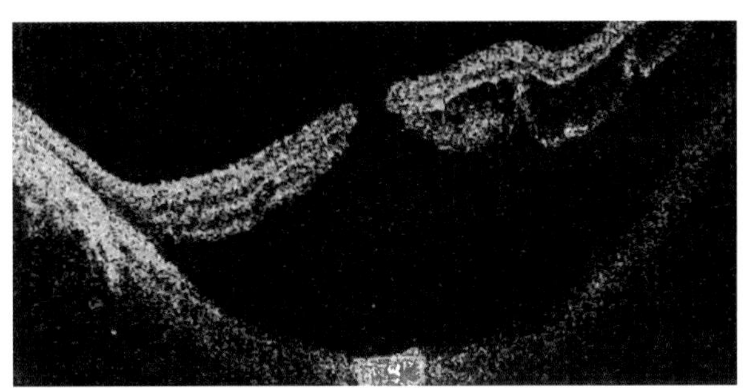

图 14-8-3　高度近视黄斑裂孔视网膜脱离 OCT 显示后极部视网膜脱离及后葡萄肿

二、手术治疗

（一）手术时机

黄斑裂孔性视网膜脱离严重影响患者视功能，一旦确诊，应尽早手术治疗。研究表明，裂孔形成后，实施手术治疗的早晚对术后视功能恢复有重要意义。

（二）术式选择

黄斑裂孔性视网膜脱离手术治疗的目的，不仅仅是解除对视网膜的异常牵引力，促使视网膜解剖复位，更重要的是保存其视功能。高度近视黄斑裂孔性视网膜脱离的手术方式，数十年来一直存有争议。文献报道过许多手术方式，包括黄斑部巩膜兜带术、后巩膜缩短术、联合巩膜透热法、冷冻粘结术或黄斑裂孔周围激光光凝术。但这些手术操作难度大，并发症多，术后易引起瘢痕形成，黄斑区功能丧失，从而导致术后中心视力恢复差。

1982 年，Gonvers 和 Machemer 采用经睫状体平坦部玻璃体切割术(PPV)联合气体填充成功治愈黄斑裂孔性视网膜脱离。这种手术方式无须激光光凝，不产生脉络膜视网膜瘢痕，从而保存了黄斑功能。随着玻璃体手术技术的不断提高，20 世纪 90 年代开始，很长一段时间内，PPV 联合气体 / 硅油填充或激光光凝黄斑裂孔一直被认为是有效的手术方式。近几年，由于对黄斑裂孔性视网膜脱离发病机制有了深入了解，越来越多的学者认为术中撕除视网膜前膜(ERM)和(或)视网膜内界膜(ILM)有助于提高黄斑裂孔视网膜脱离复位率，并能预防术后黄斑裂孔重新开放。

目前，黄斑裂孔性视网膜脱离眼内填充物的选择仍然存在争议。一般来说，对于患眼视网膜色素上皮相对健康且无后巩膜葡萄肿的患者可以选择玻璃体切割联合眼内长效气液充填的手术方式，术后保持严格的面向下体位。而对于存在明显后极部巩膜葡萄肿和(或)大面积后极部视网膜色素上皮或脉络膜萎缩的患者，应该考虑硅油填充。对近视屈光度数较低、年龄较轻、身体状况较好、术后能够遵嘱定期复查的患者考虑气体充填，否则应该更多考虑联合硅油填充。目前重硅油的发展较好地解决了不适宜术后长时间采用面向下体位的患者的困难。

在 PPV 术中，应尽量争取行视网膜前膜 / 视网膜内界膜撕除。如果初次经玻璃体腔的内路手术失败，可以再次行内路手术或选择内路手术联合巩膜外路手术(巩膜环扎、黄斑部巩膜扣带术等)，内、外路手术的最终成功率相近。如果术前检查发现周边部尤其是下方存在视网膜变性甚至裂孔，或者手术中感觉周边部玻璃体视网膜紧密粘连，我们主张给予巩膜外硅胶环扎或和垫压。

(三) 手术技巧

如前所述，目前认为黄斑区视网膜前膜(ERM)/ 视网膜内界膜(ILM)所形成的对黄斑的切线牵引力是引起高度近视黄斑裂孔视网膜脱离产生及其术后黄斑裂孔重新开放的主要因素。因此，我们强调 PPV 术中应尽量撕除 ERM/ILM，一般以黄斑为圆心的 1.5~2PD 直径的圆形区域，上下超出血管弓。

高度近视患者的 ERM/ILM 薄而易碎，而且由于脱离的视网膜漂浮不定，撕除内界膜时缺乏反向的固定牵拉力量，因此使用传统的剥膜器械如视网膜钩、视网膜镊通常见到内界膜连同视网膜随镊子一起运动却不见两者分离，手术中的内界膜剥除比较无视网膜脱离的特发性黄斑裂孔内界膜剥除更难操作，难以将黄斑前膜或内界膜完全撕除干净。为了解决这个问题，除了需要术者有娴熟的显微手术技巧外，文献报道使用特别设计的 Tano 钻石粉刷及镊子有助于将 ERM/ILM 从视网膜上撕除。我们的经验是先采用气液交换排除视网膜下液之后再液气交换以重水压平视网膜，最后在重水状态下撕除黄斑前膜或内界膜。如果实在无法剥除圆形区域，应至少剥除靠近黄斑裂孔周围条带状的内界膜，破坏它对裂孔的切线牵引。吲哚菁绿或台盼蓝染色也可以使 ILM 清晰可见，有助于撕除黄斑 ILM 及覆盖于其上面的 ERM。但近来有报道上述染色剂对 RPE 甚至视网膜节细胞有毒性，因此不用染色剂最好。

术中另一关键步骤是使未完全后脱离的玻璃体与黄斑部视网膜分离，去除玻璃体对黄斑的牵引力。这时使用带有硅胶吸头的笛形针头边吸边扫过黄斑区视网膜表面，使玻璃体后皮质被吸起，产生“鱼咬钩征” (fish strike sign)，然后将玻璃体后皮质一直分离至赤道部(详见第十章)。如果仍有困难，为了增加玻璃体后界膜和视网膜内界膜的可视度，可以注入少量曲安耐德(TA)，作所谓的 TA 辅助下的玻璃体切割术。

经外路的黄斑部巩膜兜带术，操作复杂且并发症多。Mitamvra 等报道联合 PPV，并在术中通过降低眼内灌注压的方法使眼球后极部巩膜易于暴露而方便操作及减少术中并发症。近年此法已很少应用。

在玻璃体切割术中可以应用生物辅助剂，如转化生长因子 -β_2(TGF-β_2)、自体血清、自体浓缩血小板等直接点在黄斑孔的表面，以控制纤维增生及促进裂孔封闭，也有报道使用氰基丙烯酸酯组织黏合剂黏合黄斑裂孔。但是最近的研究显示术中辅助药物的应用并未能改善术后视力。

(四) 手术并发症

1. 术中并发症　一般的玻璃体视网膜手术并发症均有可能出现在黄斑裂孔性视网膜脱离手术中，除此之外，因患者存在高度近视，亦有一些特性。

(1) 视网膜裂孔：包括周边部视网膜裂孔或黄斑周边裂孔，为 PPV 术中牵拉玻璃体后皮质或撕除 ILM/ERM 时所致。若患者周边部视网膜有广泛的格子样变性，术中出现周边部视网膜裂孔的风险更大，因此术前应详细检查，必要时术前激光光凝变性区。黄斑裂孔的游离缘活动度大，在抽吸操作中很容易被吸入而导致裂孔的撕裂扩大，因此黄斑区操作应十分小心。撕膜过程中应避免过度牵拉，以免损伤黄斑裂孔边缘及视网膜内层，提高手术技巧可以有效防止该并发症的发生。高度近视患者可伴后极部多灶性视网膜脉络膜萎缩灶，这些区域边缘均是视网膜裂孔的好发位置。

(2) 视网膜点状出血：多在撕除 ILM/ERM 时产生，少量出血多可自行吸收。黄斑裂孔边缘的少量出血，作为内源性的生物辅助剂有助于裂孔的闭合。

(3) 巩膜穿通伤：高度近视患者巩膜较薄，缝合扣带时易缝穿巩膜，易引起眼内出血、视网膜裂孔，在高度近视患者术中操作时应加倍小心，这是黄斑兜带术的主要并发症之一。

(4) 晶状体并发症：通常是切除玻璃体切割头对侧的基底部玻璃体、器械进出眼内、注水针头上翘等时损伤晶状体所致。用间接照明法和换手法只切除玻璃体切割刀同侧的基底部玻璃体，刀口背向晶状体，将玻璃体吸起。远离晶状体能有效防止该并发症的发生。

2. 术后并发症

(1) 白内障加重：黄斑裂孔性视网膜脱离术后白内障加重发生率高，在使用长效气体眼内填充患者中发生率更高。具体原因未明，估计与眼内灌注液、玻璃体腔的氧气浓度改变及玻璃体切割术后晶状体周围液体环境改变有关。术后气体与晶状体接触可出现后囊雪花状混浊，随气体吸收多可自行消失。晚期常出现核性白内障。如白内障加重明显影响视力可作白内障手术。但有报道黄斑裂孔手术后的白内障手术，术后黄斑囊样水肿的发生率较高。

(2) 眼压升高：黄斑裂孔手术后眼压升高可能由出血、炎症、脉络膜水肿、睫状体阻滞、眼内气体膨胀及硅油填充等引起，所有导致青光眼发生的机制在黄斑裂孔术后均有可能发生。高危因素包括：巩膜环扎术，术中眼内光凝、术中行晶状体咬切术及术后发生纤维渗出膜。术式越复杂，术程越长，术后高眼压的可能性越大。术后 48 小时约 35% 患者眼压升至 30mmHg 或更高。

眼压升高时先使用噻吗洛尔滴眼液、乙酰唑胺、甘露醇等药物，如仍未能奏效，可在无菌操作下作前房穿刺放出部分房水或玻璃体腔穿刺放出部分惰性气体。硅油填充眼保守治疗眼压仍过高，可在无菌操作下打开颞上或颞下巩膜穿刺口，放出少许硅油使眼压恢复正常，重新关闭创口。

(3) 视野缺损：许多作者报道黄斑裂孔玻璃体手术后出现视野缺损，大部分病例视野缺损位于颞上方。其病因仍不明确，有作者认为可能与抽吸操作中对视神经的直接损伤有关，而其他作者则认为与气体交换中压力升高损伤视神经及长时间接触气体有关。

(4) 黄斑裂孔重新开放：术后黄斑裂孔重新开放主要是ERM形成对裂孔边缘产生牵引力所致，与患者年龄及术前黄斑裂孔大小有关，表现为黄斑裂孔增大，术后黄斑裂孔复发患者ERM的病理组织学检查显示其内含有Müller细胞、纤维星形胶质细胞及内界膜的纤维细胞膜。因此，术中应彻底撕除ERM/ILM。

(5) 视物变形：主要是黄斑部巩膜扣带术后所致，视物中央部变形，明显的后巩膜葡萄肿亦可引起视物变形。在中心视力较差的患者中，症状有时反而不明显。

三、预后及预防

黄斑裂孔性视网膜脱离一旦确诊，应及早手术，方能挽救患者视功能。患者的病程、术前黄斑裂孔的大小、手术方式的选择及术者的技术水平将明显影响其视力预后。

预防方面，主要通过健康教育，使高度近视患者了解疾病相关知识，明确定期接受玻璃体视网膜专科检查的必要性，以便早期发现疾病先兆，及时处理。

第九节　黄斑部疾病引起的玻璃体积血

在黄斑部疾病中，年龄相关性黄斑变性(age-related macular degeneration，AMD)和特发性脉络膜息肉样变(polypoidal choroidal vasculopathy，PCV)是导致玻璃体积血的主要原因。

一、临床特征

AMD和PCV导致的玻璃体积血，多数患者表现为患眼视力急剧下降至手动或光感，部分玻璃体积血浓厚的患者甚至表现为患眼无光感。随玻璃体积血的吸收，视力可有不同程度好转。出血早期，玻璃体腔可见片状或团块状鲜红积血，随病程延长，红细胞溶解，含铁血红素析出，玻璃体腔呈棕黄色或淡黄色混浊。对于反复出血的患者，玻璃体腔可同时查见新鲜积血和陈旧积血并存。B超检查，玻璃体腔表现为点状或团块状强回声。出血2周以上患者常伴有不同程度的玻璃体后脱离，部分患者可同时伴有出血性视网膜脱离。

二、手术治疗

(一) 手术时机

AMD和PCV导致的玻璃体积血，由于出血量大，通常难以完全吸收，需玻璃体手术清除玻璃体积血。我们通常选择出血后2~4周间进行手术。手术时间太早，一方面脉络膜出血病灶尚未稳定，术中、术后容易再次出血；另一方面，玻璃体尚未充分液化、后脱离，手术难度及风险相对较大。手术时间太迟，红细胞释放出的含铁血红素则可对视网膜细胞、视网膜色素上皮细胞造成永久的不可逆损害，且由于出血块及新生血管膜的机化，使得视网膜下病灶的处理更为困难。

(二) 术式选择

单纯清除玻璃体积血，微创玻璃体视网膜手术(23G/25G)可作为首选，术后予以过滤空气或惰性气体填充即可，周边视网膜可行预防性激光光凝。如患者晶状体混浊严重，影响后段手术操作，可联合白内障超声乳化或经扁平部晶状体咬切术。

如术前预计要行视网膜下新生血管膜或血凝块的取出，则选择常规20G玻璃体视网膜手术。为了尽可能恢复患者视功能，国内外不少专家学者针对视网膜下病灶的手术处理，进行了各种尝试，先后有视网膜切开视网膜下新生血管膜取出、视网膜切开视网膜下出血取出及黄斑转位术等术式用于临床。其中虽有个别患者取得了较好疗效，但整体来看，由于上述术式手术创伤大，并发症多，特别是严重破坏了光感受器细胞与视网膜色素上皮细胞的完整性，绝大多数患者预后不佳。因此，对于黄斑下病灶的处理应持审慎态度。

(三) 手术技巧

玻璃体手术清除AMD和PCV导致的玻璃体积血，无特殊技术要求，按玻璃体手术常规操作技术进行即可。至于黄斑部视网膜下新生血管膜的处理，由于目前临床随访结果均不乐观，其手术操作在此不再赘述。

(四) 手术并发症

由于在操作上与常规玻璃体视网膜手术相比并无特殊之处，其并发症及处理与常规玻璃体视网膜手术相似，在此不再赘述。

三、预后及预防

AMD和PCV导致的玻璃体积血，预后主要取决于黄斑部病变的范围和程度。整体来看，出现玻璃体积血，意味着黄斑部病变严重，预后多数不良。由于PCV患者的原发病灶多数位于中心凹外，因此其预后要优于AMD患者。目前，AMD和PCV发病机制尚未阐明，遗传因素、环境因素、生活习惯、全身疾病等都可能与两者发病有关。有研究表明，减少吸烟、多进食鱼类及深色蔬菜及水果，均有助于降低AMD和PCV的发病率。

第十节　外伤引起的黄斑部病变

所有眼外伤都有可能引起黄斑病变(traumatic maculopathy)。其中，机械性眼外伤中挫伤所致的黄斑部改变最为多见，包括视网膜震荡、外伤性视网膜出血和外伤性黄斑裂孔等；穿通伤、贯通伤和眼内异物均可能直接伤及黄斑区；非机械性眼外伤也可以导致黄斑囊样水肿、黄斑灼伤等。

一、视网膜震荡

视网膜震荡(commotio retinae)是眼球挫伤中常见的视

网膜挫伤之一，以视网膜水肿为主要特征，可发生在黄斑部或视网膜其他部位。根据其损害程度可分为轻度挫伤性视网膜水肿和重度挫伤性视网膜水肿。前者仅为功能性改变，数周后水肿可消退；后者为器质性改变，视网膜色素上皮混乱，视网膜变性萎缩，又称外伤性黄斑变性。

1. 病因　外来钝力作用于眼球，经过眼前段传导至视网膜上，而眼球后极部正好为着力点。强力的冲击会导致早期脉络膜毛细血管充血，毛细血管内皮细胞损伤，通透性增加，进而组织水肿和渗出，视细胞变性、坏死，从而产生永久性视功能损害。

2. 临床表现　视网膜苍白水肿，可逐渐消退；视网膜色素紊乱，黄斑部色素多为棕色或褐色点片状或地图状，可在伤后马上出现，也可在水肿消退后出现。水肿消退后荧光素眼底血管造影（FFA）可见透见荧光，早期黄斑部可见多个荧光渗漏点，晚期荧光类似中心性浆液性视网膜脉络膜病变样改变，可出现墨渍样或炊烟样扩大。

3. 治疗　无须特殊治疗。明显水肿时可给予糖皮质激素，并可应用血管扩张剂、维生素类。

二、外伤性视网膜出血

1. 病因　外伤性视网膜出血（traumatic retinal hemorrhage）是由于外力作用导致视网膜血管破裂或脉络膜破裂而产生出血，晚期（伤后 1 个月 ~1 年）视网膜出血也可见于黄斑部视网膜下脉络膜新生血管。

2. 临床表现　视网膜内浅层出血是位于视网膜神经纤维层的浅层毛细血管的出血，多呈鲜红色、火焰状或毛刷状。视网膜内深层出血多位于外丛状层内侧的毛细血管网，呈暗红色圆形斑点，FFA 表现为遮蔽荧光。视网膜前出血是神经纤维层和内界膜之间或视网膜内界膜和玻璃体之间出血，眼底见出血呈舟状，上方有液平面，边界清楚，若出血遮蔽黄斑则会严重影响视力，视野检查可见实性中心暗点。黄斑部视网膜下脉络膜新生血管引起的出血多见于伤后 1 个月 ~1 年，可导致浆液性和出血性视网膜脱离，严重影响视力，眼底检查可见黄斑部圆形或类圆形黄白色稍隆起的病灶，病灶周围可以见到不规则出血，FFA 可以显示出血遮蔽荧光以及视网膜下新生血管膜。

3. 治疗　外伤性视网膜出血多可较快吸收，但累及黄斑部的出血常常伴有脉络膜破裂甚至黄斑裂孔，此时即使出血吸收，中心视力多不能恢复。初期应静卧休息，并用卡巴克洛、云南白药等止血，之后可用血管扩张剂、活血化瘀类药物。伤后早期的手术治疗以清除视网膜下血液为主；伤后晚期若出现黄斑部牵引、黄斑前膜等，可行黄斑前膜剥除、解除牵引。若玻璃体混浊无法完全吸收，或出现增殖性玻璃体视网膜病变，可行玻璃体切割术。出现视网膜下新生血管膜的患者，可以采用光动力学疗法和（或）玻璃体腔注射 VEGF 抑制剂治疗。

三、外伤性黄斑裂孔

1. 病因　外伤性黄斑裂孔（traumatic macular hole）是眼球挫伤后常见并发症，常伴有脉络膜脱离和视网膜出血。其发生和黄斑特殊结构密切相关。黄斑中心凹的视网膜缺乏内核层、内丛状层、节细胞层和神经纤维层，所以中心凹处的视网膜较别处视网膜薄；且黄斑位于眼球后极部视轴对应处，该处视网膜和玻璃体粘连，并以中心凹处粘连最为明显。所以，外伤时黄斑区容易形成裂孔。钝挫伤眼黄斑裂孔的发生率为 4%~5%。

2. 临床表现　黄斑裂孔的伤后主要表现为患眼中心视力严重下降或丧失，视力多为 0.05~0.15 不等，患者可有视物变形、中央注视暗点。眼底检查见黄斑呈圆形或椭圆形红斑，孔周可有淡灰色神经上皮脱离。OCT 检查可明确诊断，鉴别全层或板层裂孔，并可精确测量出裂孔直径大小（图 14-10-1）。FFA 早期表现为由 RPE 遮蔽的窗样缺损，或透见荧光中期可见裂孔周围环绕的荧光素晕，晚期逐渐消失。外伤性黄斑裂孔解剖、功能状况一般保持稳定，视网膜脱离发生率约为 1.3%。

3. 治疗　黄斑裂孔很少继发视网膜脱离，故不主张行预防性激光治疗。目前有学者认为年轻患者（11~25 岁），裂孔直径小（0.1~0.2PD），无玻璃体后脱离，无严重视网膜脉络

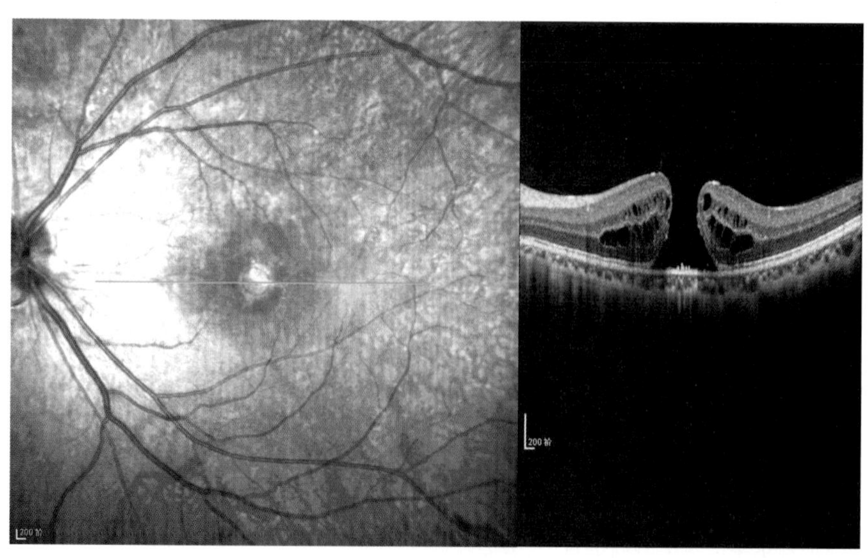

图 14-10-1　外伤性黄斑裂孔

膜挫伤，无视网膜前膜，无裂孔周边浅层视网膜脱离的外伤性黄斑裂孔可自行闭合，最终视力能得到较好恢复。另有学者认为，由于外伤性黄斑裂孔早期大多伴有局部炎性反应，因此主张在病变早期予以糖皮质激素抗炎治疗。若无自发闭合可考虑手术治疗。在黄斑裂孔治疗中重要的是术前确定玻璃体视网膜交界面状态，以决定手术方式。因此，术前 OCT 检查非常必要。单纯黄斑裂孔通常行玻璃体切割手术加眼内惰性气体 SF_6 或 C_3F_8 充填；黄斑裂孔合并视网膜脱离者，必须详细检查是否伴有周边部视网膜裂孔，如有发现，应行巩膜环扎联合玻璃体切割玻璃体腔填充惰性气体或硅油。与特发性黄斑裂孔相同，外伤性黄斑裂孔的手术治疗也需要剥除内界膜，否则难以封闭黄斑裂孔。由于黄斑裂孔常合并前房积血、玻璃体积血等并发症，造成屈光间质的混浊而影响其早期诊断，而外伤造成的视网膜震荡会影响内界膜剥离的手术操作，因此对于手术时机的选择需要术者慎重考虑。理论上说，早期手术对封闭黄斑裂孔和恢复视力更为有利。文献也有报告视力预后与手术时机关系密切，早期手术的患者视力预后较好。

4. 手术并发症

(1) 术中并发症：包括视网膜出血、视网膜脱离和黄斑孔扩大。黄斑裂孔手术过程中，剥离玻璃体后皮质或分离视网膜前膜时，手术器械直接接触视网膜可引起黄斑裂孔扩大或术中术后视网膜脱离；另外，气 - 液交换时，也容易直接损伤黄斑和孔缘视网膜组织。为了避免上述情况，应尽量减少黄斑裂孔边缘的操作以防止黄斑裂孔扩大，避免将笛形针直接朝向黄斑裂孔排液。

(2) 术后并发症：

1) 视网膜脱离：若发生术后视网膜脱离，可再次行玻璃体手术，眼内填充惰性气体或硅油。

2) 黄斑裂孔复发：由于视网膜前膜形成，对视网膜边缘产生切线方向牵拉，造成晚期黄斑裂孔复发或黄斑孔扩大，发生率为 2%。

3) 继发性青光眼：术后高眼压很少由手术本身引起，而是由于眼挫伤常合并房角损伤，房水流出通道受阻，引发术后眼压升高。当眼压低于 40mmHg 时，予以局部降眼压药物治疗，高于 40mmHg 可考虑穿刺适量放出眼内气体。

5. 预后　外伤性黄斑裂孔多合并其他外伤性眼底病变，恢复程度与裂孔大小及伴随的损伤如出血、脉络膜破裂、视网膜脱离等密切相关。手术目的是为了达到解剖复位，扩大视野，维持残余视力。同时，手术时机的选择与预后也密切相关，早期手术者可获得较好的视力预后。

四、外伤性黄斑前膜

1. 病因　黄斑前膜（macular pucker）指黄斑区形成的视网膜前膜牵引导致黄斑皱褶。眼外伤导致的后玻璃体积血、视网膜挫伤和脉络膜破裂；黄斑区外伤直接损害、黄斑区异物；外伤眼玻璃体切割术后惰性气体或硅油填充都可能导致黄斑前膜。

2. 临床表现　外伤性黄斑前膜的主要表现为视力下降，视物变形，中央注视暗点。眼底检查可见黄斑区皱褶或明显膜形成，呈金属样散乱反光，上、下血管弓向黄斑区靠拢，血管走行变直或平行等，严重者可形成星状皱褶和黄斑区视网膜浅脱离。OCT 检查可见视网膜增厚，表面粗糙，视网膜下间隙（浅脱离）形成（图 14-10-2）。FFA 检查可见血管走行异常和黄斑区荧光素渗漏。

3. 治疗　本病一般不会引起广泛的视网膜脱离，因此只有视力损害主要由黄斑前膜引起时才应考虑手术切除。具体手术方式根据视网膜情况而定，一般多选择闭合式玻璃体切割联合前膜剥除；若前膜形成时间较长，则推荐行闭合式玻璃体切割联合前膜剥除以及内界膜剥除，以促进术后视网膜皱褶平复；若同时还合并有视网膜脱离，则需联合惰性气体填充。

4. 手术并发症　本病手术的常见并发症是术中在分离黄斑前膜时造成视网膜直接损伤。为避免损伤视网膜，剥除前膜时应从远离黄斑中心凹处找到膜边缘，用视网膜钩提起边缘并插入膜的下方，缓慢将其全部剥除。对已损伤的视网膜，应做预防性眼内激光并予以惰性气体填充。当合并脉络膜破裂或异物损伤时，前膜常常与这些损伤部

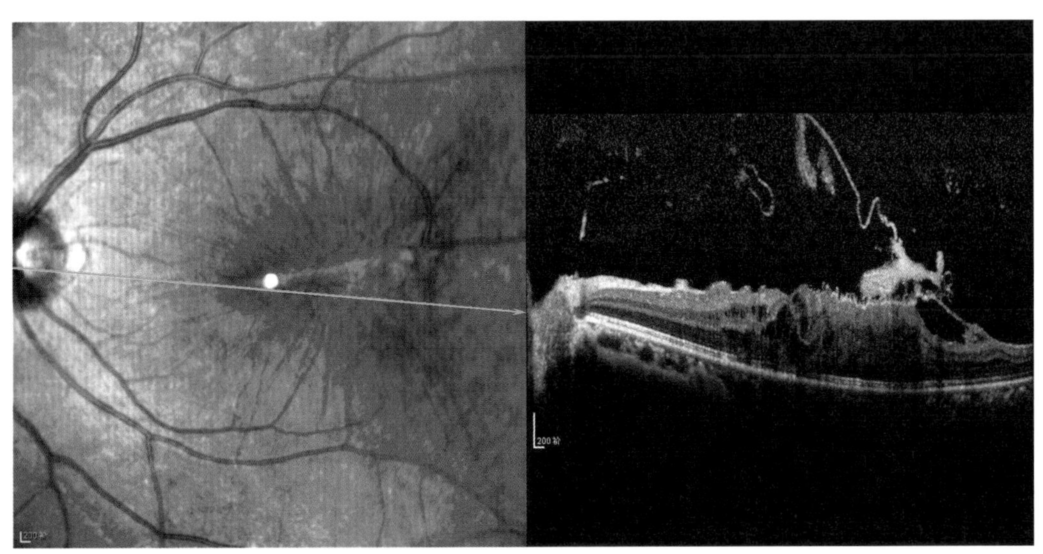

图 14-10-2　外伤性黄斑前膜

位紧密粘连，此时应将其他疏松部位先行分离，最后处理紧密粘连处，常用切割头或剪刀，切下或剪断紧密连接的残基，切忌强行牵拉。

5. 预后　决定手术剥膜是否成功的因素包括受伤时间长短，手术视野是否清晰，是否合并其他外伤性病变，手术仪器，膜的边缘的位置，以及前膜和视网膜粘连程度等。在没有合并其他外伤性病变时，本病术后一般预后较好。有些病程较长者，术后视物变形改善亦不明显。

（丁小燕　朱晓波　李涛　李加青　吴德正　唐仕波　黄永盛　梁小玲）

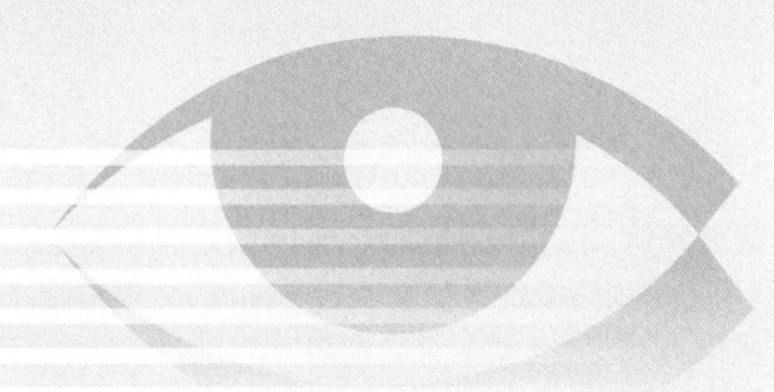

第十五章 眼肿瘤手术

第一节 概述

一、眼肿瘤手术治疗的意义

手术切除是一种主要和有效的肿瘤治疗手段。眼部肿瘤如眼睑、结膜和角膜肿瘤位于面部浅表，易被患者或家属早期察觉，即使是眼内肿瘤和眼眶肿瘤也因视功能障碍和眼球突出、眼位改变、复视等而较早就诊，大部分眼肿瘤早期采用手术切除常可得到根治。

当然，手术切除仅是眼肿瘤重要的治疗手段之一。与全身其他肿瘤治疗一样，对眼肿瘤的治疗也十分强调进行综合治疗。综合治疗包括：手术治疗、放射治疗、冷冻治疗、温热治疗、激光治疗、光动力治疗、化学药物治疗、免疫治疗和中药治疗等各种手段。作为眼肿瘤科医师，应该对所有治疗手段都有较全面的了解与熟悉。通过全面考虑，根据合理的综合治疗原则，正确选择与设计每一个患者的最佳具体治疗方案，只有这样才能提高肿瘤的治疗效果和减少毒副作用。

二、肿瘤手术切除的目的

肿瘤切除按其目的可分为五类：

1. 根治性切除　这是指通过手术，将原发肿瘤全部、彻底地切除而得到根治，这是最理想的。但是这仅限于肿瘤细胞全部局限于原发位置，或仅向四周组织局部浸润，而未向他处播散或转移者。

2. 非根治性切除　指因肿瘤细胞已向四周组织侵犯范围太广；或已侵犯某些重要生命组织（例如颅脑）而无法全部与彻底切除；或肿瘤已有远处转移，手术仅能切除大部分或部分肿瘤组织。切除的目的是除去部分肿瘤后，使非手术疗法（例如放射、冷冻、化疗等）能对残留肿瘤细胞发挥更好的治疗作用。Fisher（1985）认为手术部分切除肿瘤的作用是提高机体的免疫功能。因部分肿瘤被切除后改变了机体与肿瘤的比势，在机体免疫功能恢复的情况下，可能将残留的癌细胞杀灭。

3. 姑息性切除　指肿瘤已无法进行根治性或非根治性切除，但为了暂时缓解肿瘤给患者造成难以忍受的痛苦；或为了防止肿瘤的存在会影响重要器官的功能，甚至威胁生命，而进行部分或小部分切除，以提高生存质量。

4. 诊断性切除　对肿瘤进行合理治疗，首先要明确诊断，临床分期与病理分期，然后才能设计正确的治疗方案。诊断性切除包括用细针抽吸少量肿瘤组织，或手术切除靠近体表的小块肿瘤组织，进行病理检查或免疫检查，目的是明确肿瘤的病理诊断、分型与细胞分化程度。

5. 预防性切除　这是指对一些容易恶变的病变或癌前期病变，尤其这些病变存在于年龄较大者，例如复合痣、眼睑皮肤非典型增生、结膜获得性黑病变等，对其进行切除，防止恶变。

三、眼部肿瘤手术应注意的问题

眼部肿瘤手术与一般内外眼手术（例如睑内翻矫正、白内障摘除等）有些不同，尤其是下面几个问题应特别注意：

1. 术者既要熟悉眼部解剖结构，又要了解鼻部与颅脑等邻近组织解剖结构以及两者的关系，因眼部肿物与一些邻近器官肿瘤常互相侵犯。

2. 切除恶性肿瘤时应预防癌细胞的医源性播散。任何不恰当的手术操作，例如用力挤压瘤体或引起瘤体包膜穿破都可造成医源性播散，故应尽量避免。为此，术时应该注意下述操作要点：

(1) 术前皮肤清洁消毒操作要轻巧，尽量减少对肿瘤局部摩擦，避免造成肿瘤表面破损。

(2) 局部麻醉时，针尖绝不能注入瘤体内，只能在瘤体周围注射麻醉药。

(3) 如肿瘤有包膜或境界清楚，应在离肿瘤边缘外一定距离处进行分离。操作时提倡多使用锐性分离，少作钝性分离。

(4) 切除最好用电刀切割，既能封闭小血管及淋巴管，又能直接清除切口边缘内可能存在的癌细胞。

(5) 如为外露的肿瘤，特别是表面有溃疡坏死出血时，术时应先用纱布或塑料薄膜将肿瘤包裹，使其与正常组织分离，然后再行手术。

(6) 术时所用的手套或器械如已触及瘤体，有污染危险者应及时更换，对于恶性肿瘤切除阶段使用的器械及手套，应完全更换，再作整形修复的手术操作。

(7) 瘤体完全切除后，如癌细胞可能有残留或污染手术野，手术台上可选用抗癌药物（例如氮芥、博来霉素、塞替派等）冲洗手术野，然后才缝合创口。

3. 术前估计为眼睑良性肿瘤，术后病理报告为恶性肿瘤的处理。因各种肿瘤的性质不同，处理方法各异。

(1) 如为恶性淋巴瘤或转移癌等，一般情况下再次手术没有意义，应做全身全面检查后进行化疗和(或)放射治疗。

(2) 如为睑板腺癌和恶性黑色素瘤等主要依赖手术治疗的肿瘤，由于第一次手术通常没有切除足够的边缘"正常"组织，需要再次手术切除干净肿瘤组织。

(3) 如为鳞癌等恶性肿瘤，尽管手术仍然是主要的治疗方法，但对化疗和放疗也敏感，而患者拒绝再次手术治疗，则可采用放射和(或)化疗。

(4) 如为基底细胞癌等低度恶性肿瘤，第一次手术可能已切除干净肿瘤组织，则可先定期密切观察。

第二节　眼睑肿瘤

一、组织控制性切除术

眼睑良性肿瘤最常见的有血管瘤、痣、分裂痣、乳头状瘤、黄色瘤、皮角等。恶性肿瘤最常见的是基底细胞癌、睑板腺癌、鳞状上皮癌及恶性黑色素瘤等。

眼睑肿瘤常用的治疗方法有手术、冷冻、放射、激光、化学治疗等。其中手术切除是最常用、最主要的治疗方法。手术治疗实质上包括两个内容：首先是切除肿瘤；其次是进行眼睑成形重建并恢复其功能。任何恶性肿瘤的手术切除，最重要的是尽可能在第一次手术时能完全彻底地清除所有肿瘤的组织，以得到根治。但对眼睑而言，为了根治，如盲目牺牲过多正常的眼睑组织，将难以进行眼睑重建手术。因此，要求手术者既要把肿瘤切除干净，又不要牺牲过多正常的眼睑组织，如采用传统的单纯切除方法，将不容易达到这一要求。

目前中山眼科中心及国内外很多医院，对眼睑恶性肿瘤都采用组织学控制性切除术，从而使上述要求得以实现。

组织学控制性切除是在恶性肿瘤切除后，立刻更换手套、剪、刀与镊子等手术器械。再沿手术创面的四周创缘及其基底部，在不同方位各切除一条1mm宽的"正常"组织，然后将其分别放入已标名组织来源位置或编号的盛有10%甲醛的标本瓶中，立即送病理检查。手术创面暂时用消毒纱布覆盖并等待病理检查结果。病理标本立即用快速石蜡定向包埋后切片进行显微镜检查。如病理检查某一位置的组织内尚有癌细胞，则在该处再行切除组织送检直至病理检查没有发现癌细胞为止，然后进行眼睑成形重建。

二、眼睑肿瘤手术切除的最佳范围

眼睑恶性肿瘤多有沿皮肤下潜行侵袭的特性，究竟切口应该离开肿瘤边缘多少，才能把肿瘤真正完全彻底切除干净，临床上往往难以准确定位。过去，按传统切除方法，切口一律在肿瘤边缘外2~4mm，但术后仍有不少病例复发。根据中山眼科中心各种眼睑恶性肿瘤手术的随访结果，再结合国内外许多学者的意见，认为手术切口与肿瘤边缘较适宜的距离分别是：①早期基底细胞癌2~3mm；晚期4~5mm。②睑板腺癌5~10mm。③鳞状细胞癌4~6mm。④恶性黑色素瘤8~10mm。

三、眼睑成形重建术的基本要求

任何眼睑的肿瘤，切除后不能都像身体其他部位肿瘤那样，将切口两侧皮肤进行对位缝合，或单纯移植一层皮肤覆盖。眼睑创面结构较特殊，位于面部，而且双侧对称，对面部容貌及眼球的保护起重要作用，故眼睑肿瘤切除后，应该设计既能恢复眼睑功能，又照顾到面部容貌的眼睑成形术。成形重建后的眼睑，其基本要求如下：

1. 眼睑外观与健眼相似或接近，无明显的不对称或畸形，睑缘的弧度良好。

2. 无眼睑内翻、外翻及倒睫等并发症。

3. 泪道功能正常。

4. 眼睑上提与闭眼功能基本正常，无明显兔眼。

5. 从组织学上，成形术后的眼睑结构应包括由皮肤与肌肉组织组成的前半部分，以及由与睑板硬度近似的组织和黏膜组织衬里组成的后半部分。

四、眼睑成形重建的基本原则

1. 从美容角度，移植的皮肤要求应与眼睑皮肤厚度及颜色相似，故一般游离植皮的最佳供皮区的顺序是：同侧眼睑 - 健眼眼睑 - 同侧前额或颞部 - 耳后 - 锁骨上 - 上臂内侧 - 大腿内侧 - 腹部。

2. 从保持眼睑正常外形及保护眼球的要求，眼睑后半部移植一定要采用睑板或与睑板硬度近似的组织以恢复功能。采用移植组织来源部位的最佳顺序是：同侧眼相对应之上睑或下睑或健眼之部分睑板与睑结膜 - 带鼻黏膜的鼻中隔软骨 - 耳廓软骨 - 异体硬脑膜或巩膜。用耳廓软骨、异体硬脑膜与巩膜作眼睑成形时，均要再另加黏膜组织衬里。

3. 眼睑前部分(皮肤与肌肉)与后部分(睑板与睑结膜)如需同时移植，其中一部分(例如后部)如采用游离移植片，则另一部分(例如前部)必须采用血供较好的带蒂皮瓣移植片(如前徙、旋转或桥型)。如果前后两部分都用游离移植片，则会出现因血液供应不足而致移植片坏死。

4. 移植组织成活后，如发生瘢痕形成、收缩与需作皮瓣改造，需等待至少6个月时间，以便观察是否出现相应的并发症。所以，手术效果的判断，需要在术后6个月以上才能基本确定。除非术后已出现严重并发症并对眼球构成严重损害，否则不宜过早进行第二次手术。

五、眼睑缘良性小肿瘤的切除与修复

如果肿瘤没有侵犯睑缘灰线以后组织，只作睑前半部分皮肤、皮下组织肌肉层切除，并用移行皮瓣覆盖创面。

手术方法有下列三种：

(一) 方形切除法

1. 局麻下从灰线处切开，先把眼睑劈为皮肤肌肉层及睑板睑结膜层[图15-2-1(1)]。

2. 在离肿瘤1~2mm处，分别从两侧作垂直睑缘的切开，然后在瘤体下1~2mm处把肿瘤切除[图15-2-1(2)]。

3. 平行睑缘延长两侧的皮肤切口，造成两个相对移行的皮瓣[图15-2-1(3)]。

4. 把皮瓣下的皮下组织分开，使皮瓣松动，然后把两个皮瓣对合，用5-0黑丝线作间断缝合[(图15-2-1(4)]。

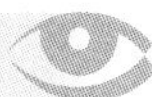

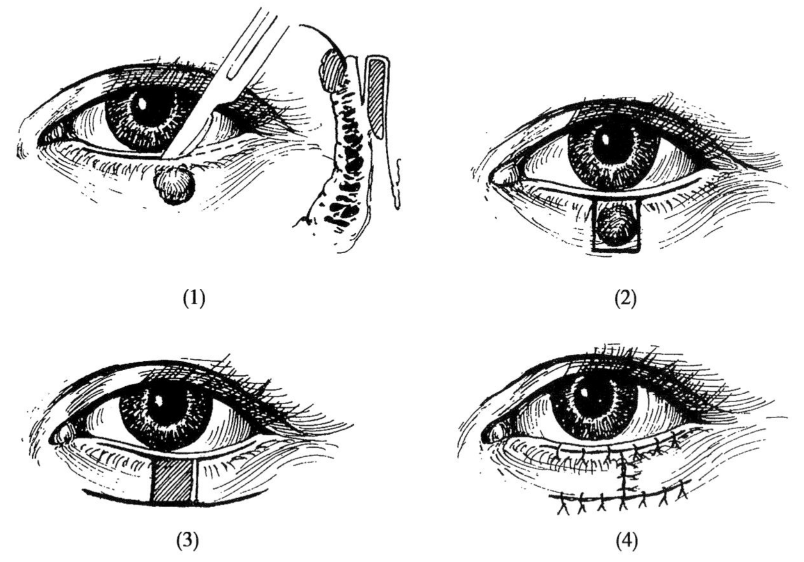

图 15-2-1　方形切口把肿瘤切除

(1)从灰线切开，将眼睑分开为两层；(2)切除肿物；(3)延长平行睑缘的皮肤切口；(4)将两皮瓣对合后，缝合固定

5. 术毕加眼垫及压力绷带包扎，6~7 天后拆线。

(二) V 形切除法

1. 同第一种方法作灰线切开分离皮肤肌肉层与睑板睑结膜层。

2. 用 V 形切口把肿瘤切除，然后分离两侧皮下组织，把两侧皮瓣对合，用 5-0 黑丝线作间断缝合(图 15-2-2)。

(三) 移行皮瓣切除法

如果切除范围的直径大于 6mm，用上述两种方法关闭切口有困难，则可用颞侧移行皮瓣方法解决(图 15-2-3)。

六、上下睑分裂痣切除及修复

(一) 全切除加游离植皮术

一般分裂痣多数只侵犯皮肤及睑缘，在痣被切除后再用中厚或全厚游离皮瓣修复创面，皮瓣成活后再剪开分离上下睑。

【手术方法】

1. 在局部麻醉下切除上下睑分裂痣，受累睑缘亦应该切除。睑结膜如受累不多亦可一并切除，但如受累太多则暂不处理，留待二期手术。

2. 用 7-0~10-0 黑尼龙缝线把上下睑缘创面作连续缝合，缝线两端引出手术野外。

3. 将皮瓣覆盖于创面上，以 5-0 丝线作间断缝合。然后外加消毒棉纱软垫或海绵垫枕，再以皮瓣边缘之上下左右多条相对缝线结扎固定。最后外加中等压力绷带包扎。

4. 术后 5~6 天解除棉纱软垫枕与压力绷带包扎。观

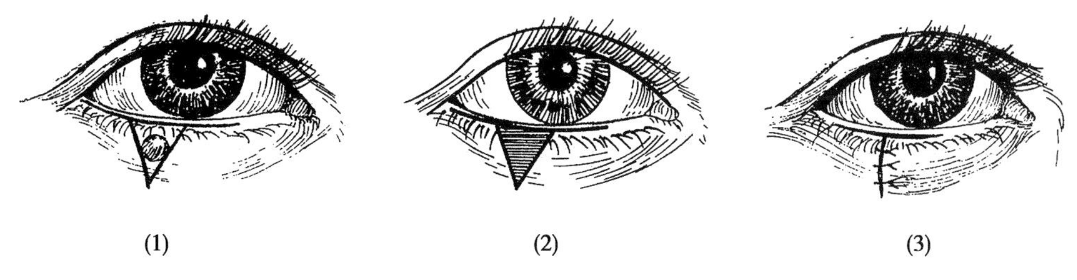

图 15-2-2　V 形切口把肿瘤切除

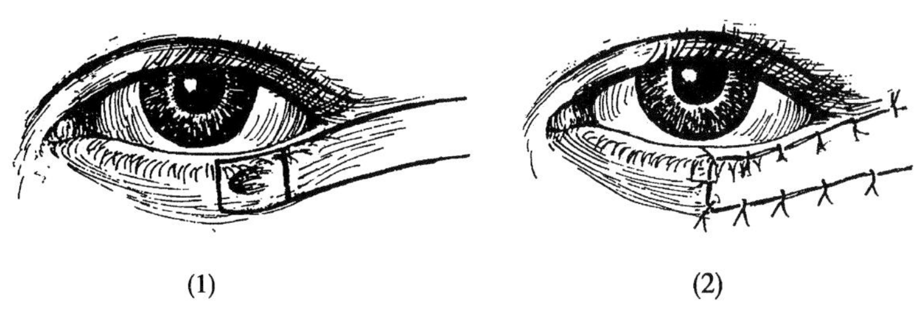

图 15-2-3　利用颞侧移行皮瓣法切除肿物

察皮瓣成活后，于术后7~10天拆除缝线（图15-2-4）。

（二）切除后加移行皮瓣法

如果分裂痣不大，亦可在切除后用移行皮瓣方法修复创面。利用移行皮瓣修复有下列优点：

1. 移行皮瓣来自眼睑或面部，其颜色相同，外观无异样。相反，游离移植皮瓣来自身体他处，即使生长非常好，颜色总有差别。

2. 移行皮瓣带蒂，血供较好，比游离皮瓣更易成活。

七、累及睑缘全层肿瘤的切除及修复

（一）切除眼睑长度1/4的眼睑修复

≤1/4上下眼睑长度的全层缺损，可以直接缝合切口。

【手术方法】

1. 局部麻醉后在肿瘤两侧各作一条牵引缝线，再在睑结膜面垫一金属板，或用睑板夹夹住眼睑，然后切去肿瘤。

2. 切口形状多主张切成三角形或五角形[（图15-2-5

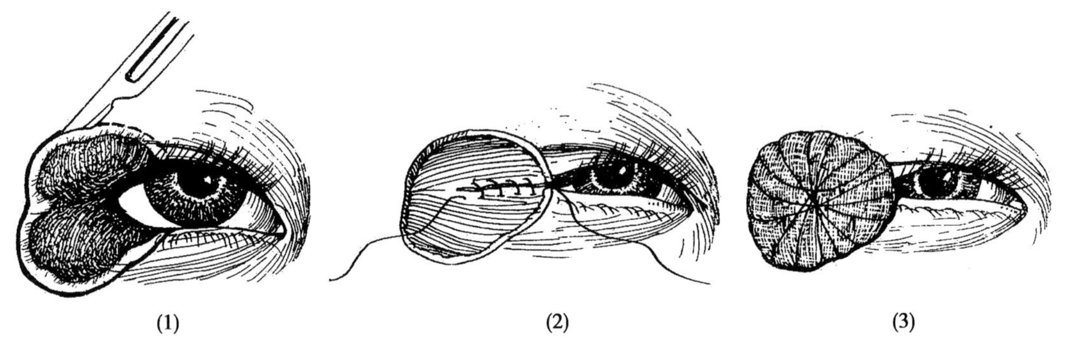

图15-2-4 睑分裂痣切除与游离皮瓣修补

（1）切除分裂痣；（2）连续缝合上下睑缘切口；（3）游离植皮

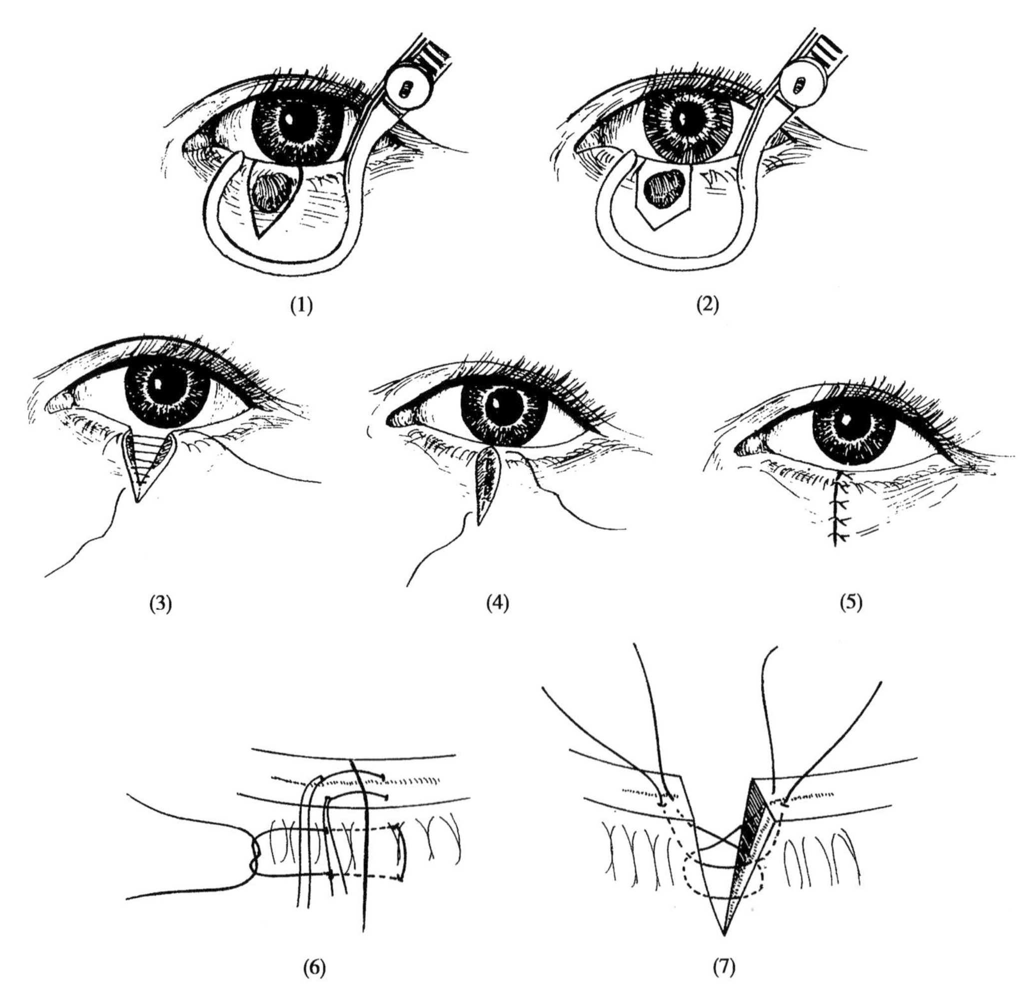

图15-2-5 切除眼睑全长1/4的修复

（1）三角形眼睑切口；（2）五角形眼睑切口；（3）三角形切除全层眼睑后睑板连续缝合；（4）睑结膜睑板层连续缝合，两线端引出皮肤外，以胶布固定；（5）皮肤切口间断缝合；（6）睑板与肌层的8字形缝合；（7）加缝褥式缝线后结扎缝线

(1)、(2)]。

3. 切口作分层缝合,其方法有:

(1) 睑板睑结膜层用7-0~10-0尼龙线进行连续缝合,线端分别引出睑缘及皮肤外,以胶布固定。此法由于没有打线结,虽欠牢固,但线端留长,故不会对角膜造成刺激[图15-2-5(3)、(4)]。

肌肉层用细肠线或可吸收缝线间断缝合。睑缘灰线、睑缘前后唇及皮肤面分别用细丝线作间断缝合[图15-2-5(5)]。其中睑缘的三针线头要留长并结扎在皮肤的间断缝线下,以避免刺激角膜。

(2) 睑板及肌层用两条细(8-0)尼龙线或可吸收缝线缝合,其中一条作"8"字形缝合,缝线经睑板于肌层穿过,两端在睑缘面的切口两侧出针后打结。如切口对合尚不牢固,可在近睑缘处的皮肤再加一针褥式缝合,线从一侧皮肤创缘穿入,先穿过同侧睑板,然后再穿对侧睑板,最后从对侧皮肤创缘面穿出,并在皮肤面打结[图15-2-5(6)、(7)]。

(二) 切除眼睑长度1/3~1/2的眼睑修复术

切除超过1/3的睑缺损不能直接关闭创口。必须把外眦韧带的上脚或下脚剪断松解后才能关闭缺损区。如>1/2的缺损,单纯松解外眦韧带也不能关闭切口,此时必须用颞侧颧颌移行皮瓣(Tenzel-Reese术式)修补缺损区。

【手术方法】

1. 局部麻醉后,先从肿瘤边缘外一定距离之睑缘开始,作一包括肿瘤在内的三角形或五角形全层切除[图15-2-6(1)]。

2. 切开外眦并向上弯曲延长皮肤切口[图15-2-6(2)],找到外眦韧带,把需要松解的上或下脚找到,将其分离后剪

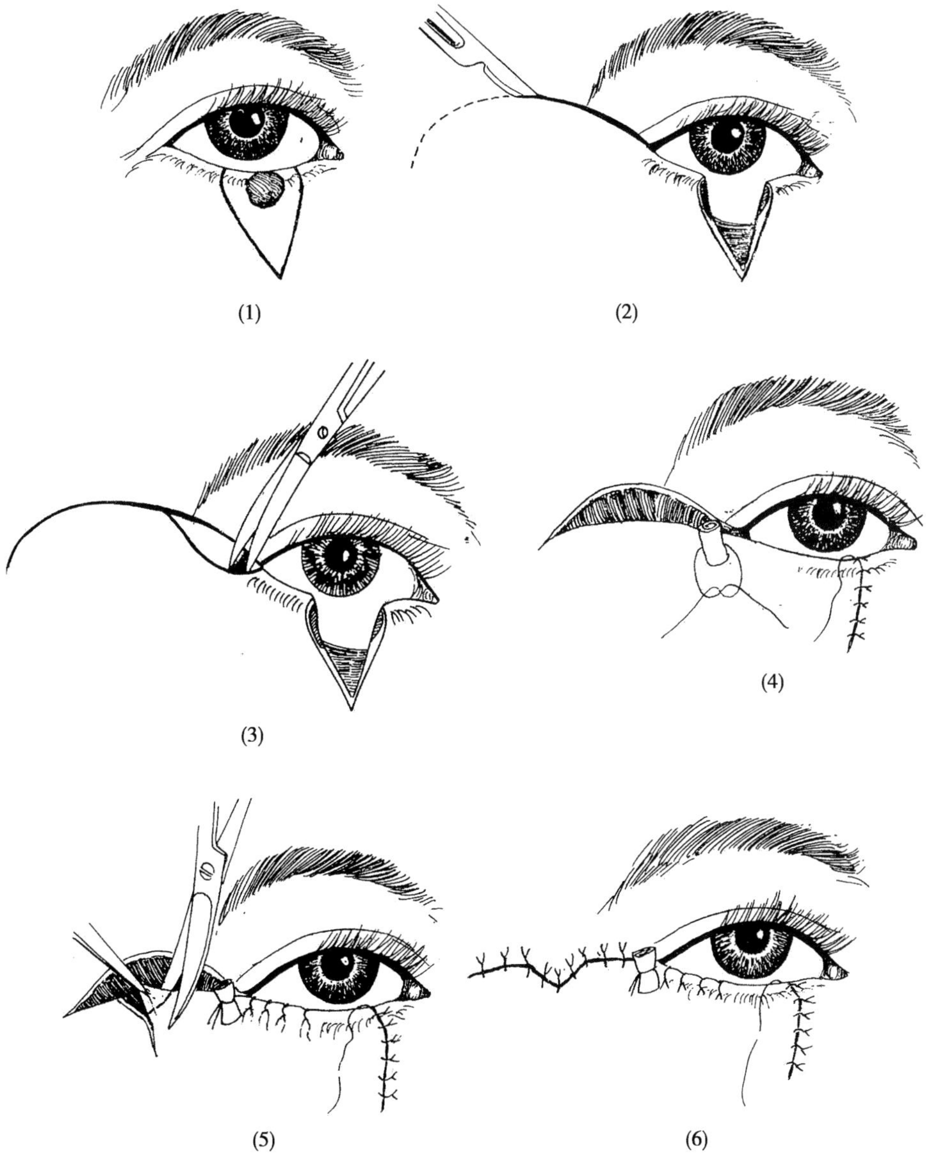

(1) (2) (3) (4) (5) (6)

图15-2-6 切除下睑长度1/3~1/2眼睑修复

(1)切除肿瘤;(2)作向上弯曲延长外眦皮肤切口;(3)剪断内眦韧带上、下脚;(4)把下颞侧切口对缝,穿骨膜作反臂缝线,在皮肤面垫以胶粒结扎,睑缘缝线引出眼睑皮肤,贴胶布固定;(5)皮肤减张三角形切除;(6)全部缝合完成后

断之[图 15-2-6(3)]。

3. 把下睑切口颞侧的眼睑组织拉向鼻侧,使两侧切口能对合。

4. 把眼睑创口两侧对合,按上述方法,对切口作分层缝合。

5. 如创口不能对合,则把弯向上方的皮肤切口再延伸呈一弧形切口,切口长度达 3~4cm。这种向上弯的弧形切口,目的是防止日后可能发生的下睑内翻。

6. 用剪刀自外眦开始向下作潜行剥离,剥离在外下方穹隆与眼轮匝肌之间的组织内进行,使眶隔膜与眶缘骨膜分离,以便眼睑与结膜移位时不受限制。

7. 用剪刀,沿着眼轮匝肌的后面分离达眶缘后,再转向眼轮匝肌表面分离(勿太深,否则会损伤面神经分支),直至切口末端,使整个颞颌皮瓣完全松动。

8. 充分止血后,把已游离的皮瓣移向鼻侧切口对合,按前面介绍的方法分层缝合下睑缺口。如皮瓣仍紧张使睑缺口难对合,可以适当向下延长颞侧皮瓣切口。

9. 从原外眦韧带的附着骨膜处(即上或下脚的剪断处),用一针双臂缝线先穿过骨膜,然后再穿过转移皮瓣并在眦角部位之皮面穿出。在相应的皮肤面放置一个胶粒后结扎该缝线[图 15-2-6(4)]。

10. 把新形成的下睑(外侧 1/2 下睑)睑缘,与外侧残留的 1/2 穹隆部结膜作间断或连续缝合,间断缝合的线结应拉出并放在皮肤面上,线端亦可留长,用胶布粘在面部,以免刺激角膜。

11. 颧部的皮肤切口作间断缝合。如切口下缘较紧张,以至上缘形成皮褶,则可在下缘作一减张的三角形切除[(图 15-2-6(5)、(6)]。

【术后处理与并发症】

1. 术毕加眼垫与压力绷带包扎,5~7 天后拆除皮肤间断缝线,12~14 天后才拆除睑缘缝线。

2. 术后必须全身使用抗生素数天,以预防感染。

3. 部分患者术后会出现外眦角变钝或下睑内翻。一般可在术后 3 个月再行二期手术矫正。

【手术要点和注意事项】

1. 睑缘颞、鼻两侧切口对合后张力不能太大。睑缺口两侧的分层缝合一定要牢固。如张力太大、缝线松脱或创口愈合未牢而过早拆线,会使伤口裂开,并在睑缘形成一个小三角形切迹。

2. 外眦韧带下脚一定要完全松解后剪断,否则皮瓣无法移行。

3. 上述眼睑修复手术操作的第 9 步骤一定要做好,并在外眦韧带下脚剪断前,先作一针标记缝线,以便于识别。如找不到外眦韧带下脚残端,则只好缝在外眦下方相应之眶骨膜上,但过针时一定要小心操作,否则会把眶骨膜撕裂,很难将皮瓣固定。若在该处不能固定,则术后出现皮瓣下坠。

(三) 全下睑缺损修复术

有以下两种手术方式:

1. 睑板结膜前徙皮瓣(Hughes 术式) 这种术式是利用上睑的睑板与结膜移植于下睑缺损区作衬里,再用面颌部的皮肤与肌肉上移作表层,以修复全下睑缺损。此术式优点是:①表层与衬里两层移植瓣均带蒂,且蒂部较宽,易成活;②新建的下睑皮肤颜色与上睑一致。缺点是:术后要将上下睑闭合 6~8 周,对独眼患者术后生活不方便。

【手术方法】

(1) 翻转上睑,在上穹隆部注入少许局麻药,再把上睑回复正常位置,并于皮下注局麻药。

(2) 于上睑缘正中作一双臂牵引缝线,再用狄氏拉钩(眼睑拉钩)协助翻转上睑,拉紧双臂缝线,使上睑固定于翻转位置。

(3) 用刀在离睑前唇 2mm 之睑结膜面(相当于睑板下沟处),平行睑缘切断睑板(不主张在灰线处切开睑板,因会伤害睫毛毛囊,且术后上睑缘无硬实之睑板支撑,日后容易形成睑内翻)[图 15-2-7(1)]。

(4) 再在近内、外眦处垂直睑缘切断睑板[图 15-2-7(2)]。

(5) 用剪刀在睑板与眼轮匝肌间进行分离,一直分离到上穹隆,做成一上睑板睑结膜瓣。

(6) 把上睑板结膜瓣向下作 180° 翻转,使该瓣的睑结膜贴靠眼球,然后将其拉向下,完全填充于下睑缺损区。再用 7-0~10-0 尼龙线将上睑游离缘之睑结膜与下睑缺损区之穹隆部残留结膜作连续缝合,将缝线两端引出于下睑皮肤切口外[图 15-2-7(3)],亦有人用 8-0 可吸收缝线作间断缝合。

(7) 再将上睑板之创缘与下睑缺损区之深层组织(主要是眼轮匝肌)用 8-0 可吸收缝线作数针间断缝合。也有些术者主张再在创口颞鼻两侧近下睑缘处用 3-0 丝线各作一针双臂褥式缝线,该缝线从上睑板两侧入针并穿出于靠下睑两侧的皮肤处,最后在缝线下垫以胶粒后结扎,以保证固定良好与防止松脱。

(8) 沿下睑两侧切口垂直向下切开皮肤,潜行分离其下方皮下组织,并在此两侧切口下端各作一三角形减张皮肤切除[图 15-2-7(4)]。

(9) 把颌面部已分离好的皮瓣向上拉,用 3-0~5-0 黑丝线缝合于已下移的上睑板处,皮瓣的水平创缘恰好与原来下睑缘持平。两侧垂直切口亦用黑丝线作间断缝合[图 15-2-7(5)]。

如下睑皮肤缺损面太大,难用颌面部皮瓣上移覆盖,则可用同侧眼上睑、颞部或耳后游离皮瓣修复[图 15-2-7(6)]。这种游离皮瓣还可避免使用下睑颌面部皮瓣在日后因收缩而引起的下睑下坠。

(10) 术后加眼垫及压迫绷带,6~7 天后可拆除两侧垂直切口缝线,缝于睑板上的缝线在 14 天左右后才拆除。

(11) 当患者的上下睑裂已封闭时,仅在颞鼻两侧留有小的空隙。术后可由此窄隙定期进行睑球间分离。每次分离时,先经此空隙作表面麻醉,然后插入涂有抗生素眼膏的圆头小玻棒,由颞侧伸向鼻侧进行分离,以预防睑球粘连。亦可从这两小空隙滴入抗生素滴眼液预防感染。

(12) 术后 6~8 周剪开移植瓣,分离上下睑缘,剪开睑板之切口最好高出下睑皮肤缘 1mm。这样,可避免皮肤面的小毛刺激角膜。剪开后在新的下睑创缘作 4~6 针间断缝合,5~7 天后可再拆除这些缝线。

【手术要点及注意事项】

(1) 做 Hughes 术式,缝合下穹隆与翻转向下的上睑睑

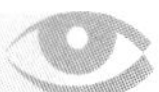

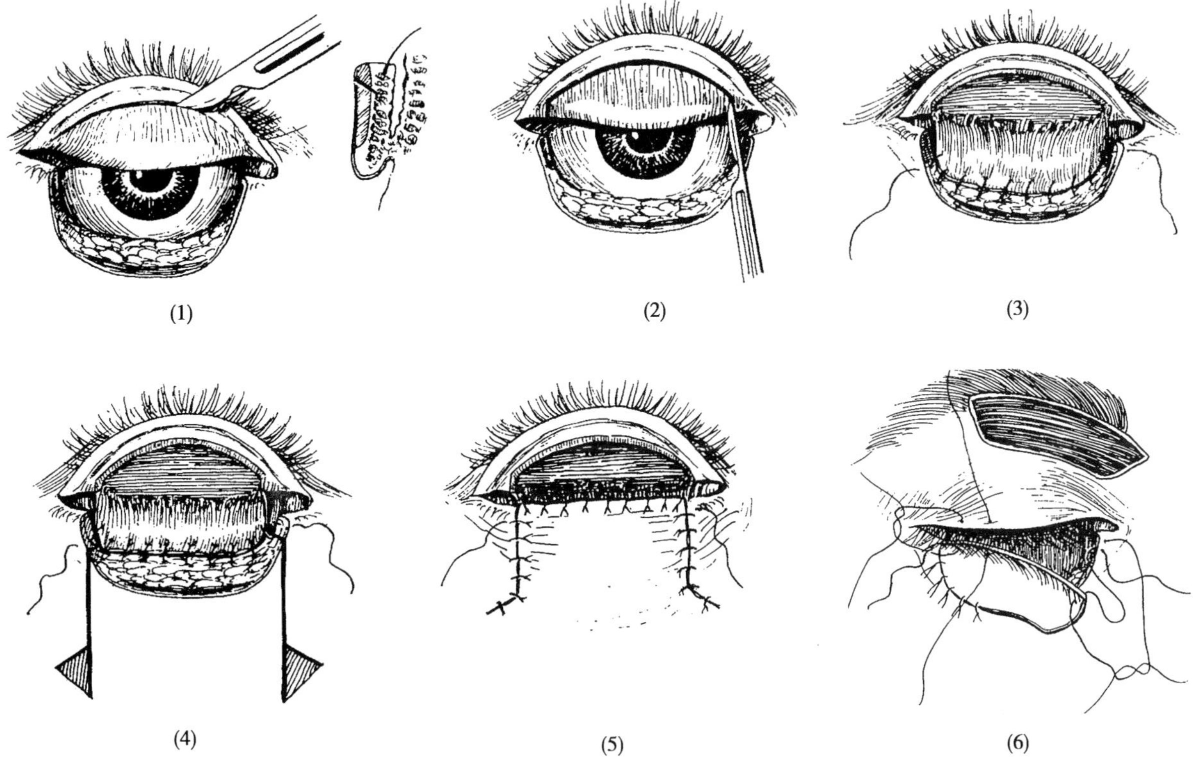

图 15-2-7 全下睑切除的修复(Hughes 术式)

(1)上睑板下沟处切断睑板;(2)内外眦处垂直切除睑板;(3)充分分离结膜与睑板至上穹隆;(4)切口下端外侧作三角形皮肤切除;(5)把颌部皮瓣向上拉,缝于下移之睑板之上;(6)用游离植皮修复缺损

板结膜瓣的结膜,最好使用手术显微镜或放大镜,缝针要锋利,这样才易于在睑板厚度 1/2 处出针,以使缝合的创口对合较牢固。

(2) 把皮肤缝合于睑板面时,缝线最好穿过 1/2 厚度睑板;穿过太浅缝线会松脱,太深则穿透睑板会刺激角膜。

2. Mustarde 术式 如果肿瘤侵犯范围很广,手术切除后不但全下睑缺损,连面部皮肤也被切除一大部分,或当患者上睑已有病变或缺损时,采用 Hughes 术式将无法修复这种大面积缺损,此时就应该用本术式。它的优点是:①皮瓣颜色相同;②皮瓣虽大,但蒂宽,易成活。本术式的缺点是:①必须请耳鼻咽喉科医师协助;②面部会留下很长的切口瘢痕;③术后下睑多会下垂。

【手术方法】

(1) 完整切除下睑肿瘤后形成大片缺损区。

(2) 沿外眦作成先弯向上,再沿发际及耳屏前弯向下的全层皮肤切口[图 15-2-8(1)]。

(3) 取一片自体带鼻黏膜之鼻中隔软骨,其大小与正常下睑板相同,使游离之鼻中隔软骨黏膜面向眼球,填充于下睑缺损区内。将下穹隆结膜残端与鼻中隔黏膜用 7-0~10-0 尼龙线作连续缝合,缝线两端引出眼外。再用 8-0 可吸收缝线将鼻中隔软骨间断缝合固定于缺损区周围创缘的软组织上[图 15-2-8(2)]。

(4) 沿皮下潜行分离,把颞侧皮瓣完全分离,把皮瓣拉向鼻侧,覆盖包括鼻中隔软骨在内的全部创面[图 15-2-8(3)]。

(5) 睑缘用 7-0~8-0 尼龙线作连续缝合,两端打结,并将线结尾留长贴于创口外皮肤上。睑缘创口不宜作间断缝合,以免线结刺激角膜。其余创口用丝线作间断缝合。

(6) 结膜囊涂抗生素眼药膏后将上下睑缘作暂时缝合。

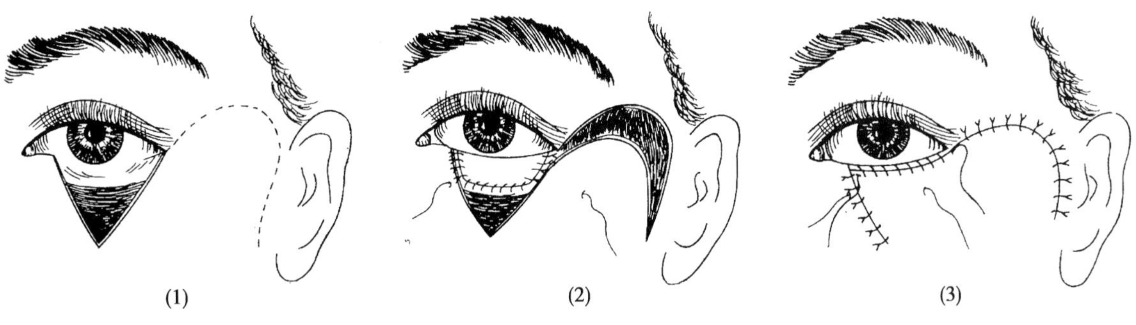

图 15-2-8 Mustarde 全下睑修复术

(7) 下睑与面颊部覆以消毒棉垫后加轻至中度压力绷带包扎。7~8 天后拆除间断缝线及上下睑暂时缝合的缝线，睑缘的连续缝线在 12~14 天后拆除。

【手术要点及注意事项】做 Mustarde 术式，术后包扎压力绷带一定要牢固，不要过松或滑脱，以防皮瓣贴合不佳引起皮瓣下出血，影响愈合。

（四）上睑重建术

进行上睑重建手术，要注意下列两点：①上睑除闭合功能外，尚有提睑功能，所以如整个上睑板都切除，则一定要在提上睑肌断端作几条标记缝线，以便于识别。被移植后之眼睑组织上端一定要与提上睑肌断端缝合，以恢复上睑的提睑功能。②由于眼存在 Bell 现象，所以上睑缝合后的缝线不能露出睑结膜表面，刺激角膜。如有缝线露出，术后宜戴软性接触镜以保护角膜。

1. 上睑缺损≤1/4 的修复术　本术式与下睑缺损≤1/4 的缺损修复方法一样，采取直接缝合法修复。但在年龄较大患者，因组织较松弛，其缺损即使达 40%，有时亦可用直接缝合方法修复。

2. 上睑缺损≤1/3 的修复术　常用 Tenzel 前徙皮瓣术进行修复，这实质上是外眦切开后，皮瓣移向鼻侧切口再加直接缝合。

【手术方法】

(1) 先用小钩把缺损区鼻、颞两侧边缘尽量互相拉向对侧，然后用尺测量尚欠多少距离才能使其对合[图 15-2-9(1)]。

(2) 根据测量所得的距离，在平外眦部鱼尾方向切开外眦角，然后分离出外眦韧带上支将其剪断，再潜行分离并使皮瓣松动[图 15-2-9(2)]。

(3) 将外侧的上睑皮瓣向鼻侧移行，使其与鼻侧切口对合后再分层缝合。

(4) 用一条褥式缝线，从外眦角切口下方皮肤面入针，穿过外眦韧带下支，再穿出上睑皮瓣皮肤面并垫以胶粒后结扎，从而使皮瓣固定于颞侧的眶骨缘，避免日后皮瓣收缩牵拉使外侧部分眼睑升高[图 15-2-9(3)]。

(5) 球结膜作适当潜行分离后再前徙，并缝合于前徙的外侧皮瓣边缘。外眦的皮肤切口作间断缝合[图 15-2-9(4)]。

3. 上睑缺损 1/2 的修复术　常用下睑带蒂皮瓣复合移植术。这种术式的优点是新形成的上睑仍有睫毛，同时它带有小蒂，故比游离移植瓣更易成活。

【手术方法】

(1) 切除肿瘤后，用小钩适当使切口两端拉近，使眼睑恢复正常张力，测量上睑实际的缺损宽度并用标记笔或亚甲蓝于其相应的下睑皮肤上作标记[图 15-2-10(1)]。

(2) 按标记宽度缩窄 1/4，剪出近似缺损形态（多是长方形）之下睑全层的带蒂移植瓣，移植瓣的蒂部宜在鼻侧。先完成移植瓣外侧的全层切口，然后再作内侧切口。在作移植瓣内侧切口时，注意不要伤害睑缘血管弓。因此，血管弓位于睑缘下约 3mm 的轮匝肌与睑板之间，故内侧睑皮肤切口可以较接近睑缘，但肌层的切口只能到达睑缘下 3mm 处，而内侧的睑板结膜切口，先从睑缘下 3mm 处向下作半穿透切口，至距睑缘 5mm 处再作睑板的全层切口，这样既便于移植瓣向上翻转，又能保证移植瓣有良好血液供应[图 15-2-10(2)、(3)]。

(3) 把下睑全层移植瓣向上移作 180° 旋转，填充于上睑缺损区内，先用 6-0~8-0 可吸收缝线，把下睑板移植瓣与上睑板残留边缘对缝，然后再用 3-0 黑丝线把皮肤肌肉层作间断缝合[图 15-2-10(4)、(5)]。

(4) 于外眦角处切开，找出外眦韧带下脚剪断之，同时皮下潜行剥离外侧皮瓣，然后将下睑切口对合在一起作分层缝合[图 15-2-10(5)]。

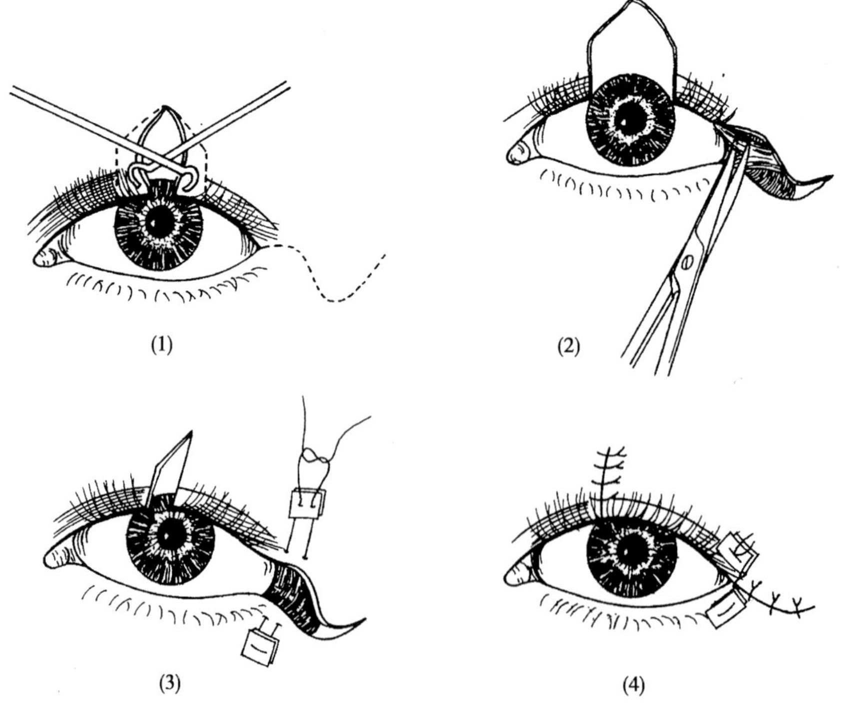

图 15-2-9　上睑缺损≤1/4 的修复

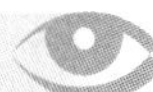

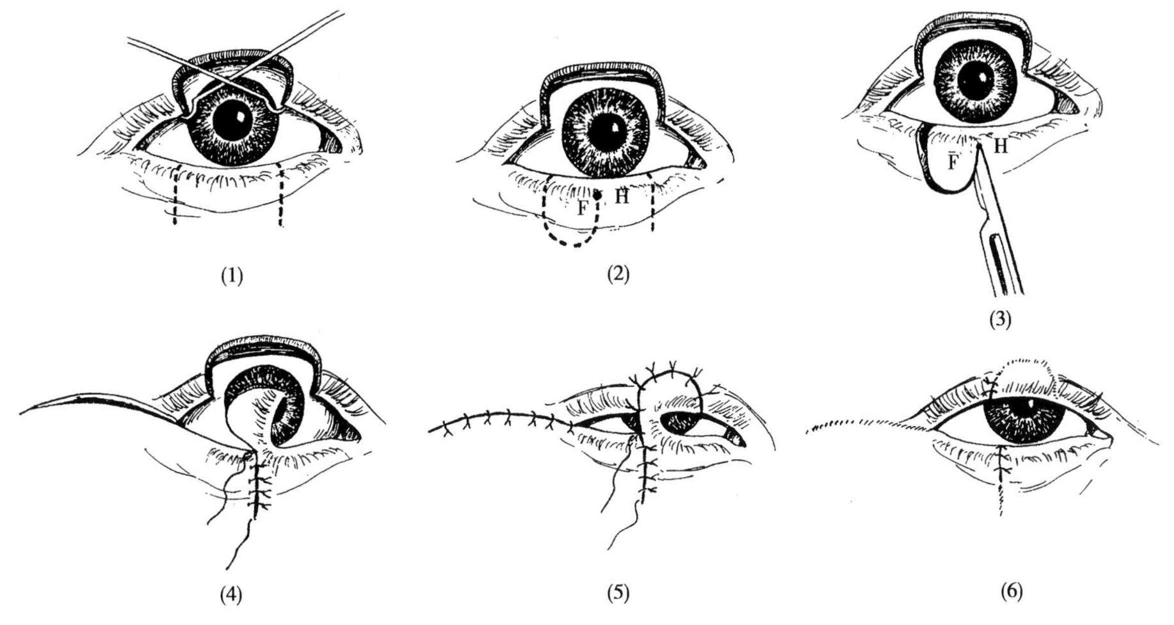

图 15-2-10 上睑缺损 1/2 的修复

(5) 再间断缝合外眦角切口。

(6) 术后用眼垫包眼，或外加保护眼罩。不作加压包扎，以免因压迫皮瓣导致血液供应不良。

(7) 皮肤缝线在术后 6~7 天拆除。睑缘缝线应在术后 14 天后才拆除。

(8) 根据移植到上睑皮瓣成活情况，一般在术后 4~5 周，在皮瓣蒂部的基底处与下睑缘齐平将其剪断。如上睑仍有缺损区，则将蒂的基底部再转至缺损区内进行修复(图 15-2-10(6)]。

(9) 下睑缘创口修复平整后再作间断缝合。

4. 全上睑缺损的修复术　全上睑缺损的修复有下列术式：

(1) 反 Hughes 术式：按 Hughes 术利用下睑板睑结膜移行术进行修复。因为下睑板比上睑板窄，所以这种术式仅适用于上睑缺损宽度不大于下睑宽度 3/4 者(图 15-2-11)。

(2) Culter-Beard 术式(桥状皮瓣加自体软骨移植术)：先测量上睑缺损的水平宽度，然后把该宽度用亚甲蓝标记在下睑相应皮肤上。局麻后把下睑翻转，于离下睑缘 4~5mm 处平行睑缘切开睑结膜及睑板组织[图 15-2-12(1)]。令下睑恢复正常位置，于下方结膜囊(相当于下穹隆部)置入金属垫板，然后于下睑缘下 4~5mm 处，平行睑缘切开皮肤与皮肤下组织，接着用剪尖作钝性分离，使前后两切口贯通[图 15-2-12(2)]。用剪刀沿下睑切口两侧向下作垂直剪开，做成一个桥形皮瓣，此皮瓣内不含有下睑板[图 15-2-12(3)]。桥形皮瓣穿过下睑全层切口之下向上移入上睑缺损区。并将皮瓣之结膜面边缘，用 8-0~10-0 尼龙线与上睑缺损区之上穹隆结膜残端作连续缝合，缝线两端打结或将线两端引出创口外。取一块大小与缺损相同之自体耳廓软骨、不带鼻黏膜的鼻中隔软骨、异体巩膜或异体硬脑膜放在缺损区其底面以结膜衬里。其两侧边缘与上睑缺损区创缘之皮下组织用 8-0 可吸收缝线缝合。上缘与提上睑肌腱缝合，使日后新形成的上睑能有提睑功能[图 15-2-12(4)]。将下睑的皮肤肌肉瓣覆盖于软骨上，其边缘用 3-0~5-0 黑丝线间断缝合[图 15-2-12(5)]。皮肤缝线在术后 7~10 天拆除。术后 6~12 周，再于睑裂间齐平上睑缘剪开皮瓣，形成一个新的上睑。上睑的新创缘作数针间断缝合以防出

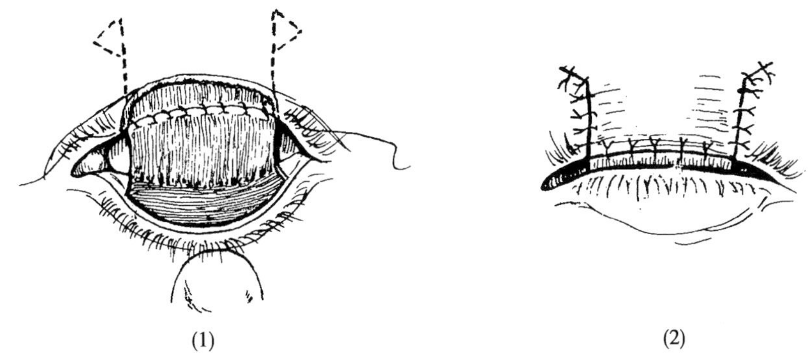

图 15-2-11 全上睑下半缺损的修复(反 Hughes 术式)

(1) 下睑板睑结膜皮瓣翻转填充于上睑缺损区；(2) 缝合完成后

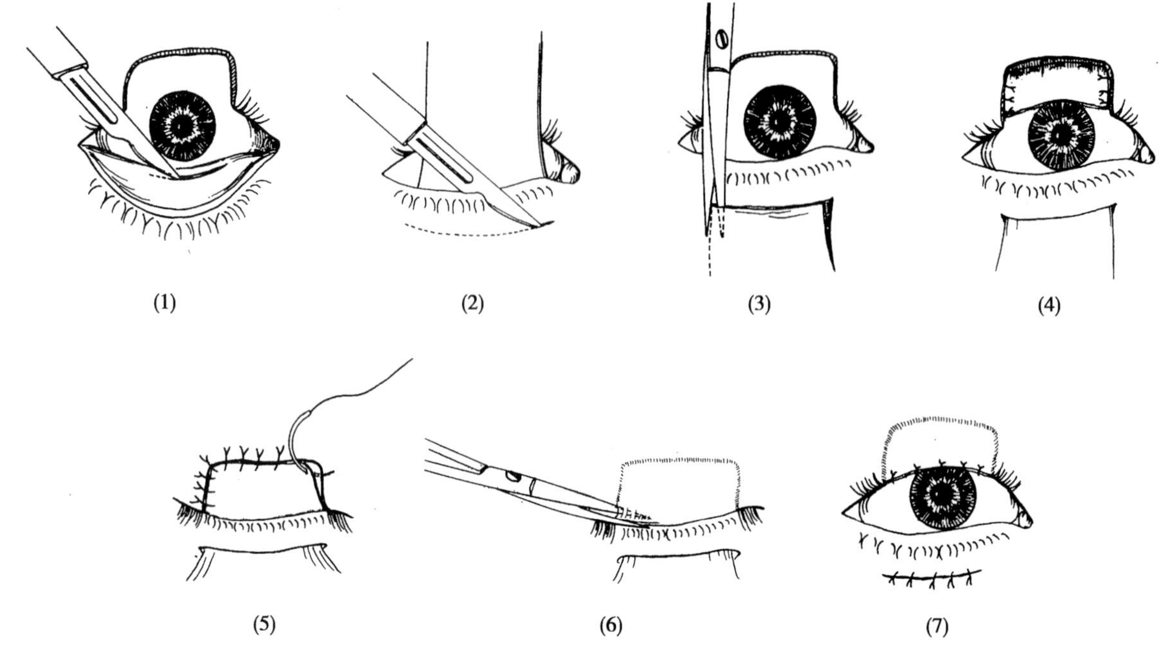

图 15-2-12 桥状皮瓣加自体软骨移植术

血，下睑及睑残端让其退回原位，皮肤创口再作间断缝合，术后 7 天拆除这两个创口缝线[图 15-2-12(6)、(7)]。

手术并发症：①本术式新形成的上睑无睫毛，以后可作眉毛移植或贴人造睫毛予以矫正；②植入异体巩膜与硬脑膜的病例，如发生排斥反应，则由于眼睑后半部缺乏似睑板样的组织支撑，以致日后会发生眼睑内翻并导致皮肤及毛发摩擦角膜。

5. 转位皮瓣术 如果上睑缺损面积较大或甚至全上睑缺损，而相对的下睑组织又因某些原因不能利用，则可用颞侧或前额转位皮瓣修复。尤其颞侧带蒂皮瓣，因它带有颞浅动脉，故血液供应更好。

【手术方法】

(1) 先测量上睑缺损的宽度与长度，然后设计好皮瓣的长度与宽度，并用标记笔或亚甲蓝画出待取皮瓣的范围。皮瓣应比缺损范围稍大 2mm。

(2) 在同侧前额或颞部，按亚甲蓝的画线切开皮肤，潜行分离作成一条皮瓣。分离时，皮瓣内的组织与血管不要损伤太多，其下面的脂肪则剪去[图 15-2-13(1)]。

(3) 将上睑缺损区之穹隆部结膜分离前徙，使其覆盖整个缺损区，如不足，则用健眼结膜或羊膜补充。

(4) 将皮瓣转移入上睑缺损区内，与缺损区边缘的皮肤肌肉进行间断缝合，缝合时应注意皮瓣的深层组织要与提上睑肌腱膜缝合。鼻侧端要与内眦韧带残端缝合[(图 15-2-13(2)]。

(5) 颞侧或前额切口向两侧潜行分离后作间断缝合。

(6) 前额的皮瓣在术后 7~8 周，而颞侧皮瓣在 4~6 周后，如皮瓣生长好且颜色正常，可将其蒂部剪断，并修整缝合剪断口[图 15-2-13(3)]。

(7) 这种转位皮瓣形成的新上睑，由于后半部缺乏类似睑板样组织作支架，日后可能会发生睑内翻。如出现内翻，可待皮瓣完全生长及定形后，再切开皮瓣并植入耳廓软骨、鼻中隔软骨、异体巩膜或异体硬脑膜。

八、眦部肿瘤的切除与修复

(一) 外眦部肿瘤

1. 良性小肿瘤因切除范围不大，睑板与外眦韧带未被切除，故可在切除肿瘤后利用颞部皮肤移位修补[图 15-2-14(1)、(2)]或用游离皮瓣修复[图 15-2-14(3)~(5)]。

2. 良性大而深或恶性肿瘤因切除范围大，且上下睑板外侧被部分切除，外眦韧带也被切除，这就需要用部分睑板睑结膜移植的方法进行修复。常用方法如下：

(1) 按肿瘤性质在皮肤上画好切除范围的标记线。

(2) 沿标记线把肿瘤连同外眦韧带一并切除[图 15-2-15(1)]。

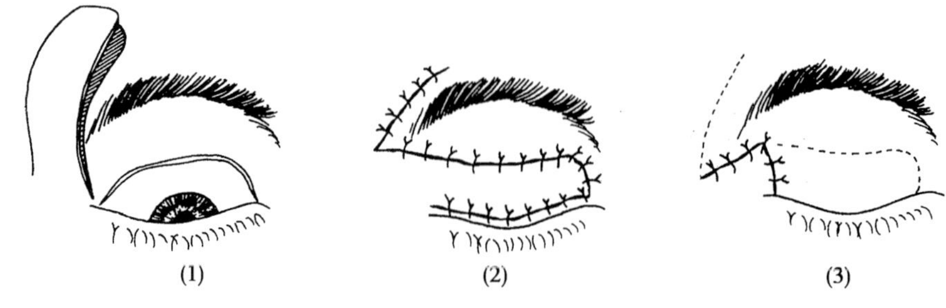

图 15-2-13 上睑转位皮瓣术

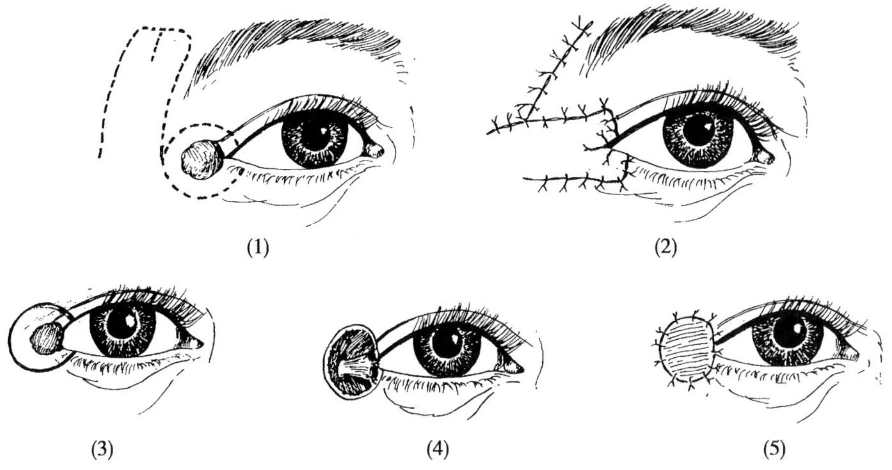

图 15-2-14　外眦部肿瘤切除的修复

(1) 颞额皮瓣转位于缺损区；(2) 外眦肿瘤切除线与颞额皮瓣切除线；(3) 外眦部肿瘤切除术；(4) 外眦部肿瘤切除后缺损面；(5) 游离皮瓣移植

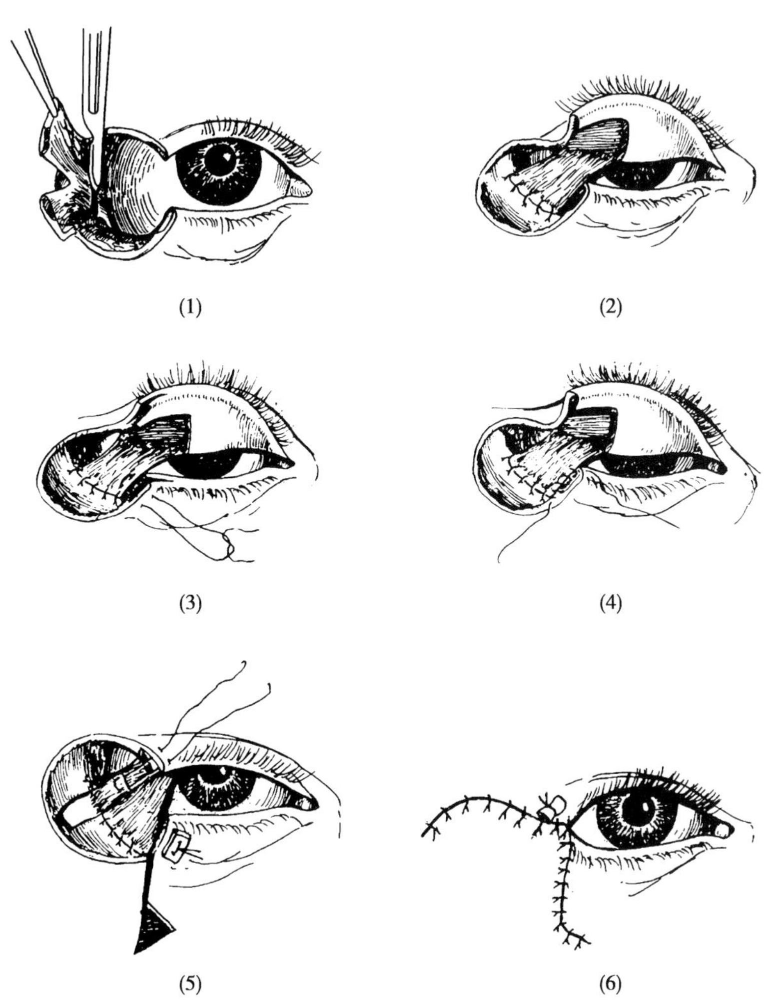

图 15-2-15　外眦部肿瘤切除较广泛切除后的修复

(1) 连同外眦韧带上、下脚一起把外眦恶性肿瘤切除；(2) 把上睑板睑结膜瓣翻转后向下睑缺损区；(3) 在上、下睑板创口处分别小切口；(4) 以褥式缝线将下睑板、睑结膜拉入切口内，垫以胶粒结扎；(5) 把眶骨膜小瓣以褥式缝线拉入上睑板创口小切口内；(6) 全部缝合完成

(3) 将上睑翻转，于离上睑缘2mm处，平行睑缘切开睑结膜及睑板，切口的长度恰等于下睑缺损的长度，接着在该切口内端再垂直睑缘转向至上穹隆作切口，然后分离作成一条睑结膜睑板瓣。

(4) 将上述作成之睑结膜睑板瓣向下翻转(使睑结膜面向眼球)，移向下睑外侧的缺损区，并用7-0~8-0尼龙线作连续缝合或用可吸收缝线作间断缝合，使该瓣的边缘连接缺损区外下方的穹隆结膜[图15-2-15(2)]。

(5) 再在上、下睑缘创口外端的灰线处分别作一小切口，将该处眼睑分离为皮肤肌肉与睑板睑结膜两层。在下睑创口外端用丝线作一针褥式缝合。缝线先从下睑皮肤入针，接着穿过向下移行的上睑板内侧缘，最后在下睑小切口内，由后到前再从皮肤出针，这样当扎紧该褥式缝线时上睑板睑结膜瓣便嵌入下睑的小切口内[图15-2-15(3)]。亦有术者用尼龙线把上睑板睑结膜直接与下睑创缘作连续缝合。以上两种缝合，缝线两端均穿出皮肤外并垫以胶粒打结[(图15-2-15(4)]。

(6) 把颞侧及颞下侧切口周围皮肤分离松解后，再在原外眦韧带外脚附着点处切出一小条眶骨膜瓣，将此骨膜瓣向上翻转，接着经此瓣端作一条褥式缝线，缝线的两端分别从上睑外端的小切口内入针，并从皮肤出针，最后在线下垫以胶粒，结扎缝线，把上睑外端创缘拉回接近的正常位置，以代替原来的外眦韧带[图15-2-15(5)]。

(7) 沿下睑皮肤切口外端垂直向下延长切口，并在此切口下端的内侧作一三角形皮肤切除，剥离颞下方皮瓣后，将其上移与上睑切口之皮肤创缘对合并用丝线作间断缝合[图15-2-15(6)]。

(8) 术毕用眼垫及压迫绷带包扎3~4天，术后6~7天拆除皮肤缝线，上、下睑外端的两针褥式缝线10天可拆除。术后6~8周，沿睑缘剪开上下睑连合，如新形成的睑缘有出血，可作前后唇间断缝合。

(二) 内眦部肿瘤

1. 良性小肿瘤与未侵犯深层组织的基底细胞癌等，手术切除后多数术者都主张用鼻额部皮瓣作“V”-“Y”式切开缝合，利用该处皮瓣的一侧修复缺损面(图15-2-16)。亦可采用旋转带蒂皮瓣，特别是缺损范围直径在3cm以上者，皮瓣取自眉间，然后将皮瓣旋向内眦部覆盖缺损区，待皮瓣成活后再把蒂部剪断。

2. 如为恶性肿瘤，切除范围要较大较深，此时应和外眦部恶性肿瘤一样需作上、下睑内侧部分的全层切除，同时要把向下转移部分上睑睑板睑结膜瓣作为内下方眼睑残端的衬里[图15-2-17(1)]。因眉间皮肤有一定限制，不能取太大的转移皮瓣，可能要用游离皮瓣修复内眦的缺损面[图15-2-17(2)]。

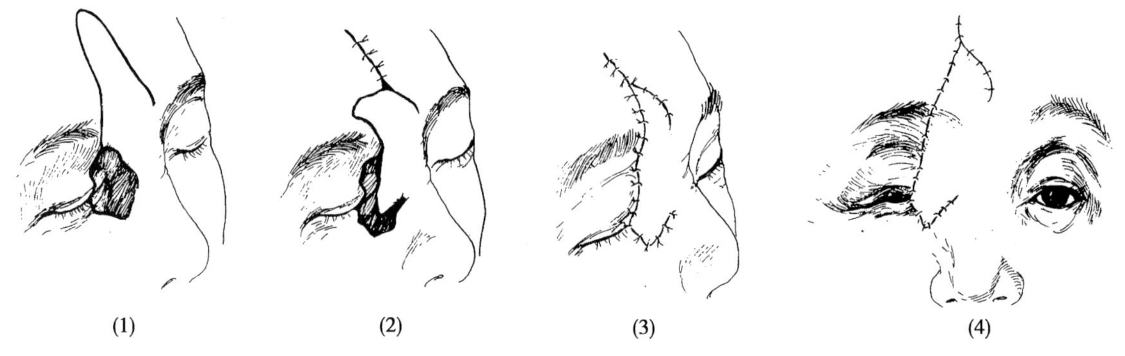

图15-2-16 内眦部肿瘤切除后的修复

(1) V-Y皮瓣切除线；(2) 皮瓣移向缺损区；(3) 缝合完成侧面观；(4) 缝合完成正面观

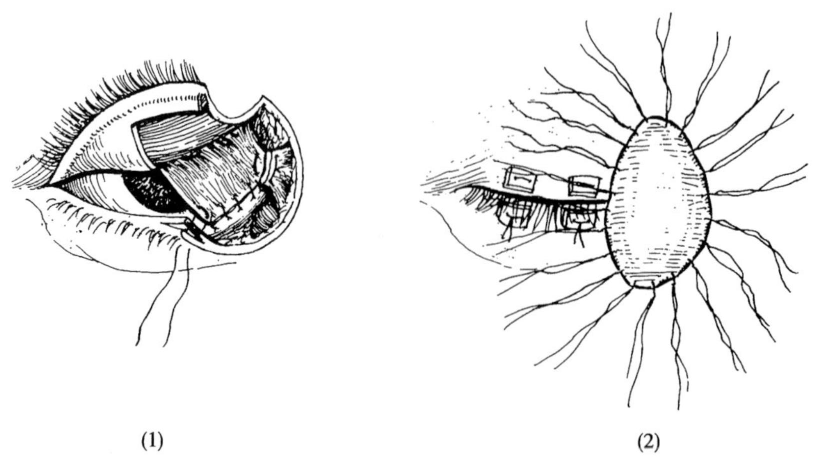

图15-2-17 内眦肿瘤切除后修复

(1) 切除部分上睑板睑结膜，缝于内下方结膜残端；(2) 创面用游离皮瓣覆盖

九、离开睑缘肿瘤的切除与修复

离开睑缘的肿瘤手术切除后，其缺损区的修复与头面部肿瘤切除后的修复原则相同。

1. 如良性肿瘤切除后缺损面较大，不能直接关闭切口，应用游离皮瓣修补。

2. 如肿瘤为恶性，切除常深达眶骨膜，故应考虑用带蒂转移皮瓣修补。如用游离植皮，由于皮瓣薄，故日后形成深的凹陷，且皮瓣较难生长。在上睑可用颞部或前额带蒂转移皮瓣修复；在下睑可用弓形皮瓣修补[图 15-2-18]。

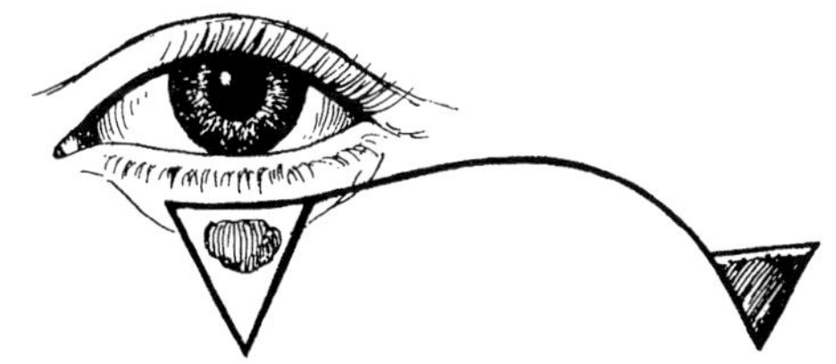

图 15-2-18 离开睑缘的肿瘤切除后的修复（弓形皮瓣）

十、各种眼睑肿瘤切除及重建术后的并发症及处理

1. 眼睑内翻及倒睫 这是术后常见的并发症。其主要原因是新眼睑内移植的支持组织（如鼻中隔软骨、异体巩膜等）坏死溶解。处理方法是重新再移植合适的组织。次要原因是术后眼轮匝肌痉挛。处理方法是除去产生的肌肉痉挛原因或切除部分眼轮匝肌。第三种原因是新眼睑的黏膜面的瘢痕收缩或睑球粘连。处理方法是松解粘连重新移植结膜或黏膜组织。

2. 睑外翻 多由于眼睑新移植皮瓣较小及产生瘢痕收缩所致。处理方法是松解与切除瘢痕，必要时重新再植皮。

3. 睑缘缺损或畸形 这也是较常见的并发症，睑缘形成一个三角形缺损，多由于睑缘创口愈合未牢固，而缝线过早松脱所致。处理方法是在该缺损内再切一新创面后重新缝合。如因创口两侧张力太大导致创口裂开，则必须把两侧松解与切除瘢痕后再做睑成形手术。如由于移植组织坏死脱落所致的畸形，则要查出坏死原因，并再重新移植合适的组织。

4. 眼睑闭合不全 如移植后形成的新眼睑上下宽度不足，或术后瘢痕收缩，都可形成睑闭合不全。处理原则是 <3mm 的轻度睑闭合不全，可不必再手术，嘱患者每天晚上睡前涂抗生素眼药膏。如 >5mm，则要考虑再作成形术松解瘢痕或把眼睑上下宽度加宽。

5. 睑球粘连 常因移植的黏膜坏死或受损伤，造成睑球粘连，处理方法是分离粘连后再作黏膜移植。

6. 上睑下垂 因新移植的眼睑未与原眼睑的提上睑肌腱膜相连接，处理方法是再次手术使两者相连接，或做额肌提吊术矫正。

第三节 结膜肿瘤手术

结膜肿瘤中，较常见的良性肿瘤有结膜乳头状瘤、结膜囊肿、血管瘤、痣、先天性皮样脂肪瘤、肉芽肿、良性反应性淋巴细胞增生和原发性获得性黑变病（primary acquired melanosis，PAM）等；常见的恶性肿瘤有结膜鳞状上皮癌、黑色素瘤和淋巴瘤等。通常，良性病变可根据病变的发展情况择期手术治疗，癌前病变和恶性肿瘤则应尽快手术切除。

一、结膜良性肿瘤的手术

【适应证】结膜的乳头状瘤、囊肿、先天性皮样脂肪瘤等。

【手术步骤】

1. 麻醉 通常用 2% 利多卡因和（或）0.75% 布比卡因（或 1% 耐乐品）局部结膜下浸润麻醉，儿童用基础麻醉加局部麻醉。注射时针尖不要进入肿瘤区或肿瘤实体内。

2. 开睑器开睑，手术要在显微镜下进行。

3. 肿物切除

(1) 结膜囊肿等切除：从肿瘤的边缘外 1mm 处，用剪刀剪开结膜，紧贴囊壁分离囊肿表面的结膜，暴露出囊肿将其摘除，再将结膜切口缝合。分离时要特别小心，否则囊壁破裂，其内液体流出，难以确定囊肿位置而完整切除。另外，上穹隆的结膜囊肿其囊壁周围组织往往是提上睑肌的一部分，分离肿物后已切断的提上睑肌要重新缝合，否则术后会出现部分或全部上睑下垂。

(2) 先天性皮样脂肪瘤或皮样瘤切除：在切除前要在显微镜下仔细分清需要切除的组织，其实正常与异常结构之间有较明确的分界，切除完后病变底部往往仍存在完整的 Tenon 囊，注意不要破坏颞上方穹隆处的结膜，以免造成泪腺导管破坏，致术后没有流泪功能。有时病变累及角膜与巩膜，切除时应靠近肿物边缘，以免扩大组织缺损的范围。当部分患者病变累及角膜和巩膜中层或更深时，需要做角膜与巩膜板层移植术。结膜缺损区可用邻近的球结膜覆盖。

(3) 乳头状瘤切除：其病变常有多个，可累及睑结膜、穹隆结膜、球结膜和角膜缘，甚至泪小管内。乳头状瘤切除不干净，极易复发。需在显微镜下仔细切除每一个病灶，避免遗留复发。若侵犯泪小管，需切开泪小管切除病灶。为防止复发，除彻底手术切除肿瘤外，还要用烧灼器彻底烧灼病变部位的组织；另外，在病变区及周围做冷凝治疗。若病变广泛，缺损区用羊膜移植覆盖。

二、恶性结膜肿瘤的手术

【适应证】常见的有鳞状细胞癌、黑色素瘤等。

【手术步骤】

1. 麻醉 通常采用 2% 利多卡因和 0.75% 布比卡因（或 1% 耐乐品）的混合液行结膜下注射或加作球后麻醉。有学者主张应避免行结膜下注射，因可能会破坏肿瘤或结膜结构。

2. 开睑器开睑。

3. 手术切除肿瘤 手术目的是广泛切除被新生物浸润的结膜、角膜和巩膜组织。原则上应将肿瘤完全切除。一般不采用组织活检术。除非肿瘤较广泛，不可能完整切除，且可能需行眶内容摘除术时，才做组织活检术。通常不需冷冻切片，因为切除组织边缘有足够的正常结膜，而且肿瘤切除后要对其边缘行冷冻治疗。当怀疑切除边缘有肿瘤浸润时，也可在冷冻前切除边缘组织作病理检查。术中需避免用器械接触肿瘤。

手术步骤：

(1) 如果肿瘤侵犯了角膜，则用乙醇去除角膜上皮：将饱蘸纯乙醇的棉棒头置于被结膜肿瘤侵犯的邻近角膜上皮和周围2mm的“正常”边缘。用手术刀片将肿瘤和周围“正常”边缘从Bowman膜上轻轻翻卷下来。有时用一支棉签即可完全去除全部受累的角膜上皮。

(2) 非接触式技术广泛切除结膜肿瘤：切除范围包括病变区外4~5mm的结膜和结膜下组织以及部分板层巩膜。用镊子在距肿瘤边缘5mm处夹起结膜，剪一小口，然后用剪刀在结膜下围绕肿瘤周围4~5mm的边缘作仔细的剪切。超过角膜缘后5mm的肿瘤，可在肿瘤所在象限作直肌牵引缝线。电凝巩膜表面血管止血。

用新刀片在肿瘤后2mm的巩膜上作切口，深度为0.2mm，从后部开始分离，在结膜肿瘤的下方向前分离并保持相同深度的巩膜瓣。到达角膜时，向前分离达周边部角膜而不破坏Bowman膜。此时结膜肿瘤游离，用镊子将其拎起移除。

电凝巩膜切除区的基底以止血。用棉签蘸纯乙醇在巩膜基底上滚动，使该区可能残存的肿瘤细胞失活。肿瘤切除以后，将可能污染有肿瘤细胞的器械取出，使用新的消毒器械完成后面的操作。

(3) 冷凝：用双向(冷冻-解冻)冷凝治疗暴露的球结膜的边缘，但最好避免用冷凝法处理巩膜基底。冷冻头的尖部放在结膜边缘的下方，用镊子夹起结膜，避免冷冻巩膜和睫状体。冷凝持续10~15秒。然后慢慢化冻。再在该部位重复冷冻一次。直到肿瘤周围所有球结膜均得到治疗。

(4) 关闭结膜创口：用8-0可吸收缝线作连续或间断缝合结膜。加压包扎48小时。

【手术注意事项】

1. 恶性结膜肿瘤的切除，手术前仔细确定需切除的范围，尽量一次性广泛切除，原则上不活检手术。手术中避免用器械直接接触肿瘤。

2. 去除角膜上皮时，除非肿瘤已侵入浅表基质，否则不要用乙醇或刀片切去Bowman膜。

3. 对于基底巩膜是否被肿瘤侵入，可行浅表巩膜切除活检判断，并用纯乙醇进行治疗。万一巩膜仍有受累，可用放射性活性斑片治疗残存的肿瘤。

4. 在冷冻过程中，从眼球上牵开结膜可以减少眼内并发症的机会，如炎症、粘连、低眼压、脉络膜视网膜萎缩和巩膜溶解等。一般不在肿瘤切除术后对巩膜床进行直接冷冻。

5. 结膜肿瘤切除后，留下的结膜切口，其处理或修补方法有下列4种：

(1) 将肿物四周球结膜分离松解后，覆盖缺损面并对位缝合。

(2) 肿瘤切除后，球结膜缺损区不予处理，裸露巩膜，待创口四周球结膜自行生长，覆盖外露的巩膜面。这种方法适用于睑裂部的结膜肿物切除后，术后一般不会造成睑球粘连。

(3) 球结膜前徙及移位缝合：这种方法是指肿瘤切除后，将创口两侧球结膜向前移动后移位缝合，把缺损面覆盖。这种方法适合于球结膜创口与睑结膜面接触，及易引起睑球粘连，但缺损面不很宽的患者。

(4) 游离移植同侧或对侧眼的球结膜、自体唇黏膜或羊膜：这种方法适用于创面较大，而创面又与睑缘或睑结膜接触者。游离移植一定要先预置3~4针缝线在供体球结膜的四个边角上，然后用剪或刀切下供体球结膜瓣，术者与助手同时提起四个边角之缝线，将瓣提起平铺于湿纱布垫上或直接移到缺损面上，接着将四个边角上的缝线与缺损面边缘的球结膜缝合。否则，不先预置缝线，待结膜瓣剪好后，容易卷缩成一团，则难以分辨结膜表面或底面。一旦结膜的表面与底面被弄错，移植后的结膜就会不生长。取自体的唇黏膜，其厚度以0.3~0.4mm最适合。太薄植片易破碎，太厚的植片难生长；导致患者生长后植片太厚，外观欠佳；嘴唇的创面太深，愈合后有瘢痕形成，感觉不舒适。取唇黏膜植片最好使用电刀，这样所得的移植片厚度均匀，且操作省时。结膜的恶性肿物，会浸润到直肌止端。切除时要注意不要过分，以免损伤直肌，导致日后产生复视。手术方法是在分离肿物到达直肌止端时，应先用斜视钩把直肌勾起，然后再细心分离直肌表面与四周的组织。操作时可间歇松开斜视钩，并令患眼向该肌肉的运动方向转动眼球，以判断肌肉功能有否受损害。如癌肿确已侵犯该直肌，无法进行分离，必须将该部分直肌切除，再让正常部分的肌肉后退至相应距离，然后缝合在巩膜上。

第四节　角膜肿瘤手术

见第七章“角膜手术”。

第五节　眼内肿瘤穿刺活检术

眼内肿瘤的诊断比眼部其他组织肿瘤的诊断更困难，因眼内肿瘤的诊断主要依靠一般的临床检查方法及某些特殊检查手段，包括医师的经验，但有时对肿瘤的诊断难以定性，再加上它不是位于体表，难以切除肿瘤组织作病理活检，这就给正确治疗带来了困难。若采用细针穿刺活检就可以解决这个难题。因为它既可从眼内得到少量组织作细胞病理活检进行确诊，又可保持眼球的完整性并使患眼的视功能不受严重损害。这种方法早在1880年就有人使用，但是过去由于担心粗针穿刺可能引起癌细胞扩散及眼内并发症而未被广泛使用。近年国外一些学者如Shields等倡导的眼部肿瘤细针穿刺活检，已开始应用于临床。

【适应证】

1. 当临床上诊断为眼内恶性肿瘤要制订保留眼球的治疗方案(如放射或化疗)，必须有病理组织学诊断依据时。

2. 经临床与影像检查等考虑为眼内恶性肿瘤，但不典型，不能肯定诊断者。

3. 临床诊断眼内恶性肿瘤，但患者和家属不能接受诊断，坚持要求有病理诊断后才接受治疗者。

4. 临床检查考虑为肿瘤眼内转移性病变，但全身检查未明确原发灶者。

5. 临床怀疑眼内肿瘤，摘除眼球前需确定肿物性

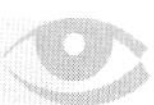

质者。

【禁忌证】

1. 已经确诊为眼内恶性肿瘤，有典型的临床表现和影像学检查支持。

2. 患者为眼内炎、眼内出血或先天性眼病等。

【操作方法】

1. 除小儿要用全身麻醉或基础麻醉加局部麻醉外，一般可用局部麻醉进行手术。

2. 先准备一个针尖锋利的穿刺针头（一般用 7~9 号）、10ml 注射器一个、透明塑料管一条、灭菌平衡盐溶液适量、开睑器或牵引缝线、小缝针与斜视钩。

注：国产穿刺针以号数表示外径，国际上以 Gauge（G）表示外径，两者对比见表 15-5-1。

表 15-5-1 穿刺针国内外标准对比

国内	5 号	6 号	7 号	8 号	9 号	10 号	12 号
国际	23G	22G	21G	20G	19G	18G	17G
外径（mm）	0.5	0.6	0.7	0.8	0.9	1.0	1.2
内径（mm）	0.3	0.4	0.5	0.6	0.7	0.8	1.0

3. 预先准备好必要的辅助装置，例如屈光间质混浊则加用超声波显示病变位置；如屈光间质透明则用手术显微镜加角膜接触镜或用间接检眼镜协助观察。眼球内后段肿物最好用玻璃体内导光纤维作眼内照明等。

4. 根据肿物位置、大小及晶状体是否存在选定进针位置。如为虹膜或突出前房的睫状体肿物，可选择肿瘤侧的角巩缘进针。如为睫状体或视网膜脉络膜肿物，选择睫状体扁平部进针；如是无晶状体眼，也可从角巩缘进针。后部脉络膜病变伴有视网膜脱离时，可采用赤道部进路。进针前可在入针位置先剖一巩膜板层。进针位置多主张从肿物对侧之睫状体扁平部，穿透睫状体后再经过玻璃体，到达肿物表面，然后刺入肿物内。这样做的目的是在肿物与穿刺口的睫状体扁平部间的玻璃体内形成一个“缓冲区”，以便在抽出针头时万一有肿瘤细胞溢出眼内时，这些肿瘤细胞仅留在玻璃体内而不直接进入睫状体血管内，从而减少医源性扩散肿瘤细胞的危险（图 15-5-1）。

5. 如角膜缘位置进针，进针前先用镊子固定眼球。同时在一侧行前房穿刺，注入平衡盐溶液维持前房。

6. 眼球后段肿物，则先在肿物对侧之相应睫状体扁平部作一 1/2 厚度的巩膜瓣，然后在另一适合的位置的睫状体扁平部作一穿刺口，伸入导光纤维作玻璃体内照明。

7. 将透明塑料管接于穿刺针尾部，然后让穿刺针尖经上述板层巩膜瓣下的巩膜或从角巩缘刺入，分别经玻璃体或房水，到达肿物表面，再细心刺入肿物内，注意针尖不要穿过肿物基底或进入基底下之巩膜内。此时助手将透明塑料管另一端接上注射器，并开始抽吸。每抽吸一次后，针尖略向深部推进少许再抽吸一次。如抽吸物较多时即可退针，如抽吸物不足，可退出肿瘤再取肿瘤内新针道抽吸。此时，除非抽取物是液体，否则大多数病例均会有小片瘤组织留在针管或透明塑料管内。

8. 缓慢退出针头，此时可看见肿物上的穿刺创口。如有创口出血，可直接向眼球加压提高眼压，直到出血停止，如不能止血，可用眼内电凝头。

9. 从眼内抽出针头后，如是在扁平部巩膜穿刺，把巩膜瓣复位遮盖穿刺口，然后缝合该巩膜瓣。

10. 将穿刺针尖浸入灭菌平衡盐溶液中，先抽入 1~2ml 平衡盐溶液，如看见抽取物组织悬浮平衡溶液中，则证明穿刺成功。随即把标本送病理检查室离心后镜检。一般在数小时后就可得到细胞学诊断报告。此外，亦有人主张先把针头与连接的透明塑料管分离，再在注射器中先抽入少许空气，再把塑料管与针头相接，然后利用注射器内的空气把针腔中肿物组织直接推注于玻片上，并即送作病理细胞学检查。

11. 回复结膜瓣后，用电凝或缝线闭合结膜切口。

【注意事项】

1. 角膜缘进路时，抽吸针不要伤及角膜内皮。

2. 睫状体扁平部进路，抽吸针的方向为玻璃体，注意不要摆动抽吸针，不要向前伤及晶状体。

3. 抽吸后退针前，先要解除抽吸针内负压，否则易将肿瘤细胞带入针道，形成肿瘤扩散。

4. 术后给予抗生素预防感染。

【并发症】

1. 眼内出血　这是最常见的并发症，常见的出血包括：①前房积血多见于虹膜或睫状体肿物穿刺；②玻璃体内

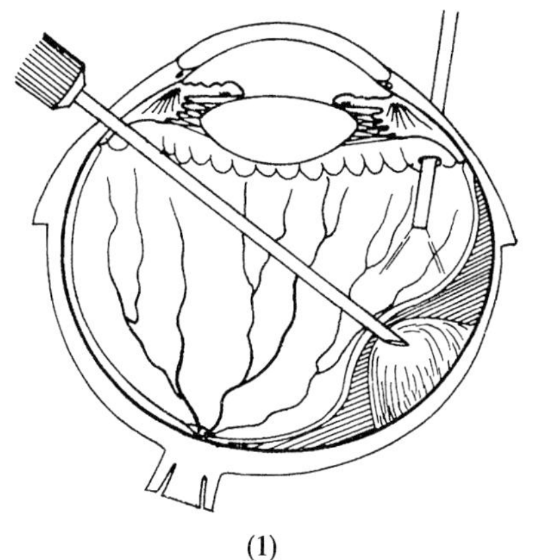

(1)

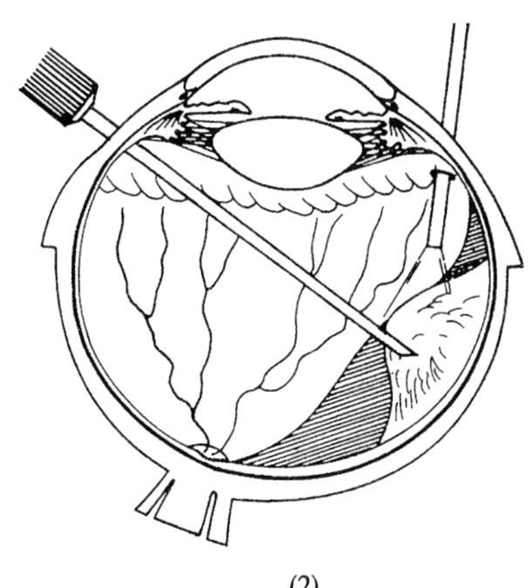

(2)

图 15-5-1 眼内肿瘤穿刺活检

积血或视网膜下出血多见于脉络膜肿物穿刺。上述两种出血，经压迫眼球后，多能止血，眼内的积血以后可逐渐吸收。

2. 视网膜裂孔与视网膜脱离　在玻璃体穿刺针的通道中出现视网膜裂孔或可形成机化条索，以后出现牵引性视网膜脱离。

3. 肿瘤细胞沿穿刺针道扩散至眼内其他部位、结膜下或眼眶内。

4. 损伤角膜内皮细胞，形成角膜失代偿。

5. 外伤性白内障。

6. 眼内炎等。

综上所述，目前国外学者均认为眼内肿瘤的细针穿刺活检是一项相对较安全及有助于确诊的新的检查技术，在一些具有适应证的选择病例中可以采用。

第六节　眼内肿瘤的冷冻手术

冷冻治疗是一种眼睑与眼内肿瘤常用的、简易可行的有效疗法。严格而言，冷冻不是手术，是一种物理疗法。手术的目的是协助与保证冷冻治疗顺利施行，特别是眼球后段内的肿瘤，必须通过手术操作才能充分暴露肿瘤范围，以便于进行冷冻操作。

冷冻治疗视网膜母细胞瘤(retinoblastoma，Rb)，于 1967 年与 1983 年由 Lincoff 和郑邦和先后报道。Rb 患者对冷冻治疗比较敏感，冷冻可使肿瘤细胞内多种细胞器的蛋白变性，肿瘤组织内的血管血液淤滞形成组织坏死，达到使肿瘤萎缩的目的。通过使用冷冻探头，对赤道部至周边部细小视网膜母细胞效果较好。中山眼科中心近年亦对一些早期 Rb 病例进行冷冻治疗并取得较好疗效。冷冻治疗亦用于脉络膜血管瘤与视网膜血管瘤的治疗。国外也有报道用于治疗细小的脉络膜黑色素瘤。

【适应证】

1. 对视网膜母细胞瘤(Rb)，本疗法适用于：①病灶位于赤道与锯齿缘间，肿瘤直径≤3.5mm，厚度≤2mm，且玻璃体没有瘤细胞种植者；先前没有用过激光治疗和放射治疗者效果尤佳。如果瘤体直径超过前述大小，则先进行化疗减容后，当肿瘤缩小到前述大小时，仍可进行局部冷冻治疗。②作为放射治疗或激光治疗的辅助治疗。

2. 脉络膜血管瘤，病灶应离开黄斑及视盘区，最好是靠近脉络膜周边部的肿物。

【操作方法】

1. 局部麻醉后，如肿物靠近周边部，可不必剪开球结膜，如靠后极部则先沿角膜缘剪开球结膜并向后分离结膜下组织，暴露巩膜，再用眼肌牵引缝线拉开肿物部位两侧之直肌。

2. 按视网膜脱离裂孔定位方法，在相应巩膜表面定出肿瘤边界。如果用带有导光纤维的电凝头，则可在间接检眼镜下进行肿瘤的电凝定位。目前，我们参考视网膜脱离手术方法，应用显微镜直视下冷冻治疗，直接对准瘤体进行冷冻，可清楚观察冷冻治疗时瘤体结冰和融化的过程，效果更加确切，对周围视网膜的影响减小。

3. 用 -110~-80℃的冷冻头，先沿肿物相应的结膜或巩膜面四周进行冷冻。每个冷冻点的冷冻时间为30~90秒，直至表面出现结冰为止，然后停止冷冻。解冻后，再重复进行第二次冷冻，重复冷冻 2~3 次。

4. 冷冻完毕，即观察眼底，此时可见瘤体变灰白，视网膜血管变得模糊不清，周围视网膜水肿，有时甚至可有少量出血。

5. 将球结膜复位，用电凝或缝线缝合结膜切口。

【注意事项】

1. 作结膜切开后冷冻较好，易于暴露。

2. 冷冻时不要损伤视网膜中央血管。

3. 不要采用一次长时间冷冻，应采用反复三次“冻”和“融”的过程。

4. 一般对于直径 <1.5mm、厚度 <1.0mm 的肿瘤，仅一次冷冻就可使瘤体退变；直径达 3.5mm、厚度达 2.0mm 者，常需多次冷冻治疗。

5. 若冷冻治疗成功，则治疗后 3~4 周可见肿瘤消失或明显缩小，原肿瘤处视网膜上显示一个平坦、边界清楚的色素性增生或白色瘢痕。若冷冻治疗后视网膜母细胞瘤瘤体持续存在未见缩小或反而增大，则表示治疗失败。

【并发症】

1. 玻璃体积血　多为局限性，在数周后自行吸收。

2. 视网膜出血　多为少量，一般数周后自行吸收。

3. 冷冻部位的结膜水肿出血和眼睑水肿　一般几天内吸收消失。

4. 局限性渗出性视网膜脱离　这是一种冷冻反应改变，多在数周后消失。

5. 睫状体功能减退导致术后低眼压　常因冷冻范围过宽或冷冻时间过长所致。

6. 视网膜色素增生及视网膜纤维化　这种改变无临床意义，不必处理。

7. 视网膜中央动脉阻塞。

第七节　眼内肿瘤的激光手术

见第十九章第四节“眼科激光手术”。

第八节　虹膜肿瘤手术

要进行手术切除的虹膜肿瘤主要是良性的较大的虹膜囊肿、黑色素细胞瘤和恶性的虹膜黑色素瘤。而其他的良性肿瘤(例如虹膜痣或虹膜血管瘤)除非很大或增长快，一般没有必要进行手术切除。

【适应证】

1. 临床上诊断为黑色素瘤，证明有继续增大，其受累范围在一个象限范围内，前房角镜检查小梁网尚未受累，超声生物显微镜(UBM)检查未侵犯睫状体者。

2. 虹膜上出现新生物，且临床上疑为转移性病变，特别是原发灶未能发现者。

3. 虹膜上的新生物引起眼压升高，临床上不能确定是痣或黑色素瘤者(这种情况亦可先行抽房水或穿刺活检，待确诊后再作手术切除)。

4. 先天性或外伤 / 手术后植入性虹膜囊肿，或其他虹膜良性肿瘤较大，已到达瞳孔区影响视功能或继发眼压升

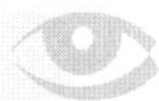

高者。

5. 虹膜肿瘤性质未定，尚存视力者。

【禁忌证】

1. 已明确全身原发恶性肿瘤的虹膜转移癌。

2. 有眼外蔓延的虹膜恶性肿瘤。

【术前准备】

1. 除常规眼部检查外，要作超声生物显微镜检查（UBM），了解肿瘤生长大小、范围、与周围组织尤其是睫状体的关系等。

2. 需作房角镜与扩瞳详细检查。

3. 仔细询问全身病史和作全身必要的检查（如胸部CT和腹部超声检查等）以寻找可能的全身原发肿瘤。

4. 作眼部裂隙灯和（或）房角镜照相记录术前肿瘤情况。

【手术方法】

1. 开睑器开睑，依肿瘤位置做相应直肌止端牵引缝线，固定眼球。

2. 根据肿瘤大小，在相应的位置沿角膜缘剪开120°~180°球结膜。切口两端宜达肿瘤两侧外2mm左右。

3. 在肿瘤相应位置，按肿瘤大小作120°~180°的角膜缘切口进入前房。

4. 在角膜缘切口边缘作1~2条预置缝线，将角膜瓣提起并向前翻转，使手术野变宽［图15-8-1（1）］。

5. 先在前房内注入黏弹物质，在近瞳孔缘距肿瘤边界外2mm处，用无齿镊小心提起虹膜，从瞳孔缘开始并向虹膜根部作放射状虹膜剪开［图15-8-1（2）、（3）］，剪开时要小心避免损伤晶状体，再沿虹膜根部平行角膜缘将整个肿物剪下［图15-8-1（4）］，标本平铺于纸上5~10分钟，任其自然干燥并粘贴于纸上，然后放入10%甲醛溶液中送病理检查。若肿物与周围组织有粘连，则在剪开角膜后，边注射黏弹物质，边用虹膜分离器分离，注意术中止血和避免囊膜残留。

6. 虹膜根部创口，如有出血即电凝止血，如前房中有积血及虹膜色素脱落，即用平衡盐溶液冲洗干净。

7. 回复角膜瓣，用10-0尼龙线作多针间断缝合直至角膜缘创口水密状态为止。术毕结膜下注射抗生素及糖皮质激素（妥布霉素2万U+地塞米松2mg）。

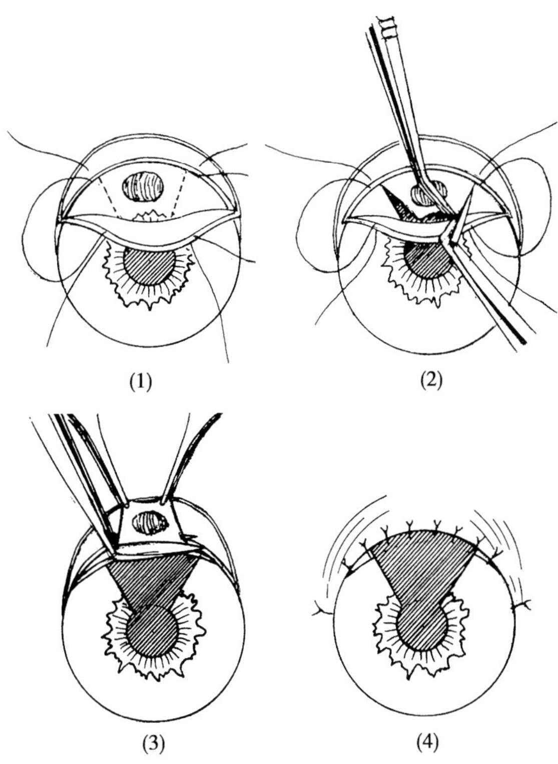

图15-8-1　虹膜肿膜切除

【术中术后注意事项】

1. 术中应在手术显微镜下细心操作，避免损伤角膜和晶状体。当肿瘤与角膜背粘连时，宜在小切口下尽量在用黏弹剂和分离器配合下将肿物与角膜分开。

2. 术中出血可在切除虹膜肿物前点1~2滴肾上腺素，术后出血可在闭合切口前冲洗前房清除，并于术后应用止血药物。

3. 如为大的虹膜囊肿，因囊内液体溢出前房会导致严重的眼内反应，可先用穿刺抽液的方法抽出囊内液体。

4. 虹膜囊肿常在抽出囊内液体后明显变小，此时不必要作太大的角巩膜切口，因此对虹膜囊肿，有时做比囊肿体积小的切口同样能取出肿物。另外，虹膜囊肿贴于角膜背的部分常可通过用镊子夹住后轻轻向眼外撕除，这样既可减小损伤，又可完整取出囊壁。

5. 术后全身应用抗生素和皮质激素3~5天以减轻术后反应。

【并发症】

1. 前房积血或眼内出血，常于数天后消失。

2. 虹膜根部断离，小量的虹膜根部断离可不处理，太大则作复位缝合。

3. 睫状体分离会引起低眼压，故应该通过房角镜用氩激光照射，使房角产生瘢痕粘连而封闭裂隙。

4. 玻璃体脱出多因晶状体不全脱位而引起，此时应将脱出的玻璃体切割后再关闭角膜缘切口。

5. 损伤晶状体致外伤性白内障。

6. 术后眼内感染。

7. 术中损伤角膜内皮致术后角膜混浊水肿，甚至大泡性角膜病变。

8. 继发性青光眼。

第九节　虹膜睫状体肿瘤手术

因睫状体肿瘤多波及虹膜，故该手术名为虹膜睫状体肿瘤切除术。睫状体肿物可单独发生，因睫状体位于虹膜与脉络膜之间，可向前或向后扩展成为虹膜睫状体肿瘤或脉络膜睫状体肿瘤，而虹膜或脉络膜肿物也可向睫状体发展延伸。

睫状体位于虹膜后面，往往肿物较大引起虹膜改变或瞳孔散大时才被发现，以往需要用睫状体压迫镜检查才能看得较清楚，现在应用超声生物显微镜能显示肿物大小范围。

睫状体肿物以恶性黑色素瘤和黑色素细胞瘤较多见，其次是髓上皮瘤、良性或恶性睫状体上皮瘤和睫状体囊肿，其他如睫状体平滑肌瘤、星形细胞瘤、神经鞘瘤和血管外皮瘤等较罕见。

【适应证】

1. 虹膜睫状体黑色素瘤侵犯范围在 4 个钟点以内，观察证明瘤体仍在不断增大者。

2. 睫状体（或虹膜睫状体）良性肿瘤。

3. 睫状体肿瘤性质未定，范围较小，患眼视力尚存者。

【禁忌证】

1. 睫状体恶性肿瘤较大，范围已超过 4 个钟点或已有向眼外蔓延者。

2. 恶性肿瘤转移至睫状体者。

【手术方法】

1. 多主张用全身麻醉，术中最好加用控制性低血压。如不能进行全身麻醉，亦可用基础麻醉加局部麻醉（局部麻醉药中最好加入少量肾上腺素）。

2. 开睑器开睑，根据手术部位和术野需要，作相应直肌牵引缝线并固定眼球。

3. 沿角膜缘剪开结膜，作以穹隆部为基底的结膜瓣。切口两端应超过肿瘤边界 3~4mm，分离结膜并暴露角膜缘和巩膜。当肿瘤位于肌止端附近时，可暂时剪断直肌。

4. 用巩膜透照器加间接检眼镜进行肿物定位，并在肿瘤边缘之相应巩膜上作标记。

5. 当肿物较大时，在肿瘤相应的巩膜表面缝一个 Flieringa 环［图 15-9-1（1）］，以防术中巩膜下陷，玻璃体脱出。但由于放置该环会影响下面操作，一般在做好巩膜瓣，并在肿物周围巩膜上电凝后才放置。

6. 在肿瘤区相应巩膜面，作一个 3/4~4/5 巩膜厚度的基底远离角膜缘的巩膜瓣，瓣的边缘离开肿瘤边缘 2~3mm［图 15-9-1（2）］。

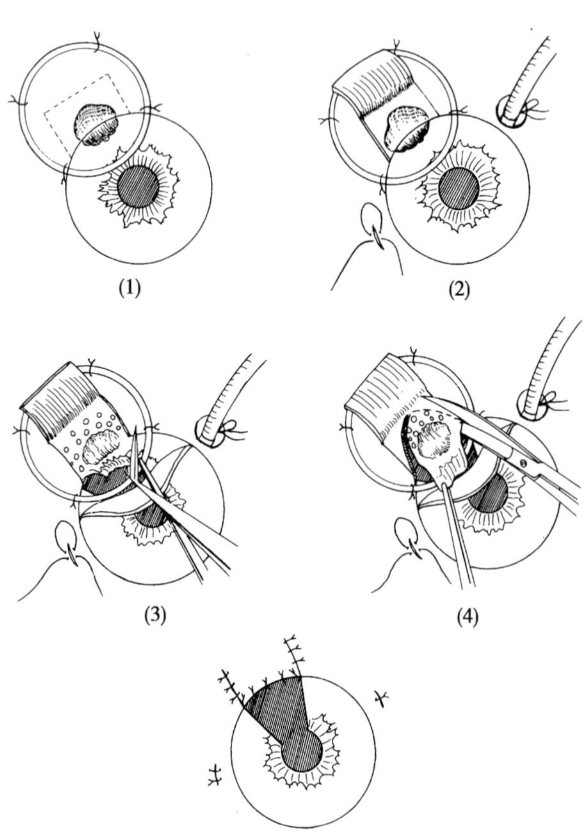

图 15-9-1 虹膜睫状体肿瘤切除术

7. 提起巩膜瓣，在肿瘤边缘周围之巩膜床上作两排穿透性电透热点，透热目的有三个：①预防肿瘤切除后发生视网膜脱离；②切除肿瘤时可减少出血；③万一切口处仍有肿瘤细胞残留，可通过透热将其杀死［图 15-9-1（3）］。

8. 用 6-0 可吸收缝线做 2 条巩膜瓣预置缝线。

9. 切开角膜缘进入前房。

10. 提起角膜瓣，用剪刀从肿瘤边缘外两侧开始直抵虹膜根部，作放射形虹膜剪开。然后再提起巩膜瓣，在巩膜床内用刀切去包括肿瘤在内的部分深层巩膜及睫状体［图 15-9-1（4）］。有人主张用激光刀切除睫状体，这样可减少出血。切下的组织应包括肿瘤在内的虹膜、睫状体与深部的巩膜板层组织。全部组织均要送病理检查。病理检查时要注意送检组织边缘是否有肿瘤细胞。

11. 迅速复位巩膜瓣，结扎预置缝线。使表层巩膜瓣与角膜瓣复位，分别用 10-0 尼龙线作间断缝合角巩缘及巩膜切口［图 15-9-1(5)］。如已切断直肌止点，则缝合于原位。

12. 拆除巩膜环，缝合结膜切口。缝合完毕后应检查眼压，如眼压过低，则从睫状体平坦部注入少量平衡溶液至眼压正常，再检查创口有否漏水。

13. 结膜下注射抗生素和皮质激素，给予局部散瞳和包扎患眼。

【术中术后注意事项】

1. 术中需要用巩膜透照器细心测定肿物大小范围并与超声生物显微镜检查结果相对照，有助于准确决定切口大小和完整切除肿物。

2. 睫状体肿物直径小于 2 个钟点，术中可不放置巩膜环，若肿物较大，务必放置大小合适的巩膜环，并缝合固定。

3. 若睫状体肿物向虹膜扩展，则选择靠近角膜缘处作切口，作厚板层巩膜切开后再作虹膜及睫状体肿物切除。

4. 若肿瘤没有侵犯巩膜可作以眼球赤道为基底的全层巩膜瓣，巩膜与睫状体之间腔隙容易分开，损伤较小，可直接观察肿物及直接电凝止血和完整切除肿瘤，减少并发症。

5. 术中若肿物附近周边虹膜切除，从虹膜根部向睫状体切除肿物者，切口关闭后应注入平衡溶液恢复前房。若有玻璃体脱失，也要注意恢复眼压。

6. 睫状体肿物向脉络膜延伸，则手术切口可选择在脉络膜肿物相应部位以角膜缘为基底的Π形切口。若睫状体肿物范围较大并波及虹膜根部可选择双瓣切口。

【并发症】本手术并发症较多，尤其是肿瘤大、范围广者。常见并发症有：

1. 术中术后眼内出血，特别是睫状体创口大出血，术中应用局部电凝及滴肾上腺素可减少止血。

2. 玻璃体脱失，术中眼压升高或损伤玻璃体膜所致。

3. 视网膜脱离，如肿瘤侵犯锯齿缘者，术后易于出现视网膜脱离。

4. 眼内感染（处理详见第十八章“眼外伤手术”）。较少见。

5. 黄斑囊样水肿。

6. 晶状体不全脱位。

7. 并发性白内障，手术损伤或虹膜睫状体炎所致。

8. 虹膜睫状体炎，手术损伤反应所致。

9. 交感性眼炎，少见。

10. 肿瘤复发和转移，不完整切除易致肿瘤复发。

11. 继发性青光眼。

【术后护理】

1. 术后必须使用足量广谱抗生素 3~5 天，以预防眼内感染。

2. 术后安静卧床 2 天，并用止血药，以防继发性眼内出血。

第十节　脉络膜恶性黑色素瘤局部切除术

理论上，治疗脉络膜恶性黑色素瘤最理想的方法是既能完全消除肿瘤，又能保存眼球及视力和保证患者的生命安全。局部切除术就是从这一要求而提出的一种新的治疗手段。若干年前，人们先开展眼球前段虹膜及睫状体肿瘤的局部切除。后来国外学者更进一步开展眼球后段脉络膜肿瘤的局部切除。目的是通过手术把肿瘤完全切除，又能保住患眼的眼球与视力。在开展这种手术的早期，国外学者是采用穿透切除局部巩膜后把整个肿瘤切除，亦称为全眼球壁切除术，其巩膜缺损区用异体巩膜进行修复。Shield 等(1988)学者则主张用巩膜瓣下的脉络膜肿瘤切除，亦称部分板层巩膜葡萄膜切除术(partial lamellar sclerouvectomy，PLSU)，切除内层巩膜和脉络膜黑色素瘤，留下外层巩膜瓣及完整的视网膜和玻璃体。自此以后，报道这种手术的国外文献逐渐增多，国内眼科文献及手术学报道尚少。现有资料表明，局部肿瘤切除术与局部放射治疗及眼球摘除术比较，术后 5 年生存率无显著性差异。中山眼科中心自 1993 年起开展本手术，并取得成功。这种手术是一种较理想的治疗手段，它基本保持眼球的外观与功能完整，患者也乐于接受。但是脉络膜血管十分丰富，局部切除是否会引起肿瘤细胞的扩散，尚需进一步的临床证据。

当然，这种手术的技术操作复杂而费时，必须具备巩膜透照器、后段玻璃体切割器、冷冻、电凝及手术显微镜等设备配合，需要由手术操作熟练的医师进行手术，又必须是早期病例。但是，随着早期病例更多地被及时发现，以及手术经验的不断积累，各级医院的设备也不断完善，今后在我国亦会更多地开展这种手术。

【手术相对适应证】要根据患眼肿瘤基底大小、厚度、位置、全身情况和患者意愿等综合分析决定。目前，主要的相对适应证是：

1. 脉络膜黑色素瘤的直径 <15mm，肿瘤厚度 >5mm，肿瘤位于赤道部前或不超过赤道后 7mm，瘤体中心接近赤道或更靠前，而且肿瘤不断增大。

2. 玻璃体内无瘤细胞种植、无视网膜破坏，如为睫状体脉络膜黑瘤，则其大小应 <4 个钟点范围。

3. 全身情况良好，无全身转移表现。

4. 向患者及家属交代各种治疗方法的优缺点，患者愿意手术者。

【手术禁忌证】

1. 有肿瘤细胞玻璃体种植。

2. 肿瘤已侵犯视盘。

3. 肿瘤已有明显的眼外扩展者。

4. 肿瘤已有全身转移者。

【术前准备】部分学者主张术前 1~2 周，先在肿瘤周围相应巩膜面进行冷冻或激光治疗，使视网膜与脉络膜发生粘连，以减少发生继发视网膜脱离的机会。

【麻醉】由于本手术时间长，国外学者多主张用气管插管全身麻醉。如有全身麻醉禁忌者亦可用基础麻醉再在局部加长效局部麻醉药。

如心血管情况允许，术中最好加用控制性低血压，以减少术中出血。

【手术方法】

1. 沿角膜缘剪开结膜，作以穹隆部为基底的结膜瓣。

2. 做直肌牵引缝线，充分暴露肿瘤所在象限巩膜。

3. 用巩膜透照器(导光纤维)在巩膜表面进行定位，确定整个肿瘤基底边缘的位置，并用消毒标记笔或电烙器标在巩膜面上[图 15-10-1(1)]。

4. 在肿瘤相应的巩膜面缝合一个改良的 Flieringa 环[图 15-10-1(2)]。

5. 在无肿瘤之睫状体扁平部位置(即成人角膜缘后 4~5mm 处)作一 2mm 切口，切穿巩膜与睫状体，将灌注管插入玻璃体腔内，以备灌注玻璃体腔时用。

6. 在无肿瘤之睫状体扁平部位置，再作第二个 2mm 长之穿透巩膜全层切口，但暂不切穿睫状体，并在切口两侧巩膜作一预置缝线。此切口是准备为下一步骤穿刺抽取玻璃体或作闭合式玻璃体切割用[图 15-10-1(3)]。

7. 在肿瘤区相应巩膜面，肿瘤边缘外 3mm 做一个 3/4~4/5 厚度的巩膜瓣，瓣的两角分别作两针预置缝线，然后将该瓣掀起。

8. 在巩膜瓣下的巩膜床内，于肿瘤周围作两排穿透性电透热点。透热目的有三：①预防切除肿瘤后发生视网膜脱离；②减少切除肿瘤时的出血；③万一创口边缘区仍有肿瘤细胞残留，通过透热予以杀死[图 15-10-1(4)]。

9. 必要时可从灌注口抽取 1~1.5ml 玻璃体，并送活检以了解肿瘤有否扩散到玻璃体内。

10. 用刀(部分国外学者用激光刀，以减少切除时出血)在两排透热点之间的巩膜面刺入玻璃体腔，再用小弯剪或膝状剪剪去包括黑色素瘤在内的 1/4 厚深层巩膜、脉络膜与视网膜[图 14-10-1(5)]。此时如有玻璃体脱出或玻璃体腔内大出血，则可做开放式玻璃体切割。

11. 回复巩膜瓣，结扎两针预置缝线，再用 8-0~9-0 丝线间断缝合[图 15-10-1(6)]。如巩膜太薄或已有穿破，则应在上面再缝合一片异体全层巩膜，以保证该处眼球壁的必要强度。

12. 通过灌注系统，向眼球内灌注平衡盐溶液，使眼球恢复正常压力。再检查每条缝线是否牢固，以确保创口水密闭合。

13. 用检眼镜检查玻璃体，如有较多积血，可通过预置切口做闭合式玻璃体切割清除所有积血。

14. 除去灌注系统及玻璃体切割器，并结扎切口的预置缝线，最后除去 Flinringa 环。

15. 使结膜瓣复位，间断缝合或用电凝关闭结膜切口，

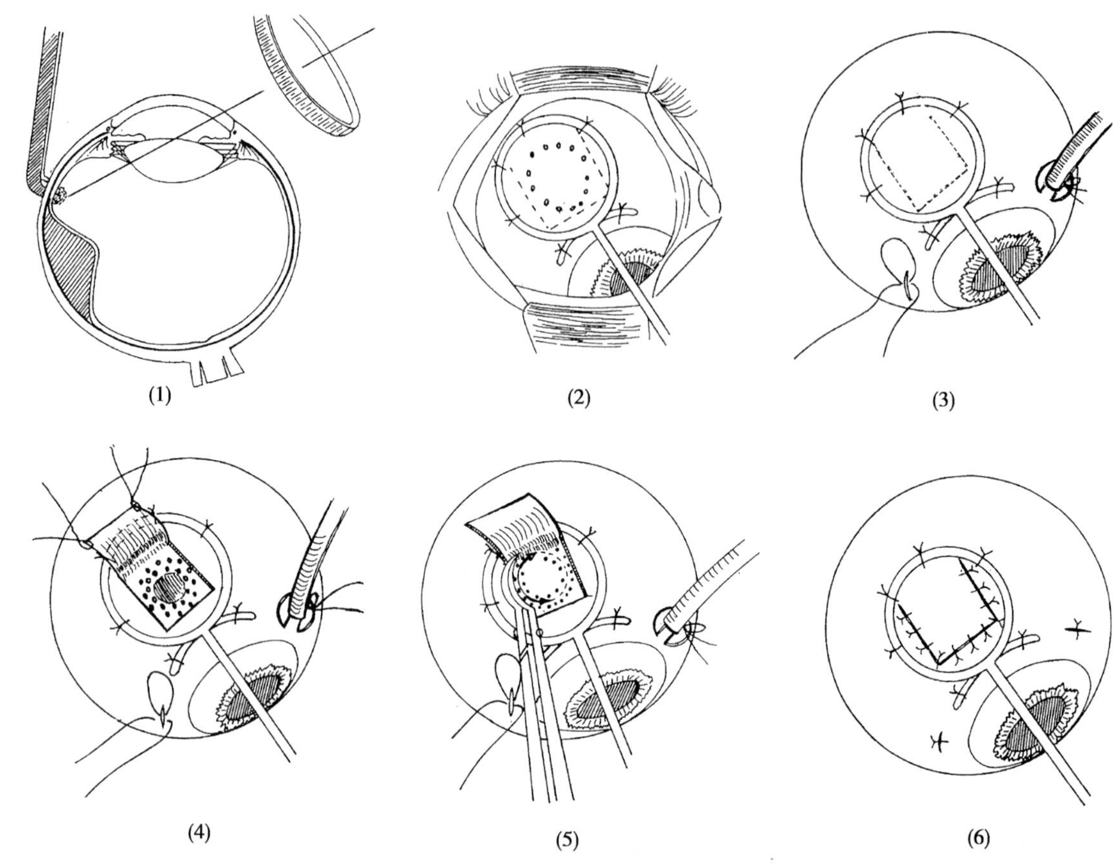

图 15-10-1　脉络膜恶性黑色素瘤局部切除术

结束手术。

【常见术中术后并发症】

1. 术中并发症　常见有玻璃体大量脱失、玻璃体大积血，特别是脉络膜驱逐性大出血、前房积血和视网膜脱离等。如肿瘤术中定位不准确，可造成肿瘤不完整切除和瘤细胞扩散等并发症。

2. 术后并发症　常见的有脉络膜脱离或出血、眼压暂时性过高或过低、视网膜脱离、黄斑囊样水肿、视网膜前和视网膜下纤维增生、并发性白内障、慢性葡萄膜炎和眼内感染等。部分患者即使术中肿瘤已完整切除，术后也可能复发和转移。

【手术要领和注意事项】

1. 肿瘤定位必须准确，只有这样才能将肿瘤彻底切除。为此，术中应使用带导光纤维的电透热器和巩膜透照设备以及一个间接检眼镜进行定位。否则只能根据检眼镜检查、B 超、CT 或 MRI 照片作出初步估计，然后在术中再由有经验的医师协助定位。定位时应注意透照的角度，以避免肿瘤产生的斜影，妨碍定位的准确性，手术中应反复定位 2 次，以便把肿瘤边界准确标记在巩膜面上。若发现肿瘤扩展到睫状体，则扩大切口，同时做睫状体肿瘤切除。

2. 手术的另一困难是术中可能发生玻璃体大积血。因此，术前一定要了解患者全身情况、血管脆性及凝血功能，例如患者有否高血压与动脉硬化，血管脆性试验及出凝血功能是否正常，如有异常，应先作出相应的处理。并在手术前数天，开始给予止血药。术中控制性低血压和术区巩膜、脉络膜的止血均有助于减少出血，使术野清楚，有利于手术顺利进行。

3. 术中的电透热强度要恰当，要完整包绕整个肿瘤，以便能达到充分止血及预防术后视网膜脱离的作用。如电透热过弱则起不到止血及杀灭创缘内癌细胞的作用；电凝过强则导致巩膜坏死。由于脉络膜组织比睫状体组织薄，故在该区的电凝强度要略低一些；两排电凝点最好采用错位（即“品”字形状）排列。

4. 肿瘤位置较后，或恰好位于直肌下面，如为了操作方便，可在肌止缘处先作预置缝线后将该直肌剪断，待肿瘤切除并关闭巩膜切口后再将直肌缝回原位。

5. 有时可在切开内层巩膜前从平坦部抽吸少量玻璃体降低眼压，有助于减少术中玻璃体流失。

6. 内层巩膜切开前对肿瘤边界准确定位，足够的电凝，巩膜瓣缝合后眼压的恢复和异体巩膜在切口区的加固缝合等均有助于减少视网膜脱离的发生。

7. 若肿瘤位于赤道或偏后，可做 H 形双板层切口，这样有利于操作和顺利切除肿瘤。

【术后处理】

1. 抗炎和止血　术后 3~5 天内宜给予全身用抗生素和皮质类固醇及止血药物。中后期给予活血化瘀药物治疗。

2. 当有严重的玻璃体积血，而药物治疗又难以吸收时，可选择适应时机经睫状体平坦部做玻璃体切割术。

3. 术后发生视网膜脱离可考虑行视网膜脱离复位术。

4. 并发性白内障则可择期行白内障摘除人工晶状体植入术。

（颜建华）

第十六章 眼球摘除与眼内容摘除术

第一节 眼球摘除术

眼球摘除术是一种破坏性手术，在摘除眼球前，必须以认真负责的态度，按患者眼部的具体情况，从多方面作慎重考虑，并严格掌握其适应证。

【绝对适应证】

1. 已无复明希望，且明显变形或缩小的眼球，影响患者眼部外观。

2. 已无复明希望，且长期有炎症刺激或绝对期青光眼，给患者造成痛苦。

3. 眼内有原发性恶性肿瘤，不能用其他方法治疗，或用其他方法治疗无效，必须连同眼球一并摘除；眼内患有继发性恶性肿瘤（转移癌），伴有继发性青光眼或慢性炎症刺激、疼痛，保守治疗无效，为解除痛苦，患者或家属要求摘除者；或找不到肿瘤原发灶，为明确诊断而需要摘除的患眼。

4. 眼睑或结膜恶性肿瘤，已明显侵犯眼球，必须连同眼球一并切除才有可能根治者。

5. 眼球破裂伤，眼内组织严重破坏或脱失，已无复明希望，且眼球明显变形者。

6. 穿破性眼球外伤，虽经积极治疗，但是外伤性葡萄膜炎已无法控制，产生交感性眼炎的可能性极大，且伤眼无视力，他眼是健康眼，则伤眼可考虑摘除。

7. 严重的眼内感染，视力丧失，用药不能控制，并有向眼球外扩散的可能，或日后眼球不可避免萎缩者。

【相对适应证】下列情况之一，应反复慎重考虑，方可决定摘除眼球：

1. 双眼患视网膜母细胞瘤，如果较严重的患眼用保守疗法难奏效，而另眼瘤体较细者，严重眼可予摘除，另眼则采用保守疗法积极治疗。只有在一切保守疗法均无效，肿瘤继续增大，有向眼外侵犯或转移的可能而威胁生命时，才可考虑摘除另一眼。

2. 独眼的眼外伤或双眼同时严重的眼外伤患者，除有潜在重大危险或痛苦者外，均应尽力进行修补及治疗，直到最后视力丧失不能保持眼外形或解除患者痛苦时，方可考虑摘除眼球。

3. 一眼虽为严重外伤，但他眼为弱视或存在致盲危险眼病的患者。

4. 因外伤致眼内严重出血，临床检查视力无光感，但视觉诱发电位（VEP）与视网膜电图（ERG）显示视功能并非完全丧失者，应作较长期观察与治疗，不要轻率决定摘除眼球。因部分病例日后出血吸收或施行玻璃体切割术后，仍可恢复部分视力。

【手术方法】

1. 麻醉成年人常用局部麻醉，小儿可用基础麻醉加局部麻醉或全身麻醉。球后注射麻醉药可分别从外下、外上及内上方作2~3个方向进针注药，共注射麻醉药4~5ml。另外再加球结膜下及直肌下浸润麻醉。

2. 开睑常用开睑器，但亦可用缝线牵引开睑[图16-1-1(1)]。

3. 分离球结膜　沿角膜缘全周剪开球结膜后用剪刀沿巩膜面向眼球赤道部分离眼球筋膜囊[图16-1-1(2)]，暴露四条直肌止端。遇有粘连较多者，分离过程注意不要穿破球结膜。

4. 剪切断肌肉　先用斜视钩勾住直肌，再在四条直肌止端后3~5mm处作一条1-0~3-0黑色丝线预置缝线后，在缝线与肌止端之间剪断四条直肌。注意内外直肌止端要保留5mm以上止端，作为摘除眼球时提起眼球用[图16-1-1(3)、(4)]。

有些术者在剪断四条直肌后，再把上下斜肌剪断。断上斜肌时，应先用眼睑拉钩拉开已分离的结膜，另用小钩或固定镊将上直肌止缘夹住，把眼球引向下方，然后沿上直肌走向紧贴巩膜面伸入斜视钩，勾住横向走的上斜肌止缘，将其剪断。断下斜肌，同样先拉开已分离的结膜，把眼球引向鼻侧，紧贴巩膜面向颞下方勾住下斜肌止缘剪断之[图16-1-1(5)、(6)]。熟练的术者亦可在剪断视神经后才断斜肌。因斜肌位于眼球赤道后，未断视神经前，要剪断斜肌，操作上略有困难。

5. 剪断视神经　四条直肌（或包括两条斜肌）剪断后，伸入弯剪刀或长弯钳紧贴眼球壁后段巩膜面向后再分离。然后夹住内或外直肌残端，牵拉眼球试探可否灵活转动。如向某一方向转动不灵，则表示某一位置眼球后仍有组织牵连，应再分离至能灵活转动为止。

准备200~300ml加热的生理盐水与纱布数块，除去开睑器，改用一对眼睑拉钩伸入结膜下，拉开上下睑及已分离的结膜，充分暴露眼球。为减少出血，有些学者主张提起眼球后，用一把长弯钳贴巩膜表面伸向眼球后，先夹压视神经2~3分钟，以便把视神经内的眼动脉闭塞，可减少剪断视神

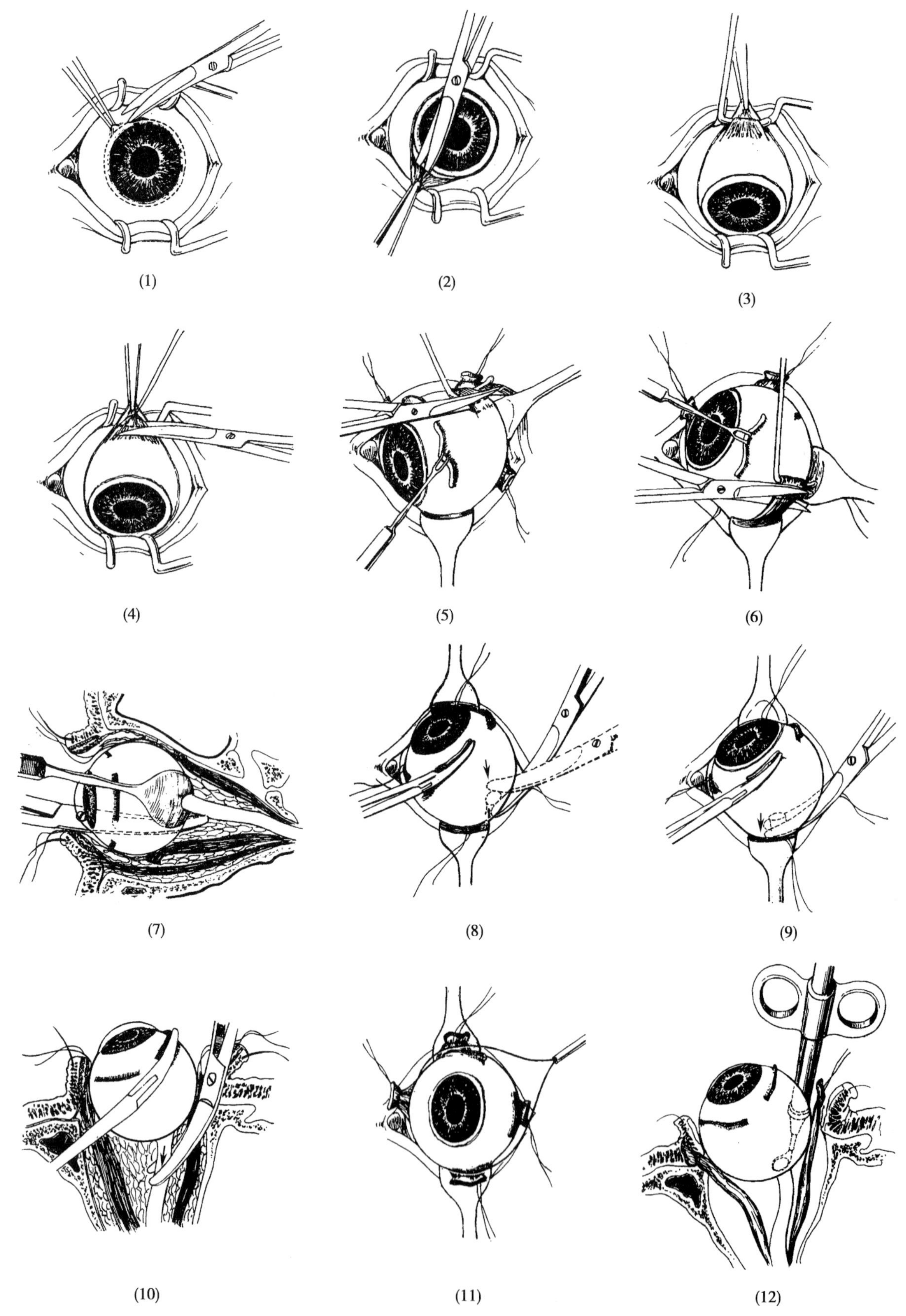

图 16-1-1 眼球摘除术

(1)环形剪开球结膜;(2)向赤道部分离筋膜囊;(3)钩住上直肌;(4)在肌腱处剪断上直肌;(5)剪断上斜肌;(6)剪断下斜肌;(7)用眼球匙托起眼球并从颞侧伸入视神经剪;(8)用视神经剪探知视神经位置;(9)卡住视神经并下压剪尖剪断视神经;(10)剪尖下压剪断视神经;(11)沿巩膜面放入勒除器;(12)收紧勒除器勒断视神经

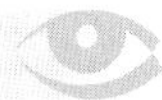

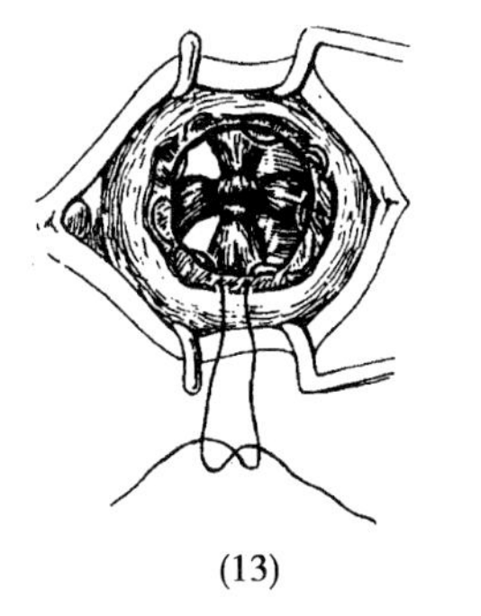

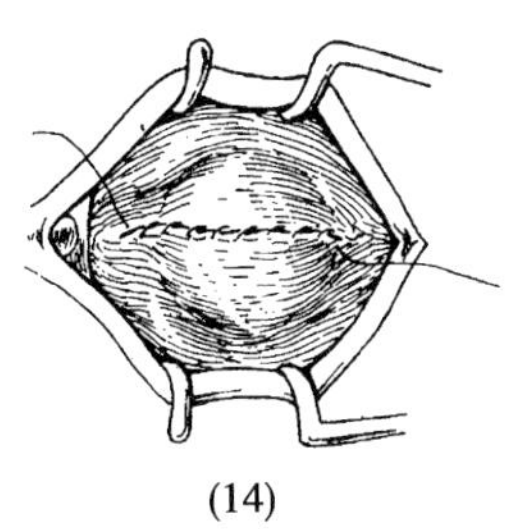

(13)　　(14)

图 16-1-1(续)

(13)将上、下及内、外直肌对缝后再作筋膜囊的荷包形缝合;(14)连续缝合球结膜

经时发生较大量出血。但是,如视神经要作病理检查,则不应该作这种操作。

摘除眼球时先用止血钳夹住内(或外)直肌止残端,把眼球向上提,或把眼球摘除匙伸入眼球后将眼球托起[图 16-1-1(7)]。提起或托眼球可从鼻侧或颞侧入路。鼻侧入路距视神经较近,但受内侧眶缘限制,使视神经剪难向下压;颞侧入路较宽,但距视神经较远。接着视神经剪伸入眼球后,在估计剪尖已到达视神经时,向两侧摆动剪尖,即可触到一条坚硬的索状物,此即视神经[图 16-1-1(8)]。此时剪刀紧贴视神经并略后退,当剪尖刚退至视神经的一侧时,即把剪尖张开,沿视神经旁并再向前推进,把视神经轻轻卡住,当可感到视神经已在两剪刃之时[图 16-1-1(9)],接着把剪刀向眼眶尖方向压下,同时把眼球更向上提,然后用力剪断视神经[图 16-1-1(10)],将眼球娩出。亦有人用扁桃体摘除器,待眼球被套入该器械的钢丝圈套后,将该圈套向后伸进并套紧视神经将其勒断[图 16-1-1(11)、(12)]。当摘出眼球时,应立刻紧贴眼球后壁,把一些仍粘连于眼球后壁的组织(或上、下斜肌)剪断,然后取出眼球。

6. 即用浸过温热生理盐水纱布条拧干后塞进眼眶深部,压迫止血。如多次更换纱布压迫后仍有渗血,可用少量明胶海绵填入眼眶内再加压,多能止血。

7. 检查摘除的眼球是否完整,巩膜有否破裂或隆起,并测量视神经长度及注意它有否增粗。

8. 取出填压的纱布,如不在眶内植入填充物,则把上、下直肌及内外直肌用两对缝线分别将其作对端结扎,形成“十”字形肌肉交叉。再用剪刀把结膜与眼球筋膜分离,用 6-0~8-0 可吸收缝线对眼球筋膜作荷包缝合[图 16-1-1(13)]。结膜创口用 3-0~5-0 黑丝线连续缝合(图 16-1-1(14)],小儿最好用可吸收缝线作间断缝合,省去日后拆线的麻烦。

9. 结膜囊内放入大小适宜的凡士林纱布团或塑料眼模,目的是支撑结膜囊,形成上下穹隆。对化学伤或热烧伤结膜容易发生收缩患者,尤为必要。外加眼垫,作单眼压迫绷带包扎。

【术后处理】术后卧床 1 天,给予止痛药与止血药。如有恶心呕吐,给予甲氧氯普胺或氯丙嗪。对有感染的眼球,术后应全身用抗生素 3~4 天,以预防感染扩散。术后加压迫绷带包扎持续 2 天,以防继发出血,结膜囊内的凡士林纱布团于手术后 24~48 小时取出。

【手术并发症及处理】

1. 结膜分离困难　当患者有长期慢性炎症、陈旧的眼球破裂伤或化学伤的眼球,球结膜往往与巩膜粘连较紧而难以分离。术时可在结膜下多注局部麻醉药,以使结膜较易被分离,分离时器械要紧贴巩膜面,小心操作,避免球结膜撕裂或缺损过多而致术后结膜囊浅窄,影响术后装配义眼。如结膜发生较大破口,应即缝合修补。

2. 眼肌残端撕脱　摘除眼球时,如牵拉肌止缘过度用力,眼肌的残端会被撕脱。遇此情况,可在摘除眼球时改用对侧直肌残端或在肌止缘前及其两侧的巩膜上作穿过巩膜厚度 1/2 的牵引缝线将眼球提起。

3. 眼球穿孔　如果角膜及巩膜术前已有溃疡其他病变或变薄,或是原伤口愈合不良,在摘除眼球时易发生穿孔。如眼球后段有未处理的穿破口,这种眼球会变很软及变形,以致寻找直肌与视神经困难。因此最好先修补穿破口,并在结扎缝线最后一针时,同时经该处向眼内注入空气,使眼压接近正常,然后寻找直肌及剪断视神经。如寻找视神经仍有困难,可用眼球摘除匙将视神经卡住向上托起眼球,然后再在匙的下方伸入剪刀,将视神经剪断。

如剪视神经时,剪刀口没有卡紧视神经及将眼球充分提起,或眼球明显萎缩,易出现剪破眼球后极及把视神经连同部分眼球后极部组织遗留于眼眶内。这种手术意外有引起原来眼内炎症、肿瘤在眼眶内扩散,或招致交感性眼炎的危险。一旦发现这种意外,必须在压迫止血后,用深拉钩把眶脂肪拨开,在直视下寻找残留的后极部组织及视神经。如直视下找不到,术者先用左手示指伸入眼眶尖触摸寻找硬实之视神经残端,然后再用右手持一长血管钳,让钳尖紧贴左手示指,伸入眼眶尖的视神经及后极组织残端处将其钳住并提起,待其充分暴露后,在直视下看清并予以剪除。如果是有感染的眼球,摘除眼球后应用抗生素溶液充分冲洗眶内术野。如果是摘除有眼内恶性肿瘤的眼球,再用 1∶2000 噻替派(thiotepa)反复冲洗眶内术野。术后再根据肿瘤性质加用局部放疗或全身化疗。

4. 恶性肿瘤的眼外扩展　摘除患恶性肿瘤的眼球,除充分注意保证眼球的完整及附有较长的视神经(>7mm)外。对摘除的眼球,应该即时详细检查眼球壁是否光滑,有否因被肿瘤侵犯而变粗糙或隆起甚至穿破,以及视神经是否有增粗。如有肿瘤蔓延至眼球外的现象,应先用 1∶2000 塞替派溶液冲洗眶内术野。日后再根据病理报告进一步处理(如再做眼内容摘除术或加放疗及化疗)。

如恶性肿瘤已侵犯至眼球外,术后一般不主张在眼眶内放置植入物,以免影响放疗效果及影响日后判断肿瘤是否有复发。如果证明恶性肿瘤无向眼球外扩散,术后一般不主张放疗,因放疗后眼眶软组织收缩,使结膜囊变浅窄,难以安装义眼,且眼眶下陷明显影响外观。

5. 眼球过大摘除困难　术前应注意患眼眼球及睑裂大小。如患眼眼球明显增大而睑裂相对较小,可在断四条直肌后,先试行提起眼球,并用指向下压上、下睑,如眼球能呈脱臼状态,即表示摘除眼球不会出现困难。否则,宜先暂时剪开外眦扩大睑裂;或先用注射器抽出部分玻璃体使眼球软化,但此法不能用于有感染或眼内肿瘤的眼球。如术中已作外眦切开，在缝合结膜囊后，外眦切口也要缝合。

6. 出血在剪断视神经时，有时会发生严重出血。例如，剪刀仅剪断球后其他软组织而未断视神经；或视神经断口在离开筛板 10mm 以外处，此时因视网膜中央动脉已离开视神经组织。故动脉剪断口出血较多；或术前眼球有长期慢性炎症，以致眼球与周围组织粘连严重者，术中也会引起严重出血。

因此，剪断视神经时要注意正确操作，要争取一刀剪断。在未剪断视神经前，不要损伤过多的球后软组织。在取出眼球后，如出现有严重出血，先用拧干热生理盐水的纱布填塞于眼眶底部并作局部加压，一般压迫数分钟后，多能止血。如仍未能使出血停止，则用湿纱布中加入适量肾上腺素溶液再行填塞压迫，或塞入明胶止血海绵后再作局部填塞压迫。待彻底止血后才缝合切口，以免术后形成眼眶血肿影响结膜切口愈合。对术后早期出现的血肿，可采用穿刺法抽出部分积血后，再加压迫绷带并在术后使用止血与活血化瘀药物。

7. 眼眶部软组织肿胀　这种肿胀如剧烈，可波及对侧眼睑。出现这种改变时应注意是否术后继发感染。如能排除，多为术后未对术眼作适当的压迫包扎所致。此外，术后如在结膜囊内未置入充填物或所用的眼垫太薄，以致绷带的压力只压在眶缘上，或绷带包扎小确实都可发生软组织肿胀。

8. 球结膜严重水肿并突出睑裂　宜及早用细针作球结膜穿刺，挤压出积液后把球结膜送回睑裂内，并在结膜囊再塞入凡士林纱布条，甚至用缝线将上下睑裂作暂时缝合后，再加眼垫与绷带加压包扎数天。否则任其长期存在，可致结膜下纤维增生变厚，下穹隆变浅，影响装配义眼。

9. 术后感染　术后局部发生红肿热痛，眼垫有脓性分泌物或自创口排出，表示有术后眼眶急性感染，应及时把脓液送细菌培养及作药物敏感度试验，同时全身使用足量广谱抗生素。如术时眶内放置植入物，应打开结膜囊将其取出，使脓性分泌物容易排出。为日后能更好安装义眼，最好同时放入中间有孔的眼模放入结膜囊内，使既能继续排脓，又可防止结膜囊收缩。术后每天换药，并用抗生素溶液（如庆大霉素）冲洗结膜囊，待炎症完全消退后，再修复结膜创口，重新安装义眼。

10. 结膜伤口裂开　这种并发症时有发生，其原因是缝合不当，结膜边缘内卷致伤口愈合不良或不愈合，或填塞太大的凡士林纱布团致缝线松脱，使伤口裂开。细小的结膜裂口如无筋膜囊露出，可自行愈合。但较大的裂口应在局麻下重新在裂开口处两侧剪一新创缘后再重新缝合。

11. 上睑凹陷　由于摘除眼球后眼睑失去支撑及眼肌退缩，术后往往会发生上睑凹陷，特别是无眶内植入物及老年患者在术后更多见。简单的处理方法，可以在睑外侧皮肤作一 6mm 长并垂直于睑缘的皮肤切口，经该切口用血管钳分离凹陷区的轮匝肌下组织，然后植入一段重叠的自体宽筋膜，也可考虑植入其他填充物。

第二节　眼内容摘除术

眼内容摘除术（包括保留角膜的眼内容摘除术）和眼球摘除术比较，虽然同样牺牲眼球，但因保留眼球外壳，手术时不伤及眼眶内软组织，故可减少术后眼眶内软组织的萎缩；眼外肌也能保持其相对的解剖关系，故术后眼部凹陷较轻。特别在巩膜腔内放入适当的植入物，以后装上义眼的外观及活动度较好。此外，手术时间也较短，对全眼球炎患者，则可以避免或减少炎症向眶内扩散的危险。但术后反应一般较眼球摘除重；而且巩膜内的葡萄膜如果清除不彻底，残留较多，则有继发交感性眼炎的可能；一期植入义眼座者因表面覆盖了自体巩膜，故植入物暴露发生率较眼球摘除术低。

【适应证】

1. 无交感性眼炎或眼内恶性肿瘤可疑而需牺牲的眼球。

2. 全眼球炎，视力无光感。

3. 白内障或内眼手术时发生的严重脉络膜暴发性出血，创口无法缝合关闭者。

4. 已无保留价值的新鲜眼球前段穿破伤。

5. 符合眼球摘除条件的非眼内恶性肿瘤眼球，但角膜已溃疡坏死穿孔，无法再修补者。

【禁忌证】

1. 病史不明，不能排除由眼内肿瘤引起的继发青光眼。

2. 受伤已多天的眼球穿破伤。

3. 明显萎缩的眼球。

4. 已无保留价值的新鲜的眼球后段穿破伤。

【手术方法】

1. 分离结膜　用镊子及小弯尖剪沿角膜缘剪开结膜，并顺着巩膜面向后分离 6~7mm 处[图 16-2-1(1)]。

2. 剪除角膜　用刀片自角膜缘后 1mm 处切开巩膜，伸入小弯剪沿角膜缘将角膜完全剪除[图 16-2-1(2)]。

3. 分离睫状体以固定镊夹持切口的角巩膜边缘，用睫状体分离器从脉络膜上腔虹膜根部伸入将睫状体及脉络膜作全周分离[图 16-2-1(3)]。

4. 除去眼球内容　助手用两个组织钳或蚊式血管钳分别钳住 3：00 与 9：00 方位巩膜的切口边缘，术者向已分离的脉络膜上腔伸入刮匙，将眼内容物完全挖出[图 16-2-1(4)]。注意一定要把所有葡萄膜刮除干净，特别是视盘部位要充分刮干净。刮除后，再用血管钳尖卷上纱布块伸入巩膜腔内，把巩膜腔内表面擦抹干净，不要遗留葡萄膜组织。

如眼内有脓性分泌物，接着可用抗生素液冲洗巩膜腔。如有出血，可用肾上腺素棉棒止血或电凝止血。

5. 切除部分巩膜　分别在 3：00 与 9：00 方位（即血管钳持处），各剪去一小块三角形的巩膜组织，使巩膜在缝合后两端不致突起[图 16-2-1(5)]。

6. 关闭切口　用 6-0 可吸收缝线或细尼龙线或丝线作间断或褥式缝合，关闭巩膜切口[图 16-2-1(6)]。如在巩膜腔内置入植入物，则先置入植入物后才作缝合。结扎缝线后，分别在上、下、左、右四个方向的切口边缘缝线后 6~7mm 处各作一个 2mm×2mm 巩膜切除口。这种切除口的目的作为术后早期引流，以及为在术后晚期让眼眶软组织之血管纤维组织更好地长入巩膜腔及植入物内。

7. 缝合结膜切口　用 3-0~5-0 黑丝线连续缝合结膜创

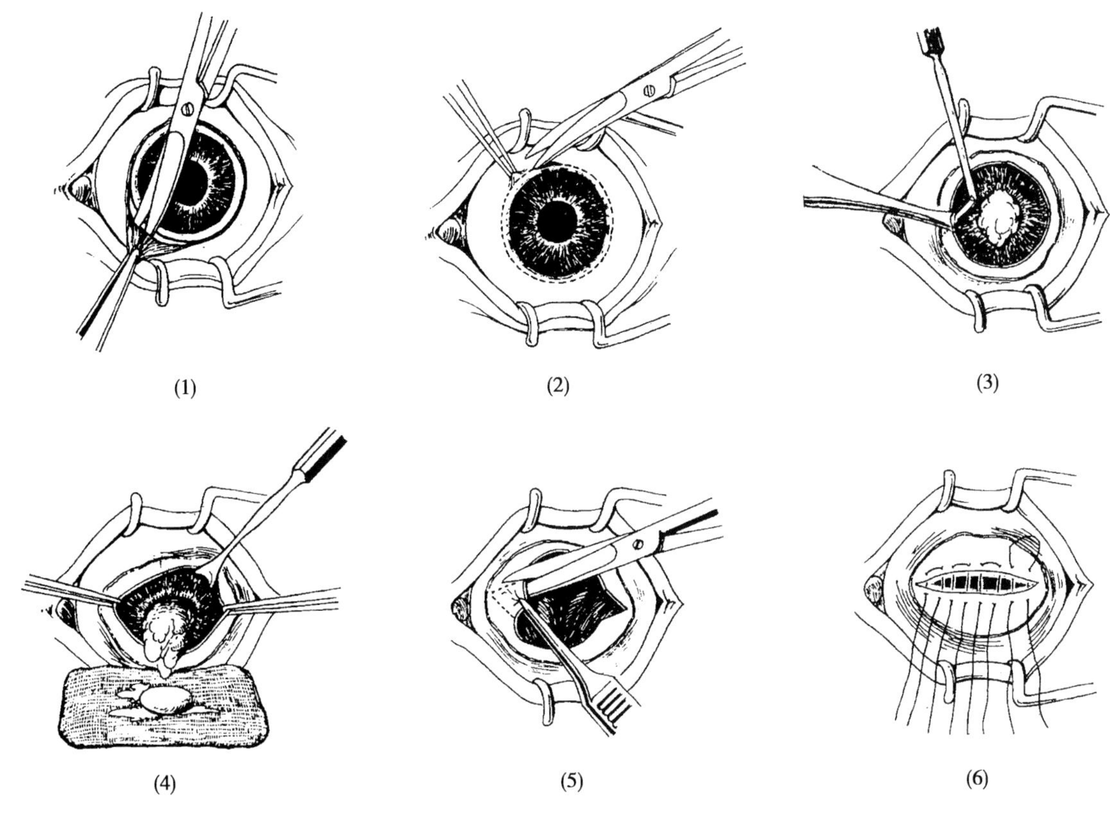

图 16-2-1　眼内容摘除术

(1)环形剪开球结膜,分离筋膜囊;(2)剪除角膜;(3)作睫状体的全周分离;(4)挖出眼内容;(5)切除部分巩膜;(6)关闭切口

口。然后在结膜囊内塞入少量凡士林纱布,外加眼垫与压迫绷带包扎。

【术后处理】同眼球摘除术。

保留角膜的眼内容摘除术:为使眼球保持更好的形态,以利义眼活动,亦有人采用保存角膜的眼内容摘除术。

【手术方法】

1. 在上方角膜缘后 5mm 处平行角膜缘剪开结膜及筋膜囊,全长约占 2/5 周,并稍向切口前后分离,露出巩膜。在该处巩膜作一约 2/5 周长的全层切口,伸入刮匙将眼球内容全部除去。

2. 把植入物放入巩膜壳内,但亦可不放入植入物。分别用尼龙或可吸收缝线缝合巩膜切口,在上、下、左、右四个方向的角膜缘后 6~7mm 处,各作一个 2mm × 2mm 的巩膜小孔,再用黑丝线缝合眼球筋膜与结膜,外加眼垫与压迫绷带包扎。5~7 天后,拆除结膜缝线。

3. 术后 4 周,可配戴有色软性接触镜,以便改善外观。

如术后要戴薄形义眼,多要在缝合巩膜创口后,把角膜上皮全刮去,然后沿角巩缘把余下之 3/5 周结膜全剪开,将球结膜与巩膜之间的粘连分松,然后把结膜拉向角膜表面,覆盖全角膜后,将结膜瓣缝合固定。这样日后装了薄形义眼就不会擦伤角膜。

本手术目前较少采用,因本术式的巩膜切口不如常规眼内容摘除术那样较充分暴露葡萄膜,可出现葡萄膜刮除不干净的缺点。

第三节　眼眶或眼内植入物手术与义眼装配

一、眼眶或眼内植入物手术

自 1884 年 Mulies 于眼内容摘除术时置入植入物,以恢复眼眶容积及改善义眼活动度以来,其后许多学者在植入物方面进行了多种尝试,包括用玻璃、金银、软骨、脂肪、筋膜、石棉、象牙、软木等作为植入物,但效果都不理想。近年,国内比较多用硅胶硬球或硅胶海绵软球做植入物,效果虽比上述材料好,但由于不能与机体组织紧密结合而时有植入物排出。近几年,国外多用珊瑚状羟基磷灰石(coralline hydroxyapatite)作植入物。在 1975 年,这种植入物首先是作为骨组织的替代物而应用于临床。这种珊瑚状植入物有许多格子状网眼,可让血管纤维组织长入而使植入物固定不被排出。在临床应用中显示其有良好的生物学相容性,无毒性,亦不引起过敏,使其成为目前一种理想的植入物。

Pratts G 与 Perry A 于 1988 年将珊瑚状羟基磷灰石小球,作为眼眶与眼球内植入物应用于临床。而且在 6 个月后,还在埋藏于眼部之植入物前端钻一深度约为 10mm 的盲管,待该管壁有结膜长满后,将一条与义眼相连之火柴枝状的小棒插入植入物的盲管内中,由于插入盲管内的小棒末端上的球状部分与义眼背面的小窝紧密连接而大大增加其活动度，使术后美容效果更臻完美。近2年，国内也有少量报告，中山眼科中心也开展了这种手术，证明其美容效果良好，植入物排出率明显降低。

美国Medpor（多孔高密度聚乙烯）义眼座具有重量轻、可塑性好、能缝合穿透、材料孔径适中、血管化程度好、生物相容性良好、排斥率低等优点，是目前在临床上除羟基磷灰石义眼座外使用较多的一类眼部植入物。

（一）眼球摘除联合义眼座植入术

【手术方法】

1. 麻醉与眼球摘除术相同。

2. 摘除眼球的手术步骤与前面介绍的方法相同。

3. 在彻底止血后，可用一适合大小的钢球放置在眼眶内，既能判断眼眶内需放置的义眼座的大小，又可将眶深部肌锥打开，使放置的义眼座能较深地放置在眶内，减少眼座脱出的风险。根据眼眶大小，选一个大小适中的义眼座，将其放入一个异体巩膜壳内，用缝线先把异体巩膜创口缝合，在离视神经5~6mm处，分别在3：00与12：00、9：00与6：00方位之巩膜壳上各切一个2mm×6ram全层巩膜穿透性方形口，另在巩膜其余地方作4~6个2mm×2mm大小全层穿透切口，这些切口的目的是利于血管纤维组织由患眼眼肌及眼眶软组织长入珊瑚球的网眼内，把植入物固定得更好。

4. 将被异体巩膜包绕的珊瑚球放入眶内，此时应将该植入物以底面（即视神经端）朝向前面塞入眶内的肌锥之中。

5. 将四条直肌腱直接缝合于视神经周围的四个巩膜方形切口上，这样重新形成一个"新"的可活动的模拟眼球。最近，亦有人用带四条线之义眼座，塞入眶内直接与四条直肌残端缝合。或不使用异体巩膜包裹义眼座，而直接将上下直肌、内外直肌对合结扎覆盖在义眼座的表面。

6. 将巩膜壳周围的筋膜拉合在一起，完全覆盖巩膜壳，再用可吸收缝线或5-0肠线作仿荷包式或连续的无张力性密闭缝合，两端打结，使巩膜壳完全被包埋。

7. 球结膜切口用丝线作连续缝合。小儿则用可吸收缝线缝合结膜切口，以避免日后拆线的麻烦。

8. 结膜囊置入凡士林纱布团或带孔的塑料眼模，外加眼垫与轻压迫包扎2~3天。术后7天拆除结膜的不可吸收缝线。

（二）眼内容摘除术联合义眼座植入术

【手术方法】

1. 麻醉与眼内容摘除术相同。

2. 眼内容摘除术手术步骤与前面介绍的方法相同。

环形剪开球结膜并游离向后分离。沿巩膜缘剪除角膜，在外上、外下、内上、内下直肌间向后剪开巩膜至赤道部。摘除球内容物，将葡萄膜刮净以视盘为中心半径约5mm，环形剪开球后极巩膜，剪断视神经。选择合适直径的不锈钢球放入眼球内压迫止血，取出钢球，于3、6、9、12点位自后极巩膜缘向前剪开巩膜1cm。植入相应直径，妥布霉素生理盐水浸泡过的义眼座。用5-0可吸收线先对接缝合上下巩膜瓣，再重叠对接缝合内外巩膜瓣。水平间段缝合球结膜，涂红霉素眼膏，放置眼模，加压包扎，全身应用抗生素。

【并发症及处理】基本上与眼球摘除术或眼内容摘除术相同，不同之处是：

1. 术后反应较常规手术重，尤以球结膜与眼睑的水肿与充血更显著。一般来说，眼内容摘除术联合义眼座植入术反应较眼球摘除联合义眼座植入术严重。

2. 植入物存留眼眶内，术后继发感染机会较多，主要原因是植入物消毒不彻底或植入物含杂质较多，容易引起排斥反应。

3. 小部分患者术后发生排斥反应，出现巩膜壳坏死溶解，植入物露出结膜囊外。

羟基磷灰石（HA）眼座植入常见的并发症包括结膜及眼球筋膜裂开致眼座暴露、移位、上睑下垂、结膜囊狭窄及炎性反应等，其中以眼座暴露最为常见。最主要的暴露原因是眼球筋膜缝合时张力过大，缝合不够严密。筋膜张力过大可能与筋膜分离不够、选择的眼座过大、眼座植入过浅或因年迈、放疗后眼球筋膜萎缩等有关。也可能与眼外肌缝合在眼座上的位置偏后、结膜囊狭窄、术后加压不够、义眼配戴过早及炎性反应等有关。特别要注意放疗后由于眶内血供减少、组织萎缩，很容易造成眼座暴露。Remulla等将眼座暴露分为轻度（1~5mm）、中度（6~10mm）及重度（>10mm）。眼座轻度暴露往往经过保守治疗可自愈。手术治疗方法报道很多，如异体巩膜、硬腭黏膜、羊膜、口腔黏膜等游离移植修复暴露，但由于暴露区眼球处血供不足，这些游离组织能否存活是个很大的问题。

用电钻磨平暴露的眼座前表面，如有溶解的巩膜也尽量剪去，将污染组织去除后在上下穹隆眼球筋膜内注射较多的麻醉药，让上下穹隆眼球筋膜向暴露区靠拢，分离后在无张力的情况下，用6-0可吸收缝线仔细缝合眼球筋膜，5-0丝线间断缝合球结膜。这种方法简单易行，效果十分理想，是修复眼座暴露的常用手术方法。

对于HA植入的并发症，应以预防为主。①术前充分估计结膜囊情况，对结膜囊狭窄者，应设计同期结膜囊成形术，利用真皮补充球结膜之不足，使眼座不易脱出；②对于近期有炎症者，应尽可能先控制炎症，待炎症消退后再行HA义眼座植入术；③对于眼球破裂严重者，应先行眼球摘除术，待炎症控制后，二期植入HA义眼座；④HA植入术中操作轻柔，减少组织损伤，对于出血多者尽可能术中彻底止血，术后用止血药物；⑤对于需异体巩膜包裹者，应选择表面抗原阴性、HIV阴性非肿瘤摘除的眼球的巩膜作为供体，并将新鲜巩膜的葡萄膜及巩膜周围纤维组织彻底处理，95%乙醇脱水固定6个月以上方可使用；⑥术中要选择大小适宜的义眼座，植入物要足够深度，直肌尽可能靠前缝合固定，植入物植入足够深度，分层缝合筋膜及球结膜，以减少眼球筋膜囊的张力。

对义眼座暴露时间过久引起眼座感染明显，脓性分泌物过多者，如局部及全身应用抗感染及消炎处理效果不明显，应行义眼座取出术。待局部炎症感染消退后约3~6个月再行二期义眼座植入。在二期手术前可在结膜囊内放置塑料眼模防止结膜囊缩窄。

二、义眼装配

近代的义眼，多采用塑料制造，既轻巧又不易破碎，色

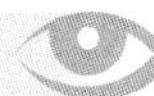

调逼真近乎正常。如合并眼眶内植入物手术，术后上睑不凹陷，则术后的义眼外观与健眼非常近似，一般人观察，真伪难辨。如果日后再在植入物内加入含铁的金属小体，义眼带磁石，使义眼与植入物紧密相贴，这样义眼的外观更酷似正常眼。

【装配义眼时机】

1. 如眼眶内未安放植入物，则在伤口愈合（在术后3周左右）后可安装义眼，但年老体弱愈合能力欠佳者，或不合作的患儿，或术后需要加局部放疗者，应酌情延长至术后4~6周以后。但延长不可过久，否则结膜囊会收缩变窄，引起日后安装义眼困难。

2. 如伤口已愈，但结膜水肿未完全消退，则可选稍细的义眼先装上，待水肿全消退后再换大小合适的义眼。

3. 有眶内或巩膜内植入物者，在拆线1周后，可先试装眼模，再过5~6周后，待水肿反应全退后再装上薄形义眼。

【装配义眼注意事项】

1. 义眼的角膜大小、瞳孔大小、结膜和虹膜颜色，尽可能做到与健眼相似。装上义眼后，两眼睑裂宽度应接近相等，眼睑能自由开、闭。

2. 义眼表面要保持高度光洁，不要粗糙、突起或有棱角。否则在装上了不合规格的义眼后，这些粗糙面会磨损结膜囊组织，引起慢性炎症，导致医源性结膜囊缩窄及变浅。

3. 装上义眼后，要注意保持义眼及结膜囊的清洁卫生，每晚睡前先洗手后再除下义眼，先用冷或温和开水清洗义眼上的分泌物及结膜囊内分泌物。如义眼上有污垢，最好用抗生素眼药水湿透的棉签拭净。在手术后6个月内，在睡眠时应将清洁后的义眼放回结膜囊内，无特殊原因不要停止配戴义眼，以防结膜收缩。一般而言，6个月过后，结膜囊已定型，睡眠前可除下义眼，翌日起床后再装上。

4. 义眼配戴数年后，会逐渐失去光泽，或不慎跌落地上造成表面粗糙或出现裂痕，此时应及时更换新的义眼。

（毛羽翔　杨华胜）

第十七章 》 眼眶手术

需要手术处理的眼眶疾病包括肿瘤、炎症、甲状腺相关眼病、外伤以及结构性和先天异常等；临床上以肿瘤较常见和最为重要。由于肿瘤和某些眼眶病变与相邻器官或全身有关，故在处理时务必注意局部与全身的关系。

第一节 眼眶手术解剖、生理与病理

眼眶手术的顺利进行不仅要求了解病变位置、范围及其生物学特性，而且要对正常眼眶内容、眶骨和眶周结构有充分的认识。

一、眼眶的构成及形态

眼眶由额骨、颧骨、蝶骨、上颌骨、腭骨、筛骨及泪骨七块骨构成。近似一个四面棱锥体形骨腔（图 17-1-1）。锥体之基底就是眶缘，其平面朝前并稍朝外下。眼眶分为上、下、内、外四壁，上壁又称眶顶，下壁为眶底。眶外侧缘较后移，故眼球前段外露，所以眶内肿瘤摘除术常用外侧有利位置作为手术入口。成人眶尖视神经孔距眶缘45~50mm，离眶内缘的距离为最短。眶口高 34.9~36.7mm，宽 38.5~39.8mm。眼眶眶缘较厚（尤其上、下缘），但眶壁较薄，尤以内、上、下壁更薄。其中眶内壁厚度一般只有0.2~0.4mm，筛骨纸板有时薄如纸。在这些区域作骨膜分离时，易发生破裂。此外，眶外壁在颧突之后与蝶骨大翼眶板相接处也较薄，约 1mm 厚；故在外侧开眶手术时，很易用骨钳扭断该处骨板。作眶深部手术时，了解眼眶不同深度各种组织情况，有助于顺利进行手术。

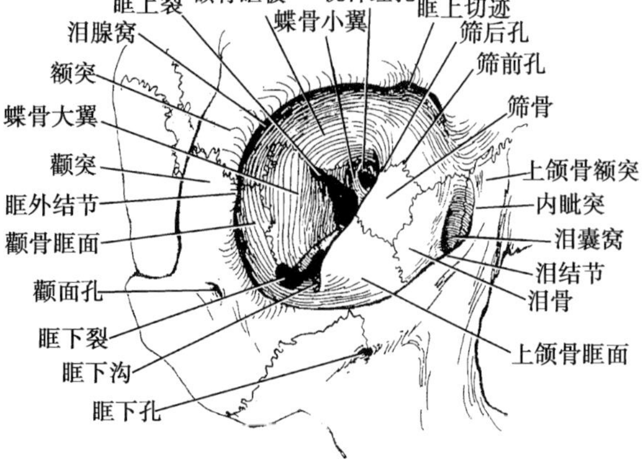

图 17-1-1 眼眶正面观

二、眼眶与相邻部位关系

眶顶上方前部与额窦相接，上方后部与颅前窝相接，靠内侧与筛窦相接，前外侧有泪腺窝，前内侧有上斜肌经过的滑车。眶底前中部大部分与上颌窦相接，有上颌骨、眶下沟及眶下裂，于眶底中部形成眶下管。眶外侧后方与颅中窝相接，在额颧缝下方的眶缘内侧有眶外结节，是外直肌的节制韧带、睑外眦韧带及提上睑肌腱膜外侧之附着处。眶内侧壁大部分与筛窦相接，后面部分与蝶窦、前面与泪囊相接；在鼻泪管口外侧是下斜肌的起始点。眶尖部内侧则与蝶窦和筛窦相接（图 17-1-2）。鉴于上述解剖特点，各鼻窦、泪腺、泪囊的肿瘤或炎症，均可破坏菲薄的骨壁或纤维隔膜进入眶内。外伤或手术时伤及眶顶或眶外侧壁的后方，则有引起颅内并发症的危险。手术时若切断眼肌，术终应重新缝合固定在原来附着点上。

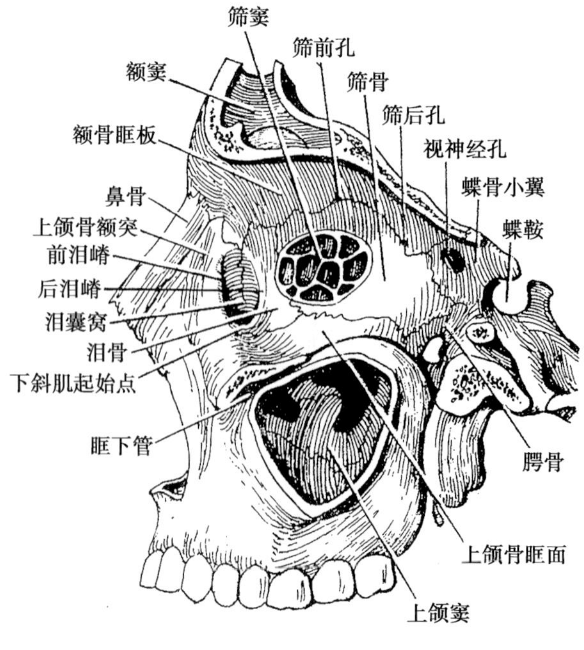

图 17-1-2 眼眶纵切面

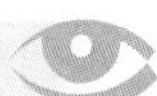

三、眶尖和眶上、下裂及眶骨膜

眶四壁的后方交会点是眶尖，眶尖部是眶内重要神经和血管的径路(图 17-1-3、17-1-4)。视神经孔在眶顶最后方的蝶骨小翼中，直径约 5mm。视神经及眼动脉由该孔内穿过。在视神经孔周围，除下斜肌以外有一由各眼外肌的起始共同构成的环带。除非作眶内容摘除术，否则不宜在此进行分离或剪开。眶上裂由视神经孔下方向外上前方伸展，长约 22mm，其前端距额颧缝约 35mm。第Ⅲ、Ⅳ、Ⅵ脑神经及第Ⅴ脑神经的第一支分出的泪腺神经、额神经和鼻睫状神经，眼上静脉、交感神经纤维以及睫状神经节的交感根及感觉根均在此穿过。因此，若损伤此区，会导致眼球固定不动、上睑下垂、瞳孔散大、角膜麻痹和眼上静脉回流障碍。眼球轻度突出，称为眶上裂综合征，如同时波及视神经，则出现“眶尖综合征”。眶下裂由视神经孔下方向外下方伸展，长 20~25mm，其前端距眶下缘约 20mm。作外侧开眶术时，下方骨切口易与眶下裂相交接(图 17-1-5)。眶下裂有第Ⅴ脑神经的第二支(上颌支)、眶下动脉、颧神经、蝶腭神经节的分支及至翼丛的眼下静脉支经过。当眶底发生病变时，可致上颌部疼痛或有第Ⅴ脑神经第二支的麻痹及眼突、复视等眶底症状群出现。

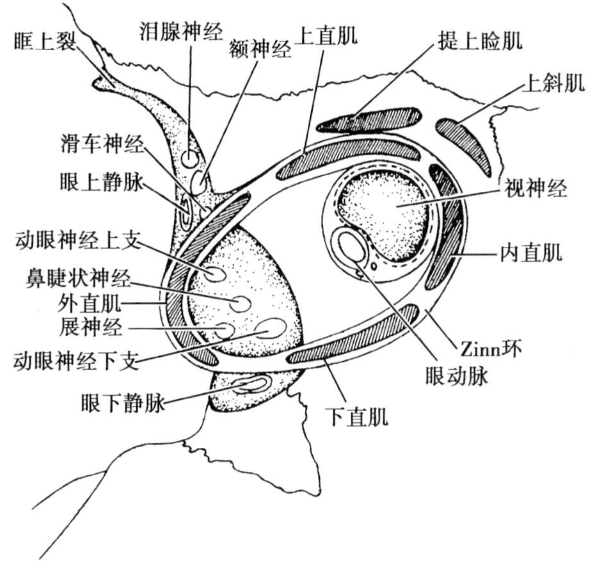

图 17-1-3 眶尖部肌肉与神经位置

眶骨膜在眶缘、骨缝、眶裂、眶孔、泪腺及泪囊窝处与骨壁紧密连接，其余只有疏松附着，手术时易于分离。眶缘的骨膜与面部骨膜相融合处较为肥厚，形成一嵴。此嵴也是眶缘与眶隔交接处。在作眶内容摘除术时，可从此嵴切开进行骨膜分离。

四、眶内容

包括眼球、视神经、血管、眼肌、眶脂肪、骨膜及筋膜(图 17-1-6)。眼球在眶腔前部，稍靠近眶上及外侧壁。视神经在眶内段长约 30mm，呈 S 形弯曲。眼球病态突出或手术牵引眼球时，因有眼肌和节制韧带的限制保护，以及弯曲的视神经可以伸展，故只要牵引不太紧张，视神经可免受损害。视神经鞘膜为三层脑膜之延续。鞘膜间有间隙，在眼球后形成盲端，颅内压高时可致视乳头水肿。若眶内压增高或肿瘤压迫视神经，可致视神经萎缩。眼外肌由筋膜囊包裹。除下斜肌外，其余眼外肌在眼球后方形成肌锥。手术时须注意勿过分牵引眼外肌，也不要使用暴力，以免损伤眼外肌及其支配神经。眶脂肪充填于肌锥内、外的间隙，当切开眶隔或自外切开眶骨膜时，眶脂肪即会脱出；在摘除眶内肿瘤时，应选择较接近肿瘤处切开眶隔或骨膜，避免或减少眶内脂肪脱出，影响手术进行。眼眶由骨膜、眶隔膜、眼球筋膜及肌鞘膜组成四个界限清楚的特别间隙(图 17-1-7)。

1. 骨膜下(或骨膜外)间隙　是眶骨与骨膜间的潜在间隙，前达眶缘，后至眶尖视神经孔。除眶缘、眶尖、视神经孔、骨缝、眶上、下裂等处骨膜与骨质紧密相连外，容易被肿瘤、渗出物或血肿分离。切除骨膜下间隙病变之手术时，虽

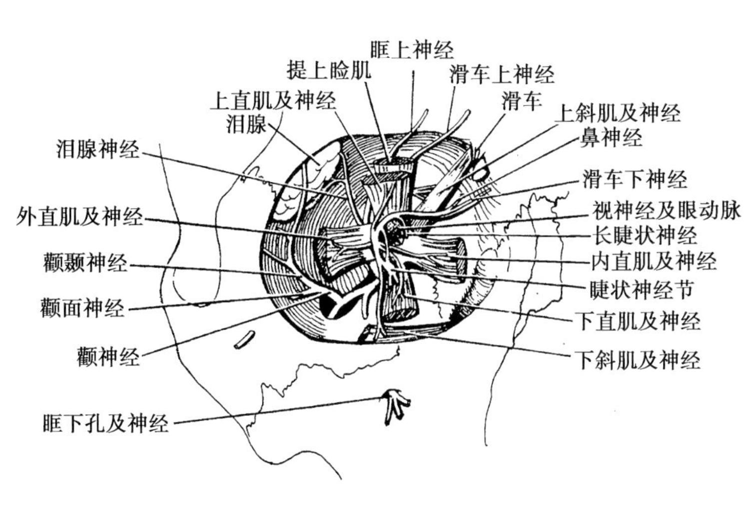

图 17-1-4 眶尖部肌肉及神经

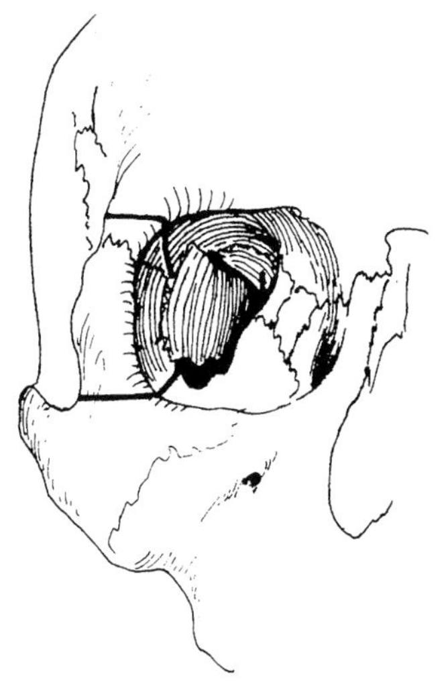

图 17-1-5 眶上裂及眶下裂(眶外缘里线为手术切开眶壁位置)

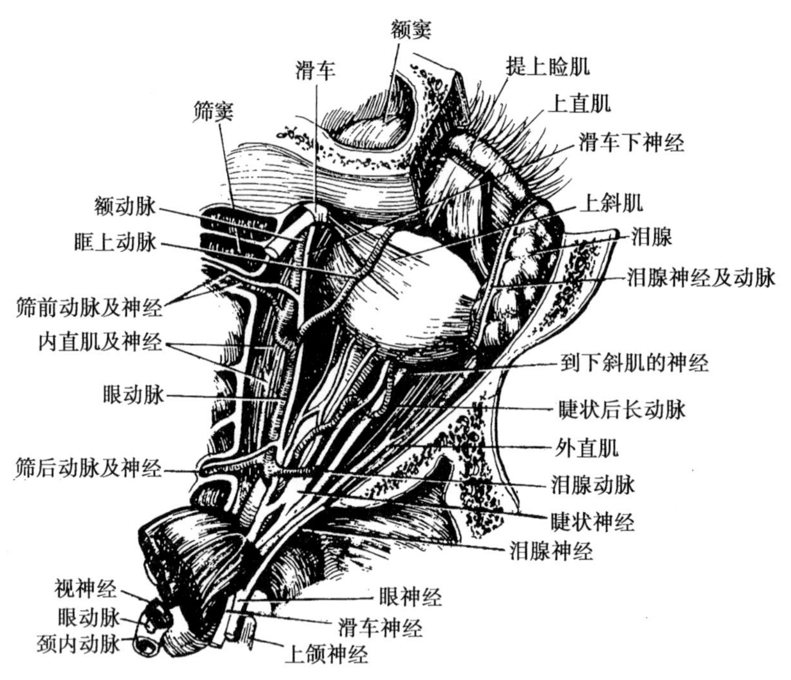

图 17-1-6 眶内容、血管、神经和肌肉

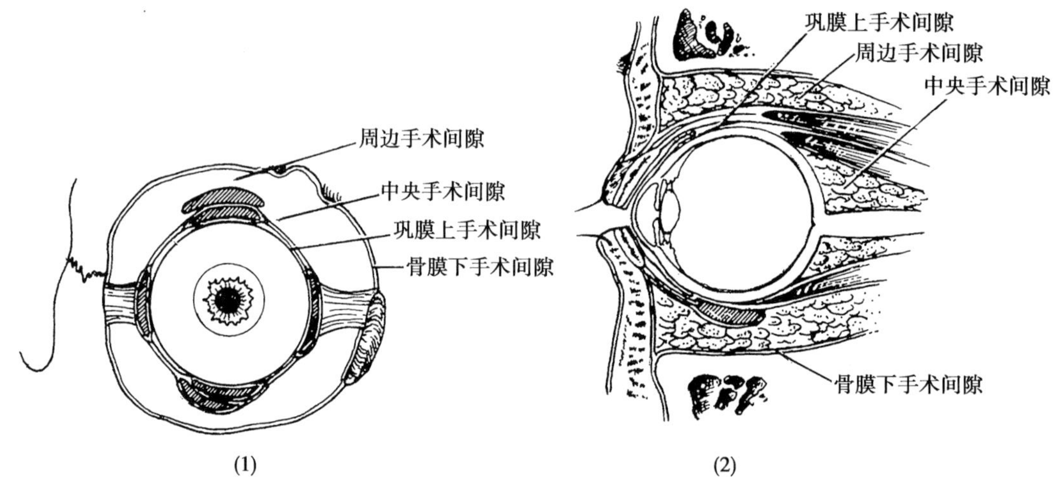

图 17-1-7 眶内间隙

然已入眶内，但有骨膜所隔，故不易伤及眶内组织。

2. 周边手术间隙　是骨膜与肌鞘膜之间的间隙，前为眶隔，后达眶尖，由大量脂肪充填，有神经、血管和肌肉（提上睑肌、各直肌及斜肌）。若间隙中有异常液体如血液或脓液，可向前到达球结膜下。作开眶手术经皮肤切口进入眶内时，要切开骨膜才能暴露在此间隙的肿瘤。

3. 中央手术间隙　位于视神经和直肌之间，由眼外肌鞘膜围成之圆锥状空隙，又称为肌圆锥内间隙。前被眼球筋膜及其与肌鞘膜相连处所限，后达视神经孔周的 Zinn 肌腱环。间隙内有血管、神经和大量脂肪并有视神经通过。如此间隙内发生出血或渗出，一般不会到达眼睑中及球结膜下。在肌圆锥内的良性肿瘤可由外、下直肌或外、上直肌之间直接进入摘除。

4. 巩膜上间隙　是眼球和眼球筋膜之间的潜在间隙。两者之间有疏松结缔组织连接。眼内肿瘤向外扩展时，可破坏并穿破巩膜到达此间隙。此间隙可作为注射造影之部位。

第二节　眼眶手术前检查、准备和麻醉

临床上眼眶病变中眶内肿瘤常常是眼球突出的主要原因。此外，由于眼眶炎症、出血或某些全身病也可致眼球突出；但由于肿瘤多藏于球后，其大小、性质不尽相同，因而诊断较为困难。所以必须详细了解病史，进行细致周密的检查，才能作出比较合理的判断和正确的处理方案。为此，

手术前的检查尤其重要。

一、术前检查

眼眶病变的处理需要熟悉眼眶病的病因和充分的诊断研究，以及良好的手术技巧。在治疗开始前，要对病变作细心评估，应对病变初步定位定性，使手术治疗能作出正确术式和进路选择。重要的是明确手术适应证，避免不必要的手术操作对正常眼部结构的损伤；有时，即使术前估计可能是良性病变，也要手术治疗或手术活检。非外伤性眼眶病变所致的眼球突出在诊断和治疗上常要和那些最近有眼眶外伤者相区别。血性囊肿、鼻窦黏液囊肿和颈动脉海绵窦瘘可来自外伤或在外伤后较长时间才引起眼球突出。

为了对常见的眼眶病变作出合适的治疗，必须对常见的眼眶炎症、肿瘤、血管性病变、囊性病变和甲状腺相关眼病等的临床特征、影像检查和其他辅助检查的特点和处理原则有全面和充分的认识，因此，术前细致和必要的检查十分重要。

（一）病史和症状

需细致充分搜集患者的病史，特别集中在发病症状、体征和诊治情况，其中重点要注意下列几方面：

1. 眼球突出或肿物发展的速度　一般良性肿瘤发展缓慢，有时因肿物破裂、坏死或恶变时会突然增大。恶性肿瘤，尤其是淋巴肉瘤、横纹肌肉瘤等发展迅速，但其发展速度终究不如急性炎症、出血那么快。

2. 患者年龄　眼眶疾病发病情况有年龄倾向性，在儿童较常见的眼眶病变是蜂窝组织炎、皮样囊肿、血管性肿瘤、横纹肌肉瘤、神经纤维瘤、视神经胶质瘤、转移性神经母细胞瘤及组织细胞增生症和绿色瘤等。而成人较常见者则是甲状腺相关眼病、炎性假瘤、淋巴瘤、血管瘤、脑膜瘤、泪腺肿瘤、转移癌、鼻窦黏液囊肿和肿瘤、皮样囊肿和眼眶血管异常等。

3. 单侧与双侧性　原发性眼眶肿瘤多为单侧性。双侧性者常见于炎性假瘤、淋巴瘤、甲状腺相关眼病、白血病、黄色肉芽肿和眼眶良性淋巴上皮病变等。

4. 发病原因及前期症状　如头部外伤可引起血肿或血管异常；眼眶蜂窝组织炎后可形成脓肿或肉芽肿。眼突发生前已失明者视神经常已受损。

5. 全身病史　身体其他部位肿瘤病史（如肺癌、乳腺癌、肾及腹部肿瘤、黑瘤等），鼻窦及颅脑病史，甲状腺病史等。

（二）眼部检查

眼部检查是直接了解眶内病变的存在、位置、性质及受累组织的重要步骤。眼球位置异常，尤其眼球突出是眼眶病最常见的主要症状及体征之一。

1. 眼球突出　中国人正常眼球突出度平均约 13mm（白人和黑人平均约 17mm）。较准确的测定方法是用眼球突出计检查，比较每次检查记录，可观察和判断病情的进退。双眼球突出度测定比较其差别在 2mm 以上为眼球突出。此时需注意排除因高度近视、上睑退缩、睑裂不对称、眼外肌麻痹及眶结构异常而致的假性眼球突出。

病理性眼球突出应注意下列特点：

(1) 眶前部肿瘤不一定引起突眼，却表现为眼球偏位。如肿瘤位于眼球赤道部之后，且体积达到一定大小，才显出眼突。

(2) 原发性肿瘤大多为单侧性突眼，但炎性假瘤、继发性肿瘤、淋巴细胞性肿瘤及绿色瘤等可为单侧或双侧性。甲状腺相关眼病可能先单侧，以后发展为双侧。

(3) 眼球突出方向与肿瘤位置的关系：眼球向正前方突出多为原发于肌锥内的肿瘤，但也有眶壁肿瘤长入肌圆锥内者。肌圆锥内肿瘤，常会压迫视神经。若眼球偏位突出，多为眶壁或鼻窦来的肿瘤，此时应从眼球偏位的对侧去找肿瘤。

(4) 眼球突出性质：如眼球突出与患者体位变化（卧位或低头）有关或随同侧颈部静脉加压而明显，则可能是眼眶静脉曲张；若眼球突出呈搏动性，且听诊可闻与心搏同步的血管杂音则可能是颈内动脉海绵窦瘘或眼眶动静脉瘤。眼球搏动也可由正常颅内动脉搏动通过眶壁骨性缺损传播所致。

2. 眶周肿物　眶部触诊除可了解眶压变化外，尚可直接发现部分眶周肿物。若肿物可以压缩并在头低位或哭喊时增大，可能是血管性肿瘤；如泪腺区触及表面不平、质地较硬肿物，常为泪腺肿瘤；表面光滑，且具有弹性或波动者，则多为囊肿，但眶缘皮样囊肿触之多比较坚实；质地异常坚硬者，可能为骨瘤；境界分明者显示肿物可能有包膜；若眼球突出明显，但不能扪及肿瘤，常为眼眶中后段尤其是肌锥内或眶尖部肿瘤。

3. 眼球运动障碍和复视　若肿瘤侵犯眼外肌或与眼肌粘连，眼球运动可受不同程度的限制，甚至完全固定，并常伴有复视。位于眶周的侧位病变，有时也会使眼球转往受压方向时受限。若眼球运动严重受限，则显示病变有弥漫性生长或有炎症粘连。

4. 视力障碍　眶内肿瘤压迫眼球后部，可发生远视及不规则散光，故要注意检查患眼的矫正视力。若因肿瘤较大、生长较快和眶压明显持续升高，也可损害视神经；如侵犯视神经或围绕视神经生长的神经胶质瘤、脑膜瘤，早期也会严重影响视力，甚至导致失明。

5. 眼底改变　当肿瘤直接压迫眼球后部，眼底可见到视网膜脉络膜线纹改变。若视神经受压迫，视盘会苍白萎缩；如眼静脉受压迫使回流障碍会发生视网膜静脉充血及弯曲。某些恶性肿瘤如淋巴瘤也会侵入眼内，引起视网膜隆起或脱离。

6. 眼睑和结膜改变　甲状腺相关眼病常有眼睑退缩、上睑迟落、眼外肌止端处结膜充血；小儿毛细血管瘤在眼睑皮肤常有“草莓样胎生痣”；多发性神经纤维瘤常呈横 S 形眼睑。双侧眼睑瘀斑可发生于儿童的转移性神经母细胞瘤。恶性肿瘤、炎性假瘤、甲状腺相关眼病等常有结膜充血及水肿；球结膜血管呈螺旋状充血则常见于颈动脉海绵窦瘘。以上改变均需与急性眼眶炎症的眼睑结膜改变鉴别。

7. 疼痛　发展较迅速的炎性假瘤、继发性恶性肿瘤、质地较硬及体积较大的脑膜瘤和泪腺恶性肿瘤等常有自发性疼痛或压痛。

8. 眶压增高　可通过触诊眼睑时所感到的抵抗力大小作出判断。发展迅速的恶性肿瘤、炎性假瘤、甲状腺相关眼病、眶内急性炎症或眶内出血等可致眶压增高。发展缓慢的肿物如血管瘤、皮样囊肿、神经鞘瘤，可使眼眶受压而扩大，此时眶压可升高也可正常。一般由于眶压升高，可使眼眶静脉回流障碍而致眼压增高。

9. 其他　视野和眼运动情况应检查；瞳孔大小和对光反应要检测；注意角膜知觉；若怀疑视神经损害要检查色觉。

（三）全身与实验室检查

1. 全身检查　有些眶内肿瘤或病变可从全身发现的其他体征获得诊断线索，如从眼眶邻近的鼻咽、鼻窦检查，有时可发现鼻咽癌或黏液囊肿侵犯眼眶；肺部 X 线检查有时可发现眼眶受累起因于肺癌转移；在患儿腹部扪及肿块时，可能为肾神经母细胞瘤或尤因肉瘤的眶内转移；皮肤出现咖啡色素斑应联想神经纤维瘤存在的可能；颅骨缺损若伴有尿崩症很可能是组织细胞增生症。此外，像白血病、恶性淋巴瘤等一些倾向侵犯全身的恶性肿瘤，也可在血液或骨髓的检查或身体其他部位找到相关的病变。

2. 实验室检查

（1）血液检查：当怀疑白血病时应作血常规检查，注意有无幼稚细胞，必要时作骨髓穿刺检查确诊。某些淋巴细胞异常患者在血液循环内有异常的白细胞。炎症性患者例如眼眶血管炎、巨细胞性动脉炎、多关节炎和 Wegener 肉芽肿等可有血沉异常。

（2）尿检查：淀粉样变性和浆细胞增生例如瓦氏巨球蛋白血症（Waldenstrom macroglobulinemia ）在尿液中可有免疫球蛋白碎片如本周（Bence-Jones）蛋白。若怀疑此种疾病，应收集和研究患者 24 小时尿液作香草扁桃酸（vanillylmandeliacid，VMA）分析，显示一种非肾上腺代谢异常增高。

在某些恶性肿瘤患者的血液中肿瘤因子可以升高，癌胚抗原（carcinoembrionic antigen，CEA）的浆细胞水平异常可见于胃肠恶性肿瘤和某些其他肿瘤（例如神经母细胞瘤和乳腺癌）。神经母细胞瘤可引起尿 VMA 升高。妊娠期、许多转移性乳腺癌和滋养层肿瘤患者血清人类绒膜促性腺激素（human chionic gonadotropin，hCG）水平升高。虽然某些甲状腺相关眼病患者没有甲状腺功能异常，而大部分患者甲状腺功能检查存在异常。检查血清 FT_3、FT_4 和促甲状腺激素（thyroid-stimulating hormone，TSH）以及抗甲状腺抗体水平等可用以判断甲状腺功能情况。

（四）影像检查

病史和眼部检查完成后，眼眶各种影像检查有助于对眼眶病变的定位和定性诊断。选择合适的影像检查对眼眶病的诊断以及眼眶手术方式的选择具有重要意义。一个有经验的眼眶病医师必须具备能熟练分析各种影像资料，根据影像资料术前可清楚了解眼眶病的性质、位置、范围、手术入路等相关知识，为成功的手术治疗提供最佳方案。

1. X 线平片　对许多眼眶病变的评估，X 线检查有一定的价值。例如，对于眼眶骨折、骨性肿瘤、眼眶纤维结构不良，与鼻窦有关的眼眶病变，导致眼眶骨质破坏的肿瘤等，眼眶正侧位 X 线片或鼻窦照片仍然有价值。虽然 X 线断层检查可作薄层拍片观察，但已被 CT 或 MRI 代替。视神经孔照片观察视神经孔有否扩大，对于判断某些肿瘤（例如视神经胶质瘤、脑膜瘤或视网膜母细胞瘤眼外期等）是否侵犯颅内是有价值的。正常视神经管长 5~10mm，视神经孔直径 5~6.5mm，幼儿的视神经孔尚未达到成人直径大小。若患儿患侧视神经孔比对侧至少大 1mm，应考虑是异常。

2. 超声检查　高分辨率（7.5~10MHz）B 型超声或附有彩色多普勒的双功能实时 B 型超声仪对眼眶软组织病变性质及其血流动力学情况的显示和判断（病变血管分布、血流状态和实性与液性病变的分辨）以及穿刺检查等均有一定价值，可配合 CT 扫描作病变定性诊断（图 17-2-1）。但由于超声波穿透力的限制，眶尖、眶顶或眶颅相连的肿物病变不能充分显示。

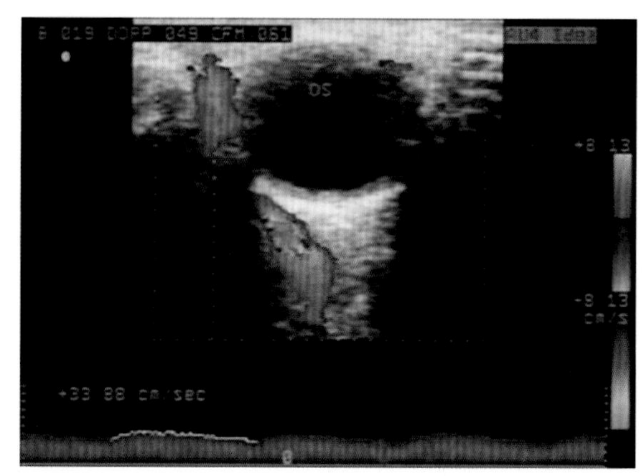

图 17-2-1　彩色超声多普勒检查的硬脑膜动脉海绵窦瘘

3. CT 扫描　眼眶 CT 扫描可清楚地显示眼外肌、视神经、泪腺、眼球和眶骨、鼻窦及颅内情况，有助于对病变定位和定性诊断以及治疗方案的决定。眼眶的 CT 扫描常作水平和冠状位相结合扫描，可更清楚地显示病变特征（图 17-2-2），特别是冠状位扫描对于眼外肌尤其是垂直肌直径的测定比较有价值。CT 扫描可应用若干特别技术：①对照增强扫描；②骨窗位扫描；③三维电脑断层；④图像反转等，帮助分辨病变性质和范围。目前 CT 扫描作为眼眶病变的常规检查之一。

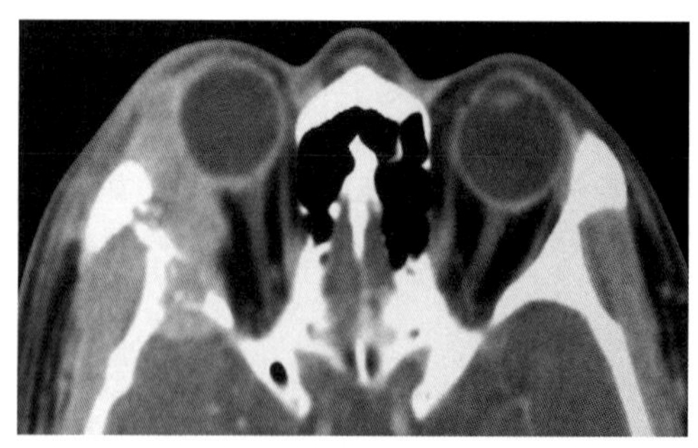

图 17-2-2　眼眶 CT 扫描显示肿瘤图像

4. 磁共振成像（MRI）　MRI 检查的 T_1 加权和 T_2 加权以及质子加权和脂肪抑制图像等有助于识别眼眶及颅内不同组织；其优点是成像参数多，没有放射线损害，软组织分辨力强，多方向层面显像，并能显示某些血管和神经的异常。MRI 能把视神经同大多数肿瘤和邻近结构区别开来（图 17-2-3）。缺点是眼眶骨质病变不能清楚显示，而 CT 或 X 线能较好地显示；体内磁性异物或治疗性磁性异体（如心脏

 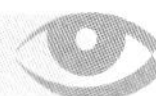

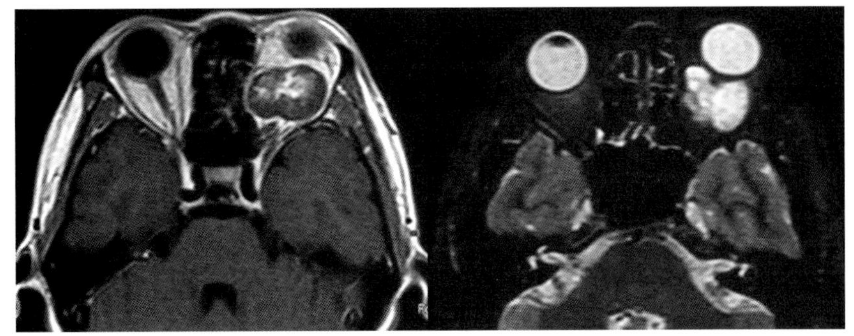

图 17-2-3　磁共振成像显示眶内肿物

起搏器等）会干扰图像，故不宜采用。

5. 眼眶血管造影　X 线平片不能显示眶内软组织状况，为增加对比度，以前曾用血管造影显示。眼眶血管造影分动脉和静脉两种。由颈动脉或由股动脉导管将造影剂注入血管，可显示眼动脉及其分支。根据该血管形态、位置和异常的病理血管影诊断疾病。目前已由数字减影血管造影（digital subtraction angiography，DSA）取代传统的血管造影。眼眶静脉造影对于诊断眶内静脉曲张和血栓形成具有一定价值，但注射造影剂较复杂，且因眶骨阴影重叠而显示不满意，现已很少应用，已被超声多普勒和 CT 所代替。

二、器械和设备

可分为用于眶骨手术和用于软组织切开的必要手术器械设备。

1. 用于眶骨手术的器械和设备　骨膜剥离器、骨凿、持骨钳、骨锤、咬骨钳（直及乳突咬骨钳）、气动或电动锯、钻、锉、线锯、不锈钢线、骨蜡以及眶骨修补材料（如 Medpor，HA，钛金属钉、网和板）等。

2. 用于软组织手术的器械和设备　长剪、视神经剪、解剖刀、皮肤和深部组织拉钩、眼睑拉钩、斜视钩、三齿拉钩、脑压板、单极或双极电凝器和电凝头、吸引器和吸引头、冷冻装置、眼科刀、剪、镊、开睑器、组织钳、弯及直蚊式血管钳、持针钳、缝针、丝线和肠线。必要时（作眼眶深部肿瘤切除）需用手术显微镜、自身牵引器、长臂镊、钳、剪、头灯等显微手术器械。

三、术前准备和麻醉

1. 当患者眼眶病变已作初步定位、定性诊断，全身和局部检查无手术禁忌，适合手术时，医师应向患者及其家人（或监护人）说明手术目的、适应证、手术可能发生的结果和并发症。必须征得患者及家属理解并签字同意手术。

2. 输血和术前局部准备　对于绝大多数眼眶手术一般出血量都很少，不需备血。对于少数估计出血较多的手术，如大面积眼睑眼眶或面部神经纤维瘤，眼眶血管畸形，眼眶联合鼻窦恶性肿瘤根治性切除，联合颅脑手术，以及一些较小的婴幼儿肿瘤比较大或广泛的手术等。眼眶手术前应作眶区皮肤清洁，如作侧壁开眶术则需在术侧颞额发际剪除部分头发，若作额径开眶则需按神经外科要求剃头。

3. 麻醉　儿童患者或成年人比较复杂或手术时间较长的眼眶手术均应采取全身麻醉。对于肿瘤比较局限或容易取出肿瘤的一些成年人眼眶手术也可仅作局部浸润麻醉和区域阻滞麻醉，如前路开眶的眶前或眶浅表手术：包括肿瘤活检、泪腺区良性肿瘤、眶尖无明显粘连的海绵状血管瘤等。常用 2% 利多卡因和 0.5% 布比卡因或耐乐品等混合溶液（1∶1）附加少量 0.1% 肾上腺素作局部浸润或区域阻滞麻醉，可延长手术时间。为加强麻醉效果，有些患者术前 30 分钟可注射哌替啶（度冷丁）80~100mg 和氟哌利多 5mg。眼眶局部区域阻滞麻醉包括：①球后阻滞麻醉：用上述的麻醉药注射到球后肌锥内，注射量在 2~3ml 以内，以达到阻滞睫状神经节作用。适合眶前部和中部的手术，也适合于边界比较清楚眶尖部无粘连的海绵状血管瘤的切除等。②筛前神经阻滞麻醉：在眶内上角垂直进针约 2cm，注射麻药量 1~1.5ml。适合于眶内侧肿瘤的切除，一般均需联合球后麻醉。③眶下神经阻滞麻醉：在眶下孔部位（眼眶下缘中部）进针，注射麻药约 1ml。适合于眼眶下部的肿瘤切除。眼眶内局部注射的麻药总量最好不超过 4ml。对于一些术前眶压比较高的患者，局部阻滞麻醉有可能导致眶压明显升高，影响手术操作，应慎重选择。局部麻醉其他并发症包括：眼心反射，刺穿眼球，球后出血，麻药注入血管内和患者吞咽困难、呼吸阻塞等，操作应细致谨慎。

第三节　眼眶穿刺术和穿刺活检术

一、眼眶穿刺术及其适应证

（一）眶脓肿穿刺和切开排脓

1. 眶脓肿穿刺　眼眶急性蜂窝组织炎数天后，眶周局部触诊有波动感或局部出现暗红色皮肤变薄，经超声或 CT 检查证实眶内含液性病变时，可根据超声或 CT 的定位，在病变部位皮内注入少量 2% 普鲁卡因或利多卡因溶液，然后用 16 号针头避开眼球向眶内刺入，进针一定深度后，返抽注射器，若有脓液抽出，可待抽干脓液后再进针 5~10mm，吸净脓液后更换注射器，向脓腔注入抗生素溶液（如庆大霉素 4000U/ml）3~5ml 后，再重新将其吸出。术后加眼垫包眼。

若抽吸时无脓液吸出，可能是方向的错误或深度不足，宜更换方向或作更深入穿刺，但入针深度应控制在30~35mm。若进针时遇明显抵抗，勿妄加压力，宜稍退针更换方向再刺入，每次进针方向务必避开眼球。

抽出脓液后，眼球即明显后退。全身应继续使用抗生素直至炎症消退为止。若脓液甚多，需切开排脓，或必要时可再作一次穿刺。

2. 切开排脓　若眶内积脓，应切开排脓并放置引流，以便彻底排出眶内脓液。但在急性眶蜂窝组织炎早期，脓肿尚未形成前，则禁忌切开手术。切口位置应选在有波动感之较低眶缘部，并顺应皮纹切开。若波动感范围较大，宜选在下方作切口，以利引流。如在结膜囊下有积脓，可剪开相应的结膜及筋膜囊排脓引流。

【手术方法】消毒皮肤后，用尖刀在靠近眶缘的皮肤直向眶内刺入，至皮肤及眶隔被切开到达脓肿后，再横向扩大切口，宽约10mm，若脓肿部位较深，则用小弯剪或弯血管钳由切口伸入深部作钝性分离，并用纱布拭去流出的脓液，并轻压眼睑帮助脓液排出，排脓后用镊子送入橡皮引流条，外加眼垫包眼。

术后继续全身使用抗生素治疗，至无脓液流出为止。引流条拉出后，创口可自行愈合。

（二）眼眶血肿穿刺

对于一些临床怀疑有眶内出血的患者，如外伤后眼球突然突出伴有眼眶周淤血，血液病患者眼球突然出血，静脉曲张患者眼球突出不能自行回退，静脉性血管瘤患者眼球突出突然加重等，超声检查示眶内有液性平段或暗区，CT显示球后低密度影，或MRI检查证实是含液性病变，临床症状比较严重时，如眼球突出引起眼球暴露或眶压升高导致视力下降者，可采取眼眶血肿穿刺。穿刺部位可选择眶缘最接近血肿区，在消毒皮肤后，局麻下用与10ml注射器相连的9号（或16号）针头沿眶缘向眶内病变区穿刺抽吸。在对准血肿抽出暗红色积血眼球突出减轻后，局部加包压迫绷带包扎，以防再出血。

二、眼眶肿物穿刺活检

【适应证】

1. 临床及影像检查发现眶内占位病变，并可疑为恶性，为确定性质制订治疗方案。

2. 为鉴别眶内炎性病变和恶性病变。

3. 为确定是否是转移性肿瘤。

4. 对于眶内囊性肿物定性诊断，同时对于血肿、脓肿有治疗作用。

5. 确定施行眶内容摘除术前的定性检查。

6. 颅内肿瘤眼眶蔓延，为确定性质。

7. 全身情况差不能耐受眼眶手术，而又要确定性质者。

【禁忌证】

1. 临床和影像检查可以确定是良性肿瘤，可完整手术切除者。如泪腺肿瘤等，穿刺活检可致肿瘤扩散、复发或恶变。

2. 怀疑眼眶血管动静脉畸形者，穿刺可致眶内出血。

3. 眶壁缺损，眶内肿物与颅脑组织分界不清者，穿刺有可能伤及脑组织。

【穿刺活检方法】因为CT扫描能准确提示眼眶病变的大小、范围，B型超声能辅助提供眶内软组织病变的部位性质，可使活检得到较为精确指向，在此基础上可进行以下活检技术：

1. 细针穿吸活检术　本法可在全身许多部位应用，帮助诊断肿瘤和炎症性病变。近年，它也应用于眼内病变以及某些眼眶病变的诊断。有一种特制的枪样手持细针抽吸器（图17-3-1），它附有22~25号针头，在CT或B超对肿瘤定位引导下，以细针插入肿瘤，并将其内的组织细胞抽吸到针芯内，取出针头将标本推于玻片上，95%乙醇固定，染色镜检。眼眶细针活检在眼眶淋巴细胞性肿瘤、转移癌和含液性病变等较有用。它主要的缺点是：所获取的组织很少，故作细胞学评估比较困难。

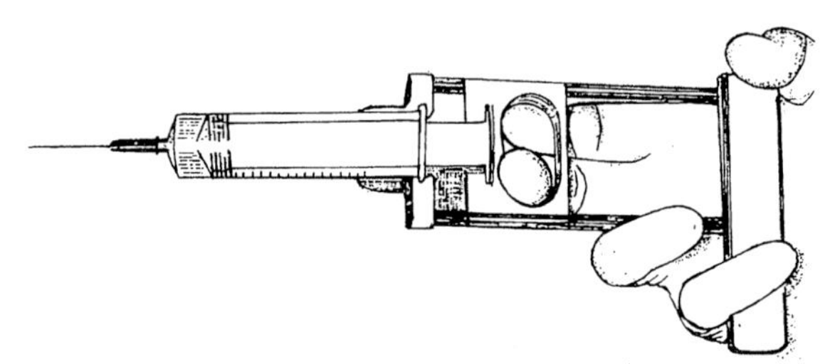

图17-3-1　枪式手持细针抽吸器

2. 穿切活检　穿切器械又称组织活检针或切割针，有多种类型（图17-3-2）。目前用于眼眶活检的一种由针管、针芯和组织固定器组成，针芯前端半尖，组织固定器前端有螺旋状线圈。操作时在局麻下或儿童在水合氯醛灌肠后加局麻下，通过CT定位或B型超声引导，在最接近肿瘤的眼睑作长2mm皮肤切口，把装有针芯的针管插入软组织肿瘤，然后取出针芯，把组织固定器放入针管内，并作顺时针旋转，使组织固定器进入肿瘤，一旦其充分接合，退出组织固定器和针管，从组织固定器的线圈取出圆柱组织送病检。术后常规加压包扎。

使用此技术获得的实性组织，同以细针活检获得的细胞标本经显微镜诊断相比较，有明显的优点。

3. 内镜活检　用导光纤维内镜做病变活检的仪器。眼眶CT或MRI用以指导内镜活检。内镜活检优于细针和穿切活检之处是手术者能直接观察病变表面，并选择不含大血管的位置及远离重要区域进行活检。其缺点是眼眶脂肪遮盖视野，在眼眶手术中尚未推广。

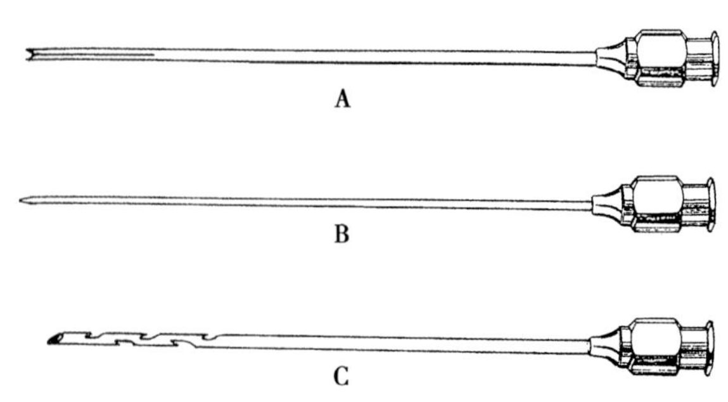

图17-3-2（1）　槽式穿刺针（A、B）和多孔倒钩穿刺针（C）

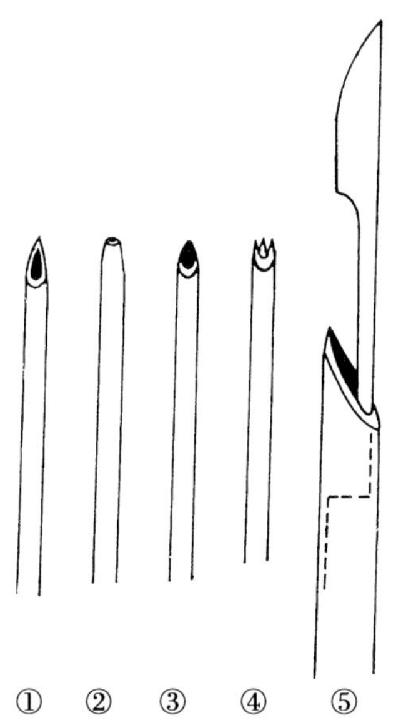

图 17-3-2(2)　各类型组织切割针

①普通穿刺针;②平顶型活检针;③斜面型活检针;④三叉型活检针

第四节　眼眶肿瘤摘除术

眼眶肿瘤摘除术是眼眶手术最常见、也是最多手术方式选择的手术,同一种眼眶肿瘤选择的手术方式都不尽相同。手术前根据临床和影像资料对眼眶肿瘤的位置、范围和性质的了解是选择手术方式最重要的依据。

【适应证】

1. 临床及影像检查位于眶前部境界明显之肿瘤可完整摘除。

2. 临床及影像检查显示位置较深,但有包膜,边界清楚之肿瘤,可完整摘除。

3. 影像检查显示弥漫性生长、范围较大较深之肿瘤须部分切除活检。

4. 复发的良性肿瘤再手术有可能清除或能改善眼部情况者,可再手术。

5. 复发的恶性肿瘤可做眶肿瘤局部切除或眶内容摘除术,术后辅助放疗或化疗。

6. 眼眶与鼻窦沟通之肿瘤,可同时进行手术摘除。

7. 眶颅沟通的肿瘤例如视神经胶质瘤、脑膜瘤等,可与脑外科联合手术摘除。

8. 临床和影像(CT 或 MRI)检查显示眶深部(含眶尖)肿瘤已损害视神经,性质未明者。

9. 全身其他部位已发现有恶性肿瘤,眼眶又发现较大、边界清楚肿物者。

【禁忌证】

1. 眼球明显突出,单纯眼眶 CT 平扫描可疑眶深部肿物,未做冠状扫描尚未排除甲状腺相关眼病眼肌病变者。

2. 眼眶血管畸形未排除动静脉畸形或颈动脉海绵窦瘘者。

3. 眼眶鼻上方肿物未排除脑膜脑膨出者。

4. 眼眶蝶骨缺损、眶内肿物与颅内病变相通、境界不清者。

眼眶肿瘤摘除的手术进路主要有 6 种,即前路开眶、外侧开眶、外侧联合内侧开眶、经颅额径开眶、经筛窦内侧开眶和眶内容摘除。每种术式的选择要根据肿瘤部位、性质和范围而定。但眼眶肿瘤本身是多变的,手术入路也不是恒定的,可能有几种手术可选择,应选择比较方便、最接近肿瘤、暴露较好、损伤最少、效果较好,争取肿物切除又功能和外观恢复较好的入眶途径。一般可遵从如下的原则:①肌锥内的病变,多选择外侧壁开眶术,但位置比较靠前、无粘连的肌锥内海绵状血管瘤,有经验的医师也可选择前路开眶术;②球后视神经内侧的病变,可选择内、外联合开眶术,或经筛窦内侧开眶术,或内上方较大切口前路开眶术;③眶尖部占位病变,可选择外侧开眶术或经额开眶术(病变位于视神经上方);④眶前部肿瘤,可选择经皮肤或结膜前路开眶术;⑤泪腺上皮性肿瘤,选择外侧开眶术或经外上方皮肤前路开眶术;⑥颅眶沟通性肿瘤,选择经颅开眶术。下面介绍几种开眶手术的手术方法。

一、前路开眶术

适用位于眼球赤道部之前,并可触及的肿瘤;位于眶前 2/3 段内的肿瘤;眶内侧的肿瘤。根据肿瘤位置的不同,前路开眶常选择从外上方皮肤、内上方皮肤、下睑睫毛下皮肤、结膜切口、外眦切开联合下穹隆结膜切口以及上睑皮肤皱襞(双重睑)及等入眶(图 17-4-1~17-4-5)。

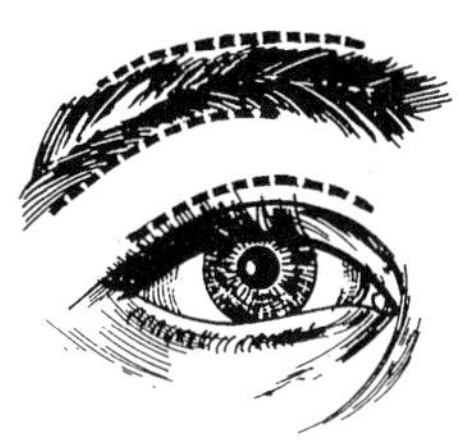

图 17-4-1　前路上方皮肤开眶切口

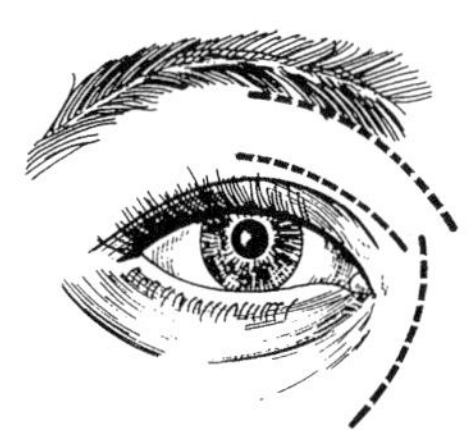

图 17-4-2　前路内侧皮肤开眶切口

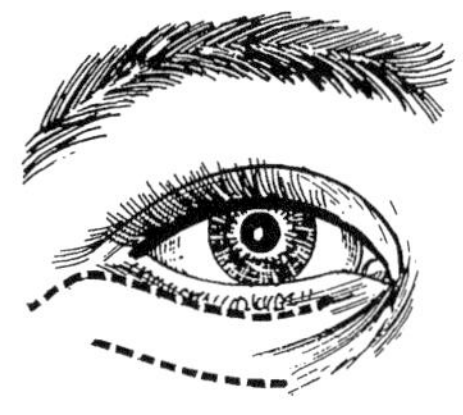

图 17-4-3　前路外下方皮肤开眶切口

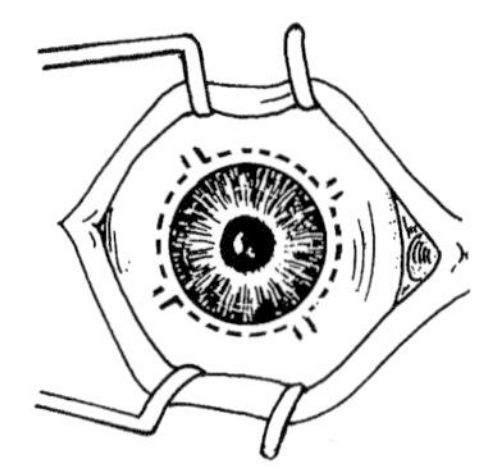

图 17-4-4　前路开眶的结膜切口

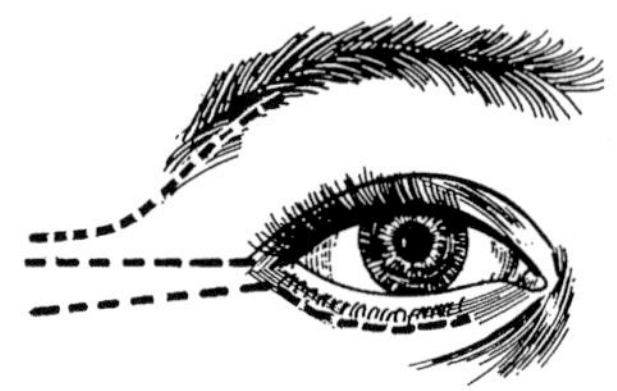

图 17-4-5　外侧切开联合下穹隆结膜切口

(一) 外上方皮肤入路

本法是最常用的眼眶手术入路，术野暴露较好。若肿瘤较大及较深，摘除有困难时，可扩大原切口或改作外侧开眶术。

【适应证】

1. 位于眶颞上或上方赤道前的眶内良性肿瘤，多数是位于泪腺窝的肿块和眶外上部的病变。

2. 睑部及邻近眶隔后的肿物。

【禁忌证】

1. CT 或 MRI 显示为眼眶深部肿瘤或肿瘤与视神经关系密切及粘连较多或前路入眶有困难者。

2. 局部或全身有炎症或出血倾向者。

【术前准备】术前滴用抗生素眼药水，并作好眼部皮肤清洁及消毒准备。对于估计手术中出血较多的患者(尤其小儿)手术前要作好配血准备。术前 30 分钟全身给予镇静药物。

【麻醉】全麻或局麻。对小儿或不合作的患者需用全身麻醉，可同时加行局部麻醉。局麻时，在皮肤切口处的皮下、骨膜及球后眶内肿瘤周围作浸润麻醉，必要时加行眶上裂麻醉。

【手术方法】

1. 在眼眶外上眉弓下缘作一弧形皮肤切口，长约 3cm [图 17-4-6(1)]。切口按肿瘤大小范围适当延长，但内端不超过正中线，外端不超越睑外眦，术中要注意止血及保护角膜。

2. 分离皮下组织及眼轮匝肌，暴露眶缘骨膜。

3. 沿外上眶缘切开骨膜，再沿眶缘用骨膜剥离器分离眶内骨膜，分离范围根据肿瘤大小及深浅而定。注意避免损伤正常结构[图 17-4-6(2)]。

4. 探知肿瘤确切位置，如肿瘤在骨膜与眶壁之间，即可直接把肿瘤分离后摘除，并检查眶骨有无破损。若肿瘤位于骨膜前，应垂直切开骨膜，用蚊式血管钳行钝性剥离，直到肿瘤与周围组织完全游离，将肿瘤完整摘除[图 17-4-6(3)]。

如为泪腺肿瘤，不宜用组织钳夹肿物，以免肿瘤组织破碎致肿瘤组织残留。最好用冷冻头置于肿瘤上方冷冻粘紧后，再牵引帮助娩出肿瘤。

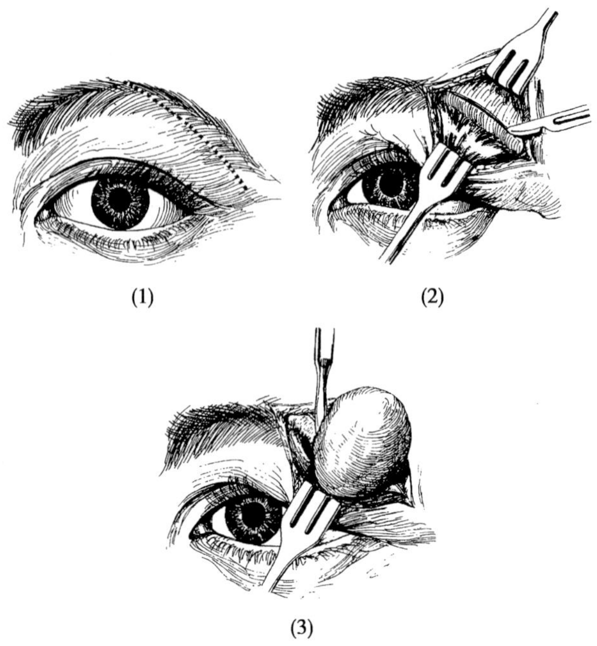

(1)　(2)　(3)

图 17-4-6　前路外上方皮肤开眶

(1)切口；(2)切开骨膜；(3)摘除肿物

5. 肿物摘除后，应用妥布霉素生理盐水冲洗眶内血块并抽吸干净，接着依次间断缝合骨膜(5-0 肠线)皮下组织及皮肤切口(3-0 丝线)，结膜囊涂抗生素眼药膏。

(二) 内上方皮肤入路开眶术

【适应证】

1. 位于眶中部以前的眶内上方肿瘤。

2. 额、筛窦黏液性囊肿。

3. 经眼上静脉栓塞颈动脉 - 海绵窦瘘。

【术前准备】同前路外上方开眶术。

【麻醉】同前。

【手术方法】

1. 切口　沿内上方眉弓下眶缘皮肤作弧形切口，长度比肿瘤直径略大，上端在眶上切迹之鼻侧，下端达内眦。切口全长约 1.5~2cm(见图 17-4-2)。

2. 切开眶隔　暴露眶隔，用刀片先浅切开眶隔后用剪刀切开全长，暴露眶内脂肪。注意：一旦打开眶隔，上斜肌的第二幅、滑车均在此位置，避免损伤。若切口必须经过眶上切迹才能充分暴露，则要用凿子把滑车附着处之骨膜和骨块凿下[图 17-4-7(1)、(2)]，术后缝回原位。

3. 其他手术步骤基本同前路外上方开眶。

【术中注意要点】

1. 作眶内上缘皮肤切口时应避免损伤滑车、眶上神经及上斜肌。若暂时切开滑车，取出肿瘤后，要注意复位，将剥离的骨膜复位缝合。

2. 骨膜切口不宜超过眶缘内下角，否则分离骨膜将损伤鼻泪管及下斜肌。

3. 如肿瘤位于鼻侧，可扩大皮肤切口，切断内眦韧带附着处，再沿眶内壁剥离骨膜，并连同泪囊一起自眶内分离，然后切开骨膜摘除肿瘤，但操作中要注意避免损伤

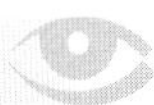

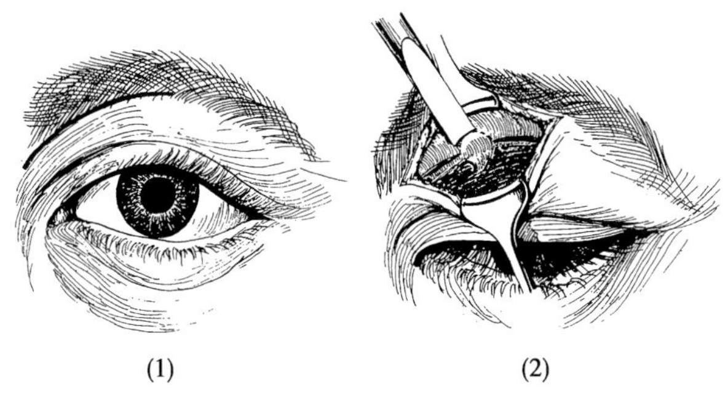

图 17-4-7 前路内上方皮肤切口

(1)切口;(2)暴露及切开滑车

泪囊。

4. 如为额窦或筛窦黏液囊肿,应作鼻窦根治术,术毕放置引流。

(三)前路下方睑睫毛下皮肤入路开眶术

【适应证】

1. 位于眶下方或颞下方的肿瘤。

2. 上颌窦肿瘤眼眶侵犯。

3. 眶底骨折修补或眶内下壁减压术。

【术前准备】同前路外上方开眶术。

【麻醉】同前路外上方开眶术。

【手术方法】

1. 切口 皮肤切口可选择在距睑缘 2mm 处(即下睑睫毛下)平行睑缘切开(颞侧稍向外下延长)(见图 17-4-3),切口长度比肿瘤直径略大。

2. 分离皮下组织、肌肉,暴露骨膜和眶隔[图 17-4-8(1)、(2)]。

3. 若眼眶内肿瘤没有侵犯眶下壁骨膜,可直接切开眶隔,暴露脂肪,分离摘除肿瘤。

4. 若上颌窦肿瘤或眶底骨折修补或眶内下壁减压术则通过骨膜切开,暴露眶下壁。

【术中注意要点】

1. 术中分离肿瘤时避免损伤下直肌、下斜肌和外直肌。

2. 摘除眶下方较深部位的肿瘤或打开眶下壁时,要注意避免损伤眶下神经。

3. 经下方皮肤切口应选择睑缘睫毛下切口,这样术后遗留的瘢痕不显著,部分可为睫毛所掩盖。近眶缘的皮肤切口由于术后瘢痕明显,现已不采用。

(四)外眦切开联合下穹隆结膜入路开眶术

【适应证】

1. 位于眶下方中前部的肿瘤。

2. 肌锥内视神经外侧、下方或外下方的海绵状血管瘤无明显粘连者。

3. 眶底骨折修补或眶内下壁减压术。

【术前准备】同前路外上方开眶术。

【麻醉】全麻或局麻。局麻时,行外眦、眶下部及下穹隆结膜浸润麻醉。

【手术方法】

1. 切口 先用血管钳夹住外眦片刻,防止剪外眦时出血。用剪刀水平剪开外眦韧带达眶外缘约 1cm 之内,被切断的水平剖面包括皮肤、眼轮匝肌、眶隔、外眦韧带和结膜(见图 17-4-5)。此时,外眦韧带仍附着于眶外缘。根据需要暴露眶下壁的情况决定是否剪断外眦韧带的下支。一旦下支被剪断,下睑立即呈松弛状,并易于游离到眶下壁。

2. 剪开下穹隆部结膜,如是眶内肿瘤摘除,可行外直肌和下直肌牵引缝线,更易暴露和分离肿瘤。

3. 其他手术步骤同前。

【术中注意要点】

1. 缝合时正确对合外眦很重要,应将剪断的外眦韧带下支和眶外缘缝合好,使外眦对合良好,防止外眦畸形。

2. 术中分离肿瘤时避免损伤下直肌、下斜肌和外直肌。

3. 结膜缝合时要对位良好。

(五)上睑皮肤皱襞(双重睑)入路开眶术

上睑皮肤皱襞(双重睑)入路是利用上睑皮肤的自然纹理的手术入路。优点是外观好,缺点是暴露局限。

【适应证】

1. 眶内肿瘤于上眼睑相连者,如神经纤维瘤、淋巴瘤等。

2. 眶上部前部占位病变。

【术前准备】同前路外上方开眶术。

【麻醉】同前。

【手术方法】

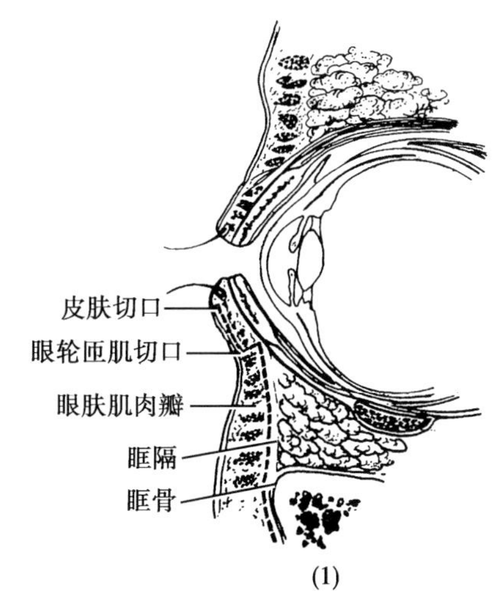

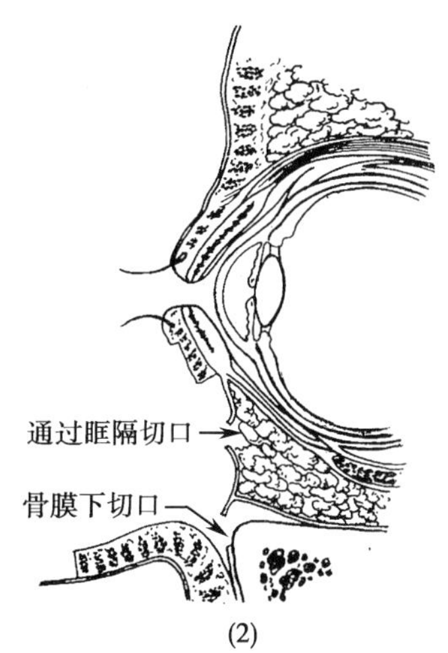

(1) (2)

图 17-4-8 前路下方切口剖面图

1. 切口　上穹隆用睑托板托起上睑，于双重睑标记线处切开皮肤及眼轮匝肌。在睑板与眼轮匝肌之间将皮肤-肌肉瓣向上分离，上睑板上缘即为眶隔，不要穿破眶隔，继续向上分离至眶上缘（见图 17-4-1）。如眼睑有肿瘤侵犯可在分离时一并切除。

2. 暴露眶隔　用刀片切开眶隔后用剪刀扩大切口，此时眶内脂肪脱出，分离脂肪，暴露肿瘤并摘除。

3. 分层缝合眶隔及皮肤。

【术中注意要点】

1. 分离时不要损伤提上睑肌。

2. 若术前已有上睑下垂，在缝合时可行提上睑肌缩短缝合或将上睑板提吊缝合。

（六）结膜切口入路开眶术

结膜入路的优点是术后不留瘢痕，但手术野较狭窄，不利于操作，但位于眶下方的浅表肿瘤或位于下方的肌锥内海绵状血管瘤等是最佳选择。

【适应证】

1. 眶前部静脉性血管瘤、各种囊肿。

2. 眼眶前段肿瘤靠近眼球壁结膜下侵犯，如淋巴瘤等。

3. 眼眶中前部肌锥内的海绵状血管瘤，且无粘连。

【术前准备】同前。

【麻醉】全麻或局麻。局部麻醉作球后或肿瘤周围眶周以及结膜下浸润麻醉。

【手术方法】

1. 切口　于肿瘤部位的结膜处弧形剪开或呈梯状结膜瓣剪开（见图 17-4-4）。向后分离达肌肉附着点。将相邻的两条直肌作牵引缝线向对侧牵拉，扩大视野。如靠近眶外侧的肿瘤较大，可作外眦切开，扩大结膜切口的暴露范围。结膜切口入路最常用的是外侧结膜切口入路（图 17-4-9）或外眦切开联合下穹隆结膜切口入路（见图 17-4-5）。

2. 分离并切除肿瘤　用钝剪或蚊式血管钳作前后方向钝性分离暴露肿物，并放置深部拉钩或可弯的细脑压板，充分暴露术野。分离暴露肿瘤后，用钝剪或蚊式弯血管钳顺着肿物包膜前面分离，至一定范围和深度后，改用骨膜分离器作钝性分离。若为肌锥内肿物，宜先了解肿物与视神经的关系，分离时尽量不用锐利器械，以免伤及神经和血管，尽量用弯的骨膜分离器分离肿瘤四周直到其底部后，再从其底部把肿瘤向上推，逐渐把肿瘤挖出。

3. 6-0 可吸收缝线连续缝合结膜。

【术中注意要点】

1. 若结膜下的肿瘤，麻醉时注射麻药尽量将肿瘤与结膜分离。

2. 注意勿损伤眼外肌。

二、外侧开眶术

外侧开眶术是治疗眼眶肿瘤的一种标准手术入路。由于外侧眶缘特别靠后，由此途径进入眼眶，有利于暴露眶内容，扩大术野。由于外侧开眶还可以结合其他术式（如结合内侧开眶术等），它已成为眶深部肿瘤、泪腺肿瘤和外侧壁减压术等最常用的开眶术式。

【适应证】

1. 球后肌锥内的肿瘤，如视神经胶质瘤、视神经脑膜瘤、神经鞘瘤、静脉曲张、粘连明显的海绵状血管瘤等。

2. 泪腺上皮性肿瘤。

3. 眶外上方位置较深或与颞窝有沟通的皮样或表皮样囊肿。

4. 眶尖部肿瘤。

【术前准备】将患侧额颞发际部分头发剪去或局部剃头，并清洁消毒。对于估计手术中出血较多患者作配血试验备血以供必要时应用。

【麻醉】一般采用全身麻醉加局部切口周围的浸润麻醉。若仅用局部麻醉，注药范围要包括球后组织，此时宜避免刺向瘤体，以防引起出血。上、下睑及眶外侧的局部麻醉向上要越过眉弓，向下越过眶下缘。此外，全身附加注射地西泮及哌替啶等镇静止痛药物。

【手术方法】

1. 外眦及皮肤切开　先用甲紫或消毒色笔作外侧皮肤切口标记。睑缘作临时缝合，以保护角膜。自外眦角外侧水平切开皮肤约 3cm［图 17-4-10（1）］，切开皮下组织达筋膜。

2. 分离暴露　分离暴露骨膜，其范围上至眶上缘、下至眶下缘水平及颞窝边缘。可在眦角处剪断外眦韧带上、

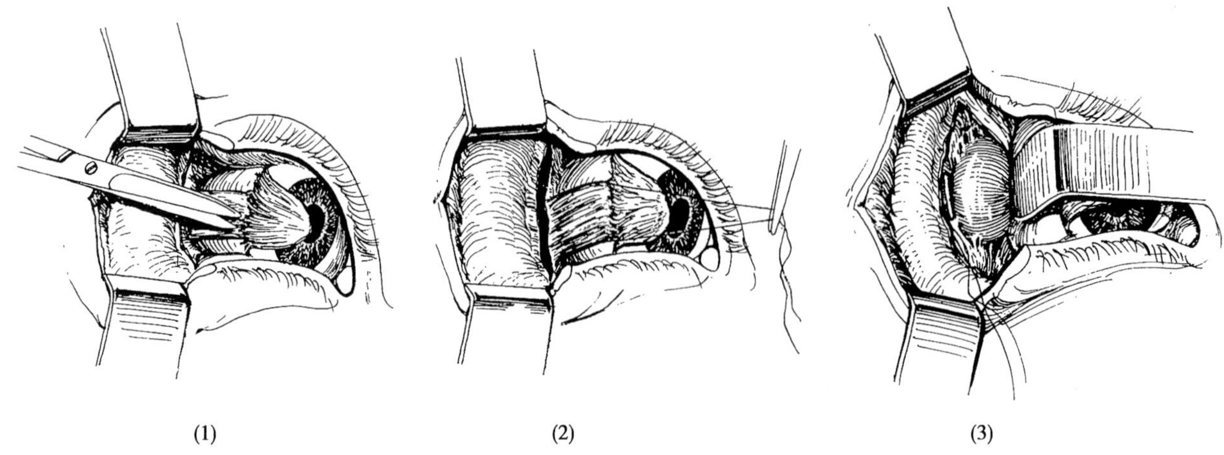

(1)　(2)　(3)

图 17-4-9　外侧结膜切开法开眶

（1）切口结膜；（2）牵引外直肌向深部分离；（3）暴露肌肉及摘除肿物

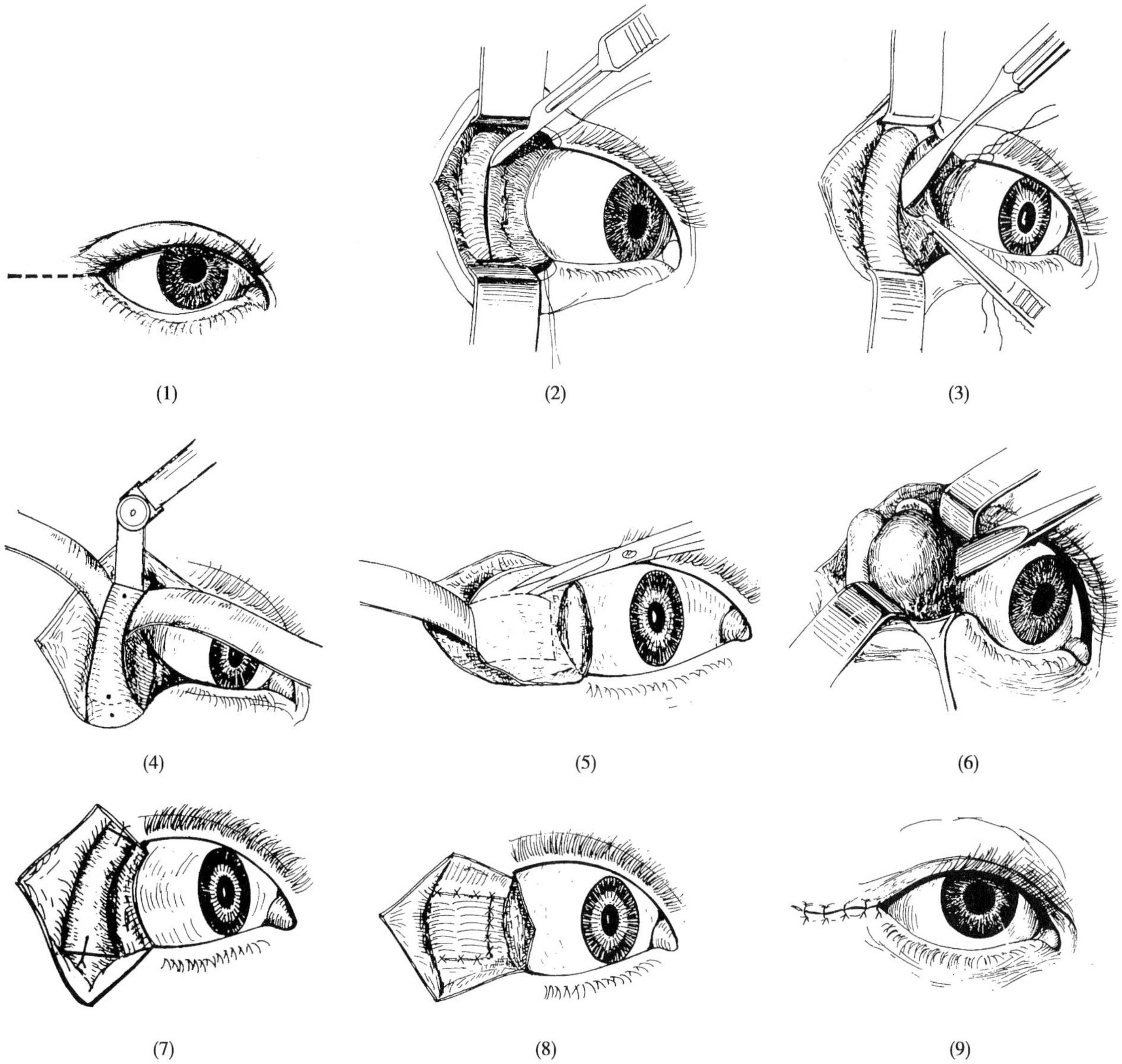

(1) (2) (3)

(4) (5) (6)

(7) (8) (9)

图 17-4-10　外侧开眶术

(1)切开皮肤及皮下组织;(2)切开外侧壁骨膜;(3)剥离骨膜显露外侧壁;(4)锯开外侧壁并作钻孔;(5)剪开眶内骨膜;(6)摘出肿物;(7)缝合眶内骨膜;(8)外侧眶壁复位并缝线固定;(9)缝合骨膜、皮下组织及皮下切口

下支,松弛上、下睑。可用剪刀剪开外眦,也可不剪开外眦。

3. 切开骨膜　沿眶外缘 3~5mm 弧形切开骨膜[图 17-4-10(2)],然后分别在齐眶上缘水平和眶下缘水平切开骨膜直至颞窝,使切口呈“工”形;或在眶中部水平切开骨膜呈 T 形,再向眶上下缘两侧分离。用骨膜剥离子将骨膜向周围分离,外侧分离到眶外缘外侧与颞肌交界处后,用刀片沿骨缘线切开颞肌腱膜,再向颞窝下分离颞肌。接着再用骨膜分离器向眶内分离骨膜暴露眶外壁的内面,直至眶深部[图 17-4-10(3)]。在眶外侧壁内面与分开的眶骨膜间伸入脑压板拉钩,把骨膜连同眶内容推向鼻侧并加以保护。

4. 切开眶外侧骨壁　可根据术者的条件分别使用气动锯、电锯、线锯或骨凿切开外侧壁的眶骨。使用的骨凿,须窄、薄而锋利。该切口可分段完成。

切开眶骨的范围如用电锯或气动锯,上方切口在眶上缘水平处取 65° 角向眶底方向倾斜锯开眶骨,切口全长约 15mm[图 17-4-10(4)];下方的眶骨切口可齐眶下缘水平垂直锯开,切口长约 18mm。眶外缘锯开的范围要根据病变的范围而定,一般的宽度在 2cm 左右,如发现深度不够,可用咬骨钳咬除眶外侧壁后段骨壁,止于骨壁变厚处即颅中窝前壁。锯开骨壁时要注射生理盐水降温。

如用线锯则需从眶外侧壁外后方分别于平行眶下缘及接近眶上缘水平处钻穿外侧壁,上方钻孔位置要与上方骨切口平面倾斜,用钻钻孔时注意保护眶内软组织,然后扩大钻孔,把线锯分别穿入两孔,由眶外侧壁内侧引出,分别通过向上拉动线锯两端,把眶外侧壁切开。接着应用直咬骨钳夹持锯开之眶外侧骨壁向外侧扭折,并使折断的骨片弯向颞窝,骨片可让其连同骨膜挂在外侧,继用咬骨钳把折断骨片之后唇修平,使术野暴露扩大。

5. 暴露眶内容　切开眶外壁内侧骨膜,用剪子靠外直肌旁从前向后垂直剪开眶外侧壁内面的骨膜[图 17-4-10

(5)],形成"П"形或T形的骨膜切口,然后向眶内分离,暴露肿瘤。

6. 摘除肿瘤　分离暴露肿瘤后,用钝剪或蚊式血管钳顺肿物包膜前面和四周分离一定范围及深度后,即可改用弯骨膜分离器作钝性分离[图17-4-10(6)],并把肿物向上推,使肿物逐渐脱出。若肿瘤与视神经或肌肉有粘连,必须用剪刀剪开时,可用钝器或手指置于视神经之前隔开神经才用剪刀剪开。

对可能是恶性的肿瘤,分离时注意防止肿瘤碎片落在眶内。对无包膜、弥漫性生长的肿瘤,可只作活检或部分性切除活检。如属于既不能手术全部清除,又不宜放射治疗的恶性肿瘤,则要作眶内容摘除术。

7. 眶骨复位　肿物取出后,眼眶应立即压迫止血,然后用含有庆大霉素的生理盐水冲洗眶内,吸出血块,随后待确认无再出血后,缝合眶内侧骨膜切口[图17-4-10(7)],将外侧眶骨复位。可在眶骨切开处两端钻孔,用缝线固定复位,或用1-0丝线将眶壁内、外骨膜重新对位缝合[图17-4-10(8)]。若骨折端错开妨碍复位,可用咬骨钳修平。

8. 关闭切口　分别重新缝合外眦韧带的上、下支,并使其附于眶外结节处的骨膜上,用细丝线或细线作皮下软组织切口的间断缝合,最后作外眦及皮肤切口间断缝合[图17-4-10(9)]。为防术后组织肿胀,可作暂时性睑缘缝合,术眼用厚眼垫覆盖,外加压迫绷带包扎。

如关闭切口时渗出物较多则在切口内放置橡皮引流条,若能完全止血,则不放置引流条。

【术后处理】术后需用抗生素及类固醇类药物治疗,压迫绷带包扎4~5天,术后6~7天拆除皮肤切口缝线。如术后反应消退缓慢,有时术后眼外肌运动不全或复视,而非神经肌肉严重受损,则可考虑加用活血祛瘀药物,可望逐渐恢复。

三、冠状皮肤切口外侧开眶术

冠状皮肤切口外侧开眶术为外侧壁开眶术提供了又一种方法,其最大的优点在于外观无可见的疤痕。另外,可用于对于单纯额部病变或眼眶与额部相关的病变的切除。

【适应证】

1. 眼眶上部的肿瘤;
2. 前额部病变;
3. 双侧眼眶外侧壁减压术;
4. 眼眶上壁骨折修补;
5. 其他适应症同外侧壁开眶。

【术前准备】术前备皮:常在发际后3~4cm剃头备皮,切口位置要刮净头发根部,或备全头皮。

【麻醉】全麻。

【手术方法】

1. 切口　根据病变需要暴露的范围确定切口的长度,一般外侧壁开眶需在发际后2cm向耳前水平皮肤切开,此切口可暴露外侧壁颧弓。切口深度直接切口皮肤、皮下组织和帽状腱膜,用头皮夹止血。

2. 冠状皮瓣分离　掀起冠状皮瓣,钝性或用手指向眶缘分离皮瓣,暴露眶外侧壁和眶上壁及颞肌。

3. 再行外侧壁开眶术(同前)或根据病变情况行其他手术。

4. 缝合切口皮瓣,头皮下放置负压吸引管引流。

【术中注意事项】

1. 不熟练医生可请神经外科合作。
2. 其他注意事项同外侧壁开眶术。

四、外侧壁开眶联合内侧开眶

【适应证】眶后内侧深部较大肿瘤或后上方深部肿瘤部分扩展至内侧者。

【术前准备】同外侧壁开眶。

【麻醉】全麻。

【手术方式】

1. 先做外侧开眶术,手术步骤同外侧壁开眶;

2. 切开内侧结膜　将内侧结膜弧形剪开180°,扩大手术野(图17-4-11);

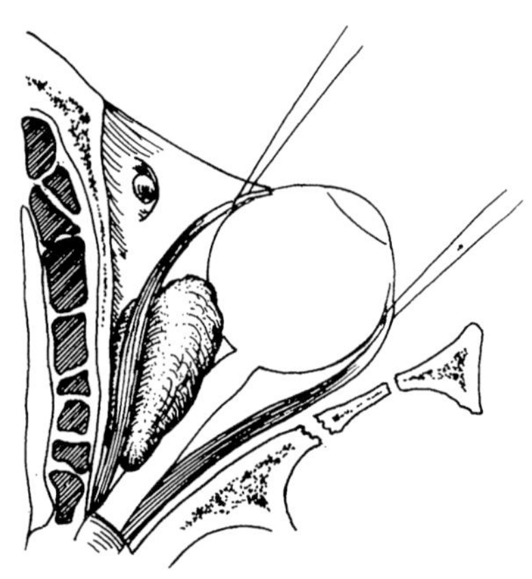

图17-4-11　外侧开眶联合内侧开眶

3. 暴露分离内直肌　内直肌作缝合预置线,将内直肌肌止点处剪断并向鼻部牵引,眼球向外牵拉,暴露内侧视野;

4. 摘除肿瘤　沿眼球向眶后部分离进入肌锥内和眶深部,暴露肿瘤,可根据肿瘤范围内外侧分别分离肿瘤并行切除;

5. 缝合　缝合内直肌及结膜。外侧壁缝合同外侧壁开眶。

【术中注意事项】

1. 该术式对眶内组织损伤较大,术后反应较重。
2. 其他注意事项同外侧壁开眶。

五、经筛窦内侧开眶术

经筛窦内侧开眶术是在内侧开眶的同打开部分筛窦的手术。因打开筛窦使眼眶内侧的手术野扩大,利于手术操作。

【适应证】

1. 视神经内侧或内直肌内侧的肿瘤。
2. 眶尖部视神经内侧的肿瘤。
3. 额筛窦黏液囊肿、骨瘤以及筛窦的肿瘤眼眶侵犯。

【术前准备】同前路开眶术。

【麻醉】全麻。

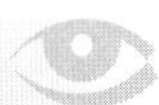

【手术方法】

1. 切口　皮肤切口距内眦约 4mm，切口上端在眶上切迹内侧，下端达眶内下壁交界处的泪囊下端。切开皮肤、皮下组织至骨膜，置扩张器扩大切口并止血。

2. 切开骨膜和剥离　切开骨膜，用剥离子将骨膜、内眦韧带、泪器等向眶内分离，暴露鼻骨、上颌骨额突和筛骨纸板。注意勿损伤泪囊和内眦韧带，内眦韧带也可作标记缝线，利于术终缝合。分离至眶后部，将筛前、后动脉及神经结扎或电凝后切断。

3. 眶内侧壁操作　用骨凿凿除部分上颌窦额突，咬除后部筛骨纸板和部分气房，刮除筛窦黏膜。也可用血管钳先通破筛骨纸板进入筛窦，然后用咬骨钳咬除部分上颌窦额突。

4. 切开眶内侧骨膜　自眶前部水平切开骨膜呈“T”或“ㄱ”形，眶内脂肪脱出，向两侧牵拉脂肪可见内直肌，根据肿瘤的位置从内直肌上或下方剪开肌间膜进入肌锥内。

5. 摘除肿瘤　分离和牵引眶内软组织，暴露肿瘤，分离肿瘤并摘除。

6. 筛窦内黏液囊肿或肿瘤需在鼻腔内放置引流管，4~5 天内可拔除。

7. 缝合　需将眶内侧骨膜严密缝合，将内眦韧带缝合到鼻部骨膜上，对合好内眦角，缝合皮下组织和皮肤。

【术中注意事项】

1. 筛窦内病变需将鼻腔一道消毒，可用含肾上腺素的棉签塞入鼻腔，可减少鼻黏膜充血。

2. 眶内骨膜要严密缝合，否则由于眼眶与筛窦相通，术后可能引起眼球内陷甚至复视。

3. 额筛窦黏液囊肿眼眶侵犯，液体多在眼眶第四外科间隙，不需打开骨膜。

六、经颅开眶术

经颅开眶术是眼科医师与神经外科医师联合进行的手术，仅限于少数肿瘤。

【适应证】

1. 眶颅沟通性肿瘤　视神经肿瘤（胶质瘤或脑膜瘤）颅内侵犯，神经鞘瘤颅内侵犯，恶性或复发性泪腺上皮肿瘤颅内侵犯，蝶骨嵴脑膜瘤等。

2. 视神经肿瘤（胶质瘤或脑膜瘤）眶尖部或视神经管内侵犯，外侧壁开眶手术不能彻底切除。

3. 少数眶尖部或视神经管内肿瘤。

4. 经颅的视神经管减压术。

【手术前准备】按开颅术和眼眶手术术前准备，包括备皮、备血等。

【麻醉】全麻。

【手术方法】

1. 开颅，由神经外科医师进行（图 17-4-12）。

2. 打开眶顶，由神经外科医师进行，如有颅内肿瘤先由神经外科医师将颅内肿瘤切除。

3. 进入眶内　“十”字形切开眶顶骨膜，先切一小切口，然后用脑膜剪剪开骨膜。根据肿瘤的位置眶内入路有三种：

（1）经上斜肌与提上睑肌、上直肌间入路：此入路应将提上睑肌向外拉，将眶脂肪向两侧牵拉。途中可遇到眶上动脉、筛后动脉、鼻睫状后动脉及其视神经膜的小动脉分支和鼻睫神经等。这一入路能很好地暴露眼球后极至肌锥尖端。

（2）经上直肌与外直肌间入路：此入路将上直肌牵拉向内侧，可显示视神经中段，能清楚显示眶上裂区血管和神经。

（3）经上直肌与提上睑肌间入路：此入路将提上睑肌向内侧牵拉，上直肌牵拉向外侧。

4. 打开视神经管　切除视神经管内肿瘤，需先打开视神经管上壁。如视神经管内肿瘤颅内有蔓延，应切开硬脑膜进入颅内，先切除颅内肿瘤再切除管内肿瘤。

5. 切除眶内肿瘤。

6. 缝合骨膜。

7. 修复眶顶　如果眶顶壁有骨质破坏可一并切除，眶顶壁缺损用钛网修补。

8. 关闭切口。

【术中注意事项】

1. 颅内手术操作由神经外科医师完成，应遵从神经外科的原则。

2. 进入眶内时要注意防止肌肉的损伤。

3. 术中如有硬脑膜损伤防止脑脊液漏和颅内及眶内感染。

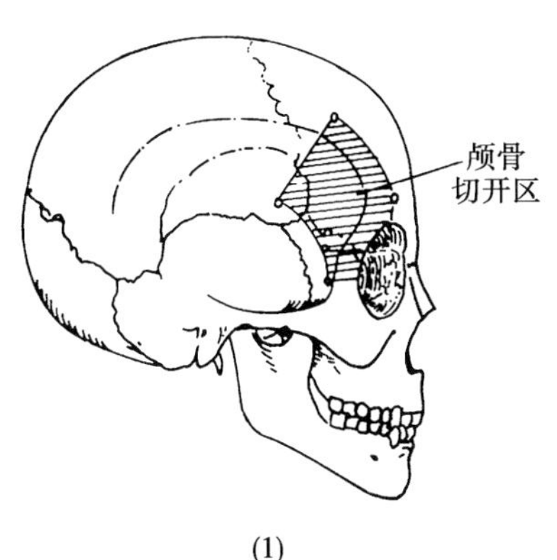

(1)

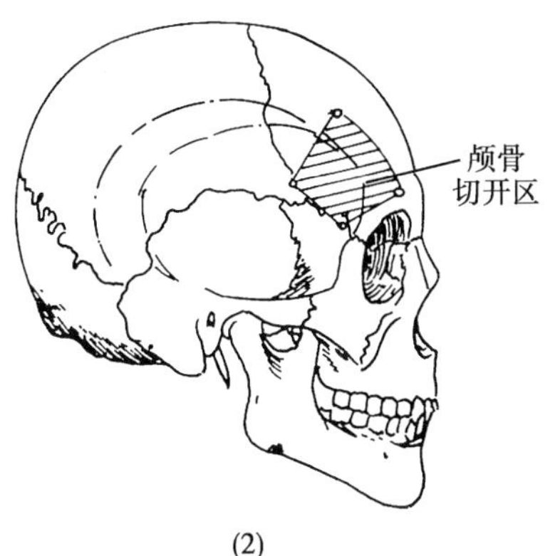

(2)

图 17-4-12　经颅开眶示意图

(1) 经额开眶；(2) 全景开眶，眶顶和眶外侧壁切开

七、术中和术后可能发生的问题、预防及处理

(一) 眶内出血

在摘除血管分布丰富的肿瘤或血管瘤时，若注射麻药时针头刺入瘤体，可引起大出血。有时也会把血管丰富的肿瘤误认为血管瘤。因此，球后注射麻药时宜先明确肿瘤位置。可沿瘤体外围注射。如术中眶内出血较多，应先即加压止血，努力寻找出血点并给予止血。此时可用细弯牵引器及抽吸器细心暴露及抽吸，常常能暴露出血位置，并可在直视下(避免伤及重要结构)用双极电凝器电烙止血。如术后发现眶内有血肿形成(经A、B超检查证实)，需重新自创口伸入长血管钳到血肿内，扩大创口引流积血，并放置引流条及加压包扎。在分离眶内肿瘤中，尽可能用钝性分离，以避免因使用利器引起的损伤而发生大出血。一般的出血，短时加压可获止血。为了防止严重出血，充分暴露、术中使用放大眼镜或显微镜及良好的照明十分重要。要用细弯压板和抽吸器，有助于充分暴露出血位置，并应用双极电烙器止血。

术后眼眶继发性出血，多由于术中止血不彻底或血管性病变(如静脉曲张等)术中未结扎好血管，造成眼眶出血。此时可先在超声引导下用注射器抽取，如能抽取到血液，眶压减轻，可加压包扎，并静滴甘露醇脱水剂等；如眶压未能减轻则最好手术打开切口，用吸引器吸取，有活动性出血需重新止血。

(二) 术中暂时性视力损伤和永久性视力损伤

由于眶深部及与视神经有较密切关系的肿瘤，在分离肿瘤时容易损伤视神经和眼动脉，导致视力下降、丧失或视野缺损。因此，术前应向患者充分说明有关手术的效果和并发症发生之可能。术中应尽可能有大的术野，对肿瘤应细心作钝性分离，术中应随时探询患者的视力，以提高对误伤视神经的警惕性。

1. 术中暂时性视力损伤　多由于手术中操作时，如牵拉和压迫眼球和视神经造成视网膜血管痉挛或缺血或视神经间接损伤，或靠近视神经的肿瘤在取出肿瘤时操作过快，导致视神经震动引起视网膜血管痉挛或缺血引起暂时性视力丧失，表现为瞳孔的散大，此时需立即暂停手术并迅速给氧，同时给予亚硝酸异戊酯等扩张血管药物可帮助恢复视力。对于局麻的患者要密切观察有无光感的恢复，多数在1小时内恢复光感，一般术后对视力影响不大。如经过扩血管(可间隔10分钟左右给3~4次)超过1小时，仍未恢复光感，可立即给予1000mg甲强龙冲击治疗。

2. 永久性视力损伤　①多由于术中直接损伤视神经和眼动脉等引起；②上述暂时性视网膜血管的痉挛或缺血或间接的视神经损伤，因操作时间长，变成持续性，术中及术后未能及时处理，也可造成永久性损伤；③术后眼眶出血造成眶压升高，压迫视神经，未能及时处理。

(三) 损伤眼外肌

由于眼外肌分布范围较广，分离肿瘤时有可能因损伤或过度牵拉直肌而引起眼外肌麻痹，术后产生复视、眼运动异常等。故术中要明确区分正常与异常组织，尽可能作钝性分离，并避免过度牵拉眼肌以减少损伤眼肌的可能。

(四) 找不到瘤体

若术前诊断检查不充分，或术中切口暴露尚可，但眶内组织紧张，而未能扪及肿物，应考虑有其他病变(例如内分泌性突眼)可能，此时宜切除少许眶内组织作活检，临时关闭切口，待以后详查眼部及全身情况再酌情处理。此外，当瘤体较深较小或暴露不足也可能探查不到肿瘤。对较早期的炎症假瘤，由于眶内软组织改变不明显，需细致观察才能发现。

(五) 切口错误

术前未能正确判断病变部位，或不熟悉眼眶的有关解剖结构，例如外侧开眶术作颞侧眶壁切开时，若下方切口过低，其外侧端落在颧弓上，则眶骨不能扭断。故切开时应探查清楚，应使切口外侧端位于颞窝下界与颧弓上界之间。

(六) 损伤眶壁

若术中意外进入鼻窦或颅腔，但鼻窦黏膜或颅内硬脑膜未被破坏，不需作较多处理。若进入鼻窦内，最好刮除其所有黏膜，并建立进入鼻腔的引流通道；若硬脑膜已被撕破，应细心缝合关闭，以防脑脊液漏出。出现上述两种意外后，术后全身应给予抗生素预防感染，并应请有关专科会诊。

(七) 神经损害

术中过分扰动眶后段视神经与外直肌之间的组织，如损伤了睫状神经节，术后可致角膜麻痹。如果术中损伤眶上神经或眶下神经，亦可导致其相应支配区域皮肤感觉麻木。

(八) 睑下垂

常因从前面切口进入眼眶或在眶深部手术操作时，损伤提上睑肌所致，故术中要密切注意避免损伤提上睑肌。肿瘤取出后，切口应细致分层缝合。若为手术反应引起的暂时性睑下垂，一般术后1~3个月可恢复正常。

(九) 眼球突出及睑闭合不全

此因术中对眶内组织扰动较重，术后发生较强组织反应及出血所致。术后早期常见的出血和炎症反应是眼球突出及睑闭合不全的主要原因，故术中的适当止血，术后作暂时性睑缘缝合，并作加压绷带包扎，适当使用药物抗炎及预防感染和减少出血，可减轻这种术后反应。

虽然术后早期常有结膜水肿、瘀斑、睑下垂、眼外肌不平衡和皮下感觉迟钝，这些表现常常迅速缓解。然而，某些患者在术后会有持久的复视。这可能来自先前眼眶病变所致的损害；或术后继发性瘢痕形成并累及眼外肌所致。若肌肉仅轻度不平衡，复视常能以棱镜片处理。若不平衡较重，不能以棱镜片治疗，则待病情稳定后作眼外肌手术矫正。

总之，对眼眶疾病手术的正确处理，必须包括完整的术前评估、细致及正确的手术技巧、明智的决断以及细心的术后处理。

第五节　眶内容摘除术

随着眼部恶性肿瘤早期诊断和治疗技术的进步，眶内容摘除术的应用比过去已有较多的限制。通常，眶内容摘除仅用于其他疗法不能再提供有效治疗的病例。眶内容剜除术包括：部分眶内容剜除术、全眶内容剜除术、扩大眶内容剜除术(包括部分眶骨壁的切除)以及超眶内容剜除术(包

括全眶内容剜除以及邻近鼻窦根治切除)。

【适应证】

1. 眼睑恶性肿瘤已侵犯全部眼睑或有明显广泛的结膜受累,切除后无法作眼睑成形者。

2. 眼内恶性肿瘤,例如葡萄膜黑色素瘤和视网膜母细胞瘤明显向眼眶扩散,单纯摘除眼球已无法切除干净者。

3. 各种原发性眼眶恶性肿瘤包括恶性泪腺上皮性肿瘤、恶性纤维组织细胞肿瘤等不能通过其他开眶途径切除干净者。

4. 迅速增大,广泛侵犯眼眶,破坏眼球或严重损害视功能的眼眶脑膜瘤。

5. 暴露的、扩展性眶周恶性肿瘤或转移癌的姑息治疗;放疗或化疗无效及难以解除疼痛的原发性或转移性眼眶恶性肿瘤或进行性炎症病变。

6. 严重的眼眶收缩病例,重建技术不能提供可接受的美容而外眶义眼可以提供较好的美容时。

【禁忌证】

1. 角膜缘或眼睑可治的上皮癌。

2. 尚未严重损害眼球和视力的炎性假瘤。

3. 诊断未明的眼眶病变和已有全身转移的恶性肿瘤。

【术前准备】

1. 全身必要的检查,包括血压、呼吸、心电图、肝肾功能、生化八项检查等。

2. 术前患侧眼眶的详细检查,尤其 CT、MRI 或 X 线平片对眼眶肿瘤的大小、范围和深度有较好的显示。

3. 做好病理组织学或冷冻切片的定性诊断的准备工作。

4. 向患者和家属或单位说明手术的必要性和可能出现的情况,使患者理解并同意(签字)接受手术。

【麻醉】一般采用全身麻醉。对全身有全麻禁忌也可采用局部麻醉加强效氟哌利多等镇静药。局部麻醉时麻药注射范围由眼睑到眶缘,球结膜及穹隆部全周,球后注射由眶缘四角向眶深部至骨膜前。

根据病变范围和组织切除区域的需要,眶内容摘除术可分为三种:全眶内容摘除术;部分眶内容摘除术(眶内容前段摘除);根治性眶内容摘除术。

(一) 眶内容摘除术(又称全眶内容摘除术)

全眶内容剜除术是指包括眼球、眼眶内软组织和骨膜的切除术,眼睑的切除需根据肿瘤侵犯的范围而定,如果眼睑无肿瘤侵犯,仅作眼睑缘及眼睑睑板、皮下组织及肌肉的切除,保留眼睑皮肤。

【手术方法】

1. 切口选择

(1) 睑缘皮肤切口:若眼睑皮肤无肿瘤侵犯,可用 0 号丝线在睑缘作 2~3 个褥式缝合线,打结后作为牵引线[图 17-5-1(1)],用刀距睑缘 2~3mm 作一环形皮肤切口至睑板,再由外眦部水平切开直至眶缘[图 17-5-1(2)]。拉紧牵引线,用剪刀分离皮下组织,放入拉钩,再继续分离,直至达眶缘四周。出血点用电凝、结扎缝合或暂时用血管钳止血。

(2) 眶缘切口:若眼睑已被肿瘤侵犯,则切口要远离被犯区,可在沿眶缘一周切开皮肤,深及骨膜。

(3) 若眼睑健好,保留全部眼睑,切口可作在穹隆部结

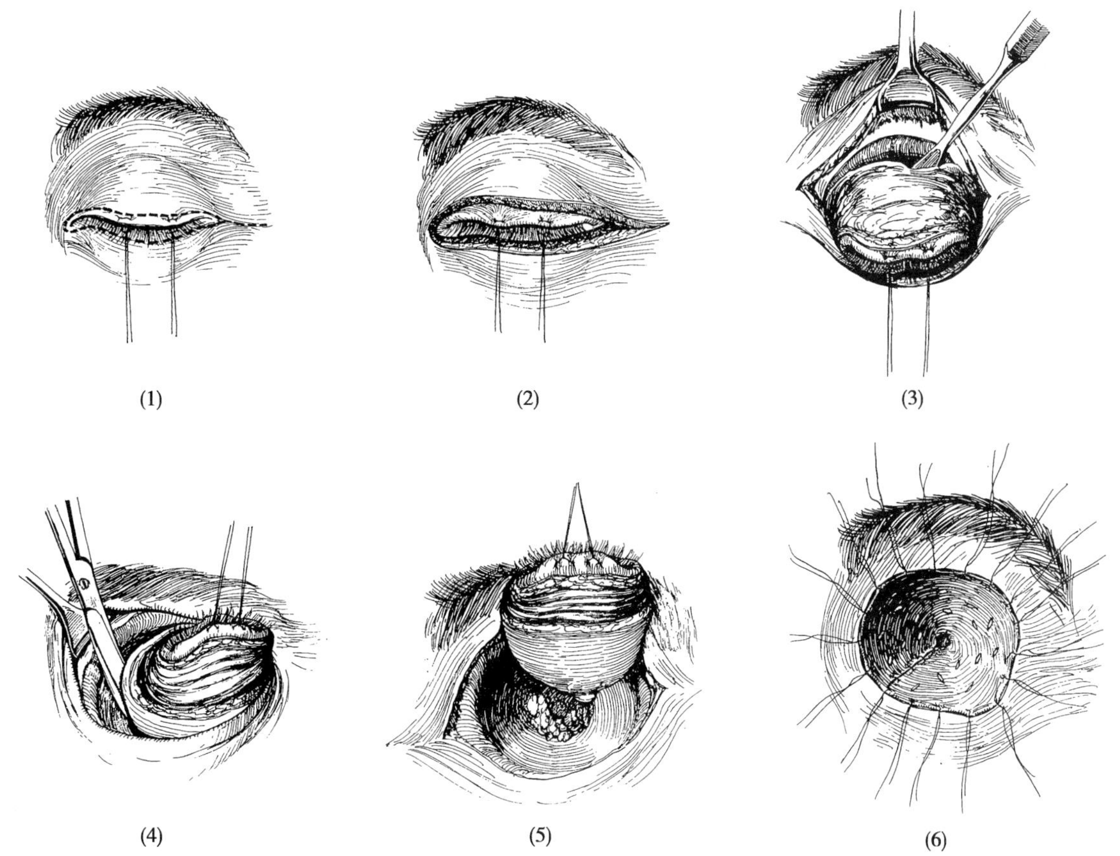

图 17-5-1 眶内容摘除术

膜、皮下肌层直达眶缘骨膜。手术时先剪开外眦，直达眶缘，拉开上、下眼睑并沿上、下穹隆结膜剪开，然后向上下眶缘剥离及剪断内、外眦韧带。

2. 骨膜切开及剥离　用刀沿眶缘切开骨膜，再用骨膜分离器沿眶内侧壁分离骨膜[图 17-5-1(3)]；滑车及内、外眦韧带须用刀切开，再行分离。分离至较薄的眶内壁或眶上壁时，应注意防止穿破眶壁。眶上、下裂骨膜较厚且粘连紧密，此时可用剪刀剪开。

3. 眶内容摘除　分离至眶尖后，可先用弯血管钳夹紧眶尖部骨膜，再伸入外科弯剪在钳前剪断，取出肿物。若瘤体特别大，不便同时放入血管钳及剪子，可直接用剪刀剪断[图 17-5-1(4)、(5)]。取出眶内容物后，即迅速用湿热纱布块压迫止血。残留眶尖的肿物，用剪刀剪除。泪囊窝内的泪囊亦可予以清除。

4. 眶内创面处理　详细检查眶壁有无骨质侵犯或破坏。粗糙骨面往往显示骨质已受累，可用骨凿凿除。眶内创面可任其自行生长肉芽，或用薄断层皮片移植披覆。但对曾作骨切除术、肿瘤有可能再发或有感染者，则不宜作皮肤移植。可任其自行生长肉芽，眼睑残留的皮肤应推入眶内，或将上、下睑皮肤作间断缝合，外眦部留一缺口，眶内用碘仿纱条填塞，其末端留置眦部外作引流，然后外加压绷带包扎。

5. 皮肤移植　估计肿瘤不复发的病例，术后在眼眶创面可作薄断层皮片移植，使创面愈合时间缩短及减少感染。取皮位置可在大腿内侧。如眼睑皮肤已完全切除，可取 5.5cm×11cm 面积的皮片，首尾卷接成一漏斗形后，剪除多余皮片，并用 6-0 细丝线作间断缝合，在上皮面进行打结。漏斗尖留一小孔，四周用尖刀刺出多个小孔，便于引流创面渗出液。当眶壁创面完全止血后，便把此漏斗形皮片铺在眶壁上，最后在皮片上皮表面涂一层抗生素眼药膏，再向凹陷的眶腔内填入纱布丝。眶缘部皮片与原皮肤切口相接，在剪除多余皮片后用 6-0 细丝线作间断缝合，缝线每间隔为 4~5mm［图 17-5-1(6)］。眶内腔应填满纱布丝，使皮片与眶壁完全贴合，最后用绷带包扎，但注意压力不宜过大。

【术后处理】对不作皮肤移植者，术后全身用抗生素 3~6 天。若在绷带无发现出血或渗液，可在术后 7~10 天换药，并拆除睑缘缝线，以后隔数天抽出并剪去若干填塞的碘仿纱条。如渗液多，可更换碘仿纱条。眶内长满肉芽约需数月(如用保留眼睑皮肤覆盖部分眶壁，则术后 3 个月可逐渐长满肉芽并上皮化)。此法很难避免肉芽面感染，但以后眶内的凹陷较术后立即作皮肤移植者轻，且有助于日后作眼眶重建和义眼置入。

对作皮肤移植者，若无分泌物及臭味，可待术后 10 天换药，并拆除眶缘皮片缝线。对眶内填塞物，不需强行拉出，以免损害皮片，可先抽松中央部分纱布丝剪去，2~3 天后再用消毒的液状石蜡或生理盐水浸湿纱布丝，然后轻轻将其扯出。皮面可用抗生素软膏涂抹，再用凡士林纱布覆盖，约 1 个月后眶内则完全干净。

(二) 扩大眶内容摘除术

除眶内软组织及骨膜切除之外，还把受累的眶壁骨质切除，例如在恶性眼眶、皮肤等肿瘤侵犯眶骨；或泪腺恶性上皮性肿瘤常常沿外侧眶顶侵犯骨膜和眶骨，故此部分眶骨应予切除。

【手术步骤】

1. 同全眶内容剜除术。

2. 将侵犯的骨壁用电锯切除，眶底浅层侵犯的骨壁可用磨钻去除。

(三) 部分眶内容摘除术

若眼睑及结膜癌肿侵犯面积较大，而深部眼眶组织未受累，可保留眶内骨膜及眶后段部分软组织，即施行不完全的眶内容摘除。这样既可缩短病程，术后眼眶凹陷程度也较轻。

【手术方法】眼睑皮肤切口位于离开肿瘤 5~10mm 处，用皮钳夹住上、下睑的皮肤切口边缘［图 17-5-2(1)］，向眶缘分离皮下组织，若眶缘四周软组织未发现被肿瘤侵犯的表现，则保留骨膜，向深部软组织分离［图 17-5-2(2)、(3)］，最后把眼睑、结膜和眼球一起剪除，留下眶后段部分软组织［图 17-5-2(4)］，压迫止血后，取断层皮瓣移植于眶内表面，眶缘部皮瓣与残留之眼睑皮肤间断缝合［图 17-5-2(5)］。此种植皮方法成功机会较高，可以缩短治疗时间。

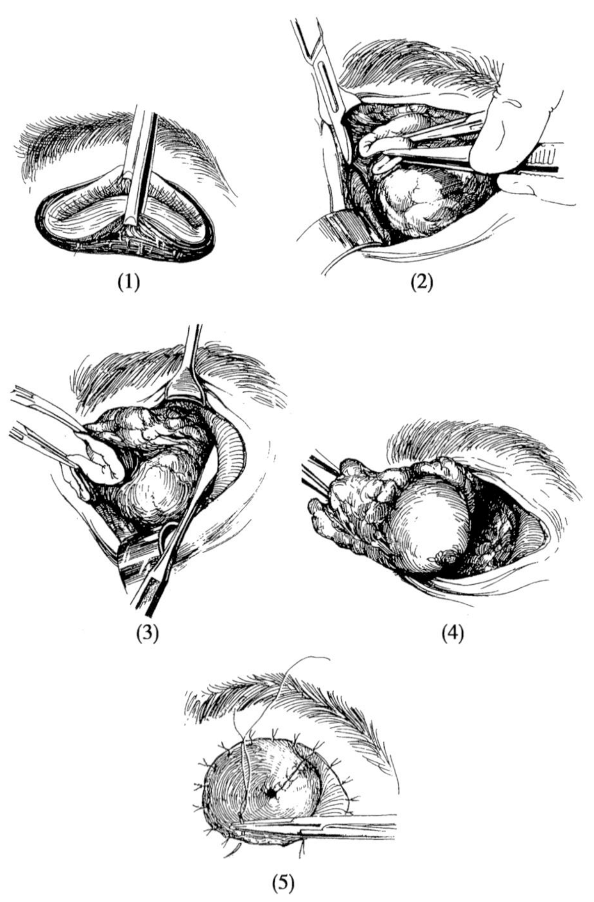

图 17-5-2　眶内容前段摘除术

(四) 超眶内容剜除术

是指全眶内容剜除同时将眼眶周围的副鼻窦以及眶骨切除的手术。适用于：①眶周的鼻窦或颅内的恶性肿瘤眶内侵犯；②眼眶内恶性肿瘤侵犯周围结构。

【手术前准备】按神经外科或耳鼻咽喉科或口腔颌面外科等术前准备。需要同神经外科或耳鼻咽喉科或口腔颌面外科医师等联合手术。

【手术方法】

1. 全眶内容剜除。

2. 眶周的鼻窦或颅内肿瘤以及眶骨和眶周侵犯的组织一并切除。

【手术并发症及处理】

1. 肿瘤侵犯眶外组织 术中有时会发现眶内肿瘤已侵犯眶骨，或肿瘤与颅内或鼻窦相关联，这种情况术前的 X 线平片不一定能发现。故手术前应尽可能作 CT 检查，并要认真阅片，如有怀疑，宜先与有关科室联系，以便对受累的相邻组织作出适当处理。

2. 出血 血管丰富及特大的肿瘤，术时出血可能较多。对身体衰弱的患者及小儿，应先作好补液和输血准备。手术时如遇弥漫性出血，宜迅速摘除眶内容，以便尽可能减少出血。如能顺着骨膜分离，使眶内肿瘤连同骨膜一起摘除，将有助于减少出血。骨缝内的出血可用骨蜡止血。

3. 继发感染 眶内创面若任其自行生长肉芽或植皮片坏死脱落时，都可出现继发感染，故术后应全身使用抗生素数天。换药时，如发现分泌物多并有臭味，说明感染较重，应取材细菌培养及药物敏感度试验，并给予合适的抗生素治疗。若发生骨髓炎，则有蔓延至脑膜甚至发生脑脓肿可能，应加强全身抗感染处理。

4. 移植皮片坏死 术后即行移植的皮片如过厚则极难在裸露的骨面上生长，宜采用薄断层皮片。植皮前止血要彻底，并使皮片平贴眶壁面，皮片的漏斗尖要对准眶尖，换药时勿扰动植皮片。若发现术后有部分皮片不愈合或变褐色，初期也不宜扰动皮片，估计仍有恢复生长的可能。若皮片坏死软化，宜小心加以剪除；以后可望由邻近成活的皮片使其上皮化。如有较广泛的坏死区，可以再次植皮。

5. 肿瘤复发若肿瘤波及眼眶及结膜，为了彻底清除肿瘤，此时应完全切除睑皮肤，然后用植皮补救。但如肿瘤复发。例如眶后壁肿瘤复发，因很难通过手术根治，故可考虑放射治疗或化疗。

6. 面额部麻痹 由于术中切断眶上、下神经所致，现尚无有效处理。

7. 眼部形态缺陷 眶内容摘除后遗留的巨大眼眶空隙所造成的、外观上缺陷常给患者或其家人带来精神负担，故有条件时可作眼眶重建或用眼窝假体补救。

8. 其他 可有严重的三叉神经痛、放射治疗后眶骨部分坏死等。

【手术注意事项】

1. 术前必须结合影像检查充分了解病变范围。然后根据病情选择部分或全眶内容摘除术。皮瓣要紧贴于眶壁创面，使眶内创面早日愈合。

2. 眶顶、眶内壁及泪囊窝骨壁较薄，在剥离骨膜时，应注意剥离的操作方向，以避免穿破眶骨壁。若发生骨壁穿破，术后注意加强抗感染。注意有无脑症状。

3. 对术中难以避免的肿瘤组织残留，术后应及时给予化疗或放疗。

4. 肿瘤较大、血管丰富者，应充分止血，对出血较多或体弱的老年及儿童患者宜补液或输血。

第六节 眼眶减压术

眼眶突发的严重出血、甲状腺相关眼病、严重眼球突出、眶内容肿胀等导致视神经受压或急剧眼球受压而损伤视功能；假性脑瘤引起的视乳头水肿；头面部外伤引起的视神经压迫损害等都需要尽快减压，抢救患者的视功能。

对短暂、可逆的眼眶急性出血，应及早诊断并及时作球后穿刺抽出积血，可以迅速解除对视功能的损害，但对于眶内容增加所引起的视功能损害，则需要充分的减压手术。

一、甲状腺相关眼病的眼眶减压术

甲状腺相关眼病眼眶减压术手术主要包括两种手术方式：①眼眶脂肪减压术：适用于轻中度眼球突出的患者因美容外观的需要；②骨性眼眶减压术：适用于严重眼球突出导致暴露性角膜炎以及视神经受压视功能损伤的患者，是将眼眶一侧壁或 2~3 侧壁骨性切除，将眶内软组织突出于眶外的间隙，以减低眶内压缓解眼球突出。

(一) 眼眶脂肪切除减压术

甲状腺相关眼病的球后体积增加主要是眼球后结缔组织(包括眼外肌、脂肪等)的增殖、炎性浸润和水肿。正常人眼球后脂肪容积为 8ml，而甲状腺相关眼病者可达 10ml 以上。

最早的眶脂肪切除术始于 1973 年，经前路开眶施行，现已经改进方法。眶脂肪切除术的目的，在于切除一些变性或水肿增生的脂肪，缓解眼球突出。眶脂肪切除最多可减少眼球突出 6mm，最少 1.2mm，平均 2.2mm，效果良好，不失为治疗甲状腺相关眼病的一种方法。一般认为，切除 0.8ml 脂肪可缓解 1mm 的眼球突出。

眶脂肪切除术分为两种：一种为解除眶前部的眼睑虚肿，切除浅层眶脂肪的手术；它是为那些眼球突出并不明显，仅表现下睑或上睑隆起(脂肪增生)而设计的手术，手术切除的目的是为了改善外观。另一种是为缓解眼球突出而切除眶深部的脂肪的深层脂肪切除术。近来也有学者报道，眶脂肪减压可与眼肌手术联合同时进行。

1. 浅层眶脂肪切除术

【适应证】

(1) 甲状腺相关眼病的上、下眼睑因脂肪增生而突出者。

(2) 其他因眶脂肪增生引起的上、下睑虚肿者。

【麻醉】局部麻醉或全身麻醉。局部麻醉用 2% 利多卡因与等量的 0.75% 布比卡因加少许肾上腺素，做眶上缘附近或下睑皮肤或结膜下浸润麻醉(根据切口位置)。眶隔后脂肪也应注射 0.5~1ml 麻药。

【手术方法】

(1) 切口：眶上部脂肪切除有 3 种切口：①眶缘皮肤切口：暴露较好，利于脂肪切除，但外观可见疤痕；②双重睑切口：外观较好，但术中需要将皮肤向上牵拉，暴露眶缘，不太利于脂肪切除；③结膜内上和外上象限切口：切口较隐蔽，为常用手术方式；④眶下部脂肪切除采用下睫毛下 1mm 皮肤切口，外观无明显的瘢痕。

(2) 切除脂肪：切开眶上部或眶下部眶隔后，再切除眶内脂肪。脂肪切除应采用钳夹切除电灼的方法，即先用血管钳轻轻提出眶内脂肪，夹住根部，然后切除表面的脂肪，最后断端电灼，防止出血。切除后，其余的脂肪自行缩回眶内。

(3) 缝合：用6-0或7-0美容缝线缝合眶隔、皮肤，轻加压包扎。

【术中注意事项】

应分块切除，小心操作，防止大范围切除引起眶深部出血及术后眼睑凹陷。

2. 深层眶脂肪切除术

【适应证】

(1) 甲状腺相关眼病眼球突出明显者，尤其单侧突出者。

(2) 可作为眼眶减压术的第一步治疗。

(3) 有眼眶减压术或药物治疗禁忌证的眼球突出者。

(4) 眼球突出但肌肉肥厚不明显者。

【麻醉】局部麻醉(同上)或全身麻醉。

【手术方法】分为结膜入路和皮肤入路。结膜入路的优点是手术切口隐蔽，比较常用。皮肤入路最大优点在于暴露较好，利于切除脂肪，减少并发症；但缺点是有可见的皮肤瘢痕，一般较少采用。

(1) 结膜入路：①沿外下穹隆结膜剪开球结膜及筋膜，向下深部分离，进入眼眶外下方第二外科间隙。②此时脂肪脱出，用血管钳轻轻将脂肪小叶分次、分块切除，并向眶深部分离。打开外直肌与下直肌间的肌间隔，进入肌锥内。锥内脂肪脱出后，亦分次切除。其脂肪切除总量在4~6ml即可。同上方法，将眼内上方穹隆结膜剪开，向球后分离，将内上方眶脂肪切除约2ml。③用8-0可吸收缝线连续缝合球结膜。

(2) 皮肤入路：①首先缝合睑裂，上方采用眉弓下皮肤切口，下方为下睑睫毛下1mm切口。上方切开眶隔后，根据情况切除内上和外上方的眶脂肪。外侧切除时，注意不要损伤了泪腺，内侧注意眶上神经、滑车及上斜肌等重要结构。一般眶上部和眶下部的脂肪切除各为2ml时，总量为4ml。②缝合：用6-0或7-0美容缝线缝合眶隔、皮肤，轻加压包扎。

【术中注意事项】

(1) 术前要常规做水平及冠状CT，了解眼外肌肥大及脂肪分布情况。一般眼球突出明显，而肌肉肥大不显著者，手术效果好，可达到最佳减压效果，否则效果不佳。

(2) 术中必须在直视下切除脂肪。必要时直接预置眼外肌缝线牵引，切勿损伤神经和肌肉。术中充分止血。

(3) 切除脂肪一般受到眼眶深部的限制，不要过深而盲目地切除脂肪，尤其是肌锥内的脂肪。手术中可轻压眼球的方法将眶深部的脂肪自行突出后再切除，可减少手术的损伤。

(二) 骨性眼眶减压术

【适应证】

1. 眼球突出导致暴露性角膜炎或角膜溃疡。

2. 眼外肌肥大，在眶尖引起压迫性视神经病变、视野缺损、视力和色觉损害。

3. 患者强烈要求改善因眼球前突所致外观改变。

【禁忌证】

1. 甲状腺功能亢进未经治疗。

2. 有化脓性鼻窦炎。

3. 有血液系统疾病未治疗。

4. 病期太长，眶内软组织有广泛纤维化。

【术前准备】

1. 了解甲状腺功能，尤其T_3、T_4和TSH检查，甲状腺功能亢进或低下者，均应先经内科治疗。若T_3、T_4高，宜先用药物治疗。

2. 视功能检查应包括视力、矫正视力、色觉、视野和视诱发反应等。

3. 眼部检查应注意眼部情况，如眼睑闭合不全、眼压升高、角膜损害(炎症或溃疡)、视乳头水肿或萎缩、眼球突出、眼球运动障碍及眶压升高等情况。

4. CT或MRI检查　CT或MRI平扫及冠状扫描可显示眼外肌肌腹肿大，眶尖处直肌肥大拥挤压迫视神经，内直肌肥大压迫筛骨纸板及眼球突出等。

5. 免疫检查　体液和细胞免疫检查可显示患者的免疫功能状况，为药物治疗提供参考依据。

6. 术前发现有鼻窦炎症者应先行治疗。

【麻醉】全身麻醉。

【手术方法】最初Naffjiger曾介绍通过除去眶顶作眼眶减压。以后，有作者通过打开鼻窦减压。Ogura首先作眶内侧壁和眶下壁减压术。大多数医师采用此术式或改良的二壁或三壁减压术；对严重眼球突出、角膜暴露及视神经受压的患者，Kennerdell和Marron介绍采用四壁减压术。

一般若作眶下壁开放，可减轻眼球突出3~5mm；若作眶外侧壁开放，可减轻眼球突出2~4mm；若联合打开眶内侧壁和下眶壁，可减轻眼球突出4~6mm；若同时打开眶内、外侧壁和下壁，眼球突出可减轻7~10mm；若在前述三壁减压术基础上附加眶上壁切开，眼球突出可减轻10~17mm。Stabile等和Troked等证明打开眶外侧壁，可使眶容积增加3ml；开放眶下壁，可增加眶容积7ml；开放眶内侧壁，增加眶容积6ml；三壁联合切除开放，可增加眶容积13~14ml。Harting总结14年眼眶减压术结果，认为眶外侧壁和下壁联合切除，眼球突出减轻5mm；眶下壁和内侧壁联合切除，眼球突出减少4.9mm；眶外侧壁、内侧壁和下壁联合切除，眼球突出均减少5.4mm。

目前，临床上采用的术式较多，有通过眼睑皮肤切口或结膜切口进路(图17-6-1)，也有通过鼻腔内镜进路手术的，其中效果较稳定的有眶底和眶内侧壁、眶内侧壁和外侧壁的两壁切除及眶内壁、外侧壁和下壁三壁联合切除。而眶内、外、上、下四壁联合切除减压术则需要神经外科医师参与完成。

1. 外侧眶壁切开减压术　此术式相似于侧壁开眶切除肿瘤术式，可从外侧皮肤切口，也可从外眦切开进入下穹隆结膜。

(1) 切口：用甲紫或消毒笔自外眦向耳前作水平切口标记至距眶缘4~5cm，然后用刀沿标记线切开皮肤及皮下组织(图17-6-2)。

(2) 分离暴露：用剪刀分离皮下组织直至骨膜，并向上下眶缘外侧分离，充分暴露外侧眶缘内外侧骨膜。于颧弓水平至颧额缝间作眶缘骨膜切口，分离骨膜、暴露眶缘骨质。

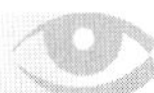

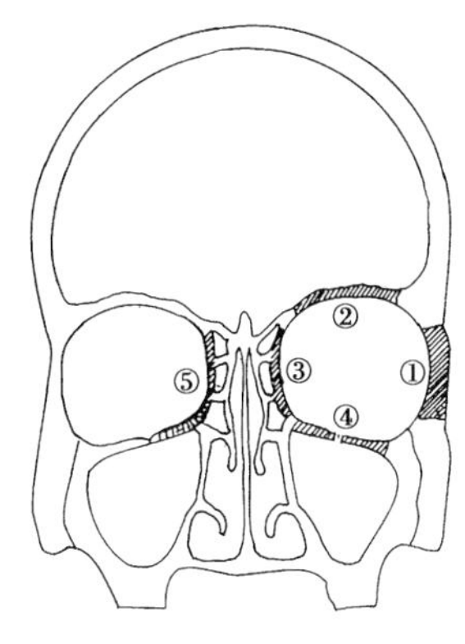

图 17-6-1 各种减压术的切口进路

①外侧眶壁切开减压术(Kvonlein 术);②经颅腔的眶顶切开减压(Naffziger 术);③内侧眶壁及筛房切除减压;④内侧眶底切除减压;⑤筛房切除减压

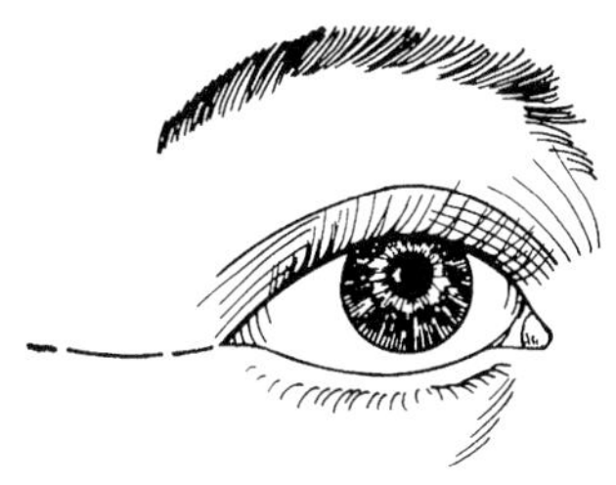

图 17-6-2 外侧眶壁切除术

(3) 切开眶外侧骨壁:在平行眶下缘之颧弓及颧额缝之上水平用骨锯切断外侧眶壁,用骨钳夹持锯开的眶外侧壁向外后折断,取出骨片。继而用直咬骨钳咬除外侧眶壁其余部分,仅保留眶外缘。

(4) 使眶内脂肪向颞窝膨出:在眶外侧壁内面骨膜作水平切开,使眶内脂肪大量向颞窝膨出,并切除部分膨出的脂肪。

(5) 放回切开的眶外侧壁骨片缝合眶缘骨膜,重建外眦角依次缝合皮下组织及皮肤切口(必要时放置引流)并加包敷料绷带。

2. 眼眶内侧壁和下壁开放减压术

(1) 下睑皮肤切口进路:向下睑缘睫毛下 2mm 作平行睑缘切口,由泪小点附近延至外眦,再由外眦角顺上睑缘弧度向外下方延长切口 1~1.5cm(或向颞侧水平切口),在皮下、眼轮匝肌与眶隔之间分离、暴露下眶缘,从泪前嵴至外眦韧带切开骨膜,向后内分离骨膜,暴露整个眶下壁,辨认轻度隆起的眶下神经管后(注意保护眶下神经和血管),在其两旁凿开眶底并咬除眶壁,并切除其下方的黏膜,向后达眶尖,向外达上颌骨外侧壁,向内注意避开泪后脊下部下斜肌附着位置之骨质,进一步将泪囊窝后筛窦颞侧的薄壁骨板和黏膜咬除。在咬除眶壁区作多处骨膜切口,并向后分离,使眶脂肪突入窦腔,保留中央的眶骨膜支持眼球。

用丝线分层缝合眶隔和皮肤,作上下睑缘缝合,保持下睑向上拉紧。睑缘缝线于术后 2~3 天拆除。橡皮引流管于 1 周后拆除。

若先作外侧眶壁切开减压术,继而作下壁和内侧壁开放术则成为三壁减压术(图 17-6-3)。

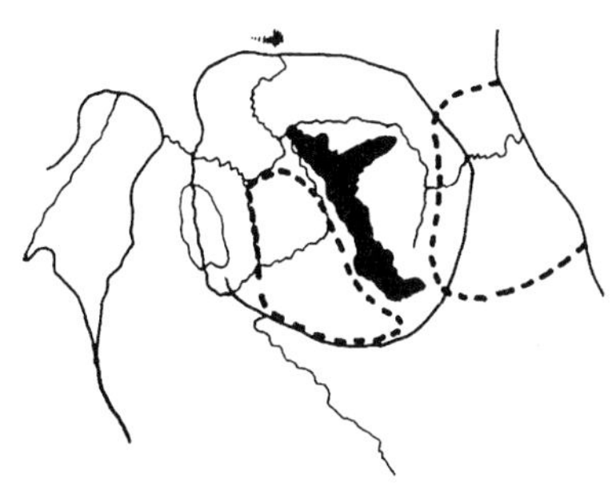

图 17-6-3 三壁切开减压术

(2) 下穹隆结膜进路(图 17-6-4):依次切开外眦到达外眶缘,暴露并切断外眦韧带下支,松弛下睑,剪开整个下穹隆结膜及其下方之筋膜囊,直达眶下缘骨膜,置拉钩于眼睑与眼球之间,避免眶脂肪突出于术野内,充分暴露眶下缘术野。切开眶下壁、内侧壁的手术其他步骤与前述手术方法相同。

(3) 经外切口进入筛窦和眶底:自眶上缘内侧向下作弧形切口,距内眦约 5mm 作长约 20mm 切口,切口向下延伸超过内眦,向上下分离皮下组织(图 17-6-5)。暴露并切开骨膜,切断内眦韧带,把泪囊推向外侧向后至泪后脊后方,以一凿子打开筛窦,咬切筛窦外侧壁以扩大骨孔(可向下外切除眶壁),刮除窦内黏膜并暴露眶内侧骨膜,纵向切开眶内侧骨膜,使眶内脂肪向筛窦脱垂,剪除部分脂肪。可同时作下睑缘睫毛下第二切口切开并分离眶下缘骨膜,切除眶底内外侧骨壁,切开眶下壁骨膜,使眶脂肪突出。

(4) 经上颌窦进路内侧减压术(Walsh-Ogura 手术)(图 17-6-6):作 Callwell-Lnc 切口进路,凿开上颌窦前壁,行窦内

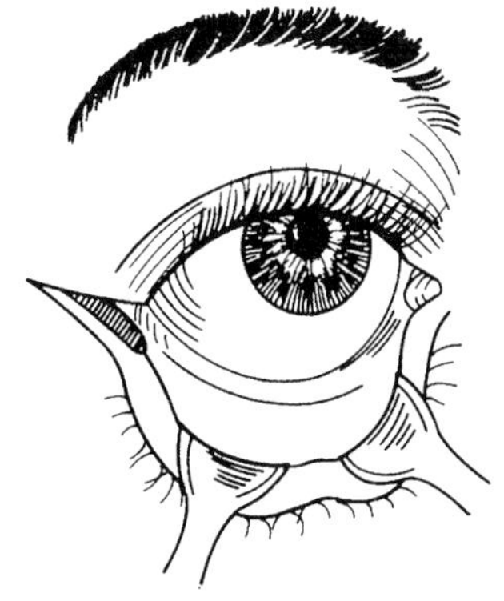

图 17-6-4 下穹隆结膜进路

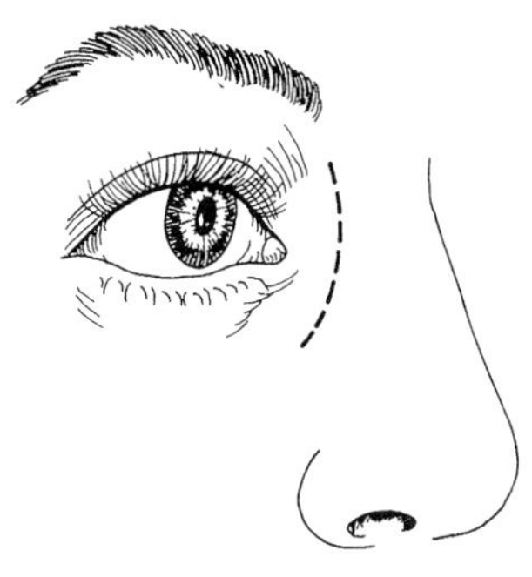

图 17-6-5 进入筛窦的皮肤切口

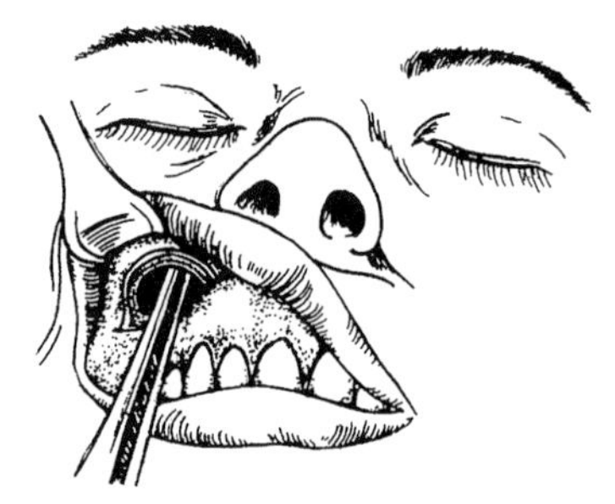

图 17-6-6　经上颌窦进路的内侧减压术

开筛术。以纸样板为标志，暴露筛骨水平板及蝶窦前壁（注意防止脑脊液鼻瘘和视神经损伤），剥起骨膜及上颌窦黏膜后，切除眶底，保留眶下神经及血管。在内侧折断纸样板，除接近视神经之后部外，其余均切除，作前后数条眶骨膜切口（避免伤及内、下直肌及下斜肌），使眶内脂肪突入上颌窦和筛窦，作下鼻道引流，缝合切口。

此是目前耳鼻喉科常用的手术方式，普遍认为效果较好；效果较好的是此术式结合 Krolein 外侧减压术，称为三壁眼眶减压术。

（5）鼻内镜下眶减压术（图 17-6-7）：由耳鼻喉科大夫操作，在全麻下进行，在中鼻甲和中鼻道处黏膜下注射 1% 利多卡因肾上腺溶液。先在鼻内镜下行筛蝶窦开放术，暴露眶内侧壁和眶底至眶尖附近。辨认视神经管，向前见额隐窝。在中鼻道作较大的上颌窦开窗术，前至鼻泪管，下至下鼻甲根部，后至上颌窦后壁，确定眶下神经位置。用刮匙去除暴露骨面的眶内侧壁（在内镜下由前向后进行），眶下壁用直角、70° 或 110° Giraffe 钳去除，向外侧至眶下神经，眶内壁前方须保留额隐窝。

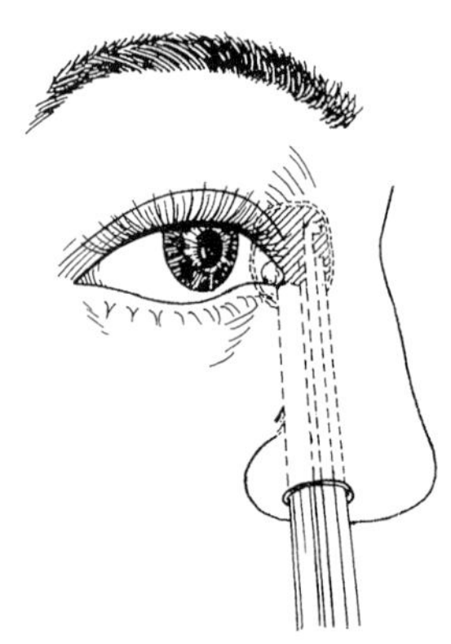

图 17-6-7　鼻内镜下减压术

用刀切开眶骨膜（由前向后），在眶底先由外侧、后在内侧，避免膨出的脂肪影响术野，可用刀背剥离各个切口，使大量脂肪膨出，使眼眶充分减压。在严重恶性突眼患者，可用鼻内镜下眶减压术结合 Krolein 眶外侧壁减压术，效果更好。眼球突出度后退 4~7mm（平均 5.7mm）。术后将中鼻道用抗生素油纱条轻轻填塞，肌内注射足量广谱抗生素 1 周。

3. 眶内、外侧壁减压术

（1）眶外侧壁减压术：同上眶外侧壁减压术式。

（2）眶内侧壁减压：有两种切口：①经眶内侧缘皮肤切口进入筛窦，同上。②经泪阜结膜切口入路。本术式其最大的优点是术后保持眼球向水平方向的平行移位，对于无垂直复视或有下斜的患者特别有利。

4. 眶外、内、下三壁减压术　眼眶三壁减压术是指眶内侧、外侧和眶下壁联合减压术，一般用于比较严重的病例，特别是同时伴有上斜视的患者。手术操作同眶外侧壁联合眶内下壁减压术的方法；或眶内外侧壁联合眶下壁的方法。

5. 四壁切开减压术（图 17-6-8）　在外眦角作长 3~4cm 水平皮肤切口，切口深达颞肌筋膜和颧骨骨膜。向上下分离暴露眶外缘，沿眶外缘切开骨膜，向外作“n”形（两侧分别与眶上下缘平行）或“T”形（沿皮肤切口水平）骨膜切口，分离骨膜，切除眶外侧壁和蝶骨大翼达颞叶硬脑膜平面，分离眶顶骨膜，切除眶顶外后骨壁。然后切断外眦韧带下睑支，拉开下睑，作下穹隆结膜切口，分离至眶下缘，切开眶骨膜并分离眶底骨膜，切除眶下神经内外侧骨壁，再切除筛窦，分别在上、外及下、内直肌间切开骨膜，使眶脂肪突入周围空隙，在鼻窦放置橡皮管引流并将其末端缝合固定于同侧鼻翼，分层缝合关闭切口，加包敷料（图 17-6-8）。

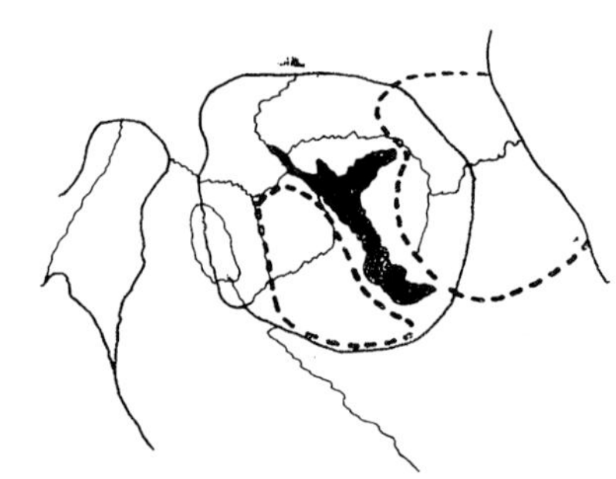

图 17-6-8　四壁切开减压术

6. 眶外壁向前外移的眼眶减压术　全身麻醉加局部浸润麻醉。在外眦角外作 3~4cm 长水平皮肤切口，向上、下分离暴露眶外缘，沿眶缘切开骨膜并作与眶上下缘平行向外水平切开，分离骨膜，暴露外侧眶壁，用电锯或气动锯（或线锯）沿眶上、下缘锯开眶外侧壁。在深部使其骨折，取出外侧壁，尽量咬除眶外侧壁后部骨质。

切开外眦并断外眦韧带下睑支，拉开下睑，作下穹隆结膜切口，向眶下缘分离，切开并分离眶下骨膜，按前段所述步骤切除眶下壁及筛窦，并使眶内脂肪向外突出。

用两块有孔的钛金属小板固定于眶外壁，并向前移 4mm 和外移 2mm，以甲基丙烯酸酯骨水泥填平凹陷的眶外缘，依次缝合结膜、骨膜、皮下及皮肤切口，重建眼外眦。

【术后处理】

1. 若术中细致充分止血，一般不留置引流管。若鼻道放置引流管于术后 4~7 天拔除。

2. 因术后鼻窦与眼眶相通，应嘱患者术后避免擤鼻，以免术后早期空气进入眼眶软组织内。

3. 术后应给予抗生素和皮质类固醇治疗，以防感染并减轻反应。有严重压迫性视神经病变患者，术后给予每天 1000mg 大剂量甲强龙冲击治疗 3 天。

4. 术后加敷料包扎 4~5 天，有助于减少眼眶内出血和促使眶脂肪的外突。

【手术并发症及处理】

1. 视力下降或失明　此为手术意外所致，任何眼眶手术都可发生，但眼眶减压术后失明少见。术中需注意避免损伤视神经和眼动脉。

2. 眼球后退不足　术后眼球后退不足可能由于眶骨膜切开不完全或眶脂肪与眼眶粘连或眶内组织纤维化，眶脂肪不易突入窦腔，术后眼眶出血机化也可致眼眶减压效果欠佳。此外，眼球悬韧带在眼球下方形成筋膜悬吊囊；下直肌和下斜肌下方之骨膜也有支持眼球作用。

3. 眼外肌平衡受累　有报告术前有明显眼肌病变者术后有 1/3 患者斜视增加。需注意手术方式选择和避免损伤眼外肌。

4. 眶下神经受损术中切除眶下壁时损伤眶下神经血管束，引起眶下皮肤麻木，一般 3~6 个月好转。术中需注意辨认眶下神经管位置和予以保护。

5. 上睑退缩加重　有报告眶减压术后上睑退缩加重达 82%，部分患者需作提上睑肌延长术。

6. 眼眶蜂窝织炎　术前有化脓性鼻窦炎或泪囊炎者，术后可发生眶蜂窝织炎。

7. 脑脊液鼻漏少见，但这是严重并发症，术中如撕破颅前窝或眶上壁的硬脑膜，可发生脑脊液鼻漏。需注意防治。如发生硬脑膜损伤，需及时缝合止血。

【手术注意事项】

1. 手术成功的关键之一是要求术前对患者眼部和全身情况有充分了解和准备，掌握好手术适应证，根据眼眶病变严重程度正确选择手术方式。

2. 特别注意眼眶壁切除的大小，眶骨膜切开是否完全和充分，眶脂肪突出多少与手术效果有密切关系。

3. 术中注意保护眶下神经血管束及硬脑膜等重要组织，可减少并发症发生。

4. 对明显眼睑退缩患者，术后应作睑缘缝合（睑缘缝合处应作两处创缘），有助于避免术后上睑退缩的加重。

5. 眼眶减压术是综合治疗恶性眼球突出的重要措施之一，术后应结合全身情况给予必要的药物治疗，并密切观察随访以巩固和提高治疗效果。

二、视神经鞘减压术

视神经鞘减压术（optic nerve sheath decompression）又称视神经鞘开窗术，是治疗因颅高压及其他原因引起视乳头水肿所致的视功能损害的一种手术。这种手术只能减轻视功能的进一步损害，但不能去除引起视乳头水肿的原因，属于对症疗法。手术方法是将眶内视神经脑膜鞘开窗，使脑脊液流出，从而减轻视神经的水肿。Weckei（1872）首先介绍了视神经鞘减压术。Vander Ark（1971）采用了分流术，目的是恢复视力或避免进一步的视力丧失。Sergott（1988）用改良手术方法治疗假性脑瘤获得满意效果。

【手术适应证】

1. 进行性视力或视野损害伴有头痛，用药物治疗无效者。

2. 双侧视乳头水肿、高分辨 CT 显示视神经增粗。

3. 瞳孔直接对光反应障碍。

4. 腰椎穿刺显示颅内压升高，脑脊液分析正常或低浓度蛋白，但没发现多形白细胞。

【术前准备】

1. 眼部检查要包括视力、视野、瞳孔反应、视盘照相、视觉诱发电位眼压和 CT 扫描等检查。

2. 全身检查要特别注意血压、神经反射、腰椎穿刺等。

3. 密切观察药物治疗后的病情变化。

【麻醉】全身麻醉加球后局部麻醉或球后局部麻醉加全身镇静止痛药物。

【手术方式】

1. 视神经鞘减压术　缝线开睑，沿角膜缘后 4mm 作以内侧为中点的 270° 近环形球结膜切口。作内直肌预置缝线并剪断内直肌。分别在上、下直肌作牵引缝线，并在内直肌止端作牵引缝线使眼球向外。在显微镜下操作，以深部拉钩暂时牵引暴露视神经。应用一种长柄有三角形的角巩膜刀或特别的弯硬脑膜刀，在球后约 3mm 视神经相对无血管区纵向切开视神经鞘 4~5mm，至少作三个切口并用细软的虹膜复位器或细小弯钩在硬脑膜与视神经轻轻分离（图 17-6-9），待见脑脊液滴出后，于原内直肌止端缝合内直肌，并缝合球结膜切口。

2. 视神经鞘开窗术　这是一种采用经颅开眶或从眶内侧暂时剪断内直肌或作眶外侧壁开眶的手术。从眶顶作视神经鞘切开减压术，应由神经外科医师主刀，在全身麻醉下取患侧发际内半冠状瓣入颅，翻开头皮后，用骨钻在颅骨钻孔，线锯锯开颅骨，取出骨瓣，切口下界尽量低平靠近眶上缘。于额叶硬脑膜外分离显露眶顶，在眶顶部正中用小钻钻孔，然后用咬骨钳扩大骨囱至 20mm × 25mm 范围。切开眶筋膜，把提上睑肌牵向外侧，分离眼外肌与眶脂肪，暴露眶内段视神经。在手术显微镜下于近球后壁之视神经处用尖刀划开视神经鞘膜，待见有脑脊液溢出后，剪去切口处少许鞘膜，形成视神经鞘膜窗口。接着缝合眶筋膜，修复（或不修复）眶顶，硬脑膜外应放置引流，并分层关颅。

【术后护理】

1. 术后抗感染治疗，以减轻手术后反应。

2. 密切观察患者视力、视野、瞳孔反应及视盘等变化，以确定手术治疗效果。

【手术并发症】

1. 损伤视神经，视功能受影响。术中用尖刀划开视神经鞘膜时，应注意划开深度适中，剪除切口鞘膜范围不宜过大，并避免过长时间过分牵引视神经。

2. 眼眶出血术中注意充分止血，术后绷带加压包扎。

3. 眼球运动障碍为眼外肌受手术损伤所致。术中需注意作内直肌、下直肌牵引缝线，可减少或避免肌肉损伤。

4. 手术无效　可能因神经鞘切开范围或深度不够，或切开处被脂肪或出血所堵塞等。

三、视神经管减压术

视神经孔或视神经管自颅中窝达腔尖，由蝶骨小翼的两根与蝶骨体相连组成，位于眶尖内侧，骨管的方向朝前、外及下方，两侧的视神经管在颅内开口处相距为 25mm，眶内开口距离为 30mm，两侧管内壁向后的连线为视交叉沟，管外壁长度 5~7mm，管顶长度 10~12mm。我国人视神经孔

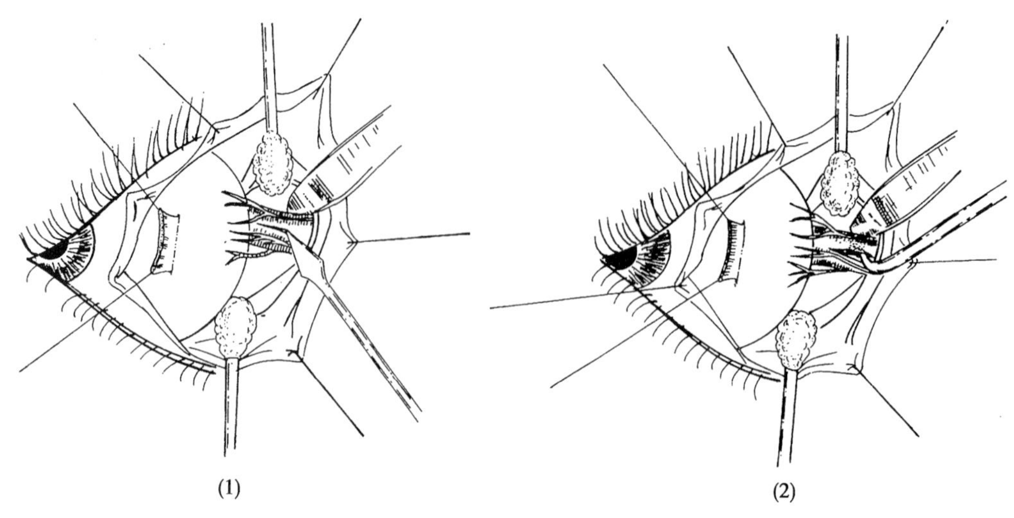

图 17-6-9 视神经鞘减压术

(1)切开视神经鞘膜;(2)分离硬膜与视神经

横径平均右侧 5.1~5.3mm,左侧 5.2mm。视神经管的内侧是蝶窦,有时还有后组筛窦参与构成。上方是大脑额叶之后部,管和眶上裂内端之间为蝶骨小翼后根相隔,该处有一视神经孔下结节,是 Zinn 总腱环带附着部。当头面部挫伤,外力传递到视神经管,可间接引起视神经的机械性损伤。这种急性视神经损伤可伴有眼眶骨折,也可完全没有眶骨改变。研究表明间接外伤性视神经病变常使视神经管压力增加、眼眶出血、组织水肿,眶压增加或筛窦、蝶窦血肿,手术减压可使视力改善或恢复。

视神经管减压术由 Shwell(1926)首先提出,但未报告应用。后来 Niho 等(1961)报告局麻下通过筛窦切除作视神经管减压术,若无效则作开颅术。以后,Kenneedell 等及 Solffermen 也报告作筛窦切除术减压病例。Call 报告眼眶减压术。Takahashi 等报告在显微镜下经鼻作减压术。许多作者比较了各种认为颅外减压术能使视神经管获得适当的、较好的减压,比开颅术较有效。

【手术适应证】

1. 头面部钝性伤后发生急性视神经外伤,受伤眼视力明显丧失,瞳孔散大,直接对光反应消失,间接对光反应完好,外伤在 7 天内成功率较高,超过 7 天者,成功率较低。

2. 排除眼内其他病变所致视力丧失。

3. 排除颅脑损伤、全身情况允许。

【术前准备】

1. 视力、视野及瞳孔检查。

2. VEP 检查。

3. 眼眶及颅内 CT 扫描,清楚显出眼眶及颅内损伤情况。

4. 耳鼻喉科会诊及全身情况检查。

5. 具有放大镜的导光纤维头灯。

【麻醉】可在全身麻醉或局部浸润麻醉下进行手术。

【手术方法】

1. 内侧皮肤进路(筛窦切除)

(1) 于患侧内眦附近作筛窦进路皮肤切口。

(2) 凿开鼻骨,打开筛窦除去纸样板,切除筛窦后面,暴露蝶窦。

(3) 辨认视神经管壁外侧壁,用配有小凿刀的微型钻切薄视神经管外侧壁,以显微刮匙使切开的骨壁与视神经分离。

(4) 切除视神经管外侧壁后,把由前到视神经孔的眶骨膜切开 5mm,用显微手术剪剪开较后的纤维组织,放置鼻腔及筛窦引流。

(5) 依次分别缝合骨膜、皮下组织及皮肤切口,加包压迫绷带。

2. 其他术式 手术可经颅内处理或可从鼻腔进入。应用内镜结合电视观察或在鼻窦镜下操作,依次打开筛窦、蝶窦后,在显微镜下再作视神经管壁咬切减压。此种术式也受欢迎。

【术后处理】

1. 抗感染及止血。

2. 5~7 天拔除引流。

3. 定期视功能检测。

【手术并发症及处理】

1. 继发感染 术前排除鼻窦炎,术后抗感染可避免发生。

2. 出血或血肿 术中注意充分止血。

3. 眶尖损伤 损伤 Zinn 环,使眼外肌受损,眼球运动受限或眼位偏斜。术中要注意细心分辨解剖位置。

【手术注意事项】

1. 外伤后手术时机选择。一般主张外伤后 7 天之内手术成功率较高;但也有个别报告超过 7 天甚至 90 天后手术也有视力改善者。

2. 经训练的耳鼻喉科医师比较熟悉局部解剖和手术操作,若用内镜或在鼻窦镜下操作应请耳鼻喉科医师会诊手术。

3. 解剖变异问题,据有人研究提出正常人有 1/3 视神经管与筛窦后组筛泡相接近。

第七节 眼眶重建术

【适应证】

1. 眶内容摘除术后无恶性肿瘤或病变残留。

2. 眶内容摘除术后随访观察较长时间未发现肿瘤复发。

3. 因外伤或先天异常所致眼眶异常。

【术前准备】

1. 需植皮或皮瓣移植者应预先准备取皮区。

2. 术区剃发清洁。

3. 必要的手术器械与材料(包括眼眶植入物及眶壁修补材料)。

【麻醉】全身麻醉或局部麻醉下进行。

【手术方式】眼眶重建手术方式有多种,就常见的术式稍作介绍。

1. 皮肤移植 这是一种流行和受欢迎的重建眶内容摘除眼眶的方法。Wheelei 和其他人 50 多年前介绍应用部分厚的皮肤移植或者 Thiersch 移植物在眼眶内容摘除后作为加速愈合的一种处理,自此许多作者介绍眶内容摘除时立即作这种手术或其改良的延期手术方法。

(1) 用取皮刀(或取皮机)在大腿内侧取 5cm × 10cm 薄断层皮片。

(2) 把薄层皮片修剪成直径 5cm 的圆锥形,两端相接处作褥式缝线数个,植入眶内皮片创面对向眶壁。

(3) 间断缝合(用 6-0 丝线)皮片与眶周创缘(留长线头,备作包扎时用),使皮片与眶壁密切牢固接触。

(4) 置入一层油纱布,用纱条充填于整个眼眶,并使其隆起超过眶平面,在其上面再放置多层纱布,并予以结扎,加包压迫绷带。这种处理既加压止血,又使皮片与眶壁紧密相贴。

术后处理:①预防感染:抗生素肌内注射或静脉滴注,持续 5~7 天。不需换药,除非绷带松动或渗血多湿透敷料及绷带。②术后 10 天左右逐步取出眶内敷料,拆除缝线,局部涂抗生素眼膏,覆盖纱垫。③术后 4~6 周创面愈合完全后,可设计和安装义眼。

2. 带蒂颞肌瓣移植 适用于保留眼睑的眶内容全部摘除患者,有助于使眼眶凹陷不致太深而有利于术后安置义眼,并较好地恢复外观。手术步骤可在眶内容摘除及止血后进行。在眶外侧壁的眶缘后 0.5~1cm,凿一骨窗,大小约 1.2cm × 2.0cm,将颞肌及其表面的筋膜切开,切除宽约 2cm 及长 11~12cm 的长条肌肉瓣,经颞部皮下及骨窗引入眶内,眶尖部可放置玻璃球或羟基磷灰石球(或可塑性医用树脂),将颞肌瓣平铺其上,并将肌瓣游离缘与鼻侧眶缘的骨膜缝合或固定覆盖在创面上。结膜囊成形后可安放义眼。

3. 其他皮片及移植技术 在复杂的眶内容摘除的缺损(广泛颌面手术及眶骨祛除后),需要各种带蒂皮瓣或大的肌肉皮瓣覆盖暴露区域,这些肌肉皮瓣可充填单纯眶内容摘除的缺损,可取自头额、颈部、三角肌、胸大肌、背阔肌等,一般分两期完成,第一期产生肌肉皮瓣并固定在眼眶缺损区;第二期从其基底分出皮瓣作缺损区的重建。然而,肌肉瓣大的肌肉皮瓣、岛状血管带蒂皮瓣、旋转皮瓣可以一期手术完成。

4. 眶内植入物 眶内容摘除术保留眼睑者可即时或日后在眶内放置可塑性医用树脂(甲基烯酸树脂和丙烯酸衍生物)或羟基磷石或 EH 型人工骨等,然后作结膜囊成形或以游离皮片作全结膜囊成形。

至于眶骨缺损或眶骨骨折可以自体肋骨、人工骨、羟基磷灰石制成的条块或多孔聚乙烯块片或钛金属板等材料修补。

【术中术后注意问题】

1. 术前明确眶内容摘除眼眶原病变性质及有否残留和复发,术后注意监控有无肿瘤复发。

2. 防止术后感染。

3. 根据病变恢复情况设计和装配义眼。

第八节 眼眶异物取出术

眼眶异物包括金属性异物和非金属异物,由各种原因的外伤引起。金属性异物在眶内与眼内有很大的不同,特别是铜或铁金属可在眼内可引起铜或铁锈沉着症,均要取出;而在眶内则可存留很长时间而不引起明显症状或体征,多数可不取出;若取出,需要根据异物大小、位置以及取出的难易情况以及患者的意愿等决定。非金属异物以玻璃等非植物性异物和植物性异物如木质、竹、纸等常见,特别是植物性异物在眼眶内几乎所有的最终都会引起眼眶的感染,引起脓肿、肉芽肿或瘘管,甚至眶蜂窝织炎和骨髓炎等,因而一定要取出。而玻璃等非植物性异物在眼眶内一般不引起感染,但因具有锋利性,应根据异物的大小、位置以及取出的难易程度决定是否取出。

一、眼眶植物性异物取出术

眼部或眶部外伤引起植物性异物滞留于眶内最终引起眶内感染和形成瘘管,因而一定要尽早取出。眶内异物多见于儿童。

【适应证】各种外伤引起的眼眶内的植物性异物。

【术前准备】

1. 如有瘘管,用抗生素冲洗瘘管。

2. 影像检查(CT 或 MRI)精确定位。

3. 术前应同患者交代手术后仍有可能残留小的异物而需要再次手术。

【手术方法】

1. 麻醉 全麻或局麻。

2. 有瘘管,先用过氧化氢和抗生素冲洗瘘管。

3. 切口 在异物最近的位置行前路开眶或沿瘘管部位切开。

4. 分离并取出异物 在早期无瘘管时,异物成包裹性,可见包裹异物的周围组织较硬,与周围正常的组织分离后,可见其中的异物,取出异物,并将周围的较硬组织去除;如有瘘管形成,则沿瘘管方向探查,一般到达瘘管末端时常能发现异物并取出,并将周围较硬的组织或肉芽肿切除。取出异物后,要反复探查有无残留,不要满足于一两块异物的取出。

5. 眶腔的处理　用抗生素及过氧化氢冲洗。

6. 缝合　用丝线缝合切口。如异物较深，可置引流条于眶深部，术后48~72小时取出。术后加压包扎。

【术中注意事项】

1. 如有瘘管形成时，先不要将瘘管周围组织分离，而是沿瘘管向深部探查，直到发现异物并取出后再对瘘管周围组织处理。

2. 植物性异物一定要全部取出才能治愈，但由于植物性腐烂、碎裂等原因有可能在取出大的异物时仍有小的碎块残留，因而术中需仔细探查有无残留异物，以防遗漏。

二、眼眶金属性异物取出术

眶内金属性异物并不少见，原因多因汽枪、猎枪、飞溅之冷热铁块等意外伤害。多数病例异物穿通眼睑进眶，少数致眼球双穿通伤。眼眶金属性异物多不发生感染。

【适应证】

1. 异物位置表浅，易于手术取出者。
2. 估计手术取出对视力等影响较小者。
3. 患者或家属要求手术迫切者。

【术前准备】

1. 术前需要准确确定异物的位置包括X线定位、B超定位和CT定位，CT定位较准确。

2. 最好能确定异物性质以及是否有磁性。

【手术方法】

1. 麻醉　前路开眶用局麻或全麻；外侧开眶可采用全麻。

2. 切口　一般浅层金属异物，尽量采取原切口取出。但多数异物位置深在，伤口所在位置入路狭窄，故应采用外侧开眶或其他前路开眶。也可按切除眼眶肿瘤的方法选择入路。

3. 取出异物　术中夹取异物时，尤其是铅弹类异物，若发生后退而不能夹取，可能异物与钳之间夹有眶脂肪，应进一步扩创，找到异物，用钳夹住后取出；如异物埋在脂肪内，异物活动度较大，不易钳取，则可用手指将异物抵到眶壁上固定后，再用钳夹住取出；如是磁性异物可电磁石帮助寻找异物；若术中找不到异物，可在X线透视或电视监视下行异物取出。

4. 缝合　按开眶手术常规缝合。

【注意事项】

1. 多数眶内金属性异物无明显反应及并发症，可不取出。

2. 眶内异物极易移位，如盲目探查易损伤视神经、血管、肌肉等组织，应谨慎从事。

（杨华胜　吴中耀）

第十八章 眼外伤手术

第一节 眼外伤的术前检查

眼球或附属器官因受外来的机械性、物理性或化学性伤害，发生各种病理性改变而损害其正常功能者，称为眼外伤。

眼外伤是严重致盲眼病之一，国际眼外伤学会理事会将眼外伤分为开放性和闭合性眼外伤，开放性眼外伤占眼外伤45%~72%，眼球单纯穿孔伤的致盲率为36%，开放性眼外伤又分为眼球破裂伤与眼球撕裂伤(穿入伤、穿通伤、眼内异物)。严重的眼外伤造成眼部多个组织的损害，使眼前后段结构紊乱，且常合并球内异物，并可导致晶状体、玻璃体、视网膜等眼内组织的复合损伤，甚则因病原体的入侵致眼内炎，若处理不当会给患眼造成毁灭性的打击，并且由于伤后的炎症及增生性玻璃体视网膜病变使损害进一步加重，常常导致眼球萎缩。

眼外伤以其复杂性与高致盲率日益受到临床关注，自20世纪70年代玻璃体手术应用于眼外伤的处理以来，玻璃体切割术为眼外伤的救治开辟了一条新的途径，预后大大改善，它可以清除玻璃体内的积血及机化组织，恢复屈光间质的透明度；并可在直视下摘除异物；清除病原微生物，向玻璃体内灌注抗生素和激素，以利于控制眼内的感染、炎症和细胞增生，或剥除视网膜前增殖，恢复视网膜的活动度，为视网膜复位创造条件；也可行眼内光凝、电凝，气-液交换及眼内充填等，使严重眼外伤的视力改善率和眼球保存率明显提高。然而，患眼的预后还受以下多种因素的影响：

1. 伤情　伤情决定预后。
2. 年龄　年龄越小，预后相对越差。
3. 就诊时间　就诊越及时预后越好。
4. 手术方式及手术时机的选择。

一、术前检查

(一) 病史

任何情况下，检查眼外伤患者的第一步都是要获取全面的病史资料，患者既往眼部病史更为重要，患眼受伤前的视力、有无眼部手术史、用药史等都很重要。要对眼外伤患者作出病情评估，了解受伤的细节非常重要，需要详细询问有关外伤的情况，如受伤时间、致伤物及其性质、距离、有无戴防护眼镜、有无锤击金属、伤后有无作任何处理、受伤前伤眼视力、过敏史等。

(二) 眼外伤检查

在进行眼科检查之前，应注意生命体征的观察和检查，对于合并有脑、颌面部或其他体内重要器官损伤的患者，首先要检查脉搏、呼吸、血压、体温、神志状态等。有休克和重要脏器损伤时，首先抢救生命。如有颅脑、肝、脾等组织损伤，应先请有关专科检查，在生命体征平稳的情况下，再对眼部外伤进行检查。在进行检查时，应注意尽量避免疼痛、精神兴奋、躁动等对检查的影响，使患者能配合检查，特别是儿童患者，以免影响检查结果。眼科急症应优先处理。

视力检查是眼外伤眼科检查的基础。对于严重视力下降特别是主诉无光感的病例，经由医师检查以确定视力对于病情的初步评估是非常重要的，不应忽略测定最好的矫正视力(用眼镜或针孔镜)。如果视力严重减退，还应该仔细确定是否存在光觉及光定位是否正常。视力的水平对预后判断具有重要意义，并且从法医学的角度来看，准确的视力记录也是客观上的需要。如果在外伤时患者意识到他的伤眼视力已严重降低，会较易接受客观现实，并能更好地配合医护人员的治疗。

眼科检查时应避免压迫眼球，以免使眼内容物脱失，影响治疗效果。如果伤眼刺激症状重，睁眼困难影响检查，可以先滴表面麻醉药物以便患者配合检查。对于眼球有伤口的患者，尽量少给予表面用药进行检查，检查时可用眼睑拉钩钩开睑裂仔细分开上、下眼睑，以便能详细观察眼球损伤情况。如果用手指拉开眼睑，应使用靠眶缘的拉力，以避免压迫眼球。眼睑及眼球的手电筒检查常较好地显示穿通伤的部位及范围。在化学伤的病例，一定要仔细检查上睑结膜面和上、下穹隆部。这些部位内常常存在颗粒性物质，需要进一步冲洗和清除。此外，检查时还应该注意瞳孔的直接和间接对光反应，特别是直接对光反应消失时，通常表明伴有严重的眼后段损伤。只要病情许可，所有的眼外伤均要做裂隙灯检查，以便发现眼前段的损伤、穿孔的位置、前房的炎症或积血程度、前房的深度改变、瞳孔的变形及瞳孔缘切迹、晶状体的损伤或脱位的程度。如果受伤的眼球及角膜上皮完整，应测量眼压。当眼前段正常且无明显的中枢神经系统损伤时，要用短效散瞳剂散瞳，用裂隙灯三面反射镜或检眼镜全面检查晶状体和玻璃体及眼底，以便及时发现眼后段的损害。

（三）辅助的诊断性检查

怀疑被异物穿破的眼球，在一般的眼部检查后，首先要作眼眶正、侧位X线照片，有助于筛查不透射线的异物、眶骨折及鼻窦疾患，尤其金属异物用X线可以证实是否有较大的金属异物存在。如果怀疑有小的金属异物或非金属异物则要采用特殊体位的X线照片，或作冠状位和轴位的CT及MRI扫描检查。

对于屈光介质混浊妨碍眼后段检查的眼外伤，要确定玻璃体混浊和积血的密度以及视网膜或脉络膜脱离的范围时，超声波检查特别是B型超声波检查就很有价值。此外，在定位脉络膜和巩膜破口位置以及眼内异物位置时，用超声波检查特别有用。假如眼球有开放伤口，则不宜做超声波检查，以免引起眼内组织脱出。如伤眼疼痛严重或眼睑肿胀妨碍适当的检查，或怀疑眼球穿孔、破裂需要进一步证实时，患儿或不合作的患者应在全身麻醉下进行检查。在有结膜和筋膜裂伤或钝伤后有结膜下出血并怀疑眼球破裂时，需要在局部麻醉下对眼球的每个象限手术探查。

鉴于法医学的原因的特殊病情记录的需要，如有可能，应使用外眼、裂隙灯或眼底照相记录外伤眼的形态变化。

二、术前准备

在眼外伤手术前，需要做到以下几点：对病情作彻底评估；患者在用药及思想上都要作好准备；制订麻醉方案。

【术前评估】术前评估的目的是改善患者的身体状况，预测潜在问题，评价并减小风险。术前评估的要素包括：全身状况评价、损伤实质、病情紧急程度、末次摄入情况以及实验室检查。

【术前的抗生素使用】所有新鲜的眼球穿通伤，均要立即使用静脉注射广谱抗生素以预防感染。在使用抗生素前应从伤口或结膜囊取材作细菌培养。如果怀疑或肯定为化脓性眼内炎，在得到适当的材料作细菌培养和药物敏感试验之前，短期内局部应暂缓使用抗生素。例如，在1~2小时后要对伤眼进行手术，可以在手术室内取材做培养，然后开始抗生素治疗。如果手术被推迟，应根据损伤的类型，术前必须取材做适当的细菌培养，然后尽早开始抗生素治疗。治疗用药要首选对革兰阳性和革兰阴性细菌(包括厌氧菌)均有效的广谱抗生素。然后根据病原菌的检查结果分别使用最有效的抗生素进行治疗。

【术前解释】术前谈话有助于协调医患关系，并使患者能够良好地配合治疗。应向患者交代所选择的麻醉方式、手术时机和术后恢复情况。

在作手术准备前，要签署手术同意书。让其清楚地了解到：不可能完全预测手术的全部细节，有时术中会根据病情变化而需要修改既定的手术方案，以便在必要时可以在术中做晶状体摘出、玻璃体切割、视网膜复位术或其他处理。如果术中发现伤眼的损害的程度已无挽救价值，应摘出眼球。总之，手术中探查清其眼损伤情况；有时可附加其他手术。亦要患者了解任何眼球穿破性外伤，存在着交感性眼炎的危险。

【术前准备】对化学伤，应分秒必争地用大量的水冲洗，至少15分钟。并用器械清除结膜囊内所有不溶解的致伤物颗粒，直到结膜囊液的pH值恢复正常，冲洗方可停止。眼球上的异物和血痂，不应随便清除。滴抗生素眼液后，包扎双眼，送专科处理。对开放性眼外伤，应肌内注射抗破伤风血清。有开放伤口的眼球穿通伤，应用防护眼罩保护受伤的眼球，慎用眼膏敷眼，同时为了限制受伤眼运动，可将健眼包封，但事前需要向患者说明，以避免患者产生不安和相反的结果。同时，要尽量避免眼压升高，以及由于呕吐、咳嗽和过度紧张所引起的眼内容物脱出。转送眼外伤的患者采用坐位比卧位更可取。

【麻醉方式的选择】选择全麻还是局麻，应考虑患者、手术等因素。除了患儿和极度不合作或损伤严重需要较长时间和较广泛手术操作的成年患者必须采用全身麻醉外，一般均可以在良好局部麻醉下完成手术。全麻的目的是最大限度减轻疼痛，保证眼压平稳，避免严重的眼心反射，保证手术野充分暴露，用或不用肌松药都可，因为在一个有开放伤口的眼球，琥珀胆碱会引起眼外肌收缩并可能引起眼内组织脱出，宜改用像氯化筒箭毒等不会引起眼外肌收缩的药物。

【手术野的准备】全身麻醉诱导后，要仔细清洁并冲洗手术野。在术眼上方铺一张胶粘的手术薄膜，应用将手术薄膜覆盖睫毛使其保持在术野之外。然后用妥布霉素冲洗液冲洗结膜囊，有开放伤口眼外伤，冲洗时力量不要过大。冲洗后在上、下眼睑小心置入开睑器，以消除眼睑对眼球的压力。接着调整开睑器，将眼睑尽量开大。如果眼睑开大不满意，则用眼睑缝线使睑裂张开。

三、处理原则

眼是人体暴露的器官，眼组织结构精细而脆弱，受伤后往往发生一眼或双眼不同程度的视力障碍，甚至眼球丧失，是单眼失明的最主要原因。预防和正确处理眼外伤，对于保护和挽救视力具有重要的临床和社会意义。所以，眼外伤手术的主要目的首先是使受伤眼球恢复到一种稳定的功能状态并要尽量减少晚期并发症产生。

外伤眼球的手术目的是：①恢复眼的完整性；②尽可能重建正常的眼部解剖结构；③清除眼屈光介质的混浊物；④取出有害的眼内异物；⑤预防眼内感染、炎症和瘢痕形成。应该预防或治疗眼部的每一种继发的并发症，以便尽量减少进一步的损害。

眼睑血液循环丰富，组织修复力强，而且一旦缺损或畸形修复会引起严重并发症如暴露性角膜炎，因此清创缝合时应分层对合复位，不可将组织剪除或丢弃。

对眼球穿孔伤，应由专科医师在手术室内进行详细检查和手术处理。除了无其他明显眼损害的自行封闭的小伤口外，所有的穿通伤均需要尽早手术处理。所选择的手术方式取决于损伤的程度和手术者的能力。简单的损伤可能仅需单纯的伤口缝合；较复杂的外伤则需要复杂的玻璃体切割或视网膜复位手术。后者通常是在一期伤口缝合后2周内作为二期手术来处理。在严重的病例，有时需施行联合手术。如合并眼睑裂伤，应先修复眼球，后眼睑。

由于近年显微手术及玻璃体手术的进步，大部分严重眼球破裂伤也可以得到挽救，因此一般不宜做初期眼球摘除术。伤后视力无光感也不宜作为眼球摘除的适应证。眼球摘除手术应由眼科医师进行。眼球的破裂或穿通伤,可能有几种眼组织损害,且常常有难以复位的外伤性视网膜脱离。所以,手术处理较复杂。如果眼内存在积血或混浊物,就会妨碍直接观察和准确地判定损伤的程度。此外,这种外伤可能发生以下并发症:①化脓性眼内炎;②眼内炎症;③伴有继发损害(如视网膜脱离)的瘢痕组织形成;④残留眼内异物所致的眼内损害。所以,伤眼的治疗不仅是为了修复原发性损伤,同时也要预防这些继发的并发症。在处理原发性损伤时对任何不能自行愈合且能暴露的破口或裂伤均需缝合。伤口缝合在于恢复眼的完整性;预防眼内组织脱出或进一步丧失;减少化脓性眼内炎发生的危险。在缝合伤口时,要切除不能存活的脱出组织,但要尽可能将能存活的组织复位。为了从伤口除去嵌顿的组织和达到伤口密闭的目的,需要非常细致的缝合技巧。

合理应用抗生素。由于血眼屏障存在,药物不易透入眼内,需选用适当药物和给药方法。如眼内感染时,可考虑玻璃体内注药、点眼药及结膜下给药,同时全身应用抗生素。眼部的炎症可以局部使用皮质类固醇和睫状肌麻痹剂治疗。然而,有时严重的炎症,如晶状体诱发的葡萄膜炎或晶状体蛋白过敏性葡萄膜炎可能需要进行玻璃体切割术。如果存在对眼有损害的异物,必须及时摘除。

单纯挫伤损害的眼球,使视力的严重损害原因包括前房积血、房角后退性青光眼、睫状体分离和低眼压、白内障、晶状体脱位、玻璃体积血、视网膜和脉络膜破裂、视神经损伤等。其中有些挫伤损害可能也需要手术治疗,如:①伴有不能控制的继发性出血或有角膜血染的前房积血;②药物不能控制的房角后退性青光眼;③晶状体前脱位且伴有不能控制的继发性青光眼或与角膜内皮接触;④严重玻璃体积血不能自然吸收者;⑤视网膜裂孔或锯齿缘断离;⑥视网膜脱离;⑦视网膜和脉络膜破裂。其中严重的玻璃体积血、视网膜裂孔和脱离在其他章节内详细介绍。前房积血的手术治疗是针对清除前房的血液,同时不要损害眼内组织。晶状体前脱位可使用常规的白内障摘出术处理。其他的眼挫伤,手术目的在于尽可能多地恢复眼的正常解剖和残留的功能。

眼外伤修复手术的一般程序是:①缝合角膜和巩膜伤口;②除去前房积血、白内障和玻璃体积血这样一些混浊物;③切除移位或嵌顿的组织,如脱位的晶状体和角膜伤口内的玻璃体或无活力的虹膜;④用凝固疗法预防和控制眼内出血,同时恢复正常的眼压;⑤通过切除被穿通伤损害的玻璃体来防止玻璃体的牵引带;⑥取出眼内异物;⑦修复或预防视网膜脱离;⑧预防或治疗眼内感染。自然,在每个眼内,并不是所有这些手术步骤均是需要的,在具体执行时必须根据每个伤眼损害的特点进行合理的调整。

第二节 眼球前段外伤手术

一、眼化学伤及热烧伤的手术

眼化学伤及热烧伤的患者除了即时彻底冲洗伤眼和合理的药物治疗外,对损伤严重的患眼应根据不同阶段的病变特点进行不同的手术治疗。

(一)前房穿刺及前房冲洗术

【适应证】主要用于伤后不超过 8 小时的碱性伤。由于 Grant(1950)认为,当房水 pH 值上升时,如无碱性物质继续穿透,10~15 分钟内,房水 pH 值就可降至正常,因此碱性化学伤后 1~2 小时内进行更具临床意义。

【手术方法】在常规表面和球后麻醉后,在周边部的角膜内作一个 1.5~2mm 的全层切口,轻压切口后唇放出高 pH 值的房水。必要时可用平衡盐溶液冲洗前房,促使房水 pH 值恢复正常,以便减少眼内组织的进一步损害。切口不必缝合。术后结膜下注射抗生素,用眼垫包眼。

(二)放射状球结膜切开和结膜下冲洗术

【适应证】本术式适用于伤后不超过 8 小时的碱性化学伤和有严重球结膜水肿或缺血的其他化学伤或热烧伤。手术的目的在于清除渗入结膜下的碱性化学物;减轻球结膜水肿;引起结膜反射性充血,改善组织缺血及促进上皮组织再生和修复。

【手术方法】在表面麻醉下,放置开睑器开大睑裂,分别在颞上、颞下、鼻上和鼻下象限内各作一个 2~3mm 放射状结膜切口,然后以冲洗针头伸入切口的结膜下,用生理盐水作结膜下冲洗。切口不必缝合,术后涂抗生素眼药膏包眼。

(三)清创联合羊膜或结膜 / 黏膜移植术

【适应证】Ⅲ~Ⅳ度的化学伤和热烧伤如有明显浅层组织坏死或有大量不能除去的致伤物颗粒,应争取在伤后 24 小时内进行清创手术,最迟不宜超过 3 天。目的是清除坏死组织和致伤物,防止有毒因素继续作用,减少感染机会和并发症,以及加速上皮组织修复。

【手术方法】在常规表面和局部麻醉下,切除坏死的球结膜及浅表巩膜组织。小的创面让其暴露,以后由周围的组织修复;有人认为大的结膜清创面,则用同侧眼健康的上穹隆结膜、对侧眼或其直系亲属的球结膜植片修复。移植片的上皮面向上平放在创面上,然后用缝线将结膜植片与创面边缘的健康结膜作边对边间断缝合。采取结膜瓣的创口可以作连续或间断缝合。术后涂抗生素眼药膏包眼。1 周后拆线。

在双眼严重化学伤或热烧伤的病例,因无足够的健康结膜组织作创面修复,此时可用羊膜或者自体的唇或颊黏膜植片作为结膜的代用品。对化学伤和热烧伤是否行上述的结膜及唇颊黏膜移植术尚有争议,故应对此慎重考虑,而羊膜是目前比较理想的有助于眼表上皮修复的材料,其应用日益广泛。此外,术中如能将后部的眼球筋膜组织前移,以便为缺血的巩膜和角膜缘区提供血液供应来源,促进结膜上皮再生。

(四)结膜及筋膜囊遮盖术

【适应证】本术式适用于严重的眼化学伤后造成眼表大面积坏死和角膜缘缺血。

【手术方法】在常规表面和局部麻醉下,去除表层坏死的球结膜及浅表巩膜组织,然后剥离邻近结膜和筋膜囊,直到范围足够大,剥离的组织应尽量厚一些,保证有足够的血运。拉动已剥离的结膜和筋膜囊,遮盖缺损的表面褥式缝合于角膜缘处的浅层巩膜上。对于合并角膜表面广泛坏死的病例,可以联合板层角膜移植术。

（五）羊膜遮盖及羊膜移植术

羊膜遮盖及羊膜移植术是近年发展最快的重建眼球表面的一项新技术，在国内外已广泛应用于临床，其临床上应用显示了此方法能有效修复和稳定受损的眼表，为进一步的复明手术创造条件，是重建眼表的第一步。羊膜具有促进上皮化、抑制炎症和防止瘢痕形成的作用。

【适应证】羊膜可作为结膜基质替代物修复坏死结膜切除后的裸露创面，也可作为移植片或敷料以修补变薄的角膜缺损。若角膜缘损害广泛或角膜菲薄，可联合角膜缘移植或带健康角膜缘的全板层角膜移植术进行治疗。羊膜可在眼烧伤的各个时期应用，应用方法多样，并起到不同的作用（详见第七章“角膜手术”）。

【手术方法】目前羊膜手术的方法主要有三种：覆盖法（overlay）、嵌入法（inlay）和填塞法（filling）。覆盖法是将羊膜作为一种“生物敷料”，覆盖在整个角膜、角膜缘及其周围，发挥其屏障保护、促进上皮化、抑制炎症和防止瘢痕形成的作用。嵌入法是剪取适当大小的羊膜，上皮面向上与缺损部位的边缘缝合固定，目的是作为基底膜，促进上皮细胞生长，即羊膜移植术。此方法联合角膜缘干细胞移植或者羊膜负载的体外培养的各种上皮细胞片的移植有利于眼表上皮的修复。填塞法是在治疗深层角膜溃疡、后弹力层突出和穿孔时，将多层羊膜填入溃疡部位，然后将最上层羊膜上皮面向上缝合固定。填塞法不仅可以补充角膜基质内破坏的胶原从而防止角膜穿孔、为上皮生长提供基底膜，还可以起到抑制炎症、保护创面的作用（详见第七章“角膜手术”）。

组织黏合剂可以应用于眼化学伤羊膜移植手术，操作简便、临床疗效确切。

采用局部麻醉，显微镜下操作，具体方法及主要步骤如下：

1. 组织黏合剂双层羊膜覆盖术　可用于Ⅲ度、Ⅳ度角结膜烧伤合并有角巩膜溶解的，或者结膜严重坏死累及巩膜的病例。首先去除坏死的角结膜组织，达正常渗血组织。在溶解变薄的角巩膜面涂一薄层组织黏合剂，并粘贴一层与病损面积等大的羊膜（上皮面朝上）。在整个角巩膜表面再覆盖一层羊膜（上皮面朝上），采用组织黏合剂黏合 + 间断缝合的方法固定。

2. 组织黏合剂羊膜覆盖术　对于Ⅱ度、Ⅲ度及部分Ⅳ度烧伤，仅有角膜缘受损，角膜上皮持久不愈合，而无结膜巩膜严重损害者采用直接将组织黏合剂涂于结膜面达穹隆部，将羊膜在角结膜面铺开展平黏合即可。

3. 组织黏合剂羊膜覆盖联合结膜覆盖术　对于以上患者还可以环形剪开角膜缘后球结膜筋膜组织，相对位置放射状剪开，暴露 3mm 的巩膜面，羊膜铺于角巩膜面后仅在巩膜面行组织黏合剂羊膜黏合即可。粘贴方法及注意事项同上。然后将结膜切口用 8-0 可吸收缝线对位缝合。

（六）早期角膜移植术

【适应证】当全层巩膜或角膜热烧伤时，可能出现与健康组织分界明显的深部缺血坏死区。这种病变会延缓创面的愈合并促进纤维组织形成，所以应根据烧伤的深度使用板层或穿透性的早期角膜移植，以便减少以后的纤维组织形成，防止散光、睑球粘连或葡萄肿形成。如果损伤已经严重到角膜坏死和穿孔，则不进行早期角膜移植术，因为虹膜组织可以脱出并堵塞角膜穿破口，这样会为血管内生提供额外的来源，并形成一种致密的角膜瘢痕。

【手术方法】详见第七章“角膜手术”。为保证疗效，这种手术需要在损伤后 24 小时内进行，同时需要较大的移植片。特别重要的是要保留新鲜供体的角膜上皮和彻底清除邻近角膜缘坏死的上巩膜组织。同时让球结膜后退到直肌附着处。

术后早期用抗生素眼药水滴眼预防感染。上皮不健康者应避免表面用皮质类固醇眼药水。对伴有前房积脓的Ⅳ度角膜烧伤，应该局部使用环磷酰胺眼药水排除炎症细胞，以便降低角膜溃疡的发生率。通过使用软性接触镜和滴胶原酶抑制剂眼药水有利于促进早期的上皮形成和生长。滴用 10% 抗坏血酸和枸橼酸盐眼药水，每 2 小时一次，可以减少溃疡形成的发生。一旦出现眼压升高，可使用口服的碳酸酐酶抑制剂及 0.5% 噻吗洛尔眼药水。而不应使用易激发眼内炎症的毛果芸香碱和引起血管收缩并加剧缺血的肾上腺素类眼药水。

（七）角膜溃疡穿孔的组织黏合剂封闭术

【适应证】组织黏合剂（histoacryl）中异丁基氰基丙烯酸（isobutylcyanoocrylate）对组织耐受性最好，可作为治疗无菌性角膜基质溃疡及穿孔的手段，在进行性角膜溃疡有持续上皮缺损的病例，当穿孔发生之前或穿孔口小于 1mm 时，使用组织黏合剂会阻止进一步的溃疡形成，并成功地封闭穿孔而不必作角膜移植术。

【手术方法】参阅角巩膜裂伤修补术的有关部分。术后需配戴治疗性带软性接触镜，使伤眼较舒适并减少黏合剂脱落，同时滴抗生素眼药水预防感染。一旦创面上皮已再生则黏合剂自行变松，或在病灶区炎症已消退和新生血管形成，待消除复发性溃疡危险的 6~8 周后，使用镊子能容易地将黏合剂除去。

（八）睑缘缝合术

【适应证】当角膜上皮创面愈合被推迟时，为了预防细菌感染和无菌性溃疡等严重并发症，促进创面愈合，在外伤后的 2~3 周内重建一个有上皮覆盖的角膜面，进行睑缘缝合是有效的。

【手术方法】如单纯为促进上皮生长，应使用很少病理损害的临时性外侧睑缘缝合术，使睑裂缩短。它可以显著地促进角膜上皮再生。一旦上皮已完全再生，即可拆除睑缘缝合的缝线。当患眼的病情需使用软性接触镜，临时性外侧睑缘缝合术会使镜片的使用及固定更加容易。如果烧伤的非化脓性角膜溃疡已穿孔又不适宜作角膜移植术，则进行治疗性的睑缘缝合术，以便保留该患眼（详见睑缘缝合术）。

（九）角膜表面上皮置换术及角膜缘干细胞移植术

【适应证】角膜表面上皮的自体结膜或带角膜缘上皮的结膜植片移植术已成为单眼化学伤患者恢复眼表面完整性的一种有效方法。手术的成功取决于健眼或伤眼非损伤区结膜上皮的可用性。这种移植后的上皮移入受伤眼的角膜表面后，可具有正常角膜上皮的生物化学和形态学特征。这种手术通常在外伤和眼部炎症消退后的 6 个月进行，从而改善伤眼表面的状态，以便能不同程度地提高视力及以

后有可能进行穿透性角膜移植术。自体角膜缘移植术可以有效治疗持续上皮缺损的病例;尽量减少溃疡形成的危险及其并发症;为将来视力康复手术作准备。在角膜表面上皮再生同时保留结膜特征的病例,也可以使用结合切除浅层血管翳的带角膜缘上皮的结膜植片移植术,它不仅使眼表面康复,而且能恢复角膜的透明性和改善视力。此外,本术式还显著地改善以后需要进行板层和穿透性角膜移植病例的预后。

【手术方法】双眼按常规外眼手术准备。首先,在患眼角膜缘后大约 2mm 处作与角膜缘同心圆的环形球结膜切开,然后使用一支干的纤维素海绵的前缘或划痕刀片从周围向中央作钝性剖切,小心剥除角膜面的血管翳和异常的上皮[图 18-2-1(1)]。接着,从健眼的上、下方各取一条带角膜缘上皮的结膜植片,每条宽和长分别约为 3mm × 10mm [图 l8-2-1(2)]。供眼的结膜切口不必缝合。最后,将带角膜缘组织的结膜植片分别移到患眼内相应的位置,用 10-0 尼龙缝线将植片的边缘固定到暴露的巩膜和周边部的角膜表面[图 18-2-1(3)]。

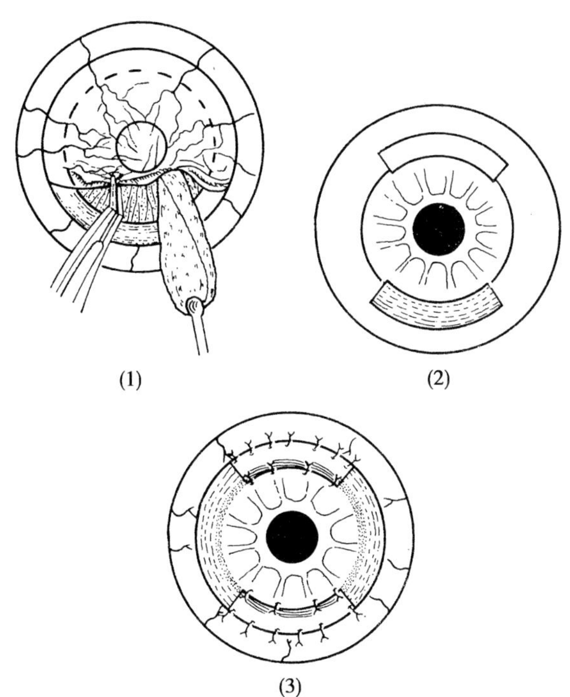

图 18-2-1 角膜缘自体结膜植片移植法

术后双眼涂抗生素眼药膏,包封双眼 1~2 天,以后改滴抗生素眼药水,直至创面愈合和植片成活为止。

(十) 角膜上皮移植术

【适应证】本术式是恢复角膜表面的完整性,限制表面新生血管侵入,促进双眼烧伤患者恢复视力的一种手段。

【手术方法】如同前手术操作,切除患眼角膜表面的病变组织后,在有完整角膜上皮的新鲜供体眼球的角膜周边部,从角膜缘向角膜中心剖切两条薄的新月形带角膜上皮的植片,然后将该植片分别缝到患眼的角膜缘或邻接的巩膜上,以此作为患眼角膜面健康角膜上皮细胞的供应来源,并重建患眼的正常角膜面。使用这种术式,患眼修复后的角膜面更接近于自身的生理特性,更加稳定并有较好的光学性能。由于它能同时治疗双眼受伤的患者,故比自身的球结膜或带角膜缘上皮的结膜移植术更受欢迎,然而术后可能会发生移植上皮排斥反应,有待进一步加以克服。

术后需要用皮质类固醇眼药水滴眼,以预防上皮排斥反应,并要使用软性角膜接触镜保护移植片和新生的上皮(详见第七章“角膜手术”)。

(十一) 泪点封闭术

碱性伤数月之后,如果由于结膜杯状细胞 - 黏蛋白异常而出现一种慢性持续性角膜上皮病变,需要通过改善眼表面的润滑性来促进角膜上皮病变痊愈。此时可以使用临时或长期的胶原塞或泪小管结扎术以便间接延长泪液代用品在结膜囊和角膜表面的停留时间加强其作用。置入的胶原塞可随着时间推移而消失;结扎泪小管的缝线,待角膜上皮病变愈合后拆除。

(十二) 眼化学伤及热烧伤的二期手术

1. 眼睑外翻和内翻矫正术

【适应证】由于眼化学伤及热烧伤所致的瘢痕性睑外翻和睑内翻,如果病情许可,康复手术至少应推迟到伤后 6 个月,以便让瘢痕组织成熟及减少修复后的组织增生。然而,如有严重的角膜暴露或其他并发症,则需较早的手术处理。

【手术方法】瘢痕性睑外翻的手术方法详见眼睑手术的有关部分。瘢痕性睑内翻的患者,如果仅限于少数乱生的睫毛,则用氩激光光凝治疗,使该毛囊破坏。如存在广泛的睑球粘连和睑内翻,则用结膜和(或)黏膜植片矫正(详见第六章“结膜手术”)。

2. 重度干眼的手术治疗(详见第七章第九节“眼表重建术”)。

3. 睑球粘连的手术治疗(详见第七章第九节“眼表重建术”)。

4. 眼睑畸形及面部的手术处理(详见第七章第九节“眼表重建术”)。

5. 组织工程技术利用非眼表来源细胞重建眼表上皮(见第七章第九节“眼表重建术”)。

6. 晚期的角膜移植术 角膜的严重损害会引起角膜变薄和表面不规则并伴有纤维血管膜内生和瘢痕形成。这些改变大约在伤后 2 个月达高峰,然后缓慢地改善,但直到伤后 12 个月还不一定能判断角膜混浊和表面不规则的程度。所以复明的角膜移植手术应在伤后 1 年(最好是 20~24 个月后)才进行。

因为化学伤和热烧伤后深部的新生血管常见,所以在这种病例,进行穿透性角膜移植具有高度排斥的危险。此外,眼睑畸形及倒睫、泪液缺乏、结膜瘢痕形成、角膜上皮缺损、持续的眼内异常(如青光眼、低眼压、角膜后膜形成等)均是影响穿透性角膜移植的不良因素,要尽可能及时予以处理。因此,为了提高化学伤和热烧伤的穿透性角膜移植的成功率,应首先考虑采取下列某些措施:①术前 3~6 个月患眼要首先接受 β 射线照射,待血管萎缩后再行手术。照射与手术的时间间隔不应少于 3 个月,否则有植片切口愈合不良,易发生术后感染的危险。②术后应常规使用免疫抑制剂。③选择与受体组织配型相同或相近的供体角膜,以便根本上解决术后的免疫排斥反应。④一定要使用有完好上皮的新鲜供体角膜。⑤对于具有结膜特征的角膜表面,应该在进行穿透性角膜移植术之前6个月先做角膜表面上皮移植术。⑥在穿透性角膜移植前先作板层角膜移植，以便减少新生血管形成，并为穿透性角膜移植术提供一个正常厚度的角膜植床。⑦在做穿透性角膜移植时，将球结膜后退到直肌附着处，使用7.5mm角膜植片，术后使用软性角膜接触镜和胶原酶抑制剂会有50%的成功机会。

【手术方法】详见角膜手术章人工角膜术部分。

7. 人工角膜术　对于没有希望通过角膜移植复明的严重化学伤和热烧伤患者，人工角膜是唯一的复明手术。本术式早期的视力结果可能是良好的，但是由于术后的人工角膜后膜形成、青光眼、视网膜脱离、植床溃疡、伤口裂开及植片脱出等并发症，所以术后的失败率极高。

【手术方法】详见第七章“角膜手术”。

（十三）青光眼及白内障的手术处理

化学伤和热烧伤所致的青光眼，首先应试行药物治疗。如药物不能控制，只能考虑睫状体的破坏性手术（详见青光眼手术章节睫状体手术部分）。如患眼迅速发生白内障并伴有前房变浅，则需考虑手术处理。此时应用玻璃体切割器经睫状体平坦部作两个小的手术切口，进行晶状体切除术。如白内障缓慢形成并需作穿透性角膜移植术，则在角膜移植时摘出白内障。

二、虹膜外伤手术

角膜穿通伤所致的虹膜裂伤或虹膜脱出均可引起虹膜损害；严重的眼挫伤后，常见到虹膜括约肌撕裂及根部断离。虹膜外伤早期处理的初步目的是尽可能多保存健康的虹膜组织并让其恢复正常的位置。作为二期手术的目的是恢复虹膜的完整性，重建虹膜屏障，保护晶状体及悬韧带，改善眼球美容和光学效果，但二期虹膜修复手术所选择的方式常常受到早期手术时不必要的虹膜损伤及切除的限制。所以，在急诊的眼外伤手术，要掌握正确的虹膜外伤修复方法。

（一）穿通伤虹膜脱出的复位法

角膜或角巩缘穿破时，嵌顿但不脱出伤口外的虹膜均应尽量保留并及时复位。在手术修复角膜或巩膜伤口时，应首先在虹膜组织嵌顿区伤口的两端用几针较浅的角膜缝线关闭角膜伤口[图18-2-2(1)]，以避免虹膜组织因伤口分开时进一步脱出。为此，缝合伤口宜选用带10-0尼龙线的极细且锋利的铲形针，以保证缝合时伤口不哆开。此外，这些缝线结扎时不应太紧，以免使虹膜受压迫或夹紧嵌顿的虹膜组织。

在角膜伤口被初步缝合之后，应设法令嵌顿或脱出伤口的虹膜复位。其中，创伤较小的复位方法是直接或倾斜地经过伤口注射黏弹性物质使前房加深，以便使虹膜从伤口处被推开并回复到正常位置[图18-2-2(2)]。如果没有黏弹性物质，可以从伤口的周边注射一个无菌空气泡帮助虹膜复位。

经上述处理后，如果虹膜依然被嵌顿，则要再检查伤口以便进一步证明有无缝线勾住虹膜。然后在接近粘连处并与该处伤口垂直的位置，在角膜的周边部作一穿刺口并伸入一个小的睫状体分离器，在虹膜和角膜间横过前房从周边到中央将被嵌顿的虹膜组织拨离伤口。在进行这种操作时，要使用黏弹性物质或一个大气泡维持前房深度，以便于操作及减少眼组织受到损害[图18-2-2(3)、(4)]。

对于明显脱出及外露时间较长的虹膜，在决定复位或切除前必须详细地检查。长时间脱出的虹膜会导致组织缺

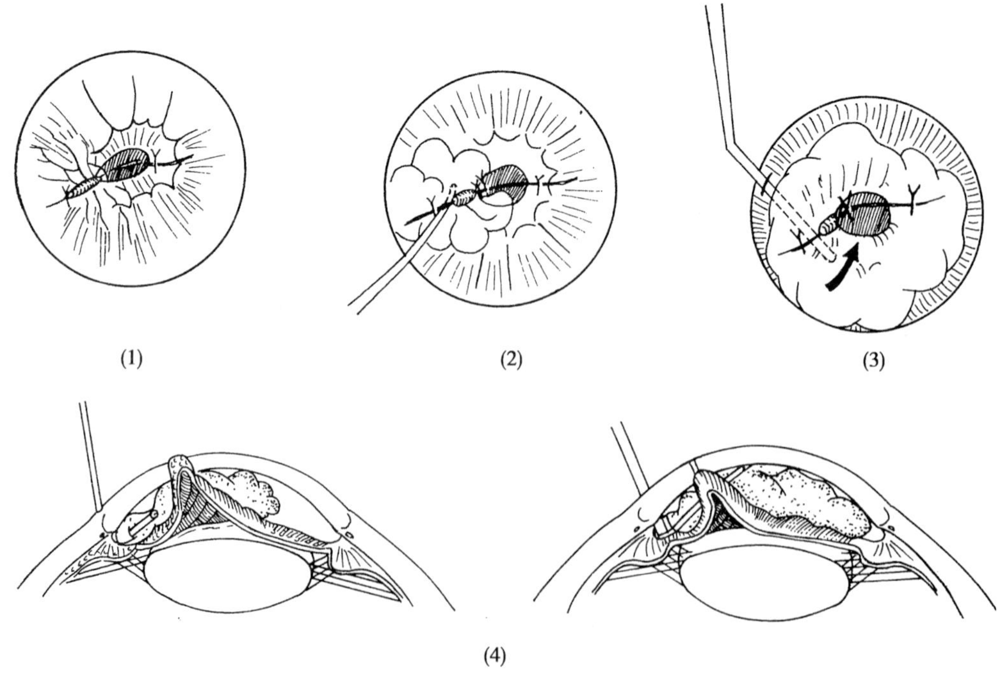

图18-2-2　穿通伤虹膜脱出复位法

(1)在虹膜脱出的两侧用几针间断缝线使角膜伤口初步闭合；(2)在邻近虹膜脱出处注入黏弹性物质，使前房逐渐加深，将脱出的虹膜拉下并离开伤口；(3)用睫状体分离器经角膜周边穿刺口进入前房，由周边向中央摆动将嵌顿在伤口内虹膜拨开；(4)注入黏弹性物质减少分离时眼组织损害

血及坏死，并可能成为微生物的繁殖场所。在这种情况下，使外露的虹膜复位将会引起长期的炎症及可能发生眼内炎。所以，大多数术者只是令脱出时间在几小时内的虹膜复位，而将污染的或脱出时间超过 24 小时的虹膜切除。但据我们的经验，虹膜组织脱出的时间不应成为决定切除的绝对条件。只要脱出的虹膜无污染及坏死且表面有完整纤维素渗出物覆盖，手术时在显微镜下，可小心将虹膜面的覆盖物剥离，然后用抗生素液冲洗，再令其复位，即使脱出时间已达几天仍可获得成功。这种病例只要术后加强抗感染及抗炎治疗就可以保留虹膜的功能。

因为急性期角膜损伤本身及伴随的炎症和出血会妨碍观察，故虹膜裂伤、缺损及根部断离的手术修复通常最好推迟到二期手术时。手术修复虹膜的主要目的是改善视功能，但眼外伤及一期手术修补后在其痊愈之前不能准确地估计该眼的功能，所以经常都在需要其他二期手术（如穿透性角膜移植）时才进行修补，以便较易完成虹膜的修复。如果过分热心作一期损伤虹膜的修复，在术后可能妨碍诊断及治疗某些重要的眼后段病变（如周边部视网膜的检查或白内障摘出术）。

（二）二期虹膜修补术

【手术适应证】

1. 瞳孔过大引起明显眩目及视力矫正不良。

2. 因多瞳孔或虹膜根部断离造成单眼复视。

3. 虹膜缺损影响后房型人工晶状体的稳定性。

4. 需要建立良好的晶状体虹膜隔，以便预防某些手术并发症（如用硅油作眼内填充剂时硅油进入前房）。

【手术方法】见第十章第五节“虹膜手术”。

三、外伤性前房积血的手术

前房积血可分为外伤性和自发性两大类。自发性前房积血无明显诱因引起，多见于内科系统疾病。外伤性前房积血是眼球外伤包括眼球挫伤、眼球穿通伤以及眼前段手术后所发生的前房积血。大部分的外伤性前房积血通过正确的护理和药物治疗均能使前房积血完全消失而不留下不良后果，但一旦发生并发症而又处理不当，则可能导致眼球失明，甚至还可使伤眼彻底毁坏。

【有关的局部解剖、生理和病理】虹膜的血液供应主要来自虹膜动脉大环，该动脉大环实际上位于睫状体的前端内，它除了分出肌支供应睫状肌和睫状支供应睫状突外，还有脉络膜返回支到前部脉络膜，而其最重要的末梢分支则分布到虹膜。从动脉大环分出的虹膜动脉分支，经过虹膜根部沿虹膜基质呈放射形由周边走向瞳孔缘，并在距瞳孔缘约 1.5mm 处吻合成虹膜动脉小环，然后再由此分出细支分布到瞳孔缘，在该处的瞳孔括约肌和瞳孔开大肌之间的基质内形成丰富的毛细血管网。

正常的虹膜血管壁特别厚，它有内、外两层管壁。内层为血管的真正管壁，由内皮细胞、肌层、胶原纤维及少数弹力纤维构成；外壁由很厚的结缔组织形成外膜。后者和其外缘的虹膜基质相连接并被其固定，而血管内壁则可自由活动，不受影响。因此，健康的虹膜在外伤或被剪除时，由于虹膜血管内壁能够自行收缩而不引起出血。但当虹膜产生大量薄壁的毛细血管或在房角、虹膜根部和虹膜面形成新生血管时，进行眼内手术或轻微的外伤极易损伤这些血管，造成严重的前房积血。

挫伤引起的前房积血是由于角膜缘组织的伸展、赤道部巩膜扩张、晶状体虹膜隔后移和急性眼压升高，结果撕裂近前房角的血管组织所致。所以，大多数的外伤性前房积血是由于睫状体的前面撕裂时，引起虹膜动脉大环和它的分支、返回支的脉络膜动脉或睫状体的静脉破裂所致。只有大约 15% 的前房积血是由于虹膜血管破裂、睫状体分离术或虹膜根部断离所致。

前房积血有少数起因于虹膜红变、玻璃体积血、隐匿性眼球穿通伤、肿瘤或人工晶状体。在有异常凝血因素时偶然会发生虹膜出血。

外伤性前房积血按其发生的时间先后，可分为原发性和继发性两种。根据前房内积血的量，可分为以下三个等级（Wilson Ⅱ改良分类法）：

Ⅰ级前房积血：积血量 <1/3 前房容量，积血血平面位于瞳孔缘之下。

Ⅱ级前房积血：积血量 1/3~1/2 前房容量，积血血平面位于瞳孔缘之上。

Ⅲ级前房积血：积血量 >1/2 前房容量，积血血平面位于瞳孔中央上。

【手术适应证】单纯的外伤性前房积血通过正确的护理和药物治疗均能使前房积血完全消失而不留下不良后果，当出现严重的并发症而药物治疗无效时应进行手术处理。

1. 眼压标准　正常的年轻患者眼压超过以下标准：60mmHg 持续 3 天；50mmHg 持续 5 天；45mmHg 持续 7 天；35mmHg 持续 14 天会导致视神经损害。有镰状细胞贫血的患者仅能耐受 24mmHg 持续 24 小时的眼压影响，所以超过上述标准应手术处理。

2. 角膜血染及水肿　出现最早期角膜血染时，要及时清除积血及降低眼压的手术处理；有前房积血或近全前房积血和眼压 >25mmHg 持续 5 天的患者应进行手术，以防角膜血染。有内皮损害的角膜水肿更需早期手术。

3. 血凝块及积血持续时间延长　有大血块在前房内持续 10 天以上的患者可能发生虹膜周边前粘连，因此要手术处理。同样，全前房积血为时已 5 天左右也应进行手术。

4. 出现血影细胞性青光眼。

【术前准备】术前应用药物充分控制患眼的眼压及炎症，并使用抗纤溶药物，如泼尼松或 6- 氨基己酸及止血剂减少再出血及术中出血。无开放伤口的患眼应先接受超声波检查，以便了解晶状体和眼后段的病理改变。此外，还应作 ERG 及 VEP 检查，以便确定视网膜及视神经受损的程度。

【手术方法】治疗前房积血的手术方法有多种，在选择和应用时要根据患眼的积血变化以及术者的经验和设备作出决定。

1. 前房穿刺术　这是前房积血最简单和最安全的手术操作，可以作为无血凝块高眼压患者手术处理的初步选择。术前先行缩瞳，局部麻醉后，术者一手用固定镊夹住角膜缘旁的球结膜固定眼球，另一手用 15° 穿刺刀在颞上或鼻上象限的角膜缘内 1mm 的周边角膜作 3mm 全层隧道切口，然后用虹膜复位器或冲洗针头轻压切口后唇，缓慢放出前房内的血液。术毕可经切口注入少量过滤或灭菌空气，重新形成前房及减少再出血。切口不必缝合。

2. 前房冲洗或冲洗吸出术　本法适用于有部分血块形成的前房积血。局部麻醉后，可以采用以下不同的操作方法清除前房的积血及血块。

(1) 单切口法：可直接在角膜缘内 1mm 的透明角膜作切口，或先作结膜瓣，然后在角膜缘后界作切口，切口长约 3mm。接着用冲洗针头先沿周边前房伸入并注入平衡盐溶液(B.S.S)，待部分积血被清除并看见虹膜和针头后，然后一边移动针头一边进行冲洗，直至血液及血块被冲洗干净为止。如冲洗过程中发现血块黏附于晶状体或虹膜表面不易冲出时，可以用冲洗针慢而轻柔地拨动血块，待血块松脱后冲出。此外，也可待看清血块的边界后，黏弹剂量形成前房，改用无齿小镊子伸入前房夹住血块并慢慢左右摆动令其松脱，然后将血块拉出切口，或直接用黏弹剂推动分离凝血块。在用镊子夹取血块时，必须注意应该在直视下看清镊子和血块的关系方可进行操作，否则有误夹虹膜的可能。当用镊子夹住血块摆动时，一旦发现虹膜同时移动或感到有阻力，应该意识到虹膜可能已被夹住并停止操作，以免引起虹膜断离及新鲜出血的危险。

为便于清除前房的血块，可以采用灌注 / 抽吸两用针头，在灌注的同时将血块吸出，或采用新鲜配制的尿激酶 1000U 溶于 1ml 生理盐水中，向前房注入 0.3ml，待血块溶解后将其冲出，但注意此法有引起再出血的危险。

(2) 双切口法：前房存积有较大的血块适合用双切口冲洗法排出。在手术显微镜下，在第一穿刺口的对侧或最接近血块的角膜缘内侧 0.5~1mm 做 2~3mm 的弧形作两个倾斜小切口全层角膜切口，与虹膜平面平行，其中作为灌注用的切口略小，只需容许一个 22 号针头进入便可；作为排血或吸出血块的切口长度为 3mm，接着经灌注口注入 B.S.S。一手持平地头自第一个小穿刺口持续注入平衡盐液或黏弹剂，另一手用显微虹膜铲伸入切口内，轻压后唇，使血块自切口排出(图 18-2-3)。最后将黏弹剂置换干净。如有较大的血块不易排出，用 25 号针头经小切口注入黏弹性物质，边注边进，直到下方的血块游离后，改用 18 号钝针头

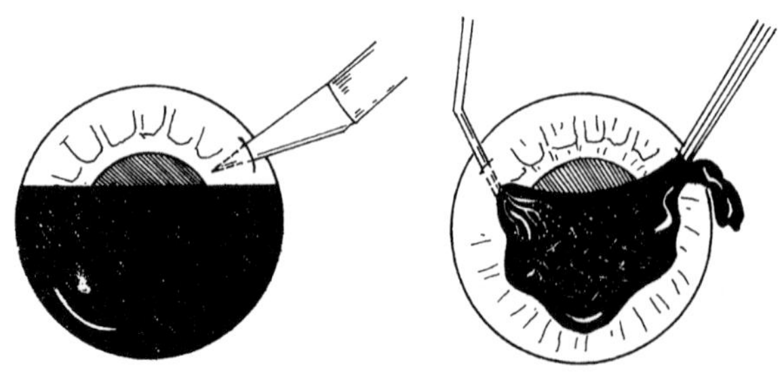

图 18-2-3　双切口前房积血冲洗法

经排血的切口伸入前房，并吸出血块。

术后向前房内注入灭菌或过滤空气泡，并缝合较大的角膜切口。

3. 血块压出法　前房积血的血块 4~7 天达到最大限度的硬结及收缩，单纯的冲洗法不易将其除去，此时可按白内障手术方式作长达 120°~160° 的角膜缘切口并安置切口缝线，然后在 6∶00 方位角膜缘处用器械轻轻加压将血块挤出切口(图 18-2-4)。这种方法可以和周边虹膜切除及前房冲洗术结合使用。它的缺点是需要较大的切口；损害以后需要作过滤手术的角膜缘旁的球结膜；有同时压出被附着的虹膜组织、晶状体皮质及玻璃体的可能。为此，Hill 介

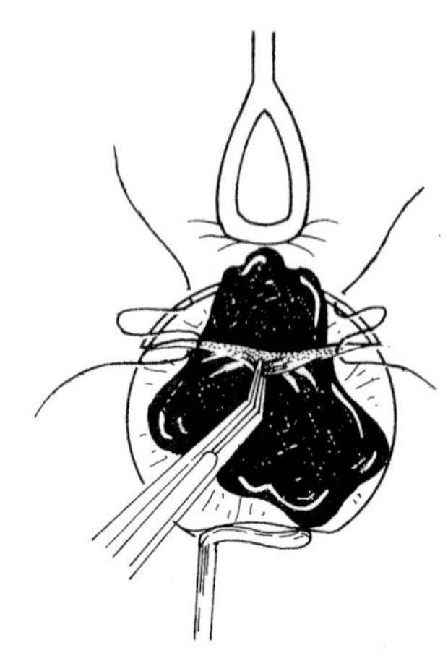

图 18-2-4　血块压出法

绍用冷冻法摘除血块取代压出法。

4. 前房积血机动切除法　分别在颞上和鼻上方的周边透明角膜内做一个 2mm 全层切口，使用标准的前段玻璃体切割器操作，从周边角膜一个切口插入灌注针头，另一切口伸入玻璃体切割头伸入周边前房切除血块。

切除血块前，灌注针头斜面位置向下使虹膜与切割头保持分开。首先切除中周部的血块，然后从周边到中央。切除时，始终保持切割口向上，且灌注斜尖要和切割头尖保持接近，以便较易看见眼内组织，以减少误伤虹膜和晶状体。当切除周边血块时，可让少许血块留在前房角内。接着进行周边虹膜切除[图 18-2-5(1)~(5)]。使用这种方法有利于控制术中发现的新鲜出血。如在有晶状体眼内术中发生出血，可以提高灌注瓶，使眼压升高令出血停止；如为无晶状体或人工晶状体眼可使用水下透热令出血点凝固止血[图 18-2-5(6)]。如果患眼需作前段重建时，前房积血机动切除法可以在切除血块后，同时完成瞳孔成形、晶状体切除及玻璃体切割。此外，这种使用角膜内切口的手术方法可保留完好的结膜作为日后需要作过滤手术使用。

5. 周边虹膜切除及小梁切除术　在前房积血的血块伸入后房并发生瞳孔阻滞性青光眼或单纯的前房冲洗不能恢复正常眼前段形状和眼压时，需要作这种处理。此外，也有作者提出联合作伴有周边虹膜切除的小梁切除术，这种手术长期过滤成功的机会虽较低，但会短期改善眼压。

【术后处理】术后结膜下注射地塞米松 1~2mg，涂抗生素眼药膏包眼。每天滴用短效散瞳剂及口服泼尼松 30mg，每天 3 次，持续 3~5 天，以减轻术后炎症和减少再出血的机会。

【手术并发症及处理】

1. 术中及术后再出血　术中出血除按前房积血机动切除法中所介绍的处理方法外，还可使用 1∶10 000 肾上

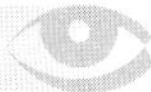

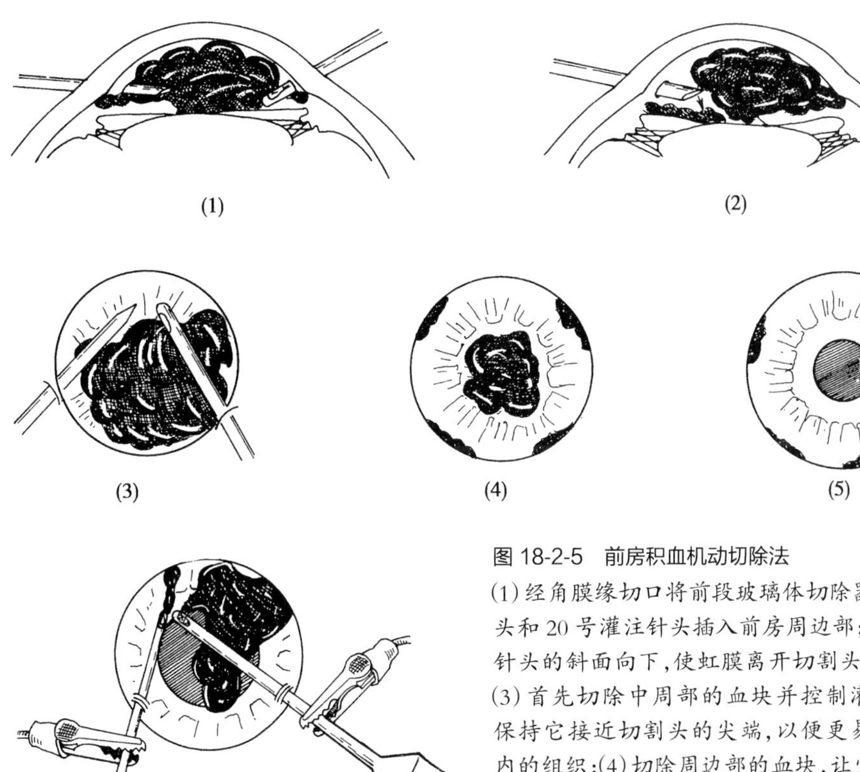

图 18-2-5 前房积血机动切除法

(1)经角膜缘切口将前段玻璃体切除器的切割头和20号灌注针头插入前房周边部;(2)灌注针头的斜面向下,使虹膜离开切割头和针头;(3)首先切除中周部的血块并控制灌注针头保持它接近切割头的尖端,以便更易看见眼内的组织;(4)切除周边部的血块,让少量血块留在前房角内;(5)中央的血块切除后,残留前房角血块仍存在,故要进行周边虹膜切除术;(6)水下透热令出血点凝固止血

腺素液冲洗止血,或者在确定出血的位置注入黏弹性物质止血,或在相应的巩膜面作睫状体透热术。具体做法是在出血点所在的角膜缘后2~4mm处,用2.5mm长电凝针作两排弧形排列的电凝点。如为虹膜面出血点也可采用氩激光光凝止血。

术后的再出血可能与栓塞血管的小血栓溶解及收缩有关,以致未完全愈合的损伤血管开放再出血,这种情况多发生于伤后2~5天,故术后给予泼尼松或6-氨基己酸口服3~5天可减少再出血。

2. 青光眼 眼压升高可发生于早期及晚期。25%患者出现急性眼压升高>25mmHg,其中10%~15%眼压>35mmHg。这种急性眼压升高是由于小梁网被血红细胞、血小板和纤维蛋白阻塞及房水排出小管的直接损害所致。由于外伤性前房积血多发生于年轻人群,他们在一段短时间内能耐受中等程度的高眼压而不引起视神经损害,所以在早期眼压超过40mmHg或30mmHg达2周或2周以上,首先用房水生成抑制剂(0.5%噻吗洛尔滴眼,每天2次及口服醋甲唑胺50mg,每天2~3次),必要时在眼压高峰期临时加用高渗剂治疗。要避免使用缩瞳剂及肾上腺素的衍生物,以免加剧炎症及导致因血管收缩而出现加剧眼内组织缺氧和血管淤塞。当药物治疗无效应作手术处理。如为血影细胞性青光眼应作前房冲洗或玻璃体切割术。

前房积血后几周或几年发生的晚期青光眼是由于虹膜后粘连形成虹膜膨隆、周边前粘连、血影细胞青光眼及房角后退等所致,它们的处理方法参照虹膜手术及青光眼的有关部分。

3. 角膜血染 发生率约占前房积血的5%,与大量的前房积血、再出血、血块长期存在、眼压升高和角膜内皮细胞损害有关。病理研究证实角膜血染是血红细胞的崩解产物及受损伤的角膜细胞内有含铁血黄素沉着所致。早期的肉眼检查难以发现,但用高倍裂隙灯检查时可以见到角膜后部基质内有黄棕色颗粒及后部基质原纤维丝结构的清晰度降低。一旦发现角膜血染,则需要作前房穿刺及前房冲洗。

残留的角膜血染可用0.37%~2%依地酸二钠(EDTA-2Na)或5%~10%去铁敏(deferoxamine mesylate)眼药水滴眼,每天4~6次。在视觉发育敏感期的患儿或其他经过选择的患者可以考虑作穿透性角膜移植术。

【手术要点和注意事项】外伤性前房积血的术式要根据每个患者病变的具体情况加以选择。每个患者术前均要充分控制眼压。在眼内操作时要尽可能避免损伤虹膜及晶状体,只要将积血及血块的大部分清除即可达目的。术后要加强对术眼的保护,防止再受伤害,并要积极抗炎及预防再出血。一旦患眼情况允许,要注意追踪观察眼压变化。

四、前房手术

【适应证】

1. 诊断性前房穿刺术适应证

(1) 有微生物感染征象,急需确定感染性质。

(2) 需要确定眼部疾患免疫学病因。

(3) 需做微量元素分析以确定眼内异物性质或了解眼

内某种元素代谢状况。

(4) 眼内原发或转移性肿瘤,需做房水细胞学诊断。

(5) 其他有诊断意义的房水测定。

2. 前房成形术适应证

(1) 外伤、炎症粘连等因素导致的全部或部分前房消失,或前房变浅。

(2) 青光眼手术后,前房形成迟缓,保守治疗无效。

(3) 眼后段手术中因注入硅油、气体导致前房受挤压消失。

3. 前房冲洗术适应证

(1) 重度眼碱烧伤。

(2) 伴有高眼压的前房积血。

【术前准备及麻醉】

1. 定性检查者若瞳孔偏大可滴缩瞳剂缩瞳,定量检查者为避免缩瞳药影响结果,则不散瞳。术前2~3天结膜囊滴抗生素滴眼液。

2. 准备好相应的房水收集管。

3. 眼压高者,给予降眼压药。

4. 有新生血管和可疑出血的眼,给予止血药。

5. 准备适量的黏弹剂。

6. 球后麻醉和球结膜浸润麻醉或表面麻醉。

【手术步骤】

1. 开睑器撑开上下眼睑。

2. 固定镊夹持穿刺点对侧或同侧角膜缘外球结膜及筋膜固定眼球。

(1) 在颞上方角膜缘内1mm用尖刀做一半穿透的水平切口。

(2) 25~27号针头连接1ml结核菌素注射器,斜面朝下,经切口内口水平刺入前房。

(3) 放松固定镊,将针头斜面转向角膜,缓缓抽取0.2~0.3ml房水,然后轻轻拔出针头。

3. 前房成形术　前房内注入空气、平衡盐溶液或眼用黏弹剂充填或扩张前房。

(1) 平衡盐液:5号针头连接平衡盐液后针尖斜面向下水平刺入切口,开放灌注液开关,盐水瓶至少应高出手术眼平面60cm,当前房逐渐加深,在显微镜下观察,虹膜与角膜已完全脱离接触后,用棉签压住穿刺口,迅速退出针头。

(2) 空气:在灌注液体无法保持前房,手边又没有黏弹剂的情况下,可以注入空气形成前房。其注入方法与注入盐水相似,但针头应直接与5ml玻璃注射器相连接,抽取的空气量不宜过多,一般1~2ml即可。注气时用力要保持均匀,不能过猛,以免前房突然加深。针头应避免有玻璃体、血块的部分。注入前房的空气泡呈圆盘形,直径与角膜缘一致,说明前房已完全被空气充填。注气过于缓慢,气泡将变为许多细小泡沫,不利于观察。

(3) 黏弹剂:前房内注入黏弹剂,可以获得满意的前房成形效果。适用于青光眼术后浅前房。5号尖针头与黏弹剂注射器相连接,斜面向下刺入已做好的角膜缘内1mm的角膜全层切口。当针孔开始暴露于切口以内时,即开始稍用力推注黏弹剂少许流入切口内的局限前房空气内。稍稍推进针头进入前房黏弹剂中间,再次注入少许。以后一边推进针头一边注入黏弹剂。为了均匀充填前房,针尖应及时伸入到前房较浅的部位。针头在一个固定的空间注射,黏弹剂不均匀的充填前房可能会撕裂前房角。若遇有牢固的虹膜前粘连,可在粘连四周注射较多的黏弹剂,再用针尖水平扫拨粘连,促使其分离。如粘连十分牢固,可扩大切口,用剪刀剪断粘连。迅速退出针头,压迫穿刺口片刻。

4. 前房冲洗术　前房冲洗术仅仅作为原发病的一种辅助治疗手段,因此应当及时治疗原发病。

(1) 单穿刺口冲洗:用20号穿刺针在颞上限角膜缘内0.5~1mm处做一全层水平穿刺,用5号平针头或白内障注吸针头连接吊瓶内平衡盐液,高度约60cm,使液体在前房内产生两个半圆形的涡流,将前房内的有害物质带出切口,随时轻压切口保持灌注量与排出量平衡,当瞳孔很小时,也可将针尖跨过瞳孔区,这种方法适用于冲洗前房内化学物质、少量未凝固积血和积脓。

(2) 双切口冲洗:前房存积有较大的血块适合用双切口冲洗法排出。在第一穿刺口的对侧或最接近血块的角膜缘内侧0.5~1mm做2~3mm的弧形全层角膜切口,与虹膜平面平行。一手持平地头自第一个小穿刺口持续注入平衡盐液或黏弹剂,另一手用显微虹膜铲伸入切口内,轻压后唇,使血块自切口排出。最后将黏弹剂置换干净。

10-0尼龙线缝合3mm切口一针。单眼包扎术眼,4周后拆除角膜缝线。

【术中注意事项及术后处理】

1. 穿刺应做在透明角膜内,避免伤及角膜缘血管,出血污染房水。

2. 角膜切口不宜太深,以免影响穿刺口密闭性。

3. 穿刺切口与虹膜平行,针尖不应进入瞳孔区。

4. 抽吸时针的斜面应朝向角膜,速度一定要缓慢,以免突然前房变浅,针尖划伤虹膜。

5. 切口要达到气密、水密状态,若重复进出切口,可能会有切口漏。可改用大一号针头继续操作。

6. 前房内注射速度不宜太快,以免前房过深,虹膜晶状体隔急剧后移,有可能损伤虹膜根部或晶状体悬韧带断裂。

7. 若眼压较高,前房注射成形有困难而且难以保持,必要时可做玻璃体穿刺,抽出0.1~0.3ml液化玻璃体,眼球变软后再继续前房注射。

8. 注入空气者,应避免仰卧位,以防空气泡瞳孔阻滞性青光眼发生。

9. 单切口冲洗时,应利用液体形成的涡流促进冲洗物排出,不宜侧向房角方向冲洗,以免产生漩涡使被冲洗物积存于瞳孔中央沉入后房。

10. 冲洗不应朝向角膜内表面,以免加重内皮细胞损伤。

11. 用黏弹剂分离血块比用针头直接分离损伤小,最好使用高黏弹性透明质酸钠。

12. 角膜切口应呈水平,内口距虹膜根部较远,不易造成虹膜脱出。

13. 单眼包扎,有感染者不包术眼,术后1~3天开放点眼,避免活动过度,以防切口漏。

14. 继续病因治疗。有感染者全身应用大剂量抗生素,联合应用皮质类固醇,有继发性出血者给予止血药。

15. 如有明显的虹膜反应，滴散瞳药散大瞳孔。

【术后并发症及处理】

1. 穿刺口漏 前房消失(眼压偏低，荧光素染色阳性)，无感染者可再行加压包扎1~2天，直至前房再形成。

2. 穿刺口坏死扩大，前房积脓。见于眼前房内有感染者，荧光素染色阳性，眼压偏低。立即做结膜囊拭子细菌培养，全身给予大剂量广谱抗生素和皮质类固醇。根据细菌培养和药敏试验结果，再调整抗生素种类。若前房积脓较多，可再次行前房切开冲洗术，缝合切口，结膜下注射抗生素，散瞳。

3. 继发性青光眼 空气泡瞳孔阻滞性青光眼，仰卧时发生，发现后立即采取半卧位或侧卧位，使空气泡避开瞳孔区，同时滴复方托品酰胺散大瞳孔均可很快缓解瞳孔阻滞。前房黏弹剂引起的眼压升高，可持续数天。若眼压太高或有严重症状，可滴注甘露醇、口服醋甲唑胺和滴噻吗洛尔眼液。也可再次前房穿刺放出少许黏稠房水。

4. 前房积血 来自虹膜血管、新生血管或撕裂的睫状体。一般出血可自行停止。若出血不止，应采取坐卧位或侧卧位。当前房有空气时，让出血处位于最高点，利用上浮的空气压迫止血；前房为黏弹剂或液体时，让出血处位于最低点，让积血沉积于局部形成血块止血。若眼压偏低，可加压包扎术眼。较多的出血伴有继发性青光眼应及时再次前房冲洗术。

5. 后房气泡阻滞，前房再消失。体位改变时，无晶状体眼前房空气可经虹膜周切孔或瞳孔移入玻璃体腔，后移的气泡难以再返回前房，挤压虹膜前移，前房再度变浅或消失。因此，对无晶状体眼无后囊者不宜前房注入空气，推荐使用黏弹剂。

6. 应用黏弹剂消除前房积血 在11~1点角巩膜缘前1mm处用3.2mm角膜刀刺开前房，切口宽3.2mm，若前房积血量较多，虹膜及瞳孔未能窥清，可先用含1000U/ml尿激酶的5~10ml的B.S.S溶液冲洗前房2~3次，1~3分钟可见虹膜及瞳孔后，即从切口伸入黏弹剂针头，注射透明质酸钠入前房，边进针边推黏弹剂，可见前房血块在黏弹剂作用下被推向6点方向及角膜后方，血块与角膜之间形成一定的空间，再用3.2mm角膜刀平行于血块扩大切口，并用带有黏弹剂的钝性针头轻轻拨动血块，对粘连的地方，缓慢推注少量黏弹剂分开粘连，注入黏弹剂的同时，轻压切口后唇，凝血块便可自动涌出，血块较大者，用显微镊或晶状体囊镊轻轻夹住血块并游离出前房，若夹碎，可多次用黏弹剂游离血块于虹膜上方分次取出，最后用B.S.S溶液冲洗前房，置换出黏弹剂，切口无渗水则不必缝合。术后常规每天用托吡卡胺活动瞳孔，局部应用抗生素及皮质类固醇。

五、晶状体外伤的手术处理

(一) 外伤性白内障和晶状体脱位的手术

外伤性白内障和晶状体脱位是挫伤、穿孔伤及爆炸伤的一种常见并发症。它们的手术时机、处理方法和预后与致伤的原因、损伤的程度、病理变化和并发症有密切联系。外伤性白内障处理的常用方法有晶状体抽吸术、囊外摘出术、囊内摘出术及超声乳化术；处理晶状体脱位的手术方法过去曾有晶状体圈摘出法、吸盘摘出法、晶状体圈加针固定摘出法、双针固定摘出法、Calhoum-Hagler晶状体叉固定摘出法及冷冻摘出法。手术种类繁多，然而没有一种术式是公认普遍适用的。

近年来，随着玻璃体切割术及全氟化碳液的应用、超声乳化术的器械操作和精密的灌注抽吸系统的发明已增加这些晶状体损伤手术处理的安全性。所以，认识这些眼内手术技术的原理，对于这种眼外伤的处理(包括复杂的外伤性白内障)至关重要。

【病理改变】眼挫伤后对眼球的冲击波可以引起晶状体的前后囊破裂及晶状体混浊。

此外，眼球遭受外力挤压时，前后径缩短而赤道部的直径扩张，使晶状体的赤道直径也突然加大，引起该处的囊膜破裂形成晶状体混浊。在眼球赤道子午线突然增加期间，又引起晶状体小带的部分或完全断离，导致晶状体不完全或完全脱位。

穿孔伤或眼内异物伤常直接损伤晶状体，引起晶状体囊膜裂开及晶状体迅速混浊，并常伴有明显的葡萄膜炎及继发性青光眼。严重的眼内出血和眼后段组织损害，增加了外伤性白内障处理的难度并直接影响手术效果。

【手术时机及适应证】影响外伤性白内障手术时机的因素很多。在穿通伤时，晶状体明显破裂发生混浊并影响视力。一期伤口修补术时进行白内障摘出手术。但在角巩膜裂伤时，由于低眼压引起的脉络膜渗漏、线纹状角膜病变和瞳孔缩小，则难以安全及有效地摘出损伤的晶状体，术中出血的机会较高。因此，适当等待以便让晶状体吸收水分，角膜内皮细胞移行使伤口闭合和出血停止，才进行晶状体手术更安全及更容易。如果在一期伤口修补时，伤眼的情况允许作晶状体手术，则应及时摘出损伤的晶状体，以免患者遭受第二次手术痛苦。

由挫伤或小异物通过所引起的晶状体损伤，可等待出现明显的进行性的晶状体混浊或肿胀后才作手术治疗。在没有葡萄膜炎或晶状体无肿胀时，应推迟手术6个月。

伴有眼后段出血的损伤，由于早期手术可能促进新鲜出血，所以除非晶状体破裂，否则晶状体手术要在外伤后4~6周进行，有时需要经睫状体平坦部入口进行联合的晶状体和玻璃体切割术。

外伤性白内障的手术适应证与所有的白内障基本相同，但有以下一些附加特别的适应证：①视力已降低到对患者日常生活有明显影响或影响婴幼儿视功能发育；②需要检查和治疗或定期观察视网膜或视神经病变；③有晶状体膨胀及囊膜破裂；④晶状体诱发的葡萄膜炎；⑤由白内障引起的继发性青光眼；⑥其他与外伤有关眼部病变需要手术处理的。

晶状体的脱位或不完全脱位并不是必须手术摘出的一种适应证。只是在晶状体脱位直接威胁眼的健康或影响视力时，如有相对性瞳孔阻滞或晶状体脱入前房时，才需要紧急手术处理。出现不能用眼镜或缩瞳疗法矫正的近视、散光或单眼复视是作为摘出晶状体的相对适应证。脱入视轴外的玻璃体腔内的晶状体，没有引起炎症、青光眼及不妨碍视力矫正者，可以定期随访，暂不手术。

【术前准备】术前准备中特别重要的是视功能的估计；注意有无前房积血；晶状体混浊的类型及范围(皮质、核或囊；完全或局部，以及它的位置）；眼部有无炎症；晶状体有无膨胀及前、后囊的完整性；有无虹膜及晶状体震颤；晶状体脱位的范围及晶状体位置，晶状体的活动度以及它与体位变化的关系；前房深度及房角的变化；前房内有无玻璃体疝及眼后段是否有积血及有无视网膜损害和眼压的改变等情况。

如果认为外伤性白内障或晶状体脱位的手术是必要的，在计划手术方案时必须考虑玻璃体丧失的可能，并将这些病例分类为：①有晶状体完整囊膜及悬韧带的非脱位外伤性白内障；②有后囊破裂的白内障；③伴有或无白内障的不完全脱位晶状体；④有或无白内障的晶状体全脱位。

为了易于摘出受损的晶状体及减少并发症，术前应拟定正确的手术方案。有完整后囊的外伤性白内障或晶状体完全脱入前房，多采用角膜缘切口摘出法。相反，如果后囊破裂或晶状体向后脱位或有晶状体悬韧带断裂及玻璃体脱入前房，虽然也可以经角膜缘摘出晶状体但有人选择使用玻璃体切割器经睫状体的平坦部切口进行手术。此外，经角膜缘切口摘出轻微不全脱位的白内障或晶状体，有临时改为经睫状体平坦部入口的前段玻璃体切割术摘出晶状体的可能性。

【手术方法】外伤性白内障及晶状体脱位的手术方法有前路法（角膜缘切口）及后路法（睫状体平坦部切口）两种。

1. 前路法　主要适用于有完整后囊，无明显移位及前房内无玻璃体的白内障和晶状体前脱位。

（1）白内障抽吸术或晶状体切除术：适用于无硬核的皮质性白内障。术前用1%阿托品充分散瞳，术中用含有1∶100 000肾上腺素的B.S.S灌注液保持瞳孔散大。手术的操作步骤请参阅白内障的有关部分。但在具体处理外伤性白内障时要注意以下几点：

1）首先要妥善缝合角膜伤口，然后在角膜缘作切口完成白内障手术。如采用单切口的抽吸术只需作一个3mm的切口。如采用双手操作的自动灌注抽吸法或晶状体切除，应在颞上及鼻上象限的角膜缘分别作一个3mm切口，两个切口相距约120°，以便器械在眼内操作时易于控制眼球位置（图18-2-6）及必要时交互使用切口位置，以便容易清除残留的晶状体皮质。

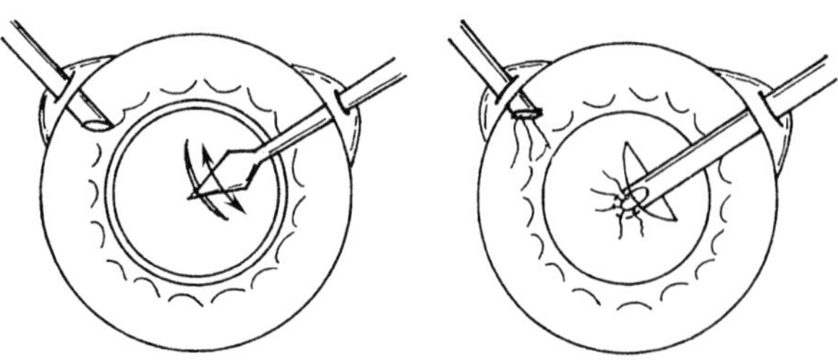

图18-2-6　经角膜缘的小切口作白内障抽吸或摘除术

2）首先完成鼻上方的切口，并放入灌注套管，待前房形成和眼压正常后，再作颞上方的切口。并经此切口伸入破囊针头进行前囊切开。由于外伤性白内障的前囊常不完整并出现晶状体液化及肿胀，故难以达到满意的效果。为此，在破囊前应先向前房注入黏弹性物质，这样可防止在破囊时有大片囊膜浮起，否则无法达到预期的破囊效果又妨碍皮质的彻底清除。

3）在吸出年轻患者的晶状体皮质时用150mmHg的负压已足够；成年患者可能需要高达400mmHg的负压。首先从周边到中央吸出软性的晶状体皮质，然后使用眼内剪或玻璃体切割头尽可能地切除残留的前囊膜及晶状体皮质，切割的频率可根据晶状体核的密度而改变。

4）7岁以下的儿童，在切除所有的晶状体皮质后，应该在中央区作一个宽的后囊切开，以免术后出现视轴区的后囊增厚及混浊。

5）如果后囊膜不完整或术中有玻璃体脱入前房，应使用玻璃体切割及抽吸的功能，彻底清除残留的晶状体皮质和前房内的玻璃体，以避免继续单独使用抽吸法时可能对玻璃体产生牵引。

（2）囊外摘出术：对晶状体无脱位、后囊完整并有硬核或成年人的外伤性白内障，因有致密的晶状体核，故不能用小切口将其摘出。此时应采用标准的囊外摘出术或超声乳化手术进行处理。特别要指出的是：由于铁质沉着症引起的白内障往往有较大的硬核并且悬韧带脆弱及有玻璃体液化，故术中应小心避免晶状体早期脱位及眼球壁出现萎陷。此外，采用囊外摘出术时，为了减少对眼球过分的外部压力，可利用带灌注功能的晶状体套圈娩出晶状体核（图18-2-7）。

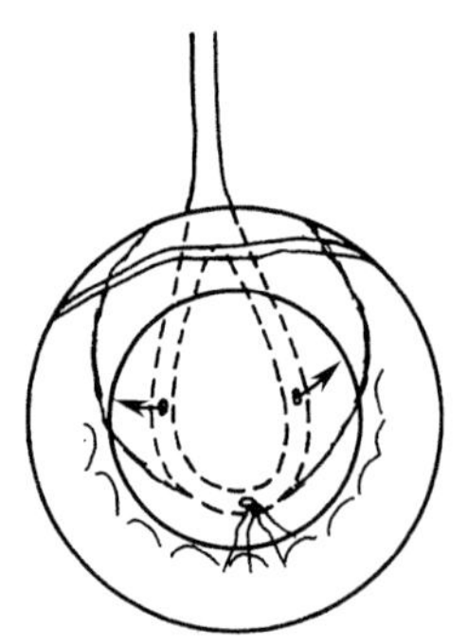

图18-2-7　用带灌注功能的晶状体圈娩出晶状体核

（3）囊内摘出术：有硬核及晶状体后囊不完整的外伤性白内障，由于在囊外摘出术期间，后囊存在的破口可能引起晶状体核向后脱位，故采用囊内摘出术更安全。

（4）晶状体前脱位手术：术前应用20%甘露醇2~3ml/kg静脉快速点滴，降低眼压及充分缩瞳使晶状体固定于前房内。手术开始时先行前房穿刺，并控制房水缓慢排出，进一步使眼球软化。前房注入黏弹物质保护角膜内皮，然后进行周边虹膜切除术，以便预防瞳孔阻滞。接着在晶状体后使用1%乙酰胆碱或者1∶10 000毛果芸香碱使瞳孔缩小并向前房注入黏弹性物质。

晶状体的处理有两种方式：软性晶状体采用小切口的晶状体抽吸或切除术；成人及有核的晶状体宜用较大切口作囊内摘出术。对曾有脉络膜下暴发出血的病例，在相当高眼压下手术时，前者较后者安全。但如用抽吸或切除术有晶状体皮质进入玻璃体腔危险时，应经角膜缘作较大的切口，用带灌注的晶状体套圈或冷冻摘出法摘出晶状体（图18-2-8）。此外，通过单独的眼外加压也能娩出前脱位的晶状体。

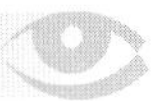

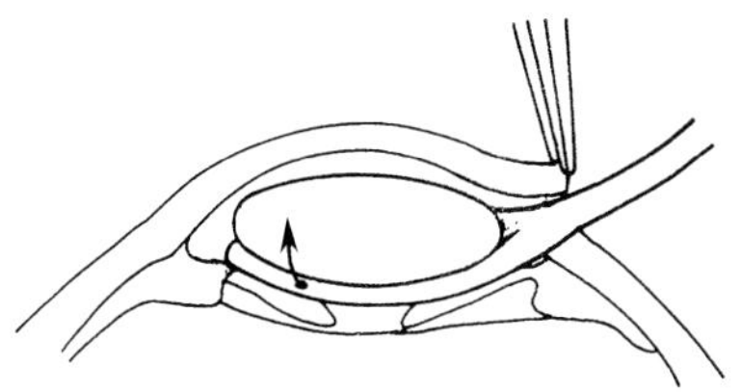

图 18-2-8　用带灌注功能的晶状体圈娩出前房内的脱位晶状体

当晶状体向前不完全脱位时，因常引起瞳孔阻滞和急性眼压升高，故早期的处理是先作周边虹膜切除术，待以后晶状体混浊，再行囊内摘出术娩出晶状体。

【手术要点及注意事项】由于外伤的病例在术中可能出现许多无法预测的可变因素，例如术前没有发现的玻璃体脱出，也应准备前段玻璃体切割器。抽吸时选用弯的抽吸器可以较易进入虹膜下将皮质抽出。这样不但可减少已受伤的晶状体囊膜、悬韧带遭受进一步损害，同时还减少玻璃体被吸出的机会，使视网膜免受牵引。

在晶状体或残留的皮质摘出后，应该小心清除前房内的玻璃体。此时，应该再向前房内注入少量 1% 乙酰胆碱或 1∶10 000 毛果芸香碱令瞳孔缩小。如发现前房深度不一、瞳孔变形（呈瓜子或梨形）及移位，则表明玻璃体脱入前房或嵌顿于切口，应立即进行前段玻璃体切割术。如有必要，可以经切口注入空气或少量黏弹性物质，将切口处的虹膜推开，并用睫状体分离器将该处的玻璃体拨开（图 18-2-9）。接着完成前段玻璃体切割，直到虹膜后退及瞳孔呈圆形并居中为止。当玻璃体切割完成，可再向前房注入气泡，观察气泡是否完全充盈整个前房，进一步证实前房内的玻璃体已被切除干净。

2. 后路法　主要用于后囊破裂、晶状体后脱位或者有玻璃体脱入前房的晶状体不全脱位。

(1) 后囊破裂的外伤性白内障手术：应采用闭合式玻璃体切割术相同的三个睫状体平坦部巩膜切口，并通过控制灌注瓶的高度维持眼压在正常范围内。如果眼压低，在作巩膜切口前，可以在角膜缘后 3mm 处用 30 号针头刺入玻璃体腔并注入灭菌的 B.S.S 液。如果眼压升高，术前应用 20% 甘露醇作静脉快速滴注，以减少脉络膜出血的危险。

如果因晶状体混浊看不清灌注套管的尖端，不应开启灌注系统。此时应将一个弯曲的 20 号的灌注针头经鼻上的巩膜切口插入瞳孔中央，待看清针尖后刺入晶状体内并经此针头进行灌注。同时从颞上的巩膜切口将抽吸或切割器械插入到晶状体囊内，以抽吸或切除的方式除去混浊的晶状体，直到能看清颞下方巩膜切口内插入的灌注套管的尖端为止。此时拔出手持的灌注针头并开启灌注系统，同时经鼻上切口插入眼内的导光纤维照明，以便帮助将残留晶状体皮质和玻璃体切割干净。由于晶状体周围存在玻璃体，所以此时不能采用单独抽吸方式，而应采用切除和抽吸的联合方式，切除的速度为 300~400 次 / 分，吸力应高达 300mmHg。

对于年轻患者经睫状体扁平坦部的玻璃体切割术摘除白内障通常是适当的，但是年龄超过 40 岁的白内障可能需要超声乳化术，或经大的角膜缘切口作囊外摘出术。采用这种技术，晶状体皮质可能会跌入玻璃体腔。所以，如有可能应利用周围的晶状体皮质使晶状体核稳定在位并首先摘出晶状体核。接着分别用玻璃体切割器及眼内剪除去晶状体皮质和囊膜。

最后，进行充分的前段玻璃体切割和周边虹膜切除，以便预防切口处发生玻璃体嵌顿及无晶状体眼的瞳孔阻滞。

(2) 不完全脱位的晶状体摘出术：由于术中玻璃体常常脱入前房，所以不完全脱位的晶状体不适合作一般囊外摘出术。此时宜选择囊内摘出术或晶状体切除术，同时进行前段玻璃体切割。对于以残留晶状体悬韧带为转动点或有致密晶状体核的老年患者如无玻璃体切割器设备，广泛的晶状体不完全脱位要采用囊内摘出术。如果晶状体在仰卧位时明显向后移位，首先需要经残留晶状体悬韧带后的扁平部插入一根针或晶状体叉，从晶状体后面将晶状体小心托起并固定在瞳孔区。然后按标准的囊内摘出术摘出晶状体，接着拔出固定晶状体的器械，可用虹膜剪剪除前房内及粘于切口处的玻璃体，然后缝合角膜缘的切口。

对于残留强有力晶状体悬韧带的年轻患者，不完全脱位的晶状体使用玻璃体切割器的闭合式晶状体切除术更可取。如果选用囊内摘出术可能有引起玻璃体基底部牵引并产生视网膜脱离的危险。如果患者伴有玻璃体积血的前巩膜破裂，这种不完全脱位的晶状体也需要采用睫状体平坦部入路的晶状体切除术和玻璃体切割术。

经睫状体平坦部进行晶状体切除，要将单独的灌注系统缝在适当的位置。如果看不见灌注套管的尖端，先用弯曲的手持灌注针头从鼻上方的切口插入玻璃体腔前方作灌注并进行预备性的前段玻璃体切割，直至能看见预置的灌注套管尖端并容许适当的眼内灌注为止。

接着通过标准的睫状体平坦部切口，用巩膜切开刀或针头穿破晶状体前囊膜，并将玻璃体切割器的尖端插入晶状

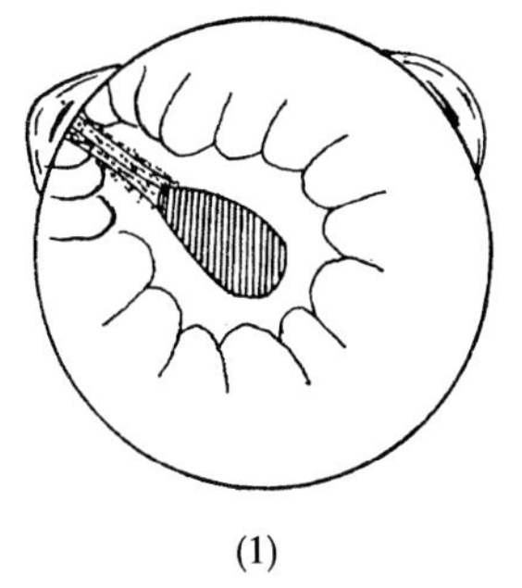

(1)

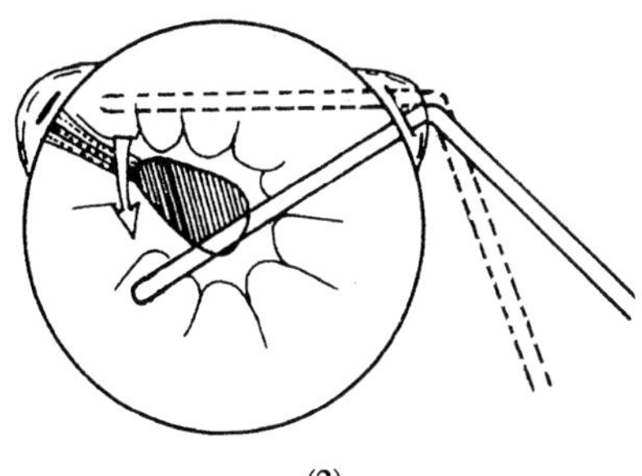

(2)

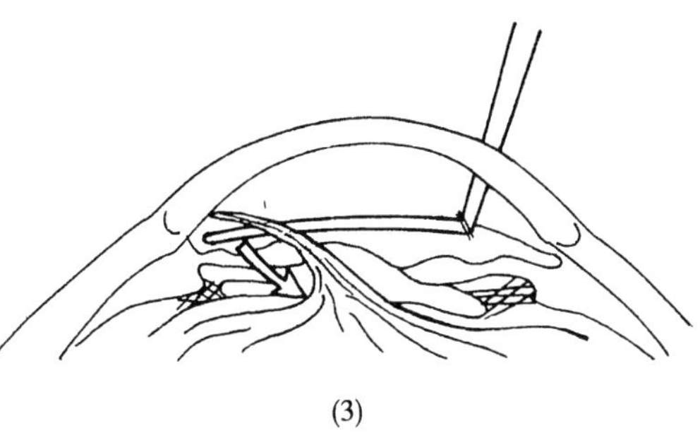

(3)

图 18-2-9　用睫状体分离器使嵌在周边角膜伤口内的玻璃体离开房角

体内,从囊袋内作核和皮质的控制切除。为了准确地操作和观察,应在手术显微镜及眼内导光纤维照明下进行手术。

除去晶状体皮质后,用玻璃体切割器先切除晶状体后囊及玻璃体,晶状体前囊要留待眼内操作结束前才切除,以减少眼内灌注液对角膜内皮的损害。

暂时关闭巩膜切口后,在适当的位置用角膜接触镜检查眼后段有无任何晶状体碎片,并用间接检眼镜检查周边部视网膜。

(3) 完全后脱位的晶状体摘出术:玻璃体内脱位的晶状体手术方式有以下几种:①在没有玻璃体切割器时,术中让患者从仰卧位改变为俯卧及低头位,待晶状体移到瞳领区后,经颞侧的睫状体平坦部将晶状体叉插入到晶状体背面。在保证晶状体固定在瞳领区的前提下再让患者恢复仰卧位,接着切开角膜缘并娩出晶状体。②采用常规的闭合式玻璃体切割术,先经鼻上的巩膜切口插入玻璃体切割头进行玻璃体切割,直到晶状体周围的玻璃体被完全切除为止。接着用导光纤维前端的钩或眼内冷冻头将晶状体提起到瞳孔区内。在该处用玻璃体切割器切除晶状体(图 18-2-10)。如晶状体有硬核,可以引入异物镊将其抓住,在玻璃体中部将其切剖吸出硬核,也可以将晶状体带入前房内,并经灌注系统注入 1% 乙酰胆碱或 1∶10 000 毛果芸香碱令瞳孔缩小,或由助手用眼内器械将晶状体固定在前

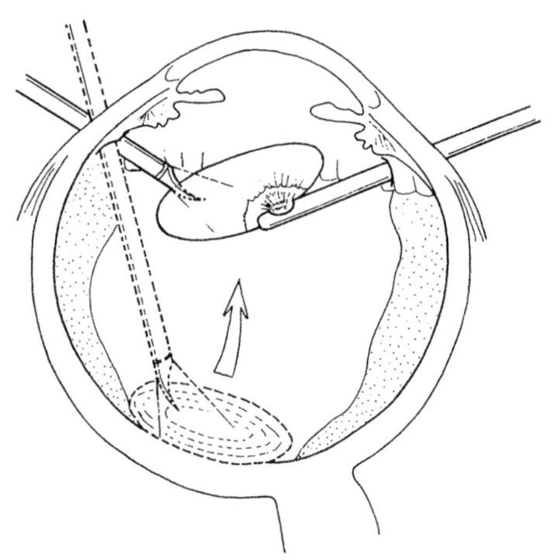

图 18-2-10 后脱位软性晶状体摘除法

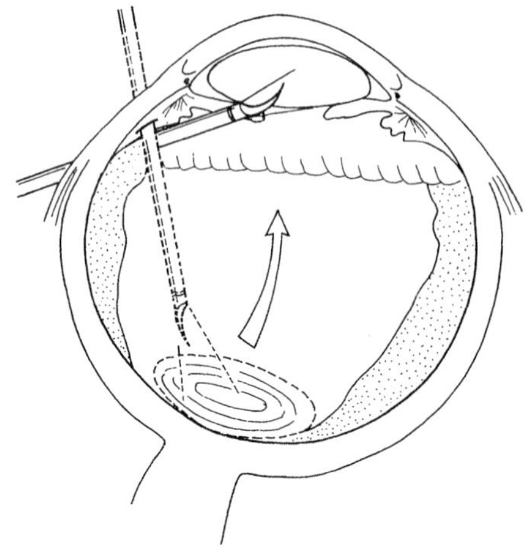

图 18-2-11 后脱位的有硬核晶状体摘除法

房内(图 18-2-11)。术者同时在周边部的角膜作切口,用晶状体圈匙或冷冻摘出法娩出晶状体。接着缝合角膜切口并将脱出的玻璃体切割。③晶状体全脱入玻璃体腔的最新的处理方法是在完成经睫状体平坦部的玻璃体切割后,将比重大于 B.S.S 的全氟化碳液注入玻璃体腔,让晶状体逐渐升起到虹膜平面后,用玻璃体切割器经睫状体平坦部的超声乳化术进行晶状体摘出,然后再取出全氟化碳液并以 B.S.S 取代。

3. 外伤性后发性白内障的手术　当受损的晶状体自行吸收而留下有后粘连增厚的囊残留物或后发性白内障时,则需要进行手术切除。伴有葡萄膜炎的睫状膜或后发性白内障选择闭合式的前段玻璃体切割术;但眼压稳定并需要作瞳孔重建和人工晶状体植入术者,应采用经角膜缘切口的手术方式。

手术时,先用剪刀分开前、后粘连的虹膜组织。对于皱缩的晶状体残留物和后发性白内障,如果采用玻璃体切割器切除不成功,应先用眼内剪将增厚的膜状组织分割成细条状再行切除;如采用角膜缘切口,可先注入 1∶5000α- 糜蛋白酶(α-chymotrypsin),待晶状体悬韧带松解后,使用晶状体囊镊或冷冻摘出器将其完整摘出。

晶状体皮质部分或大部分吸收的外伤性白内障,手术难度较大。这种病例前囊钙化变得坚硬,很难截开,强行操作易致悬韧带断裂、损伤后囊或破囊不充分。因此,在破囊时要选用锋利的破囊针,且弯曲的针尖部分不能过长,视野要保持清晰。皮质冲洗完成后,后囊往往存在皱缩变厚的增殖物。此时,必须在高倍镜下,调节好焦点,利用良好的后部反光照明,以铲形注吸针作"撬锅巴"样的操作,耐心清除这种增殖物。

4. 外伤性无晶状体眼的屈光矫正　外伤性无晶状体眼的矫正处理尚有争议。单侧的无晶状体眼应选择配戴角膜接触镜或植入人工晶状体。但由于外伤眼常存在许多病理损害,如外伤引起的前房角损害、晶状体悬韧带断裂、瞳孔扩大、虹膜与晶状体囊粘连或后囊缺损和炎症等,所以在晶状体外伤手术后应首先试用最安全的矫正方法即配戴角膜接触镜。

对晶状体后囊完整的无晶状体眼植入后房型人工晶状体;对晶状体后囊不完整者应该考虑使用缝线固定的二期人工晶状体植入,以免引起术后人工晶状体偏移。当不知道前房角和睫状沟损害的程度时,应该首先考虑用角膜接触镜作为恢复视力的手段。

为了确保外伤患者人工晶状体植入的手术效果,术前应作角膜内皮细胞计数、超声波、VEP、ERG 检查。对于角膜内皮细胞明显减少和眼后段损伤严重者,不宜选用人工晶状体植入作为复明手段。

鉴于人工晶状体植入后长期的变化转归尚未完全了解,故许多术者认为对婴幼儿的人工晶状体植入术应特别慎重。手术后要严密随访。随着人工晶状体设计的改进,经验不断增加及手术技巧完善,今后可能会确定人工晶状体植入术在儿童外伤性无晶状体眼的应有地位。

对于不能耐受角膜接触镜又不宜作人工晶状体植入的患者,表面角膜镜片术可能是外伤性无晶状体眼康复可供选择的一种合理方法。

双眼外伤性无晶状体眼应采用戴眼镜或角膜接触镜恢复视力。

(二) 晶状体内异物、白内障囊外摘出及后房型人工晶状体植入联合手术

【手术适应证】

1. 晶状体内磁性异物。
2. 混浊晶状体内的非磁性异物。
3. 眼内无明显的活动性炎症及出血。

【术前准备】

1. 用短效散瞳药散瞳检查晶状体异物的位置。
2. 测定所需要的人工晶状体屈光度。
3. 术前30分钟肌注苯巴比妥钠100mg及酚磺乙胺500mg。

【手术方法】

1. 常规消毒铺巾及局部麻醉。
2. 从10∶00~2∶00方位作以穹隆部为基底的结膜瓣。
3. 如为磁性异物，应先用手持电磁铁尖端靠近角膜，正对异物作脉冲磁吸，将异物引到瞳领区的晶状体前囊下。如发现异物不能移动，应在12∶00方位处的角膜缘处作一小切口，放出房水令前房变浅，使电磁铁的尖端和异物的距离缩短，再次对异物作脉冲磁吸常能将其引到前囊下；如仍不能将异物引到预定位置，则用注水针头破囊后，改用眼内稀土磁棒经切口伸入晶状体内吸出异物。晶状体内的非磁性异物，应待破囊后在显微镜下用异物镊将异物夹出。
4. 皮质性白内障或有核的晶状体可参照前面所介绍的方法处理，残留的晶状体皮质务必抽吸干净。
5. 经切口注入黏弹性物质到前房和晶状体囊袋内，接着将后房型人工晶状体植入晶状体囊袋内。人工晶状体植入后，将残留的黏弹性物质冲洗干净。此时，如发现瞳孔太大，可使用眼内缩瞳剂（如1∶10 000毛果芸香碱）令瞳孔收缩，最后用B.S.S将残留的缩瞳剂冲洗干净。
6. 缝合角膜缘切口及结膜切口。

【术后处理】应用皮质类固醇眼药水滴眼控制炎症反应。如果发现炎症反应明显或有虹膜后粘连应及时使用短效散瞳剂散瞳。

【手术要点及注意事项】使用手持电磁铁磁吸异物时，应由远至近使用脉冲磁吸操作使异物逐渐移近前囊下，以免异物突然穿破晶状体前囊造成破囊发生困难和损伤角膜内皮。

为保证异物顺利引至前囊下，手持电磁铁的吸力方向应与异物的长轴保持一致。如存在虹膜前或后粘连，应在晶状体破囊前先行分离。

六、睫状体外伤的手术治疗

外伤所致的睫状体损伤多样而且复杂，可出现：房角后退、睫状体上皮脱离、睫状体破裂、睫状体脉络膜上腔积血、睫状体脱离、睫状体分离等多种形式。

对于出现继发性青光眼的前房角后退范围超过180°的病例，若抗青光眼药物治疗无效，可行滤过手术治疗（详见第十章第六节“滤过性手术”）。

睫状上皮脱离常并发视网膜脱离可行视网膜复位术，若合并睫状上皮裂孔需行巩膜冷冻（详见第十二章第四节）。

睫状体破裂是睫状体的平坦部和脉络膜破裂，须行巩膜冷冻、硅胶外加压封闭破裂孔（详见第十二章第四节）或睫状体复位术治疗。

睫状体脉络膜上腔积血是由于睫状体脉络膜毛细血管破裂后血液进入睫状体脉络膜上腔。大量的睫状体脉络膜上腔积血须行后巩膜切开排血。

眼球挫伤后早期睫状体血管收缩和炎症所致的睫状突上皮细胞分泌房水功能减退，以及附着于巩膜嵴的睫状体分离形成一条裂隙，让前房水直接经脉络膜上间隙，进入葡萄膜-巩膜的流出通路可导致外伤性低眼压。此外，眼前段严重外伤所致的前段玻璃体纤维变性和睫状膜形成也可能引起睫状体脱离及低眼压，且最终出现视网膜脱离。挫伤后睫状体血管收缩和炎症所致的低眼压无须手术处理，仅用药物治疗。

睫状体脱离主要由于睫状体脉络膜毛细血管的破裂和渗漏所致，睫状肌仍附着巩膜突和前部巩膜上，睫状体脉络膜上腔与前房不通。睫状体脱离一般局部和静脉应用激素及活血化瘀药物治疗，无须手术。睫状体脱离范围小，尤其是分离睫状体与分离区巩膜突附近存在丝状连接者，通过保守治疗可以痊愈，因此，伤后第一个月可以先给予患者保守治疗，伤后1个月睫状体脱离不能复位的，应积极进行手术治疗使之复位。360°外伤性睫状体脱离保守治疗效果较差，因而手术治疗是唯一行之有效的方法。因外伤性睫状体脱离所致的长期低眼压并伴有视力下降，出现视盘充血、水肿，视网膜静脉扩张，后极部视网膜水肿，黄斑部有放射样皱褶形成，周边脉络膜扁平脱离等低眼压性眼底改变时或者由于睫状膜引起的低眼压者应及时进行手术。激光治疗、冷凝、睫状体缝合固定术是目前最常用的手术，其中，睫状体缝合固定复位术方法简单、便于普及、效果确实、损伤小，被认为是治疗挫伤后睫状体脱离的有效方法。

睫状体分离指睫状肌纵行纤维附着在巩膜突上的肌腱断裂，睫状体纵行肌与巩膜之间分离，睫状体上腔与前房贯通，形成房水引流旁路，导致低眼压。临床表现为持续的低眼压，视力下降，前房显著变浅，虹膜常向离断口移位，瞳孔不规则。对于一些分离范围小的断离口，用1%阿托品散瞳2~6周，局部避免使用皮质类固醇和其他抗炎治疗。目的是使断离口处的睫状体与巩膜面接近，通过炎症使断离口愈合。一般主张药物治疗不应超过6~8周。如没有低压性黄斑病变一般认为不需要治疗。睫状体分离引起的长期低眼压一般不能自愈，药物治疗也难以使其复位，特别是断离口达60°以上，必须采用手术治疗。主要有以下手术方法：

(一) 睫状体电凝、冷冻或光凝术

经巩膜或巩膜瓣下行睫状体分离区电凝、冷冻或光凝术，以促使睫状体复位。在睫状体上腔积液较少或无积液时应用，否则由于睫状体上腔充满液体，电凝、冷冻或光凝的作用达不到睫状体，手术不易成功。另外，电凝、冷冻或光凝也不可过强，以防引起睫状体萎缩。

(二) 睫状体上腔放液、电凝、冷冻术

在睫状体上腔积液较多时，必须先将液体充分放出，

使睫状体和巩膜尽可能接触，然后在巩膜板层下电凝或巩膜外冷凝，对一些轻、中度睫状体分离均可获满意效果。

【适应证】睫状体分离所致的持续性低眼压致黄斑病变视力下降者。

【手术方法】首先在前房内注入 B.S.S 提高眼压，加深前房。然后在手术显微镜下用 Koeppe 前房角镜检查睫状体分离的裂隙，记下它的位置和范围，或根据术前通过裂隙灯三面反射镜检查确定裂隙的部位。接着在颞下方作以角膜缘为基底的结膜瓣，距角膜缘 3mm 处平行角膜缘作 2mm 全层巩膜切口，放出脉络膜上腔积液。然后在睫状体分离的裂隙所在处作结膜瓣并暴露裂隙所在处的巩膜面，用 1.5mm 长的针形电极，在巩膜上围绕裂隙作一排弧形的穿刺电凝点。前端的电凝点距角膜缘 1mm，后方的电凝点距角膜缘 5mm。接着再向前房注入适量的 B.S.S，若此时有液体自颞下的巩膜切口溢出，则表示电凝不足或另有遗漏睫状体分离裂隙存在。应在原电凝点另加一排电凝点，或在围绕遗漏的裂隙处进行补充电凝。最后，缝合巩膜和结膜切口。

术后涂抗生素及散瞳眼药膏，包封术眼。术后早期，如有眼压过高，可用缩瞳剂和高渗剂降低眼压。

（三）睫状体复位术

【适应证】无睫状体分离裂隙的睫状体脱离所引起的长期低眼压黄斑病变及视力下降。

【手术方法】术前 1% 毛果芸香碱缩瞳局麻下在睫状体脱离的所在方位内，作以穹隆为基底的结膜瓣，暴露该处睫状区的巩膜面，先在角膜缘作一小切口并经此处向前房内注入 B.S.S，提高眼压。然后在距角膜缘 4mm 处平行角膜缘作弧形的巩膜板层切口并向角膜方向剖切，形成一条宽约 1.5mm 的巩膜床[图 18-2-12(1)]。接着在离角膜缘 3mm 处切穿巩膜床（注意 3：00 和 9：00 方位巩膜床不要切穿，以免损伤睫状后长动脉和神经），此时即有透明的积液流出。然后再经角膜缘切口注入 B.S.S，提高眼压，待见到睫状体组织时，用 10-0 尼龙线自巩膜床切口的前唇进针，然后穿过一小块睫状体组织，最后经巩膜床切口的后唇出针并结扎缝线[图 18-2-12(2)]，边切边缝，间断缝合，针距 1.5~2mm。每个象限内按相同方法作 4 针间断缝合，两侧分别大于脱离范围 1 个钟点位。最后分别缝合巩膜瓣及球结膜切口，形成前房。术毕结膜囊涂 1% 阿托品眼膏和 0.3 % 妥布霉素眼膏包眼。术后要散瞳及用皮质类固醇控制炎症。

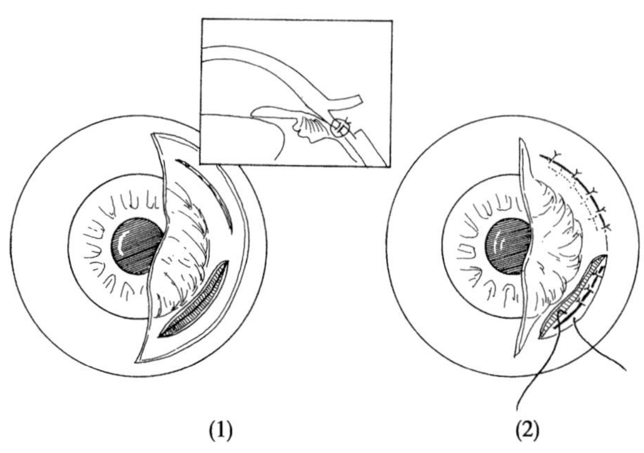

图 18-2-12　睫状体复位术

对于 360° 的睫状体脱离或分离，一次手术缝合范围不应超过 180°，可以根据超声生物显微镜（UBM）结果，先缝合脱离较宽的 180° 范围，若术后睫状体未复位，可于 2~3 个月后再缝合另外的 180° 范围。

【手术注意事项】术前离断口的准确定位非常重要，可应用前房角镜、UBM 确定睫状体分离的位置及范围。术中分离巩膜瓣忌过前或过后，结膜瓣和巩膜瓣是为了保护巩膜床的切口，避免切口裂开及防止上皮长入，减少术后感染，减轻术后角膜散光影响视力，故应认真操作；缝合睫状体组织不宜过深或过浅；3：00 和 9：00 方位禁忌作全层切口，以免造成眼前段缺血。另外避开 4 条直肌附着处相对应的睫状体，巩膜切穿范围不宜过大，当分离范围 >180° 时，应分 2 次手术量进行。

（四）激光治疗

【适应证】在 Goldmann 前房角镜下能查见断离口的睫状体分离所致的持续性低眼压及视力下降者。

【手术方法】术前滴 2% 毛果芸香碱缩瞳，以扩大断离口，行球后麻醉，颞侧角膜缘斜的穿刺，放出房水，注入 Healon，10-0 尼龙线间断缝合穿刺口，在三面镜下查见断离口，先烧灼离断口的巩膜面，自巩膜突处开始，连续烧灼整个暴露的巩膜面，能量 2~3W，光斑直径 50~100μm，时间设置 0.1 秒，能看见巩膜气泡形成为适度。然后烧灼暴露的脉络膜和睫状体的表面，自断离口的最深处开始，能量 1W，光斑直径 100~200μm，时间设置 0.1 秒，葡萄膜表面变白为适度，当光凝向前进行时，离断口也就逐渐变窄。离断口范围小于 60° 激光治疗成功率高。对于一些睫状体固定复位术后残余的断离口也可行激光治疗。

（五）玻璃体切割联合睫状体冷凝术

【适应证】一些严重的眼外伤，除了眼前段的损伤，常常合并有晶状体后脱位、玻璃体积血、严重的增生性玻璃体视网膜病变、牵引性视网膜脱离。用传统的手术方法封闭睫状体分离的离断口，其他存在的问题很难同时得到处理。

【手术方法】经睫状体平坦部玻璃体切割术，气体填充，角膜缘后 2mm 的睫状体分离区冷凝，温度是 -70℃，每点 15 秒。

（六）环形睫状体固定术

【适应证】对于全周的睫状体分离，上述术式会损伤房水流出通道，甚至引起眼前段缺血，可采用环形睫状体固定术。

【手术方法】预置环扎带，行三通道玻璃体切割。由于环形睫状体分离，三通道不可能位于睫状体平坦部，故置于角膜缘。将脱位的晶状体和脱位于前房的玻璃体切割干净后施行环形睫状体固定术：自其中一个玻璃体切割的穿刺口引入一根直径 0.42mm 的穿刺针，将穿刺针经对侧虹膜后、睫状沟，自角膜缘后 2mm 处出针，用针芯将 10-0 的尼龙线引入穿刺针，将穿刺针与线一起在穿刺口邻近数毫米处穿出，如此反复完成全周的穿刺，然后两线尾结扎固定。

（七）睫状膜切除术

【适应证】晶状体破裂和睫状体裂伤并伴有玻璃体积血的眼前段外伤，如果在早期不治疗将会引起严重的眼前段纤维变性。眼内的炎症反应会促进睫状膜形成。因该膜会

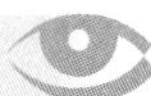

引起睫状体脱离、低眼压和视网膜脱离，故应及时手术处理。

【手术方法】在低眼压及深前房的眼球，应在相距120°的角膜缘处分别各作一个小切口，其中一个切口供灌注针头进入前房，另一切口插入其他器械。先用小尖刀切开睫状膜，然后用眼内剪将该膜分割呈细条状，最后改用玻璃体切割器切除该膜的分割条状物。连接到伤口的粘连物可以用眼内剪将其剪断。如果患眼的眼压不低且虹膜膨隆，则采用常规的闭合式玻璃体切割术的三个睫状体平坦部切口。其中颞下方的切口插入6mm长的灌注套管，颞上和鼻上的切口分别插入手术或照明器械。在切除晶状体的残留物之前，先用利器将睫状膜切开，然后用剪分割该膜成条状，以便能用玻璃体切割器将其切除。因睫状膜与瞳孔缘粘连牢固，故有必要一并切除。如此时发生出血，可用双极水下电凝器止血。接着切除残留的晶状体物质。如术中有晶状体碎片跌入后段玻璃体，应放置角膜接触镜，在导光纤维照明下将玻璃体内的晶状体碎片及混浊物切除干净。当睫状膜切除后，膨隆的虹膜即复位。如虹膜仍膨隆，可经角膜的穿刺口注入空气或透明质酸钠重建前房。缝合切口后，用检眼镜检查眼底。

术后常规用散瞳剂及滴皮质类固醇眼药水控制炎症。术后因睫状膜的牵引消除，故眼压会逐渐回升。当脉络膜渗漏液吸收后，常常尚存留妨碍视网膜复位的视网膜前段纤维变性，所以康复一段时间之后，需要再做巩膜环扎手术，以便支持玻璃体的基底部及避免日后发生视网膜脱离。

七、角巩膜裂伤修补术

角巩膜裂伤是眼外伤的重要组成部分，它可导致永久的视力丧失。角巩膜裂伤手术治疗的目的是使伤口水密闭合，最大限度地减少角膜瘢痕及角膜散光；切除被破坏的晶状体和玻璃体，避免葡萄膜及玻璃体嵌顿在伤口内，取出眼内异物，预防感染，恢复眼组织正常的解剖关系和尽量通过光学矫正提高视力。

【术前检查】裂隙灯显微镜检查，确定伤口形态、深度、有无组织嵌顿，以及有无房水渗漏，虹膜、晶状体损伤程度。

【术前处理】手术前要进行全面的眼部检查，以便确定损伤的范围并排除眼内异物或感染的可能性。应该尽快得到眼部的放射学检查和微生物学检查结果（细菌和真菌的涂片镜检及培养）。

一般说来，在进行微生物学检查之后，为了预防感染应及时用广谱抗生素静脉滴注。在一个有开放伤口的眼球内，通常要避免表面用抗生素，以防止药物意外进入眼内和因挤压伤眼而增加眼内容物脱出。对于眼内感染的病例，要按照细菌培养结果，改变抗生素治疗。

此外，术前要妥善保护伤眼免遭意外伤害。对烦躁不安和呕吐的患者应给予镇静剂和止吐剂。应该将有关损伤的程度、手术目的和预后问题向患者作必要解释。所有的开放性眼外伤均应尽可能作一期伤口修补。有关伤眼的摘出要常常留作二期处理。

【手术方法】手术方法取决于伤口的位置、范围及眼内组织的损害情况，现分别介绍如下：

（一）角膜裂伤修补术

1. 非穿通的角膜裂伤　治疗目的是预防感染，使上皮再生和基质愈合达到最佳状态；尽可能减少可能引起上皮黏附不良以及瘢痕形成和角膜表面的不规则性所致的散光。

手术时应在手术显微镜下先用荧光素作Seidel试验，以便排除全层穿破的可能性。小的孤立的角膜裂伤可应用遮盖包扎、使用绷带软性角膜接触镜或组织黏合剂，局部或全身应用抗生素、睫状肌麻痹剂等药物治疗。角膜板层裂伤或小的自行闭合的全层裂伤可用轻度加压包扎治疗。长度小于2mm且位于视轴以外的自行闭合性角膜裂伤可使用绷带软性接触镜。应预防性应用局部抗生素，感染的风险降低后，应慎用局部类固醇并随时调整用量以减轻瘢痕和炎症反应。

组织黏合剂：氰基丙烯酸组织黏合剂对长度小于2mm的小裂伤有效。具体操作方法如下：在充分表面麻醉后，让患者躺在手术显微镜下，放置开睑器开大睑裂。用干的纤维素海绵或刀片小心刮除距伤口周围1~2mm范围的角膜上皮。待创口周围的上皮缺损区干燥后，用细敷药棒或一次性注射针头在缺损区部位上涂一薄层组织黏合剂。另一种方法是使用灭菌眼药膏将一块2~4mm大小聚乙烯或硅胶盘固定于敷药棒的末端，涂抹在缺损区放置组织黏合剂

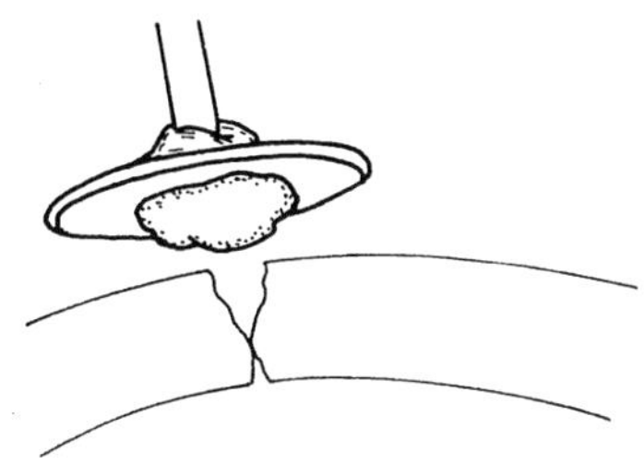

图18-2-13　用组织黏合剂封闭小的角膜缺损区

（图18-2-13）。

在有浅前房的眼内，放置组织黏合剂之前，可以经伤口或周边部的角膜穿刺口注入黏弹性物质或空气，以便加深前房和防止虹膜嵌顿于缺口内（图18-2-14）。涂上组织黏合剂后，开睑器要留在原位3~5分钟，让黏合剂聚合。接着用2%荧光素作Seidel试验或等待前房自然再形成（通常在30分钟内）可以查明黏合剂的功效。组织黏合剂干结

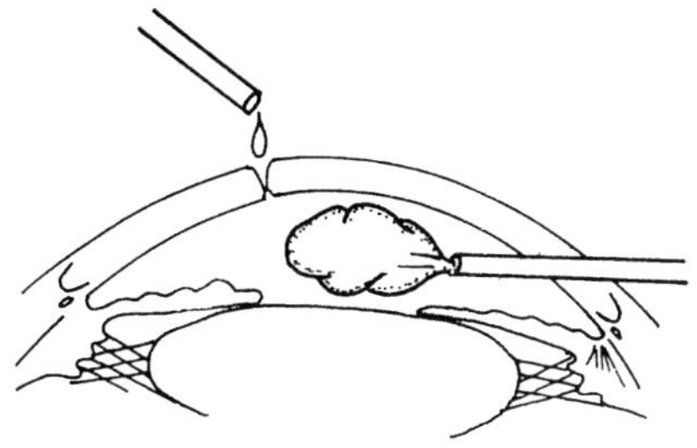

图18-2-14　经伤口或周边部的角膜穿刺口注入黏弹性物质或空气，以便加深前房和预防虹膜嵌顿于缺口内

后，应在伤眼表面用绷带软性接触镜。

当伤口表面上皮形成，组织黏合剂常随着时间推迟而逐渐移动。周边伤口如果黏合范围已有新生血管形成，在

6~8 周之后或中央的伤口适当的基质瘢痕形成的 12~16 周后，可以用镊子轻轻地将黏合剂除去。

如果角膜的组织瓣从角膜撕脱，但根部尚残端附着于基底，此时为了保证良好的复位，应使用缝合方法将撕脱组织固定在正确位置（图 18-2-15）。在某些长的板层裂伤和有明显伤口边缘重叠或裂开的伤口，采用缝合方法也是明智的。

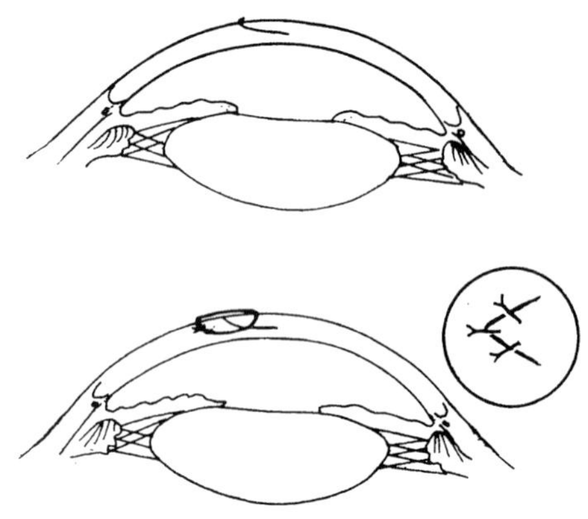

图 18-2-15　非穿通的角膜板层撕脱缝合法

2. 单纯的全层角膜伤口　这是指角膜缘未受侵犯且无眼内组织嵌顿和晶状体损害的角膜伤口。这种伤口可以采用以下方法处理：

（1）绷带软性角膜接触镜：伤口长度小于 3mm，边缘无移位、倾斜或水肿的裂伤，特别是伤口自行闭合者，绷带软性角膜接触镜可以起到保护及支持伤口愈合的作用。所用的镜片要求与非穿通性角膜裂伤相似。

如果戴角膜接触镜后，前房重新形成并保持稳定，应持续戴镜 3~6 周。在此期间，伤眼前要加戴保护性眼罩。伤眼要滴抗生素眼药水及睫状肌麻痹剂。

如果戴角膜接触镜后出现下列情况，应及时作进一步手术处理：前房在 24 小时后不形成；房水渗漏持续，前房进行性变浅；出现虹膜或晶状体皮质嵌顿。对于不能密切随访和易遭受伤口意外损伤的儿童要慎用本处理法。

（2）角膜伤口缝合法：伤眼的术前准备、消毒及铺巾时要小心避免压迫眼球。如果眼睑对伤眼没有过度的压力不使用开睑器开睑，而改用 4-0 丝线作睑缘皮肤缝线，根据伤口方位作相应直肌缝线牵引固定眼球。

清理角膜伤口，用胡须刀片制成的小刀片，分离角膜伤口两侧缘，清除嵌顿于伤口内的组织物。对于脱出的虹膜，当虹膜脱出超过 12 小时，已明显污染或已失去活力时通常被剪除；如脱出的虹膜表面已出现角膜上皮化，则虹膜应被剪除以免上皮细胞在前房内种植。在修复前通常需重建前房，在角膜缘作穿刺口，前房注入黏弹剂。

角膜伤口缝合的最终目的是安置使伤口水密的角膜缝线；尽量减少瘢痕形成；尽可能重建原来无散光的角膜外形。由于伤口缝合开始时便安置深的缝线，有引起前房消失的危险，所以首先安置临时的浅层缝线是有用的。虽然这种临时缝线可能比较浅及对位欠佳，但可以在没有引起伤口变形及前房消失的情况下安置这种缝线，并在前房形成后接着安置较深的角膜缝线取代这种浅的临时缝线［图 18-2-16（1）］。然而，应该尽量减少这种临时角膜缝线的数目，以避免伤口的边缘和周围的角膜基质过度创伤。

缝合伤口：选择带铲形针的 10-0 单丝尼龙线作角膜伤口缝合。作为角膜伤口缝合，许多种缝合方式都是有效的，但是最简单的方法是用间断缝合法逐渐将伤口全长对半分进行缝合。缝线应与伤口垂直，伤口两侧入针距离相等，缝合角膜伤口两侧 3/4 或 2/3 深层，入针及出针点为创缘内 1.0~1.5mm，每针间隔为 2~2.5mm，结扎松紧度适中，以两侧角膜创缘靠紧不成皱褶为适度，过紧会引起术后散光，过松会引起伤口漏水［图 18-2-16（2）、（3）］。

散光是角膜裂伤修补后视力差的一个主要原因，因此伤口闭合应尽量使术后散光减到最小限度。角膜在垂直切口与裂伤缝合处变平，中央部角膜变平的程度大于周边，在周边部缝合的角膜前部变陡，因此为减少术后散光，裂伤应从周边向中央缝合，周边缝合跨度略大，针距略密，中央部跨度略小，针距略稀。避免经过视轴中央区安置角膜缝线。如果必须接近视轴安置缝线，可以使用以下技术尽量减少瘢痕形成：①接近角膜中央的缝线跨度要短且避开视轴中央区；②通过在视轴的两侧但不直接经过视轴本身安置缝线；③可以使镊子离开角膜伤口而不是在伤口边缘固定眼球的缝合技术。这种缝合技术的要点是：进针时针尖要垂直于角膜面，接着遵循缝针的曲率使针转动通过伤口两侧（图 18-2-17）。如果这种缝合操作适当，角膜组织不会变形，前房不消失，伤口边缘也不会被镊子破坏并尽可能无创伤

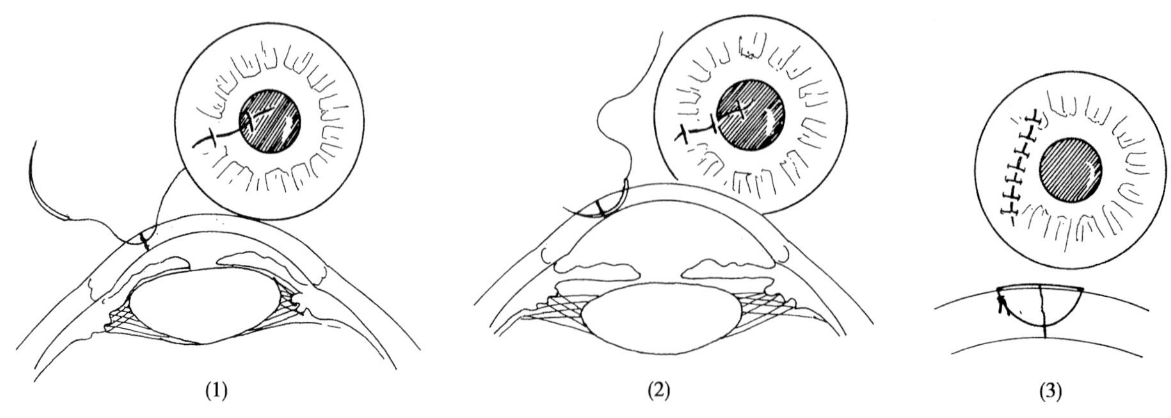

图 18-2-16　角膜伤口缝合的基本方法

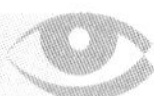

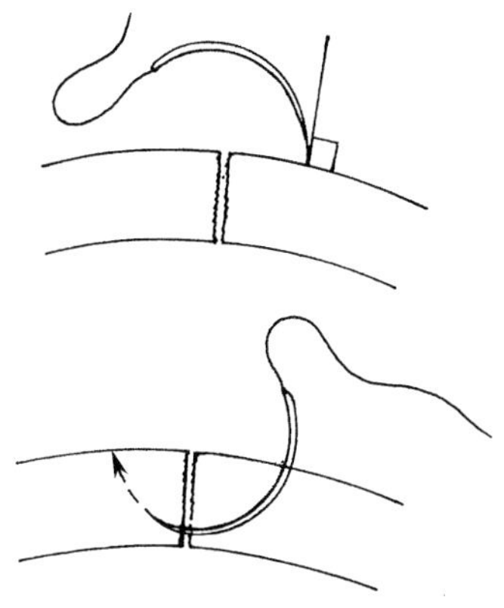

图 18-2-17　角膜伤口无创伤缝合法

地达到缝合的目的。

在缝合垂直的角膜伤口时，为了让伤口更好愈合，安置深的缝线是重要的，但应该避免缝合期间前房消失。为此，在缝针最初进入伤口边缘一侧时要用镊子抓住该侧边缘并向对侧边缘作轻的牵引，跟着将该伤口边缘压迫对侧的伤口边缘，在缝针经过裂口进入对侧边缘时，作相反的操

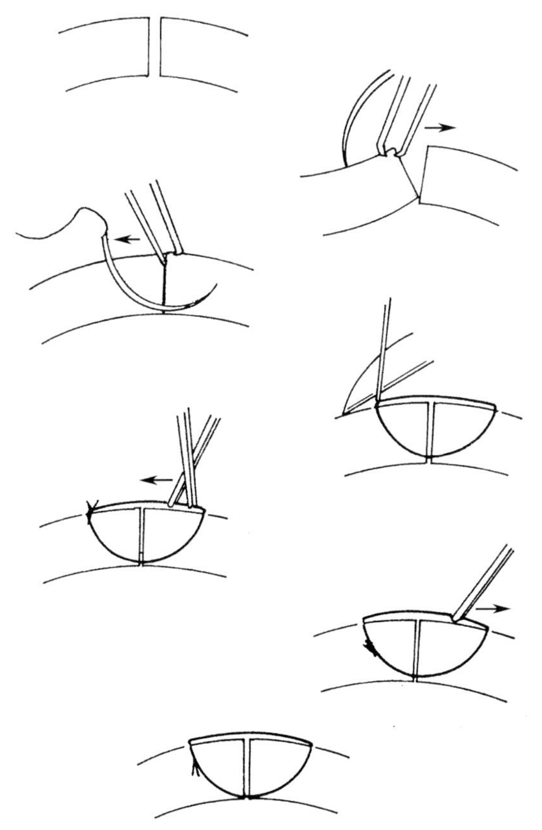

图 18-2-18　垂直角膜伤口的缝合方法

作（图 18-2-18）。

结扎缝线时，不要出现来自缝线穿通部位的放射状张力线，在缝线的打结方式中，2-1-1 锁结或 1-1-1 活结可能比较大的 3-1-1 标准外科结较易拆线。为了尽量减少刺激及瘢痕形成，所有的线结都应齐平线结处剪短并浅表地埋藏在远离视轴一侧的角膜浅层基质内。埋藏线结的末端应该

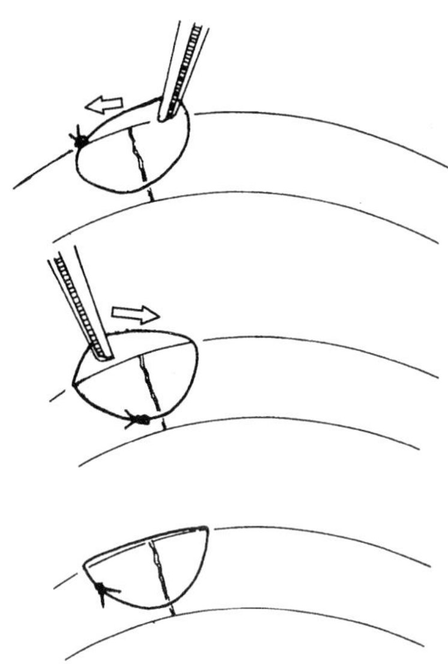

图 18-2-19　间断缝线线结埋藏的正确方法

朝向远离伤口表面，以便以后易于拆线（图 18-2-19）。

伤口修补后，可用滤过空气泡或平衡盐溶液充分形成前房，防止虹膜或其他组织物嵌顿创口或粘连，注入部位一般从角膜缘作一小切口，如伤口已达角膜缘则从角膜伤口靠角膜缘的末端注入，前房形成后指测眼压必须保持在正常范围。然后在伤口旁用轻的压力检查伤口有无渗漏或用 2% 荧光素液作 Seidel 试验查证伤口的水密性。角膜穿刺切口通常可以自行封闭，不必缝合。如果穿刺口渗漏，可以用 10-0 尼龙线关闭。

术毕处理：结膜下注射抗生素和激素，如妥布霉素 2 万 U 及地塞米松 1mg，视伤口部位涂抗生素眼膏及阿托品眼膏。

3. 有玻璃体受累的角膜裂伤　在伤口边缘处的脱出玻璃体用角膜剪剪除。切除前房内玻璃体的最佳方法是用双手操作的自动显微玻璃体切割术。玻璃体切割术的切口可以根据病情需要采用角膜缘或睫状体平坦部切口。为了容许经一个单独的角膜缘切口作玻璃体切割，也可以使用带灌注套管的前段玻璃体切割术。通常在虹膜复位和伤口缝合之后，才进行玻璃体的处理。然而，在缝合伤口前，最好尽可能先切除伤口处的玻璃体。如果容许，可以直接经伤口或角膜的穿刺口放置玻璃体切割头。但是，由于前房常消失，故经伤口放置玻璃体切割头将引起伤口组织的进一步破坏。对这样的病例，更适宜使用干的纤维素海绵或棉签将伤口处的玻璃体黏着并轻轻提起，然后用剪刀齐平

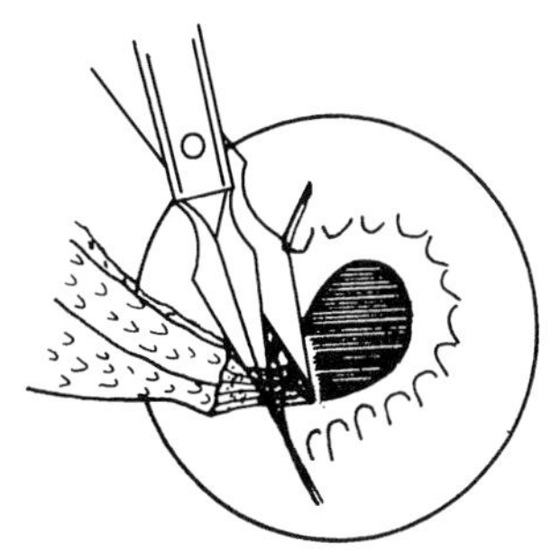

图 18-2-20　齐角膜伤口表面将玻璃体切除

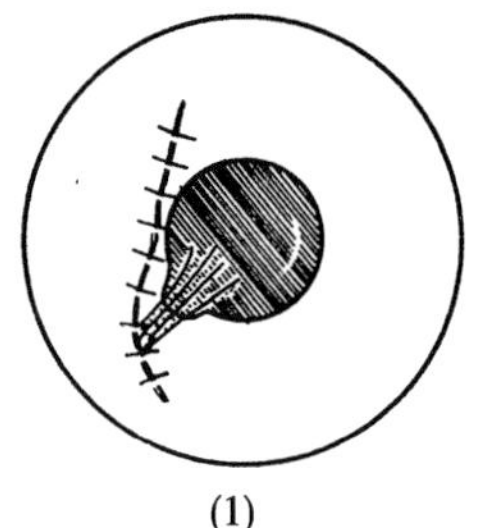
(1)

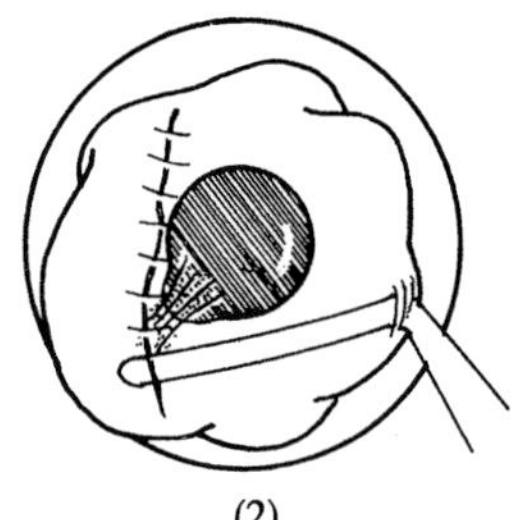
(2)

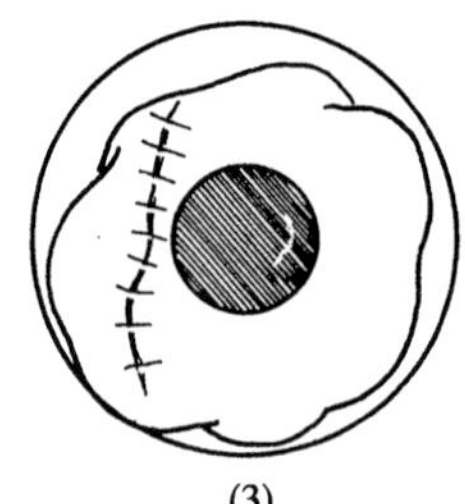
(3)

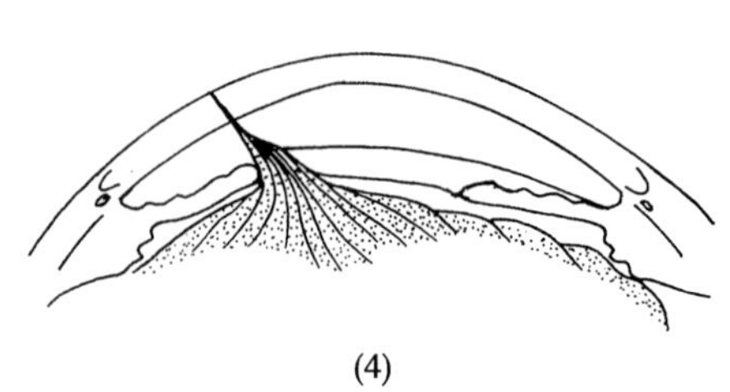
(4)

图 18-2-21　嵌顿在角膜伤口内的玻璃体复位法

角膜伤口表面将玻璃体切割(图 18-2-20)。

缝合角膜伤口后,应在合适的角膜缘位置作手术切口并进行前段玻璃体切割。此时,应使用高的切割速度(大约 400 次 / 分)和低的吸力 100mmHg,可以将到达伤口的玻璃体束、晶状体残留物切除。必要时还可同时进行前段玻璃体切割术。

接着用睫状体分离器经角膜穿刺口进入前房扫除角膜伤口背面,以便拨开被嵌顿的玻璃体残留物,同时观察瞳孔的运动及瞳孔缘是否有尖角变形。如存在瞳孔尖角变形提示该处有跨骑的玻璃体束存在[图 18-2-21(1)]。此时,可向前房内注入 1% 乙酰胆碱溶液令瞳孔收缩,会令这种尖角变形范围更加明显,从而证实玻璃体残留的位置以便进一步使其分离。此外,向前房内注入气泡也可以更好地观察及压住残留的玻璃体[图 18-2-21(2)]。应用导光纤维照明也可以帮助识别嵌在伤口内的玻璃体束。发现这种现象,应进行补充的玻璃体切割,直至瞳孔变圆及运动正常为止[图 18-2-21(3)]。

4. 星形角膜裂伤　使星形和部分组织缺损的伤口达到水密闭合是一种困难的手术。用于星形伤口的缝合方法包括多针的间断缝合、桥状缝合及荷包缝合法(图 18-2-22)。有时,星形伤口的中央难以对合且会持续渗漏,故伤口缝合后常需要应用绷带接触镜、组织黏合剂或补丁植片予以封闭。

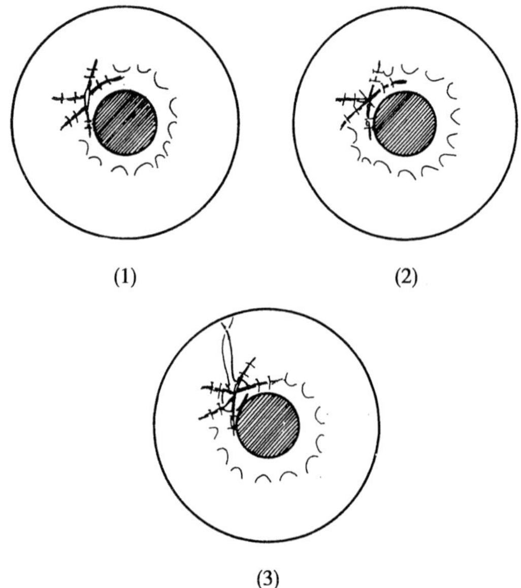
(1)　(2)　(3)

图 18-2-22　星形角膜裂伤的几种缝合方法
(1)间断缝合;(2)桥状缝合;(3)荷包缝合

有些撕脱伤会引起一种带蒂的组织瓣。此时,应该将这种组织瓣适当地复位并用组织变形最小的缝合法予以修复。缝合时应该使缝线向伤口尖端的方向倾斜,以便将这种撕脱的组织拉回到适当的位置内(图 18-2-23)。

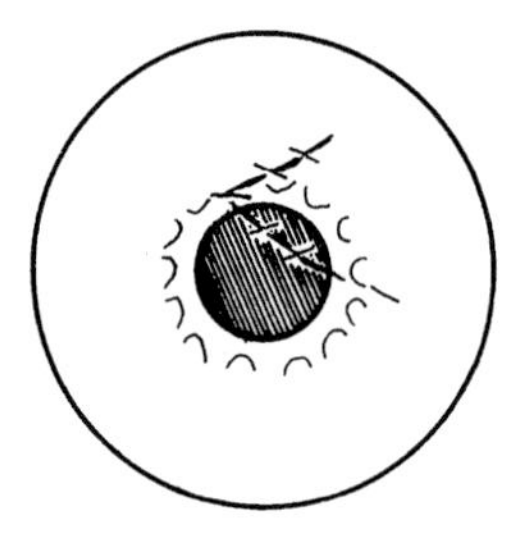

图 18-2-23　尖的角膜撕脱瓣缝合方法

(二) 巩膜裂伤修补术

没有角膜受累的巩膜伤口可能由于挫伤或利器及异物的直接损伤引起。这些伤口均以类似的方式修补。其中挫伤所致的巩膜裂伤多位于或邻近角膜缘处,但位于直肌止缘后或向赤道后延伸的伤口也不少;利器及异物引起的巩膜破口可以出现在任何位置,有时可以同时伴有进入及穿出的双重破口。不超过肌止缘后的伤口比累及视网膜的较后伤口有较好的预后。然而,锯齿缘前的巩膜伤口还是伴有玻璃体丧失、玻璃体牵引和严重视网膜脱离的可能。直接累及视网膜的伤口,特别是伤口延伸到赤道,后者会有更坏的预后。除了非常小的前部自行闭合的巩膜伤口和非常后的穿出伤口外,均要水密缝合所有的巩膜伤口。然而,由于在手术暴露后极部巩膜伤口期间有眼内容从穿出的后部伤口挤出的高度危险,所以不适当或勉强修补这种伤口是有害的。

非常小的巩膜伤口,可以用 7-0 可吸收聚乙醇酸缝线缝合。然而,一般说来,使用不可吸收的缝线会得到水密闭合的伤口且在需要再手术时,伤口较少有渗漏和裂开的机会。由于在再手术时关闭渗漏的伤口更困难,所以,如果以后可能进行玻璃体切割,使用不可吸收的缝线关闭伤口更有利。根据所需的缝合张力,可分别用 7-0、8-0 的单丝尼龙线或 8-0 丝线作较密的间断缝合。不管何时只要容易暴露,均要使用手术显微镜帮助缝合巩膜伤口。

如果巩膜伤口不能直接看见或只是根据严重的结膜下出血、低眼压或超声波检查显示严重的眼后段损伤的体征而怀疑有巩膜破裂时,这种病例要及早进行手术探查,寻找伤口并修补发现的所有破裂口。此时,应沿角膜缘作 360° 环形球结膜切开,逐个象限进行探查,当找到一个伤口并修补后,还

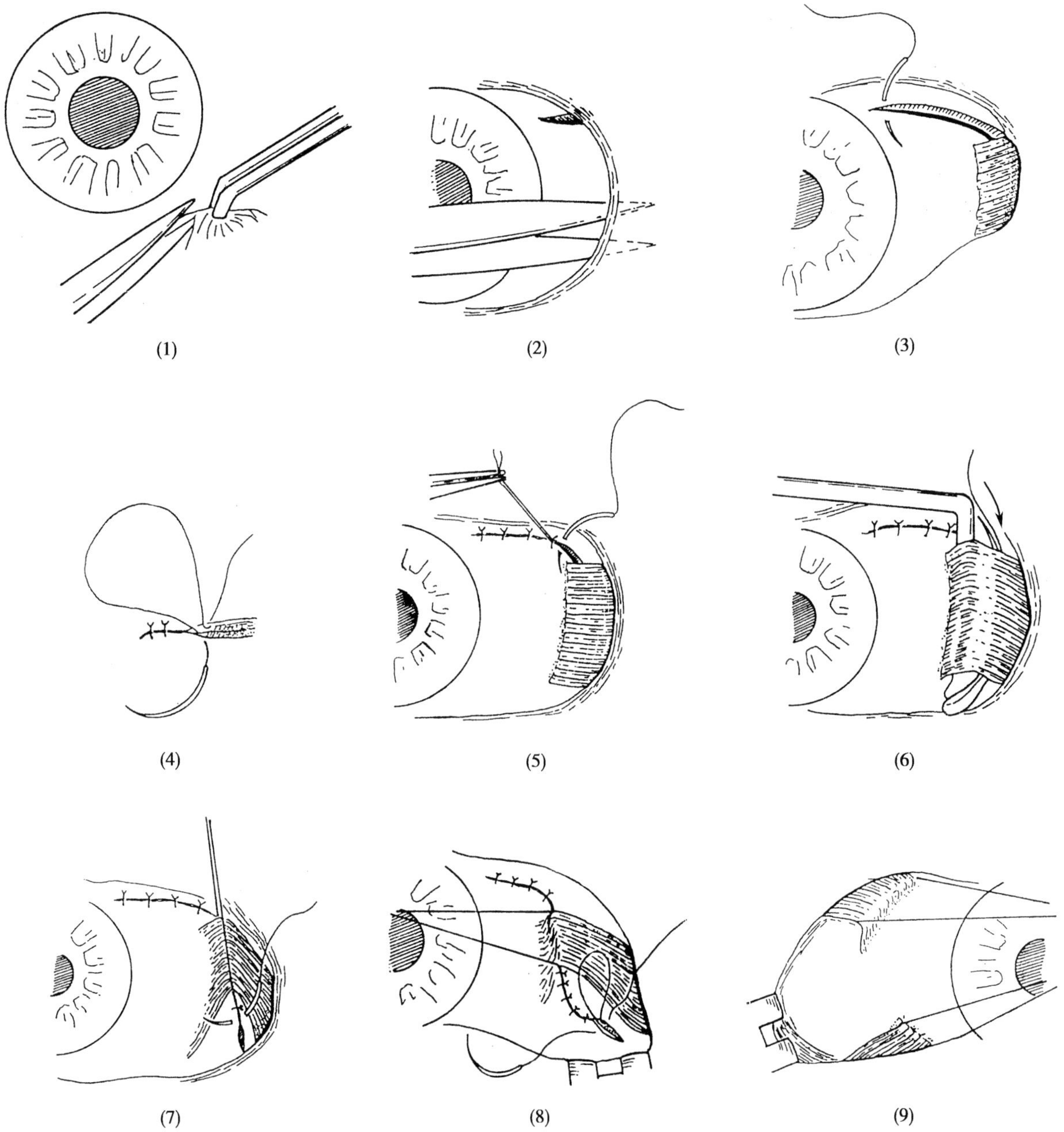

(1)　(2)　(3)

(4)　(5)　(6)

(7)　(8)　(9)

图 18-2-24　巩膜裂伤修补术

(1)沿角膜缘剪开球结膜;(2)扩大结膜切口暴露巩膜探查伤口;(3)用间断缝线作前部巩膜伤口缝合;(4)缝合时注意伤口对合;(5)通过牵拉预置缝线暴露术野得到进一步缝合;(6)在肌止下面安置牵引缝线;(7)牵拉肌止下的牵引线,进一步探查伤口;(8)缝合后部的巩膜伤口;(9)检查眼球其余各象限有无伤口

要继续探查其他部位是否尚有其他伤口[图 18-2-24(1)、(2)]。

由于延伸到肌止缘后的巩膜伤口或裂口常伴有视网膜破裂,所以修补这种伤口时均不要对眼球施加过分的压力及牵引,以便防止或尽可能减少脉络膜、视网膜和玻璃体脱出。探查时通常在伤口所在的象限内开始,并在显微镜下用不可吸收缝线(如 8-0 尼龙线)缝合伤口。如果有少量脉络膜脱出,可以首先分别经脱出部位巩膜伤口的每侧完全过针,以避免针尖刺穿脉络膜。当结扎缝线时,用器械将脱出的脉络膜压回伤口内,以便这种缝线可以帮助脉络膜退回眼内。虽然伤口的缝线可以暂时留长,以便能用镊子抓住线头牵拉及转动眼球及使后部的伤口易于暴露,但随后要靠近线结处将缝线剪短。在裂伤范围内的直肌附着处下面应放置牵引缝线(如 4-0 丝线)。在使用牵开器的同时,牵引缝线能提供进一步的牵引及更好地暴露术野。巩膜伤口缝合必须到达它的末端[图 18-2-24(3)~(9)]。当缝合结膜切口时,应与巩膜裂口错开,以便巩膜裂口得到结膜瓣的充分保护。

如果眼内组织脱出较多或有眼内出血,当伤口水密闭合时,应经睫状体平坦部向玻璃体腔注入 B.S.S 恢复眼内容积。为预防视网膜脱离,对位于锯齿缘后的伤口不提倡冷冻治疗,以免因脉络膜充血而促使眼内出血。此外,伤后创口区脉络膜及视网膜的瘢痕形成会提供强有力的粘连,故不会因此而引起视网膜脱离。引起视网膜脱离常见的原因通常是嵌顿于伤口内的玻璃体收缩，故建议在伤后的2~4周于邻近的玻璃体基底作冷冻治疗，以避免在锯齿缘处出现视网膜裂孔。

如果检眼镜检查能看见视网膜平伏，但伴有视网膜嵌顿于该伤口内，如果病情需要可以在同一次手术进行视网膜和玻璃体手术，或留待以后作二期手术治疗。

如果修补伤口时发现视网膜脱出伤口外，应在玻璃体切割术后，使脱出的视网膜复位，如果不能进行玻璃体切割，应先作前房穿刺术待眼压降低后切除脱出的视网膜，并缝合巩膜伤口，以免视网膜组织继续嵌顿在伤口内。随后经睫状体平坦部向玻璃体腔内注入过滤或灭菌空气，以便暂时恢复眼内容积，同时从巩膜伤口处注入透明质酸钠，促使被嵌顿的眼内组织复位入眼内。最后使巩膜伤口水密闭合。尽管如此，由于视网膜前的纤维变性及日后可能发生视网膜脱离，所以这种病例保留视功能的希望极少。

（三）角巩膜裂伤修补术

1. 单纯的角巩膜裂伤　超出角膜缘并进入巩膜内延伸的伤口应该进行探查，以便详细记录它的全貌。如果需要，可以在角膜缘用6-0丝线作眼球固定缝线，但只是在不进一步使伤口分开及眼内容脱出时才安置这种缝线。在其他的病例，应该初步使眼球伤口稳定后，才可以安置这种眼球固定或直肌的牵引线，以便看清伤口的全貌。

对于眼球不稳定的大裂伤，在最后探查伤口前，可先在关键部位安置缝线初步恢复眼球的完整性。在操作的每个阶段，均必须小心防止医源性损害。如果可能，首先使用8-0尼龙线或丝线重新对合角膜缘，以恢复正确的解剖关系(图18-2-25)。接着，先关闭角膜伤口，然后从伤口的前部到后部缝合巩膜伤口。例外的情况是仅累及肌止前巩膜的角巩膜伤口，在这种病例最好首先缝合巩膜伤口以防止玻璃体脱出，然后准确地关闭角膜伤口。若巩膜伤口较后难以暴露，为防止眼内容经角膜伤口挤出，需先缝合角膜伤口。

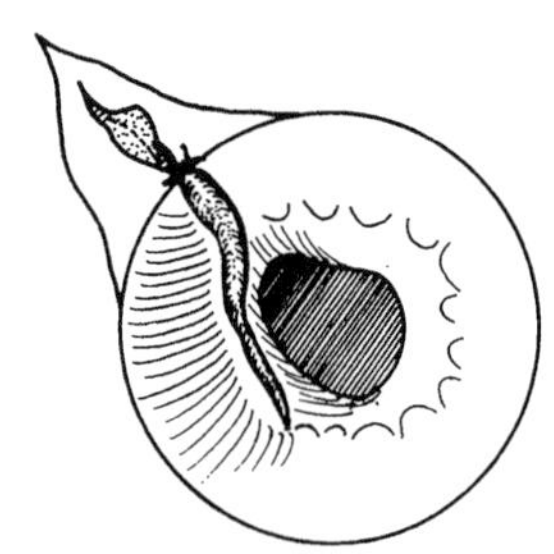

图18-2-25　单纯的角巩膜裂伤缝合

手术时应该全面检查伤口周围及其后端的巩膜，以排除未被发现的巩膜伤口。探查伤口时要清除被探查区巩膜面上的筋膜并用牵开器暴露巩膜面。为了使眼球的转动及探查容易，可以使用4-0丝线令各条直肌与巩膜面游离。由于肌附着处后的巩膜薄，故在该范围应小心探查。在缝合延伸到肌肉后面的巩膜伤口时，可以同时让助手用肌肉牵引线或眼肌钩牵开该眼肌。在探查伤口和缝线安置期间用上述方法提起眼肌经常是有用的(图18-2-26)。

如果仍不能查明伤口的整个范围或安置伤口缝线困难，先在肌止缘稍后处用双臂的6-0 polyglactin缝线作预置缝线后，将眼肌剪断，待伤口探查及修补完成后，再用该预置缝线使眼肌复位。有时，巩膜伤口向后延伸非常远，甚至到达视神经。对这种预后不良的病例，让最后部分伤口不缝合要比勉强缝合时令眼球变形而伴有眼内容挤出更好。

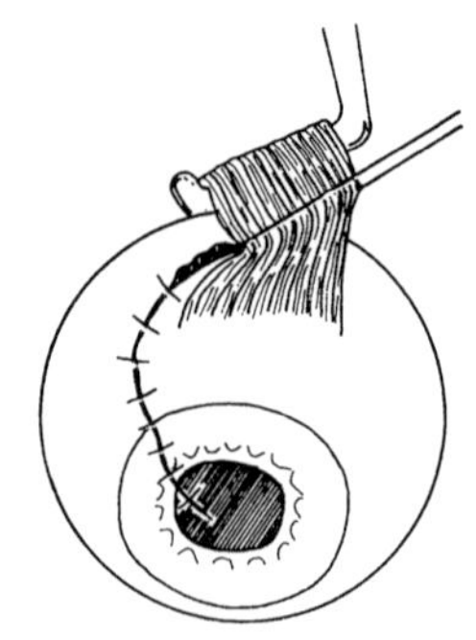

图18-2-26　探查肌上、下的伤口

2. 伴有葡萄膜和玻璃体脱出的角巩膜伤口　经前巩膜伤口脱出的玻璃体宜用干纤维素海绵或棉签固定并轻轻提起并齐平巩膜面切除(图18-2-27)。如观察良好，也可以使用玻璃体切割器切除伤口处的玻璃体(图18-2-28)。此外，如果伤口经过睫状体平坦部且眼内的观察满足要求，可以将玻璃体切割器经伤口放置眼内切除伤口处的玻璃体。然而，睫状体平坦部以后和观察不良的病例，为避免进一步损害眼内组织，不应该经伤口放置玻璃体切割器入眼内操作。

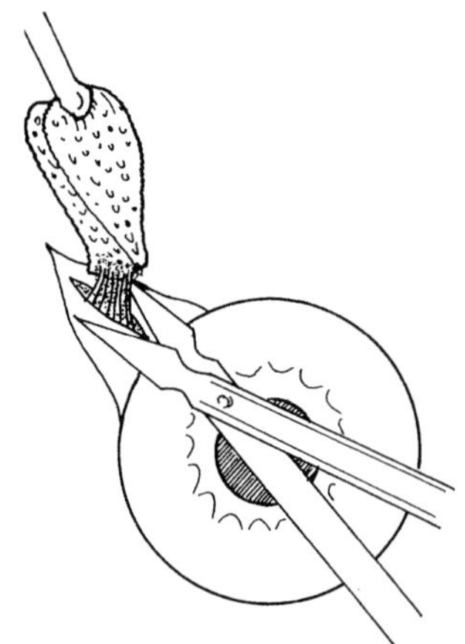

图18-2-27　用剪刀切除脱出巩膜伤口的玻璃体

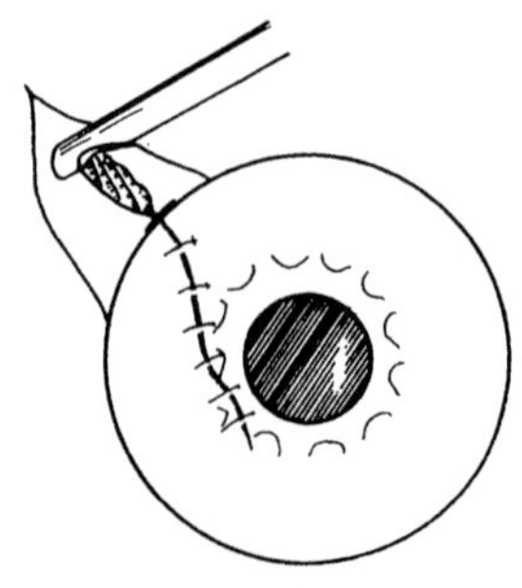

图18-2-28　用玻璃体切割器切除脱出巩膜伤口的玻璃体

如同在角膜伤口修补术一样，手术目的是清除伤口内嵌顿的玻璃体。但是，由于观察不良和不能用器械扫除伤口的玻璃体，所以对后部的伤口，这种处理比较困难。因为

后部的玻璃体脱出及嵌顿通常伴有严重的视网膜损害，这种情况以后总是需要作玻璃体手术，所以初次手术时比较重要的是首先使眼球伤口牢固和水密闭合。

如果葡萄膜组织从裂开的伤口脱出，由于切除这种组织可以伴有严重眼内出血，故应尽可能使这种组织复位。此外，如果裂伤延伸到睫状体平坦部后，还有切除视网膜组织的危险。但是，在某些严重的病例，为了让伤口水密闭合则必须切除伤口处脱出的葡萄膜组织，但切除前必须作局部透热以便尽量减少出血。有时，对脱出的睫状体表面单纯进行轻的表面透热可以引起足够的组织收缩，从而容许不用切除睫状体进行伤口缝合。必须牢记：术中从眼部切除的每一种组织均应送病理学检查。

脱出角膜伤口外的虹膜可以参照前面介绍的方法处理，但从角膜周边部或角膜缘脱出的虹膜组织常需要作周边或扇形切除。

在一般情况下，先在角膜缘安置 10-0 尼龙线并缝合角膜部分的伤口，然后探查巩膜伤口和处理该处脱出的葡萄膜组织。如需注射液体入前房，应先缝合巩膜伤口，以免睫状体或玻璃体从巩膜伤口脱出。在有葡萄膜脱出的部位缝合巩膜伤口的较佳方法是“拉链”式缝合法（图 18-2-29）。从前端（角膜缘）连续向后逐渐安置间断缝线关闭伤口，且缝合间距要较短，以便葡萄膜组织更易复位及伤口能达水密状态。缝合时用缝针经巩膜伤口一侧后才从对侧伤口过针安置缝线。在结扎缝线期间，让助手用器械将伤口的葡萄膜压入眼内，以便使闭合后的巩膜伤口内没有组织嵌顿。连续地安置这样的缝线将在葡萄膜上达到“拉链”的方式关闭巩膜伤口，并将脱出的葡萄膜组织推入眼内。另一种伤口缝合方法是：连续将伤口对分作间断缝合，在结扎缝线时，让助手用睫状体分离器将脱出的组织压入眼内。

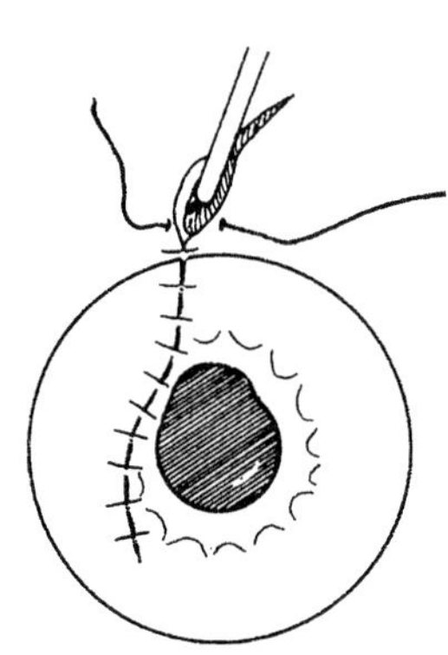

图 18-2-29　“拉链条”式巩膜伤口缝合法

3. 有组织缺损的角巩膜裂伤　有组织缺损的角巩膜裂伤能以多种方式出现。这种伤口有时会由于穿刺伤及小的撕脱伤引起。如组织缺损很少，可以直接缝合角膜或巩膜伤口。虽然有时可以采用伤口旁的附加松解切口使伤口达到水密闭合，但是这种缝合方法会引起组织变形并使伤口处于受力状态，结果术后引起过分的瘢痕形成和角膜散光，所以这种处理方法欠佳。

有星形裂口的穿刺伤和中央渗漏口可以用组织黏合剂封闭。对较大的组织缺损，全层及板层补丁植片的重建技术更合适。与组织不良对合的直接缝合所引起的眼组织变形相比，这种方法引起的散光较轻。补丁植片会达到恢复组织的完整性，同时维持相对正常的解剖关系，从而改善眼前段重建手术的最后结果。这种植片可以使用新鲜或保存的角膜或巩膜组织。

4. 伴有晶状体损害的角巩膜裂伤　在有晶状体损害及混浊的广泛眼前段损伤的病例，在初次手术时，不仅要缝合伤口，而且也要摘出晶状体并除去其他混浊的屈光媒质。这样可以容许观察眼球后段的内部改变，以便在第一次手术或以后手术时能较易进行玻璃体或视网膜手术。

在取出受损害的晶状体前，要首先缝合角膜及所有的巩膜伤口。虹膜嵌顿的处理与前面介绍的方法相同。要尽一切努力形成前房。如果扩大瞳孔是必要的，可以使用少量 1∶10 000 肾上腺素溶液注入前房。在前房内使用透明质酸钠可以保持前房形成。在伤口缝合及瞳孔扩大后，才做角膜缘切口。如果晶状体后囊完整，可以用灌注或抽吸器械摘出软性的晶状体，有硬核的晶状体按常规的白内障囊外摘出术进行手术。为了尽量减少术后的炎症，应该尽可能吸出所有的晶状体皮质。如果后囊完整，应该尽量设法不要切除或撕破后囊膜；如果后囊膜被破坏或不能决定它的完整性，可以使用玻璃体切割器械切除软性晶状体。这种操作容许与晶状体皮质一起将前段玻璃体切割，以防止玻璃体嵌顿在前部伤口内，接着缝合角膜缘切口（图 18-2-30）。

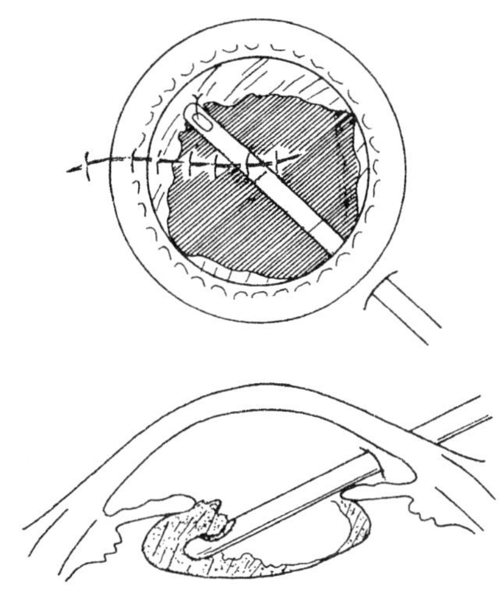

图 18-2-30　玻璃体切除器械切除软性晶状体

在晶状体后囊破裂的眼内，伤口缝合后可以考虑作经睫状体平坦部的晶状体切除及前段玻璃体切割。这种处理通常容许较完全地切除晶状体并较易切除嵌顿在以前闭合伤口内的组织。如果没有视网膜或脉络膜脱离的证据，且前段玻璃体混浊并不严重到妨碍观察经睫状体平坦部插入的器械，可以使用这种入路进行手术。采用这种术式，可以先通过角膜缘切口插入针头或灌注套管进行灌注。待能观察灌注套管的尖端，并证明它是在玻璃体腔内时才通过睫状体平坦部的灌注套管进行灌注。有关的手术操作详见眼后段的外伤手术。

5. 严重的角巩膜裂伤　这种损伤表现为有较前段的角膜及巩膜裂伤，并伴有玻璃体脱出及晶状体损害，有前房积血但无活动性伤口出血，晶状体 - 虹膜隔仅遭部分破坏但眼球未凹陷。对这种外伤,重要的是适当地处理晶状体与玻璃体的混合物,否则睫状膜将形成,接着导致视网膜脱离。在严重的病例,晶状体常被挤出眼外且眼球凹陷,视网膜脱出伤口或在前房内见到视网膜。这种病例有时可能不伴有严重的眼内出血或视网膜破坏,因此尚有可能获得有相当功能的视网膜复位。

这种病例的处理首先按前面介绍的方法缝合角膜及巩膜伤口并正确处理脱出的眼内组织。接着进行轻柔的前房冲洗,清除前房积血和絮状的晶状体皮质。如果前房内存在玻璃体 - 晶状体混合物不能用吸出法清除,在伤口缝合后应经角膜缘作两个小切口,使用双手操作的玻璃体切割器械可以较易切除这种混合物。接着将过滤空气注入前房,恢复眼球的形状,同时向前房内注入适量透明质酸钠,以便帮助将空气保留在前房内。完成伤口修补后,应该用 B.S.S 溶液取代空气,进一步检查伤口的水密性。接着检查前房,如果仍有晶状体皮质残留,此时可以进行晶状体和前段玻璃体切割。

应该充分强调适当处理与血液和玻璃体混合物的重要性。如未能除去这些物质会促进伴有睫状膜形成的眼内纤维变性,接着引起睫状体脱离及低眼压,最后导致视网膜脱离及眼球痨。

在晶状体和玻璃体已被挤出并发现视网膜脱离的患者,应让空气留在眼内,以便提供对视网膜更长的填塞时间。

然而,有些严重的角巩膜裂伤是无法进行修补的。这些病例包括有视网膜组织大量脱出及眼球严重破坏的患者。如果可能,应该首先尝试修补眼球;如果这些伤眼显然不可能修复,则需要一期的眼球摘除术。但术前务必征得患者及家属签字同意才能安排手术,这样处理可能比需作二期手术及修补一个不能挽救的眼球更可取。

6. 有严重眼内出血的角巩膜裂伤　这种损伤的预后最差。它包括因眼挫伤所致的严重眼球破裂。这种伤眼在眼内容挤出的同时血液常进入脉络膜上腔及视网膜下。眼内充满积血及视网膜常已脱出,所以修补前伤眼通常已没有光感。尽管如此,这种伤眼有少数经过正确处理有时得到的结果会比期望的更好,所以,尽管这种损害程度不可能恢复好的视力和合理的美容外观是显而易见的,但伤后早期仍应尝试修补。因为这种处理策略也允许患者有充分时间考虑,以便能接受摘出失明及难看的伤眼。

由于并不是所有的伤眼均不可能康复,所以即使开始时眼内充满积血,但只要没有视网膜脱出伤口外,同时伤口位置较前,部分伤眼治疗后仍可能获得一定的视功能。由于伤眼的眼内容被挤出后,眼内常充满大量血液。为此,手术的目的是要尽快缝合伤口,以便用过滤空气注入玻璃体腔恢复眼压并协助控制进一步的眼内出血。在这种眼内,应让空气保持在玻璃体腔内,以便对眼后段的组织提供更久的填塞作用。

在修补伤口及用空气恢复眼压后,应该在睫状体平坦部伤口两侧的巩膜做穿刺口,暴露脉络膜上腔并作轻巧的灌注冲洗。其目的是为脉络膜上腔的积血提供引流。由于脉络膜上腔的积血常已凝固,故不易被冲洗除去,所以巩膜穿刺切口不必缝合,以便血块液化时让其经切口自行流出。在这种处理后,应重新向眼内注入空气作进一步填塞,以便促使脉络膜上腔的积血排出。

尽管做了上述处理,但是这种伤眼多以失明或摘除眼球告终。经病理检查证实这些伤眼常常是存在广泛的视网膜下及脉络膜上腔积血。后者引起迅速的眼内组织破坏及纤维变性,因此不能作进一步的手术治疗。

【术后处理】新鲜的眼球前段穿通伤术后应该立即开始适当的药物治疗,以便控制潜在的眼内感染,抑制术后的炎症反应并使伤眼的表面得到进一步稳定。

1. 控制感染　在手术结束时,结膜下注射抗生素。对常见的穿通伤术后应静脉滴注抗生素 4 天(头孢菌素及氨基糖苷类);被植物损伤的病例,要增加对有特别破坏力的杆菌属有效的林可霉素。表面宜用增强的抗生素眼药水滴眼,每 2 小时一次,连续 4 天,然后减少剂量。对感染危险性低的病例,可以使用常规浓度的抗生素眼药水滴眼。最后应根据培养结果及新的体征出现,及时改变抗生素。伤后眼内感染的处理参阅第十八章第五节。

2. 抑制炎症　为了尽量减少瘢痕形成和新生血管向内生长,表面用皮质类固醇可能是有用的。但是这些优点必须与易发生感染的潜在危险予以权衡,特别是木头或植物损伤的病例。因为在伤口愈合过程的早期使用高浓度的皮质类固醇可以减慢基质愈合的速度和降低伤口的张力强度。所以,除非在伤后早期眼部炎症明显,否则尽量少用局部给药的皮质类固醇。在感染的可能性减小后,可加用中等浓度的皮质类固醇眼药水滴眼(1% 醋酸泼尼松龙,每天 4 次)。如果瘢痕形成或新生血管出现,则增加皮质类固醇眼药水的浓度及次数。在炎症严重的眼内,特别是有眼球后段损伤的病例,口服皮质类固醇有一定作用。

对眼压升高者,要局部使用 β 受体阻滞剂及口服碳酸酐酶抑制剂。

3. 稳定伤眼的表面　为了促进角膜上皮再生,伤眼的表面应该给予润滑剂、软性角膜接触镜、绷带包扎及睑缘缝合等进一步支持和稳定伤眼的表面。

此外,对严重眼挫伤的术后患者,应该卧床休息几天,以便减少进一步的眼内出血。在术后期间,要经常检查伤眼及健眼的视力水平。在适当的时机要进行伤眼的电生理检查及超声波检查,以便了解视网膜和视神经的功能,以及眼内结构的破坏情况。在没有复明希望的病例,应建议在伤后 2 周内摘出伤眼,以便加速康复及减少交感性眼炎发生的危险。

对那些保持准确光投射及正常眼压的伤眼应暂时保守治疗。如玻璃体积血严重且视网膜和视神经功能尚好,可在伤后 2~6 周内考虑进一步的玻璃体切割术,以防止牵引性视网膜脱离发生。

【手术并发症及处理】

1. 虹膜撕裂　在角巩膜裂伤缝合时,不应该同时修补虹膜的撕裂或缺损。尝试修补有时可能引起进一步的组织嵌顿、前房变浅或晶状体损害。只是在晶状体已被摘出及虹膜容易缝合时,才试行作一期的虹膜撕裂缝合。损伤的虹膜有时可以考虑作为晚期手术修补。

2. 术中出血　如果遇到来自虹膜或前房的过分出血,许多种处理方法都是有效的。首先,在出血部位灌注黏弹性物质使出血范围保持局限化，以便在防止血液流入无晶状体眼的玻璃体腔内并维持术者有良好的视野。来自外露虹膜或睫状体组织的出血应用双极水下电凝器止血。为避免引起过分的组织损害，开始电凝的强度应该略低，然后逐渐增强到适当的强度。如果在缝合伤口期间发生眼内出血，应该尽快完成伤口缝合并用 B.S.S 重新形成前房，希望正常的眼压将使进一步出血停止。如果角膜伤口已被缝合及眼压正常，但出血仍继续，可以经角膜缘注入 B.S.S 提高眼压令出血停止。然而，眼压升高达 40~50mmHg 时，持续的时间不要超过 10~15 分钟。眼内出血也可用药物控制。可以将 1∶10 000 肾上腺素液灌注入前房，使虹膜血管收缩；在前房内使用 100U/ml 凝血酶也有止血作用，但对角膜内皮有一定不良影响。如果出血持续并在虹膜表面或在前房角看见出血点，可以使用两个器械的双极电凝法进行止血。将一个 27 号或 30 号的针连接到双极烧灼器的一根导线上，另一条导线附着于 30 号的套管上。将针及套管经角膜缘插入前房，直接处理出血部位(图 18-2-31)。从前房角发生的出血，让一个器械或针尖放在出血部位的前房角内，另一个器械放在外部的角膜缘的巩膜上进行内 - 外的双极透热术。如果看不见出血点及大量的血液积蓄在眼内，可以经有晶状体眼的角膜缘或无晶状体眼的睫状体平坦部插入玻璃体切割器械，切除血块并用 B.S.S 取代并升高眼压。这样可令出血停止并容许观察及进一步透热处理出血部位。

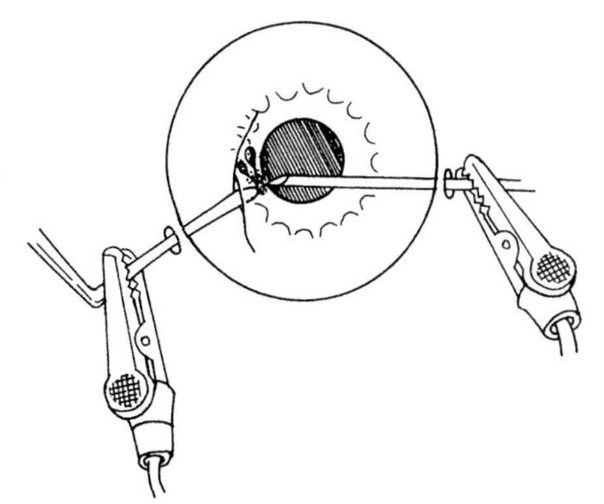

图 18-2-31 虹膜出血的电凝止血方法

3. 角膜组织缺损 在星形或碎片状的角膜伤口内，可能丧失足量的角膜组织，以致不可能直接缝合伤口。在另一些病例，当勉强对接缝合伤口边缘则会引起角膜及眼球变形，结果前房往往不能形成。在这些病例，宜采用补丁植片修补。

补丁植片修补的目的是重建眼的完整性，以便以后能进行眼球前段的重建手术。当补丁植片不能充分关闭伤口及累及角膜的视轴区时，可以使用组织黏合剂关闭伤口。星形角膜伤口的分支用间断的角膜缝线关闭。使用组织黏合剂前，宜用一个 30 号套管经残留的中央角膜缺口插入并将透明质酸钠注入缺口后面的前房内，接着用虹膜复位器将异丁基 -2- 氰基丙烯酸组织黏合剂涂到角膜缺损口处封闭该缺口。如前房重新形成，可以推迟进一步的手术。如果中央的角膜广泛受损，在缝合并恢复完整的眼球上可以

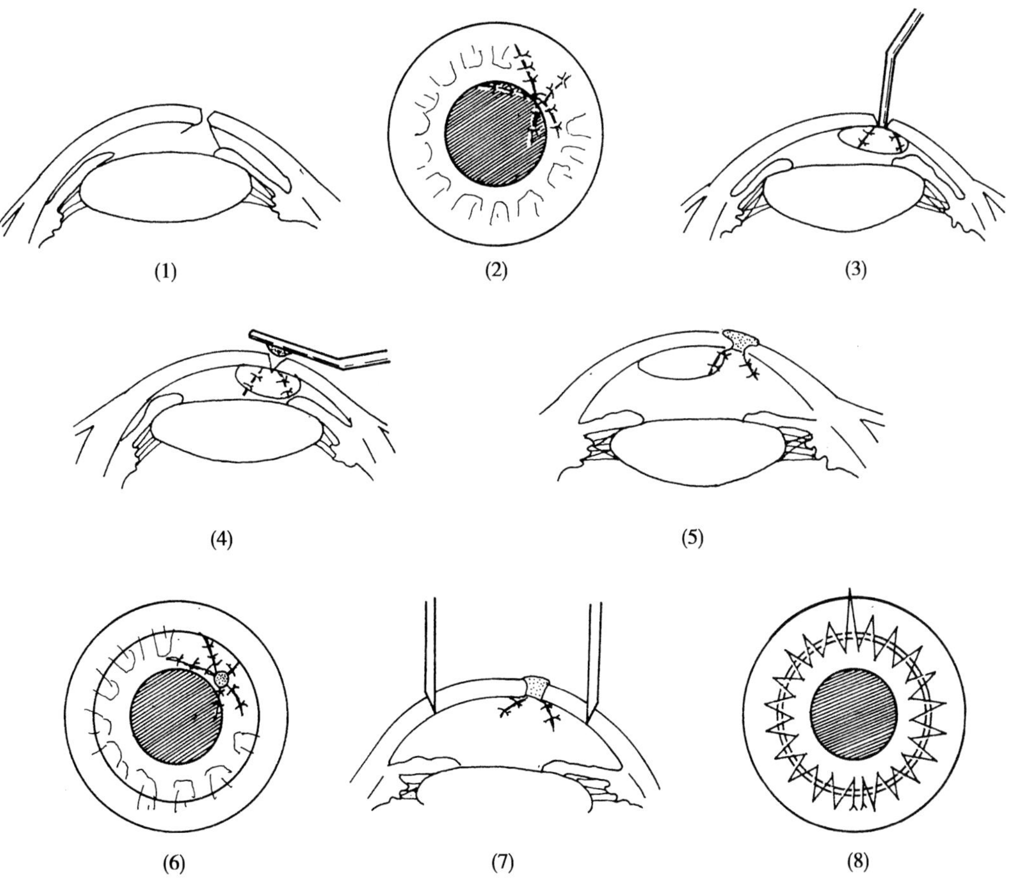

图 18-2-32 角膜组织缺损的穿透性角膜移植术

进行角膜移植术(图 18-2-32)。

4. 角膜或角巩膜的伤口渗漏　在组织缺损极少或无组织缺损但因缝线不适当地对接而致伤口渗漏的病例,可以将少量组织黏合剂涂到渗漏点处。组织黏合剂干固后,再放置常戴型的软性角膜接触镜,然后在术后 2~4 周除去接触镜及黏合剂,此时缝线可保持角膜伤口水密。

5. 外伤后角膜散光　角膜伤口修补后,要监察角膜屈光的改变。在术后的最初 8 周内,角膜的屈光常出现明显改变。所以,邻近术后 8 周时缝线的调节可能有助于减少角膜散光的改变。如果以不超过 1.5mm 间隔安置间断缝线,可以拆除太紧的个别缝线而不会损害伤口的稳固性。

6. 角膜内皮损害及角膜混浊　内皮损害是由于损伤期间的机械性损害所致,倾斜的角膜裂伤者,特别是伴有眼内异物的伤眼更可能有内皮损害。此外,任何一种眼前段的手术操作均会引起一些内皮细胞的丧失,且代偿失调的危险性会随着手术次数而增加。所以,在修补角膜伤口或眼球前段手术时,用透明质酸钠早期形成前房有助于防止进一步损害角膜内皮。

7. 外伤性白内障　详见第十八章第二节。

8. 晶状体脱位　详见第十八章第二节。

9. 虹膜损伤的重建　详见第十八章第二节。

10. 继发性青光眼　外伤后的早期,前房积血、晶状体脱位及破裂,这些并发症会因引起阻塞房水的流出通道,导致急性眼压升高并需要急诊手术。

在严重的钝伤后,伤眼最初经历早期一段时间的低眼压,接着可能发生顽固的青光眼。

引起青光眼的病理损害包括广泛的房角后退、晶状体不全脱位或白内障以及大量的玻璃体积血。

眼压升高是由于红细胞产物及变性的红细胞亦称血影细胞,阻塞受损的房水流出通道以及与晶状体损害和玻璃体积血有关的葡萄膜炎。由于手术处理可能被进一步的出血复杂化,所以早期治疗应用非手术疗法。

晚期的青光眼可能发生于伤后多年的各种原因,如钝伤后广泛的房角后退,无虹膜及无晶状体的严重穿通性等。前房角损害、长期的葡萄膜炎或伤口内的组织嵌顿所留下的广泛的前房角粘连。这些变化会机械地阻塞前房角,损害房水的流出通道,最后引起青光眼。因此,外伤后要定期对有青光眼危险的患者进行眼压检查。对复杂损伤引起的青光眼,药物治疗是首选的方法,无效者才考虑手术处理。

11. 上皮植入前房　眼压升高的一种不常见的原因是上皮植入前房。如果穿通伤被忽略或不及时修补,可能出现这种改变。上皮细胞经虹膜表面、房角及角膜后面生长且最后向后经睫状体及沿前部的玻璃体面生长。

进行适当修补的角膜穿通伤不会发生这种并发症,但如果存在角膜瘘及长期的炎症刺激,角膜上皮及血管组织会经伤口侵入前房,出现这种上皮植入性生长。在进行性的病例,一定要考虑手术治疗,然而预后往往不佳。手术治疗包括关闭瘘管口及切除能接近的上皮组织。接着对不可以接近的范围作冷冻治疗。

【手术要点及注意事项】角巩膜裂伤修补的效果关键取决于对伤口的正确认识。掌握伤后发生的病理变化。对于新鲜的角巩膜裂伤,除了正确的缝合伤口、清除混浊的屈光媒质、避免眼内组织嵌顿在伤口外,一定要认真预防眼内感染。对于复杂的伤口,特别是伴有眼内异物及严重眼内组织损害的角巩膜裂伤,手术方案的制订一定要抓住每个阶段主要的病理变化,分阶段解决伤眼存在的问题。这样一方面不至于因过分的手术操作而加剧伤眼损害,同时又能在更充分的准备下于最佳的手术时机解决伤眼的不同问题,以便获得预期的手术效果并尽量减少术中和术后的并发症。对手术后的患者,要密切观察伤眼的术后变化并及时作出妥善处理。此外,要做好术后的随访工作。

第三节　眼球后段的外伤手术

眼球后段是指锯齿缘后的巩膜、葡萄膜、视网膜和玻璃体。其损伤的主要原因是利器及异物造成的穿通伤及钝物引起的眼挫伤和眼球破裂。这些外伤可以导致眼球壁的破裂、眼内容脱出、玻璃体积血、脉络膜破裂或出血、睫状体及视网膜挫伤,因此,预后往往欠佳。

导致伤眼失明的主要原因是玻璃体内纤维组织、神经胶质和细胞增殖引起的牵引性视网膜脱离和睫状体损害所致的低眼压。

引起眼内增殖性病变主要与伤口细胞增殖和玻璃体表面增殖有关。

任何一种组织断裂均会引起断裂区的细胞群增殖。伤口对位不良(重叠或太松等);使用可吸收缝线;有眼内组织嵌顿;对损伤区作透热或冷凝;患者的体质因素等均与伤口的细胞增殖有关。这种细胞增殖类型有邻接伤口处原有细胞的繁殖,上皮及纤维血管内生及炎症性增殖。所以,在处理眼球后段外伤时要正确缝合伤口及尽量减少对损伤区组织和视网膜的额外损伤,以便减少不正常的与伤口有关的增殖反应。

由于眼球后段损伤涉及面广及眼内的增殖性病变,检查和处理均比较困难,所以手术修复计划必须要分阶段进行。首先要进行妥善的一期伤口缝合,然后在适当的时间作二期较广泛和复杂的手术处理,包括晶状体手术、玻璃体切割术、眼内异物摘出术及视网膜复位术等。

一、后巩膜伤口修补术

详见第二节角巩膜裂伤修补术。

二、双重眼球穿通伤的手术处理

高速的物体,如猎枪弹可从前部进入眼球并从后部穿出,同时引起前后两个眼球伤口。

【手术方法】首先要尽快缝合每一个角膜或前巩膜伤口,并在试图进一步探查后巩膜伤口前应该妥善缝合已发现的每一个伤口。手术时必须小心避免因操作所致的眼内组织脱出。只有在对眼球没有产生任何压力时,才在能够到达的范围内完成眼球后部的伤口探查及缝合。

1. 进一步的手术时机　如果异物位于眼内,伤眼仅伴有轻的炎症,进一步的眼内手术宜等待 7~14 天。这样会减少术中的动脉性出血并允许玻璃体后脱离形成及让脉络膜渗漏现象消失。在屈光媒质透明的情况下,容许等候较长的时间,以便能经常观察伤眼有无细胞增殖表现。

2. 晶状体的处理　透明的晶状体应让其保留。由于玻璃体切割术后,晶状体后囊下混浊总会进一步发展,所以它往往成为晶状体切除术的根据。在睫状体平坦部的伤口会造成与伤口有关的细胞增殖沿着玻璃体前面-晶状体界面发展,产生睫状膜。虽然不需要作预防性晶状体切除,但术后每周必须观察这些病例有无睫状膜出现的表现。处理晶状体时,如果利用超声粉碎器抽吸晶状体碎片的方法,必须小心避免玻璃体进入粉碎器内。因此,操作时应该尽可能使用玻璃体切割器械切除前房内或晶状体囊袋内的玻璃体以及作晶状体囊切除。由于过分切除虹膜会引起术后的炎症及眩目,所以只是在必须及时观察眼球后段时,才进行切除部分虹膜的手术。

3. 玻璃体切割术　与糖尿病的玻璃体手术相反,为了减少睫状膜形成的机会,所有的病例均应彻底切除前部玻璃体。接着经过鼻侧的后部玻璃体面(玻璃体后脱离的圆锥面)或已知没有视网膜脱离的任何部位的后部玻璃体面做一个开口。经过该开口用真空清除法(负压吸出法)除去玻璃体后脱离下面的游离血液产物。当能适当观察视网膜时,即通过环形方式扩大该开口进行玻璃体切割。如果存在视网膜脱离,进行玻璃体切割时,应该使用非常低的吸力及加快切割率。如果发现视网膜裂孔,应该间歇引流视网膜下液并继续切除玻璃体。如果逐层地切除玻璃体,会增加视网膜裂孔出现的机会,并且比上述的方法更花时间。

溢出于赤道或赤道前部伤口的玻璃体,应该切除,但赤道后部延伸到视网膜的玻璃体粘连,则不一定要求切除。由于切除时可能引起出血、视网膜裂孔、伤口渗漏及细胞增殖,所以可以考虑让这种接触伤口的玻璃体保留(图 18-3-1)。

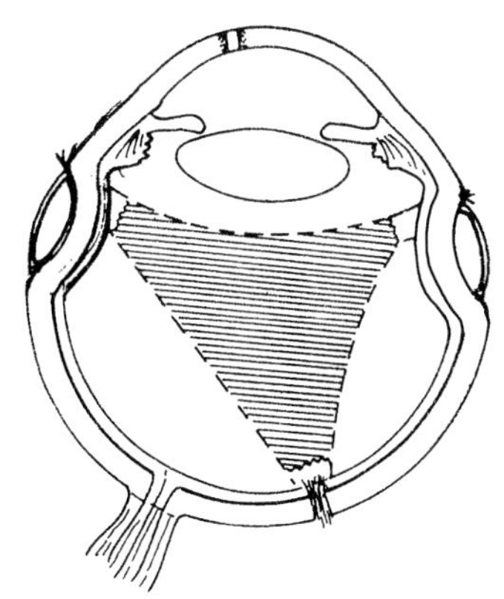

图 18-3-1　切除后脱离的玻璃体圆锥

4. 液-气交换　当存在视网膜裂孔时,要利用过滤空气(或膨胀气体)作气-液交换。如果存在视网膜脱离,应通过视网膜下液的内引流作液-气交换。术中可以利用过滤空气抑制出血及通过它的表面张力作用帮助封闭渗漏的伤口。

5. 视网膜冷冻黏结术　只有在视网膜裂孔有边缘明显时,才慎重使用经巩膜的冷冻黏结术。大多数后部的穿出伤口均不会引起视网膜脱离,因此视网膜冷冻黏结术处理伤口部位只会增加与伤口有关的细胞增殖。

6. 巩膜外加压术　撞击部位的病变及与玻璃体切割术中有关的玻璃体牵引,加上来自巩膜手术切口内的玻璃体嵌顿所致的晚期牵引常会导致视网膜脱离,所以大部分的眼球后段外伤的病例均要做赤道部的预防性环形冷冻黏结术及巩膜环扎带进行预防。然而,当有明显的眼球及眼眶炎症时,可以不作预防性巩膜外加压,但必须每周进行观察。

三、眼球穿通伤的预防性巩膜外加压术

对于某些在外伤后处于发生视网膜脱离高度危险的眼球穿通伤要使用预防性巩膜外加压术。这些穿通伤的眼球包括有下列情况但尚无视网膜脱离者:①屈光媒质尚透明及巩膜伤口位于锯齿缘前,但伴有大量玻璃体脱出及玻璃体条索牵引;②位于锯齿缘后的巩膜裂伤;③从眼后段取出眼内异物的患者。

【手术方法】如果伤眼有角巩膜裂伤并伴有玻璃体丧失,首先修补伤口。如果存在白内障,则摘出混浊的晶状体。如果玻璃体嵌顿在伤口内,要进行前段玻璃体切割,清除嵌顿于伤口内的玻璃体。但即使采用玻璃体切割术,有些玻璃体也常常保持嵌顿在前部的伤口内部并对玻璃体基底产生牵引[图 18-3-2(1)]。这种牵引作用能引起周边部的牵引性视网膜脱离或周边部视网膜裂孔和孔源性视网膜脱离。所以,在一期修补术时要用 360° 的周边视网膜冷凝及巩膜环扎术或巩膜外加压术作预防性处理[图 18-3-2(2)]。这种处理会使以后孔源性视网膜脱离的机会减少。

在有视网膜受累的巩膜裂伤但尚不出现视网膜脱离的伤眼,应使用预防性巩膜外加压术。有时,延伸到锯齿缘后的巩膜裂伤眼球仍可以有足够透明的屈光媒质并在伤口缝合后容许用检眼镜看见嵌顿在伤口内面的视网膜及玻璃体[图 18-3-2(3)]。此时,在直接观察下于伤口周围应用一排巩膜外冷凝治疗,并在其他部位的锯齿缘后应用 1~2 排邻接的冷凝治疗[图 18-3-2(4)、(5)]。同时在巩膜裂口上放置一块放射走向的带植硅胶海绵,然后用全周环扎带对硅胶海绵的前端作外加压。另外用褥式缝线将硅胶海绵的后部压陷。环扎带由巩膜隧道(皮带圈套)或用缝线固定在适当位置[图 18-3-2(6)]。对走向不同的巩膜裂伤应用其他类型的巩膜外加压物支持。

在有白内障或玻璃体积血的眼内,应用冷凝治疗及巩膜外加压处理视网膜裂孔前,要进行晶状体切除和玻璃体切割。例如,使用睫状体平坦部的玻璃体切割术切除玻璃体积血[图 18-3-3(1)]。如果有玻璃体后脱离,在可能的地方要将玻璃体皮质切除。但是,玻璃体依然嵌顿在伤口内的患眼要用玻璃体切割器械切除伸延到伤口处的玻璃体,以便使玻璃体牵引减少[图 18-3-3(2)]。沿着视网膜表面延伸并进入伤口内的玻璃体切线牵引带要用膜剥离钩轻轻游离[图 18-3-3(3)],然后用玻璃体切割器切断[图 18-3-3(4)]。但并不是所有这样的玻璃体牵引带均能安全地被切除,只能尽可能多地减少它的牵引作用。同时,在操作时要设法避免对玻璃体的过分牵引,以防止视网膜裂伤的边缘张开及以后引起孔源性视网膜脱离。接着应在巩膜裂口周围及 360° 范围的周边部视网膜应用冷凝治疗[图 18-3-3(5)]。最后,在眼周围安置环形的巩膜外加压物,以便支持视网膜裂孔及周边部的视网膜

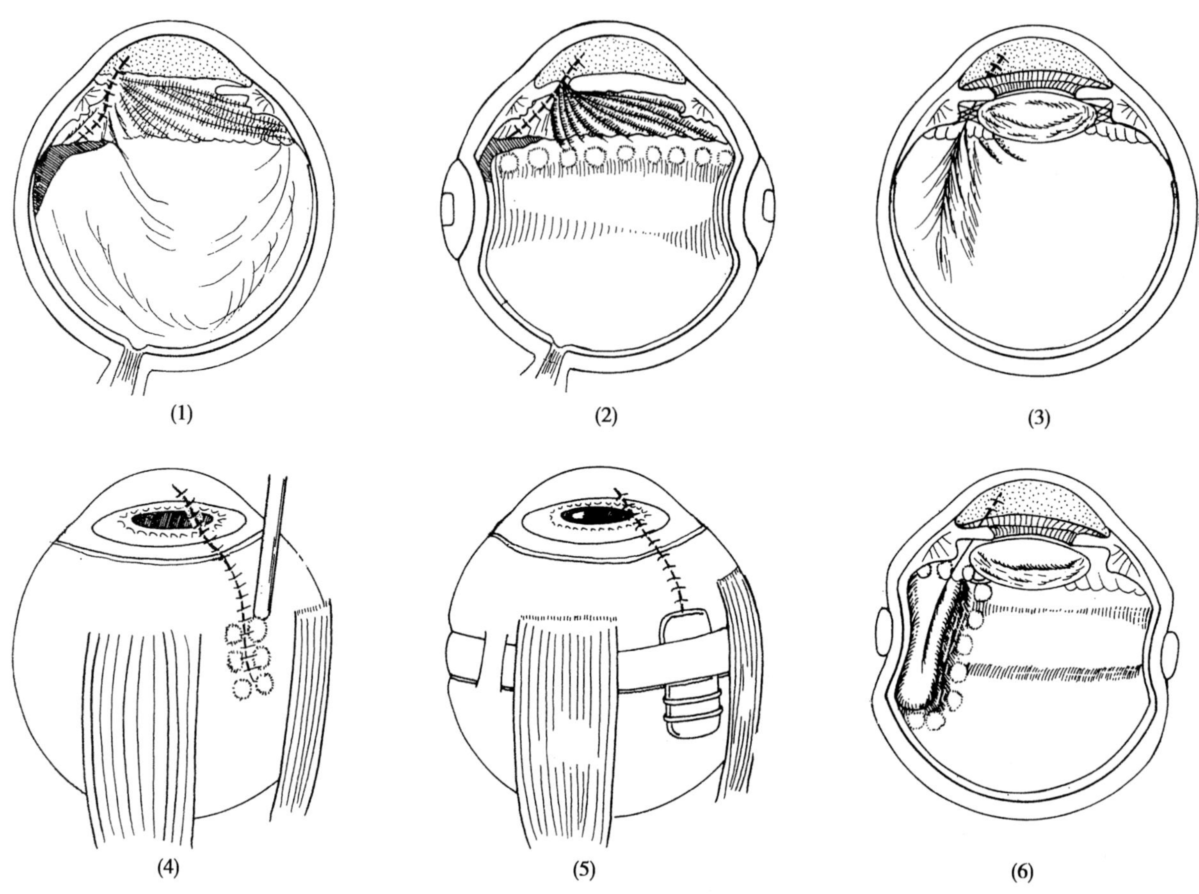

图 18-3-2 眼球穿通伤的预防性巩膜外加压术

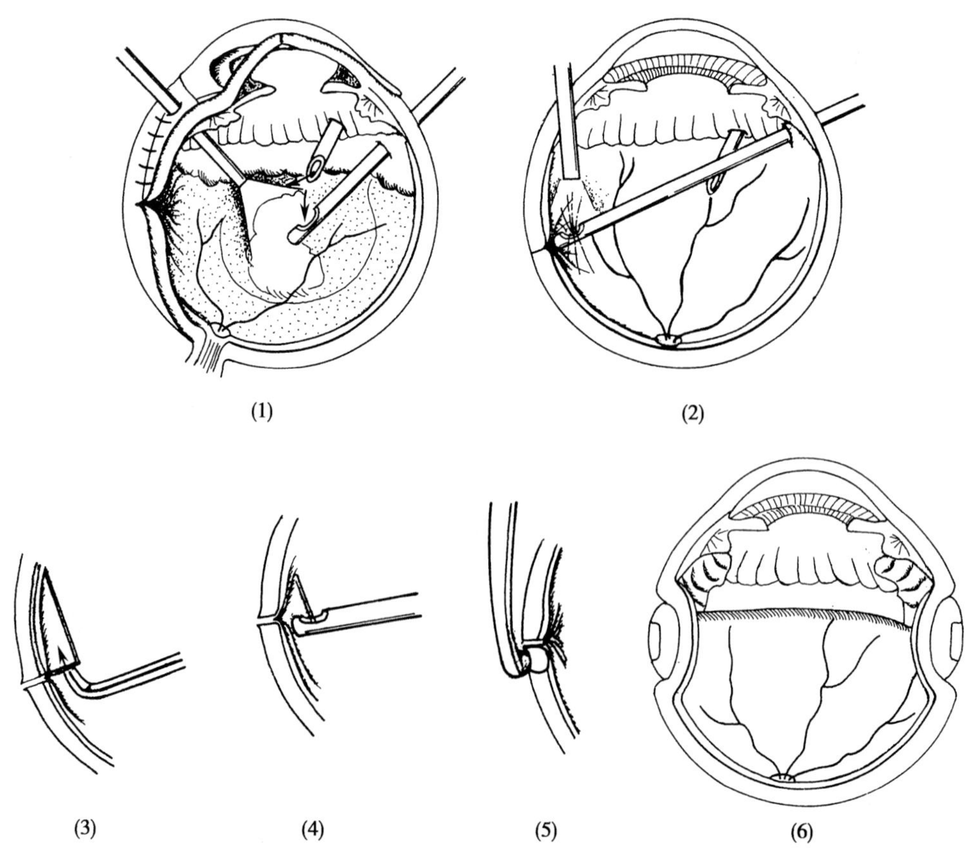

图 18-3-3 玻璃体积血、条索的切除

[图 18-3-3(6)]。

在双重穿通伤的病例,如果伤口小及自行封闭,缝合后部的伤口并不必要。因从外部缝合这种巩膜伤口可能引起眼内组织脱出或出血。应该用经玻璃体的眼内冷凝或眼内光凝进行处理,然后在眼内注入空气泡。接着在眼周围的玻璃体基底相应的巩膜面作预防性冷凝治疗及巩膜环扎术。如果在后部的视网膜伤口上有明显的残留玻璃体牵引,且该伤口是在外部巩膜上能够接近的,可以首先缝合该伤口,然后在冷凝治疗后安置放射状外加压的硅胶海绵支持该处的视网膜裂孔。

对于周边部的视网膜裂孔应该使用局部的巩膜外加压,但后部的小裂孔则不必要。如果能抵达视网膜裂孔区,环绕走向的节段巩膜外加压物要优于放射走向的巩膜外加压物。除非患者非常年轻及对长期的巩膜外加压物引起组织糜烂有忧虑,否则均应作预防性巩膜环扎术。由于眼内异物开始撞击所致的玻璃体牵引,异物摘出或玻璃体切割时嵌顿于伤口内的玻璃体以后会引起锯齿缘断离,以及在无晶状体眼内视网膜裂孔的发病率较高,而这些裂孔在手术时是难以发现的,所以强调对这些外伤眼需要作预防性巩膜外加压处理。

四、挫伤性玻璃体视网膜病变手术处理

眼挫伤可导致严重的玻璃体积血、视网膜挫伤、视网膜脱离。长时间的玻璃体腔内的积血会流向前房,引起前房积血和血影细胞性青光眼。当浓厚的玻璃体积血影响观察视网膜的病变时,应周期性做超声波检查,便于早期发现视网膜脱离。有视网膜脱离和青光眼等并发症发生时,应及时行玻璃体手术治疗,并作预防性巩膜环扎术。单纯的挫伤性玻璃体积血,玻璃体手术可在伤后 3~6 个月进行。

第四节 眼部异物手术

眼部异物包括位于眼睑及眼球表面、眼内及眼眶内的异物。按异物的性质分为两大类:金属异物及非金属异物。金属异物占大多数(尤其是磁性异物),按其化学特性又可将金属异物分为:①化学性质活泼的金属异物:如铁和它的合金(日常所见的各种钢材)、铜和它的合金(紫铜、黄铜和青铜等),铅、锌、镍、铝及它们的合金和汞等;②惰性金属异物:如金、银、铂及钽等。非金属异物可分为毒性及无毒性两类。毒性异物包括动物性异物(如皮肤碎片、角膜和结膜上皮、睫毛、碎骨、蛋壳、昆虫的毛和刺)和植物性异物(如木的碎片、树枝、竹、植物的毛和刺、种子及果壳、缝线和棉花纤维等);无毒性的异物包括沙、石、黏土、砖、瓦、水泥块、煤、玻璃、石英、瓷片、某些塑料、橡皮、火药及硝酸甘油颗粒、眼药膏和硅油等。

一、眼睑异物手术

眼睑异物多见于爆炸伤、猎枪弹伤、车祸所致的挡风玻璃碎片或其他意外损伤。其中,爆炸伤、玻璃碎片和猎枪弹伤所致者常为多发性异物。常见的异物有:炸药、矿石、煤、玻璃等。意外损伤所致者,常为金属碎屑、植物等。细小的异物如不引起局部反应,一般不必取出。较大的或引起局部反应和不适的异物,导致眼睑功能障碍或感染的异物,应在伤后早期手术修复时,及时取出。

较大的质硬异物多能用手指触诊确定异物的位置。否则,应采用无骨影、薄骨位或颏顶位的 X 线眼部照片发现异物。

【手术方法】局部麻醉后,先用指尖小心探知异物的部位,然后顺眼睑皮纹切开,细致分离,暴露并取出异物。如位置较深的上睑异物。术中首先要注意检查相应方位的眼球壁有无伤口,并先做缝合处理,然后才处理眼睑异物。取出异物后,还要了解提上睑肌有无受累,并及时予以修复。对于炎症长期不退或伴有瘘管形成的可疑眼睑植物性异物,应先从瘘管口取材作涂片镜检、细菌培养和药物敏感试验。在全身给予抗生素控制感染后,于瘘管口上、下方沿皮纹环绕瘘管口作切口,清除瘘管组织。接着小心分离,暴露并取出异物。异物取出后要检查是否完整,并认真探查和清除异物腔内可能残留的异物碎屑。经上述处理后,接着用 2000U/ml 庆大霉素或妥布霉素溶液或 0.06% 的碘附溶液冲洗异物腔和术野。若不能排除有细小异物残留或局部炎症反应较重,在缝合切口时,应在伤口内放入胶片引流条,然后间断缝合切口。

术后继续全身用抗生素 3~5 天。引流条逐天拔出少许,直至无引流物排出时才将引流条完全取出。5~7 天后拆线。

二、结膜异物手术

细小的异物,如灰尘、煤灰、小昆虫、睫毛及其他异物可随着风吹或其他原因进入睑裂区的球结膜面。接着,通过眼睑的反射性痉挛和 Bell 现象将异物带入结膜囊的上穹隆内或停留在上睑结膜面的睑板沟处,但有时异物会存留在下穹隆及内眦的半月皱襞处内。由爆炸伤引起的多发性异物多位于睑裂部的眼球表面,这种异物可以附着于角膜表面,嵌顿或位于球结膜下。另外,植物性异物,如板栗刺、竹枝的刺,往往位于结膜下嵌顿巩膜层间。凡是造成患者不适,产生角膜损害、局部组织反应和炎症的异物均要及时取出。如局部组织反应重,未能明确有无异物残留,应做 UBM 检查,明确诊断。

【手术方法】数目较多的结膜面异物先行表面麻醉,然后分别翻转上、下眼睑,用生理盐水冲洗清除结膜面的异物。冲洗时要嘱咐患者向不同方向转动眼球,以保证所有异物被冲洗干净。如为单个的结膜面异物,可采用生理盐水蘸湿的棉签将异物拭去;陷入上穹隆或半月皱襞隐窝内的异物,有时需用小镊子取出。

嵌顿于结膜组织内的异物,应在充分表面麻醉后,根据需要分别选用异物针、小镊子将异物取出。

结膜下异物如令患者感觉不适或异物引起局部组织发生反应,在表面麻醉后,暴露异物的位置并作局部浸润麻醉后,剪开异物相对结膜,取出异物。此时,应检查相应的巩膜有无破口,并作出相应处理,结膜伤口不大者无须缝合。

术后涂抗生素眼药膏包眼 1~2 天。以后改用抗生素眼药水滴眼,直至伤口愈合及炎症消退为止。

三、眼眶内异物手术

眼眶内异物是一种严重的眼外伤。它不仅损害眶内软组织，还可危及眶周的鼻窦、中枢神经系统，以及头和颈的重要血管。适当的处理要遵循三个基本原则：首先是全面认识眼眶的解剖；其次是完整的病史和体格检查；最后，以高度怀疑有眶内异物存留来处理每一个患者。

当有不能解释的眶周红肿，长期不愈合的伤口、瘘管形成或眼眶内感染时，应高度怀疑眶内异物存留的可能。接着，根据病史提供的材料，分别选用眼眶X线平片或作1~2mm切层的眼眶CT扫描检查。如为非金属异物，必要时加做超声波和磁共振成像检查，以便增加眶内异物的发现率。密度较高的眶内异物定位可以采用较简便的插针定位法。此法是在术中于异物的所在方位，向异物处先插入两根针灸针，然后拍眼眶的正位、侧位和轴位片，最后根据针尖与异物影的关系来决定异物的位置。然而，更理想的定位法是横轴位、冠状位和轴位的眼眶CT扫描。因为后者能直接显示异物的位置及它与眼球、眶内和眶周组织的解剖关系，同时可发现眶壁、鼻窦和颅内的重要病理改变(如骨折、积液和积气等)。此外，通过颈动脉造影还可发现外伤后假性动脉瘤，动、静脉交通和血管损伤，以及异物与血管的关系，对指导手术有重要意义。

【手术适应证】由于眶内的软组织能耐受大多数不太大的金属和无毒性的非金属异物。它们易被软组织包裹，不产生严重的后果，所以深部的眶内异物一般不作处理。但较大的金属异物或有机物，由于机械性刺激、化学反应和有机物分解，可以在眶内产生不同程度的炎症反应，甚至形成瘘管、眼球突出、运动受限或视力损害，这种病例宜在充分准备和感染或炎症控制后，取出异物。

较大的眶内异物，有疼痛症状或靠近眼球壁的铁合金异物，如易于接近，应考虑取出。植物性异物，如竹或木等，必须尽早全部取出。

对于部分外露于眶口外的异物，在未明确异物的准确位置，并经颅脑外科或五官科医师会诊，充分作好术前准备并将患者送入手术室时，切忌贸然取出异物，以免产生难以预料的危险并发症。此时，应先妥善将外露的异物部分小心截短，或予以固定，以便于搬运患者和减少伤眼遭受进一步损害。

对于损害颅脑组织、重要血管及鼻窦的眶内异物，应请有关医师协助进行手术。对位于眶尖但视力良好的眶内异物，以定期随访较为稳妥。一旦需要取出异物，务必先向患者交代手术可能产生的意外及并发症，在取得患者和家人同意后方可手术。

眶内异物一般不作为急诊处理，应该先进行必要的检查和会诊，明确异物的位置和商讨合理的手术方案，充分准备后才行手术，以减少术中眶内组织损害和避免意外事故产生。

【手术方法】眶内异物取出手术，一般采取局部浸润麻醉；患儿或异物位置过深的患者应考虑全身麻醉下手术。

手术切口有两种方式：结膜切口和睑皮肤切口。结膜切口的优点是：没有因皮肤切口产生的瘢痕，能避免损伤泪液引流系统、内或外眦韧带和提上睑肌；缺点是术野暴露不充分，不利于眶内深部异物取出。皮肤切口的优、缺点与结膜切口相反。没有眼球损伤的新鲜眶内异物或已形成瘘管者，可扩大原伤口或经切除瘘管的切口进入取出异物。

由于眶内异物的患者常同时伴有眼球穿通伤，所以在术中应先探查并妥善处理眼球的伤口，然后再取出眶内异物。

对可触及或X线定位证实位置靠近眶前段的较大异物，可以从接近异物处作切口，分离软组织，用指尖探知或用手持电磁铁吸引协助探查异物，待明确异物位置并充分暴露包裹异物的组织再直接取出异物。

眶后段异物可用以下方法处理：①双X线透视下摘出法：对X线透视下能显影的异物，可在消毒处理后的暗室内，利用正、侧两个X线投照下协助进行手术。切口选在较易接近异物且较少损害重要眶内组织的位置。如异物位于视神经颞侧，可将较多麻药注入球后，使球后组织变疏松，然后在下睑外侧半近眶缘处的皮肤作切口。先用钝剪向眶内慢慢分离并在X线荧光屏引导下，让剪尖逐渐接近异物。当剪尖到达异物时，改用一把弯头蚊式血管钳由已分离的通道进入并靠近异物。在此同时，应伸入小指，以指尖探查视神经与异物的位置关系。然后，在指尖保护视神经的前提下，张开血管钳口，小心夹住坚硬的异物。当异物被夹住时，不要急于拉出异物，应用剪尖伸入将包裹异物及其周围的软组织充分分离后，才取出异物。②眶外壁切开取出法：本法主要是为了在直视下探查和取出眶深部的植物性异物或眶尖部异物。手术时要按眼眶外壁开眶手术方法，将外侧眶壁打开，然后小心分离，尽量避免损伤眶内的重要神经、血管或肌肉。在用指尖探知异物位置后，小心及彻底地取出植物性异物或其他异物，同时清除周围的坏死组织。如异物周围有脓性分泌物，术中应用抗生素液冲洗异物腔。有感染的伤口或未能排除有小的植物性异物碎屑残留或有球后出血的伤口，待眶外壁复位后，在关闭切口时，应将一引流胶片放入伤口深处进行引流。③硬性鼻内镜法：新鲜眶内异物或已形成瘘管者，可扩大原伤口或经切除瘘管的切口导入鼻内镜；无瘘管形成者，在异物对应的眶缘皮肤作切口，用蚊式血管钳扩大切口至眶内，将鼻内镜自切口导入眶内。然后在内镜直视或连接监视器下操作，沿异物的长轴取出异物，同时彻底清除瘘管窦道内的肉芽和坏死组织后，用抗生素溶液或0.06%碘附溶液冲洗术腔，置引流条。

【术后处理】要注意观察伤眼的视力及眼底情况。全身继续用抗生素4~5天，引流条要逐天拔出少许，一旦无引流物排出，即可将引流条全部拔除。术后5~7天拆除切口缝线。

【注意事项】眼眶异物手术因易造成眶内重要血管、神经和肌肉的损伤，故要严格掌握手术适应证。对视力良好的眶尖异物不要急于手术，以免造成不可挽回的视功能损害。涉及颅脑和鼻窦损伤的眶内异物，术中应有该专业的医师协助手术。

四、眼球内异物手术

眼球内异物是一种比较常见及严重的眼外伤。异物进入眼内绝大多数依靠其本身的能量穿破眼球壁，进入眼内；少数是由于穿通伤或手术时被动地带入眼内，如睫毛及棉花纤维等。异物对眼内组织的损害除了异物的机械损伤外，还有炎症、感染及某些异物所引起的化学性和毒性损害，因此严重地影响伤眼的视功能。异物对眼组织的损害程度与异物的大小、成分、化学特性、存留部位、时间及并发症有密切关系。活泼的金属异物在眼内存留均会产生程度不同的

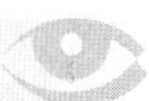

金属沉着症而损害眼内组织。临床上以铁质沉着症及铜质沉着症最常见。惰性的金属异物虽不在眼内引起化学性损害,但可引起机械性损伤。动物及植物异物在眼内可能引起炎症、植入性囊肿、严重的组织增生及易引起眼内感染;无毒性的非金属异物在眼内主要产生机械性损害,但石碎、煤块及水泥较易带菌而发生化脓性眼内炎。

此外,大多数眼球内异物往往引起化脓性眼内炎、葡萄膜炎、白内障、青光眼、眼内出血、增殖性玻璃体视网膜病变及视网膜脱离等并发症。

为此,眼球内异物原则上均应及时诊断,尽快取出。以便尽量减少眼内组织损害及最大限度地保留伤眼的视功能。

(一) 眼球内异物的诊断

眼球内异物的诊断必须依据详细和可靠的病史,系统和细致的眼部检查以及必要的辅助检查方法(影像学检查、金属定位仪、透照及视觉电生理检查)。

1. 病史　首先询问有无穿通伤史,这类患者 1/3~1/2 同时有眼球内异物。其中以手锤敲击金属、爆炸、采石、机床切削和锻压金属等工种是造成眼球内异物最常见的原因。基本的病史内容应包括受伤的时间、原因、致伤物的种类和性质、受伤的环境、致伤物到达眼的距离及作用方向、伤后的临床经过和处理措施等。

2. 眼部检查　这是眼球内异物诊断的重要环节。通过裂隙灯、前房角镜、三面反射镜、直接检眼镜或间接检眼镜检查可以直接发现大约 1/5 的眼球内异物和由异物引起的病理变化,同时可对异物的性质作出初步判断和进一步作磁性试验。

眼部检查除常规项目外,重点要注意以下三个方面:

(1) 寻找异物入口:异物入口以角膜最多,其次为巩膜及角膜缘。如果眼球前段检查未发现入口而眼睑有穿破口时,要注意相应的后巩膜穿破的可能。当眼前段检查发现有穿破口,而 X 线照片提示异物位于眼球后时,更要注意眼球前、后有双重穿破口的可能,手术时应进行必要的探查和处理。

(2) 寻找异物的通道、位置及其产生的病变:当检查已排除虹膜和前房角异物后,应用短效的散瞳剂散瞳检查晶状体、玻璃体及眼底,了解异物在其通道上及眼底所产生的各种病理变化,异物的位置及它与眼内组织的关系,以便能制订一个合理的手术方案。

(3) 发现并发症:在寻找异物时,应注意眼球内异物损伤所产生的一切并发症,以便根据病情的轻重缓急,设计一个全面的治疗方案,使得伤眼能最大限度恢复应有的功能。

3. 影像学检查　由于眼球内异物伤后大多数伤眼均伴有屈光间质混浊,所以影像学检查是发现眼球内异物的一种最重要的检查手段。最常用的影像学方法有眼眶 X 线照片、眼眶 CT 扫描、磁共振成像、眼部 A 超和 B 超、超声生物显微镜(UBM)。

(1) 眼眶 X 线照片:是首选的检查方法。眼眶的正、侧位 X 线照片可以发现大部分金属异物(直径大于 1mm 及重量超过 1mg)和含铅量较高的光学玻璃,以及部分密度比眶骨高的非金属异物。对于体积较小的金属异物及非金属异物,如在普通的眼眶正、侧位照片上未能显影,可进一步作该眼眶的斜位照片(Belot 体位,又称薄骨照片)或 Vogt 位照片(又称无骨照片检查)。

1) 眼眶正位照片:采用头颅鼻颏位的后 - 前体位(P-A 位)拍片,以避免特别厚的颞骨岩部(乳突)的骨影和眼眶影发生重叠,从而使眶内异物能清晰地成像[图 18-4-1(1)]。眼眶侧位照片宜采用普通的头颅侧位,但伤眼应靠近 X 线片一侧[图 18-4-1(2)],这种照片方法大约有 2.5% 异物未能显影。正位片能发现的最小金属为 0.5~1mm;侧位片能发现最小的金属为 0.5mm。

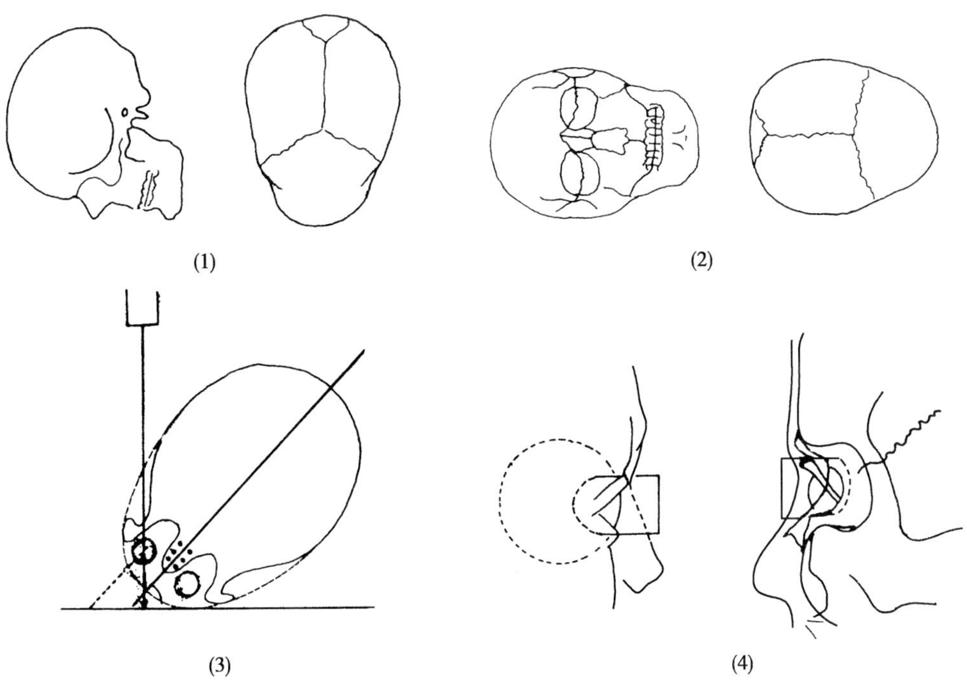

图 18-4-1　不同体位的 X 线照片

(1) 后 - 前体位拍片(P-A);(2) 眼眶侧位拍片;(3) 眼眶斜位照片(Belot 体位或薄骨照片);(4) 无骨影照片(Vogt 位照片)

2）眼眶斜位照片（Belot 体位或薄骨位照片）：本法由 Belot 于 1917 年首先使用，拍片时头颅向健侧倾斜，使头颅的矢状缝与 X 线片面成 45° 角，X 线球管的中心线通过伤眼眼眶的外侧骨壁进行投照[图 18-4-1（3）]。为了使小异物及低密度的异物成像更清晰，拍片时宜将拍片的条件适当降低。本法能发现的最小非金属异物为 1mm×2mm；最小的金属异物为 0.4mm。

3）Vogt 位照片（无骨影照片）：本法由 Vogt 于 1921 年首先采用，专为诊断晶状体及晶状体前不易显影的眼内金属小异物及非金属异物。拍片前伤眼应充分表面麻醉，然后将黑纸包好的手指头大小及前端圆钝的 X 线片沿眼眶的内壁插入内侧结膜囊内，然后采用牙科 X 线机或拍软组织条件的普通 X 线机从伤眼的外侧并垂直 X 线片表面进行投照。这种照片方法能使眼睑和眼球前段的轮廓显影，故对发现眼球前段的小异物和低密度异物帮助较大，它能发现最小的非金属异物为 0.5~1.5mm；最小的金属异物为 0.2mm [图 18-4-1（4）]。

（2）眼眶 CT 扫描：眼眶 CT 扫描也是眼部异物的一种有价值的诊断方法。螺旋 CT 不但可进行 1~3mm 的薄层扫，而且可采用横轴位、冠状位及矢状位扫描进行三维图像重建，直接显示异物的位置，与眼球壁的关系，同时能较清楚地发现体积较小（$0.06mm^3$）的金属异物和大部分的非金属异物（$2mm^3$ 的玻璃及大于 $2.4mm^3$ 的木块）。但是，眼眶 CT 扫描是作断层摄影，每个层面间有一定距离，而且像素较大（颗粒粗），易造成小异物漏诊。此外，金属异物与组织的密度差异悬殊，用软组织窗扫描时，异物周围会形成放射状伪影，使异物像比实体大若干倍，不能如实地反映异物与眼球壁的关系。

（3）磁共振成像：磁共振成像检查禁用于金属磁性异物检查，但对于非金属异物的诊断比较有效，发现率高。

（4）超声波检查：由于眼内异物的声阻与眼球组织有明显的差别，构成声学介面，因而在超声波检查时可以显示异物像，目前国内主要使用的超声诊断仪有 A 型、B 型及 UBM 三种。

1）A 型超声诊断仪将回声信号转为波峰，按接收时间的先后从左到右排列在一条基线上，形成一单维像。它可以发现眼内中、后段的异物。对于漂浮异物还可与电磁铁的磁性试验结合，能够区别异物是否有磁性。A 型超声诊断仪虽在异物定位的准确性上仍嫌不足，但当异物位于球壁时，可查出一种与球壁联合的重叠波。在此时，如降低仪器的灵敏度抑制眼球壁的波形，可以保留重叠波内的异物波（单高波），根据该单高波与厚的重叠波关系，可以明确异物与球壁的关系。

2）B 型超声诊断仪将回声信号转变为光点，因光点不仅按接收时间顺序排列，而且由于探头在探测物表面自动作线性运动，使回声的光点构成一个二维的类似眼球剖面的断层平面图，故扫描的波峰图富直观感，能直接看出异物和球壁的关系。此外，由于金属的传播声束较非金属好，当声束通过金属异物时，该部分声束先达到眼球后壁发生反射，在超声图上与异物相应的球壁影像构成向前局部隆起的假象。这一点可供区别金属和非金属异物时参考。还有，超声诊断仪可以显示玻璃体混浊、血块、晶状体脱位及视网膜脱离等并发症的回声像。并可发现一些 X 线不能显影的非金属异物，因此可以作为 X 线检查诊断的一种补充手段。

B 型超声诊断仪探查方法有直接眼睑法和间接水袋法，间接法可清晰地显示眼前段结构。

3）超声生物显微镜（UBM）主要用于角膜、巩膜、前房、后房、虹膜后、睫状体及锯齿缘附近的异物的检查。以 P40 为代表的传统 UBM，其扫描频率 50MHz，扫描深度范围 5mm×5mm，分辨率 50μm，探测范围一次只能获得眼前节部分图像，不利于眼前段异物定位。全景 UBM 通过改变超声换能器的扫描方式和图像处理系统，实现了宽景成像。扫描范围扩大到 16mm×9mm，一次成像能够包含整个眼前段，更利于眼前段异物的检出和定位。UBM 异物图像为高于巩膜回声的高强反射声影，异物形态边界清晰、表面光滑、有“慧尾征”超声伪影[图 18-4-2（1）]，能发现最小异物径线为 213μm。在铁质沉着症患者中，UBM 检查可见高于巩膜回声的点状、斑片状、线状及不规则形多发性散在高强回声声影，这些声影边界清晰、无超声伪影，其形态与铁锈沉着的组织形态相一致。晶状体组织的铁锈沉着症为点状、斑片状及线状高强回声声影；晶状体悬韧带，玻璃体基底部组织的铁锈沉着症为点状、斑片状、不规则形高强回声声影；睫状体扁平部组织的铁锈沉着症为与睫状体上皮形态一致的、线状高强回声声影[图 18-4-2（2）]。

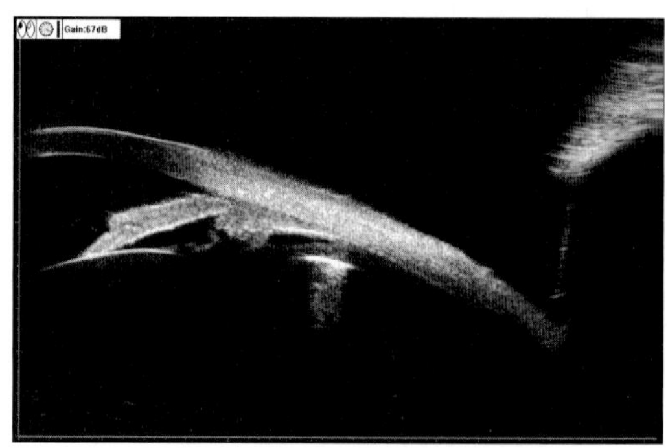

图 18-4-2（1） 异物“慧尾征”超声伪影

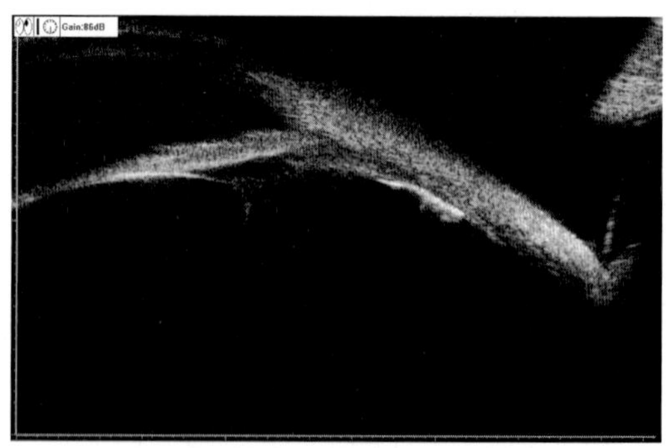

图 18-4-2（2） 睫状体铁锈沉着症

4. 金属定位仪（电声定位器）检查 金属定位仪检查又称为电磁定位法。它所用的仪器最早称为 Berman's locator，现又称为金属定位仪（metal locator）或电声定位仪（electroa-coustic locator）。此仪器与扫雷器的原理相同，是一种微型金属探测器。当仪器的探头前端形成的磁场中有金属物体，即产生感应，经过放大，在仪器上通过仪表指针

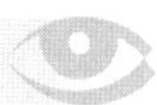

向不同方向摆动和蜂鸣器的声调不同，可以确定金属异物为磁性或非磁性，同时还可以明确异物的位置。

此法对较大的异物或眼球前段的金属异物有一定的价值。它对磁性异物的感应较灵敏，可在10倍于异物直径的范围内探查出异物，对非磁性的金属反应较差，仅能在1~2倍距离的范围内发现异物。临床上多用做手术中的辅助定位，在术前诊断中意义不大。该仪器有两种探头，其中直的黑色探头比较灵敏，能发现距离球壁较远及因异物分解而反应变弱的金属异物；另一种刮铲探头在术中最常用，通过降低仪器的灵敏度及该探头的中央小孔能在眼球表面上标记异物的准确位置。此法在睫状体内小异物手术中有一定价值，但对眼球后段，特别是后极部异物，因暴露困难，探头伸入受阻，使用上受到一定限制。

5. 透照法　本法是使用间接检眼镜及聚光镜的透照法。在有混浊媒质的眼内作为一种辅助的诊断手段。检查时，当检查者观察异物可能停留的眼球表面时，助手通过间接检眼镜和聚光镜经过瞳孔将光线聚焦到眼内，此时眼内

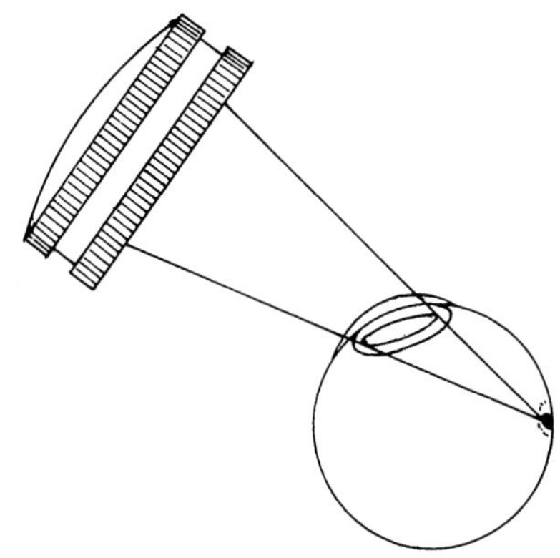

图 18-4-3　眼内异物透照法

异物常在相邻的巩膜上显现一个黑色的阴影(图 18-4-3)。

6. 视觉电生理检查　有良好视力的眼球内异物患者，特别是对产生眼球金属沉着症(如铁质沉着症和铜质沉着症)的眼球内异物作视网膜功能评价、预测手术预后及决定手术时机中，视觉电生理检查是一种非常敏感的手段，尤其是对有铁质沉着症的患者。因为眼球铁质沉着症首先影响周边部的视网膜，所以在估计视网膜损害时，视网膜电图(ERG)比视力检查更敏感。眼球铁质沉着症的ERG异常以b波振幅降低为其特征。如果含铁的眼球内异物不被取出，该眼将逐渐发生完全变平的ERG曲线。当b波降低达5%时，视功能的损害便不可逆转。如b波进一步减退则视网膜损害是永久性的。对于有良好视力的后极部磁性眼内异物，由于手术本身有损害视力的危险，所以在决定手术前应先定期监测伤眼的ERG改变，一旦ERG的检查提示铁质沉着症出现，则是手术取出异物的一个指征。

(二) 眼球内异物的定位方法

凡发现眼球内异物者，均应进行准确的定位，以保证异物顺利取出。常用的定位方法有：裂隙灯及前房角镜定位法、检眼镜定位法、X线定位法、超声波定位法、CT定位法和术中的辅助定位法(巩膜面标记定位法、电磁定位法和透照定位法等)。

1. 裂隙灯及前房角镜定位法　本法主要用于前房、虹膜、前房角及晶状体异物的定位。

在前房、虹膜、前房角异物定位前，不宜使用散瞳剂。当瞳孔较大时应先用缩瞳剂，待瞳孔缩小后才行检查，以免造成房角内异物漏诊。异物定位时，除要明确异物所在的方位外，还要了解在坐位和仰卧位时异物位置有无发生改变，以便决定术中应采用的最佳体位及切口位置。晶状体异物应用短效散瞳剂散大瞳孔后定位，以便确定异物所在的方位和其所处的具体位置(前皮质、晶状体核或在后皮质)并要了解晶状体的混浊程度，以便能决定合理的切口位置及手术方法。

2. 检眼镜定位法　这是一种简单而实用的定位方法。它可以直接测出异物的径线和前后位置；观察漂浮异物的活动范围；了解异物的性质；进行磁性试验；明确异物有无包裹及与眼组织的病理关系。但本定位法的精确性欠佳，受屈光媒质混浊限制，不易发现较周边部的异物。

使用本法定位之前，伤眼应先充分散瞳，并必须在屈光媒质混浊加剧之前进行检查及定位。

(1) 定位方法：

1) 对比定位法：本法使用直接或间接检眼镜进行检查；以视盘直径(1.5mm)作为测量的单位标准和以黄斑为中心，测定异物的大小以及与黄斑或锯齿缘的距离。

2) 视野计定位法：患者取坐位或仰卧位，并让其一手抓住小型的周边视野计，患者的下颌靠在视野计的托架上，然后调整伤眼的位置恰好处于视野计的圆心处，让伤眼注视视野计中心的反光镜并保持不动，同时遮盖健眼。检查者以直接检眼镜寻找异物，当发现异物后，将检眼镜逐渐后移并同时调整所需镜片的屈光度，以便保持看清异物。一旦检眼镜后退的距离已位于视野计之后，检查者的另一手即可以转动视野计的弧弓，待弧弓遮盖检查者的注视线时，此时，检眼镜光线所照射弧弓上的刻度即代表异物在眼内所处的纬度角；弧弓所处位置的对侧便是异物在眼内所处的方位(图 18-4-4)。异物所处的方位可以用时钟的钟点位置或散光轴所处的位置记录方法来表示。前者用顺时针方向记录，后者用逆时针方向记录。最后检查所得的纬度角需要通过杨氏的异物定位换算表查出异物与角膜后的相应

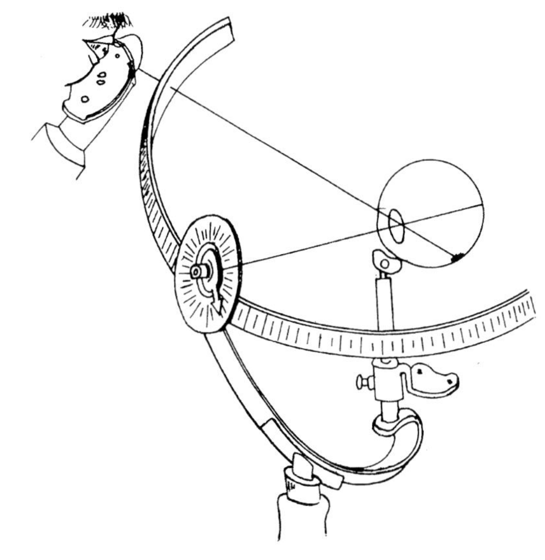

图 18-4-4　眼内异物视野计定位法

距离(表 18-4-1)。

表 18-4-1 眼内异物定位换算表(单位:mm)

纬度角	弧长	弦长	垂直距离	对应圆半径(轴距)
0°	30.90	22.62	21.94	0
5°	29.46	22.23	21.85	1.4
10°	28.05	21.76	21.59	2.8
15°	26.62	21.20	21.16	4.42
20°	25.22	20.58	20.57	4.87
25°	23.81	19.88	19.84	6.72
30°	22.43	19.12	19.00	7.55
35°	21.04	18.30	18.05	8.52
40°	19.69	17.44	16.96	9.57
45°	18.35	16.52	15.5	10.28
50°	17.04	15.57	14.6	10.80
55°	15.76	14.59	13.4	11.22
60°	14.52	13.59	12.2	11.49
65°	13.69	12.59	10.9	11.64
70°	12.11	11.57	9.80	11.65
75°	10.95	10.55	8.65	11.54
80°	9.84	9.55	7.60	11.28
85°	8.76	8.56	6.67	10.86
90°	7.73	7.58	5.52	10.69

(2) 漂浮异物的定位:玻璃体内的金属小异物或质量较轻的非金属异物,如未固定在眼球壁内面,可随体位或眼位的变动而改变位置,因此,在定位时应注意以下几点:①判断异物和眼球壁之间有无距离;②测定异物与眼球壁间的距离;③了解在何种体位异物所处的位置最适合手术取出异物。

(3) 磁性试验:磁性试验的目的在于了解异物的磁性及其强弱。进行磁性试验时,必须在保持看见异物的前提下,将电磁铁由远至近慢慢移动,一旦发现异物在磁场下稍有移动,即为阳性。电磁铁引起异物移动所需的距离越近,说明磁性越弱。磁性试验阴性可能有以下几种可能:①异物为非磁性;②异物被包裹固定;③异物太小或磁性太弱。

对于磁性试验阴性的异物,宜采用非磁性异物的手术方法进行手术。

3. X 线定位法 眼球内异物的 X 线定位法已有将近 100 年历史,定位方法繁多但最实用和比较准确的是角膜缘缝环定位法。因为金属环的制作简便;可按伤眼角膜的直径选用或自行制造不同大小的定位金属环;不会发生定位环移位;能在不同的体位和眼位下作定位拍片;可以完成单眼或双眼的正位、侧位、轴位(垂直位)、Belot 位及 Vogt 位的定位拍片。

下面分别介绍角膜缘缝环定位拍片方法的选择原则、操作方法、测量、校正和记录方法。

(1) 拍片方法的选择原则:应根据异物的性质、大小、形态、数目和单眼异物或双眼异物的不同,遵循下列原则进行拍片。

1) 位于赤道和赤道前较大的磁性异物只拍伤眼的正位和侧位片。

2) 赤道后和较小的磁性异物,长条形异物和非磁性异物应拍伤眼的正位、侧位和轴位 3 张定位片。

3) 非金属及细小的金属异物应采用 Belot 或 Vogt 位拍异物定位片。

4) 单眼的多个异物应同时拍伤眼的正位、侧位、轴位和 Belot 位的伤眼正位及侧位共 5 张片,以便易于区别球内和球外异物。

5) 双眼的多个异物定位拍片,在缝环定位时,每个眼定位环的缺口应分别放置在水平和垂直的子午线处,然后分别拍双眼的正位、侧位、轴位及 Belot 位的左、右眼的正位及侧位共 9 张片。

(2) 常用 X 线定位拍片的操作方法:

1) 直接定位法:按常规外眼小手术,用 4 针缝线将符合角膜大小的金属环缝合于角膜缘,环的缺口应处于水平或垂直的子午线方位,然后按以下方法拍片。

A. 正位片:目的是了解异物影与眼球冠状切面的投影关系。拍片方法有后前位和前后位两种,具体操作方法如下:

a. 后 - 前位(P-A 位):患者可取坐位或俯卧位,鼻尖及颏部靠在片盒表面上,伤眼注视线要与片盘表面垂直,X 线

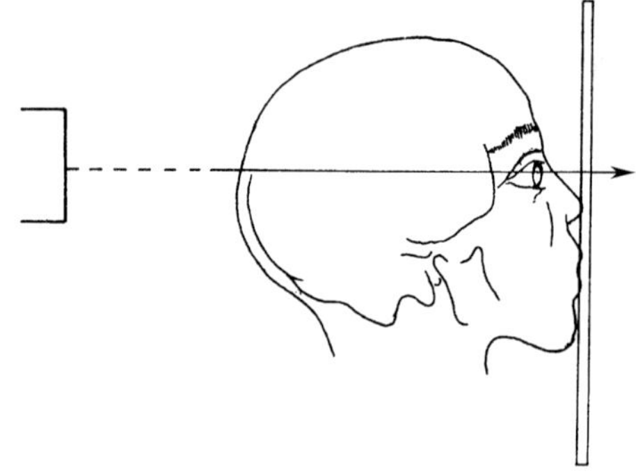

图 18-4-5 X 线后 - 前位(P-A 位)拍片法

球管的中心线与该眼的注视线一致(图 18-4-5)。投照的靶 - 片距离与眼 - 片距离的比例为 10∶1。

优点:放大率小,异物成像清晰,非金属及小异物易显影。

缺点:拍片时不易发现眼位偏转。

b. 前 - 后(A-P)位:患者取坐位或仰卧位,枕部靠片盒,

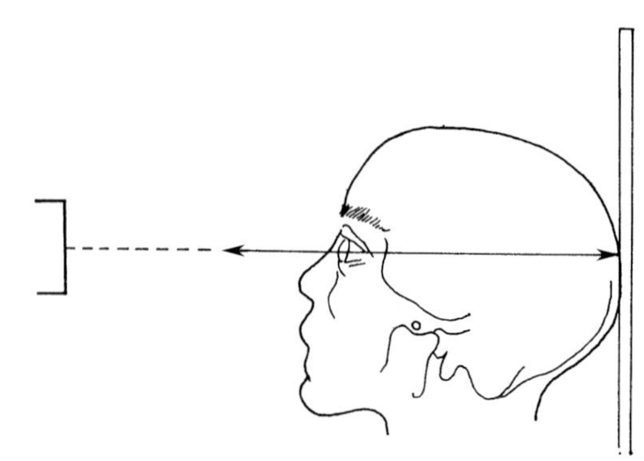

图 18-4-6 前 - 后(A-P)位

鼻尖与颏部的连线与片盒面平行（图 18-4-6），除拍片的靶 - 片距离与眼 - 片距离的比例为 5∶1 外，其余同后前位。

优点：容易观察及调整伤眼处于最佳位置。

缺点：放大率大，异物成像不清，非金属和小异物常不显影。

B. 侧位片：目的是了解异物影与眼球矢状切面的投影关系。患者采用坐位或半侧卧位，伤眼一侧要靠片盒。头颅的矢状缝及面正中线均与片盒面平行。伤眼的注视线也与片盒面平行，向正前方注视，X 线球管中心线通过伤眼的角膜缘平面投照（图 18-4-7）。投照的靶 - 片距离与眼 - 片距离的比例为 10∶1。

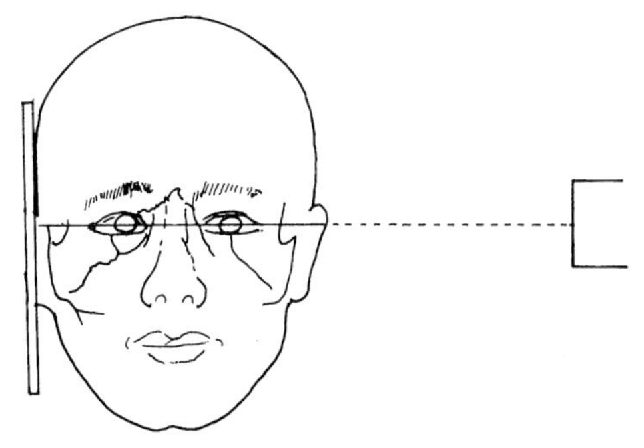

图 18-4-7　侧位拍片法

C. 轴位片：目的是了解异物影与眼球水平切面的投影关系，患者采用坐位或俯卧位，颏部靠片盒，头略上仰，使听 - 眦线与片盒面成 30° 角。伤眼的注视线与片盒面平行，向前方水平注视，X 线球管中心线通过角膜缘平面投照（图 18-4-8）。投照的靶 - 片距离与眼 - 片距离的比例为 5∶1。

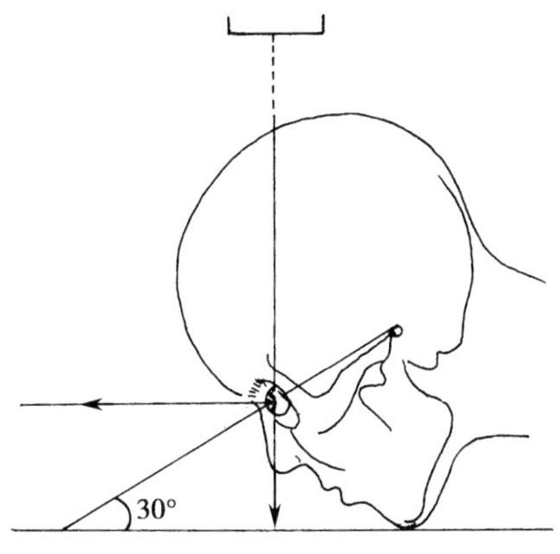

图 18-4-8　轴位拍片法

2）薄骨位定位法：只能拍伤眼的正位和侧位片。拍片时患者取坐位或卧位，如 X 线球管用后 - 前位投照，头颅的矢状缝向健眼侧倾斜 45°；如用前 - 后投影，则头颅的矢状缝向伤眼侧倾斜 45°（图 18-4-9）。

A. 正位片：保持上述体位，令眼内转 45°，让伤眼注视线垂直于片盒面，X 线球管中心线与伤眼注视线保持一致

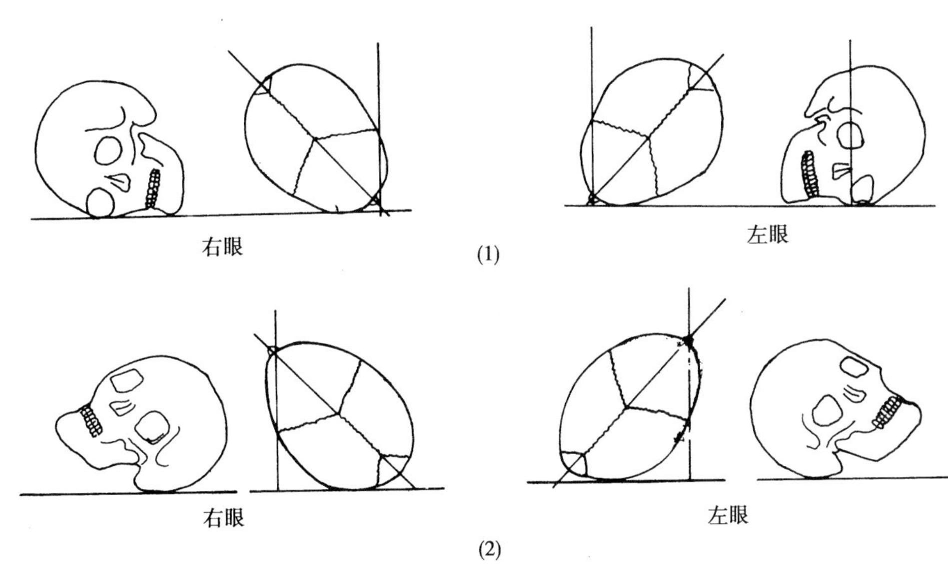

图 18-4-9　薄骨定位法

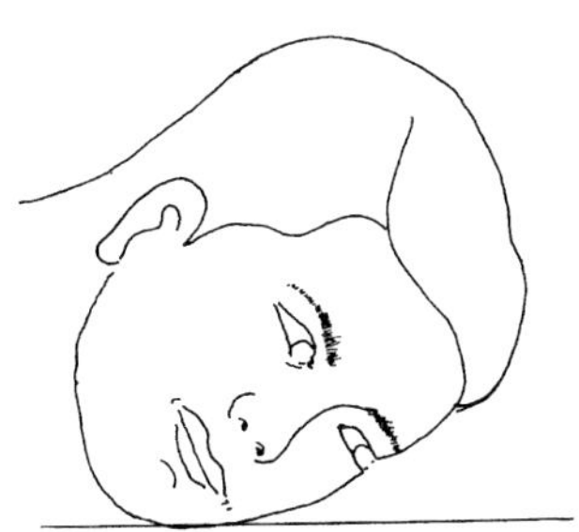

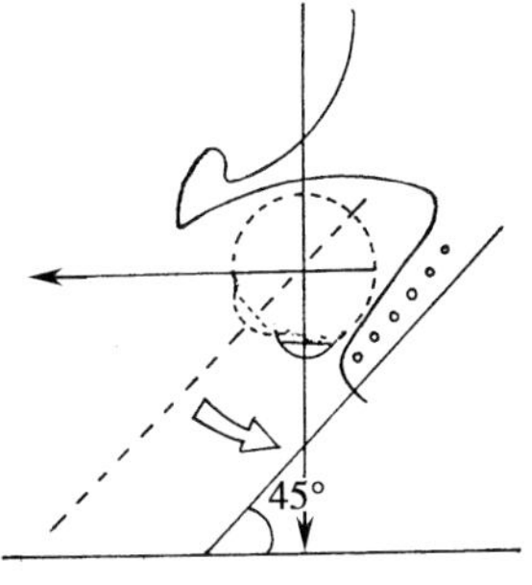

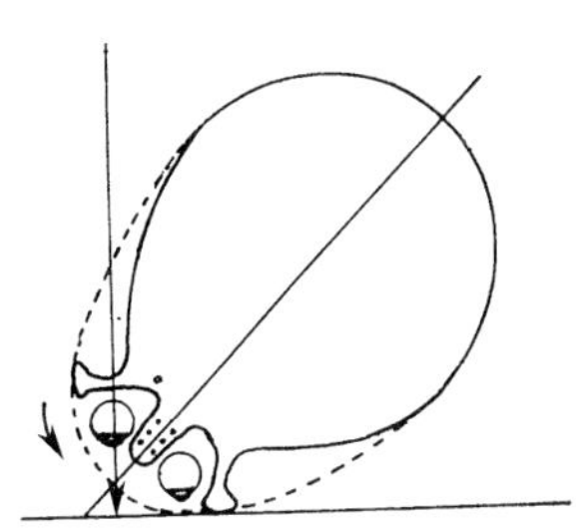

图 18-4-10　薄骨定位法：正位法

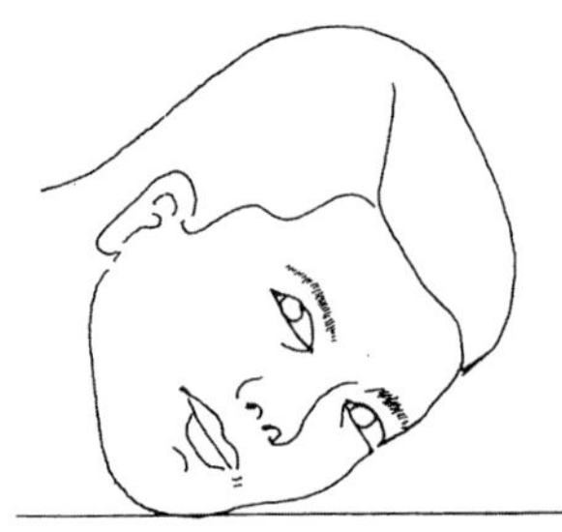
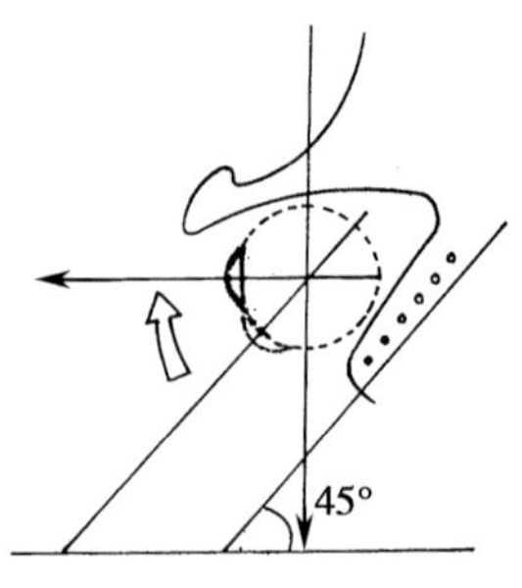

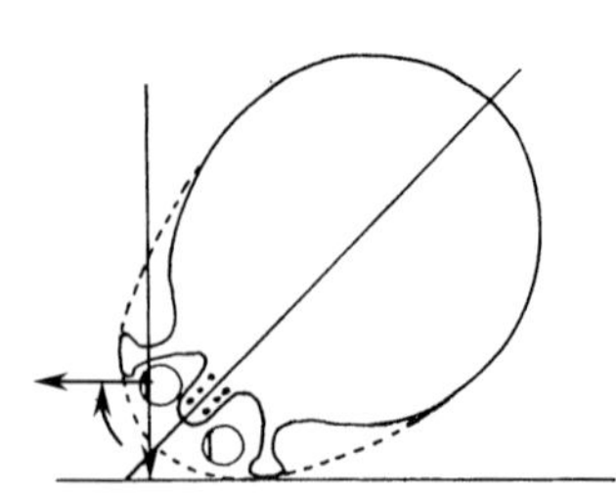

图 18-4-11 薄骨定位法：侧位片

投照（图 18-4-10）。投照的靶 - 片距离与眼 - 片距离的比例为 10∶1。

B. 侧位片：保持前述体位，令伤眼外转 45°，让伤眼注视线平行片盘面，X 线球管中心经过角膜缘平面投照（图 18-4-11）。投照距离同前。

优点：可以拍单眼的侧位定位片。

缺点：不能拍伤眼的轴位定位片。

3）无骨影定位法：用于晶状体和晶状体前的眼球内异物定位。本定位法只能拍伤眼前段的侧位片和轴位片。拍片前，先在暗室内将 X 线底片剪成宽 15~25mm、长 40~50mm 共 2 张，前端修剪为半圆形并用黑纸包好备用。拍片时，伤眼要充分表面麻醉后，按下述方法拍伤眼眼球前段的侧位片和轴位片。

A. 侧位片：充分开睑，将 X 线底片前端沿眼眶内壁插入内侧的结膜囊内，X 线球管置于伤眼颞侧，其中心线通过眼球前段并垂直于 X 线底片表面投照（图 18-4-12）。

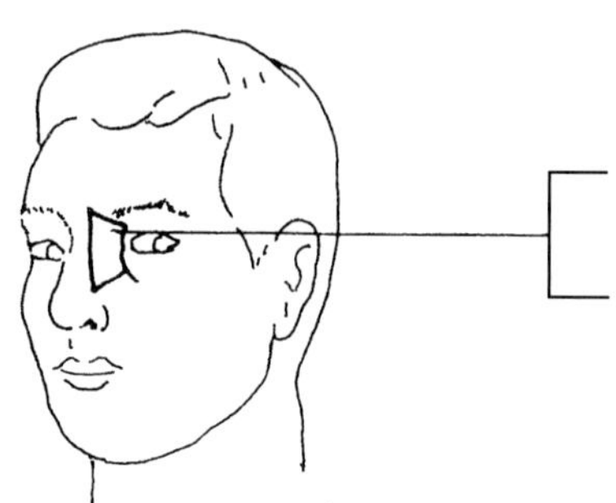

图 18-4-12 无骨影定位法：侧位片

B. 轴位片：将备妥的 X 线底片前端插入上穹隆内或沿眶上缘插入上睑的眶睑沟内，患者取颏顶位，X 线球管置于眶下方，其中心线通过眼球前段并与 X 线底片表面垂直投照（图 18-4-13）。

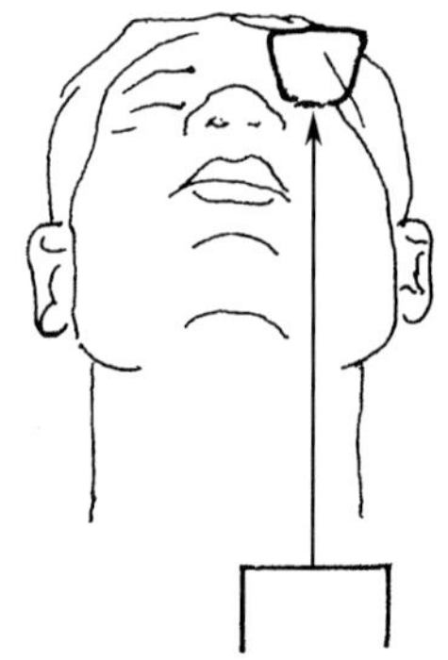

图 18-4-13 无骨影定位法：轴位片

优点：异物的显影能力比普通眼眶片大 10 倍，并可同时显示眼睑及角膜轮廓；便于眼球前段异物定位。

缺点：不能作眼球后段异物定位。

4）生理学定位法：本法又称眼球转动定位法。目的在于区别眼球内或眼球外的异物。拍片时 X 线球管及患者的头部均固定不动。在眼球上及下或左及右转动时分别在该 X 线片上各自曝光一次，观察异物影是否随眼球转动而移位（图 18-4-14）。如出现明显移位者说明异物位于眼球内，反之位于眼球外。但本法对附于眼球壁或邻近眼球壁的眶内异物有时会出现假阳性结果。如果异物在玻璃体内漂浮，可能出现假阴性结果。

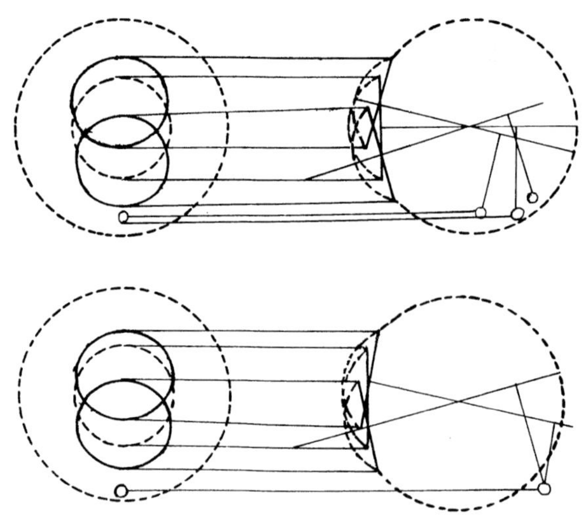

图 18-4-14 生理学定位法

为了保证眼球内异物定位片能取得理想结果，经治医师务必亲身参与并协助拍片，并等待照片冲洗后，观察结果应符合要求，否则要再次拍片，以便得到最佳的定位结果。

（3）角膜缘缝环定位照片的测量、校正及记录方法：

1）定位片的测量：

A. 正位片：正确的眼球正位定位片，定位环为正圆形，且位于眼眶中央。

阅片时，首先要校对照片上的号码及眼别，并将照片摆在与伤眼同侧的位置观察。若照片上能显示双眼眶影像，先用铅笔将双眼眶上缘连成一条水平基线；若照片只显示一侧眼眶，则将额骨的鸡冠（位于前颅窝底的筛板之间）和鼻中隔连成一条垂直基线，作为测量正位片时确定异物所

在方位的依据。然后经定位环影的中心作与基线垂直及平行的两条直线。测量的方法可以使用印刷制版的异物定位测量图或用作图法进行测量。

异物定位测量图在制作时已将放大率的因素考虑在内，所以测量时将测量图上的定位图的圆环与正位照片上的定位环影重叠，同时使定位图上的水平线或垂直线与照片上水平或垂直基线保持平行，便可直接查出异物影在正位片上所处的方位及具体位置。用作图法测量时，应使用

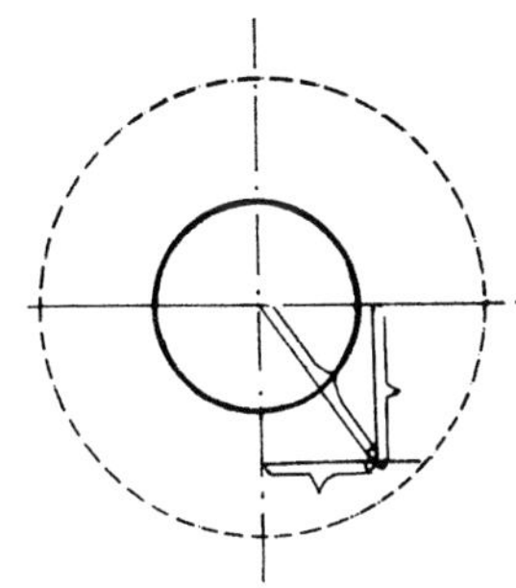

图 18-4-15　正位片的测量方法

量角器和直尺分别测量异物所在的方位；异物与环影的中心和异物与环影的水平及垂直中分线的距离(图 18-4-15)。

B. 侧位片和轴位片：理想的侧位及轴位定位片，定位环影应形成一条直线。此时应先作环影的垂直平分线，然

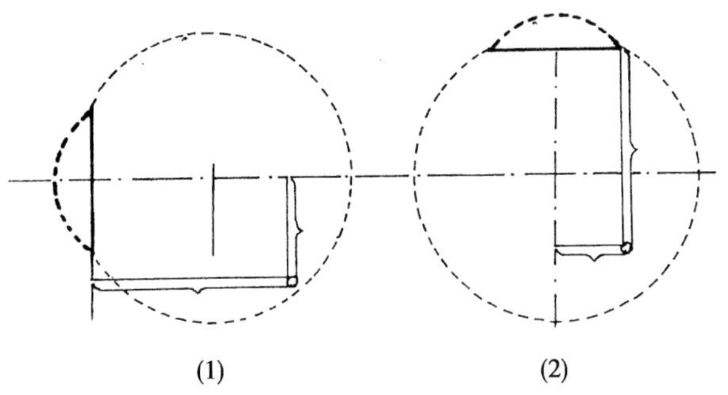

图 18-4-16　侧位片和轴位片的测量方法

后用眼内异物定位测量图或作图法分别测量异物与角膜环影和该环影垂直中线的距离(图 18-4-16)。

由于上述结果是从 X 线片所测量的数值，所以它比异物在眼内的实际数值略大。为此，用直尺测量的结果，必须先扣除放大率后，然后将所得数值记录到专用的眼球内异物定位图表内。

放大率的计算方法有以下两种：①靶 - 片距离 /(靶 - 片距离) -(眼 - 片距离)；②金属环影的直径 / 金属环的实际直径。

注意：在异物定位测量时，如异物较小，用异物影的中心作为测量点；如异物较大或长条形，应对异物的两端或几个尖点分别进行测量。

2) 眼内异物定位误差的校正方法：采用角膜缘缝环定位拍片，虽然避免了定位标记移位所产生的误差，但在异物与标记相距太远时，一旦眼球出现转动，必然在正位片上出现异物影的方位以及异物影与定位环影垂直和水平中线的距离错误，同时侧位片或轴位片上也出现前后距离的误差。

A. 这种误差变化的规律：

a. 正位片：在眼内异物定位时最易出现误差。因为当眼球向上转动时，定位环影上移，而眼球转动中心后的异物影下移，造成原来位于眼球水平切面上的异物影接近定位环影的水平中线或移到该中线下；水平切面下半的异物影

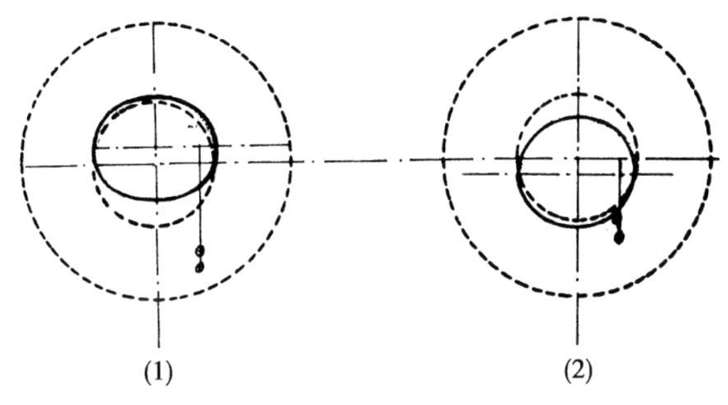

图 18-4-17　正位片
(1) 上转；(2) 下转

则远离定位环影的水平中线。眼下转时则出现相反的改变(图 18-4-17)。

当眼球内转时，定位环影内移，眼球旋转中心后矢状切面内侧的异物影接近定位环影的垂直中线或移到该中线的另一侧；矢状切面外侧的异物影则远离定位环影的垂直中线。眼球外转时，则产生相反的结果(图 18-4-18)。眼球

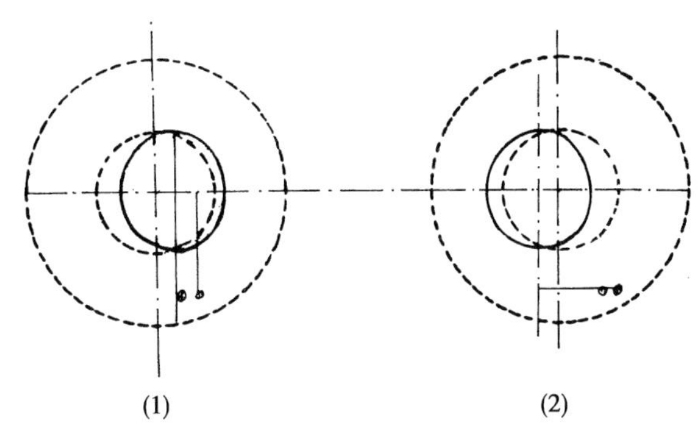

图 18-4-18　正位片
(1) 内转；(2) 外转

转动在正位定位片除产生上述变化外，还必然会出现异物定位方位的错误，故必须按后面介绍的方法作相应的校正。

b. 侧位片：在异物定位片上发生错误的机会较正位片少。当眼球上、下转动时，异物影与定位环和它的垂直中线的距离均不发生变化(图 18-4-19)。只是在眼球内、外转动

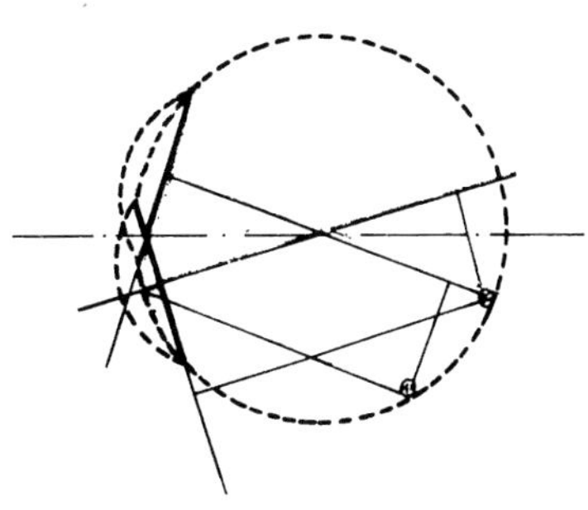

图 18-4-19　X 线定位之侧位片(上、下转)

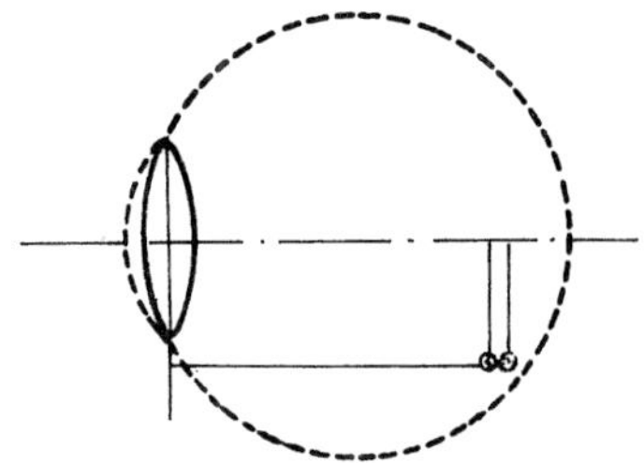

图 18-4-20 X 线定位之侧位片(内、外转)

时,异物影与定位环影的距离变短。然而,异物影与定位环影的垂直中线的距离始终不变(图 18-4-20)。

c. 轴位片:异物定位的准确性也比正位片高。当眼球内、外转动时,异物影与定位环和它的垂直中线的距离均不发生改变(图 18-4-21)。只是在眼球上、下转动时,异物影

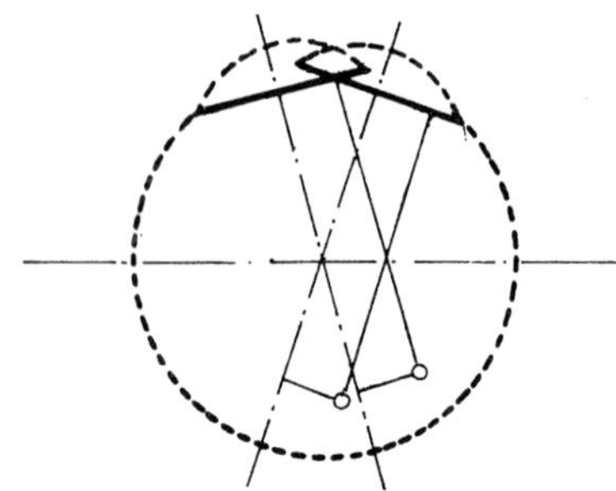

图 18-4-21 X 线定位之轴位片(内、外转)

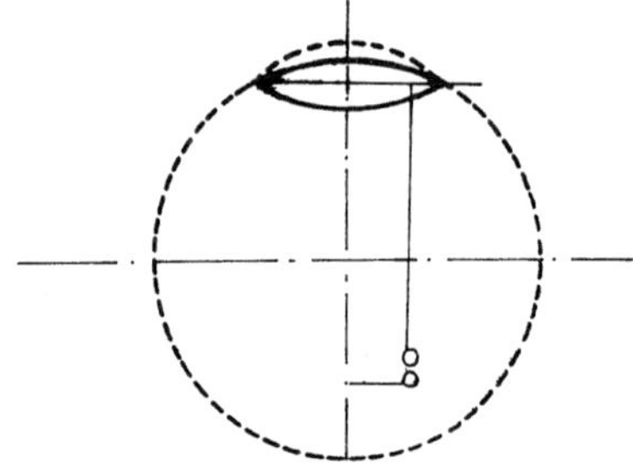

图 18-4-22 X 线定位之轴位片(上、下转)

和定位环影的距离缩短。然而异物影与环影的垂直中线的距离保持不变(图 18-4-22)。

B. 根据上述变化规律,可以分别使用以下方法校正正位片、侧位片、轴位片所产生的误差。

a. 正位片的校正方法:由于在正确的正位片上异物影与定位环影的水平中线的距离和侧位片上异物影与定位环影的垂直中线的距离是一致的,而轴位片上异物影与定位环的垂直中线的距离又与正位片上异物影与定位环的垂直中线的距离相同。所以,当发现正位片与侧位片和轴位片的上述结果不一致时,可以应用作图法将侧位片和轴位片上的正确距离校正正位片上不正确的定位结果(图 18-4-23)。

b. 侧位片和轴位片的校正方法:如前所述,在拍侧位片时出现眼球内、外转动和拍轴位片时出现眼球上、下转动时,定位环影必然形成一椭圆,此时,异物影与定位环影的距离会产生改变(图 18-4-24)。

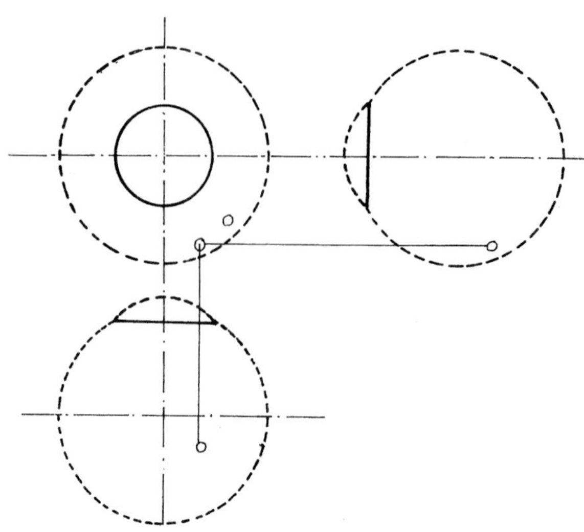

图 18-4-23 正位片定位误差的校正方法

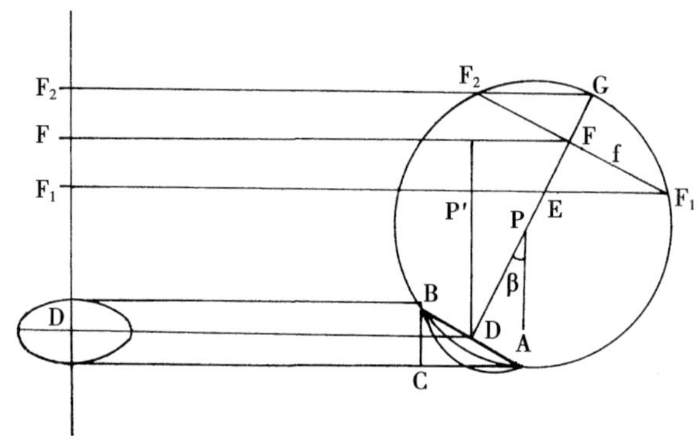

图 18-4-24 侧位及轴位片眼球偏转时异物前后的变化

此时,应根据以下公式和表 18-4-2 的有关数据进行计算,可以校正眼球偏转后异物与定位环真实的前后距离。

$$P=P'\times 1/\cos\beta \pm f\times \tan\beta$$

注:在本公式内异物所在侧的定位环影在前方为加,在后方者为减。P= 应校正的距离;P'= 侧位片上异物与矢状轴的距离;f= 定位环至矢状轴的距离。

表 18-4-2 侧位(轴位)片椭圆校正法换算表 $\angle\beta=\sin^{-1}$ 环影短径 / 环影长径(设长径为 11mm)

环影短径长度(mm)	1/COSβ	1/tanβ	环影短径长度(mm)	1/COSβ	1/tanβ
0.5	1.001	0.05	4.5	1.10	0.45
1.0	1.004	0.10	5.0	1.12	0.51
1.5	1.01	0.14	5.5	1.16	0.58
2.0	1.02	0.20	6.0	1.20	0.65
2.5	1.03	0.23	6.5	1.24	0.73
3.0	1.04	0.28	7.0	1.30	0.82
3.5	1.06	0.35	7.5	1.37	0.93
4.0	1.07	0.40	8.0	1.46	1.06

(4) 多个异物的定位法:在爆炸伤、猎枪霰弹伤和机床飞屑等致伤时,单眼或双眼可以存在多个异物。这些异物可能分别位于眼球内、眼球外的眶内或眶周软组织内。此

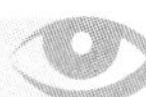

时，如用通常的定位拍片，因眼球内异物与眼球外异物影相互重叠，难以分辨和定位。为此，应采用前述的拍片原则，并通过以下方法予以分辨。

1）眼球外异物的分辨：眼睑异物在正位片上和眼内异物影重叠；此时可从侧位片或轴位片上予以区别。眼睑异物位于眼球范围的前方（图 18-4-25）。

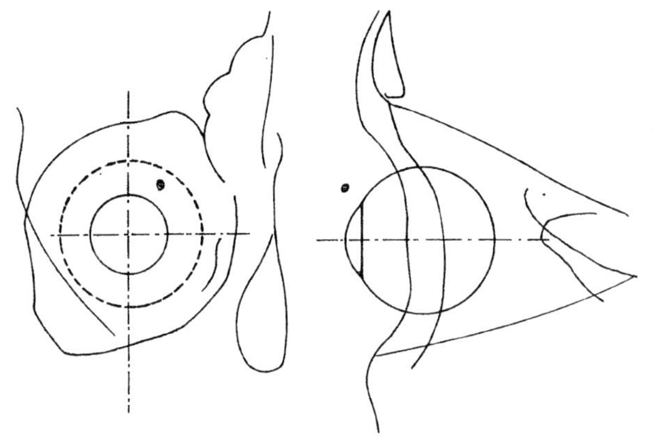

图 18-4-25 眼球外及眼球内异物的区分方法

双侧眼睑、眼眶、颞部皮肤和软组织内均有异物时，可以通过普通的眼球正、侧位片和该眼的薄骨定位的眼球正、侧位片予以分辨。利用两张相同眼位但不同体位的定位片重叠观察，只有在眼球范围内的相同部位出现形状相同的异物才可能位于眼球内（图 18-4-26）。

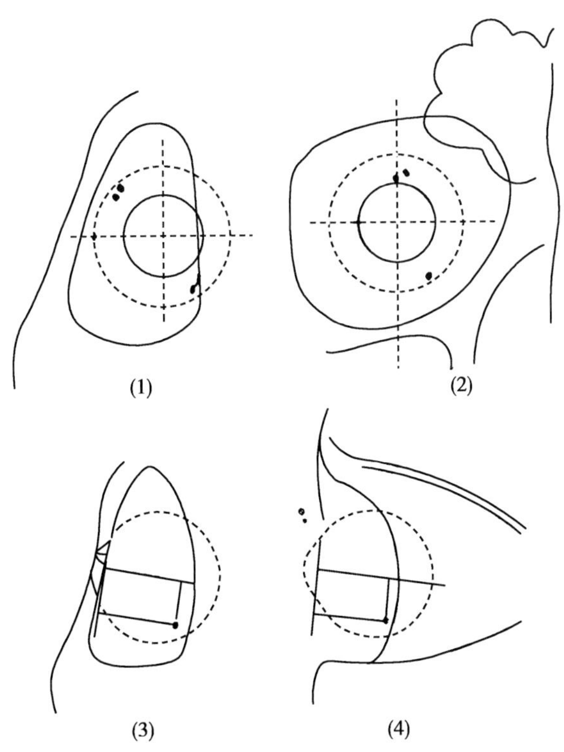

图 18-4-26 球内异物的定位示意图

同侧眼眶内有多个异物时，可以由该眼球的正位、侧位和轴位三张 X 线照片相互对照，只有异物影在三张照片上都位于眼球范围内才是眼球内异物。然后根据眼球内异物的大小及形状，以及它们在定位片上与定位环的位置关系，即可以逐一进行定位（图 18-4-27）。

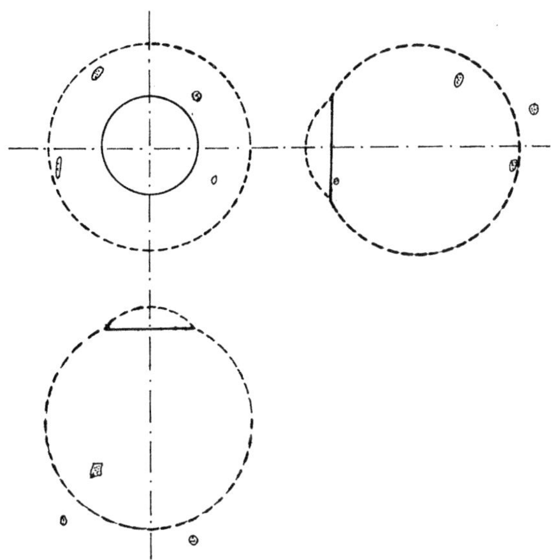

图 18-4-27 眼球外及内异物的区分方法

2）两眼球内异物的区分：双眼球内均有异物时，因普通侧位片上双眼球内的异物影互相重叠，不易分辨异物属于左或右眼。此时，可以分别从左、右眼的正位片、轴位片和左、右眼各自的薄骨位侧位片进行定位。

3）单眼球内多个异物的定位：应拍该眼球的正位、侧位和轴位片，然后根据以下对比方法确定每个异物在眼球内的位置。①正位片与侧位片对比：同一异物应与眼球的水平切面及定位环影的垂直中线的距离相等，且位于同一侧；②正位片与轴位片对比：同一异物与眼球的矢状切面及定位环影的垂直中线的距离相等，且位于同一侧；③侧位片与轴位片对比：同一异物与角膜环影的距离相等（图 18-4-28）。

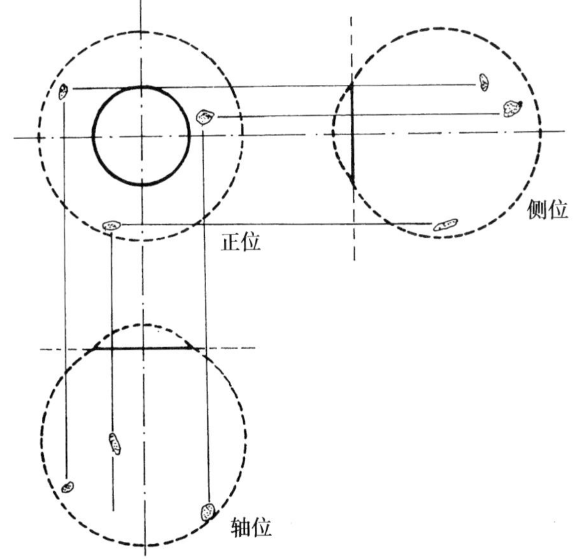

图 18-4-28 眼球内多个异物的区分

（5）术中的辅助定位方法：由于角膜缘缝环定位拍法是依据标准眼大小进行计算定位，故即使定位片非常满意，也难免出现小的误差。如果异物离角膜缘较远；伤眼有屈光不正或眼球大小有异常；术中切口定位时出现经线方位或前后距离的错误，则不能顺利摘出非磁性、弱磁性、细小被包裹的或长条形的磁性异物。在这种情况下应在术中采用以下的辅助定位方法：

1）巩膜面标记定位法：本定位法是在X线直接定位法的基础上，于术中将一特制的金属标记缝合在异物相应的巩膜上，然后采用适当的体位和眼位拍标记的正位和侧位片。最后，无须计算，直接根据异物和标记的投影关系决定异物和手术切口的位置。在国内，这类定位方法主要有郑州大学医学院推荐的方格定位法。我们从20世纪70年代初首先使用自制的H形巩膜面标记进行定位。定位标记以薄的不锈钢片制成，它的两个平行杆长度分别为10mm和15mm，两杆相距5mm。标记两杆的一端平齐，另一端左右长度不等，以便于识别。标记的正面呈H形；侧面呈曲率半径为12mm的弧形，以便适合眼球表面的曲率（图18-4-29）。术中根据角膜缘缝环定位的结果，用缝线将标记牢固地缝合在异物相应的巩膜表面[图18-4-30(1)]。接着将患者送X线室拍该标记的正位和侧位片。最后根据标记的正位片决定异物与标记的左右距离；根据标记的侧位片决定异物与眼球表面的距离以及异物影与标记的前后关系[图18-4-30(2)]。

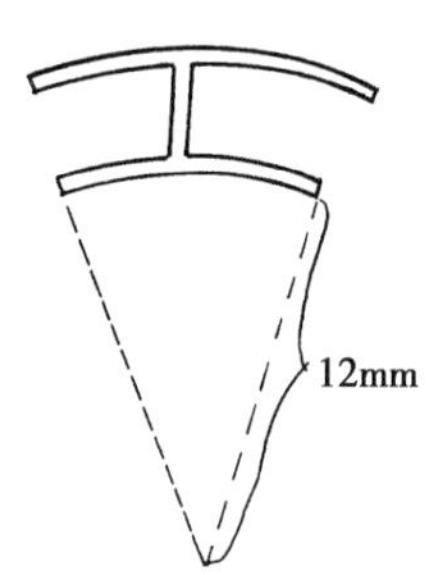

图18-4-29　H形标记

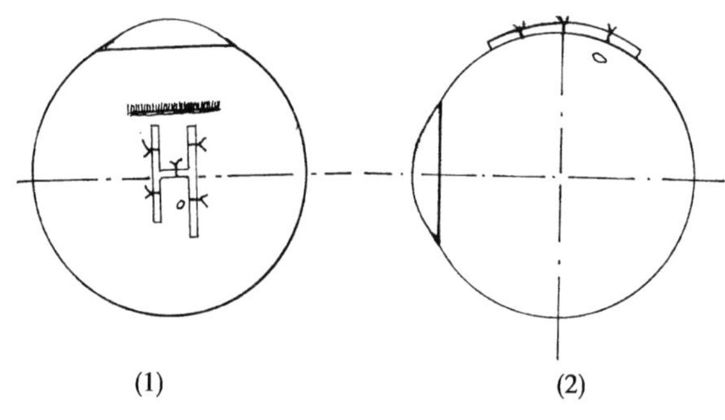

图18-4-30　标记定位法

30多年的实践表明本定位法有下列优点：①标记的结构简单，制作方便；②整个标记与眼球表面相贴，侧位片可直接显示异物与眼球壁的真实关系；③可以作眼球后极部异物定位；④标记用缝线固定，不出现移位，从而保证定位的准确性。

2）金属定位仪定位法（见金属定位仪检查）。

3）透照定位法（见透照法部分）。

4）磁吸试验：它是在X线直接定位法的基础上，在术中，使用手持电磁铁的尖端对准预定异物的位置作间歇或脉冲磁吸。观察该处巩膜面有无跳动反应，从而进一步证实磁性异物的准确位置和磁性的强弱。一旦发现阳性的磁性试验结果，即停止磁吸，以便减少视网膜损伤。如磁性试验阴性，可能有下列几种可能：①异物为非磁性；②异物被机化物包裹固定；③异物极小或为弱磁性的合金（锰钢及不锈钢）。

凡是在既定位置进行磁性试验阴性者，不要在其他部位反复试吸，以免因异物移动而增加视网膜损伤，更不要贸然切开球壁。此时，应采用H形巩膜面标记定位法进一步定位，核准异物位置，然后在正确的位置预先作深层巩膜板层切口或直接在脉络膜表面上重做磁性试验，此时常得到阳性结果，否则应按非磁性异物手术处理。

5）巩膜压迫定位法：对眼底能看到的异物，在术中可用弯的有齿镊子抓住异物相应的巩膜表层组织顶压巩膜，同时用检眼镜直接观察被顶压处与异物的关系，从而决定异物切口的位置。

6）透热定位法：在异物相应的巩膜面用针形电极作两个透热点，然后用检眼镜观察眼底透热点与异物的关系来确定切口的位置。

4. CT定位法　采用1~3mm的层厚作横轴位、冠状位及矢状位扫描，进行三维图像重建，直接测量异物的经线方位、异物距角膜顶点或角膜缘的距离及异物距眼中心轴的距离。

5. 超声生物显微镜（UBM）定位法　当异物位于后房、虹膜后、睫状体及锯齿缘附近时，应作全景UBM扫描，直接显示异物经线方位、异物距角膜缘的距离（图18-4-31）。

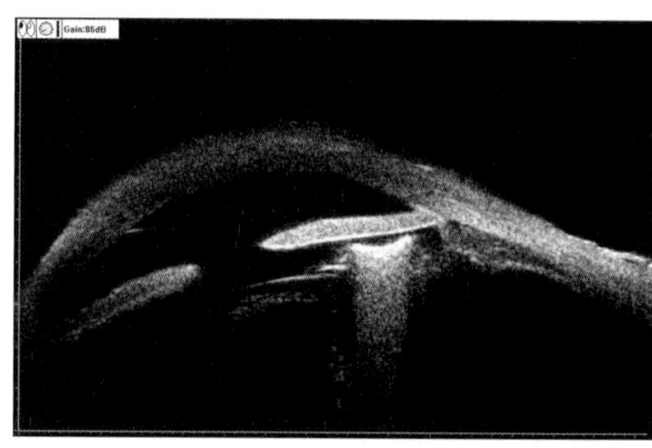

图18-4-31(1)　8点虹膜后异物

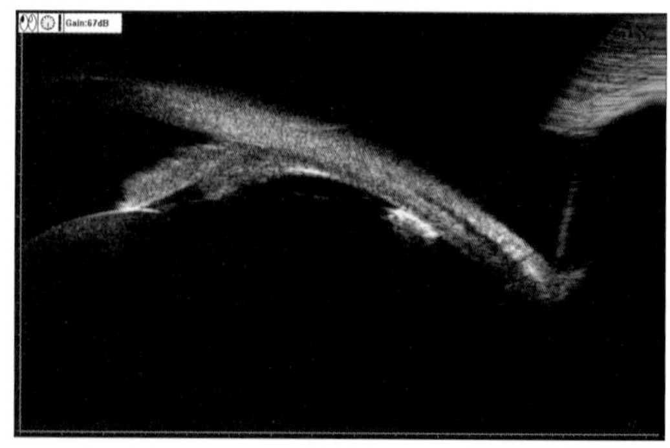

图18-4-31(2)　6点睫状体扁平部异物

（三）眼球内异物摘出术

 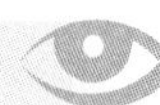

眼球内异物摘出的目的是为了保存伤眼的视力及消除异物对眼内组织的损害。因此，除了术前的正确诊断、准确的定位和周密的准备外，术者必须考虑到手术成功可能性的大小，充分估计到术中可能出现的意外并定出相应的对策。切忌盲目无把握地进行手术，否则不仅导致手术失败，还会增加眼内组织损伤，甚至毁坏本来可以挽救的眼球。

【手术适应证】取出眼球内异物不仅是为了消除它在眼内产生的化学性损害和继发的机械性创伤，还有利于感染的控制和减轻眼内的炎症反应。在决定眼球内异物摘出的必要性和手术时机时，应该考虑下列因素：异物的活动度、性质及成分，炎症的性质和程度，伤眼的损伤情况和视功能，以及术者的经验和手术设备等。

所有的毒性非金属异物及绝大多数化学性质活泼的金属异物，原则上应在准确定位后，尽快取出。但对于位置特殊，如黄斑、视盘或其附近，以及视力较好的眼球内异物，手术的时机必须要综合考虑伤眼的视功能（视力和动态的视网膜电图）改变；眼内的病理变化；手术可能发生的并发症；术者的经验和设备；患者的要求和随访的可能性才作决定。无毒性的非金属异物，如无产生眼内组织的损伤或感染，可以定期随访；如引起眼内组织的损伤或感染，则必须尽快取出。有开放伤口的眼球内异物，应先行处理伤口。如异物正好位于伤口时可同时取出，否则应待异物定位后才宜手术取出。切忌在不知道异物位置时经原伤口盲目试取异物。合并感染或有严重炎症的眼球内异物应尽快取出，尽快明确感染的病原菌，并同时进行积极的药物治疗，以便更有效地控制感染和炎症。有新鲜眼内出血和低眼压的眼球内异物，应待出血停止和眼压回升后才行取出异物，以免加剧出血和眼内组织损害。

1. 眼球前段异物摘出术　眼球前段异物是指角膜、前段巩膜、前房、虹膜面、前房角、晶状体和后房的异物。

（1）角膜异物手术：角膜异物应根据异物的性质、数目、部位和深浅不同，采用不同的处理方法。化学性活泼的金属异物（如铁、铜等合金）及引起炎症的植物或动物性异物，部分外露于角膜表面或引起角膜组织反应的非金属异物和明显损害视力的其他异物均应及早手术，取出异物。其他位置较深和不引起眼部不适，又不影响视力和不引起角膜组织反应的异物暂不手术，仅作保守治疗。

【手术方法】手术方法要随异物的性质、部位、深浅和数目而异。

1）附于角膜面的异物：在表面麻醉后，用灭菌生理盐水冲洗，除去异物。

2）嵌于角膜浅层且部分外露的异物：充分表面麻醉后，于手术放大镜或裂隙灯下，严格按无菌操作，用异物针

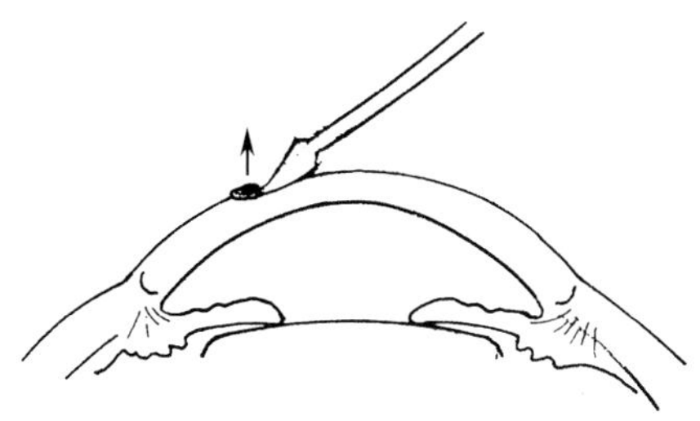

图 18-4-32　浅层角膜异物剔出法

或注射针头将异物剔出。剔出异物时，针尖应朝向角膜周边，紧靠异物底部且方向朝上剔出异物（图 18-4-32），以防伤眼突然转动时针尖刺入角膜过深和增加角膜组织损害。残留的铁锈环可用异物铲或手持的电动小钻头将其除去，或术后滴 5%~10% 去铁胺眼药水促进铁锈消失。

3）位于角膜中层的异物：若创口已愈合，可在局麻下用尖刀在异物之上切开角膜，或从近角膜缘一侧接近异物处作小切口，达异物相应深度，再向异物方向作水平分离并直达异物所在处（图 18-4-33），待异物充分暴露后，才剔出异物。否则，过早用器械剔出异物会损伤更多角膜组织，使

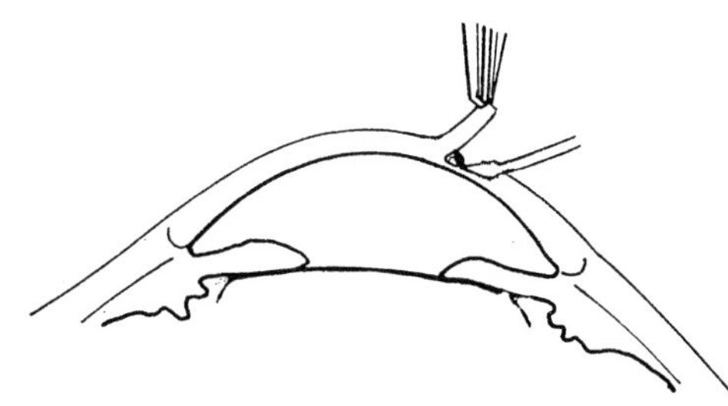

图 18-4-33　中层角膜异物取出法

异物所在处的角膜变浊，看不见异物。如异物为磁性，可改用手持电磁铁吸出异物，以减少角膜创伤。

如异物位于新鲜角膜伤口的层间，应在手术显微镜下，分别选用显微镊夹出；用带小钩的针头钩出或用冲洗法

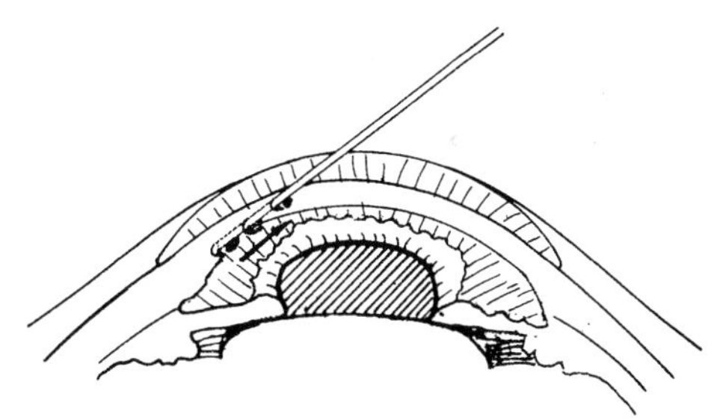

图 18-4-34　用带钩的针头取出层间异物

除去层间内异物（图 18-4-34）。必要时，可先适当扩大原伤口，然后再取出异物。

4）位于角膜深层且部分突入前房内的异物：应根据异物的位置、性质、突入前房的程度和伤口的情况作如下处理：①无毒性的非金属异物或惰性的金属异物。如位置离开视轴区，伤口无房水渗漏，最好让其保持原状；如异物邻近视轴区，伤口有房水渗漏或异物有掉入前房和损伤晶状体的可能，应尽快取出异物。②化学性质活泼的金属异物、动物或植物异物、引起虹膜睫状体炎或感染的其他异物，均要及早取出。

手术前先行缩瞳，球后麻醉药内不应加入肾上腺素，以防术中瞳孔散大。然后在相应方位切开角膜缘，以虹膜复位器伸入前房，抵达异物底部，先托住异物，接着按角膜深层异物取出（图 18-4-35）。对靠近角膜中央且大部分突入前房的异物，可以考虑作以下处理：首先使伤眼充分缩瞳，让患者的头位转向异物一侧，然后用尖细器械经异物入口进入，小心把异物推入前房。此时应避免异物损伤晶状

体，并使它落在虹膜上，最后按虹膜异物取出。另一方法是经异物相应方位切开角膜缘，用黏弹性物质维持前房深度，保护角膜内皮和晶状体，然后经切口伸入异物钳或曲棍球棒形眼内稀土磁棒取出异物。如异物靠近角膜周边部，可

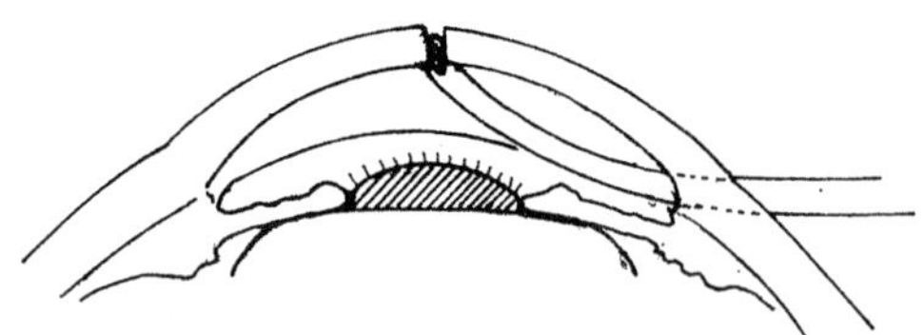

图 18-4-35　深层角膜异物取出法

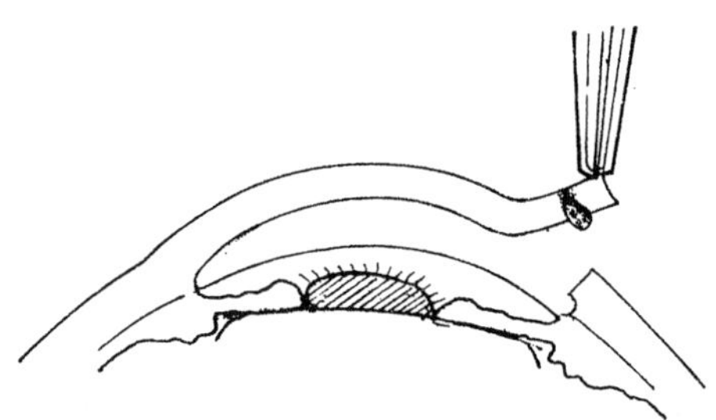

图 18-4-36　从角膜背面取出异物

在相应方位作较大的角膜缘切口，翻转该处角膜从角膜背面取出异物(18-4-36)。

5) 爆炸伤等所致为数众多的碎屑或粉尘状异物，应分期分批将外露的异物剔除。如异物太多且严重影响视力，需采用板层角膜移植术，清除浅层异物和改善伤眼的视力。

【术后处理】异物取出后，伤眼要涂入四环素和妥布霉素眼药膏，用眼垫包封伤眼。每天换药一次，直至痊愈。

【注意事项】剔除角膜异物的操作务必在手术放大镜、裂隙灯或手术显微镜下进行。操作要极其准确，尽量减少角膜损伤。严格遵守无菌操作，所用的器械和一切药品必须无菌。术后要嘱咐患者切忌自行打开眼垫擦眼或用水洗眼，按时复诊，如伤眼疼痛加剧应即来诊，严防伤眼发生感染。

(2) 巩膜异物手术：眼前部的非金属巩膜异物可以根据局部的充血，结膜下异常颜色的隆起小包块，也可借助UBM检查作出诊断。巩膜的金属异物，特别是后巩膜的非金属异物，则依靠超声波检查或CT扫描来确诊。

手术方法可参照眼内异物摘出。后部的巩膜异物必要时要用H形巩膜面标记定位法取出异物(详见眼内异物手术)。

(3) 前房异物：前房异物绝大多数都是比重低于房水的非金属异物，如植物性异物、塑料、硅油及眼膏等。这类异物常随体位和眼位变化而改变位置，它们易损伤角膜内皮，但比重大于水的金属和非金属异物也不罕见，只要条件许可，均要将异物取出。

【手术方法】手术前应常规缩瞳，球后麻醉时，麻药内不要加入肾上腺素，以免因瞳孔散大，在眼内操作时易损伤晶状体及容易引起异物跌落后房。手术的切口位置应选在上方或易接近异物的角膜缘处切开。切口的大小应以便于异物摘出及眼内器械进入操作为标准。硅油或眼膏等低比重的异物通常在上方角膜缘作切口，当压迫切口后唇时异物会随房水流出，必要时可用B.S.S灌注前房协助异物娩出切口。其他比重轻的非金属异物应先用黏弹性物质形成前房和保护角膜内皮的前提下，用镊子或眼内异物钳经切口进入，取出异物。接着将残留的黏弹性物质冲洗干净并用B.S.S重建前房，缝合切口。术后应用散瞳剂并结膜下注射抗生素和皮质类固醇。

(4) 虹膜异物：虹膜面异物术前应先了解异物的性质，详细观察异物与虹膜有无粘连及炎症反应。毒性的非金属异物如植物碎片、睫毛等可以引起强烈的炎症反应；化学性质活泼的金属异物，如铜和铁的合金迟早会损害眼内组织，均应及早取出。沙、石、玻璃、火药，如体积较小或不发生移位，可定期随访，不必即时取出，但若异物较大，移位并造成眼球前段组织损害，应及时取出。

【手术方法】术前应缩瞳，以防术中损伤晶状体和异物移入后房或玻璃体内。按常规作局部麻醉后，于手术放大镜或显微镜下，在异物所在方位的角膜缘作一倾斜切口，让房水缓慢地流出，以避免虹膜或异物移位。如异物为磁性，切口一般要比异物的短径大1mm；如异物为非磁性，切口应加大到4~5mm，以便器械进入前房，夹取异物。磁性异物应用手持电磁铁的连续磁吸法(注意不要用间歇或脉冲磁吸，以免在异物未脱出前房回落原位时，伤害晶状体)或用曲棍球棒形眼内稀土磁棒进入前房吸出异物[图 18-4-37(1)]。如磁性异物粘连或被包裹在虹膜上，虹膜与异物会同时被吸出切口外，当异物已位于切口外时应停止磁吸，并改用小无齿镊小心将异物剥离取出，然后将脱出的虹膜复位。

非磁性异物取出前，应先经切口注入黏弹性物质保持前房深度，以减少器械进入前房夹异物时，损伤角膜内皮及同时夹住虹膜[图 18-4-37(2)]。对于数目较多的昆虫或植

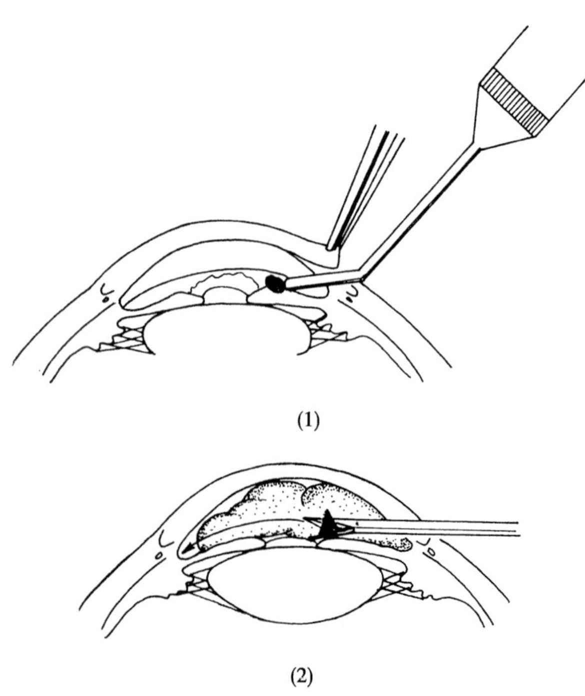

(1)

(2)

图 18-4-37　虹膜异物取出术

(1)磁性异物；(2)非磁性异物

物毛刺,如无法一一辨认,可连同受累的虹膜一并剪除。当整复虹膜后,重新形成前房,缝合伤口。术后局部应用散瞳剂及结膜下注射抗生素和皮质类固醇。

(5) 前房角异物:前房角异物的手术适应证同虹膜异物。术前应重作一次前房角检查,以便准确决定和预先标记异物所在的位置。

【手术方法】术前应用缩瞳剂缩瞳。局部麻醉后,在角膜缘前界后 1mm 处作一个垂直于前房角隐窝的切口。作切口时,为避免刀锋触及异物,应用挑切法朝向前房角方向作大约 6mm 长切口(图 18-4-38)。或在角膜缘后界之后

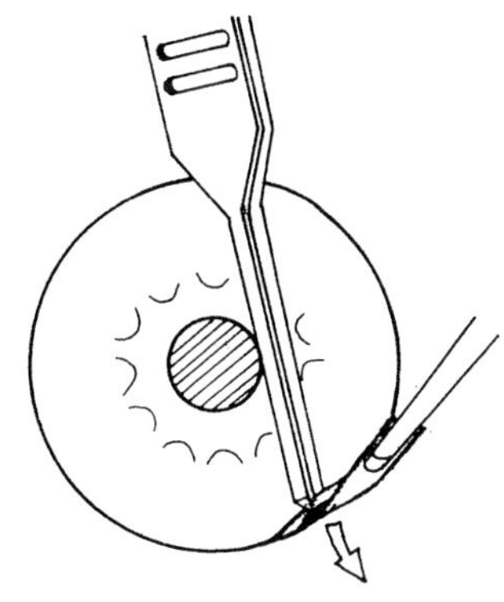

图 18-4-38 用挑切法作前房角异物的手术切口

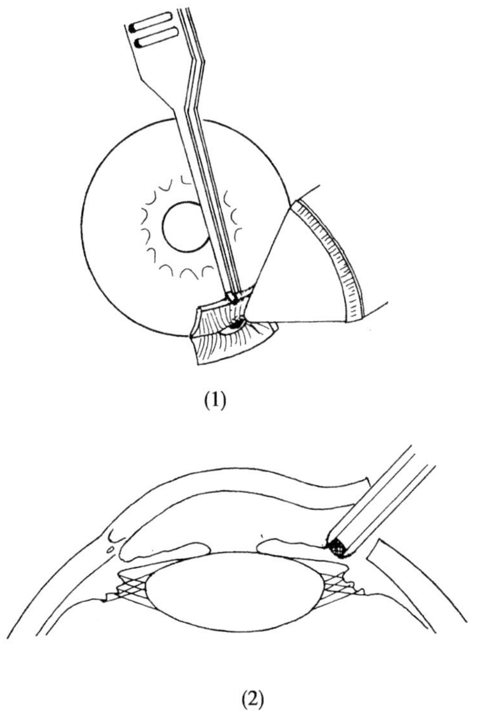

(1)

(2)

图 18-4-39 前房角异物摘出法

(1)电磁铁吸取异物;(2)用镊子夹取非磁性异物

1.5mm 处作一长 6mm 的"| |"形切口,然后将切口掀开并用手持电磁铁或镊子取出异物(图 18-4-39)。其余处理同前。

(6) 后房异物:后房异物应根据异物是磁性或非磁性分别作不同处理。

1) 磁性异物的手术方法:如晶状体已混浊,术前用短效散瞳剂散瞳,在常规局部麻醉后,于做白内障手术前,经异物所在方位作角膜缘切口,接着用无磁性的虹膜钩将异物所在方位的虹膜拉开,然后将异物吸出;如晶状体尚透明,术前不用散瞳,在异物所在方位的角膜缘做一垂直切口,直接对准异物所在的虹膜根部作磁性试验,待证实异

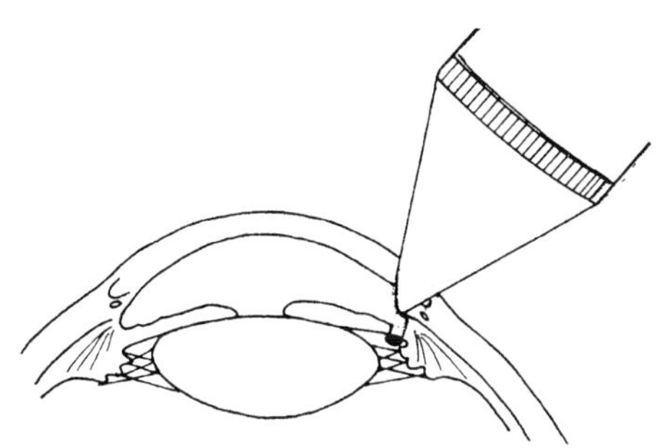

图 18-4-40 后房磁性异物摘出术

物位置后切开相应的虹膜根部,然后用电磁铁吸出异物(图 18-4-40)。

2) 非磁性异物的手术方法:可采用以下两种方式:

A. 术前先用 10% 去氧肾上腺素充分扩瞳,然后向异物所在的相反方向转动体位或眼位,观察异物能否移入前房,一旦异物进入前房,即行缩瞳并按前房异物取出。

B. 术前全身用高渗剂软化眼球,以减少术中玻璃体脱出,然后在异物所在方位按前房角异物完成切口。将相应

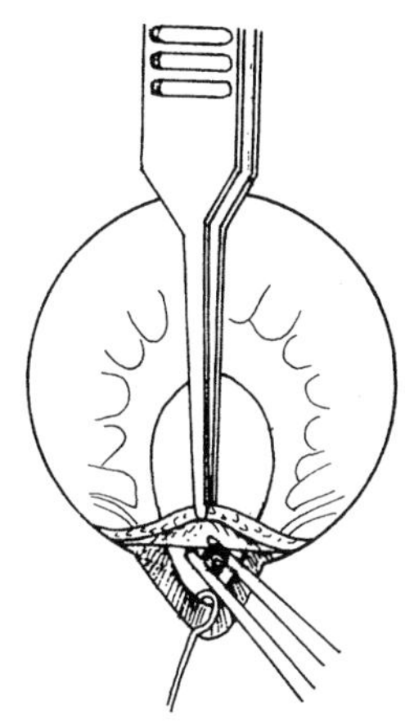

图 18-4-41 后房非磁性异物取出

方位的虹膜根部作小范围切开或将该处的虹膜拉出切口外,暴露并夹出异物(图 18-4-41)。

(7) 晶状体内异物:晶状体内磁性的异物迟早会导致晶状体全混浊,也可以发生眼球铁质沉着症,因此应尽早取出,如处理妥善,异物取出后晶状体可维持局限性混浊。晶状体内非磁性的异物如晶状体仅局限混浊,暂不处理,待晶状体混浊加剧需手术时一并取出。

【手术方法】

1) 磁性异物:

A. 混浊晶状体内的磁性异物:如晶状体前囊穿破,皮质脱入前房,术前要充分散瞳,在角膜缘切开后先吸出浮游的晶状体皮质,然后用手持电磁铁正对异物吸引,将异物引

出切口。如异物较小或磁性较弱未能吸出，可用接力磁棒或曲棍球棒形眼内稀土磁棒伸入异物处吸出异物，然后将残留的晶状体皮质抽吸干净。后囊完整者可同时行一期后房型人工晶状体植入术。

B. 透明晶状体内的磁性异物：术前用10%去氧肾上腺素散瞳，以手持电磁铁由远至近对异物作脉冲磁吸。一旦异物被吸引移动，固定电磁铁于原位，继续磁吸。直到异物移动到离前极3mm的前囊下[图18-4-42(1)]。然后将磁头移近并正对异物磁吸，使异物从此处穿出前囊，进入前房[图18-4-42(2)]。接着将异物引到周边的虹膜上并在该方位切开角膜缘，吸出异物，接着缝合角膜缘切口；或在上方角膜缘作切口，注入黏弹剂，伸入曲棍球棒形眼内稀土磁棒进入前房吸出异物(图18-4-43)，缝合角膜缘切口。前房注入缩瞳剂，使虹膜遮盖晶状体前囊的伤口，以便两者之间发生粘连，避免房水进一步渗入晶状体。这样晶状体仅形成局限混浊并保持相当好的视力。如果虹膜和晶状体伤口未能粘连，晶状体终将全混浊，以后再行白内障手术及后房型人工晶状体植入术。术毕应用缩瞳剂及结膜下注射抗生素和皮质类固醇。

2) 非磁性异物：当晶状体尚透明或有较好的视力，暂不手术。定期随访，如晶状体混浊，可在施行白内障摘出术时，一起取出异物。如前囊已穿破，则在作白内障手术前，先用异物钳或小镊子夹出异物(图18-4-44)。术中应注意防止晶状体后囊穿破，以免异物掉入玻璃体内，其余处理

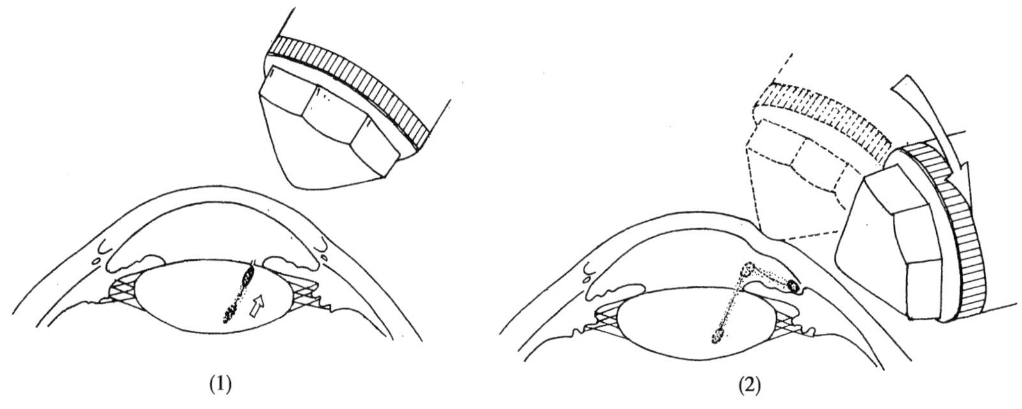

图18-4-42 晶状体磁性异物摘出法

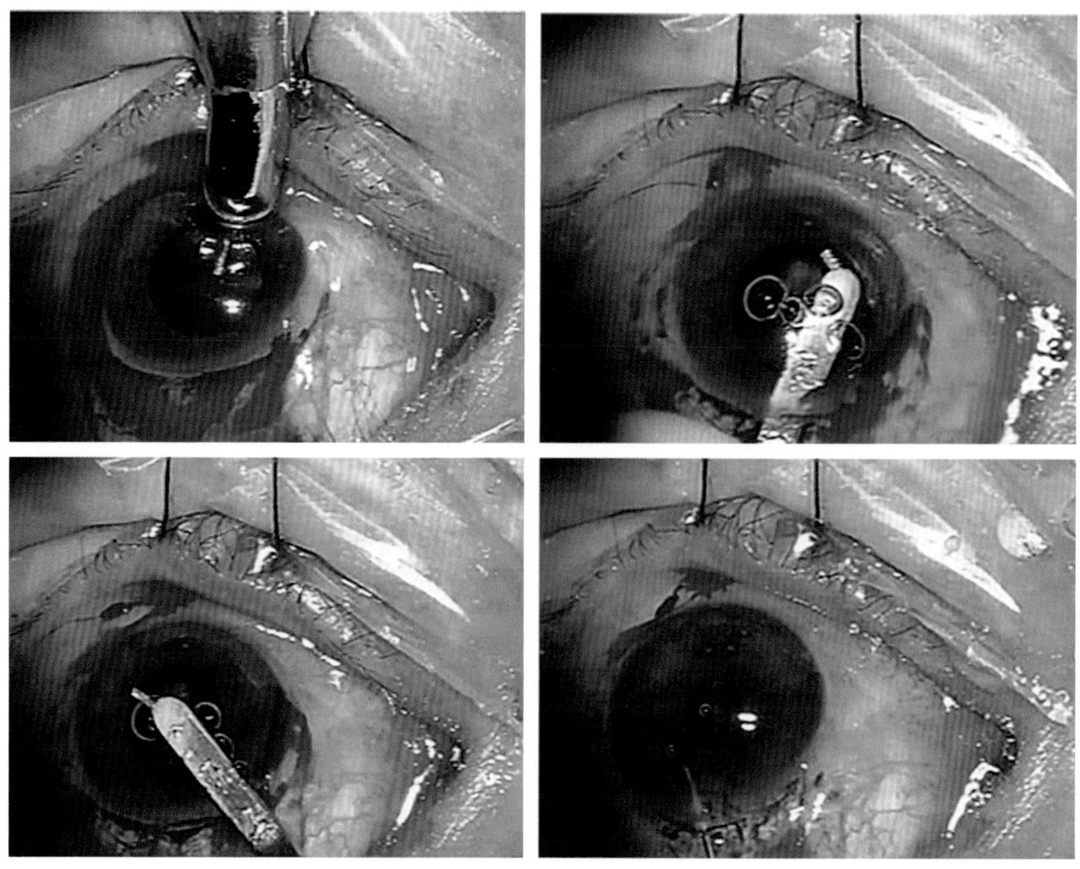

图18-4-43 晶状体磁性异物稀土磁棒摘出法

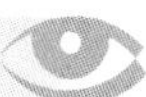

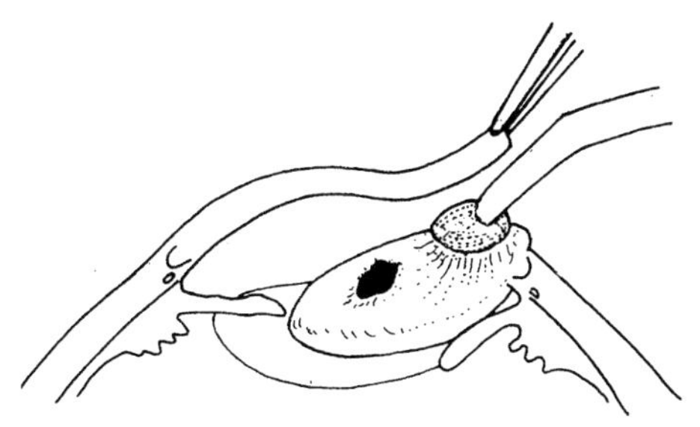

图 18-4-44 晶状体非磁性异物摘出法

同前。

眼球前段异物摘出的并发症：术中的并发症可能有角膜内皮损害、前房积血、晶状体损伤及虹膜根部断离。如术中采用黏弹性物质维持前房深度，可以减少角膜内皮损害和晶状体损伤。一旦术中发生前房积血，可用双极水下电凝器进行止血。

术后为了预防化脓性眼内炎，应静脉注射抗生素 3~5 天。在此期间，每天要监察眼前、后段有无化脓性眼内炎的体征、伤口渗漏、白内障形成、过分的炎症反应和其他并发症，并作出相应处理。

2. 眼球后段异物摘出术　眼球后段异物占眼球内异物的绝大多数，所以它是一种重要的异物手术，到达眼球后段的异物必须有足够的力量和动能。这类异物大多数是金属碎片，但非金属异物如木碎、石头等也可以到达眼后段。此外，睫毛也可随同其他异物被动地带入眼球后段。抵达眼球后段的异物其长度通常要超过 0.25mm。如异物较大，容易造成视网膜损伤和眼球后壁的第二次穿孔，进入眼球后的眼眶软组织内；经角膜进入的小异物，在抵达眼球后段前，常因穿过角膜和晶状体时能量消失而留在眼球前段或落入下方的玻璃体内。

眼球后段异物引起的眼内组织损害主要是由两种机制决定的：穿通伤和它的并发症；异物本身的毒性和它引起的眼内感染及炎症。

眼球后段异物引起的眼内反应还取决于异物的大小、形状、存留位置、性质以及它的组成。异物越大，形状越不规则且边缘越锋利，早期的损伤及组织反应越大。此外，异物停留的部位的血管越多，越易氧化产生眼球金属沉着症，组织耐受性越低。所以，在眼球前段存留的异物常较早引起虹膜睫状体和晶状体上皮的金属沉着症，但往往较晚影响视网膜色素上皮和视网膜内层的神经细胞功能。而在眼球后段存留的异物则较早影响视网膜的功能。铁化合物通过 Müller 纤维被输送到视网膜外层。当引起玻璃体高度变性时，常常引起孔源性视网膜脱离。

眼球内异物的性质和它的组成在决定引起眼内组织的反应中也是重要的。如含铁和铜的金属异物，其含铁和铜的成分越高，则越容易引起眼内金属沉着症。所以，一切化学性质活泼的金属异物、有毒性的非金属异物和造成眼组织损伤的其他眼球后段异物均要取出。

眼球后段异物的处理是一种眼科急症。手术目的包括：以最佳的伤口缝合，恢复正常的眼球结构，预防眼球内感染，摘出异物，保存伤眼存留的功能。

摘出眼球后段异物和手术时机的决定要考虑异物的性质、部位、损伤类型和与特殊的临床表现等有关因素。通常引起反应的眼内异物，如铁或铜和它们的合金，应该尽快摘出，以免因异物被包裹而造成手术的难度加大和危险性增加。植物性异物因其有引起感染性眼内炎的高度危险，也应尽快取出。对无反应的眼球内异物不要作紧急的异物取出，可以推迟到伤口缝合后几天，以便综合评价伤眼的情况后再作决定。

眼球后段异物一旦被包裹会阻止金属离解和减低它的毒性。所以，在某些病例，异物一直存留在适当的位置数年之久而没有发生眼球内金属沉着症。所以，在没有毒性症状和体征或其他问题的眼球后段异物，如该眼视力良好，宜定期随访，暂作保守处理。

现代的玻璃体手术出现，加上手术器械进一步完善及手术队伍的日益成长，使得眼球后段某些过去不能取出的异物得以成功取出。但是在眼球后段内进行异物取出有引起眼球内组织损害及并发症的风险，所以决定手术前，除考虑伤眼的视力及异物的损害，还要根据患者的要求、术者的经验和设备条件综合权衡利弊，全面考虑作决定。

眼球后段异物种类繁多，但从取出异物的方法上，大体可分为磁性异物和非磁性异物摘出。磁性异物可利用磁铁（电磁铁或永磁材料）吸出；非磁性异物则需用器械取出。在判断异物性质时，忌带主观性，有些异物（如子弹壳）外表似铜，其实是铁的合金。雷管的外壳以往多为铜，但现在也有铁合金、塑料和纸制等。有些患者称致伤物为钢材，但钢材的种类甚多，磁性的强弱各异，如不锈钢及锰钢磁性极弱。当用铁锤锤击物体时，锤和被击物体均有碎片伤眼的可能，故不能主观臆断是何物进入眼内，要尽可能通过检查致伤物或用其他检查手段予以证实。爆炸伤所致的眼部异物较多，可先从皮肤取出异物，弄清其性质，以便作为眼球内异物定性的参考。此外，通过 X 线照片上异物影的特征，可以初步分辨异物是金属或非金属。在 X 线照片上金属异物成像特征是：异物小，密度高而均匀；边界清晰；正、侧位片上异物像的密度基本一致。非金属异物影的特征是：异物较大但密度低而不均匀；边界模糊；正、侧位片上异物影的密度差异大。

（1）磁性异物摘出术：磁性异物常用手持电磁铁或永磁棒吸出，此外，有专供眼内手术使用的稀土磁棒。电磁铁的磁吸力除取决于器械本身的性能和异物的磁性强弱外，与异物的大小成正比，与距离的平方成反比。临床使用的电磁吸铁器有几种形状不同的接头，直的钝而短的接头，它的磁力最大，而尖头或鹰嘴形的磁力较小。目前临床使用的手持电磁铁具有脉冲和持续吸引两种性能。脉冲磁吸利于被包裹的异物松脱并被吸出，电磁铁也不易发热而降低它的磁力；持续磁吸便于异物娩出切口，但连续使用过久，易发热而减弱它的磁力。

眼球后段磁性异物可根据病情需要用下列三种摘出方法：①经后巩膜切口直接磁铁吸出法；②经睫状体平坦部切口的吸出法；③用玻璃体手术的眼球内异物摘出术。

1）经后巩膜切口的直接电磁铁吸出法：

【手术适应证】由于眼球后段异物占眼球内异物的大多数，磁性异物又占其中的 80%，且多数是位于眼球后段的赤道前或赤道附近的眼球壁内表面的小或中等大的异物，所以直接经异物位置的相应巩膜作切口吸出异物是一种最常用和基本的手术方法。

【麻醉及术前用药】麻醉方法采用球后麻醉和眼轮匝肌麻醉。术前应充分扩瞳，并用高渗剂软化眼球，以避免或减少术中玻璃体脱出及视网膜嵌顿于切口内。

【手术步骤】

A. 球结膜切开：根据定位结果，于异物所在方位，沿角膜缘切开球结膜和眼球筋膜形成以穹隆为基底的结膜瓣。切口范围取决于异物的前后位置。赤道前的异物通常切开1/3圆周；赤道或赤道后的异物，切口要达半周以上或全周，3：00及9：00方位处各作一个放射状切口，以便能充分

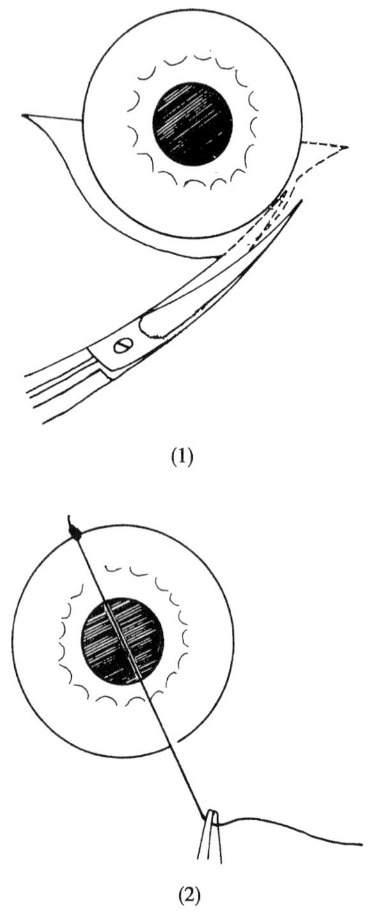

(1)

(2)

图 18-4-45 经后巩膜切口吸出磁性异物

(1)结膜切口；(2)确定异物方位

暴露术野[图18-4-45(1)]。接着潜行分离并暴露相应的巩膜面和眼肌。

B. 确定异物的方位：根据术前的定位结果，先在异物所在经线的角膜缘作一标记，然后在其对侧的角膜缘安置一条缝线，接着经过角膜中心将该线拉向异物所在方位的标记点并向后部的巩膜面延伸，此线的走向即为异物在巩膜上的所在方位[图18-4-45(2)]。

C. 切断眼外肌：眼球赤道前的异物一般无须切断眼外肌。如异物位于肌止缘后、赤道或其稍后处，应切断该方位的直肌；如异物接近后极部可能要同时切断相邻的两条直肌。切断眼肌前，用6-0白丝线在接近肌止缘处的肌腱安放

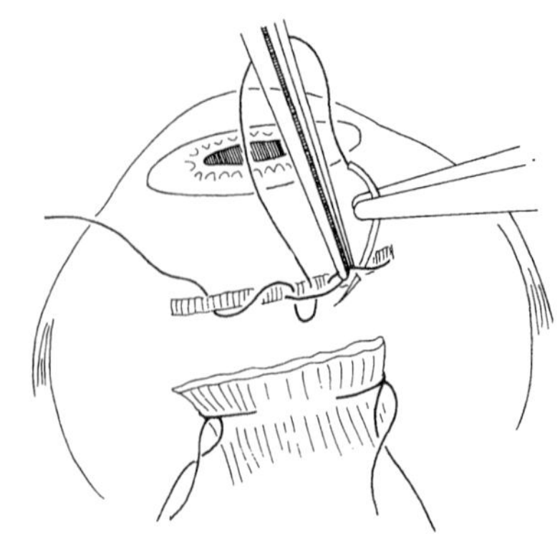

图 18-4-46 切断直肌及在肌止缘预置牵引缝线

预置缝线。然后在预置缝线和肌止缘之间剪断直肌。最后在肌止缘残端处连续三次过针预置牵引缝线(图18-4-46)，以便在手术中牵引、固定眼球位置及防止眼球出现旋转，并使术野充分暴露。

D. 测定异物与角膜缘的前后距离：根据术前的定位结果和从眼球内异物测量换算表所查得的弦长、弧长等数值，在术中沿着定位缝线在巩膜面上的走向，分别用圆规测量异物与角膜缘间的弦长(赤道前的异物)或用定位缝线沿巩膜面测量异物与角膜缘间的弧长(赤道后的异物)。最后，在确定的位置用刀片划出切口标记。必须特别指出，对长条形异物的定位，关键是确定异物最靠近或嵌顿在球壁一端的位置，以便在该处作切口才能顺利摘出异物。

E. 进一步核实异物位置：采用角膜缘缝环所确定的异物位置，一般难以绝对准确。所以，在巩膜切开前，必须使用前述的一种术中辅助定位法(最常用为磁性试验)，进一步核实异物的位置，以增加手术切口的准确性。

F. 巩膜切口：先利用预置在肌止缘残端的牵引缝线或在切口周围的巩膜浅层预置的附加牵引线，使术野充分暴露，并使眼球制动。如术野暴露仍不满意，必要时，可作前房穿刺，以便使眼球进一步软化及减少术中玻璃体脱出切口。在确定异物切口的位置，先作3/4深度的经线巩膜切口。切口的长度应比异物的短径大1~2mm。切口的形状可按异物的部位和形状作必要改变。睫状体平坦部的异物一般用平行角膜缘的巩膜切口。这种切口的部位要避开3：00和9：00方位处，以免损伤睫状后长动脉，引起眼球前段缺血。锯齿缘后的异物通常作与眼球子午线相一致(垂直角膜缘)的切口，但应避免损伤涡静脉。如异物较大或较厚，应向前延长切口，或使切口成为"冂"形、"厂"形或T形，以缩短切口的长度，并便于异物顺利吸出。此外，如异物呈中等大，有人喜欢在异物相应部位预先做一个巩膜瓣并在切口处预置缝线，然后在其下方的巩膜床内作切口取出异物。据称使用这种巩膜瓣关闭比用单纯的全层切口能使切口关闭更牢固。但也有人认为这种技术在术后易引起眼内组织脱出于巩膜床的切口内并产生并发症，所以作简单的全层巩膜切口比较好。对长条形异物的手术切口必须靠近或嵌顿于球壁的一端，以便于异物能顺利吸出，并尽量减少异物摘出时损伤眼内组织。

G. 作切口预置缝线：在完成巩膜板层切口后，应在切

口的两侧预置 5-0~6-0 缝线。小的切口预置单针间断缝线；较大的切口预置褥式缝线；T 形切口可预置方形褥式缝线。上述切口的预置缝线必须留长，以便在吸出异物时，让助手牵拉切口两侧的缝线使切口张开，便于吸出异物。作切口预置缝线后才将巩膜切口全层切穿。

H. 透热和冷凝：在切口周围的巩膜面作一排强度适中的表面透热。透热量以表面呈浅棕色并呈轻度皱缩为宜，或在切穿巩膜后直接在巩膜切口内的脉络膜表面作透热。透热的目的是使切口的脉络膜血管闭塞，预防术中出血。但透热强度不宜过大，否则会破坏巩膜、脉络膜和玻璃体，导致全层眼球壁瘢痕化。为有效地预防术中发生视网膜脱离，可在切口周围改用一排冷凝处理，以避免透热引起的眼球壁坏死。

I. 吸出异物：让助手抓住切口两侧的缝线使切口张开，术者用手持电磁铁的尖端垂直对准并靠近切口进行磁吸。赤道及赤道前的异物选用直而钝的电磁铁接头(图 18-4-47)；赤道后的异物用较长的鹰嘴状接头，以便易于接近切口吸出异物(图 18-4-48)。使用电磁铁应先用脉冲磁吸数次，待见脉络膜呈局部隆起时，异物常可自行穿破脉络膜，否则应用尖刀切穿切口处的脉络膜和视网膜，并改用

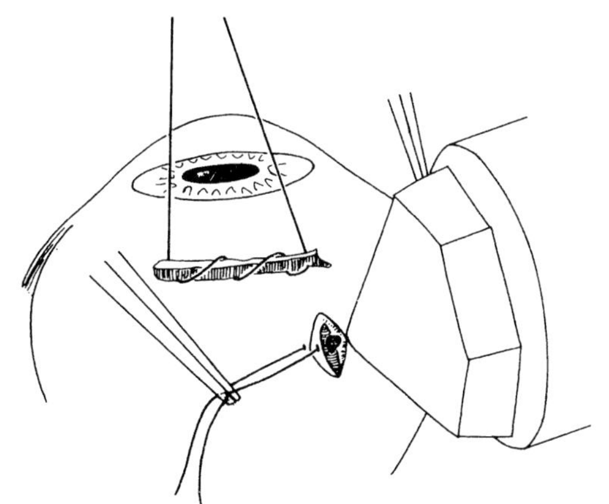

图 18-4-47 牵拉巩膜切口预置缝线并吸出异物

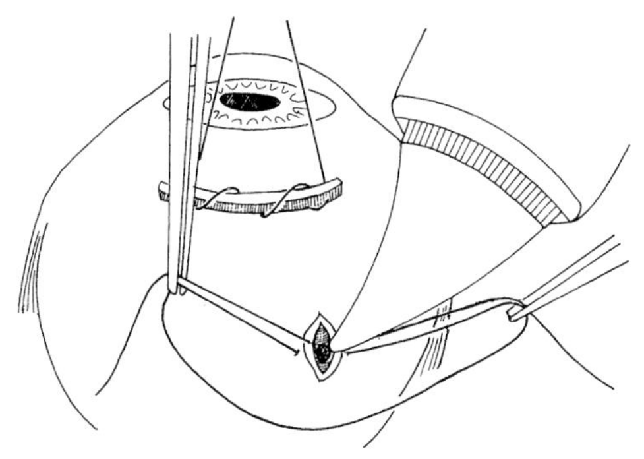

图 18-4-48 用鹰嘴状磁吸器接头吸出赤道后的磁性异物

连续磁吸将异物拉出切口。睫状体的磁性小异物术前应用 1% 阿托品滴眼，以避免因睫状肌痉挛而妨碍异物吸出。

在吸引异物时可能会出现下述几种情况，届时须采取相应措施处理：①定位准确但用电磁铁吸引时看不到磁性异物的跳动反应。这可能是异物的磁性较弱或被炎症渗出物包裹，此时应将电磁铁尖端接触切口并作多次脉冲磁吸，以便使异物磁性增强并从包裹内松脱后，被吸出切口外。②切口内有明显跳动反应，但异物不露出切口，可能是切口偏小或吸引方向未能与异物的长径的方向保持一致。此时，应酌情加大切口，以便异物顺利吸出和避免眼内组织被拖入切口内，或改变电磁铁接头的磁吸方向，使异物的长轴与电磁铁的磁力线方向一致，容易被吸出和减少眼内组织损害。③如经上述处理后，异物只在切口内跳动未能脱出切口，可能是异物被包裹太紧，应改用连续磁吸，待异物与包裹物一齐隆起时，用无磁性的小镊子连同包裹物一起抓住异物。接着用利器将包裹物打开，露出异物后，再用连续磁吸取出异物。④如术前定位准确，但磁吸多次仍无反应，可能是异物定性错误、异物小且被机化物包裹；定位误差大或异物在术中发生移位。此时应暂停手术，并改用巩膜面标记定位后，再根据实际情况决定是否继续手术、改变手术方案或暂时结束手术。

切记：在任何情况下，都不允许将电磁铁接头的尖端伸入玻璃体内盲目磁吸，以免造成额外损伤。此时，应该暂停手术，缝合切口，重新定位，再制订新的手术方案。

J. 关闭巩膜切口：一旦异物被吸出切口，助手应立即将牵引巩膜切口的缝线交叉，关闭切口，以避免玻璃体脱出及视网膜嵌顿在切口内。接着拉紧缝线并结扎。如切口较长，应增加缝线数目，使切口达水密状态。

K. 预防视网膜脱离：除在切口周围作冷凝外，应在巩膜切口表面放置一块放射走向硅胶块或硅胶海绵作巩膜外加压(图 18-4-49)。

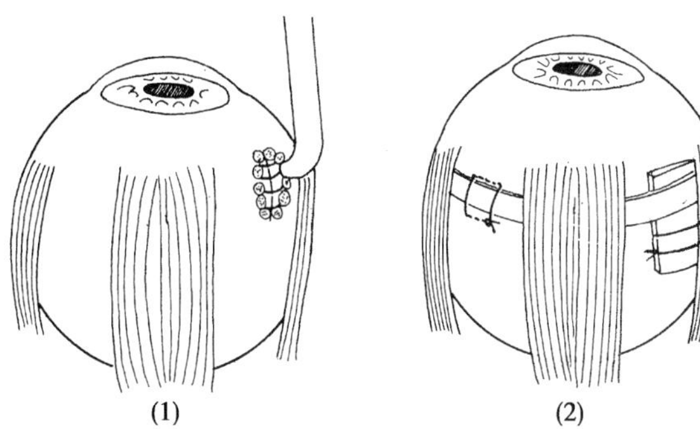

图 18-4-49 预防术后视网膜脱离的措施

L. 结束手术：将切断的眼肌复位到正常的解剖位置后，缝合时结扎缝线不宜过松或太紧，以免影响眼肌的功能。最后妥善缝合球结膜切口。

术后结膜下注射抗生素和皮质类固醇。结膜囊内涂抗生素及阿托品眼药膏。包封双眼及卧床 1~2 天，然后改包单眼。术眼每天要散瞳，局部用抗生素和皮质类固醇眼药水控制炎症。摘出的异物应妥善保存并做好记录。

2）经睫状体平坦部切口的电磁铁吸出法：

【手术适应证】本法仅适用于位于睫状体平坦部的异物；2mm 左右的玻璃体内漂浮异物；位于视盘、黄斑或其附近视网膜表面的无粘连和无包裹的异物，且屈光媒质透明的患者。

【手术方法】睫状体平坦部异物选择与异物相应巩膜面作平行角膜缘的 3/4 深度的巩膜切口；玻璃体内漂浮异

物，位于视盘、黄斑或其附近视网膜表面的无粘连和无包裹的异物，可选择与异物同方位或其对侧的睫状体平坦部作平行角膜缘的3/4深度的巩膜切口。预置缝线后，切穿巩膜切口，将手持电磁铁直的短而钝的接头尖端移到切口处，在检眼镜的监察下，对准异物方位进行连续磁吸，将异物引到睫状体平坦部切口并吸出异物。

这种手术方法主要的并发症是在手术期间，由于磁化的眼球内异物在迅速移动时，难以精确控制它的运动方向，所以会引起晶状体或视网膜损伤的可能。异物越大，损伤的危险性越大。因此本法不适宜于摘出较大的磁性眼球内异物。一般说来，从对侧睫状体平坦部切口应用电磁铁吸出异物时，易造成晶状体损伤；从异物同侧睫状体平坦部磁吸，则易引起视网膜损害(图18-4-50)，因此要严格掌握手术的适应证及正确的手术方法。

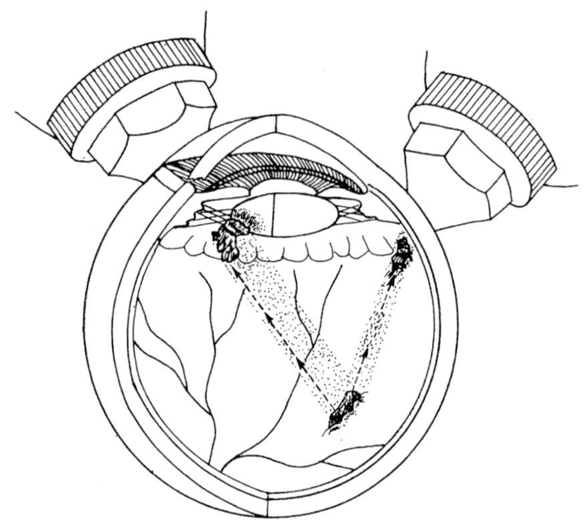
图18-4-50　经睫状体平坦部切口吸出磁性异物的常见损害

3）用玻璃体手术的眼球内异物摘出术：采用玻璃体手术能很好地观察异物和有关的玻璃体视网膜病变，在取出异物同时切除及处理有关的玻璃体视网膜病变，清除引起眼内的增殖病变及感染原，以及取出受损的晶状体。然而用玻璃体手术摘出眼球内异物需要具有熟练的玻璃体视网膜手术技术及专门的设备，故要严格掌握手术的适应证。

【手术适应证】眼后段眼球内异物适宜用玻璃体手术取出。包括所有磁性异物和非磁性异物，位于视盘及后极部的视网膜下异物，嵌顿或包裹在后极部及其附近视网膜表面的异物，有严重玻璃体积血或混浊的异物，有眼内感染的异物。但是，对于嵌顿或被包裹在后极部，特别是黄斑或视神经及其周围的异物，手术时机要慎重考虑。在决定手术前可以先观察一段时间，通过眼部检查、视力测定和视网膜电图监察，了解异物对眼组织和视功能的损害程度。如无进一步损害的指征，可暂不手术。因为许多嵌顿或位于视网膜表面的异物很快被包裹，此时保守处理可能比试图取出异物的损害更少。对这种暂不取出的异物，可以在异物周围应用激光光凝，以便形成一圈无血管的瘢痕区。这种处理有助于阻止或减少金属沉着症的产生。

然而，大的、有毒性、生物性或锋利的异物，应尽快取出，以便尽量减少继发的机械创伤、异物毒性及眼内炎的可能性。

【术前准备】对于屈光媒质混浊的眼球内异物，术前应作超声波及视网膜电图检查，以便了解玻璃体及视网膜的病理变化及视网膜功能，为手术方案的制订及预后判断提供参考。对于一个有透明屈光媒质的眼球内异物，术前首先对异物周围的视网膜和脉络膜应用激光治疗，以便术中无须再作经后巩膜的冷冻治疗或其他术中处理，并在异物周围产生脉络膜视网膜粘连。

【手术方法】玻璃体手术摘出眼球内异物的目的是清除混浊的屈光媒质，摘出异物及处理可能遇到的眼球后段损害(如视网膜脱离或裂孔)。此外，术中应尽可能多地切除后部的混浊玻璃体，以便清除以后可以作为纤维血管组织生长的支架。

A. 没有玻璃体积血的眼球内异物：按常规的睫状体平坦部玻璃体手术准备。当灌注系统安置完毕，即可从上方的巩膜切口插入导光纤维，在眼内照明下详细检查异物与周围组织的关系。当发现异物时，应首先切除异物周围的玻璃体，以避免摘出异物时诱发玻璃体牵引。如果异物没有嵌顿或被包裹于球壁而仅附于视网膜表面，可以根据异物的性质，分别选用眼内稀土磁棒(磁性异物)或眼内异物钳(非磁性异物)取出异物。常用的眼内异物钳有以下几种：鹰爪型、杯型、锯齿型及钳口带硅胶套管或钳口表面附有钻石碎末的异物钳(图18-4-51)。后两种能牢固地夹住易滑的异物，如玻璃及塑料。当异物被磁棒或异物钳提起并带到中段玻璃体时，要判断异物的大小是否能顺利从巩膜切口摘出。如异物最小直径不大于4mm，可以扩大原巩膜切口，并用镊子或巩膜切口的预置缝线拉开切口使异物顺利取出。如异物为长条形，在异物被提离视网膜表面并到达中段玻璃体时，应从另一切口伸入另一异物钳抓住异物

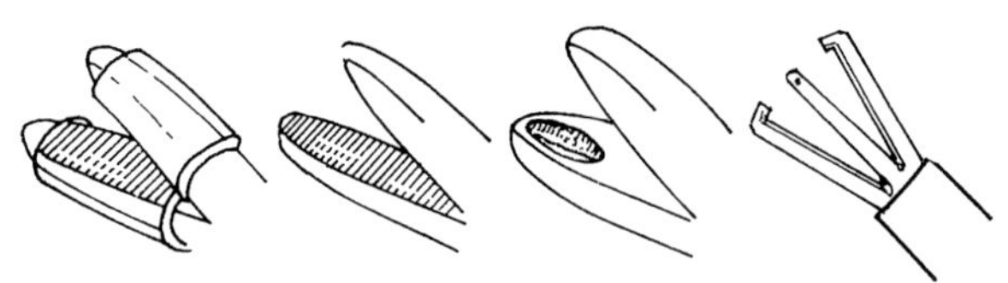
图18-4-51　几种常见的眼内异物钳

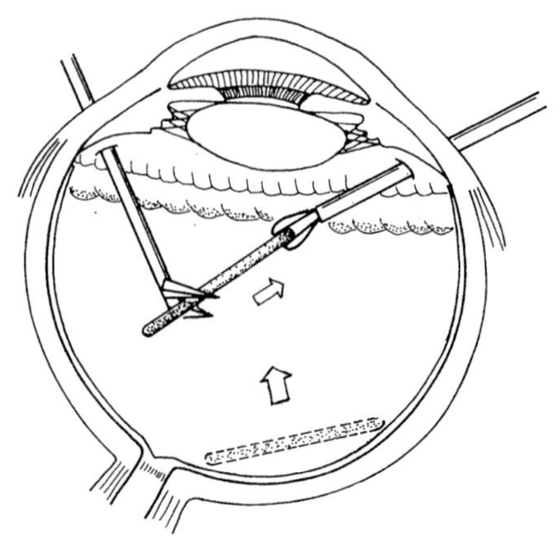
图18-4-52　长条形异物摘出法

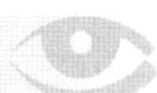

的一端，使异物沿它的长轴方向从一较小的切口顺利取出(图 18-4-52)。

如异物嵌顿、被包裹在眼球壁或与视网膜表面有粘连，应在眼内光源照明下，先在异物周围的视网膜进行眼内光凝或电凝，然后用锋利的器械、眼内剪或尖端被弄弯的一次性针头，经异物表面切开包裹物或与视网膜的粘连组织，

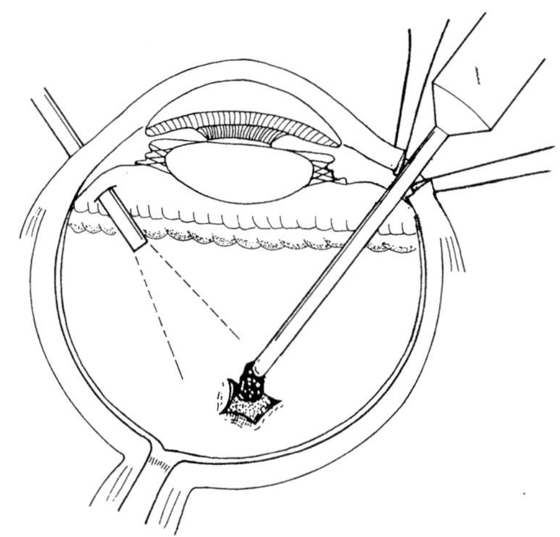

图 18-4-53 用稀土磁棒摘出磁性异物

接着轻轻松动异物，待异物被完全游离，才改用眼内异物钳或稀土磁棒取出异物(图 18-4-53)。

B. 伴有玻璃体积血的眼球内异物：这种异物在没有急性炎症反应和视网膜功能受损时，宜推迟 2~4 周手术，以便减少术中继发性出血的危险及等待玻璃体后脱离充分出现。手术按常规的睫状体平坦部玻璃体切割术准备，但灌注系统的切口位置要安置在离开穿破口处。灌注系统预置完成后，先暂不启用。待眼球前段混浊的媒质(包括混浊的晶状体)被切除，从眼内看清灌注套管的尖端已在玻璃体腔才启用眼内灌注系统。接着从前到后切除所有的混浊玻璃体，特别要注意切除异物周围的后部混浊玻璃体并松解所有的粘连物，同时切除玻璃体内异物所造成的通道，以防止纤维组织沿该通道生长并引起牵引性视网膜脱离。一旦异物被完全游离，即用眼内稀土磁棒吸住异物，这样可以避免有牵引力传导到邻近的视网膜，引起医源性视网膜裂孔和脱离。

C. 视网膜内或视网膜下异物：这种异物可以经过前面的穿破口进入视网膜内或视网膜下间隙。视网膜内异物大多数是化学性质活泼的金属，所以纤维组织反应在损伤时立即开始，几天后异物便被纤维组织包裹。这种反应持续数周，使异物被牢固地黏附于眼球壁的视网膜组织。这种异物如采用睫状体平坦部间接磁铁吸出术常常是无效和有害的。所以不主张使用这种方法摘出这种眼内异物。

这种病例应以一般方式切除混浊的玻璃体，暴露异物位置后，首先在其周围的视网膜进行水下电凝，然后用利器切开异物的包膜，使异物完全松脱并游离后，才取出异物(图 18-4-54)。

视网膜下的异物有时可以用短弯头的曲棍球棒形眼内稀土磁棒经其附近的视网膜裂孔伤口伸入视网膜下引出异物(图 18-4-55)。否则，应在异物邻近或其上方作视网膜

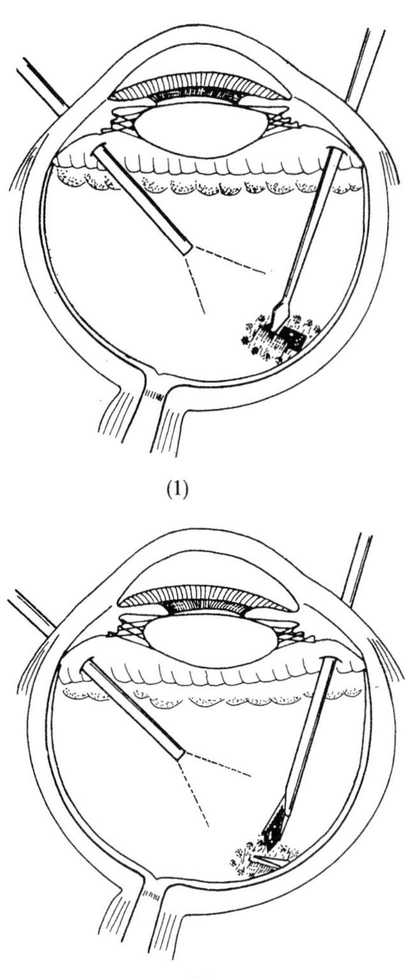

(1)

(2)

图 18-4-54 摘出视网膜下异物

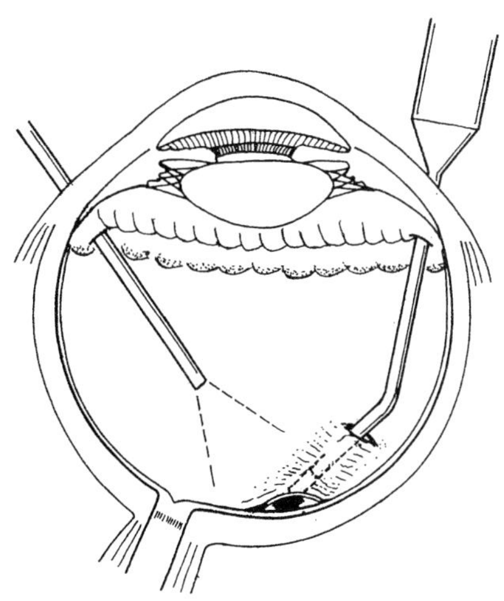

图 18-4-55 用稀土磁棒摘出视网膜下异物

切开，取出异物。视网膜切开的部位应避开该处的小血管，如无法避开该小血管，在切开前应先用双极水下电凝器进行电凝，封闭该处的小血管后，才行视网膜切开，取出异物。

这种手术操作的主要并发症是使原有的视网膜裂孔扩大和出现术中不能控制的眼内出血。一旦发生术中出血，首先将灌注瓶升高，以提高眼压，减少出血。接着可分别选

用水下电凝器、眼内光凝、1∶100 000 肾上腺素溶液灌注、液 - 气交换术或硅油注射等方法令眼内出血停止。

4）巨大的眼球内异物：这种异物常伴有眼内组织脱出和严重的眼内组织损害。由于这种异物具有高的动能并经常撞击眼球后壁，故可以嵌顿在眼后壁或再次穿破眼球后壁进入眼眶内。同时异物常被视网膜前或弥漫的玻璃体积血所遮盖，妨碍适当地观察眼内的病理变化。

手术前，应作眼眶 CT 扫描或 X 线眼眶正侧照片，明确异物位置。手术时，首先要妥善缝合异物的进入伤口，使伤口达水密状态。如果异物位于前段玻璃体腔，与视网膜无粘连，可在角膜缘做切口，经角膜缘切口切除混浊的晶状体和前段玻璃体，直视下取出异物。如果异物有部分嵌顿在眼后壁，则要推迟取出异物，等待适宜时机做二期玻璃体切割术时一并取出异物。除非伤眼发生急性炎症，否则最好在伤后 2~4 周才计划手术。这样可以减少继发性出血的危险，让后部玻璃体完全脱离，以便该处的玻璃体切割较易完成，并减少并发症。如果异物已穿破眼后壁，位于眼球外，则不要即时摘出异物，以免引起眼组织的附加损伤。

这种大的眼球内异物由于常在眼内产生回跳引起严重的玻璃体积血，如果术中不予处理，将会引起继发的纤维变性，形成抵达视网膜损害区的牵引带。这种牵引带如不处理，将引起牵引性视网膜脱离。为此，这种眼球内大异物及玻璃体牵引条带的患者，均要在适当时候作二期玻璃体切割术。

在作二期玻璃体手术取出异物时，异物一旦完全暴露能够移动，则要决定异物合理的摘出途径。如果要经睫状体平坦部的巩膜切口取出异物，则要平行角膜缘扩大原切口，以便顺利取出异物。在扩大巩膜切口之前，务必要将 Flieringa 双环缝在巩膜上，以避免在摘出异物时发生眼球壁内陷。为此，最好是通过角膜缘切口摘出较大的眼内异物。因为这种伤眼的晶状体常同时被破坏，故手术时先摘出受损的晶状体，以便容许将异物带入前房（图 18-4-56），然后从角膜缘切口取出较大的异物。在经角膜缘切口取出

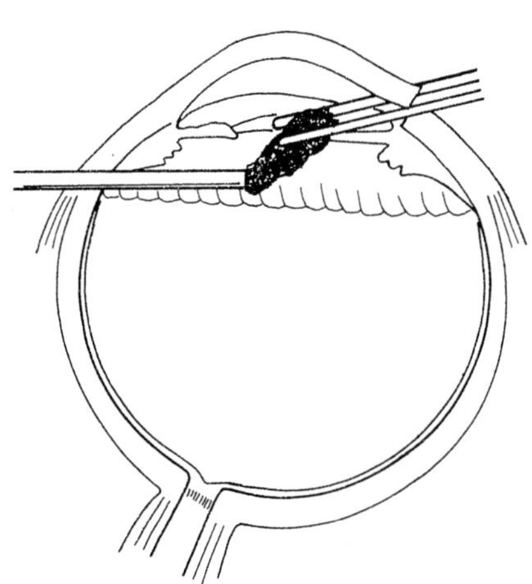

图 18-4-56　巨大眼内异物经角膜缘摘出法

异物时，为了尽量减少虹膜脱出，应暂停或减慢眼内灌注。异物取出后分别缝合角膜缘和巩膜切口。

在个别情况下，在一期修补伤口时，可以考虑通过角巩膜或巩膜伤口取出异物。这种处理必须在缝合伤口并进行玻璃体切割术后，当手术行将结束时才取出异物。然而，必须注意，只有在角巩膜的伤口有锐利的边缘和伤口位于锯齿缘之前的方便位置才考虑使用这种摘出途径。使用这种途径取出异物时，先切断必要的伤口缝线，待取出异物后，再以水密方式重新缝合伤口。

采用上述玻璃体手术摘出眼内异物，如术前不能在异物周围进行激光治疗，应该在摘出异物前在异物周围进行眼内电凝或眼内光凝，以便在该处形成足够的脉络膜视网膜粘连。此外，也可在异物摘出及缝合巩膜伤口后用经巩膜面的冷凝术，然而这种处理对于赤道后的异物，有造成黄斑及视神经损害的危险，故应小心予以防范。

如果摘出异物后发现视网膜后极部裂孔周围有局限性视网膜脱离，要做液 - 气交换术，使视网膜复位，并做视网膜光凝，注入膨胀气体。术后让患者处于面向下的体位。

为了预防术后视网膜脱离，玻璃体切割术结束时，应通过顶压切口后锯齿缘位置，详细检查周边视网膜，并进行不同的巩膜外加压处理。对于周边部的视网膜裂孔，可做液 - 气交换术，并作巩膜外冷凝和节段的巩膜外加压，注入膨胀气体。后部的小裂孔，仅需作视网膜光凝。由于眼球内异物穿破眼球壁造成的损伤及其引起的玻璃体牵引；异物从睫状体平坦部摘出口或其余的巩膜切口处引起的损害可能引起视网膜锯齿缘断离和无晶状体性视网膜裂孔的发病率较高；手术时周边部的视网膜可能遗留难以发现的视网膜裂孔；在巩膜切口内嵌顿的玻璃体发生牵引等均会导致术后视网膜脱离，故用玻璃体手术摘出眼球内异物的伤眼可安置巩膜环扎带。该带的前界应位于锯齿缘后 2.5~3mm 处，使周边部的视网膜压陷并支持玻璃体基底部，以防止晚期的视网膜脱离出现。

【术后处理】术后结膜下注射能预防革兰阳性和阴性细菌感染的抗生素，同时结膜下注射皮质类固醇，以便减少术后纤维蛋白形成和脉络膜渗漏。

（2）非磁性眼球内异物摘出术：非磁性眼球内异物的伤眼，一期手术的重点在于妥善处理伤口，待继发性出血危险减少时才作二期手术取出异物。异物的取出方式有以下两种：

1）巩膜面标记定位摘出术：本法适用于赤道附近或赤道前且紧靠球壁、位置固定的眼球内异物。手术前的准备和前面的操作步骤基本同磁性眼球内异物手术，但术前应该常用高渗剂，以减少术中玻璃体脱出。当暴露预定异物所在的巩膜时，将 H 形标记牢固缝合在该处的巩膜面，然后在坐位或仰卧位时，通过改变头位或眼的位置拍定位标记的正位和侧位片，接着根据照片上异物与标记的关系，完成手术切口。由于非磁性异物要用器械经切口伸入，夹出异物，所以切口应较磁性异物的略大。同时在眼球壁被全层切穿前，应在切口周围安置巩膜支持环，以减少术中玻璃体脱出，以及液化玻璃流出后出现眼球壁内陷。

此外，为顺利取出长条形异物，手术切口应位于靠近或嵌顿在球壁的一端。在摘出异物时，应使用切口的预置缝线拉开切口，暴露异物位置并根据异物所处的深度用张开的镊子从异物两旁伸入预定深度，小心夹出异物。其余步骤同磁性眼内异物。

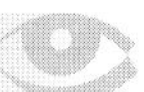

2）经玻璃体摘出法：详见用玻璃体的眼内异物摘出术。

(3) 残留眼球内异物摘出术：残留眼球内异物是指表现有与眼内金属沉着症有关的晚期并发症的异物。由于这种伤眼多由小异物所致，故早期引起的眼损害及症状往往不明显。

待6个月或数年后，残留眼内的金属逐渐被氧化，释放金属离子引起伤眼功能损害患者才来诊治。

1）残留的铁质异物：它除了引起眼球铁质沉着症的临床表现外，还可以伴有因玻璃体变性和凝缩所致的液化及孔源性视网膜脱离。在部分病例内，也出现横过玻璃体凝胶的牵引条带。它所引起的视网膜裂孔通常是位于赤道部的马蹄形裂孔或与异物位置无关的巨大视网膜裂孔。这种残留异物因被氧化而丧失它原有的特性，所以用普通的眼眶正侧位照片往往不显影。诊断常要依靠薄骨或无骨影照片，CT扫描和UBM检查，以及巩膜加压的检眼镜或三面镜检查；使用高灵敏度的金属定位仪的探头探测；进行暗适应、眼电图及视网膜电图检查协助诊断和决定手术的必要性。一旦眼球铁质沉着症已发展到晚期，则取出残留的异物不可能阻止病情发展。

事实上，在手术中不适当地干扰异物还可能增加眼内损害。如果视网膜电图已降低50%以上，则预示手术效果不佳。如果视网膜电图显示有早期的铁质沉着症改变，且动态追踪提示病情发展，则应及时取出异物。

【手术方法】与新鲜的眼球内异物手术相似，但手术时必须注意以下几点：①这种异物磁性比较弱，且常规的X线照片难以发现及定位；这种异物常存留的部位是睫状体平坦部附近，可以借助术前UBM定位、术中巩膜面标记定位的薄骨照片或金属定位仪发现和进行异物定位，当没有发现阳性的定位结果，不应试行手术。②这种异物常被纤维包裹，与邻近的眼球壁组织粘连，而且大多数伤眼的玻璃体往往已高度变性，当使用经巩膜切口的直接吸出法时，当切开眼球壁时，液化的玻璃体会流失而致眼球壁内陷及异物移位。为避免发生这种意外，在切穿眼球壁前，所有的病例均要先预置睫状体平坦部的灌注系统。③在已经确定异物的位置，预先做两个活板门的全层巩膜瓣，接着对暴露的睫状体进行表面电凝，然后用强有力的电磁铁吸出异物（图18-4-57）。

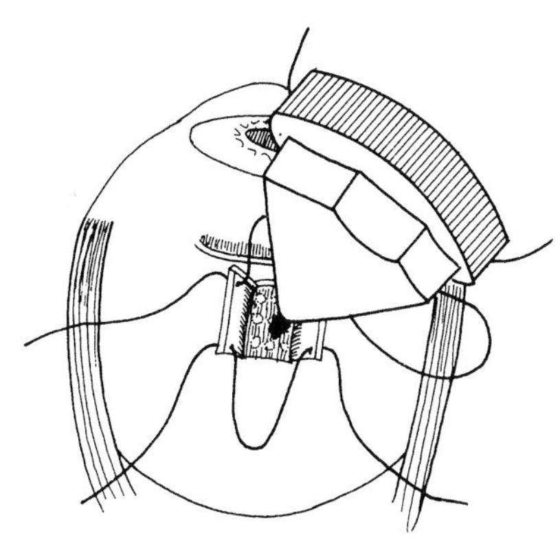

图18-4-57 残留磁性异物摘出法

位于眼后段的异物，均可用玻璃体手术取出。这种残留的铁质异物大多数是最大径线小于2mm的异物，氧化后的异物磁性极弱，经巩膜切口的直接吸出法有时会失败，而且这种残留异物的伤眼有发生视网膜脱离的高度危险。因此，经后巩膜切口的直接吸出法的病例，对异物摘出口应做适当的巩膜外加压处理；用玻璃体手术取出异物的病例，应在异物周围做视网膜光凝，注意激光能量要低；或在异物相应巩膜面冷凝，并联合巩膜外加压和放置巩膜环扎带；有视网膜损伤者，极可能发生视网膜脱离，应联合硅油填充。

如果视力受铁质沉着的晶状体影响，则宜摘出混浊的晶状体。由于这种晶状体的上皮内有铁质沉积物，且这种晶状体核较大较硬及悬韧带脆弱，易发生晶状体不全脱位，所以晶状体捞出术是首选的方法，不建议使用超声粉碎。此外，这种伤眼常伴有玻璃体液化，故摘出晶状体前，应安置巩膜面的金属环（Flieringa环），以便防止大量液化玻璃体流失所致的眼球壁内陷。在采用玻璃体手术取异物时，注意保持晶状体前囊完整，以维持瞳孔散大状态，使手术顺利进行。

2）残留的铜异物：引起铜质沉着症的多为含铜量较低的小异物。铜离子有别于铁离子，它们不渗入细胞内，主要沉着于眼球内的基底膜（如角膜后弹力层、晶状体囊和视网膜的内界膜）。所以，除非异物容易接近，否则应让其继续存留。但是，如出现玻璃体变性和孔源性视网膜脱离，则是手术治疗的主要适应证。此外，动态视网膜电图检查也可为手术的必要性提供依据。玻璃体手术摘取异物应为首选手术方式。

3. 眼球内异物手术并发症及处理

(1) 取出异物失败：失败的原因通常是：①术前定位及手术切口位置错误；②异物太小和磁性弱；③异物被机化包裹；④对异物性质的判断错误。遇此情况，应该冷静对待，如无充分把握，不要贸然扩大或另作手术切口，也不要用电磁铁到处试行磁吸或将镊子伸入切口内盲目夹取异物，以免造成意想不到的人为损伤。应该暂停手术，重作H形巩膜面标记定位或另选手术方案。

(2) 切口内的组织嵌顿：这种情况日后会引起视网膜的牵引性病变，产生视网膜裂孔和脱离。所以术前和术中要注意降低眼压，避免有眼内容脱出或嵌顿在切口内。术中或手术结束时，当检查眼底，发现组织嵌顿在切口内，应及时予以妥善处理，使嵌顿的眼组织完全复位。

(3) 眼内感染：进入眼球内的异物常因带入致病菌而引起眼内感染。新鲜的眼内异物伤后，1周内出现的化脓性眼内炎多为细菌所致。它们的临床症状和体征比较剧烈；伤后2周出现的症状及体征较轻的化脓性眼内炎则以真菌感染的可能性大。因此，新鲜的眼内异物伤必须注意术前、术中和术后的抗感染治疗。术前已发生感染或怀疑感染的伤眼应及时手术将异物取出和做眼内注药，并将取出的异物和玻璃体或前房水标本送实验室作涂片镜检、细菌培养和药物敏感试验。有眼内感染的患者，全身和局部（包括结膜下和眼内注药）要用足量的抗生素治疗（详见第十八章第五节）。玻璃体已明显受累的病例则宜作早期的玻璃体切割术（详见第十八章第五节），以争取恢复部分视力。

(4) 玻璃体损伤：眼内异物常伴有玻璃体大量出血、炎症或感染，如不及时处理，会因伤后的增殖性视网膜病变而失明，故必须及时处理。

(5) 视网膜裂孔和脱离：视网膜裂孔可能由异物的直接损伤和继发的并发症（如眼内纤维变性及增殖）引起。但也可能与眼内异物的手术切口有关。治疗方法包括在视网膜裂孔区作巩膜外加压，以及周围形成脉络膜与视网膜的粘连，松解并切除由玻璃体或视网膜前膜所引起的牵引。

一般说来，前部的视网膜裂孔用巩膜面冷凝和加压处理。在某些病例，尽管进行了玻璃体切割，但在玻璃体基底前部仍有足量的玻璃体作为纤维血管组织生长和收缩的支架。所以，有严重后段损伤的眼球，特别是存在玻璃体积血时，应该安置宽的巩膜环扎带支持玻璃体的基底部。

有时原发性损伤引起的炎症和瘢痕会自行形成脉络膜与视网膜的粘连。但后部的视网膜裂孔通常宜用眼内光凝或巩膜外冷凝治疗。对于邻接裂孔处的持续性玻璃体牵引，在相应的巩膜面用一种放射状走向的巩膜外加压物支持该处的视网膜裂孔。后部视网膜裂孔的牵引也可能由视网膜前膜的增殖以及未被完全切除的后部皮质玻璃体皱缩所致。所以手术时务必将其切除干净。由外用电磁铁摘出眼内异物所形成的某些后部视网膜裂孔，如术中未作必要处理，术后应及时用激光光凝进行处理。

所有玻璃体切割术后的视网膜裂孔，术中均要用眼内气体填充及术后的俯卧位处理。

但下方的视网膜裂孔应用较长期作用的填充物，如硅油或较长期作用的膨胀气体，如没有这种材料，无菌的空气通常也可以使用。

【手术要点及注意事项】 眼球内异物手术成功的关键在于异物的准确定位及对异物性质的正确判断。为此，术者要熟悉各种异物定位方法，特别是精通异物的各种X线定位操作，要亲自参与拍片的过程，以便取得最佳的定位结果。术者还要亲自阅片、测量及定位，不能把X线定位报告单的结果作为手术唯一的依据。此外，术中要认真注意手术眼正确的经线定位。手术前要根据细致的病史、致伤物的检查和眼部表现，对致伤物性质作出客观的正确判断。认真作好充分的术前准备工作。若术中遇到意外，应冷静对待，客观分析。宁可暂停手术，也不要冒险蛮干，以免造成难以挽救的损害，增加患者的痛苦。

第五节　感染性眼内炎的诊断、治疗及预防

感染性眼内炎是指由微生物引起的眼内容及其邻近组织的炎症反应。常常会导致严重的视力丧失。

一、感染性眼内炎的分类

根据感染的原因和临床确诊的时间，感染性眼内炎分为以下常见类型：手术后眼内炎（急性发作性、慢性或者迟发性、结膜滤过泡相关性）、外伤性眼内炎和内源性眼内炎（表 18-5-1）。其他少见的类型还有感染性角膜炎导致的眼内炎和拆除缝线导致的眼内炎。在临床尚未进行微生物学检查确定致病菌之前，这种分类在实际临床工作中对推测致病微生物并指导临床治疗具有重要的参考价值。

表 18-5-1　感染性眼内炎的临床类型及其常见致病菌

1. 手术后眼内炎
a. 急性发作性术后眼内炎：凝血酶阴性葡萄球菌、金黄色葡萄球菌、链球菌、革兰氏阴性菌
b. 迟发性(慢性)人工晶状体眼眼内炎(手术6周以后发作)：痤疮丙酸杆菌、凝血酶阴性葡萄球菌、真菌
c. 结膜滤过泡相关性眼内炎：链球菌、流感嗜血杆菌、葡萄球菌
2. 外伤后眼内炎　杆菌、葡萄球菌
3. 内源性眼内炎　念珠菌、金黄色葡萄球菌、革兰氏阴性菌
4. 未分类眼内炎（角膜溃疡穿孔、假单孢菌、葡萄球菌）

二、感染性眼内炎的发病率

手术后眼内炎占总数的70%以上，是一种最常见的感染性眼内炎。国外文献报道发生率最高为二期人工晶状体植入术后，为0.31%，玻璃体切割术后发生率最低，为0.05%。其中约10%为结膜滤过泡相关性眼内炎。感染性眼内炎常见的原因为：手术切口愈合不良或者切口玻璃体嵌顿；术中使用被污染的液体、植入物及器械；来自术者鼻腔或空气中的细菌；术野周围被污染或有潜伏的感染病灶等。此外，过分的手术创伤、手术时间过长、器械多次进入眼内操作、有机物遗留在眼内以及患者抵抗力下降等均可增加术后眼内感染的机会。眼内炎有时还可能与结膜滤过泡、缝线拆除等情况有关。而慢性或迟发性眼内炎可能由毒力弱的细菌（例如痤疮丙酸杆菌、表皮葡萄球菌）或真菌感染所致。

穿通伤后发生的眼内炎占眼内炎总数的25%。有眼内异物存留的眼球穿通伤患者中6.9%~10.7%发生感染性眼内炎，而没有眼内异物存留的患者中只有5.2%发生感染性眼内炎。晶状体囊袋破裂也是开放性眼外伤引起感染性眼内炎的危险因素。

与手术后眼内炎和外伤性眼内炎相比，内源性眼内炎的发生率最低，约占感染性眼内炎病例的5%~7%，常见诱因包括潜伏在身体他处的感染病灶血行播散、血液透析、静脉注射药物、使用免疫抑制剂、大手术后、身体极度衰弱或者静脉吸毒史。

三、感染性眼内炎的诊断及鉴别诊断

感染性眼内炎的诊断可以分为两个方面：临床诊断和微生物学鉴定。

(一) 临床诊断

1. 病史　详细了解患者眼部手术及外伤史、全身疾病和手术史，治疗用药及最近所接受的治疗措施，并掌握上述因素与本病的发生及发展关系。

2. 症状及体征　感染性眼内炎的临床症状和体征与感染病原体的种类和致病毒力密切相关。根据一些特征性的临床表现可帮助我们经验性预测可能的致病菌种类并进而指导积极和及时的临床治疗，这尤其在微生物学鉴定未

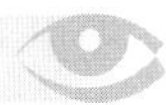

有结果的病例具有重要的参考价值。

细菌性眼内炎的症状和体征出现的时间与细菌所产生的毒素有关。革兰阳性细菌感染大部分在1周内发病；革兰阴性细菌感染多在4天内发作，其中蜡样芽胞杆菌会在24小时内突然发病并造成无法挽救的眼内损害。

在手术后眼内炎中，群发病例通常致病菌为铜绿假单胞菌等强致病菌，而散发病例则以条件致病菌居多。

细菌性眼内炎常见的症状特点为术后或外伤后出现与术后反应和外伤损害不相称的眼部疼痛畏光、流泪及视力减退。常见特征性的临床体征是伴有前房积脓、玻璃体炎的眼内炎症反应；如果屈光间质透明，视网膜静脉周围的炎症反应也是一种很有诊断意义的临床特点。常伴发眼睑肿胀、眼球呈混合充血、球结膜水肿、角膜水肿或呈环形浸润、瞳孔对光反应迟钝，玻璃体混浊，眼底红光反射减弱、消失或呈灰黄色反光，眼压异常。少数患者会出现体温升高、恶心及嗜睡。

较少见但有致病菌种属提示作用的体征有前房或玻璃体内出现气泡、黑色的前房积脓、眼睑皮肤或结膜下出血点及视网膜静脉周围炎。当有明显的眼睑肿胀、眼球突出、咖啡色分泌物、角膜环形脓肿及前房或玻璃体内出现气泡时，应考虑梭状芽胞杆菌和蜡样芽胞杆菌感染的可能；睑皮肤和结膜下出血点见于脑膜炎双球菌性眼内炎；葡萄球菌所致的眼内炎在视网膜静脉周围可出现白鞘；有眼前段组织坏死而呈现酷似黑色前房积脓时，提示为李斯特菌所致的化脓性眼内炎。而感染灶的部位、形态则可以提示病菌的来源以及侵入眼内的部位。内源性眼内炎以自眼后极部开始，出现视网膜以及视网膜血管炎，自后向前发展。而外伤或手术后眼内炎则眼前段表现更为明显。痤疮丙酸杆菌性眼内炎常可见晶状体周围囊膜内或人工晶状体与后囊间奶酪样斑块。滤过泡感染性眼内炎可见滤过泡明显充血、水肿、分泌物。

真菌性眼内炎起病缓慢，从真菌感染到临床发病的时间为1周~3个月，平均为5~7周，但以2~3周多见。真菌性眼内炎的症状较细菌性眼内炎轻，临床经过迁延是其一大特点。典型的体征有：角膜背出现灰白色羊脂状沉着物，玻璃体混浊先于房水混浊，在房水及玻璃体内出现白色的小绒毛球物，前房内常有棉絮状渗出物及较稠的前房积脓，感染灶周围常有一层玻璃状纱膜遮盖，玻璃体内有时可见到冰淇淋蛋筒样的灰白色病灶向内隆起。

（二）微生物学鉴定

微生物学检测阳性是确诊感染性眼内炎的“金标准”。微生物学鉴定和药物敏感度试验是临床药物治疗最可靠的指导依据。只有获取眼内（房水和玻璃体）标本才能确定眼内炎的病因诊断。玻璃体标本的培养阳性率比同时抽取的房水标本的培养阳性率高得多。常用的取材方法有：

1. 结膜拭子拭取结膜分泌物　从穿破口、手术切口或计划做前房穿刺及玻璃体穿刺的部位用结膜拭子取材，然后在血琼脂平板上划痕培养。阳性的结果仅代表结膜的菌丛，但阴性的结果不能排除阳性的眼内感染。

2. 前房穿刺抽取前房水　前房穿刺应在玻璃体穿刺前进行。如果患者合作，该操作可在治疗室内完成。在局部麻醉后，用开睑器开睑，以有齿镊固定近入口部位的球结膜（一般选择在颞下方的位置）。于周边部透明角膜内以捻转运动的方式将附在注射器上的26或20号针头刺入前房，使针尖处于前房水而不是位于前房积脓平面内，以便较易得到前房液作为标本。在抽取前房液后，可以经原穿刺口注入少量灭菌的B.S.S，重新形成前房。最后，将针退出并用灭菌棉签压住穿刺口大约30秒钟以尽量减少穿刺口渗漏（图18-5-1）。

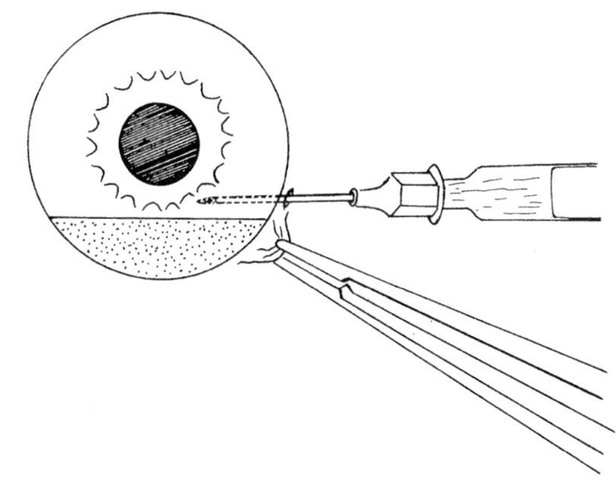

图 18-5-1　前房穿刺取标本

3. 玻璃体穿刺抽取玻璃体标本　在无晶状体眼内，当完成前房穿刺后，可以立即经瞳孔做玻璃体穿刺。

为了较易吸出玻璃体，可以更换一个较大口径的针头经原穿刺口进入前房，然后经瞳孔进入前段玻璃体内。如果经几次抽吸，注射器内均仍未得到玻璃体，则将针退出并把针尖管腔内的内容物接种到液体培养基内，进行细菌增殖。如果是有晶状体眼、患者不合作或该眼原有的伤口不牢固，宜在手术室内经该眼的睫状体平坦部做玻璃体穿刺。具体方法如下：在局部麻醉后，于颞下象限距角膜缘后3~4mm处作平行角膜缘的3mm巩膜切口，并预置5-0缝线。利用缝线拉开巩膜切口，将附在注射器上的21或22号（直径约为0.8mm）的针头经睫状体平坦部刺入玻璃体腔中央（进针深度为10mm），使针尖斜面向上抽吸玻璃体液0.2ml，然后将针退出并缝合切口。取材时尽可能取到脓团周边及附近的组织，以

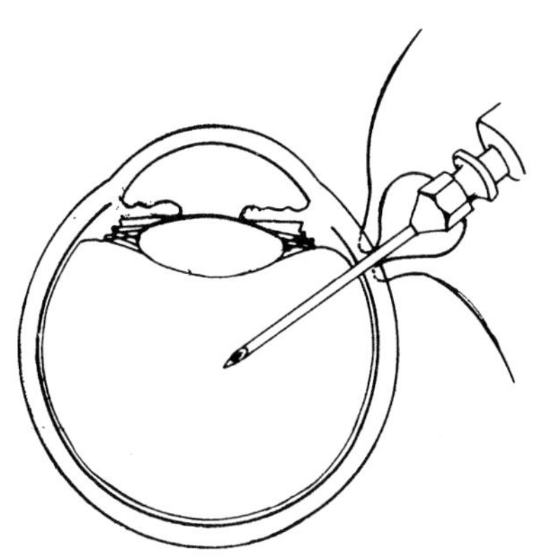

图 18-5-2　玻璃体穿刺取标本

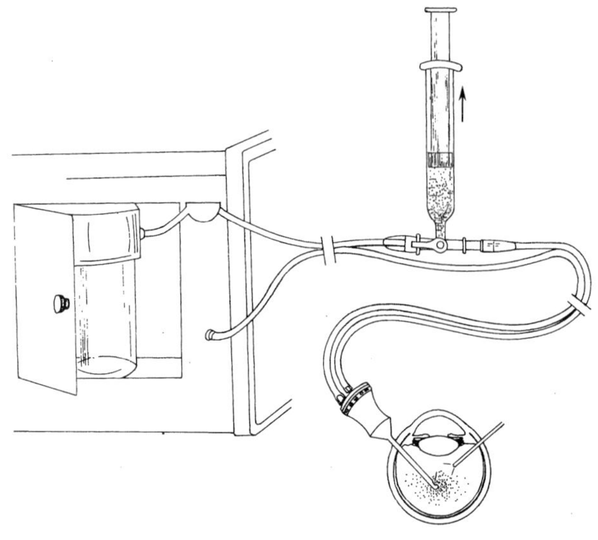

图 18-5-3 用玻璃体切除器取标本

提高培养的阳性率。如果患眼需要做玻璃体切割术，可以使用玻璃体切割器取标本，以便得到足量的液体标本（图 18-5-2、18-5-3）。

由于前房穿刺及玻璃体穿刺两者均有产生疼痛、伤口破裂、眼内出血、视网膜脱离及晶状体损伤的危险，故条件许可时应尽可能在手术室内进行操作。

4. 玻璃体切割术获取玻璃体标本 是获得更高阳性率且更为安全的取材方式。在行玻璃体切割术时收集玻璃体标本，注意此时灌注液中不可加入抗生素。

5. 标本的处理及接种方法 传统的方法是把眼内液体标本直接接种到培养基上。现在仍然是一种非常有效的技术。当所获得的标本（例如针刺吸取的玻璃体或房水）较少时，这种方法尤其重要，这些标本可以直接接种到合适的培养基，包括怀疑为痤疮丙酸杆菌感染所使用的厌氧性培养基。常见培养基包括：①巧克力琼脂培养基：富含营养，用于发现临床标本中难于培养的微生物（如淋病奈瑟球菌、流感嗜血杆菌）；②5% 绵羊血琼脂培养基：一般目的培养基，用于发现最常见的细菌性和真菌性眼内炎的致病菌；③硫胶质肉汤培养基：富含营养，用于从眼内液和组织中发现少量的需氧或厌氧微生物（包括痤疮丙酸杆菌）；④厌氧性细菌琼脂培养基：一般目的培养基，用于发现厌氧性和兼性厌氧性微生物。

免疫学和分子遗传技术能够快速准确地鉴别病原体。聚合酶链反应（polymerase chain reaction，PCR）可以用引物和 DNA 聚合酶扩增少量的 DNA，作为快速敏感的诊断技术帮助确定临床的观察，具有很大的应用潜力。然而，较高的假阳性率仍然是其应用于临床的一大障碍。目前，临床使用 PCR 技术进行细菌性眼内炎的快速诊断仍处于研究阶段。

四、感染性眼内炎的治疗

（一）抗生素制剂及用药途径

与全身其他部位的感染一样，感染性眼内炎的治疗也需要选择安全有效的抗生素制剂及用药途径。所选择抗生素的抗菌谱应该覆盖可能引起眼内炎的革兰阳性菌、革

表 18-5-2 治疗眼内炎的主要抗生素及其浓度和剂量表

青霉素类	
青霉素 G（penicillin G）	10 000~40 000U/0.1ml
甲氧苯青霉素（methicillin）	2mg/0.1ml
苯唑西林（oxacillin）	0.1~0.5mg/0.1ml
氟氯苯唑青霉素（flucloxacillin）	0.1~0.5mg/0.1ml
氨苄西林（ampicillin）	5mg/0.1ml
羧苄西林（carbenicillin）	0.5~2.5mg/0.1ml
替卡西林（ticarcillin）	3mg/0.1ml
磺苄西林（sulbenicillin）	0.1~0.5mg/0.1ml
头孢菌素类	
头孢噻吩（cephalothin）	0.5~2mg/0.1ml
头孢噻啶（cephaloridine）	0.25mg/0.1ml
头孢唑啉（cefazolin）	1~2.25mg/0.1ml
头孢羟唑（cefamandole）	0.25~2mg/0.1ml
头孢氨噻肟（cefotaxime）	1~2mg/0.1ml
头孢哌酮（cefoperazone）	2~10mg/0.1ml
头孢噻甲羧肟（celtazidime）	0.1~2mg/0.1ml
头孢三嗪噻肟（ceftriaxone）	0.1~2mg/0.1ml
头孢去甲噻肟（ceftizoxime）	2mg/0.1ml
头孢磺吡苄（cefsulodin）	0.1~0.5mg/0.1ml
羟羧氧酰胺菌素（moxalactam）	1mg/0.1ml
氨基糖苷类	
链霉素（streptomycin）	0.1mg/0.1ml
卡那霉素（kanamycin）	0.2~0.5mg/0.1ml
庆大霉素（gentamycin）	0.1~0.4mg/0.1ml（10mg=1 万 U）
妥布霉素（tobramycin）	0.1~0.4mg/0.1ml
奈米卡星（netilmicin）	0.1~0.25mg/0.1ml
阿米卡星（amikacin）	0.1~0.5mg/0.1ml
新霉素（neomycin）	2.5mg/0.1ml
小诺米星（micronomicin）	0.4mg/0.1ml
多肽类	
多黏菌素 B（polymyxin B）	0.1mg/0.1ml
多黏菌素 E（polymyxinE）	0.1mg/0.1ml
杆菌肽（bacitracin）	500~1000U/0.1ml
万古霉素（vancomycin）	0.5~2mg/0.1ml
大环内酯类	
红霉素（erythromycin）	0.1~0.5mg/0.1ml
林可胺类	
林可霉素（lincomycin）	0.5~2mg/0.1ml
克林霉素（clindamycin）	0.5~1mg/0.1ml
喹诺酮类	
环丙沙星（ciprofloxacin）	100μg/0.1ml
抗真菌药	
两性霉素 B（amphotericin B）	5~10μg/0.1ml
纳他霉素（natamycin）	25μg/0.1ml
咪康唑（miconazole）	10~50μg/0.1ml
氟康唑（fluconazole）	100μg/0.lml

兰阴性菌及厌氧菌。抗生素在眼部的使用可以通过多种途径，包括玻璃体腔内直接注射、球周注射及局部点滴等（表 18-5-2）。急性术后眼内炎的患者可以不全身使用抗生素，应根据感染的程度和致病菌选择其他的用药方式。

1. 玻璃体腔内注射抗生素 是感染性眼内炎的首选用药途径。革兰阳性菌所致眼内炎首选万古霉素。万古霉素眼内注药治疗指数大，眼内使用治疗剂量是安全和有效的。革兰阴性菌所致眼内炎则首选头孢他啶。头孢他啶眼内注药后治疗指数大，耐药的细菌种类少。头孢他啶在治疗剂量时对视网膜的潜在毒性明显低于氨基糖苷类，且对革兰阴性菌的覆盖范围也很广，目前已基本取代了氨基糖苷类作为革兰阴性菌性眼内炎的首选用药。

2. 结膜下注射抗生素治疗 能够对眼表和眼前节炎症有效控制，但在玻璃体腔内达不到有效的药物治疗浓度，因此不作为首选给药途径，应该和其他方法联合使用。

3. 全身使用抗生素 除了内源性眼内炎外，一般不作为首选用药途径。

4. 局部抗生素点眼治疗 应选用眼内渗透性好、广谱的抗生素。

5. 糖皮质激素治疗 细菌感染引起的眼内炎常常在前房和玻璃体腔内出现多形核白细胞所致的明显的渗出反应。这些白细胞被认为可通过释放如过氧化物和过氧化氢等活性氧代谢产物和蛋白溶解酶（弹性蛋白酶、胶原蛋白酶和明胶蛋白酶）等介质而造成组织破坏。从理论上说，糖皮质激素可能会减轻眼内炎中炎症反应造成的组织破坏。

糖皮质激素可通过多种途径（玻璃体腔内、全身、球周和点眼）用药。目前临床上认为在有效抗生素应用的前提下，糖皮质激素的应用对急性细菌性眼内炎时眼组织的保护作用是有好处的。

所有能在玻璃体腔内注射用的抗生素中，只有某些药物常规应用于临床。在眼内炎玻璃体切割术研究（EVS）中，经验性治疗方案是首先玻璃体腔内注射 1mg 万古霉素联合 0.4mg 阿米卡星。替代氨基糖苷类抗生素用于玻璃体腔内注射治疗革兰阴性菌的是第二代头孢类抗生素头孢他啶 2.25mg。这种抗生素组合的抗菌谱几乎可以覆盖所有可能引起眼内炎的细菌，包括葡萄球菌、链球菌、杆菌类和革兰阴性菌。

玻璃体腔内注射 48~72 小时后病情若无缓解或继续加重，可再次注射，一般不超过 3 次，但重复注射抗生素可能产生视网膜毒性。

（二）玻璃体切割术

【手术优点和缺点】 玻璃体切割术治疗感染性眼内炎的优点是能获得足够多的玻璃体标本，而且没有穿刺吸取玻璃体所造成的理论上对玻璃体的牵拉作用。玻璃体切割术同时清除了玻璃体腔内大部分的感染性微生物和其他炎症介质，而且使得药物能遍布整个玻璃体腔。

【手术时机】 眼内炎玻璃体切割术研究（EVS）研究了白内障手术后发生的急性术后眼内炎，证明对于视力只有光感的患者立即进行经扁平部玻璃体切割术是有利的，在这组患者中，接受玻璃体切割术后视力≥20/40 的患者是未手术者的 3 倍（33% 对 11%），术后视力≥20/100 的患者是未手术者的 2 倍（56% 对 30%），而严重视力丧失、视力≤5/200 的患者减少了 50%（20% 对 47%）。EVS 中关于对急性术后眼内炎的患者进行玻璃体切割术的建议可能并不适用于其他形式的眼内炎。急性术后眼内炎患者的主要致病菌为凝固酶阴性葡萄球菌，占该研究中培养阳性病例的 70%。其他常见的眼内炎类型并不是主要为这种细菌所致，滤过泡相关性、外伤性或者内源性眼内炎中更常见那些致病力更强的细菌，比如产毒性链球菌或者杆菌属细菌。玻璃体切割术理论上能清除眼内细菌及其毒素，手术对这些患者的意义就更大。

【手术适应证】

1. 眼内注射药物治疗 24~48 小时无效或恶化，眼底模糊。

2. 视力严重下降至手动以下，病情急剧恶化。

3. 伴有眼内异物、玻璃体严重受累。

4. 超声检查显示玻璃体重度混浊或玻璃体脓肿形成。由于妥布霉素的药敏性较好，也无确切的药物毒性报道，所以选择妥布霉素作为灌注液中的药物。

为了预防术后复发以及增殖等问题，建议尽量进行玻璃体全切术。当屈光介质混浊无法看清眼底时，可以行玻璃体次全切除以及部分切除术。

【常见手术并发症以及处理】 术后视网膜脱离是眼内炎玻璃体切割手术后常见并发症，也是影响视力预后的重要因素之一，重在术中预防，发现后及时手术。术中玻璃体切割不彻底可能术后眼内炎复发，需再次手术治疗。炎症损伤以及手术的影响可能导致术眼眼球萎缩。

【手术方法、技巧和注意事项】 根据手术者的习惯和实际条件，玻璃体切割术可使用双通道法（灌注管切口和玻璃体切割切口）或者三通道法（缝线固定的灌注管切口、眼内照明切口和玻璃体切割切口）。与双通道手术相比，三通道手术的优点是能够充分观察到视网膜，可以更彻底地切除感染的玻璃体。一般对于中度（眼底红光反射可见，但眼底的细节观察不清楚）和重度（眼底红光反射不见）的玻璃体炎的患者，通常建议进行经扁平部玻璃体切割术。对于此类患者，手术前应进行超声波检查，排除视网膜脱离，并可发现是否存在玻璃体后脱离。如果发现玻璃体后脱离，手术者可以完全切除靠近后极部的混浊玻璃体，而且也更有信心不触及视网膜。

1. 外伤性感染性眼内炎，如果已缝合伤口，手术时应该确认伤口的闭合情况，必要时重新缝合角膜或者巩膜伤口，以确保玻璃体切割术时的眼内密闭状态。

2. 因为眼前段炎症的存在，放置灌注头时，不易看清灌注头。可以将灌注头轻翘起，在导光纤维的照射下，可以看见灌注头的反光，只有确定了灌注头进入玻璃体腔，才能打开灌注开关。

3. 因为有较多的前房渗出，瞳孔不易散大，术中尽量保住晶状体，在白内障手术后眼内炎，除了痤疮丙酸杆菌以及真菌感染之外，一般都不建议摘除人工晶状体。

4. 术者须操作轻柔，切除周边部玻璃体时尽量避免过度顶压，减少器械进出眼内的次数。

5. 处理接近视网膜的脓性分泌物以及玻璃体时，尽量降低吸力，避免医源性裂孔以及视网膜脱离的发生。

6. 有裂孔性视网膜脱离者，在充分切除玻璃体的基础上，建议植入硅油，硅油有抑制细菌生长的作用，有研究表明硅油还能抑制增殖，但硅油植入后可造成玻璃体腔内抗生素的分布不均匀，下部的视网膜可能因较高药物浓度受到损害，一般不主张此时再进行眼内注药。

7. 组织型纤溶酶原激活剂的目的在于抑制渗出、纤维增殖，但临床使用的相关报道不多。

五、术后感染性眼内炎的预防

（一）患者的准备

1. 患者的个体差异　如全身状况：是否患糖尿病、长期使用激素、低免疫力等。局部状况：是否存在外眼感染病灶。上述情况均明显增加了术后眼内炎的发生概率。

2. 术前充分准备　冲洗泪道，抗生素滴眼；术中严格消毒术野，术毕密闭切口；术后预防性用药，以上均是预防手术后感染性眼内炎的必要措施。

（二）预防性应用抗生素的原则

选择新一代抗生素，双重抗菌、抗菌谱广、耐药性低。术前滴眼液滴眼 3 天，最大限度清洁结膜囊。

第六节　眼附属器损伤

一、眼睑裂伤修补术

机械性眼睑裂伤常发生于碰撞伤、刺伤、爆炸伤、交通意外、暴力及动物咬伤等。由于这种损伤往往伴有眼球、眼眶、颅脑及鼻窦损伤，且刺伤、爆炸伤及车祸时可能伴随伤口异物，故术前检查时要认真排除眼睑周围组织的损伤及伤口内异物存留。

眼睑及颜面的血液供应丰富，组织的修复能力较强，但伤口的修复直接关系到眼睑和颜面的美容及功能，所以要正确处理眼睑损伤。缝合前注意清洁伤口，清除所有的污物、异物及血块。除了无法清除污物及组织过分破碎的伤口边缘需要作必要的清创外，必须尽量保留受伤的眼睑组织。即使眼睑组织已被撕脱，一旦及时找回并彻底清洁及经抗生素溶液冲洗，可将其缝回原位。对于伤口较深或污染较重者，宜全身用抗生素及破伤风类毒素预防感染。

眼睑伤口的修复方法取决于损伤的深度和部位。眼睑损伤的深度分为：前层（皮肤及眼轮匝肌）、后层（睑板及睑结膜）及全层损伤。按眼睑的解剖，损伤部位分为五个区：内眦区、上睑区、下睑区、眉及面颊区和外眦区（图 18-6-1）。对于不同深度和部位的眼睑损伤，在检查和治疗时要作不同的处理。

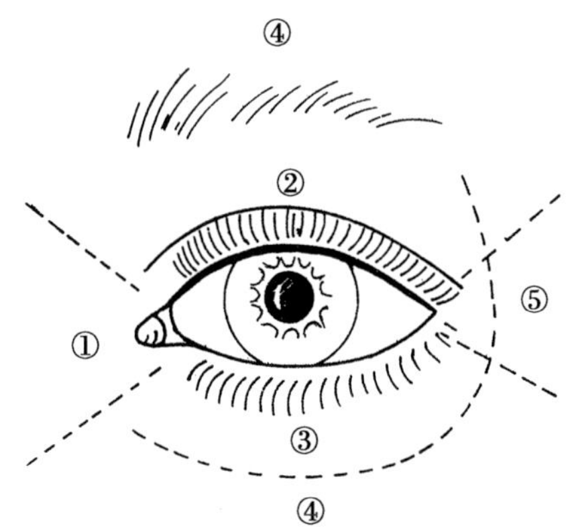

图 18-6-1　眼睑的解剖分区
①内眦区；②上睑区；③下睑区；④眉及面颊区；⑤外眦区

眼睑伤口修复的一般原则：

1. 应首先彻底冲洗伤口并清除所有异物，如为动物咬伤应该用抗生素溶液冲洗伤口，有感染可能的较深穿刺伤口缝合时应放置引流胶片。

2. 不管何时均应尽可能保留受损伤的眼睑组织。

3. 较大的眼睑组织缺损要尽快进行修复。

4. 对不同部位的受损组织，应分别按照其解剖部位及特点做不同的细致修补。

如果眼睑裂伤经过肌层或向深部累及眼眶骨膜，修复时要使用间断的深层和浅层的分层缝合，但与肌纤维平行的裂伤一般不必缝合肌层。平行皮纹的眼睑皮肤伤口，可以使用平行伤口的褥式连续缝合令其在没有任何张力下关闭。此外，缝合皮肤伤口时，应用皮钩协助缝合，以避免使用镊子引起伤口边缘的附加损伤。

【麻醉方法】眼睑裂伤的手术可以在全身麻醉或局部麻醉下进行，但下列情况适宜在全身麻醉下手术：伴有颅脑损伤；头颅及耳、鼻、喉损伤；需要经鼻的硅胶管插管术修复的泪小管损伤；眼眶损伤；眼部广泛及严重的损伤；小儿及不合作的患者。

局部麻醉一般使用含有 1∶20 000 肾上腺素的 2% 利多卡因和 0.75% 布比卡因的等体积混合液。为减少患者不适，在伤口清洁之前，可以先将混合的麻醉液直接注入伤口内，然后在伤口周围注射适量的麻醉药，以免局部注射麻醉药过多引起眼睑的过度变形。如果需要，通过适当的感觉神经分支的阻滞麻醉可以得到满意的局部麻醉效果。

【手术方法】

1. 缝合材料及基本的缝合方法

（1）缝合材料：眼睑伤口的缝合材料可以分为单丝（尼龙、聚丙烯）或多丝（丝线、普通肠线、铬制肠线、编织线），后者又分为可吸收或不可吸收缝线。可吸收缝线在 60 天内丧失它们的张力；不可吸收缝线在 60 天后仍保持明显的张力。可吸收缝线的吸收时间及张力改变可能受伤口的炎症、感染等因素影响。丝线和尼龙线是眼睑手术中最常用的不可吸收缝合材料。丝线是一种缓慢吸收的缝线，大约在缝合后 2 年将完全丧失张力，而同一时期的尼龙线仍保持 75% 的张力。缝针的选择以传统的切割或铲形针最有用。

（2）基本的缝合方法：为了使眼睑不同部位的伤口得到精确的对合，可以采用下列不同的缝合方法：

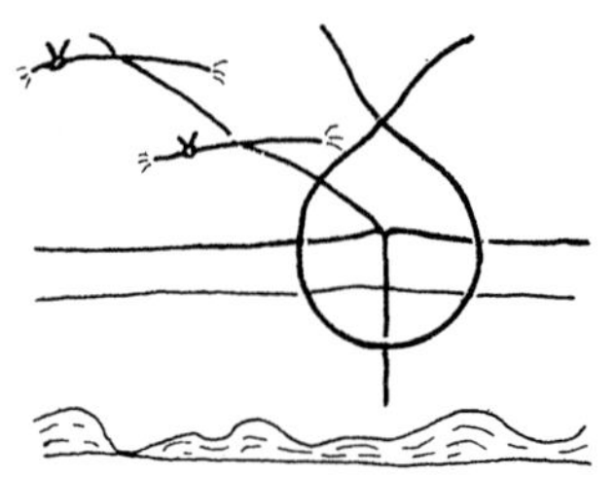
图 18-6-2　间断缝合法

1）间断缝合：用于对合伤口的皮肤边缘及张力不大的伤口，以使伤口的皮肤边缘呈轻度外翻，有助于减少瘢痕形成（图 18-6-2）。

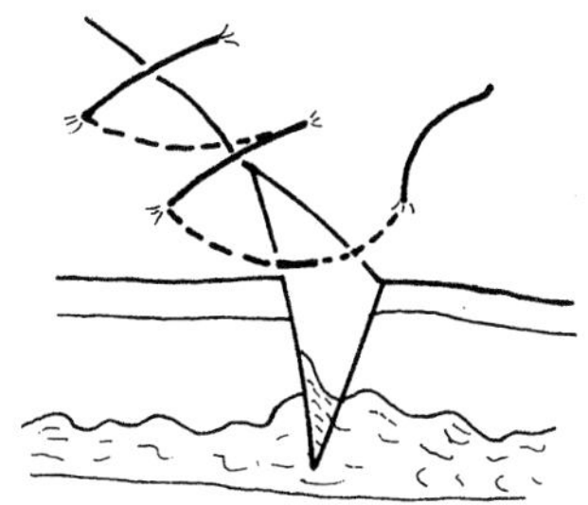

图 18-6-3　连续缝合术

2）连续缝合：用以关闭张力不大及较长的皮肤伤口（图 18-6-3）。

3）埋藏皮下缝合：为了消除伤口深处的死腔及减轻伤口边缘的张力。使用这种缝合法时，线结埋在皮下组织深处，故不会移行到伤口表面。埋藏皮下缝合后的伤口可以用经过皮肤的间断或连续缝合作为补充，以便伤口边缘呈轻度外翻。此外，为了精确地对合皮肤边缘，皮下缝合可以与手术胶布结合使用。这种方法对于有瘢痕疙瘩形成倾向或不合作拆线时的患者特别有用（图 18-6-4）。

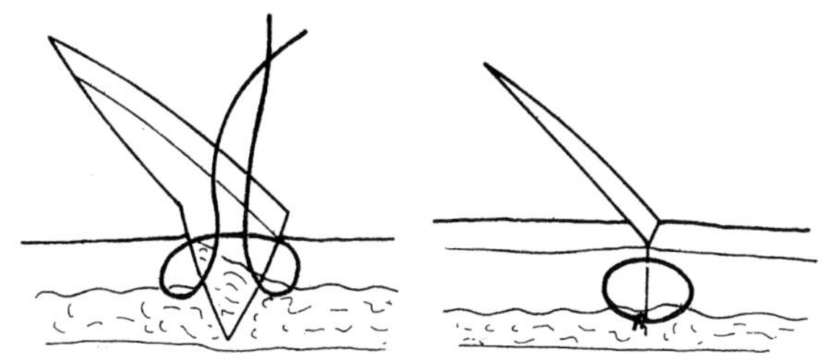

图 18-6-4　埋藏皮下缝合法

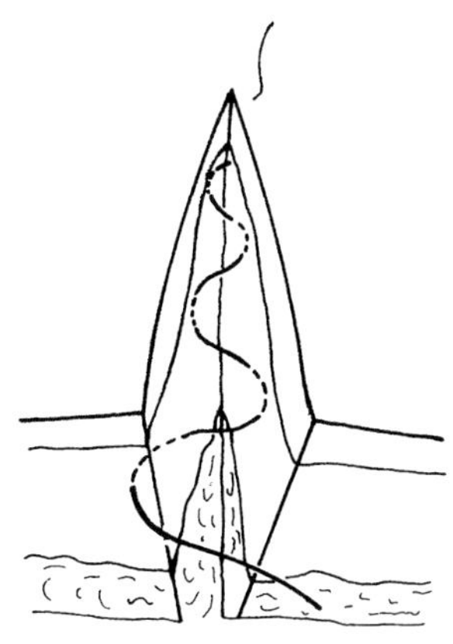

图 18-6-5　连续表皮下缝合

4）连续表皮下缝合：常用于厚真皮区内的伤口缝合，如额部及四肢。这种缝合方法避免对不合作的患者作大量的拆线（图 18-6-5）。

5）半埋藏的水平褥式缝合：本法在较大的伤口需作皮下缝合时可能有用。其中在伤口边缘具有不同厚度的伤口缝合，星形裂伤的缝合及如同 Y-V 成形术的三角形皮瓣的尖端固定时，这种半埋藏的水平褥式缝合可能特别有帮助（图 18-6-6）。

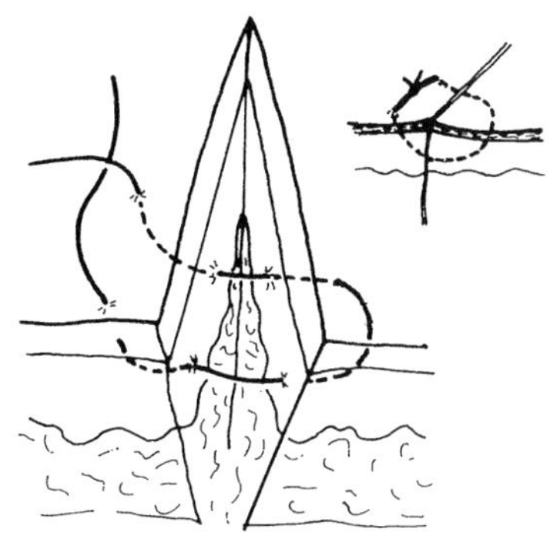

图 18-6-6　水平褥式缝合法

6）垂直褥式缝合：它会同时提供对浅及深部伤口的支持作用并有助于达到伤口边缘外翻的目的。本法常用于缝合外眦、面颊、眉及颞区的伤口。在缝合累及睑缘全层裂伤时，垂直褥式缝合也是有用的（图 18-6-7）。

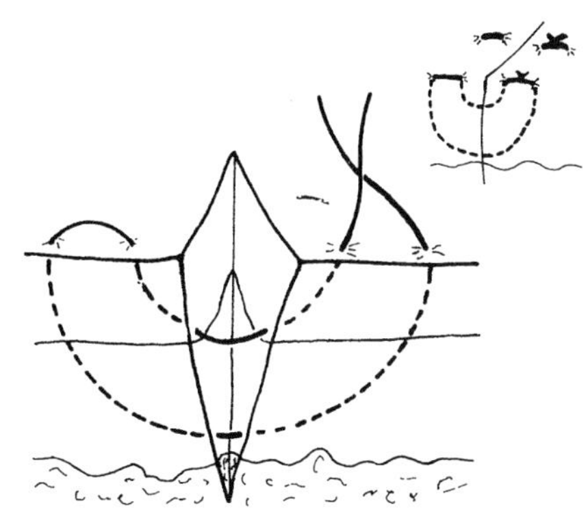

图 18-6-7　垂直褥式缝合术

2. 眼睑前层裂伤的修复方法　仅累及眼睑皮肤及眼轮匝肌的裂伤。

（1）内眦区：小的裂伤最好在垂直的方向缝合。因内眦有垂直的张力线，所以在水平方向缝合伤口将会引起带状或内眦皱褶形成。当该区存在中等及大的缺损区或真正的组织撕脱时，需要采用游离皮瓣移植。最佳的供皮部位来自同侧或对侧上睑、耳后或锁骨上窝。皮瓣的大小要比实际缺损面积大 20% 以上，皮瓣在缝入内眦缺损区前，必须用剪适

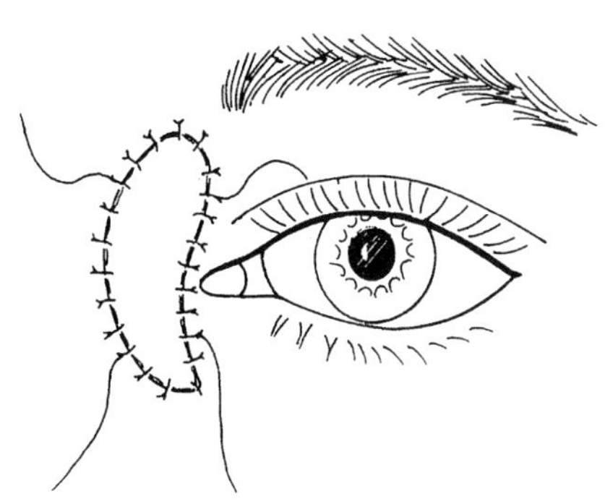

图 18-6-8　游离皮瓣修复较大的内眦缺损区

当地修薄，除去皮下组织。接着用7-0丝线将皮瓣缝入植床内(图18-6-8)，并使其中4条缝线留长(每侧2条)，以便将“烟卷”状敷料放在植片上，使其牢固地固定于植床处。

伤口有裂缝的小到中等程度的撕裂伤，可以用一期缝合关闭垂直方向的最宽处。此时应用间断的7-0缝线使皮肤边缘靠拢。如果存在中等裂开的伤口，在缝合前应在垂直方向的每侧皮下作潜行分离，以便消除存在的张力。

(2) 上睑区：睑板部顺皮纹走向的数毫米睑裂伤不必缝合，任其自愈；中等及较大的裂伤最好进行一期修补，用7-0丝线作间断缝合或用8-0尼龙线作表皮下连续缝合，使皮肤伤口边缘对合，肌层则不必处理；但垂直的裂伤或斜行裂伤，皮肤及肌层应分别作间断缝合。中等到大的缺损区，包括被撕脱的伤口范围应该通过潜行分离或在伤口旁形成水平滑行徙前皮瓣，然后在水平方向作一期缝合。如为关闭近似直角形的缺损区，要从缺口上及下边缘分别向颞侧做

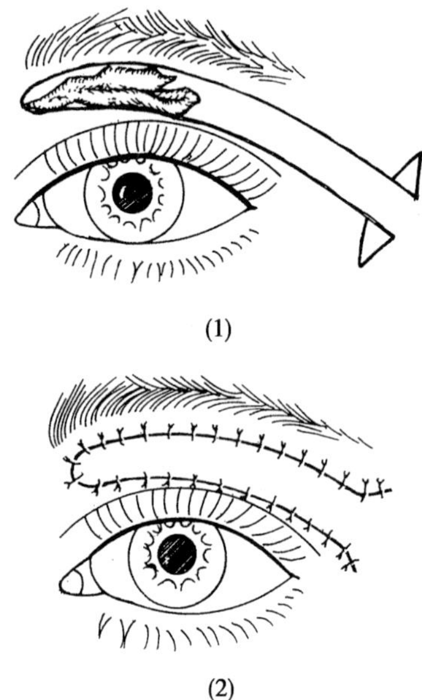

图18-6-9　平行滑行皮瓣修复上睑缺损区

平行切口，其深度应达到血管床。接着轻柔地分离皮瓣，直到用极小的张力牵拉皮瓣便能滑入缺口为止(图18-6-9)。非常大的上睑撕脱范围则需用皮肤移植片修复。

(3) 下睑区：下睑内小或中等的撕裂伤应该在水平的方向内缝合。如作垂直缝合可能会导致下睑的垂直缩短，引起瘢痕性睑外翻。中等到大的撕裂伤在缝合前可能需要

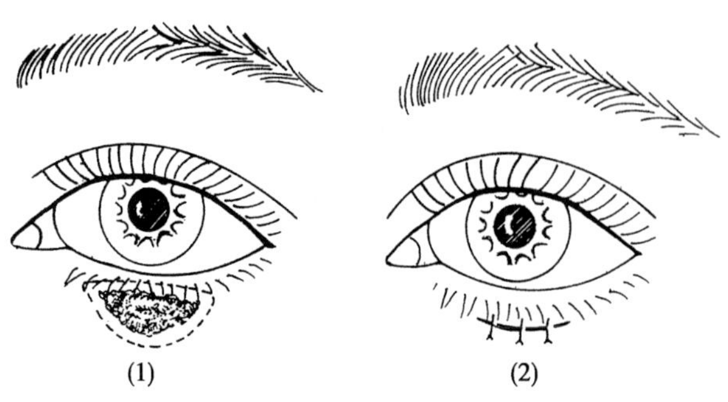

图18-6-10　下睑较小缺损区修复

在伤口周围作潜行分离(图18-6-10)或事先形成一个滑行的徙前皮瓣才缝合。非常大的下睑撕裂伤或撕脱伤则需要在缺损区内用皮肤移植片修复。

(4) 眉及面颊区：该区内小到中等的撕裂伤的缝合应作不同方式的一期缝合。因为眉及面颊区内的皮肤比较厚且皮下组织也比较丰富，如果伤口表浅，采用潜行分离松解后做一期缝合能够得到较好的效果。缝合时首先以埋藏方式安置5-0可吸收的间断缝线对合皮下组织，然后用6-0尼龙线作仅包括皮肤伤口边缘的间断缝合。

中等到大的缺口需要从非邻接区内取移位皮瓣关闭缺损区。此时，可以使用与皮肤皱褶呈垂直方向并有最大伸展线的Limburg皮瓣。分离该皮瓣时要有足够厚度，以

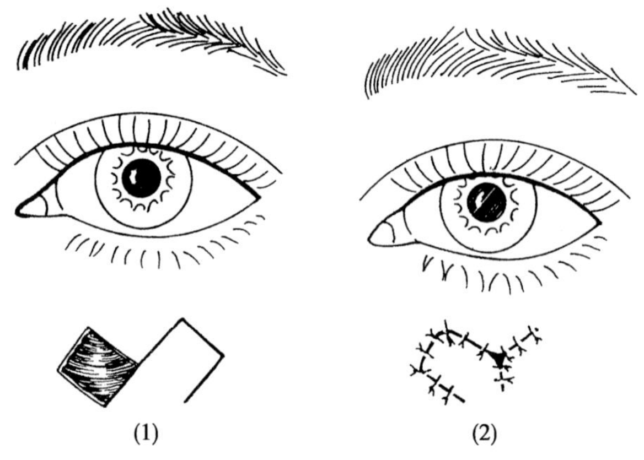

图18-6-11　Limburg皮瓣修复法

便有适当的血管床。皮瓣被移位后，用间断的5-0可吸收缝线先缝合较深的皮下组织，然后用间断的7-0丝线缝合皮肤边缘(图18-6-11)。

(5) 外眦区：外眦区的裂伤可以用一期缝合或使用潜行分离后的一期缝合修复。使用7-0间断丝线对合伤口的皮肤边缘。随着年龄增长，该区内的皮肤越来越松弛，所以除非已发生明显的组织缺损，否则无须作潜行分离便可直接缝合。这些伤口的缝合应遵循外眦区的自然水平皱褶线进行缝合。

对于较大的缺口可能要使用滑行的徙前皮瓣。缝合该皮瓣时应首先使用穿过骨膜的铰式不可吸收缝线，以便使皮下组织维持在适当位置内。当在面部的侧面形成这种皮瓣时，必须小心避免损害面部的感觉和运动神经。

3. 眼睑后层裂伤的修复方法　仅累及睑板、结膜及Müller肌的损伤，比前层裂伤少见。

单独累及睑缘后层的裂伤一般使用6-0丝线的单针间断缝线闭合伤口，以防止睑缘后切迹的发生。此时，缝线的末端要留长并缝合或贴到皮肤表面，防止刺激角膜。睑缘以外的睑板或结膜小裂伤可以让其自行愈合。累及结膜和眼睑缩肌层的较大裂伤可以用6-0 polyglactin缝线作埋藏的连续或间断缝合。

4. 眼睑全层裂伤的修复方法

(1) 内眦区：内眦区的深部裂伤可以切断内眦韧带，引起外伤性眦距过远，并常切断上、下泪小管或泪总管。泪小管系统损伤的修复另行介绍，在此仅介绍内眦韧带修复方法。

内眦韧带损伤必须适当地评估该韧带的前后两个附

着端是否已经撕脱，以及眶内侧壁和鼻骨有否骨折。外伤性眦距过远由于内眦韧带在泪前嵴和泪后嵴的前、后附着

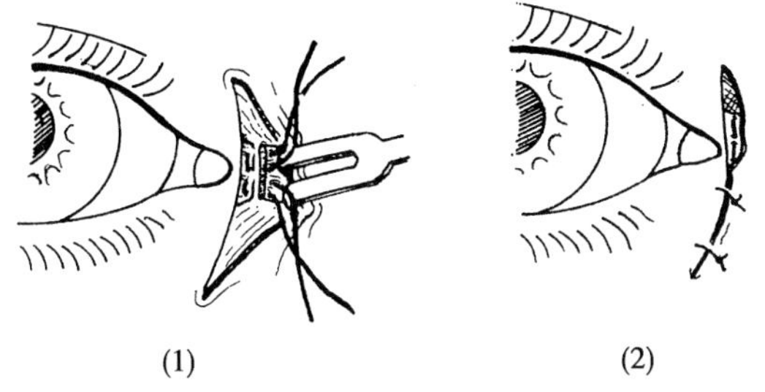

图 18-6-12 缝合切断的内眦韧带

端同时被切断所致。在手术修复时，先在裂伤区处小心分离寻找该韧带的切断端，然后用 5-0 不可吸收缝线作褥式缝合直接吻合断端(图 18-6-12)。

内眦韧带被撕脱时需要在它的附着处分离，以便使韧带的前后断端重新附着到它们的正常位置(分别为前及后泪嵴)。此时应使用 5-0 不可吸收缝线作这种修复术。在韧带附着区内进行分离使术者能观察损伤的范围内是否尚有残留的韧带组织，以便韧带断端能缝合及固定到残留的组织上。在有鼻骨骨折和(或)内侧眶壁骨折时，应采用经泪后嵴的金属丝固定法或经过鼻骨的金属丝固定法修补外伤性眦距过远所需的稳定性。如果患者同时伴有面部及其他眼眶骨折，应该推迟作这种外伤性眦距过远的成形手术。

(2) 上及下睑区：

1) 提上睑肌和眼睑缩肌损伤的修复：上睑的深部裂伤可以切断提上睑肌的腱膜或肌肉而引起睑下垂。这种裂伤的修复需要在损伤部位内暴露提上睑肌。为了确定肌肉或腱膜每个切断端的位置，要采用类似提上睑肌徙前术相似的暴露方法。手术前，先采用局部浸润麻醉，以便在术中找到可疑的肌肉断端时，可嘱患者作开睑动作，如此时被抓住的组织有收缩或明显的拉力，则证实为该肌或腱膜的断端。接着作必要的分离，然后用 5-0 不可吸收缝线将提上睑肌腱膜附着到睑板上界。最后，使用 7-0 丝线以间断缝合方式对合上眼睑皱褶或裂伤的皮肤边缘。下睑眼睑缩肌的裂伤用 6-0 可吸收缝线作间断或褥式缝合，使其附着于睑板的下缘。

2) 眶隔损伤的修复：较高位的上睑裂伤会使眶隔分开导致眶脂肪脱入伤口内。这种损伤常由碎玻璃及异物刺伤所致，故术前及术中要予以证实、探查及取出异物。脱出伤口的脂肪如仍有活力，应仔细复位；如明显坏死或污染，则予以切除。术中的出血点应用双极烧灼器仔细止血。裂开的眶隔需要用 6-0 胶原或 polyglactin 缝线修补，但有人主张眶隔的缺口最好让其张开，以防止瘢痕形成及以后发生睑裂闭合不全或眼睑退缩。眼轮匝肌可以用 6-0 polyglactin 缝线作埋藏间断缝合。如果伤口边缘有明显残留的张力，接着可以安置相同材料的埋藏皮下缝线，以便得到较好的皮肤边缘对合。由于直到伤口修补术后的 24 周伤口愈合仍未达到最大的张力强度，所以小心安置这种皮下埋藏缝线可以防止瘢痕变宽，避免在术后 7~10 天拆线时可能出现伤口裂开。

由于上斜肌经过滑车或损伤时滑车本身被撕脱，所以上方的眶隔损伤也会损害上斜肌腱，如果发现滑车受损，应用 6-0 尼龙线使其复位于原骨膜处。

3) 累及睑缘全层裂伤的修复：因为这种伤口横过自然的睑皮皱褶和眼轮匝肌纤维，所以仔细的分层修补是非常重要的，否则瘢痕收缩会引起睑缘畸形。下睑的畸形可引起泪溢及睑外翻；上睑的瘢痕收缩会导致睑缘成角畸形、角膜暴露和一系列的并发症。

这种伤口的修复应在手术放大镜或显微镜下进行。在修复伤口前应用锋利的刀片细致修齐不规则的伤口边缘。如果伤口边缘的组织已坏死，应该切除其边缘以便形成一个最小范围的五边形新创面[图 18-6-13(1)]。

这种伤口的修补首先应从睑缘开始。分别在睑缘伤口两侧约 2mm 处，以灰线作为缝合标志经睑缘和睑板安置第一条垂直褥式缝合的 6-0 丝线[图 18-6-13(2)]，接着经睑缘前唇和眼轮匝肌安置第二条垂直褥式缝线。暂时结扎这

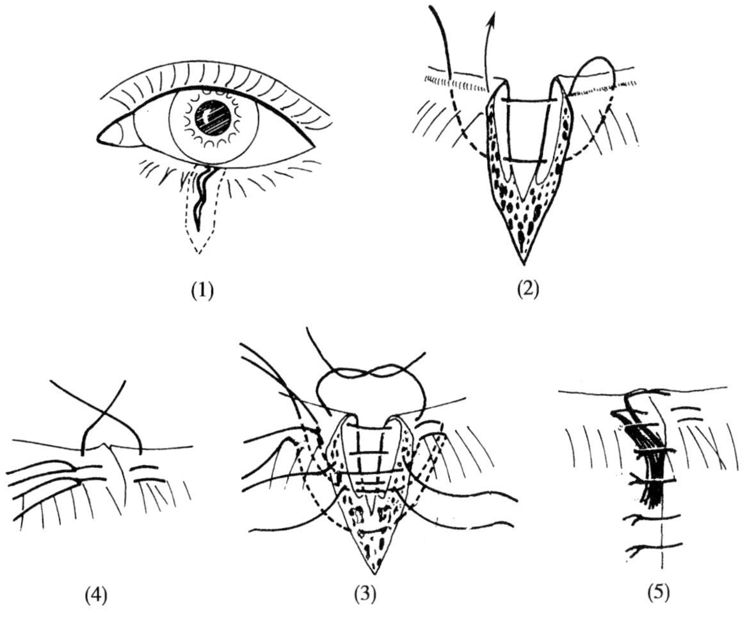

图 18-6-13 睑缘全层裂伤的修复方法

两条缝线，检查睑缘对位是否满意。对位满意的标准为该处的睑缘呈轻度外翻，这有助于防止伤口愈合后的睑缘形成切迹。最后在睑缘后唇用6-0丝线作间断缝合，以便进一步对合睑缘的后唇[图18-6-13(3)]。

检查睑缘缝合效果满意后，松开暂时结扎的睑缘缝线并在睑板断端内安置不穿透睑结膜的可吸收间断缝线[图18-6-13(4)]。当睑板断端缝线安置后，让助手用镊子协助将睑缘伤口靠拢，然后术者小心拉紧并结扎睑板及睑缘的缝线。睑缘的3条缝线末端均要留长，并向前拉向睑皮肤面，以便在手术结束时将这些留长的线头结扎在皮肤伤口的间断缝线下，以防止刺激角膜。接着可以进一步修补其他伴随的损伤（如提上睑肌及眼睑缩肌）。最后缝合眼轮匝肌和皮肤[图18-6-13(5)]。

睑缘缝线一般在术后10~14天拆除。睑皮肤伤口缝线在术后1周拆除。

4）睑撕脱伤及睑组织缺损的修复：发生于下睑的撕脱伤常伴有内眦韧带和泪小管损伤。同时，这种损伤往往有倾斜的不规则伤口，因此必须非常小心使损伤的组织正确对位缝合，否则会引起下睑外翻、溢泪。修复方法参阅内眦韧带及泪器损伤的有关部分。

眼睑组织缺损的损伤虽不常见，但一旦出现必须及时修复。从事故现场及时找回的缺损组织应妥善处理并保存备用。手术前要测定眼睑组织的实际缺损范围，超过1/4眼睑长度的全层睑缺损需要重建手术修复，小于此量的缺损，在将伤口边缘修齐后可以直接作一期缝合修复。老年患者由于睑组织较松弛，所以通过外眦松解术后，可以使宽度达1/2的睑组织全层缺口直接缝合（图18-6-14）。

当眼睑缺损范围较大，以至在外眦松解后仍不能在无张力的情况下关闭眼睑缺损区时，则要借助复合皮瓣进行修复，常用的手术方法有以下几种：

A. 眼睑全层移植片：这种手术方法适用于上睑中部的大缺损区修复。先作受伤眼睑的外眦松解术，估计所需要供体植片的大小，然后在作为供体的眼睑上画出同样的范围。接着术者用示指及拇指在水平方向使供体的眼睑压缩以便进一步证实该眼睑作为供体可能使用的实际量。一旦证实该供体眼睑被切除的范围容许时，则先做该眼睑的外眦松解术，以便更好地估计它作为供体的可行性并在该眼睑植片被切除后是否能顺利关闭切口。

在供体眼睑适当麻醉后，先用钝剪在预定切口的一侧垂直于睑缘做全层的眼睑切口，然后改变角度以便形成半个五边形的切口。接着使该睑缘切口与未切开的预定睑缘切口位置重叠，以便进一步证实该植片切除后切口关闭的可能性。然后才完成眼睑植片另一侧的半个五边形全层切口。取出的植片要妥善保存备用，并按前面介绍的累及睑缘全层裂伤的修复方法关闭供体眼睑的切口。

在将全层的移植片转移入受体眼睑缺口时，先使用6-0可吸收缝线将植片缝合在眼睑缺损区的适当位置，并在切除植片表面的眼轮匝肌后用7-0丝线缝合皮肤伤口，以便避免植片上的肌肉组织卷成一团。

因为皮肤植片比较脆弱，所以应用手轻巧移动。浅表的缝线不要扎得太紧，并应细致地缝合睑板接口。睑缘伤口应使用上述三条缝线的缝合方法予以关闭。

B. Tenzel半圆形旋转皮瓣：半圆形的旋转皮瓣允许更多的眼睑组织移动而不必使用脆弱的全层皮瓣。这种类型滑行皮瓣具有在颞侧范围少作水平分离的优点，因此减少术后瘢痕形成的可能性。使用本法能修补多达1/2长度的下睑中央眼睑缺损。

手术时，当局部浸润麻醉外眦手术范围后，在外眦处

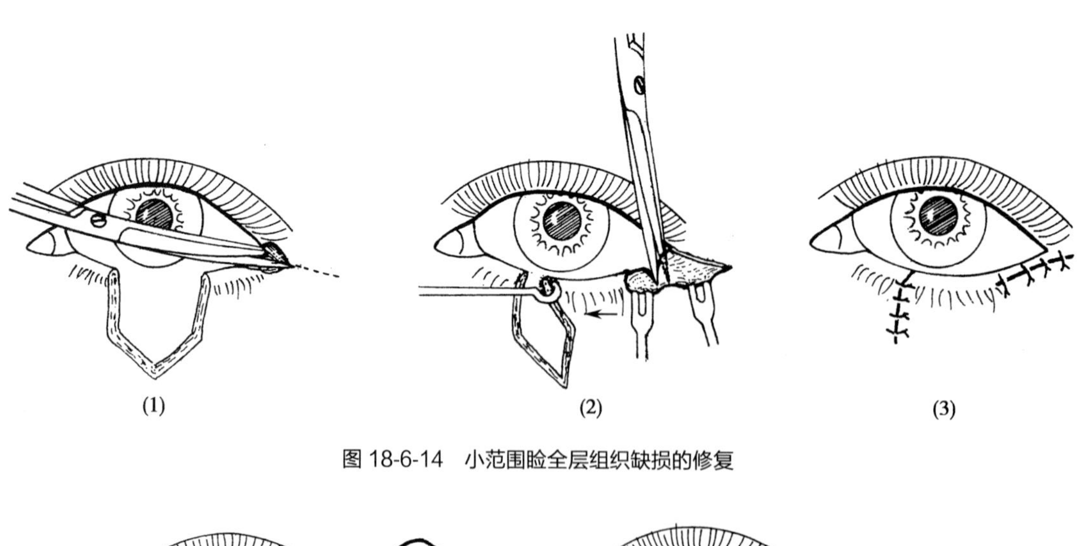

图18-6-14 小范围睑全层组织缺损的修复

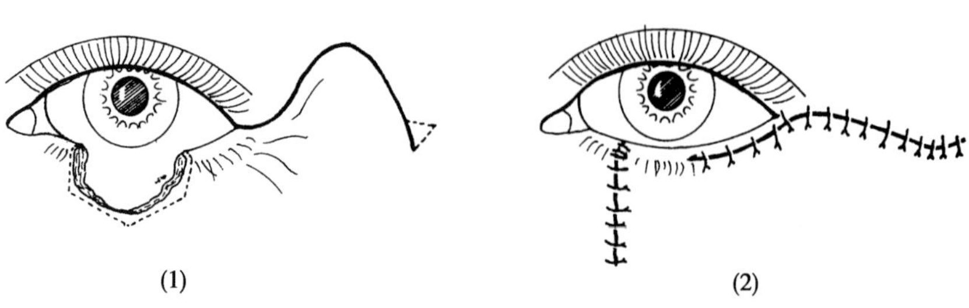

图18-6-15 Tenzel半圆形旋转皮瓣

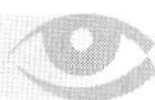

开始并向颞侧作新月形延伸切口，形成一个皮肤 - 眼轮匝肌瓣[图 18-6-15(1)]。然后作外眦切开，分开外眦并松解外眦韧带的上肢。尽量保存原缺损区内有活力及健康的结膜作为皮瓣的衬里。如伤口处无足够的结膜存在，应使用游离自体结膜植片或唇黏膜作为衬里。接着使颞侧的皮瓣适当地分离及移位，并用三条缝线的缝合方法首先关闭睑缘伤口。然后用 6-0 丝线间断缝合其余部分的伤口。最后用一针垂直的褥式缝线缝合外眦角[图 18-6-15(2)]。

C. 桥形皮瓣：当上睑的缺损较大，采用上述各种方法仍不可能修复时，选择桥形皮瓣修复方法。

手术时先用甲基蓝标记笔在下睑的睫线下 3mm 处，描绘一个基底向下的移植皮瓣区[图 18-6-16(1)]。瓣的宽度应等于填补缺口的大小，接着用镊子抓住待切的下睑边缘并尝试向上拉使其与伤口靠拢，以便进一步确定所需皮瓣的大小。

局部麻醉后，用眼睑保护器保护眼球的同时，在下睑范围标记处作皮肤肌肉层切口[图 18-6-16(2)]。该皮瓣的水平切口与睫线的距离不能小于 3mm，否则会损害下睑的睑缘动脉弓。接着翻转下睑并在与前面水平切口相对位置直接经睑结膜和睑板做一单独的水平切口。然后用剪作钝性分开使两个切口相通。这样作切口的目的在于使瓣的边缘改变角度并防止可能损害睑缘动脉弓。

然后从水平切口的两端向下穹隆分别作全层的垂直切口。接着轻轻使已制成的桥形皮瓣从下睑缘下通过。用 6-0 可吸收缝线将上睑缺口残留的结膜和睑板肌纤维缝合到下睑徙前瓣的结膜处。用 6-0 丝线将提上睑肌腱膜和眶隔与桥形皮瓣上缘作分层间断缝合。桥形皮瓣的两侧与上睑缺口两侧作分层缝合[图 18-6-16(3)]。

桥形皮瓣切除后留下的下睑切口边缘不作缝合，让其自行再生上皮，以避免引起切口边缘的过分压迫。

大约在 6 周后，桥形皮瓣的长度几乎伸长 2 倍，此时可在该瓣下放置保护器械并用刀齐平上睑缘将移植瓣切断[图 18-6-16(4)]。

新形成的上睑缘让其自行再生上皮。在下睑缘下的原切口边缘应再形成新创面并与该桥形瓣切断口的上缘作分层缝合[图 18-6-16(5)]。

使用 Mustarde 法或它的改良术修补较大的下睑缺损是作为单眼患者的一种可靠的代替办法。但该术式并发症多且有发生较明显面部畸形的可能性。因此应留给熟悉该术式的术者选用(图 18-6-17)(详见第四章第二节)。

D. 睑板结膜瓣：超过 1/2 的下睑组织缺损的患者使用同侧上睑的睑板结膜瓣作为下睑缺口的眼睑后层可能是最满意的修复方法。

手术时，在适当的眼睑麻醉后，翻转上睑，在离睑缘 3mm 处做平行睑缘的结膜和睑板切口，其长度与下睑缺口相等，然后在 Müller 肌和提上睑肌腱膜之间的潜在平面内切开一个合乎要求的睑板结膜移植瓣[图 18-6-18(1)]，并用剪刀将该瓣的两侧切开，形成一个合适的宽度，以便该瓣以稍伸展的状态填满下睑缺损区，以防止新形成的下睑宽度不足。接着在该瓣的两侧将垂直切口向上延伸进入上穹隆内。用 6-0 可吸收缝线将睑板结膜瓣的下端缝到下睑缺口残留的结膜处[图 18-6-18(2)]。然后在下睑缺口两侧的沿灰线处将下睑伤口的两侧面开槽，以便容纳移植瓣的两侧边缘[图 18-6-18(3)]。此时，分别从下睑缺口两侧的结膜面以垂直的褥式缝合方式通过一条双臂 6-0 丝线，接着缝线应由后到前经睑板结膜植片的侧缘穿过，然后从缺口

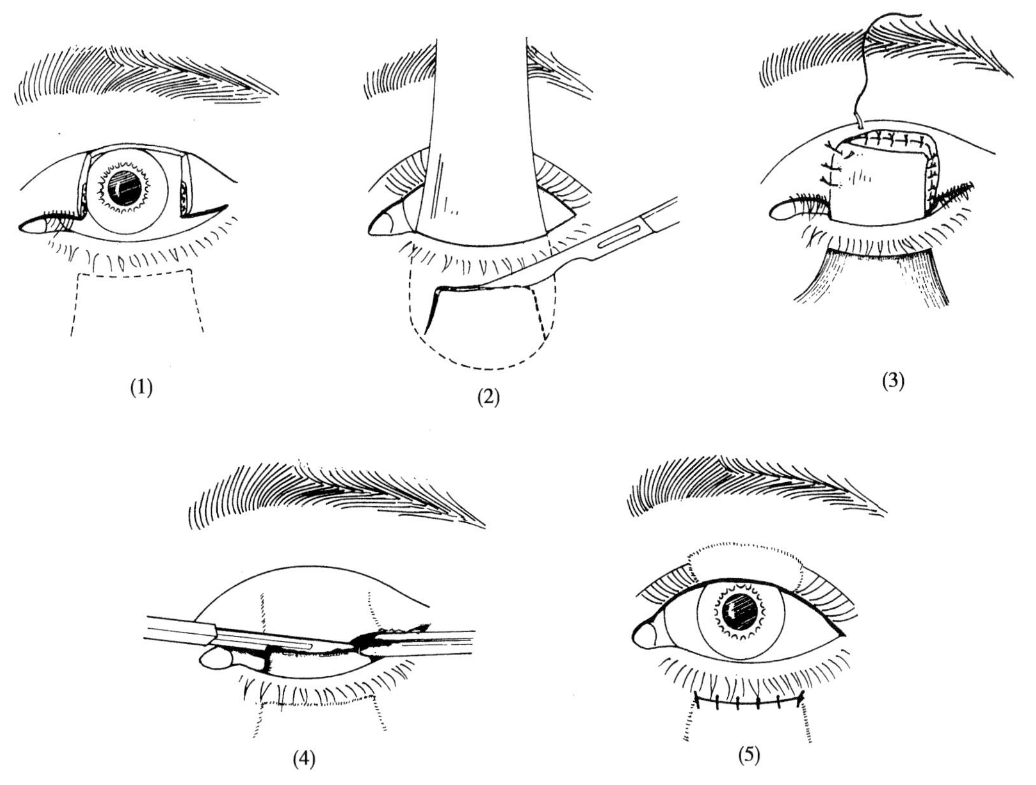

图 18-6-16 桥形皮瓣

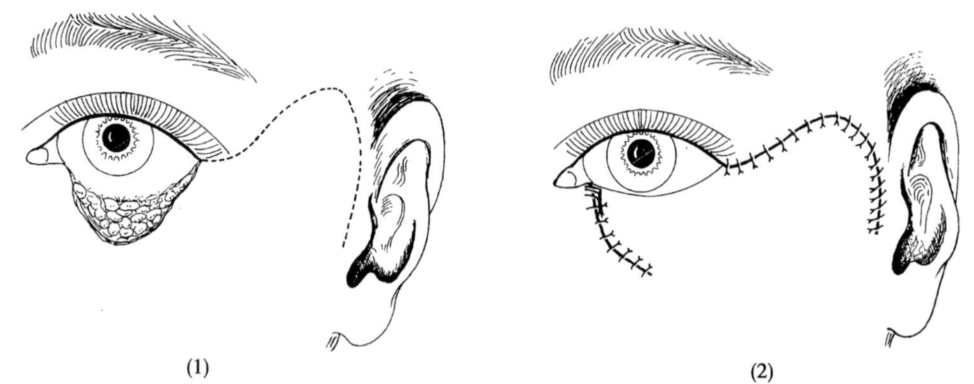

图 18-6-17　Mustarde 修复法

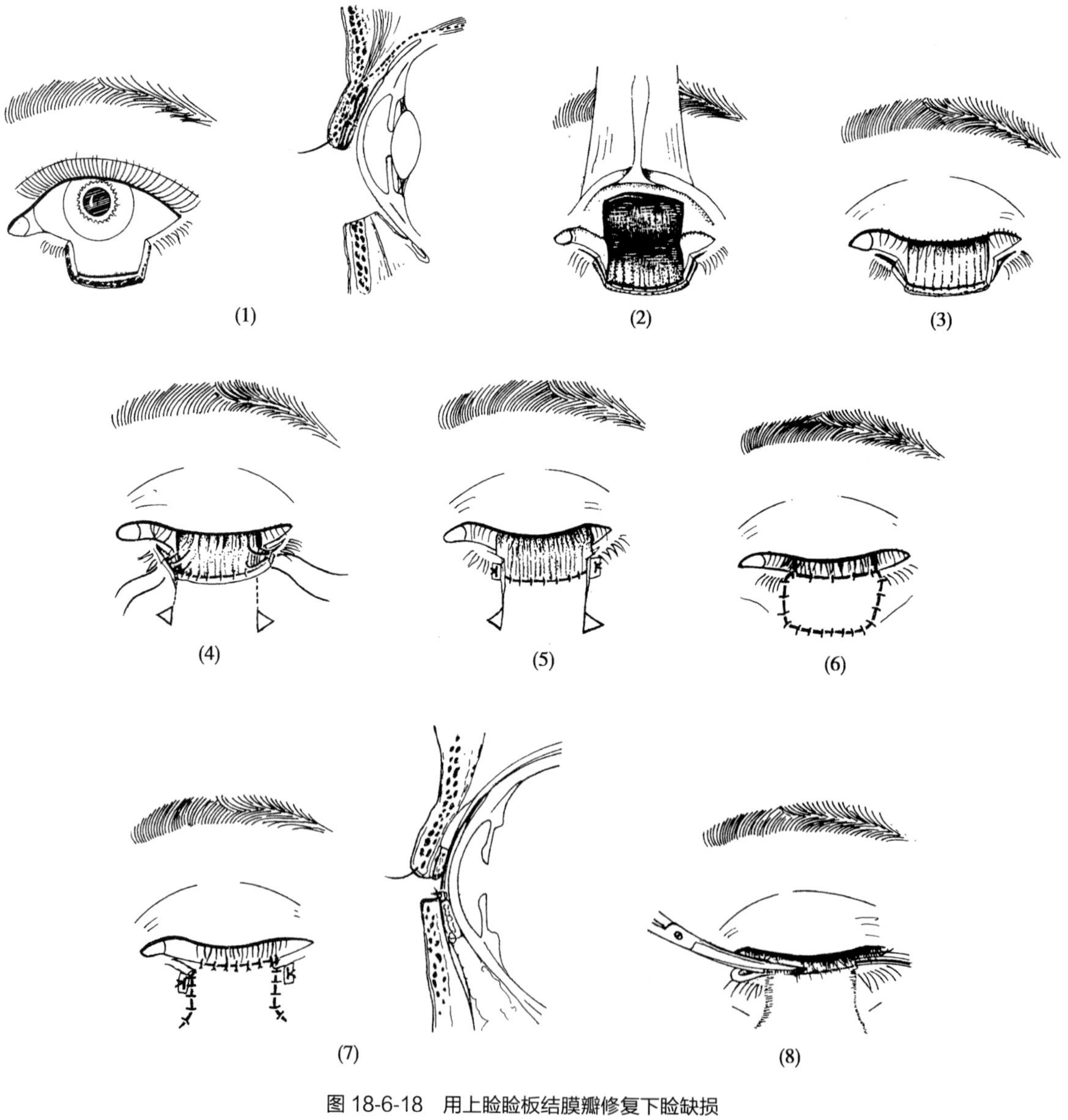

图 18-6-18　用上睑睑板结膜瓣修复下睑缺损

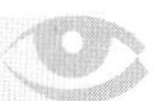

两侧槽的前叶穿出，以便在结扎该缝线时使植片的侧缘拉入缺口两侧槽内的适当位置[图 18-6-18(4)]。最后将褥式缝线穿过一胶片并结扎。跟着齐平下睑缺口的两旁向下作垂直皮肤切口，充分潜行分离后，形成一个向上能移行的皮肤 - 眼轮匝肌瓣，以便以后不会出现外层的垂直性缩短。然后在垂直皮肤切口的下端分别切除一小块底向内的小三角形皮肤[图 18-6-18(5)]。如果颊部的皮肤不足以适当地填补下睑的缺口，则使用游离皮肤植片修复[图 18-6-18(6)]。最后将下面的皮肤 - 眼轮匝肌瓣的边缘带到与下睑缘齐平的位置并用 6-0 丝线缝合到睑板结膜瓣的前面[图 18-6-18(7)]，并用 6-0 丝线间断缝合皮肤切口。

6 周后可以齐平睑缘切断移植的睑板结膜瓣。切开时应在植片下插入保护器械，用剪刀沿睑裂切断植片[图 18-6-18(8)]。修平下睑边缘。残留的上部睑板结膜瓣边缘让其自行退回适当的位置，无须缝合。

(3) 眉及面颊区：眉及面颊的深部裂伤必须决定是否同时伴有眼眶骨折及穿通伤。

在这些范围内小的伤口可以用潜行分离伤口周围的边界，以便作一期缝合关闭伤口。

用 5-0 可吸收缝线作间断埋藏缝合较深的伤口组织，使伤口有效闭合并有助于皮肤伤口边缘外翻。接着用 7-0 丝线缝合皮肤伤口。

较大的伤口需要用邻近区内的移位皮瓣关闭。此时可以使用与皮肤皱褶线垂直的有最大伸展线的 Limburg 瓣。皮瓣要仔细分离并保留足够厚度，以保证适当的血液供应。当将皮瓣转入缺损区时，先用 5-0 可吸收缝线间断缝合较深的组织，然后用 7-0 丝线缝合皮肤伤口。

大面积的面颊区深部伤口应由颌面外科医师处理。

(4) 外眦区：外伤能引起严重的外眦深部损伤。如果不出现组织缺损，可以通过一期缝合术修补外眦部的上或下睑撕脱。累及上或下睑外 1/3 的裂伤可以分别横断外眦韧带的上或下肢。由于外眦韧带将外眦固定到外侧眶缘后的骨膜并在维持正常的眼睑位置和功能方面发挥重要作用，因此要正确予以复位。修复时，以半厚的方式经过睑板外侧边界安置 4-0 不可吸收材料的双臂水平褥式缝线。然后

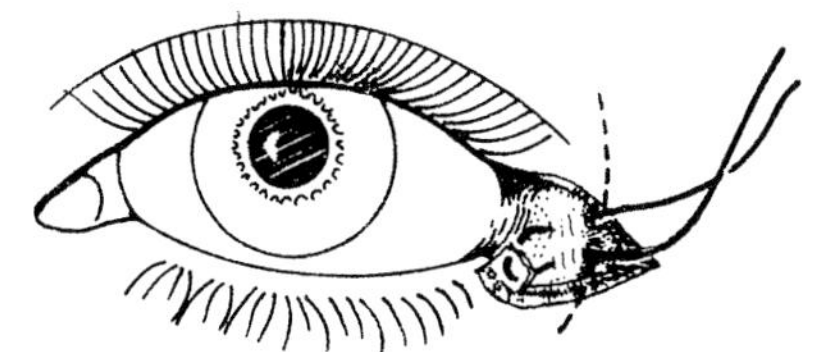

图 18-6-19 外眦韧带缝合法

每根缝线均经外侧眶缘后大约 2mm 的骨膜处穿过并结扎，以便保证眼睑后面呈满意的曲率(图 18-6-19)。接着用 7-0 丝线间断缝合皮肤伤口。

当外眦区的上、下睑组织缺损时，可以用前面介绍的方式进行眼睑重建。此时，应使用从颧骨得到的骨膜条并向鼻侧返折，以便在重建另一眼睑时作为新的外眦韧带及眼睑的后层支架。然后将返折的骨膜条附着到睑板的残端，使用 5-0 不可吸收的双臂缝线将骨膜条与睑板残端缝合。

【并发症及处理】在修复术后 36 小时内发现的组织错位对合，应及时拆除缝线并按正确的解剖关系重新缝合。不能在早期发现的伤口对合不良，至少要将重建手术时间推迟 6 个月，直到瘢痕变得不过长为止。有时由错误的一期修补术引起的上睑活动严重限制和缩短会导致角膜暴露并伴有角膜溃疡及丧失眼球的危险。这种情形常常由于未能适当地清洁伤口，以致残留的异物刺激造成纤维变性所致。这种并发症需要早期手术处理，切除瘢痕和取出异物，接着作进一步修补。

提上睑肌腱膜损伤所致的睑下垂，如伤口在 6 个月后无改善，应按睑下垂手术方法探查损伤的腱膜，并将腱膜折叠或固定于睑板上界，以便恢复该肌的功能及达到正常的睑裂大小。

睑裂的局部切迹通过局部的三角形全层眼睑切除，并按涉及睑缘的全层睑裂伤的修复方法处理。如果垂直的瘢痕延伸超过整个眼睑并进入面颊或眉区，则要切除垂直的瘢痕组织，并通过多个 Z 形皮瓣成形术来修复。

瘢痕性睑外翻应采用游离或旋转皮瓣修复。

二、眼睑烧伤的手术

眼睑Ⅲ度烧伤(化学或热烧伤)治疗的原则是暴露疗法。Ⅲ度以上的眼睑烧伤，要用抗生素溶液湿敷创面，促使焦痂脱落，皮肤创面宜及早植皮，以防止睑外翻及角膜暴露。

(一) 睑缘缝合术

当睑缘未受累，但出现早期眼睑挛缩及睑外翻和暴露性角膜炎时，应在烧伤后的 2 周内在适当的部位做睑缘缝合术，以保护角膜和预防严重的眼睑挛缩发生。但睑缘已遭受严重烧伤，和伤后超过 2 周者不应作这种睑缘缝合术，以免因眼睑的迅速挛缩而导致缝线腐蚀睑缘并留下睑缘畸形。在严重眼睑瘢痕收缩或外翻的病例，应及时将睑缘缝合分开并进行早期的皮肤移植。为此，睑缘缝合术必须选择适合的病例，掌握正确的手术时机及加强术后监察，才会发挥良好的作用及避免不必要的损害。

【手术方法】常用的手术方法有安置缘间缝线和睑缝合术。安置缘间缝线时，术者先在睑外侧用拇指及示指将上、下睑捏在一起，观察角膜是否受到保护，并让患者闭睑以便了解 Bell 现象的表现。接着标记眼睑以便描绘计划缝合的睑缘范围，并用含有 1∶100 000 肾上腺素的 1% 利多卡因作手术区的眼睑浸润麻醉。将一条 4-0~5-0 双臂缝线穿过一小块硅胶或橡胶片。然后分别将缝线的两端上的缝针，在计划缝合处的下睑缘下 4~5mm 处的皮肤穿入，经肌层并从灰线处穿出下睑缘，接着在相应的上睑缘灰线进针并在离睑缘 4~5mm 的上睑皮肤穿出，最后再穿过另一小

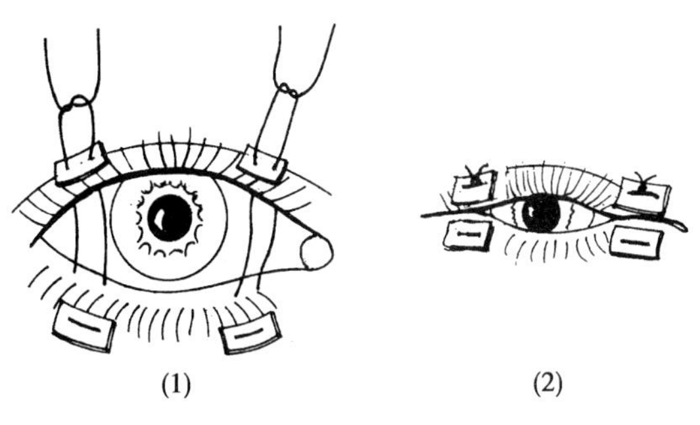

图 18-6-20 临时性睑缘缝合术

块硅胶或橡胶片并结扎缝线使上、下睑缘靠拢。以相同方法在睑内侧安置相同缝线，以保证眼睑闭合时能完全遮盖角膜面(图 18-6-20)。在术后 14 天拆线。

为了得到较永久的睑缘粘连，有些病例应作睑缝合术。在缝合前应首先确定缝合的范围并切除睑后缘到睫毛间的一条小带状上、下睑缘间的上皮组织。这种切口应包括切除少量的睑板组织。接着用 5-0 尼龙或聚丙烯缝线经上睑缘上方几毫米处进针并从睑缘切口的灰线处出针，接着从相应的下睑缘切口穿入，并在上、下睑缘内交替迂回通过，最后从另一端睑皮肤面穿出。当拉紧缝线两端时，被缝合的上、下睑缘便互相靠拢。缝线的两端分别穿过一块橡胶皮片并结扎固定于皮肤面(图 18-6-21)。缝线应在 3~4 周后拆除。待眼部情况许可时再将粘连的睑缘切开。

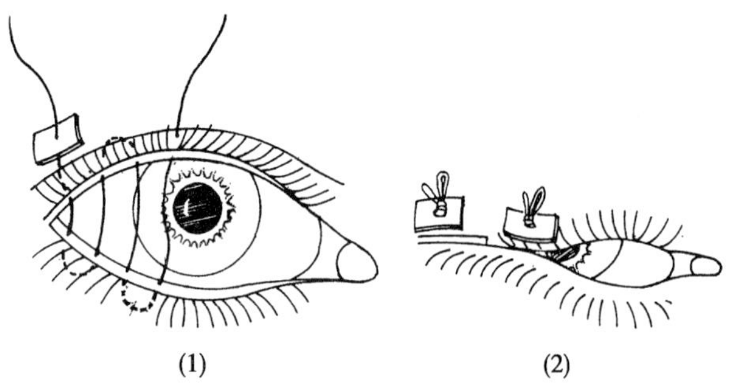
(1) (2)

图 18-6-21 永久性外侧睑缘缝合术

(二) 皮肤移植术

1. 早期植皮术　在严重的眼睑烧伤病例，进行早期皮肤移植可能是最好的。早期应用皮肤移植片覆盖缺损面可以使眼睑退缩及睑外翻减少到最低限度，从而避免暴露性角膜病变、角膜溃疡及穿孔。烧伤后最常见的眼睑畸形是睑外翻。造成睑外翻的因素有两个方面：眼睑皮肤薄及睑板部的眼轮匝肌和皮肤之间的密切联系，所以在烧伤后组织的挛缩极易出现外翻倾向；当邻近眼睑的周围皮肤被烧伤而产生收缩又可加剧睑外翻的改变。所以，睑烧伤后应作早期植皮术，同时在植皮前也要消除周围的组织牵引。

通常在伤后第三周末，待坏死的焦痂脱落后便可以进行皮肤移植，以便尽可能减少眼睑的组织挛缩。下睑的外翻要优先进行处理。下睑外翻的矫正主要恢复它的正常解剖位置，因此常常使用伴有或不伴有软骨植片作为附加支持的全层皮肤移植；上睑外翻的矫正主要需要恢复眼睑的运动及柔软性，因此使用断层皮肤植片更符合要求。

【手术方法】局麻下，首先清除眼睑创面的坏死组织和浅表的肉芽组织，充分止血后，使眼睑创面处于伸展状态，然后用纱布测量创面大小。首先选择上臂内侧部位作为断层皮片的供皮区。作为上睑的断层皮片，应调整植皮刀的切皮厚度为 0.35~0.4mm；作为下睑的皮片，其厚度为 0.45~0.5mm。将断层皮片放在眼睑创面并用 5-0 缝线间断缝合固定。缝线末端要间隔留长备用。如采用断层皮片，应在移植的断层皮片上做一些水平小切口作为引流。接着在皮瓣上放置一块凡士林油纱及在其上面放置脱脂棉团并

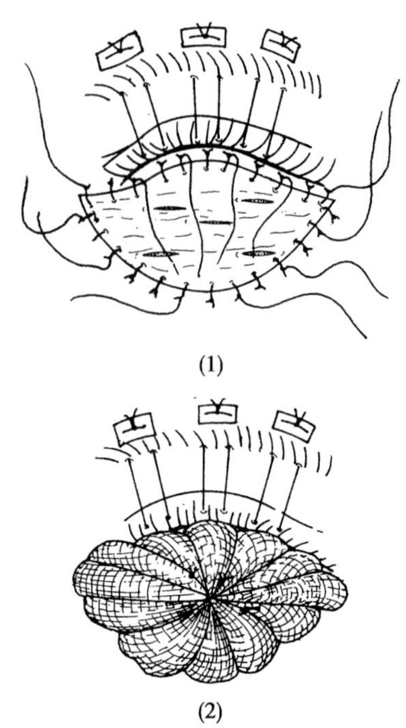
(1)

(2)

图 18-6-22 下睑的早期植皮术

用留长的缝线端将棉团结扎，固定移植后的皮瓣。最后，使用几条通过睑缘灰线的褥式缝线使植皮后的眼睑处于伸展状态(图 18-6-22)。

为了使眼睑得到最大的伸展，每次手术仅做一个眼的眼睑植皮，以便患者另一眼能保持必要的视力。眼睑的敷料及牵引缝线应在术后 5~7 天拆除。在此段期间，应用生理盐水或抗生素溶液使植片保持湿润。

2. 晚期植皮术　当瘢痕形成是进行性的，皮肤移植应与挛缩的松解术相结合。

【手术方法】在受累眼睑用含有 1∶100 000 肾上腺素的 1% 利多卡因作浸润麻醉，以促进止血。下睑手术应在下睑缘下 2~3mm 处标记计划的切口位置；上睑手术时，在睑缘上 3~4mm 处作切口。切口应向内、外延伸分别超出内、外眦角[图 18-6-23(1)]，以使眼睑得到最大的能动性。接着用解剖刀作睑皮肤切口并用剪刀向下经皮下组织和眼轮肌之间进行分离[图 18-6-23(2)]。如果可能，要保存眼轮匝肌；如眼轮匝肌受累，应连同覆盖的瘢痕组织一起切除。分离至所有的瘢痕均被松解为止。这种情况最好使眼睑伸展并用指尖触扪植皮区的创面来确定。此时的下睑缘应易于被移动到瞳孔区之上。尤其是在使用断层皮瓣时，术后将会产生植片皱缩及稍后的收缩，所以这种分离的植皮区使用较大的皮瓣移植是值得的。接着从植床区的下睑缘深处通过 3 条 4-0 褥式缝线并穿过相应的上睑缘使下睑向上牵引，然后再穿过眼眉皮下并固定于额部皮肤表面的橡胶片上[图 18-6-23(3)]。最后将一块纱布覆盖在伸展状态的植床面上描绘植床创面的边缘图形。然后按此图形在耳后或锁骨上窝处取一全层皮瓣并用间断的 5-0 缝线将其缝入植床内[图 18-6-23(4)]。间隔地将缝线残端留长[图 18-6-23(5)]。接着在移植后的皮瓣内切一些小切口作为引流，并在皮瓣上放一块凡士林油纱及脱脂棉团，最后在棉团上相互结扎留长的线端使皮

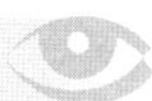

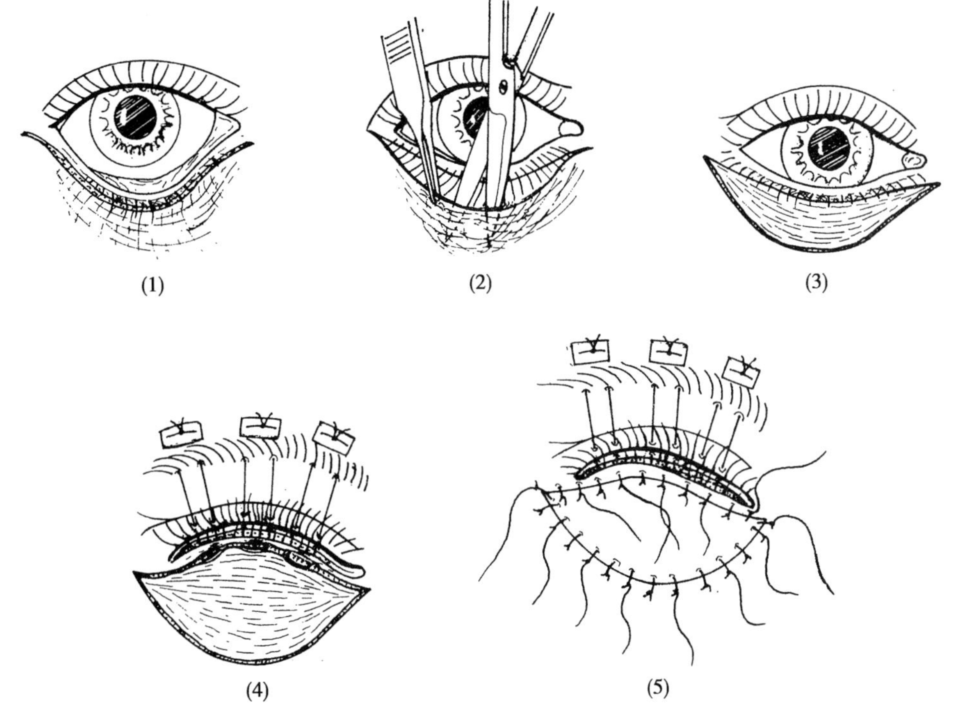

图 18-6-23　下睑晚期植皮术

瓣固定。

（三）睑板结膜徙前瓣

当睑缘被部分或完全破坏时，采用睑板结膜徙前瓣及睑植皮术帮助上、下眼睑闭合。

【手术方法】在离变形的睑缘 2mm 处围绕睑裂全周作皮肤切口并在眼轮匝肌下面进行潜行分离，直到上、下睑的瘢痕条带被松解为止[图 18-6-24(1)]。按上、下睑的整个宽度形成睑板结膜瓣后，接着将其徙前并用一条 5-0 的尼龙线在上、下睑板游离缘内作迂回的连续缝合，然后拉紧缝线使上、下睑板结膜瓣的边缘接合。缝线的两端分别经内、外眦角的皮肤穿出[图 18-6-24(2)]并打结在一块橡胶片上。随后，按创面的大小将一块稍大的厚断层皮瓣间断缝合到整个缺损区的边缘并在皮瓣上做一些水平小切口作为引流[图 18-6-24(3)]，然后应用留长的线端将表面的棉线团扎紧使皮瓣固定[图 18-6-24(4)]。连续缝合的 5-0 尼龙线可以在 3~4 周后拆除，或让其留置更久，以便在 6 周 ~ 2 个月后分开新形成的上睑和下睑时作为切开睑裂的识别的标志。

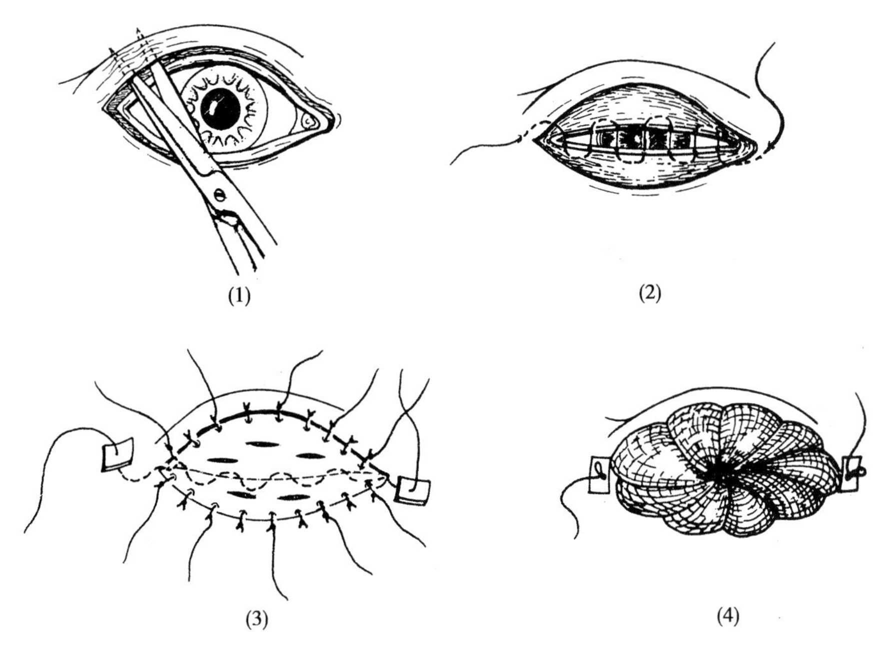

图 18-6-24　睑板结膜徙前瓣方法

如果有全层的睑板缺损，可以通过对合从上及下穹隆徙前的结膜瓣完成眼球的遮盖，然后使用皮肤植片重建眼睑的前层。

三、泪器外伤的手术

（一）泪腺悬吊术

累及上睑外侧部分的损伤可以引起泪腺下垂或脱出。此时应及时使其复位。

【手术方法】在眼眶外上方的泪腺周围作局部浸润麻醉。在眉下沿眶上缘的外侧半切开眼睑皮肤，随后钝性分离暴露外上眶缘及泪腺窝，分别经过该处的骨膜和泪腺周围的包膜组织通过安置一条水平褥式缝合的聚乙醇酸缝线。当结扎该缝线时，泪腺被悬吊并复位于它的正常解剖位置（图 18-6-25）。最后分层缝合切口。

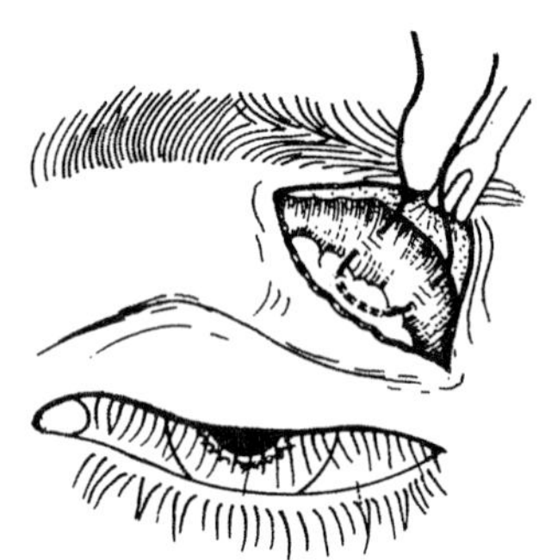

图 18-6-25　泪腺悬吊法

（二）泪液引流系统损伤的手术处理

泪液引流系统损伤常由内眦部的眼睑裂伤、撕脱伤或面中部骨损伤所致。利器所致的泪小管断裂可发生于任何部位，但撕脱伤所致者好发于泪点内侧的内眦韧带与睑板的附着处。一旦发生鼻骨骨折则可损伤泪囊及鼻泪管。手术目的是恢复泪液引流系统正常的解剖结构和它的生理功能，同时使美容缺陷减少到最低限度。

1. 泪小管断裂吻合术　泪小管断裂应在伤后 12~24 小时进行修复。由于经上、下泪小管排出的泪液量是相等的，故应尽可能修复上、下的泪小管裂伤，以避免出现长期溢泪。

【麻醉】成人的手术应在局部麻醉下进行，但小儿及不合作的患者应作全身麻醉。

【手术方法】手术修复包括泪小管及泪液引流系统的插管和眼睑裂伤的修复。手术时先仔细检查伤口有无异物并彻底冲洗干净伤口内的污物。

(1) 找寻泪小管断端：先用泪点扩张器扩大泪点，使泪道探针顺利进入泪小管，并从泪小管的断端穿出。接着用良好的放大镜或手术显微镜观察，同时让助手经另一泪小管进行灌注，以识别被切断的泪小管内端。常用做灌注的材料有稀释的荧光素液或甲基蓝液、空气或透明质酸钠。为便于冲洗时发现切断的泪小管内端，灌注时术者应用示指压迫泪囊区，这样容易发现灌注液从断端溢出的位置。

(2) 泪小管插管：在泪小管吻合术中，利用泪道插管作为支撑是保证断端正确对位、术后黏膜良好愈合的先决条件。所以手术的成功与插管材料选择有密切关系。用做泪小管插管的材料有硅胶管、聚乙烯管、硬膜外麻醉的尼龙管及大口径的缝线材料，如尼龙、Mersilene、聚丙烯等。因为硅胶管质软，易放置插管且不引起组织反应，故被认为是最好的插管材料；聚乙烯管太硬且易引起泪小点及泪小管腐蚀，故不宜长期存留。目前人们最喜欢使用的是 Quickert-Dryden 型的小口径硅胶管。常用的有挤压在硅胶管内带 Guibor 不锈钢丝插管、Crawford 插管（图 18-6-26）、Jackson 泪道插管等。

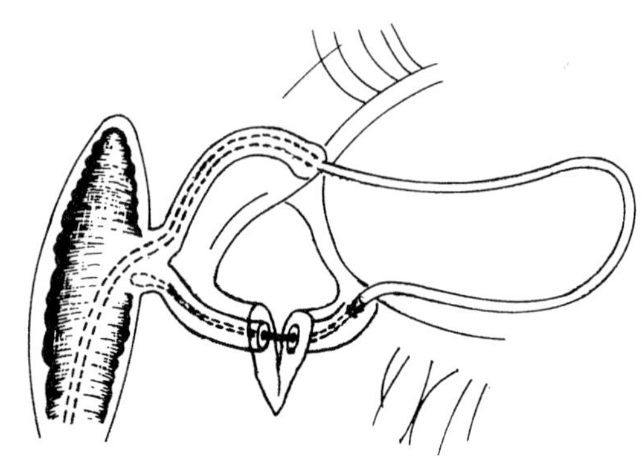

图 18-6-26　Crawford 泪小管插管

国内用针灸针插入拉细的塑料管内作为泪小管插管的代用品（图 18-6-27）。当插管经泪点插入，通过泪小管两个断端、泪囊、鼻泪管并进入下鼻道时，应在鼻前庭拉出塑料管的同时，将穿刺在管内的针灸针从泪点拔出。塑料插管的上端要固定在睑皮肤上。

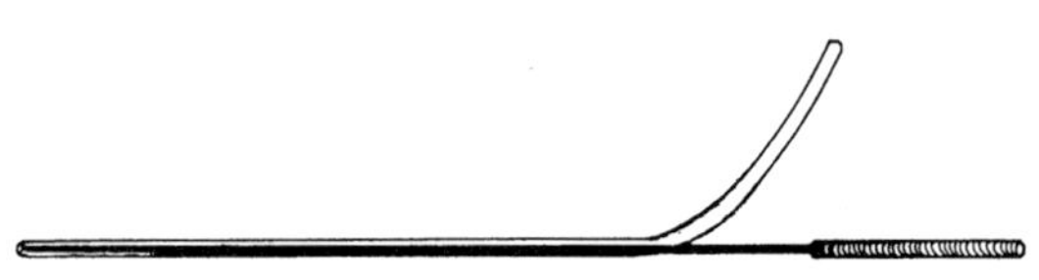

图 18-6-27　尹氏塑料插管

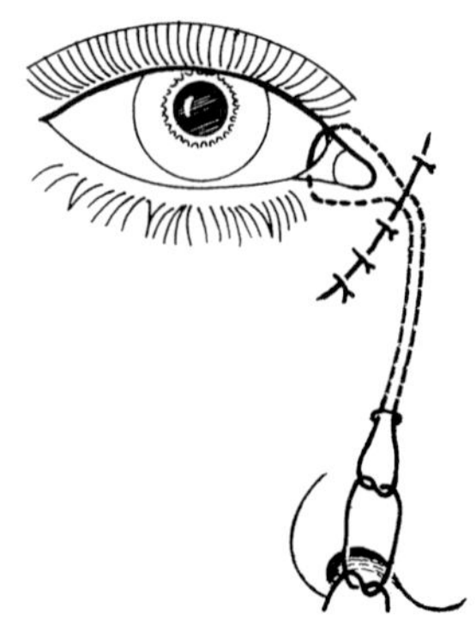

图 18-6-28　泪小管两末端的结扎固定方法

如为上、下泪小管同时断裂，应分别作上及下泪小管插管，硅胶插管的两条末端应在鼻前庭内打结或用缝线结扎固定于鼻前庭内（图 18-6-28）。

如泪管断裂位于下泪小管末端或泪总管与泪囊之间，可采用 Greaves 的逆行插管法。方法为用一根细长的金属管，将末端的 8mm 弯成 1/4 环形，针管内预先安置尼龙线，

并使一段 5mm 长尼龙线露在管端外。先将管端自正常的上泪小管插入，当管的顶端进入泪囊后，使其向鼻侧滑行，接着将管保持呈垂直方向，使其末端自然进入下泪小管或泪总管的断端处穿出。接着从金属管的末端将原外露的尼龙线拉出并穿入自下泪小管插入的金属管内，然后将尼龙线从下泪小点拖出并与上泪小管的尼龙线相互穿过一小段塑料管后再行打结固定（图 18-6-29）。

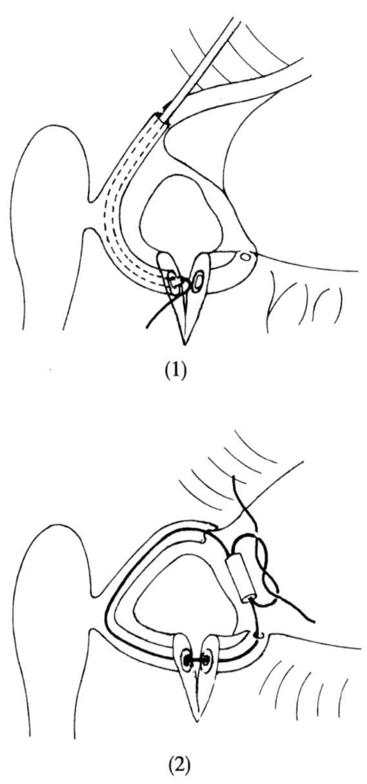

图 18-6-29　Greaves 逆行插管法

如逆行插管失败，则采用切开泪囊找出泪管断端进行吻合。手术方法按泪囊摘除术暴露泪囊前壁并作一纵行切口，切口两侧各置一牵引线以协助暴露泪囊腔，在显微镜或手术放大镜下找寻泪小管或泪总管的开口。接着按上述方法插管。

(3) 泪小管断端吻合：在插管放置在适当位置后，首先在泪小管两断端的外膜分别安置 3 针褥式缝线（8-0 尼龙线）。先结扎较深部的褥式缝线，然后结扎较浅的褥式缝线，使泪小管两断端靠拢[图 18-6-30(1)]。然后在显微镜下用 8-0 尼龙线、聚丙烯线或 9-0 聚酰胺线对接泪小管断端[图 18-6-30(2)]。接着用 7-0 或 8-0 可吸收缝线在泪小管周围的软组织作加强缝合，使泪小管前及后的软组织靠拢。如断裂位置直接在泪点邻近则难以修复。因为泪点周围只有很少的组织供作缝合，故作为这种损伤的修复可以用双泪小管插管或使用放大镜作细致缝合重建泪点。如果泪点区损害太严重可以尝试形成一个辅助泪点或新的泪小管开口。

2. 泪囊外伤的处理　在鼻侧眶骨骨折和内眦区的严重穿通伤会引起泪囊损伤。因为任何形式的泪囊损伤后，常常会发生鼻泪管阻塞，所以进行一期修复是合理的。如果可能，应该用安放硅胶插管进行一期修补术。然后依次缝合泪囊、泪囊筋膜、内眦韧带及皮肤。

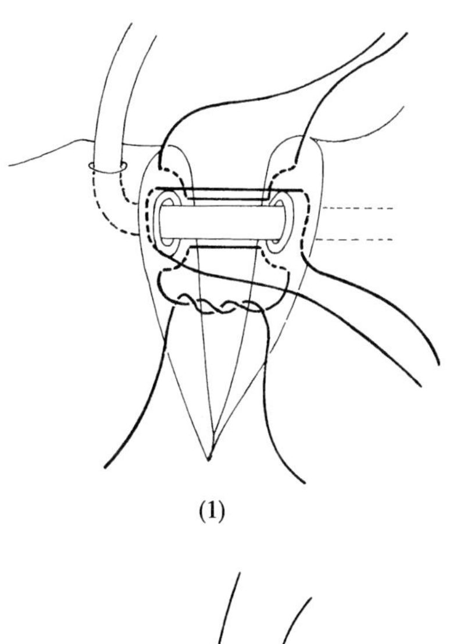

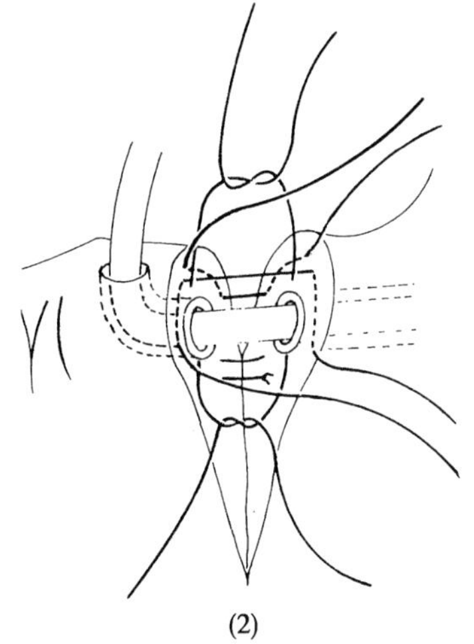

图 18-6-30　泪小管断端吻合方法

【术后处理】泪道插管要保留 3 个月以上，睑皮肤缘线在术后 5~7 天拆除，但睑缘缝线要在 3 周后才拆除。

【手术并发症及处理】泪小管及泪液引流系统修补术后可以发生许多并发症。早期的并发症是修复后的泪道不通。这可能是由于不良手术技巧或组织损伤太严重所致。此外，未使用泪小管插管，过早拆除插管，初次损伤引起的过分瘢痕形成或泪小管周围的眼睑组织变形也是重要原因。

泪点糜烂可能是由于过粗的硅胶管压迫所致。通过在鼻内仔细固定该管、使用单泪小管插管、通过使用经泪小管系统而不是向下进入鼻泪管的硅胶管环可以避免这种并发症。

硅胶管移位可能是令人烦恼的并发症。在鼻内缝合固定这些管将防止其移位。然而，有时缝线会被腐蚀，使硅胶管分开及移位。通过让患者强有力地擤鼻有时可以将管推入泪囊内或在鼻内观察并用手工操作将管复位常可使轻微的硅橡胶管移位矫正。然而，将硅橡胶管向上拉入泪囊则需要手术复位。

有时会出现睑缘切迹，特别是如果有组织缺损或广泛的眼睑外伤变形时可能使组织识别发生困难。但是，术中仔细对合睑缘，密切注意所有的手术标记可以防止这种并发症。

眼睑外侧部分变形或下睑外翻所致的泪溢可能是由于眶周范围的广泛损伤所致，所以通过良好的眶周损伤修复手术技巧常能防止。

晚期的泪道阻塞和瘢痕形成则需要重新检查并做结膜泪囊鼻腔吻合术。

四、眼外肌损伤的手术处理

眼外肌损伤常由于钝力或锐器损伤头部或眼部，间接或直接地损害眼肌的支配神经或肌肉，从而引起眼球运动障碍，导致眼位偏斜及融合功能破坏，使患者出现复视。

常见的眼肌直接损伤有眼外肌断裂、肌内出血、眼肌陷入或嵌顿于骨折部位、滑车损害及眼肌的瘢痕收缩与粘连。而眼外肌的支配神经损伤可以是周围性损伤、核性损伤或核上性损伤。

【手术适应证】

1. 早期新鲜的锐器伤或爆裂性眼眶骨折引起的眼球运动障碍。

2. 眼位偏斜明显及复视症状较重者。

3. 伤后经药物治疗6个月以上，眼肌麻痹无好转者。

4. 完全性神经或肌肉麻痹者为防止对抗肌挛缩应及早手术。

【手术方法】对不同外伤所致的眼肌麻痹应采用不同的手术处理原则。

1. 新鲜断离的肌肉，应及时找出肌肉断端并用5-0或6-0不可吸收缝线行“端对端”的褥式缝合。

2. 陈旧的肌肉断离，如粘连明显找不到肌肉断端，应仔细分离粘连后，用相邻的眼肌移植矫正。

3. 肌肉完全麻痹者酌情采用Jensen直肌联合术及拮抗肌减弱术。

4. 肌肉不全麻痹者可分别采用拮抗肌减弱术或麻痹肌加强术。斜视度大者两种术式可联合使用。

5. 垂直肌肉麻痹者，如配偶肌过强，可减弱配偶肌，必要时加强麻痹肌，但要注意在正前方及正下方的较大范围内必须要保持双眼单视。

6. 两条肌肉麻痹者（水平肌和垂直肌）应分次手术，先矫正垂直斜视使复像变成水平性。再行水平肌的加强或减弱术。

7. 眶底骨折所致的眼肌及其周围组织嵌顿，应在修复眶底骨折时使陷入骨折口内的眼肌复位。

（1）外伤性肌肉断离的手术：对单纯的肌肉断离尽可能及早修复，如组织水肿明显可待消肿后再行手术修复。寻找肌肉断端的方法：

1）在赤道前的眼肌断离，由于肌肉周围有肌鞘、肌间筋膜和节制韧带联系，故肌肉仅在肌鞘内退缩，因此在分离出肌止缘后，应用斜视钩自肌止缘下方伸入即可连同肌鞘一起将肌断端钩出。

2）陈旧的眼肌断离因周围粘连明显，断端多在相邻肌肉处，故分离时注意切勿损伤邻近的眼肌。

3）找到肌肉断端后用眼肌镊夹住、牵拉并观察眼球运动，或让患者转动眼球时，观察肌肉运动情况。然后用5-0或6-0不可吸收缝线行“端对端”的褥式缝合。

（2）神经性麻痹斜视的手术：

1）外伤性动眼神经麻痹：动眼神经经眶上裂进入眼眶后分为上支及下支。上支支配提上睑肌和上直肌；下支支配下直肌、下斜肌、内直肌并供应睫状肌和瞳孔括约肌的副交感神经纤维。上支的损害可能与颅内的病因有关，但眶内的病因更常见；下支的损害总是由眼眶的外伤所致。

不能完全康复的动眼神经损伤可以产生上睑下垂，瞳孔散大及对光反应消失，调节麻痹，眼球不能内收、上转和下转。但当外伤后发生神经纤维的迷乱再生时，可能出现向下注视时的上睑退缩（假性Von Graefe现象）、上睑提起及试图内转时瞳孔收缩或垂直注视时出现眼球退缩的异常表现。

动眼神经麻痹所致的眼肌功能不平衡的二期手术至少应在伤后6个月进行，以便容许它有最大限度的康复。

【手术方法】首先要矫正外斜视。如果外斜视已变成共同性，首先作双侧的水平肌手术，接着做垂直肌手术。如果存在大角度的非共同性外斜视，受累眼的手术包括外直肌和其上面的球结膜充分后退及内直肌缩短和前移。

在双眼第一眼位正常后，可以用额肌提吊矫正睑下垂。如果提上睑肌尚保持功能，宜作该肌的缩短或徙前术。

2）展神经麻痹：额部外伤可引起波及岩骨嵴的颅底骨折，故易损害展神经。此外，导致脑组织向前下方移位的外伤，也会在岩蝶韧带处损伤展神经。还有报道脊髓造影术、腰椎穿刺术后也可能出现双外展麻痹。大约有30%的外伤性展神经麻痹在数周或数月后部分康复，所以手术时机宜待斜视程度已稳定6个月后再进行。

【手术方法】如果为不完全麻痹，应该做外直肌缩短及内直肌后退术。如果完全麻醉，则需要通过使同侧内直肌后退并进行肌联合手术（Jensen法）或肌移位手术（Hummelsheim法）增强外直肌，以便治疗有外展受限的大角度麻痹性内斜视。在水平肌手术时，由于外直肌麻痹，不能恢复其生理功能，所以外直肌的缩短主要是增加一种稳定眼位的作用，而内直肌后退则起关键作用，为此内直肌可作超常规量后退术。

Jensen法和Hummelsheim法详见眼肌手术部分。

3）滑车神经麻痹：这是闭合性头部外伤的一种常见后遗症。它常于严重额部或额顶部骨外伤时出现。此外，枕部基底受打击，甚至臀部外伤或轻微的头部外伤也可能出现。当脑干的背侧前髓帆处损伤时，可以出现双侧滑车神经麻痹。外伤性滑车神经麻痹的患者有44%会自行恢复且大部分都发生在伤后6~8个月内，故必须在斜视度已稳定及患者仍有明显复视时才进行手术。

【手术方法】见第十一章第二节。

【手术注意事项】眼外肌损伤的术中及术后注意事项如下：

（1）麻醉后，应常规作眼球的牵拉试验，判断眼肌是否存在粘连或麻痹。

（2）如有粘连必须分离和松解，使眼能自由被转动和牵拉试验时无阻力。

(3) 手术中操作要细致及轻巧，避免撕裂及损伤眼肌及周围软组织。

(4) 尽量少用器械夹持眼肌，需切开眼球筋膜和肌鞘时，不要造成强行撕裂。

(5) 尽量少用烧灼止血。

(6) 术野内不要遗留任何异物，在检查无异物及出血后再缝合眼球筋膜或结膜。

(7) 肌肉缝合最好使用 5-0 丝线或其他不可吸收缝线。不要用肠线，以免引起慢性炎症，增加瘢痕，影响手术效果。

(8) 术后应加强随访，发现问题，及时处理。

五、眼眶软组织钝伤的手术处理

(一) 外眦切开术

需要外眦切开术最常见的紧急情况是伴有高眼压的眼眶血肿或出血、视网膜中央动脉灌注不良、中心视力丧失、瞳孔直接对光反应消失和出现黄斑的樱桃红斑的眼眶软组织损伤。

【手术方法】用 2% 利多卡因作外眦部麻醉，接着用有齿镊抓住外眦并在外眦处使用一把张开钳口的血管钳，以略向外、下倾斜的角度使下睑缘的最外侧沿着血管钳口之间通过，同时将血管钳口推进到结膜囊穹隆的基底。然后闭合血管钳口，在钳口之间压榨最外侧的下睑组织。最后

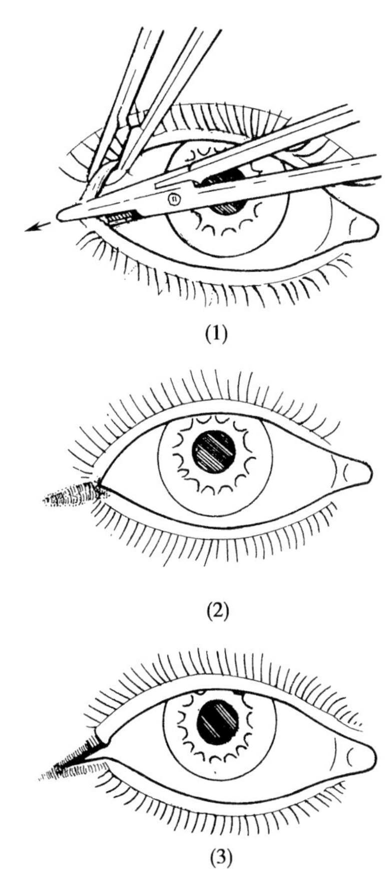

图 18-6-31 外眦切开术

沿着压榨后留下的标记用剪刀从下方的外眦韧带处剪开下睑的最外侧位置。这种处理可以减少切开后的切口出血(图 18-6-31)。

外眦切开后，通常会使眶压立即降低并使眼球强迫突出的现象缓解。接着要检查眼底，以便决定视网膜中央动脉的灌注是否已恢复。

(二) 球结膜环形切开术

在减轻紧张、威胁视力的结膜下或眼球筋膜间隙的血肿方面，球结膜环形切开术是有用的。

【手术方法】表面麻醉后用 2% 利多卡因作结膜下麻醉。如果是结膜下血肿，应在血肿上用尖剪直接剪开结膜并排出结膜下的血块，使眶压降低。眼球筋膜间隙内的血肿则需要较正规的角膜缘环形切开及筋膜下分离，以便逐渐排除筋膜间隙内的血块。最后连续缝合结膜切口。

(三) 眼眶减压术

当眼眶水肿、血肿、充血或气肿用药物处理无反应并有视力丧失时，眼眶减压术是必要的。有作者报道视力丧失后 11 天的眼眶骨膜下血肿通过眼眶减压会令视力恢复。手术前，必须决定受累的眼眶部分，以便了解血肿是在眼球

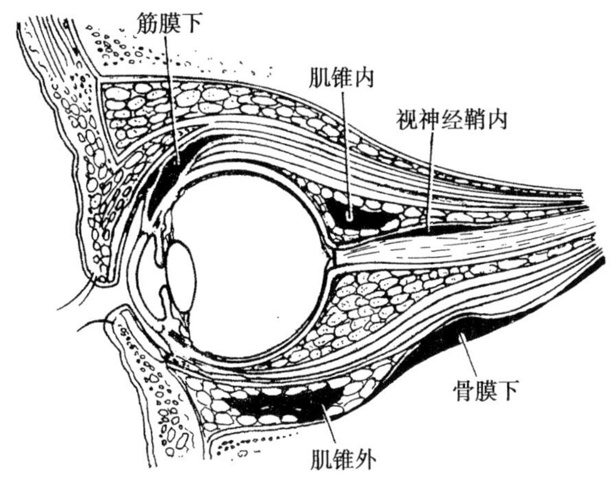

图 18-6-32 眼眶内血肿常见部位

筋膜下、肌圆锥内、肌圆锥外、骨膜下、视神经鞘或弥散的(图 18-6-32)。CT 扫描及超声检查可能有助于血肿定位，便于手术。

【手术方法】为了对眶内的受累部分进行引流和减压，应根据术前 CT 和超声检查结果选择适当的手术入路。但由于进入外伤的眼眶并不是一件容易的操作，因此可能需要眼眶手术方面的专门技能。

对外眦部切开无反应的弥散眼眶出血可能需要骨性眼眶减压术(详见第十七节"眼眶手术")。

(四) 持续性球结膜脱出复位术

超过 1 周不能改善的持续性球结膜脱出可以发生机化且在水肿消退时不能自行复位。这种病例要进行必要的手术处理。

【手术方法】对于高度水肿而脱出睑裂外的球结膜，先用湿透表面麻醉药的棉花片敷于外露的结膜面上约 5 分钟，然后用静脉注射针头刺入水肿隆起最高处的结膜下抽取结膜下积液，待脱出的结膜萎陷后，用玻璃棒将脱出的结膜压入睑裂内。如此法不成功，可以先后经脱出的下方球结膜及睑板下缘通过 3 条 5-0 双臂缝线或铬制肠线并向前、

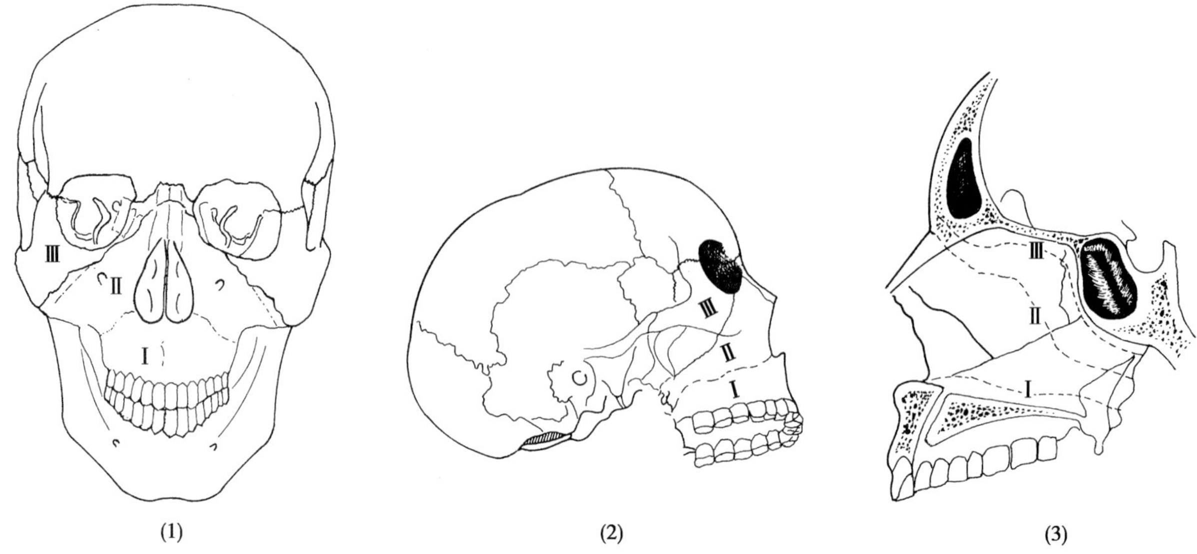

图 18-6-33 Le Fort 骨折的分型

(1) Le Fort 骨折的正面观;(2) Le Fort 骨折的侧面观;(3) Le Fort 骨折的内面观

下方穿出到面颊上方的皮肤表面。然后扎紧每一对双臂缝线,待球结膜复位及消肿后将缝线拆除。如使用肠线,则让其自行消失,无须拆线。

六、眼眶骨折修复术

眼眶骨折常伴有眼球、其他眼附属器及视神经损伤,所以应在适当的时间作必要的检查及治疗。在检查时要注意以下内容:眼球位置,眶缘触诊,测量内眦距离,了解泪液引流系统的功能,眶下神经的感觉是否正常,有无眼眶及睑皮下气肿,眼球的能动性,眼球的被动运动试验,瞳孔大小及对光反射等。但更加重要的检查项目是眼眶平片的X线检查,泪道、眼眶静脉及颈动脉造影术以及CT扫描等。

由于CT扫描容许同时评价眼球、眼眶及面部骨组织、软组织和颅内容的病理改变,所以眼眶外伤的CT检查十分有用。其中,垂直于眶壁的水平面的眼眶CT检查允许检查者能观察眼眶的内、外和后壁;冠状面检查有助于了解眶顶、眶底和下直肌的改变。此外,这些CT检查也能发现眼肌、鼻窦、前颅窝、口咽和鼻腔的改变;清晰地显示与眼眶骨折有关的病理改变,如上颌窦或筛窦混浊、气-液平面或软组织嵌顿、骨膜下血肿;发现眶周、眼内或颅内的积气;显示及确定眶内异物的位置并帮助确诊眶尖骨折及视神经损伤等。

(一) 眼眶骨折的分类

眼眶骨折可分为以下几种类型:

1. Le Fort 骨折　这是一组超出眼眶范围延伸的中面部骨折,共分为三型:Le Fort Ⅰ型骨折(也称 Geurin 骨折)为齿上区的上颌骨体内一条较低的横向骨折,没有眼眶受累;Le Fort Ⅱ型骨折是延伸到眶底和眶壁的一种圆锥形上颌骨骨折,常伴有鼻骨、眶底及下眶缘骨折;Le Fort Ⅲ型骨折是一种复杂、广泛的骨折,有上颌骨及眼眶下部从头颅移位的颅面骨骼分离现象,故又称为颅面分离(图 18-6-33)。

2. 眶顶骨折　包括额骨及蝶骨的骨折。由于这种骨折常伴有中枢神经系统损害、颅内异物、脑脊液漏、气脑、脑脓肿及化脓性脑膜炎而威胁患者的生命,故必须请神经外科共同处理。

3. 鼻及眶内侧壁骨折　这是一种常见的眼眶骨折。常见的症状和体征包括鼻出血、皮下或眼眶气肿、眼球后退、睑内侧或内眦角移位、内眦距过远及泪道阻塞等。

4. 眶底和三脚架骨折　眶底骨折可分为直接或间接两种。直接的眶底骨折由足够大的外力直接作用于眶缘较厚的骨所致。它可单独发生或伴有颧骨、鼻眶及上颌骨的骨折(如Ⅰ型及Ⅱ型 Le Fort 骨折)。骨折常沿着邻近的颧骨面或它与下眶缘内侧及上颌骨的连接处延伸。有时可引起多灶性颧骨骨折,除了额颧缝和颧颌缝外,常常累及颧弓和它的后接合处。

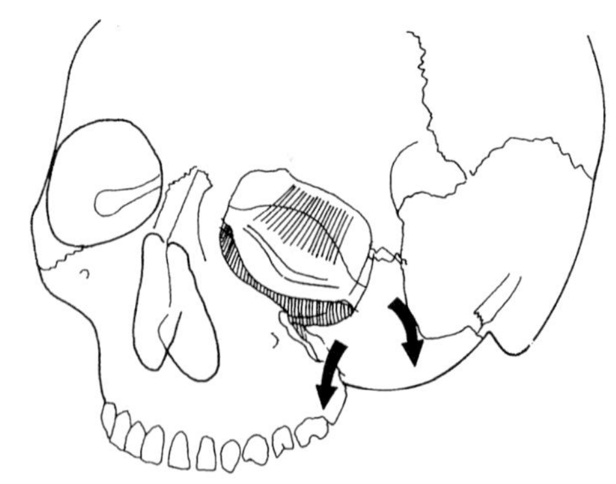

图 18-6-34 三脚架骨折

这三部分的颧骨骨折总称为三脚架骨折(图 18-6-34)。直接的眶底骨折很少影响眼球运动,且晚期的眼球凹陷或眼球下移也较少见。

间接的眶底骨折由于突然的眶压升高而造成,又称爆裂性骨折。这种骨折常累及眶底及内侧眶壁,但上壁及外侧壁较少受累。常见的体征包括眼睑瘀斑、皮下气肿、垂直性复视及眼球运动受限、眶下神经麻痹、眼球凹陷(眼眶容

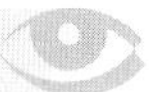

积扩大）或早期的眼球突出（由于眼眶气肿或出血）、鼻出血及瞳孔散大等。为了进一步确诊，最有价值的检查手段是采用 Waters 位的眼眶 X 线照片和切层厚度为 1.5~2mm 的冠状位眼眶 CT 扫描。

5. 眶外侧壁骨折　主要指颧骨骨折，它是最常见的面骨骨折，常由暴力直接作用所致，损伤范围多限于颧骨弓及颧骨体。颧骨弓骨折可以向内凸出或无移位。颧骨体骨折可与相邻的骨骼分离，发生向内或向下移位；骨折段发生向内旋转移位，颧部有明显的塌陷畸形；骨折段发生向外旋转移位，颧骨与上颌骨间有台阶状或切迹状感觉。颧骨弓及颧骨体呈粉碎性骨折，也可发生骨扭转及下陷移位，同时合并严重的颅脑外伤。当颧骨的上颌突受伤时，因眶下神经受损而致眶下区知觉减退；颧弓受伤时，累及面神经颧支可致患侧眼睑闭合不全。

6. 眶尖骨折　常见于波及颜面、眶骨或颅骨的骨折。当骨折线向后延伸至眶尖或蝶骨小翼时，患眼视力便明显下降或失明，瞳孔扩大及直接对光反应减弱或消失。视神经孔的 X 线照片或 CT 扫描可以发现骨孔变形、骨痂、肉芽肿或骨折线。

（二）眼眶骨折的手术处理

【手术适应证】眼眶骨折与颌面骨折有密切联系。它可以单独地出现或同时伴有其他面部骨折和软组织的联合损伤。为此，要成功地处理眼眶骨折，必须采用分阶段的诊断和治疗。对于急诊患者，首先做好急救处理，确保无生命危险才作眼眶骨折的检查和治疗。

涉及颌面、鼻窦及颅脑损伤的患者，应及时请有关专科会诊，共同制订治疗方案，必要时协同手术，以便取得最佳治疗效果。如眼眶骨折合并眼球穿通伤、视网膜中央动脉栓塞和视网膜脱离，必须先处理眼球的有关损伤，然后再处理眼眶骨折。

合并严重颅脑损伤、脑脊液漏及额窦损伤的眶顶骨折；伴有严重鼻眶和筛窦损害的眶内侧壁骨折；伴有明显颌面功能障碍、美容缺陷及上颌窦损害的眶下壁和外侧壁骨折，应分别会同颅脑外科、五官科和颌面矫形外科医师共同进行手术。单纯的爆裂性骨折主要由眼科医师处理，但复杂的眶底损伤或需经上颌窦复位的眶底粉碎性骨折，则应与颌面外科医师共同治疗。

1. 单纯的爆裂性眶底骨折

【手术适应证】单纯的爆裂性眶底骨折的手术适应证是：①非常大的眶底骨折；②伤后立即有 2mm 以上的眼球内陷；③有垂直性运动限制的垂直性复视和伴有眶内软组织夹持的 CT 或 X 线证据的阳性被动运动试验。手术时机以伤后的 7~14 天为宜，以便通过药物治疗促进组织水肿消退及眶内出血吸收后，能较准确地决定眼球内陷和运动受限的程度，从而获得满意的手术效果。如超过 2~3 周才手术，则眼球内陷难以获得满意矫正。

【手术方法】

（1）麻醉：用含有 1∶100 000 肾上腺素的 2% 利多卡因及布比卡因等量混合液作球后麻醉及下睑、下穹隆及下眶缘的浸润麻醉。

（2）切口：常用的切口有：睫毛下皮肤切口；经结膜的下穹隆切口；沿下睑皱褶直接经下眶缘的皮肤切口；Caldwell-Luc 切口（龈沟切口）；下穹隆 - 外眦韧带下肢的眦部切开的联合切口［图 18-6-35（1）］。每种切口均各有优、缺点。睫毛下皮肤切口是在睫线下 2~3mm 处，从下泪点正下方到外眦角下顺皮纹切开下睑皮肤和眼轮匝肌，然后向下作钝性暴露下眶缘前的眼眶骨膜面。这种切口的优点是切口形成的瘢痕较少，然而有引起下睑垂直缩短的可能，适用于严重的单纯性爆裂性眶底骨折并有眶内容物陷入上颌窦的病例。经下穹隆的结膜切口沿眶隔后方分离到下眶缘。它的优点是无皮肤瘢痕，眼球上转时不发生睑外翻，但术野暴露范围较小，仅适用于轻度的单纯性爆裂性眶底骨折的患者，但有引起下方结膜囊变窄的危险。直接经下眶缘的皮肤切口，常导致肥厚的瘢痕形成和下睑外翻，故极少采用。龈沟切口是在患侧上方的口腔前庭犬齿窝的黏膜作切口，经上颌窦前骨壁开口进入眶底，适用于粉碎性爆裂性眶底骨折的患者。此种入路便于使脱入上颌窦内的眶内容复位，取出窦内的碎骨片，以及在眶底粉碎性骨折或活门式骨折时，便于作上颌窦内填塞以恢复眶底外形。下穹隆 - 外眦韧带下肢眦部切开的联合切口会提供最佳的术野暴露，这种切口位于下睑外 1/3 的睫毛下 2~3mm 处，顺皮纹向外眦方向切开皮肤及眼轮匝肌，切口长度约 1.2cm，然后在切口外端向外下转变角度并沿外眦部的微笑皮肤皱褶线将切口延长 3~4mm，分离并提起该皮肤 - 肌肉瓣。用尖剪分离外眦韧带下肢并向下方沿外侧眶缘继续将该韧带下肢和外侧眶隔的附着物切开，以便外部的下睑能被自由地拉开［图 18-6-35（2）］。确定下睑板的下界位置后，从睑板下界外端进针，经过睑板内并从下睑缘出针安置一条眼睑牵引缝线，以便在术中牵拉下睑，暴露下穹隆并在术毕时利于下睑复位到外侧眶缘［图 18-6-35（3）］。经过球结膜在内、外直肌肌止缘后的上下方各安置一条牵引缝线使眼球上转充分暴露下穹隆［图 18-6-35（4）］。沿下穹隆向内侧切开结膜和下睑缩肌，接着在眶隔后向下分离暴露下眶缘的骨膜。

（3）暴露眶底：沿下眶缘切开骨膜，用骨膜分离器小心沿眶底分离骨膜［图 18-6-35（5）］，接着在骨膜下伸入牵开器提起骨膜及眶内容物，充分暴露眶底的骨折部位。在此过程要注意保护眶下神经及血管。

（4）回复脱出眶底下的组织：小心钝性分离骨折口内被夹持的眶内组织，并用组织钳及骨膜分离器伸入眶底骨折口内夹住及托起眶内的软组织［图 18-6-35（6）］。当脱出的眶内组织完全复位后，应立即重做被动运动试验，直至证实眼球的垂直运动恢复正常为止。

（5）重建眶底：重建材料的选择可根据骨折口的大小、眼球位置的改变及术者的经验而定。常用的材料有自体材料（髂骨的内骨板、肋骨及颅盖骨）及异质材料［骨水泥、室温硫化硅橡胶、聚酰胺纤维、硅橡胶、聚四氟乙烯（特氟隆）、不锈钢及钛网眼等］两种。为了减少感染的危险和预防阻塞性鼻窦疾病，自体材料是可供选择的植入物。其中，颅盖骨更可取，理由是容易获得不同大小的植片，患者术后不适感轻微，植入物吸收作用较轻。但自体植入物的缺点是取材困难并可引起二期手术时遇到明显的瘢痕形成。异质材料植入物的优点是使用方便，容许术者按病情需要而成形、调整和作不同形状修改。

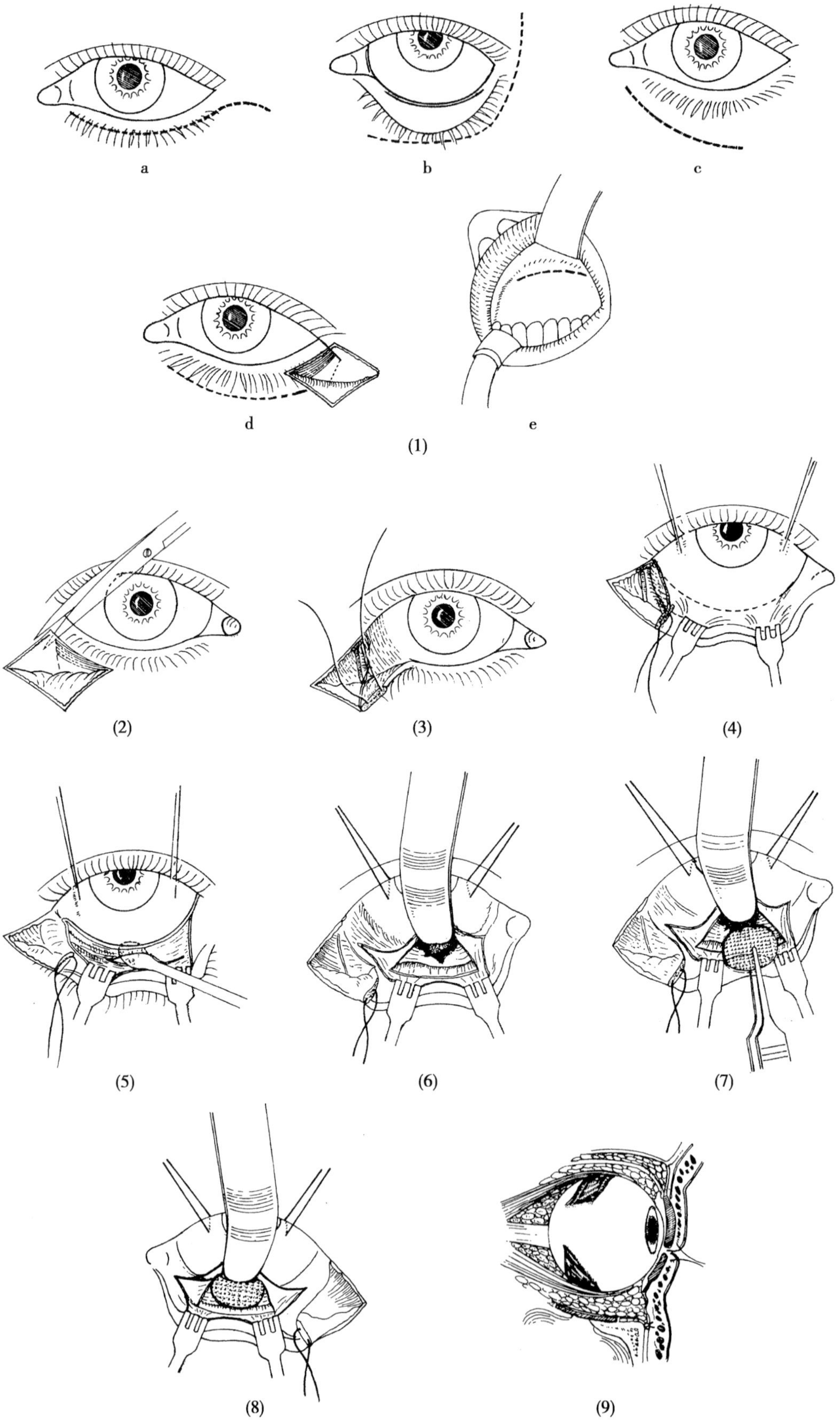

a b c

d e

(1)

(2) (3) (4)

(5) (6) (7)

(8) (9)

图 18-6-35 眶底骨折手术方法

(1)眶底骨折的各种手术切口(a:睫毛下皮肤切口;b:下穹隆结膜切口;c:下眶缘皮肤切口;d:下穹隆外眦韧带联合切口;e:Caldwell-Luc(龈沟)切口);(2)剪断外眦韧带下肢;(3)在睑板断端安置牵引缝线;(4)安置内外直肌牵引线;(5)切开骨膜并充分暴露眶底;(6)回复眶底组织;(7)在骨折处植入修复物;(8)在骨折处植入修复物;(9)恢复正常眼球位置缝合骨膜切口

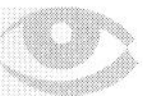

当眶底的植入物放在适当的位置时［图 18-6-35(7)、(8)］，则使用内、外直肌的牵引缝线将眼球稍向前拉，恢复正常位置，然后用可吸收缝线缝合骨膜切口［图 18-6-35(9)］。

(6) 缝合切口：下睑缩肌和深部软组织的切口不需缝合，这样有助于避免术后下眼睑退缩，仅用 6-0 缝线缝合下穹隆的结膜切口。然后使外侧的睑板及外眦韧带复位并缝合外侧的眶隔膜。最后缝合皮肤切口。

【术后处理】术后 1~2 天应注意检查术眼的视力、眼压及眼底改变，以便了解视神经有无受压及视网膜中央动脉血液循环是否受眶内血肿的影响。全身应用抗生素 5~7 天。

【手术并发症及处理】术后失明是最严重的并发症，常因急性眶内出血、压迫包扎及眶底植入物太硬及靠后以及视网膜中央动脉栓塞所致，故术中操作务必轻巧，植入物大小要适宜，且要固定在正确的位置。若发现急性眶内出血并引起眶内压升高，应及时减压。术后出现下睑外翻要进行粘连松解或植皮矫正。术后植入物排出，多因皮肤切口偏下或沿下眶缘切开皮肤和骨膜，以及植入物固定不良所致，故手术时要注意避免。持续的眼球内陷及下移，可在相应方位作骨膜下的自体骨或硅胶植入予以矫正。上睑沟凹陷畸形可使用真皮 - 脂肪瓣植入矫正。持续的睑下垂可通过提上睑肌徙前术来修复。

【手术要点及注意事项】术中手术野的暴露要用柔软、边缘圆钝的牵开器，并在手术时定期间歇放松被牵拉的组织，以免压伤眼球；要彻底使被嵌顿的眶内软组织复位；术中应尽量避免不必要的组织创伤及扩大术野范围，减少眶内出血；要妥善固定大小适合的植入物，放置植入物后要观察双眼位是否对称。

2. 眶尖骨折　一旦确诊眶尖骨折应及时手术，除去凹陷的骨折片、骨痂或肉芽肿。由于眶尖骨折位置较深并常伴颅脑损伤，故手术治疗必须取得颅脑外科及耳鼻喉科医师协助进行手术。

3. 眶外侧壁及颧骨骨折　眶外侧壁骨折主要是颧骨及颧弓的骨折，临床上较常见。凡有张口受限制或畸形严重者均应手术治疗。治疗的目的主要是使骨折正确复位。因患者常伴颌面损伤及功能障碍，故应会同颌面外科医师共同处理。常用的复位方法有以下几种：

(1) 颧弓牵拉法：适用于单纯颧骨弓内移及无眶内组织受损者。消毒颧部皮肤术野后，局部浸润麻醉。用大号

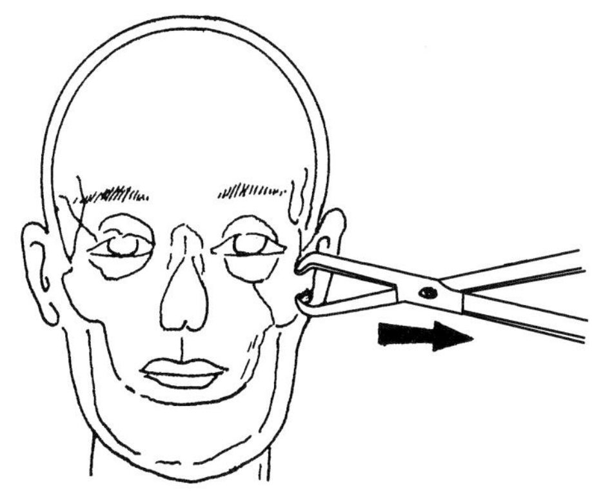

图 18-6-36　颧弓牵拉复位法

固巾钳的钳尖经颧弓中部上、下界的皮肤刺入，当抵达其深部时，钳住内移的颧弓并向外牵引，使其复位(图 18-6-36)。颧弓复位的标准是患者张口活动恢复正常。

(2) 口腔内切开喙突外侧复位法：适用于闭合的颧弓多线骨折。一般在局麻下复位，在颧弓骨折区用 1% 利多卡因或 1% 普鲁卡因作浸润麻醉；口内可于磨牙颊侧切口处的黏膜和颧弓内侧及下方深层软组织内作局部浸润麻醉。在覆盖喙突和下颌支前缘的黏膜上，从上颌牙槽平面开始向下沿下颌支前缘的前庭沟作 4cm 长切口。切口深达骨膜，然后用弯剪或中号止血钳沿喙突外侧和上方作钝性分离，经过颞肌腱和颞肌前达颧骨弓骨折处，此时分离的器械可触及颧骨弓。接着改用一扁平骨膜分离器或牙挺插入切口，沿喙突外侧并经喙突颞肌腱和颞肌的浅面达骨折

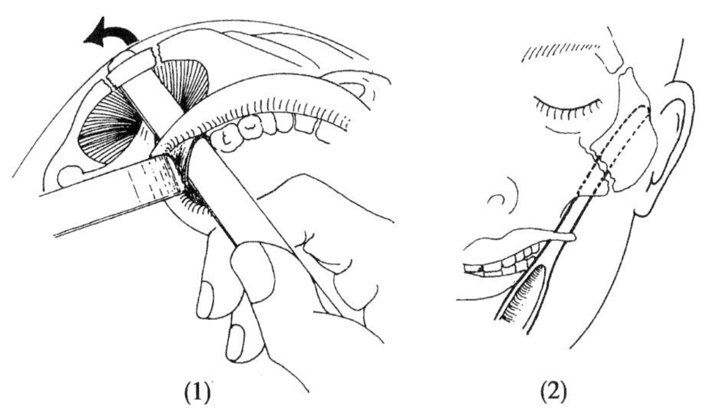

图 18-6-37　口腔内切开喙突外侧复位法

处的颧弓后下方。当骨膜分离器向外抬起骨折片时，用手指在口外皮肤面可扪到断骨的凹陷区逐渐复位，直至完整的颧弓外形恢复为止(图 18-6-37)。

(3) 颞部切开复位法：适用于颧弓及颧骨骨折。在患侧颞部皮下及颧弓骨折区作局部浸润麻醉，平行该处发际缘作 2cm 皮肤切口。切开皮肤、皮下组织并暴露颞筋膜，沿颞筋膜和颞肌之间伸入细长的骨膜分离器至颧弓或颧骨下方，此时在颞部皮肤面放置一纱布卷作为骨膜分离器的

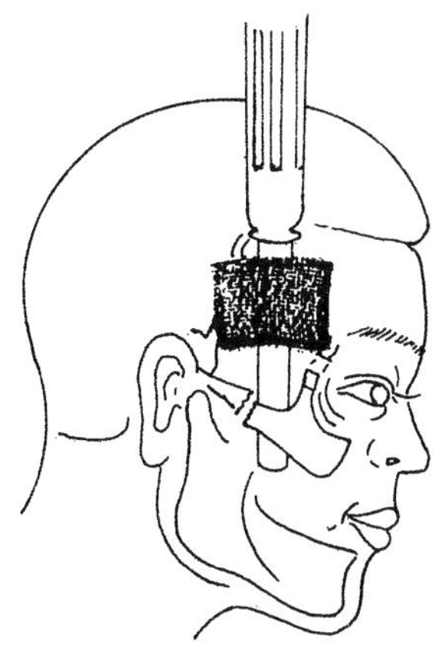

图 18-6-38　颞侧切口复位法

用力支点并保护其下面的组织，同时用力将骨折片向前撬起复位(图 18-6-38)。复位期间术者的另一手应放在颧弓皮肤面上协助复位并了解复位的效果。

(4) 单齿钩的开放复位：

1) 适应证：适用于颧骨或颧弓骨折片移位，并伴有下列临床表现之一者：颧骨或颧弓区有明显凹陷畸形；眶下神经支配区痛觉丧失；下颌骨活动受限；复视。

2) 复位方法：伤员取仰卧位，头偏向健侧：在骨折区作局部浸润麻醉，平行颧弓下缘作长 3~5mm 的皮肤切口。经切口伸入单齿钩并紧靠颧骨面沿颧骨或颧弓下缘使钩尖插入骨折片下，钩住移位的骨折片向相反方向牵引复位(图 18-6-39)。牵引时用力不宜过大并以左手拇指和示指抵

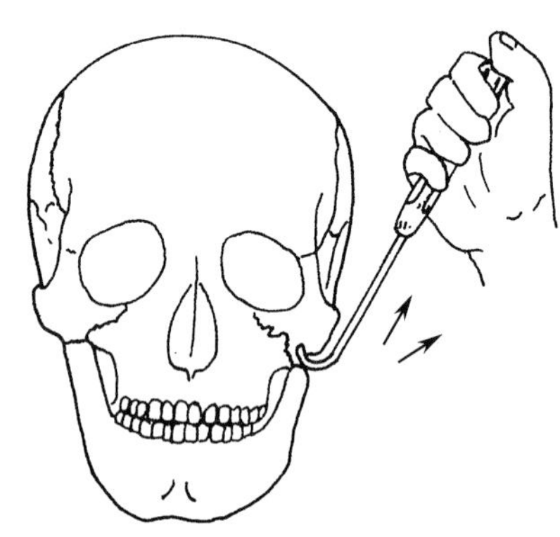

图 18-6-39 单齿钩的开放复位法

压骨折部位，用缓慢的拉力进行复位。当骨折复位时可听到断端接合的响声，骨折区凹陷区畸形消失，张口活动范围加大。最后缝合皮肤切口。

如为开放性骨折，应先作伤口的清创处理，然后再进行上述的骨折复位，最后缝合伤口。

(5) 切开复位、骨间结扎固定：本法适用于骨折早期用牵拉法不易复位和移位较大的颧骨及颧弓骨折。根据 X 线所显示的骨折部位，在相应的皮肤面分别作小切口，暴露骨折线两侧骨面，在骨折处每侧各钻两个骨孔，用不锈钢丝穿过，牵拉复位后，接着结扎不锈钢丝，使骨折部位固定。

(三) 并发症及处理

1. 爆裂性眼眶骨折后持续复视的处理　爆裂性眼眶骨折引起复视的患者，大约有 1/10 因持续性复视而需要进一步的斜视手术，其中复合性眶底和颧骨骨折的持续性复视最常见。如果复视仅在向上注视才出现，而在第一眼位和向下注视为正视者，不必进行手术处理，以免手术后可能产生更多的并发症。需要进一步治疗的最常见问题是在第一眼位出现上斜视和在向上注视时受累眼的运动受限制；较少见的表现为有向下注视受限制的上斜视眼。

在大部分患者中，眼偏斜纯粹是垂直性的，手术在于恢复在第一眼位和向下注视时的双眼单视。由于手术的结果不能完全预期，因此要采用分阶段进行手术，同时应使用可调整缝线技术作肌后退术。以便随后必要时，能予以调整。

如果在第一眼位存在下斜视并伴有向上注视的机械限制，则进行受累眼的下直肌后退(3~6mm)。如果没有能证实的阳性被动运动限制试验，通过缩短 3~5mm 增强同侧眼的上直肌；如果使对侧眼的上直肌后退(3~6mm)会进一步缓解受累眼的持续性下斜视。

如果存在上斜视并有受累的下直肌变弱和对侧眼的上斜肌亢进，则进行对侧上斜肌肌腱切断术。此外，通过切除(3mm)可以加强麻痹肌的功能。对侧的上直肌亢进不常见，但如果存在，通过将该肌后徙(3~5mm)能进一步克服该眼肌的不平衡。术后，在向下注视时残留的复视现象可能需要棱镜片矫正。

在第一眼位为正视，但在向上和向下注视时受累眼受限制的患者，上及下两直肌同时的同侧后退(4~6mm)是有帮助的。在这种情形采用可调节缝线技术特别有用，以便允许受累眼正视得到保持。

2. 其他眼眶骨折后持续性复视的处理　眼眶上方骨折由于伴有血肿形成所致的机械限制常常伴有暂时性复视。此时，眶缘可能移位，如不及早复位，将引起面部形态的明显不对称。但尽管如此，它所引起的复视通常会消失，并维持良好的双眼单视。

持续性复视可能由于伴有骨刺的骨折下移，妨碍了提上睑肌和上直肌的功能所致；眼球运动限制在外上转时最明显，因此可能与眶底爆裂性骨折混淆。此时，需要手术探查使下移的骨碎片提起。

除非有脑神经损害，否则其他眼眶骨折后的持续复视是不常见的；眶尖综合征后的动眼神经麻痹常见且康复常不完全，有关的手术处理见眼外肌损伤的处理。

第七节　外伤性眼球脱臼的手术处理

外伤性眼球脱臼常常是由于眼眶突然遭受暴力打击或有粗大异物作用于眼球和眼眶之间，加上头部反射性突然的反方向运动，从而使眼球向眶口脱出。最常见的原因为牛角伤、跌倒或碰撞时眶骨直接受突出的钝物撞击。根据眼球脱臼的程度可分为半脱臼和全脱臼。

眼球半脱臼是指眼球部分夹在睑裂外；全脱臼为眼球整体脱出于眶缘外。眼球半脱臼时，眼肌及视神经只出现不同程度的损害，全脱臼则必然出现严重的眼肌和视神经损害，甚至发生视神经撕脱及部分或全部眼肌断裂。所以，尽管成功将眼球及时复位，但是患眼的视力及眼球运动往往遭受难以逆转的损害，有时也无法保存脱臼的眼球。

【术前准备】术前应作 B 超、眼眶 X 线照片或 CT 扫描检查，以便了解眼眶内、眶骨、眼球、视神经及眼肌的解剖变化。凡能观察眼底者，要详细检查视盘及有关的眼底损害。在可能时，要检查视力、视野、VEP 及 ERG，以便确定伤眼的视功能和预后情况。

手术前应向患者或家属说明手术的目的和预后，对于估计术中有摘出伤眼可能者，术前应作交代并取得患者或家属的同意方安排手术。术前 30 分钟应注射止血剂及镇静剂。

【手术方法】根据眼球脱臼的程度选择以下方法处理：

1. 眼球半脱臼　采用加压或不加压的方法使半脱臼的眼球复位到眶内，使眼睑完全遮盖外露的角膜。术后配合皮质类固醇和活血化瘀的中药治疗，让眼球慢慢恢复正常的位置。

如在术中复位时发现眼球被痉挛的眼睑夹持，造成眼球复位困难，此时可在眶缘全周皮下作眼轮匝肌浸润麻醉，

令肌肉松弛，或加睑外眦切开，使眼球易于复位。

2. 眼球全脱臼 采用外眦切开复位法。手术时应作球后和眼轮匝肌麻醉，然后作常规的外眦切开术。如果眼球复位仍有困难，可以分别将外眦韧带的上肢或下肢，或两者同时剪断，然后使脱臼的眼球复位。如估计眼肌有断裂，应沿角膜缘剪开球结膜，分别检查上、下、内、外四条直肌是否断裂，然后沿巩膜面向后作钝性分离，找出断裂的眼肌断端，用3-0丝线作双套环或褥式缝合方法将断裂的眼肌缝合。如眼眶内有较多积血，术中可经外侧结膜切口进入眼眶排出部分积血，降低眶内压力，使眼球容易复位。接着用1-0丝线缝合外眦韧带，并用5-0丝线缝合结膜及皮肤切口，患眼作加压包扎。

假如脱臼的眼球已完全失明，眼内破坏严重且有3条以上的眼肌完全断裂，这种伤眼即使经手术复位也难免发生眼球前段缺血，故应将脱臼的眼球摘除。

（龙崇德 何丽文 汪振芳 林晓峰
罗益文 袁钊辉 梁丹）

第十九章 眼科激光手术

与前述各章节器械手术相比较，激光手术是以激光光束作为工具，利用其多种生物效应，以较小的组织损害达到较好治疗效果的一种疗法。激光手术的出现使某些原来需要用手术刀等器械进行手术的眼疾在门诊即能治疗。由于激光在眼科治疗领域的应用广泛，方法优越，疗效确实，激光手术在现代眼科手术中已占有重要地位。目前，全视网膜光凝术（panretinal photocoagulation，PRP）是治疗严重非增殖性糖尿病视网膜病变和增殖性糖尿病视网膜病变的主要方法。激光周边虹膜切除术是治疗某些闭角型青光眼的首选方法。调QNd：YAG激光治疗后发性白内障和玻璃体条索简便易行，避免了手术带来的风险及诸多并发证。

激光技术的发展推动了激光手术的进步，从第一台红宝石激光治疗眼病以来，已有数十余种激光相继应用于眼科，新的激光性能更优越，应用范围更为广泛。电子计算机等技术在眼科激光的应用，不仅使激光器的性能大为提高，而且也给操作和应用带来极大的方便。如目前的眼科多波长激光和多点模式扫描激光，前者可根据临床不同部位、不同靶组织以及屈光介质的清晰度选择最佳波长，后者可根据不同性质及不同部位的病变选择不同的激光发射模式，使治疗更加精确，效率更高，副作用更轻。

目前，激光手术已成为眼科常用和重要的治疗手段，它以其独特的优点弥补了传统疗法的不足。但是，若应用不当，也会带来一系列不良后果。

本章将重点介绍常见眼病激光治疗的适应证、禁忌证、并发症和治疗方法等。

第一节 激光对眼组织的作用与特性

眼球结构的显著特点之一就是具有透明的角膜、房水、晶状体、玻璃体及视网膜神经纤维层，可见光及近红外光波长范围内激光可以顺利通过这些透明组织，到达眼内特定区域，眼组织的这些光学特点为激光治疗提供了必要条件。激光的各种物理特性，如单色性好、方向性强、亮度高等，则是激光能被广泛用于临床眼科治疗的根本原因。不同的激光器输出不同波长的激光，不同波长的激光在眼组织的穿透率和吸收率也不同，这一点是激光治疗时必须考虑的一个基本问题。

一、激光对眼屈光介质的透射特性

正常人眼屈光介质对沿视轴方向入射激光有良好的透射特性（图19-1-1），可见光及近红外光波长范围的激光能很好地透过眼屈光介质，到达眼底，很少被吸收或散射（如Ar^+激光或Nd：YAG激光）；但在短波段，波长小于400μm的激光（如准分子激光）透射率很低，难以透过眼屈光介质，在红外波长段，波长大于1200μm的激光（如CO_2激光）透射率也很低，因此，眼底病的激光治疗多选用透射率很高的激光，如氩激光等，而角膜屈光手术则应选用被角膜吸收率高，不易穿透进入眼内的激光（如准分子激光）。

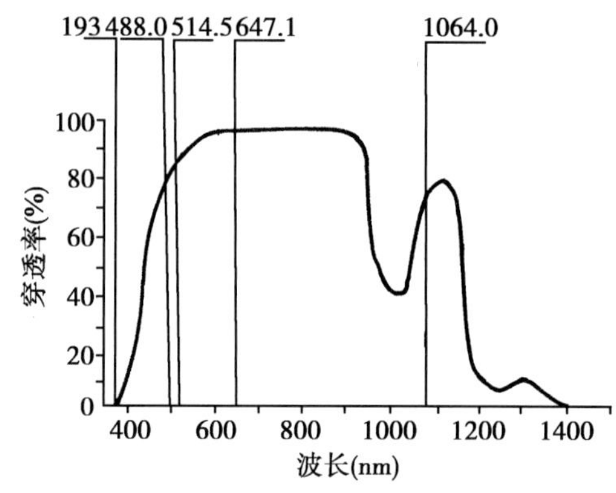

图19-1-1 激光在眼组织的透射特性

二、激光对眼屈光介质的吸收特性

氩离子激光及氪离子激光均有60%以上被色素上皮吸收（图19-1-2），因此上述激光均能用于视网膜光凝。

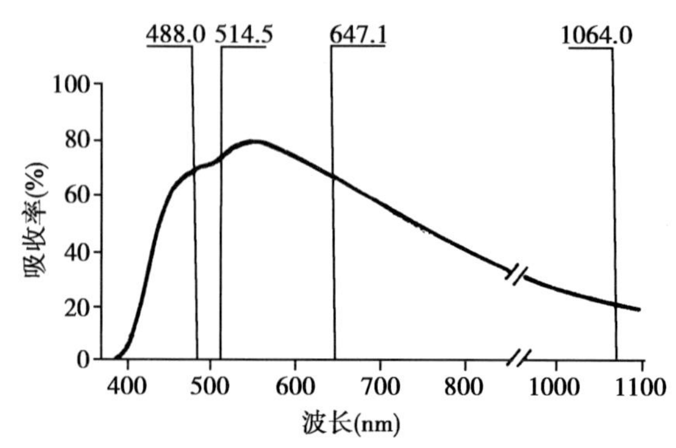

图19-1-2 激光被黑色素吸收的特性

黄斑区叶黄素对 488μm 的氩离子蓝激光有较高吸收率，而对 514μm 的氩离子绿激光、氪离子红激光的吸收率很低(图 19-1-3)，因此黄斑区的光凝不能用氩离子蓝激光，避免损伤视功能。

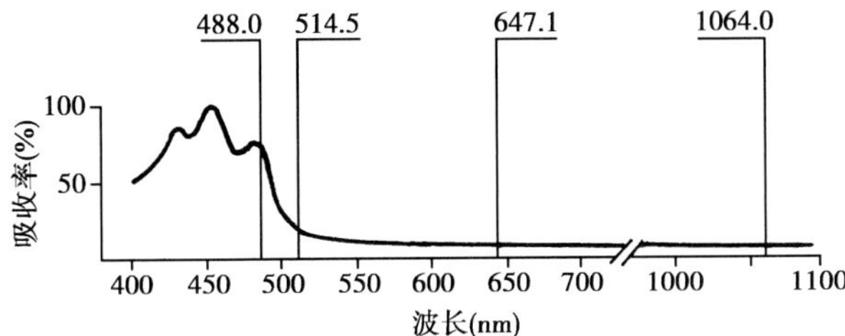

图 19-1-3 激光被叶黄素吸收的特性

蓝绿激光如氩激光被血红蛋白吸收率较高，而长波段的红光，如氪离子红激光被血红蛋白吸收很少(图 19-1-4)，利用这一特点可指导临床选择合适波长激光治疗眼底出血性疾病，如在眼底后极部广泛视网膜浅层出血的病例，不能用蓝光或绿光直接光凝出血块，以免严重损伤视网膜神经纤维层，而应选用氪离子红激光，或等出血吸收后用氩离子蓝、绿激光进行光凝。

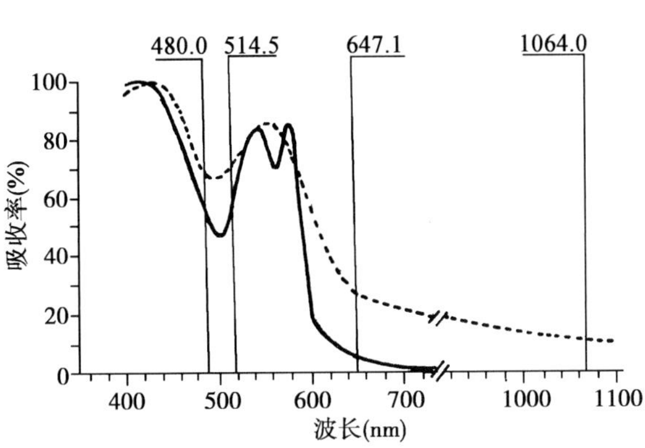

图 19-1-4 激光被血红蛋白吸收的特性

眼组织含有十分丰富的水分，它对红外激光(如 HO:YAG 激光等)有很高的吸收率。

因此，在进行激光治疗时，针对不同性质和不同部位的疾病，要注意选择合适的波长，使激光在靶组织上发挥最大效率，而对靶组织邻近的组织则产生最小的损害。

三、激光对眼组织作用的形式

激光与生物组织的相互作用的结果取决于激光的波长、功率密度、作用时间、工作效率以及靶组织的成分。这些效应可分为三大类：光化学效应、热效应和离子化效应。

(一) 光化学效应

1. 光辐射(photoradiation) 血叶啉衍生物(hematoporphyrin derivative，HPD)是一种被活动性肿瘤组织选择性吸收和潴留的物质，当这种吸收了血叶啉衍生物的肿瘤组织受到波长为 625~635μm 的光照射时，HPD 受激处于兴奋状态，与氧分子相互作用，结果产生细胞毒性的单氧，从而杀死肿瘤细胞和肿瘤组织。这种光敏化的肿瘤组织进行光照射称为光辐射疗法(photoradiation therapy，PRT)，亦称光动力学疗法(photodynamic therapy，PDT)，其治疗过程为一系列光化学效应，目前用此法治疗较小的脉络膜黑色素瘤，取得较好的效果。

2. 光切除术(photoabiation) 波长小于 300nm 的紫外光通常引起生物组织的光化学效应，例如准分子激光，其紫外线光子有足够的能量打断目标的分子键，并以超音速驱逐打断的分子碎片，从而实现了激光对组织的切割作用。

弱激光如 He-Ne 激光的生物效应也被认为是光化学效应，弱激光被组织吸收后产生生物刺激作用，可缓解疼痛、促进伤口愈合，其机制尚不清楚，但被认为是由于酶的释放和前列腺素的转变所致。

(二) 热效应

1. 光凝(photocoagulation) 氩离子激光视网膜凝固术是典型的热效应。它是通过视网膜色素上皮细胞及脉络膜细胞内的黑色素颗粒吸收光能量后，黑色素温度升高，作用于其周围组织，使蛋白质发生凝固，温度超过 40℃；蛋白质开始变性；温度 45℃以下，变性可逆；温度超过 45℃，开始凝固。对于特定的光斑和曝光时间，激光所致的组织温升与辐照度成正比，而辐照度为光束的功率与照射区的面积之比。

光凝可引起血管闭塞，其原因主要为血管内的血柱吸收光能，血红蛋白温度升高发生变性，形成血栓，以及血管壁及周围结缔组织胶质收缩。由于血栓是运动的，所以血管效应通常发生在实际作用点的下游。理想的情况下，用于封闭血管的激光光子穿透的深度应该大约与血管管径相同，以便有效地封闭血管，又不损伤深部组织。

2. 光汽化(photovaporization) 如果激光辐射度显著高于组织光凝固所需的量，组织温度可能达到水的沸点，并且快速膨胀的水蒸气在组织凝固前将引起组织破裂。在大多数情况下，光汽化术伴随着光凝固术，例如 CO_2 激光手术的切割过程中，凝固作用提供了一个完全无血的手术野。在沸点以下，水蒸气有利于维持组织温度的稳定；而在沸点以上，组织温度继续升高并发生组织炭化。

(三) 离子化效应

短脉冲 Nd:YAG 激光(1064nm)可以分裂透明和非透明组织，这一效果是通过应用小光斑和极短的(毫微秒级至微微秒级)脉冲而获得的，高辐照度使激光焦点处小范围空间的物质发生离子化，蜕变为离子和电子的共同体——等离子体，等离子体一旦形成，将会发生下列变化：①吸收或散射即将到来的脉冲，挡住了下面组织免受随之而来脉冲光子的作用(等离子体屏障)；②快速膨胀、产生震动和声(压)波，后者机械性地分裂蜕变区周围组织，由于潜在的压力使其他组织也发生分裂。

第二节 眼科常用激光及其特点

一、氩离子激光

氩离子(Ar^+)激光是气体激光，其波长为 488.0μm 和 514.5μm。Ar^+ 激光为连续光，功率最大可达 3~5W。Ar^+ 激光不仅被视网膜色素上皮及脉络膜色素颗粒吸收，而且可被血红蛋白吸收，因此，常用于视网膜裂孔、变性，开角型青光眼，也可用于血管系统疾病，如糖尿病性视网膜病变、视网膜分支静脉阻塞等病变。Ar^+ 激光还可通过导光纤维及眼内探子，在经睫状体平坦部的玻璃体手术后行眼内光凝。

二、氪离子激光

氪离子（Kr^+）激光也是气体激光器，可产生 647.1μm 波长的红光、568.2μm 的黄光和 530.8μm 的绿光。组织学上，氪离子红激光主要作用于视网膜深层的色素上皮和脉络膜，前者约 45%，后者约 55%。同 Ar^+ 相比，Kr^+ 红激光被黄斑区叶黄素吸收更少，对视网膜内层损害更小，因此，理论上更适宜治疗黄斑病变，尤其是视网膜下脉络膜新生血管膜。由于水肿的视网膜对长波长的激光散射较少，故 Kr^+ 激光治疗糖尿病性视网膜病变的黄斑水肿疗效好。由此可见，Kr^+ 红激光在黄斑病变的光凝治疗中有其独特的优点。

三、掺钕钇铝石榴石激光

掺钕钇铝石榴石（简称 Nd：YAG）激光，波长为 1064nm，位于近红外端。目前，调 Q 或锁模 Nd：YAG 激光用于膜性白内障（包括白内障囊外摘出术后出现的后囊混浊、外伤性白内障及部分先天性白内障等）、周边虹膜切除、前房及玻璃体腔内玻璃体条索。一过性眼压升高为其常见并发症。调 Q 或锁模 Nd：YAG 激光是 20 世纪 80 年代用于眼科临床、具有划时代意义的激光，它为眼内手术开辟了一条崭新的途径。连续 Nd：YAG 激光则主要用于巩膜睫状体光凝。

四、固体多波长激光

随着激光技术的进一步发展，以 Nd：YAG 为激光工作物质的固体多波长激光（solid muti-wavelength）问世，它包括 532nm 的绿光、561nm 的黄光、659nm 的红光。与氪离子气体多波长激光相比，固体多波长激光体积小、能耗低、易于散热。是目前临床应用最主要的激光器，也是氪离子气体多波长激光的替代者。

五、多点模式扫描激光

激光器的进步不仅表现在输出波长的多样化，近年来激光器的另一重大进展则是表现在输出模式的多样化，即由单点模式发展到多点及多种扫描模式，治疗的效率大为提高。这种新型激光采用的曝光时间较传统激光短，一般 10ms~30ms，产生的光斑反应也更淡，因此对视网膜的损伤较轻。多点扫描激光是对传统激光的补充，并不意味否定传统单点治疗模式，治疗过程中如何选择输出模式要看具体情况而定，不能一概而论。

六、半导体二极管激光

最常用的半导体激光（diode laser）为 GaAlAs（砷化镓）其输出波长在 800μm~850μm 之间。目前，二极管激光可治疗视网膜疾病，还可用于经瞳孔温热疗法和光动力疗法。二极管激光的优点在于机器体积小、便于携带、不用冷却，缺点是视网膜光凝时激光散射角大、治疗时有痛感。

七、二氧化碳激光

二氧化碳（CO_2）激光为波长 1060nm 的红外光，工作方式可以是脉冲式，也可为连续式。眼科 CO_2 激光可用于眼眶切开术，眼眶肿瘤切除术，眼睑、结膜肿瘤切除，眼内应用包括治疗新生血管性青光眼的小梁造口术、眼内肿瘤切除术等。

八、准分子激光

准分子（excimer）激光是指激光介质为一种稀有气体原子和卤素原子的混合物，波长在紫外区。常用的为氟化氩（ArF）准分子激光，波长为 19.3nm，由于该激光切削角膜时准确度极高，且很少损伤切口周围组织，无热效应，其切削组织原理是打断组织 DNA 的分子共价键，因此可用于切削角膜组织，改变角膜的曲率，在角膜屈光手术方面具有广泛的应用前景。

九、Er：YAG 激光

Er：YAG 激光为固体激光，波长 2.94nm，被水吸收率最大。能量足够大时，被照组织因升温而产生高压膨胀，从而发生切割或切削作用。目前正研究用于玻璃体视网膜手术、晶状体手术和屈光性角膜手术等。

十、Ho：YAG 激光

Ho：YAG 激光也是固体激光，波长为 2.1nm，能被水大量吸收。穿透率明显高于 Er：YAG 激光，其生物学作用机制与 Er：YAG 激光相似。目前正研究用于泪囊鼻腔吻合术和屈光性角膜手术等。

第三节　术前准备与术后注意事项

一旦确定需要行视网膜光凝术，仍需做如下术前准备工作。

一、详细的眼部检查

1. 眼前段　角膜有无薄翳、斑翳及角膜白斑，有无翼状胬肉，角膜上皮及内皮有无缺损，角膜后有无色素或其沉着物；前房有无闪辉、细胞，有无积血或积脓，有无晶状体样屑或色素斑，虹膜结构有无异常，有无新生物或血管，有无前或后粘连；晶状体混浊类型，有无表皮剥脱，晶状体囊膜面有无色素斑等。

2. 眼后段　必须充分散大瞳孔，在直接或间接检眼镜下，仔细检查眼底。周边部病变最好在裂隙灯三面镜下检查，对所发现的黄斑或周边部的病变应认真作图表示。如玻璃体膜，弥漫性积血、血块、色素、胶质组织浓缩等。

眼底照相及眼底荧光血管造影和（或）吲哚菁绿脉络膜血管造影是视网膜光凝术前应该进行的检查项目，它不仅是决定光凝的方法、步骤和范围的重要依据，而且是检验术后效果的重要手段。如果眼底照相与眼底荧光血管造影检查日期与光凝日期相差甚远，应重新申请此项检查，通过阅读近期的荧光血管造影片可以确定色素上皮渗漏点的位置及形态，神经上皮及色素上皮脱离的大小及位置，黄斑脉络膜新生血管膜的位置范围及形态，帮助鉴别视网膜微动脉瘤与小出血点，鉴别新生血管与侧支循环；确定黄斑区有无水肿及水肿类型等。此外光学相干断层成像术（OCT）对病灶的诊断与鉴别诊断以及预后判断、疗效分析、再次治疗的确定均具有重要价值。

视功能检查包括矫正视力、Amsler表格、视野、色觉等，必要时行视网膜电流图、视觉诱发电位等检查以了解视网膜缺血程度及视功能改变。

对于老年体弱者，除眼部检查外，还应进行全身体检，如血压、脉搏、心电图等，以便对患者身体状况有所了解。

二、向患者及家属解释有关事项

尽管激光治疗某些眼底病的疗效是肯定的，但治疗过程中不可避免地损害部分正常的组织细胞，因此必须向患者及家属说明激光治疗的利与弊，治疗会有什么好处，可能存在什么并发症；不治疗会有什么危险。由于激光是对症治疗，而不是对因治疗，所以无论取得多么好的疗效，都只能被认为是暂时的、相对的，患者仍需定期到医院复查，若病变继续发展，可能还需追加激光治疗。即使治疗很成功，将来也可能复发。这些必须向患者及家属说明。只有当患者及家属完全理解、表示接受激光治疗，医师才能进行。

三、器械准备

包括各种必需药品，如散瞳剂、麻醉剂和抢救用药，以及用于治疗眼底的角膜接触镜等。

激光术前一般用表面麻醉药局部结膜囊麻醉即可，一般不需球后麻醉，除非患者感到疼痛难忍或不能配合。

四、术后注意事项

由于视网膜光凝术是一种损伤性疗法，因此同其他外科手术一样，应避免伤口旁血管压力过高，引起出血。为此，患者术后应注意以下几点：

1. 保持头向上位，移动应缓慢，避免过多弯腰。
2. 不要用力提重物，不要憋气。
3. 睡觉时，最好头与躯干能够上升15°~20°，即半坐卧位。
4. 控制咳嗽、打喷嚏，上呼吸道有炎症时应及时治疗。
5. 不要用含有麻黄碱或肾上腺素的药物滴鼻、喷鼻或吸入。

第四节 激光治疗眼底病的机制

一、激光治疗眼底病的机制

（一）激光治疗视盘、视网膜新生血管的机制

视盘、视网膜新生血管可见于增殖性糖尿病性视网膜病变、视网膜静脉周围炎、外层渗出性视网膜病变（Coats病）、缺血性视网膜静脉阻塞等病。新生血管管壁通透性高，血管内物质容易渗出到血管外，引起组织的水肿、渗出和出血。若累及黄斑中心凹，则严重影响视力。脆弱的视网膜新生血管容易破裂，导致视网膜内或视网膜前出血，重者出血突破内界膜进入玻璃体，引起玻璃体大量积血，从而使视力下降。此外，新生血管的生长均伴有不同程度的纤维组织增生、纤维组织的收缩、新生血管破裂出血及牵引性视网膜脱离。视盘、视网膜新生血管好发于缺氧的视网膜（眼底荧光血管造影表现为毛细血管非灌注区）与非缺氧视网膜交界处，目前普遍认为缺氧的视网膜可能释放新生血管因子。这种因子导致缺氧区周围视网膜血管增生，形成新生血管。

视盘、视网膜新生血管对眼球危害十分严重。一经发现，应尽快治疗。激光光凝治疗视盘、视网膜新生血管，可通过热效应，直接封闭其供养支，使其血流中断。更主要的是通过光凝缺氧的视网膜，间接地使新生血管萎缩。但其确切机制尚未明了，目前有以下几种推测：

1. 光凝破坏了部分视网膜组织，使缺氧的视网膜释放的新生血管因子减少。
2. 光凝使外层视网膜萎缩、变薄，结果使脉络膜氧容易进入内层视网膜，从而改善内层视网膜缺氧状态。
3. 由于外层血-视网膜屏障破坏，促进了新生血管因子从视网膜向脉络膜扩散。
4. 视网膜光凝后，一部分视网膜被破坏，视网膜面积减小，因此残余视网膜营养状态得以改善。

（二）激光治疗视网膜下脉络膜新生血管膜的机制

视网膜下脉络膜新生血管膜（subretinal choroid neovascular membrane，SRCNM）多发生于后极部，在我国常见于老年性黄斑变性、中心性渗出性视网膜脉络膜病变、高度近视性黄斑病变、眼外伤、血管样条纹及地图样视网膜脉络膜病变等。在西方国家还可见于组织胞浆菌病。SRCNM的发生机制多认为是玻璃膜（Bruch膜）的完整性受到破坏，使脉络膜血管从玻璃膜破损处长入。

激光治疗SRCNM的机制：

1. 激光（如Ar^+激光或Kr^+激光）使色素上皮及脉络膜色素颗粒温度升高，间接使其邻近的SRCNM凝固，新生血管闭塞，最后瘢痕化。
2. 激光直接照射SRCNM，由于新生血管较细，其管内血流较缓慢，Ar^+激光能被新生血管内的血红蛋白吸收，发生凝固，新生血管管壁痉挛、缩窄和闭塞。
3. 光动力疗法选择性封闭脉络膜新生血管。

（三）激光治疗视网膜变性、裂孔、脱离的机制

无论是视网膜变性还是视网膜裂孔或视网膜脱离，治疗的目的都是试图加强视网膜神经上皮层与色素上皮层之间的黏合力，以防止视网膜脱离，或阻止原已脱离的部分继续扩大。激光治疗本病的原理是使视网膜变性、裂孔的病变区光凝后产生渗出性脉络膜炎，炎症吸收后则留下粘连性瘢痕组织，从而将视网膜神经上皮层和色素上皮层及脉络膜紧密粘连在一起。当许多个光斑排成“堤坝式”围绕变性区、裂孔或局限脱离区时，这种粘连作用更加有力。如裂孔区有广泛视网膜脱离，则光凝无效，需行其他手术治疗。

（四）激光治疗中心性浆液性视网膜脉络膜病变的机制

正常情况下，由于视网膜色素上皮屏障的作用，脉络膜液体不能通过视网膜色素上皮进入神经视网膜下。但在该屏障作用受到损害时，如中心性浆液性视网膜脉络膜病变，则脉络膜液体可通过色素上皮损害处进入神经视网膜

下形成浆液性神经上皮脱离，若累及黄斑中心凹，则影响视力，Ar^+ 激光能有效地封闭色素上皮渗漏点，促进神经上皮下液体吸收。

其机制可能是：一方面激光破坏失代偿的色素上皮细胞和刺激周围正常色素上皮细胞增殖，形成新的脱色素上皮细胞；另一方面，光凝可能形成一自由通道，由于脉络膜的抽吸作用，使神经上皮下液体经该通道流向脉络膜，从而使之被吸收。

（五）激光治疗眼底肿瘤的机制

1. 激光作用于瘤体周围色素颗粒，受照黑色素颗粒温度升高，通过热传导使瘤体热凝固坏死。

2. 激光直接作用于瘤体，瘤体内的黑色素颗粒及血红蛋白吸收激光能量，产生热效应，使瘤体或瘤壁产生变性或坏死。

3. 激光作用于供养血管，使瘤体萎缩。

4. 光动力学疗法治疗眼底肿瘤。

二、激光治疗视网膜血管系统疾患

（一）激光治疗糖尿病性视网膜病变

糖尿病性视网膜病变是糖尿病的严重并发症，是致盲的重要原因之一。糖尿病性视网膜病变的发生与糖尿病的病程有关。患糖尿病5年以内者，较少发生糖尿病性视网膜病变；而患糖尿病10年者，约50%有糖尿病性视网膜病变；20年后，80%~90%患者将发生糖尿病性视网膜病变。

1959年，德国眼科医师 Meyer-Schwickerath 首次用氙弧光行糖尿病性视网膜病变光凝术，为治疗糖尿病性视网膜病变提供了新的疗法。但由于氙弧光的光谱成分较复杂，光斑面积大，故对视网膜损害大。目前临床上已停止使用。

Ar^+ 激光视网膜光凝术对糖尿病性黄斑水肿和增殖性视网膜病变已取得可靠和安全的疗效；它可促进黄斑水肿的消退，增加了视力恢复的机会；破坏缺氧的视网膜，封闭渗漏、减少渗出及水肿；直接或间接使视盘或视网膜新生血管闭塞、萎缩，从而预防出血。据美国糖尿病性视网膜病变研究组报告 Ar^+ 激光全视网膜光凝术后2年内可使严重视力丧失的危险性下降50%以上。据我国张承芬等的报告，Ar^+ 激光全视网膜光凝后，不仅视网膜水肿、渗出及出血吸收及新生血管萎缩，而且部分患眼视力可提高2行以上。目前激光光凝术已成为治疗糖尿病性视网膜病变行之有效和广泛应用的疗法。

【分类及临床表现】临床上多将糖尿病视网膜病变分为非增殖性与增殖性。

非增殖性糖尿病视网膜病变进展缓慢，在视网膜后极部首先出现微动脉瘤、斑点状视网膜内出血、硬性渗出、静脉扩张，这些病变随病情控制的程度而时轻时重。微动脉瘤数量不等，常位于黄斑附近的视网膜内层，呈紫红色小球状，荧光造影早期呈强荧光点，晚期可渗漏荧光。由于毛细血管渗透性增加，出现视网膜水肿及渗出，若累及黄斑区，则视力受到损害，荧光造影显示黄斑区有荧光渗漏，硬性渗出多位于黄斑附近、呈淡黄色，境界清楚，为玻璃样变或胶质沉着所致，不易消退。静脉常扩张，管径粗细不均，呈腊肠状。

根据糖尿病视网膜病变严重程度不同，非增殖性糖尿病视网膜病变又分为轻度、中度和重度。重度非增殖性糖尿病视网膜病变在眼底镜下表现为出现以下任一改变，但无增生性视网病变的体征：①4个象限中每象限出现大于20处视网膜内出血点，②至少2个象限以上出现静脉串珠样改变；③至少1个象限出现明显的视网膜内微血管异常。轻度非增殖性糖尿病视网膜病变仅有微血管瘤。中度非增殖性糖尿病视网膜病变则介于轻度与重度之间。我国1988年将糖尿病视网膜病变分为六期，详见玻璃体手术章。

增殖性糖尿病视网膜病变是以新生血管及增殖性病变为特征，同时可伴有微动脉瘤、毛细血管闭塞、视网膜内出血、视网膜前或玻璃体积血等表现。新生血管绝大多数见于视盘上，其次见于静脉主干上，以颞侧静脉较多见，视盘新生血管为玻璃体积血的主要原因，因为视盘新生血管无内界膜阻挡，容易长入玻璃体内而导致玻璃体积血。当反复出血、机化，形成玻璃体条索时，可发生牵引性视网膜脱离，严重者尚可并发新生血管性青光眼，两者均可导致失明。晚期静脉可呈串珠状或梭形膨胀，或扭曲呈袢。荧光造影有大量微动脉瘤，中周部广泛毛细血管非灌注，毛细血管扩张形成的A-V短路、大量渗漏荧光的新生血管，造影早期可能发现新生血管小叶的供养血管。多数病变累及黄斑，出现弥漫性或囊样水肿的荧光征象，受累的动静脉均有荧光渗漏。

【适应证】在决定是否激光治疗糖尿病性视网膜病变时，要考虑以下三种情况：①若不治疗，视力丧失的危险性；②激光治疗的好处；③激光治疗的并发症。只有当激光治疗的好处占主导地位时，才能推荐激光治疗。

1. 全视网膜光凝术的适应证是严重非增殖性糖尿病视网膜病变和和增殖性糖尿病性视网膜病变；对于轻、中度的非增殖性性糖尿病性视网膜病变则不适宜。

2. 激光局部光凝术用于治疗黄斑区微动脉瘤或者其他渗漏点，或者治疗临床有意义黄斑水肿，即视网膜增厚累及黄斑中心凹500μm以内；硬性渗出位于黄斑中心凹500μm以内，伴有邻近视网膜水肿；视网膜增厚范围为1PD以上，且其任何一部分位于中心凹1PD以内者。

3. 格栅样光凝术则用于治疗弥漫性黄斑水肿，即累及黄斑中心凹的视网膜增厚，范围为2个或2个以上视盘面积。

临床有意义的黄斑水肿和弥漫性黄斑水肿不仅见于增殖性糖尿病视网膜病变，而且见于非增殖性糖尿病视网膜病变。

4. 出现下列情况者必须尽快行激光治疗

(1) 具有高危因素的糖尿病性视网膜病变。

(2) 玻璃体或视网膜前积血。

(3) 眼前段新生血管。

(4) 视网膜内损害：包括：①广泛视网膜出血和（或）微动脉瘤；②棉絮状斑；③小血管弯曲；④静脉管径异常，呈节段性扩张—串珠样改变；⑤动脉异常，包括管径不均、管壁透明度下降。这5种损害提示进行性视网膜缺血。

(5) 黄斑水肿。

(6) 伴有新生血管的玻璃体视网膜粘连。

(7) 全身因素：妊娠或肾衰竭可能使视网膜病变恶化，因此合并有妊娠或肾衰竭的患者，不要等待，而应尽快激光

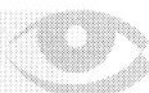

治疗。

(8) 过去病史：对于适合光凝治疗者，因某些原因推迟治疗，结果一只眼发生广泛玻璃体积血或持续性视力下降者，另一眼则应尽快激光治疗。

【禁忌证】

1. 晚期后极部广泛胶质增生。

2. 严重的玻璃体视网膜牵引。

3. 荧光血管造影显示广泛毛细血管闭锁。当60%以上黄斑和旁毛细血管闭锁时，全视网膜光凝不但没有益处，反而增加黄斑水肿，使视力丧失。

4. 大量新生血管丛跨过后极部。

5. 后极部有网状的含不同血管成分的条索状玻璃体膜，光凝会使玻璃体条索收缩，增加玻璃体牵引力，导致牵引性视网膜脱离。

6. 由于毛细血管渗漏所致的后极部视网膜严重水肿。

7. 患严重肾性视网膜病变，伴有水肿、视网膜深层脂质聚集，血管变细、弯曲，视网膜功能低下者。

8. 以糖尿病和高血压视网膜病变为特征，有广泛水肿、渗出，毛细血管闭塞，以及其他与糖尿病肾性视网膜病变相似的改变者。

【治疗技术】

1. 全视网膜光凝技术　全视网膜光凝术的范围主要分布在中周边眼底，向后距视盘1.5~2PD，距黄斑中心凹颞侧2PD，上下以血管弓为界；向前至涡静脉壶腹部（或赤道部）(图19-4-1)。光斑大小为500μm，后极部光凝时，光斑适当调小，可用300~200μm，曝光时间0.1~0.2秒，视网膜光凝数目为800~1600个，视光斑大小而定。输出功率一般为0.20~0.50W，以视网膜出现灰白色反应斑为度，两相邻光凝斑之间相距1/2~1个光斑直径。如果在上述条件下，因屈光介质混浊等原因达不到所需的光凝效应，可适当提高功率或曝光时间，仍达不到者，则应用较小光斑。PRP术一般分3~4次完成，每次治疗1/3~1/4象限，两次间隔1~2周。

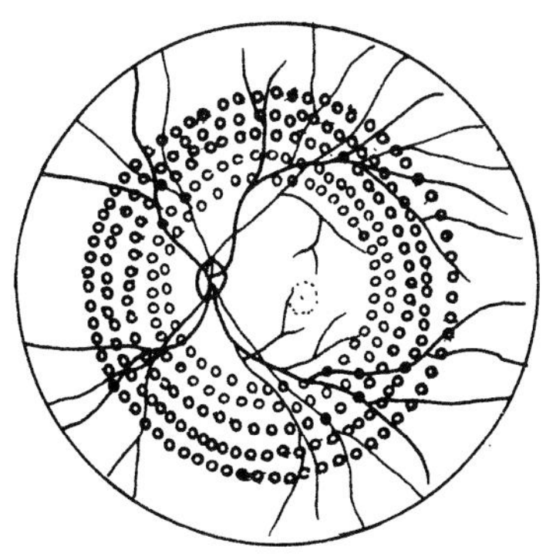

图19-4-1　全视网膜光凝术

2. 新生血管直接光凝术　应用Ar^+激光或Kr^+黄、绿激光。光凝前必须慎重确定新生血管的供养支，在不确定时，不能随意进行光凝。曝光时间可适当延长，直至血管闭锁。

3. 局部光凝术　应用Ar^+绿激光或Kr^+激光，光斑50~100μm，曝光时间0.1秒，用适当功率使微动脉瘤或渗漏点周围产生灰白色反应(图19-4-2)。对成簇的微动脉瘤，可用较大的光斑。

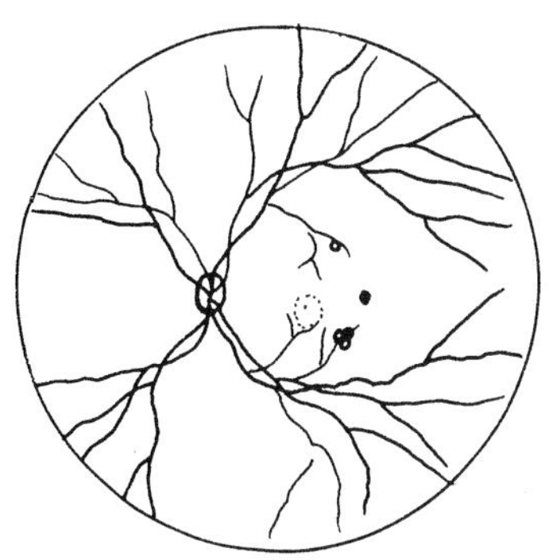

图19-4-2　局部视网膜光凝术

4. 黄斑格栅样光凝术　应用Ar^+纯绿激光或Kr^+红激光或黄激光，光斑50~100μm，曝光时间0.1秒，功率以产生轻度灰白色光凝斑为度，光凝斑之间间隔1个光斑直径，范围从中心凹外2PD至中心凹外1/3PD(500μm)，通常保留黄斑乳头束(图19-4-3)。

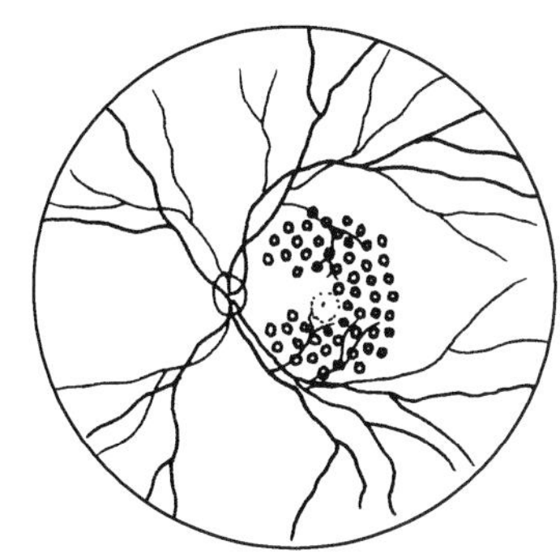

图19-4-3　黄斑局部格栅样网膜光凝术

【并发症】

1. 视功能损害　无论是全视网膜光凝术还是其他光凝术，对视功能均有不同程度的损害，其中包括中心视力下降、周边视野缩窄、一过性旁中心暗点、暗适应功能下降、视网膜电流图改变等。

2. 出血　出血可发生于激光后的即刻或治疗的3~7天内，出血量一般不多，可于数天内吸收，个别出血量较多，需2个月以上才能吸收。出血的部位可以为视网膜前出血，也可为玻璃体积血，出血的来源为新生血管、视网膜血管或脉络膜。光凝新生血管丛的输出端是导致出血的原因之一，因此必须认清靶组织。此外，功率太强、曝光时间太短以及小光斑亦易引起出血，光凝时必须注意选择合适的参数，当光斑从大调小时，应同时调低激光功率，以免产生过强的光凝反应，防止出血。

3. 误伤黄斑中心凹　此为最严重的并发症，操作者应提高警惕，注意黄斑的位置及与周围结构的关系，对于伴有先天性黄斑移位者更应留心。使用广角角膜接触镜有助于避免本并发症的发生。

4. 瞳孔缘损伤　多因治疗中瞳孔扩大不足或行周边光凝时所致。部分糖尿病患者瞳孔不易散开，治疗时应特别注意。如果发生瞳孔缘损伤，应积极抗炎治疗，预后一般较好。

5. 其他急性闭角型青光眼、黄斑水肿的发生或加重见于过强、过广泛的视网膜光凝术后，分次进行的全视网膜光凝术常可避免这些并发症的发生。此外，尚有暂时性近视、视网膜前膜收缩、牵引性或渗出性视网膜脱离等。

【预后及随访治疗】美国早期糖尿病性视网膜病变研究小组报道有黄斑水肿的非增殖性糖尿病性视网膜病变，若不行激光治疗，开始视力较好者，5 年后，约 50% 保持原来的视力；开始视力差者，5 年后约 50% 视力下降至 0.1 以下。激光治疗黄斑水肿，在一定程度上促进水肿吸收，提高视力。黄斑水肿的预后与水肿的范围和是否发生囊样改变有关，局部黄斑水肿比弥漫性黄斑水肿的视力预后好；非囊样水肿比囊样水肿的预后好。伴有中央毛细血管闭塞、硬性渗出或出血、视网膜前膜收缩、弥漫性视网膜内渗漏、水肿与出血及全身合并高血压、高血脂等者，视力预后不良。

增殖性糖尿病视网膜病变者，随着危险因素的增加，严重视力丧失（视力低于 0.3）的机会越大；激光治疗至少可使这种严重视力丧失的机会下降 50%。

糖尿病性视网膜病变的激光治疗通常非一个疗程就能彻底治愈，随访过程中需酌情补充治疗。一般在全视网膜光凝等激光术后 2~3 个月，应复查眼底荧光血管造影检查，详细检查眼底，若有部分病变仍未控制或有新的适合激光治疗的病变出现，应补充激光治疗。补充的光凝斑应置于原激光斑之间的视网膜上。

（二）激光治疗视网膜分支静脉阻塞

视网膜分支静脉阻塞（BRVO）是视网膜动脉硬化、静脉炎症或血黏稠度增高等因素引起的视网膜某分支静脉回流障碍性眼底疾患，本病有自愈倾向。而部分患者，尤其是合并高血压动脉硬化者，静脉阻塞长期得不到缓解，反复出血、渗出，视网膜水肿，甚至视网膜、视盘新生血管形成，视网膜前、玻璃体积血等。BRVO 引起视力下降的主要并发症为黄斑水肿，其次为视网膜、视盘新生血管破裂导致玻璃体积血，甚至增殖性玻璃体视网膜病变。目前激光治疗上述并发症的疗效已予以肯定。

【适应证】

1. 黄斑格栅样光凝术适用于黄斑水肿，眼底荧光血管造影证实黄斑区有荧光渗漏或荧光储留，视力低于 0.5，不影响视力的其他眼部疾患。

由于约 1/3 的黄斑水肿可自行消退，故当视力尚好时，可先观察，不急于激光治疗，若经 2~3 个月后，视力进行性下降，才考虑尽快网格样光凝。

2. 区域性或象限性播散性视网膜光凝术适用于视网膜、视盘新生血管的 BRVO，通常在发病后 6~12 个月。

由于在广泛毛细血管非灌注区（>10PD）的 BRVO 中，仅约 50% 发生新生血管，因此，美国 BRVO 协作组建议在新生血管发生以前不主张播散性视网膜光凝术。

张惠蓉等的研究显示：无灌注区面积大于 7PD 即产生新生血管的危险，随着无灌注区面积增大，产生新生血管的危险也增高。当无灌注区和视盘比值大于 30 时，82.6% 的病例可产生新生血管，故不必等待出现新生血管后再作激光，而需视尢灌注区面积大小而定。

根据我国国情，将广泛毛细血管闭塞、视网膜存在缺氧状态作为考虑光凝治疗的着眼点易于被广大眼科医师所接受，因为这不仅能够早期改善视网膜供氧状态，减少或消除了产生新生血管的后顾之忧，而且减轻了患者的心理负担，避免了未及时治疗而出血的危险，这个时期光凝治疗较容易，并发症不多。

【光凝技术】

1. 黄斑格栅样光凝术　BRVO 所致的黄斑水肿一般为局部水肿，光凝的方法也应局部格栅样光凝。

2. 区域性或象限性播散性视网膜光凝术　不伴广泛出血的分支静脉阻塞应用 Ar^+ 激光，伴有后极部广泛出血者，则应用 Kr^+ 红激光，光斑大小为 200~500μm，曝光时间 0.1~0.2 秒，在视网膜色素上皮产生中度白斑为宜。光斑与光斑之间相隔一个光斑直径，范围包括受累的视网膜病变区（图 19-4-4）。

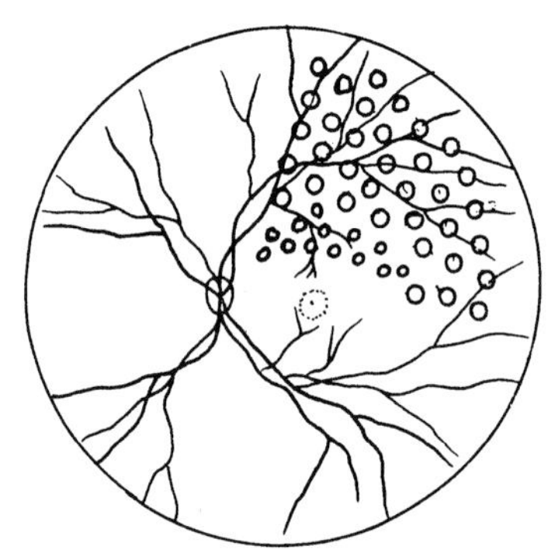

图 19-4-4　象限性视网膜光凝术

【光凝的并发症】网格样光凝术的并发症罕见。大多数网格样光凝术后有旁中心暗点，一般数周至数月后，它们会逐渐消失。若激光照射视网膜内出血或破坏 Bruch 膜，可能导致视网膜前纤维增生，从而影响视力。

【预后及随访】经网格样光凝术后，约 2/3 黄斑水肿吸收，视力有不同程度的提高，平均提高一行，也有少量患者经网格样光凝术后视力不变或有所下降。黄斑分支静脉阻塞者比黄斑不受累或受累较轻的主干分支静脉阻塞的视力预后要好，黄斑中心有毛细血管闭塞者视力预后较差。

据美国 BRVO 协作组报道，播散性光凝术可使已有新生血管形成的 BRVO 发生玻璃体积血的可能性从 50% 下降至 25%。对发生玻璃体积血的患眼，可行玻璃体切除手术，术后再行激光治疗。光凝术后 2~4 个月应复查眼底荧光血管造影，若仍残留黄斑水肿或新生血管，应追加激光治疗，直至新生血管萎缩、黄斑水肿吸收。

（三）激光治疗视网膜中央静脉阻塞

【概述】视网膜中央静脉阻塞（CRVO）的分类方法很多，这里从光凝治疗的原理出发分为缺血型和非缺血型，凡伴有广泛的毛细血管闭塞者称为缺血型。CRVO 损害视功能的主要并发症是视网膜缺氧、酸中毒、视盘及视网膜新生血管形成及其破裂出血、前房角及虹膜新生血管形成及新生血管性青光眼，和黄斑水肿、囊样变性及黄斑裂孔形成等。目前激光治疗及预防这些并发症的疗效尚不统一，但也有多中心、大样本、前瞻性病例对照研究的结论性报告。

【激光治疗的适应证】全视网膜光凝术适用于缺血型 CRVO，对有视盘 / 视网膜新生血管、前房角 / 虹膜新生血

管及新生血管性青光眼者应尽快行此光凝术。美国视网膜中央静脉阻塞研究组的研究人员进行了多中心、大样本、前瞻性病例对照研究并得出结论：预防性全视网膜光凝不能完全防止虹膜/前房角新生血管，而且在以往没有光凝治疗的眼，当新生血管刚出现时进行全视网膜光凝，其新生血管更容易退缩，因此他们建议对仅有视网膜缺氧，而无虹膜红变、无前房角新生血管、无视盘/视网膜新生血管的CRVO，应密切随访、仔细观察（包括前房角、虹膜及眼底）。在我国，正如前面激光治疗视网膜分支静脉阻塞所述，凡确诊为缺血型CRVO，即使没有发现眼底、虹膜/前房角新生血管，也可考虑全视网膜光凝术。

黄斑格栅样光凝术可促进黄斑水肿消退，但不能显著提高视力。

【光凝技术、方法】

1. 全视网膜光凝术　见本节（一）。特别强调的是，在光凝CRVO时必须注意选择合适的波长，对广泛后极部出血要慎用Ar^+激光，宜用能穿透出血块的激光如Kr^+激光，以避免损伤神经纤维层。

2. 黄斑格栅样光凝术　见本节（一）。

【并发症】激光治疗CRVO并发症少见，全视网膜光凝术后视野有轻到中度缩窄，格栅样光凝术可出现一过性旁中心性暗点，经数周或数月，可逐渐消退。

【预后及随访】临床上缺血型CRVO较非缺血型预后差，部分非缺血型可转化为缺血型。若不及时光凝治疗，20%~60%缺血型CRVO 1年内将发生新生血管性青光眼，后者多见于老年人，常于发病的3~4个月内发生。目前多数临床报道表明全视网膜光凝能够有效治疗虹膜/前房角新生血管、视盘/视网膜新生血管及新生血管性青光眼，但对视力的改善则意义不大。

光凝治疗后，仍应定期复查。每隔2~3个月复查眼底荧光血管造影，了解视网膜循环状态、黄斑水肿有无吸收等，必要时再补充光凝。

（四）激光治疗视网膜静脉周围炎

视网膜静脉周围炎，亦称Eales病或青年性复发性视网膜玻璃体积血。一般认为本病是一种过敏反应性疾病，与结核菌素或其他感染病灶及内分泌障碍有关，多见于男性青壮年，双眼先后发病，有复发趋势。光凝可封闭病变的血管，对防止复发起到一定效果，但对本病治疗，激光仅仅是综合治疗的一部分，还必须结合其他疗法，比如皮质类固醇的应用、免疫抑制剂的应用、玻璃体切割术等，方能收到更好疗效。

【适应证及禁忌证】经眼底详细散瞳检查和眼底荧光血管造影检查显示异常血管如视网膜新生血管、微动脉瘤以及大片毛细血管非灌注区（包括周边部和后极部），玻璃体无或有轻度纤维增殖者可考虑视网膜光凝术。一般将新生血管及纤维增殖膜向后极部广泛增生，或大量伸入玻璃体腔、合并有广泛牵引性视网膜脱离者列为光凝禁忌证。因为此时激光不但不会带来好处，反而会引起视网膜或玻璃体积血的发生或加剧、视网膜脱离的发生或加重等严重的并发症。

【光凝的方法】光凝的目的是减少出血的机会，因此首先对视网膜新生血管及微动脉瘤直接光凝，光斑应略超过异常血管的直径，然后光凝非灌注区视网膜，对新生血管伸入玻璃体腔者，光凝其基底部的动静脉及其邻近的视网膜后，可自行萎缩。一般选择如下参数：光斑300μm，功率200~250mW，曝光时间0.2~0.5秒，光斑可呈间断点状，也可连续一个挨一个排列。视网膜反应以变轻度白为宜。应避免对明显扩张、弯曲的供养血管进行光凝，因为这样可能导致这些高流量血管管壁内的坏死和破裂，从而有发生大出血的危险。每次治疗的范围必须局限在一个象限内（将视网膜分为4个象限），两次治疗间隔1~2周。

【并发症】

1. 出血　最严重的并发症是大量玻璃体或视网膜前出血，发生率约为6%，出血来自光凝区域的血管，应用较长曝光时间、较低功率，产生较轻的光斑，常常可防止此并发症。

2. 黄斑皱褶　少数患者在光凝术后数周至数月，黄斑区会出现血管弯曲，网膜起皱，从而导致持续性视力下降。

【预后及随访】早期病灶局限于周边者，光凝效果较好，而病变区广泛累及后极部或玻璃体内的有广泛增生性病变者，光凝效果较差。

光凝治疗2~3个月后，应复查荧光血管造影，如仍有活动性病灶或有新产生的活动性病灶，应补充光凝。

如果发生大量玻璃体积血，并且6个月的药物疗效欠佳，应考虑行玻璃体切除手术，然后再考虑是否激光治疗以预防再出血。

（五）激光治疗Coats病

Coats病亦称外层渗出性视网膜病变，是一种以视网膜渗出和常伴有视网膜血管畸形为特征的慢性进行性视网膜病变。多见于男性儿童或青年。单眼发病，病因不明，有人认为本病同毛细血管扩张症为同一类疾病。早期氩激光治疗可获较好疗效，部分患者需联合冷凝。

【适应证及禁忌证】一旦发现视网膜异常血管如血管瘤或毛细血管扩张，即可考虑氩离子激光光凝术。如果视网膜前胶质增生影响观察其下的异常血管，则为光凝的禁忌。视网膜下广泛灰白色渗出灶存在，则应结合冷凝治疗。

【光凝方法】术前局麻，一般不作球后浸润麻醉，通过角膜接触镜将激光束聚焦于靶组织上。光凝的目的是封闭或破坏异常的血管，以减少或控制其渗出和出血，破坏视网膜缺氧区，以改善视网膜供养状态。应用大于异常血管的光斑，产生中度白的视网膜光凝斑。通常光斑500~1000μm，功率700~1000mW，曝光时间为0.1~1秒，光凝术时必须仔细寻找任何小的早期的Coats病病灶。

【并发症】

1. 出血　出血是最常见的并发症，既可发生于光凝术中，也可发生于光凝术后。通常是由于对异常血管过度光凝使血管壁坏死所致。患者必须注意避免紧张的活动及重体力活动。

2. 黄斑纤维增生　通常因为过度光凝黄斑颞侧血管弓及周边区域的视网膜所致。故治疗应分多次进行。每两次之间间隔2周，以便光凝斑完全愈合。

【预后及随访】光凝治疗的效果与疗程、病变范围以及黄斑区有无受累有关。早期Coats病仅有毛细血管扩张和微动脉瘤，尚未发现大量硬性渗出，可获得满意疗效，异常血管的渗出或出血得以控制，但是大量硬性渗出累及黄斑，则疗效欠佳，视力将受到影响。如果发现广泛视网膜脱离等继发性改变，则光凝效果更差。

光凝后微动脉瘤及新生血管的萎缩，需数周至数月，多数硬性渗出数月至1年后可被吸收。

光凝后每月复查1次，若仍存在扩张的血管或渗出应行进一步光凝。直至病变被完全控制以后，仍需6个月复查一次，持续3~4年。

(六) 激光治疗Leber多发性粟粒状动脉瘤病

本病亦有人称为毛细血管扩张症。Leber于1912年首先描述了一种多发性粟粒状动脉瘤伴有视网膜变性(Leber's multiple miliary aneurysms)。1915年，他在另一篇文章中认为这是Coats病第Ⅱ型。但后来有些作者将此病分为另一疾病。本病好发于年轻人，多为单眼发病，男性多见。早期光凝治疗能有效地控制出血，促进渗出物吸收，保持中心视力。

【适应证】凡证实有异常血管如动脉瘤、扩张的毛细血管等即可考虑光凝治疗。

【光凝的方法】局部麻醉，应用角膜接触镜。光凝的部位包括动脉瘤及其周围的视网膜，毛细血管非灌注区。常用Ar^+激光或黄激光，通常光斑直径要大于动脉瘤的最大径，一般200~600μm，功率为200~700mW，曝光时间0.1~0.2秒，使动脉瘤产生轻度收缩，视网膜产生灰白色反应为宜。对黄斑中心凹无血管环的动脉瘤不能直接光凝，这时，最好光凝其供养血管，使其永久闭塞。

【并发症】

1. 出血　光凝不当，可引起动脉瘤破裂，导致大量视网膜前、视网膜内或玻璃体腔出血。用前多主张用大光斑、低功率以及较长曝光时间，使靶组织产生较柔和的光凝固斑，以防止此严重并发症。

2. 视网膜前膜形成　多发生于黄斑旁或颞侧血管弓区域的过度或过广的光凝。此区域异常血管不需要太强的光凝，而应该低剂量多次光凝。

【预后及随访】光凝后，多数动脉瘤在数周或数天内逐渐缩小，直至消失，伴视网膜色素沉着及胶质增生。部分持续存在的动脉瘤应重复治疗。对氩离子激光治疗无效的大动脉瘤，用氙弧光似乎更有效。

光凝术后每2周复查一次，1个月以后应复查眼底荧光血管造影以确定光凝的效果。必要时再追加光凝。术后至少应观察2~3年，每3个月一次，一旦发现异常，应尽快治疗。

三、激光治疗视网膜周边部结构异常

(一) 激光治疗视网膜裂孔

视网膜裂孔是视网膜脱离的主要原因，临床上可没有任何症状，据其发生的部位，也可出现闪光感、飞蚊症、视物变形、视力下降等症状。形成视网膜裂孔的因素有：视网膜变性、玻璃体变性、浓缩或视网膜粘连、近视、外伤和遗传等，按形态可将视网膜裂孔分为圆形裂孔、马蹄形裂孔和锯齿缘截离。颞上象限裂孔最多见，其次为颞下象限，其余为鼻上、鼻下象限。视网膜裂孔的治疗方法有光凝、巩膜外冷凝、电凝或巩膜外加压术。其中以光凝术最简便，给患者造成的痛苦和损伤最少，成功率达90%以上，在眼科治疗史上具有划时代的意义。

【适应证】视网膜裂孔合并下列情况者，应该尽快行激光治疗。

1. 裂孔缘有中度玻璃体牵引。
2. 伴有视网膜前或玻璃体积血。
3. 出现轻度视网膜脱离或视网膜下积液。
4. 对侧眼有视网膜脱离的病史。
5. 与玻璃体混浊有关的症状进行性加重与持续性闪光感。
6. 伴有5.0D以上屈光度的近视。
7. 裂孔的位置在水平子午线以上。
8. 裂孔周围没有色素增殖。
9. 体位改变强度极高的职业的患者，如运动员、乐队指挥等。
10. 有视网膜脱离家族史，或眼部其他结构异常。

【禁忌证】下述裂孔不宜激光治疗：

1. 裂孔周围有明显视网膜脱离，视网膜下积液较多，脱离范围较大，此时光凝治疗不但难以控制病情，反而可能加重视网膜脱离。

2. 裂孔周围脱离的视网膜有玻璃体条索牵引者。此时应采用巩膜外加压术才能奏效。

3. 屈光间质有明显的混浊者，如角膜水肿、角膜瘢痕性混浊、晶状体混浊、玻璃体混浊积血、裂孔前有机化膜遮挡等。

【光凝技术】光斑200~300μm，曝光时间0.1~0.5秒，功率200~600mW，以视网膜产生灰白色为宜。光斑围绕裂孔周围平伏的视网膜上，排列成线状，共2~3行，视具体情形而定，两行之间的光凝斑相互错开(图19-4-5)，治疗时，首先光凝裂孔的前沿，然后逐渐向后，对马蹄形裂孔的盖不宜直接光凝。裂孔周围有视网膜下或视网膜前出血者，应降低功率，以免引起过强的光凝反应。对位置较前、三面镜下难以观察的裂孔，可使用巩膜压迫器。

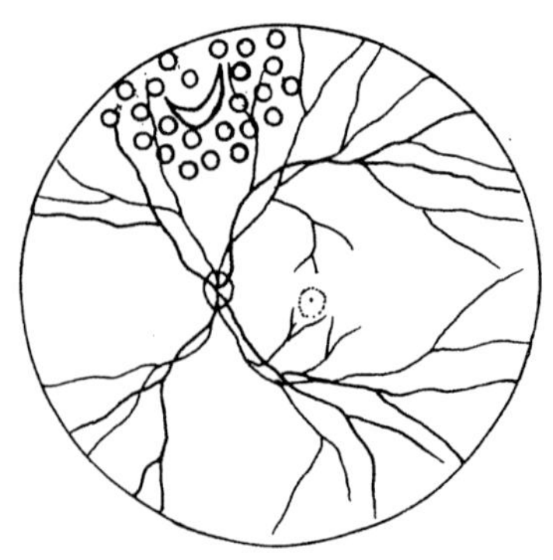

图19-4-5　视网膜干性裂孔光凝术

【并发症】

1. 视网膜裂孔扩大　牵引性视网膜裂孔光凝不当或玻璃体吸收散射激光的能量，牵引条索收缩，导致原裂孔扩大。如果光凝后3~7天内发现对视网膜裂孔和黄斑牵引增加，周围视网膜分离的程度增加，可考虑巩膜扣带术，以缓解玻璃体牵引。

2. 玻璃体积血　光凝后，玻璃体条索对含有视网膜血

管的裂孔或盖的牵引增加，血管可能会破裂，血流入玻璃体，治疗区域内的视网膜血管直接光凝后，管壁坏死，引起严重出血。如果出血不多，并确定是来自静脉，可进一步光凝静脉的远端，以防止继续出血，如果受损血管是动脉，则应直接凝固，闭塞此动脉。

3. 脉络膜破裂　脉络膜破裂罕见，可见于过度严重的视网膜反应，增加光斑的功率光凝脉络膜破裂周围区域有助于防止脉络膜液体流入破裂区。

4. 视网膜脱离　极少见，一旦发生，应采取手术治疗。

【随访】术后常规给予 0.1% 地塞米松眼药水，每天 3 次，共 10 天。也可用 2% 后马托品散瞳，光凝后 3~7 天复查以确定是否玻璃体牵引增加，或其他并发症发生。1~2 周检查是否色素增殖及脉络膜视网膜粘连形成。然后 3~6 个月复查，确定视网膜损害及玻璃体是否稳定。以后每年检查一次。

（二）激光治疗视网膜周边部变性

视网膜变性是视网膜脱离前综合征之一，认识和治疗视网膜变性还有助于预防视网膜裂孔及视网膜脱离的发生。视网膜变性包括网格样变性、囊样变性、铺路石样变性、霜样变性及视网膜劈裂。其中与视网膜脱离关系较密切的为网格样变性及铺路石样变性。

网格样视网膜变性好发于颞侧及上象限，在赤道部和锯齿缘间呈梭形或拉长的岛状，其长轴与锯齿缘平行。病灶内视网膜变薄，有排列如树枝或鱼骨状的白色线条构成网格样，病灶内常有异常的色素增殖。网格样变性的邻近可发生牵引性马蹄洞，病变区内常发生萎缩性小圆洞。铺路石样变性好发于下方，为圆形或椭圆形边界清楚的病灶，中央部脉络膜毛细血管网萎缩，露出脉络膜大血管甚至苍白的巩膜，可形成条状或圆形裂孔，但较网格样变性少见。

【适应证】对侧眼有周边部视网膜变性引起的视网膜裂孔或视网膜脱离，应尽快施以预防性光凝治疗视网膜变性。当视网膜变性伴有前述视网膜裂孔的适应证，也应考虑激光治疗。

【光凝技术】首先光凝变性区前缘，然后再光凝后缘，光凝斑必须至少离开变性区边缘 1PD（1500μm），光斑之间间隔 1/2~1 个光凝斑直径，排列成线状。共 2~3 行，视具体情况而定。通常光斑 200~300μm，曝光时间 0.1~0.2 秒，功率 400~600mW，以视网膜变成灰白色反应为度。

（三）激光治疗视网膜脱离

【适应证】

1. 视网膜脱离不超过一个象限，向后不超过赤道部，轻度玻璃体牵引。

2. 对陈旧性、萎缩性及变性的视网膜脱离通常合并明确的界线，即使向后超过赤道部，也可考虑激光治疗。此时，激光的目的是避免变性的视网膜进一步脱离。

3. 小范围的视网膜脱离，不能接受手术治疗者。

【治疗技术】在视网膜脱离区旁平伏的视网膜上建立 2~3 行堤坝式光凝斑，以防止视网膜脱离向周围扩展。通常光斑 200~300μm，曝光时间 0.1~0.2 秒，以在视网膜上产生灰白色反应为宜（图 19-4-6）。多数情况下，光斑不可能施于视网膜脱离的前缘，在某些患者，需要冷凝视网膜脱离的最前缘以保证脱离区周围均得以凝固治疗。治疗中必须注意不要光凝视网膜脱离区或视网膜裂孔以及裂孔的盖。

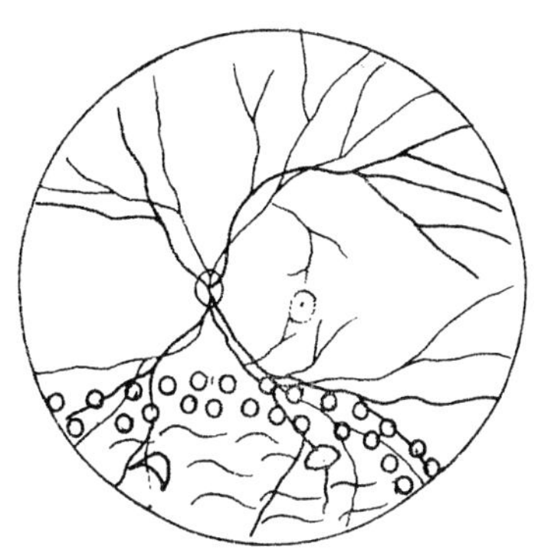

图 19-4-6　视网膜脱离光凝术

【并发症】

1. 视网膜裂孔扩大　原因在于光凝后玻璃体牵引增加，故光凝过程中应避免照射有玻璃体牵引区。

2. 视网膜脱离范围增加　由于过度光凝使视网膜附近正常的视网膜遭受破坏所致。如功率控制得当，一般不会发生此并发症。

3. 其他　偶见视网膜血管出血或黄斑皱褶在视网膜血管区，尤其是颞侧血管弓附近及旁黄斑区，降低激光功率可避免此并发症。

【随访】光凝过程后应给予睫状肌麻痹剂散瞳及局部使用皮质类固醇，以减少眼前段炎症和不适。光凝 1 个月后复查，若光斑形成好，裂孔和脱离无扩展，继续给予皮质类固醇治疗 2 周，2 周后复查视网膜脉络膜有无粘连反应。以后 4 周复查一次，共 2 个月，若光凝处无中度色素和胶质反应，则应重复光凝。

四、激光治疗黄斑病

（一）激光治疗老年性黄斑变性

老年性黄斑变性（AMD）是视网膜色素上皮、Bruch 膜和脉络膜毛细血管变性性疾病，是发达国家主要致盲性眼病。在我国，AMD 的患病率及致盲率逐渐增加，根据其临床表现，可分为干性型和湿性型。视网膜下脉络膜新生血管膜见于湿性型。临床研究表明，Ar^+ 激光治疗中心凹 200μm 外的脉络膜新生血管能显著降低致盲率。

【适应证】老年性黄斑变性的湿性型是激光治疗的适应证。对于中心凹 200μm 以外的视网膜下脉络膜新生血管膜或息肉样脉络膜病灶，可用 Ar^+ 绿或黄激光进行治疗。

【治疗技术】根据最近 72 小时内的眼底荧光血管造影结果，对整个新生血管施行融合性光凝术，光凝的范围应超过新生血管膜 100~200μm。常用 Ar^+ 绿激光或黄激光，光斑 100~300μm，曝光时间 0.1~0.3 秒，功率 0.10~0.30W，使新生血管产生中度灰白为宜（图 19-4-7）。对息肉样脉络膜血管病灶应参照吲哚菁绿脉络膜造影的结果，用黄光或红光治疗。

【并发症】

1. 旁中心暗点　其大小依据新生血管造成的损害及

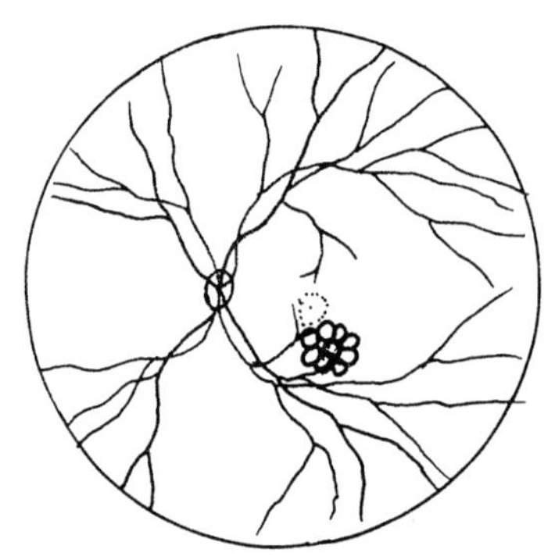

图 19-4-7 黄斑旁视网膜下

光凝的范围而不同。

2. 脉络膜新生血管残留或复发 残余脉络膜新生血管是由于激光治疗时,激光能量不足或治疗范围未覆盖整个新生血管膜所致。因此在首次治疗时要保证足够的能量及足够大的范围。一旦发现参与或者复发性脉络膜新生血管膜,则应予以光凝治疗。

【预后及随访】干性型 AMD 视力预后较好,湿性型 AMD 脉络膜新生血管面积越大,越靠近中心凹,视力预后越差。对中心凹 200μm 以外的脉络膜新生血管膜,若不治疗,1 年后 43% 视力低于 0.1,3 年后 62% 视力低于 0.1,若行激光治疗,则视力小于 0.1 的可能性下降 50% 以上。

由于激光治疗以后,仍存在一定比例的残余或复发性脉络膜新生血管膜,因此激光治疗后应密切观察,3~6 周后行眼底荧光血管造影,若有残余脉络膜新生血管,则应补充光凝。成功的光凝后每 6 个月复查一次,患者可在家自行检查 Amsler 表,以便早期发现复发性脉络膜新生血管膜。

(二) 激光治疗中心性浆液性脉络膜视网膜病变

中心性浆液性脉络膜视网膜病变(central serous chorioretinopathy,CSC)是继发于视网膜色素上皮水平渗漏的特发性神经上皮脱离。本病的病因尚不清楚,年龄、种族、性别、屈光状态和行为模式等因素与本病有关。预后通常较好。但某些患者持续性或慢性复发性神经上皮脱离则导致视力进行性下降,在某些患者,激光治疗可能缩短病程,稳定和改善视力。

【适应证】一般来讲,凡是荧光造影证实有渗漏的 CSC,渗漏点距离黄斑中心凹 300μm 以上,均可考虑做激光治疗。由于 CSC 有自愈倾向,故是立即行激光治疗还是先观察尚无统一的意见,激光治疗 CSC 的效果与病程有关。对于长期神经上皮脱离者,脱离的视网膜混浊,视网膜下渗出液不透明者,激光治疗后,即使神经上皮平伏、视网膜下积液吸收,但患眼视力改善不明显或眼前仍有明显的黑影。因此我们建议激光治疗 CSC 宜早不宜迟。

【治疗方法】根据最近 1 周内的荧光血管造影,对准最初渗漏点进行光凝,通常 Ar^+ 绿激光,光斑 50~200μm,曝光时间 0.1~0.2 秒,功率 0.05~0.10W,以色素上皮产生灰白反应为宜。

【并发症】

1. 一过性中心暗点。

2. 热效应引起的脉络膜新生血管是值得重视的并发症之一。

3. 如果对黄斑中心凹无血管区的渗漏点进行光凝,可能导致持续性旁中心暗点。

【预后及随访】虽然本病有自愈倾向,但大多数患者倾向于慢性变化,易复发。某些眼持续性或进行性神经上皮脱离伴视力下降,少数患者将发生 SRCNM 旁中心色素上皮萎缩或黄斑囊样水肿导致不可逆性视力损害。激光治疗后,神经上皮下液通常在 2~6 周吸收,吸收的快慢与其混浊度及病程长短有关,随后视力检查逐渐恢复。

激光治疗 1 个月后应复查荧光血管造影以评价治疗效果。成功者应定期复查,注意有无 SRCNM 形成以及新的渗漏点产生。

五、激光治疗眼底肿瘤

(一) 激光治疗视网膜母细胞瘤

视网膜母细胞瘤(retinoblastoma,Rb)是一种原发于视网膜组织的恶性肿瘤。75% 病例均发生于 3 岁以前。其发病率与种族、年龄和遗传因素有关。单眼多见,有时可同时出现多个病灶,激光光凝术是治疗某些小 Rb 的方法之一,它既可作为治疗某些病例的主要手段,也可作为某些病例放射或冷凝疗法后的补充治疗手段。激光光凝术的并发症较其他疗法少。

【适应证及技术】激光治疗视网膜母细胞瘤适用于仅限于视网膜、没有累及视神经和黄斑的病例,禁用于肿瘤侵犯玻璃体脉络膜或累及黄斑中心凹、视神经或晶状体扁平部的病例。因为在这些病例中激光不仅不能杀死肿瘤细胞,反而促进了肿瘤细胞的扩散,或者导致视功能严重破坏。

治疗在全麻下进行,因为绝大多数患者为小儿,应用双目间接检眼镜传导 Ar^+ 激光,患者平卧于床上。首先在肿瘤周围作连续的光凝环 1~2 排,目的在于阻断肿瘤的血供,然后对肿瘤进行直接融合性光凝,光斑 200μm,曝光时间 0.2~0.5 秒,功率 0.4~0.6W,使视网膜产生浓白色光凝反应。通常需分 2~3 次完成。

【并发症】最常见的并发症为眼内出血,出血多来自肿瘤的供养血管;4~6 周后出血可吸收,此外尚可见巩膜损伤及玻璃体收缩。

【随访】激光治疗 Rb 后必须进行长期观察,定期散瞳检查眼底,B 型超声波探测瘤体是否萎缩,若瘤体有部分残留,要考虑补充光凝。

(二) 激光治疗视网膜血管瘤

视网膜血管瘤亦称 Von Hippel 瘤,较罕见,多发生于 30 岁左右,多属常染色体显性遗传。

【临床表现】视力逐渐下降,眼底表现可分为四期:①血管扩张和血管瘤形成期:早期视网膜周边部动静脉显著扩张,可达正常血管管径的数倍,呈紫红色。常有动静脉吻合。视盘常充血,可自视盘起血管逐渐增粗屈曲。②出血和渗出期:出血和渗出首先发生在血管周围,以后迅速发展,并在黄斑区形成星芒状渗出。③大片渗出和视网膜脱离期。④青光眼和眼球受破坏期:本期可引起继发性青光眼和并发性白内障,往往预后不良,最后造成眼球萎缩。眼底荧光血管造影可显示以上各期的改变。

【适应证及技术】激光治疗适用于上述第①、②期，对第③、④期的治疗要联合冷凝、放液及手术。

对于2PD以下的视网膜血管瘤，激光直接作用于瘤体表面，常用 Ar^+ 激光，最好用黄光，光斑500~1000μm，曝光时间0.2~0.5秒，功率0.25~0.35W，分次进行，每次间隔1个月。

对于2~4PD血管瘤，首先应对瘤体周围视网膜作2排连续光凝斑，待4~6周，上述光凝斑完全愈合后，再作瘤体激光治疗。如果瘤体伴有部分纤维增殖，首先对瘤体供养血管光凝，使之管腔变窄或完全闭塞。以减少瘤体的血流量，4~6周后再对瘤体直接光凝。对此病例，光斑应比供养血管大50%，功率应逐渐升高直至产生血管痉挛，曝光时间不能低于0.1秒。

【并发症】光凝后最严重的并发症为瘤体出血。为了预防此并发症，必须警告患者不要以任何方式用力，尽量放松，待出血完全吸收后才能作光凝治疗。此外，光凝后，常见邻近的视网膜隆起，3~6周后可缓解。开始光凝瘤体前先对周围视网膜光凝有助于减少此并发症。

【随访】所有患者在治疗后都应复查，新的视网膜血管瘤可能发生于中周部、周边部以及视盘。眼底荧光血管造影应每年复查一次，青春期患者更应密切观察。

（三）激光治疗脉络膜血管瘤

脉络膜血管瘤常于10~20岁发病，几乎均为先天性，可以单独发生，或者与Sturge-Weber综合征的其他症状伴发。放射治疗对本病无效。目前对本病多采用激光光凝或冷凝治疗。

【适应证及技术】激光光凝术适用于直径小于3~4PD，边缘离视盘1PD以上的脉络膜血管瘤。

激光光凝治疗通常分为三步进行：第一步，光凝瘤体周围视网膜脉络膜（1~2行），常用 Ar^+ 激光、黄光，使用较大光斑1000μm以上，曝光时间0.5秒，功率1~1.5W；第二步，在以前光凝斑内再作一环形光凝斑，光凝时，应使瘤体收缩；第三步，对瘤体中央进行融合性光凝，曝光时间可延长至1秒，1个月后再重复对中心区光凝，直至肿瘤被完全破坏、萎缩。以上三步之间间隔1个月。

【并发症】激光光凝后最常见的并发症为出血，常因对血压中至高度升高的血管管壁过度的光凝所致。因此术前应注意控制血压，术中应仔细检查。其他尚有玻璃体牵引、视网膜脱离以及广泛瘢痕形成。

【随访】术后1个月内应用睫状肌麻痹剂及皮质类固醇眼药水。激光完全破坏瘤体后，每3个月复查一次，并结合荧光血管造影和B型超声波以了解新的血管增生。

（四）激光治疗脉络膜黑色素瘤

脉络膜恶性黑色素瘤多发生于50~60岁之间，男性稍多于女性。据报道本病患者在眼球摘除术后5年内死亡者占30%；20年内死亡者占40%，其预后与肿瘤的细胞学特性、性别、肿瘤生长的部位、大小有关。本病的治疗方法有保守疗法、手术疗法、放射疗法、激光疗法、冷凝疗法和药物疗法。对于早期小肿瘤，激光治疗不仅能保存眼球，还能维持一定的视功能。

【适应证】脉络膜恶性黑色素瘤符合下列条件者可行激光治疗：①屈光介质清，肿瘤直径不超过6PD，向玻璃体腔凸起不超过1.5mm；②肿瘤离开视盘至少2PD，并在赤道部以后；③没有视网膜脱离。不在此范围内的脉络膜黑色素瘤则应行手术或其他方法治疗。

【激光治疗技术】应用激光对瘤体及周围正常组织光凝，以 Ar^+ 激光为例，首先对瘤体周围正常视网膜进行光凝，以阻断瘤体的血供。3~4周后，光凝瘤体的周边部，最后光凝瘤体的中央部，术中光凝量一定要够大，使瘤体周围的正常视网膜脉络膜完全萎缩，血管闭塞，对瘤体的光凝斑应达到浓白色，似煮熟的鸡蛋白。应用较大光斑，500~1000μm以上，曝光时间0.2~0.5秒，功率1~1.5W。

【并发症】光凝瘤体时若发生肿瘤组织的破裂，可能导致瘤细胞种植于玻璃体腔，治疗时应避免高功率、短曝光时间。另一特殊并发症为光凝处肿瘤再生，此时补充光凝是有效的方法。

【随访】每次光凝后常规局部应用皮质类固醇，瘤体完全萎缩后，每隔3个月复查一次，至少持续2~3年，6个月做一次眼底荧光血管造影，有助于观察有无新生血管形成或瘤体复发。

六、光动力学疗法的临床应用

光动力学疗法（PDT）是近些年来临床上治疗黄斑中心凹下脉络膜新生血管性病变（CNV），如老年性黄斑变性（AMD）、息肉样脉络膜血管病变（polypoidal choriovaslopathy，PCV）、病理性近视（pathologic myopia，PM）等的一种安全可靠的新方法，也可以用于治疗脉络膜血管瘤等疾病。它可以选择性作用于脉络膜新生血管引起血栓形成最终导致血管闭塞，而对周围正常组织影响较小。老年性黄斑变性光动力治疗研究小组（TAP）、维替泊芬光动力治疗研究小组（VIP）以及维替泊芬可疑眼组织胞浆菌病研究小组（VOH）经过长期大量多中心研究显示，PDT对于多种类型的黄斑中心凹下的CNV均有一定的疗效，可以减少病变组织的出血、水肿和渗出，稳定患眼视力、提高患者生活质量。

（一）CNV的特点及其分类

脉络膜新生血管多见于老年性黄斑变性、病理性近视等眼底退行性变性类疾病，多位于后极部。各种致病因素致玻璃膜色素上皮皲裂，脉络膜的毛细血管由皲裂处向前生长，进入视网膜神经上皮层下，形成新生血管。新生血管的内皮功能较差，通透性高，易发生渗出、出血、机化，最终形成瘢痕，导致视力丧失。

眼底荧光素血管造影（fundus fluoroscience agiography，FFA）已经广泛用于CNV的定性和定位诊断。黄斑光凝研究组（macular photocoagulation study group，MPS）和TAP研究小组根据CNV在FFA上的表现将其分类如下：

1. 按部位

(1) 中心凹下：病变位于中心凹无血管区中心部下。

(2) 旁中心凹：病变距离中心凹无血管区200μm以内，但不在中心凹下。

(3) 中心凹外：病变至少距离中心凹无血管区200μm。

目前PDT治疗主要是针对累及中心凹下的CNV，对于中心凹外的脉络膜新生血管，一般仍采用普通光凝，由于直接光凝旁中心凹脉络膜新生血管可能损害中心凹，因此建议对此病变采用光动力疗法。

2. 按 FFA 特点

(1) 典型性 CNV：边界清楚的均匀强荧光区，早期其周边被弱荧光区包围，到中晚期，荧光持续渗漏，病变边界有所模糊(图 19-4-8)。

(2) 隐匿性 CNV：

1) 纤维血管性色素上皮脱离(PED)：以 PED 为特征，通常在荧光素注射后 1~2 分钟内出现点状强荧光，边缘模糊难以分辨，在造影晚期可见到荧光素染色或渗漏。

2) 晚期无源性渗漏：可见不规则的色素上皮隆起，造影中晚期可见点状强荧光，逐渐渗漏，有时候需要通过脉络膜血管造影(ICGA)和(或)OCT 确诊。

(3) 混合性 CNV：兼有典型性和隐匿性 CNV。

3. 按病变的组成成分

(1) 典型性为主型 CNV(predominantly classic)：典型性 CNV 占整个病变区域(包括所有 CNV、出血和其他可遮蔽荧光素的物质)的 50% 以上(图 19-4-8)。

(2) 轻微典型性 CNV(minimally classic)：典型性 CNV 占整个病变区域的 0%~50%。

(3) 隐匿性非典型性型 CNV(no classic)：整个病变区域无典型性 CNV(图 19-4-9)。

典型性为主型的 CNV 如果不治疗，其视力损害比轻微典型性和无典型性型 CNV 严重得多。在 MPS 对未治疗眼进行的一个回顾性分析研究中发现：轻微典型性型和无典型性型 CNV 患者中，有 25% 的视力可保持稳定达 3 年。无典型性型 CNV 的患者，3 个月内有 23% 的患眼发展成为典型性 CNV，在 12 个月内又有 23% 发展成为典型性 CNV。

(二) 病例选择

2005 年维替泊芬圆桌会议在总结以前有关资料以及本领域权威专家经验的基础上，讨论制订了 PDT 治疗患者的入选标准：

1. 有下列条件之一的老年性黄斑变性患者

(1) 典型性为主型 CNV。

(2) 隐匿型非典型性 CNV 具有近期疾病进展。

(3) 相对较小的轻微典型性病变。

2. CNV 位于中心凹下或者非常靠近中心凹，以致传统激光光凝治疗极易损伤黄斑中心凹者。

3. 如不经治疗预后会较接受治疗差的 AMD、病理性近视或者其他原因导致的病变。

4. 如果视力进一步下降会使患者的生活质量受到损害者。

维替泊芬光动力治疗也可以用于其他某些眼科新生血管性疾病和肿瘤性疾病，如脉络膜血管瘤、视网膜血管瘤、视网膜母细胞瘤、角膜和虹膜新生血管等。

怀孕、卟啉症、严重肝功能损害以及对本药物过敏者应禁用，心肺功能不全以及全身情况较差的患者慎用。

(三) 术前准备

1. 全身情况评估　详细询问患者既往疾病史、外伤史、手术史、家族史、生育史、药物过敏史以及有无不良嗜好

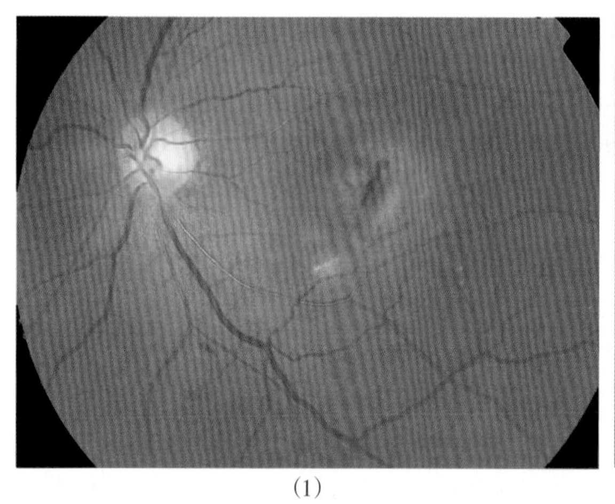

(1)

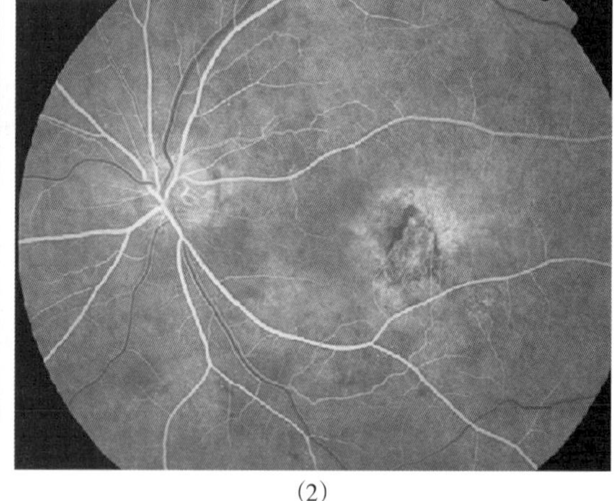

(2)

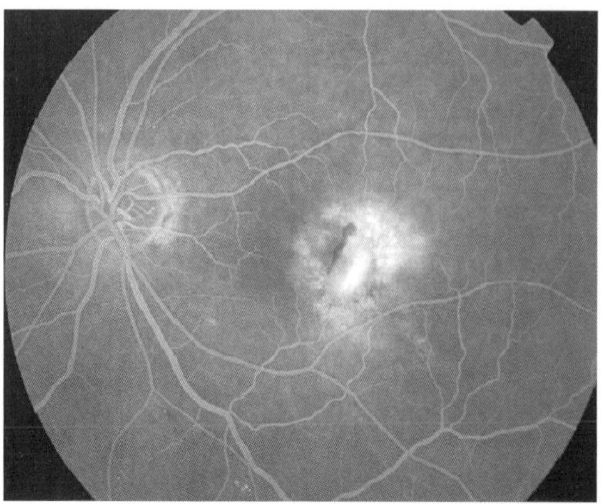

(3)

图 19-4-8　AMDos，典型性为主型 CNV

黄斑区色素紊乱，可见黄白色病灶，周围伴少量出血；FFA 静脉期已显示出边界明确病灶区域，周围伴环行遮蔽荧光；FFA 晚期：病灶区域呈强荧光，其颞上方见斑点状强荧光并渐渗漏，范围较前扩大

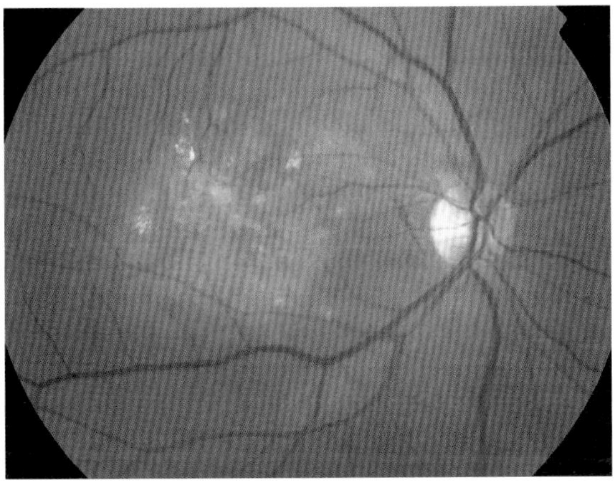

(1)

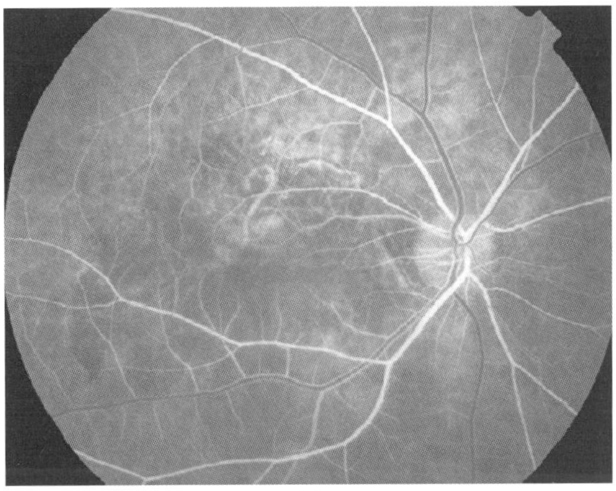

(2)

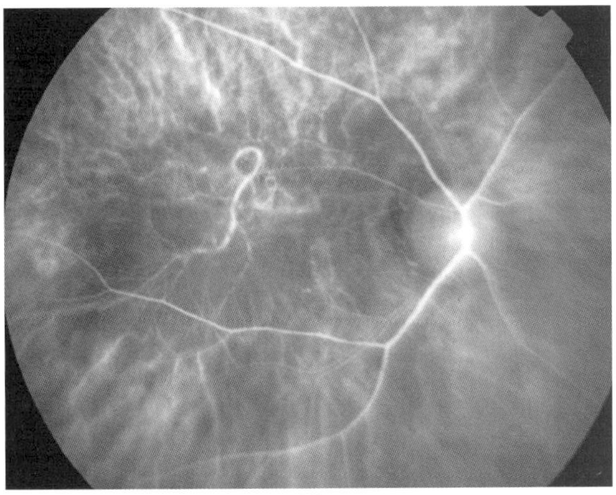

(3)

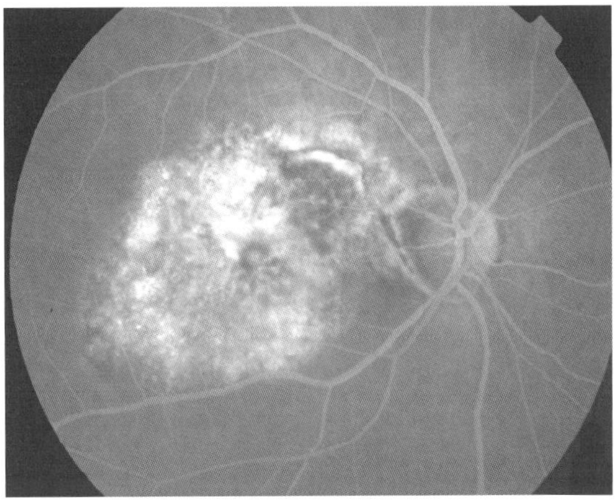

(4)

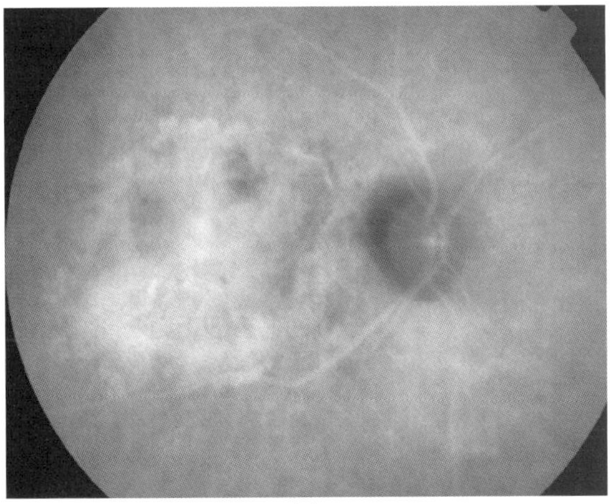

(5)

图 19-4-9　AMDod,完全隐匿型 CNV

FFA 早期黄斑区未见明确病灶;ICGA 早期黄斑区见一粗大血管,似病灶供养血管。FFA 静脉期黄斑区大片状强荧光(病灶区域);ICGA 显示相同区域染色

(吸烟、饮酒等),并记录患者生命体征。对于有心肺功能不全、肝肾功能不全的患者要慎重,耐心解释,尽量消除因应激引起的原发疾病加重。患者术前 2 天应休息良好,避免过劳或者过度紧张。

2. 眼部情况评估　对患者进行视力(裸眼,矫正)、眼压、裂隙灯、眼底检查包括 FFA/ICG 及 OCT 等。对于眼底大片视网膜下出血者,应先用药物治疗一段时间,待出血大部分吸收后再行光动力治疗。对晶状体混浊明显并影响眼底观察者,建议先行白内障手术再行光动力治疗。

3. 签署手术同意书　治疗前应花足够时间向患者详细解释和说明有关情况,取得患者同意并签字后方可进行。

(1) 适应证和禁忌证(前已述及)。

(2) 不良反应:

1) 操作过程中:药液渗漏,输注部位肿胀,一过性背痛,暂时性视物模糊,恶心,呕吐等。

2) 术后:

A. 光敏反应:PDT 治疗完毕后必须采取一定的措施预防光敏反应的发生。建议患者 48 小时内避免阳光直接照射,如果必须在白天出门,身体所有暴露出来的部分应给予保护,如使用墨镜、长袖衣和宽边帽。其他一些来源的光照也必须避免,如:家里或办公室内的卤素灯,外科或牙科手术灯。应告知患者,防止紫外线的产品不能避免光敏反应。

适当暴露皮肤于正常的室内光线有助于皮肤中药物的灭活。

B. 一过性视力改变：必须警告患者可能在术后立即出现短暂的视力下降、视物异常或视野缺损。这种情况通常在1周之内会消失。有小部分患者(1%~5%)可能会出现术后视力严重下降的情况(术后7天内视力下降4行或者更多)，大部分患者会部分恢复。

C. 头晕、嗜睡、血压偏低或其他不可估计的并发症。

(3) 治疗的效果：视力预后取决于病变类型和现有视力，治疗后大部分患者视力趋于稳定或改善，视物变形和黑影有所好转，但仍有部分患者可能出现视力下降。

(4) 重复治疗的可能性及必要性：根据国内外文献记载，对于脉络膜新生血管类疾病，一次光动力治疗后病灶可能仍然有活动性渗漏，或者出现新的病灶，需要重复治疗。重复治疗有助于阻止病情进一步发展。

(四) 药品

维替泊芬(verteporfin)是苯并卟啉衍生物单酸(benzoporphyrin derivative monoacid，BPD)，商品名为维速达尔(Visudyne)，为第二代光敏剂，是亲脂类药物，是目前唯一获得批准用于光动力疗法治疗脉络膜新生血管的光敏剂。多采用脂质体包裹剂型。新生血管内皮细胞含丰富脂蛋白受体，能与脂质体相结合，使BPD聚集在血管壁上，发挥选择性治疗作用。该药排泄快，半衰期5~6小时。

维替泊芬是15mg的绿色干冻粉剂，治疗前与7.5ml的无菌水混合制成2mg/ml溶液。制成溶液后，药物必须避光保存并在4小时内使用。根据患者身高(height，H)及体重(weight，W)，计算体表面积$BSA=1/6\times(W\times H)^{1/2}(m^2)$，其中身高和体重的单位分别为米(m)和千克(kg)。按$6mg/m^2$计算剂量$D=BSA\times6(mg)$。因为溶液的浓度为2mg/ml，被溶解的Visudyne的体积$V=D/2=1/2\times(W\times H)^{1/2}(ml)$。已经被溶解的Visudyne要用5%葡萄糖溶液或5%右旋糖酐(糖尿病患者用无菌生理盐水)稀释方可注入患者体内。5%葡萄糖或者5%右旋糖酐的体积$V_g=30-V(ml)$。例如，假定患者身高1.65m，体重60kg，根据$V=1/2\times(W\times H)^{1/2}$得4.97ml。即将已溶解的Visudyne溶液5ml稀释在25ml 5%葡萄糖或者5%右旋糖酐溶液中制成30ml的混合液。

(五) 激光

目前配合光敏剂维替泊芬进行光动力治疗的激光系统为波长(689±3)nm的半导体激光。激光通过导光纤维、裂隙灯和一定放大倍率角膜接触镜在视网膜上形成单一的圆形光斑。现阶段各国所采用的PDT治疗参数为TAP研究小组提供的所谓标准参数：激光的能量为$50J/cm^2$，功率密度为$600mW/cm^2$，光照时间为83秒。

眼底荧光造影准确记录了脉络膜新生血管的病变大小、位置以及组成成分。临床上所用光斑依据PDT治疗病灶的最大线性距离(GLD)而定。GLD应包括整个CNV、色素上皮脱离(PED)和邻近出血区域。对以往曾接受光凝者，光凝斑所留下的瘢痕并不计算在内，因为这并不是由于活动性CNV所引起的。尽管目前用于PDT治疗的激光可以产生更大的光斑，但TAP规定用于治疗的病变的最大线性距离必须小于4500μm(9个视盘面积)。

GLD两边各加上500μm即为最后的光斑直径。视盘颞侧200μm以内的区域即使有明显的CNV也不宜进行治疗，因为治疗该区域有可能导致视神经损伤。

(六) 方法

PDT是唯一需要静脉注射光敏剂的眼科治疗手段，其治疗过程包括2个步骤：静脉注射光敏剂和激光照射CNV病灶。

为了减少药物由小静脉渗出而引起的一系列并发症，通常在臂静脉插入导管来建立静脉通道。静脉推注的速度设定为3ml/min，10分钟内推注完毕，结束时再用5%葡萄糖或者5%右旋糖酐冲洗延长管1分钟。在注射过程中必须小心监测患者的情况。如果发生药液渗漏的情况，必须立即停止注射。

激光照射在药物注射15分钟后开始。患者瞳孔必须充分散大，通常在注射药物之前再滴几滴扩瞳药有助于避免由于测量时间和治疗时间相隔较长造成的瞳孔缩小的潜在可能。通常激光能量、功率密度及曝光时间均在机器出厂已设定好，将光斑大小和接触镜放大倍数输入机器，给患者安上角膜接触镜，要求患者眼睛保持眼球固定并向前直视，然后开始激光照射。如果治疗中出现眼球移动等异常情况则必须暂停治疗，待眼位调整好后再继续照射，治疗时间应足够83秒。

(七) 疗效

1. 老年性黄斑变性(AMD) 老年性黄斑变性亦称为衰老性黄斑变性。是西方50岁以上人群的致盲首要因素，双眼同时或先后受累，因临床表现不同分为萎缩性(干性)与渗出性(湿性)AMD。渗出性AMD以黄斑区新生血管形成，引起一系列的渗出、出血和瘢痕改变为特点。有报道称AMD患者中有80%~90%严重的不可逆的中心视力丧失是由CNV造成的。

欧洲和北美的TAP研究组对AMD伴发CNV的609例患者进行了多中心的随机双盲对照临床实验研究。将患者按2∶1随机分为维替泊芬治疗组($6mg/m^2$)和安慰剂组(5%葡萄糖溶液)，治疗组按前述方法进行PDT治疗。治疗后每3个月做一次随访检查，荧光造影证实有荧光渗漏者，用同一方案重复治疗。609名患者12个月的随访结果和402名患者24个月随访结果均表明：治疗组在视力、对比敏感度、荧光造影等方面明显优于安慰剂组；当CNV面积占整个病变50%以上(即典型性为主型CNV)，特别是无隐匿性CNV时，PDT治疗对保护患者原有视力的作用更明显；当典型性CNV面积介于0%~50%时(轻微典型性型CNV)，两组视力无显著性差异，治疗中很少发生眼部及全身并发症，随访过程中极少见维替泊芬相关的皮肤光敏反应和注射局部不良事件；对治疗后复发者，重复应用PDT并不影响视网膜的功能和结构。随后TAP对124名维替泊芬治疗的基线期病变为典型性为主型CNV的患者进行扩展试验，发现患者视力保持相对稳定，且再次治疗可降低视力丧失的风险。

随后欧洲和北美的VIP研究组根据TAP的研究结果对AMD伴发CNV的339例患者进行了多中心的随机双盲对照临床实验研究，但放宽了患者的入选标准，其中76%患者为隐匿性无典型性型CNV。24个月随访结果表明：经过多次治疗后，治疗结果在总样本和基线病灶为隐匿性非典型性CNV亚组具有显著统计学意义。治疗的患者有4%

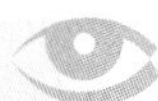

的急性视力下降的风险。故VIP研究小组建议对继发于AMD的中心凹下隐匿型非典型性CNV的患者，只有有近期病情进展的迹象时才采用维替泊芬PDT治疗（图19-4-10~图19-4-13）。此外，在北美洲的VAM研究小组和日本的JAT研究小组等的结果与TAP和VIP的研究结果相似。

上述随机、大样本、多中心的研究表明维替泊芬组与对照组在治疗CNV病变的疗效上有着明显的统计学差异。笔者自2000年开始行PDT治疗AMD并发的中心凹下CNV，并不断随访，其结果与上述结果基本一致。

2. 病理性近视（pathologic myopia，PM） 理论上近视超过6.00D者，称为高度近视。患者中年之后易出现豹纹状眼底、近视弧、黄斑出血、Fuchs斑、CNV及漆裂纹等一系列改变，称为病理性近视。50岁以下的CNV患者中，病理性近视是最常见的原因，这类人群中，约60%的CNV继发于病理性近视，多表现为典型性CNV（图19-4-14~图19-4-17）。

欧洲和北美的VIP研究组将102名继发于病理性近视的CNV患者按2∶1比例随机分到维替泊芬治疗组（$6mg/m^2$）和安慰剂组（5%葡萄糖溶液），试验方法同前。经过12个月和24个月随访证实：PDT治疗并发于PM的CNV患者，12个月时在减少视力丧失、维持和提高视力、改善视觉质量以及减少荧光渗漏等方面的疗效较对照组有显著统计学差异，但24个月时这种差异有所减小，不过仍然能够稳定患者视力；分析中并未发现病变组成明显影响治疗结果。故而VIP研究组推荐对继发于PM的CNV患者应该采用PDT治疗。

Lam等人通过前瞻性、非对照、两中心研究对继发于病理性近视的黄斑中心凹下CNV的华裔患者进行PDT治疗并对疗效进行评价，其中31例随访12个月，22例随访24个月，疗效与白种人研究相似，但华裔患者所需平均治疗次数要少于VIP试验的结果，并认为这种差异可能与两组患者的人种不同有关。

3. 眼组织胞浆菌病综合征（ocular histoplasmosis syndrome，OHS） 眼组织胞浆菌病是一种与真菌性荚膜组织胞浆菌有关的一类疾病，三四十岁人群易受影响。本病多发生在真菌地方流行区，如美国中东部地区。

在一项开放性非对照的OHS研究中，26例继发于OHS的CNV患者接受了维速达尔治疗。在24个月时，22例受试者中视力和对比敏感度与基线相比有所提高，绝大部分患者没有荧光渗漏，试验中没有出现严重眼部不良事件。而在另外一项临床回顾分析中，有74例OHS患眼随访36.5个月，结果发现61%的患者视力丧失4行或以上，

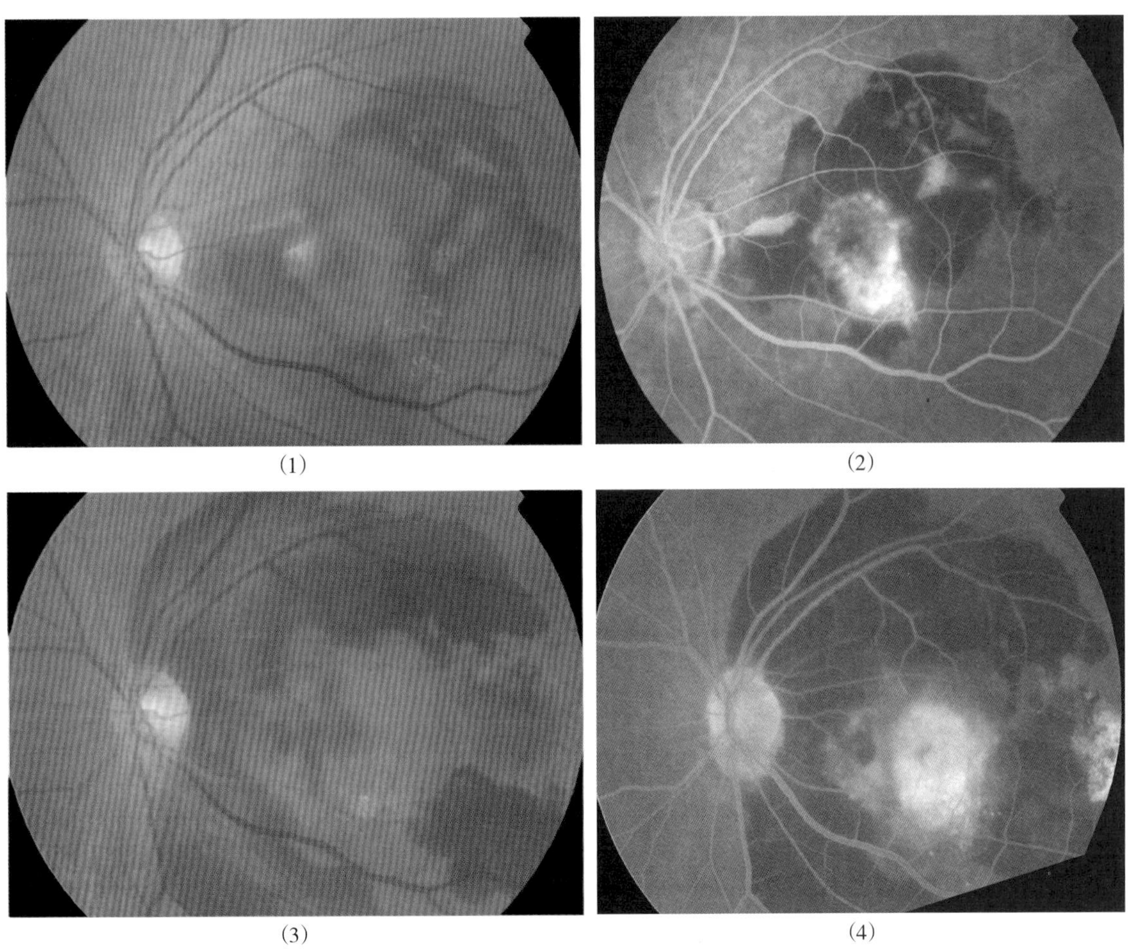

（1） （2）

（3） （4）

图19-4-10 AMDos，完全隐匿型CNV

（1）和（2）为治疗前；（3）和（4）为PDT治疗后3个月复查所见，可见经PDT治疗后病灶未能控制，出血及病灶均表现出进一步扩大

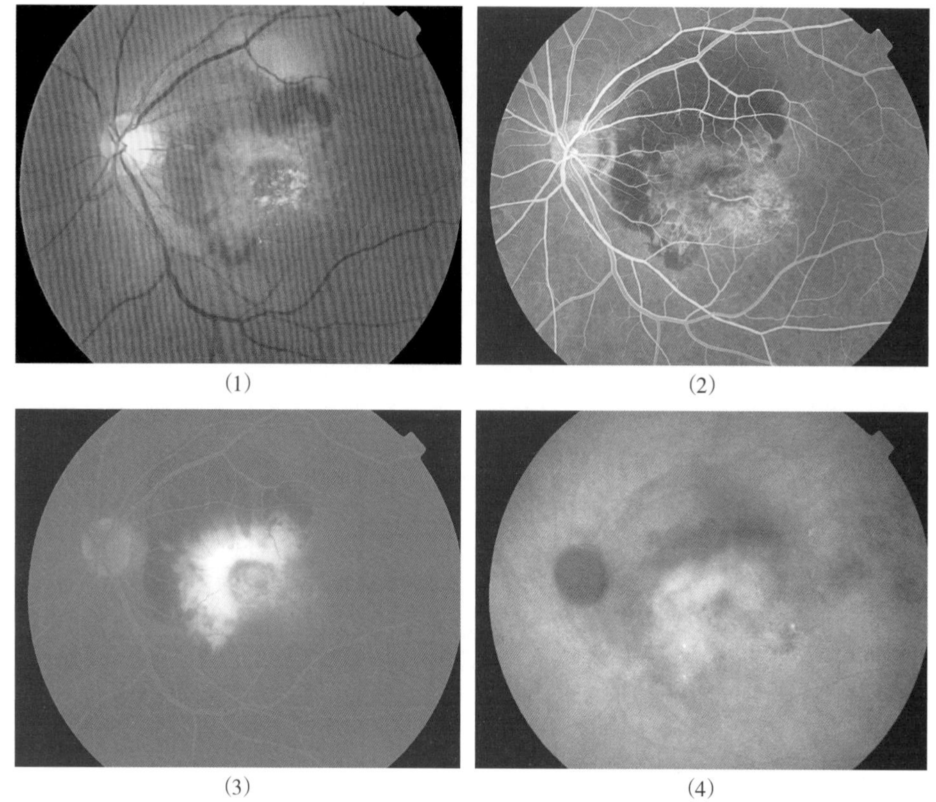

(1) (2) (3) (4)

图 19-4-11　AMDos，隐匿型 CNV，治疗前检查结果

眼底彩照(1)见病灶周围"C"字形出血灶，包以灰绿色隆起及渗出。FFA 早期(2)未见明确新生血管形态；晚期(3)示黄斑强荧光；ICG 晚期(4)显示与 FFA 晚期相对应的弱荧光

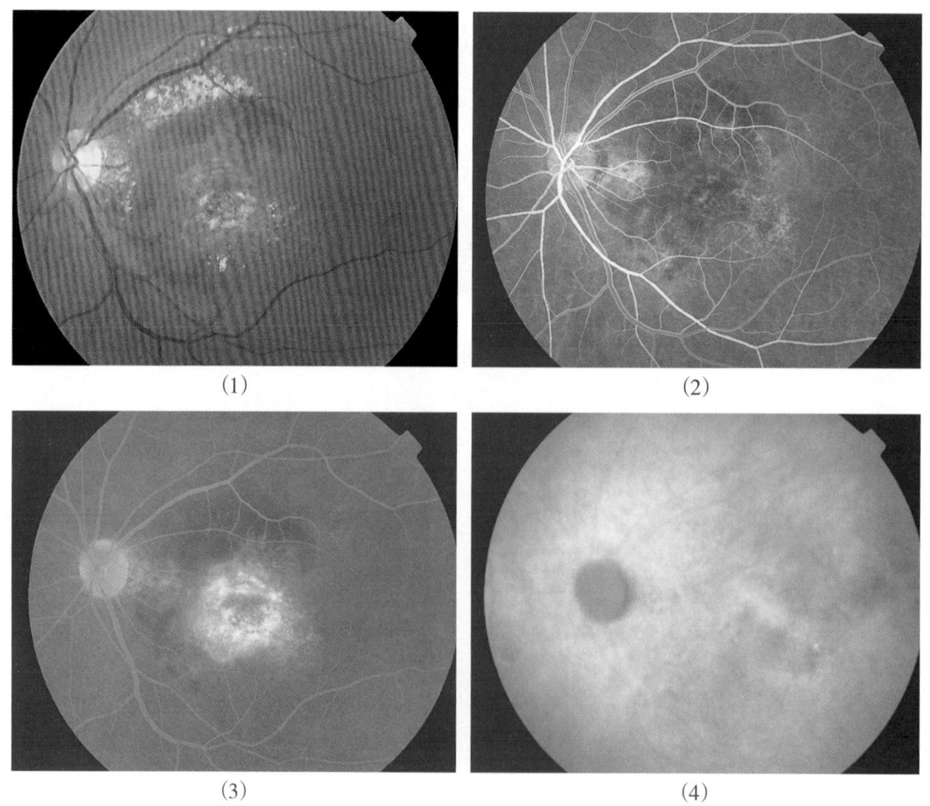

(1) (2) (3) (4)

图 19-4-12　图 19-4-11 同一患者治疗 1 周后复诊

眼底彩照(1)见出血较前吸收；FFA 早期(2)及晚期(3)显示荧光渗漏明显减少，病灶周围轻度色素上皮损害；ICGA(4)亦未见明显荧光素渗漏

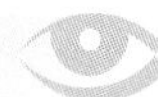

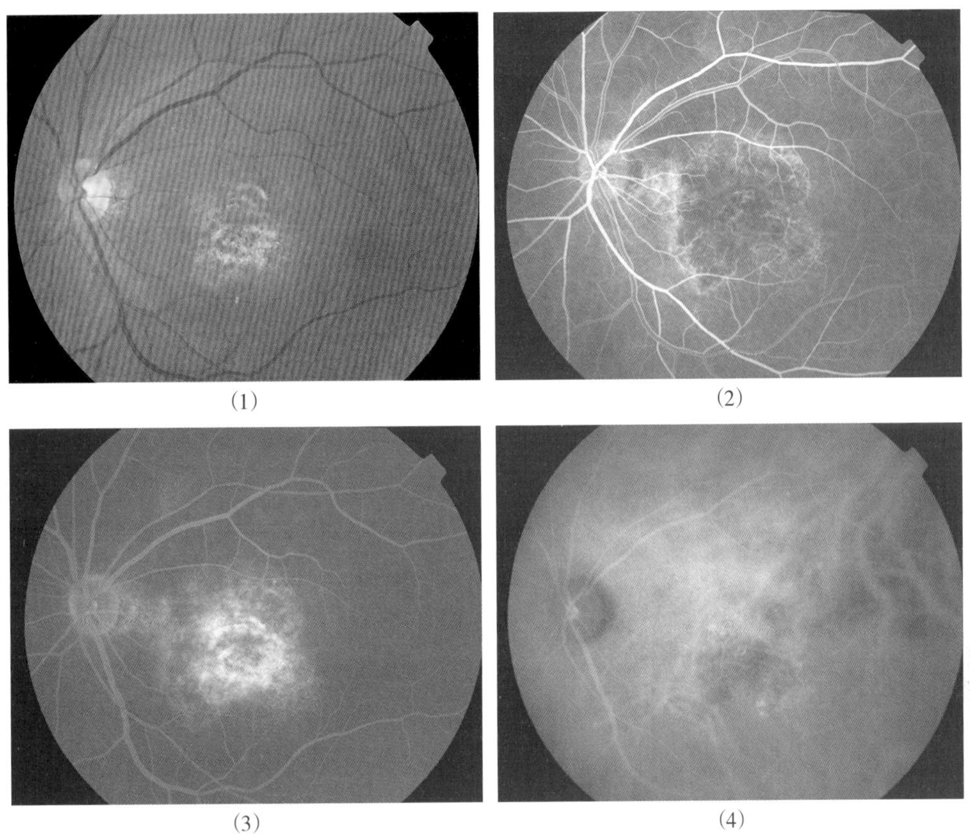

(1) (2) (3) (4)

图 19-4-13 图 19-4-11 患者治疗后 8 个月复诊

眼底彩照(1)显示原病灶出血完全吸收；FFA 早期(1)、晚期(3)及 ICGA 晚期(4)显示荧光渗漏完全停止，病灶瘢痕染色

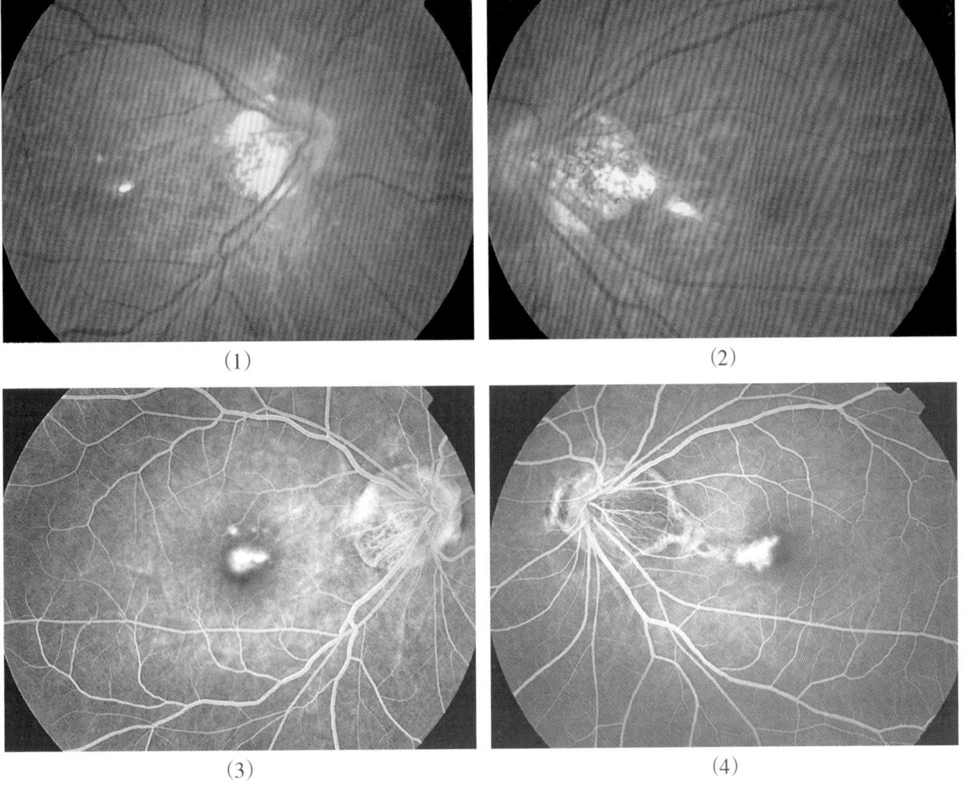

(1) (2) (3) (4)

图 19-4-14 PMou，同一患者双眼治疗前可见黄斑区 CNV 形成

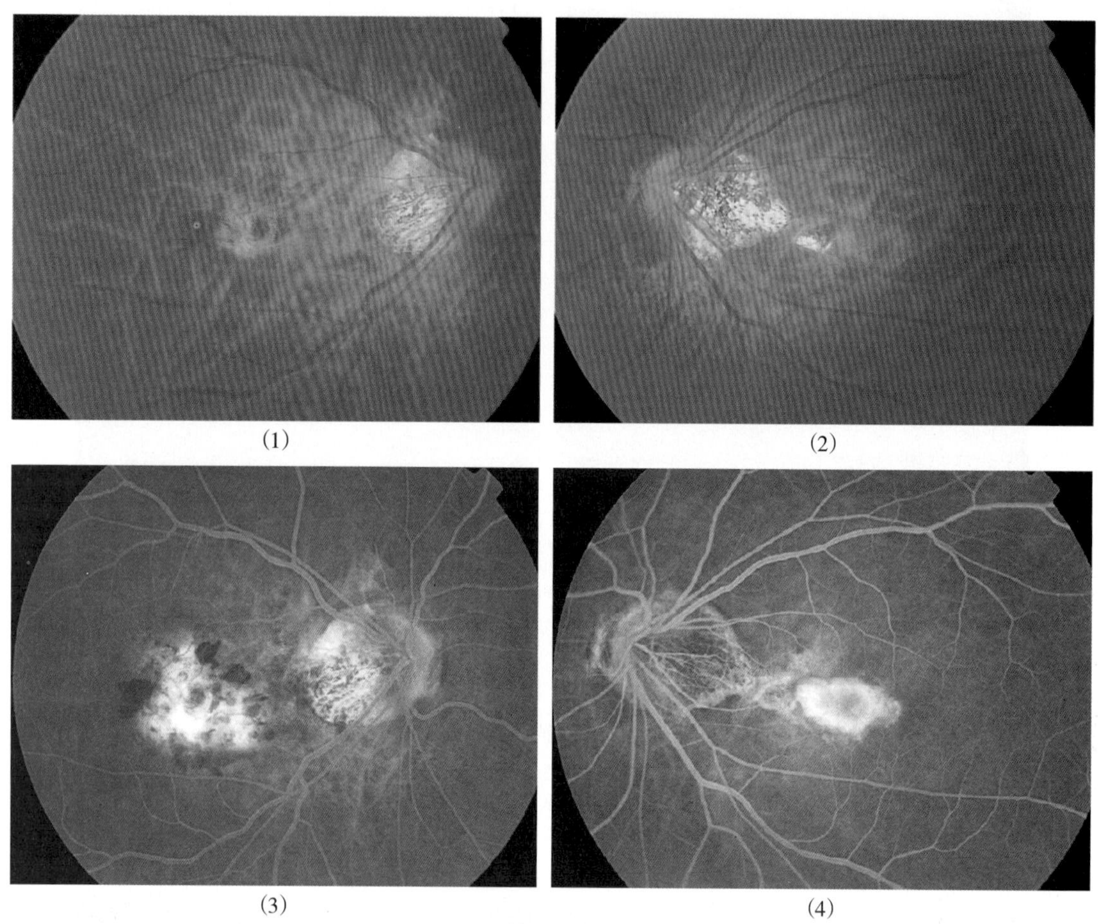

(1) (2) (3) (4)

图 19-4-15　图 19-4-14 同一患者。右眼先发病，未接受治疗。左眼发病后 1 年接受 PDT 治疗，治疗后 1 年见双眼均呈斑痕化改变，左眼受损面积明显小于右眼

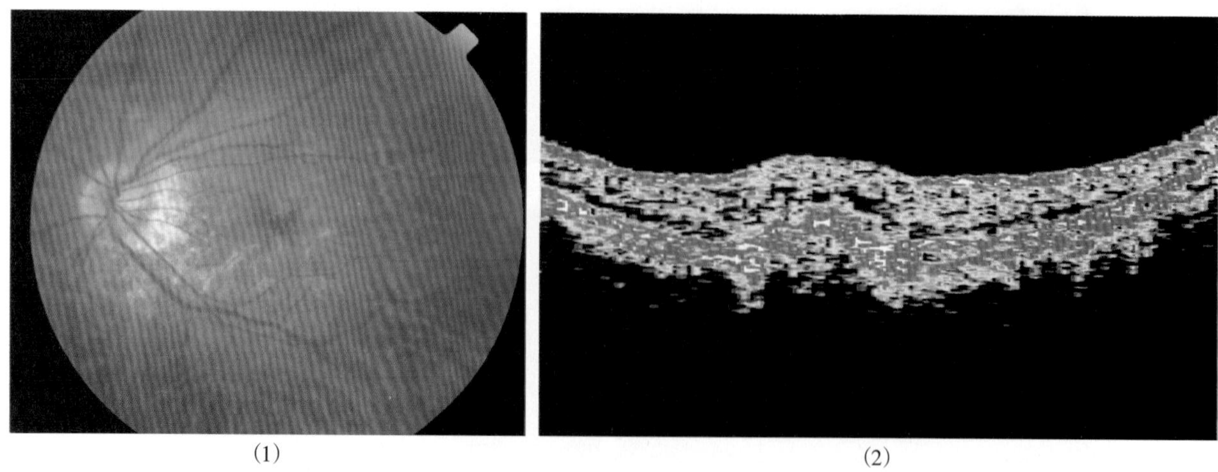

(1) (2)

图 19-4-16　PMos，术前眼底彩照及 OCT 可见黄斑区 CNV 形成

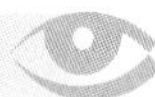

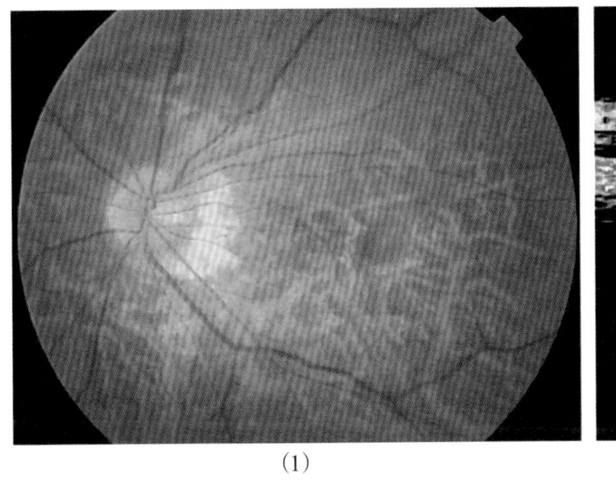
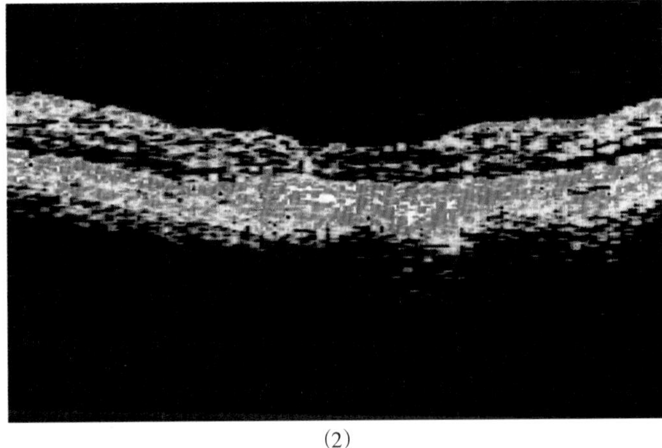

(1) (2)

图 19-4-17 图 19-4-16 患者术后检查,可见 CNV 已经基本平复

间接说明治疗的显著价值。

4. 息肉状脉络膜血管病变(polypoidal choroidal vasculopathy,PCV) 脉络膜息肉状血管病变是一种脉络膜血管的异常,其特征为:脉络膜血管末端膨大呈息肉状动脉瘤样改变。典型的异常血管一般位于黄斑区、视盘旁,并导致渗出、出血性色素上皮脱离以及不同程度视力下降。眼底可见息肉状病变的橘红色点状病灶。以往常被误诊为 AMD。FFA 示视盘旁及黄斑区灶性晚期“热点”状强荧光并逐渐扩大。ICGA 为其特征表现,在 FFA 强荧光相应部位可见特征性结节状强荧光并与分支状脉络膜血管相连(图 19-4-18,图 19-4-19)。

有报道 PCV 患者行 PDT 治疗后定期随访,术后 1 年 21 只眼经过平均 2.9 次 PDT 后 12 只眼视力提高,5 只保持不变,14 只渗漏停止,1 只复发;术后 2 年 6 只眼经过平均

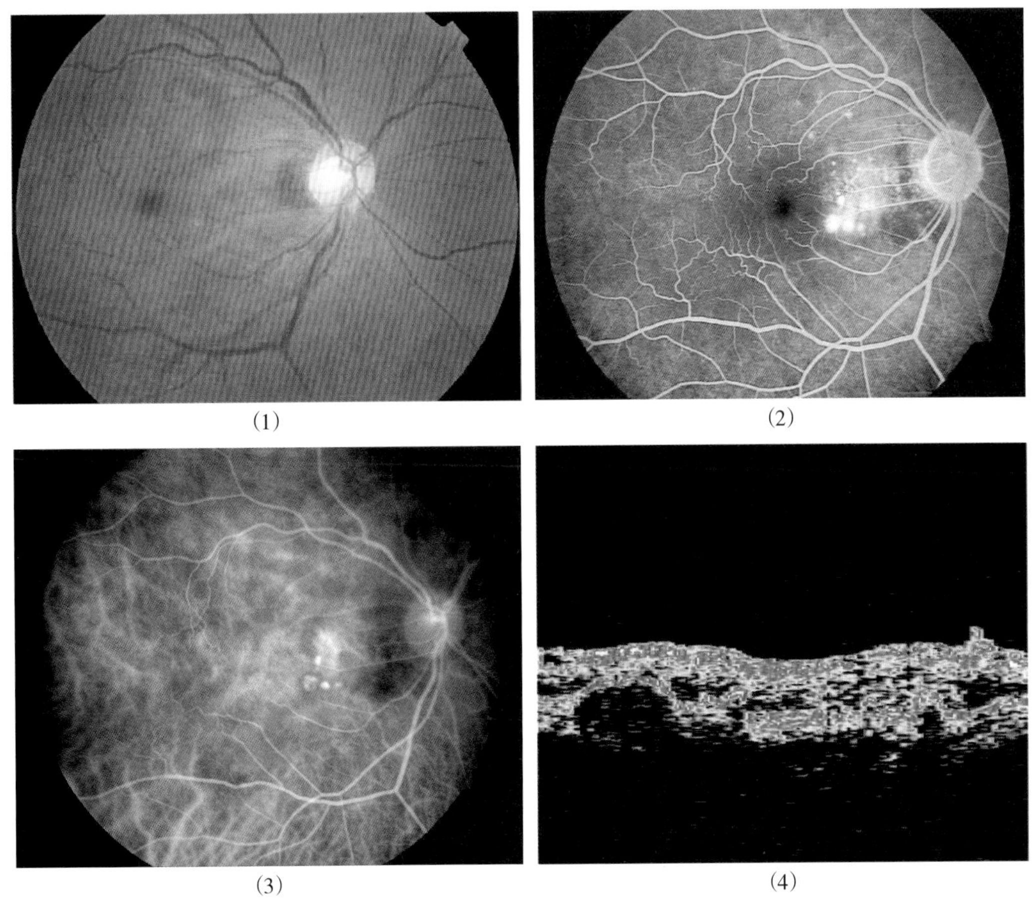

图 19-4-18 为一患眼术前检查

(1)眼底彩照可见黄斑区片状出血及渗出;(2)FFA 可见黄斑中心凹鼻侧多灶性强荧光,晚期荧光渗漏;(3)ICGA 在与 FFA 强荧光对应部位可见特征性多灶性结节状强荧光;(4)OCT 可见视网膜色素上皮呈高反射显著圆顶状隆起,其下为中度反射率的结节状改变,黄斑轻度增厚

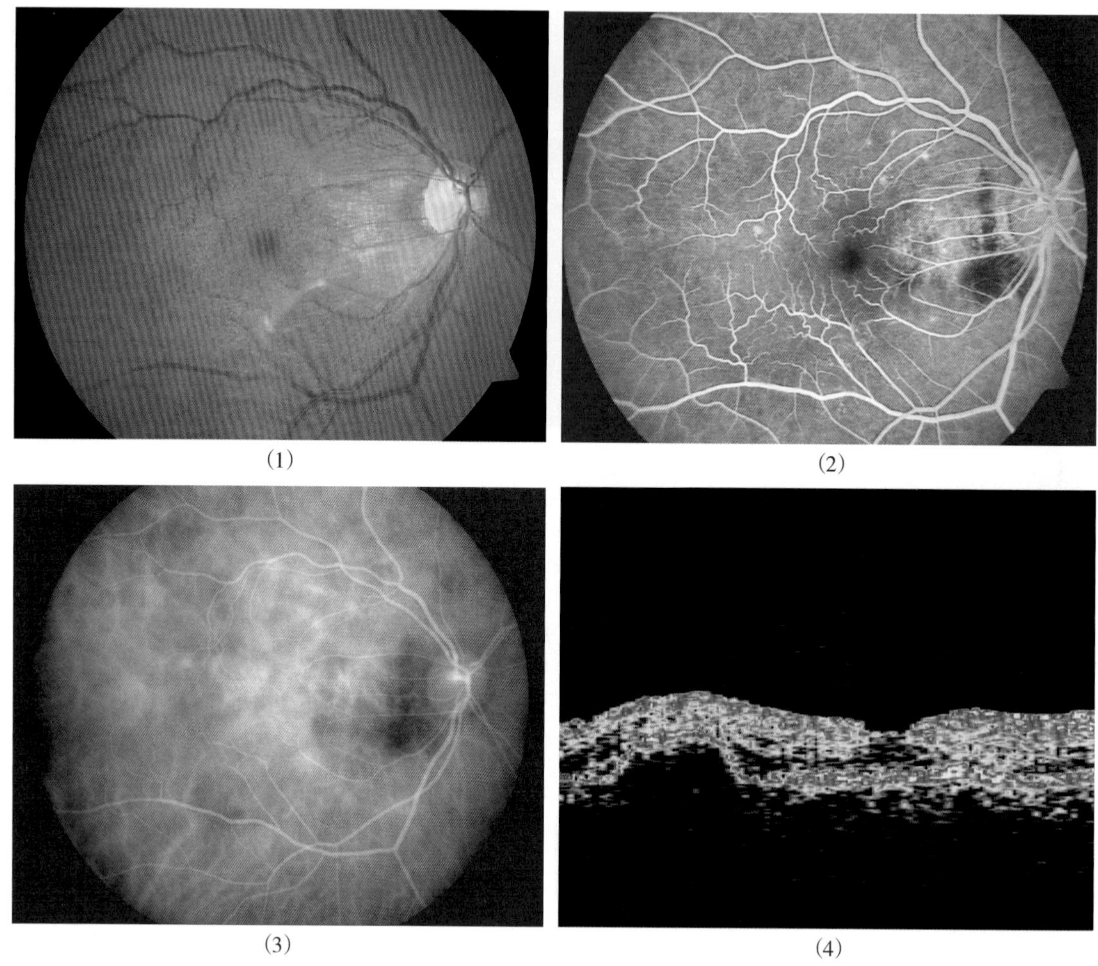

图 19-4-19 为图 19-4-18 患眼 PDT 术后 1 个月结果

(1) 眼底彩照可见出血及渗出吸收；(2) FFA 晚期未见明显强荧光；(3) ICGA 未见明显结节状强荧光；(4) 为同一患者术后 1 个月 OCT，可见视网膜增厚减轻，视网膜圆顶状隆起处下中度反射减轻

4 次 PDT 治疗后，5 只眼视力提高、渗漏停止，1 只眼视力下降。印度曾报道 9 例 PDT 治疗 PCV 后随访 12~16 个月，4 例视力提高一行，5 例视力保持不变。笔者应用维速达尔光动力疗法治疗息肉状脉络膜血管病变 10 例 10 只眼，经平均 2 年的随访观察，术后 9 只眼视力稳定或提高，患者主观感觉明显改善，FFA 和 ICGA 显示渗漏停止或减轻，仍有渗漏者经过 2 次或 3 次治疗后渗漏停止或进一步减轻。

5. 特发性脉络膜新生血管（idiopathic choroidal neovascularization） 特发性脉络膜新生血管在国内又被称为中心性渗出性脉络膜病变（central exudative chorioretinopathy，CEC），是一类发生于黄斑部的病变，以脉络膜新生血管生成和出血为特点，病因不明，有人认为其病理上属于局限性肉芽肿性脉络膜炎。多见于中青年，单眼发病居多，对中心视力影响较大。眼底可见黄斑中央或其附近有灰白色圆形或类圆形渗出性病灶，微隆起，境界欠清。病灶周围常有环形或眉月状出血。FFA 可见灰白色渗出灶内在早期已开始显荧光，并逐渐增强扩大，至造影晚期仍不减退（图 19-4-20，图 19-4-21）。

Lam 等人对病理性近视、特发性脉络膜新生血管、眼组织胞浆菌病、血管样条纹病等患眼行 PDT 治疗，发现患特发性脉络膜新生血管的 8 只眼视力均有提高。国内有报道患 CEC 的 9 只眼行 PDT 治疗后随访 4~8 个月，8 只眼视力不同程度提高，1 只眼不变，无 1 眼视力下降。

6. 其他 TAP、VIP、VOH 以及 VAM 等研究通过长期大量的试验，已经确定了 PDT 可用于多种疾病继发的黄斑中心凹下 CNV，但是 PDT 的应用范围仍然很窄。近年来，全世界的各级机构和临床医师都展开了扩大 PDT 治疗的适应证的各种尝试，并取得了一定的疗效。基于 PDT 对于 AMD、PM 以及 OHS 的疗效得到了肯定，许多学者尝试用 PDT 治疗其他疾病并发的 CNV，如血管样条纹症、特发性 CNV、眼底黄色斑点症、放射性脉络膜血管炎等等。也有报道用 PDT 治疗脉络膜血管瘤、视网膜毛细血管瘤、虹膜和角膜新生血管等血管性疾病，但是需更多病例验证。

（八）双侧治疗、重复治疗、终止治疗和随访

双眼都有明确病变的患者可先治疗一只眼以避免双眼同时出现严重的副作用。如果已经安全地对一只眼进行了治疗，则可在 1 周内对另一只眼按照同样的方案进行治疗。对于重复治疗的病例，可以在注射一次药物后治疗双眼。在注药后 15 分钟，先治疗病情进展较快的眼。在第一眼光照结束后立即调整第二眼的光斑直径，采用同第一眼

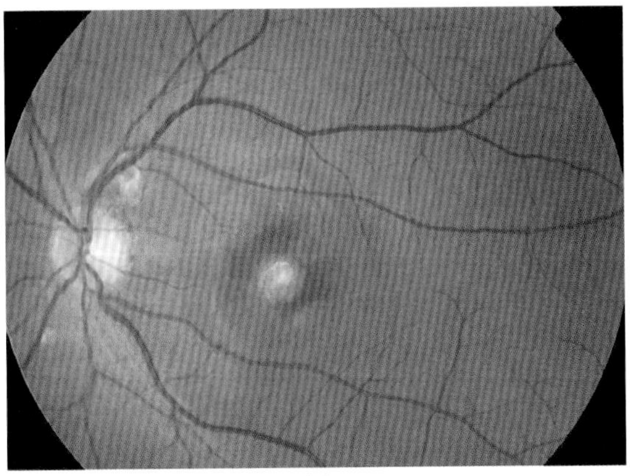

(1)

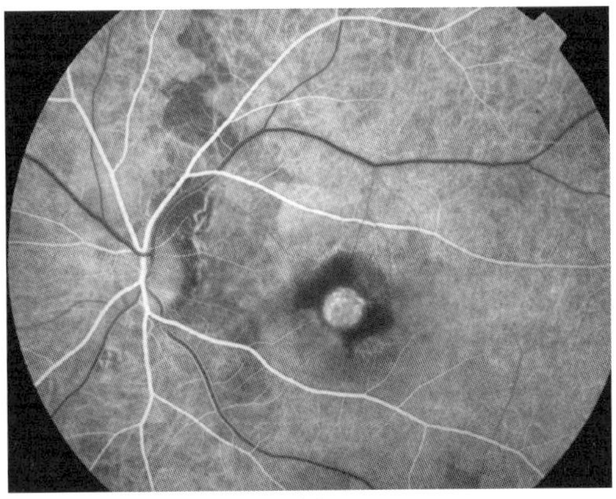

(2)

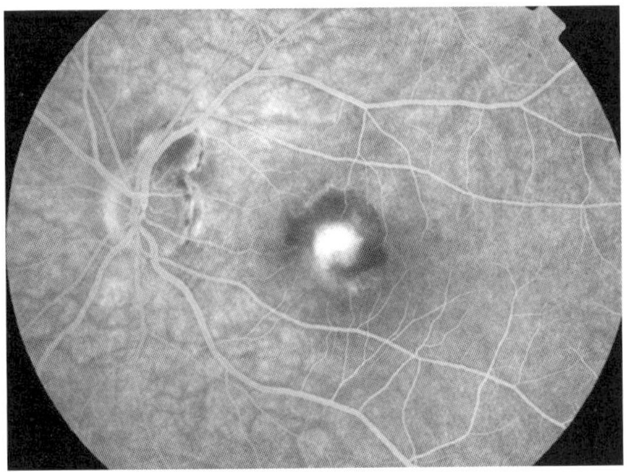

(3)

图 19-4-20 CECos，视力为 0.3^{-1}。PDT 治疗前，FFA 动脉期即表现出边界明确新生血管病灶区域，晚期表现为荧光渗漏

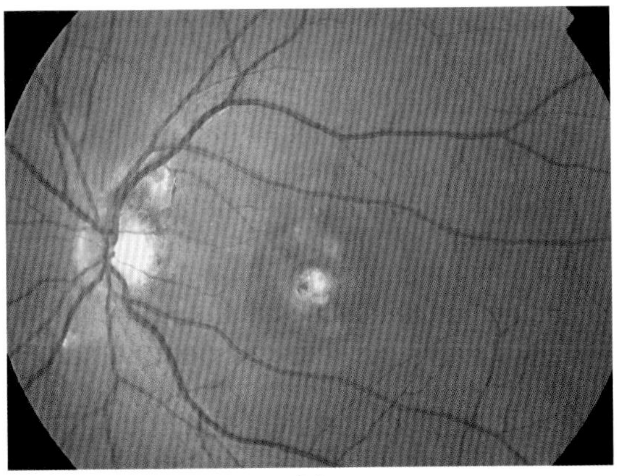

(1)

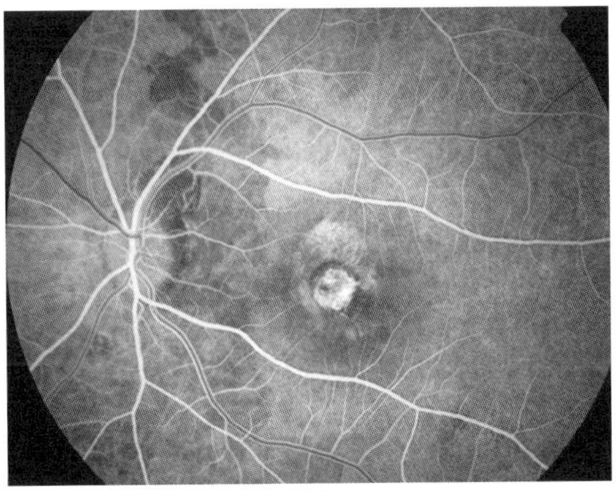

(2)

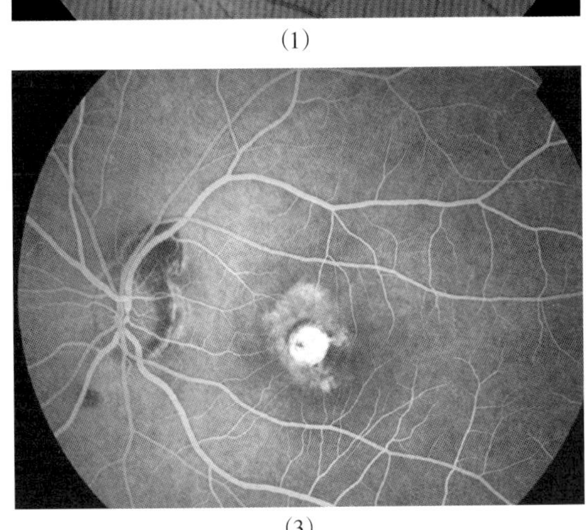

(3)

图 19-4-21 图 19-4-20 患眼治疗后，FFA 示该新生血管膜仍可见，但晚期未见明显渗漏，呈瘢痕染色改变，视力提高至 0.6

相同的激光剂量,在输液后不晚于20分钟开始治疗。

术后定期进行随访,并复查视力、眼底情况、眼底荧光血管造影、光学相干断层扫描等,以判定病变是否稳定。笔者通常在术后1个月、3个月对患者进行检查以评估病情的进展情况。如果有证据表明新生血管仍然继续渗漏,则必须按照首次治疗的方案进行重复治疗。

光敏剂visudyne虽能选择性闭塞CNV,但不能从根本上去除CNV发生的病因,对残存、复发和新发生的CNV病灶需PDT重复治疗。目前临床上PDT重复和终止治疗的基本准则为:前次PDT治疗后FFA显示CNV病灶仍有渗漏或复发,且渗漏范围超过治疗前50%或出现新的CNV病灶,无与PDT治疗相关的严重不良反应,患者同意并对重复PDT治疗表示理解方可进行。CNV渗漏消失或有严重不良反应者则终止治疗。在TAP、JAP等目前大多数临床研究中重复治疗间隔时间为3个月。随着PDT治疗的临床经验增多,患眼PDT治疗后视功能情况亦是重要参考因素之一。2002年TAP研究组将重复和终止治疗的标准进一步细化,在遵循其基本准则的基础上,建议在单次PDT治疗3个月随诊期中,视力稳定或提高、病灶变平呈瘢痕样,检眼镜和眼底血管造影显示病灶无进展或病变区仅有少量渗漏,但不超过PDT治疗前范围,无或仅有少量黄斑区视网膜下液,尤其是渗漏与积液未累及中心凹区域,这类病例称为稳定病例,可考虑暂缓再次治疗。对于病灶面积大且视力差,估计再次治疗预后不佳的病例称为无效病例,这类病例不论有无CNV渗漏应终止治疗。

（九）不良反应

TAP研究小组、VIP研究小组、VOH研究小组等大样本多中心随机对照研究证明,按照公认的治疗指南来进行PDT治疗,总的说来是一个安全的过程。由于大部分拟行PDT治疗的患者基线水平的视功能很差,或仅有单眼视功能,虽然PDT治疗的眼部并发症较少见,但后果严重,危害性大,应引起足够的注意。

1. 全身不良反应　TAP研究、VIP试验、VOH研究等结果表明PDT治疗中及治疗后的全身不良事件发生率较低,主要有:

(1) 注射的局部反应:主要指PDT治疗中及治疗后,注射部位疼痛、肿胀、炎症反应、药液渗漏到静脉周围区域和局部注射部位出血等。TAP研究中,治疗组与对照组的发生率第一年为11.9%和1.9%,第二年增至14.4%和4.8%。这种事件的发生率在VIP和VOH研究中要低。如果严格遵守输液程序,此类不良事件的发生率可降到最低,尤其是药液渗漏的发生率。

(2) 注射相关性背痛:2年内,TAP报道的治疗组注射相关性背痛的发生率为2.5%,在VIP实验中,AMD患者的发生率为2.2%(5例),PM患者的发生率为1.2%(1例)。VOH研究中没有此类报道。此类反应的机制不明,一般认为与溶血、过敏或者肾毒性无关,通常在注射结束时缓解。

(3) 光敏反应:治疗后光敏反应在TAP中为12例,VIP中为4例,VOH中未见,占总人数的2.2%。此类反应通常发生于治疗3天内直接暴露于阳光引起的,为轻度或中度,持续时间短,在1周内缓解。尽管VIP试验的避光时间只有24小时,短于TAP试验的48小时,但其光敏反应却较少发生。故而可认为减少光敏反应的发生与患者的依从性有关,与避光时间长短无关。

(4) 其他:高血压、发热、感觉减退、恶心等,极为少见。

2. 眼部不良反应

(1) 一过性视觉障碍(transient visual disturbance):PDT术后最常见的眼部不良反应,包括异常视觉、视力下降和视野缺损等。在TAP研究中,视觉障碍在维替泊芬治疗组的发生率为22%,在安慰剂组为16%。VIP试验中,AMD患者视觉障碍的发生率为42%,安慰剂组为23%;PM患者1年内治疗组与对照组发生视觉障碍的概率为21%,第2年的后继治疗中维替泊芬组也仅增加了2例。此不良反应多发生在PDT术后几天,通常为一过性的、轻到中度的视觉障碍,几周内可缓解。

该反应发生的机制尚不清楚。有学者PDT治疗后即行FFA和OCT检查,发现视网膜水肿,积液增多,推测可能与急性炎症反应有关。有人认为TAP及VIP结果的不同,提示此类反应可能与CNV的构成有关。

(2) 急性重度视力下降(severe visual acuity decrease):治疗后7天内视力下降4行或以上(或者至少20个字母)者称为急性重度视力下降。此类反应在PDT治疗中十分少见。TAP和VIP的AMD患者中仅有14例,而VIP的PM患者中无此类反应。此类反应多在第一次接受治疗时出现,可发现患者有不同程度的视网膜下积液、出血,部分患者通过多次治疗视力有所改善。

目前尚无直接证据证明此类反应和治疗剂量有关,但是在TAP和VIP治疗组中的发生率不一致,据此有人推论此类不良反应与受试者的入选标准有关。因为TAP组以典型性CNV为主,其视力受损程度和眼底病变均较以隐匿性CNV为主要对象的VIP组严重。

(3) 视网膜下出血和玻璃体积血:传统观点认为视网膜下出血是由于新的或者复发的脉络膜的新生血管形成所致。但是,对有大量的纤维成分的病变进行PDT治疗常常导致在新生血管复合体边缘的出血。这可能是由于纤维病变收缩造成对营养血管的牵拉引起。在维替泊芬的一期和二期研究中,8.6%的治疗患者出现了视网膜下出血的加重,3.1%的患者出现了新的视网膜下出血。TAP研究报道了5例视网膜下出血和2例玻璃体积血。在AMD患者的VIP研究中例数分别为4例和3例。而在PM患者的VIP研究和VOH研究中均未发现。但是这种反应究竟是疾病的自然病程所致,还是PDT治疗引起的,目前尚不可知。

(4) 其他:PDT治疗的益处在于通过视网膜下的纤维化来阻止活动性脉络膜新生血管的渗漏。相比新生血管自然进程最后所形成的盘状瘢痕来说,PDT治疗后的最终暗点要小一些。但是,对有大量纤维化成分的视网膜下的CNV病变的PDT治疗,似乎会增加发生视网膜下过度纤维化的危险,伴随的后果是很明显的视力下降。在维替泊芬的一期和二期研究中,Miller报道的发生率为9%,Schmidt-Erfurth等对AMD患者重复治疗的发生率为39%。有人认为,使用光敏剂时纤维成分会逐渐染色(相似于荧光素染色),最后在新生血管部位的光敏剂物质形成高浓度积存,导致在这些病例的有效的“过量”。由于长期的新生血管的影响,上面的视网膜会变薄,因此对于光动力治疗后的损伤更为敏感。而且在纤维化的新生血管部位的脉络膜血液循环会改变，从而改变光敏剂聚集和清除的药动学作用。

七、经瞳孔温热疗法

经瞳孔温热疗法（transpupillary thermotherapy，TTT）是通过激光经瞳孔将热能输送到脉络膜、视网膜色素上皮及眼底异常血管组织，以达到治疗眼底肿瘤、新生血管等病变的目的。通常采用半导体激光进行治疗。该波长激光主要被视网膜色素上皮和脉络膜组织中的色素细胞吸收，引起相应部位局部组织温度升高，细胞凋亡，血栓形成，从而引起肿瘤组织的萎缩坏死，脉络膜新生血管的封闭等效应。与传统激光相比，在治疗眼底肿瘤方面，该疗法可使病灶温度升高至45~65℃，产生不可逆的细胞毒性作用，从而可使瘤体坏死灶深达3~4.5mm，传统激光光凝瘤体时，瘤体破坏深度通常小于1mm。在治疗黄斑脉络膜新生血管方面，该疗法被照射组织温度升高幅度较小，最多约为10℃，对邻近组织损伤相对较轻。

【适应证】

1. 眼底肿瘤　目前，国内外TTT对眼内肿瘤治疗的研究大多数针对脉络膜黑色素瘤。较小的脉络膜黑色素瘤(病灶厚度小于4 mm)可以通过瞳孔温热疗法进行治疗，尤其是位于视盘旁或中心凹旁，难以通过放疗治疗的病灶，研究证明该疗法对于绝大多数病例是有效的。该疗法还可用于脉络膜黑色素瘤放疗的辅助疗法，有文献报道通过巩膜外的局部放疗和经瞳孔的红外光照射这种“三明治疗法”，平均病灶厚度为6.2mm的病灶有70%恢复至扁平。但也有研究指出单纯通过该疗法治疗较小病灶仍易复发，需要重复治疗，且治疗后需长期随访。对于其他眼部肿瘤，包括孤立性脉络膜血管瘤、视网膜细胞瘤、视盘毛细血管瘤、恶性肿瘤脉络膜转移等，也有小样本量的研究，多数疗效得以肯定，但缺乏大样本量长期疗效分析。

2. 脉络膜新生血管（CNV）性疾病　目前研究主要集中于老年性黄斑变性所引起的脉络膜新生血管性疾病，目前一般认为TTT适用于视力较差的CNV。对于病理性近视等所引起的CNV亦有小样本量研究，但远期疗效仍不明确。

【禁忌证】

1. 屈光介质欠清。

2. 病灶位置靠前，尤其位于赤道部以前时，或瞳孔无法扩大等原因不能充分暴露病灶，通过角膜接触镜激光仍无法对病灶进行照射。

3. 相对禁忌证　瘤体的高度、病灶直径、色素多少、网膜下积液的多少均会影响到激光的治疗效果。有文献报道，对78例脉络膜黑色素瘤进行TTT治疗，高度大于3mm，面积大于10.2mm^{2}的病灶因未能完全控制而再次接受其他手术治疗。当肿瘤等因素引起视网膜下积液较多，尤其大于3mm时，会影响到激光的热效应，从而影响治疗效果。

【激光的击射技术】采用大光斑（0.5~4.5mm）、低功率、长曝光时间（1~10分钟）的治疗参数。对于眼底肿瘤，可根据肿瘤的性质、大小、部位以及渗出多少选择治疗参数。通常光斑要尽量覆盖整个瘤体，必要时采用多个光斑。瘤体较大或伴有渗出，光斑反应欠佳时，需分次治疗。能量反应以病灶呈灰白色即可。

对于脉络膜新生血管的治疗需更加慎重，与眼底肿瘤相比，应采取更低的能量，通常采用阈下治疗，以治疗终末不出现视网膜颜色改变为准。有研究表明TTT可以稳定隐匿性老年性黄斑变性患者的视力，但也有大样本量的对照研究指出TTT对治疗该类型病灶与安慰剂相比并无显著效果，有文献报道此类型病灶的患者在接受TTT治疗后有急性视力下降（Snellen视力表≥6行）的风险。因此，欧洲老年性黄斑变性治疗指南中并不主张对隐匿性病灶采用TTT疗法。但在随后的研究中发现，TTT的治疗能量对保护视网膜功能至关重要，同时治疗CNV的有效能量与引起视网膜损害的能量差距很小，采取更低能量（136mW/mm^2）治疗参数TTT治疗，可达到与光动力疗法（PDT）相同的疗效。因此，把握好TTT的治疗参数成为影响疗效的重要因素。但目前国内外仍无明确的治疗参数，治疗能量也为80~1200mW不等。

【并发症】大多数患者可出现轻度前房及玻璃体炎症，均为一过性反应，可在治疗后局部应用糖皮质激素。其他包括视网膜分支动静脉阻塞，视网膜牵拉，视网膜、脉络膜、玻璃体的出血，视网膜神经纤维层的损伤，黄斑或视盘水肿等。

值得注意的是，经瞳孔温热疗法虽然较传统激光对邻近组织损伤较轻，但仍会产生脉络膜视网膜瘢痕，从而有可能损害患者视力。因此，对黄斑区病灶，尤其是脉络膜新生血管患者，应综合评估病灶性质、已造成的视功能损害程度、患者的预期及经济承受能力等各方面因素，以权衡治疗方案的选择。同时在治疗过程中，光斑尽量避开黄斑视盘束，最好距黄斑中心凹1个视盘直径以上，以尽量减少视功能的损害。

第五节　激光治疗膜性白内障

膜性白内障是指晶状体外伤、白内障囊外摘出术后未完全吸收的残余物质在瞳孔领内形成一层半透明或不透明的膜样组织。临床常见于外伤性白内障囊外摘出术后后囊膜混浊、部分晶状体皮质及囊膜残留；外伤后大部分晶状体皮质自行吸收后遗留部分晶状体皮质、囊膜和纤维机化膜；老年性白内障或先天性白内障囊外摘出术或联合人工晶状体植入术后的后囊膜混浊；以及先天性膜性白内障。上述膜性白内障均可激光治疗。合并有角膜瘢痕、水肿及活动性炎症者为禁忌证。目前膜性白内障的治疗应首先考虑用Nd:YAG激光。

【术前准备】

1. 询问病史及眼部常规检查　病史包括局部及全身病史，年老体弱者应测量血压及心电图等。眼部检查包括视力、裂隙灯及检眼镜检查。眼底窥不清者应行超声波检查，了解眼后段有无玻璃体混浊及视网膜脱离等，术前检测激光视网膜视力及视网膜电流图有助于预测术后视功能。

2. 患者准备

(1) 散瞳：散瞳前必须记录自然状态下瞳孔的位置和膜性白内障的形态以及两者的关系，以保证激光切开处正好唯一位于瞳孔中央，通常滴5%去氧肾上腺素即可。对有后房型人工晶状体者不宜用强散瞳剂。

(2) 向患者解释激光治疗的程序及术中注意的事项。

3. 麻醉　安放角膜接触镜之前用0.5%丁卡因表面麻醉，若有眼球震颤或不能固视者可采用球后阻滞麻醉。

【治疗技术】

1. 单纯晶状体后囊膜混浊或皱褶　这种晶状体后囊膜极薄，只需1~2mJ的能量即可被打开，操作方法是先在瞳孔区寻找有较强牵张力的部位或皱褶，将该处作为突破口，沿与张力或皱褶垂直的方向切开，逐渐扩大；否则，则做"十"字形切开，按12∶00~6∶00及3∶00~9∶00方位依次切开。术中应避免出现游离的块状漂浮物。

2. 伴有较多晶状体皮质或纤维比的膜性白内障　这种膜性白内障多较厚，因此需用较高的能量，一般2~7mJ，操作方法采用分层原位扩大法，以瞳孔中央为中心逐渐向深层及周围射击，直至穿透扩大至2~3mm直径。开始可用较高能量，接近击穿时应改用低能量，尽量保持玻璃体前界膜的完整性，对较厚的膜性白内障应分阶段进行，不能强求一次完成。

总的射击次数通常为50~300次或更多。若膜的厚度超过2mm，一般不主张激光治疗。

3. IOL植入术后的膜性白内障　操作这类膜性白内障时应特别谨慎，能量绝对不能过高，通常为1~1.5mJ。在后囊膜与IOL紧密相贴时，激光击射点应避开瞳孔区中央，而要在靠周边部作环形切开，使囊膜卷曲、移位，暴露中央透明区，聚焦时焦点应置于后囊膜后，然后逐渐前移，以免损伤IOI。

4. IOL前纤维渗出膜或色素沉着　视纤维渗出膜的厚度选择适当的能量，通常为1~2mJ。为了避免损伤IOL，将焦点聚于纤维渗出膜或色素之前，采用间接冲击法将膜切开、将色素清除。

【术后处理】

1. 抗感染、抗炎　常规局部用抗生素、皮质类固醇眼药水滴眼，若术中粉碎皮质较多，局部给予散瞳剂。

2. 降眼压　常规术后用0.5%timolol眼药水滴眼，每天2次，若术后眼压升高超过30mmHg，口服乙酰唑胺；若超过40mmHg，则应静脉点滴20%甘露醇。

3. 复诊　术后必须密切观察眼部炎症反应、晶状体皮质吸收情况、眼压、视力等，一般术后第1天、1周、1个月、3个月、6个月复查，若有异常情况，应及时处理。

【并发症】

1. 眼压升高　最常见，28%~33%眼压超过30mmHg，约2%眼压超过40mmHg，超过60mmHg者少见，眼压升高的高峰多出现在术后3小时，为一过性，1周后多可恢复至正常水平。

2. 玻璃体前界膜破裂　20%~30%无晶状体眼于激光术后发生玻璃体前界膜破裂，玻璃体疝形成，术中聚焦于后囊膜稍前有助于避免此并发症。

3. 瞳孔阻滞性青光眼　较少见，多见于白内障囊外摘出术后未行周边虹膜切除术者。

4. 黄斑囊样水肿　发生率为1%~2%。与白内障手术到激光后囊切开的时间有关，时间越长，黄斑囊样水肿的发生率越低。因此，白内障囊外摘出术后近期内若发生后囊膜混浊，不要急于激光切开后囊，一般以3个月后为宜。

5. 视网膜脱离　发生率约0.5%，无晶状体眼，出现玻璃体疝者容易发生本并发症，防止玻璃体前界膜破裂是减少术后视网膜脱离机会的最好方法。

6. 其他　如不同程度的眼前段炎症反应，一过性虹膜出血、角膜水肿等。

第六节　激光玻璃体条索切割术

一、前房玻璃体条索切割术

外伤或白内障术后，嵌顿于角巩膜伤口的玻璃体条索可能导致瞳孔移位，并可能伴有黄斑囊样水肿，应用Nd:YAG激光切断上述玻璃体条索，可能恢复瞳孔的形态和位置，促黄斑囊样水肿吸收，提高视力。

【适应证】无晶状体眼前段玻璃体条索嵌顿于角巩膜创口，角膜透明者均可行激光治疗。

【术前准备】

1. 裂隙灯及房角镜检查，将检查结果用文字或图形记录下来。

2. 向患者解释激光治疗的必要性及治疗过程，取得患者合作。

3. 玻璃体条索通过瞳孔时，术前2小时用1%pilocarpine缩瞳，每15分钟1次，以便使条索伸展、拉直、具备一定的张力。

4. 用接触镜前局部表面麻醉。

【治疗技术】根据条索的不同部位以及角膜的透明度，可选择房角镜、Abraham角膜接触镜，或者不用角膜接触镜，选择的切割部位应该便于观察，横切面较小，张力大，对周围组织损害较小，能量通常为4~12mJ，射击百余次，呈锥形的玻璃体条索，越靠近基底部，成功率越低。

【术后处理】同膜性白内障术后。

【并发症】角膜内皮损害、虹膜出血、眼压升高。

二、瞳孔后玻璃体条索切割术

【适应证】少量位于视轴的和对视网膜产生牵引的玻璃体条索，其前段条索需离开晶状体3mm，后段条索离开视网膜至少1.5mm，可考虑Nd:YAG激光切割术。

【术前准备】

1. 玻璃体及眼底检查。

2. 散瞳。

3. 局部表面麻醉。

【治疗技术】必须应用将光束聚焦于玻璃体腔的专用角膜接触镜，焦点尽可能聚于具有牵张力的玻璃体条索上，能量4~12mJ，若玻璃体条索含有血管应先用Ar^+激光将血管封闭后再用Nd:YAG激光切断。

【术后处理】

1. 局部抗炎。

2. 定期复查。

【并发症】

1. 晶状体损伤，引起白内障。

2. 视网膜损伤。

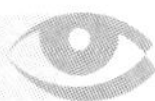

第七节　激光在青光眼的应用

一、青光眼激光治疗的基本概念

（一）激光在青光眼的应用

由于激光具有广泛的生物学效应，以及国内激光仪器性能限制与开展青光眼激光治疗时间较短，目前国内临床青光眼激光治疗绝大多数集中于闭角型青光眼的虹膜切除术（或联合房角成形术）、开角型青光眼的小梁成形术，而且疗效观察多为近期或短期的报道。尽管新型激光仪器用于青光眼领域的文献综述及译文较多，但本节主要陈述国内已有较多经验的闭角型青光眼的激光治疗，主要是虹膜的激光治疗以及开角型青光眼的小梁成形术与小梁切开术。同时列举一些已开展的新型激光仪的青光眼治疗方法。

鉴于原发性闭角型青光眼早期或急性原发性闭角型青光眼临床前期的虹膜切除术的疗效良好，而开角型青光眼的小梁成形术或小梁切开术的疗效尚难定论，所以原发性闭角型青光眼的激光治疗具有特殊的意义。

从流行病学资料分析，中国的原发性青光眼的群体发病率约为 0.5%，而年龄超过 40 岁者，其发病率高达 1%~2%。即使按 0.5% 的发病率估算，全国也约有 600 万原发性青光眼患者，而其中 80%~85% 为原发闭角型青光眼患者，但未包括具有浅前房、窄房角的“高危”人群，故实际的青光眼人数应超过上述低估计值。另一方面，西欧及美国的青光眼人数远低于中国。如美国 1977 年的统计数字表明，每年全国青光眼人数只有 140 万左右，而其中 90%~95% 为开角型青光眼。原发性青光眼类型的差异原因之一可能与人眼的解剖结构差别有关。仅就虹膜形态而言，一般将虹膜形态分为四种类型：①暗棕色厚虹膜，虹膜表面隐窝稀少；②绒毛状棕色虹膜，多无隐窝；③浅棕色虹膜，薄而多隐窝；④蓝色虹膜或淡褐色虹膜 - 蓝棕色虹膜，多隐窝或无隐窝。中国人多见为前三种类型，故仅用氩激光仪或 Nd:YAG 激光就不易击穿，比较理想的治疗方法是联合氩激光与 Nd:YAG 激光作虹膜切除术。这样既能达到虹膜切开的目的及范围，又能减少激光伤害及激光术后的并发症。

由于原发性开角型青光眼发病机制的复杂性，造成视功能损害的多因素性。即使有些患者眼压控制于统计学的正常值范围，其视功能损害也仍继续发展。而原发性闭角型青光眼的发病机制相对简单，了解得也较透彻，其造成视功能损害的最主要因素是眼压升高导致压力性（机械性）的视盘及视网膜神经纤维层的损害。一旦早期作出诊断，及早实施激光治疗或手术治疗，大部分原发性闭角型青光眼患者的视功能都能得以改善和保留。故普及青光眼的激光治疗对于我国青光眼的防治很重要。

从 1986 年开始的中山眼科中心青光眼激光治疗实践看来，青光眼激光治疗良好疗效的获得主要取决于下列因素：

1. 要有良好的青光眼诊断方法及设备，尤其是青光眼早期诊断的经验和技术。要能熟练使用前房深度测量仪、眼压描记技术、前房角检查技术、眼底视盘及视神经纤维层检查技术。并能熟练判读定量视野及计算机自动视野检查结果。有条件时，最好能作视觉电生理之视觉诱发电位检查，作综合分析及判断。

2. 至少配置两种类型的激光仪。常用和较适合中国人的激光仪为氩离子激光仪与 Nd:YAG 激光仪。

3. 配置青光眼激光治疗专用的各种类型的接触镜。至少应配置三种类型的激光专用接触镜：Abraham 虹膜切开接触镜；Raitch 小梁形成接触镜；Hoskins 或 Mandelkorn 缝线松解接触镜（图 19-7-1）。激光专用接触镜的性能是聚焦更为清晰、激光能量更为集中、减少激光对非靶组织的伤害。

4. 操作者必须熟悉所购激光仪的性能参数、具备较熟练的操作经验、对激光治疗可能产生的并发症及激光损害有足够的认识和相应的处理对策。要了解和掌握青光眼激光治疗的适应证和禁忌证。要有详细的记录内容和随访制度，诸如性别、年龄、激光治疗参数（包括机型、能量、发射次数、激光光斑大小、持续时间等）、治疗的并发症、眼压等均需作记录，以便随访时观察和比较。

（二）激光治疗青光眼的原理

青光眼的发病机制虽然较复杂，尤其是原发性开角型青光眼的发病机制远未如原发性闭角型青光眼了解得那样清楚。但是各类型青光眼导致视功能损害的主要原因是眼压升高或个体对眼压耐受程度的降低。眼压升高的机制在原发性青光眼或一些继发性青光眼者主要表现是因房水排出阻力的增加，或由于房角阻塞及小梁网病变致房水排出阻力剧增而造成。因房水分泌过多致使眼压增高者较罕见。鉴于已知的青光眼视功能损害的几个发生发展途径，结合激光的生物性效应对青光眼的治疗作用：光致热效应、光致切割作用、光致等离子体光裂解效应，临床上可针对上述青光眼致眼压升高的不同环节，联合应用不同类型的激光机，分别进行房角成形术联合虹膜切除术治疗原发性闭

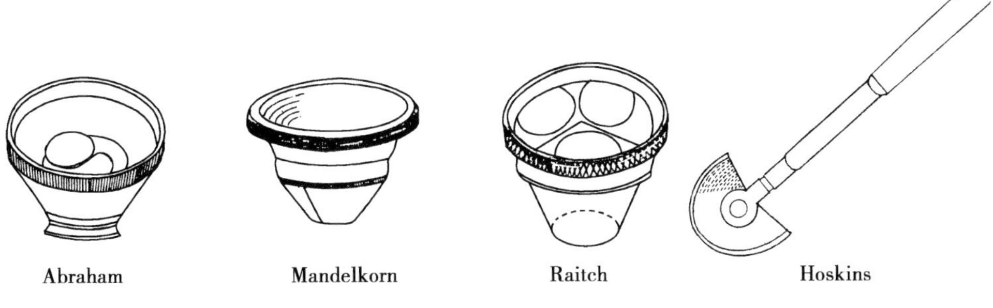

图 19-7-1　激光治疗专用接触镜

角型青光眼或恶性青光眼；应用小梁成形术或小梁切开术治疗开角型青光眼；使用虹膜或房角小梁新生血管漂白术(neovascular blanching)治疗新生血管性青光眼；采用激光缝线切断术处理抗青光眼术后巩膜瓣缝线过紧，致滤过功能欠佳者；选用经巩膜或瞳孔路径作睫状体光凝术治疗某些难治性青光眼患者。最近，青光眼激光治疗的一大进展是激光巩膜全层切除术已初露端倪。理想的青光眼滤过手术应具备以下几点：

1. 术中出血少或无出血　因出血可激活血液凝集系统，通过各种细胞因子介导而引起成纤维细胞活化及增殖，造成手术区的纤维化及瘢痕组织形成，结果房水排出通道失能，眼压再度升高。

2. 组织损伤小，操作简便易用。

3. 能适用于各种类型青光眼。

4. 极少或没有并发症。

5. 远期(>10 年)的成功率应大于 90%。

传统的抗青光眼手术往往很难达到上述要求，成功与失败难以准确预测。导致青光眼滤过手术失败的最主要因素是青光眼术后滤过泡功能异常。青光眼激光治疗能与传统的抗青光眼滤过性手术起互补作用，可达到理想的治疗效果。各类新型激光器的相继问世，已能逐渐满足青光眼激光治疗的要求。青光眼激光治疗虽然是相对安全、简便、副作用较小的有效治疗方法，然而激光治疗对眼的效应不如对传统手术那样了解得较为深入透彻，尚须经历一段较长时间的临床应用及研究，才能对青光眼激光治疗作出更深刻的评价。

二、激光在虹膜手术中的应用

青光眼激光治疗在虹膜手术中的应用占青光眼激光治疗的重要部分。已如前述，原发性闭角型青光眼约占我国原发性青光眼患者的大多数，而只要作出准确的早期诊断，施以激光虹膜切除术或常规的虹膜周边切除手术，绝大部分患者都可以预防病情的进一步发展。从青光眼临床实践来看，激光虹膜切除术的疗效最为确定、有效，对它的了解和认识也比其他激光虹膜手术，如周边虹膜成形术(房角成形术)、瞳孔成形术等更为充分。本节着重陈述激光虹膜切除术。中山眼科中心自 1986 年 9 月以来采用激光虹膜切除术治疗超过 10 000 只眼。现结合作者的经验以及文献资料，就其适应证、术前准备和病例选择、仪器要求、激光治疗参数、操作技术、术后并发症等作一叙述，对其他激光虹膜手术亦一并进行介绍。

(一) 激光虹膜切除术

【适应证】

1. 原发性急性闭角型青光眼临床前期及缓解期或间歇期而房角开放者。

2. 原发性慢性闭角型青光眼早期或进展期，但房角粘连 <1/2 周，C 值 >0.21，视野无明显损害，眼底视盘 C/D<0.6。对后者，最可靠的办法是停用降眼压药物，尤其是毛果芸香碱滴眼药 48 小时以上，而眼压不再升高者。

3. 周边虹膜切除术后色素上皮层残留。

4. 葡萄膜炎所致的瞳孔闭锁引起虹膜膨隆而致眼压增高者。

5. 无晶状体眼瞳孔阻滞性青光眼。

【禁忌证】

1. 相对禁忌证

(1) 角膜明显水肿及混浊。

(2) 前房极浅，尤其是周边前房或前房消失者(无前房)。

2. 绝对禁忌证　主要是一组非瞳孔阻滞的闭角型青光眼患者。

(1) 前房消失及前房角完全闭合者。

(2) 葡萄膜炎所致前房角周边粘连者。

(3) 新生血管性青光眼者。

【病例选择】从理论上讲，凡是适应作周边虹膜切除术的患者均宜进行激光虹膜切除术。但是，由于激光治疗对患者的眼部光学系统具有特殊要求，尤其是角膜的清晰程度要满足激光治疗的要求，以确保激光束能准确聚焦于击射部位，因此并非所有能作青光眼周边虹膜切除术的患者均能施以激光治疗，故选择病例时，要注意以下情况慎用：

1. 患者的周边角膜明显混浊或具有明显老年患者。

2. 具备上述条件而年老体弱或其他原因无法接受激光治疗者。

3. 患者不能与医师很好配合，有明显眼球震颤而妨碍准确光束聚焦者。

4. 虹膜肥厚，没有或者少虹膜隐窝者。

【术前药物应用】全身用药(口服降眼压药物)须视病情而定。局部滴用 1%~2% 毛果芸香碱眼药水；术前 1 天滴用 4 次，或术前一小时滴用 1~2 次，或联合滴用 0.5% 噻吗洛尔眼药水，既有助于击穿虹膜，又有助于减少激光虹膜切除术后通常伴随的短暂性眼压升高的并发症。

【治疗位置的选择】激光治疗位置的选择依患者的角膜情况、虹膜形态、采用的激光仪而定。理论上的理想虹膜击穿位置选择在鼻上方或颞上方的周边虹膜区。最佳击射区应为鼻上方。

若只是使用脉冲或 Q 开关 Nd:YAG 激光，首先选择的击穿区应是存在虹膜隐窝的周边部位，而不应拘泥于鼻上方虹膜范围，以能达到击穿虹膜的目的。

如果是联合氩激光与 Nd:YAG 激光作虹膜切除术，则应选鼻上方或颞上方作为击穿部位，不宜取正上方部位，因治疗中产生的气泡上浮会妨碍操作的完成。

如前所述，中国人的虹膜多为以下 3 种：①暗棕色厚虹膜表面隐窝稀少；②绒毛状棕色虹膜无隐窝；③浅棕色虹膜，虹膜隐窝多。容易击穿的虹膜为第③种，难以击穿的为第①、②种虹膜。无论是单独用 Nd:YAG 激光，还是联合应用氩离子激光与 Nd:YAG 激光，虹膜形态都是影响激光虹膜切除成功率的最重要因素。

【激光的击射技术】击穿部位首选具有隐窝的鼻上或颞上周边虹膜处。接受激光治疗的患眼应先作表面麻醉，使用 Abraham 接触镜。通过 Abraham 接触镜的特置聚焦镜而将引导的瞄准光准确地聚焦于所需击穿的位置。

1. 使用 Q 开关脉冲或 Nd:YAG 激光仪时，击射光斑的面积约 30μm，发射能量可调节。红色的氦 - 氖激光作为引导瞄准用，Nd:YAG 激光为 1064nm 的不可见的光束，两组激光同轴，故氦 - 氖激光的焦点也就是 Nd:YAG 激光的

焦点。一般从最低发射能量起，逐渐增高至能击穿虹膜时止。我们的经验表明，最低发射能量为0.95mJ，最高发射能量为5.6mJ，平均发射能量为2.57mJ。最少击射次数为1次，最多击射次数为127次，平均击射次数为20.5次。多次脉冲击射未能击穿虹膜者，由于较多色素颗粒或组织碎屑脱落，妨碍聚焦，故不必强求一次治疗成功，可于隔日再作激光治疗或另选一个有虹膜隐窝的位置再作激光治疗。然而，在有条件的医院（同时具备有氩离子激光机），原则上应一次治疗成功以减少不必要的损伤。我们的经验表明，当多次脉冲击射后发现治疗区虹膜基质组织厚，其支架组织蓬松，估计难以一次穿透时，可在其支架组织上采用氩离子激光焦灼拉紧10~15次，其后再以Nd:YAG激光击穿，全部病例均能一次治疗成功。单纯Nd:YAG激光治疗技术通常均能成功。总的虹膜穿透成功率为97.6%，全层虹膜穿孔的孔洞不小于0.2mm^2。当显著的全层虹膜孔洞产生时，一般不会发生击穿孔洞再次愈合封闭现象。

2. 氩离子激光联合Nd:YAG激光作周边虹膜切除时，如该处有虹膜隐窝更佳。即使该区域无虹膜隐窝，由于联合氩离子激光与Nd:YAG激光治疗，都能一次治疗成功。另外，虹膜全层击穿孔洞的大小也易于掌握。国外多推崇单纯氩离子激光虹膜切除术或单纯Nd:YAG激光虹膜切除术。这可能与欧美人种的虹膜组织特性（较少色素、较菲薄、多隐窝等）有关。Simmons-Deppermann氩离子激光虹膜切除术的图示及具体参数见图19-7-2。

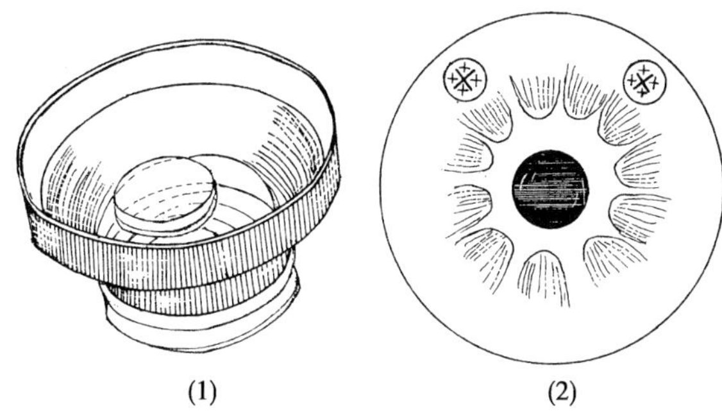

图19-7-2 Simmon-Deppermann氩激光虹膜切除术
(1) Abraham接触镜；(2) Simmon-Deppermann技术
大十字表示焦灼拉紧术
小十字表示焦灼穿透切开术

中国人的虹膜组织一般较厚、色素较多、虹膜隐窝较少，远较欧美人种的虹膜组织难以击穿。因此，对于中国人的虹膜切除术，最好是联合应用氩离子激光与Nd:YAG激光，既能一次达到击穿要求，减少激光治疗的并发症，又能使激光击穿孔洞至少达到0.2mm^2，达到有效治疗的目的。

目前，我们采用氩离子激光联合Nd:YAG激光作虹膜切除时的具体参数如下：①功率：500~1000mW；②光斑：50μm；③时间：0.1秒；④发射次数则依患者的角膜透明程度、虹膜形态和特点而定，一般发射次数范围为50~100次，多者亦可达200次左右，以不损伤角膜组织为原则。以上为氩离子激光治疗参数。在此基础上，再用Nd:YAG激光，其参考参数为：能量为2.4~4.6mJ；一般发射次数范围1~30次，特殊情况则需增加发射次数。

【虹膜全层击穿的标志】 一旦虹膜全层击穿，即见房水及色素上皮组织碎屑从击穿孔洞处涌出，周边前房即见加深，由裂隙状变为1/4角膜厚度或由1/4角膜厚度变为1/3角膜厚度以上，加深的比例可占80%以上。中央前房深度变化（即加深大于0.2mm者）则不如周边前房那么显著，只占约32.5%。

【眼压变化】 激光虹膜切除术后1小时，眼压升高最为明显，最高者可达8kPa(60mmHg)以上。绝大部分患者，24小时后眼压已趋正常值范围。我们曾观察65只眼的眼压波动情况，结果见表19-7-1。

滴1%~2%毛果芸香碱眼药水1~2滴，从表19-7-1看出，治疗后1小时平均眼压最高。术前滴用1%~2%毛果芸香碱眼液可有效地防止眼压升高。

【并发症】

1. 近期并发症 除了眼压的暂时性升高，另外一个主要并发症是虹膜微量出血。这种出血只须轻轻用接触镜加压，通常出血很快停止或自行停止，而且第2天都会吸收。但也有个别病例会发生较严重的前房积血。如果联合氩离子激光与Nd:YAG激光作虹膜切除术，则可避免发生这种由于单独应用Nd:YAG激光产生的并发症。

其他近期的并发症较少见。有文献报道激光虹膜切除术后发生晶状体半脱位。Haruki等(1994)报道一例53岁的男性原发性闭角型青光眼患者，双眼施行氩离子激光虹膜切除术后，发生双眼恶性青光眼。后经玻璃体切除联合小梁切除术，再用透明质酸钠形成前房，得以治愈。

2. 远期并发症 远期并发症的发生原因主要是：①术前诊断不明确，适应证掌握不严格；②虹膜组织裂解进入房水，小梁内皮细胞过度吞噬碎屑，致使小梁内皮细胞脱落，进一步引起小梁组织的病理改变而导致眼压升高；③激光的光热效应及其效应诱发的炎症，尤其是炎症介质所致小梁网的炎性过程而导致眼压升高；④激光虹膜切开后，色素含量多的患者会有大量色素沉积在虹膜面或小梁网上，既造成虹膜后粘连，又能引起瞳孔阻滞及小梁网功能失调而导致眼压升高。

对于上述由于激光虹膜切开后引起的远期并发症使眼压升高者，往往需要选择滤过性抗青光眼手术。因此，欲使激光虹膜切除术达到理想的结果，必须注意以下几点：

(1) 必须作出准确诊断，严格掌握手术适应证。前房深度、前房角检查、眼压描记视野等应作为常规的指标。

(2) 必须有规则地随访记录。定期作眼压、房角、虹膜

表19-7-1 术前滴1%~2%毛果芸香碱滴眼液预防术后眼压升高

平均眼压用药	治疗前(mmHg)	1小时	2小时	治疗3小时	治疗后24小时	48小时
未滴药(22)	16.80	26.12	20.54	20.31	14.30	13.33
滴药(43)	16.97	20.76	21.12	18.37	15.17	15.96

等检查，及时处理一些伴随的并发症。

(3) 激光虹膜切除术确是一种安全、有效的青光眼治疗方法。

(二) 激光周边虹膜成形术

氩离子激光周边虹膜成形术(ALPI)，亦称谓房角成形术、激光虹膜收缩术、虹膜平坦术。它有助于阻断由于晶状体前移或高褶虹膜综合征所致的闭角型青光眼的急性发作，并在加宽前房角以便观察小梁组织时为进一步治疗发挥有益的作用。一般用于为激光周边虹膜切除术、激光小梁成形术而作的预备性治疗。

【适应证】

1. 前房极浅而需作激光周边虹膜切除术的患者。

2. 浅前房及狭窄房角的开角型青光眼并能进行激光小梁成形术者。

3. 新生血管性青光眼的开角期，房角出现新生血管需作前房角光凝血管漂白术时，而房角又过于狭窄者。

4. 高褶虹膜型闭角型青光眼患者，虽已进行激光周边虹膜切除术，但前房角趋于粘闭者(图 19-7-3)。

5. 晶状体前移所致继发性青光眼，包括睫状环阻滞、晶状体膨胀、晶状体前倾半脱位、视网膜光凝术及巩膜环扎术引起的睫状体水肿。

6. 小眼球患者，虽已成功作了周边虹膜切除术，但仍发生前房角关闭倾向时。

7. 局限小范围的前房角周边前粘连(图 19-7-4)。

有时，虹膜成形术需与瞳孔成形术一并应用于治疗闭角型青光眼患者。虹膜成形术的周边虹膜激光焦灼可收缩虹膜，使其离开小梁网，打断虹膜与小梁网的机械阻滞。瞳孔成形术时的虹膜括约肌处的小光斑(200μm)烧灼有助于打断相对性瞳孔阻滞。

【击射技术】应用氩离子激光，光斑为 200~500μm；时间为 0.2~0.5 秒；功率为 200~600mW。击射点数为 24~36 点，击射范围为 360°，约每隔 2 个光斑距离作一击射点。

必须牢记，虹膜成形术的目的是使击射处的虹膜基质收缩，以便周边的虹膜组织离开前房角的小梁组织。造成虹膜成形术失败的主要因素是激光光斑不是击射于极周边虹膜，而是击射在中周部虹膜处。应避免伤害放射状虹膜血管。一旦在治疗过程中发现气泡形成或见有虹膜色素脱入前房，即应降低击射能量。

虹膜成形术的并发症及禁忌证同周边虹膜切除术。

(三) 激光小梁成形术

现在常用的激光小梁成形术是由 Wise 和 Witter 于 1979 年首先介绍和报道的。以往的命名较多，包括激光穿刺术(laserpuncture)、房角穿刺术(goniopuncture)、激光小梁切开术(laser trabeculotomy)、激光小梁切除术(laser trabeculectomy)、激光小梁紧缩术(laser trabecular tightening)。目前，氩离子激光小梁成形术(argon laser trabeculoplasty)的命名已渐为眼科学者认可和接受。

激光小梁成形术的近期成功率为 70%~90%，5 年成功率仅为 50% 左右。随着治疗后时间的延长，其成功率也随之下降。激光小梁形成术在年龄超过 60 岁、有晶状体的开角型青光眼患者中成功率高些；在青少年性青光眼及发育性青光眼患者中，成功率明显下降。

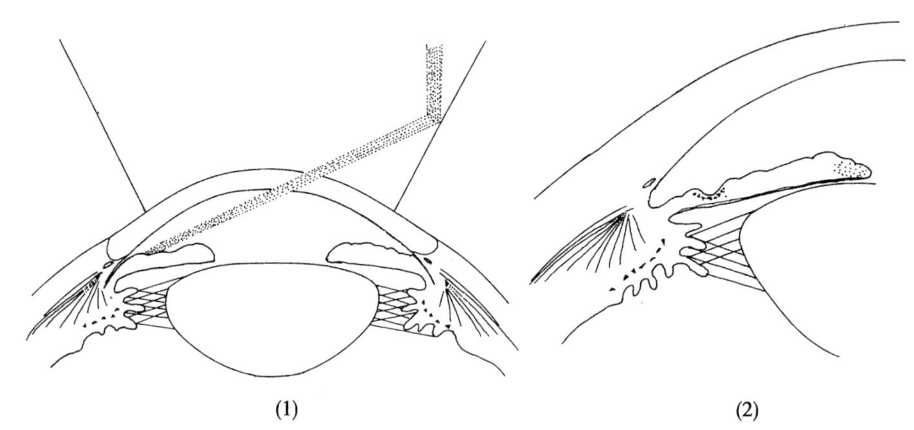

图 19-7-3　高褶虹膜综合征的氩激光房角成形术

(1) 治疗前；(2) 治疗后

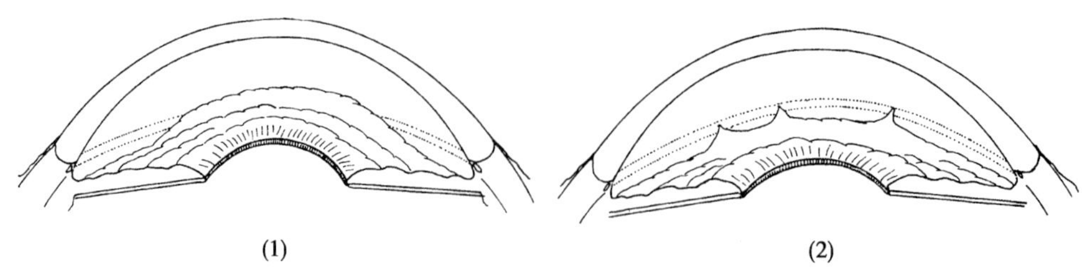

图 19-7-4　周边前粘连的氩激光房角成形术

(1) 治疗前：粘连阻塞房角；(2) 治疗后：房角开放，但残留小锥状粘连

关于激光小梁成形术的确切降眼压机制尚未完全了解。早期的理论认为是由于局部小梁网皱缩及位移，导致房水排出道开放，房水流畅度增加而使眼压下降。最近的研究表明，除了上述的作用外，激光小梁成形术还能激活小梁网细胞，引起细胞及细胞外基质成分的一系列生物学变化，使房水流畅度增加。

【适应证】

1. 最大耐受剂量降眼压药物使用下，仍发生视野损害的开角型青光眼患者。

2. 高眼压症患者。

3. 药物治疗依从性差的开角型青光眼患者。

4. 为加强既往抗青光眼手术的降压效果。

激光小梁成形术疗效较好的青光眼类型有：①原发性开角型青光眼；②假性囊膜剥脱性青光眼；③色素性青光眼；④混合性青光眼。

激光小梁成形术疗效较难肯定的青光眼类型有：①无晶状体性开角型青光眼；②房角后退性青光眼。

激光小梁成形术疗效较差的青光眼类型有：①皮质类固醇性青光眼；②溶血性青光眼；③葡萄膜炎性青光眼；④先天性青光眼；⑤青少年性开角型青光眼；⑥虹膜角膜内皮综合征（ICE 综合征）；⑦虹膜角膜中胚叶分化不全；⑧上巩膜静脉压增高所致的青光眼。

【激光的击射技术】目前，最常采用的是波长处于蓝-绿段的氩离子激光。具体参数见表 19-7-2。

表 19-7-2　激光虹膜周边切除术参数

波长	蓝-绿段（488.0~514.5mm）
功率	600~1200mW
光斑面积	50μm
发射时间	0.1 秒

患者接受治疗前，应当继续使用所有的抗青光眼药物。最好能应用醋酸可的松或地塞米松眼药水滴眼，每天 4 次，连续 2 天。治疗后的 2 天（48 小时）内应监测眼压。2 天后，每周复查一次眼压，共 4 周。如果患者感到显著眼痛应立即到医院就诊。一般来说，对于色素较多的前房角，用 400mW 的激光能量就可能足以产生效应（出现小梁组织脱色素、漂白、气泡形成）；对于无色素的前房角组织，为产生上述治疗效应（小梁组织脱色素、漂白、气泡形成）的激光能量可能高达 2000mW。必须牢记，表 19-7-2 中所给的能量范围是可变的，治疗时应从最低能量开始，直至产生治疗反应。因为个体的前房角情况往往不同，需要的发射能量也大不相同。没有一个对所有患者均适用的固定发射能量标准。发射光斑面积、发射时间、波长倒是恒定设置的。

对于大多数患者，一般需接受全周前房角（360°）小梁成形术治疗。通常是先治疗颞侧的 180°，然后再隔 4~6 周，治疗另一侧 180° 的前房角。因为颞侧 180° 的房角较宽，容易看清所有的前房角标志，也容易操作，减少因操作技术不够纯熟所引起的失误。另一方面，有少部分患者对激光小梁成形术的反应相当敏感，仅作一次 180° 的前房角小梁治疗即能达到目的。

对于较严重的青光眼患者，为了减少治疗后的眼压升高机会，减少由于眼压升高造成的进一步视功能损害，可以一次治疗 90° 范围，分 4 次完成全周的前房角小梁成形术。

一般推荐在 180° 范围内的击射点为 40~50 点之间。鼻侧区域的操作较难些，需经一段时间的训练，才能准确聚焦在击射区域。

如果患者的前房角狭窄，不能很好地观察小梁结构，可在需作小梁成形术的区域先进行房角成形术，使周边部虹膜平坦，增宽了方角，显露出小梁结构，以便施行小梁成形术。

击射区域一般选择在无色素沉积、非滤过性的小梁组织与有色素沉积的滤过性小梁组织的联结区域。已如前述，理想的小梁成形术的组织反应是：①击射区域被漂白；②轻微的脱色素；③有小气泡形成。一旦击射区小梁组织出现大气泡并有小梁网击破时，应当降低能量（图 19-7-5）。

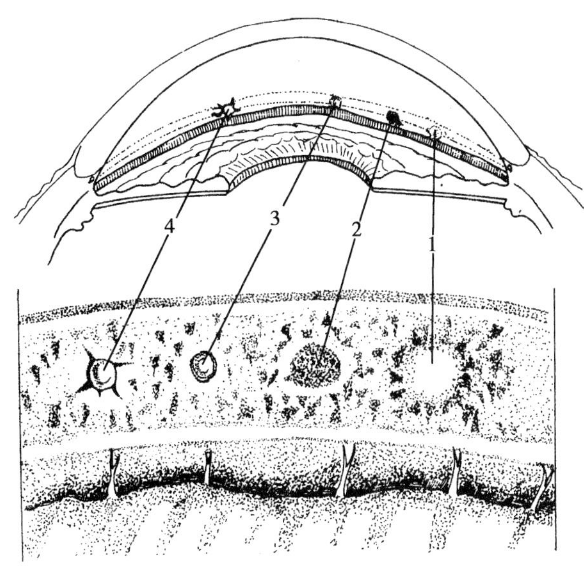

图 19-7-5　激光小梁成形术组织反应的分级

1. 击射区域源白——最好；2. 轻微脱色素；3. 小气泡形成——可接受；4. 大气泡形成（小梁破裂）——不可接受

【并发症】

1. 一过性急性眼压升高。少数患者可发生治疗后持续性高眼压，需进行抗青光眼手术以解除对视功能的进一步损害，尤其是年龄不到 40 岁的患者。

2. 一过性视力下降。

3. 视野缺损恶化。

4. 虹膜炎。

5. 周边虹膜前粘连。

上述并发症中，特别要注意发生持续性高眼压的可能。对于年龄不到 40 岁的男性开角型青光眼患者，激光小梁成形术后易发生持续性高眼压，有些需经滤过性手术才能控制眼压。

【手术要点及注意事项】激光小梁成形术的疗效及安全性尚不如激光周边虹膜切除术那样肯定。主要原因是开角型青光眼的发病机制远不如闭角型青光眼发病机制了解得清楚。一方面，原发性闭角型青光眼早期或临床前期只是一种虹膜相对性阻滞小梁网，而小梁网尚未发生明显病变，故一旦作了虹膜切除术，一般都能缓解或阻止病情的进一步发展。

此外，激光周边虹膜切除术伴随的细胞和组织的生物学改变远不如激光小梁成形术那样复杂和多样化。

药物治疗失败的开角型青光眼患者，施以滤过性手术和激光小梁成形术后的急性并发症（acute complication）是虹膜周边前粘连（synechiae）和眼压升高。而且棕色虹膜及击射区越靠后部小梁网者，发生周边前粘连的可能性越高。重复性小梁成形术的疗效相当不肯定，其成功率为30%~70%，如果第1次治疗失败或无效，那么第2次治疗失败或无效的可能也更大，而且眼压往往会升得更高，目前，国内尚未开展此项设计严密的临床研究。所以，尽管激光小梁成形术治疗青光眼是有价值的，但是从目前的国内应用的现况看来，必须重视其适应证的选择以及密切地进行随访。只有经过较长时间的临床观察及对照研究，才能对激光小梁成形术的疗效作出准确的回答。

三、其他青光眼的激光治疗方法

以下列举中山眼科中心业已开展以及文献报道的较有价值的青光眼激光治疗方法。

（一）激光巩膜瓣缝线松解术

青光眼小梁切除术常会碰到术后由于巩膜瓣缝线过密及结扎过于紧而致眼压偏高的情况。如患者接受小梁切除术后7天，其适宜的眼压水平一般应为<7mmHg；如果达到12mmHg，则应视为术后眼压偏高。解决方法一般有3种：眼球按摩、设置巩膜瓣调整缝线、激光断线术。激光断线术成功的要点有两条：配备氩离子或二极管激光器；必须采用10-0黑色尼龙缝线缝合巩膜瓣。此外，还需配置合适的接触镜：Zeiss四面房角镜、Hoskins接触镜或者Mandelkorn接触镜。激光断线术的最佳时机应在术后1~2周内。所用的激光参数如下：①氩离子激光50μm光斑，0.1秒时间，300~1000mW功率，击射1~2次；②二极管激光200μm光斑，0.2秒时间，400~500mW功率，击射1~2次。

常见的治疗并发症包括结膜穿孔和渗漏及滤过过盛所致的浅前房。前者只要精确瞄准光聚焦于所需切断缝线上即可避免。后者则在缝线切断前考虑到“关键缝线”的位置，所谓“关键缝线”指该巩膜瓣缝线的松紧直接影响房水排出功能，一般位于梯形或长方形巩膜瓣两顶角或三角形巩膜瓣顶角的巩膜瓣缝线。切断“关键缝线”可有效疏通房水排出功能，降低眼压，但也可能导致滤过太盛及浅前房，应当注意避免。

（二）激光治疗周边虹膜切除术后的色素上皮层残留

由于我国人的虹膜组织较厚，有时因周边虹膜切除时角膜缘切口的内口径太小，夹持虹膜作切除时，常常会遗留虹膜色素上皮层。此时，应用Nd:YAG激光将其击穿，无须重新作常规手术。我们的经验是，治疗前应用1%毛果芸香碱眼药水有效地收缩瞳孔，使周边部虹膜拉紧。选用Nd:YAG激光时，光斑为30μm，功率2~4mJ，击射1~2次即能有效击穿虹膜色素上皮层。

（三）激光瞳孔扩大术与激光瞳孔括约肌切开术

青光眼患者长期点用缩瞳剂，既可能引起持续性瞳孔缩小，又能引起虹膜后粘连（在国人接受激光周边虹膜切开术后，色素碎屑较多时尤易发生），致使眼压升高。此时，除用适当的扩瞳药外，激光治疗不失为一种有效的辅助方法。

采用氩离子激光的击射位置，选择在瞳孔缘至虹膜根部的中点，范围160°击射，光斑500μm，功率约为200mW，时间为0.05~0.2秒。激光能量宜从低于200mW开始，直到虹膜出现收缩及瞳孔扩大为止（即最小光凝能量）。

上述激光瞳孔扩大术的一个改良方法即是激光瞳孔括约肌切开术。

无晶状体眼的瞳孔上移（updrawn pupil）时，可用Nd:YAG激光作瞳孔括约肌切开术，能量可从3mJ开始，直至能切开瞳孔括约肌为止，切开时会有微量虹膜出血。一般均能自行停止，无须特殊处理。如果应用氩离子激光作虹膜成形术，其具体参数如下：光斑直径500μm；功率250~450mW，时间0.1秒，击射次数随具体情况而定。对圆形瞳孔而言，绕瞳孔缘作两排焦灼点。第1排应恰好位于靠近瞳孔缘的虹膜环状领内侧。第二排应位于第一排烧灼点的外缘。两排焦灼点相接。能量的选择以激光焦灼时能产生即时的虹膜组织皱缩为宜。欲使瞳孔进一步扩大，3周后可再作一次光凝治疗。不过，激光焦灼点应位于第一次焦灼位置之外，即更靠近周边部的虹膜组织。

（四）激光巩膜滤过道重建术与激光巩膜瓣缝线切断术

青光眼滤过手术后常发生滤过口的堵塞，由于球结膜和眼球筋膜的瘢痕化而使滤过功能失败。氩离子激光和Nd:YAG激光已成功及重建巩膜滤过口或重开堵塞及瘢痕化的巩膜切口。另外，近来提倡的巩膜瓣水密缝合常导致巩膜瓣缝线太多或太紧，致使术后眼压升高或滤过功能不足。此时，可用氩离子激光作小梁切除术后的巩膜瓣缝线切断术。

1. 巩膜滤过口重建术　据报道，氩离子激光或Nd:YAG激光的巩膜滤过口重建术的成功率约为56%。我们的体会是国人的成功率低于此值，因此，作此治疗时，必须严格掌握适应证，也需正确掌握治疗时机。一般推荐使用的氩离子激光参数如下：光斑直径50μm，时间0.1~0.2秒，功率800~1200mW；Nd:YAG激光参数则从低能量开始，一般为3~4mJ起，逐渐加大，直至能将粘连的虹膜从滤过口松解为止。

2. 激光巩膜瓣缝线切断术　是现今常用的抗青光眼术后滤过量的调节方法。如果没有激光仪器，则术中必须作巩膜瓣调整缝线，即将10-0尼龙缝线的线结置于角膜缘内的角膜表面。激光巩膜瓣缝线切断术需要特殊的接触镜：带手柄式的Hoskins接触镜及Mandelkorn接触镜。同时巩膜瓣缝合所用的必须是10-0黑色尼龙缝线。比较理想的断线时间是术后2周内。在此期间球结膜即使充血及增殖也不至于将巩膜瓣缝线全部掩盖，且断线后稍加按摩即可使滤过泡明显隆起。有少数患者在术后较长时间，只要能透见缝线者也可行激光巩膜瓣缝线切断术。但此时往往只能达到断线，却无法再使滤过口畅通。被推荐的激光参数如下：氩离子激光先用光斑50μm；时间0.1秒；功率则以能击断10-0尼龙线的最低能量为宜，一般为500mW。通过Hoskins或者Mandelkorn接触镜将击射区的球结膜压平，将光点准确地聚焦于缝线上，一般击射1~2次，大多能击断缝线。主要的并发症是球结膜穿破（多为聚焦不准所致），但不必处理，多能自愈。另外一个并发症是治疗后滤过太强导致低眼压和浅前房，尤其是击断"关键缝线"时。因此，激光巩膜瓣缝线切断术的时机及断线数量要靠术者自己的经验和体会揣摸，没有一个固定的标准，比较安全可靠的方法是逐根断线。

此外，Nd:YAG激光也能用于巩膜瓣缝线松解术，能量可从2mJ开始直至击断缝线为止。但是用Nd:YAG激光切断巩膜瓣缝线时，要求聚焦更准确，操作技巧要求更高。否则比氩离子激光更易击穿球结膜。不过，一般均能自愈，不会引起明显的结膜渗漏。

最后，需要强调的是激光断线术所能击断的缝线应是10-0黑色尼龙线，断线的最佳时机应选择在术后1~2周内，应该选择击断"关键缝线"。

（五）透巩膜睫状体光凝术

透巩膜睫状体光凝术（transscleral cyclophotocoagulation，TCP or TSCP）可分为两类：接触性和非接触性方法。目前多使用接触性透巩膜睫状体光凝术（contact transscleral cyclophotocoagulation，CTCP）。激光类型多选择连续波Nd:YAG激光（波长1064nm）和半导体激光（波长810nm）。

1. 非接触性透巩膜睫状体光凝术（non-contact transscleral cyclophotocoagulation，NCTCP） 迄今为止，NCTCP治疗青光眼的适应证多为难治性青光眼，且并非是首选的治疗方法。冷冻疗法在难治性青光眼治疗中仍然具有不可替代的地位。

NCTCP的操作方法如下：球后麻醉或球周麻醉，局部再滴0.5%丁卡因眼药水，使用shields透巩膜睫状体光凝接触镜压迫球结膜和上巩膜组织，以增加激光透过巩膜到达睫状体的能量。Hampton等学者采用Nd:YAG激光NCTCP治疗100例难治性青光眼，他们根据临床研究的结果所推荐的治疗方法如下：瞄准光聚焦于角膜缘后1.0~1.5mm处，并使呈最大限度散焦，于360°范围内击射约30点，击射能量为6~8J，结果发现大约有69%的患者眼压降低，而且不需再用降眼压药物。他们报告最常见的并发症是视力下降（45/100）、术后眼痛及眼内炎症反应。另有报道使用半导体激光作NCTCP时，所用的激光参数如下：光斑直径100~1500μm，击射时间900毫秒，击射能量为900~1200mW，聚焦部位在角膜缘后1.5~2.5mm处，于360°范围内击射70~100点。

2. 接触性透巩膜睫状体光凝术（CTCP） 使用特制的导光纤维（或称为青光眼探头，G-probe），透过巩膜将激光导向睫状体上皮，以便部分地破坏睫状体的分泌功能。国外的研究较多，他们报道的结果如下：使用600μm，导光纤维或青光眼探头（G-probe），置于角膜缘后1.0~1.5mm处的球结膜上，使用连续波Nd:YAG激光或半导体激光，击射点数为在360°范围32~40点，击射能量2~5J/s或7~9W，其有效降低眼压的百分率为65%~80%之间。据认为CTCP比睫状体冷凝术更少引起睫状体坏死及术后的眼内炎症反应。操作时的麻醉方法同NCTCP。

国内外学者报道的NCTCT、CTCP主要的并发症是眼前段炎症、低眼压、眼内出血、白内障、视力下降。因此，NCTCP或CTCP的适应证必须严格掌握，不能作为首选的青光眼激光治疗方法。

（六）经瞳孔氩离子激光睫状体光凝术

从理论上讲，该法能达到直视下选择性破坏睫状体从而降低并发症的发生率。目前，经瞳孔氩离子激光睫状体光凝术仅适宜于无晶状体性开角型青光眼。通过激光专用的三面镜，将激光聚焦于暴露的睫状体，至少要光凝1/2周的睫状体。最适能量击射的界值尚不能确定。但是，最少的击射能量要使睫状体产生脱色素及真实的小凹，才能达到降眼压的作用。Shields报道的成功率仅为25%，尚需进一步临床观察。

（七）激光巩膜切除术

各种激光器研制的进展，促使人们用新型激光器作抗青光眼滤过手术以替代传统的青光眼手术。目前国内这方面的临床研究尚不多，文献报道多为国外学者。现择要点列出，以供参考。

1. 适应证 主要为难治性青光眼。

（1）既往滤过手术失败者。

（2）结膜瘢痕形成。

（3）传统的滤过性手术失败可能性较大者。

（4）5-Fu或丝裂霉素疗效不佳者。

（5）拟行导管植入者。

（6）无晶状体眼或人工晶状体植入眼的青光眼。

2. 激光巩膜切除术的种类

（1）Er:YAG激光巩膜切除术。

（2）Ho:YAG激光巩膜切除术。

（3）准分子激光巩膜切除术。

（4）房角镜下激光巩膜切除术。

（5）Nd:YAG激光巩膜切除术。

上述各类激光巩膜切除术的技术和疗效有待进一步完善。

第八节 激光在眼整形美容手术中的应用

一、激光上睑成形术

上睑成形术的目的是为了获得年轻的外表而去除随年龄增长而松弛的皮肤、上睑凹陷或突出的过多的眼睑组织。适合激光上睑成形术的患者包括：过多的上睑皮肤、眼轮匝肌及脂肪；无明显的眼睑位置异常；正常的眉位置；正常的泪腺位置，并排除干眼症、面神经麻痹、上睑下垂者。

1. 术前检查 双眼睑裂宽度测定，前额皱纹或光老化损伤情况，眉的位置、对称性、轮廓，面颊部眼周脂肪的松弛与下垂情况，眼轮匝肌后脂肪垫完整性，是否存在眼睑闭合不全，裂隙灯下角膜及眼表情况检查，排除干眼症的检查和Bell现象的检测等。

2. CO_2激光设备的参数设置 聚光斑<0.3mm；连续波或脉冲波的设定；厂家不同功率数据的设定；光束传递连接系统。

3. 手术方法

（1）患者仰卧于手术台，常规消毒铺巾。

（2）设计并标记重睑位置：重睑位置的标记决定术后重睑的外形及双眼是否对称。一般来说，重睑中央部距离睑缘 8~10mm，内侧距上泪小点约 3mm，外侧距外眦角约 5mm。最自然的设计应为内眦皮肤皱纹的自然延伸。估计去除上睑松弛皮肤的量一般采用"挤捏估计法"，即用镊子提起欲去除的皮肤组织并保证眼睑能自然闭合，这时的量可视为手术去除皮肤组织的量。去除过多皮肤将导致术后睑裂闭合不全。

(3) 1% 利多卡因局部浸润麻醉。

(4) 暴露并打开眶隔：切除适量的皮肤及眼轮匝肌，注意在眼轮匝肌下方的提上睑肌腱膜，从外侧到内侧完全打开眶隔，暴露并游离其下方的眶脂，使其与提上睑肌分离，去除脂肪至眶缘或节制韧带，对自然膨出的脂肪其下垫一湿棉花签，聚焦激光切除。注意勿伤及泪腺组织，并严密止血。

(5) 缝合切口：使用 6-0 缝线间断缝合皮肤 - 提上睑肌腱膜 - 皮肤，共 5~6 针，使形成活动重睑。然后连续缝合皮肤，切口涂眼膏。7 天左右拆线。术后医嘱包括冰敷，局部加压包扎 24 小时，抗生素眼膏每天涂眼，避免增加张力的动作。

二、经结膜激光下睑成形术

经结膜激光下睑成形术是针对下睑脂肪突出的有效手术治疗方法。与传统的眼袋整复术相比，它避免了皮肤切口和缝线与术后瘢痕遗留，也不会破坏眼轮匝肌和其支配的运动神经，不会造成下睑外翻，从根本上消除大多数眼袋患者的顾虑，使眼袋的整形迈进了一大步。自从激光在医学美容领域的再次广泛应用，本手术由激光刀代替手术刀，可以达到省时、术野清晰、患者痛苦小、术后恢复快的效果。适合激光下睑成形术的患者包括：下睑脂肪突出(眼袋形成)；无明显的下睑位置异常；无明显的下睑皮肤松弛和皱纹；面中部的位置和形状尚可。

手术方法：

1. 患者仰卧于手术台，常规消毒铺巾，0.5% 丁卡因表面麻醉，1% 利多卡因局部浸润麻醉，安放眼罩。

2. 暴露下穹隆　经结膜下睑成形术必须充分暴露下穹隆，助手翻开下睑，置入金属眼片并轻压眼球，可顺利暴露下穹隆部结膜及结膜下脂肪。

3. 切开结膜　结膜切口的位置对于充分暴露下睑的眶隔脂肪垫非常重要。激光束的角度对准下眶缘，内侧切口起自泪阜外，距离睑板缘下方 4mm，连续向外侧延伸至距离外侧眦角 2mm 处。

4. 打开眶隔，游离并去除眶脂：用棉签钝性分离眼轮匝肌及其下方的眶隔，打开眶隔即可暴露其下方的脂肪组织，建议暴露外侧脂肪垫时注意与下方的下睑缩肌相分离。外侧脂肪可能会因眶隔在外侧与外侧缘粘连而较难暴露。轻轻牵拉内、中、外脂肪球，小湿纱布条保护周围组织，激光刀切割膨出的脂肪球，尤其对于内、中侧脂肪球要仔细切除，比较两侧是否对称。注意勿过多去除眶脂。对可疑出血的部位再给予点状凝固。

5. 缝合切口　8-0 可吸收缝线间断缝合切口。术后医嘱包括加压冰敷 30 分钟，避免用力牵拉下睑；告知患者出现球后出血的可能性及症状；每晚下穹隆部涂抗生素眼膏；禁用角膜接触镜等。另外，口服或局部糖皮质激素的使用一般只针对有明显术后水肿的患者。1 周后嘱患者复诊。

三、激光祛皱术

1. 术前评估　眼整形医师应该告知患者激光对于使面部年轻化并非全能，它往往是面部整形手术的辅助手段。激光祛皱术可以使眼部皮肤紧张度增加但无法去除明显的眼睑皮肤松弛和下垂、眼部脂肪的突出等。激光最适合去除较深的鱼尾纹，而鱼尾纹往往是手术或其他治疗方法难以去除的。评估患者是否适合激光祛皱的重要一点是皮肤类型，它决定了术后皮肤的愈合反应。最适合激光祛皱的皮肤类型是对日晒较为敏感的皮肤型。这种类型的皮肤手术后较少发生炎症反应后的色素沉着。在通常情况下，黑皮肤不适合激光祛皱。激光祛皱的绝对禁忌证较少，皮肤感染的活动期或眼睑成形手术后继发的皮肤损伤、结缔组织病(如硬皮病)，在 6~12 个月内有过激光祛皱史的患者不宜进行激光祛皱术。相对禁忌证包括：皮肤愈合障碍、瘢痕体质、面部提升手术后等。

术前向患者讲明可能出现的并发症，包括疼痛、愈合延缓、色素改变、水肿、瘢痕、眼部的激光损伤。大部分医师建议在激光祛皱术前口服广谱抗生素及抗病毒药物。

2. 手术原则和技巧　虽然激光除皱可使用铒和二氧化碳激光两种不同类型的激光，但是它们对皮肤产生的作用是相似的。这些激光都是高能量的用于汽化特定量的皮肤组织并对周围组织产生热损伤。铒激光被认为是目前新采用的相对柔和的激光类型，然而铒激光效果似乎略弱于二氧化碳激光。激光束接触皮肤后，能力传至目标组织并制热，其目的是要磨去精确数量的组织并凝结血管，组织汽化发生在细胞间质，水达到沸点，水分子和组织碎片便形成汽化束消失。有效的激光除皱是目标组织吸收最大能量后汽化而周围组织尽可能少地接受到热损伤。激光能量过低或者过高都会对皮肤组织产生损伤，如果残留的组织碎片未被清除即进行第二次激光，碳化组织可高达 600℃高温产生热损伤、凝固和坏死。因此，激光能量的控制、特定的波长及精确的间隔时间的选择非常重要。波长 10.6μm 的二氧化碳激光能被水很好地吸收但同时这个波长也最容易产生热损伤，无论激光控制技术如何改进，皮肤激光祛皱后的热损伤问题仍然存在并且很大程度影响着术后愈合。临床上二氧化碳激光首先去除皮肤的表皮层并穿透入 60~100μm 的深度，由于真皮层的含水量少于表皮层，激光越深入皮肤组织汽化难度越高而且热损伤越容易产生。真皮中的胶原含水量低，胶原受到的热损伤将导致术后的愈合障碍和瘢痕形成。波长 2.94μm 的铒激光被水的吸收率是二氧化碳激光的 10 倍，脉冲间隔在 250 微秒的铒激光能更好地起到汽化目标组织而减少对周围组织的热损伤作用。通常激光束穿透 20~25μm 的组织仅产生 5μm 的组织热损伤。

术后愈合情况相当重要。二氧化碳激光祛皱术后愈合时间相对较长，一般为几个月，可能出现皮肤紧绷和炎症反应。铒激光的术后愈合反应相对较轻些。二氧化碳激光去除较深的皱纹、汽化组织及凝固血管功能明显优于铒激光，临床上选用哪种激光进行皮肤祛皱应完全个体化。

3. 治疗方法及注意事项　激光手术前采用 2% 利多

卡因加 1:100 000 肾上腺素注射液局部小范围注射，若手术区域较大，建议采用局部神经阻滞。祛皱手术开始前要先用非易燃药剂清洁皮肤，进入手术室的人员需要戴激光保护眼镜，患者要佩戴眼球保护片。对于眼周区域要在术前标记好激光作用的范围，睑缘下 2mm 区域必须保留，不能接受激光手术以防出现外翻的可能。如果使用铒激光，表皮组织一般经 600mJ 能量、5mm 大小光斑的激光 2 次即可去除，如果比表皮较难去除，可改用 200mJ 能量、3mm 光斑。唇周组织要求相对于其他部位更高的能量，1000mJ、5mm 大小光斑能去除表皮。如果发生出血或看到黄色的变性的胶原组织建议停止继续激光。

大多数手术医师喜欢通过电脑控制二氧化碳激光深度，因为每次激光去除的周围组织明显多于铒激光。重要的是要避免同一区域的重复激光。一般情况下，第一次激光去除表皮，第二次激光即可进入真皮。对于激光参数的设定，不同的公司各有不同，手术医师必须熟悉推荐的参数指标，一次激光后术者需要用湿纱巾擦除残留的组织碎屑，清洁创面后进行第二次激光。然后最后一次激光后不需要彻底清洁创面，以减少组织损伤，促进愈合。

4. 伤口的处理　如果是表皮的祛皱，出血一般不明显，创面全天涂敷薄层的抗生素药膏和凡士林即可，用以保持表面湿润，并建议每天 4~6 次用温水洗去结痂和渗出。如果出血渗出明显，局部包扎 1~2 天直至渗出减少是需要的，同样需要用抗生素药膏以保持湿润避免创面结痂。一般完全愈合在 7~10 天完成。当上皮长成后患者需要用温水和柔和的洗液洗面部，每天 2 次，并涂以无刺激的保湿霜。术后 3 个月内避免日晒，如果遇到强烈日晒必须使用 SPF30 的防晒霜。术后所有的患者均会出现创面发红和烧灼感，随愈合过程的进展，症状会逐渐好转。

四、激光治疗眼睑及结膜疾病

CO_2 激光对眼部病变，特别是对眼睑及结膜的病变的治疗，可获得较理想的效果，或达到良好的美容效果。然而要达到良好的治疗效果而又不至于发生明显的并发症，必须对眼部的解剖组织学及各种病变的病理基础有深刻的了解，同时能熟练掌握 CO_2 激光器的性能。操作者最好戴手术放大镜，以便更清楚地分辨病变组织。治疗眼部疾病所用的 CO_2 激光器其功率不必太大，一般可选用 15~30W，光斑直径约 0.5mm，其焦距约有 3cm（一般术前先将激光头对准硬纸皮，即时观察其烧焦的情况，而调整焦距及功率的大小）。若切除较大的组织块或肿瘤时，功率可加大至 40W。

一般成年人可用 2% 普鲁卡因溶液或 1% 利多卡因溶液作局部浸润麻醉。若患儿不合作可选用氯胺酮作基础麻醉，再加少量局部浸润麻醉，如用普鲁卡因。

（一）眼睑上皮层的良性肿瘤及瘤样增生

发生于眼睑上皮层的肿瘤或瘤样增生，尽管病因不同，临床表现各异，但它们的共同病理特点是呈乳头状增生或扁平隆起，病变主要位于上皮层，而且病变是自限性增生，例如脂溢性角化、老年角化、返卷性毛囊角化症、寻常疣等等。CO_2 激光治疗原则基本相同。

1. 治疗方法　常规消毒眼睑皮肤，局部浸润麻醉，如果病变位于睑缘部，可作穹隆部结膜局部浸润麻醉。用生理盐水棉片覆盖眼球表面保护眼球，操作时激光束取向外偏离角膜方向，以免误伤角膜及眼球。

治疗开始前根据病变大小及形状不同而采用不同的激光治疗方式。一般较扁平而基底宽的病变，多采用激光束作点射或扫描方式，由浅到深均匀汽化，直至病变组织被汽化干净为止。汽化过程组织表面产生碳化碎片，要及时用生理盐水或 75% 乙醇棉签轻擦（切勿入结膜囊），清除碳粒，一方面可清楚观察视野，确定病变是否汽化干净，可反复汽化，直到满意为止。另一方面可减少碳粒吸收激光能量，增强汽化作用。如果病变带蒂状或基底较窄而明显的乳头状突起，则于基底部汽化，把病变完整切除，然后汽化干净病变基底部。

一般治疗开始时先用较大功率密度的激光束，而病变组织汽化将尽时，适当调低功率，以防止损伤更多的健康组织，或导致出血。如果激光汽化过程中术野渗血，可用干棉签压迫止血，或调低功率密度，一面用棉签拭干渗血，一面照射渗血部位使其止血。

2. 伤口的处理　创面小，术后局部涂抗生素眼药膏即可，3 天内勿用水洗，一般 10 天左右痂皮脱落，创面愈合，不留瘢痕。创面较大除局部涂抗生素眼药膏外，可用眼包包眼 2~3 天，同时口服抗生素预防感染。

（二）眼睑皮肤黄色瘤

眼睑皮肤黄色瘤为脂质代谢障碍性疾病，多见于中年妇女，好发于上睑内眦部，呈圆形、椭圆形或不规则形，边界清呈淡黄色轻微扁平隆起，质软。病理检查主要是含类脂质的组织细胞，即泡沫状细胞，一般聚集于血管周围灶性分布，多在真皮层，少数深到肌层。

1. 治疗方法及注意事项　激光治疗方法基本同眼睑上皮层的良性肿瘤及瘤样病变。但需注意下列几点：①激光汽化不宜过深，以免术中渗血及术后瘢痕明显；②若病变面积超过 1cm，可分 2 次激光汽化，第一次汽化后 10~15 天再汽化其余部分，以减少瘢痕形成。

2. 伤口的处理　同眼睑上皮层的良性肿瘤及瘤样病变。

（三）眼睑色素痣

色素痣是先天性病变，由痣细胞构成的良性肿瘤。由于色素痣发生的部位不同，主要分为四种：交界痣、皮内痣、混合痣及蓝痣。前三者常呈淡褐色至棕黑色，边界清，扁平或丘状隆起。部分色素痣色素很少或无色素可见。蓝痣为蓝色，往往位于真皮深层甚至肌层，不隆起，边界不整齐。

1. 治疗方法及注意事项　色素痣的治疗基本同眼睑上皮层的良性肿瘤及瘤样病变。但需注意下面几方面：①皮内痣及混合痣病变侵犯真皮层，少数痣细胞可深入到肌层，故治疗过程中反复清除创面碳粒，仔细观察，最好佩戴手术放大镜，以使病变彻底汽化干净；②部分色素痣色素不明显或有微小的卫星灶，术前在裂隙灯显微镜下观察确定病变范围；③蓝痣往往位置较深，色素细胞是束状分散分布，不易汽化干净或出血较多，原则上不行激光治疗。

2. 伤口的处理　创面的处理同前。

（四）结膜色素痣

结膜色素痣是一种先天性病变，是由痣细胞构成的良性肿瘤。组织学上分为上皮内痣、上皮下痣及混合痣。结膜痣可发生于结膜的任何部位，但多位于睑裂部结膜、半月皱襞及睑缘部。

1. 治疗方法及注意事项　用0.5%的卡因溶液表麻，用升汞溶液及生理盐水冲洗结膜囊(若结膜囊清洁可省略)，局部浸润麻醉，麻醉药注入结膜固有层深层，适当注射多些药液，使整个痣"浮起"。这样激光治疗既安全又彻底。

激光治疗基本同睑皮肤色素痣。但需注意以下几方面：①激光功率密度开始时适当调低些，以免灼伤巩膜或眼内组织；②位于眼外肌相应部位的色素痣，治疗时勿损伤眼外肌；③充分保护角膜，激光束方向要偏离角膜。④跨越睑缘的色素痣，原则上不作单纯的激光治疗，以免形成不同程度的睑缘缺损；⑤注意鉴别结膜及巩膜的黑变病，因其范围广，边界不清，自身多变化，巩膜黑变病与脉络膜相连，故不作激光治疗。

2. 伤口的处理　创面小者，只滴抗生素眼药水即可。若创面较广可用抗生素眼药膏包眼，每天换药一次，共3天即可。

(五) 鲜红斑痣

鲜红斑痣又称毛细血管瘤，是由于毛细血管增生及其管壁先天性薄弱，致毛细血管扩张。毛细血管瘤其内皮细胞不增生。病变常于出生时即存在，也可出生后不久出现，逐渐增大。好发于颈部、面部、躯干，也可发生于眼睑或结膜。随着毛细血管增生扩张，病变扁平隆起，呈鲜红斑片状。

1. 治疗方法　病变面积不大，按压可褪色者，可慎用激光治疗。常规消毒，局部浸润麻醉，不合作的小孩作基础麻醉。CO_2激光功率密度在8W/cm^{2}以下，经扩束后均匀地照射皮损区，使其缓慢地由红色变成白色。操作时激光束从较远对准病变区，激光束逐渐移近病灶，使局部渐渐升温毛细血管凝固变白，不要用近焦激光，以免击破血管出血，影响治疗。

2. 伤口的处理　局部涂抗生素眼药膏，定期复查，如果水疱破裂形成伤口，可用消毒纱布遮盖，必要时口服抗生素预防感染。

(六) 良性血管内皮瘤

良性血管内皮瘤又称幼年型血管瘤，是由于毛细血管内皮增生所致。常于出生后即存在，或在婴幼儿时出现，生长迅速，大小不一，深红色，边界清楚，表面呈草莓状隆起，病变可自行消退。好发于头、面及躯干，也可发生于眼睑。

1. 治疗方法　激光治疗基本上同毛细血管瘤。

2. 创面的处理　同毛细血管瘤。一般4周左右痊愈。

(七) 先天性泪囊瘘管

先天性泪囊瘘管是在胚胎发育过程中泪囊表面外胚层的皮管不闭合，使泪囊直接与皮肤表面相通造成的。病变常位于内眦部，皮肤面有一小孔，经常溢出泪液。

1. 激光治疗方法及注意事项　常规消毒，局部浸润麻醉，小孩必要时作基础麻醉。激光治疗前先用泪道冲洗针从瘘管口注入少量甲紫，使皮管染色。于小孔周围作激光汽化，直径3~4mm，直至真皮层，然后调低激光功率密度照射创面使组织呈焦黄色。但要注意以下几方面：①激光治疗时勿过深，以免伤及泪囊，使瘘管扩大不易闭合；②不要误伤泪小管或内眦韧带；③术后不要用力按压伤口以免影响瘘管闭合。

2. 伤口的处理　创面涂抗生素眼药膏即可。

(八) 炎性肉芽肿

炎性肉芽肿是一种纤维结缔组织及新生血管增生的结节，表面覆盖上皮组织，呈扁平状或带蒂的暗红色突起，常见于化脓性炎症自行突破后及眼睑结膜的外伤或手术后。病理检查见大量辐射状新生血管，其内皮肿胀，间质水肿及炎性细胞浸润。

1. 治疗方法　常规消毒，局部浸润麻醉。若肉芽肿较大，又位于眼睑，可用睑板夹套住加压，以免汽化时出血。治疗时激光束切勿照射到金属睑板夹使激光散射，误伤周围组织。激光汽化至底部伤口呈凹陷状，然后降低功率密度，照射伤口呈焦黄色。

2. 伤口的处理　术后抗生素眼药膏包眼或抗生素眼药水滴眼。

(九) 其他

眼睑或结膜较小的基底细胞癌或原位癌，可用CO_2激光汽化治疗。但要有3mm的安全边缘，且要深达全层皮肤组织。术后定期随访。

一些眼睑、结膜及眼眶较大的良恶性肿瘤，可利用CO_2激光刀的良好切割及止血作用，同时又无肿瘤细胞飞溅的特性，作肿瘤的分离切割，术中损伤少，术后反应轻，减少瘢痕组织形成。术中遇到较大血管出血，则要结扎止血。

第九节　激光在泪道阻塞性疾病中的应用

一、激光泪道成形术

泪道阻塞是眼科常见病之一，以往的治疗方法为泪道探通术、挂线以及置管术，但成功率较低，手术治疗损伤大，操作复杂，颜面部遗留瘢痕。近年来采用激光泪道成形术治疗泪道阻塞，由于具有简便易行、痛苦少、皮肤不留瘢痕等优点，被广泛应用和接受。

1. 激光设置　Nd：YAG激光，波长1064 nm，功率10~15W。

2. 术前准备　术前常规作泪道冲洗确定泪道阻塞的部位，对慢性泪囊炎者行泪囊造影术了解泪囊情况，对黏脓性分泌物较多的术前常规用含妥布霉素和地塞米松的生理盐水冲洗泪道，每天1次至无分泌物。

3. 治疗方法　用5mg/ml的卡因眼液作泪小点麻醉，10mg/ml麻黄碱溶液滴鼻后，用泪点扩张器扩张泪小点，再用泪道冲洗针头按常规泪道冲洗方法，从下泪小点插至泪道阻塞处，然后将导光纤维插入泪道冲洗针头内，对阻塞处作连续击射，频率18~20次/秒，能量230mJ/脉冲，输出功率10~15W，脉冲20次/秒，时间1~5秒，至阻力消除并有落空感后停止发射，拔出光纤，用生理盐水冲洗，证实泪道通畅。留置探针20分钟后，拔出探针。

4. 术后处理　术后常规应用抗生素眼液滴眼，10mg/ml麻黄碱溶液滴鼻，用含妥布霉素和地塞米松的生理盐水冲洗泪道，每天1次 ×3天，后改为隔天1次 ×1周，再改为每周2次 ×2周，再减至每周1次 ×4周。

二、鼻内镜激光泪囊鼻腔吻合术

激光泪道手术的手术步骤与内镜下鼻腔泪囊吻合术的手术步骤基本相似。激光的主要作用在于去除鼻黏膜，打骨孔和打开泪囊黏膜。

1. 手术步骤

(1) 插入导光纤维并注射局部麻醉：从泪小点插入导光至泪囊部，内镜从鼻腔中透见光源，在相应的鼻黏膜处注射局部麻醉药。

(2) 激光去除鼻黏膜、泪骨及泪囊黏膜：用 Freer 刮匙将中鼻甲向内侧推移，用激光去除鼻黏膜，穿透泪骨后进入泪囊。一般骨孔直径在 4~6mm。一些手术医师建议使用尖刀片切开泪囊黏膜以降低使用激光导致泪囊损伤的可能性。

(3) 置管：硅胶管或使用带探针的 Crawford 管两端从上下泪小点插入，经泪小管在泪囊中会合，经骨孔，由弯血管钳中穿出并打结固定置留于鼻腔内。

2. 术后处理

(1) 术后早期处理(1~4 周)：激光鼻腔泪囊吻合术后通常无须鼻腔填塞。局部滴用激素和抗生素眼药水 4 周。一般不需要鼻腔激素喷雾治疗。术后 1~2 周需检查所置入的硅胶管在鼻腔中的位置是否正常，2~3 个月可去除置管，随访至术后 6 个月，出现并发症要增加随访的次数。由于置管的存在和骨孔周围结痂导致仍有流泪症状，2 周后鼓励患者擤鼻以促进鼻腔中的血块和结痂排出；清洁鼻腔，观察置管的位置和骨孔周围情况，如存在大量分泌物则需考虑使用广谱抗生素。如发现早期中鼻甲与鼻腔粘连可予及时分离。

(2) 术后中期处理(1~3 个月)：计划 12 周去除鼻腔内所置硅胶管，在内眦处间断硅胶管后从鼻腔小心去除，一般不需要麻醉。去除置管后冲洗泪道以去除黏液并保证通畅。

(3) 术后晚期处理(4~6 个月)：询问患者泪溢情况是否愈合或改善，再次冲洗泪道确保泪道通畅并进行鼻腔内镜检查。

(余敏斌　金陈进　黄丹平　葛坚)

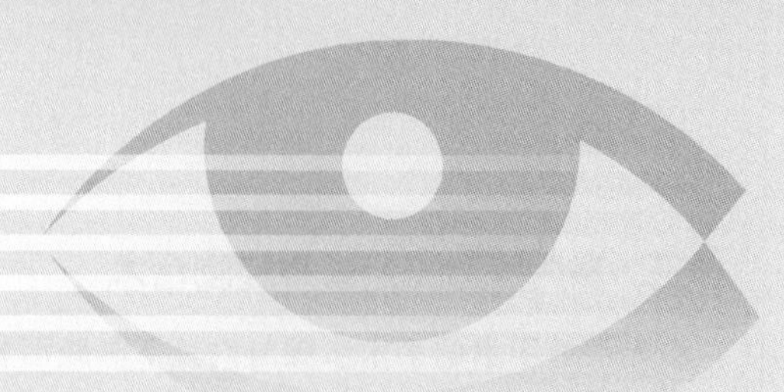

第二十章 屈光手术

屈光手术包括角膜屈光手术、晶状体屈光手术和巩膜屈光手术三大类。近20年，屈光手术在我国发展很快，特别是部分角膜屈光手术和晶状体屈光手术已达到国际先进水平。本章主要介绍角膜屈光手术和晶状体屈光手术，巩膜屈光手术见第八章“巩膜手术”。

第一节 准分子激光角膜屈光手术

角膜的屈光能力占眼球全部屈光能力的3/4，角膜屈光力的改变将极大地影响整个眼的屈光状态，因而通过角膜手术来矫正眼的屈光状态具有巨大的潜力，而且由于角膜位于眼球的前表面，其手术亦相对安全。角膜屈光手术已出现了整整1个世纪。1894年，Bates发表了用角膜切开术矫正散光的文章；到20世纪30年代，日本眼科专家Sato从角膜后面切开治疗近视；20世纪60年代，Barraquer创立了板层角膜屈光手术，即角膜镜片术、角膜磨削术及角膜内镜片植入术等；20世纪70年代，前苏联眼科专家Fyodorov从角膜前表面进行放射状角膜切开，获得了巨大成功。从而在20世纪70年代末及80年代掀起了屈光手术的热潮，有关该研究的报告大量涌现，目前此手术已在世界大部分国家及地区推广且已被各国眼科医师所接受和定型。20世纪80年代，美国眼科医师Kaufman在Barraquer的角膜磨削术的基础上提出了表层角膜镜片术，用于治疗无晶状体眼、圆锥角膜、高度近视及角膜变薄性病变。角膜热成形术是通过热探头、激光及高强度超声波等方法改变角膜形态以获得矫正屈光效果的一种手术方法，目前多用于治疗圆锥角膜和老视。准分子激光于1975年被发现，1983年被引入进行角膜精确切除；1987年，Esperance等首次在盲眼进行准分子激光角膜切削术，开始了准分子激光角膜手术的临床应用；1991年，Lindstrom等报告了由多个眼科中心参加的有视力眼准分子激光屈光性角膜切削术（photorefractive keratotomy，PRK）研究结果；我国于1993年开始应用该技术；PRK用于治疗屈光不正，显示了很好的应用前景。1994年，Ruiz发明自动板层角膜刀，与之前提出的原位角膜磨削术以及准分子激光屈光性角膜切削术相结合，提出了准分子激光原位角膜磨削术（laser in-situ keratomileusis，LASIK），为屈光不正矫治开辟了一个新的领域。随后，采用波前像差或角膜地形图数据引导的准分子激光角膜个性化切削（customized ablation）等激光切削模式的临床应用，对于改善术后视觉质量有积极意义。以PRK为代表的表层切削手术也不断进步，绷带式角膜接触镜的应用可以明显促进角膜上皮愈合和减轻眼部疼痛等刺激症状，化学法上皮瓣下角膜磨削术（laser subepithelial keratomileusis，LASEK）和机械法上皮瓣下角膜磨削术（epipolis laser in-situ keratomileusis，Epi-LASIK）的应用和发展在临床也取得了很好的效果。

目前多种角膜屈光矫正手术都已在国内开展，其中部分手术已经达到国际先进水平。

值得提出的是，角膜屈光手术是一种高度选择性手术，应在具备精密仪器设备的情况下，由经过专门培训的专科医师施行，以免造成患者不必要的损失。

准分子激光角膜屈光手术包括准分子激光屈光性角膜表层切削手术和准分子激光原位角膜磨削术。

一、准分子激光屈光性角膜表层切削手术

准分子激光屈光性角膜表层切削手术是指以机械、化学或激光法去除或分离角膜上皮后，对角膜前弹力层和浅基质层进行准分子激光屈光性切削的手术，包括PRK、LASEK、Epi-LASIK。

（一）准分子激光屈光性角膜切削术

【手术原理】以机械、化学或激光法去除角膜上皮，对角膜前弹力层和浅基质层进行准分子激光屈光性切削。准分子激光（excimer laser）是一种激发的二聚体激光，又称受激准分子激光，其活性介质是惰性气体与卤素分子混合后受外来能量激发而形成的极不稳定的化合物，即二聚体。这类激光的激光介质的分子极不稳定，寿命仅为几十纳秒，故称为“准分子”。不同惰性气体与不同的卤素分子结合产生不同波长的准分子激光。准分子激光单个光子能量高，用该激光照射角膜时，很容易将其分子键打开，使角膜分离成小片段而汽化。准分子激光脉冲宽度极窄，仅为10~20纳秒，因此几乎没有热效应，十分适合对角膜组织进行精确的切削。氟化氩准分子激光还具有穿透深度浅（$<3\mu m$）的特点。使用193nm的准分子激光进行角膜切削不会对眼内组织造成损害。准分子激光每个脉冲的可重复性好，因此可以精确控制切削量。切削精度高、可预测性强是准分子激光的特征。利用激光的释放系统按能量图形作用于角膜，通过电脑控制能量强度、发射频率、光圈大小等参数，使

可有效地对角膜组织进行准确的水平切削。若矫正近视，中央角膜切削最深，越往周边越浅；若矫正远视，则从角膜视觉中心向角膜光学区周边切削渐深；切削面为椭圆形时，则可矫正散光。

【手术适应证与禁忌证】

1. 适应证

(1) 年龄18岁以上。

(2) 屈光度稳定2年以上(每年变化不超过0.50D)。

(3) 屈光参差。

(4) 近视屈光度在-1.00D~-6.00D。

(5) 散光度数不超过6.00D。

(6) 屈光介质无混浊。

(7) 表层切削手术的术后预计中央角膜厚度不小于350μm。

2. 禁忌证

(1) 相对禁忌证：

1) 高度近视：-6.00D以上。

2) 角膜中央平均曲率低于39D或高于47D。

3) 瞳孔直径大于5mm或暗光下瞳孔直径大于7mm。

4) 配戴角膜接触镜，角膜地形图呈不规则改变者。

5) 对侧眼为法定盲眼。

6) 白内障。

7) 视网膜脱离病史。

8) 轻度内皮营养不良。

9) 轻度眼干燥症。

10) 轻度眼睑闭合异常。

11) 妊娠。

12) 月经期。

13) 瘢痕体质。

14) 感冒或其他感染性疾病活动期。

15) 焦虑症、忧郁症等，及对手术期望过高者。

(2) 绝对禁忌证：

1) 进行性近视。

2) 圆锥角膜。

3) 单眼畸形或另一眼功能不良者。

4) 眼局部或全身有严重影响切口愈合的疾病。

5) 有眼部疾病如未受控制的青光眼、眼部活动性炎症、严重眼干燥症等。

【术前准备】

1. 了解病史　了解屈光度是否稳定，配戴角膜接触镜历史，眼部及全身病史等。

2. 充分向患者解释手术目的、风险及注意事项，并签署知情同意书。

3. 戴角膜接触镜的患者，需停戴接触镜至角膜无水肿、角膜上皮完好、眼屈光状态和角膜地形图稳定后方可接受手术。建议术前软性球镜停戴2周以上，软性散光镜及硬镜停戴4周以上，角膜塑形镜停戴3个月以上。

4. 术前专科检查　裸眼视力；电脑自动验光、睫状肌麻痹下客观验光和主觉验光；主视眼检查；眼压检查；泪膜检查；裂隙灯显微镜检查眼前节；散瞳眼底检查；角膜水平径测量；角膜曲率检查；角膜厚度测量；角膜地形图检查(包括前、后表面角膜曲率)；角膜表面非球面系数测量；角膜及全眼球波阵面像差检查；瞳孔直径测量(包括自然光及暗光下瞳孔直径)；对比敏感度检查、眩光检查；调节功能检查；双眼视功能检查；角膜内皮细胞检查；眼轴长度测量等等。

【手术步骤】

1. 术前应认真核对输入电脑之手术参数，包括患者姓名、眼别、切削量、切削区大小等，并作好能量校准。

2. 按内眼手术要求常规消毒铺巾。

3. 麻醉　通常选用0.5%丁卡因作表面麻醉剂，术前表面麻醉2~3次。

4. 粘贴睫毛，开睑器开睑。

5. 去除角膜上皮　据切削区的大小，用角膜上皮刮刀轻轻刮除较切削区大1mm左右区域的角膜上皮。

6. 激光切削　去除角膜上皮后应尽快进行激光切削，以免角膜过分干燥使切削速率改变，影响手术效果。嘱患者注视目标，启动自动眼球跟踪系统，准确对焦后，将激光切削区中心定位于入射瞳孔中心，根据视轴位置做相应调整，启动机器开始切削。

7. 切削完毕后，涂抗生素眼药膏，眼垫包眼；或戴绷带作用软性角膜接触镜。

【术后处理】

1. 术后24~48小时内，患者会有程度不同的疼痛和异物感。应嘱患者尽量休息。

2. 术后当天必要时口服止痛剂和镇静剂。

3. 角膜上皮完全修复前，每天检查，注意绷带作用软性角膜接触镜的配适状况，或换药、用抗生素眼膏包眼。

4. 角膜上皮愈合后开始滴类固醇激素眼药水。可用地塞米松或氟甲松龙，但长期使用时，前者更易引起高眼压。用药时间的长短根据术后屈光状态和角膜雾状混浊状态而作调整，明显过矫者用药时间可缩短。一般来说，第一个月每天4次，然后逐渐减量，整个过程3~6个月。

5. 术后应定期复查，通常术后1周、1个月、3个月、6个月、1年和2年要进行详细的复查，检查的内容同术前检查各项。

(二) 化学法上皮瓣下角膜磨削术

【手术原理】以乙醇松解角膜上皮后将其分离，形成角膜上皮瓣，然后对角膜前弹力层和浅基质层进行准分子激光屈光性切削，最后将角膜上皮瓣复位。

【手术适应证与禁忌证】同PRK术。

【术前准备】同PRK术。

【手术步骤】

1. 术前应认真核对输入电脑手术参数，包括患者姓名、眼别、切削量、切削区大小等，并作好能量校准。

2. 按内眼手术要求常规消毒铺巾。

3. 麻醉　通常选用0.5%丁卡因作表面麻醉剂，术前表面麻醉2~3次。

4. 按常规铺手术巾，粘贴睫毛，开睑器开睑。

5. 制作角膜上皮瓣　采用角膜上皮环钻刻切角膜中央上皮，置20%乙醇于乙醇罩杯内，浸润角膜上皮时间不超过35秒，用平衡盐溶液充分冲洗，分离角膜上皮，形成带蒂角膜上皮瓣。

6. 激光切削　嘱患者注视目标，启动自动眼球跟踪系统，准确对焦后，将激光切削区中心定位于入射瞳孔中心，根据视轴位置做相应调整，启动机器开始切削。

7. 激光切削完成后，将角膜上皮瓣复位，戴绷带作用软性角膜接触镜。

【术后处理】同 PRK 术。

（三）机械法上皮瓣下角膜磨削术

【手术原理】以特制的角膜上皮分离器制作角膜上皮瓣，然后对角膜前弹力层和浅基质层进行准分子激光屈光性切削，最后将角膜上皮瓣复位。

【手术适应证与禁忌证】同 PRK 术。

【术前准备】同 PRK 术。

【手术步骤】

1. 术前应认真核对输入电脑的手术参数，包括患者姓名、眼别、切削量、切削区大小等，并作好能量校准和确认微型角膜上皮刀工作正常。

2. 按内眼手术要求常规消毒铺巾。

3. 麻醉　通常选用 0.5% 丁卡因作表面麻醉剂，术前表面麻醉 2~3 次。

4. 按常规铺手术巾，粘贴睫毛，开睑器开睑。

5. 制作角膜上皮瓣　采用微型角膜上皮刀制作带蒂角膜上皮瓣。

6. 激光切削　嘱患者注视目标，启动自动眼球跟踪系统，准确对焦后，将激光切削区中心定位于入射瞳孔中心，根据视轴位置做相应调整，启动机器开始切削。

7. 激光切削完成后，将角膜上皮瓣复位，戴绷带作用软性角膜接触镜。

【术后处理】同 PRK 术。

二、准分子激光原位角膜磨削术

1990 年，希腊的 Pallikaris 医师成功地完成了第一例准分子激光原位角膜磨削术（laser in situ keratomileusis，LASIK）。

【手术原理】以微型角膜刀或飞秒激光制作一带蒂的角膜瓣，翻转角膜瓣后，应用准分子激光对角膜基质进行屈光性切削，按预定模式改变角膜屈光力，最后将角膜瓣复位。这种方法保留了角膜上皮和前弹力层，设计相对合理，符合"角膜的生理状态"，术后反应轻微，恢复较快。这种手术设备精密昂贵，要求较高的手术技法及无菌的手术环境，在条件较好的医院才能够开展。目前 LASIK 已经成为最常用的屈光手术方法。

【适应证】

1. 有摘镜要求并对手术结果有合理的期望。

2. 近视 -0.50~-15.00D，远视 +1.00~+6.00D，散光 6.00D 以内。

3. 年龄满 18 周岁以上（特殊情况下除外），屈光度稳定 2 年以上（每年变化不超过 0.50D）。

4. 经术前检查排除手术禁忌证。

【禁忌证】

1. 圆锥角膜。

2. 眼部活动性炎症。

3. 面部疖肿等化脓性病灶。

4. 重度眼干燥症。

5. 中央角膜厚度小于 450μm。

6. 未受控制的青光眼。

7. 玻璃体视网膜疾病。

8. 严重的眼附属器病变，如眼睑缺损、变形，睑裂闭合不全，慢性泪囊炎等。

9. 全身免疫性或结缔组织疾病。

10. 心理障碍。

11. 妊娠。

12. 一眼手术中出现严重并发症，对侧眼应停止手术。

【术前准备】

1. 了解病史　上呼吸道感染及其他感染性疾病活动期，女性患者月经期手术暂缓。

2. 充分向患者解释手术目的、风险及注意事项，并签署知情同意书。

3. 常戴角膜接触镜的患者，需停戴接触镜至角膜无水肿、角膜上皮完好、眼屈光状态和角膜地形图稳定后方可接受手术。建议术前软性球镜停戴 2 周以上，软性散光镜及硬镜停戴 4 周以上，角膜塑形镜停戴 3 个月以上。

4. 术前专科检查　裸眼视力；电脑自动验光、睫状肌麻痹下客观验光和主觉验光；主视眼检查；眼压检查；泪膜检查；裂隙灯显微镜检查眼前节；散瞳眼底检查；角膜水平径测量；角膜曲率检查；角膜厚度测量；角膜地形图检查（包括前、后表面角膜曲率）；角膜表面非球面系数测量；角膜及全眼球波阵面像差检查；瞳孔直径测量（包括自然光及暗光下瞳孔直径）；对比敏感度检查、眩光检查；调节功能检查；双眼视功能检查；角膜内皮细胞检查；眼轴长度测量，等等。

【手术方法】

1. 按内眼手术常规清洗结膜囊及消毒眼睑及周围面部皮肤。

2. 准备和调试制作角膜瓣的设备。

3. 准分子激光仪准备，将患者相关检查数据输入仪器计算机，由相关软件导出相应的消融计划，仪器完成测试。

4. 详细核对输入准分子激光仪电脑的手术参数，包括患者姓名、眼别、屈光度和相应的切削量、切削区域大小等。做好能量校准并确认角膜瓣制作设备工作正常。

5. 眼球表面麻醉，局部 0.5%~1% 丁卡因或 0.5% 丙氧苯卡因（proxymetacaine）滴 3 次。

6. 常规消毒术眼，铺无菌巾，开睑器开睑。

7. 用微型角膜刀或飞秒激光制作一带蒂的角膜瓣。

8. 嘱患者注视目标光源，调整准分子激光，激光消融定位于视轴中心。

9. 翻转角膜瓣，并吸干层间过多的水分。

10. 嘱患者注视目标光源，启动准分子激光作光学性切削，在切削过程中注意保护角膜瓣的"蒂"免受激光切削。

11. 回复角膜瓣，瓣下适度冲洗，避免异物残留，再用吸水海绵轻轻吸出层间的水分，再从中央向周边轻轻抚平角膜瓣，保证角膜瓣无移位或皱褶，力求达到解剖对位。

12. 去除开睑器，嘱患者瞬目，观察确保角膜瓣无移位。

13. 滴抗生素和皮质类固醇滴眼液，用硬质眼罩遮盖术眼。避免使用眼膏和棉垫包眼，以免角膜瓣移位。

【术后处理】

1. 术后第1天复诊，检查视力，裂隙灯观察角膜瓣位置是否良好，角膜上皮是否已经修复，有无异常炎症反应等。

2. 术后滴用抗生素和糖皮质激素滴眼液，每天4次，持续1周。按需使用人工泪液。

3. 术后1个月、3个月、6个月、1年和2年时复查，观察视力、屈光度、角膜曲率、角膜地形图和角膜瓣变化。

【并发症及其处理】

1. 疼痛　大多数的患者术后都感觉良好，或许有异物感、眼部瘙痒等不适。有些患者有眼眶部疼痛，往往由术中开睑器和吸引环的应用引起，一般不需要镇痛药。剧烈的疼痛往往提示角膜瓣移位、上皮缺损或感染。

2. 角膜瓣移位或游离　常伴有剧烈的疼痛和视力下降，应及时将角膜瓣复位，如果游离，应注意按标记对准钟点，使角膜瓣紧密附着，并加戴治疗性角膜接触镜。若以上措施仍不能解决，可用10-0或11-0尼龙线作无张力缝合。

3. 感染　LASIK术后感染发生率极低，只有在手术过程的这段时间内细菌才有可能侵入基质。术后如有基质水肿和上皮破损也将增加表层感染的机会。降低感染发病率的措施有：预防性的抗生素应用、角膜微型刀系统的彻底消毒、术前眼球彻底冲洗、术中严格执行无菌操作规程等。

4. 角膜瓣下异物残留　如棉丝、睫毛等，应早期取出。手术中将角膜瓣复位前应彻底冲洗，尤其是睑板腺分泌物较多的患者，应仔细冲洗和观察。尽量避免使用普通棉签或劣质纸质吸水海绵。少量睑板腺分泌物，如不引起角膜基质浸润，可暂不处理，密切观察。

5. 弥漫性层间角膜炎（DLK）　多出现在术后1~7天，表现为角膜层间有灰白色、细小的点片状渗出物，多位于周边部角膜层间，少数出现于角膜中心，通常对视力无明显影响。如果同时伴有角膜瓣的水肿，渗出较多，又位于层间角膜中心则对视力有影响。一般情况下，激素治疗1周左右可逐渐吸收，对后期视力无明显影响。DLK发病机制目前不详，可能的诱因有瓣下残留的异物、细菌内毒素、眼睑分泌物和消毒液等。

6. 上皮内生　周边部轻度上皮内生可不急于处理，密切观察。光学区附近的上皮内生直接影响视力或造成不规则散光时，可将角膜瓣翻开或用特殊设计的器械清除层间的上皮组织。

7. 眩光　当切削区过小时，由于接近瞳孔直径，在夜间易出现眩光。根据术前自然光线下及暗光下瞳孔直径设定光学区，增大切削直径或将切削区边缘切削成平滑的"过渡区"，可降低眩光的发生率。

8. 切削区偏中心　相当一部分患者术后可发现程度不同的切削区偏离中心的现象，但对于中、低近视眼，如果偏离的程度小于0.5mm，对视力影响甚微。高度近视对切削区的中心要求较高，增大切削区可减少偏中心的影响。切削区偏中心一旦发生则很难处理。手术前对机器的检查以及训练患者在手术过程中充分合作，是防止发生明显偏离中心的关键。

9. 中央岛状效应　手术后在角膜地形图上表现为切削区中央有一个曲率较大的"岛"状区域，发生的机制不明，可能与切削时水分积聚于中央以及术后角膜上皮增生等因素有关。这种岛状改变常有逐渐消退的趋势，可在数月或6个月左右消失或明显减轻。随着准分子激光机的不断改良和手术技术的不断提高，术后出现中央岛效应的情况已不多见。

10. 过矫、欠矫及回退　术后早期的轻度过矫是正常现象，至术后1个月左右多数过矫会逐渐消失，视力可恢复正常。如果过矫在术后6个月还持续存在，可考虑在屈光状态稳定后进行再次LASIK手术。欠矫常见于高度近视的患者，由于残余的少量近视比过矫引起的远视容易治疗，所以治疗高度近视时，计算软件总是偏向于术后的欠矫，如果欠矫的屈光度较大，常需要配戴眼镜或再次LASIK手术进行治疗。尽管从理论上说，LASIK手术由于有角膜瓣的覆盖，病理愈合反应很轻微，屈光效果应该在术后早期取得稳定，但事实上，一些患者术后还是有一定程度的屈光回退。产生屈光回退的原因可能与术后角膜后表面膨隆、基质再塑形、干眼等因素有关。

11. 眼干燥症　患者术后早期感觉眼睛干涩，检查时发现部分患者泪液分泌量减少，泪膜破裂时间缩短，荧光素着色阳性。眼干燥症的症状随着时间的延长可有所好转，滴用人工泪液有助于减轻症状。发生此种症状与多种因素相关。LASIK手术时损伤了角膜的感觉和自主神经，破坏了正常泪液分泌的调节系统，导致泪液分泌异常；负压吸引损伤了结膜杯状细胞，角膜刀损伤了角膜上皮的微绒毛，使泪液的黏附性下降；长期使用含有各种防腐剂的药物等都是眼干燥症产生的原因。

12. 角膜后表面膨隆　在治疗高度近视眼时，角膜中心被切削变薄，在眼压的持续推压下，角膜后表面向前凸起。一般来说，术后中心角膜厚度越薄，角膜向前凸起的可能性越大。角膜后表面的前凸对角膜内皮也会产生影响，使角膜内皮细胞计数减少、形态改变。因此，为了避免这种并发症的产生，首先要保留足够厚度的角膜基质（>250μm），其次是控制好眼压，减少角膜后表面膨隆的发生。

13. 术后眼压测量值低　从理论上讲，LASIK术后眼压不会有变化，但临床上术后检查眼压时会发现比术前低，用非接触式眼压计测量时一般平均低6mmHg左右。眼压下降的原因目前认为是LASIK术后角膜中心变薄，角膜硬度系数降低，导致测量值下降，并非眼压真的降低了。因此，在LASIK术后测量眼压时，应根据切削角膜的深度对眼压进行矫正，以免在术后出现高眼压和青光眼时漏诊。

【手术要点和注意事项】

1. 负压吸引的时间应尽量短（一般应在20秒以下），避免由于眼部缺血时间过长引起的一系列并发症。

2. 部分高度近视患者的注视功能较差，为尽可能减少切削区偏离中心的量，可采用对准瞳孔中央进行切削的方法。

3. 光学切削区的大小应根据角膜厚度、角膜瓣的直径、角膜厚度、瞳孔直径和矫正的度数等参数来确定，一般以切削后、角膜瓣复位前的中央区剩余角膜厚度不小于 270μm 为原则，尽量采用较大的切削区，以减少眩光的发生。

4. 对于术后欠矫或过矫的患者，应在前次手术后屈光状态、角膜地形图均达稳定状态后进行。可考虑在术后3~6个月期间内进行补充切削，方法是在表面麻醉下用钝刀在角膜瓣边缘插入层间，并从此处开始将整个角膜瓣轻轻掀开，按欠矫的度数进行补充切削，然后将角膜瓣复位。

5. 对于偏心切削者，可考虑在前次手术后6个月用角膜地形图或波阵面像差引导进行补充切削。

第二节 个体化切削的准分子激光原位角膜磨削术

个体化切削(customized ablation)也称个性化切削，通常是指波前像差或角膜地形图引导的准分子激光角膜切削(wavefront guided ablation)，手术方式可以是 LASIK 或表面切削手术，其目的是消除或尽可能降低眼屈光系统的单色像差(包括低阶像差和高阶像差)，从而进一步提高术后的视觉功能。

一、适应证

波前引导手术(LASIK 或表面切削手术)的适应证基本上与其传统手术一致。由于波前引导手术目的是同时矫正术前存在的高阶像差，所以如果术前高阶像差很低，波前引导手术未必能够显示出优于普通手术的结果，甚至因为影响波前引导手术疗效的因素较多而导致预测性下降。所以，一般认为，术前高阶像差 RMS 高于一定数值(不同系统有各自参考标准)，才推荐波前引导手术。

个性化手术还可用于处理由于初次屈光手术所致的屈光性并发症，如偏中心切削、光学区过小和不规则切削等。由于这些并发症往往导致高阶像差明显增高，难以用传统方法进行手术处理，利用个性化切削可消除或减少这些角膜不规则性，从而改善光学特性，消除或减轻患者症状。

二、手术步骤

传统 LASIK 是根据验光结果来确定手术参数的，主要切削参数有球镜度数、柱镜度数及轴向、切削区直径等。波前引导 LASIK 中，除了上述参数之外，还包括波前像差检查数据用于矫正高阶像差。波前像差检查数据量往往很大，由此产生的角膜切削方案也比较复杂，手术时将引导切削的数据文件导入激光机的电脑内，并由此引导和控制激光切削过程。一般来说，除激光切削方案不同外，波前引导的准分子激光屈光手术过程与传统准分子激光手术过程基本相同。

个性化切削的实施由以下三个部分组成：①数据的采集；②切削方案的生成；③准分子激光的投射。各部分必须相互配合与协调，才能取得良好的临床疗效。

(一) 数据采集

数据采集的准确与否直接影响手术效果。而检查结果往往受多个因素影响，例如泪膜的稳定性、患者的调节状态、瞳孔大小、注视状态、眼球活动等等。应尽可能避免或减少这些因素的影响，必要时间隔数天后再重复检查。

波前像差仪是精确测量眼屈光系统总体像差的设备。目前临床上常用的波前像差仪有基于 Hartmann-Shack 或 Scherning 原理，还有采用 Ray-tracing 或 OPD-Scan 的。各种机器均有其优、缺点。像差仪必须具有良好的准确性和可重复性。由于目前波前像差检查的表述尚未完全标准化，对同一只眼睛来说，不同品牌像差仪检查所报告的结果可有很大差异。因此，各种像差仪检查所得数据仅可供本系统作引导激光切削之用。作为诊断用途时，不宜对两种不同系统所测量的结果直接进行比较。虽然各厂家推荐不同方法作为参考，但术前仍无确切方法验证波前像差检查数据是否准确。在临床中，多以连续几次检查结果是否一致和波前像差换算的屈光度与主观验光结果是否相似等，判断波前像差检查结果是否可靠。一般情况下，每只眼应进行3~5次检查，如果其重复性很高，波前屈光度与主观屈光度差异不超过 0.50D，散光轴线相差不超过 15°，则可被接受。否则，应重复检查，直至达到满意效果。在比较各次检查结果时，尤其应注意比较视觉影响最大的像差成分，如彗差、球差等。如果可能的话，最好能够检查每次检查的原始图像，成像质量差的结果应当予以排除。另外，目前绝大多数像差仪假设瞳孔为圆形，且以瞳孔中心作为参考点对像差进行表述，所以在检查中应尽量保持瞳孔直径一致。

角膜地形图引导手术仍以 Placido 环地形图数据为主，这些数据直接反映角膜前表面的弯曲度，有些系统采用角膜断层照相的数据，直接测量角膜各点的厚度及其隆起度，但其屈光力的数据是间接推算的，所以有一定的局限性。应根据不同实际需要选取引导的方法。

(二) 切削方案的制订

获得准确的波前像差或地形图数据后，下一步是制订切削方案。首先要决定采用波前引导还是地形图引导。一般来说，波前引导手术旨在矫正全眼像差，多用于无既往角膜手术史的眼睛，而地形图引导的手术直接诊断角膜的像差，多用于处理手术并发症或严重的不规则角膜。但近来也有些学者主张地形图引导手术用于初次手术。

在一系列检查结果中选出最可靠的数据后，就可利用各自的软件开始切削方案的设计，由于各厂家的软件不同，可供调整的参数和各种功能也不尽相同，在实际应用中宜多参考厂家的指引和其他用户的经验。在制订切削方案时应考虑下列问题：

1. 切削区的大小　对于初次手术，原则上选择尽可能大的切削区直径，以期获得较好的术后视觉质量。对于再次手术情况常常比较复杂，由于最大切削深度与切削直径的平方成正比，剩余的角膜床厚度往往允许采用大的切削区。我们的经验显示，对于症状严重的患者，即使采用较小的切削区(如 5.0mm)也可明显改善术后的视觉质量。由于这些患者角膜非常不规则，再次手术后屈光度往往不理想，还存在需手术矫正残余屈光度的可能性，所以在设计再次手术方案时应“留有余地”，不宜一味追求采用大的切削区直径。

2. 矫正的目标　有些系统默认矫正所有的高阶像差，而有些系统允许用户选择欲矫正的像差项。是否矫正全部

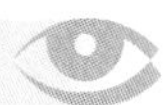

像差需具体分析。第一,对于各种高阶像差成分对视觉的影响尚有学术争论,某些像差成分对视觉质量影响不大甚至有好的作用。第二,应分析检查结果中高阶像差哪些成分是导致患者光学并发症的主要原因。选择矫正主要的高阶像差成分可节省角膜,同时可避免多种像差成分之间的相互影响。

3. 手术参数的调整　与传统手术一样,波前引导手术往往也需要有参数调整的过程。用于传统手术的参数调整方案不宜直接用于波前引导手术。在调整参数前,应对环境温湿度、角膜刀、角膜床暴露时间等影响因素尽量控制到一致。应注意高阶像差与低阶像差之间以及各高阶像差成分间的相互影响。

4. 对于高度不规则的角膜,采用地形图引导切削手术时,往往难以一次获得准确的屈光度矫正。可考虑采用分次手术的方法,即第一次手术先恢复角膜的规则性,隔一段时间后再做第二次手术解决残余的屈光不正。

(三) 激光的投射

理想的矫正效果最终须由将所制订的切削方案引导激光准确投射到角膜进行切削来实现。由波前像差数据或角膜地形图引导的角膜切削方案是一个复杂的图案,激光切削时,这一图案必须在角膜表面精确地与追踪系统对合,确保每个激光脉冲均投射在角膜正确的位置上。

传统近视性 LASIK 对偏中心切削有一定的容忍度,一般来说,偏中心切削若小于 0.5mm 则通常不会明显影响术后视力(但会引起彗差等增加,视觉质量下降)。但是,个体化切削手术则对切削区中心的准确性有很高的要求。有研究报道,偏中心 0.1mm 即可对高阶像差的矫正产生影响。要确保激光的准确投射,往往依赖精准的跟踪系统。手术中患者的眼球运动是非常复杂的,至少包括 6 种不同的模式:水平平面运动、垂直平面运动、水平旋转、垂直旋转、眼旋、上下移动。此外,瞳孔直径变化引起的瞳孔中心变化也影响切削的准确性。所以,理想的跟踪系统必须能够识别和追踪上述的眼球运动变化并在极短时间内作出补偿。一般来说,眼球跟踪的工作过程均由采样、计算和扫描镜调整三个部分组成,而这三个部分均需耗时,其所需时间的总和即为该跟踪系统的总响应时间。其中某一个部分速度快并不一定意味该系统的跟踪速度快,在评价时应综合考虑。跟踪系统应能配合激光机的工作要求。一般来说,激光频率越高、光斑越小,则要求跟踪系统速度和精度越高。例如,对于 200Hz 的激光,激光脉冲间隔为 5 毫秒,如果跟踪系统的总响应时间大于 5 毫秒,则必然漏掉一些激光脉冲,跟踪效果随之降低。

由于视轴与入射瞳中心往往不重合,在传统手术中,常需进行微调,使切削中心位于视轴。但个性化手术由于在检查时以瞳孔中心为参考点,计算中已考虑了视轴与入射瞳中心偏差的因素,因此在手术中应将切削中心设定为入射瞳中心,而且应通过调整照明亮度等措施尽可能调整瞳孔直径与检查时相同,以减少瞳孔中心偏移所造成的影响。

三、存在的问题

个体化切削使准分子激光屈光手术的疗效上了一个新台阶,但在临床应用中仍存在一些问题亟待解决。角膜并不像一块塑料,手术中对角膜组织进行切削后,角膜发生的改变是极其复杂的,而且每个人角膜对手术的反应均不同。例如,有研究发现,LASIK 手术切断了角膜胶原纤维,破坏了胶原纤维间的相互联结,结果可导致切削区旁角膜胶原轻度水肿增厚,并导致屈光度改变。角膜的这一生物物理改变存在明显的个体差异,令手术的最终效果存在较大差异。所以,理想的个性化手术不仅应有个性化的手术切削方案,还应对每一个体角膜术后的生物力学改变作出个体化的分析和预测。但在现阶段,我们距离这一目标尚有很大的距离。另外,高阶像差是动态变化的,人眼的总体像差在一生中随年龄不断改变,高阶像差的各个成分及其组合对视觉的影响也极其复杂,目前我们的认识也相当粗浅。

第三节　飞秒激光角膜性屈光手术

一、飞秒激光概述

(一) 飞秒激光的概念和物理特性

飞秒激光是从其英文名 femtosencond laser 翻译而来,是激光大家族中的一种。飞秒是时间概念,1 飞秒(femtosecond, fs)等于 10^{-15} 秒,即千万亿分之一秒。飞秒激光是一种以脉冲形式运转的近红线激光,其波长为 1053nm。飞秒激光的主要特点有:①每一激光脉冲持续的时间只有几飞秒;②具有非常高的瞬时功率,可达到百万亿瓦,比目前全世界发电总功率还要多出百倍;③可将其能量聚焦到比头发丝直径还要小的空间;④是一种冷激光,几乎不产生热效应,对作用部位以外的组织不产生影响。

(二) 飞秒激光组织切割的工作原理

飞秒激光以极低的能量在极小的空间瞬时产生极高的能量密度,使组织电离并形成等离子体,等离子体产生的电磁场强度比原子核对其周围电子的作用力还强数倍,使组织光裂解爆破,产生含二氧化碳和水的微小气泡,成千上万的激光脉冲,产生成千上万的微小气泡,每一微小气泡相连最终可达到组织切割的效应(图 20-3-1、20-3-2)。飞秒激光在计算机的控制下可对生物组织进行精确切割,在医学领域中,飞秒激光可作为超精密外科手术刀,目前已成功地应用于眼科角膜屈光矫正和其他手术中。

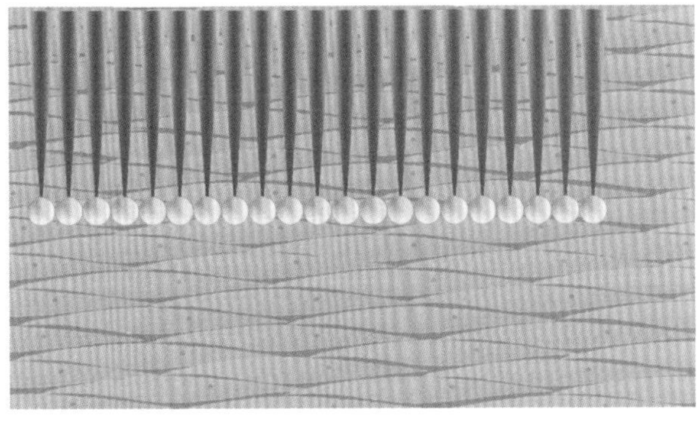

图 20-3-1　飞秒激光组织切割原理及效果模型图

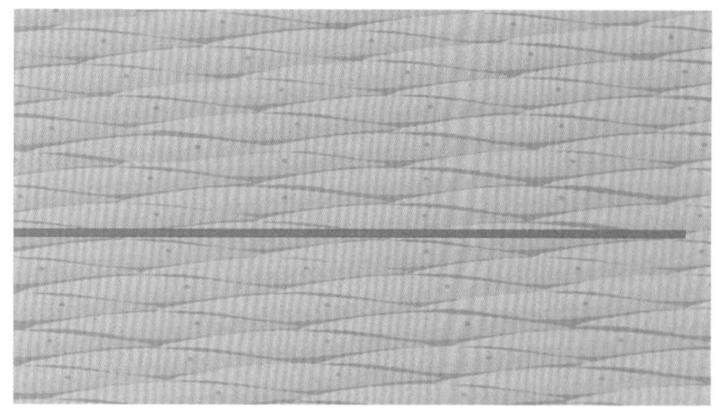

图 20-3-2　飞秒激光组织切割原理及效果模型图

（三）飞秒激光仪机型

近几年飞秒激光技术的应用发展很快，不同生产厂家不同类型的飞秒激光仪像雨后春笋般不断涌现。最早成熟应用于眼科准分子激光手术中辅助角膜瓣制作的飞秒激光仪是美国 AMO 公司生产的 Intralase 飞秒激光仪。该机于 2002 年在美国获得 FDA 的正式批准，随后我国于 2005 年 8 月得到 SFDA 批准引入并开始应用于临床。数年后相继有多家不同机型的飞秒激光仪获得美国 FDA、欧洲 CE 或我国的 SFDA 认证，包括德国蔡司公司的 VisuMax、Femto LDV 和 Femtec 等。这些机器的工作原理、使用方法和要求、激光参数、性能、功能用途、价格以及优缺点等均各有差异。充分掌握和熟悉不同机器的这些差异是合理选择和正确使用的前提。

二、飞秒激光角膜性屈光手术

（一）飞秒激光辅助的 LASIK 手术

飞秒激光作为一种超精密的生物组织切割工具，它目前在医学领域最重要的应用就是在眼科准分子激光原位角膜磨削术（laser in situ keratomileusis，LASIK）中充当微型角膜板层刀的功能，利用它来代替机械刀辅助制作板层角膜瓣。LASIK 手术是目前最主流的屈光手术方式，该手术主要包括三步：首先制作一带蒂的板层角膜瓣，然后掀开角膜瓣在角膜基质床上用准分子激光进行切削消融，最后瓣下冲洗切削面和复瓣。在飞秒激光技术引入之前，该手术的第一步是由机械性的微型角膜板层刀完成。尽管微型角膜板层刀经过 10 多年的发展和改良，其性能已大大提高，但是由此产生的并发症，诸如不全瓣、纽扣瓣、破碎瓣、过厚或过薄瓣等仍然是 LASIK 手术最主要和严重的并发症，是影响该类手术安全性的重要原因。飞秒激光制作角膜瓣是一种完全不同于机械刀的全新的角膜瓣制作技术。由计算机精确控制下的飞秒激光角膜瓣制作技术可以克服机械刀的根本局限性，大大减少因角膜瓣制作导致的并发症，使 LASIK 手术的安全性进一步提高。具体来说，与机械刀相比，飞秒激光制作角膜瓣有如下优点：①所制作的角膜瓣厚度更精确，实际值与预设值的差值波动仅在 ±10μm，而使用机械刀其波动可达 ±30μm；②所制作的角膜瓣厚度各部位均匀一致，而机械刀制作的角膜瓣厚度各部位厚度不一，一般周边部厚，中央薄（图 20-3-3）；③重复性极好，基本上每一接受手术的患者都能获得预期的高质量角膜瓣；④可以按实际需要任意设计拟制作的角膜瓣边缘切入口的角度、角膜瓣直径大小、厚度以及角膜瓣蒂的位置和宽度；⑤飞秒激光制作角膜瓣不受角膜曲率大小以及角膜表面形态和规则性的影响，尤其适合于角膜曲率过陡或过平以及角膜形态不规则，机械刀无法完成的病例；⑥更重要的是，飞秒激光制作角膜瓣几乎不出现机械刀可能发生的诸如纽扣瓣、游离瓣、不规则瓣等并发症，还可以减少不规则散光的发生。但是飞秒激光制作角膜瓣并非十全十美，它也存在差强人意之处：①尽管近几年飞秒激光机的性能在不断改进和提高，激光发射频率大大加快，其制作角膜瓣的总耗时已明显缩短，但与机械刀制作角膜瓣相比，其总耗时和眼球须承受负压吸引的时间均明显更长；②患者要多花费 1~2 倍的手术费用；③存在其特有的并发症，比如角膜基质床浅层微小气泡、偶尔出现的前房内气泡和揭瓣困难等。

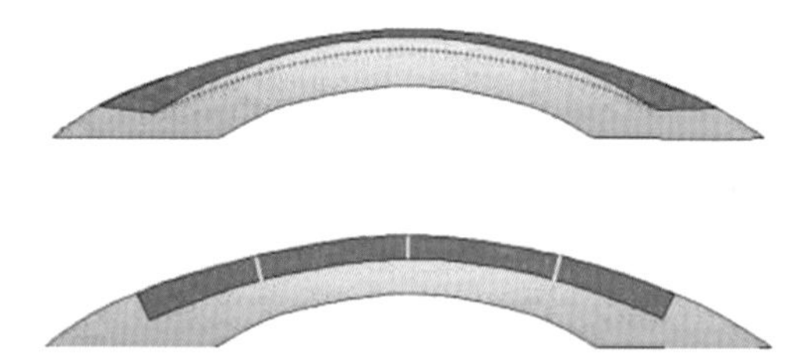

图 20-3-3　机械刀与飞秒激光制作角膜瓣比较

上图：机械刀制作角膜瓣效果图；下图：飞秒激光制作角膜瓣效果图

1. 飞秒激光制作角膜瓣的手术流程和要点（图 20-3-4~20-3-7）　尽管不同机型的使用要求、性能特点和具体操作不完全相同，但角膜瓣制作手术的主要步骤和要点基本一样。以 Intralase 飞秒激光仪为例，手术中需要用到的负压环和压平锥镜如图 20-3-4，下面介绍其角膜瓣制作的大概手术流程和要点。

（1）机器开启、预热，待自检通过后输入手术患者的相关信息如姓名、性别、出生年月日、眼别和术式。

（2）根据患者屈光度数和角膜厚度等具体情况，设计并输入相关激光参数和拟制作的角膜瓣参数，包括激光能量、点间距、线间距、角膜瓣直径（范围 5.0~9.5mm）、厚度（90~400μm）、边缘入口角度（30°~90°）、蒂的位置（上方、鼻侧或其他方位）和宽度等。

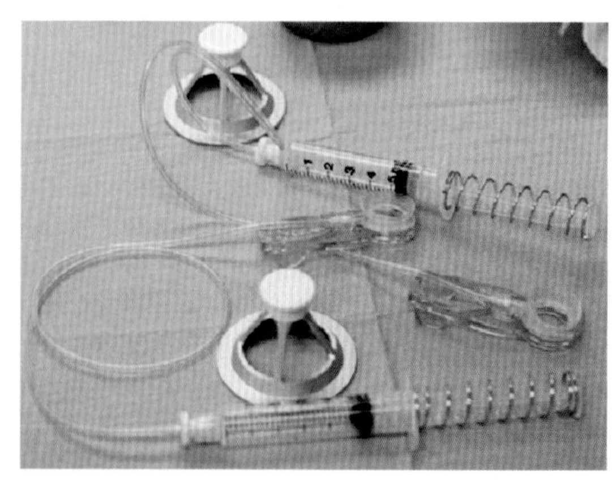

图 20-3-4　负压环及压平锥镜

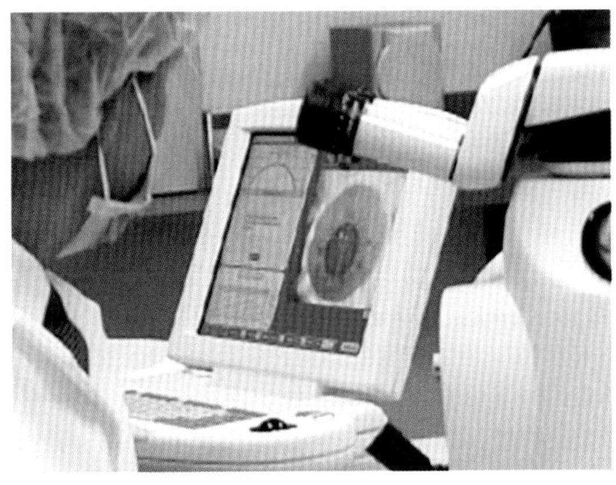
图 20-3-5　飞秒激光手术流程图

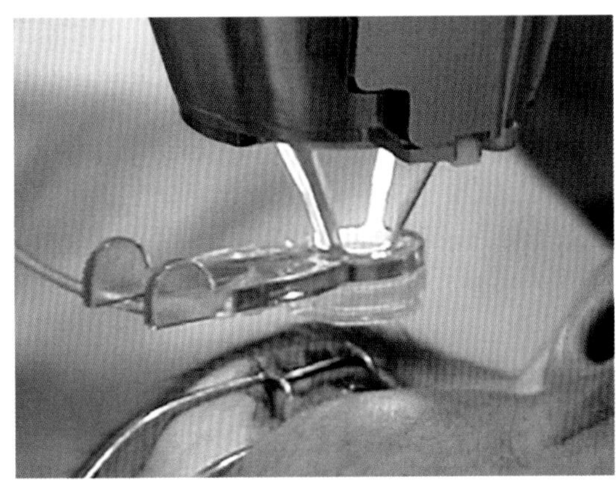
图 20-3-6　飞秒激光手术流程图

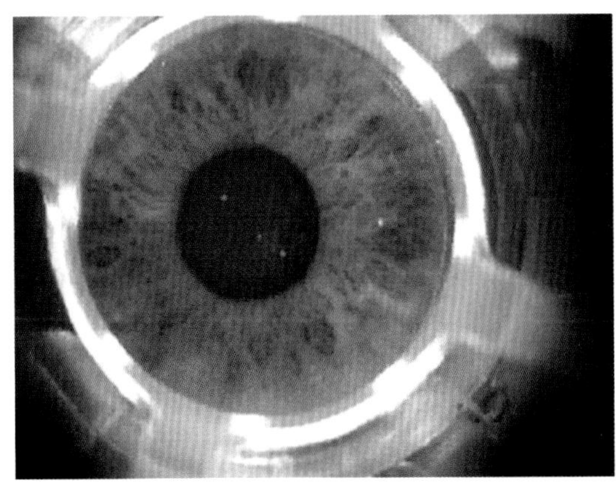
图 20-3-7　飞秒激光手术流程图

(3) 患者平仰卧位于手术床上，一般 Intralase 飞秒激光机与准分子激光机成一定角度和一定间距排列，手术床位于两机之间。检查、连接和安装负压环和压平锥镜组件。

(4) 滴表面麻醉眼药水，再次核对术眼所有数据后，上开睑器。嘱患者注视正上方闪烁指示灯，将负压吸引环放置于眼球的正确位置，以术眼瞳孔中心与负压环中心重叠作为位置放置正确的判断标准。

(5) 将上方的压平锥镜准确推入负压吸力环内，当听到提示音及见到环的右上方出现绿色警示灯闪亮时，则停止继续推进，说明推进位置正确。

(6) 脚踏启动激光发射，进行扫描切割角膜，按预定设计完成角膜瓣的制作。以 60kHz 的机型为例，角膜瓣制作的时间约 20 秒。

(7) 释放负压，移开压平锥镜，取下负压环，将手术床移至准分子激光机下，待角膜基质浅层微小气泡消退后，用揭瓣针将角膜瓣小心分离掀开。

(8) 接下来进行的就是准分子激光在基质床上做切削消融、角膜瓣下创面冲洗和角膜瓣对合复位等。

2. 飞秒激光制作角膜瓣的相关主要并发症及处理　飞秒激光制作角膜瓣的原理与机械刀制瓣原理完全不同，前者利用激光爆破切割角膜，后者借助机械作用分割组织。两种方法制作角膜瓣所致的并发症有些是共同的，有些是各自特有的。下面重点讲述飞秒激光制作角膜瓣的相关并发症。

(1) 球结膜下出血：初学的手术者及不配合的患者发生此并发症的机会大些。主要与负压吸引环安装上后手术者过多或幅度过大地调整压平锥镜位置，或因患者不配合过度转动眼球而造成的对球结膜的挤压有关。一般无须处理，1~2 周自行消散。

(2) 负压吸引环位置移动：若移动幅度不大，偏离中心较小，估计所制作的角膜瓣大小足于完成准分子激光切削，则无须调整。否则需要重新放置负压环。

(3) 负压环脱失：多半因患者配合差，头位或眼球转动幅度大所致。负压环脱失若发生在激光发射前，则可以重新放置负压环；若发生于激光扫描过程中，角膜瓣边切未完成之前，则可以再重新放置负压环，压平锥镜不更换，角膜厚度设置不变，但角膜瓣直径须改为稍小于原设置的直径，手术可继续进行。

(4) 角膜基质床浅层微小气泡(OBL)形成：为飞秒激光制作角膜瓣的特有并发症，由激光产生的微小气泡不能迅速排除干净所致。其存在可能会影响下一步准分子激光的切削能量。若 OBL 较多，则须等待气泡消散后再行后面的准分子激光切削。

(5) 角膜瓣掀开困难：其发生与角膜接受的激光能量偏低或激光点间距和线间距设置过大有关。若切边能量不够，则表现为角膜瓣边缘切口插入或起边困难；若角膜基质床切割能量不够，则表现为角膜瓣掀开困难以及基质床表面不平滑。调整激光能量、激光点间距或线间距等参数，重新进行激光扫描可以解决此问题。

(6) 角膜瓣部分撕裂和上皮损伤：多发生于角膜瓣掀开困难的情况。小面积的损伤无须特别处理，只需手术后加戴角膜接触镜。

(7) 前房内气泡：也是飞秒激光制作角膜瓣的特有伴随现象，推测可能由于角膜瓣层间高压微小气泡通过减压袋逆向进入 Schlemn 管再进入前房。量多或体积大的气泡会影响激光跟踪，可关闭跟踪系统或等待前房气泡消散后再继续后面的手术。

(8) 角膜瓣细皱褶(striae)：可能跟角膜瓣偏薄，眼球受到挤压、揉搓或角膜基质床切削过深等因素相关。明显的角膜瓣细皱褶需要处理，重新冲洗，对合复位，配戴角膜接触镜可以使角膜瓣细皱褶消失。

(9) 角膜瓣下基质混浊(haze)：与角膜瓣过薄有关，角膜瓣部分前弹力层被破坏，引起瓣下基质细胞增生和胶原纤维排列混乱。早期使用激素可以抑制其发展。一般对视力的影响有限，而且有逐渐自行消退的趋势。

(10) 短暂光敏感综合征(transient light-sensitivity syndrome，TLSS)：很少见。个别患者对激光极度敏感所致。激素治疗对其有效。

(11) 弥漫性层间角膜炎(diffuse lamellar keratitis，DLK)：与激光能量对角膜组织产生作用有关，角膜瓣边缘处发生率较高，激素滴眼液治疗有效(图 20-3-8)。

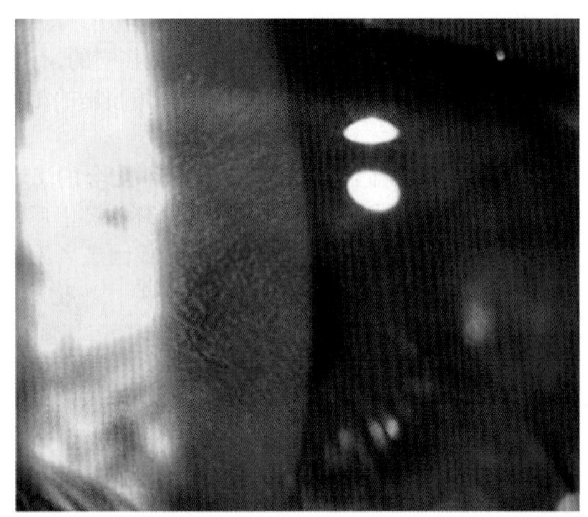

图 20-3-8 弥漫性层间角膜炎(DLK)

(12) 其他并发症：如角膜上皮内生(corneal epitheilial ingrowth)(图 20-3-9)，由于角膜瓣过薄、角膜瓣移位引起。程度重者须重新掀开角膜瓣，刮出上皮，再对合复位。

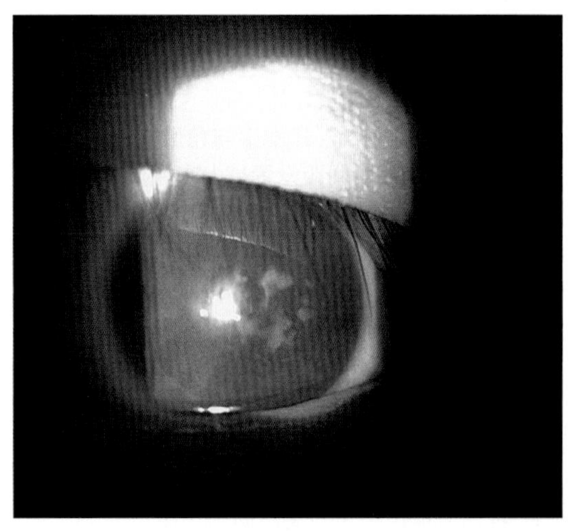

图 20-3-9 角膜上皮内生

(二) 全飞秒激光角膜屈光手术

全飞秒激光角膜屈光手术与上述飞秒激光辅助的 LASIK 手术不同，其整个手术包括第一步的角膜瓣制作和第二步的角膜屈光矫正均由飞秒激光完成。该手术的基本设计原理是：利用飞秒激光的组织切割功能，根据需要矫正的屈光度数，在角膜内按预先设计程序切除并取出一定大小和形状的透镜样基质组织片，以改变角膜的原有曲率，达到屈光矫正的目的。

以蔡司(ZEISS)公司的 VisuMax 飞秒激光仪为例，其拥有的全飞秒激光角膜屈光手术技术已正式获准在临床上应用。目前主要有两种手术类型：一种是开瓣式飞秒激光角膜基质透镜切除术(femtosecond lenticule extraction，FLEx)；另一种是小切口式飞秒激光角膜基质透镜切除术(small incision lenticule extraction，SMILE)。以上两种类型的手术其第一步是相同的，即按预先设计的角膜瓣厚度和拟矫正的屈光度数，在角膜基质层内进行两次不同深度的飞秒激光扫描，切割成具有一定形状、大小和屈光力的透镜样角膜基质片。手术的第二步就是取出已制作成的透镜样角膜基质片，两种类型的手术有差异：FLEx 手术须先揭开角膜瓣，仅保留约 50°的蒂，然后取出基质透镜片；SMILE 手术只需打开约 60°角膜瓣边缘切口，不掀开角膜瓣，然后通过打开的小切口将制作的基质透镜片取出。

尽管目前有关全飞秒激光角膜屈光手术在中、高度近视矫正的结果令人鼓舞，但是由于该技术在临床上应用的时间较短，接受该手术的病例数也有限，此类手术的精确性、预测性、远期稳定性和并发症以及是否合适低度近视矫正等方面都有待于更长时间和更多病例的验证和评估。

(三) 飞秒激光辅助的角膜基质环植入手术

角膜基质环植入手术是一种可逆的非激光性屈光矫正方法，它无须消融角膜组织，不会造成组织丢失。10 多年前曾经一时受到青睐，用于矫正低、中度近视。后来因手术预测性欠佳终被更理想的准分子激光角膜屈光手术所取代。此手术矫正近视的基本原理就是，先在角膜光学区之外的中周部制作一环形隧道，然后将高分子材料制作而成，具有一定形态和大小的角膜基质小环(如 Intacs)植入环形隧道内，从而改变角膜中央部的曲率，达到矫正近视的目的。现在此手术不再用于近视矫正，而主要用于治疗中晚期的圆锥角膜。以前角膜隧道的制作通过机械刀来完成，不但耗时长，而且很难控制隧道制作的质量。在原本厚度不均的圆锥角膜上使用机械刀制作角膜隧道可能会发生角膜穿孔的并发症。飞秒激光技术引入该手术，用于辅助制作角膜基质环的隧道，使得该手术总时间明显缩短，安全性也大大提高。

飞秒激光辅助制作角膜隧道的优点：①飞秒激光制作角膜基质隧道较机械性隧道刀对深度和位置的控制更精确；②对角膜厚度不均匀或偏薄、表面不规则以及有瘢痕的角膜，如圆锥角膜、RK 或 LASIK 手术后、穿透性角膜移植(PK)手术后的患者均合适，很少发生角膜切穿的并发症；③总的手术时间短，患者很少有不适感，容易接受。

飞秒激光辅助的角膜基质环植入手术的目的：帮助矫正明显变形的角膜形态，降低散光，改善 RGP 硬性透气性角膜接触镜配戴，维持现有最佳矫正视力，以推迟角膜移植手术的需要。适应证：①中至晚期圆锥角膜；②RK、LASIK 或 PK 手术后有明显的不规则散光(图 20-3-10)；③RGP 能提高视力，但存在配戴困难；④不愿接受角膜移植或材料困难。手术主要步骤：①飞秒激光按设计程序制作角膜隧

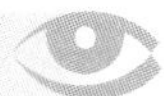

道；②将设计的角膜基质环（ICRS 或 Intacs）植入角膜隧道内；③缝合植入处切口。Intacs 角膜基质环通常由 PMMA 材料制作而成，为横切面六边形、弧长 150°的细小透明半环（图 20-3-11）。

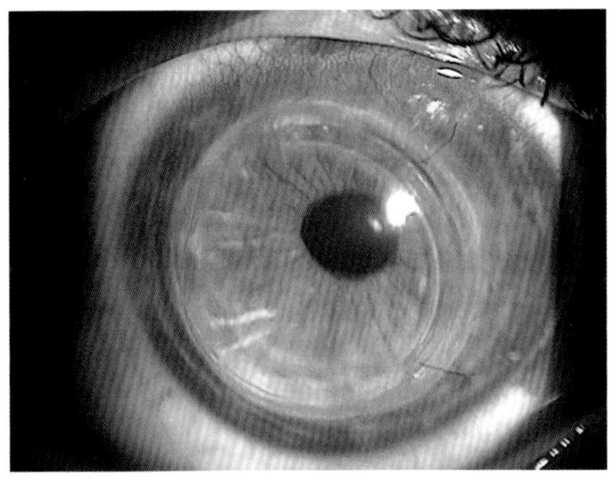

图 20-3-10　Intacs 角膜基质环矫正 PK 术后严重散光

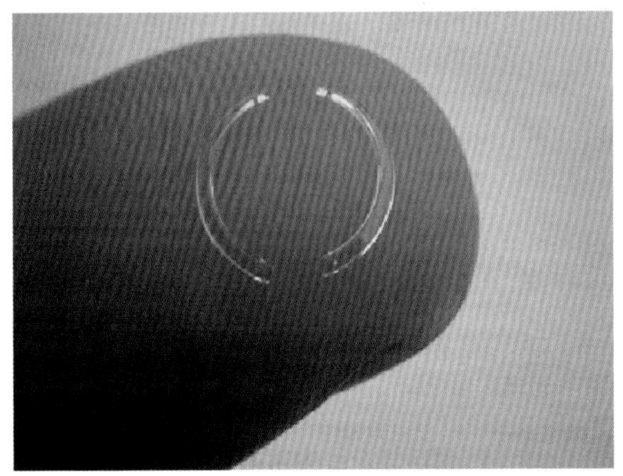

图 20-3-11　Intacs 角膜基质环

角膜基质环植入的位置和方向要根据地形图显示的散光轴的方向来确定，而植入的大小则要参考圆锥角膜的锥的位置和角膜隆起是否对称等因素综合考虑。

飞秒激光辅助的角膜基质环植入手术联合角膜胶原交联手术，可以为圆锥角膜或继发性圆锥角膜的治疗获得更好的效果。

（四）飞秒激光老视矫正术

Femtec 飞秒激光仪的 Intracor 老视矫正技术在临床上的应用已得到屈光手术专家较广泛的认可。其主要原理就是通过飞秒激光在光学区的角膜基质内进行多层环形切开，而后切口的角膜胶原收缩致中央部角膜变凸，曲率增加以矫正老视。由于该手术角膜切割的部位位于其中央光学区，因此手术可能发生的任何并发症，如微小瘢痕，都将对患者的视觉质量产生潜在的影响。另外，该手术技术开展时间不长，有关其远期稳定性和并发症有待于进一步更长时间观察评估。

（五）飞秒激光在角膜和眼科其他手术中的应用

利用飞秒激光具备的超精确的组织切割特性，我们可以用它来帮助参与完成其他一些角膜屈光手术，如：角膜楔形切除矫正散光、角膜内镜植入矫正远视、老视（图 20-3-12）。也可以利用它来辅助完成板层或穿透角膜移植手术。与手工机械刀相比，飞秒激光辅助的穿透角膜移植手术的优点有：①能争取移植更大面积的角膜内皮面以替代功能不良的原有内皮；②前表面远离角膜缘，可减少手术后新生血管长入；③对合更整齐且缝线张力小，可明显减少术后散光，提高视力；④伤口愈合更牢固、更快，可缩短拆线时间，恢复视力更快。飞秒激光在白内障和青光眼手术中的应用现已经开始用于临床，初步结果令人鼓舞，已展现出很好的应用前景。

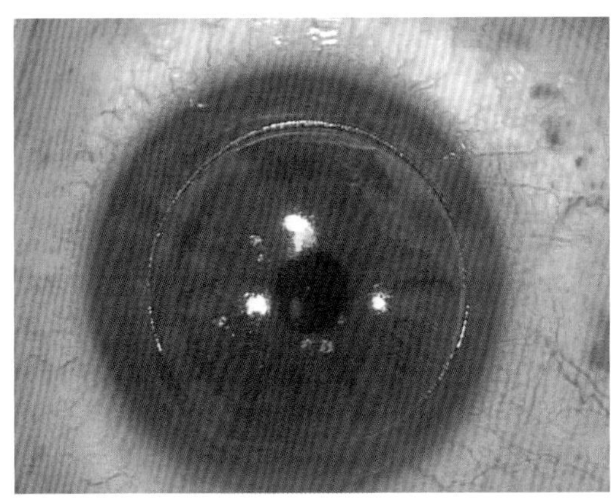

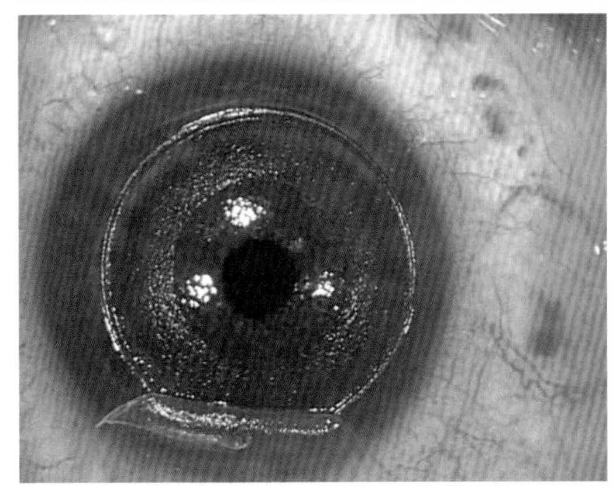

图 20-3-12　角膜内镜植入矫正远视、老视

第四节　其他角膜屈光手术

一、传导性角膜成形术

老视眼是随年龄增长所致的一种年龄相关性改变，由于晶状体的弹性逐渐减弱，导致生理性调节减弱而造成阅读等视近困难。8 岁时，平均的调节力是 14.0~16.0D；40 岁时，下降到 6.0D ± 2.0D，56 岁时为 2.0D ± 1.0D，到了 60 岁时，则只有 1.5D ± 1.0D。当调节力小于 3.0D 时则会出现老视的症状。因而一般人 40 岁后就会出现近距离用眼视力模糊不清、重影等症状。以往人们需要通过戴老花镜来改善视近困难，近年来，伴随着新技术的不断涌现，手术治疗老视也有了极大的发展，分别出现了角膜手术、巩膜组织扩张术和眼内多焦点人工晶状体植入术（MIOL）等多种不

同的手术方式。

通过角膜矫正老视眼目前主要有两大类手术方式：①准分子激光角膜切削术类：如准分子激光屈光性角膜切削术(PRK)及准分子激光原位角膜磨削术(LASIK)，此类手术均位于角膜的中央视区；②角膜热成形术类：如非接触性钬YAG激光角膜热成形术(noncontact Ho:YAG LTK)、接触性钬YAG激光角膜热成形术(contact Ho:YAG LTK)、半导体激光角膜热成形术(DTK)及传导性角膜成形术(CK)，此类手术由于手术部位在角膜的周边区，而中央视区不受侵犯而得到极大的关注。

(一) 角膜热成形术的发展历史

用加热技术使角膜周边部胶原收缩，而使角膜中央区变陡。这一技术可追溯到1889年，Lans对兔进行试验研究，其结论为角膜局部被加热后胶原收缩，可改变角膜曲率；1975年，Gasset和Kaufman用角膜热成形术治疗圆锥角膜，使圆锥区角膜变扁平，但出现上皮愈合迟缓、形成角膜瘢痕、复发性角膜上皮糜烂及角膜新生血管形成等问题；1981年，Fyodorov发明了热金属丝角膜热成形术，用高达600℃高温的铬镍探针进行热烧灼可穿透95%的角膜深度进行角膜热烧灼成形，可治疗远视性散光及远视，但预测性和稳定性差而受到限制；1990年，由Theo Seiler介绍的接触性Ho:YAG LTK可矫正至+5.00D的远视，预测性不高并易产生新的散光；而非接触性钬YAG(Ho:YAG)激光角膜热成形术最显著的缺陷是屈光回退；连续半导体激光角膜热成形术是一种使用同LTK相似波长的技术，在动物眼、尸体眼及盲眼上已显示出能使角膜中央变陡的作用，但缺乏临床资料。1997年，Mendez-G和Mendz-N用一个小直径电极进行RF-TKP矫正远视手术。在角膜表面产生环状凝固点，术中不需角膜表面冷却，这种新方法后由Refractec公司发展起来，被称为传导性角膜成形术(CK)。

(二) 传导性角膜成形术的作用机制

胶原为角膜组织的主要组成成分，其显微结构为链状，断面为紧密的三螺旋原纤维结构组成。这种结构能为胶原提供极强的张力及热稳定性，但一定的温度及足够的加热时间可使这一结构发生变化而引起其变性。变性程度分为轻度可逆的、中度不可逆的、重度不可逆的凝固状态三种。其中中度变性是胶原收缩最有效及最持久的状态。

角膜热成形术的目的是传导足够的热能到角膜组织以获得中度的胶原变性从而引起胶原产生有效及持久的收缩而达到手术效果。同时，对组织加热应为连续的并持续最佳时间以获得从角膜基质的前部至后部均匀的胶原收缩力。能使胶原组织发生中度变性而达到持久的手术效果的温度为65~75℃。

传导性角膜成形术(CK)是由Antonio Mendez博士发明的一种无激光及非切削式技术，此技术所使用的是一种射频能，通过探针插入角膜周边8~32个治疗点(图20-4-1)作用于角膜基质，使每一治疗点处形成胶原收缩，一整圈的CK治疗点作用于角膜周边部以产生“腰带”样的作用，从而增加角膜中央的弯曲度(图20-4-2)，降低远视。

角膜组织是射频能的良好导体，当射频能电流通过探针周围的组织时，对射频能电流的阻力会产生热能，这样

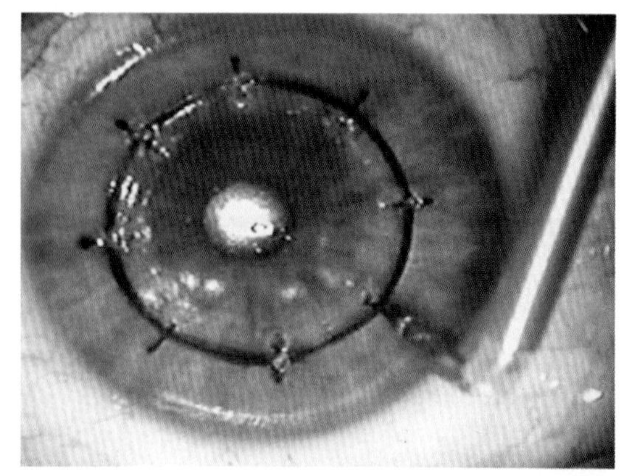

图20-4-1　将探针刺入角膜旁中心标记好的治疗点内，释放射频能电流至角膜基质

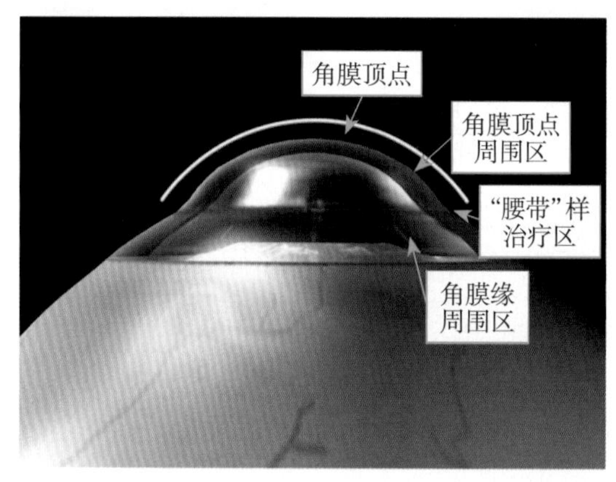

图20-4-2　传导性角膜成形术具有“腰带”样作用，使角膜中央曲率增高，以降低远视

探针周围区域的胶原会发生变性收缩并形成一柱状。CK所使用的是“冷”探针，它的CK的过程是射频电流转变成热能的过程，同时又是一自限性过程(即可控的加热状态)，它的治疗温度始终可保持在65~75℃这一最佳胶原收缩温度。因此，角膜组织在射频能的条件下被均匀加热，从而保证治疗不发生沿纵轴(由角膜表面至基底的方向)衰减现象，即被CK治疗的组织从探针的尖端(角膜基质深部)至探针的顶部(角膜表面)是被暴露在相同的温度下。对进行CK治疗的猪角膜组织病理学研究显示：其作用剖面图呈柱状，150~200μm宽及500μm深，即可深达约80%的角膜厚度(图20-4-3)，同时在治疗点间形成皱纹线，产生紧缩带样作用，可增加角膜中央区的弯曲度，足够的深度及所形成的皱纹线是产生手术持久效果的基础(图20-4-4)。

(三) 传导性角膜成形术所用设备与手术器械

传导性角膜成形术使用的设备是ViewPoint CK系统(Refractec，Inc，Irvine，Calif)，此系统由一个射频能发生器主机、一个手柄(一个可重复使用的笔形探头连接着一条可拆装的电缆及连接插头)、一个脚踏开关(用于控制释放射频能)及一个为大电流提供较大回流的开睑器所组成(图20-4-5)，能量控制在1W的60%(0.6W)，暴露时间为0.6秒，与手柄连接的还有一专用探针(Refractec，Inc；图20-4-6)，

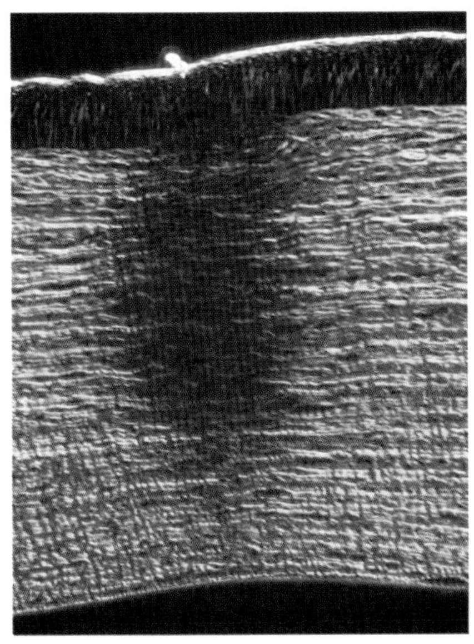

图 20-4-3　CK 术后 1 周猪角膜病理切片：可见治疗点剖面呈柱状，并可达 80% 的角膜深度

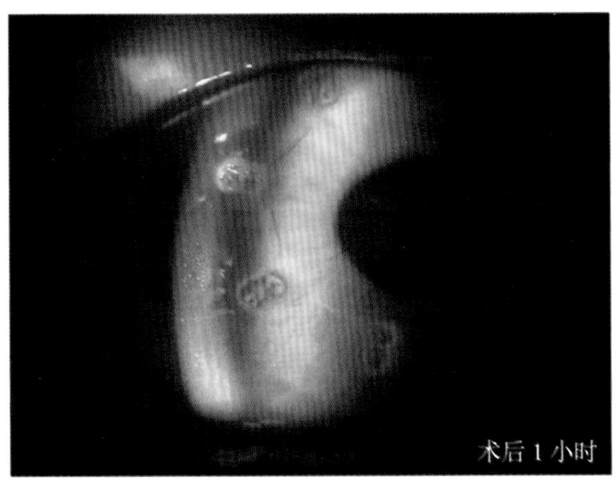

图 20-4-4　CK 术后 1 小时治疗点的裂隙灯所见。这里可见到分别位于 6mm 及 7mm 直径圈的热凝固治疗点，点之间的皱褶就像腰带一样将角膜扎紧，皱褶在术后 12 个月仍可见，表明手术效果的持久性

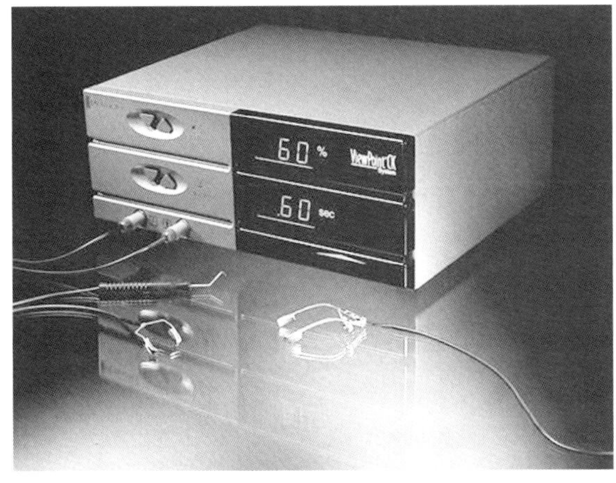

图 20-4-5　ViewPoint CK 系统：主机、手柄与专用开睑器

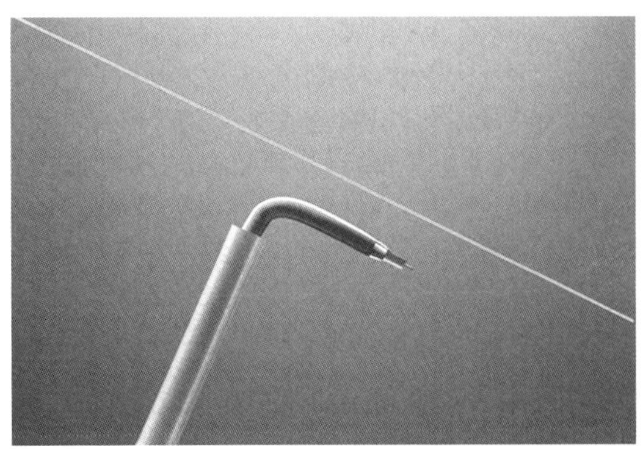

图 20-4-6　CK 手柄及其上远端包有阻止器的专用探针（90μm 宽，450μm 长），发射射频使刺入处角膜胶原变性

此探针是一种不锈钢材料的穿刺性探针，直径 90μm，长 450μm，它可将电流直接传导至角膜基质。这一专用探针的近端弯曲 45° 角、远端弯曲 90° 角，这种形状可使手术在位于患者的眉弓部及鼻部时，探针能进入角膜而不受阻碍。在探针的连接端有一个包有聚四氯乙烯（teflon）外衣的不锈钢套袖样绝缘止端，以确保探针具有确切的穿透深度。

（四）术前检查与患者筛选条件

1. 术前检查　CK 的术前检查包括：显然验光、散瞳验光、裸眼视力、最佳矫正视力、近视力、裂隙灯检查及检眼镜检查、角膜地形图检查、中央及 6mm 圈超声角膜测厚、眼压测量、中央角膜曲率的测量。

主视眼的检查在 CK 术前是非常重要的。确定主视眼后，应向患者说明，通常 CK 手术的设计是术后单眼视，他们将需要改变为仅用主视眼来看远。

主视眼确立后，进行模拟单眼视的耐受检查，以决定最后的手术量。在此检查中，医师与患者应互动，根据患者的用眼需要决定视远和视近的屈光量，并让患者充分了解知情，手术的期望与术后的客观现实。如果在该项检查时，找不到一个患者视远及视近同时都满意的屈光值，则不宜为该患者施行手术。以往的经验，大约 10% 的患者不宜手术。主要原因为对屈光参差不能耐受及对视远或视近的视力不满意。通常，非主视眼的术后屈光度依照患者的年龄不同，设计为 -1.00~-1.50D，如果需要，主视眼则设计为 +0.50~-0.25D。

2. 患者选择

（1）适应证：

1）远视 +0.75~+3.25D，散光 <0.75D，或平光性老视。

2）角膜平均曲率 <46D，眼压 <20mmHg。

3）角膜 6mm 光区处角膜厚度 >560μm。

4）双眼矫正视力 >0.5。

5）硬性或透气性角膜接触镜摘镜 3 周，软性角膜接触镜摘镜 2 周才能行术前检查，配戴硬镜者应行两次中央角膜曲率及显然验光的检查，间隔时间为 1 周，两次检查之间的差值在任何子午线上应小于 0.50D，并且角膜镜的影像必须是规则的。

（2）禁忌证：圆锥角膜；RK 术后；穿通性角膜移植术后；眼前节疾患；眼内疾病；眼睑疾患；角膜异常；进展性远视为手术禁忌证；糖尿病、自身免疫性疾病、结缔组织性疾病、免疫抑制状态、长期口服激素或免疫抑制剂类药物可能会影响伤口愈合者、已形成瘢痕疙瘩者、顽固性角结膜干燥症、孕妇、体内植入电子设备等全身情况也为手术禁忌证。

复发性角膜上皮糜烂、基底膜疾病、带状疱疹或单纯疱疹性角膜炎、青光眼、激素性高眼压、术前眼压超过21mmHg、窄房角为相对禁忌证。

要充分考虑患者的职业和用眼习惯，考虑单眼视可能造成的术后的不能耐受，考虑患者对手术的期望值，以及让患者明白老视眼是一个随年龄而进行性发展的疾患，年龄的增长会使手术效果逐渐减弱，视近困难可能还会逐渐再次出现。

（五）手术方法

1. 手术方案设计　按需矫正的度数而选择不同的点数及位置（图 20-4-7）。矫正点数在 8~32 个点不等，位置则选择在6mm、7mm和8mm角膜光区（OZ）。矫正的度数越大，治疗点越多，但最多进行不超过 32 个点的治疗。治疗位置通常按以下原则进行：矫正 +0.75~+0.875D，在 7mm OZ 治疗 8 个点；+1.00~+1.625D，治疗 16 个点：8 个点放置在6mm，8个点放置在7mm OZ；+1.75~+2.25D，则治疗24个点：在 6mm、7mm、8mm OZ 各治疗 8 个点；+2.375~+3.00D，共治疗 32 个点：在原有 24 个点治疗的基础上，在 7mm OZ 每个治疗点之间加 1 个点，共加 8 个点。

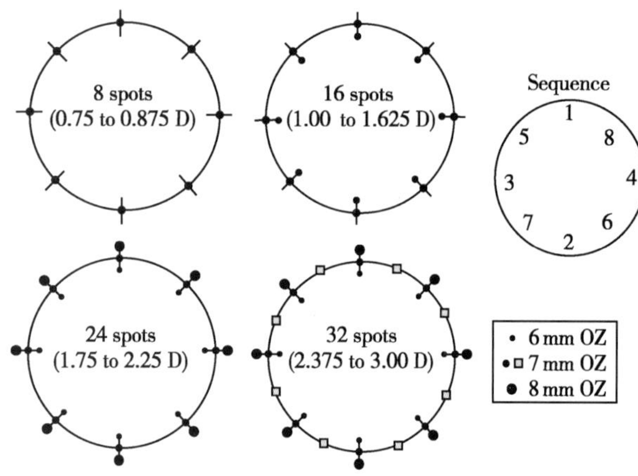

图 20-4-7　传导性角膜成形术的手术方案设计

2. 手术过程

（1）麻醉：术前 15 分钟开始点三次局麻药，每次间隔 5 分钟，确定麻醉充分后，即可开始手术。

（2）手术开始前应先在显微镜下检查探针以确保探针未受损害及弯曲变形。

使用 CK 专用的开睑器，充分暴露角膜；术中需注意保证开睑器与眼睑的直接接触，以保证电流回路不会中断。用 CK 专用标记器标记角膜：让患者注视显微镜上的灯光，涂抹甲紫或孟加拉玫瑰红染料于标记器上，将标记器上十字游丝的交叉点对准视轴中心，将标记器轻轻压下，于角膜表面形成具有 8 个交叉点的环行标记；如用甲紫做标记，则用平衡盐液冲掉多余的染料，然后用无纤维海绵棒将角膜表面的水分充分吸干以避免能量在潮湿的表面逸散。

根据手术方案表（图 20-4-7）选择适当的治疗参数图，先行 7mm 圈的治疗，如需要再行 6mm 圈及 8mm 圈的治疗，每一圈均自 12 点钟位开始，然后再进行 6 点钟对应位的治疗，以后按顺序成对完成。在行每一个点的治疗时，应将探头的探针准确置于角膜表面的标记点上，并与角膜表面相垂直，向下加压，插入角膜基质深部直至触及绝缘止端，此止端可防止探针过深刺入角膜。

踩下脚踏板释放射频能，当能量释放时机器可发出声响，机器的设置参数为：350kHz，0.6W，持续 0.6 秒。在每一个治疗点上，将探针刺入后应保持在原位不动直至治疗预设时间结束（即发出的声响停止），拔出探针，然后再进行下一个点的治疗直至按手术计划将所有的治疗点进行完毕。注意：在每一个治疗点完成后，应将探针用医用无纤维海绵棒进行清洁，以清除组织碎屑，此时应注意不要伤及探针。

双眼术后立即进行角膜曲率计测量或电脑验光，以确定是否有散光出现。

（六）术后处理及并发症

CK 术后的护理与其他屈光手术基本相同；术后滴用抗生素眼液及非甾体类眼液，最多持续 3 天，一般不使用糖皮质激素类药物；可点用人工泪液类眼液；可使用绷带式角膜接触镜 24~48 小时，以缓解刺激症状，但不必作为常规处理方法；术眼不需包扎。

无明显术中并发症及术后严重影响视力的并发症。

术后 48 小时内有眼内烧灼感、异物感及畏光感，治疗点处有轻微上皮缺损、点染及白色基质水肿区域，部分出现角膜后弹力层皱褶；偶有患者术后畏光感 3 个月消失；术后早期可能因过矫出现重影；部分病例术后散光增加（造成散光的原因为：①术前标记位置欠佳；②标记染料过多，干扰着治疗点位置的分辨；③未按对称位置进行治疗；④重复刺入治疗点；⑤刺入点与角膜表面不垂直），但会逐渐下降；有病例报道发现术后出现角膜色素环沉着；术后高阶像差有所增加，平均术前 RMS 值为 0.060 ± 0.039，术后 3 个月增加至 0.174 ± 0.170，但球差术后有所下降。

无术后眼压值超过术前 5mmHg 以上者，提示术后不会因周边角膜变扁平而使房角过窄影响眼压。

（七）展望

用 CK 技术矫正中、低度远视临床验证结果是非常令人鼓舞的，术后视力、屈光预测性及稳定性良好，其结果均优于非接触性 LTK，这可能与 CK 具有较深的穿透作用且无轴向衰减及 CK 所产生胶原收缩呈柱状（而 LTK 则呈锥状）形态有关，这一形态决定了治疗效果的稳定性与持久性。临床观察结果也表明：手术 6 个月后屈光状态基本稳定；共焦显微镜下所见的角膜持久性皱褶可进一步证实临床的结果。

临床试验结果还表明：CK 不但可成功治疗 +0.75~+3.00D 的远视，同时具有潜在的对远视性散光、不规则性远视散光、老视、白内障术后的屈光问题以及 LASIK 术后的过矫、偏心切削、角膜瓣皱褶、角膜外伤等问题的应用价值。

CK 技术比 PRK 及 LASIK 更安全（手术在视区外进行，并可获得更大的功能视区——CK 功能性视区面积为 31.1mm^2，H-LASIK 为 24.6mm^2）；手术后可有效及准确地获得单眼视力状态及形成多焦点角膜以满足同时视近与视远的双重需要。相信随着 CK 手术方法进一步完善和改进，矫治范围可进一步拓宽。

二、放射状角膜切开术

角膜是眼球最重要的屈光介质，通过手术改变角膜的屈光状态矫治近视眼早已成为眼科界的理想。日本人佐藤可以说是一个先行者，他在 20 世纪 30 年代末就注意到圆锥角膜患者角膜发生 Descemet 膜破裂后，角膜虽一时变浊，但以后会重新透明，圆锥往往得以改善，视力也因此好转。由此他想到主动切开 Descemet 膜会导致圆锥收缩，收到治疗效果。20 世纪 40 年代末 50 年代初，他着手从事角膜内面切开，后来又作内、外面切开角膜的方法矫正近视和散光。该方法虽然取得一些效果，但由于角膜内皮损伤过重，许多患者在数年后的检查中发现角膜严重水肿及大泡性角膜病变而失明。这一悲剧的发生，是由于当时对角膜内皮的生理功能缺乏认识。

前苏联眼科学家对现代放射状角膜切开术（radial keratotomy，RK）作出了重要的贡献。Durnev 等于 20 世纪 70 年代早期开始进行角膜前表面放射状切开的实验研究，发现角膜切开长度（即保留角膜中央透明视区范围）和切开深度在改变角膜屈光中占有重要的地位，得出保留 3mm 范围透明视区能矫正 2.65D ± 0.20D 的结论，从而奠定了现代放射状角膜切开术的理论基础。Fyodorov 于 1974 年将 RK 正式应用于临床，1978 年已有系列病例报道。这一手术的发明，无疑对全世界眼科医师是一个极大的鼓舞，美国眼科医师迅速研制了精密超声角膜测厚仪和微调金刚钻石手术刀等关键设备，有效地提高了该手术的效果，为促进该手术的发展与完善作出了积极的贡献。1978 年，美国眼科医师 Bores 从前苏联带回此技术并在美国首次开展该手术。1980 年，美国成立了前瞻性评估放射状角膜切开术疗效（prospective evalua-tion of radial keratotomy，PERK）的研究小组，为 RK 的客观评价和研究作出很大的贡献。他们得出如下结论：①手术的最终疗效不能在手术前精确预测；②术后 3~6 个月视力基本稳定；③-2.0~4.50D 的轻中度近视眼疗效最佳。最近，PERK 组的 10 年观察研究结果进一步肯定了 RK 的安全性和有效性。

（一）手术原理

放射状角膜切开术是在保留一定中央视区（3.00~5.00mm）做条数不等的放射状角膜前部切开。由于角膜周边部的非穿透性切口降低了角膜的硬度，因此在眼压的作用下，角膜切口部位发生膨隆，使周边角膜曲率半径减小，屈光度变大，而未切开的角膜中央视区由于角膜组织无伸展性而呈代偿性变扁，曲率半径增大，相应地减小了一定程度的屈光度，从而改变了角膜的屈光状态。角膜地形图的定量检测结果表明：RK 使角膜中央及中周部变扁，RK 的效应最显著的区域位于角膜光学中心（1.140 ± 0.09）mm，距光学中心（3.78 ± 0.13）mm 以外角膜屈光度降低现象逐渐消失。实验及临床研究证实了 RK 后角膜屈光改变程度与角膜形态、直径、厚度、角膜胶原分子结构、个体差异及年龄有关，而与手术切口条数、切口深度及长度有直接关系。

1. 韧带学说（ligament theory） Fyodorov 解释 RK 后角膜改变是由于角膜“环形韧带”裂解的结果。因此，他提出了这样的观点：角膜前放射状切口可引起周边环形胶原纤维的裂解，这种韧带力量减弱的结果必然导致周边角膜机械稳定性的显著减弱，角膜周边部膨隆导致角膜中央变扁。

2. 切口哆开学说（wound gape theory） Reynolds 创立的切口哆开学说认为，RK 造成角膜普遍变扁的现象表明，RK 是一个组织增加过程，即 RK 允许角膜连续性总量增加，角膜前表面总体量的增加。放射状切口哆开逐渐被成纤维细胞和上皮细胞充填。完善的切口愈合过程最少在术后 66 个月。RK 手术前后角膜地形图检查可以为手术病例确定其切口哆开程度。

切口哆开模式学说为 RK 提供了一个活动的机械模型，它能说明与术前、术中及术后因素有关的手术效果的多变性，同时也解释了一些以往不被认识的手术效果的预测性。为了解释 RK 切口哆开效果，以下观点便是基于 RK 模型角膜及支持该学说的角膜检查镜环周长的测量。

（1）切口的深度：较深的切口显示较大的哆开，因而产生较大的 RK 效果。

（2）切口的长度：伤口较长产生较大的哆开。

（3）切口的数量：4 切口比 8 切口每个切口的哆开量大，而总的哆开量 8 切口比 4 切口大。8 切口与 16 切口的比较得出的结论亦然。

（4）切口的愈合：这个难以确定的因素受很多因素影响，如年龄、性别、术后皮质类固醇的应用等，相信切口的愈合变量也或多或少影响最后的切口哆开。通常我们可发现 RK 术后 30 天内 RK 效果有些反跳，显然是由于切口愈合引起切口哆开水平逐渐减弱所致。

3. 弯曲力矩学说（bending moment theory） 弯曲力矩学说认为，放射状角膜切开引起的中央角膜变扁是由于角膜旁中央变扁的间接结果，而角膜旁中央变扁则是由于切口部位角膜突然凹陷引起角膜基质互相挤压所致。切口产生负性弯曲力矩，这种机械挤压力在整个角膜出现再分布，切口间基质挤压再分布引起后基质层扩张而前基质层收缩，这种负性力矩的最终结果使切口间的角膜变扁。弯曲力矩学说还提示角膜的机械性受周边角膜非球面性程度的影响，这个学说预测那些周边非球面性较大的患者对 RK 反应较好。

4. 有限成分学说（finite element theory） 有限成分技术是用于研究工程材料压缩伸展性而创立的。理论上这些工程结构由有限量的、通过纽扣互相连接的成分构成，通过分析每一成分对特殊力量的反应，整个结构的反应便可知道。Vito Shin 和 Mclarey 创立了一个与有限成分学说对应的 RK 计算公式，此模型预测：较高的眼压、较薄的角膜厚度、较深的切口、较小的光学区将产生较好的中央角膜变扁效应。此模型与 RK 临床观察大致相符。

有限成分学说也有其局限性，此模型假定角膜是由韧度完全相同的板层结构组成的均匀体，同时也假定角膜是一个轴性完全对称的球面体，而事实上角膜是一个非球面和旋转的不对称体。

（二）切口愈合

放射状角膜切开术的角膜切口愈合过程可分以下四期：

1. 上皮期 上皮期最早出现在术后 24~48 小时，上皮长入切口并形成上皮栓。上皮层的基底膜痊愈需 6~8 周，在基底膜痊愈之前上皮可反复脱落。

2. 角膜细胞或基质期　这期紧接上皮期并持续几周，本期中角膜基质细胞移入切口间隙并推起上皮栓，角膜细胞转变成含弹力成分的成纤维细胞并引起切口收缩，切口间隙变小，临床上表现为术后近视回复。

3. 胶原期　这期发生在术后16个月，新的胶原由变态的肌肉成纤维细胞生成，并不断发生剩余的胶原合成、分解并最终形成切口间的胶原联结，这种联结可进一步影响角膜的扁平效果。

4. 胶原软化期　这期发生在术后一年或数年以后，胶原层松弛可导致切口间隙的相对变大，这样可增加角膜的变平效果，故使RK后的长期趋势中可略向远视方向变化。

根据角膜切口的愈合规律，术后早期(1~2周)角膜加压可使切口间隙较大，并可阻止角膜愈合过程中引起的近视回退；皮质类固醇可减少胶原的合成和细胞生成，故这些措施的应用可能有利于欠矫患者的恢复。

(三) 手术适应证与禁忌证

1. 适应证

(1) 年龄18~50岁的健康者。

(2) 近视屈光度已稳定1年以上。

(3) 矫正视力1.0以上，无任何眼疾。

(4) 屈光参差。

(5) 近视屈光度在-2.00~-6.00D。

(6) 散光度数不超过6.00D。

(7) 因工作需要不适合戴框架近视眼镜者。

2. 禁忌证

(1) 相对禁忌证：

1) 年龄小于18岁或大于50岁。

2) 近视度数低于2.00D或大于8.00D。

3) 由于斜视或其他原因引起的弱视。

4) 对抗性特强的运动员及近视度数超过4.00D的驾驶员，手术应特别谨慎。

(2) 绝对禁忌证：

1) 进行性近视。

2) 圆锥角膜。

3) 单眼畸形或另一眼功能不良者。

4) 眼局部或全身有影响切口愈合的疾病。

5) 有眼部疾病如青光眼、白内障、眼部活动性炎症、胶原性疾病、眼干燥症等。

(四) 术前检查

1. 常规眼部检查　包括裸眼视力、近视力、矫正视力、裂隙灯及眼底检查、角膜直径测量、眼压检查。

2. 屈光检查　包括电脑验光与扩瞳验光。

3. 角膜曲率测定　同时记录角膜90°及180°两条经线的数值。

4. 眼球生物测定　用超声仪及超声测厚仪分别测量眼轴长度及角膜厚度。角膜厚度的测量常采用九点测量法，包括角膜中点、瞳孔缘及周边部各象限(上、下、颞、鼻)处的角膜厚度，准确度0.001mm(图20-4-8)。

5. 角膜地形图检查　应用计算机辅助的角膜地形图检测仪(topography)于RK前后对角膜前表面的屈光性状作详细而客观的定量检查，将有助于解决如下问题：

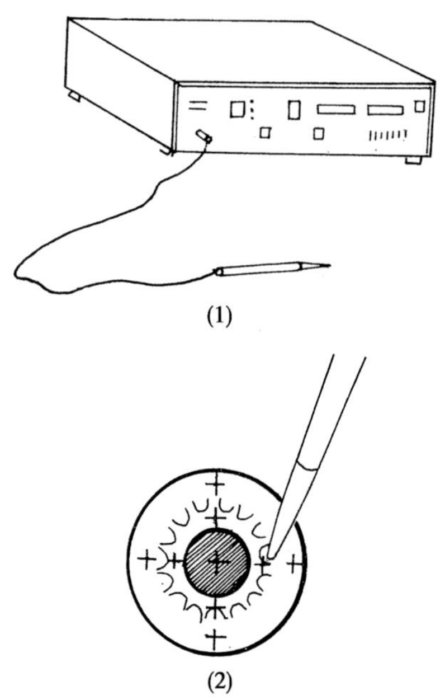

图20-4-8　超声角膜测厚仪检测角膜厚度

(1)超声角膜测厚仪；(2)检测角膜中央、瞳孔缘及周边部共9个点的角膜厚度

(1) 有效鉴别其他角膜形态异常的疾病(如早期圆锥角膜)。

(2) 有助于RK方案的设计。

(3) 有助于RK效应的预测。

(4) 有助于定量客观评估RK效果。

(5) 有助于客观分析RK失败的原因。

6. 角膜内皮细胞检查　角膜内皮细胞数低于正常或形态异常者原则上不考虑RK。

7. 角膜知觉检查。

(五) 咨询与说明

1. 向近视患者耐心介绍RK手术过程及术前检查项目。

2. 解释RK手术疗效及可能并发症，特别需向近视患者说明该手术的结果至今仍不能精确预测。另外还需告知术后会出现视力和屈光度的波动。

3. 对可供选择的手术方案进行讨论，对患者提出的问题进行详细的解答。

4. 应给患者一个充分适当的时间考虑是否接受RK。

(六) 手术效果预测

RK是一种计量手术，根据患者的屈光特征及手术的各种参数来预测手术结果。手术公式的设计一直是从事RK手术医师最关注的问题。迄今为止，已设计的手术公式不下10种，但没有一种是完全令人满意的，即没有一个公式可明确确定术后屈光改变的结果。分析与手术有关的因素是制订手术公式的基础，也是目前重要的研究课题。有些因素已明确与RK效果有关，但在数量关系上大多是模糊的，有些则完全不清楚。影响RK疗效的相关因素主要包括：

1. 角膜中央视区的大小　PERK小组中，Lyan报道平均减少中央光学区直径0.5mm可引起屈光改变增加0.75~1.00D，认为该因素是影响RK效果最重要的因素。当中央光学区大于4.50mm时则手术几乎无效。角膜中央光学区的大小与降低近视屈光度之间不呈线性函数关系，其真正的数学模式目前尚不明了。我们认为3.25~3.50mm的中央视区可能是RK较理想的选择范围。

2. 切口深度是另一个重要的相关因素 Hanna的数学模型提示，切口深度小于50%角膜厚度时，手术效果甚微。当切口深度达到88%~90%角膜厚度时，手术效果则明显增加。研究提示切口深度与手术效果之间也不呈线性相关，且切口的愈合受诸多因素的影响，RK疗效的变化是一个复杂的生物过程。因此，我们认为，RK时应根据角膜超声深厚仪的结果，使可调节深度的金刚钻石刀调节在切口部位角膜90%~95%的角膜厚度可能是安全与有效的措施。我们不主张过分夸大切口深度的神秘性，有意切穿角膜的做法显然不可取。

3. 切口条数 随着RK切口条数的增加，可增加矫正屈光的度数，但超过1 6条时，其增加量甚微。显然过多的切口不会给RK疗效带来相应的效果，而只会增加手术技术难度与并发症的发生率。有研究表明，切口条数每增加4条，理论上可增加矫正0.8~1.0D；但切口条数从8条增加至12条时，只增加矫正量0.5D，因此，我们认为8条RK切口可能是比较合理的选择。角膜切口条数设计原则上不应超过12条。

4. 年龄 Lynn报道年龄可预测12%的手术结果，平均增加年龄10岁可增加0.60D的手术矫正量；年龄超过45岁以后变化有时特别大。

5. 近视度数 从目前的临床实践上看，RK最理想的屈光度应在–3.50D左右。大于–8.00D的近视眼接受RK意义不大。

6. 角膜前表面的屈光性状 随着电子计算机辅助的角膜地形图检测装置的问世，使人们对角膜前表面屈光性状的认识更加详细客观。事实表明，即使在相同年龄和相同近视度数的个体由同一术者施行相同方案的RK，其屈光矫正效果也不一定相同。因此，我们认为，近视眼的角膜屈光性状在不同个体间可能存在着某些微妙的差异，而正是这些差异导致对RK产生不同的反应，从而影响RK疗效的预测性。我们在目前有限的研究中发现，RK前正性球面性较显著的角膜术后产生较明显的负性非球面性，而RK后负性非球面性显著的角膜可产生较显著的RK效果。

7. 性别 采用相同的RK方案，男性比女性效果略好，除非术后局部使用皮质类固醇。相同年龄和RK方案时局部应用皮质类固醇的男女效应相同。

8. 术后局部使用皮质类固醇 普遍认为这一措施对阻止RK后近视屈光度的回复有一定效果。

9. 术后加压 由于术后近期内近视屈光度有回升趋势，因而人们试图通过术后向角膜垂直方向对眼球加压，使角膜变平来抑制这一过程。临床研究表明这一做法可获得一定近期效果，其远期效果目前仍难定论。

10. 角膜周边切口加深 由于角膜周边部较中央部厚，理论上周边切口的加深可能会增加屈光矫正量。但从大多数的临床资料看，角膜周边部加深与否其远期疗效是一样的。另外，从角膜地形图的定量客观检查中清楚地表明，RK效应最明显的区域不是位于周边部角膜，周边部的轻微改变可能对RK的最终效果无确实的影响，因而我们不主张这一手术程序。

11. 其他 包括眼压、角膜直径、角膜厚度、巩膜硬变系数等，这些因素都曾设想与RK疗效有关，但均未被临床准确地证实。

（七）手术方案设计

目前已有数种电脑计算软件可供选择，只要将患者的有关检查参数输入电脑，即可显示并打印出可供选择的RK方案，包括中央光学区大小、切口条数及切口深度。借鉴国内外的有关资料，我们推荐表20-4-1的公式供术者参考。

表20-4-1 RK手术公式

屈光度（D）	角膜光学区（mm）	切口条数	预期深度
2.00	3.50	4	85%
2.50	3.50	4	85%
3.00	3.25	4	85%
3.50	3.25	8	90%
4.00	3.25	8	90%
4.50	3.25	8	90%
5.00	3.25	8	90%
5.50	3.00	8	90%
6.00	3.00	8	90%
7.00	3.00	12	90%
8.00	3.00	12	90%

（八）手术方法

术前2天常规滴用抗生素眼药水，每2小时1次。术前冲洗泪道1次。术前晚涂1%pilocarpine眼药膏。术前30分钟口服地西泮或肌注苯巴比妥，滴2% pilocarpine眼药水1次，双眼手术者一般应分别进行。

（九）手术步骤

1. 按内眼手术要求常规消毒铺巾，手术应在同轴光手术显微镜下进行。

2. 麻醉 通常选用0.5%丁卡因作表面麻醉剂及2%利多卡因作球结膜下浸润麻醉剂。

术前5分钟左右开始滴用表面麻醉剂，每分钟滴2滴，共5分钟。角膜表面及球结膜的充分麻醉不仅可使患者痛觉消失，减轻紧张情绪，而且可有效地降低对光刺激的敏感度，使患者与医师充分合作。仅有小部分患者麻醉后仍不能很好地配合，采用2%利多卡因作球后或球周麻醉。当然，对高度近视患者应严格掌握好球后麻醉技术，慎防麻醉意外的发生。

3. 调刀 根据角膜超声测厚仪的数字调整好金刚钻石刀的深度，并将钻石刀放在校正器的固定架上，对准标尺旋转到希望的深度，校正准确无误后将刀放于手术台上备用。

4. 调好手术显微镜 使显微镜的光轴与视轴同轴，并让显微镜的光轴落在患者角膜顶点。

5. 开睑一般宜采用钢丝开睑器，减少钻石刀刃被开睑器碰伤机会。

6. 光学中心定位 角膜光学中心的准确定位对RK疗效影响甚大。光学中心偏位太大，可造成术后单眼复视和矫正视力不良。采用同轴光手术显微镜时，令患者注视显微镜的灯丝，看准角膜反射点便是视轴的位置，以此光点作为光学中心。有些患者光刺激下有脱离注视光源的倾向，因此在确定视轴时应特别小心。有人认为理想的角膜中心应是角膜的瞳孔中心，此中心更符合视轴的生理要求。当角膜中心点确定后，用细泪道冲洗针头在该处轻压，使该点角膜上皮缺损标记出中心，但应避免针头损伤角膜前弹力层，在作角膜光学中心定位时若瞳孔散大，易发生定位偏离(图 20-4-9)。

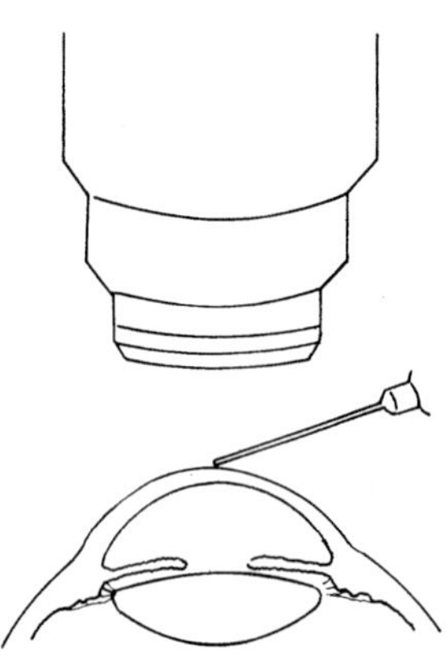

图 20-4-9 标志角膜光学中心注视手术显微镜同轴光源时，角膜反光点即为光学中心，或以角膜的几何中心(即缩瞳后瞳孔的中心)为光学中心，以甲紫作标记

7. 光学区定位 应用光学区定位环，让该环的十字形交叉中心对准已标记好的视轴，轻压角膜让其留下一环形印痕，此环的内缘即是放射状角膜切口的起点或终点(图 20-4-10)。

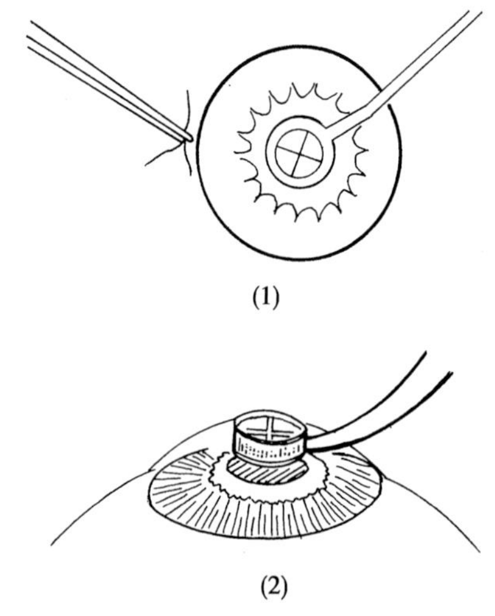

(1)

(2)

图 20-4-10 光区定位器定出光学区
(以光学中心为圆心，蘸甲紫按压角膜作标记)
(1)正面观；(2)侧面观

8. 切口标记 采用切口标记器在角膜压印(图 20-4-11)。

9. 固定眼球 常用的方法有两种，一种是单齿固定镊镊紧角膜缘处结膜作固定；另一种方法是用巩膜固定环，又称 Thomtons 环，其内径为 16mm，环下方有小齿，咬

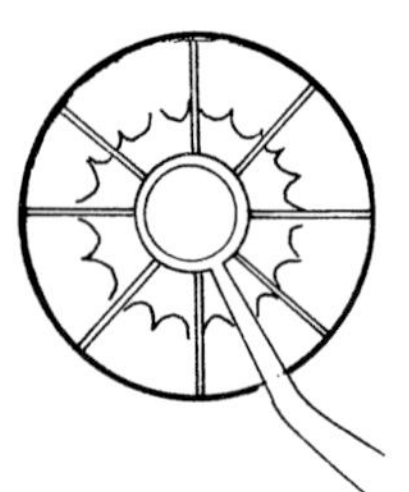

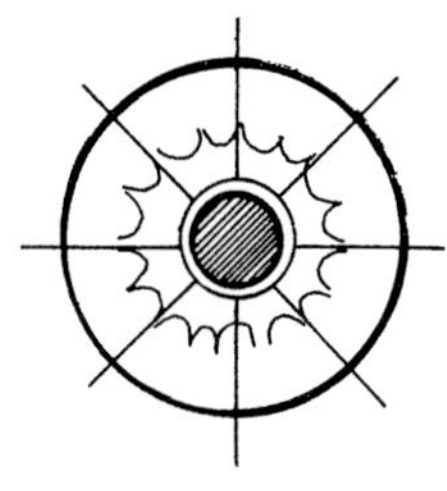

图 20-4-11 标出切口条痕用切口定位器，以角膜光学中心为圆心，蘸甲紫按压角膜，准备标切口条痕

住巩膜上的球结膜，此方法固定眼球有两个优点：①患者不能转动眼球，而医师可以在一定范围内转动患者的眼球到所需的位置和方向。特别是在进行 RK 与散光矫正联合手术时，采用巩膜固定环是确保切口准确无误的重要措施。②固定环可使眼球均匀受压，有效均匀提高眼压以确保切口深度。然而，采用此固定环时，角膜缘距环的内径只有 2mm 左右空间，在用钻石刀切开角膜时，特别是选用由角膜中央向周边切开术式时，应特别小心刀刃碰及环缘而损坏刀刃。因此，选用显微有齿镊，于切口对侧镊住角膜缘固定眼球作角膜切开也是一种实用安全的方法。

10. 放射状角膜切开 切开方法有美式切法和苏式切法两种，前者是从角膜中央向周边部切开，后者是由角膜周边部向中央部切开。美式切法易使各方位的光学区端切口点齐，切口整齐，但切口方位及角膜缘端切口点不易把握(图 20-4-12)。苏式切法易把握切口方向，易保证切口深度及在角膜基质层内的切口长度，易发现穿孔并及时退出刀刃，但难以把握光学区端的切口点而使刀刃误入角膜中央光学区。现在也有人采用双刃钻石刀，将美式切法与苏式切法综合应用，其方法是先在角膜旁中心区进刀，先采用苏式切法，当刀刃端到达环形标记内缘后，接连作美式切口，其优点是发挥两种传统切法的长处。至于采用何种方法最理想应根据术者的经验、手术设备和患者情况综合考虑，美式切法可能比较适合大多数手术医师的要求。

采用美式切法作角膜切开时，先把刀刃垂直插入光学区标记内缘 1~2 秒，使刀刃置于充分的深度，再用一定均匀速率垂直地向周边部切开，否则会减少切开效应。采用苏式切法时，在作均匀速率垂直性切开时，应注意各方位的切开刀刃到达光学区标记内缘一致，此处刀刃不要因角膜的弯曲度而翘起，以免此处达不到规定切开深度。在作切开动作时，应注意是否切穿角膜，一经发现应立即退出刀刃。用苏式切法，应采用双刃微调钻石刀。即刀刃的斜边与垂直边均为锋利缘，且由角膜周边向中央运刀时需采用刀刃的垂直边朝前切开角膜组织。

切口的外端点应止于角膜缘内 0.5mm，不要伤及 Vogt 栅栏和角膜缘的毛细血管。切口的先后顺序，以 8 条切口为例，先用右手操刀，左手固定眼球，首切 9∶00 方位水平切口，然后作 7∶30、10∶30、12∶00 方位切口。改用左手操刀，右手固定眼球，依次完成 3∶00、1∶30、4∶30、6∶00 方位 4 个切口。

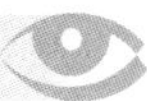

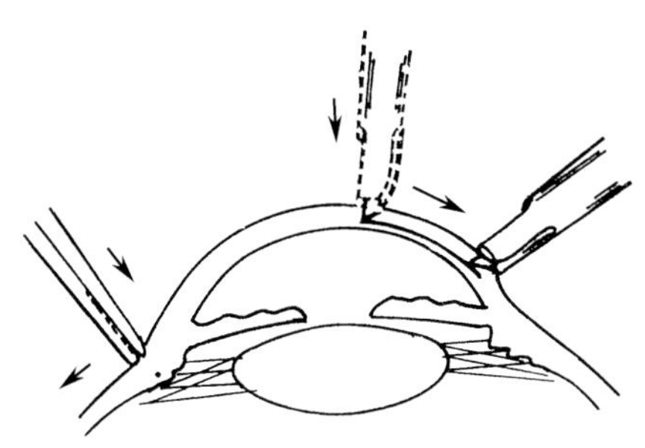

图 20-4-12 （美式）作放射状角膜切开

11. 冲洗切口　完成角膜切开后，应细致冲洗切口，预防某些大的过渡性角膜瘢痕形成、上皮内生及术后眩光，冲洗应和切口平行，用平衡盐溶液轻柔冲洗，可应用细泪道冲洗针头行切口内冲洗。冲洗时，可用棉签或玻璃棒轻压角膜中央，使切口哆开以利于冲洗（图 20-4-13）。

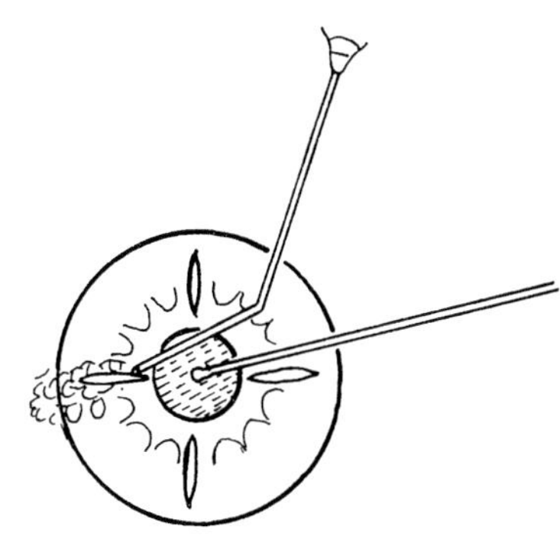

图 20-4-13　用棉签或玻棒轻压角膜中央冲洗角膜切口

12. 结膜下注射妥布霉素 2.0 万 U，术眼单纯覆盖眼垫。

（十）术后处理

1. 术后可酌情给服一些止痛药。

2. 翌日换药时，滴用抗生素眼药水和素高捷疗眼膏（solcoseryl eye-gel）。每天换药 1 次，连续 3 天。

3. 全身应用抗生素 3 天。

4. 术后第 3 天，使用皮质类固醇眼药水滴眼连用 4 周。

5. 定期观察角膜情况，及时记录各项观察项目。

（十一）手术并发症及处理

经过 20 年的临床实践业已证明 RK 矫治轻中度近视眼的安全性与有效性。然而这绝不意味 RK 是一种简单的外眼手术，其安全性与有效性是建立在一定的条件之上，即严格掌握 RK 适应证、采用精良检测仪器和先进的手术设备、由训练有素的角膜专科医师精心施术。从事 RK 的医师必须对 RK 术中及术后可能发生的所有并发症有充分的认识，并努力做到防患于未然。

1988 年，美国眼科学会将 RK 的并发症划分为三类：第一类为暂时性并发症，包括眼痛、畏光流泪、异物感、眩目、视力波动；第二类为不影响矫正视力的并发症，包括屈光矫正不足与过矫、散光、角膜上皮性损害、角膜内皮变化；第三类为明显影响视功能的并发症，包括角膜伤口愈合不良与裂开、术中切穿角膜、感染性角膜炎、白内障、眼内炎。

1. 术中并发症

（1）球后麻醉失误：通常由于球后麻醉操作失误和患者欠合作所致，常见有球后出血、针头穿刺眼球和视神经创伤等。

（2）切穿角膜：一般小穿孔的发生率为 2%~10%；大穿孔的发生率为 0~0.45%。其发生的部位多位于下方及颞侧。

1）原因：①术中角膜被强光照射时间过长（>5 分钟）而脱水，角膜厚度可下降（10% 左右）；②过分压迫角膜；③周边向中央切开；④眼压升高；⑤重复加深切口；⑥角膜厚度测量不准或调刀深度失误；⑦术眼突然转动。

2）后果：①内皮损伤；②虹膜前粘连；③晶状体损伤；④上皮内生；⑤术后散光；⑥眼内炎；⑦术后欠矫发生率增高。

3）处理：对小穿孔应查明原因，可继续手术。对大穿孔应立即停止手术，必要时应缝合穿破口。

（3）光学中心偏离视轴：主要是术中光学中心定位失误所致。光学区越小，偏离的影响越明显。可导致不规则散光、单眼复视和眩目。强调术前缩瞳和使用可调节光亮度的同轴光手术显微镜。

（4）切口条数不准确：在切口压痕不清，术者的角膜显微操作技术不娴熟时易发生漏切、重切和切口长度不够。

（5）切口进入光学区：苏式切法易发生此并发症，多见于术眼突然转动、Bell 反射，术者操作滑刀。

（6）切口走轨：在应用非同轴光显微镜时，角膜切口印痕的虹膜投影易与真正角膜印痕混淆而影响切口的正确轨迹。

（7）切口超越角膜缘：切断角膜缘的血管网可引起出血、角膜新生血管形成。

（8）前房积血：该症少见，轻微且为暂时性，其出血的来源可能为虹膜及角膜缘血管。

2. 术后并发症

（1）早期反应：

1）疼痛：术后 24 小时内多有轻度疼痛，一般止痛剂可缓解。

2）畏光：术后数周可有畏光和眩目，可能由于上皮损伤，实质层水肿和轻度虹膜反应。

3）上皮缺损：切口处的上皮缺损通常在术后 24~48 小时内修复。

4）视力波动：术后数月内多数患者有视力波动，其一般的规律是上午至下午，眼的屈光度向近视方向移动。另外，术后远期视力与近期视力也存在波动现象。

（2）最佳矫正视力的变化：RK 安全性最重要的特征之一是术后最佳矫正视力的变化，术后最佳矫正视力下降的发生率为 0.9% 左右。其原因多为光学中心明显偏位、不规则散光、角膜大穿孔。

（3）屈光方面并发症：

1）过矫：由近视变为远视为较常见和重要的并发症，多见于术前轻度近视患者。轻度的过矫令患者感到不适，过矫只有 0.75D 也会因增加额外调节和集合而出现症状。超过 1D 为过矫，其发生率为 0.3%~33%，过矫的原因包括对手术量估计不正确，术后早期角膜水肿及切口本身的作用，术后数年的远期持续作用等。过矫的处理一般采用戴眼镜，严重者可戴角膜接触镜或考虑二期施准分子激光角膜成形术。

2）矫正不足：矫正不足比过矫发生率高，其原因包括术后早期屈光回升、手术量不够、扁平角膜和瘢痕过长等。欠矫的处理应包括戴眼镜或角膜接触镜，个别残余度数较多者可考虑施行准分子激光角膜成形术。

3）屈光参差：多发生于早期手术或两眼原来有较明显的近视性屈光参差。轻度的屈光参差可用眼镜或角膜接触镜矫正，RK后较严重的屈光参差可考虑准分子激光角膜成形术。

4）散光：如严格按照标准化的程序进行手术，RK后手术引起的散光度较小。术后较严重的不规则散光多由于光学区偏位明显、光学区过小、切口进入视区、切口深浅不一、切口明显走轨、术中切穿角膜和多次RK等。轻中度的不规则散光可考虑用角膜接触镜矫正，严重的不规则散光可考虑施穿透性角膜移植手术。

5）出现老视：较轻度近视者作RK后，在调节储备降低时，其近距离视力会减退。若为过矫，则因远视使老视提早出现。

(4) 视力变化：

1）视力和屈光度不稳定。

2）眩目：术后近期内多见，尤其在晚间瞳孔散大时更明显。

3）单眼复视：若切口太近光学中心、光学区偏位明显或切口瘢痕不对称均可发生该症。

(5) 角膜并发症：

1）感染性角膜炎：该症虽然发生率极低，但后果十分严重，每位医师必须高度重视防治感染的措施。

2）角膜内皮丢失：多数研究表明，放射状角膜切开后，角膜内皮细胞的丢失率为1%~10%。如按照标准程序进行的RK，术后角膜内皮细胞的丢失很少，长期观察结果与随年龄增加内皮细胞生理下降相仿。RK后角膜内皮细胞的明显丢失多发生于术中操作失误（如切穿角膜）和术中故意切穿角膜的病例。

3）上皮星芒状铁质线：术后角膜出现棕色铁质沉着线，呈水平状、分支状与放射状，其密度与长度因人而异。其原因可能是泪液中铁离子析出，沉着在角膜表面低凹处。铁质线不影响视力，无须处理。

4）反复上皮糜烂：术后有些角膜可发生上皮基底膜营养不良，表现为点状、地图状和指纹状上皮混浊。一般为暂时性，大部分的患者在3个月内消失。复发性上皮糜烂罕见，多发生于术前有Cogan角膜营养不良的患者，因此患有此病者应是RK的相对禁忌证。复发性上皮糜烂的处理包括局部使用素高捷疗和人工泪液、包扎患眼、戴治疗性角膜接触镜等。

5）角膜新生血管形成：多因损伤角膜缘血管、切口内血液残留引起。

6）切口异常和瘢痕：标准程序的RK，术后切口很细，通常瘢痕不太明显，以后逐渐变成不连续的点状，5年后多数自行消失。手术操作失误（切口相交、切口重切、行刀未能与角膜面保持垂直方向等）、钻石刀不够锋利和患者本身体质都是形成过粗角膜瘢痕的原因，切口异常和瘢痕过长可产生不规则散光与眩目。

(6) 眼内并发症：此类并发症发生率低，但可对眼球产生灾难性后果，必须高度重视。角膜切口瘢痕破裂、上皮植入前房、白内障、眼内炎等严重并发症国内外均有报道。

(7) 对日后其他眼科手术的影响：RK后行白内障手术可使角膜曲率波动较大、人工晶状体计算准确度欠佳；施穿透角膜移植术可使原RK切口裂开造成手术困难；施行其他角膜屈光手术（如表层角膜镜片术、角膜磨削术）时可使屈光度的计算欠准；施视网膜复位术时，作巩膜环扎时可使原RK切口裂开，切口瘢痕妨碍视网膜复位术及玻璃体切割术中视野的清晰度。

3. 减少并发症的对策

(1) 严格选择RK病例。

(2) 减少RK切口，主张4~8条切口，不超过12条切口为宜。

(3) 术前选用精良的检测仪器作检查，角膜超声测厚仪和计算机辅助的角膜地形图仪可为手术提供重要的依据。

(4) 采用先进的手术器械。

(5) 必须由经验丰富的专科医师精心施术。

(6) 反对采用过小的光学区（<3.00mm）、过多的切口（>12条）和角膜微穿孔措施。对近视度数较高、术后欠矫度数较多的患眼可采用准分子激光角膜成形术（PRK或LASIK）加以弥补。

当下激光矫正手术的技术日趋成熟，LASIK、个性化切削、飞秒技术日臻完善。因此，RK手术虽然在历史上具有其独有的位置，但专家建议选用预测性更好、手术更精确、操作更简便、矫正效果更好的激光手术为宜。

三、表层角膜镜片术

表层角膜镜片术是在去除角膜上皮的受体角膜表面，移植经加工切削成一定屈光度的角膜组织镜片，用以矫正屈光不正状态或治疗受眼角膜疾患的一种角膜手术。1979年由美国眼科医师Kaufman最先提出，1982年始有报告用于治疗圆锥角膜，1985年McDonald报告用于治疗高度近视，其后还用于治疗角膜变薄性疾病或角膜穿孔患者。用于加工角膜的微型冷冻切削车床在美国是由角膜接触镜车床经改装（加上冷冻装置）而成的，采用CO_2作冷冻源，1987年Lieurance介绍将准分子激光技术用于角膜组织镜片的加工，但此加工技术切削度数仍欠准确，所以一直未能用于临床。我国于1987年开始开展表层角膜镜片术，自行设计的车床结构特点为采用线切削，用CO_2作冷冻源。虽然目前有许多单位开展此项手术，但其总数在我国仍不多。在切削角膜组织镜片中，角膜组织镜片的含水量对镜片的准确度数有较大影响，美国采用离心法，即在切削前将角膜组织进行离心，根据水肿状态调节离心的速度和时间。中山眼科中心采用在微型切削车床上附加一加压装置，当角膜组织冷冻后，用加压装置对角膜施加恒定的压力，使之在切削前达到正常的角膜厚度，此法较离心法稍准确。

经过多年的临床实践，在手术方法上亦发生了改变。在早期，此手术在角膜表面作双环钻，再作角膜全周楔形切除，但由于术中难以确保楔形切除均匀一致，术后可致明显不规则散光，以后即将这一步骤省略，改作角膜环形板层分

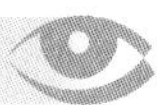

离。受体的角膜细胞通过角膜切开及板层角膜分离处逐渐长入角膜组织镜片内。

（一）表面角膜组织镜片的分类及保存

1. 表层角膜镜片的分类及切削 按角膜组织镜片的屈光性质，角膜组织镜片分三类：凸角膜组织镜片、平角膜组织镜片及凹角膜组织镜片（图 20-4-14）。分别用于治疗白内障术后无晶状体眼或高度远视、圆锥角膜或角膜变薄性疾病、高度近视。切削这三类角膜组织镜片的车刀及模具设计各不相同，加工凸角膜组织镜片时，车刀的曲率定为 7.84mm，凸镜的度数由模具确定，即不同的模具可成形不同度数的角膜组织镜片。加工平角膜组织镜片时，车刀的曲率为 8.00mm，模具的曲率亦为 8.00mm，因而加工后的镜片无屈光度。加工凹角膜组织镜片时，模具的曲率为 8.00mm，而车刀依不同的屈光度其曲率不同，所有角膜组织镜片的加工均从角膜内皮面切削，即根据屈光性质及屈光度将角膜内皮、后弹力层及后面部分基质切除，凸角膜组织镜片的直径为 8.5mm，平角膜组织镜片直径为 9mm，凹角膜组织镜片直径为 8mm。

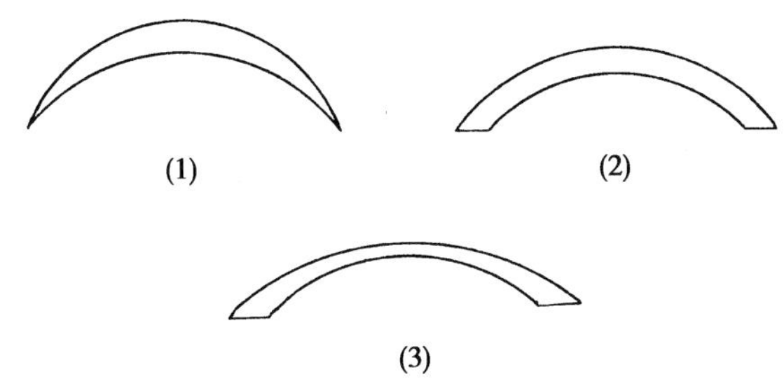

图 20-4-14 角膜组织镜片分类

(1) 角膜凸组织镜片：周边薄，中央厚；(2) 角膜平组织镜片：周边与中央厚度一致；(3) 角膜凹组织镜片：周边厚，中央薄

2. 表面角膜组织镜片的保存 表面角膜组织镜片的存放分为贮存及保存两种；角膜组织镜片的贮存主要方法为湿房贮存法，此方法将切削后的角膜组织镜片放入消毒玻璃皿（玻璃皿底置浸湿抗生素纱布），然后置 4℃冰箱内存放，一般存放时间不超过 48 小时。角膜组织镜片的保存分短期保存及长期保存，短期保存液为 M-K 液、K 液，可保存约 1 周；长期保存常用脱水法。其主要方法有：

(1) 真空冷冻干燥法：此保存法的原理是使组织结冰在其冰点下，通过冰晶升华而使组织失水，但不改变组织形态结构，从而达到长期保存的目的。角膜组织镜片放在冷冻干燥机的抽干时间约 7 小时（温度 -40℃，气压 3~5Pa），即可达二期干燥，干燥后的角膜组织镜片明显变薄，呈乳白色，此保存法可保存角膜组织镜片长达 2 年，使用时只需复水 15~20 分钟即可恢复透明。

(2) 无水氯化钙干燥法：此保存方法为中山眼科中心最先应用，方法简单，但保存效果与真空冷冻干燥法完全一样。此保存方法为：将已切削好的角膜组织镜片放入无菌玻璃皿，然后将玻璃皿置入底层装有氯化钙粉末的干燥器内，48 小时后取出放入保存瓶。用无水氯化钙干燥保存法，可保存角膜组织达 2 年，中山眼科中心曾做一例经此方法保存 2 年。5 个月镜片获得与新鲜角膜组织镜片相同效果。

用以上两种干燥法保存的表层角膜镜片，在手术时应放在 1∶2000U 妥布霉素溶液中复水 15~20 分钟，使镜片恢复透明及柔软性。

（二）表层角膜镜片术的适应证及术前检查

【适应证】

1. 凸表层角膜镜片术适应证

(1) 白内障术后无晶状体眼，不适合植入人工晶状体或戴角膜接触镜，矫正视力有所提高。

(2) 儿童白内障术后无晶状体眼。

(3) 高度远视。

2. 凹表层角膜镜片术适应证

(1) 单侧高度近视，矫正视力有提高者。

(2) 双眼屈光参差性近视，参差度数在 -8D 以上。

(3) 近视度数已稳定 2 年者。

3. 平表层角膜镜片术适应证

(1) 圆锥角膜早期，不能戴角膜接触镜矫正视力，无角膜中央混浊者。

(2) 角膜变薄性病变，如 Terrien 边缘部角膜变性。

(3) 角膜微小穿孔，病灶组织可切除干净者。

【禁忌证】

1. 严重眼干燥症、兔眼、睑闭合不全等影响角膜上皮愈合的眼病。

2. 未能控制的青光眼、眼前部葡萄膜炎。

3. 角膜内皮功能已接近引起大泡性角膜病变的临界值。

4. 小于 1 岁的患者。

5. 无虹膜或瞳孔太大，因此类患者术后常发生畏光。

【术前检查】除眼前后段常规检查外，还要做角膜曲率测定，验光检查。镜片的屈光度选择参照角膜接触镜公式：

$$Fc{-}Fs/(1{-}dFs)$$

式中，Fc 为表面角膜组织镜片屈光度（D）；Fs 为普通眼镜屈光度（D）；d 为角膜顶点至眼镜片距离，一般为 0.012m。如白内障手术与表层角膜镜片术联合进行，表层角膜镜片屈光度选择可参照 SRK 接触镜公式。

（三）手术方法及术后处理

【手术步骤】

1. 定光区 定光区的方法同放射状角膜切开术，在麻醉前，令患者注视同轴显微镜灯光，术者用眼观察患者角膜上的反光点位置，标记视轴，如患者不合作或为儿童，则难以标记视轴的位置，可用瞳孔中心代替视轴位置。如镜片偏位，不仅会影响镜片屈光度的准确性，还会引起眩光、散光等并发症。

成人采用局麻，小儿及不合作患者可采用全身麻醉，局麻可用 2% 利多卡因或 1% 普鲁卡因，作球后及眼轮匝肌麻醉，球后注射量为 2~3ml，用开睑器或缝线开睑，作上直肌缝线使术眼固定。

2. 去除角膜上皮 无水乙醇因对角膜上皮损伤大，术后反应重，现已不用。最常用者为 4% 新鲜配制的可卡因。方法为：剪一圆形薄棉片，将此薄棉片浸润 4% 新鲜可卡因置于术眼角膜表面 4~5 分钟，然后取下棉片。用小海绵将角膜上皮擦除同时边冲洗(图 20-4-15)。如术眼曾做光轴定位,则应暂时保留中央角膜上皮,以利环钻切口的定位。角膜上皮的去除范围应根据术眼条件及环钻大小而定,不要太大,周边应剩下 1mm 左右的正常角膜上皮(图 20-4-16),这样有利于上皮生长。如将角膜上皮完全去除,术后上皮生长则由结膜上皮化生向角膜上生长,这样上皮化时间较长。去除上皮过程中要避免 4% 可卡因损伤周边正常角膜上皮及结膜上皮。当发现薄棉片上有液体向周围流出时,应立即用棉签吸干。为了利于可卡因渗入角膜上皮,可用镊子轻轻地在角膜上皮划痕。另外要仔细检查手术区角膜上皮是否完全去除干净,以防术后角膜上皮层间植入。去除上皮时要特别注意瘢痕处的上皮残留问题,对瘢痕处要反复冲洗及擦除。也可采用机械法去除角膜上皮,即用较利的一刀片刮除手术区角膜上皮,但应注意不要损伤前弹力层。

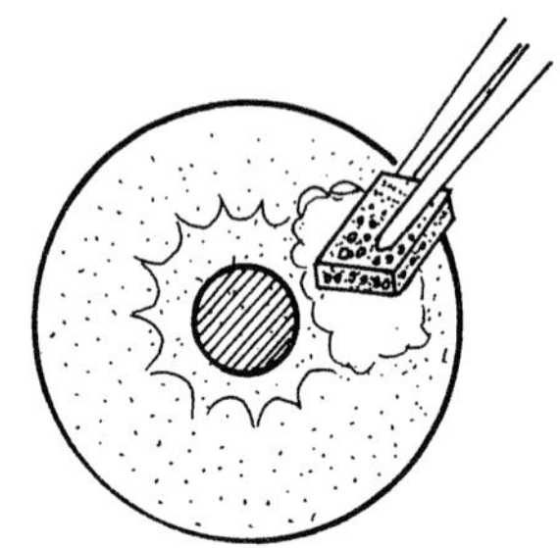
图 20-4-15　用小海绵擦去角膜上皮

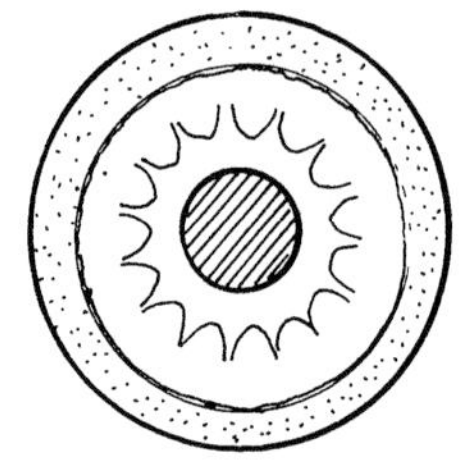
图 20-4-16　去除角膜上皮范围,角膜周边留下约 1mm 正常角膜上皮圈

3. 角膜环形切开　选择小于角膜组织镜片 1.5mm 的环钻口径(如在治疗无晶状体眼时,角膜组织镜片直径为 8.5mm,应选择 7.0mm 口径的环钻;在治疗高度近视时,角膜镜片直径为 8.0mm,应选择 6.5mm 口径的环钻;在治疗圆锥角膜应根据圆锥大小选择环钻,以使手术能完全将圆锥压平)。以已标记的视轴或角膜中心为轴心作环钻口,环钻的深度为 0.2~0.3mm,各个象限的深度应均匀,否则会引起散光,因此在调节环钻时应注意刀口的长度,当应用有芯的环钻时,刀口伸出的长度调到 0.3mm 左右(图 20-4-17),如应用可换钻头的无芯手柄的环钻,术者应有较丰富的角膜手术经验,否则会导致角膜穿破。初学者当应用无芯环钻时,宁可环钻的深度浅一些,在显微镜下用刀片加深,以防角膜穿破。另有一种 Hessburg-Barron 真空环钻,此环钻有一小管与注射器相连,在应用前先将注射器活塞推到底,待将环钻定位于角膜上皮后,再快速抽吸注射器活塞,使环钻形成真空而吸附于角膜上,然后再旋转环钻约 1.25 转。

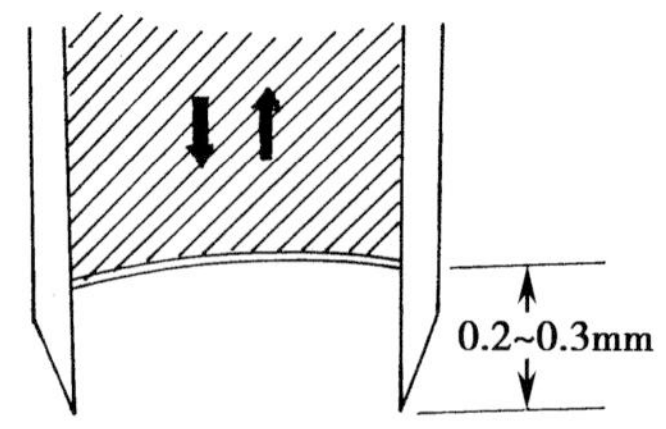

图 20-4-17　可调节深度的有芯角膜环钻

应用 Hessburg Barron 真空环钻可使环钻口深度均匀,极大地减少术后散光。环钻口的位置应根据视轴及角膜中央而定,偏位会引起散光或眩光,同时屈光度也不准确。环钻的深度一般 0.2~0.3mm,太深容易引起过矫。在应用环钻作钻口时,要注意保持环钻与角膜平面呈垂直位置,这样可作出深度均匀的角膜环形切开之后,再将原来残留的视轴标记处角膜上皮去除。

4. 角膜板层分离　沿环形角膜切开处向外作宽约 1mm 的板层分离,分离的深度应与环形角膜切开的深度相同,可用刀片或分离铲分离。方法有两种。一种是用镊子抓住分离象限的角膜缘,固定眼球,并将眼球稍向角膜中心方向拉,用刀片或分离铲沿环形角膜切开处底部向外作分离(图 20-4-18)。分离起始部位可由 6∶00 方位开始,逐渐向两侧扩展。另一种分离方法是用镊子夹于分离部位环形角膜切开处外侧角膜边,轻轻往上提,用刀片或分离铲从此处进行分离,此种分离时要力求使全局分离在同一板层平面,否则易引起镜片边嵌入不良及术后散光,分离的宽度要大于镜片边嵌入的宽度,如分离宽度不够,则镜片边不能嵌入,或嵌入后翼边卷曲,术后卷曲的翼边将角膜板层推起泪液容易渗入引起镜片水肿及卷曲的翼边脱出,有时可导致手术失败。

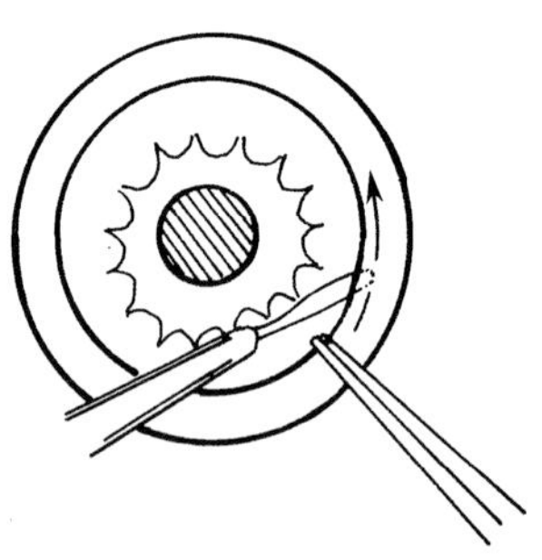
图 20-4-18　周边角膜板层分离

5. 缝合　将角膜组织镜片置于植床,如为干燥保存的镜片,术前应放入 1∶2000U 妥布霉素溶液中复水 15~20 分钟,复水后去除角膜组织镜片的角膜上皮。此时再仔细检查镜片的质量,凸镜片为中央厚周边薄,凹镜片则为中央薄边缘厚,然后用 10-0 尼龙线间断缝合 16 针。第一针先缝 12∶00 方位。缝针先穿过镜片翼边,边距约 0.75mm,缝针穿过镜片有两种方法,一种为缝针仅穿过部分镜片翼边组织,而未穿过全层,这种缝合方法当结扎缝线后,镜片翼边即被镶入,并固定。美国常采用此种缝合方式。另一种方法为缝针穿过镜片全层组织(图 20-4-19),这种缝合方式需要镊子再将镜片翼边嵌入板层角膜分离处并展平,此两种

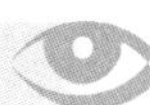

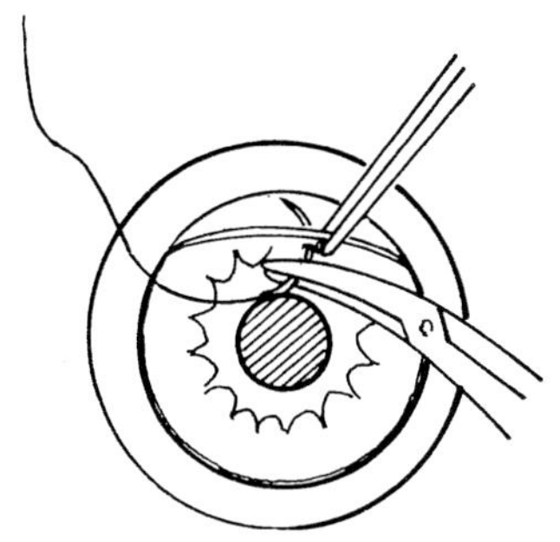

图 20-4-19 镜片缝合

缝合方式术后结果无明显差异。但后一种缝合方式较简单，容易掌握。缝针穿过镜片后，用镊子稍提起植床板层分离处角膜，缝针再在板层分离袋内 1mm 的位置穿出。缝合结扎的张力不要太大。如按角膜穿破伤创口缝线结扎的拉力，则结扎太紧。此缝线结扎的张力以既可固定角膜组织镜片，又未加压及扭曲角膜组织镜片为佳。结扎太紧容易引起术后散光及导致欠矫。然后依次作 6∶00、3∶00、9∶00 方位缝合，使镜片位于植床中央。再在每针之间缝合，后 8 针缝线置于前 8 针缝线之间。每次缝合时要使结扎的拉力均匀一致，并作对称缝合。这样可避免手术中可能导致的角膜散光，如术眼术前存在角膜散光，则在角膜屈光力高的经线，缝线结扎稍松一些，在角膜屈光力低的经线（即扁平经线），缝线结扎时稍紧一些，这样可矫正部分散光。如散光较大，需在表层角膜镜片术的同时联合散光矫正手术，缝合后将线结埋藏。

6. 嵌入镜片翼边 用无齿镊将角膜组织镜片翼边嵌入周边板层角膜分离处。嵌入镜片翼边时，镊子置相邻两针缝线间，将镜片翼边推入周边板层角膜分离处（图 20-4-20）。然后将镊子张开。以缝线为中心伸入周边板层角膜分离处角膜组织镜片翼边表面；再将镊子合拢以抹平角膜组织镜片翼边（图 20-4-21），使之在板层角膜分离处展平。如翼边卷曲，则应寻找原因，针对不同的原因处理。手术完成后，用微型 Placido 盘或手术角膜曲率计调整缝线以避免或减少手术源性散光。术后结膜下注射地塞米松 2.5mg，妥布霉素 2 万 U，并双眼包扎至上皮愈合。

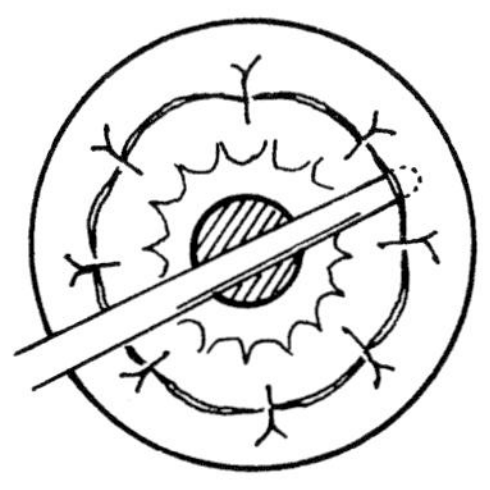

图 20-4-20 将角膜镜片翼边嵌入角膜板层分离处

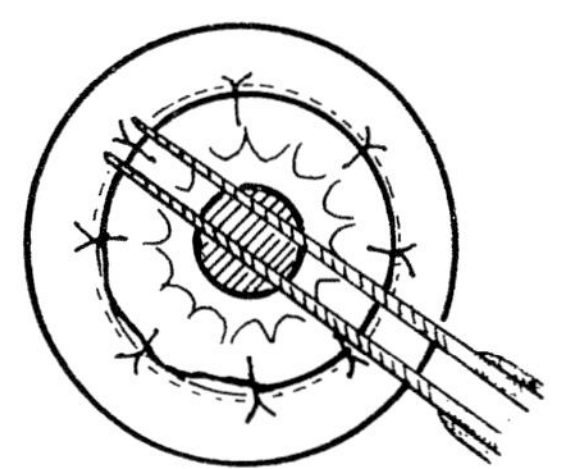

图 20-4-21 展平镜片翼片

7. 术后处理 主要为两个阶段：上皮愈合和视力恢复。

(1) 常规处理：术后全身使用抗生素预防感染，共 3 天。每天换药，绷带包扎双眼至上皮完全修复，而后可用皮质类固醇及抗生素眼药水，每天滴眼 4~6 次，晚上涂激素及抗生素眼膏，且加用保护上皮的眼药水及眼药膏，如甲基纤维素眼药水和素高捷疗眼膏。维持 1 个月。

(2) 上皮的愈合：术后 3~7 天上皮基本修复。为促进上皮的修复，必须强调绷带包扎双眼，也可戴治疗性角膜接触镜。少数患者角膜上皮长时间（10 天以上）不愈合可作睑缘缝合。

(3) 视力恢复阶段：主要通过拆除缝线的迟早来调节。通常，缝线至少应保留至术后 1~2 个月，但任何松动的缝线或出现新生血管时应随时拆除。为了更好地选择性拆除缝线，必须用角膜曲率计检查角膜的屈光状态，对欠矫的病例，可早在术后 2 周拆除所有缝线。拆线时，应注意一定要将线结由受体角膜拉出，如由镜片侧拉出，则可能将镜片翼边一同拉出。

（四）并发症

1. 手术中的并发症

(1) 制作移植床穿破前房：移植床环钻过深可穿破前房，此时可见穿破口渗漏房水，其处理方法视穿破口的大小而异：①如果穿破口细小，前房仍可保持者，手术可继续进行，先检查环钻切口各部分的深度是否达 0.2~0.3mm，不足者用刀片加深，使全周的环钻口深度均等；然后在穿破口以外部分完成板层分离，最后多加一针，务必使穿孔区缝合紧密及组织镜片的翼边嵌入良好。②如穿破口大，前房消失，则应停止手术。间断或连续缝合破口及环钻口，2~3 个月后再行手术。

(2) 作板层分离时撕破角膜前叶组织，手术注意刀片保持在同一角膜板层即可预防，如发生角膜前叶组织撕破，在缝合时应特别注意，以防角膜组织镜片翼边脱出。

2. 手术后并发症 手术后并发症往往与角膜组织镜片的制作、手术技术、术眼条件、术后组织镜片的愈合过程正常与否及外界因素的侵入等综合因素有关。

(1) 术后感染：感染的临床表现为：如为细菌感染，则于术后 24~48 小时发病。组织镜片基质及受眼角膜基质发生灰白浸润，结膜充血水肿，患眼疼痛，角膜上的化脓浸润灶发展迅猛。如为真菌感染可延至术后 2 周发生。

一旦出现感染，应紧急手术。立即拆除角膜组织镜片，如受眼角膜已受犯，则同时作板层角膜切除，其切除深度至感染角膜混浊组织彻底清除为止。同时采用敏感抗生素治疗。感染不能控制，则应立即改作部分穿透移植术，移植床扩大 2mm。

(2) 角膜组织镜片上皮修复障碍：如果受眼泪液及泪膜正常，手术后角膜及其组织镜片的上皮完全性修复在 3~4 天内完成，术中保留周边部上皮者上皮的修复更快完成，角膜组织镜片的上皮修复障碍，表现为长期存在上皮灶性缺损区，荧光素着色，如果不及时处理，角膜组织镜片可发展成浸润溃疡，甚至溶解脱落，最终导致更换或取出镜片。处理方法为双眼包扎或戴治疗性角膜接触镜，仍无效者可考虑行睑缘缝合术。

(3) 角膜组织镜片与受眼前弹力膜之间上皮植入(简称层间上皮植入):层间上皮植入的原因有四个方面:①表层角膜镜片缝合不够紧密,导致上皮从间隙处长入层间;②术眼角膜上皮去除不彻底所致;③去上皮时,结膜囊冲洗不彻底致使游离的上皮细胞在植片缝合时进入层间;④沿着缝线过道侵入层间。

上皮层间植入的表现为,术后大约1个月以后,见层间有乳白色病灶,此病灶由一小斑点发展成团块状,周围有薄纱状混浊物围绕,当上皮植入灶发展至一定阶段,可遮盖视区。裂隙灯下观察,可见上皮团块推压镜片,使镜片局部隆起。如为沿着植片缝线过道侵入的上皮,则在层间形成小囊状或尘状灰色混浊,有发展倾向。上皮植入灶若发展影响视力,则应手术更换角膜组织镜片,对视力无影响者,可观察,部分患者上皮植入灶可逐渐消失。

(4) 角膜组织镜片翼边嵌入不良及脱出:此并发症是由于环钻口的板层分离宽度不足,致使镜片缝合后翼边不能嵌入,或镜片翼边有缺损所致。一旦发现应手术加宽翼边脱出区的受眼板层分离范围,重新缝合此处镜片,并使其翼边嵌入良好。

(5) 术后屈光的欠矫或过矫:十分常见,美国1986年全国性表层角膜镜片术的统计显示:成人无晶状体眼表层角膜镜片术后屈光欠矫1D以内占30%,2D以内占63%。儿童无晶状体眼欠矫3D以内有85%。用表层角膜镜片术治疗近视,术后有33%欠矫1D以内,50%欠矫2D以内,75%在5D以内。

造成术后屈光欠矫或出现散光的原因为:①角膜组织镜片切削加工的精密度及准确性的影响;②手术技术的影响;③缝线过早松脱亦会造成散光。

四、角膜散光的矫治手术

散光是由于眼球各屈光面在各经线(子午线)的屈光力不等,从而使外界光线不能在视网膜上形成清晰物像的一种屈光不正现象。临床上常见的散光多因角膜曲率异常所致,且常为高度散光。

散光的症状轻重不一,因人而异。主要表现为视力减退和视物变形,而且很容易出现视疲劳、单眼复视、闪光甚至头痛、头晕和恶心等症状。轻度散光无症状者,无须矫正。有视力障碍及伴随症状者,可用柱镜片或角膜接触镜矫正。若不能耐受戴柱镜片或角膜接触镜,可考虑手术治疗。

最早提出用手术矫正散光的是Snellen,他在1869年通过前角膜切开矫正白内障手术后的高度散光。以后许多眼科学家提出了多种矫正散光的手术方法,但多因手术后的不稳定性、不可预料性或严重的术后并发症而放弃。现代最有效的工作始于Troutman,他提出了有效的控制手术后散光的方法。Fyodorov提出的前角膜放射状切开术,表明用某些可预料的方式进行角膜切开术,改变中央角膜曲率不仅能矫正近视,而且能矫正散光。随着显微手术的发展及手术角膜曲率计,特别是角膜地形图的应用,散光矫正手术近十几年来得到了很大发展,取得了许多令人鼓舞的成绩。

(一) 散光的分类

散光的产生主要因角膜前表面曲率不等所致。散光主要包括先天性散光、外伤性散光和角膜手术源性散光,例如角膜移植术后散光、白内障术后散光等。散光的手术矫治需根据患者的不同,根据散光产生的原因选择不同的手术方式,以求达到最好的手术效果。

1. 先天性散光　先天性散光是非常常见的,从婴儿期开始,顺规性散光便逐渐增加,4岁时68%、7岁时95%的儿童存在顺规性散光,但多数为生理性散光,随年龄增加会逐渐消失。明显的散光则通常都有明显的球形变化,尽管随年龄增加,远视不断增加,但散光则发生较小的变化,学龄期的儿童即可表现出明显的散光。临床明显散光的发生率占人群的7.5%~75%,人群的44.4%有大于0.50D的散光,其中8.44%的散光超过1.50D,1.0D以上的散光约占人口的10%,其中许多视力矫正不满意。

当患者有1.0D以上散光,不能耐受戴普通眼镜和角膜接触镜,伴有视物模糊、视物变形、视疲劳等症状,可考虑施行角膜散光手术矫正。当然,必须排除泪腺炎、睑闭合不全、角膜炎、晶状体或玻璃体混浊和眼底疾患。先天性散光的手术矫正方法主要是角膜切开法。

2. 外伤性角膜散光　外伤性角膜撕裂常引起明显的散光,即使是细致的缝合修复后也不例外。一般认为,超过1/3角膜直径的撕裂伤有明显的散光,而不超过1/3角膜直径的撕裂伤散光的发生率很低,且可获得较好的裸眼视力。

当角膜发生撕裂伤时,沿着伤口,角膜的曲率半径变长,使角膜变平,引起散光的发生。因此,如何修复原发的撕裂伤口是防止术后散光的关键。当陈旧性外伤瘢痕形成后,散光的矫正可采用以下方法:切口修改、组织复原、松解切开和穿透性角膜移植术。

3. 白内障术后散光　白内障摘出人工晶状体植入术后引起的散光是相当常见的,有报道,术后1年以上的患者,28%的眼散光超过1D。

白内障术后散光产生的主要原因是:①切口压迫;②切口松弛;③切口对合不良;④人工晶状体植入。

白内障术后散光的手术矫正方法有:①选择性缝线切断术;②屈光性角膜手术:如角膜弧形切开术和角膜楔形切除术。

4. 角膜移植术后散光　穿透性角膜移植术后的散光一直是角膜移植手术后影响视力恢复的主要问题。约10%的穿透性角膜移植术后患眼用角膜曲率计检查有5~6D的散光,在圆锥角膜手术眼散光发生率可高达27%。大部分研究表明,穿透性角膜移植术后平均角膜曲率计的散光为4.5~5D。

穿透性角膜移植手术的每一过程,如供体角膜组织的稳定或固定,供、受眼组织的切除,供体角膜缝合于受眼,伤口愈合和缝线拆除等,或多或少都对是否引起术后散光起重要作用。

当角膜移植术后产生散光引起视力矫正不良,可采用手术治疗。手术在拆除角膜缝线6个月后才能进行,主要采用弧形角膜切开法和楔形角膜切除术。

(二) 手术原理及分类

散光可以通过两种相对相依的术式加以矫正。第一

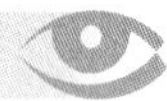

种术式是使陡峭角膜经线变平的术式，称为角膜切开术(keratotomy)，包括各种类型的松解切口：平行(parallel)、横形(trans-verse)、弧形(arcuate)和梯形(trapezoidal)等。第二种术式是使平坦角膜经线变陡的缩短术，称为角膜切除术(keratectomy)，主要包括半月形切除术(semilunar resection)、角膜楔形切除术(corneal wedge resection)和创伤修正术(wound revision)等。角膜缘是角膜与巩膜两个球面的连接点，是一个环形结构，其水平直径为12mm。角膜是一个球面结构，曲率半径为7.85mm，屈光力为43D。小的角膜曲率半径相应产生陡峭的曲率和较高的屈光力，大的角膜曲率半径相应产生平坦的曲率和较小的屈光力。角膜散光的产生是角膜曲率改变及角膜缘环形状相应变化的结果。

角膜具有可塑性和弹性，"修正的活体弹性半球定律"适用于角膜切开术后的角膜变化，这个法则是指随着半球圆周程度的增加，角膜切口上经线的变化与垂直经线弯曲变化成比例。

角膜切开术使某一经线角膜曲率半径增大，该经线由陡峭变为平坦，屈光力减小，而其相垂直的经线则角膜曲率半径小，由平坦变为陡峭，屈光力增加(两条相垂直经线屈光度变动的总效应，使角膜散光获矫正)。角膜切除术则缩短某一经线角膜曲率半径，使该经线由平坦变为陡峭，相垂直经线则由陡峭变为平坦，改变了角膜的屈光力，达到矫正散光的目的。

1. 弧形角膜切开术 术前检影验光、角膜曲率计详细检查屈光状态；用超声角膜测厚仪测定角膜手术区域的角膜厚度[图20-4-22(1)]；以5mg/ml丁卡因溶液滴眼作表面麻醉，每3分钟滴眼一次，根据需要可滴2~5次。

【手术步骤】

(1) 确定光轴：让患者看显微镜光源，以显微镜灯丝在角膜中央的映像稍鼻下方为视轴位置，用针头作一小标记。

(2) 确定光区：以视轴为中心，用环钻或光区定位器在角膜上皮面作一浅的压痕[图20-4-22(2)]。

(3) 确定散光轴：用手术角膜曲率计确定散光轴，确定陡峭经线和平坦经线；根据所需矫正的散光度数以陡峭经线为中心用亚甲蓝标记所需切开角膜的长度[图20-4-22(3)]。

(4) 调整钻石刀：按所需切开的深度将钻石刀调好，切割深度应为角膜切开区域最薄处厚度的95%。

(5) 用固定镊子或巩膜固定环固定眼球，按亚甲蓝标记线在陡峭经线角膜光区两侧各作一弧长为15°~90°的弧形切开[图20-4-22(4)]。

(6) 压迫缝线：如果弧形切开未得到满意的矫正效果，可在相对应的平坦经线光区上用10-0尼龙线，各作一条压迫缝线，在手术角膜计下调整缝线松紧度，直到达满意的效果。

(7) 冲洗切口：用平衡液冲洗切口，冲去上皮、血液及纤维组织碎屑，以免术后创口愈合不良。

(8) 结膜下注射妥布霉素2万U和地塞米松2.5mg，眼包包眼。

【术后处理】术后点用抗生素眼药水，4次/天，维持约1周。角膜移植术后散光的手术可局部应用激素，4次/天，维持6~8周。如加压迫缝线，术后8周拆除1针，12周拆除另一针。

【术中、术后并发症】

(1) 角膜穿孔：一般为微小穿孔，仍可小心完成手术。通常无明显不良反应。但应注意术后观察，预防感染。若

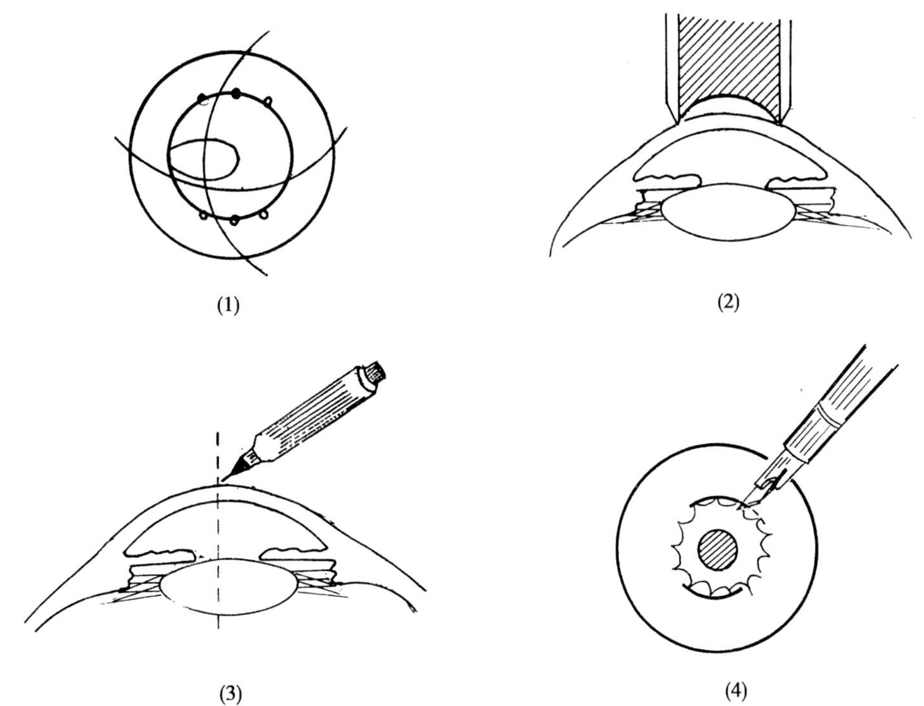

图20-4-22 角膜弧形切开术

(1)用超声角膜测厚仪测定角膜陡峭经线手术区的角膜厚度；(2)环钻作轻压痕，确定光区；(3)用标记笔或针头，确定切开角膜长度；(4)在光区上，按所需矫正散光度作双弧形角膜切开

角膜穿孔较大，应立即缝合角膜，待创口愈合后再手术。术中细心的操作可避免。

(2) 欠矫及过矫：预料性差及欠矫和过矫是屈光性角膜手术后的主要并发症之一，也是目前屈光角膜手术的最大缺点之一。欠矫与过矫与许多因素有关。患者术眼条件、手术量的计算、手术操作技巧等均对其有影响。术前精确设计手术方案，术时细致操作可减少欠矫及过矫的发生。

(3) 感染：手术时穿破角膜、术后换药不注意消毒、术眼原来存在炎症等均可导致感染，严重者可致眼内炎，应引起足够重视。一旦发生感染，应给予大量抗生素局部和全身应用。

(4) 其他并发症：较少见，有脉络膜渗出、术后眩光、视力波动等。

【手术效果】 弧形角膜切开术的效果与切开的长度、深度和光区大小密切相关。切口越长越深及光区越小，则减少散光的作用越大。按一般估计值，光区为 7~8mm 时，在陡峭经线作一对深约 2/3 角膜厚度的角膜切口，切开弧长为 45°，可减少散光 3~4D；长 60°，可减少 5~6D；切口延长至 90°，可减少 6D 的散光，但切开一般不超过 90°。一般认为，弧形角膜切开术可矫正 <6D 的角膜散光。

2. 楔形角膜切除术

【术前准备】 同弧形角膜切开术。

【麻醉】 5mg/ml 丁卡因溶液滴眼，20mg/ml 利多卡因溶液 2ml 球后麻醉。

【手术步骤】

(1) 开睑器开睑，巩膜环固定眼球或作上、下直肌牵引缝线。

(2) 以原角膜植片瘢痕为界或用光区定位器确定光区。

(3) 在角膜平坦经线光区上，作 90° 弧长的角膜切开［图 20-4-23(1)］，而后在光区外作角膜组织的楔形切除［图 20-4-23(2)］，深度为所测角膜最薄处厚度的 95%［图 20-4-23(3)、(4)］，切除宽度由所需矫正的散光量决定。

(4) 用 10-0 尼龙线间断缝合角膜，缝合深度应达后弹力膜，在手术角膜计下调整缝合松紧度，使达到 1/3~1/2 的过矫，埋藏线结［图 24-10-23(5)］。

(5) 冲洗、结膜下注射及包眼。

【术后处理】 抗生素点眼 1 周，激素点眼 6~8 周。术后 8 周，可选择切除最陡散光经线上的 1~2 针缝线，以后每 3~4 周拆线一次。一旦得到满意的结果，可长期保留其余缝线至 1 年左右。

【术后并发症】 除欠矫、过矫外，有轻度的植片水肿和皱纹，局部植片排斥。

【手术效果】 楔形切除术矫正散光的程度主要由切除角膜组织的宽度决定。通常切除 0.1mm 宽，可产生 1D 的矫正，作 1mm 宽的楔形切除，可矫正约 10D 的散光。切除范围一般为 0.5~1.5mm，超过 1.5mm 的切除易导致不规则性散光。一般认为，楔形角膜切除术可矫正 >6D 的角膜散光。

【手术要点和注意事项】

(1) 准确确定散光轴：术前用角膜计，最理想为角膜地形图准确确定散光轴，术中用 Terry 手术角膜计进行检测，以保证手术效果。

(2) 弧形角膜切开术的切口深度必须达到角膜厚度 90% 以上。

(3) 楔形角膜切除术拆线时间应在术后 1 年以上。

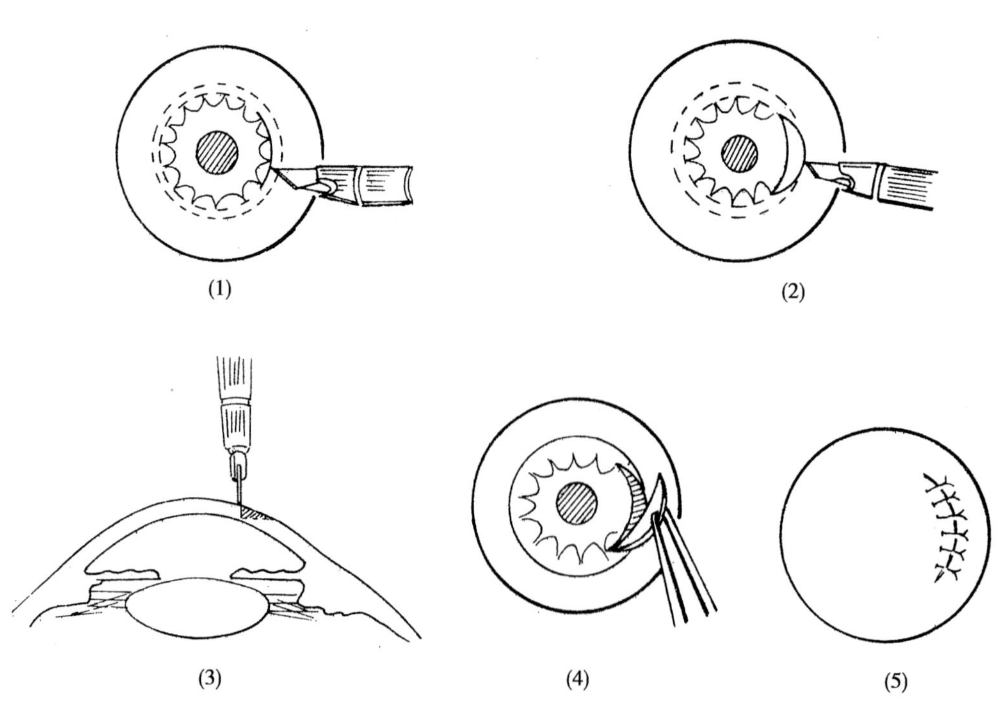

图 20-4-23 角膜楔形切除术

(1) 在角膜平坦经线上，作 90°弧长的角膜切开；(2) 在光区外作楔状切除；(3) 楔形切除深度应达角膜厚度 95% 以上；(4) 将所切除的楔形组织用角膜剪剪出；(5) 用间断缝线缝合切口

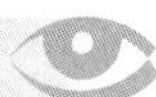

第五节 有晶状体眼人工晶状体植入术

一、概述

(一) 概念

眼镜是屈光不正矫正的传统方法,但不管是近视镜片还是远视镜片,轴向散光和场曲都会随镜片度数的增加而增加,导致周边视野变形和视觉质量下降。对于高度屈光不正患者,角膜接触镜往往是最常选择的矫正方法。然而,长期配戴角膜接触镜可以导致组织缺氧,增加角膜炎、角膜新生血管等并发症的发生率。同时,配戴角膜接触镜也可能加速角膜内皮细胞的丢失。目前临床研究表明,只有高透气性硬性角膜接触镜(rigid gas permeable,RGP)对角膜的影响最小,但由于其配制复杂、配戴舒适性相对较差而未能得到广泛开展。

用手术方式矫正屈光不正已有100多年的历史。根据解剖部位的不同,矫正屈光不正的手术方式可分为:角膜屈光手术(如PRK、LASEK、LASIK等)、透明晶状体摘除术(clear lens extraction,CLE)、有晶状体眼人工晶状体植入术(phakic intraocular lens,PIOL)。所谓有晶状体眼人工晶状体植入术是指在保留自然晶状体的情况下,在前房或后房植入正度数或负度数人工晶状体来矫正高度远视或近视的手术方式。

(二) 分类

根据植入位置的差异,PIOL可分为前房型和后房型PIOL。其中前房型PIOL又可细分前房角支撑型和虹膜固定型两种。

前房角支撑型PIOL以Baïkoff医师在Kelman型矫正无晶状体眼的人工晶状体设计的基础上推出的ZB系列PIOL为主。由于Baïkoff前房角固定型ZB系列PIOL与角膜内皮接触可引起严重的角膜内皮损伤,后来又改进设计了Chiron/Domilens型号为ZB 5M人工晶状体。ZB 5M人工晶状体的光学面后移以远离角膜内皮,人工晶状体袢更具弹性,并减少了光学面厚度。尽管如此,还是会发生角膜内皮失代偿、椭圆形瞳孔、光晕和眩光等并发症。为了进一步降低上述并发症,尤其是光晕和眩光的发生率,设计了第三代Baïkoff前房型人工晶状体,即美国博士伦公司(Bausch & Lomb /Chiron Vision)的NuVita MA20人工晶状体。重新设计了人工晶状体的光学面和袢以降低术后眩光,具有拱形结构和更凸的前表面以减少人工晶状体周边对虹膜的摩擦,降低椭圆形瞳孔的发生率。

Worst和Fechner医师认为前房角不适合用于人工晶状体的支撑和固定,因此,Worst医师于1977年设计了虹膜固定性PIOL。最初是用于矫正无晶状体眼。然而,这种人工晶状体会导致葡萄膜炎、黄斑囊样水肿、瞳孔膜形成以及人工晶状体边缘与角膜内皮接触引起的角膜失代偿等并发症。Worst和Fechner医师在Worst设计的人工晶状体基础上设计了周边虹膜爪型人工晶状体,并在1986年推出了矫正近视的双凹形Worst-Fechner人工晶状体(Ophtec BV,Goningen,Netherlands)。这种人工晶状体贴附于中周部虹膜,相对移动性更小,比瞳孔缘固定的人工晶状体更稳定。此外,人工晶状体植入后不接触自然晶状体,也不引起玻璃体牵拉。1991年,Ophtec公司将人工晶状体改为前凸后凹设计,命名为Artisan人工晶状体,AMO公司获得授权后,重新命名为Verisyse人工晶状体在全球推广。

后房型PIOL由俄罗斯Svyatoslov Fyodorov医师首先设计。由于术后可能导致白内障和葡萄膜炎,又进行了多处改进,并采用具有更好生物相容性的人工晶状体材料。STAAR公司在这个时期推出了可植入型胶原人工晶状体(implantable collamer lens,ICL),又称为可植入接触镜(implantable contact lens,ICL)。当时的ICL呈平板状,被称为“肥皂条”设计。早期的ICL植入后不能在人工晶状体与正常晶状体间保持足够距离,因此ICL植入后,可能发生瞳孔阻滞、白内障和色素播散等并发症。于是STAAR公司依次设计了V2、V3和V4型ICL来使其拱形结构得到改进从而降低并发症的发生率。而有晶状体眼屈光性人工晶状体(phakic refractive lens,PRL)自1987年开始研制。最初由Medennium公司(Irvine,Calif)设计和制造,由CIBA Vision公司(Duluth,Ga)销售,后CIBA Vision公司又将PRL相关技术和产权移交给Zeiss-Meditec公司(Jena,Germany)。目前,PRL正在进行美国FDA的Ⅲ期临床试验。

(三) 历史

20世纪50年代初,英国Harold Ridley爵士发明并植入了第一枚人工晶状体,用于矫正白内障术后的无晶状体眼,开创了白内障手术的新纪元。受Ridley爵士启发,欧洲先锋医师提出在保留自然晶状体的情况下,植入负度数人工晶状体来矫正高度近视。1953年,意大利Benedetto Strampelli医师首先对此进行了报道。Strampelli人工晶状体为较厚的硬性前房型人工晶状体,曲率半径为13mm,植入前房通过前房角支撑固定(图20-5-1)。Strampelli医师和他的创举可谓是PIOL发展的先驱。PIOL的发展也经历了初级阶段、改良阶段和设计完善阶段。

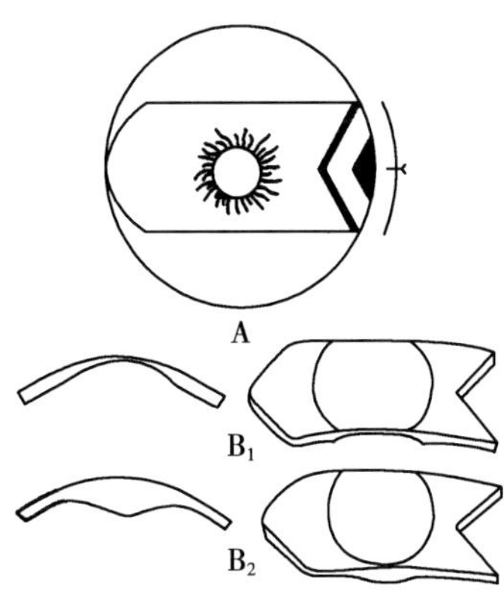

图20-5-1 Strampelli人工晶状体

在PIOL发展的初级阶段,由于人工晶状体的直径与前房直径不匹配导致的人工晶状体过度移动,引起了角膜内皮细胞损伤甚至失代偿、虹膜炎、瞳孔阻滞以及虹膜周切口堵塞等严重并发症。虽然有很多医师为此进行了众多的尝试和改进,但受当时条件的限制,人工晶状体的设计、材料以及制作工艺等都存在许多问题。同时,在半个世纪前,眼科医师还没有意识到要保护角膜内皮细胞,也没有任何黏弹剂可以用来维持前房,许多手术都没有使用缩瞳剂来保护自然晶状体免受损伤。因此,当时的 PIOL 植入术不可避免存在较多并发症,导致大多数人对 PIOL 的植入持怀疑态度,甚至美国 FDA 和许多眼科专家都难以接受 PIOL。20 世纪 70 年代,眼科医师彻底放弃了负度数 PIOL 植入矫正高度近视的方法。

随着科技的进步,人工晶状体经历了重大改进,包括采用富有弹性的人工晶状体材料、袢的设计更加合理、人工晶状体表面进行抛光等。同时,随着显微手术的开展和黏弹剂的应用,手术技术也有显著提高。20 世纪 80 年代重新兴起了负度数 PIOL 植入矫正近视的尝试,众多新型的 PIOL 不断应用于临床试验。其中有 4 位眼科医师作出了突出贡献,分别设计和改进了前房角固定型、虹膜固定型和后房型 PIOL:法国 Baïkoff 医师修改了 4 点多曲形前房角固定型人工晶状体用于矫正近视(图 20-50-2);荷兰 Worst 医师设计了新型的虹膜爪型人工晶状体用于矫正无晶状体眼;德国 Fechner 医师在此基础上推出了矫正近视的新型 PIOL(图 20-5-3);俄罗斯 Fyodorov 医师发明了后房型漂浮板状 PIOL(图 20-5-4、20-5-5)。这一时期可以看做 PIOL 发展的改良阶段。

21 世纪是一个崭新的屈光手术发展阶段,PIOL 的发展也进入了一个全新的发展轨道——PIOL 的设计完善阶段。在这一阶段 PIOL 的设计基本定型,手术适应证基本确定,手术技术基本成熟。目前临床上正在着眼于远期结果的总结和随访,从而能够更加完美地应用于屈光手术领域。

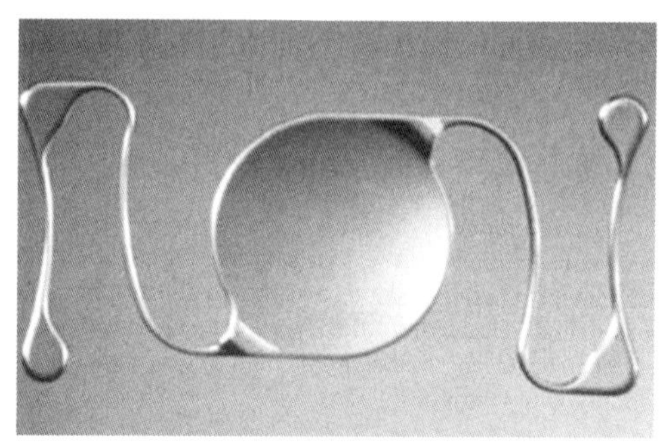

图 20-5-2 4 点多曲形前房角固定型人工晶状体

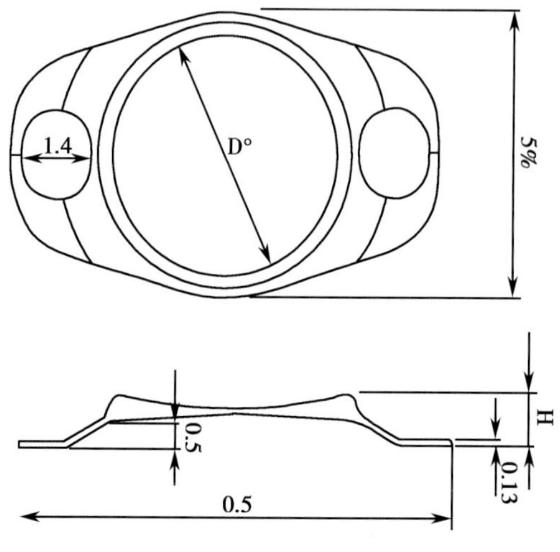

图 20-5-3 德国 Fechner 医师改进的 PIOL

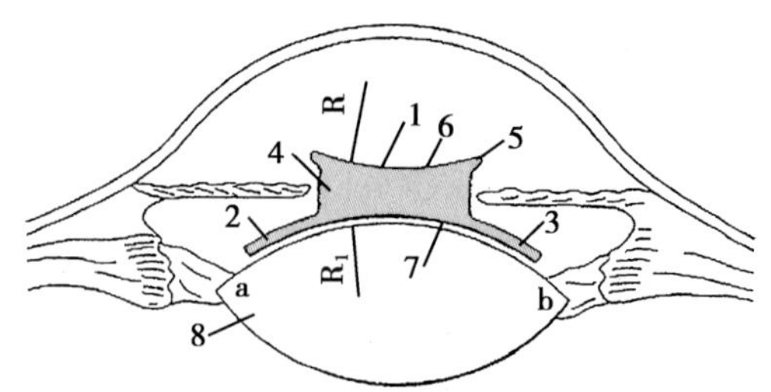

图 20-5-4 后房型漂浮板状 PIOL 示意图

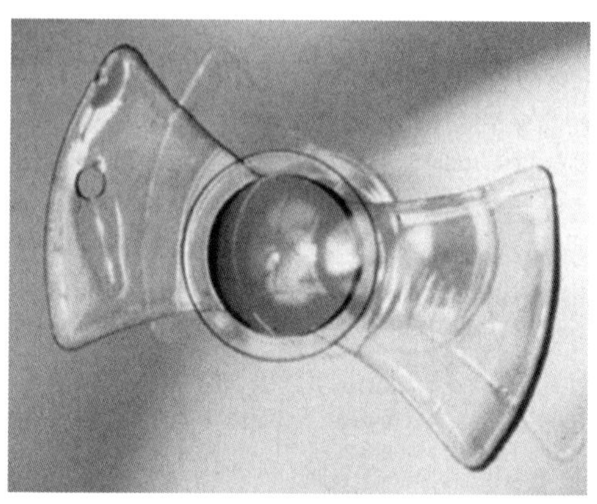

图 20-5-5 后房型漂浮板状 PIOL 实物图

(四) 展望

过去的一个世纪里,PIOL 在创新与尝试和失败与发展中不断改进和完善。在研究人员和医师的不懈努力下,PIOL 植入术已经成为屈光手术的重要组成部分,尤其适用于角膜过薄、角膜病变或者超高度近视等不适合施行角膜屈光手术的患者,并具有矫正范围广、可逆性等优点。在通过 FDA 认证的 PIOL 中,目前已分别植入了超过 300 000 枚 Artisan/Verisyse 人工晶状体以及 160 000 枚 ICL。Artisan 的矫正范围:-1~-23.5D 的近视、+1~+12D 的远视以及 1~7.5D 的散光;ICL 的矫正范围:-2~-20D 的近视、+2~+10D 的远视以及 1~6D 的散光。此外,PIOL 还可以用于屈光参差、圆锥角膜等的矫正治疗。目前 PIOL 正向微创性方向发展,其安全性、有效性不断提高,日益成为屈光手术矫正的新选择。

二、有晶状体眼人工晶状体的术前检查与患者选择

PIOL 由于不改变角膜的厚度和曲率,因此不受屈光性角膜手术的相关限制。对于具有 LASIK 手术高危因素,如术前检查发现的圆锥角膜患者或严重的干眼患者,即使不是高度屈光不正,矫正时也需要选择 PIOL 植入术。角膜较薄的患者,即使术前没有表现出任何异常,也应选择 PIOL 植入术。LASIK 切削了角膜基质,是不可逆的手术;而 PIOL 植入后可以取出或置换,属于可逆性手术。但应注意的是,PIOL 的取出比植入要相对困难,因此不应对患

 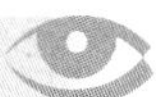

者过分强调手术的可逆性。

虽然 PIOL 可以矫正任何度数的屈光不正，但目前多用于矫正高度近视和高度远视患者以及不适合施行 LASIK 手术的中、低度屈光不正患者。因此，本节重点讨论 PIOL 的术前检查和患者选择。

（一）术前检查与评估

1. 验光和矫正视力评价　术前患者应进行准确的屈光检查和完整的眼部检查。标准检影验光和散瞳验光是准确计算 PIOL 度数的基础。镜片中心距离角膜顶点为 12.0mm，这是准确计算人工晶状体屈光度的重要数据。

值得注意的问题是，如何准确地进行矫正视力评价。超高度近视患者用普通框架眼镜矫正时，因为物像放大倍率和球差等因素，能接受的屈光度明显低于实际屈光度。如果散瞳验光和主觉验光屈光度相差大于 2.0D，有必要采用硬性角膜接触镜（RGP）重新检查最佳矫正视力，从而得到更为准确的屈光度和最佳矫正视力。

2. 角膜曲率的测定　角膜曲率的测定是准确计算人工晶状体屈光度的另一重要数据。测量方法：①Orbscan Ⅱ 测量；②IOL Master 测量；③手动角膜曲率计测量。

3. 前房深度检查与评估　前房深度（anterior chamber depth，ACD）是植入 PIOL 值得考虑的第三个重要数据。保留人工晶状体和角膜内皮间的足够距离可以降低角膜内皮细胞损害的风险，并保证角膜的长期健康。PIOL 植入虽然要求前房深度达到最低安全值，但同时应注意前房深度的年龄相关性改变。晶状体因年龄的增加而增厚，并向前移位，前房深度会因此随年龄增加而降低。因此，越是年轻的患者，越要有足够深的前房以避免并发症的发生。

ACD 的测量可以使用 Visante 前段 OCT、水浸式 A 超、UBM 和 IOL Master 等。不推荐使用接触式超声如 A 超，因为对眼球的施压可以导致前房深度减少，测量不准确。另外，如果 ACD 是从角膜上皮到晶状体前表面，使用 IOL Master、水浸式 A 超计算 PIOL 度数时必须减去角膜厚度。因为人工晶状体计算公式中用到的 ACD 是指角膜内皮到晶状体前表面的距离。

4. 睫状沟的测量　睫状沟的测量是决定后房型 PIOL 大小的一个重要因素。它决定了人工晶状体和自然晶状体间的拱形间隙（即人工晶状体与自然晶状体之间的间隔空间）。临床上难以实现睫状沟直径的精确测量。通常，手术医师使用水平角膜直径（white-to-white）来估计睫状沟的大小。测量方法：①Orbscan Ⅱ 测量；②IOL Master 测量；③卡尺测量。第三种方法测量时会受测量者的主观因素影响，实际使用时尚需核实。

目前还需要一种更准确、可重复性更高的睫状沟直径测量方法。各种技术的进一步改进将不断提高手术的安全性和矫正效果。

Pop 等研究通过眼球测量来预测睫状沟直径，包括超声生物显微镜测量睫状沟尺寸、眼轴测量、前房深度、晶状体厚度、水平角膜直径和角膜厚度检查。发现水平角膜直径与睫状沟直径没有相关性，与其他测量参数比较，眼球和角膜的平均屈光度与睫状沟直径更具相关性。使用多元回归分析得出睫状沟直径与其他眼球变量间的关系式：睫状沟直径 =18.9−0.023× 球镜度数 +0.15× 平均角膜曲率。总方差为 24%，统计学相关系数为 0.89，估计的标准误为 0.5mm。虽然 Pop 提出的方法对于传统的使用角膜横径来估计睫状沟大小的方法来说是一种改进，但由于存在较大的个体差异，而且没有进行前瞻性研究来验证，这种方法仍具有局限性，未能在临床上广泛应用。

5. 前房角检查　前房角检查对于前房型和后房型 PIOL 同样重要。有研究表明睫状沟固定型人工晶状体可以导致房角的改变。超声生物显微镜的检查结果表明，目前的后房型 PIOL 与虹膜后表面的部分色素上皮细胞有接触。房角部分关闭、房角结构损坏、房角慢性炎症与色素沉着和组织变性的患者均应谨慎植入前房型 PIOL。前段 OCT 的临床应用更加有利于对眼前段包括前房角情况进行了解。通过上述检查可能发现既往未发现的问题，例如小的虹膜囊肿、睫状体囊肿等等，术者需要注意手术适应证的选择。

6. 瞳孔直径　对于 PIOL 植入，瞳孔直径也是十分重要的因素。人工晶状体的光学面限制了暗视下的最大瞳孔直径。当瞳孔直径大于人工晶状体光学面时会引起眩光和光晕，轻则导致患者不适，重则不能耐受，需要取出植入的人工晶状体。但瞳孔直径不是绝对的禁忌证。一位瞳孔直径相对较大的患者，经术前详细检查，并告知有发生眩光和光晕的可能，也可以植入 PIOL。所有患者常规在 0.5~0.61m 环境、标准暗视环境下反复多次测量瞳孔直径。瞳孔大小可能受某些药物影响，检查前要详细询问病史以排除影响瞳孔直径的药物史，如抗抑郁药和抗组胺药等。

7. 角膜检查与评估　术前进行详细的裂隙灯检查以排除任何影响术后矫正效果的因素。同时应进行角膜厚度、角膜地形图和角膜内皮分析等项目的检查。进行性或严重的角膜病变是 PIOL 的绝对禁忌证，非进行性、不明显的角膜异常则为相对禁忌证；屈光医师应对角膜的不规则性以及内皮细胞的密度和质量给予足够重视，这两项是衡量角膜成像质量和角膜健康性的重要指标。

人的一生中角膜内皮细胞不会再生，随着年龄的增加，细胞数量和形态逐渐发生变化。除年龄相关性变化引起内皮细胞数量下降外，还有许多其他因素会影响内皮细胞的健康，如角膜营养不良、急慢性炎症、手术创伤、眼压升高、角膜接触镜（接触镜的类型、配戴频率、每天配戴时间以及总的配戴时间）、化学或物理因素、pH 值的改变等等。

了解正常人角膜内皮细胞的生理性变化，有助于术前评估内皮细胞的情况是否能耐受 PIOL 手术以及判断术后是否会发生内皮细胞病变或失代偿。下面主要讨论角膜内皮细胞计数。

角膜内皮细胞的健康状态可分为三方面：第一是内皮的细胞密度；第二是内皮的细胞形状，六边形是内皮细胞最常见的形态；第三是细胞大小的变异总数或变异系数（coefficient of variation or polymegathism）。术前内皮细胞检查可通过角膜内皮显微镜裂隙或扫描共焦显微镜完成。临床常用的标准方法是非接触角膜内皮显微镜检查，分析内皮细胞密度、变异系数和多形性。计算机分析系统对结果进行分析，必须注意和强调从这些系统获得的结果应具有可靠性和可重复性。由于使用不同的计算机软件（如自动、半自动和手动），造成结果的差异变化较大。虽然 PIOL 矫正高度屈光不正是一种十分令人鼓舞的方法，但因缺乏长期的临床观察而使其临床应用仍存在一定顾虑。临床上仍然需要研究远期内皮细胞丢失率和细胞内环境的稳定性。

8. 眼底检查与评估 术前利用直接检眼镜、间接检眼镜或前置镜详细检查眼底是否存在视网膜裂孔、变性区、出血以及渗出等。若发现患者存在视网膜裂孔或变性区，应术前预先进行眼底激光光凝术，并告知患者术后仍有发生视网膜脱离的可能。

（二）患者的选择（表 20-5-1、20-5-2）

1. 建立适合的期望值 向手术患者详细询问病史必不可少。病史可以提供与手术相关的重要资料，评价患者的手术动机，了解患者对手术结果的期望值。建立合适的术后期望值是取得良好结果的第一步。记录患者对手术结果的期望值，例如患者强调术后视力达到“1.0”、“终身不用戴眼镜”等类似词语。同时要了解患者的职业、爱好等，这些因素对决定手术结果和患者术后获得功能性视力的需求具有重要作用。

2. 弱视病史与屈光稳定状态 术前注意询问患者有无弱视、斜视病史，屈光状态是否稳定，对配戴眼镜或角膜接触镜是否满意。由于近视镜片的缩小效应，高度近视患者的最佳矫正视力在 0.8（20/25）或 0.6~0.7（20/30）是正常的，也正是这个原因，部分患者选择配戴角膜接触镜后自觉视力有提高。如果最佳矫正视力小于 0.7，尤其是远视患者，应怀疑弱视，建议对视功能进行进一步检查。询问患者配戴眼镜或角膜接触镜的最早时间、是否经常配戴、有无角膜感染史或眼部过敏史。屈光状态的稳定性很重要，如果患者的眼镜度数需经常更换或进行性加深，除考虑近视还在发展外，还应怀疑有圆锥角膜或边缘性角膜变性的可能性。另一方面，如果患者的角膜地形图为非对称性散光和（或）前表面进行性变陡，但屈光状态稳定，可以选择 PIOL 植入。详细的病史询问还可以发现可能存在的与人工晶状体植入相关的禁忌证。

表 20-5-1 目前 PIOL 植入术的患者入选标准

年龄：21~50 岁
全身情况良好
屈光状态稳定（术前 12 个月内检影验光度数相差 ±0.5D 以内）
屈光不正不能通过准分子角膜屈光手术矫正
角膜接触镜或框架眼镜的矫正效果欠佳，或者不能耐受
前房深度（ACD，角膜内皮到晶状体前囊膜的中央距离）≥2.8mm
前房角≥30°（Shaffer 3~4 级或者 Scheie 0~1 级）
角膜内皮细胞计数≥2500 个 /mm²（20 岁时）
角膜内皮细胞计数≥2000 个 /mm²（40 岁时）
没有其他眼部异常（角膜异常、青光眼、葡萄膜炎、白内障、黄斑病变等）
没有眼部手术史

表 20-5-2 目前 PIOL 植入术的患者排除标准

全身性疾病不能耐受手术者
眼部或眼周围有感染性病灶
中央前房深度 <2.8mm
角膜内皮细胞计数 <2000 个 /mm² 或有角膜变性
有青光眼或房角结构异常
活动性葡萄膜炎以及陈旧性葡萄膜炎
职业司机，建议不宜植入
患者不能理解手术风险以及过分焦虑者

3. 年龄 年龄是选择屈光手术方式的一个重要因素。当患者不适合施行 LASIK 手术时，年龄可能是选择植入 PIOL、植入常规人工晶状体，还是植入屈光性多焦点人工晶状体的决定性因素。值得注意的是，对任何选择屈光性手术的患者，都应该详细解释老视的概念。在选择植入 PIOL 时，手术医师应与患者讨论三个因素：一是 PIOL 植入；二是老视；三是老年性白内障。第一个和第二个因素的间隔越长，PIOL 植入的效果越好；第一个因素和第三个因素的间隔越长，风险 / 利益比越低。老视眼发生的年龄相对容易预测，但个体因素也很重要。而白内障的发生难以预测，一般而言，高度近视患者的白内障发生比正常人要早。

三、前房型有晶状体眼人工晶状体

前房是医学史上第一个植入有晶状体眼人工晶状体的解剖空间，前房角支撑型有晶状体眼人工晶状体（angle-supported phakic intraocular lenses，ASP-IOL）最早设计并应用于临床。但 ASP-IOL 对房角有损害，并且有发生角膜内皮失代偿和术后眼压升高等并发症的可能。为了克服房角支撑的这些缺点，人们开始考虑用虹膜来支撑人工晶状体。

（一）概述

1953 年，Epstein 和 Copeland 设计了第一个用于无晶状体眼的虹膜支撑型人工晶状体，命名为 Collar Stud。Epstein 最受欢迎的一款人工晶状体看上去像“马耳他人十字架”，周边有四个圈，两个在前，两个在后，中央是单片的 PMMA 光学面。这种“马耳他人十字架”的设计影响了后续几代虹膜支撑型人工晶状体的设计，其中最值得一提的有两种：1957 年，Binkhotlrst 设计的“iris clip”（虹膜别针），也有两前两后四个闭合圈；另一种就是 Fyodorov 设计的独特的“Sputnik”（图 20-5-6）。

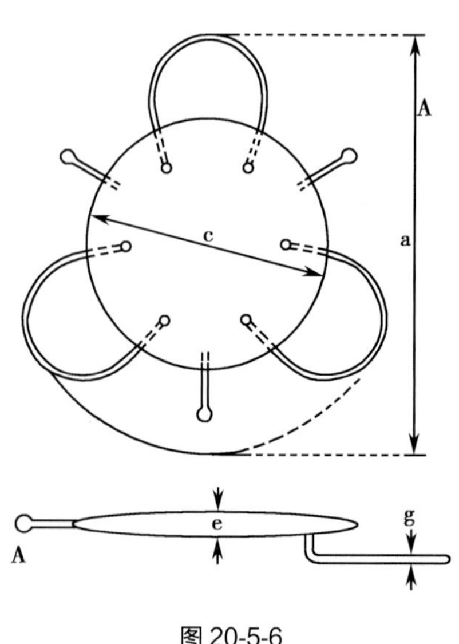

图 20-5-6

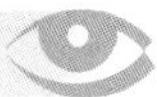

Jan Worst 在 20 世纪 60 年代初设计了 Medallion 人工晶状体(图 20-5-7),在光学面的两端各有一个固定孔以将人工晶状体缝合固定在虹膜上。这种设计解决了早期虹膜夹型人工晶状体的偏中心问题,但是产生了其他问题,例如尼龙缝线的生物降解。曾尝试用钢丝线代替尼龙缝线,用白金材料制造袢,但很快被发现无效而被淘汰。

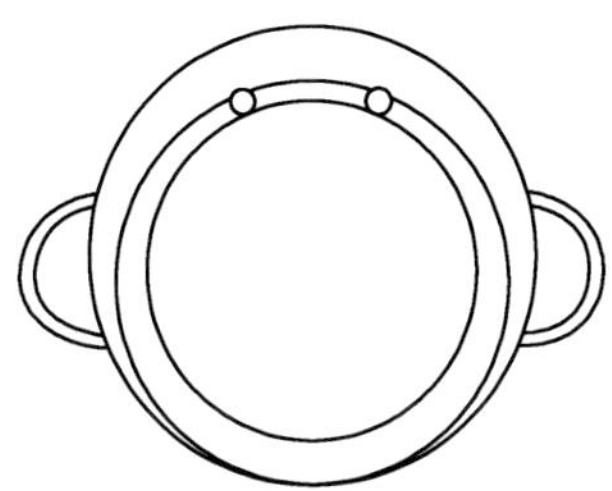

图 20-5-7　Medallion 人工晶状体

而且,所有此类型的第一代人工晶状体都是用具有高度活动性的虹膜括约肌支撑的,非常靠近瞳孔缘,这导致虹膜基质被逐渐侵蚀,血 - 房水屏障被破坏,瞳孔缘萎缩及色素播散,产生葡萄膜炎和青光眼等严重并发症。

Worst 设计的"虹膜爪型"人工晶状体的出现改写了有晶状体眼前房型人工晶状体的历史。这是一种单体型 PMMA 人工晶状体,其上方和下方的平板上各有一个小的裂缝,用来"抓住"中周部的虹膜组织(图 20-5-8)。位于虹膜根部和瞳孔缘之间的中周部的虹膜其实是不动的。加上此处血管较少,能更好地承受"爪抓"的压力。

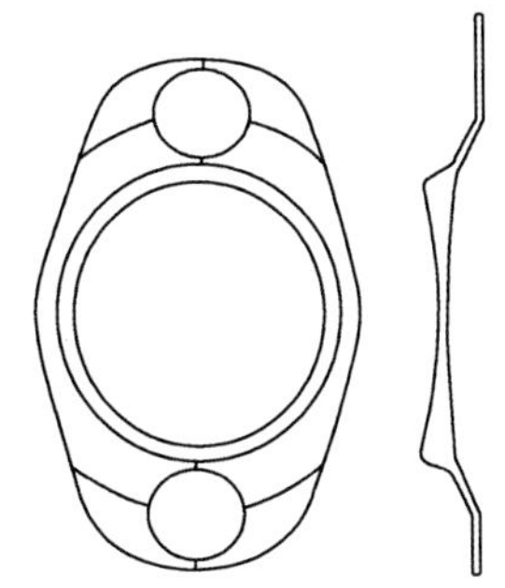

图 20-5-8　"虹膜爪型"人工晶状体

这种虹膜爪型的人工晶状体最初应用于二期无晶状体眼人工晶状体植入,或作为 ECCE 术中后囊膜撕裂时的备用人工晶状体。1980 年,Worst 首次在一个有晶状体的眼内植入此型人工晶状体。这是一个由于瞳孔撕裂导致复视的患者,Worst 将光学部的某一部分制成不透光状态,植入后遮盖患者部分晶状体而解决了复视问题。

从此以后,虹膜支撑型人工晶状体没有什么大的改进,目前临床上使用最多的是 Ophtec 公司生产的 Artisan 虹膜爪形前房型人工晶状体。AMO 公司获得准许生产该类型晶状体的授权后,重新命名为 Verisyse 人工晶状体在全球推广。

Artisan/Verisyse 人工晶状体包括两种类型。5.0mm 光学面人工晶状体,用于矫正近视的矫正范围为 -1.0D~-23.5D,用于矫正远视的矫正范围为 +1.0D~+12.0D。1997 年开始生产的 6.0mm 光学面人工晶状体,矫正范围为 -1.0D~-15.5D。人工晶状体总高度都不超过 0.95mm。高度数人工晶状体比低度数人工晶状体厚,更接近角膜内皮。因此,为了避免危及角膜内皮,6.0mm 光学面人工晶状体的最大矫正范围为 -15.5D。

最近,Ophtec BV 公司和 AMO 公司推出了可折叠的虹膜爪型有晶状体眼人工晶状体 Artiflex/Veriflex 人工晶状体以及可以矫正散光的 Artisan/Verisyse Toric 人工晶状体。Artiflex/Veriflex 人工晶状体的光学面直径 6.0mm,全长 8.5mm,由软性硅凝胶材料(polysiloxane)制成,袢为 PMMA 材料,可以折叠通过 3.2mm 切口植入前房,通过特定器械恢复原有形状并固定于虹膜,目前矫正范围为 -2.0~-14.5D。一片式压制的 Artisan/Verisyse Toric 人工晶状体由 PMMA 制成,光学面直径 5.0mm,凸 - 凹形状,全长 8.5mm。前表面为球面,后表面为球柱面。目前可以矫正 -1.0~-23.5D 近视或 +1.0~+12.0D 远视同时合并 1.0~7.5D 范围的散光。

(二) 患者筛选与手术适应证

1. 患者选择　Artisan/Verisyse 人工晶状体最早用于矫正近视患者,随后用于矫正远视患者,Toric 型人工晶状体用于矫正带散光的近视或远视患者。这些患者都需要配戴较厚的框架眼镜,引起图像放大或缩小、像差以及视野限制等不便。虽然可使用角膜接触镜解决前述问题,但可能发生接触镜相关并发症。此外,部分患者不能耐受配戴角膜接触镜。

LASIK 对中低度近视患者有良好疗效,但在高度近视患者可以引起严重并发症,包括角膜膨隆、严重的夜间眩光和最佳矫正视力显著下降。透明晶状体摘除术后可增加发生视网膜脱离的风险,年轻患者还丧失了调节能力。基于上述原因,Artisan/Verisyse 人工晶状体可作为高度近视、高度远视以及合并散光的高度近视、高度远视的另一种治疗选择。

2. 适应证　Artisan/Verisyse 人工晶状体植入的适应证包括:18 岁以上,稳定的近视或远视状态(如术前检查至少 12 个月内屈光变化≤0.5D)。患者具有良好的健康状态,无合并其他眼部疾病。高度近视眼在 -10D 以上(可用人工晶状体 -1.0~-23.5D),高度远视在 +6.00D 以上(可用人工晶状体 +1.0~+12D)。角膜薄,不适合施行 LASIK 手术者。其余条件参考本章"术前检查与患者选择"内容。

3. 禁忌证与相对禁忌证　参考本章"术前检查与患者选择"内容。

(三) 术前检查

每个考虑植入 Artisan/Verisyse 人工晶状体的患者都应该进行详细的眼科检查,包括裂隙灯显微镜、睫状肌麻痹检影、角膜地形图、角膜曲率计和视网膜检查。医师应排除青光眼、葡萄膜炎或视网膜疾病,并同时进行角膜内皮细胞计数。具体内容可参考本章第二节。

(四) 人工晶状体度数计算

人工晶状体计算使用 van der Heijde 公式。该公式需要测量前房深度、角膜曲率和屈光状态,而不依赖眼轴长度。

$$\text{度数} = \frac{n}{[n/k+Ps]} + \frac{n}{[n/k]-d}$$

式中，K 是角膜曲率(D)；Ps 是角膜平面的等效球镜值(D)；d 是人工晶状体平面和角膜平面的距离(mm)；n 是房水的屈光指数(1.366)。在公式中，前房深度是从角膜前表面到人工晶状体前表面的距离，大约在正常晶状体前 0.8mm。因此，需要从超声波测量的前房深度值中减去 0.8mm。

最常用的计算人工晶状体度数的方法是 van der Heijde 计算表。

人工晶状体度数计算除上述公式外，公司所提供的个体化软件简化了计算过程，进一步提高了术后的可预测性。我们使用 AMO 公司生产的 Verisyse 虹膜爪型人工晶状体的过程如下：在采用电脑验光仪做客观验光的基础上，结合综合验光仪按照最大正镜最佳视力原则(maximum plus to maximum visual acuity，MPMVA)进行主觉验光，结果以球镜负柱镜形式记录。将主觉验光结果、角膜曲率(K)、前房深度(A 超测量角膜内皮细胞层至晶状体前表面距离)输入生产商提供的专用软件，根据 van der Heijde 医师的计算方法自动分析所需的虹膜爪型人工晶状体屈光度数(图 20-5-9)。

$$P_{虹膜爪型人工晶状体}=\frac{1.336}{\frac{1.336}{K+Pc}-ELP}-\frac{1.336}{\frac{1.336}{K}-ELF}$$

$$Pc=\frac{S.E.}{1-V\times S.E.}$$

式中，$P_{虹膜爪型人工晶状体}$为所需要的虹膜爪型人工晶状体屈光力；P_C 为虹膜爪型人工晶状体在角膜顶点平面的屈光力(D)；ELP 为有效人工晶状体位置，等于前房深度与 d 值(虹膜爪型人工晶状体和自然晶状体之间的距离，厂家提供的参考值为 0.8mm)之差(m)；S.E. 为框架眼镜平面的等效球镜度数(spherical equivalent)，为主觉验光结果中球镜度数与一半柱镜度数的和(D)；V 为角膜顶点平面到框架眼镜平面的距离(m)。

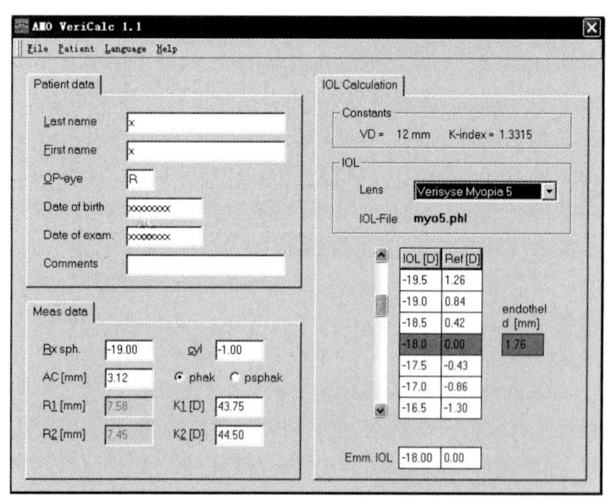

图 20-5-9 虹膜爪型人工晶状体屈光度数计算软件

(五) 手术步骤

为了减少术前已经存在的散光，手术切口位置可根据散光轴向设计。以右眼顺规性散光者为例，具体手术方法如下：

1. 术前 1 小时开始用 1.0% 毛果芸香碱滴眼液缩瞳，每隔 15 分钟滴眼 1 次，共 4 次。

2. 2% 利多卡因行球后阻滞麻醉。

3. 开睑器开睑，预先在 3∶00 及 9∶00 钟点位角膜缘各做一个固定人工晶状体脚袢的相应位置标记。

4. 于 11∶00~1∶00 方位距角膜缘巩膜部后 1.0~1.5mm 处做长 5.5~6.0mm 的反眉状巩膜隧道切口，在 3∶00 及 9∶00 处角膜缘角膜部各做一个长约 1.0mm 的辅助切口(图 20-5-10)。

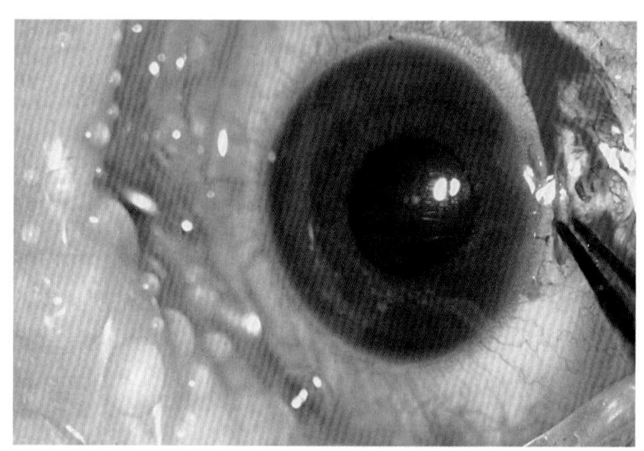

图 20-5-10 角膜缘巩膜隧道切口

5. 由主切口向前房内注入黏弹剂，用特制的夹持镊从主切口植入人工晶状体，用调位钩将虹膜爪型人工晶状体的长轴调整到 3∶00 和 9∶00 钟点位置(图 20-5-11)。

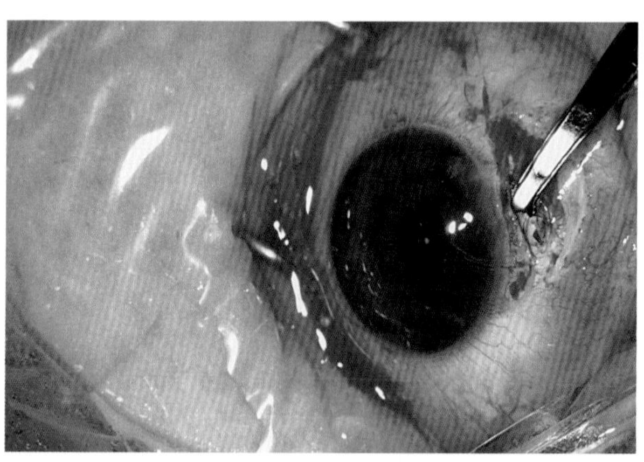

图 20-5-11 主切口植入人工晶状体

6. 右手用夹持镊固定人工晶状体光学部，左手用撕囊镊或特制的虹膜固定镊夹起适量的 3 点钟位置的中周部虹膜组织，深度达浅基质层，抵住左袢的夹缝处，两手相对方向轻微用力，固定人工晶状体左袢(图 20-5-12)。左右手调换器械后，同法将右袢固定在 9 点钟位置的中周部虹膜。

7. 部分患者于 11∶00 处行周边虹膜切除。

8. 冲洗前房内残留的黏弹剂，用 10-0 尼龙线间断缝合关闭主切口(图 20-5-13、20-5-14)。

(六) 虹膜固定型 PIOL 植入术的并发症

由于虹膜固定型 PIOL 位于前房，因此其有潜在损伤角膜内皮的风险。此外，由于人工晶状体固定于高敏感性

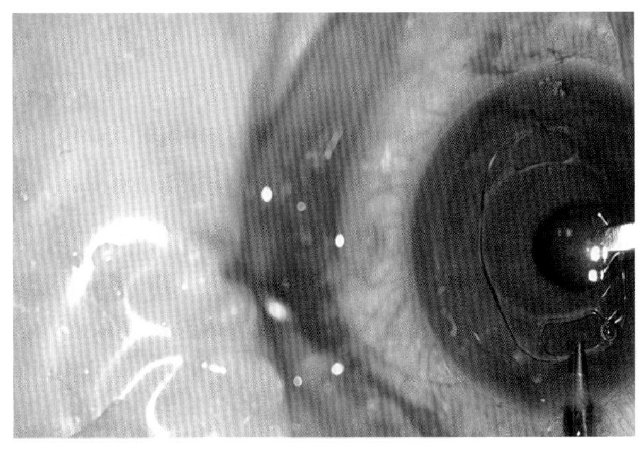

图 20-5-12　固定人工晶状体左袢

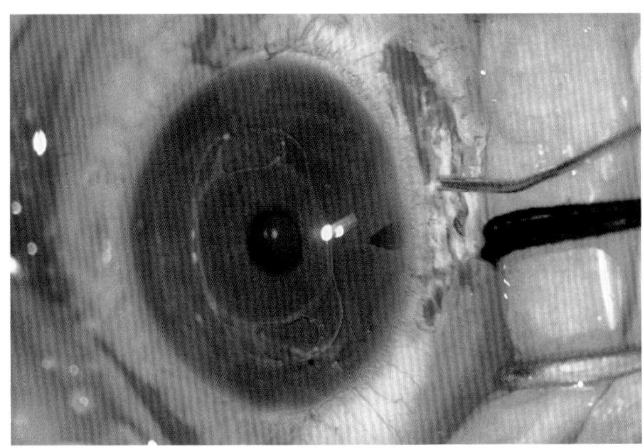

图 20-5-13　冲洗前房内残留的黏弹剂

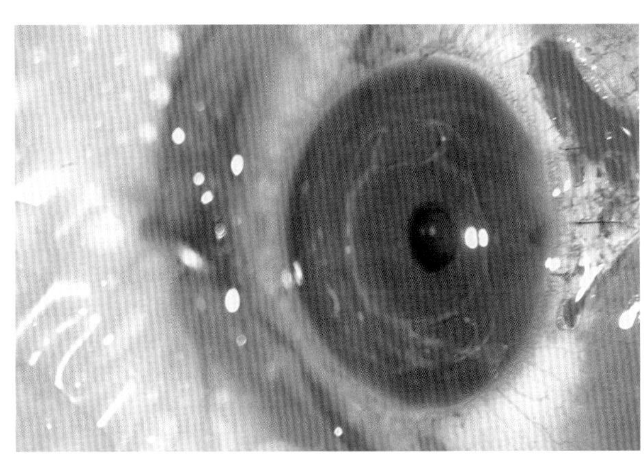

图 20-5-14　间断缝合关闭主切口

的虹膜组织上，因此有可能造成色素播散或人工晶状体脱位，并可能引起人工晶状体偏中心或瞳孔变形。

1. 角膜内皮细胞丢失和前房深度　术中发生人工晶状体表面与角膜内皮的直接接触、术中或术后人工晶状体位置的变化，都可以导致角膜内皮损伤。亚临床的炎症对角膜内皮的直接毒性作用也是术后角膜内皮损伤的可能原因。

1991 年，Fechner 等报道了 109 只眼植入虹膜固定型人工晶状体，随访 12 年，其中 5 只眼因手术损伤导致角膜内皮细胞丢失，5 只眼有进行性角膜内皮细胞丢失并且引起其中 1 眼发生角膜水肿。

Menezo 等进行了一项包括 109 只眼的前瞻性研究，研究时间 4 年以上。他们发现在术后 6 个月，角膜内皮细胞的丢失率最大，因而推断手术损伤是导致角膜内皮细胞丢失的主要原因。术后角膜内皮细胞的多形性和均匀性没有发生明显变化。1 例患者因人工晶状体植入位置过前，引起角膜水肿而取出人工晶状体。

与上述结论相反，Perez-Santonja 等报道术后角膜内皮细胞持续丢失，术后 2 年下降了 17.6%。

Benedetti 等对比了 30 例 59 只眼植入 Artisan 人工晶状体的术前和术后 4 个月、12 个月、24 个月、36 个月、48 个月和 60 个月的角膜内皮细胞计数。术前的平均角膜内皮细胞密度为 (2616 ± 347) 个 /mm^2，平均变异系数为 39.6% ± 4.7%，平均六边形细胞比率为 49.2% ± 6.7%。术后平均内皮细胞丢失比率为 2.3%、3.5%、4.7%、6.7%、8.3% 和 9.0%。术后 5 年，平均变异系数为 35.9% ± 6.9%，平均六边形细胞比率为 54.7% ± 10.3%。作者观察到术后角膜内皮细胞的持续丢失，尤其在术后 2 年。但随着时间推移，角膜内皮细胞进行重塑，稳定性增加。

Saxena 等随访了 173 例 318 只眼 Artisan 人工晶状体植入患者的角膜内皮细胞，随访时间为 1~7 年，平均 (35.3 ± 20.7) 个月。在术后 3 年，可以观察到明显的角膜内皮细胞密度下降，术后 5 年的平均角膜内皮细胞丢失率为 8.3%。术后 3 年，角膜内皮细胞丢失和前房深度呈明显负相关。作者认为对于前房较浅或者年轻患者选择植入 Artisan 人工晶状体时应进一步考虑角膜内皮细胞丢失的风险。

Kim 等报道了一例双眼植入 Artisan 人工晶状体的 25 岁近视患者(右眼 -11.5D；左眼 -13.0D)，术后 20 个月，右眼和左眼的角膜内皮细胞密度分别下降了 79%(从 2631/mm^2 到 548/mm^2) 和 78%(从 2544/mm^2 到 564/mm^2)，导致大泡性角膜病变和视力下降。作者考虑与 Artisan 人工晶状体没有牢固夹于足够的虹膜组织进而导致人工晶状体过度移动有关。

随着屈光度的增加，Artisan 人工晶状体的顶点与角膜内皮的接触概率也增加。因此，植入 Artisan 人工晶状体需要有足够的前房深度。植入的人工晶状体与角膜内皮的距离不应 <1.5mm。

2. 色素播散和 IOL 沉着物　虹膜爪型 PIOL 的光学面呈拱形向前，以避免与虹膜的摩擦。Pop 等使用 UBM 检查了植入前房型 PIOL 的近视和远视患者，术后随访 24~371 天，没有发现人工晶状体袢对虹膜色素上皮细胞造成刺激反应的依据。偶尔可以发现由于手术损伤，术后早期人工晶状体表面的色素细胞，没有证据证明慢性色素播散或者色素性青光眼是前房型 PIOL 的典型并发症。但是，在虹膜爪型 PIOL 矫正远视的美国 FDA 临床试验中，3 例患者由于人工晶状体与虹膜的接触导致色素播散或瞳孔膜形成。与矫正近视的虹膜爪型 PIOL 相比，这个问题在矫正远视人工晶状体中更为突出。

Baïkoff 等使用前段 OCT 对比了 9 眼发生虹膜色素播散和 78 眼无虹膜色素播散的 Artisan 植入患者的晶状体隆

起高度。结果表明，晶状体隆起越高，在瞳孔区发生虹膜色素播散的概率越高；与近视患者相比，远视患者的发生率更高。

3. 慢性炎症和葡萄膜炎　虹膜爪型人工晶状体直接固定于虹膜组织，并且在眼球运动时产生压力或剪切力，都可能导致慢性炎症。这种慢性炎症可以导致虹膜血管的损伤或通透性增加，伴随血 - 房水屏障的破坏和炎症介质的慢性释放。已经使用不同的技术来检测这种慢性炎症。但有两项研究的虹膜血管造影结果显示虹膜血管没有渗漏。

激光闪辉细胞仪的检测结果有一定分歧。Fechner 等发现 109 只眼植入人工晶状体后，至少在随访的 1 年内，房水闪辉没有增加。Perez-Santonja 等发现与 30 例正常眼相比，术后 1 年、1.5 年和 2 年房水闪辉增加。Gross 等在对 44 眼随访 6 个月后发现房水闪辉没有显著增加。在所有研究中，仅能在个别病例中发生临床相关性炎症。但毫无疑问，术后需要仔细检查炎症反应，如果发生持续性眼内炎，并且不足以用药物控制时，就要考虑取出人工晶状体。

4. 椭圆形瞳孔和人工晶状体偏位　如果人工晶状体袢不对称固定，就有可能导致卵圆形或不规则形瞳孔。到目前为止，还没有报道有发生进行性瞳孔椭圆变形。Maloney 等报告了 103 只眼的不规则形瞳孔发生率，术后第 1 天为 14%，术后 6 个月 84 只眼中的发生率为 1.2%。人工晶状体夹持周边虹膜进行固定后，瞳孔的扩张程度有限，但对于目前所有的虹膜固定型 PIOL，术后瞳孔都能够足够散大以进行眼底检查。

Artisan 和 Verisyse 人工晶状体应位于瞳孔正中。如果瞳孔本身有偏中心或者视轴不在瞳孔中心，保持人工晶状体的良好居中性有一定困难。如果不完全虹膜夹持，术后可能发生人工晶状体偏中心。Menezo 等报告偏中心的发生率为 13.5%，但仅有 1 例患者因双眼视觉不佳而需要再次手术。Perez-Santonja 等使用数码摄像系统检查 22 只眼，发现人工晶状体的平均偏中心距离为 0.47mm。如果正确固定人工晶状体，术后就不会发生人工晶状体偏位。作者推荐在生理条件下（如前房深度没有过浅或过深）进行人工晶状体夹持。另外，有文献报道眼挫伤导致的术后人工晶状体脱位。

5. 人工晶状体旋转　虹膜爪型 PIOL 由于永久的夹持于虹膜组织，不会发生人工晶状体旋转，以往文献也没有相关报道。因此，这种类型的人工晶状体设计特别适用于矫正散光患者。

6. 手术源性散光　虹膜爪型 PIOL 是非折叠型人工晶状体，需要约等同于晶状体光学面直径大小（5.0mm 或 6.0mm）的切口，因此可能产生术后散光。影响术后散光的因素主要有：切口在陡峭的角膜中央区；透明角膜切口、后方角膜缘切口或者巩膜隧道切口；术中缝线的调整以及术后的选择性拆线。据文献报道，手术源性散光通常比预期的要低。Menezo 等发现术后散光没有显著增加。Alió 等发现平均手术源性散光屈光度在矫正原始远视患者中为（1.48 ± 0.89）D，在角膜屈光术后继发性远视患者中为（1.85 ± 1.19）D。Maloney 等报告术后 6 个月，手术源性散光平均下降 0.3D。依据作者们的经验，Artisan 人工晶状体通过 6mm 的上后方角膜缘切口（superior posterior corneal incision）植入的平均手术源性散光为（1.93 ± 0.49）D。因此，我们通常依据术前散光情况调整手术切口。可折叠虹膜爪型 PIOL 的引入将进一步减少手术源性散光。同时，如果术前存在较大度数的散光可以用 Toric 型的 PIOL 来矫正。

7. 眩光和光晕　通常 PIOL 植入是在相对较年轻的患者，这些患者在暗视下的瞳孔直径较大。如果瞳孔直径大于人工晶状体光学面直径，就会引起眩光。Maroccos 等研究显示 Artisan 人工晶状体较其他类型的 PIOL 眩光和光晕的发生率显著降低，尤其是 6.0mm 光学面的 Artisan 人工晶状体。这主要是由于 Artisan 人工晶状体具有较大的光学面（相对于 5.0mm 光学面），并且固定于虹膜，引起瞳孔扩张程度变小。因此，6.0mm 光学面的虹膜固定型 PIOL 优于 5.0mm 光学面。但另一方面，由于 6.0mm 光学面的人工晶状体较厚，在同样的前房深度下比 5.0mm 光学面的人工晶状体更有可能损伤角膜内皮，因此 6.0mm 光学面 Artisan 人工晶状体的最大近视矫正度数仅为 –15.5D，而两种光学面的人工晶状体的远视矫正范围为 +1.0~+12.0D。Landesz 等报道 38 例患者中，2 例患者因术后光晕需要使用毛果芸香碱滴眼液，2 例患者植入的均为 5.0mm 光学面的 Artisan 人工晶状体。Maloney 等报道的 130 只眼中，轻度和中度眩光 18 只眼（13.8%），重度 1 只眼（0.8%）。3 例患者使用 6.0mm 光学面人工晶状体置换出 5.0mm 光学面人工晶状体后眩光消失。

8. 青光眼　因为虹膜爪型 PIOL 的袢并没有影响房角，实际上不会发生与人工晶状体大小相关的继发性青光眼。可以行周边虹膜切除术防止瞳孔阻滞。部分医师发现术后早期一些患者发生眼压升高，考虑可能与皮质类固醇药物的使用有关，治疗后没有造成进一步损伤。

9. 白内障形成　虹膜爪型 PIOL 在缩瞳下植入，没有与晶状体相接触，因此术后并发白内障少见。到目前为止，未见有虹膜爪型 PIOL 植入引起白内障的相关报道。Perez-Santonja 等发现术后 18 个月，通过荧光光度计检测晶状体透明度下降了 1.03%，但对视力无影响。然而，术中操作损伤透明晶状体引起白内障在临床上偶然能够遇到（图 20-5-15）。

10. 其他并发症　Menezo 等报道了 1 例永久性瞳孔扩张患者因眩光导致术后视力下降。偶有报道因虹膜外伤导致术后早期的前房积血。术前使用氩激光或 Nd:YAG 激光在虹膜标记人工晶状体夹持位点时，也可以导致虹膜出血。

Moshirfar 等报道了一例 Verisyse 人工晶状体植入术后第一天发生眼前段毒性综合征（toxic anterior segment syndrome，TASS）的患者。

如同所有内眼手术一样，每一步需谨慎以避免感染性眼内炎的发生。同时，虽然到目前为止仍没有虹膜爪型 PIOL 引起玻璃体视网膜并发症的报道，但还是必须彻底检查眼后段，排查是否存在玻璃体视网膜病变。

四、后房型有晶状体眼人工晶状体

（一）概述

后房型 PIOL 由俄罗斯 Svyatoslov Fyodorov 医师首先设计。由于术后可能导致白内障和葡萄膜炎，又进行了多处改进，并采用具有更好生物相容性的人工晶状体材料。

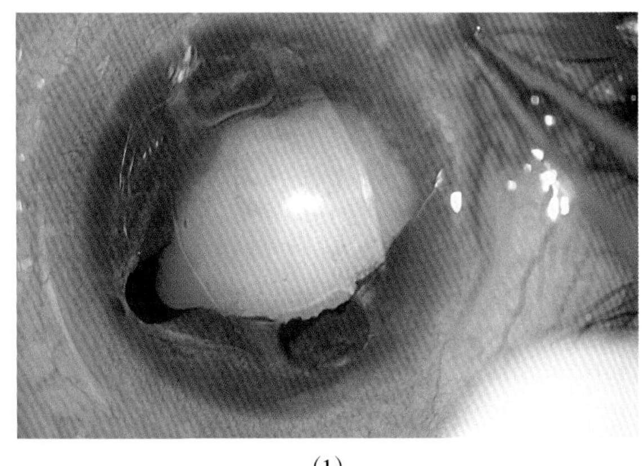

(1)

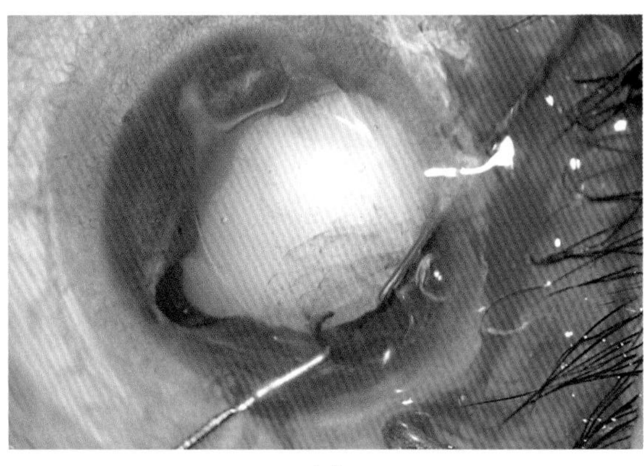

(2)

图 20-5-15　虹膜爪型 PIOL 术后白内障

目前临床使用最多的是 STAAR Surgical 公司生产的可植入眼内接触镜(Implantable Collamer Lens, ICL™)。早期的 ICL 植入后不能在人工晶状体与正常晶状体间保持足够距离，因此 ICL 植入后可能发生瞳孔阻滞、白内障和色素播散等并发症。于是 STAAR 公司依次设计了 V2、V3 和 V4 型 ICL 来使其拱形结构得到改进从而降低并发症的发生率。另外，有晶状体眼屈光性人工晶状体(phakic refractive lens, PRL)是另一种后房型 PIOL，自 1987 年开始研制。最初由 Medennium 公司(Irvine, Calif)设计和制造，由 CIBA Vision 公司(Duluth, Ga)销售，后 CIBA Vision 公司又将 PRL 相关技术和产权移交给 Zeiss-Meditec 公司(Jena, Germany)。目前，PRL 正在进行美国 FDA 的Ⅲ期临床试验。

(二) ICL 的特点

STAAR Surgical 公司生产的 ICL 是一种用于矫正近视、远视和散光的软性后房型有晶状体眼人工晶状体。人工晶状体设计位于睫状沟内，呈拱形弯曲以避免接触自然晶状体。ICL 由 STAAR Surgical AG 公司采用专利的胶原多聚物(collamer)制成，具有良好的眼内生物相容性。其机制是：collamer 可以吸引一层纤维连接蛋白包绕于人工晶状体，从而将 IOL 和机体免疫系统隔离；collamer 中的胶原表面带负电荷，防止带负电荷的蛋白质在 IOL 表面沉积。

1993 年，第一枚 STAAR 公司的 ICL 植入眼内。1997 年 5 月，ICL 获得 CE(Communauté Européenne, CE)认证，获准在欧盟及其他认可 CE 认证的国家销售。1997 年 2 月，美国 FDA 批准 STAAR Surgical 公司在美国进行 ICL 上市销售前的临床研究。2005 年 12 月，美国 FDA 批准 ICL 上市在临床使用。中国 ICL 的临床研究开始于 1996 年，国家食品药品监督管理局(States Food and Drug Administration, SFDA)于 2006 年批准 ICL 在中国临床使用。目前环曲面 ICL 正在进行 FDA 临床试验，国内已获得 SFDA 注册。

ICL 为单片板状设计，光学面直径为 4.65~5.5mm，全长 11.5~13.0mm，前后双凹形状用于矫正近视，前凸后凹形状用于矫正远视。其中矫正近视的 ICL 光学面中央厚度仅为 50μm，目前包括 3 种型号：用于矫正近视的 ICM，可以矫正 -2.0~-20.0D 的近视；用于矫正远视的 ICH，可以矫正 +2.0~+10.0D 的远视；用于矫正近视合并散光的 TICM 或 Visian TICL，即 Toric ICL 可以矫正 -2.0~-19.0D 的近视合并 1.0~5.0D 的散光。

(三) 患者选择与术前检查

术前患者选择十分重要，特别是对于初期开展 ICL 手术的医师更应该选择适合的患者。适合年龄为 21~45 岁，无合并其他眼部疾病，包括青光眼、视网膜变性和眼内炎症，角膜未进行其他屈光性手术，前房深度 >3.0mm。近 1 年内，屈光度变化 <0.5D，暗视下瞳孔直径 <6.0mm。

每个考虑植入 ICL 人工晶状体的患者都应该进行详细的眼科检查，包括裂隙灯显微镜、睫状肌麻痹检影、角膜地形图、角膜曲率计和视网膜检查。医师应排除青光眼、葡萄膜炎或视网膜疾病，并同时进行角膜内皮细胞计数。具体内容可参考本节第二部分“有晶状体眼人工晶体的术前检查与患者选择”。

(四) 人工晶状体度数计算和直径选择

人工晶状体度数由 STAAR 公司提供的计算软件进行计算，软件界面截图见图 20-5-16。ICL 包括 11.5mm、12.0mm、12.5mm 和 13.0mm 四种直径，ICL 直径根据白对白测量结果加上 0.2~0.7mm(由前房深度决定，前房越深，ICL 直径越大)。ICL 直径选择很重要，但可能是 ICL 使用中最困难的部分。因为直径太小可以导致白内障；太大又会导致 ICL 过拱(ICL 后表面和晶状体前表面间距过大)，摩擦虹膜导致出血和色素播散性青光眼(虽然发生率极低)。在 2005 年 FDA 的 TICL 研究中，1.9% 的患者因为 ICL 直径

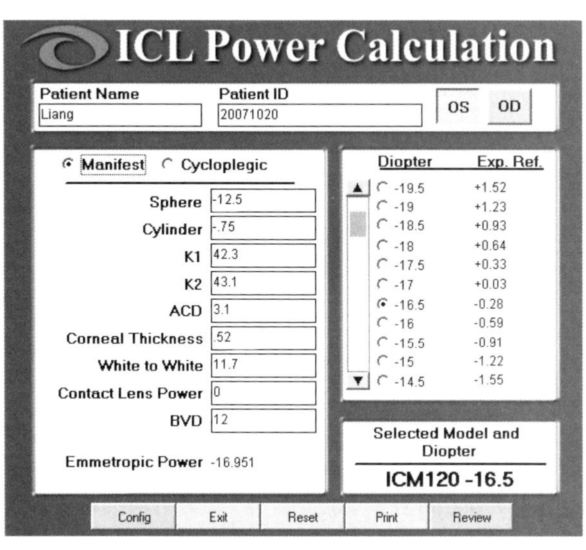

图 20-5-16　软件界面

不合适而需置换。因为睫状沟直径不能被直接测量，目前通过白对白角膜水平直径来推算，但两者间并不总是存在直接的关联。最近使用UBM测量更准确，但仍然有报道部分患者的测量结果过大或过小。笔者建议为防止白内障形成的最小拱高最好大于300μm。但幸运的是，如果ICL直径选择错误，较容易取出错误的ICL并进行置换。但在置换过程中，发生白内障的风险是20%。

（五）ICL手术技术

1. 周边虹膜切除术　为防止发生瞳孔阻滞，应进行周边虹膜切除术。STAAR Surgical公司推荐在植入ICL前7~14天，进行Nd:YAG激光周边虹膜切除术，间隔90°分别进行两个直径0.8mm的虹膜周切口（图20-5-17），可以确保当一个周切口被ICL堵塞时另一个周切口仍保持通畅。术后滴用糖皮质激素眼水，例如1%醋酸泼尼松龙滴眼液7天，4次/天。在植入ICL的手术过程中也可进行周边虹膜切除术，但应注意并发症，如人工晶状体表面色素堆积，增加了术后早期的炎症反应。此外，也可能发生一些严重的并发症，如前房积血、外伤性白内障和悬韧带离断。如果术者选择在植入ICL的同时进行周边虹膜切除，在瞳孔缩小时必须确认虹膜周切口是完全开放的。

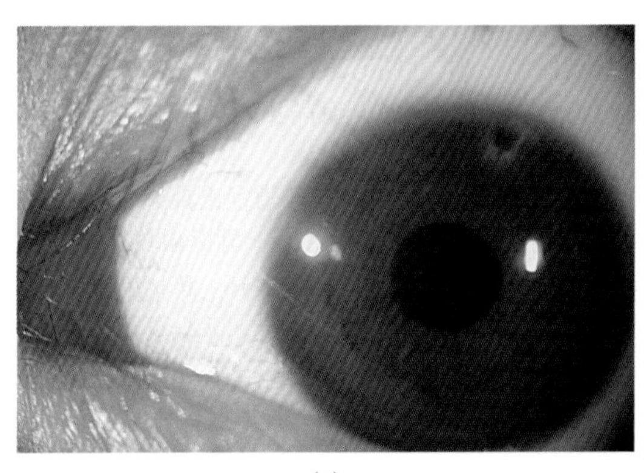

(1)

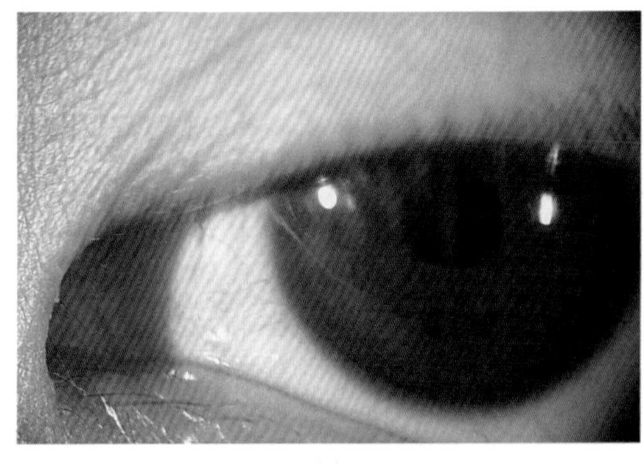

(2)

图20-5-17　ICL植入术的周边虹膜切除

2. 术前用药　术前3天滴用抗生素如氧氟沙星滴眼液，4次/天。术前2天，滴用双氯酚酸钠滴眼液，4次/天。充分散大瞳孔有利于ICL的植入。散瞳方法为术前每隔10分钟滴用1%托吡卡胺和2.5%去氧肾上腺素滴眼液，共3次。术中植入ICL的最小瞳孔直径为8.0mm。

3. 手术步骤

(1) 植入ICL的准备：

1) 将ICL装入植入舱：将ICL装入植入舱是手术的重要环节，与ICL的顺利植入密切相关，应在手术显微镜下进行。将BSS充满植入舱，然后注入约1/2体积的甲基纤维素类黏弹剂，例如Ocucoat（Storz Ophthalmics，Clearwater，Fla），以减少ICL与植入舱壁的摩擦（图20-5-18）。从无菌包装溶液瓶中取出ICL，应避免ICL过长暴露于空气中而使其柔软性下降（图20-5-19）。在显微镜下仔细检查人工晶状体，并确认在前部右侧袢和尾部左侧袢的位置标记，用于指导人工晶状体的正确折叠（图20-5-20）。ICL具有拱形

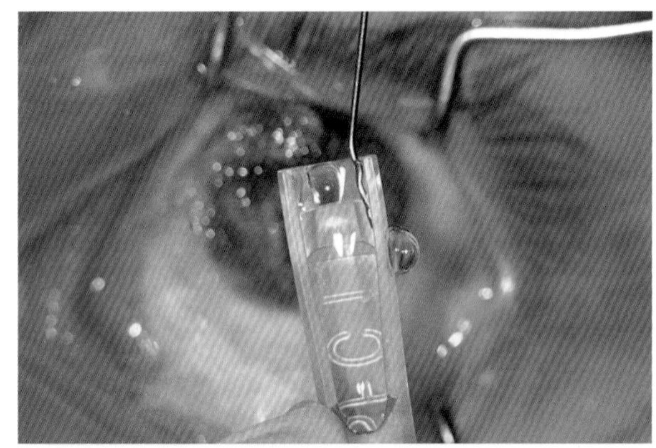

图20-5-18　植入舱内注入黏弹剂

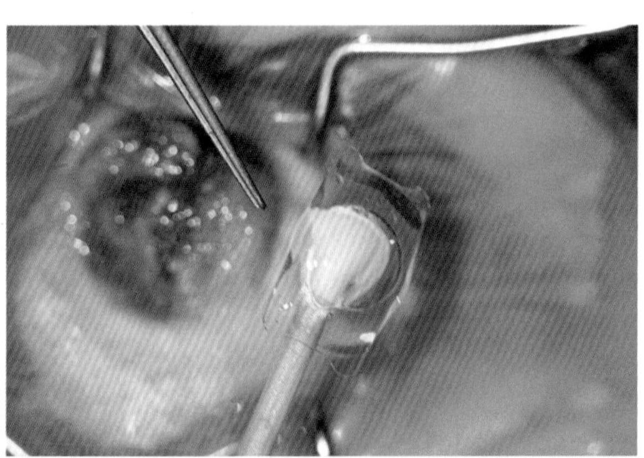

图20-5-19　从无菌包装溶液瓶中取出ICL

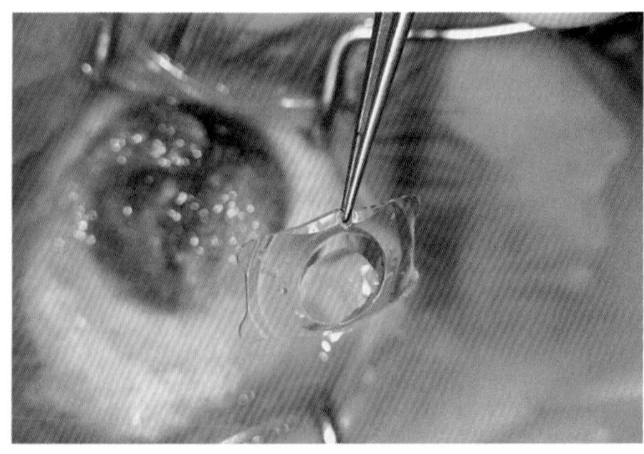

图20-5-20　显微镜下检查ICL标记

设计以避免接触自然晶状体，因此必须保持正确的前后方向。ICL 呈凸形折叠于植入舱中，并保证边缘均位于植入舱内（图 20-5-21）。在 ICL 植入的长轴方向，中间光学区的两侧，有两个中央轴向记号，作为 ICL 在植入舱内的调整标记。

ICL 装入植入舱后，用拉镊小心夹住人工晶状体的前端中部，确保夹住 ICL 长轴方向的前袢的 75%（勿跨过中间标记），牵拉植入舱使 ICL 滑入植入舱前端的推注筒内。ICL 前缘应到达距推注筒顶端边缘约 2mm 处（图 20-5-22）。插入推注海绵头，卡好植入舱，用前端湿润的海绵头前推 ICL 到达距植入器推注筒顶端边缘约 1mm 处（图 20-5-23）。

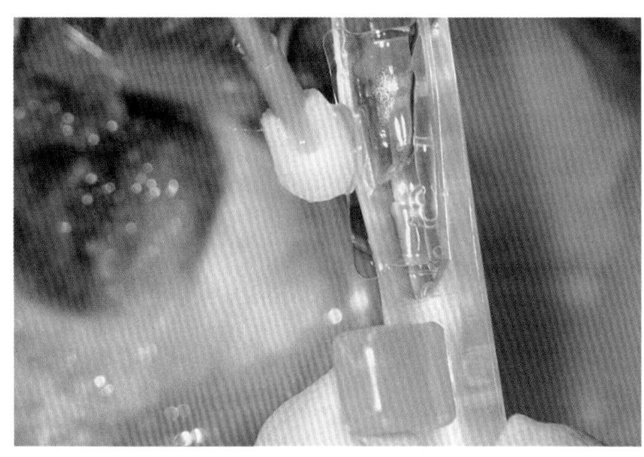

图 20-5-21 ICL 边缘位于植入舱内

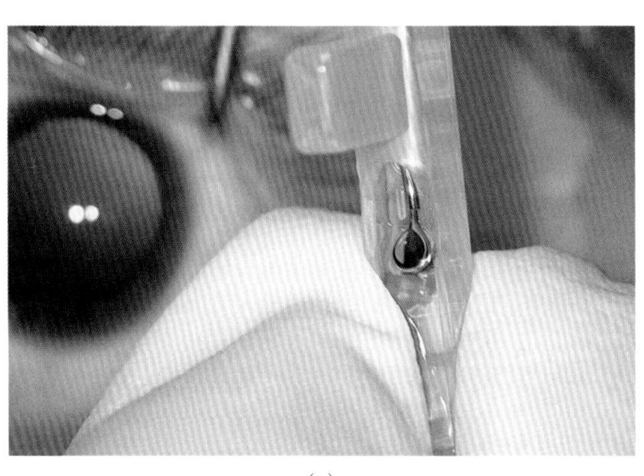

(1)

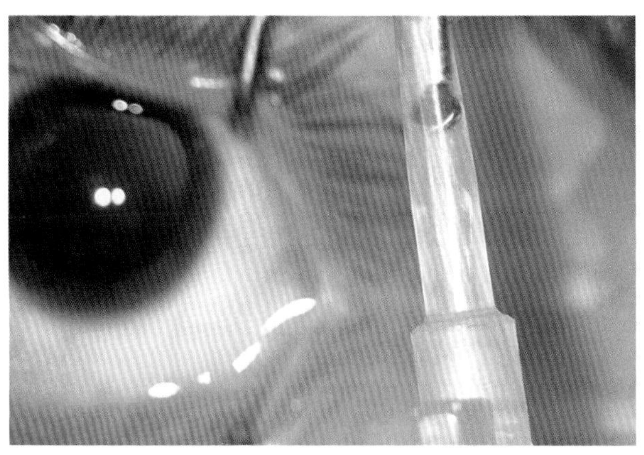

(2)

图 20-5-22 拉镊牵拉 ICL 滑入推注筒内

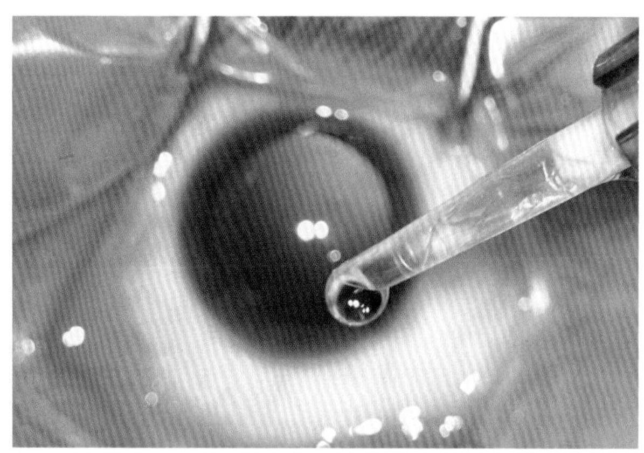

图 20-5-23 海绵头前推 ICL 至推注头顶端 1mm 处

透过透明的植入器管壁，可以确定 ICL 的位置标记，在 12 点和植入器的直线方向应看到位置标记，确认 ICL 呈对称折叠并沿长轴方向直立。然后将完全装好的植入器头部浸入 BSS 中以保持湿润。若植入头内有气泡，可从植入器头部注入黏弹剂排出气泡。

2）折叠 ICL 的几何学：理想的 ICL 折叠形状呈均一的圆柱体，沿长轴方向等量分布，并且没有扭转。若有，扭转部分呈螺旋襞状。若 ICL 在植入舱内有明显扭转，在推注人工晶状体过程中可能产生不利的旋转。如果发生这种情况，术者应逆向旋转植入舱以防止 ICL 在前房内发生位置颠倒。

3）ICL 植入器：目前有螺旋型和推注型两种 ICL 植入器。螺旋型植入器具有更好的可控制性，但需要双手操作。术者以优势手握住植入器，另一手旋转植入器进行人工晶状体植入。推注型植入器可以单手操作，另一手固定眼球。术者可以依据个人喜好选择植入器。

用于推注人工晶状体的海绵推注栓在使用前呈干燥的压缩状态，使用时必须将其浸入 BSS 中使海绵展开。如果没有浸湿会导致推注栓卡在人工晶状体上，在推注 ICL 前浸入 BSS 2 分钟可以避免发生。

（2）手术技术：ICL 的植入包括许多与白内障手术类似的技术。但是，术者切记，ICL 的操作是在自然晶状体的上方区域进行的，自然晶状体和瞳孔领区域为非接触区（图 20-5-24）。虽然对于有经验的手术医师，每一步都没有

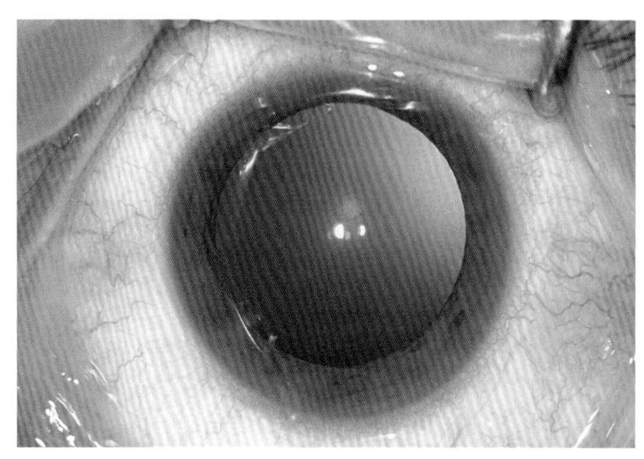

图 20-5-24 自然晶状体和瞳孔领区域

困难,但操作需要特别精细。

1）麻醉:按常规内眼手术进行手术野准备和铺巾,手术室内应具有静脉内麻醉以及监测设备。通常表面麻醉即可。对于大多数患者,术前滴用0.75%布比卡因和2%利多卡因即可。对于刚开始的一些病例,可以选择球周麻醉。

适量镇静剂可以保持患者清醒,术中合作。术中应避免诱导患者处于轻度睡眠状态,因为术中患者随时可能醒来,影响手术操作。

2）侧切口前房穿刺:分别于6∶00点和12∶00点行两个1.0mm侧切口,穿刺时应小心、缓慢进入前房。前房穿刺可作2个,熟练手术者1个也可(图20-5-25)。

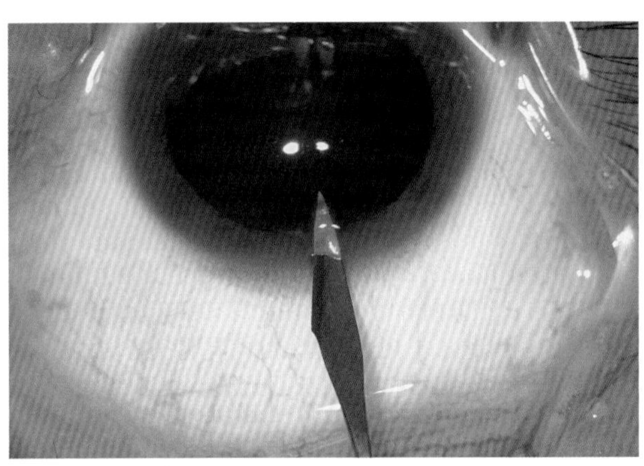

图20-5-25 侧切口前房穿刺

3）注入黏弹剂:前房内注入Ocucoat或其他低分子量、无黏性黏弹剂,可以最大限度减小人工晶状体植入时的阻力,例如甲基纤维素(图20-5-26)。高分子量黏弹剂导致人工晶状体植入时间延长,并可干扰ICL的位置。黏弹剂注射针头应小心穿过侧切口,确认其没位于后弹力层间,同时没有接触自然晶状体。在白内障手术中,通常将针头伸到切口对侧,边后退边注入黏弹剂。在ICL植入时,黏弹剂针头伸入前房不应超过切口1mm,以避免针头接触自然晶状体。注入Ocucoat直至晶状体-虹膜隔轻下压,眼球轻度变硬。同时应注意避免黏弹剂针头伸入过浅,将黏弹剂注入切口隧道,造成后弹力层脱离。

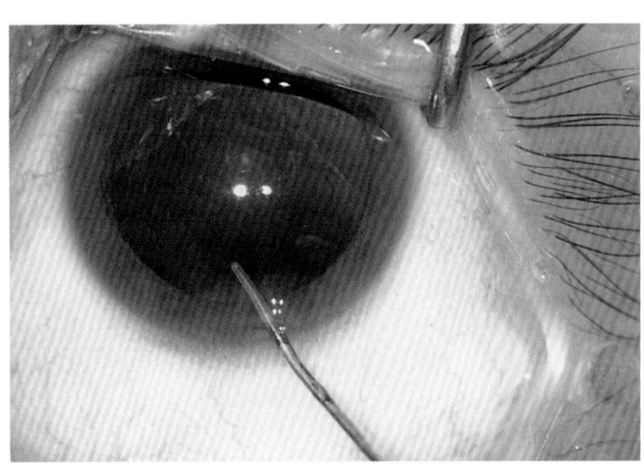

图20-5-26 从侧切口注入黏弹剂

4）主切口:主切口推荐采用颞侧透明角膜切口植入。与白内障手术不同,切口进入前房的角度须与虹膜平面平行(图20-5-27)。颞侧切口具有良好的手术暴露区域。上方切口须在眉弓上方操作,切口角度靠后,限制了器械在前房内操作,增加了接触晶状体前囊的概率。使用一次性或钻石刀构筑颞侧透明角膜切口,切口宽3.0~3.2mm,隧道2.0mm。完成主切口后,前房内补充注入Ocucoat以维持前房深度。注意,手术刀进入前房至退出过程必须保持前房稳定,否则刀头易触及晶状体前囊。

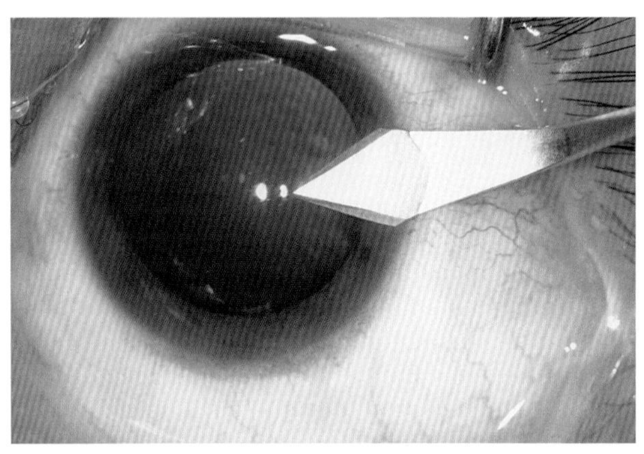

图20-5-27 颞侧透明角膜主切口

5）ICL植入:植入ICL前应观察前房深度,如果前房浅,则需要补充甲基纤维素(图20-5-28)。平行于虹膜平面将植入器头部置于透明角膜切口,以避免损伤角膜内皮和晶状体前囊。通过缓慢的推-停-推-停动作,将ICL植入前房,避免直接将ICL前袢植入虹膜下。在ICL前袢右侧和后袢左侧有位置标记。当1/2~3/4的人工晶状体推出植入舱时,可见ICL缓慢展开。沿植入的长轴方向对称展开ICL(图20-5-29)。术前正确地装载ICL可以保证植入的顺利进行。确保ICL植入时正确的前-后植入方向,避免发生旋转。

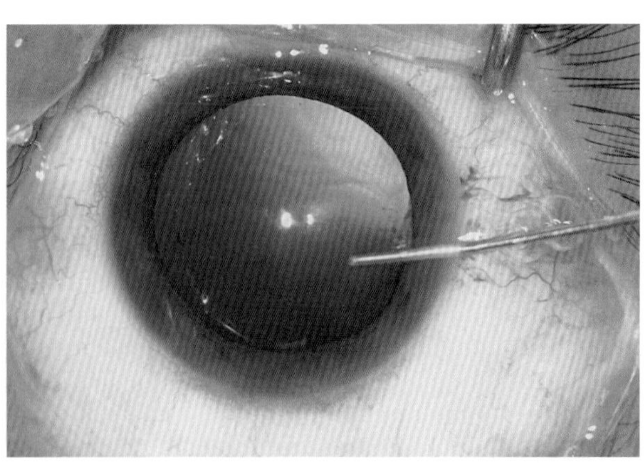

图20-5-28 前房内补充黏弹剂

6）调整ICL位置:ICL应位于虹膜平面后。通过侧切口进行位置调整可以避免由于主切口开放而导致的前房变浅。首先调整位于鼻侧的前袢。如果瞳孔太小或存在其他困难,应将ICL的袢靠近主切口侧,以利于取出ICL。使用

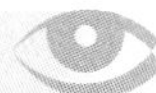

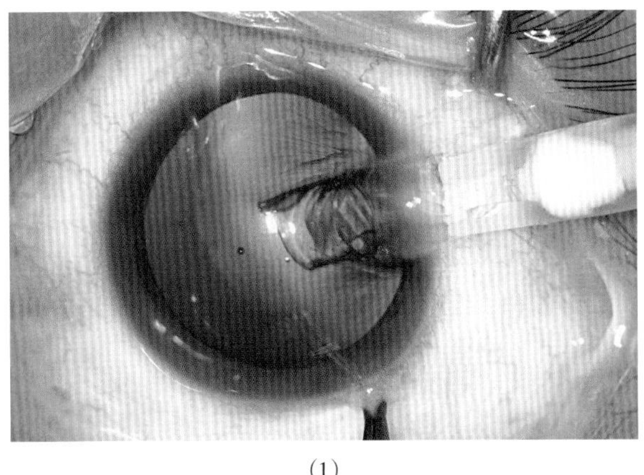

（1）

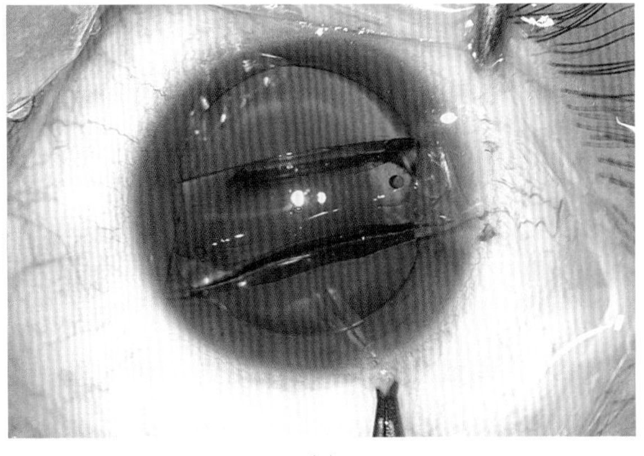

（2）

图 20-5-29　ICL 植入前房

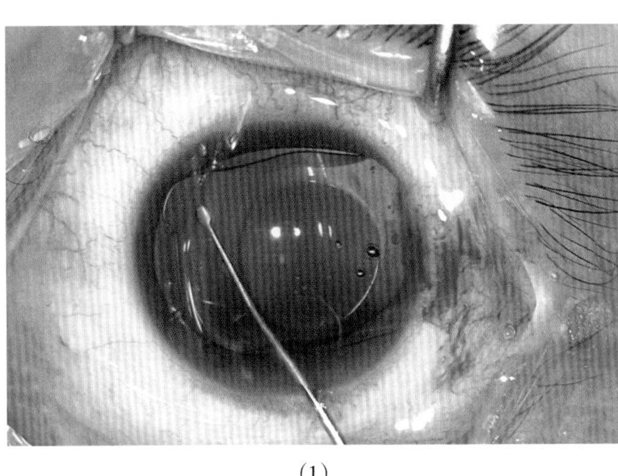

（1）

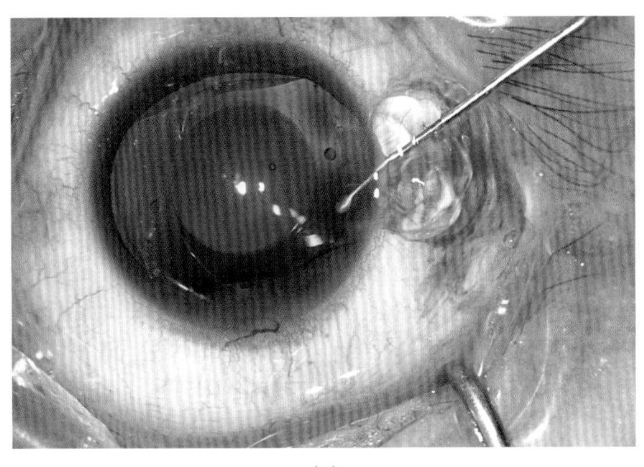

（2）

图 20-5-30　将 ICL 的袢置于虹膜后

辅助器械向后轻压 ICL 的袢，同时轻微旋转（<1 个钟点），使 ICL 的袢位于虹膜后。将 ICL 植入虹膜后的操作过程应注意：辅助器械不能接触 ICL 光学区，尽量接触 ICL 边缘。将 ICL 边缘向中央退少许跨过瞳孔缘时向后植入。避免损伤虹膜引起瞳孔缩小，分别将 4 个袢植入到虹膜后。近视性 ICL 一旦位于虹膜后，就不能再进行旋转。如果确实需要，可以轻推光学面和袢的连接处进行调整（图 20-5-30）。由于手术每一步都需要细微的接触，有人又把该手术称之为“蝴蝶手术”（butterfly surgery）。精细的移动和轻微的操作是避免并发症的关键。对于 Toric ICL，应按正确轴向植入。

7）吸除黏弹剂：直视下确认 ICL 的袢均位于虹膜后，缩瞳剂缩瞳。从切口注入 BSS，置换出眼内的 Ocucoat。没必要使用自动灌注抽吸设备（图 20-5-31），反而会增加 ICL 脱位的风险。前房冲洗法去除黏弹剂，应保持前房稳定（图 20-5-32）。可用缩瞳剂缩瞳，确认虹膜周切口开放通畅（图 20-5-33）。

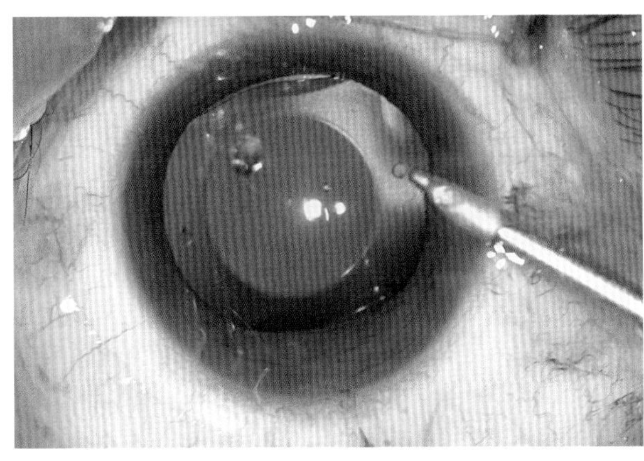

图 20-5-31　自动灌注抽吸设备清除黏弹剂

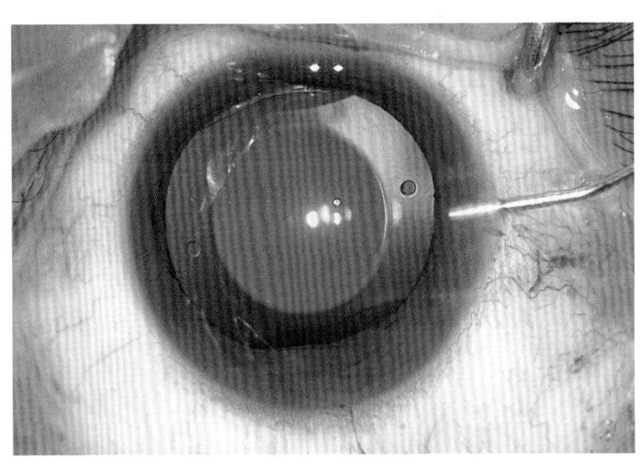

图 20-5-32　前房冲洗法去除黏弹剂

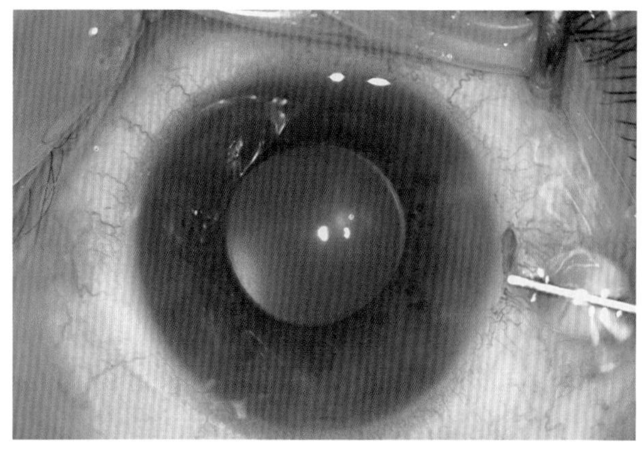

图 20-5-33 缩瞳剂缩瞳

8) 关闭切口：术者确认 ICL 的 4 个袢均已在虹膜后，光学面居中性良好的情况下，水密封主切口和侧切口，术毕（图 20-5-34）。

4. 手术注意事项

(1) 保持“无接触区”无器械进入：晶状体中央 6.0mm 是“无接触区”，进入前房的所有器械应在中央 6.0mm 以外的周边区操作。

(2) 辅助器械：目前已设计辅助器械，借助接触 ICL 表面并向后轻压人工晶状体袢来调整位置，如 Vukich ICL 调位器前端呈桨形，表面有花纹增加对 ICL 的摩擦力。其他辅助器械包括 Deitz Tucher 和 Pallikaris Olive Tip 调位器。

(3) 人工晶状体旋转处理：如果发生人工晶状体旋转，术者可以逆向旋转植入器来矫正。ICL 植入前房后，注入 Ocucoat 以加深前房，并使 ICL 向虹膜平面靠近。如果植入 ICL 的方向颠倒，不应在眼内调整其位置，而应取出人工晶状体后重新植入。ICL 较柔软，使用两把无齿颞接力，可以通过同一主切口取出。

（六）术后用药与随访

1. 术后用药　检查切口水密后，滴用抗生素 - 地塞米松混悬液滴眼，4 次 / 天，并在 2 周后逐渐减少用量至停用。

2. 术后检查　术后 2~4 小时检查患者情况，包括人工晶状体位置、眼压测量等。不完全的周边虹膜切除口或黏弹剂残留均可导致眼压升高。当眼压大于 21mmHg 时应使用药物治疗，通常 0.5% 噻吗洛尔和 1% 毛果芸香碱滴眼液就足以降低眼压。少数情况下，需在裂隙灯下轻压侧切口来降低眼压或者需要使用 Nd:YAG 激光扩大周切口来降低眼压。

（七）临床结果评价

1. ICL 的有效性　美国 FDA 临床试验报告评价了 ICL 的安全性和有效性。15 个中心对 526 只近视眼应用第四代 ICL 进行矫正，研究随访历时 3 年研究。术前等效球镜范围 -3.00~-20.00D，平均 -10.05D，术前散光≤2.5D。根据术前检影验光等效球镜度数（MRSE）将患者分为 3 组，结果表明 ICL 对于矫正中、高度近视具有良好效果。所有 ICL 植入眼的视力均获得改善。在所有术前最佳矫正视力（BSCVA）≥20/20 的 ICL 植入眼，术后 24 个月和 36 个月，裸眼视力（UCVA）≥20/40 的比例分别为 93.4% 和 94.7%，BSCVA≥20/20 的比例分别为 59.6% 和 59.3%。对于所有 ICL 植入眼，术后 24 个月和 36 个月，MRSE 的预测误差在 1.0D 以内的比例分别为 90.1% 和 88.2%，而 FDA 规定的目标为 75%；MRSE 的预测误差在 0.5D 以内的比例分别为 66.1% 和 67.5%，而 FDA 规定的目标为 50%。

2. 视力矫正与患者满意度　上述 FDA 多中心研究结果表明，术后 24 个月，94.3% 患者主观上感到很满意，仅有 1 例患者不满意（0.2%）。术后 36 个月，92.1% 患者感到很满意，3 例患者不满意（0.6%）。

所有术前最佳矫正视力（BSCVA）≥20/20 的 ICL 植入眼中，术后 3 年，UCVA≥20/40 的比例分别为 98.3%（术前屈光不正≤7D）、92.8%（术前屈光不正 7~10D）和 93.8%（术前屈光不正 >10D）；UCVA≥20/20 的比例分别为 72.4%（术前屈光不正≤7D）、62.7%（术前屈光不正 7~10D）和 37.5%（术前屈光不正 >10D）。术后 36 个月，MRSE 的矫正误差在 1.0D 以内的比例分别为 97.2%（术前屈光不正≤7D）、93.1%（术前屈光不正 7~10D）和 80%（术前屈光不正 >10D），而 FDA 规定的目标为 75%（所有眼）和 60%（术前屈光不正 >7D）。

对屈光结果的预测性也超过了 FDA 的规定。术后 36 个月，实际矫正结果与目标矫正结果误差在 0.5D 内的比例分别为 84.7%（术前屈光不正≤7D）、71.0%（术前屈光不正 7~10D）和 56.9%（术前屈光不正 >10D），而 FDA 规定的目

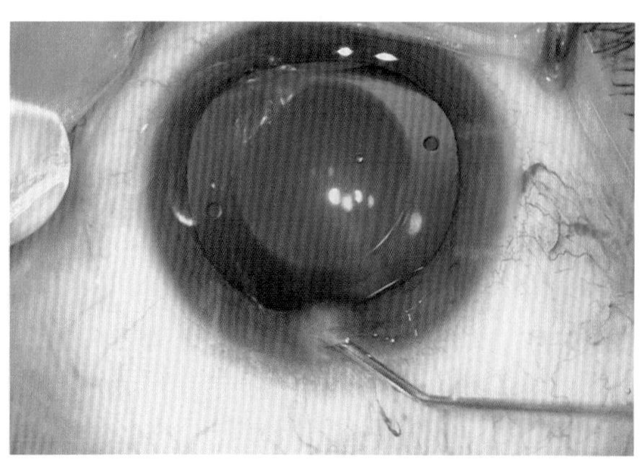

（1）

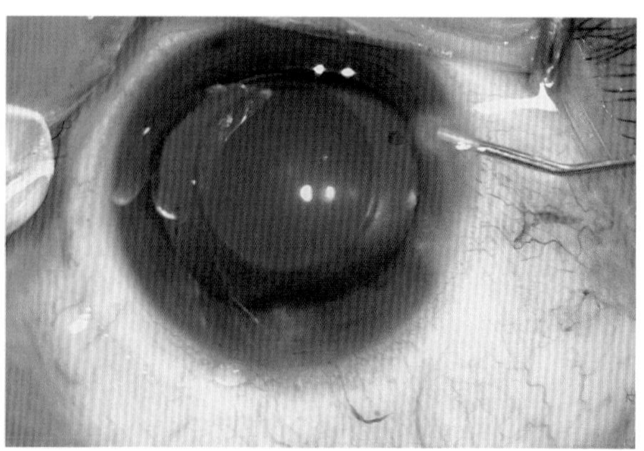

（2）

图 20-5-34 主密封主切口和侧切口

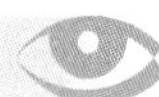

标为 50%(所有眼)和 30%(术前屈光不正 >7D)。

患者术后主观感到非常满意的比例分别为 95.8%(术前屈光不正≤7D)、94.3%(术前屈光不正 7~10D)和 88.4%(术前屈光不正 >10D)。低度和中度近视组没有患者感到不满意,高度近视组(术前屈光不正 >10D)仅有 2 例(1.4%)患者不满意。

术后 3 年,88% 的患者矫正误差在 1.0D 以内,98% 的患者矫正误差在 2.0D 以内。95% 患者 UCVA≥20/40,74% 患者 UCVA≥20/25。38% 患者最佳矫正视力提高 1 行以上,6.5% 患者最佳矫正视力提高 2 行以上。57% 患者术后裸眼视力等于或超过术前的最佳矫正视力。

(八) ICL 植入术的并发症

由于 ICL 位于虹膜和自然晶状体之间,可以导致一些特定的并发症,最为常见的并发症包括:白内障、瞳孔阻滞和青光眼。这些并发症取决于人工晶状体的位置、材料、原始设计以及不同版本。

1. 白内障 引起白内障的因素包括人工晶状体材料、位置、手术损伤以及不同的人工晶状体设计或版本。

不同版本 ICL 的白内障发生率不同。拱形高度较低的 V3 型 ICL 白内障的发生率比新的 V4 型高(图 20-5-35)。最近美国 FDA 报道植入 V4 型 ICL 的 523 只眼,11 只眼(2.1%)发生了前囊下白内障。这表明人工晶状体和自然晶状体间的拱形结构对白内障的预防非常重要。植入 ICL 后,UBM 和前段 OCT 可以测量到在 ICL 与自然晶状体间有中央的拱形间隙,而在中周部通常存在两者的接触。这两种方法还可以测量拱形间隙的大小变化,以及中央拱形的消失、接触区域位置和范围的变化。这些发现提示 ICL 存在位置的前后移动,考虑可能是在发生虹膜运动或者调节时,材料的弹性引起 ICL 变形所致。然而,在所有被检查的患者中,视力均未受到晶状体混浊的影响。

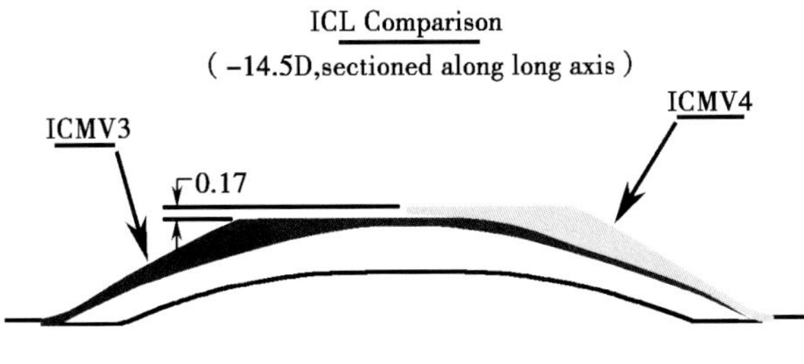

图 20-5-35 V3 型与 V4 型 ICL 的比较

Sanders 等跟踪随访了 ICL 的 FDA 临床试验患者的晶状体前囊下混浊情况,526 眼平均随访 4.7 年。其中,31 只眼(5.9%)观察到了晶状体前囊下混浊;临床明显白内障(BCVA 下降≥2 行)的发生率为 7 只眼(1.3%),统计分析表明与术前近视度数(>-12.0D)和年龄(>40 岁)相关。

2. 急性青光眼以及恶性青光眼 ICL 植入使虹膜前移,房角变窄,可引起急性瞳孔阻滞性青光眼,在远视眼中尤为多见。术中行虹膜切除术或术前用 Nd:YAG 激光作两处虹膜切开术可以预防。在一些病例中,随着时间的推移,可以发生术前所作的虹膜切口自行闭锁、切口太小或者切口被 ICL 的袢阻滞,都可引起急性青光眼。此时需要再次行虹膜切除术或 Nd:YAG 激光虹膜切开术。

对于远视眼患者,术前行虹膜切开术尤为重要。Nd:YAG 激光或手术行两处周边虹膜切除,要确保周切口足够大。Kodjikian 等报道了 1 例植入 ICL 的近视患者术后 3 天发生恶性青光眼,眼压 54mmHg。患者术前已用 Nd:YAG 激光作两处明显的、足够大的虹膜切除,并且虹膜没有前曲,眼后段也没有任何病变。据此可以排除瞳孔阻滞性青光眼。药物降眼压处理后眼压仍为 50mmHg,5 天后不得不取出 ICL,术后没有使用药物,眼压恢复正常。患者配戴角膜接触镜的 BCVA 为 20/25。

3. 色素播散和继发性青光眼 Zaldivar 等发现 124 只眼中 2 只眼发生人工晶状体相关性眼压升高。其中 1 眼 ICL 发生偏中心,并有较多的色素沉着在人工晶状体表面。但目前尚未明确色素播散是否与人工晶状体偏中心相关还是与人工晶状体本身相关。该患者不得不行双眼 ICL 取出及超声乳化白内障吸除联合囊袋内人工晶状体植入术。术后没有使用药物下眼压控制良好。图 20-5-36 为作者临床病例,后因眼压不能控制,取出 ICL,术后瞳孔永久性散大。

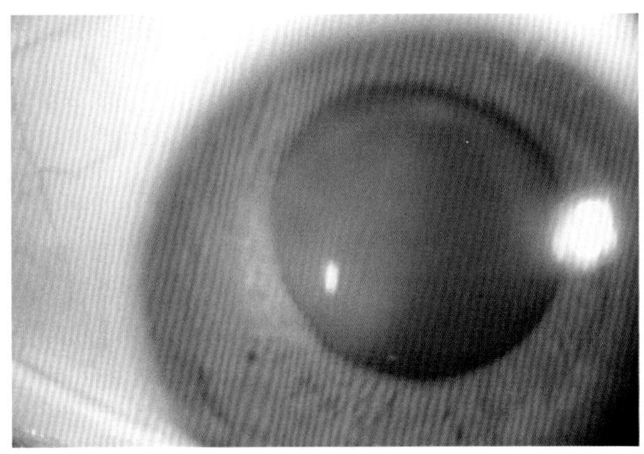

图 20-5-36 高眼压所致瞳孔永久性散大

Jiménez-Alfaro 等用 UBM 观察到在 ICL 与虹膜后表面完全接触的患者中并没有发现色素播散。作者认为 ICL 的 Collamer 材料和晶状体前囊的相似性能够防止虹膜色素的机械性脱失。与之相反,Menezo 等观察到超过 40% 的后房型 PIOL 植入患者中人工晶状体表面有色素沉着,并且与人工晶状体的类型无关(Adatomed 或 ICL)。由此他们认为人工晶状体与虹膜后表面的接触导致色素沉着。而 Davidorf 等发现随着时间的推移,所有人工晶状体表面的色素沉着保持稳定,也没有发生色素播散性青光眼,据此他们认为色素播散可能与手术操作有关。

Rosen 等报道了另 1 例远视患者在术后 6 周发生了继发性青光眼。患眼行手术虹膜切除后仍未能加深前房,因此 6 周后取出 ICL,行玻璃体切割术以及超声乳化白内障摘除联合囊袋内人工晶状体植入术。

Chun 等研究了 43 例 81 只眼 ICL(Version 4)植入患者(等效球镜 >-6.0D)的虹膜和小梁网色素改变。术后 6 个月,10 只眼(12.3%)的激光虹膜切除口堵塞或者狭窄;16 只眼(19.8%)的房角宽度 <20°(术前均 >30°);术后早期小梁网色素暂时性增加(作者考虑与激光虹膜切除术相关或者由 ICL 与虹膜摩擦所致),术后 12 个月逐渐下降至激光虹膜切除术前的水平；眼压也在术后早期暂时性升高，术后 12 个月下降至术前水平；术后 1 个月和 3 个月，瞳孔直径明显缩小，但在术后 6 个月和 12 个月恢复至术前大小。图 20-5-37 患者情况，与上述类似。

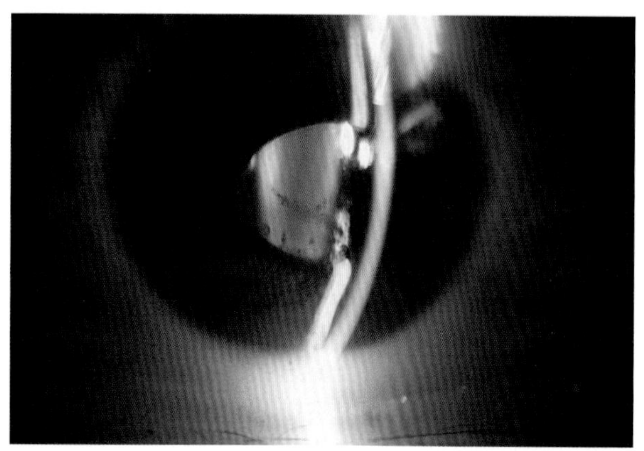

图 20-5-37　人工晶状体表面色素沉着

Menezo 等报道部分患者植入与角膜直径相适应的人工晶状体后仍发生了人工晶状体偏中心。人工晶状体偏中心可引起复视、眩光以及由于机械性创伤引起的色素播散综合征。对于这些患者，需要再次行 ICL 的居中性调整或者更换合适大小的 ICL。

在一项 1 年以上的研究中，Garcia-Feijoó 等用 UBM 测量到 2 例患者发生了 ICL 旋转。虽然 ICL 的光学面没有发生偏中心，作者认为是 ICL 的直径过小所致。

Trindade 等报道一枚 ICL 由于尺寸过大而被置换出。因为 ICL 过长，引起巨大拱形结构的位置不正和度数欠矫。初次手术 10 个月后，用 1 枚更高屈光度的、较小直径的 ICL 置换出原 ICL。置换过程顺利，患者对最终视力结果满意（图 20-5-38）。Baumeister 等提出了角膜直径的精确测量方法，ICL 长度用水平角膜直径 +0.5mm 来计算。作者目前的研究认为大多数情况下，可以用 IOL Master 精确测量水平角膜直径。

4. 前房深度和角膜内皮细胞丢失　ICL 植入后虹膜前移，前房变浅。多项研究表明可用 UBM 测量变浅的前房深度。但与前房型 PIOL 相比，Jimenez-Alfaro 等没有观察到 ICL 植入后发生明显的进行性角膜内皮丢失。人工晶状体植入手术本身可引起近 5% 的角膜内皮细胞丢失率。

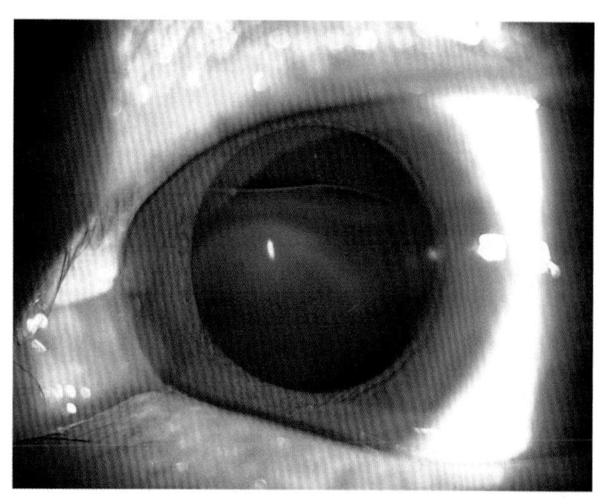

图 20-5-38　ICL 移位偏中心

ICL 术后前房轻度变浅，房角变窄。如果 ICL 过大，这种现象更明显。1 例 ICL 过大患者，UBM 显示虹膜被前推，虹膜紧贴 ICL 前表面呈 S 形（图 20-5-39）。

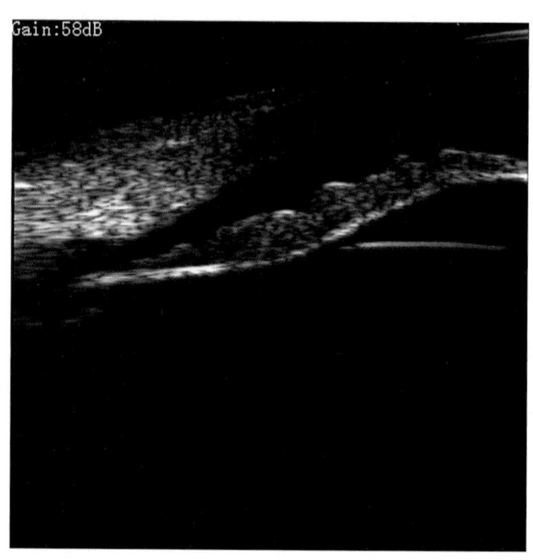

图 20-5-39　ICL 植入术后 UBM 显示房角变窄

Edelhauser 等报道了 ICL 的 FDA Ⅲ期临床试验角膜内皮细胞的随访结果。术后 3 年，角膜内皮细胞累及丢失率为 8.4%~8.9%；术后 4 年为 8.4%~9.5%（不同的计算方法）。

Davidorf 等报道 1 眼植入过高拱形的远视性 ICL，术后前房深度明显减少，房角镜下未见小梁网。置换一个合适直径的 ICL 后，效果良好。

为防止发生急性瞳孔阻滞性青光眼以及其他长期并发症，近视患者的前房深度至少在 2.8mm 以上，而远视眼应≥3.0mm。

5. 眩光和光晕　与瞳孔直径相比，较小的 ICL 光学面或者人工晶状体偏中心都会引起眩光和光晕，在晚上尤为明显，造成患者夜间开车困难。

Maroccos 等报道与 Artisan 人工晶状体相比，ICL 植入术后眩光和光晕的发生率更高，原因在于 ICL 光学面直径（4.5~5.5mm）小于患者的瞳孔直径（5.3~7.4mm）而产生的边缘效应。

为避免上述并发症的发生，术前应在昏暗亮度下测量瞳孔直径，并植入较大光学面的人工晶状体，这两点非常重要。例如，暗视下大瞳孔的患者都应该选择 6.0mm 光学面的 Artisan 人工晶状体，或者选择其他更好的方法来矫正这些高度近视患者。

6. 玻璃体视网膜和其他并发症　有报道 1 例患者术后 3 个月发生裂孔性视网膜脱离，但似乎与手术无关。应考虑到大多数 ICL 植入的患者均为高度近视眼，容易并发自发性的裂孔性视网膜脱离。因此，术前和术后定期散瞳进行视网膜检查，以便能尽早发现视网膜裂孔并进行处理。

Martínez-Castillo 等回顾性研究了 771 只眼 ICL 植入患者，其中 15 例 16 只眼(2.07%)发生了孔源性视网膜脱离。这 16 只眼术前的平均等效球镜为(-17.3±2.47)D(-13.75~-22D)，视网膜脱离发生时间为术后 1~70 个月(平均 29.12 个月)。

Uusitalo 等在 ICL 植入术后 6 个月，使用激光闪光计来观察眼内炎症反应情况，结果表明所有患者的房水闪辉均在正常范围。FDA 临床试验报道的 293 例 525 只眼 ICL 植入的近视患者中，术后 1 个月，99.6%~100% 术眼没有观察到临床明显的闪辉和细胞反应；术后 3 个月和 3 年，激光闪辉和细胞反应计的测量结果在正常范围内。

对于高度近视患者，即使不进行任何手术，都有可能发生威胁视力的并发症。例如，由于后巩膜葡萄肿、不同程度的玻璃体液化和后脱离，高度近视患者发生视网膜脱离的概率要远高于正常人；其他还包括黄斑皱褶、黄斑新生血管膜等并发症。同样，高度远视患者更容易发生激素性青光眼以及色素性青光眼，老年性白内障的发生率比正常人群更高。因此，对于 PIOL 植入后，是否导致或加快了这些或其他并发症的发生，对此并无明确的答案。目前的短期研究表明 PIOL 植入矫正屈光不正具有良好的安全性和有效性，但长期疗效和安全性尚待进一步观察和评价。

五、有晶状体眼人工晶状体植入术后护理和随访

有晶状体眼人工晶状体(phakic IOL，PIOL)植入术后护理和随访与常规白内障手术有许多相同之处，但应考虑到目前的 PIOL 包括前房角支撑型、虹膜爪型和后房型，不同类型人工晶状体植入后的护理各有不同，以下将作详细讨论。

(一) 术后早期护理与随访

1. 手术当天护理　开睑器的移除意味着手术结束，同时也意味着术后护理的开始。移除开睑器后，应重新检查眼压，以确保切口水密封良好、眼压正常。移除开睑器时对眼球的挤压有时可能引起眼压降低，需要重新升高眼压。如果手术铺巾仍能使眼睑打开，则不必重新放置开睑器，否则就必须在开睑器下，使用 B.S.S 来升高眼压。

对于表面麻醉的患者，术毕滴抗生素激素混合眼水，消毒眼罩保护术眼。术后 2 小时裂隙灯下检查术眼，并测量眼压。当天开放滴眼，使用抗生素糖皮质激素混悬液，4 次 / 天。夜晚使用抗生素糖皮质激素眼膏。术后 2 周逐步减少眼药水使用次数。

对于球周麻醉患者，术毕滴抗生素眼水，眼包包眼，并放置眼罩。术后 5 小时，移去眼包，开放点眼。对于表面麻醉患者，术毕滴用抗生素眼水，透明眼罩包眼。患者术后滴用糖皮质激素抗生素眼水，4~6 次 / 天。术后第 1 天，除了滴用眼水外，都应佩戴眼罩。从术后第 2 天开始，改为睡眠时佩戴眼罩，直至术后 2 周。

如果患者施行的是球周或球后麻醉，术后早期应告知患者打开眼包或眼罩时，仍会感到视物模糊，因为局麻药对视神经还有影响。如果眼外肌麻醉还未消退，还可能出现复视现象。

2. 术后第 1 天检查　术后第 1 天，移除患者眼罩，清洁眼睑。常规检查视力，如果患者视物模糊，应进行详细检查。对于高度屈光不正患者，术前还应该告知人工晶状体植入后可能需要联合 LASIK 手术或散光性角膜切开术矫正残留屈光不正。这样，即使这些患者术后出现视物模糊，也可以减轻患者的忧虑。

首先了解患者的主观感受，检查裸眼视力和针孔视力，测量眼压。黏弹剂残留、恶性青光眼或者瞳孔阻滞性青光眼都有可能引起眼压升高，应进行相应处理。

如果术后视力欠佳，同时角膜水肿不明显时，可以对术眼进行验光，观察矫正视力是否提高。与白内障手术相比，PIOL 植入术创伤更小，术后角膜水肿更轻，大部分患者术后第 1 天就可以获得良好的视力。

在检查视力和测量眼压后，进行裂隙灯检查。首先观察术眼是否有红肿，了解患者是否对术中使用的聚维酮碘或者眼包过敏。裂隙灯下观察角膜切口是否水密。植入 Artisan/Verisyse 人工晶状体时，应观察切口缝线的张力情况。可折叠 PIOL 如 ICL，可以通过自闭性角膜切口植入，术后应详细检查切口的水密性。从角膜表面向后详细检查整个角膜情况，先检查角膜上皮，再检查角膜基质层。如果有角膜水肿，给予Ⅰ~Ⅳ级分级。检查后弹力层是否有脱离。如果术中曾经接触角膜内皮，详细检查角膜内皮细胞情况。

角膜检查完成后，观察前房深度和细胞反应。因为所有的 PIOL 植入后都可能导致瞳孔阻滞，因此术后第 1 天应测量眼压和进行详细裂隙灯检查。术后黏弹剂残留或者周边虹膜切除不完全引起的瞳孔阻滞都可以导致眼压升高。如果眼压过高或者高眼压维持时间过长，有报道引起虹膜基质萎缩和永久性瞳孔散大。通过裂隙灯后反光检查周边虹膜切除口，确保周切口通畅。与手术虹膜切除相比，激光虹膜周切口更小，更难观察周切口是否通畅。记录周切口是否过大或者激光虹膜周切口是否位置异常。一些医师常规在上方两个象限进行两处周边虹膜切除，以进一步减少周边虹膜切除不完全的可能，降低闭角型青光眼的发生率。

观察细胞反应(房水闪辉和房水细胞)。与白内障手术相比，PIOL 植入后的炎症反应通常较轻。

Artisan/Verisyse 人工晶状体植入后，应注意观察人工晶状体前表面到角膜后表面的距离和人工晶状体后表面到晶状体的距离。如果植入后房型人工晶状体，如 ICL，则观察人工晶状体与自然晶状体间的距离。

注意人工晶状体的居中性。由于眼压不同，瞳孔中心可能不同，因此如果术后眼压较低，即使手术时人工晶状体居中良好，此时也可能居中性欠佳。因此，术中在正常眼压下观察人工晶状体居中性非常重要。

Artisan/Verisyse 人工晶状体植入术后第 1 天，术眼瞳孔可能不完全呈圆形，除非术中使用缩瞳剂或术后炎症反应使瞳孔缩小时，瞳孔才会变圆。这主要是因为 Artisan/Verisyse 人工晶状体袢夹持的部分虹膜不能像其他部分虹膜一样正常收缩。

对于可折叠人工晶状体，应注意人工晶状体通过植入器植入过程中是否发生了损伤或者破裂。同时，应在裂隙灯下观察是否有不小心带入眼内的异物。

最后，检查自然晶状体情况是否良好，有无手术损伤。

如果术中接触了晶状体，可引起前囊膜混浊，多见于后房型人工晶状体。混浊一般较为局限，通常不会进展。但任何晶状体混浊都应该随访记录，明确是否有进展。

在详细的裂隙灯检查后，告知患者结果，并嘱患者遵医嘱治疗。

3. 术后1周检查　患者术后第1天检查无特殊情况，则预约术后1周复查。如果出现任何不适（如疼痛、红眼或视力下降），嘱患者立即就诊。术后1周最主要观察眼内炎的发生，一旦发生须及时治疗，不能延误。

术后1周复诊，首先询问患者视力、主观感受、用药情况，了解患者睡眠时是否佩戴眼罩。对患者进行视力检查和矫正。由于PIOL植入后的图像放大作用，通常术后最佳矫正视力有所提高。

按照术后第1天对患者进行检查。重新测量眼压以确定有无早期激素性青光眼。通常眼内炎症反应比术后第1天减轻。如果前房炎症反应加重而玻璃体无明显反应，可以滴用更强效的糖皮质激素眼水，同时增加滴眼次数。

如果发现任何异常，应预约第2天再进行检查，观察是否有进展和变化。如果没有特殊情况，患者继续滴抗生素眼水至术后10天，滴糖皮质激素眼水至术后2周（滴眼频率逐渐减少）。

值得注意的是，如果患者感到视物模糊、驾车或工作困难，可以给患者临时配戴眼镜改善视力。

（二）术后长期护理与随访

1. 术后1个月检查　术后1个月，患者通常已停用所有药水，手术结果基本稳定。Artisan/Verisyse人工晶状体植入术后，伤口缝线已经稳定。如果术后散光轴向位于缝线方向，可以选择性拆除缝线降低散光。观察2周后再确定是否再拆除其他缝线。

如果角膜持续水肿，应检查角膜内皮细胞功能。如果此时眼压正常、前房无持续性炎症，应进行角膜内皮细胞计数和形态学检查。

2. 联合手术　如果患者术前存在明显散光，可以在术前、术中或术后联合进行散光性角膜切开术（astigmatic keratotomy，AK）。PIOL植入前或植入后，施行散光性角膜切开术都可以有效降低散光。同时，术者也可以选择较陡散光轴向位置构筑人工晶状体植入的切口，可以同时部分矫正术前存在的散光。

根据植入的人工晶状体类型选择施行散光性角膜切开术的时机。植入Artisan/Verisyse人工晶状体需要缝合主切口，建议至少缝线拆除后3个月，随访观察散光不再变化再进行散光性角膜切开术。如果是通过自闭性切口植入可折叠人工晶状体，如ICL，建议术后3个月随访观察散光不再变化后再进行散光性角膜切开术。

如果需要联合PRK或LASIK手术矫正残余球镜屈光不正（包括或不包括柱镜屈光不正），则需要随访更长时间。如果植入Artisan/Verisyse人工晶状体，建议至少术后6个月（PRK）或术后1年（LASIK）再进行第2次手术。对于小切口人工晶状体植入，手术时机则为术后3个月（PRK）或术后6个月（LASIK）。

同时应注意，PIOL植入后，可能干扰激光标记器，如LADARVision系统（Alcon，Fort Worth，Tex，USA）对瞳孔边缘的标记，此时就不能联合进行激光屈光性手术。

3. 长期随访　目前仍在进行的随访表明，PIOL植入术具有良好的可预测性和较低的并发症发生率。与任何内眼手术一样，PIOL植入对角膜内皮细胞以及视网膜的远期影响十分重要。

近20余年来，PIOL的安全性和有效性发生了巨大进展，越来越被屈光不正患者所接受。遵照上述术后护理原则，同时参照白内障手术后护理，PIOL植入患者可以获得良好的远期效果。

（王铮　刘泉　杨斌　余克明　张振平　钟兴武）

参考文献

1. 李绍珍 . 眼科手术学 . 第 2 版 . 北京:人民卫生出版社,1997.
2. 朱丹,周力 . 手术室护理学 . 北京:人民卫生出版社,2009.
3. 吴振中,蒋幼芹 . 眼科手术学 . 北京:人民卫生出版社,1994.
4. 何守志 . 眼科显微手术 . 北京:人民军医出版社,1994.
5. 宋琛 . 手术学全书·眼科卷 . 北京:人民军医出版社,1994.
6. 中山医学院眼科医院 . 眼科手术学 . 北京:人民卫生出版社,1980.
7. 中国医学百科全书眼科学分卷编辑委员会 . 中国百科全书眼科学 . 上海:上海科学技术出版社,1985.
8. 肖仁度 . 实用眼科解剖学 . 太原:山西人民出版社,1980.
9. 倪卓 . 眼的解剖组织学及其应用 . 上海:上海医科大学出版社,1993.
10. 魏志学 . 眼成形手术学 . 哈尔滨:黑龙江人民出版社,1987.
11. 朱儒耀 . 美容整形外科学 . 北京:北京出版社,1990.
12. 汪良能,高学书 . 整形外科学 . 北京:人民卫生出版社,1989.
13. 丁芷林 . 美容整形并发症 . 北京:北京出版社,1994.
14. 赵光喜 . 眼部成形学 . 北京:人民卫生出版社,1995.
15. 徐乃江 . 眼整形手术 . 上海:同济大学出版社,1990.
16. 徐乃江 . 眼整形美容手术 . 上海:上海科技教育出版社,2007.
17. 范先群 . 眼整形外科学 . 北京:北京科学技术出版社,2009.
18. 杨培增,陈家祺,葛坚,等 . 眼科学基础与临床 . 北京:人民卫生出版社,2006:436-444.
19. 刘祖国,林跃生 . 角膜地形图学 . 广州:广东科技出版社,2001. 213-226.
20. 吴启崇 . 裂孔性视网膜脱离 . 广东:广东科技出版社,1992:76-78.
21. 毛文书 . 眼科学 . 北京:人民卫生出版社,1988.
22. 吴振中,蒋幼芹 . 眼科显微手术学 . 北京:人民卫生出版社,1994.
23. 张惠蓉 . 眼微循环及其相关疾病 . 北京:北京医科大学中国协和医科大学联合出版社,1993:62-90.
24. 严密 . 眼科学,第 4 版 . 北京:人民卫生出版社,1996,133-134.
25. 吴德正,龙时先 . 临床计算机视野学 . 北京:科学技术出版社,2004:76-168,360-375.
26. 吴乐正 . 临床多焦视觉电生理学 . 北京:科学技术出版社,2004:10-25,50-79,81-96.
27. 刘祖国,颜建华 . 眼科临床解剖学(钟世镇现代临床解剖学全集). 山东:山东科学技术出版社,2009:177-187.
28. 杨钧 . 现代眼科手册 . 北京:人民卫生出版社,1993:788.
29. 宋琛 . 手术学全集 . 眼科卷 . 北京:人民军医出版社,1994:764-800.
30. 卜国铉 . 鼻眼相关外科学 . 北京:人民卫生出版社,1994:165-222.
31. 赵光喜 . 眼部成形学 . 北京:人民卫生出版社,1994:274-284.
32. 董宝玮 . 临床介入性超声学 . 北京:中国科学技术出版社,1990:19-21.
33. 周行涛 . 飞秒激光、LASEK/Epi-LASIK 及 ICL 手术 . 上海:复旦大学出版社,2010.
34. 吴中耀 . 现代眼肿瘤眼眶病学 . 北京:人民军医出版社,2002:536-565.
35. 庞友鉴,李佩莲 . 常见眼部肿瘤与眼眶病 . 北京:北京医科大学中国协和医科大学联合出版社,1995:44-70.
36. 刘文著 . 视网膜脱离显微手术学 . 北京:人民卫生出版社,2007:152-178.
37. 汤钊猷 . 现代肿瘤学 . 上海:上海医科大学出版社,1993:348.
38. 陈家祺 . 结膜、角膜和巩膜分册 // 李凤鸣 . 中华眼科学 . 第 2 版 . 北京:人民卫生出版社,2005.
39. 魏文斌 . 双目间接检眼镜的临床应用 . 北京:河北科学技术出版社,1999:25-135.
40. 谢立信 . 眼科手术学 - 理论与实践 . 北京:人民卫生出版社,2004.
41. 张莉林,阴正琴 . 眼房角镜检查 . 北京:人民卫生出版社,2011.
42. 范先群,傅希 . 临床眼科肿瘤学 . 上海:上海科学技术出版社,2008.
43. 唐仕波,吕林 . 黄斑部疾病手术学 . 北京:人民卫生出版社,2005.
44. 赵桂秋,林锦镛 . 眼科病理学图谱 . 北京:人民卫生出版社,2011.
45. 龚向明、钟兴武 . 临床眼科彩色图谱 . 广东:广东科技出版社,2012.
46. 邹玉平 . 白内障基础与临床 . 北京:人民军医出版社,2014.
47. 管怀进 . 眼科手术操作技术 . 北京,科学出版社 .2012.
48. Jolson AS. The adjustable slipknot. J Occup Ther Surg,1984,3:187.
49. Spaeth GL. Ophthalmic Surgery·Principle & Practice. Philadelphia:W.B. Saunders Company,1990.
50. Spaeth G I. Ophthalmic Surgery. Principles and Practice. London:W. B Saunders Company,1990.
51. Clayman HM. Atlas of conternporary ophthalmic Surgery. Philadelphia:The CV Mosby company,1990:69-81.
52. Kaufman HE,Barron BA. The cornea. New York:Churchill Living stone,1988:713.
53. Kaufman HE,Barron BA,McDonald MB.The Cornea.The second edition.Butterworth-Heinemann,1998:784.
54. Kaufman HE,Barron BA,McDonald MB.The Cornea. The third edition.Butterworth-Heinemann,2005:784.
55. Ryan SJ. Retina. St. Louis:CV Mosby Co,1989.
56. Schepens CL. Retinal detachment and allied discuss. Philadelphia:

WB Saunders Co, 1983.

57. Wilkinson CP. Scleral buckling techniques: a simplified approach. // Guyer DR, Yannuzzi LA, Chang S, et al. Retina-Vitreous-Macula. Philadelphia: W.B. Saunders Company, 1999: 1248-1271.

58. Charles S. Vitreous Microsurgery. 2ed edition. Milliams and Wilkims Co, 1987.

59. Michels RG. Vitreous Surgery. St. Louis: CV Mosbyr Co, 1981.

60. Freeman HM, Tolentinc FI. Atlas of Vitreoretinal Surgery. New York: Thieme Medical Publishers Inc, 1990.

61. Lucke K, Laqua H. Slicone oil in the Management of Complicated Retinal Detachments: Technique, Re-suit and Complications. Berlin: Springer, 1990.

62. Thomas. MA, Macular Surgery. East Norwalk: Appletom, 1994: 135-165.

63. Kanski JJ, Milewski SA. Diseases of the Macula. A Practical Approach. London: Mosby International Limited, 2002: 1-2.

64. Weingeist TA, Liesegang TJ, Grand MG. Basic and Clinical Science Course, Section 12. San Francisco: American Academy of Ophthalmology, 1998: 7-9.

65. Ryan SJ. Retina. 3rd ed. St Louis: MosbyInc, 2001: 24-37, 114-115, 891-893.

66. Snell RS, Lemp MA. Clinical Anatomy of the Eye. 2nd ed. Malden: Blackwell scienceInc, 1998: 180-187.

67. Yanoff M, Ducker JS. Ophthalmology, 2nd ed. St Louis: Mosby, 2003: 315-324.

68. Guyer DR, Yannuzzi LA, Chang S. Retina, Vitreous, Macula. Philadelphia: WB Saunders Company, 1999: 3-13, 219-220.

69. Tasman W, Jaeger EA. Duane's Foundations of Clinical Ophthalmology. Philadelphia: Lippincott Williams & Wilkins, 1999, chapter19: 1-8, 14-18, 47-48.

70. Gass JDM. Stereoscopic Atlas of Macular Diseases: Diagnosis and Treatment. St Louis: CV Mosby, 1997: 2-12, 904-910.

71. Kaufman PL, Alm A. Adler's Physiology of the Eye, 10th ed. St Louis: Mosby, 2003: 319-343.

72. Remington LA. Clinical Anatomy of the Visual System. Boston: Butterworth-Heinemann, 1998: 68-71.

73. Albert DM, Jakobiec FA. Principles and Practice of Ophthalmology: Basic Sciences. Philadelphia: WB Saunders Company, 1994: 286-287, 718-722.

74. Forrester JV, Dick AD, McMenamin PG, et al. The Eye. Basic Sciences in Practice. Edinburgh: WB Saunders, 2002: 37-44, 212-215.

75. Quiroz-Mercado H, Alfaro DV, Liggett PE. Macular Surgery. Philadelphia: Lippincott Williams & Wilkins, 2000: 1-4, 14-18.

76. Lam BL, Caputo M. Parrish Ⅱ RK: Atalas of Ophthalmology, 2nd ed. Philadelphia: Current Medicine Inc, 2000: 3-18.

77. Princeton Nadler M, Miller D, Nadler DJ. Glare and Contrast Sensitivity for Clinicians. New York: Springer-Verlag, 1990: 5-23.

78. Gegenfurtner KR, Sharpe LT. Color Vision: from Genes to Perception. Cambridge: Cambridge University Press, 1999: 24-51.

79. Shield JA. Management of intraocular tumors, Rob & Smiths Operative Surgery ophthalmic Surgery. 4th ed. London: Butterworth's, 1984: 362-363.

80. Woog JJ, Rubin PA. D. Oculoplastics//Albert DM, Miller JW. Albert Jakobiec's Principles and Practice of Ophthalmology. 3rd ed. Philadelphia: W.B. Saunders Company, 2008: 2875-3542.

81. Tyers AG, Collin JRO. Color Atlas of Ophthalmic Plastic Surgery. London: Butterworth-Heinemann, 1997: 255-307.

82. Shield JA. Intraocular Tumors. Philadelphia: Saunders, 1992: 188-191.

83. Char DH. Clinical Ocular Oncology. New York: Churhill, 1 989: 1-17.

84. Dutton JJ, et al. Coralline hydroxyapatite as an ocular implant. Ophthalmology, 1991, 98: 370.

85. Spaeth GL, Benson WB, Shields JA, et al. Ophthalmic Surgery: principles &. practice. 2nd ed. Philadelphia: WB Saunders Company, 1990: 421-491.

86. Hornblass Albert. Oculoplastic. Orbital and Reconstructive Surgery. Vol Baltimore: Williams&Wilkins, 1990: 964-1298.

87. Rootman Jack Diseases of the Orbit. Philadelphia: JB Lipincott Company, 1989: 141-606.

88. Henderson JW. Orbital Tumors. 3rd ed. New York: Raven press Ltd, 1994: 17-439.

89. Metson R, Dallow RL, Shore JW. Endoscopic Orbital Decompresion Laryngoscope August, 1 994, 1 04: 950-957.

90. L Esperence, et al. Ophthalmic Lasers, 3rd ed. St Louis: The CV Mosby Company, 1989.

91. Aron-Rosa DS, et al. Nd: YAG Laser//Stark WJ, et al. Anterior Segment Surgery. Baltimore: Williams&Wilkins, 1987.

92. Wilkinson PS, Hardten DR. The History of Phakic Intraocular Lenses//Hardten DR, Lindstrom RL, Davis EA, ed, Phakic intraocular lenses: principles and practice. Thorofare, NJ: SLACK Incorporated, 2004: 13-19.

93. Thompson V. Postoperative Care for Phakic Intraocular Lens Implants. //Hardten DR, Lindstrom RL, Davis EA, ed, Phakic intraocular lenses: principles and practice. Thorofare, NJ: SLACK Incorporated, 2004: 99-104.

94. Roger F.Steinert, David Huang.Anterior segment optical coherence tomography. NJ: SLACK Incorporated, 2008.

95. Joel S.schuman.Imaging in glaucoma. NJ: SLACK Incorporated, 1997.

96. Teresa c.chen.Surgical techniques in ophthalmology: glaucoma surgery.Elsevier, 2008.